HARNORGANE
MÄNNLICHE GESCHLECHTS-ORGANE

BEARBEITET VON

H. CHIARI · TH. FAHR · GEORG B. GRUBER · MAX KOCH
O. LUBARSCH · R. MARESCH · S. OBERNDORFER
A. PRIESEL · W. PUTSCHAR · O. STOERK†

DRITTER TEIL

MÄNNLICHE GESCHLECHTSORGANE

MIT 465 ZUM TEIL FARBIGEN ABBILDUNGEN

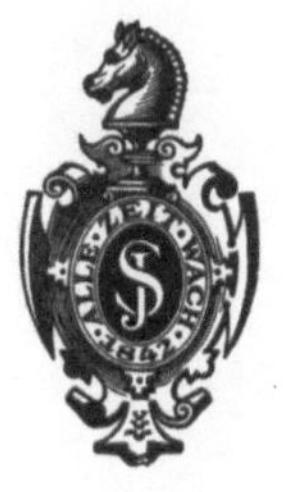

BERLIN
VERLAG VON JULIUS SPRINGER
1931

SOFTCOVER REPRINT OF THE HARDCOVER 1ST EDITION 1931

ISBN 978-3-642-47998-4 ISBN 978-3-642-47997-7 (eBook)
DOI 10.1007/978-3-642-47997-7

HANDBUCH DER SPEZIELLEN PATHOLOGISCHEN ANATOMIE UND HISTOLOGIE

BEARBEITET VON

G. ABELSDORFF-BERLIN · A. v. ALBERTINI-ZÜRICH · M. ASKANAZY-GENF · G. AXHAUSEN-BERLIN · C. BENDA-BERLIN · W. BERBLINGER-JENA · M. BIELSCHOWSKY-BERLIN G. BODECHTEL-MÜNCHEN · H. BORCHARDT-BERLIN · R. BORRMANN-BREMEN · A. v. BRAUNMÜHL-EGLFING · W. CEELEN-BONN · H. CHIARI-WIEN · E. CHRISTELLER†-BERLIN ST. COBB-BOSTON (U.S.A.) · F. DANISCH-JENA · A. DIETRICH-TÜBINGEN · R. DOERR-BASEL H. DÜRCK-MÜNCHEN · A. ECKERT-MÖBIUS-HALLE · A. ELSCHNIG-PRAG · TH. FAHR-HAMBURG WALTHER FISCHER-ROSTOCK · E. FRAENKEL†-HAMBURG · O. FRANKL-WIEN · O. GAGEL-BRESLAU · W. GERLACH-BASEL · E. v. GIERKE-KARLSRUHE · S. GINSBERG-BERLIN · R. GREEFF-BERLIN · GEORG B. GRUBER-GÖTTINGEN · J. HALLERVORDEN-LANDSBERG/WARTHE R. HANSER-LUDWIGSHAFEN · C. HART†-BERLIN · G. HAUSER-ERLANGEN · K. HELLY-ST. GALLEN · F. HENKE-BRESLAU · E. HERTEL-LEIPZIG · G. HERXHEIMER-WIESBADEN G. HERZOG-GIESSEN · P. E. HERZOG-CONCEPCIÓN (CHILE) · E. v. HIPPEL-GÖTTINGEN P. HUEBSCHMANN-DÜSSELDORF · E. JACOBSTHAL-HAMBURG · F. JAHNEL-MÜNCHEN L. JORES-KIEL · C. KAISERLING-KÖNIGSBERG · K. KAUFMANN-BERLIN · MAX KOCH†-BERLIN WALTER KOCH-BERLIN · G. E. KONJETZNY-DORTMUND · E. J. KRAUS-PRAG · E. KROMPECHER†-BUDAPEST · R. KÜMMELL-HAMBURG · F. J. LANG-INNSBRUCK · W. LANGE-LEIPZIG A. LAUCHE-BONN · W. LÖHLEIN-JENA · H. LOESCHCKE-GREIFSWALD · O. LUBARSCH-BERLIN R. MARESCH-WIEN · H. MARX-MÜNSTER · A. MAYER-BONN · E. MAYER-BERLIN · H. MERKEL-MÜNCHEN · H. v. MEYENBURG-ZÜRICH · ROBERT MEYER-BERLIN · J. MILLER-BARMEN J. G. MÖNCKEBERG†-BONN · H. MÜLLER-MAINZ · H. O. NEUMANN-MARBURG · K. NEUBÜRGER-EGLFING · S. OBERNDORFER-MÜNCHEN · W. PAGEL-HEIDELBERG · A. PETERS-ROSTOCK ELSE PETRI-BERLIN · L. PICK-BERLIN · K. PLENGE-BERLIN · A. PRIESEL-WIEN · W. PUTSCHAR-GÖTTINGEN · H. RIBBERT†-BONN · O. RÖMER-LEIPZIG · R. RÖSSLE-BERLIN · E. ROESNER-BRESLAU · W. ROTH-WIESBADEN · H. G. RUNGE-HAMBURG · F. SCHIECK-WÜRZBURG M. B. SCHMIDT-WÜRZBURG · MARTHA SCHMIDTMANN-CANNSTATT · A. SCHMINCKE-TÜBINGEN · F. SCHOB-DRESDEN · A. SCHULTZ-KIEL · O. SCHULTZ-BRAUNS-BONN PH. SCHWARTZ-FRANKFURT A. M. · E. SEIDEL-HEIDELBERG · C. SEYFARTH-LEIPZIG H. SIEGMUND-KÖLN · H. SPATZ-MÜNCHEN · W. SPIELMEYER-MÜNCHEN · G. STEINER-HEIDELBERG · C. STERNBERG-WIEN · O. STEURER-TÜBINGEN · O. STOERK†-WIEN · A. v. SZILY-MÜNSTER · M. THÖLLDTE-WIESBADEN · M. VERSÉ-MARBURG · K. WALCHER-MÜNCHEN J. WÄTJEN-HALLE · C. WEGELIN-BERN · A. WEICHSELBAUM†-WIEN · K. WESSELY-MÜNCHEN K. WINKLER-BRESLAU · K. WITTMAACK-JENA · E. WOLFF-BERLIN

HERAUSGEGEBEN VON

F. HENKE UND **O. LUBARSCH**
BRESLAU BERLIN

SECHSTER BAND

HARNORGANE · MÄNNLICHE GESCHLECHTSORGANE

DRITTER TEIL

MÄNNLICHE GESCHLECHTSORGANE

BERLIN
VERLAG VON JULIUS SPRINGER
1931

Vorwort.

Die noch fehlenden Abschnitte der Erkrankungen der ableitenden Harnwege sollten zusammen mit denen der männlichen Geschlechtsorgane in einem Bande erscheinen. Sowohl mit Rücksicht auf den Umfang der einzelnen Beiträge, wie Verzögerungen in ihrer Ablieferung wurde es aber nötig, den Band in zwei Teile zu zerlegen. Der die Erkrankungen des Nierenbeckens und der ableitenden Harnwege enthaltende, als VI/2 bezeichnete Teil wird erst gegen Ende dieses Jahres erscheinen können, während der die männlichen Geschlechtsorgane enthaltende Teil (VI/3) hiermit zur Ausgabe gelangt. Hierdurch wird es erklärlich, daß sich in diesem Bande Hinweise auf Abschnitte des Bandes VI/2 befinden, der erst später erscheinen wird.

Berlin, im April 1931.

O. Lubarsch.

Inhaltsverzeichnis.

Inhalt von Band VI/1.

Niere.

Inhalt von Band VI/2.

Niere und abführende Harnwege.

1. Die Mißbildungen der männlichen Geschlechtsorgane.

Von

A. Priesel-Wien.

Mit 95 Abbildungen[1].

Entwicklungsgeschichtliches.

Die Entwicklung der Geschlechtsorgane ist kaum getrennt von derjenigen der Exkretionsorgane zu behandeln. Wird ja ein Teil der ursprünglichen Ausscheidungsorgane, der Urnieren, beim Manne zu einem wichtigen Bestandteil der ableitenden Samenwege, dem Nebenhodenkopf, der Ausführungsgang der Urniere selbst zum Ausführungsgang der Geschlechtsprodukte, dem Samenleiter. Daher wird es hier kaum zu vermeiden sein, einiges, was schon früher gelegentlich der Entwicklung der Ausscheidungsorgane gesagt wurde, abermals zu bringen. Andererseits muß auch bei Besprechung der Entwicklung der äußeren Geschlechtsorgane auf die Entstehung des Enddarmes bzw. der Kloake kurz eingegangen werden.

Über die Entstehung der Vor- und Urniere, ebenso über die Bildung des Wolffschen Ganges vgl. Gruber, Bd. VI, 1, S. 1ff. Beim Menschen besitzt die Urniere ihre größte Ausdehnung in einem Stadium von 8 mm. Ähnlich wie bei den übrigen Amnioten wird mit dem Auftreten des Metanephros der gesamte Teil der Urniere, welcher nicht zur Keimdrüse in Beziehung tritt, rückgebildet. Der Urnierengang beginnt ähnlich wie bei den übrigen Säugern sehr weit kranial, in der Höhe des 7. Zervikalsegmentes, und reicht bis zum 2. Lumbalsegment. Das kraniale Ende der Urniere rückt im Laufe der Entwicklung weiter kaudal, ist zunächst bei einem Fetus von 10,2 mm zwischen dem 2. und 3. Paar von Thorakalnerven, bei 16 mm Länge in Höhe des 9. Thorakalnervenpaares, bei 25 mm schon zwischen 11. und 12. Nervenpaar. Bei einem Embryo von 42 mm liegt die Urniere nur mehr zwischen 4. Lumbal- und 1. Sakralwirbel (J. Warren).

Sehr frühzeitig erfolgt die Bildung des Müllerschen Ganges, der bekanntlich beim Weibe zu Vagina, Uterus und Tuben differenziert wird. Er entsteht nach Felix auch beim menschlichen Embryo aus einer zunächst in der Höhe des 3. und 4. Thorakalsegmentes auftretenden Rinne des Zölomepithels, der sogenannten Müllerschen Rinne, am lateralen Umfang der Plica urogenitalis (Abb. 1). Die Rinne schließt sich später zu einem Gang, der entsprechend dem künftigen Ostium abdominale der Tube (Haupttrichter) mit der Leibeshöhle offen in Verbindung steht und kaudalwärts auswächst („Wachstumskonus"), sich dabei dem Urnierengang anlagert und später gleich diesem eine Verbindung mit dem Sinus urogenitalis gewinnt. Gelegentlich können in der Gegend der primären Rinnenbildung anderweitige Wucherungen bzw. Trichterbildungen (Nebentrichter) des Zölomepithels auftreten, die dann sekundär eine Verbindung mit dem Müllerschen Gang gewinnen, gleichfalls mit der Leibeshöhle in offener Verbindung stehen und zu den nicht seltenen akzessorischen Fimbrienenden umgestaltet werden. Das kraniale Ende des Müllerschen Ganges rückt beim weiteren Wachstum der Frucht ebenfalls kaudalwärts, vom 3. oder 4. Thorakalsegment bis zum 4. lumbalen (Felix), woselbst es im 3. Fetalmonat liegt. Der Wolffsche

[1] Die Abbildungen sind großenteils nach eigenen Beobachtungen angefertigt. Ein Teil der Bilder wurde nach Präparaten des von Rokitansky begründeten pathologisch-anatomischen Museums der Wiener Universität hergestellt, dessen Vorstand, Herrn Professor Maresch, für die freundliche Überlassung des Materials herzlichst gedankt sei.

Gang (Abb. 1) und der Müllersche Gang liegen, wie erwähnt, in einer eigenen Falte, die lateral an der Plica urogenitalis sich erhebt und mit Bezug auf ihre besondere Bedeutung als Genitalfalte bezeichnet wird. Diese beiden eigenen Falten nähern sich kaudalwärts und vereinigen sich vor dem Enddarm zu der sogenannten Genitalplatte (Abb. 2), welche seitlich die Wolffschen Gänge, medial die Müllerschen Gänge enthält. Nach unten verschmelzen dann die Müllerschen Gänge miteinander. In einem Stadium von 20 mm Scheitel-Steißlänge ist dies bereits erfolgt.

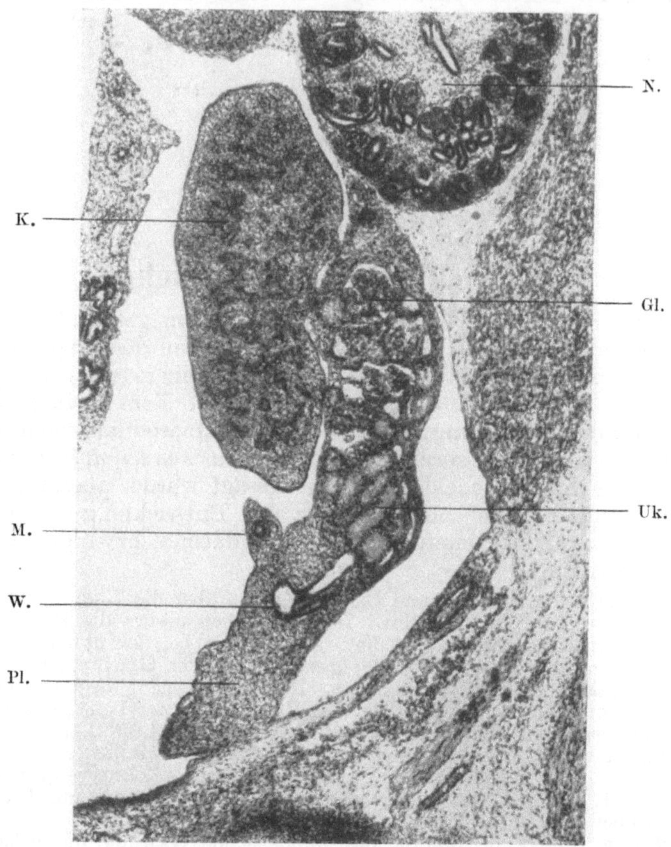

Abb. 1. Menschlicher Embryo von 21 mm Scheitelsteiß (Sch.-St.)-Länge. (Vergr.: Zeiß Planar 20 mm.) Längsschnitt durch den unteren Pol der Nachniere (N.), die Keimdrüse (K.) und den Geschlechtsteil der Urniere mit Glomeruli (Gl.) und Kanälchen (UK.), sowie die Plica genitalis (Pl.). In letzterer der Wolffsche (W.) und Müllersche Gang (M.).

Im kranialen Abschnitt der Genitalfalte liegt der Müllersche Gang lateral vom Wolffschen Gang, kaudalwärts rücken die beiden Falten — wie gesagt — gegen die Mittellinie zusammen und vereinigen sich zur Genitalplatte, wobei die Müllerschen Gänge die Wolffschen Gänge überkreuzen und an deren mediale Seite übertreten. Dieses Verhalten ist wichtig, da es gelegentlich persistieren und bei tubulärem Hermaphroditismus angetroffen werden kann. Die Müllerschen Gänge verschmelzen zunächst dort, wo sie sich einander zur Berührung nähern, während sie distal von dieser Stelle noch ein getrenntes Lumen und getrennte Mündung in den Sinus urogenitalis beibehalten. Erst später schreitet die Verschmelzung in kranialer und kaudaler Richtung weiter. Da die Müllerschen Gänge, wenn sie in kraniokaudaler Richtung auswachsen, zunächst solide Stränge darstellen, tritt in ihrem distalen Anteil auch relativ spät die Lumenbildung ein. Die Mündungsstelle der Gänge findet sich an der Hinterwand des Sinus urogenitalis im Bereiche eines kleinen Hügels, des sogenannten Müllerschen Hügels, von welchem seitlich die Wolffschen Gänge einmünden. Der Hügel entspricht dem Colliculus seminalis des männlichen Individuums, an welchem median die aus dem verschmolzenen Endabschnitt der MÜLLERschen Gänge hervorgehende Vesicula prostatica ausmündet, während seitlich die Ductus ejaculatorii münden. Diesem Umstande kommt insoferne Bedeutung zu, als beim Manne bei vollkommener Persistenz der MÜLLERschen Gänge auch in der Regel diese Mündung getrennt erfolgt. Doch können sich gelegentlich Ausnahmen finden (vgl. S. 127). Die Ausmündungsstelle auf dem MÜLLERschen Hügel entspricht beim Weibe dem Orifizium der Vagina. Der ursprünglich vom WOLFFschen Gang absprossende Ureter verliert seinen Zusammenhang mit dem letzteren, indem seine Mündung über die Wand des Sinus urogenitalis auf

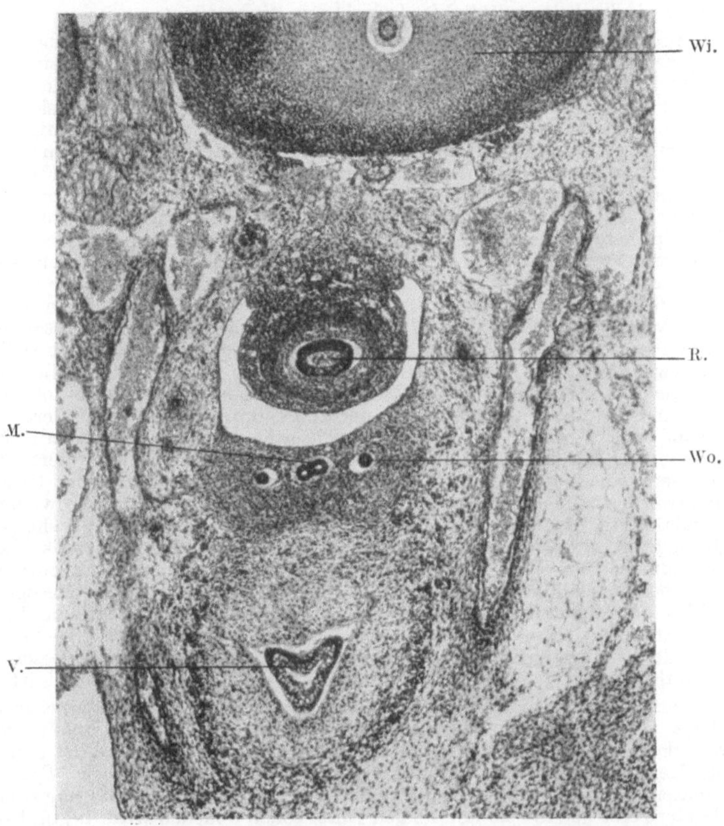

Abb. 2. Menschlicher Embryo von 19 mm Sch.-St.-Länge. (Vergr.: Zeiß Planar 20 mm.) Querschnitt durch die Beckenorgane. Genitalfalten vor dem DOUGLASschen Raum, in welchen der Durchschnitt des Rektums vorspringt (R.), zur Genitalplatte vereinigt. In letzterer die WOLFFschen (Wo.) und MÜLLERschen (M.) Gänge. Nach vorne die Harnblase (V.), hinten ein Wirbelkörper (Wi.) sichtbar. Im Zellgewebe seitlich vom DOUGLASschen Raum die Querschnitte der Harnleiter als rundliche Verdichtungen erkennbar (die im Bilde rechts gelegene an der Hinweislinie „R.").

die Wand der Harnblase rückt, was auf ein stärkeres Wachstum jener Wandpartien des Sinus urogenitalis zurückzuführen ist, welche zwischen der Mündung des Ureters und jener des WOLFFschen Ganges gelegen sind. Durch diesen Vorgang wird das Trigonum der Harnblase sekundär in deren Wand einbezogen. Die doppelte Anlage von Uterus und Vagina erklärt nicht nur viele Mißbildungen beim weiblichen Individuum, sondern macht auch gewisse Formen des tubulären (männlichen) Hermaphroditismus verständlich.

Vor dem 4. Fetalmonat ist die Grenze zwischen der noch solidepithelialen Vagina und dem Uterus nicht deutlich. Erst um diesen Zeitpunkt beginnt eine ebenfalls solide epitheliale Wucherung in dem hinteren Umfange des Geschlechtsstranges die hintere Muttermundslippe abzugrenzen und damit das Scheidengewölbe zu bilden. Das Epithel der Scheide tritt gleich von Anfang an als besondere Epithelart auf und entsteht nicht durch eine Umwandlung des Zylinderepithels der MÜLLERschen Gänge (CORNING). Die obere Grenze des Uterus ist schon zu einem verhältnismäßig frühen Zeitpunkt deutlich. Sie wird durch den Abgang der runden Mutterbänder markiert, entsprechend der Stelle der Kreuzung des MÜLLERschen Ganges und des Leistenbandes der Urniere. Erst bei vollkommener Verschmelzung der MÜLLERschen Gänge zum Fundus des Uterus ist die normale Tubendistanz erreicht, während zunächst noch der medial von der Überkreuzungsstelle durch das Leistenband der Urniere gelegene Abschnitt der Gänge nicht verschmolzen ist und die Distanz dadurch relativ größer erscheint. Ähnliche Verhältnisse können sich gleichfalls beim tubulären Hermaphroditismus finden (vgl. S. 132). An der Ausmündungsstelle der MÜLLERschen Gänge in den Sinus urogenitalis bildet sich eine die Öffnung einengende Membran, der Hymen, der zunächst beim Fetus höher oben liegt und entsprechend dem Zurückbleiben im Wachstum des Sinus urogenitalis beim weiblichen Individuum tiefer rückt.

Auch die Anlage der Keimdrüsen erstreckt sich (FELIX) ursprünglich über eine größere Zahl von Segmenten, beim Menschen vom 6. thorakalen bis 2. sakralen, reicht schließlich nur mehr über 3—4 Segmente. Zunächst stellt sie nur eine Verdickung des Epithels der Plica urogenitalis seitlich von der Gekrösewurzel dar, das Keimdrüsenfeld. In diesem Bereiche treten die Geschlechtszellen (Urgeschlechtszellen, Keimepithel) auf, welche nach einigen Autoren (NUSSBAUM, KITAHARA u.a.) nicht aus dem gewöhnlichen Zölomepithel hervorgehen, sondern sich von ganz besonderen Elementen herleiten, die bis auf die Furchungszellen zurückgehen sollen („Keimbahnlehre"), deren besondere Merkmale sie beibehalten. Sie sind zunächst als größere mehr rundliche Zellen zwischen den übrigen kubischen oder kurz zylindrischen Epithelien erkennbar. Aus der innig benachbarten Lagerung des Keimepithels und des WOLFFschen Ganges bzw. der Querkanäle der Urniere ergeben sich wichtige Beziehungen beider Arten von Gebilden zur Keimfalte. Bei Selachiern treten die Urgeschlechtszellen nach C. RABL sehr frühzeitig auf, und zwar „von allem Anfang an in jener Körperregion, in der wir sie später antreffen". Ursprünglich ist auch dieser Abschnitt, wo die Urgeschlechtszellen angetroffen werden, wie gesagt, viel größer und bildet sich zum Teil bis auf den erwähnten (den Keimfalten entsprechenden) Anteil zurück. Bei der raschen Größenzunahme der Keimfalte übertrifft sie die beim Menschen nur schwach ausgebildete Urniere bald an Größe und übernimmt bei der Rückbildung der Urniere deren Beziehung zur Bauchwand (vgl. Abb. 1 [CORNING]). Gleichzeitig geht damit einher die Ausbildung eines Gekröses, welches kranial auf die Zwerchfellunterfläche sich verliert (Zwerchfellband der Urniere) und bei der Rückbildung des kranialen Abschnittes der Urniere immer weiter kaudalwärts rückt, wobei es schließlich die Arteria spermatica bzw. ovarica aufnimmt. Kaudalwärts, etwa von der Stelle des Eintritts in das Becken, zieht eine weitere Bauchfellduplikatur an die vordere Bauchwand, welche als eigene Falte, als „Leistenband der Urniere" zum Leitband des Hodens wird und für dessen Deszensus Bedeutung gewinnt. Der zwischen beiden Bändern gelegene Abschnitt stellt das eigentliche Mesogenitale dar. Anfangs fehlen den Keimdrüsen wie der gesamten Anlage geschlechtliche Unterschiede (indifferentes Stadium). Erst bei menschlichen Embryonen von etwa 18—20 mm werden die Unterschiede deutlicher, obwohl nach den heutigen Anschauungen das Geschlecht schon viel früher, wahrscheinlich bereits in der (befruchteten?) Eizelle bestimmt ist.

Die Entwicklung zum Hoden erfolgt zunächst ähnlich der des Ovariums insoferne, als Epithelstränge vom Keimepithel in die Tiefe wachsen. Der größte Unterschied in dem weiteren Schicksal der Keimdrüse besteht aber darin, daß hier während des ganzen Lebens immer neue Keimzellen gebildet werden, welche zu Spermien ausreifen. Die Umbildung der indifferenten Keimdrüsenanlage zum Hoden geschieht viel früher als jene zum Ovarium. Während letztere erst bei 18—20 mm langen Embryonen deutlich wird, beginnt im ersteren Falle schon bei einer Länge von 13 mm die Ausbildung zunächst solider Epithelstränge, deren Zahl etwa jener der späteren Lobuli testis entspricht und deren Verlaufsrichtung radiär zur Oberfläche der Keimdrüse angeordnet ist. Zwischen den peripheren Enden der Keimstränge und dem oberflächlichen Keimepithel entsteht eine stärkere Ansammlung von Bindegewebe, welche die Anlage der Albuginea darstellt. Weiters gewinnen die zentralen Enden der Keimstränge untereinander Verbindungen, die wieder einen Zusammenhang mit den Urnierenkanälchen eingehen und damit zum Rete testis werden. Aus diesen Querkanälchen der Urniere gehen die sogenannten Ductuli efferentes (epididymidis) oder Coni vasculosi hervor, welche die Geschlechtsprodukte später in den zum Nebenhodengang differenzierten Abschnitt des WOLFFschen Ganges abführen. Die erwähnten netzförmigen Anastomosen bilden das Rete testis. Beim Menschen sind zunächst ähnlich wie bei den übrigen Säugern im Samenepithel eigentliche Genitalzellen und Stützzellen zu unterscheiden. Erstere verschwinden bald nach der Geburt und treten dann mit Eintritt der Pubertät im Epithel wieder auf. Auch an den sogenannten Zwischenzellen (LEYDIG) ist ein ähnlicher wenigstens teilweise erfolgender Schwund und späteres Wiederauftauchen zu beobachten. Die Verbindung von den Querkanälen der Urniere zur Keimdrüse wird in der 10.—12. Fetalwoche durch Vorwachsen gegen das Mediastinum testis gebildet. Einzelne Autoren leiten auch das Rete testis nicht, wie oben erwähnt, vom Keimepithel, sondern von diesen von der Urniere vordringenden Verbindungskanälchen her (z. B. RÖSSLE und WALLART). Die Urnierenglomeruli bilden sich nunmehr auch in diesem Abschnitt zurück (Abb. 1).

Einzelne für die Herstellung des Zusammenhanges mit der Keimdrüse nicht verbrauchte Querkanälchen der Urniere werden zu den variablen Ductuli aberrantes (je nach Lage „superiores" und „inferiores"), die dem zum Nebenhodengang umgestalteten Urnierengang in verschiedener Höhe ansitzen. Der obere Abschnitt der MÜLLERschen Gänge liegt zunächst lateral vom WOLFFschen Gang, überkreuzt dann die Urniere bzw. die Anlage des Nebenhodens (vgl. auch das Schema Abb. 82) und verläuft im Becken weiter medial vom Ausführungsgang der Geschlechtsprodukte in der Genitalplatte, dorsal von der Harnblase und ventral vom Enddarm zum sogenannten MÜLLERschen Hügel. Das kraniale Ende des MÜLLERschen Ganges wird beim Manne zur MORGAGNIschen Hydatide, der übrige Gang wird auf beiden Seiten rückgebildet und verschwindet bis auf den vereinigten Endabschnitt, welcher zum Sinus prostaticus wird, einem Homologon des mittleren Abschnittes der Vagina beim Weibe, so daß der Ausdruck „Utriculus" prostaticus nicht ganz gerechtfertigt erscheint. Schon im 4.—5. Fetalmonat ist die Ausbildung der 10—12 Urnierenkanälchen zu den Ductuli efferentes bzw. Lobuli epididymidis vollendet. Durch Überwandern des Leistenbandes der Urniere auf die Keimdrüse wird das Gubernaculum des Hodens gebildet, welches in die Gegend der vorderen Bauchwand und später in die Skrotalanlage hineinzieht. Soferne die nicht rückgebildeten mit dem Hoden nicht vereinigten aberranten Kanälchen am Nebenhoden sitzen, werden sie zum sogenannten GIRALDÈSschen Organ, der Paradidymis, in welcher sich zunächst neben schlauchförmigen Bildungen noch rudimentäre Glomeruli nachweisen lassen. Gelegentlich können beim Manne längere Abschnitte der MÜLLERschen Gänge erhalten bleiben und eine weitere Ausgestaltung erfahren (vgl. Kapitel „tubulärer Hermaphroditismus").

Die in kraniokaudaler Richtung vor sich gehende Verlagerung der Keimdrüsen wird als Descensus testium bezeichnet. Man hat früher zwischen einem inneren, beiden Geschlechtern gemeinsamen und einem äußeren Deszensus unterschieden. Nach FELIX liegt jedoch das untere Ende der Keimdrüse schon von Anfang an vor dem Annulus inguinalis abdominalis, so daß man nicht von einem inneren Deszensus sprechen könne. Der innere Deszensus wird also dadurch vorgetäuscht, daß die kranialen Abschnitte der Keimanlage eine Rückbildung erfahren, während die Entwicklung kaudalwärts noch fortschreitet (vgl. oben S. 4). Die von CORNING geäußerte Vermutung, daß beim Ausbleiben des äußeren Deszensus die unteren Enden der Hoden immer in der nächsten Nähe des Annulus inguinalis internus angetroffen werden, scheint insoferne nicht ganz richtig, als es Fälle gibt, bei denen Bauchhoden weiter oben angetroffen werden (vgl. Abb. 81, S. 131, rechter Hoden am unteren Nierenpol. Der Hoden steht in dem erwähnten Fall beim Neugeborenen wesentlich höher als in der Abb. 442 bei CORNING S. 422). Man müßte in einem solchen Falle vielleicht daran denken, daß schon in einem sehr frühen Zeitpunkt die kraniale Rückbildung und kaudale Anbildung der Keimdrüsenanlage gehemmt wurde. Auch FISCHEL kennzeichnet die Lage der Keimdrüsen nach diesem erfolgten Umbildungsprozeß derart, daß der kaudale Pol des Hodens an der Grenze zwischen Bauchhöhle und primärem kleinen Becken stehe, jener der Eierstöcke jedoch tiefer, im kleinen Becken hinter dem Geschlechtsstrang. Normalerweise soll noch im dritten Fetalmonat der distale Hodenpol an die innere Öffnung des Leistenkanals gelangen.

Beim äußeren Deszensus spielen verschiedene Faktoren eine Rolle. Einmal ist der Eintritt des Deszensus an die Anwesenheit des Bandapparates gebunden. Die wichtige Rolle, welche dabei gerade dem Leistenband zukommt, wird ja in der Bezeichnung „Gubernaculum testis" (HUNTERI) veranschaulicht. Eine Verkürzung des Gubernakulums muß eine Lageveränderung des Hodens herbeiführen. Der von der muskulösen Bauchwand dem Hoden entgegenwachsende Conus inguinalis wird als Überzug des Leitbandes beim weiteren Herabsteigen durch den Hoden eingestülpt. Medial von dem Conus bildet sich im 3. Fetalmonat eine Ausbuchtung des Bauchfelles, der Processus vaginalis peritonei, welcher schief nach innen und unten vordringt und die muskulären Schichten der Bauchwand vorwölbt. Der Ansatz des Leistenbandes wird dabei in den Grund des Scheidenfortsatzes mitgenommen, der Conus inguinalis nach außen umgestülpt und zum Musculus cremaster umgewandelt. Aus jenem Abschnitt der Perinealgegend, in welchen der Ansatz des Leitbandes verlagert wird, entsteht die Skrotalanlage (im sogenannten Skrotalfeld). Dementsprechend zeigt der deszendierte Hoden folgende Hüllen: Außen Skrotum mit Tunica dartos, weiters Fascia cremasterica — Musculus cremaster — Tunica vaginalis communis — Tunica vaginalis propria testis. Erst in den letzten Monaten der Schwangerschaft erfolgt der äußere Deszensus; der Eintritt des Hodens in den Leistenkanal beginnt etwa mit dem Anfang des 7. Monats, bei der Geburt ist der Hoden in der Regel schon vollständig herabgetreten. Zu diesem Zeitpunkt setzt die Obliteration des Processus vaginalis peritonei ein, welche zunächst das Cavum vaginale des Hodens mit der Tunica vaginalis propria abschließt. Der Abschnitt des Scheidenfortsatzes entlang dem Funiculus spermaticus verödet erst zu einem späteren Zeitpunkt (2. Lebensjahr). Die Ursache des Descensus ist bis heute ungeklärt. Die Verkümmerung des Leitbandes genügt nicht allein; es müssen auch andere Wachstumsvorgänge dabei eine Rolle spielen, die möglicherweise einen erhöhten intraabdominellen Druck bedingen. (Näheres über den Deszensus vgl. im Kapitel Kryptorchismus, S. 37.)

Bei Besprechung der Bildung der äußeren Geschlechtsteile ist es notwendig, einiges über die Entwicklung des Sinus urogenitalis vorauszuschicken. Ursprünglich stellt bekanntlich die Kloake einen einheitlichen Hohlraum dar, der durch die Kloakenmembran nach außen abgeschlossen ist. Bald wird sie durch eine annähernd in frontaler Richtung sich ausbildende Scheidewand (Abb. 3) in zwei Anteile unterteilt, den Sinus urogenitalis (samt Harnblase) und das Rectum (bzw. Dickdarmanlage), von denen sich beide nach außen eröffnen, während die Kloakenmembran eine Rückbildung erfährt. Die Kloakenmembran, welche aus jenem Teil des Primitivstreifens entsteht, der außerhalb des Medullarrohres liegt und mit dem Auswachsen des kaudalen Endes des Embryo nach vorne verlagert wird, reicht ursprünglich bis auf den Haftstiel des Embryo (H. STERNBERG). In ihrer Ausdehnung berühren sich Ento- und Ektoderm in Form einer dünnen Epithelplatte, welche zuerst lanzett-, später streifenförmig ist (HENNEBERG) und mithin vom

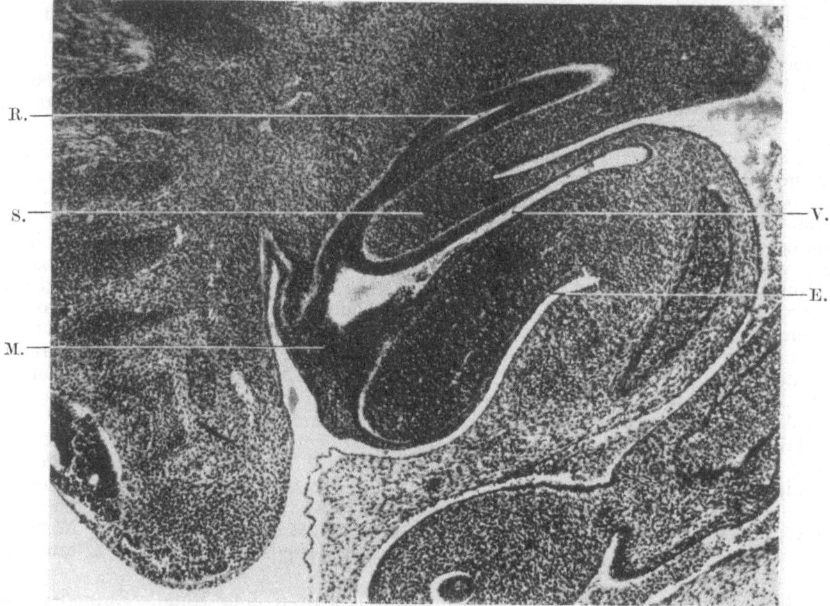

Abb. 3. Menschlicher Embryo, 11 mm Sch.-St.-Länge. Lupenvergrößerung (Zeiß Planar 20 mm). Schnittbild annähernd durch die Mittelebene des hinteren Leibesendes. Links Wirbelsäulenanlage, rechts unten der Bauchstiel. R. Rektum, V. Sinus urogenitalis; beide getrennt durch das Septum urorectale (S.), von der Kloakenmembran (M). verschlossen. An dem tiefsten Punkt der letzteren eine flache Vorwölbung, welche der Anlage des Kloakenhöckers entspricht. Das Epithel (E.) der Membran erstreckt sich nach vorne bis an den Bauchstiel.

Nabel bis zur Schwanzwurzel reicht. Dieses Verhalten ist für das Entstehen vieler Fehlbildungen wichtig (Bauchblasenspalten, dorsale Penisspalten). Bei einem Stadium von 3 mm Länge geht der Darm in den die WOLFFschen Gänge im Bereiche der sogenannten Kloakenhörner [1] aufnehmenden Kloakenraum unmittelbar über. Letzterer selbst stellt einen Abschnitt des Primitivdarmes dar, welcher sich an der Abgangsstelle des Allantoisganges kaudalwärts anschließt. Dieser Kloakenraum wird nun durch von der oberen lateralen Wand her nach abwärts wachsende Falten (das Septum urorectale) in einen

[1] Am Ende dieser trichterförmigen Ausweitungen findet sich eine die Mündung umsäumende Epithelleiste, welche die Mündung bei besonders starker Ausbildung fast verschließen kann (CHWALLA). Es ist denkbar, daß gelegentlich in das Epithel dieser Leiste einwachsendes Mesenchym zu einem vollständigen Verschluß führt, so daß dann eine Art Kloakenhorn persistieren könnte. Vielleicht ist der Befund in dem S. 43 angeführten Fall von Samenleitermangel und Nierenhypoplasie der selben Seite auf diese Weise zu erklären, so daß es sich dann hier nicht um einen blind endenden Ureter, sondern um den in der erwähnten Weise verschlossenen WOLFFschen Gang handelt.

ventralen und dorsalen Abschnitt unterteilt. Dieses Septum erreicht endlich die Kloakenmembran und teilt auch diese in einen vorderen bzw. kranialen Abschnitt, die Membrana urogenitalis, und einen hinteren gegen den Schwanzfortsatz gerichteten, die Membrana analis (Abb. 3). Bei einem Embryo von $6^1/_2$ mm ist nach KEIBEL das Vordringen des Septum bereits bis kaudal von der Mündung der WOLFFschen Gänge gediehen. Die ursprünglich weit ventral gelagerten WOLFFschen Gänge werden beim Vordringen des Septums durch ungleiches Wachstum der Kloakenwand nach hinten verschoben. In die ursprünglich epithelialen Falten, welche das Kloakenseptum aufbauen, wächst sekundär Mesenchym ein. Zunächst besteht noch eine Verbindung zwischen dem vorderen Anteil, dem Sinus urogenitalis, und dem Rectum, der Kloakengang, welcher später (bei etwa 16 mm Länge) schwindet und nur ganz ausnahmsweise bei Mißbildungen erhalten bleibt, wenn es eben

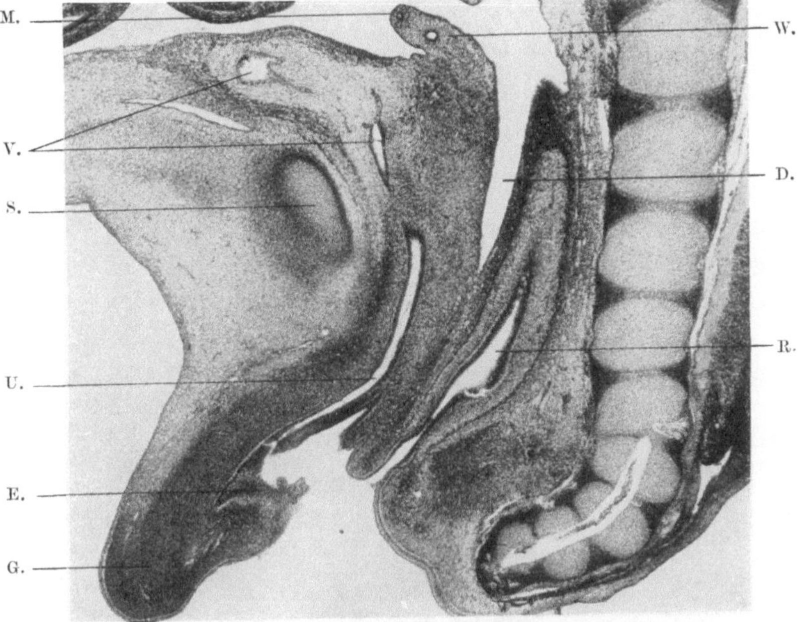

Abb. 4. 19 mm (Sch.-St.) langer menschlicher Embryo. Schwache Lupenvergrößerung (Planar 50 mm). Der Längsschnitt durch das hintere Körperende verläuft etwas schräg. Links oben der Bauchstiel, rechts Wirbelsäulen- und Rückenmarksanlage. In der Genitalfalte der MÜLLERsche (M.) und WOLFFsche Gang (W.), V. Harnblase, S. Symphyse, D. DOUGLASscher Raum, U. Sinus urogenitalis, R. Rektum. G. die Eichel des Geschlechtshöckers. Bei E. größere Reste des Epithels der Kloakenmembran. In der bereits stark verlängerten Anlage des Gliedes eine kernreiche (im Bilde dunklere) Mesenchymzone, welche dem Schwellkörper entspricht.

nicht zur Verschmelzung des Septum urorectale mit der Kloakenmembran kommt. (Instruktive Schemen bei CORNING, Abb. 454, S. 432.) Wenn dann die Kloakenmembran in ihren beiden getrennten Abschnitten einreißt, so liegt der primtive Damm vor, das distale Ende des Septum urorectale (Abb. 4). Der vordere distal vom Urachus gelegene Abschnitt der Kloakenmembran, welcher gleichzeitig die vordere Wand der Harnblase und des Sinus urogenitalis bildet, wird durch einwachsendes Mesenchym bis an den Geschlechtshöcker (Abb. 4) verstärkt, welches den Grundstock für das Einwachsen der Muskulatur der Bauchwand abgibt. Am vorderen Ende des Restes der Membran findet sich die Anlage des Kloakenhöckers, welcher später zum Phallus umgebildet wird (Abb. 3).

Aus dem dorsalen Abschnitt der Kloake wird die Ampulle des Rektum und ein Teil von dessen Analportion gebildet. Der After liegt nicht mehr an der Grenze zwischen Ekto- und Entoderm entsprechend dem Durchbruch der Membran, sondern rein im Bereiche des Ektoderms, da durch eine trichterfömige Einbuchtung von außen ein kurzer ektodermaler Abschnitt dem entodermalen Darmrohr angefügt wird (s. S. 12). Der ventrale Abschnitt wird zum Sinus urogenitalis, welcher von der Mündungsstelle der MÜLLERschen Gänge (Colliculus seminalis), bis zur Öffnung am primitiven Damm reicht. Er entspricht beim Manne der Pars prostatica und membranacea der Urethra, beim Weibe dem Scheidenvorhof. Weiters geht aus dem Sinus urogenitalis der größte Teil (oder vielleicht die ganze

[KEIBEL]) Harnblase hervor, da nach neueren Anschauungen für die Bildung der letzteren der Urachus überhaupt nicht in Betracht kommt. Auch die vordere Wand der Harnblase enthält durch Einwachsen von Mesenchym in den kranialen Abschnitten der Kloakenmembran ein festeres Gefüge. Ursprünglich stellt die Blasenwand gleichzeitig auch die vordere Bauchwand zwischen Nabel und Symphyse dar und erst sekundär, infolge der Wachstumsverschiebungen, erhält die Harnblase ihre endgültige Lage im Beckenraum. Die Trennung der Kloake in ihre beiden Abschnitte durch Ausbildung des Kloakenseptums ist am Ende des 2. Monats bei Embryonen von 24—25 mm Länge eingetreten (CORNING). In

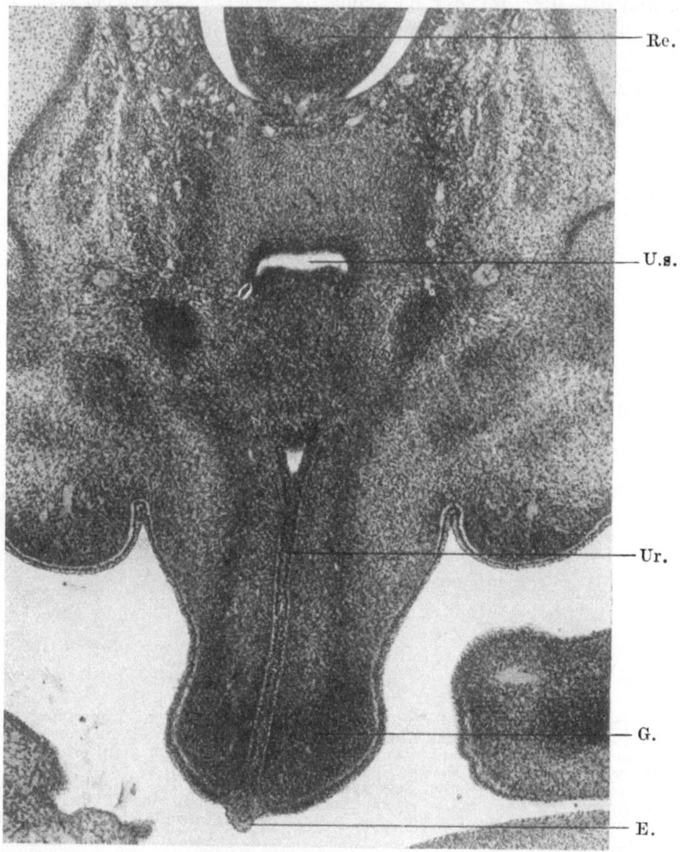

Abb. 5. In transversaler Richtung geführter Schnitt durch das hintere Ende eines 19 mm (Sch.-St.) langen menschlichen Embryo. (Vergr.: Planar 20 mm.) Re. Rektum, U.s. Sinus urogenitalis. An der Gliedanlage die Glans als deutliche Auftreibung (G.) erkennbar, an der Spitze Epithelwucherungen (E.). Letztere stellen das vordere Ende der Urethralplatte (Ur.) dar, an deren hinterem Ende sich eine Lücke (als Teil der Urethralrinne) findet. Seitlich von der Epithelplatte in der Gliedanlage dichteres Mesenchym: Anlage der Corpora cavernosa.

früheren Stadien ist eine scharfe Unterteilung zwischen der Harnblase und dem Sinus urogenitalis noch nicht möglich (Abb. 3). Die Ausmündung der Ureteren wird durch Wachstumsverschiebungen in der seitlichen Wand des Sinus urogenitalis kranialwärts auf die Harnblasenanlage verlagert, so daß zwischen dem MÜLLERschen Hügel als oberer Grenze des Sinus urogenitalis und den Uretermündungen noch ein Bezirk übrig bleibt, der dem Trigonum Lieutaudii, Orificium internum urethrae und oberen Teil der Pars prostatica urethrae entspricht. Nach unten ist der Sinus urogenitalis durch den kranialen Anteil der Kloakenmembran, die Membrana urogenitalis, abgeschlossen. Dieser Teil der Membran erstreckt sich als epitheliale Platte bis an die Spitze der Anlage des Geschlechtsgliedes auf dem Kloakenhöcker (Abb. 3). Mit dem früher als an der Analmembran erfolgenden Durchbruch der Membrana urogenitalis ist das Orificium urogenitale primitivum gebildet (Abb. 4). Der Sinus urogenitalis erfährt beim männlichen Individuum eine beträchtliche Verlängerung.

Es erhält nämlich der erwähnte, von der Unterfläche des Geschlechtsgliedes aus in dieses vordringende Bereich der Membrana urogenitalis, die sogenannte Urethralplatte, sekundär ein Lumen und bildet die Pars cavernosa urethrae, während beim weiblichen Fetus der im Phallus befindliche Abschnitt der Urethralplatte eine nach unten offene Rinne darstellt. Damit wird beim männlichen Embryo die primtive Urogenitalöffnung auf das freie Ende des Geschlechtsgliedes verlegt (vgl. S. 11), wobei das in einem früheren Stadium vorhanden gewesene primitive Ostium am Damm sekundär geschlossen wird.

Mit der erwähnten Mesenchymeinwachsung in den Urogenitalabschnitt der Kloakenmembran ist die Bildung der äußeren Geschlechtsteile verbunden. Dieser Vorgang

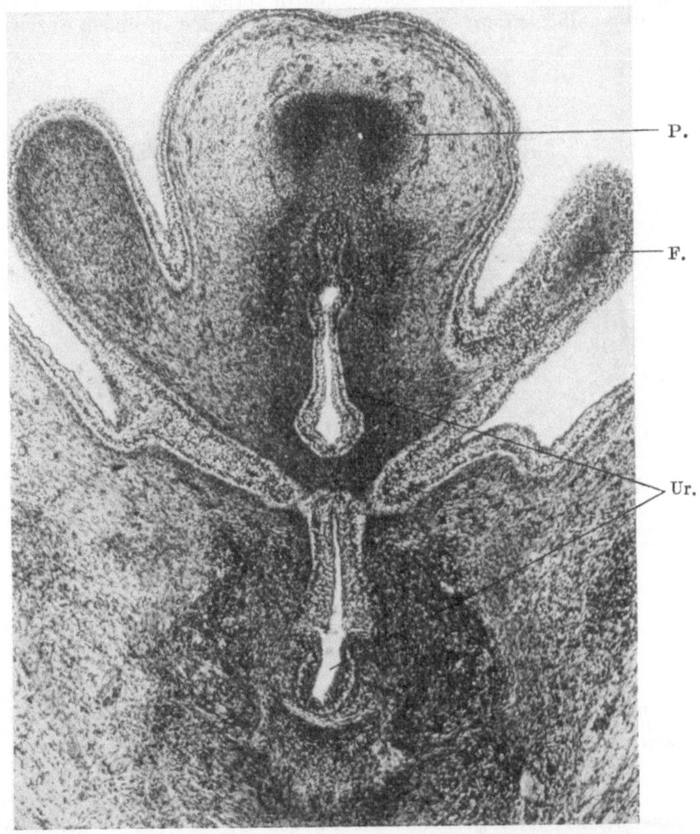

Abb. 6. Menschlicher Embryo von 50 mm Sch.-St.-Länge. Transversalschnitt durch das hintere Körperende. (Vergr.: Zeiß Planar 20 mm.) Die Urethralrinne (Ur.) ist an 2 Stellen (Hinweislinien!) getroffen. In der Anlage des Gliedes bei P. dichtes Mesenchym (Corpora cavernosa), seitlich (F.) die Geschlechtswülste. Das im Bilde dunklere Epithel der Urethralrinne (untere Hinweislinie, ferner am Glied etwas unterhalb der Richtlinie F.) zeigt die Stelle der späteren Röhrenbildung an.

des Auftretens von Mesenchym zwischen den epithelialen Blättern der Membran führt zunächst zum Verschluß der vorderen Bauchwand in der Medianlinie und ebenso, wie bereits angedeutet, zur Ausbildung der vorderen Blasenwand. Das kaudale Ende dieses Mesenchymlagers erhält größere Mächtigkeit und bildet eine höckerförmige Wucherung, den sogenannten Kloakenhöcker, welcher den Sinus urogenitalis vorne teilweise begrenzt und bereits bei einem menschlichen Embryo von etwa 13 mm Länge deutlich ist (vgl. Abb. 3). Aus diesem entsteht der eigentliche Geschlechtshöcker (Abb. 4), die Anlage des Phallus.

Danach beginnt die Entwicklung der äußeren Geschlechtsteile in einem sehr frühen Stadium, ehe noch die Aufteilung der Kloake in Rektum und Harnblasenharnröhrenanlage erfolgte. Bei einem Stadium von 10 mm Scheitel-Steißlänge tritt durch Mesenchymwucherung seitlich von der Kloakenplatte und unterhalb des Kloakenhöckers je ein quergestellter Wulst auf, der Genitoanalhöcker; zwischen die beiden Höcker kommt die Kloakenplatte zu liegen, so daß sie den Grund einer Rinne, der Urogenitalrinne (Sulcus urogenitalis) bildet. Der Kloakenhöcker, unter welchem die medialen Abschnitte der Genitoanalhöcker und die von ihnen begrenzte Urogenitalrinne liegen, zieht durch sein stärkeres Wachstum die erwähnten Abschnitte mit sich, so daß sie auf seine Unterfläche gelangen. Damit ist aus dem Kloakenhöcker der eigentliche Geschlechtshöcker gebildet, dessen vorderes Ende bald stärkere Mächtigkeit gewinnt und als Glans von dem Korpus des Geschlechtshöckers unterscheidbar ist (Abb. 5). In diesem Stadium, welches einer Länge von etwa 20 mm entspricht, ist bereits die Anlage des Sulcus coronarius glandis erkennbar. Die durch das Wachstum des Kloakenhöckers an seine Unterfläche verlagerten Abschnitte der Genitoanalhöcker werden zu Falten umgebildet, den Genitalfalten, Plicae genitales. In die Rinne zwischen diese ist die Urogenitalplatte verlagert (Abb. 5). Die lateralen Abschnitte der Genitoanalhöcker werden als Analhöcker von den medialen durch eine Furche

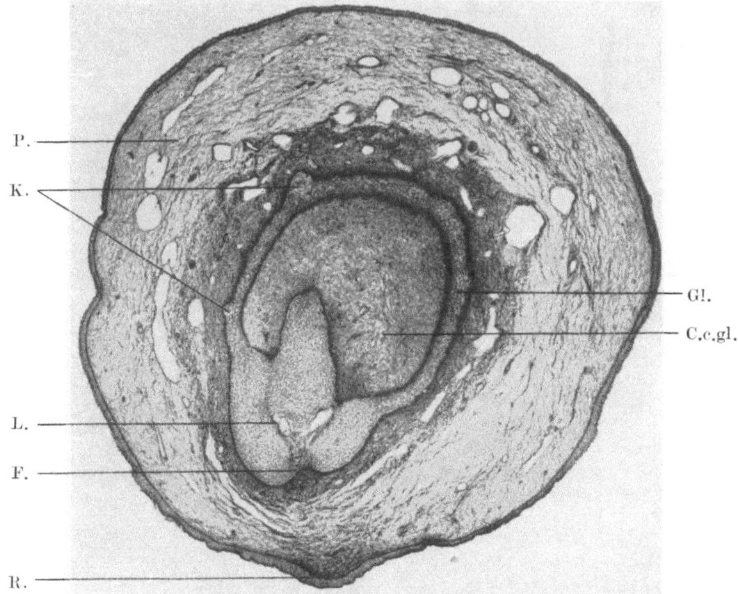

Abb. 7. Frontalschnitt durch das Glied eines 25 cm langen menschlichen Fetus. (Vergr.: Planar 20 mm.) Schnitt nahe der Eichelspitze. P. Vorhaut. K. Schichtungskugeln innerhalb des Epithels der Glandarlamelle (Gl.) C.c.gl. Corpus cavernosum glandis. F. Bindegewebe des Frenulum, R. Raphe penis. L. Luckenbildung in der Epithelmasse entsprechend dem Urethralostium.

abgegrenzt. Schon früher tritt durch eine weitere stärkere Mesenchymanhäufung seitlich von dem Kloakenhöcker der sogenannte Geschlechtswulst (Torus genitalis) auf.

Bei einem Stadium von 14 mm Scheitel-Steißlänge tritt durch Einreißen des Epithels im hinteren Abschnitt des Sulcus urogenitalis eine mediane Spalte auf, die Fissura urogenitalis, das primitive Urogenitalostium, welches die Grenze zwischen dem Becken- und dem Gliedabschnitt des Sinus urogenitalis andeutet. — Soweit sind die Entwicklungsvorgänge beiden Geschlechtern gemeinsam, stellen die „indifferente Anlage" dar. Beim weiblichen Individuum erhält sich dieser Zustand im wesentlichen. Der Geschlechtshöcker wird durch geringeres Wachstum zur Klitoris, die Geschlechtsfalten gestalten sich zu den kleinen Schamlippen aus, während die Geschlechtswülste die großen Labien beistellen. Im Gegensatz hierzu „kann die Ausbildung der männlichen Geschlechtsorgane als eine Weiterentwicklung aller Bestandteile des indifferenten Stadiums gekennzeichnet werden" (FISCHEL). Der Geschlechtshöcker zeigt stärkeres Längenwachstum, wobei er sich aus seiner ursprünglichen kaudalen Richtung entfernt und senkrecht zur Körperoberfläche stellt. Auch die Geschlechtswülste zeigen eine stärkere Entwicklung und wachsen kaudal von dem Grunde des Geschlechtshöckers gegeneinander, bis sie sich bei einem etwa 40 mm großen Fetus miteinander vereinigen, die Skrotalwülste bilden (Abb. 6). Ihrer Verwachsungsstelle entspricht die Rhaphe scroti, welche sich nach hinten in der Rhaphe perinei bis an den Anus fortsetzt. Das Mesenchym der Verwachsungsstelle der Wülste bildet das Septum scroti. Die anfänglich nur flache Anlage dieses Skrotalfeldes erhebt sich später von der Unterlage und erlangt ihre definitive Gestalt erst mit dem Einwachsen der Processus vaginales peritonei. Letzteres wird anscheinend durch die erfolgende Auflockerung des Skrotalmesenchyms begünstigt. Die zentralen Enden der Geschlechtswülste sind um diese Zeit bereits verstrichen.

Die Bildung der männlichen Harnröhre erfolgt in der Weise, daß zunächst die Fissura urogenitalis durch Dehiszenz der kielförmig gestalteten epithelialen Urethralplatte (Abb. 5) der Pars phallica des Sinus urogenitalis nach vorne zu an Ausdehnung gewinnt. Im weiteren Verlauf (bei etwa 40 mm Scheitel-Steißlänge) beginnen die die Fissur seitlich begrenzenden vom Ektoderm gebildeten Geschlechtsfalten an ihren freien Rändern miteinander zu verschmelzen, zunächst an der Basis der Gliedanlage und von dieser allmählich nach vorne gegen die Glans zu fortschreitend. Damit wird der Canalis urogenitalis gebildet (Abb. 6). Erreicht der Verwachsungsprozeß das Ende der Glans, so ist das Orificium urethrae externum gestaltet. Die Verwachsungsstelle der Geschlechtsfalten stellt demnach die ventrale Fortsetzung der Skrotalrhaphe, die Rhaphe penis (Abb. 8, 9), dar. An der Grenze zwischen

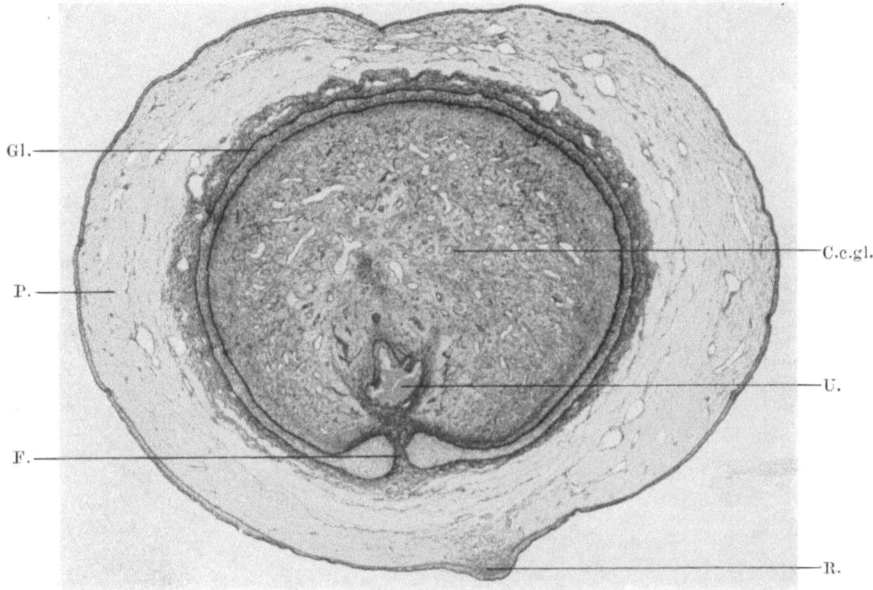

Abb. 8. Vom selben Fetus wie Abb. 7. Schnitt durch die Eichelmitte. (Vergrößerung wie Abb. 7.) Gl. Glandarlamelle, C.c.gl. Schwellkorper der Eichel, P. Vorhaut, F. Frenulum, R. Rhaphe, U. Urethrallumen.

Eichel und Schaft des Gliedes erfolgt der Schluß der Rinne zur Röhre relativ spät, was vielleicht die Ursache für die Ausbildung des Frenulum praeputii darstellt. „Die vorhandene rautenförmige Öffnung verhindert das Wachstum der Präputialfalte nach abwärts" (Fischel). Mit dem 5. Fetalmonat ist das definitive Urogenitalostium gebildet. Die Bildung der Glans des Penis geschieht durch Umwachsen des vorderen Endes des Geschlechtshöckers durch die Geschlechtsfalten, deren Enden sich dann zum Schwellgewebe der Eichel umwandeln. Die Zweiteilung der Anlage der Glans ist an dem dauernd erhaltenen Septum glandis erkennbar, ebenso wie auch der Bulbus urethrae, das hintere Ende der Geschlechtsfalten, dauernd ein Septum beibehält (Fischel). Ähnlich wie an der Glans und am Bulbus wandelt sich das Gewebe der Geschlechtsfalten auch am Penisschaft in Schwellgewebe um, wird damit zum Corpus cavernosum urethrae. Das Liegenbleiben von Epithelmaterial beim Schlusse der Urethralrinne bzw. der teilweisen Rückbildung der Urethralplatte ist für das Zustandekommen akzessorischer Gänge am Penis wichtig (Dorsalkanäle s. S. 82). Nach anderen Autoren werden die Geschlechtswülste nur zum Teil zur Bildung des Skrotums verwendet. Letzteres entsteht ja relativ spät und soll der Hauptsache nach aus dem sogenannten Skrotalfeld hervorgehen, einem selbständig wachsenden medianen Abschnitt des Perineums, dessen von der Rhaphe überlagertes Septum mit der unteren Wand des zum Rohre geschlossenen Sinus urogenitalis in festerem Zusammenhang steht, während die seitlichen Anteile durch die herabtretenden Hoden vorgebuchtet werden. Felix bestreitet die Bedeutung der Geschlechtswülste für das Entstehen des Skrotums überhaupt und meint, daß sie ohne Beteiligung an letzterer einfach verstreichen.

Relativ spät (im 3. und 4. Fetalmonat) erfolgt die Bildung des Präputiums. Um diese Zeit kommt es zu einer lebhaften Wucherung des Epithels an der Spitze der Glans, die vielleicht mit dem Wachstum der Urethralplatte zusammenhängt und zur Bildung unregelmäßiger Kämme und Fortsätze führt (vgl. auch Abb. 5). Damit gleichlaufend erfolgt eine Wucherung des Epithels am hinteren Umfang der Glans des Genitalhöckers in der Gegend des Sulcus coronarius. Diese Wucherung dringt in die Tiefe des Bindegewebes vor und führt zur Isolierung einer schmalen Hautfalte, der Präputialfalte. Letztere zieht von der Mitte des Dorsum beiderseits nach vorne unten seitlich herab und geht am vorderen Ende der Fissura urogenitalis in die Geschlechtsfalten über. Mit dem Schluß der Urethralrinne zum Rohr entwickelt sich an dieser Stelle das Frenulum praeputii. Durch das raschere Wachstum der Präputialfalte nach vorne zu über die gleichzeitig wachsende Glans erscheint diese im 5. Fetalmonat von der Vorhaut umhüllt, beim Neugeborenen sogar überragt.

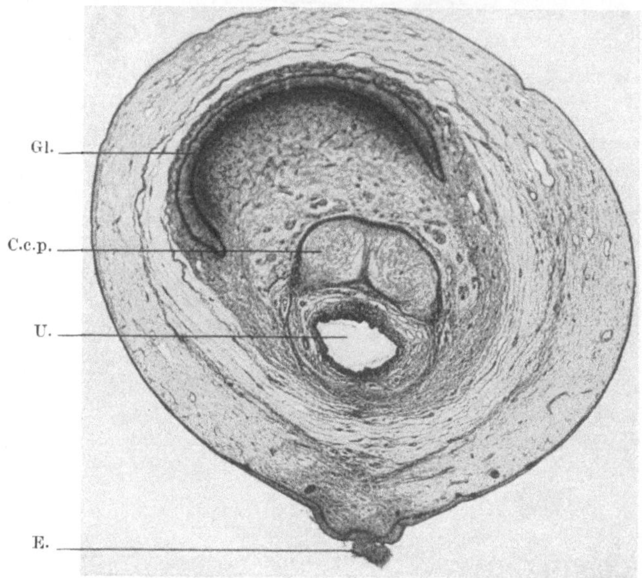

Abb. 9. Vom selben Fetus wie Abb 7. Gleiche Vergrößerung und Beschriftung. Der Schnitt wurde am Sulcus coronarius glandis geführt, so daß die vorderen Enden der Corpora cavernosa penis (C.c.p.) sichtbar sind. Bei E. Epithelwucherung an der Rhaphe penis.

Zunächst besteht zwischen Vorhaut und Eichel noch eine feste Epithelverbindung, die Glandarlamelle (Abb. 7—9), in welcher eigenartige hornperlähnliche Schichtungskugeln auftreten (Abb. 7). Später wird dieses Epithel aufgelockert, die Eichel von der Vorhaut losgelöst, doch können solche epitheliale Verklebungen noch beim Neugeborenen in größerer Ausdehnung vorkommen.

Die erste Anlage der Corpora cavernosa besteht in kernreichem, dichten Bindegewebe, welches später von zahlreichen weiten Blutgefäßen durchsetzt wird. Sie ist schon bei 14 mm langen Embryonen an der Pars phallica des Sinus urogenitalis deutlich (Abb. 4, 5). Mit zunehmender Ausbildung des Gliedes erstreckt sie sich nach hinten bis zur Anlage der Schambeine, nach vorne bis an die Glans. An ihrer Oberfläche differenziert sich das Mesenchym zur Tunica albuginea und dem Septum penis. Auch die Anlage des Schwellkörpers der Harnröhre tritt verhältnismäßig früh, schon bei 22 mm Länge auf, zunächst als Verdichtung des Gewebes in der Glans (Abb. 5), später (bei 70 mm) auch im Bereiche der übrigen Urethra. Beide Anlagen verschmelzen sekundär.

Es erübrigt noch, die Bildung des Dammes und Afters mit einigen Worten zu streifen. Der primitive Damm (s. o. S. 7) entsteht etwa am Anfang der 6. Fetalwoche durch Verschmelzen des Urogenitalseptums mit der Kloakenmembran. Am hinteren Ende des Dammes tritt eine quere Furche auf, deren mittlerer Abschnitt von der Analgrube gebildet wird. Sie wird seitlich von den Analhöckern und hinten von dem „postanalen Wulst“ umgriffen. In diesem durch Mesenchymwucherung gebildeten Analring entsteht die Afteröffnung bei etwa 20—25 mm Scheitel-Steißlänge. Der sekundäre Damm wird durch Mesenchymwucherung seitlich von der Mittellinie gebildet, die Verschmelzungsstelle dieser Wülste wird zur Raphe perinei, an deren Aufbau sich beim männlichen Fetus auch die Geschlechtswülste beteiligen. Durch die Ausbildung des Analringes, in welchem sich die Sphinkteranlage entwickelt, erhält also der Enddarm noch einen kurzen ektodermalen Anteil, welcher nach außen von der Stelle der Kloakenmembran gelegen ist.

Die Drüsen des Sinus urogenitalis sind in ihrer ersten Anlage bereits in einem relativ frühen Stadium der Entwicklung kenntlich. Schon bei Embryonen von 27 mm Scheitel-Steißlänge findet man die Vorstufe der Bulbourethraldrüsen (COWPERschen Drüsen) als solide Epithelsprossen in der Seitenwand des Sinus urogenitalis entsprechend dem Übergang der Pars phallica in die Pars pelvina. Diese Anlagen werden teilweise rückgebildet, teils sprossen sie in das Bindegewebe zwischen Enddarm und Sinus urogenitalis vor. Bei 48 mm langen Embryonen stellen sie paarige Gebilde in der Hinterwand des Sinus dar und zeigen bereits den Beginn der Lumenbildung. Die Urethraldrüsen des Mannes entstehen durch Epithelsprossen von den späteren Mündungsstellen der Urethralschleimhaut aus.

Die Prostatadrüsen entwickeln sich vom entodermalen Epithel der primären Urethra und des unmittelbar benachbarten Abschnittes des Sinus urogenitalis ebenso wie die paraurethralen Drüsen (SKENEschen Gänge) des Weibes. Ihre Anlage ist bei etwa 40 mm Scheitel-Steißlänge deutlich, zunächst an der Hinterwand in der Umgebung der Mündung der WOLFFschen Gänge, später auch an der Seiten- und Vorderwand. Auch distal vom MÜLLERschen Hügel sprossen solche Drüsen ab, die sich beim Weibe zu den Urethraldrüsen differenzieren. Eine Lumenbildung erfolgt bei etwa 70 mm Länge. Das Auftreten von glatter Muskulatur beginnt schon etwas früher (bei 60 mm Länge), zunächst an der ventralen und lateralen Seite. LOWSLEY unterscheidet 5 Gruppen von solchen Anlagen: 1. eine von der Hinterwand der Harnröhre proximal vom Saccus prostaticus ausgehende, dem Mittellappen entsprechend; 2. zwei seitliche vom Colliculus seminalis — die Seitenlappen, welche sich später vor der Urethra miteinander vereinigen; 3. eine hinter der Mündung der Vesicula prostatica, den später gut abgekapselten Hinterlappen; 4. eine noch vor der Geburt der Rückbildung verfallende oben von der Vorderwand der Urethra ausgehende — den Vorderlappen. Die Hauptmasse von Parenchym stellen die Seitenlappen dar. In der Submukosa oberhalb des Mittellappens finden sich, bereits innerhalb des Blasensphinkters gegen die Harnblase zu, die sogenannten subzervikalen Drüsen (ALBARRAN), welche bei der Prostatahypertrophie von Bedeutung sein können (vgl. Kapitel „Prostatahypertrophie“ S. 461).

Beim weiblichen Fetus wird ein großer Teil der Drüsenanlagen zurückgebildet, es erfolgt auch kein Auftreten von glatter Muskulatur und keine Verdichtung des Bindegewebes, so daß die Drüsen nicht so wie beim männlichen Fetus als eigenes Organ abgegrenzt werden. Doch kann auch beim weiblichen Individuum gelegentlich, wenn der Sinus urogenitalis in größerer Ausdehnung zur Röhre umgestaltet wird, eine organmäßige Prostata gebildet werden (vgl. Kapitel „Sexus anceps“ S. 141).

Die Samenblasen treten gegen Ende des 3. Fetalmonates zunächst als seitliche und dorsale Ausbuchtungen an den Endstücken der WOLFFschen Gänge auf und werden durch Ausbildung längsgestellter Rinnen (BALLIN) später abgetrennt, so daß nur am kaudalen Ende der Zusammenhang mit dem Gang erhalten bleibt. Der nicht abgeschnürte Anteil dieser Ausbuchtungen wird zur Ampulle des Samenleiters. Eine ähnliche, jedoch abnorm hoch auftretende Rinnenbildung dürfte zur Entstehung der so häufigen Divertikel Veranlassung geben (vgl. S. 59). Im 5. Fetalmonat ist die Ausbildung und bleibende Lage der Samenblasen im wesentlichen vollendet.

Versucht man, eine zusammenfassende Darstellung der Mißbildungen der männlichen oder weiblichen Geschlechtsorgane zu geben, so begegnet man großen Schwierigkeiten. KERMAUNER betont dies für das weibliche, SCHNEIDER in jüngster Zeit für das männliche Genitale. Alle Autoren sind sich darüber einig, daß diese Schwierigkeiten in erster Linie darin liegen, das ganze Gebiet der Bildungsanomalien der Sexualorgane in sich abzugrenzen. Die innigen entwicklungsgeschichtlichen Beziehungen zwischen Geschlechtsorganen und Harnapparat, besonders auch zwischen äußerem Genitale und Sinus urogenitalis bzw. Kloake bringen es mit sich, daß auch die pathologische Entwicklung oft zu Kombinationen von Fehlbildungen beider Systeme führen muß. Daher ist eine scharfe Umschreibung sowohl der Mißbildungen des Harnapparates als auch jener der Geschlechtsorgane streng genommen überhaupt nicht möglich. Und dazu kommt eine weitere Schwierigkeit. Sowohl beim männlichen wie auch beim weiblichen Individuum bilden sich von der ursprünglich identischen

Anlage während des Fetallebens umfängliche Anteile zurück, die aber unter Umständen in weitestgehendem Ausmaße erhalten bleiben können. Von dem wechselnden Grade der Persistenz solcher vergänglicher Organabschnitte (in erster Linie der Derivate des MÜLLERschen und WOLFFschen Ganges) erscheint dann wieder der Gesamtcharakter der Mißbildung in dem Sinne beeinflußt, daß er sich in wechselndem Grade dem Typus des entgegengesetzten Geschlechtes nähert und damit zum sogenannten Sexus anceps, dem Hermaphroditismus in allen seinen verschiedenen Abstufungen führt. Hierdurch wachsen die Schwierigkeiten ins Ungeheure, da streng genommen eine Erörterung der Fehlbildungen des männlichen oder weiblichen Genitales für sich allein undurchführbar wird. Daher muß jede solche Zusammenstellung auch diese in Rede stehenden Anomalien, welche in das Gebiet des Zwittertums gehören, mit berücksichtigen und es wird unsere Aufgabe sein, dieses Grenzgebiet, insbesondere soweit es den sogenannten tubulären und äußeren männlichen Hermaphroditismus umfaßt, am Schluß kurz zu streifen. Letzteren insbesondere deshalb, weil gerade bei den mehr weniger isolierten Fehlbildungen des äußeren Genitales beim männlichen Individuum viele solche sich finden, die durch ihre Form dem weiblichen Normaltypus sich nähern. Endlich muß unbedingt auch auf den Zusammenhang zwischen Genitalmißbildung und Konstitutionsanomalien bei verschiedener Gelegenheit hingewiesen werden, wenn naturgemäß auch in der Mehrzahl der Fälle die erwähnten Mißbildungen für sich allein ohne Beeinflussung des Gesamtorganismus vorkommen.

Dementsprechend ergibt sich für unser Thema folgende Einteilung:

I. Mißbildungen der Keimdrüsen. — Defekte, Kümmerformen, Überzahl, Lageanomalien usw.).

II. Mißbildungen der ableitenden Samenwege (Fehlbildungen des WOLFFschen Ganges mit und ohne Vergesellschaftung mit solchen des Harnapparates).

III. Fehlbildungen des äußeren Genitales einschließlich der Anhangsdrüsen — Prostata, COWPERsche Drüsen.

IV. Fehlbildungen vergänglicher embryonaler Organe mit und ohne Vergesellschaftung mit solchen der äußeren Geschlechtsteile. (Sexus anceps. — Anhang: Zwitterdrüsen, Ovotestis.)

I. Mißbildungen der Keimdrüsen.

Fehlbildungen der Keimdrüsen wären gerade beim männlichen Individuum im Zusammenhang mit solchen des übrigen Genitales zu besprechen, um eventuell die „überragende Bedeutung der Keimdrüsen als Organisationszentrum“ zu beweisen oder zu widerlegen (KERMAUNER). Gehen doch gerade solche öfter mit Bildungsmängeln am übrigen Genitale einher, die sich dann weiter in ihrer Gesamtheit auf den ganzen Organismus auswirken. Trotzdem scheint es hier aus äußeren Gründen zweckmäßig, diese Bildungen als gesonderte Gruppe zu besprechen. Sie wären folgendermaßen einzuteilen:

A. Doppelseitiger Hodenmangel.
B. Einseitiger spontaner Hodenmangel.
C. Kümmerformen.
D. Zerschnürung und Überzahl.
E. Verschmelzung.
F. Exzeßbildung (Riesenwuchs).
G. Lageanomalien (Verhaltung, Fehlwanderung).

Schließlich sind hier Fragen der inneren Sekretion zu streifen.

A. Doppelseitiger spontaner Hodenmangel.

Dieser scheint, abgesehen von ganz schweren Mißbildungen außerordentlich selten. Nach KERMAUNER ist es bei diesem eigentlich unrichtig von Hoden- oder Eierstockmangel zu sprechen. Dieser Satz gilt aber naturgemäß nur für solche Fälle, in denen sich der Keimdrüsenmangel mit Mißbildungen am übrigen Genitaltrakt vergesellschaftet findet. Doch gibt es demgegenüber Beobachtungen, in denen die ableitenden Wege der Geschlechtsprodukte und die äußeren Geschlechtsteile nach dem männlichen oder weiblichen Typus einwandfrei differenziert sind, so daß es gewaltsam wäre, hier von Neutren zu sprechen (SCHNEIDER). KERMAUNER hat das Schrifttum über das Fehlen beider Keimdrüsen umfassend zusammengestellt, doch gestatten weitaus die meisten Befunde,

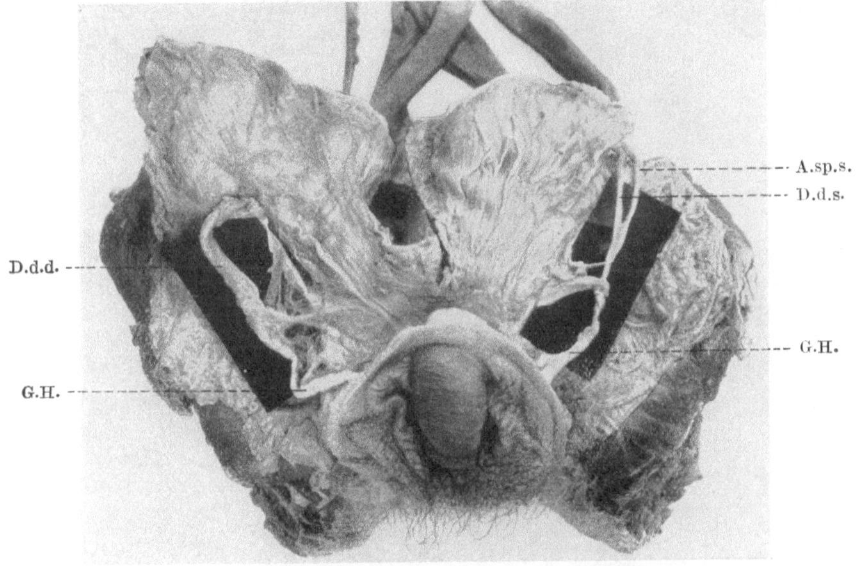

Abb. 10. Äußere Geschlechtsorgane und Inhalt der Leistenkanäle bzw. Skrotalhälften eines 43jährigen Eunuchoiden. A.sp.s. Arteria spermatica sinistra, D.d.s. und D.d.d. Samenleiter. Von letzteren ziehen die mit G.H. bezeichneten Stränge nach Art eines HUNTERschen Leitbandes an die Skrotalhaut.

weil unvollkommen, kein abschließendes Urteil. Aus dem älteren Schrifttum hat WENZEL GRUBER bis 1868 8 Fälle gesammelt, denen in neuerer Zeit die Fälle von SALOMON, NEUHAUS, WILDBOLZ, BULL und R. MEYER anzufügen sind. Wegen der Ähnlichkeit mit dem Fall von SALOMON (19jähriger Mann, kleiner Penis, leeres Skrotum ohne sichtbare Narben, spärliche Schamhaare, Nieren und Harnwege normal, kleine Prostata, rudimentäre Samenblasen bei vorhandenen Vasa deferentia, welche im Leistenkanal blind enden, keine Ductus ejaculatorii) sei eine eigene Beobachtung hier kurz gestreift [1].

43jähriger Mann, im Spital der Stadt Wien (Abteilung ZAFFRON) an Lungentuberkulose verstorben, am 15. 8. 18 obduziert. Körperlänge 172 cm mit stark ausgeprägtem eunuchoidem Hochwuchs und vollkommenem Mangel der Behaarung im Gesicht, den Achselhöhlen und am Stamm. Fast völliger Mangel der Geschlechtsbehaarung. $6^1/_2$ cm im Durchmesser haltender bis 2 cm dicker Parenchymkörper entsprechend beiden Brustdrüsen. Hodensack klein, Penis 5 cm lang, $1^1/_2$ cm dick, Vorhaut rüsselförmig, Harnröhrenöffnung an der Spitze der kleinen Glans. Kleiner Kehlkopf ohne Prominentia laryngea. Nebennieren

[1] Dieser Fall wurde von F. ALTMANN inzwischen ausführlich mitgeteilt.

etwas klein, übrige endokrine Drüsen sonst o. B. Harnapparat normal. Samenblasen klein, fast lumenlos. Vasa deferentia entsprechend den Ampullen leicht verdickt, sonst kaum mehr als $1^1/_2$ mm stark, verlaufen in gewöhnlicher Weise in den Leistenkanal, wo sie sich mit den Vasa spermatica vereinigen und bis in den Hodensack ziehen. Processus vaginales peritonei geschlossen. Die Vasa deferentia enden blind in beiden Hodensackhälften (vgl. Abb. 10). Von ihren Polen zieht je ein starker fibröser Strang an die Skrotalhaut. In dieser keine Narben. Länge der Vasa deferentia 24 cm. Prostata klein, COWPERsche Drüsen nicht darstellbar. Ductus ejaculatorii vorhanden. Auch histologisch trotz genauester Untersuchung Keimdrüsengewebe nicht nachweisbar. Das blinde Samenleiterende von

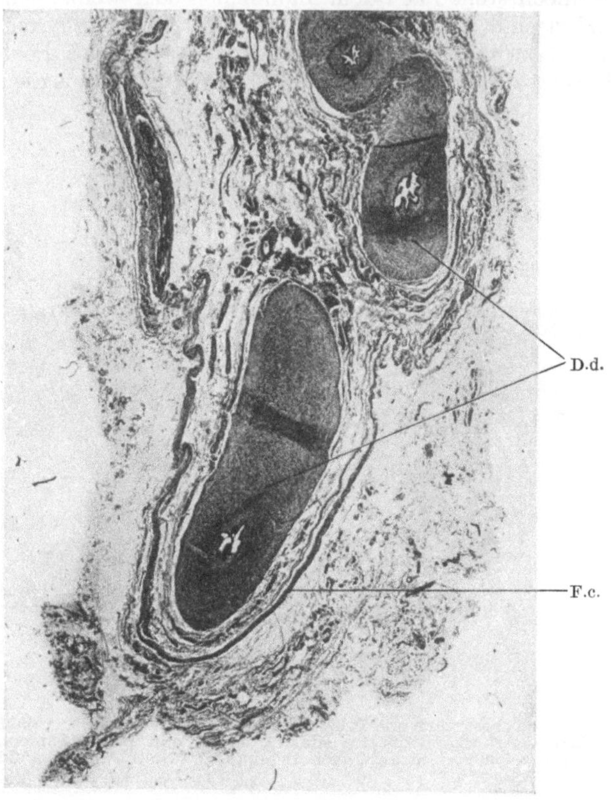

Abb. 11. Vom selben Fall wie Abb. 10. Schnitt durch das Ende des Samenleiters im Skrotum. Lupenvergrößerung (Zeiß Planar 50 mm). D.d. der Samenleiter, dessen freies Ende von der Fascia cremasterica (F.c.) gedeckt ist.

einer dünnen Lage Kremastermuskulatur überkleidet (Abb. 11). Ligaturreste nicht auffindbar. ALTMANN hat den Verbindungsstrang vom Ende des Ductus deferens zur Hodensackhaut untersucht und in diesem etwa 2 cm vom Samenleiterende entfernt eine leichte Auftreibung gefunden, welche von der Fortsetzung der Kremasterfaserung überlagert wurde, jedoch nur mäßig kernreiches Bindegewebe mit spärlichen Kalkeinlagerungen, Gefäßen und Nerven enthielt.

Ob dieser Fall tatsächlich als angeborener Mangel zu werten ist, muß dahingestellt bleiben, da der Befund ähnlich wie bei SALOMON an einen Kastraten erinnert. Nach KERMAUNER ist auch das Fehlen von Narben am Hodensack durchaus nicht beweisend, da solche in verhältnismäßig kurzer Zeit verschwinden können. Allerdings konnten, wie erwähnt, histologisch keinerlei Unterbindungsreste gefunden werden und vorgeschichtlich war über einen in früher Kindheit erfolgten operativen Eingriff nichts in Erfahrung zu bringen. Daß der funktionelle

Ausfall der Keimdrüsen sich bereits sehr frühzeitig bemerkbar gemacht haben muß, dafür spricht der eunuchoide Habitus des Individuums. Der Durchtritt der Vasa deferentia durch den Leistenkanal und ihre Endfixation durch eine Art von Gubernaculum Hunteri scheint kein Beweis für das ursprüngliche Vorhandensein von Hoden im Skrotum, da ja gelegentlich auch bei Kryptorchismus der Ductus deferens im Leistenkanal angetroffen werden kann, während der Hoden selbst im Bauchraum verblieben ist.

Bei diesem und einem von ihm selbst beobachteten ähnlichen Fall vermutet ALTMANN eine gleichartige Entwicklungsstörung, welche zum Untergang des Hodens führte. Vielleicht liegt hier etwas Ähnliches vor, wie in den Fällen von angeborenem Eierstocksmangel (OLIVET, RANDERATH, SCHÜRMANN, zuletzt ROESSLE und WALLART).

Im gleichen Zusammenhang wäre vielleicht ein weiterer Fall eigener Beobachtung anzuführen.

132 cm große 45jährige Frau (Sektion 279, 1927, Rudolfspital, I. Chirurgische Abteilung). Tod an Bauchfelltuberkulose. Fehlen der Achselbehaarung, an den Geschlechtsteilen nur leichte Behaarung der Labia majora, Schamberg überhaupt haarlos. Unter den Brustwarzen kein Drüsenkörper. Uterus sehr klein ($4^1/_2$ cm lang, davon $2^1/_2$ cm auf den Zervikalkanal entfallend). Käsige Endometritis der Korpusschleimhaut. Eileiter vorhanden, ihre Schleimhaut verkäst, Eierstocksgewebe trotz genauen Suchens nicht auffindbar.

Beide hier angeführten eigenen Beobachtungen zeigen insofern weitgehende Ähnlichkeit, als nur die Keimdrüsen (Eierstöcke, Hoden samt Nebenhoden) fehlen, während die übrigen Geschlechtsteile abgesehen von der wohl durch den Keimdrüsenausfall bedingten weitgehenden Unterentwicklung normal gestaltet waren. Dieser Umstand spricht dafür, daß es sich bei beiden Individuen wohl um ein sekundäres Zugrundegehen durch Abschnürung im Fetalleben oder infolge einer anderweitigen Schädigung, mithin um eine Erkrankung der Frucht und nicht streng genommen um eine Fehlbildung handelt. Ähnlich deutet OLIVET den Defekt in ihrer Beobachtung, welche eine 38jährige 148 cm große Frau betraf (Behaarung sehr schwach, nie Menses, nie Libido).

Derartige Beobachtungen, die wie gesagt streng genommen vielleicht den Mißbildungen nicht zuzuzählen sind, da bei ihnen das Zugrundegehen der Keimdrüsen wohl zumeist erst sekundär erfolgt ist, verringern die Zahl der Fälle wahren primären Keimdrüsenmangels nicht unwesentlich. Namhafte Forscher bestreiten (TANDLER und GROSS) sein Vorkommen überhaupt. Nicht einmal bei ganz schweren monströsen Mißbildungen (Akardier, Sirenen) muß ein solcher Defekt vorliegen. Bei einem von POK genau untersuchten Acardius amorphus konnten in den angefertigten Reihenschnitten sogar zahlreiche Hodenanlagen (insgesamt 8) gefunden werden. Immerhin mögen die Fälle von BASTIEN et LE GENTRE sowie von R. MEYER als einwandfrei gelten, doch war bei diesen Beobachtungen der Keimdrüsenmangel mit solchem der übrigen Harngeschlechtsanlage vergesellschaftet, die Individuen daher nicht lebensfähig.

B. Einseitiger spontaner Hodenmangel.

Von solchem finden sich nach W. GRUBERs Zusammenstellung im älteren Schrifttum 23 Fälle, die gleich den neueren Beobachtungen (FINOTTI, R. MEYER) zumeist mit Fehlen des Nebenhodens und eines Teiles der ableitenden Samenwege vergesellschaftet sind. In MEYERs Fall war Nebenhoden und Samenleiter ausgebildet. Ein Analogon finden diese Fälle in dem Mangel eines Eierstockes mit oder ohne Fehlen von Eileiter und Uterushorn der selben Seite, wie sie schon bei Neugeborenen beobachtet wurden und von KERMAUNER auf Stieldrehung und Nekrose der Adnexe zurückgeführt werden.

Wir selbst haben solche einseitige Mängel der Gebärmutteranhänge wiederholt, im Jahre 1927 zufällig dreimal, beobachtet. Ein operativer Eingriff war in keinem der Fälle vorausgegangen. (68jährige Frau, S. Nr. 218/1927, Fehlbildung links; 18jähriges Mädchen, Sekt.-Nr. 253/27, Defekt links, Geschlechtsteile jungfräulich; 19jähriges Mädchen, Sekt.-Nr. 827/27, Fehlen rechts, gleichfalls Jungfrau. In der Gegend des Adnexstumpfes dieses Falles zarte peritoneale Narben.) Im ersten Fall war der Eileiter rudimentär und verlor sich allmählich spitz zulaufend im Rand des Ligamentum latum. Im zweiten Fall stellte er einen 1 cm langen, 2—3 mm dicken stumpf endenden Fortsatz des Tubenwinkels dar. Der Bandapparat des Uterus und der Uterus selbst war in allen Fällen normal.

Auch für diese Fälle mit normal gestaltetem Uterus lehnt KERMAUNER die Bezeichnung „Fehlbildung" ab. Über den einseitigen Hodenmangel fehlen uns Erfahrungen.

Entstehung des Keimdrüsenmangels. Nach KERMAUNER, welcher das Schrifttum über den Keimdrüsenmangel ausführlich zusammengestellt und kritisiert hat, handelt es sich bei der Mehrzahl der veröffentlichten Fälle um Individuen, die als männlich angesprochen wurden. Die Defekte finden sich, wie ausführlich dargetan, sowohl bei sonst normalen wie bei mißbildeten Organismen und sind außerordentlich selten. KERMAUNER erklärt die besondere Seltenheit gerade dieses Fehlens aus der Lebenswichtigkeit des WOLFFschen Körpers, dessen einseitige Vernichtung oder Schädigung den Untergang der medial von ihm gelagerten Keimleiste zur Folge haben kann. Da die mediale Lagerung der Keimleiste einen besonders guten Schutz darstellt, wird die Anlage direkten Einflüssen wenig zugänglich sein. Andererseits befindet sich die Keimleiste aber durch ihre Gefäßversorgung von der Urniere her in einer gewissen Abhängigkeit von dieser und wird naturgemäß bei Schädigung jener gleichfalls mitbetroffen. Das beiderseitige Fehlen oder der Untergang beider WOLFFscher Körper muß naturgemäß das Absterben der Frucht zur Folge haben. Daß trotzdem Keimdrüsen und Urnieren getrennt geschädigt werden können, beweisen Fälle wie der von MEYER (einseitiger Hodenmangel bei sonst normal ausgebildetem Harnapparat und abführenden Samenwegen einschließlich beider Nebenhoden) und andererseits Beobachtungen, in welchen die Hoden gut ausgebildet sind, hingegen auf einer Seite samt Niere und ableitenden Harnwegen die ganzen ableitenden Samenwege einschließlich des Nebenhodenkopfes fehlen können (vgl. S. 41ff.).

Auch die mit größter Wahrscheinlichkeit in einem sehr frühen Furchungsstadium erfolgende Differenzierung der Urgeschlechtszellen (Kontinuität der Keimbahn, NUSSBAUM) wie sie von RUBASCHKIN, FELIX, ROTTER (beim Menschen) angenommen wird, gewährleistet eine gewisse Sicherstellung der Keimdrüsenentwicklung. Eine primäre Nichtbildung wäre aber nur dann verständlich, wenn den Gameten die entsprechenden Chromosomen fehlen. Und dann scheint die Befruchtungsmöglichkeit überhaupt fraglich. Nach KERMAUNER ist vielleicht das Aussterben gewisser Familien infolge Unfruchtbarkeit der letzten Mitglieder so zu erklären, daß diese letzten Glieder Keimzellen ohne Geschlechtschromosomen bilden, die dann wegen dieses Ausfalles nicht mehr reifen oder nicht befruchtungsfähig sind.

Fälle in denen eine intrauterine Abschnürung durch Torsion der Keimdrüsen zu deren Absterben führt, gehören schon — wie oben angedeutet — nicht zu den Fehlbildungen im engeren Sinn, sondern sind höchstens nach MARCHAND als sekundäre Mißbildungen bzw. als Erkrankung der Frucht zu werten. Eine primäre Aplasie der Keimdrüsen wäre also nur dann anzunehmen, wenn es überhaupt zu keiner Differenzierung von Urgeschlechtszellen kommt, oder wenn diese primären Geschlechtszellen durch irgendwelche Einflüsse zum Absterben gebracht würden. KERMAUNER denkt an Zytolyse durch chemische Beeinflussung etwa von seiten mütterlicher Hormone und verweist dabei auf die Frage der unfruchtbaren Zwillingskälber (KELLER und LILLIE). In ähnlicher

Weise könnten männliche fetale Keimzellen durch die mütterlichen Hormone umgestimmt bzw. vernichtet werden, ebenso auch weibliche Keimzellen durch Stoffe im mütterlichen Blute, die aus dem väterlichen Samen stammen. Daß diese Erklärung KERMAUNERS für die erwähnten Fälle von Hodenmangel (ALTMANN) nicht zutrifft, erhellt die Tatsache, daß bei diesen nicht nur der Hoden, sondern auch der Nebenhoden fehlt. Viel wahrscheinlicher ist wohl auch hier die Annahme einer Schädigung durch Torsion ähnlich wie bei einseitigem Eierstockmangel. Jedenfalls ist die Frage nach der Entstehung des Keimdrüsenmangels über Hypothesen bisher nicht hinausgekommen.

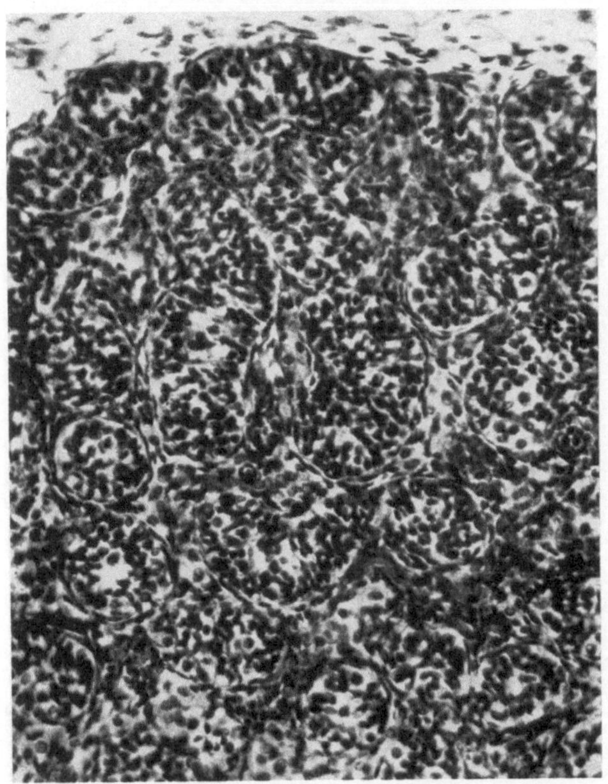

Abb. 12. Normaler Hoden eines Neugeborenen. (Mittlere Vergr.: Zeiß Obj. C, Okular 2.) Dichte Anordnung der Samenkanälchen.

C. Kümmerformen des Hodens.

Geringe Grade von solchen können im Gegensatz zu dem einseitigen oder doppelseitigen Mangel der männlichen Keimdrüsen als häufig gelten. Dies trifft insbesondere für die von KYRLE zuerst beschriebene Unterentwicklung der Hoden im Kindesalter zu. KYRLE fand bei einer großen Anzahl verstorbener Kinder und Jugendlicher im Sektionsmaterial eine auffallende Kleinheit der Hoden, die histologisch durch spärliche Zahl der Samenkanälchen bei Vermehrung des Zwischengewebes charakterisiert ist. Um die Geschlechtsreifezeit sollen auch solche Hoden, vorausgesetzt, daß die Unterentwicklung nicht zu hohe Grade erreichte und in Atrophie überging, funktionstüchtig werden können (Vgl. unter anderem WILSON). Die Unterentwicklung ist schon beim Neugeborenen deutlich, denn während beim normalen Hoden (Abb. 12) innerhalb eines Lobulus ein Kanälchen unmittelbar an das andere stößt, sind in solchen Fällen schon beim Neugeborenen die Kanälchen durch reichliches Zwischengewebe getrennt (Abb. 13). Im späteren Alter gleicht dann das Aussehen eines solchen Hodens histologisch etwa jenem der Abb. 14, die von einem 17jährigen an Tuberkulose verstorbenen Individuum stammt. Die Kanälchen sind größtenteils solid, das Zwischengewebe reichlich; von Samenbildung bei dem 17jährigen nichts zu

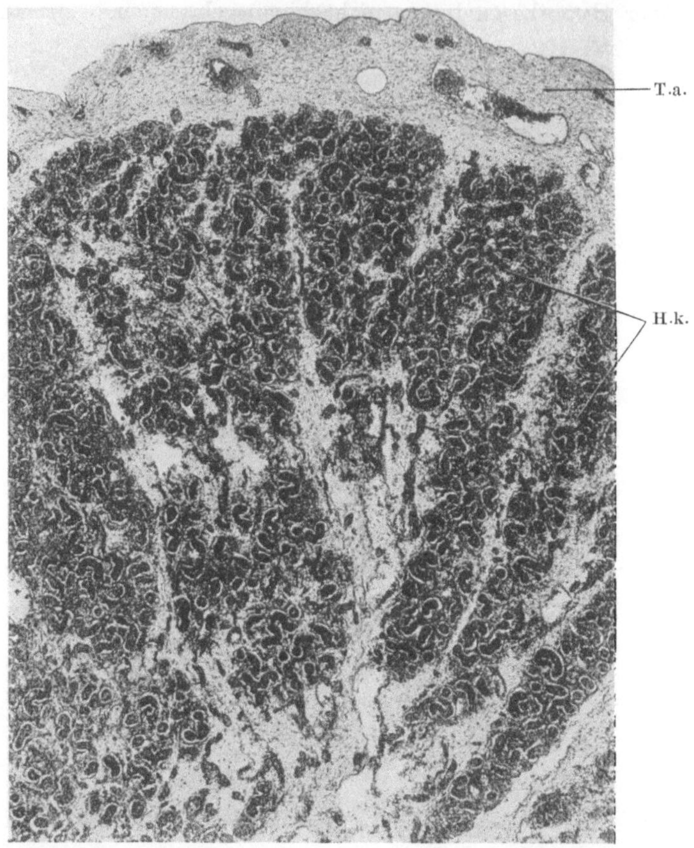

Abb. 13. Unterentwickelter Hoden eines Neugeborenen, Lupenvergrößerung (Zeiß Planar 20 mm). T.a. Tunica albuginea. Die Hodenkanälchen (H.k.) als schwarze gewundene Strängchen sichtbar, die durch reichliches (im Bilde helleres) Zwischengewebe getrennt sind.

sehen. Der Befund KYRLEs beim Neugeborenen wurde von MITA durch ödematöse Auflockerung des Zwischengewebes erklärt und angezweifelt, von VOSS und DIAMANTOPOULOS bestätigt. Höhere Grade von Unterentwicklung können naturgemäß auf den Gesamtorganismus nicht ohne Einfluß bleiben und haben Eunuchoidismus zur Folge.

Unterentwicklung mit allgemeiner Vegetationsstörung verbunden sehen wir z. B. bei einem 55jährigen Mann (Pflegling des Wiener Versorgungsheimes, obduz. 9. 8. 15), weiters bei einem 48jährigen (gleichfalls Pflegling, obduz. 22. 2. 24). Gelegentlich kann sich derartige Unterentwicklung hohen Grades auch bei verwickelten Urogenitalmißbildungen finden, wie wir dies bei einem 62jährigen Mann (Pflegling, obduz. vom Verfasser am 29. 4. 17) beobachten konnten. Rudimentäre Niere mit harnleiterähnlichem Strang rechts bei gleichzeitigem Fehlen des Ductus deferens und Nebenhodens, sowie des

Ductus ejaculatorius und der Samenblase dieser Seite. Links nur Mangel der Samenblase, Ductus deferens auffallend dünn, Nebenhoden vorhanden. Prostata nur auf einer Körperseite ausgebildet, Hoden in höchstem Grade unterentwickelt. Nebennieren klein, in der Hypophyse ein Hauptzellenadenom. Auf genauere Beschreibung des Falles soll weiter unten eingegangen werden (S. 43, Abb. 22f.).

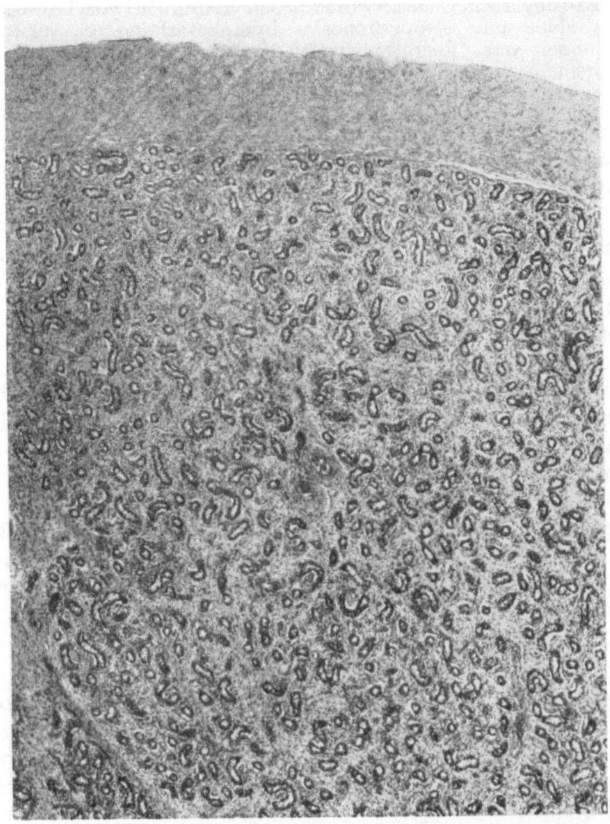

Abb. 14. Unterentwickelter Hoden eines 17jährigen an tuberkulösem Knochenfraß der Wirbelsäule Verstorbenen, Lupenvergrößerung (Zeiß Planar 20 mm). Keine Spermatogenese, Zwischengewebe sehr reichlich.

D. Zerschnürung und Überzahl der Hoden.

Überzählige Hoden sind häufiger beobachtet als Mangel. Bei der großen Mehrzahl handelt es sich um Operationsbefunde (im ganzen 25 Fälle), unter denen sich nur 2 einwandfreie Beobachtungen vom Seziertisch finden (Merkel, in jüngster Zeit Schleimer). Sie wurden als Hodenverdoppelung, Triorchidie, Überhoden, Polyorchie, Testis bipartitus beschrieben und meistens gelegentlich von Herniotomien gefunden (Defranceschi, Dransfeld, Haas, Jeannin et Delater, Lane, Lecène, Wildhalm). Diese Fälle scheinen insofern nicht ganz einwandfrei, als bei der klinischen Untersuchung der anderen Skrotalhälfte trotz vorhandenem „Hodengefühl“ Hernien, entzündliche Prozesse und anderes gelegentlich einen Hoden vortäuschen können, während in Wirklichkeit eine gekreuzte Hodenverlagerung (Dystopia transversa, s. unten) ohne dritten Hoden vorliegen kann. Angaben über mehr als 3 Hoden sind mehr als zweifelhaft (SCHNEIDER). Die Mißbildung kommt nach SCHNEIDER etwas häufiger auf der linken Seite vor als wie rechts (nach MEYER gleich der Eierstocksverdoppelung rechts häufiger) und ist insofern meist typisch, als der 3. Hoden über dem gleichseitigen Hoden liegt. Nur einmal wurde ein Nebeneinanderliegen beider Hoden der einen Seite beobachtet (WIDHALM).

SCHLEIMER zeigte einen von C. STERNBERG beobachteten Fall von Triorchidie (33jähriger Mann, an mediastinaler und retroperitonealer Lymphosarkomatose verstorben), wo der linke Hoden verdoppelt war. Rechts normaler Hoden, links zwei vollkommen getrennte Keimdrüsen mit gemeinsamem Nebenhoden, dessen Kopf dem etwas größeren ($2^1/_2$: $1^1/_2$: $1^1/_2$ cm) Hoden, dessen Schwanz dem kleineren (2: 1: 1 cm) Hoden anlag, während der Körper frei zwischen beiden Hoden verlief. Vas deferens einfach entwickelt. Im größeren Hoden normale Verhältnisse, der kleinere hypoplastisch, nur stellenweise mit Spermatogenese. Der Nebenhodenkopf war durch Ductuli efferentes mit dem größeren Hoden verbunden.

Der kranial gelagerte Hoden ist meist kleiner, zeigt nur ausnahmsweise Samenbildung (Fall JEANNIN et DELATER), ist vom Haupthoden deutlich getrennt, kann aber mit diesem gelegentlich (HEITZ) durch die Albuginea zusammenhängen. Das Cavum vaginale ist zumeist einheitlich.

SCHNEIDER stellt nach dem Verhalten der Ausführungsgänge verschiedene Typen auf, betont aber, daß es sich zumeist um operatives Material handelt und deswegen ein klares Bild nicht leicht zu gewinnen ist. Zunächst eine Gruppe von Fällen, wo der überzählige Hoden einen eigenen Nebenhoden hat, während das Vas deferens vom unteren (Haupt-)Hoden abgeht. Dieses Verhalten zeigen die meisten Fälle. Bei anderen Fällen findet sich ein gemeinsamer Nebenhoden mit zwei Samenleitern (WIDHALM). Dann kann der Nebenhoden am überzähligen (kranialen) Hoden fehlen (PARONE, POTARCA, JEANNIN-DELATER, SCHLEIMER). Das Vas deferens kann ferner gelegentlich (MERKEL) aus dem akzessorischen oberen Hoden hervorgehen, beide Hoden sind durch den massigen Nebenhoden verbunden. Endlich kann das Vas deferens auch noch teilweise verdoppelt sein und sich erst später vereinheitlichen (Fälle von LE DENTU, TURNER, MARIOTTI, WIDHALM, HAAS).

Weiter unten soll auf eine Beobachtung eingegangen werden, in welcher das rechte Vas deferens verdoppelt war. Sein akzessorischer Anteil (Abb. 36, S. 54) verlief medial dem eigentlichen Samenleiter angelagert und endete vor dem Eingang in den Leistenkanal. Möglicherweise liegt in solchen Fällen eine Triorchidie der letzten Gruppe vor, bei welcher die akzessorische Hodenanlage frühzeitig zugrunde ging. Doch ist eine genetische Beziehung des akzessorischen Ganges zum MÜLLERschen Faden nicht ganz auszuschließen.

Diesen Fällen gegenüber gibt es spärliche Beobachtungen von ganz abnormer Lagerung akzessorischer Hoden.

So fand OUDENDAL einen 3. Hoden als gestielten Anhang am unteren Ileum (mikroskopisch viel Zwischenzellen, keine Samenbildung). NIEBERLE beschrieb multiple Hoden am Bauchfell beim Schwein. Weiters ist hier an den schon erwähnten Fall POK zu erinnern (zahlreiche Hodenanlagen bei einem Acardius amorphus).

Entstehungsgeschichtlich dürfte es sich wohl in allen Fällen von Triorchidie um eine frühzeitige im Fetalleben erfolgende Unterteilung der Keimleiste handeln, deren Abschnitte dann getrennt mit der Urniere sich vereinigen. Betrifft die Unterteilung auch den WOLFFschen Körper, dann entsteht ein Bild wie im Falle WIDHALMS (doppelter Nebenhoden), allenfalls auch mit partieller Verdoppelung des Vas deferens. Nach SCHLEIMER soll der dem Nebenhodenschwanz angelagerte unterwickelte Hoden seines Falles aus einem sich normalerweise rückbildenden kranialem Anteil der Hodenanlage entstanden sein, wobei sich auch die Urnierenkanälchen in diesem Abschnitt rückgebildet hätten, so daß keine Nebenhodenverbindung zustande kam. Nach der Lagerung dieses akzessorischen Hodens kann es sich hier aber nur um den kaudalen

Abschnitt der Gonadenanlage gehandelt haben, was auch SCHNEIDER vermutet. OUDENDALs Fall, den KERMAUNER für fraglich hält, wird von SCHNEIDER als sekundäre fetale Implantation eines abgesprengten Keimleistenstückes gedeutet. Um eine vielfache Abspaltung handelt es sich in der Beobachtung von TAGLICHT (Sirene) und POK. NIEBERLEs Fall wäre vielleicht durch die NUSSBAUMsche Keimbahnlehre zu erklären.

E. Hodenverschmelzung.

CRUVEILHIER führt eine Beobachtung von BRETON et CHAUVET an. Bei dem Säugling mit Hypospadie waren die Hoden, weiters auch die Nieren und Nebennieren in der Mittellinie miteinander verwachsen, Samenleiter und Hodengefäße verliefen getrennt. Der bis jetzt einzigartige Befund scheint ähnlich zu sein dem ebenfalls einzigen bisher beim Menschen beobachteten Fall von Verschmelzung der Eierstöcke in der Mittellinie (MARTIUS), wo beide Nieren miteinander verschmolzen waren und auf der rechten Körperseite eine Langniere darstellten, deren oberer Anteil der linken entsprach; überdies war eine Kloake vorhanden. Die MÜLLERschen Gänge waren nicht vereinigt, der rechte endete blind an der Kloakenwand, während vom linken nur der Eileiter ausgebildet war. Die Eierstöcke stellten ein 2 mm breites 6 cm langes einheitlich bandförmiges Gebilde dar, welches unterhalb des unteren Nierenpoles quer vor der Wirbelsäule zog und ventral von der Aorta und den Harnleitern überlagert war. KERMAUNER sieht in der kranialwärts verlagerten und mit der rechten verschmolzenen hinübergewanderten linken Niere den Schlüssel zum Verständnis der Eierstockverschmelzung. Die Störung umfaßt den kaudalen Pol beider Keimdrüsen, damit auch den kaudalen Urnierenabschnitt, da sonst die Keimdrüsenfelder nicht in Berührung kommen könnten. Die Langniere entsteht nach A. FISCHEL durch Fehlwachsen des Ureters über die Mittellinie nach der anderen Seite. Mit einem solchen Fehlwachsen des Harnleitersprosses wäre eine Wachstumshemmung an der hinteren Bauchwand im Bereiche der Segmente, welche das Nierenblastem bilden, also kaudal von den Keimdrüsen, verbunden; diese Wachstumshemmung könnte in einem Ausnahmefall weiter kranial reichen und damit eine dauernde Berührung mit folgender Verschmelzung der Keimdrüsen bedingen. Die Fälle von gekreuzter Verlagerung des Hodens (mit und ohne Hermaphroditismus) gehören nicht hierher und sollen weiter unten erörtert werden.

F. Exzeßbildung der Hoden.

Über echte Hyperplasie der Hoden ist mit Ausnahme von jenen Fällen wo ein Hoden „vikariierend" bei Unterentwicklung oder Fehlen des anderen besondere Größe (bis 71 g, KOCHER) erreichen kann, nichts bekannt. Bei der von DÜRCK beschriebenen Zwischenzellenhyperplasie im Hoden handelt es sich um keine Bildungsanomalie, sondern um eine im späteren Leben erfolgte geschwulstähnliche Vermehrung solcher Gebilde (vgl. KAUFMANNs Zwischenzellentumoren bei 2 Brüdern). Ein Analogon zu den sogenannten „Riesenovarien" junger Mädchen (FRANQUÉ) mit echter Hyperplasie der Rinde (Primordialfollikel in 10—20facher Schicht angeordnet, Schrifttum KERMAUNER) gibt es beim Hoden anscheinend nicht.

G. Abweichungen in der Lage des Hodens.

Während die abnorme Lagerung der Eierstöcke beim Menschen an der seitlichen Becken- bzw. Bauchwand (Kryptovarium mit Rücksicht auf den unmöglichen palpatorischen Nachweis, KERMAUNER), das Ausbleiben des

Descensus ovarii eine verhältnismäßig geringe Rolle spielt, sind Lagefehler des Hodens durchaus nicht so selten und nach der oben erwähnten „Unterentwicklung" KYRLES als die häufigste Entwicklungsstörung anzusehen.

Betreffs der Namengebung für diese Lagefehler ist zu bemerken, daß die Bezeichnung Kryptorchismus eigentlich nichts anderes besagt, als daß der Hoden verborgen, nicht im Hodensack liegt und daher diese Bezeichnung nur als gleichwertig mit „Hodenverhaltung" betrachtet werden sollte. BÜDINGER will die Bezeichnung „wahrer Kryptorchismus" nur für solche Fälle angewendet wissen, wo der Hoden äußerlich trotz genauer Untersuchung nicht erkennbar ist. Wohl zu weit gegangen ist es, wenn SCHÖPPLER nur die beiderseitigen abdominalen Retentionen so bezeichnen will. Bei einseitiger Hodenverhaltung von Monorchismus zu sprechen, ist unzweckmäßig, da dieser Ausdruck besser ausschließlich dem einseitigen Hodenmangel vorbehalten bleibt. In neuerer Zeit wird vielfach von „Ektopie" gesprochen in allen Fällen, wo der Hoden nicht im Skrotum liegt. Nach KOCHER soll diese Bezeichnung nur dann gebraucht werden, wenn die Keimdrüse an eine Stelle geraten ist, welche sie beim normalen Deszensus nie erreicht. (Also nur für den sogenannten Desecensus aberrans — FÓTH — und nicht für den Descensus incompletus.) SCHNEIDER empfiehlt, wie wir meinen, mit vollem Recht, für alle Formen von Aberration (Fehlwanderung) die Bezeichnung „Dystopie" anzuwenden und sonst, wenn es sich nur um unvollkommenen Deszensus handelt, von „Retention" (Retentio inguinalis, abdominalis) zu sprechen.

Der Deszensus der Hoden ist bei ausgetragenen Kindern zur Zeit der Geburt nach HOFSTÄTTER in etwa 4% noch nicht vollkommen eingetreten. Noch größer ist der Prozentsatz bei unreifen Neugeborenen, nimmt dann bis zur Pubertätszeit beträchtlich ab. Beim Erwachsenen (Rekruten) wird die Zahl der Hodenverhaltungen mit $^1/_2$—1‰ beziffert. Einseitig kommt sie etwa doppelt so häufig vor wie beiderseits. Die zahlenmäßige Differenz zwischen Neugeborenen und Erwachsenen erklärt sich aus dem bis zur Pubertätszeit möglichen (in späterer Zeit außerordentlich seltenen und dann zumeist durch Hernien vorgetäuschten, KOCHER, HOFSTÄTTER) verspäteten Eintritt eines „Descensus retardatus". Die rechte Körperseite scheint öfter befallen zu werden, als die linke, was auf die Lage des Zökums zurückgeführt wird (HOFSTÄTTER). Näher liegt die Annahme, daß dies mit dem gewöhnlich etwas später erfolgenden Deszensus des rechten Hodens, der ja normalerweise während des ganzen Lebens gewöhnlich etwas höher steht, zusammenhängt. Die tiefere Lage des rechten Hodens soll geradezu (EBSTEIN) auf Situs inversus schließen lassen. Daß gelegentlich bei abdomineller Hodenretention auf beiden Seiten der linke Hoden relativ weit herabgetreten sein kann, während der rechte noch höher liegt, erhellt z. B. aus Abb. 81 (S. 131), welche von einem neugeborenen Scheinzwitter mit Ausbildung der MÜLLERschen Gänge stammt. Der linke Hoden liegt bereits fast am Beckeneingang, der rechte noch vor dem unteren Nierenpol.

Sehr häufig bleibt beim Kryptorchismus der Processus vaginalis peritonei offen, was das Entstehen einer Leistenhernie zur Folge hat. Nach SCHNEIDER wird Hodenretention in etwa 2—4% aller Inguinalhernien bei Männern gefunden. Bei konstitutionell Minderwertigen wird Kryptorchismus öfter angetroffen (etwa 10 mal häufiger nach BOURNEVILLE et SOLLIER) als bei vollwertigen Individuen. Daher wurde er von manchen als Degenerationsmerkmal aufgefaßt und z. B. von BARTEL in seinen statistischen (leider großenteils unveröffentlichten) Zusammenstellungen immer vermerkt. Oft findet sich Hodenretention mit anderen Mißbildungen am selben Individuum, insbesondere auch als Teilerscheinung eines tubulären und äußeren Hermaphroditismus. So vermutete Verfasser bei dem vorerwähnten Fall (vgl. Abb. 82, S. 132) noch vor Eröffnung der Leiche die Fehlbildung auf Grund einer vorhandenen leichten Hypospadia glandis und des leeren Skrotums. Ferner findet sich Hodenretention vergesellschaftet mit Epispadie (KATZENSTEIN), Bauchmuskeldefekten (PELS-LEUSDEN, BINDER), weshalb BÜDINGER in solchen Fällen von „komplizierter Retention" sprechen möchte.

Einteilung der Hodenverlagerungen. Entsprechend den vorigen Ausführungen unterscheidet BÜDINGER zunächst 1. unkomplizierte Hodenretention (einzige Anomalie bei sonst normalem Individuum), 2. komplizierte Hodenretention (gröbere Entwicklungsstörungen auch an anderen Organen), 3. innere Hodendystopie (Hoden in die Bauchhöhle verlagert) bei dem sogenannten Kryptorchismus, wobei die Fehlwanderungen (Aberrationen) nicht berücksichtigt sind. Weiters gibt derselbe Autor eine Einteilung, welche alle Lageanomalien und zugleich das Verhalten des Scheidenfortsatzes des Bauchfells mit berücksichtigt. Es gibt folgende Möglichkeiten:

1. Hodenretention mit gleichzeitig verhaltenem oder richtig abgestiegenem Scheidenfortsatz (60% seiner Fälle).

2. Hodenretention mit fehlgewandertem Scheidenfortsatz (2% seiner Fälle).

3. Falsch gewanderter Hoden mit gleichartiger Fehllage des Processus vaginalis (28% seiner Fälle).

4. Falsch gewanderter Hoden mit partiell richtigem Vordringen des Processus vaginalis (6% seiner Fälle).

Die hohe Zahl der Fälle in BÜDINGERS 3. Gruppe erklärt sich nach SCHNEIDER daraus, daß Autor Fälle einbezieht, die gewöhnlich zur einfachen Retention (Gruppe 1) gerechnet werden.

Am häufigsten ist die einfache Retentio inguinalis zu beobachten, der sogenannten „Leistenhoden" (je nach der Lage Kanal- oder Ringhoden, letzterer am äußeren Leistenring), selten die Retentio abdominalis, der Bauchhoden. Bei den Aberrationen sind zwei Hauptgruppen zu unterscheiden, je nachdem einmal der Hoden den Leistenkanal passiert und dann erst einen falschen Weg einschlägt (Dystopia inguinalis) oder schon vor dem Eintritt in den Inguinalkanal eine falsche Richtung nimmt (Dystopia interna). Der Hoden kann in letzterem Fall durch den Schenkelkanal, in das kleine Becken oder auf die andere Körperseite wandern und dann (Dystopia transversa) mit dem zweiten Hoden gemeinsam in den gegenseitigen Leistenkanal treten. Gelegentlich wird auch nach bereits erfolgtem Abstieg ein Wiederemporwandern des Hodens beobachtet (Wanderhoden), wenn der Scheidenfortsatz teilweise oder ganz erhalten bleibt. Ein solcher Wanderhoden kann sich mitunter, wie dies Verfasser sah, bei der gekreuzten Hodenverlagerung finden, wo der obere, auf die entgegengesetzte (in dem erwähnten Fall rechte) Körperseite verlagerte Hoden sich auch an der Leiche mit Leichtigkeit aus dem Skrotum in den Bauchraum verlagern ließ (vgl. S. 36).

Im nachstehenden wollen wir die brauchbare Einteilung FÓTHS zur Grundlage nehmen, dabei statt von Ektopie entsprechend den obigen Darlegungen von „Dystopie" sprechen. Wir unterscheiden:

1. Descensus incompletus mit seinen verschiedenen Unterstufen von der Niere bis in den Leistenkanal — Hodenretention.

2. Desecensus aberrans - Ectopia, besser Dystopia testis (perinealis, scroto-femoralis, inguinalis interstitialis, aberrans ad pelvim minorem, ad dorsum penis).

3. Descensus testiculi paradoxus — Dystopia transversa.

1. Hodenretentionen.

a) Der Leistenhoden.

Bleibt der Hoden auf seinem Wege in das Skrotum im Bereiche der Leistengegend liegen, so ergibt sich ein Zustand, der für das Organ und seine Leistung nicht gleichgültig ist. Es zeigt der Hoden und der Nebenhoden dann ein Verhalten, wie es sonst beim Fetus nur vorübergehend besteht, auf Dauer. Das Gekröse der Keimdrüse, welches ursprünglich eine gewisse Länge besitzt, sich dann normalerweise zurückbildet, behält hier in vielen Fällen diese Länge und ebenso behält auch der Abkömmling der Urniere, der Nebenhoden, ein langes Gekröse. So erscheint oft der Hoden an einer eigenen „Falte", einem wechselnd breiten Mesorchium, befestigt, die erklärt, daß torquierte Hoden in der Regel Leistenhoden sind. Die Epididymis ist auffallend weit vom Hoden abgerückt, der Recessus epididymidis sehr tief. Der Nebenhoden kann dadurch wieder auffallend lang erscheinen, zeigt dann samt dem Anfangsstück des Ductus deferens nicht die eigenartige aufgewundene normale Beschaffenheit, sondern stellt einen weit vom Hoden abgerückten bogenförmig verlaufenden Körper dar. Nur der Kopf der Epididymis liegt in der Regel dem Hoden an (vgl. HOFSTÄTTER, BÜDINGER u. a.). Die abnorme Lage des Nebenhodens ermöglicht dann, daß mitunter der Anfangsteil des Ductus deferens und ein Teil der Cauda epididymidis im Skrotum angetroffen wird, der Hoden selbst im Leistenkanal liegt (näheres bei HOFSTÄTTER). Das sogenannte Gubernaculum Hunteri, das Leistenband der Urniere, verbindet den distalen Anteil des Geschlechtsteiles der Urniere mit dem Geschlechtswulst, welcher später zur Skrotalanlage wird, und da aus diesem distalen Abschnitt der Urniere der Nebenhodengang hervorgeht, wird bei der geschilderten Fixation durch das Leitband eine solche Lagerung des Nebenhodens bzw. Vas deferens verständlich. Der Processus vaginalis peritonei bleibt häufig offen und die Gebilde des Samenstranges verlaufen — oft voneinander abgerückt und nicht als einheitlicher „Strang" — in seiner Wand. Öfter zeigt der Processus vaginalis bei der Hodenretention eine eigenartige Selbständigkeit insoferne, als er seinen Weg mehr weniger unabhängig vom Hoden nimmt (BRAMANN, BÜDINGER). Nur selten bildet sich durch seine unvollständige Verödung ein in sich geschlossenes Cavum vaginale aus, der bauchhöhlenwärts gerichtete Abschnitt bleibt offen, was die Häufigkeit von Hernien bei diesem Zustand erklärt. Ein solches Cavum vaginale kann dann gelegentlich besonders geräumig sein (nach BÜDINGER sogenannter „leerer Hydrozelensack"). BÜDINGER verweist ferner darauf, daß das Peritoneum auch in der weiteren Umgebung des Hodens bzw. Samenleiters im Bereiche des Processus vaginalis gelegentlich narbige Veränderungen zeigen kann. Auch auf Bildung abnormer Bauchfellduplikaturen, welche vom Hoden und Nebenhoden in die Bauchhöhle hinein bis in die Blinddarmgegend hinauf rechts, gegen die Flexura sigmoidea und auch bis an die Milz auf der linken Seite reichen können, wurde hingewiesen (SKWORZOFF), die mangels einer anderen Erklärung als Produkte fetaler Entzündung gedeutet wurden. Der Hodensack zeigt entsprechend dem Mangel eines Inhaltes einer oder beider Hälften eine abnorme Kleinheit, je nachdem es sich um ein- oder beiderseitigen Kryptorchismus handelt. In ersterem Falle verläuft dann die Rhaphe nicht median, sondern naturgemäß über die kleinere Skrotalhälfte verlagert. Der Leistenhoden ist schon in der Kindheit oft bedeutend kleiner (BÜDINGER) und schlaffer (FINOTTI u. a.) als der normale deszendierte Hoden. Bei beidseitigem Auftreten scheinen beide Hoden deutlich kleiner als gewöhnlich. Namentlich tritt dieser Unterschied dann gut hervor, wenn der andere Hoden seine funktionelle Reife erlangt hat, zu welcher es bei dem ektopischen Hoden in der Mehrzahl der Fälle überhaupt nicht kommt. Die histologischen Eigentümlichkeiten sollen weiter unten ausgeführt werden.

b) Der Bauchhoden.

Nur selten bleibt der Hoden an der hinteren Bauchwand in größerer Entfernung vom Eingang in den Leistenkanal liegen; dies zumeist nur dann, wenn gröbere mechanische Faktoren (Komplikation mit anderweitigen Fehlbildungen) die Retention bedingen. Es sei hier abermals auf den schon erwähnten (S. 25) Fall von Hermaphroditismus tubularis hingewiesen, bei welchem der rechte Hoden vor dem unteren Nierenpol, der linke am Beckeneingang gelagert war. Die Mehrzahl der Fälle dieser an sich gegenüber dem Leistenhoden weitaus

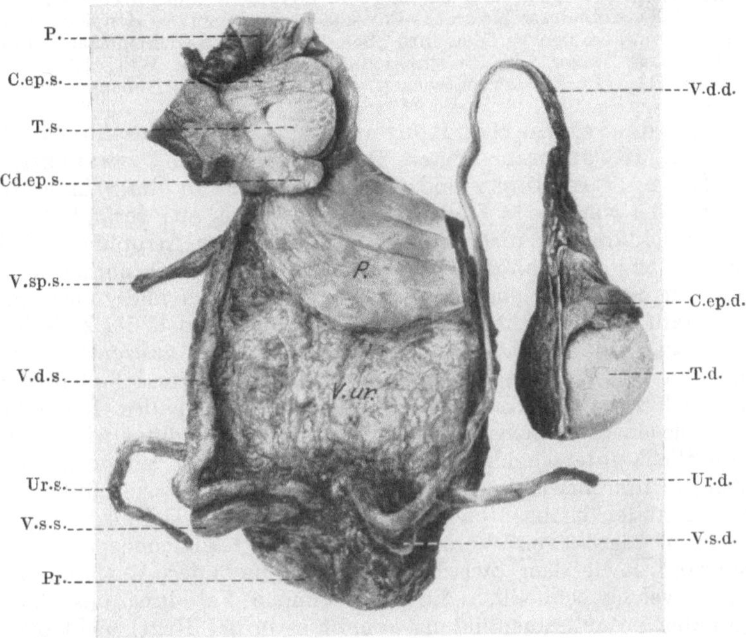

Abb. 15. Linksseitiger Bauchhoden bei einem 74jährigen Mann. An der Blasenhinterfläche (V.ur.) das Peritoneum (P.) teilweise belassen. Pr. Prostata. T.d. rechter, T.s. linker Hoden. C.ep.d. Kopf des rechten, C.ep.s. Kopf des linken Nebenhodens. Cd.ep.s. der Schwanz des linken Nebenhodens. V.sp.s. Vasa spermatica sinistra. V.d.d. rechter, V.d.s linker Samenleiter. Ur. d. rechter, Ur.s. linker Ureter. V.s.d. rechte, V.s.s. linke Samenblase.

selteneren Form von Retention zeigt den Hoden vor dem Eingang in den Leistenkanal oder nur in geringer Entfernung von diesem nahe der Linea innominata auf dem Darmbeinteller. Die Lagerung vor dem Nierenpol wird als „Retentio lumbalis“ von KOCHER nur aus der älteren Literatur erwähnt. Der Bauchhoden zeigt meist keine so große Beweglichkeit wie der Leistenhoden, doch erwähnt SCHNEIDER eine Beobachtung, wo der atrophische Hoden an einer 5 cm langen „Mesoepididymis“ in der Gegend der Teilungsstelle der Iliakalgefäße befestigt war und im kleinen Becken lag, sich aber infolge des langen Aufhängebandes bis in die Mitte der Fossa iliaca verlagern ließ. Bei diesem Fall war ein Ligamentum inguinale zwar bis in die Gegend des inneren Leistenringes darstellbar, ein eigentlicher Leistenkanal fehlte. Der Processus vaginalis peritonei kann aber auch beim Bauchhoden offen bleiben und zur Bildung einer Hernie Anlaß geben.

Die beigegebene Abb. 15 bezieht sich auf einen 74jährigen Mann (Rudolf-Spital S. 504/1926). Der Bauchsitus der Leiche zeigte eine Besonderheit insoferne, als das Zökum unterhalb der Leber an Stelle der Flexura hepatica liegen geblieben und das Mesenterium des untersten Ileum mit der hinteren Bauchwand nach Art eines Mesocolon ascendens verlötet war. Der rechte Hoden lag im Skrotum, war 4: $2^1/_2$: 2 cm groß, der linke vor dem Eingang zum Leistenkanal in der Bauchhöhle. Sein distaler Pol war gegen das mediale Leistengrübchen zu gerichtet, der Nebenhoden lag außen nur durch einen seichten Recessus epididymidis getrennt dem Hoden innig an und dementsprechend fehlte ihm wie auch dem Hoden ein eigenes breiteres Gekröse. Der Hoden selbst maß etwa $1^1/_2$ cm in der Länge, war fast ebenso breit und 1 cm dick. Seine Schnittfläche fibrös. Nebenhoden fast 4 cm lang, kräftig ausgebildet, sein Kopf vollkommen pigmentfrei. Ein deutliches Leistenband nicht darstellbar, ein Leistenkanal demgemäß nicht entwickelt. Auffallend war der Unterschied in der Länge der Ductus deferentes. Der rechte Ductus war vom oberen Hodenpol bis zum oberen Rand der Prostata 28 cm lang, der linke maß vom proximalen (d. i. gleichfalls oberen) Pol der Keimdrüse bis an die Prostata kaum 14 cm. — Histologisch waren die Hodenkanälchen vollkommen verödet, ihre „Schatten" jedoch dicht gelagert, nur stellenweise durch größere Lager von Zwischenzellen getrennt. Die Blutgefäße dickwandig, hyalin entartet. Das Rete stark entwickelt. Das Epithel des Nebenhodenkopfes vollkommen pigmentfrei.

Histologie des retinierten Hodens. Über diese liegen zahlreiche Abhandlungen vor (Lit. HOFSTÄTTER, weiters DEMEL; vgl. auch UFFREDUZZI, STERNBERG, STÄMMLER, SLOTOPOLSKY und SCHINTZ), welche in erster Linie die Frage behandeln, ob der verlagerte Hoden schon von Haus aus verändert und einer weiteren Entwicklung gar nicht fähig ist, sondern der Atrophie verfällt, oder ob der Leisten- bzw. Bauchhoden zunächst zwar histologisch normal ist und nur durch seine zu Schädigungen veranlagende Lagerung früher oder später der Atrophie verfällt. Weiters hat eine große Beachtung auch die Zwischenzellenfrage gerade bei solchen Hoden gefunden. Im großen und ganzen kann Verfasser auf Grund von Untersuchung von mehr als einem Dutzend Fällen sagen, daß der Hoden sich zunächst von dem deszendierten Hoden des Jugendlichen — wenn auch gelegentlich schwere Unterentwicklung beobachtet wird — meistens nicht wesentlich unterscheidet. Häufig zeigt er zwar zunächst die schon besprochene „Unterentwicklung" KYRLEs, wie man sie so häufig auch am deszendierten Hoden beobachtet. Erst mit Eintritt der Geschlechtsreife setzen die bekannten regressiven Veränderungen am Kanälchenepithel und der Kanälchenwand sowie dem Zwischengewebe, insbesondere auch an den Blutgefäßen ein, welche schließlich die vollkommene Verödung des Parenchyms zur Folge haben. Zur Samenbildung kommt es in der Regel nicht oder nur in einzelnen Abschnitten des Hodens und auch diese Abschnitte verfallen später der Verödung, woraus sich die Unfruchtbarkeit beiderseitiger Kryptorchen erklärt. Wir haben also zunächst fast normale oder in nur geringerem Grade unterentwickelte Hoden vor uns, die dann zu einem früheren oder etwas späteren Zeitpunkt der vollkommenen Verödung anheimfallen.

Im retinierten Hoden kommt es mithin meist recht frühzeitig, in der Regel um die Reifezeit zu regressiven Veränderungen. Das Kanälchenepithel, welches zumeist nur aus Stützzellen und Ursamenzellen besteht, bildet sich vollkommen zurück, während gleichzeitig die Kanälchengrundmembran stärker wird, in den äußeren Lagen öfter einen größeren Gehalt an elastischen oder besser orzeinophilen Bindegewebsfasern zeigt, hyalin entartet, so daß schließlich die bei gewöhnlicher Färbung homogenisierten nach GIESON rot färbbaren Kanälchenmembranen ohne zentrale Epithelmasse wechselnd dicht aneinander liegend angetroffen werden. Noch später ist in dem Hoden bei gewöhnlicher Hämatoxylin-Eosinfärbung öfter gar keine Struktur mehr zu unterscheiden. Er scheint nur aus kernarmem fibrösen Gewebe zu bestehen und erst Elastikafärbungen lassen noch spärliche oder reichlichere Umrisse einmal vorhanden gewesener Kanälchen wieder deutlich hervortreten. Oft ist dann noch in diesem Zeitpunkt aus der Reichlichkeit bzw. engeren oder lockeren Lagerung der Kanälchenschatten zu erkennen, ob der Hoden von Haus aus normal oder unterentwickelt (KYRLE) war.

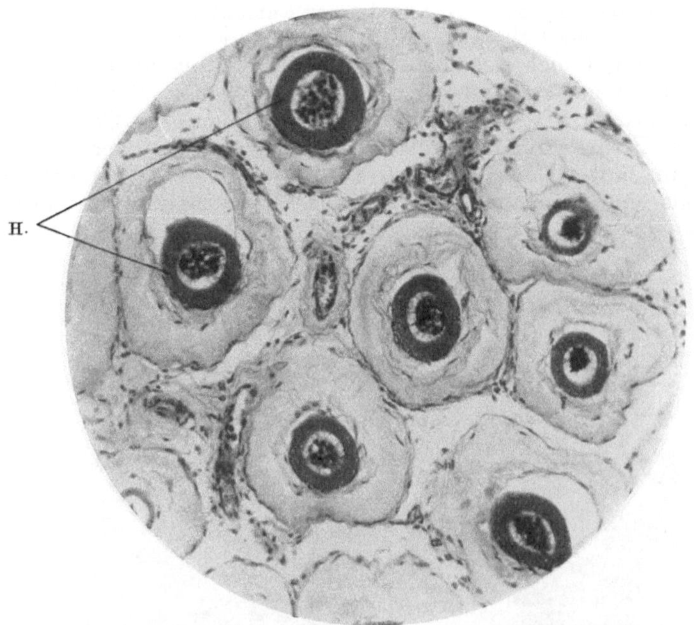

Abb. 16. Aus dem Leistenhoden eines 68jährigen Mannes. Mittlere Vergrößerung (Zeiß Obj. C, Ok. 2.) Hyalinisierung (H.) der inneren Lagen der Kanälchengrundmembranen.

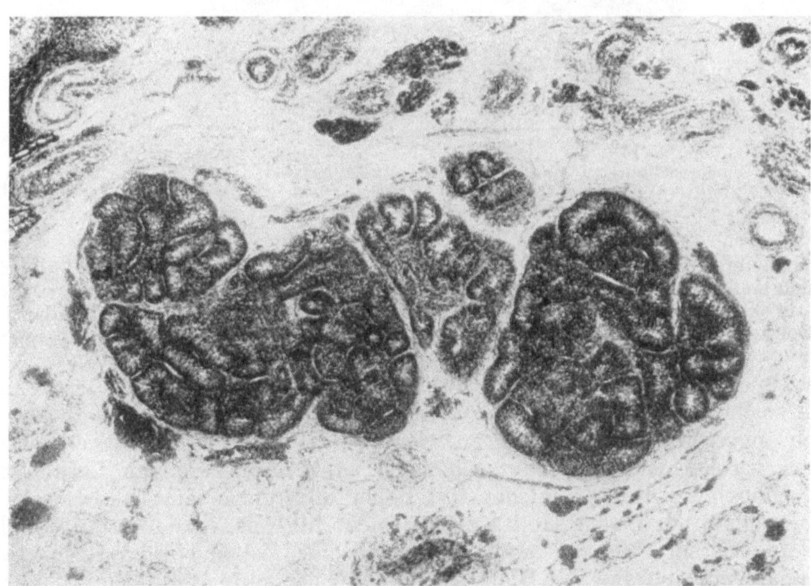

Abb. 17. Aus dem Leistenhoden eines 30jahrigen Mannes. Lupenvergrößerung (Zeiß Planar 20 mm). Eine adenomähnliche Gruppe von Kanälchen zeigt ähnlichen Aufbau wie beim Neugeborenen, das übrige Parenchym hochgradig atrophisch.

Beigefügte Abb. 16 stammt von einem 68 jährigen Mann (UP. 179/1922, Lainz) mit linksseitigem Kryptorchismus inguinalis. In den hochgradig atrophischen Kanälchen waren die Grundmembranen stark verdickt und umschlossen noch hie und da kleine Gruppen indifferenter epithelialer Elemente. Nur die letzteren unmittelbar angelagerten Schichten zeigten Hyalinisierung und färbten sich nach van Gieson leuchtend rot.

Fast regelmäßig findet sich auch hyaline Entartung an den Blutgefäßen. STAEMMLER hat in neuerer Zeit diese der Atherosklerose gleiche Veränderung als Folge einer primären Schädigung (Unterentwicklung) der Gefäße betrachtet und in ihr die Ursache für den ausbleibenden Deszensus überhaupt gesehen; wohl nicht ganz mit Recht, wie auch SCHNEIDER betont, der die Gefäßveränderungen als eine Erscheinung vorzeitigen Alterns betrachten möchte.

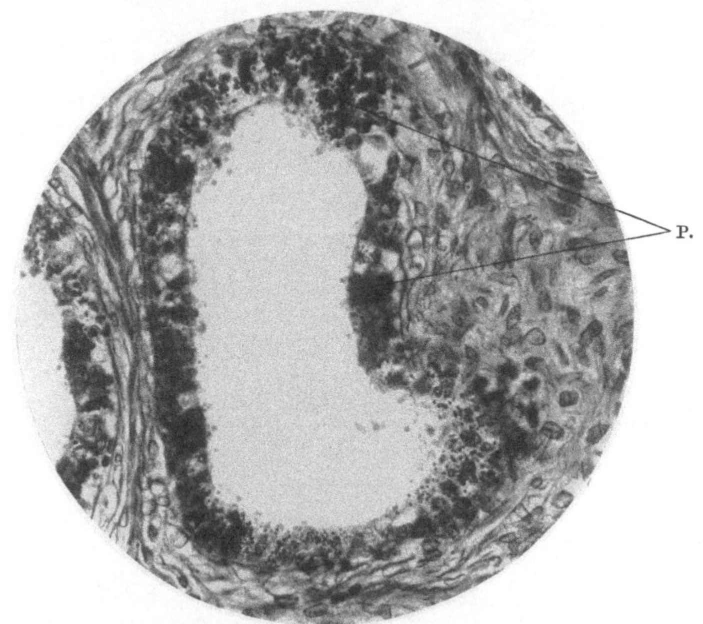

Abb. 18. Von einem 68 jährigen Manne mit linksseitigem Leistenhoden. Ein Kanälchen aus dem Kopf des rechten im Skrotum gelagerten Nebenhodens. (Vergr.: Zeiß DD, Ok. 2). Sehr reichliches Pigment (P.) im Kanälchenepithel.

Eine weitere Abbildung (Abb. 17) stammt von einem noch jüngeren (etwa 30 jährigen) Mann und stellt eine adenomähnliche isolierte Gruppe von Hodenkanälchen dar, wie solche gerade am ektopischen Hoden öfter angetroffen werden. Diese Kanälchen gleichen bezüglich ihres Epithels etwa denen eines Neugeborenen, während das übrige Hodenparenchym schon weitgehende Atrophie zeigt.

Der Reichtum an Zwischenzellen wechselt am ektopischen Hoden. Einmal werden solche sehr reichlich, oft in Form großer Gruppen, das andere Mal nur spärlich angetroffen oder sie können, wenn der Hoden schon längere Zeit vollkommen verödet ist, überhaupt fehlen. KYRLE fand in einem Leistenhoden in der Umgebung von Kanälchen mit höher differenziertem Epithel reichlich Zwischenzellen, der übrige Hoden zeigte solche nur spärlich. Der Autor schloß gerade aus diesem Umstand, daß die LEYDIGschen Zellen bei der Regeneration der Kanälchen eine gewisse Rolle spielen und erblickte darin eine Stütze für PLATOs „trophische“ Hypothese. Die wahre Aufgabe dieser Zellen scheint auch heute noch recht ungewiß (STERNBERG). Ob ihnen eine inkretorische Aufgabe zukommt und ob zufolge einer solchen sich die sekundären Geschlechtszeichen entwickeln (ANCEL-BOUIN, TANDLER-GROSS), scheint auf Grund anatomischer Befunde mehr als fraglich. Verfasser erinnert sich an einen 61jährigen Mann (UP. 301/13) [1] von durchaus eunuchoidem Habitus, bei welchem in den kaum erbsengroßen, in den Hodensack hinabgestiegenen Hoden Zwischenzellen sogar außerordentlich reichlich vorhanden waren (vgl. auch BERBLINGER [2]). Die meisten Kryptorchen zeigen keine Spur von Eunuchoidismus, weil ja in der Regel ein Hoden leistungsfähig war. Beidseitiger Kryptorchismus ergibt naturgemäß das Bild des Früh- oder Spätkastraten je nach dem Zeitpunkt des Einsetzens der Hodenatrophie. Verfasser hat seinerzeit die Vermutung geäußert,

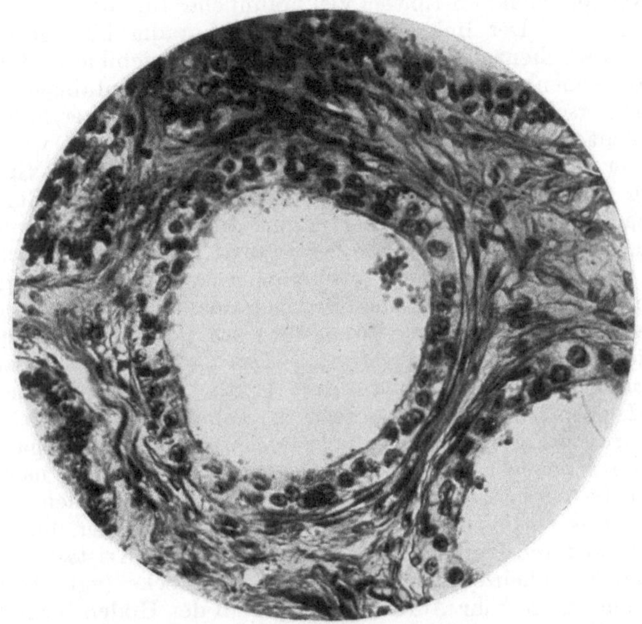

Abb. 19. Vom selben Fall wie Abb. 18. (Gleiche starke Vergrößerung.) Ein Kanälchen aus dem Kopf des linken im Leistenkanal gelagerten Nebenhodens. Das Epithel hier vollkommen pigmentfrei.

daß die Vermehrung der Zwischenzellen, welche bei der Hodenatrophie so häufig zu beobachten ist, vielleicht mit der Resorption der Abbauprodukte des Kanälchenepithels zusammenhängt, was ALTMANN ebenfalls für wahrscheinlich hält, und diese Vermutung wird auch durch den Befund am kryptorchen Hoden nicht widerlegt. Bei dem wechselnd reichlichen Auftreten von Zwischenzellen scheint der kürzere oder längere Zeitraum, in welchem sich der Epithelschwund abspielt, eine Rolle zu spielen insofern, als bei raschem Zugrundegehen des ersteren von den Abbauprodukten des Kanälchenepithels an Ort und Stelle mehr zurückgehalten werden muß als bei langsamem Schwund, um eine Schädigung des Organismus durch Übertritt dieser Substanzen in die Blutbahn hintanzuhalten. In dieser Weise ließe sich vielleicht der wechselnde Reichtum an Zwischenzellen bei Hodenatrophien im allgemeinen und bei dem sekundären Zugrundegehen des verlagerten Hodens erklären. Weiters ist in

[1] Von ALTMANN in seiner Zusammenstellung über Eunuchoidismus als Fall 6 ausführlich veröffentlicht.

[2] BERBLINGER: Dtsch. path. Ges. 18, 186 (1921).

diesem Zusammenhang auf gewisse Befunde am Nebenhoden hinzuweisen, die auch mit der Funktion bzw. dem Fehlen einer solchen im Hoden in Beziehung stehen. Es ist dies das auffallende Ausbleiben einer Pigmentierung in den Epithelien der Coni vasculosi im Nebenhodenkopf. Während normalerweise sich beim erwachsenen Mann, insbesondere in höherem Alter (ganz exzessiv bei Defekt des Ductus deferens (vgl. unten Abb. 31) reichlich Pigment im Nebenhodenkopf findet, fehlt solches im kryptorchen Testikel vollkommen. Die beiden Abb. 18 und 19 stammen von den beiden Nebenhoden eines 68jährigen Mannes mit linksseitigem Leistenhoden (UP. 179/1922). Der im Skrotum gelegene rechte Hoden zeigte gute Funktion, der Nebenhodenkopf enthält dementsprechend im Epithel viel bräunliches (in der Abb. 18 schwärzlichkörniges) Pigment. Der linke Hoden war hochgradig bindegewebig, enthielt nur spärliche Zwischenzellen und zeigte die oben abgebildete Hyalinentartung (Abb. 16). Im Nebenhodenkopf fehlt jede Spur von Pigmentablagerung (Abb. 19). Ähnlichen Unterschied zeigen auch die Samenblasen solcher Fälle, doch ist er hier meist nicht so augenfällig. Das Auftreten von Pigment wurder seinerzeit vom Verfasser mit der Resorption von Abbauprodukten des Spermas in Zusammenhang gebracht. Da beim kryptorchen Hoden in der Regel überhaupt kein Sperma gebildet wird, ist der Pigmentmangel im Nebenhoden selbstverständlich. Daß in der Samenblase der Seite der Verlagerung doch gelegentlich Pigment in ganz geringer Menge vorkommen kann, dürfte vielleicht darauf zurückzuführen sein, daß die gut beweglichen Samenfäden auch in die Samenblase der Gegenseite gelangen können. Wenigstens hat Verfasser gelegentlich auch in dieser spärlich Samenfäden angetroffen. — Das Rete testis ist an retinierten Hoden gewöhnlich schön ausgebildet, sein Epithel kurz oder höher zylindrisch, öfter auch das Epithel der Tubuli recti in einfacher Zylinderzellage erhalten. KYRLE hat auf diese Beschaffenheit hingewiesen und vermutete sogar geradezu eine Wucherung des Reteepithels. — Höchst eigenartig ist, was noch nachgetragen sei, das gelegentliche Auftreten von Zwischenzellen oder solchen ähnlichen Zellen im Bereiche des Nebenhodens, die als LEYDIGsche Zellen durch das Vorhandensein von Lipoid und Pigment sowie von REINKEschen Kristallen sicherzustellen sind und den Zwischenzellen im Hilus des Eierstocks (vgl. A. KOHN [1]) entsprechen. VEROCAY hat ihr Auftreten außerhalb der Hoden beim Menschen bei verschiedenen Formen von Hodenatrophie im Bereiche des Gefäßstieles entlang von Blutgefäßen und kleineren Nervenstämmchen als erster beschrieben. Verfasser konnte diese Zellen dann in Form kleiner Inseln in unmittelbarer Nachbarschaft von Kanälchen und Blutgefäßen innerhalb des Nebenhodens beobachten, KYRLE berichtete später über den gleichen Befund beim Hunde und beim Menschen. Auch ihr nach Erfahrung des Verfassers durchaus nicht so seltenes Auftreten an so ungewöhnlicher Stelle könnte mit der oben auseinandergesetzten „resorptiven" Theorie erklärt werden. — Gelegentlich kommen bei retinierten Hoden auch eigenartige Bildungen des Epithels des Nebenhodenganges zur Beobachtung (vgl. Abb. 20). Die beigefügte Abbildung stammt von einem 47jährigen Mann (UP. 332/1923) mit linksseitigem Kryptorchismus inguinalis. Im Nebenhodengang zeigt das Epithel eigenartige Zystenbildung mit homogenem Inhalt, wie sie Verfasser gerade bei Kryptorchen und Eunuchoiden mit hypoplastischen Keimdrüsen öfter sah und als Gewebsmißbildungen deuten möchte.

Die Hodenverlagerung wurde auch wiederholt experimentell studiert (besonders KYRLE), doch kommt diesen Versuchen keine besondere Bedeutung zu, weil ja das Operationstrauma an sich schon genügt, das hochdifferenzierte

[1] KOHN, A.: Endokrinol. 1, H. 1 (1928).

Organ schwer zu schädigen. Der verlagerte Hoden zeigt dann ähnliche Bilder der Atrophie wie beim Kryptorchismus.

Wodurch die Schädigung des Hodenparenchyms bedingt wird, ist streng genommen noch unentschieden. Jedenfalls werden in erster Linie mechanische Umstände eine Rolle spielen, doch wird es nicht gleichgültig sein, ob der retinierte Hoden von Haus aus normal oder in höherem Grade hypoplastisch gewesen ist. Daß die Befreiung des Hodens von solchen schädigenden Momenten, die sich aus der abnormen Lage ergeben, für seine Weiterentwicklung unter Umständen günstig wirken kann, beweisen die Erfolge der operativen Verlagerung des retinierten Hodens in das Skrotum, der Orchopexie (vgl. auch Hofstätter, Lichtenstern).

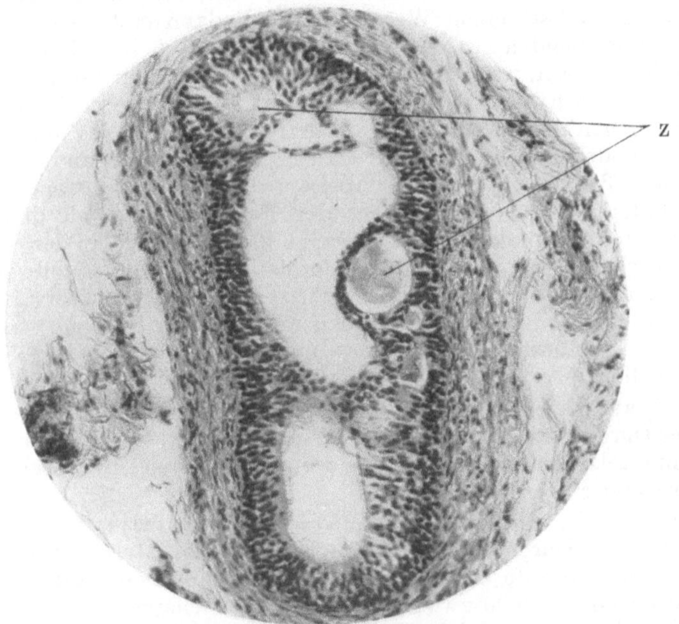

Abb. 20. Aus dem Nebenhodengang eines linksseitigen Leistenhodens. Von einem 47jährigen Mann. Im Gangepithel eigenartige Zystenbildungen (Z.) Vergr.: Zeiß DD, Ok. 2.

Die Folgen der Hodenretention wurden in früherer Zeit wohl überschätzt. Bekannt ist, daß beiderseitiger inguinaler Kryptorchismus meist Unfruchtbarkeit zur Folge hat. Daß dies beim abdominellen Kryptorchismus, wo der Hoden eine wesentlich geschütztere Lage hat, nicht unbedingt der Fall zu sein braucht, erwähnt schon Astley Cooper, welcher einen Studenten obduzierte, der aus Furcht vor Unfruchtbarkeit infolge beiderseitigen Kryptorchismus Selbstmord begangen hatte, jedoch zwei normal entwickelte Bauchhoden hatte. Daß unter Umständen hochgradig unterentwickelte retinierte Hoden sich bei Eunuchoiden finden und dann wohl als Ursache der Vegetationsstörung anzusprechen sind, sei nur angedeutet (vgl. Altmann). Auch die Neigung zur Entstehung bösartiger Gewächse im verlagerten Hoden ist wohl vielfach überschätzt worden. Dies dürfte auf den Umstand zurückgehen, daß sehr viele Kryptorche während ihres Lebens überhaupt nie wegen ihres Leidens ärztliche Behandlung aufsuchen, man daher über den wahren Prozentgehalt von Bildung bösartiger Geschwülste in retinierten Hoden kein sicheres Urteil gewinnen kann. Die Zahl dürfte 1‰ kaum übersteigen (Kocher, Hofstätter). Auf die verschiedenen Arten der bösartigen Hodengewächse (Alveolärsarkom, Karzinom, Seminom — CHEVASSU, teratoide Tumoren, Chorionepitheliom) wird an anderer Stelle eingegangen. Ob eine entstehungsgeschichtliche Beziehung solcher bösartiger Geschwülste zu den oben erwähnten adenomähnlichen Herdchen besteht, ist heute noch ganz unbewiesen.

2. Hodenfehlwanderungen (Descensus aberrans).

Der von der normalen Richtung abweichende Abstieg der Keimdrüse ist unverhältnismäßig seltener als die einfache Hodenretention. Wir können, je nachdem der Hoden einmal gar nicht in den Leistenkanal eintritt, sondern sofort eine ungewöhnliche Richtung nimmt oder das andere Mal durch den Leistenkanal zunächst seinen Weg nimmt und dann erst einen falschen Weg einschlägt, unterscheiden zwischen „inneren" und „äußeren" Fehlwanderungen, von denen die äußeren, weitaus häufigeren, praktisch wichtiger sind. SCHNEIDER gibt von ihnen die Einteilung nach BÜDINGER, welcher je nachdem der Hoden dabei einen gegenüber der Norm verkürzten falschen Weg oder aber einen normal langen oder längeren Weg zurücklegt, Dystopien mit und ohne Retention unterscheidet. BÜDINGER verweist dabei auf das durchaus autonome Verhalten des Scheidenfortsatzes, welcher trotz der Fehlrichtung auch divertikelartige Ausbuchtungen in normaler Richtung zeigen kann. Daß dabei der Scheidenfortsatz ähnlich wie bei der einfachen Hodenretention ganz oder teilweise erhalten bleiben kann und damit Hernienbildung veranlaßt, ist selbstverständlich. Wir folgen bei unserer Aufzählung dem oben angegebenen Schema von FÓTH und können unter Benützung der BÜDINGERschen Namengebung mit geringer Abänderung die Dystopien folgendermaßen einteilen:

1. die Dystopia inguinalis interstitialis: Fehlrichtung des Hodens während des Durchtrittes innerhalb des Leistenkanals; der Hoden liegt zwischen den Bauchmuskelschichten. Seine Lage erinnert an die des Bruchsackes mancher sog. interparietaler Hernien;

2. die Dystopia inguino-inguinalis superficialis: Abwanderung des Hodens nach dem Durchtritt durch den Leistenkanal lateralwärts. Der Hoden liegt, etwa dem Verlaufe des Inguinalkanals entsprechend auf der Obliquus-Aponeurose an einer Stelle zwischen äußerer Leistenapertur und dem rechten oberen Darmbeinstachel. Solche Fälle gestatten infolge der besonderen Länge des außerhalb des Leistenkanals gelegenen Anteiles leicht eine operative Verlagerung in das Skrotum;

3. die Dystopia praepenialis: Abwanderung des Hodens nach Durchtritt durch den Leistenkanal medialwärts bis auf den Penisrücken (KIRMISSON, POLLARD, BERNHARD);

4. als höherer Grad der sub 3. angeführten Verlagerung die Dystopia transversa superficialis: Überwanderung des Hodens außen auf die Gegenseite;

5. die Dystopia inguinofemoralis: Abwanderung des Hodens nach abwärts gegen den Femoralkanal zu;

6. die Dystopia scrotofemoralis: perineale Hodendystopie.

Die perineale Hodenverlagerung, nach KOCHER die wichtigste Fehllage (Schrifttum WEINBERGER), macht etwa 1—2% aller Fehllagen aus. Meist handelt es sich, da der ungewöhnlich gelagerte Hoden dem Träger Beschwerden verursacht, um operative Beobachtungen (in neuerer Zeit DARDEL, GUNDERMANN, SPECHT), DANGSCHAT berichtet über ein Obduktionspräparat. Der Hoden kann auf seinen Vorderrand gestürzt sein, so daß dieser den tiefsten Punkt des subkutan zwischen Medianrhaphe und Tuber ischii gelegenen Organs darstellt.

Seine histologische Struktur ist im Gegensatz zum Leistenhoden — soweit die spärlichen Untersuchungen darüber etwas aussagen — anscheinend meist besser erhalten. Auch neigt dieser Hoden nicht so sehr zur bösartigen Geschwulstbildung; wenigstens wurde bislang über keine einschlägige Beobachtung berichtet. GUNDERMANN berichtet über das Vorhandensein eines gegen den Damm gerichteten Scheidenfortsatzes, der das mitunter beobachtete verspätete Herabtreten des ursprünglich inguinal gelagerten Hodens gegen das Mittelfleisch zu erklärt (vgl. auch die Abb. 71 von Hodenverlagerung bei Hodensackmangel auf S. 110).

Die Dystopia cruralis, bei welcher einer oder beide Hoden den Weg durch den Schenkelkanal nehmen (BÜDINGER), wird von KOCHER, vielleicht nicht ganz mit Unrecht, als Hernienbildung eines in der Bauchhöhle retinierten Hodens erklärt. Sie stellt sozusagen den Übergang zu den reinen inneren Dystopien dar. Streng genommen gehört zu diesen nur die sog. Dystopia in pelvim minorem (HOLL), die unter anderem bis zu einem gewissen Grade für die Fälle von tubulärem Hermaphroditismus mit Lagerung der Hoden ähnlich normalen Eierstöcken typisch ist (z. B. Fall LUKSCH), und gelegentlich mit Hernienbildung verbunden sein kann. Vielleicht spielt gerade beim Zustandekommen dieser Lageanomalie die teilweise Persistenz oder ungewöhnlich späte Rückbildung größerer Abschnitte der MÜLLERschen Gänge eine gewisse Rolle.

3. Dystopia testis transversa (Descensus paradoxus).

Diese Form der Hodenverlagerung nach der entgegengesetzten Körperseite muß als eigene Gruppe angeführt werden und ist wohl zu unterscheiden von der früher erwähnten, von BÜDINGER als „Dystopia transversa externa" bezeichneten Aberration, bei welcher — wie oben ausgeführt — der Hoden seinen Weg durch den gleichseitigen Leistenkanal nimmt und erst nach Verlassen dieses über das Dorsum penis in die Skrotalhälfte der Gegenseite gelangt. Man könnte die hier zu besprechende echte gekreuzte Verlagerung des Hodens als „Dystopia transversa interna" bezeichnen. Bei ihr liegen beide Hoden in derselben Hodensackhälfte in einer gemeinsamen Scheidenhöhle derart, daß der von der Gegenseite herübergewanderte Hoden kranial von jenem der entsprechenden Körperseite sich findet. Beide können einen gut entwickelten Nebenhoden und vollkommen getrennt verlaufende Samenleiter besitzen. Die Gefäßversorgung des herübergewanderten Hodens wird von der Körperseite, auf welcher er angelegt wurde, beigestellt. Die Spermatikalgefäße verlaufen dementsprechend von der einen Körperseite über die Blasenhinterwand subperitoneal, woselbst sie sich mit dem zugehörigen Ductus deferens vereinigen, auf die andere Körperseite und ziehen dann gemeinsam mit dem Ductus deferens und den übrigen Gebilden des Samenstranges der Gegenseite durch deren Leistenkanal in die entsprechende Skrotalhälfte. Leider gibt es bisher von dieser seltenen Aberration nur zwei autoptische Beobachtungen (LENHOSSEK, ROMANOWSKY und v. WINIWARTER), denen eine größere Anzahl operativ gewonnener solcher (Herniotomien) gegenüberstehen (JORDAN, LINSER, CASTELLI, BERG, VAN DER HORN VAN DEN BOS, HALSTEAD, in neuerer Zeit HERTZBERG, KIMURA, BANKS u. a.). Naturgemäß scheiden die bei operativen Eingriffen gewonnenen Beobachtungen eben bei dieser Form der Lageanomalie aus, da sie keine weiteren Schlüsse auf das gerade in solchen Fällen nicht unwichtige Verhalten des intrapelvinen Verlaufes der ableitenden Samenwege zulassen. Es ist hier zu unterscheiden zwischen Fällen reiner gekreuzter Hodendystopie, bei welchen keine grobanatomisch darstellbaren Abkömmlinge der MÜLLERschen Gänge vorhanden sind, und solchen, wo diese normal der Rückbildung verfallenden Gebilde in wechselndem Ausmaße erhalten geblieben und unter Umständen zu einem wohlentwickelten Uterus mit Tuben differenziert sein können. Das Vorhandensein von Resten oder höher entwickelten Abkömmlingen der Müllerschen Gänge kann vielleicht das Zustandekommen des Descensus paradoxus erklären.

Verfasser hatte Gelegenheit, einen 77jährigen Mann zu obduzieren, der auf der rechten Seite eine Skrotalhernie hatte. Am Hodensack war eine deutliche Rhaphe vorhanden, die linke Hälfte war stark gerunzelt und klein, dabei leer, die rechte etwa gänseeigroß. In dem Bruchsack lag nach unten zu ein annähernd gewöhnlich großer Hoden, welcher dem rechten entsprach; kranial von diesem ein zweiter ebenso großer (vgl. Abb. 1 l. c. S. 82), der sich leicht in die Bauchhöhle hinein verlagern ließ. An beiden Hoden war ein gut entwickelter Nebenhoden vorhanden, an dessen freiem Rand ein zarter Eileiter mit deutlichem Fimbrienende verlief. Beide Nebenhoden bzw. Ductus deferentes samt Tuben zogen an das distale Ende eines etwa daumendicken, in der Hinterwand des Bruchsackes gelegenen Körpers, welcher sich als Uterus erwies; seitlich von ihm verliefen die Samenleiter. Uterus samt letzteren zogen durch den Leistenkanal und dann weiter von rechts oben nach links unten an die Blasenhinterfläche bis zur Prostata. Der Uterus verjüngte sich in seinem Verlauf allmählich zu einer kaum bleistiftdicken Scheide, welche seitlich von den hier stark geschlängelten und ampullär erweiterten Abschnitten der Vasa deferentia flankiert wurde (S. 124 Abb. 75). Die Ductus ejaculatorii und die Vagina mündeten getrennt am Colliculus urethralis. Samenblasen fehlten.

In solchen Fällen von unvollständigem oder vollkommenem Erhaltenbleiben der Müllerschen Gänge ist die Abwanderung des Hodens nach der anderen Körperseite leichter zu erklären, da ja eine mittelbare organische Verbindung der Keimdrüsen besteht. Wir können hier wohl eher von einer Hernienbildung als von einem Descensus sprechen. Solche Fälle von Verlagerung der erhaltenen Geschlechtsplatte in eine Skrotalhälfte sind öfter beobachtet worden (Merkel: Obduktionspräparat. Operationsbefunde u. a. von Cornil und Brossard, Duse, Baumgarten). Sie legten Verfasser die Vermutung nahe, ob nicht in allen Fällen gekreuzter Hodendystopie eine wenigstens vorübergehende längere Persistenz der Müllerschen Gänge und ein dadurch bedingter ungewöhnlicher Zusammenhang der beiden Samenleiter auch in den Fällen scheinbar reiner Dystopia transversa als ursächliches Moment in Frage kommt. Verfasser hatte Gelegenheit, durch das Entgegenkommen von Herrn Prof. Tandler das im Wiener anatomischen Museum aufbewahrte Präparat von Romanowsky und Winiwarter nachträglich zu untersuchen und konnte dabei eine Verbindung beider Hoden untereinander durch ein zartes Bündel glatter Muskulatur nachweisen, welches möglicherweise von den Müllerschen Gängen herstammt. Auffallend war weiter, daß in dem Präparat der linke, nicht übergewanderte Hoden umgekehrt gelagert war, ähnlich wie in der eigenen Beobachtung des Verfassers, derart, daß der Kopf des Nebenhodens samt seiner Hydatide den tiefsten Punkt im Scheidenhautsack einnahm, der Nebenhoden also vollkommen gestreckt und ohne Knickung in das Vas deferens überging; ein Verhalten, wie es sich bei Ausdifferenzierung der Müllerschen Gänge zu Uterus und Tuben beim Manne regelmäßig findet. Verfasser vermutet, da in seiner Beobachtung auf der linken Seite, deren Hoden nach rechts übergewandert war, ein Leistenkanal fehlte, daß vielleicht eine mangelhafte Ausbildung oder vorzeitige Rückbildung des distalen Abschnittes des Leistenbandes der Urniere bereits im Fetalleben die Rechtslagerung der Genitalplatte ermöglichte, so daß dann diese samt den Keimdrüsen in einen Leistenkanal eintreten konnte. Schneider denkt daran, daß für die Seitenwahl des Deszensus eher die „frühere Initiative" eines Hodens maßgebend ist, wofür auch die größere Häufigkeit auf der linken Körperseite sprechen könnte. Der Beobachtung Lenhosseks (schon von Hyrtl erwähnt) ist nur eine ziemlich schematische Zeichnung beigefügt, aus welcher nicht hervorgeht, ob eine abnorme Verbindung zwischen beiden Hoden bzw. ihren ableitenden Samenwegen bestanden hat oder nicht. (Das Präparat ist laut Information nicht mehr vorhanden.) Jordan vermutete bereits, daß bei der Entstehung der gekreuzten Hodenverlagerung die MÜLLERschen Gänge eine Rolle spielen könnten. In seinem Fall vereinigten sich beide Samenleiter zu einem einheitlichen Kanal. Der Fall ist aber unsicher; eine Triorchidie mit Bauchhoden auf der Gegenseite ist nicht sicher auszuschließen. Der Defekt des linken Nebenhodens (ihm entsprach eine große Fettmasse, in welcher das Vas deferens endete) und das Vorhandensein einer Hypospadie könnten dafür sprechen, daß der vom linken Hoden kommende Gang überhaupt kein Derivat des WOLFFschen Ganges, sondern ein solches des MÜLLERschen Ganges darstellte, daß es sich also um einen Scheinzwitter handelte. Dafür spricht auch, daß das aus Vereinigung der beiden „Samenleiter" hervorgegangene gemeinsame Rohr auffallend dickwandig war und „in keinem Verhältnis zu dem jugendlichen Alter des Knaben" stand, und überdies unmittelbar vor seiner Gabelung ampullär erweitert war. Aufklärung können für die Frage der Entstehung der Verlagerung nur weitere gut untersuchte anatomische Beobachtungen geben.

Über die Entstehung der Lageanomalien des Hodens, die Formentstehung und Entstehungsursache läßt sich, obwohl diese Frage im Schrifttum immer wieder erörtert wurde, auch heute noch nichts Bestimmtes sagen. Die dauernde Lagerung der Hoden im Hodensack ist ein Verhalten, welches nur den höheren Säugetieren zukommt. Erst bei den Primaten findet sich ein vollkommener Abschluß der Kremastersackhöhle bzw. des Cavum vaginale gegen die Bauchhöhle zu. In absteigender Reihe der Wirbeltiere ist zunächst ein mit der Bauchhöhle zeitlebens in Verbindung stehender Skrotalsack vorhanden (Karnivoren), die Nager gehören bereits zu den fakultativen Testikonden, bei denen der Hoden nur zeitweise (während der Spermienreifung) im Kremastersack liegt; die noch niedrigeren Säugetierklassen haben zeitlebens Bauchhoden. Diese Erscheinungen sind in umgekehrter Reihe im menschlichen Fetalleben zu beobachten, in welchem sich der Deszensus normalerweise vollkommen bis zur endgültigen Lagerung der Hoden im Hodensack abspielt. Der Umstand, daß der Hoden bei den fakultativen Testikonden zur Zeit der Spermienreifung aus der Bauchhöhle austritt, könnte dafür sprechen, daß Entlastung von dem intraabdominellen Druck die Samenbildung günstig beeinflußt (BROMAN). Ob, wie CREW annimmt, die Temperaturverhältnisse außerhalb der Leibeshöhle für die Samenbildung günstiger sind, erscheint zumindest fraglich. Retinierte Hoden erlangen allerdings häufig kein volles Funktionsstadium. Auch die formalen Vorgänge des Descensus sind noch nicht vollkommen klargestellt. Damit ein solcher überhaupt zustande kommen kann, ist es zunächst notwendig, daß die ursprünglich festgehaltene Keimdrüse eine Beweglichkeit erlangt, was durch die Ausbildung eines Gekröses, des vom WOLFFschen Körper zum Hoden ziehenden Mesorchiums und einer entsprechenden Mesoepididymis, in welche dann auch die Vasa spermatica zu liegen kommen, gewährleistet wird. Weiters ist die Entwicklung des HUNTERschen Leitbandes sowie des Scheidenfortsatzes notwendig. Der Processus vaginalis peritonei wird — wie oben ausgeführt — schon in einem sehr frühen Fetalstadium (3. Embryonalmonat) angelegt und durchsetzt bereits im 6. Monat den Leistenkanal und dringt schließlich in den Hodensack vor. Das Leistenband der Urniere, welches eine eigene Bauchfellfalte in der Wand des Scheidenhautsackes darstellt und durch seine Dickenzunahme den Processus vaginalis verbreitert, wird gleichfalls schon sehr frühzeitig angelegt. Die unregelmäßigen Wachstumsvorgänge in der Bauch-Beckenregion bedingen die Verlagerung des Hodens, welche dem Deszensus gleichkommt, der dann seinen Abschluß — vielleicht unterstützt durch den intraabdominalen Druck — knapp vor oder oft auch erst während der Geburt (was bei Beckenendlagen zu beobachten ist) erreicht. Sowohl die mangelhafte Ausbildung der Hodenligamente wie jene des Leistenbandes der Urniere oder des Processus vaginalis peritonei können naturgemäß formale Ursachen des Kryptorchismus darstellen. So ist vielleicht, wie oben ausgeführt, der Mangel eines Verbindungsstranges zwischen Geschlechtsteil der Urniere und der entsprechenden Skrotalanlage sowie das damit wahrscheinlich auch verbundene Ausbleiben der Entwicklung des Processus vaginalis peritonei in dem beschriebenen Fall gekreuzter Hodenverlagerung mit eine Ursache der letzteren. Wie oben gleichfalls ausgeführt wurde, kann eine abnorme Verbindung des Hodens mit dem WOLFFschen Körper bzw. Nebenhoden den alleinigen Deszensus des letzteren bei Zurückbleiben der Keimdrüse zur Folge haben (vgl. u. a. WINDHOLZ). Im Einzelfall ist es naturgemäß sehr schwierig, die Ursachen für das Entstehen der Lageanomalie anzugeben und SCHNEIDER bemerkt sehr richtig, daß ein großer Teil von dem, was als Ursache angesprochen wird, sicher nur Folgeerscheinung ist, so z. B. die Kleinheit der leeren Skrotalhälfte, die Enge des Leistenkanals, die relative Größe des Nebenhodens u. a. Auch die Kürze der Vasa spermatica ist wohl kaum mit STAEMMLER als primäre Hypoplasie zu werten, sondern doch nur eine Folgeerscheinung des Ausbleibens des Normalzustandes der Hodenlagerung. Ebenso dürfte in dem oben mitgeteilten Fall (Abb. 15, S. 27) von Bauchhoden die Kürze des linken Ductus deferens nur als Folge und nicht als Ursache der Hodenretention anzusehen sein.

BÜDINGER legt besonderen Wert auf die oben erwähnten narbigen Veränderungen und Verwachsungen im Bereiche des Processus vaginalis und sieht in ihnen sekundäre mechanische Hindernisse. Von anderer Seite wird die Bedeutung dieser Narbenbildungen stark angezweifelt (LANZ), insbesondere ist auch ihre Entstehung während des Fetallebens wenig wahrscheinlich und wohl kaum jemals zu beweisen. SCHNEIDER möchte ihnen allerdings für die Aberrationen des Scheidenfortsatzes eine gewisse bedeutsame Rolle zuerkennen. Jedenfalls ist in der Mehrzahl der Fälle von Kryptorchismus eine Rückschlagbildung zu sehen, die Ausdruck einer degenerativen Belastung des Trägers ist. Dafür spricht auch das in manchen Fällen erbliche Vorkommen dieser Hemmungsbildung sowie die öfter zu beobachtende Vergesellschaftung mit anderweitigen Mißbildungen, insbesondere am übrigen Urogenitaltrakt (Scheinzwitter). Auf die Bedeutung der Persistenz und Ausbildung von Derivaten der MÜLLERschen Gänge für die Entstehung insbesondere der gekreuzten Hodendystopie ist bereits oben näher eingegangen worden.

In neuerer Zeit hat MOSZKOWICZ versucht, die Entstehungsursache der Hodenverlagerung unter Heranziehung der GOLDSCHMIDTschen Theorie der Vererbung zu deuten und dementsprechend die Hodenretention als Zeichen der Intersexualität anzusprechen. Es kann hier nicht näher auf diese sehr interessante Frage eingegangen werden. Nur soviel sei betont, daß man darnach eigentlich in einem viel größeren Prozentsatz der Fälle von Erhaltenbleiben auch kleiner Abschnitte der MÜLLERschen Gänge bei Männern als Zeichen der Intersexualität Kryptorchismus erwarten müßte. Doch haben wir gerade in jenen Fällen von retrovesikalen Zysten oder Strangresten, auf die weiter unten (S. 63) eingegangen wird, niemals abnorme Lagerung der Hoden gesehen. Daß vollkommenes Erhaltenbleiben der MÜLLERschen Gänge beim Manne gelegentlich gekreuzte Hodenverlagerung bedingen kann, wurde ja erwähnt; ebenso auch, daß in solchen Fällen beidseitiger abdomineller Kryptorchismus vorkommen kann. Ob man aber in jedem Leistenhoden schon einen Intersex erblicken darf, scheint uns fraglich und wir möchten, um dies nochmals zu betonen, in der unverwickelten Hodenverhaltung eher eine Art Rückschlagbildung erblicken. In Verfolgung der Anschauung von MOSZKOWICZ müßte man geradezu zwangsläufig auch die Fälle von mehr oder weniger ausgedehnten Defekten an den Abkömmlingen des WOLFFschen Ganges (vgl. S. 40) bei Männern als Intersexe deuten, da ja hier ein Rückbildungsvorgang eintritt, wie er normal nur beim weiblichen Individuum erfolgt.

II. Mißbildungen der ableitenden Samenwege.

In diese Gruppe, in welcher Fehlbildungen des WOLFFschen Ganges bzw. der Urnierenabkömmlinge der abführenden Samenwege besprochen werden sollen, fallen naturgemäß nicht nur solche, welche diese Organe allein betreffen, sondern häufig auch mit mehr oder minder verwickelten Verbildungen am uropoetischen System einhergehende. Die innige entwicklungsgeschichtliche Zusammengehörigkeit von Harn- und Geschlechtsapparat macht dieses gemeinsame Vorkommen verständlich. Bei Abgrenzung der Gruppe gegenüber den als 4. Gruppe zu besprechenden Fehlbildungen vergänglicher embryonaler Organe ergeben sich große Schwierigkeiten deshalb, weil gerade nicht gar zu selten Defekte im Bereiche des WOLFFschen Ganges mit Erhaltenbleiben und weiterer organähnlicher Differenzierung des MÜLLERschen Ganges einhergehen können. Daher müssen auch solche Fälle hier wenigstens kurz gestreift werden.

A. Kombinierte Urogenitalmißbildungen.

Wie eingangs ausgeführt, gehen aus dem Urnierenharnleiter nicht nur der Nebenhodengang, der Samenleiter und die Samenblase sowie der Ductus ejaculatorius hervor, sondern auch die Derivate der Nachnierenureterknospe: Harnleiter, Nierenbecken und Sammelröhren. Daher wird eine Störung der Entwicklung im Bereiche des WOLFFschen Ganges unter Umständen zu Mißbildungen führen, welche ableitende Harn- und Samenwege und auch die Niere gemeinschaftlich treffen. Sehr richtig betont SCHNEIDER, daß der genitale Anteil einer solchen Mißbildungsverknüpfung im Werte für ihre Formentstehung zwar überwiegt, praktisch aber die Entwicklungsstörung an der Niere ungleich bedeutsamer ist, weil ja die Mißbildungen an den Samenwegen sogar bei anatomischer Untersuchung häufig unerkannt bleiben. Trotzdem scheinen gerade die Entwicklungsstörungen an den ableitenden Samenwegen durchaus nicht so selten. Bei ihrer Erkennung gelegentlich der Sektion spielt die persönliche Einstellung des Obduzenten eine große Rolle. Hat man einmal seine Aufmerksamkeit darauf gerichtet, so staunt man immer von neuem über die Häufigkeit solcher Verbildungen. Eine gewisse praktische Bedeutung gewinnen sie vielleicht — abgesehen von der durch sie gelegentlich bedingten einseitigen Unfruchtbarkeit des Trägers — auch dadurch, daß sie röntgenologisch durch Kontrastfüllung dargestellt und somit unter Umständen schon während des Lebens erkannt werden könnten (SCHNEIDER). Häufig ist bei einseitigem Nieren- und Uretermangel vollkommener Mangel der ableitenden Samenwege derselben Seite. Diese Mißbildung stellt ein typisches Vorkommen dar und ist für den Träger durchaus nicht gleichgültig, wenn er z. B. infolge einer Gonorrhoe auf Seite der vorhandenen ableitenden Samenwege eine Epididymitis und dadurch Unfruchtbarkeit erwirbt. In Anbetracht der Häufigkeit der erwähnten Mißbildungen ist das Schrifttum über sie verhältnismäßig wenig umfangreich (ältere Literatur bei BALLOWITZ, neuere bei GUIZETTI und PARISET, GEORG B. GRUBER). Es wurde bei Verbildungen an den Samenwegen beobachtet: Agenesie, Hypoplasie und Dystopie einer Niere. Beiderseitige Aplasie der Niere, wie sie bei Sirenenbildungen, „sireniformen Monstren" und überhaupt schweren Defektbildungen in der hinteren Rumpfhälfte beschrieben wurde, hat selbstverständlich Lebensunfähigkeit der Frucht zur Folge. Ebenso wie sich bei diesen Mißbildungen (Literatur Gg. B. Gruber) auch Defekte der Harnleiter und Harnblase finden, mangeln ihnen öfters Teile des Geschlechtsschlauches. Daß aber sogar bei ganz schweren Mißbildungen (Akardiern) noch Reste der Nieren- und Geschlechtsanlage vorhanden sein können, beweist der gut untersuchte Acardius amorphus von Pok. Nach Kermauner sind nur zweimal (Niemann, Zaufal) bei Fehlen beider Nieren Anomalien der äußeren Geschlechtsteile nicht verzeichnet. Unter 28 Fällen war nur 7 mal die Afteröffnung in Ordnung. Neben 10 Fällen ohne Samenblasen finden sich 12, wo sie vorhanden waren. Die Keimdrüsen sind meist vorhanden, sollen nur in 4 Fällen gefehlt haben. Kermauner erwähnt einen Fall von beiderseitigem Nierenmangel eigener Beobachtung: Reifes großes Neugeborenes mit Verkrümmung der Beine, an Stelle des Penis ein nach unten ragender Fortsatz; Defekt des Anus, Einmündung des Enddarmes in die Harnblase; Hoden und Samenleiter vorhanden; völliges Fehlen von Harnleitern und Nieren. Nach Kermauner ist das Vorhandensein von Hoden besonders bemerkenswert, weil es beweist, daß die Urniere vorhanden war. Nichtbildung einer Niere wird etwa 1—2 mal auf 1000 Fälle angetroffen (Guizetti und Pariset 39 Fälle auf 20000, nach Engel 16 auf 12300, Priesel 7 Männer auf 6000 Autopsien). Ein Dritteil dieser Fälle zeigt Fehlbildungen im Bereiche der Geschlechtsorgane, besonders der ableitenden Samenwege. Andererseits kann auch der Wolffsche Gang bzw. der Ductus deferens fehlen ohne Störung im uropoetischen System (s. unten). Die Tatsache, daß die einseitigen Defekte vorwiegend auf der linken Körperseite angetroffen werden, ist in ihren Ursachen noch ganz ungeklärt. Höhergradige Kümmerformen einer Niere, wie sie gleichfalls nicht selten mit Fehlbildungen an den inneren Geschlechtsteilen beobachtet werden, können einerseits Ausdruck einer primären Unterentwicklung sein, andererseits auch auf sekundäre frühzeitige Atrophie zurückgehen und sind anscheinend etwas seltener als der vollkommene Nierenmangel. In der Regel sind sie vergesellschaftet mit Entwicklungsstörungen am Harnleiter, welche vielleicht auch für die erwähnte Atrophie von ursächlicher Bedeutung sein könnten. Daß es unter Umständen sehr schwierig sein kann, auf Grund mangelhafter Anlage oder Entwicklungshemmung kleine Nieren von einer später zugrunde gegangenen (etwa infolge von Pyelonephritis im frühesten Kindesalter atrophischen) zu unterscheiden, braucht nicht weiter hervorgehoben zu werden. Auch Verlagerung der einen oder (selten) beider Nieren, sowie Dystopien solitärer Nieren und Verschmelzungsnieren sind im gleichen Zusammenhang zu erwähnen.

Die hier zu beobachtenden Mißbildungen an männlichen Geschlechtsteilen betreffen fast regelmäßig nur die ableitenden Samenwege und finden sich fast immer auf derselben Körperseite. Guizetti und Pariset geben folgende schematische Einteilung, die auch Schneider verwendet:

A. Defekte der Samenwege.

I. Nierendefekt:

1. Nierenmangel oder Hypoplasie ohne Mißbildungen an den Samenwegen.
2. Nierenmangel oder Hypoplasie mit Samenwegsdefekten:
   a) völlige, b) partielle Defekte.
3. Nierenentwicklung trotz bestehender Samenwegsdefekte.

II. Nierenverlagerung:

a) ohne, b) mit Mißbildungen der männlichen Geschlechtsteile.

B. Abnorme Verbindungen: Dystope Harnleitermündung:

a) bei Nierenmangel oder Unterentwicklung: des einzigen vorhandenen Harnleiters; des kranialen Doppelharnleiters; beider Doppelharnleiter;
b) bei gut angelegter Niere: des einzigen vorhandenen Harnleiters; des kranialen Doppelharnleiters; beider Doppelharnleiter.

1. in die Samenblase,
2. in den Samenleiter,
3. in den Duct. ejaculatorius,
4. im Colliculus seminalis,
5. in die Pars prostatica urethrae,
6. in den Harnblasenhals.

Nach diesem Schema haben wir zu unterscheiden einmal Samenleiterdefekte bei Nierendefekt und Nierenverlagerung und weiter abnorme Verbindungen zwischen ableitenden Samen- und Harnwegen.

Nierenmangel auf einer Körperseite kommt außerordentlich häufig mit Fehlbildungen an den Samenwegen vergesellschaftet vor. Als geradezu typisch (vgl. Verfasser) gilt, daß auf der Seite, wo die Niere fehlt, auch der Harnleiter mangelt und das Harnblasendreieck demgemäß nur einseitig gestaltet ist. Vom inneren Genitale ist dabei nur der Hoden und Nebenhodenkopf vorhanden; der Körper und Schweif des letzteren fehlen samt dem Ductus deferens und Ductus ejaculatorius. Dieses Verhalten fand sich z. B. unter 7 vom Verfasser zusammengestellten Fällen von einseitigem Nierenmangel bzw. einseitiger Nierenunterentwicklung oder Verlagerung 5 mal. Von diesen 5 Fällen hatten 4 den Defekt auf der linken Körperseite. Damit ist also vom Nebenhoden nur der aus dem Geschlechtsteil der Urniere stammende Kopf erhalten. Die übrigen Geschlechtsteile zeigen in der Regel keinerlei Besonderheiten. Die Prostata ist nur ausnahmsweise auf Seite der Fehlbildung etwas kleiner, meist vollkommen symmetrisch und auch histologisch von gewöhnlichem Verhalten. Ebenso sind beide Hoden gleich groß, in den Hodensack eingetreten und der Hoden ohne Ausführungsgang besitzt, soferne auf der Gegenseite dies der Fall ist, in gleicher Weise Samenbildung (vgl. GUIZETTI, VEROCAY). Bemerkenswert ist in solchen Fällen das histologische Verhalten des Nebenhodenkopfes, in welchem das Sperma angestaut wird, Spermiophagen auftreten, das Epithel eine starke Zunahme seiner Pigmentierung zeigt und im Gewebe der Kanälchenwand eigenartige lipoid- und pigmenthaltige Phagozyten auftreten, die eine große Ähnlichkeit mit LEYDIGschen Zwischenzellen zeigen (vgl. Verfasser). Insbesondere nach Zugrundegehen der Kanälchenepithelien werden diese Phagozyten reichlich und die Kanälchen können schließlich veröden. Verfasser vermutete daher, daß die auffallende Zunahme der Pigmentierung mit einem Resorptionsprozeß von seiten des Epithels einhergehe (vgl. Abb. 5, l. c.). Gelegentlich kann die Fehlbildung in den ableitenden Samenwegen noch höhere Grade haben und auch den ganzen Nebenhodenkopf mitbetreffen, wie dies Verfasser in einem Fall von Beckenniere mit gekreuztem Defekt an den ableitenden Samenwegen sehen konnte (Abb. 33). In diesem Falle war mikroskopisch in einem größeren, dem Nebenhodenkopf entsprechenden Fettgewebskörper nur ein kaum über stecknadelkopfgroßer Abschnitt eines Ductus efferens vorhanden. Das erweiterte Rete testis war mit Samen erfüllt, in seiner Wand fanden sich wieder lipoid- und pigmenthaltige Phagozyten. Solche hochgradige Defekte des Nebenhodens scheinen sehr selten zu sein gegenüber dem als Regel bezeichneten Typus. Der Nebenhodenkopf kann bei Fehlen des übrigen Abschnittes entweder normal gestaltet oder selbst mißbildet sein, wie dies Verfasser einmal beobachtete (vgl. unten bei „Nebenhoden", S. 53, Abb. 34). Etwas häufiger als vollkommener Defekt des Nebenhodens ist seine vollständige Ausbildung, bei welcher die Kauda blind endet oder entsprechend dem noch vorhandenen Anfangsstück des Samenleiters in eine stumpfe Spitze ausläuft. In den beiden

Fällen dieser Art, welche Verfasser sah, war der Nebenhodengang zwar leicht erweitert, doch fanden sich hier im Inhalt fast keine Spermatozoen, obwohl der Nebenhodenkopf voll mit solchen gefüllt war. Ein weiteres Zeichen dafür, daß die Resorption bereits höher oben, im Nebenhodenkopf, zur Genüge besorgt wird. In einem der beiden letzterwähnten Fälle war der Samenleitermangel auf der rechten Seite bei normal gebildeten Nieren vorhanden, wie dies ähnlich von GUIZETTI beobachtet wurde. Im zweiten Fall war auf Seite des Ductus deferens-Defektes (gleichfalls rechts!) eine kleine, hochgradig mißbildete und atrophische

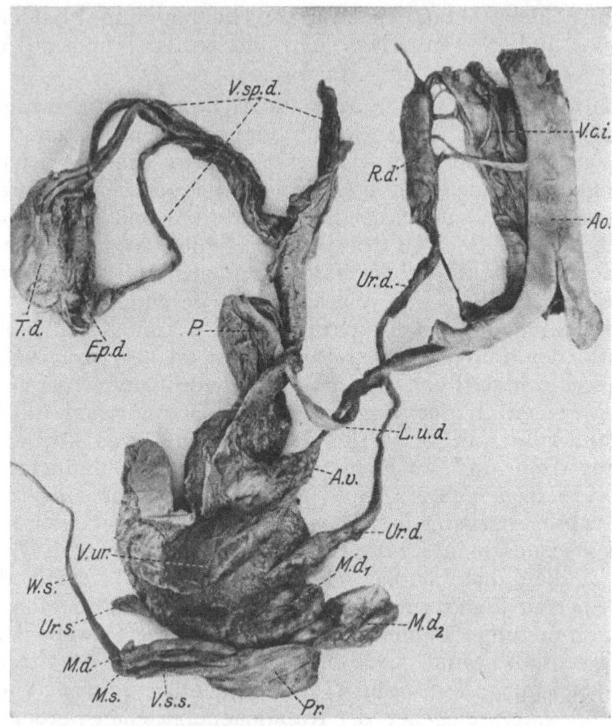

Abb. 21. Komplizierte Urogenitalmißbildung. (Nach A. PRIESEL: Virchows Arch. **249**, 247). 66jähriger Mann. Ao. Aorta, V.c.i. untere Hohlvene. R.d. die stark unterentwickelte rechte Niere mit dem Harnleiter Ur.d. V.sp.d. rechte Samenleitergefäße, T.d. der rechte Hoden. Der Schwanz des rechten Nebenhodens endet bei Ep.d. mit einer stumpfen Spitze, der rechte Samenleiter fehlt. P. Bauchfell, L.u.d. Ligamentum umbilicale laterale dextrum, A.v. Arteria vesicalis, V.ur. Harnblase (am Scheitel eingeschnitten, von der Hinterfläche dargestellt). Ur.s. linker Harnleiter, W.s. linker Samenleiter, V.s.s. linke Samenblase, Pr. Prostata. Dem Ampullenteil des linken Samenleiters medial angelagert (dabei stark nach links abgebogen) zwei kurze Stränge M.s. und M.d., Reste der MÜLLERschen Gänge, von denen der rechte (M.d.) vor seinem blinden Ende in der Prostata zwei zystenähnliche an Stelle der rechten Samenblase gelegene Erweiterungen $M.d._1$ und $M.d._2$ bildet.

Niere samt an der Harnblase blind endendem, im unteren Drittel erweiterten Ureter vorhanden. Rechts fehlte der Ductus deferens samt Samenblasen und Ductus ejaculatorius. Dabei waren an der Blasenhinterfläche kurze Reste der MÜLLERschen Gänge vorhanden (Abb. 21), von denen der rechts gelegene, blind in der Prostata endende, sich zu zwei miteinander in Verbindung stehenden, die Stelle der rechten Samenblase bzw. -ampulle einnehmenden zystenähnlichen Gebilden erweiterte.

Geringere Grade von Samenleiterdefekten können den mittleren Abschnitt dieser betreffen. Es kann aber auch nur der intraabdominelle Anteil vorhanden sein, mitunter als solider Strang (Schrifttum HEINER). Die Samenblase kann dabei (ähnlich wie in manchen Fällen von Hermaphroditismus — vgl. MERKEL, PRIESEL) fehlen. Solche Formen finden sich, ebenso wie in dem zuletzt erwähnten Fall, eher bei Unterentwicklung der Niere.

In diesem Zusammenhang ist noch ein Fall von Samenleiterdefekt anzuführen, den Verfasser vor längerer Zeit (1917) beobachtete. Es handelte sich um einen 62jährigen Pflegling des Wiener Versorgungsheimes. Körpergröße 182 cm mit eunuchoidem Hochwuchs (Abb. 22). Zwei Brüder zeigten die gleiche Vegetationsstörung. Mangel der Gesichts-, Axillar- und Genitalbehaarung. $3^1/_2$ cm langer, etwas über 1 cm dicker Penis, Urethralostium an der Spitze der Glans. Skrotum klein, mit deutlicher Rhaphe, leer. Beiderseits über dem äußeren Leistenring ein bohnengroßer schlaffer Körper tastbar. Nebennieren etwas klein, in der Hypophyse ein erbsengroßer, teilweise kolliqueszierter Adenomknoten des Vorderlappens. Links normal gestaltete, etwas große Niere mit einfachem Harnleiter. Rechts ein $2^1/_2$ cm: 5 mm: 3 mm großer Körper retroperitoneal in Höhe der Teilungsstelle der Aorta (Abb. 23), welcher von 2 aus der letzteren kommenden zarten Arterien gespeist wird. Eine der beiden zieht in den Leistenkanal als Spermatikalarterie. Von dem Nierenrudiment verläuft ein 15 cm langer Strang nach Art eines Ureters an die Blasenhinterfläche, der, oben dünn, im unteren Drittel sich allmählich auf 9 mm ausweitend, blind endet (Abb. 24). Im oberen Anteil ist das Lumen nur mikroskopisch sichtbar. An der Blaseninnenfläche findet sich, mit dem Ende dieses ureterähnlichen Stranges korrespondierend, eine trichterförmige Einziehung, während eine eigentliche Ureterfalte fehlt. Processus vaginalis peritonei beiderseits geschlossen. Beide Hoden klein (rechts 10:8:5, links 13:8:7 mm); Nebenhoden und der 1 mm dicke Ductus deferens links vorhanden (Abb. 25). Das ampulläre Stück des letzteren leicht blasig aufgetrieben, ebenso der obere Teil des Ductus ejaculatorius erweitert. Die Samenblase fehlt, ebenso eine Prostata nicht darstellbar (histologisch nur auf der linken Seite spärliches Drüsengewebe). Rechts an Stelle des Nebenhodenkopfes eine größere Fettmasse, der Nebenhoden samt den übrigen ableitenden Samenwegen fehlt. — Auch histologisch sind die Hoden in hohem Grade unterentwickelt und in Atrophie begriffen. Das Kanälchenepithel ist in Anbetracht des höheren Alters des Trägers noch in einer verhältnismäßig großen Zahl von Kanälchen erhalten. Daneben finden sich ausgedehnte hyalin-dickwandige und vollkommen verödete Abschnitte (Abb. 26). Das Zwischengewebe ist verhältnismäßig reichlich, übertrifft jedoch nirgends den von Kanälchen eingenommenen Flächenraum. Zwischenzellen vom Aussehen typischer LEYDIG-Zellen fehlen, nur hie und da sieht man einzelne Elemente oder kleine Gruppen von Zellen, die mehrere große sudanfärbbare Lipoidvakuolen enthalten. Das Rete testis an beiden Hoden schön ausgebildet, das Epithel hoch, die Ductuli efferentes sehen wie beim Neugeborenen aus. Der Nebenhoden der linken Seite gleichfalls von kindlichem Verhalten, pigmentfrei. Auf der rechten Seite ist in dem Fettkörper eine Gruppe aufgeknäuelter Kanälchen ähnlich jenen des Nebenhodenkopfes der Gegenseite zu sehen; weiter kranial eine kleine (1 mm große) Gruppe von Zystchen mit kolloidähnlichem Inhalt. Sonst fehlt vom Nebenhoden auch mikroskopisch jede Spur. Der Nierenrest enthält neben Gruppen größerer und kleinerer von niedrigem Epithel ausgekleideter Hohlräume mit stark eosinfärbbarem homogenen Inhalt Kanälchen, die ein ganz ähnliches Verhalten zeigen wie jene des Nebenhodenkopfrestes und in ihrer Wand auch glatte Muskulatur enthielten. Diese Kanälchen finden sich vorwiegend an der Medialseite des Gebildes und vereinigen sich gegen dessen kaudales Ende zu in dem erwähnten ureterähnlichen Gang. Das distale erweiterte Stück des Ganges ist von zweischichtigem Zylinderepithel ausgekleidet, in dessen innerer Lage sich ziemlich reichlich große Schleimtropfen finden. Die ableitenden Samenwege der linken Seite zeigen, abgesehen von einer hochgradigen Unterentwicklung, nichts Ungewöhnliches.

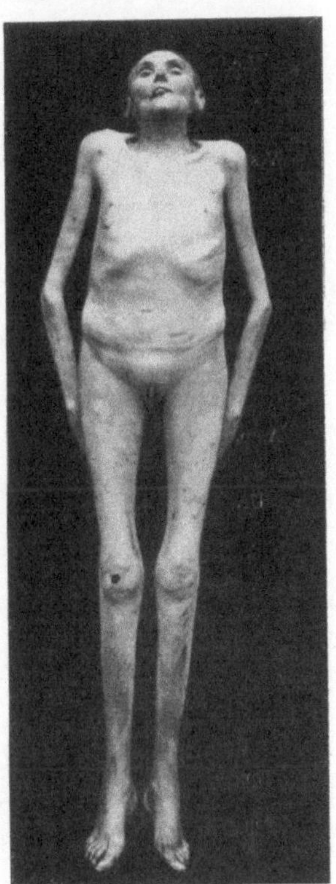

Abb. 22. 62jähriges Eunuchoid mit Urogenitalmißbildung, ganze Leiche.

Für den am häufigsten vorkommenden Typus (einseitiger Nieren-, Harnleiter-, und Mangel der ableitenden Samenwege bis auf den Nebenhodenkopf) ist eine

Beobachtung von KORNFELD (3 monatiger Fetus) bezüglich der Erklärung bedeutungsvoll. Es handelte sich um einen Defekt des distalen Anteiles des WOLFFschen Ganges und ohne Anlage der Ureterknospe, welcher vom Autor als Folge einer primären Unterentwicklung des mesonephrogenen Gewebsstranges

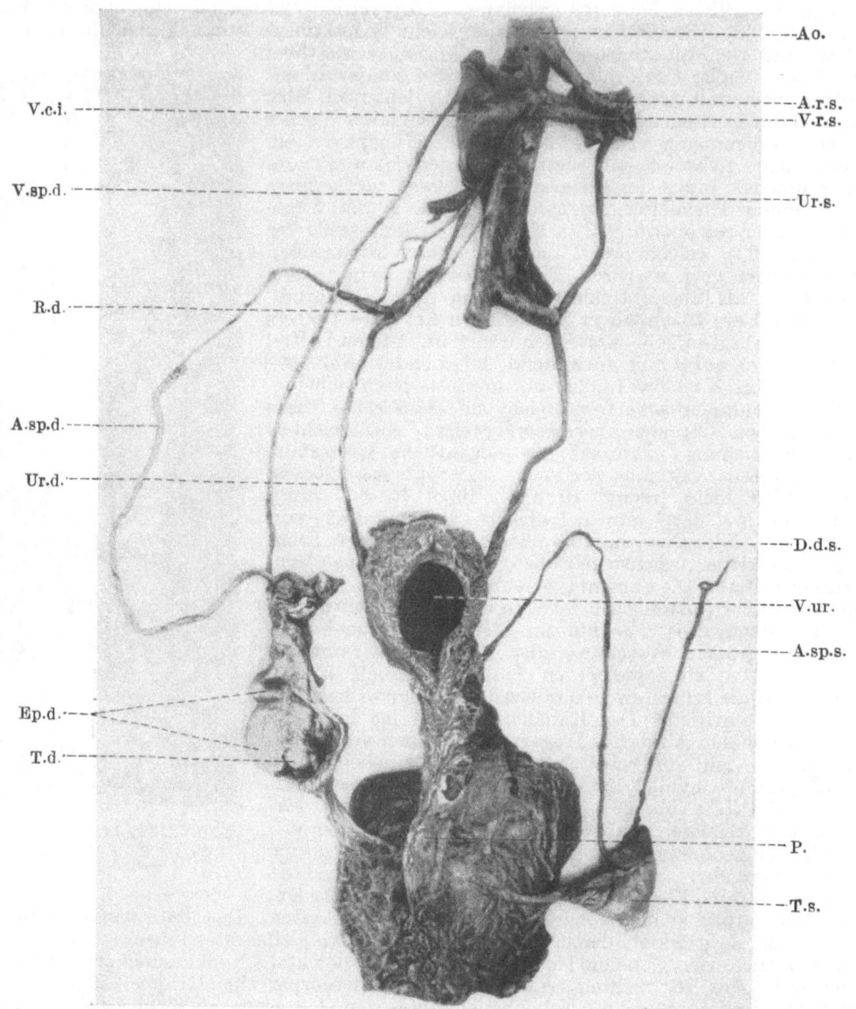

Abb. 23. Urogenitalmißbildung vom selben Fall wie Abb. 22. Ao. Aorta, A.r.s. linke Nierenarterie, V.r.s. linke Nierenvene, Ur.s. linker Harnleiter, D.d.s. linker Samenleiter, V.ur. Harnblase, A.sp.s. linke Arteria spermatica, P. Penis, T.s. linker Hoden, V.c.i. untere Hohlvene, V.sp.d. rechte Vena spermatica, R.d. rudimentärer Körper an Stelle der rechten Niere, A.sp.d. rechte Arteria spermatica, Ur.d. ureterähnlicher Strang rechts, Ep.d. Fettkörper an Stelle des rechten Nebenhodens, T.d. rechter Hoden.

aufgefaßt wurde. Es kann also in solchen Fällen, wo auch kein Harnleiter vorhanden ist, der distale Abschnitt des WOLFFschen Ganges überhaupt niemals angelegt worden sein oder sich sehr frühzeitig, vielleicht zur Zeit des Beginnes der Involution der Urniere, dafür aber vor Bildung des Uretersprosses, zurückgebildet haben. Auch GUIZETTI und PARISET verlegen die Entwicklungsstörung in den der Kloake bzw. dem Sinus urogenitalis benachbarten Teil des WOLFFschen

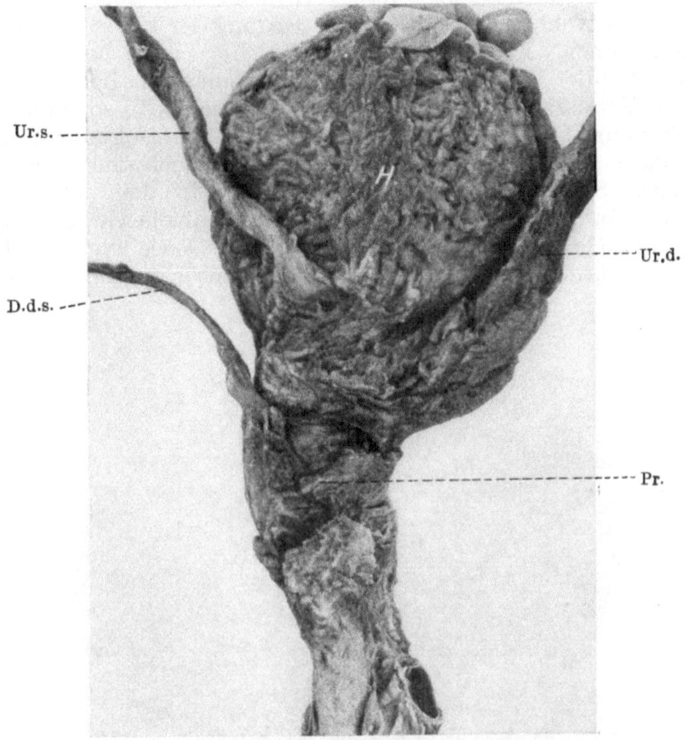

Abb. 24. Vom selben Fall wie Abb. 22. Hinterfläche der Harnblase (H.), an welche von links der linke Harnleiter (Ur.s.) und — etwas tiefer — der linke Samenleiter (D.d.s.), von rechts der im unteren Abschnitt ausgeweitete ureterähnliche Strang (Ur.d.) herantreten. Von der Prostata (Pr.) nur die linke Hälfte deutlich ausgebildet. Rechter Samenleiter mangelnd.

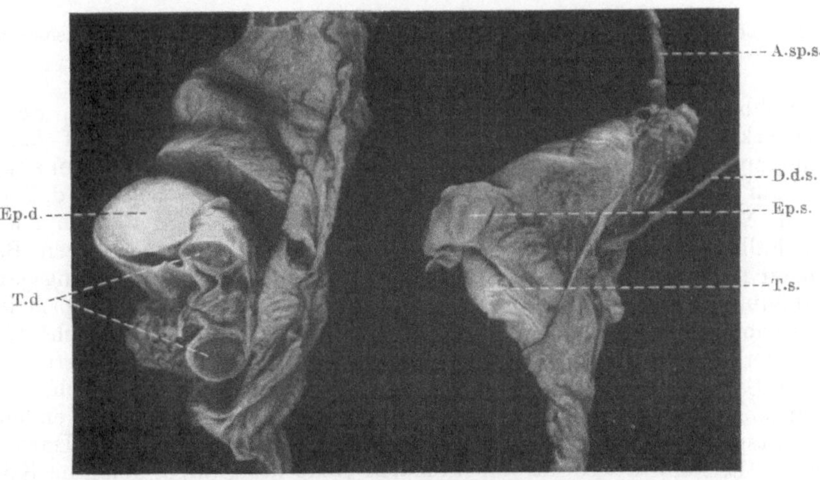

Abb. 25. Vom selben Fall wie Abb. 22. Hoden samt Anhangen. Ep.d. Fettkorper an Stelle des rechten Nebenhodenkopfes; T.d. der rechte, T.s. der linke Hoden, A.sp.s. linke Arteria spermatica, D.d.s. linker Samenleiter, Ep.s. linker Nebenhoden.

Ganges. In Fällen wo die Samenwege vorhanden sind, aber Niere und Harnleiter fehlen, wird wohl das Ausbleiben der Bildung der Ureterknospe ursächlich in Betracht kommen. Findet sich der Samenleitermangel bei sonst normalem Urogenitaltrakt (die beiden bisher einzig dastehenden Beobachtungen von GUIZETTI und Verfasser betrafen die rechte Körperseite!), so kann er wohl nur durch Rückbildung des WOLFFschen Ganges nach erfolgter Sprossung der Harnleiteranlage gedeutet werden. Ähnlich sind auch die oben erwähnten unvollständigen Samenleiterdefekte zu erklären. In dem angeführten Fall eigener Beobachtung (vgl. Abb. 21, S. 42) könnte vielleicht die Rückbildung am WOLFFschen Gang auf Erhaltenbleiben und teilweise zystische Umbildung der distalen Abschnitte der MÜLLERschen Gänge zurückzuführen sein, also eine

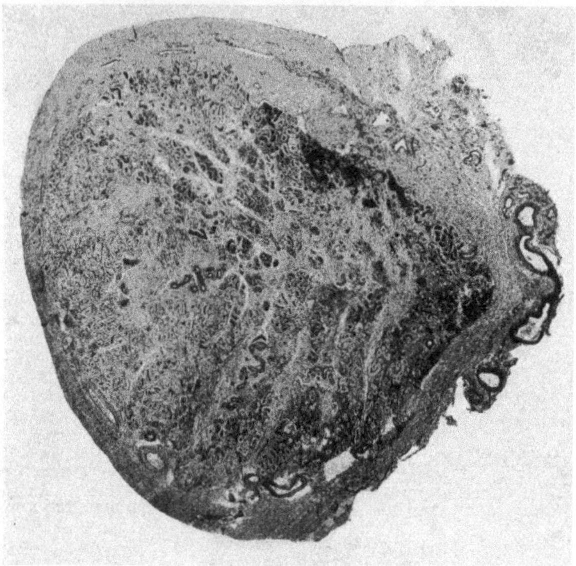

Abb. 26. Vom selben Fall wie Abb. 22. Schnitt durch den hochgradig unterentwickelten und atrophischen Hoden. Lupenvergrößerung (Zeiß Planar 50 mm).

Art Umschlag in das entgegengesetzte Geschlecht stattgefunden haben. Schwieriger zu erklären ist der zuletzt besprochene Fall; bei diesem deutet das fast vollkommene Fehlen der Urnierenabkömmlinge und das Fehlen des WOLFFschen Ganges auf eine schwere Schädigung der Urnierenanlage selbst, so daß eben gar kein Nebenhoden ausgebildet werden konnte. Die Keimdrüsen sind in diesem Fall hochgradig unterentwickelt, während sie in den übrigen Beobachtungen normales Verhalten und sogar trotz Fehlen des Ausführungsganges Samenbildung zeigen. Das Rete testis als Abkömmling des Zölomepithels ist aber ausgebildet. Daher liegt die Vermutung nahe, daß der WOLFFsche Gang, der auf der linken Körperseite seine gewöhnliche Differenzierung erfuhr und nur keine Samenblase absproßte, auf der rechten Seite in ungewöhnlicher Form erhalten geblieben ist und dem mit Lumen versehenen blasenwärts blind endenden Strang entspricht, welcher das gefundene „Nierenrudiment" mit der Harnblase verbindet. Es könnte also der am kranialen Ende des Ganges gelegene Körper einen Rest der Urniere darstellen. Diese Annahme gewinnt durch das eigenartige Verhalten des erwähnten Körpers einige Wahrscheinlichkeit. Er lag ja, wie gesagt, ungewöhnlich weit kaudal neben der Teilungsstelle der Aorta und zeigte histologisch einen Aufbau aus zystenähnlichen kleinen Hohlräumen neben eigenartigen mit dicken fibromuskulären Mänteln versehenen Kanälchen. Beide, Zysten und Kanälchen, glichen in ihrem Aussehen den ganz kümmerlichen Resten von Nebenhodenparenchym, welche auf der rechten Seite in dem beschriebenen Fettkörper angetroffen wurden. Es könnte sich also in diesem Fall um eine frühzeitige Schädigung der Urniere handeln, welche einerseits zu der vorzeitigen Rückbildung des Geschlechtsteiles des Mesonephros und damit zum Ausbleiben der Differenzierung zur Nebenhodenanlage führte, andererseits

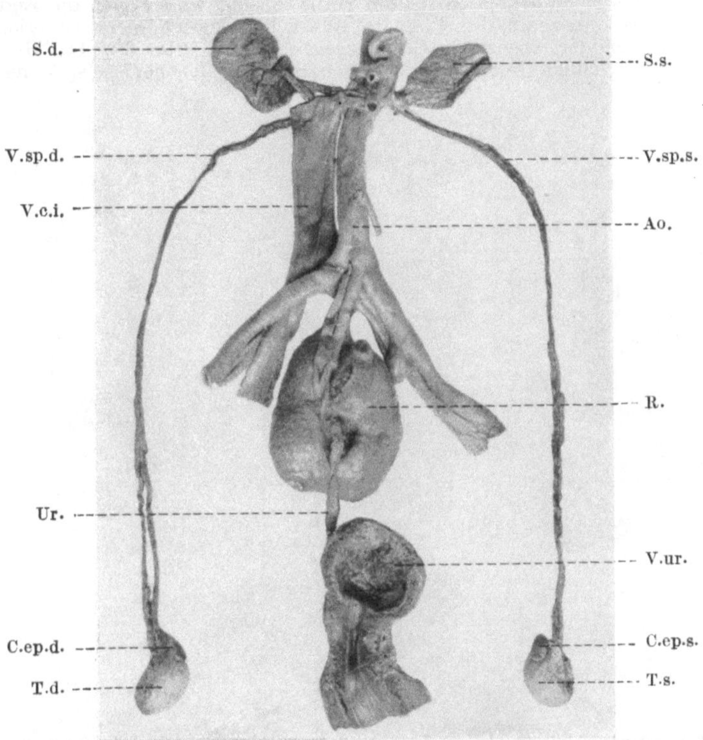

Abb. 27. Kongenitaler Defekt beider Samenleiter bei einem 53jährigen Mann. Defekt der linken Niere samt Ureter; Beckenniere rechts. Ansicht von vorne. S.d. und S.s. Nebennieren (an normaler Stelle). V.sp.d. und V.sp.s. Samenleitervenen (mit dem peripheren Stück der Arterien), V.c.i. hintere Hohlvene, Ao. Aorta, R. die Beckenniere, Ur. Harnleiter, V.ur. Harnblase, C.ep.d. und C.ep.s. Nebenhodenköpfe, T.d. und T.s. Hoden (von der lateralen Fläche).

durch Entwicklungshemmung des hinteren Abschnittes der Urniere deren teilweises Erhaltenbleiben unter zystischer Umbildung sowie die Persistenz des Wolffschen Ganges als Urnierenureter im Gefolge hatte.

Seltener wie die Nichtbildung oder hochgradige Unterentwicklung einer Niere geht Nierenverlagerung mit Fehlbildungen am samenableitenden Apparat einher, wurde aber gelegentlich beobachtet (Guizetti und Pariset). Heiner sah dies mit Unterentwicklung des Prostatalappens und der Cowperschen Drüse der selben Seite verbunden. Auch partieller Defekt des Samenleiters oder nur der Samenblase allein kann dabei vorkommen (Verocay). Gelegentlich kann mit der Nierenverlagerung einseitiger Kryptorchismus verbunden sein (Literatur Schneider). In Godards oben erwähntem Fall von einseitigem Hodenmangel war gleichfalls eine Nierendystopie vorhanden.

Ebenfalls mit einer solchen verbunden war ein Defekt beider Ductus deferentes, den Verfasser bei einem 53jährigen, an luetischer Mesaortitis und einem Schrumpfungsprozeß der allein vorhandenen rechten Niere verstorbenen Mann sah.

Die linke Niere fehlte samt dem Ureter. Die rechte lag mit nach vorne gerichtetem Hilus im kleinen Becken vor der rechten Articulatio sacroiliaca (Abb. 27 und 29). Ihr 11 cm langer Ureter zog rechts an die Harnblase. Der Verlauf der Spermatikalgefäße war gewöhnlich. Die Hoden im Skrotum, gewöhnlich groß; Processus vaginales peritonei in gewöhnlicher Weise geschlossen. Von beiden Nebenhoden nur der normal gestaltete stark braun pigmentierte Kopf vorhanden (Abb. 28 und 30); Körper und Schwanz der letzteren sowie beide Samenleiter und Samenblasen fehlten völlig, ebenso waren auch die Endstücke der Ductus ejaculatorii innerhalb der Prostata selbst histologisch nicht zu erkennen. Die Prostata gut ausgebildet, ebenso die Cowperschen Drüsen (Abb. 30). Die Hoden zeigten histologisch noch reichlich Reduktionsteilungen des Kanälchenepithels, keine Spur von

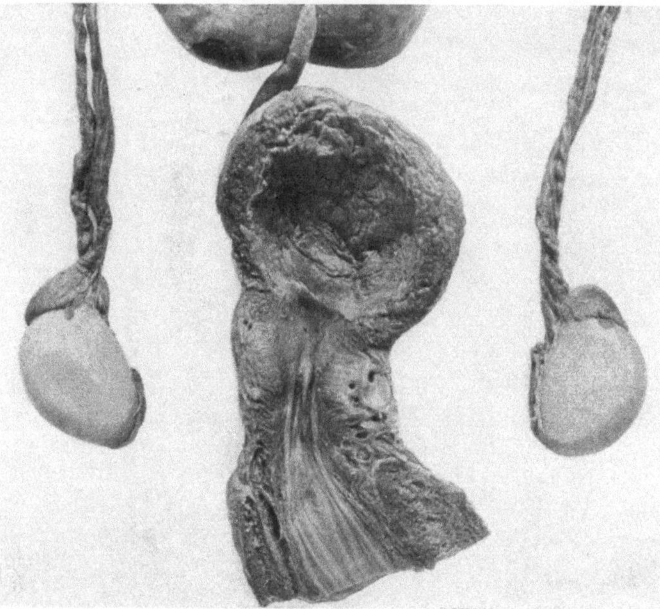

Abb. 28. Detailbild von Abb. 27. In der Urethra der Colliculus deutlich. Hoden von der medialen Fläche, die Nebenhodenköpfe und gut ausgebildeten Hydatiden sichtbar.

Unterentwicklung, keine bedeutende Vermehrung der Leydig-Zellen. Im Kopf der Nebenhoden Samenstauung mit starker Pigmentation des Epithels (vgl. Abb. 31) und subepithelial stellenweise angelagerten pigmentierten Phagozyten. In der Niere reichliche Glomerulusschwielen mit Halbmondresten und atrophischen Harnkanälchen im Bereiche kleiner Narbenfelder. Daneben, namentlich subkapsulär, viel „Glomeruluszystchen“ mit Schlingenresten (die Hohlräume zum Teil mit freiem Auge deutlich, vgl. Abb. 29 und 32), Arterien und Arteriolen hochgradig sklerotisch verändert.

In einem vom Verfasser bereits mitgeteilten Fall (Nr. 7 der Zusammenstellung, 42jähriger Mann) fand sich gleichfalls eine Nierenverlagerung (rechtsseitige Beckenniere) mit völligem Defekt der rechtsseitigen ableitenden Samenwege bei Mangel der linken Niere samt Harnleiter. Der linke Nebenhoden samt Ductus deferens und Samenblase waren vorhanden. (Der Fall ist derselbe wie die oben als Beispiel für die Resorption des Hodensekretes angeführte Beobachtung von völligem Fehlen des Nebenhodenkopfes.) (Abb. 33.)

Bezüglich der Entstehung der Nierendystopie besitzen wir heute noch keine greifbare Erklärung. Lemberger vermutet eine Hyperplasie und

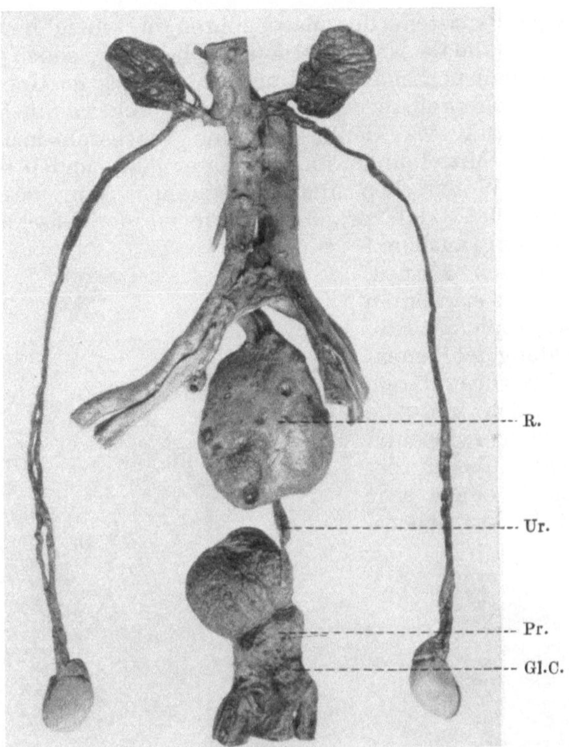

Abb. 29. Vom selben Fall wie Abb 27. Ansicht des Präparates von hinten. R. die Niere mit deutlichen subkapsulären Zysten und dem Harnleiter Ur., Pr. Prostata, Gl. C. COWPERsche Drüsen.

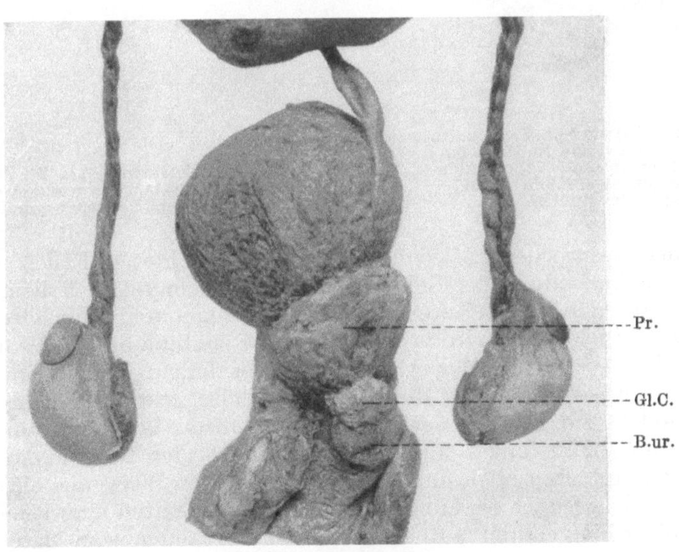

Abb. 30. Einzelheitsbild von Abb. 29. An die Blasenhinterfläche tritt nur der Ureter heran. Hoden von der lateralen Fläche. Pr. Prostata, Gl.C. COWPERsche Drüsen, B.ur. Bulbus der Harnröhre.

ungewöhnlich lange Persistenz des Mesonephros in seinen hinteren Anteilen, welche die abnorm kaudale Nachnierenanlage bedingen sollen. Jedenfalls ist GRUBERS Annahme einleuchtend, daß Raumbehinderung im Gebiet des hinteren Leibesendes den Uretersproß zwingen kann, eine ungewöhnliche Richtung zu nehmen. Auch KERMAUNER denkt an eine Wachstumshemmung, welche gewissermaßen ihren Mittelpunkt im Harnleiter hat, und betont, daß diese Hemmung auf den WOLFFschen und MÜLLERschen Gang ausstrahlen kann, vermutet aber daneben, daß primäre Störungen der Geschlechtsteile über den WOLFFschen Gang auch auf den Harnleiter reichen können. Damit sind die zuletzt erwähnten Fälle von Nierendystopie mit Störungen der Ausbildung der Samenwege gleichfalls schwer zu erklären. Sicher handelt es sich um eine eingreifende die Harngeschlechtsanlage in gleicher Weise betreffende Störung zu einem sehr frühen Zeitpunkt des Fetallebens.

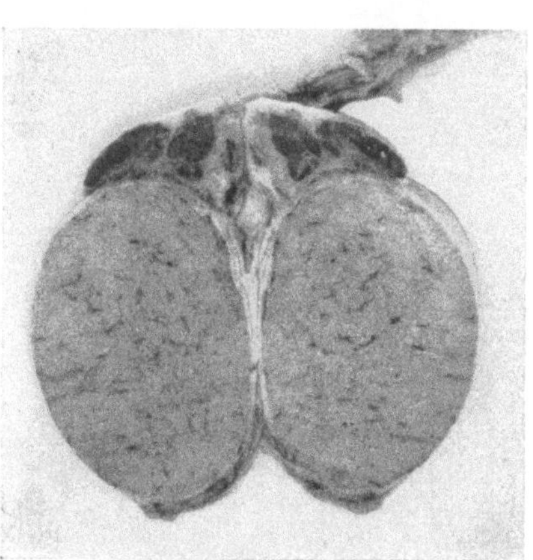

Abb. 31. Vom selben Fall wie Abb. 27. Schnitt durch den rechten Hoden und Nebenhodenkopf. Hodenstruktur normal, Nebenhodenkopf infolge des ungewöhnlich hohen Pigmentgehaltes dunkel.

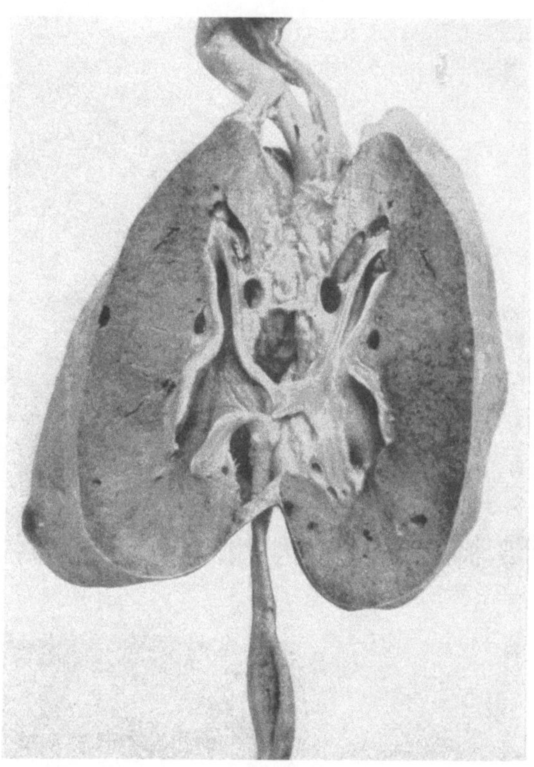

Abb. 32. Vom selben Fall wie Abb. 27. Durchschnitt durch die Beckenniere. Neben den größeren auch kleinste in der Tiefe gelegene Zystchen erkennbar.

In beiden hier besprochenen, vom Verfasser beobachteten Fällen muß die Schädigung vor Ausbildung der linken Ureterknospe eingesetzt haben, da ja in beiden Fällen auf der linken Seite Niere, Nierenbecken und Harnleiter fehlen. Die gleiche Schädlichkeit dürfte vermutlich die Rückbildung des WOLFFschen Ganges und das Ausbleiben der Absprossung des linken Ureters im Gefolge gehabt haben, und ebenso auch die abnorme Wachstumsrichtung des rechten Harnleiters, welche zur Bildung der Beckenniere führte. Während nun bei dem zuletzt erwähnten Fall links, also entgegengesetzt der Nierendystopie, der WOLFFsche Gang erhalten blieb und in der gewöhnlichen Weise aus differenziert wurde, hat er in dem früher erwähnten Fall auf beiden Seiten eine Rückbildung erfahren. Daß er hier einmal auf beiden Seiten vorhanden war, dafür spricht bis zu einem gewissen Grade die normale Ausbildung des Nebenhodenkopfes an beiden Keimdrüsen, welcher ja aus den Querkanälen der Urniere hervorgeht.

Auf den Geschlechtsteil der Urniere kann mithin die vermutete Schädigung nicht eingewirkt haben, während sie in dem zuletzt besprochenen Fall mit Defekt des Nebenhodenkopfes (s. S. 48) auch hier sich geltend machte. Die Vermutung LEMBERGERs bezüglich des Zustandekommens der Nierendystopie (abnorme Ausdehnung und Erhaltenbleiben der Urniere) könnte vielleicht auch für die Rückbildung der WOLFFschen Gänge als Erklärungsversuch herangezogen werden.

Abnorme Verbindungen des Harnleiters mit den Samenwegen sind als letzte Gruppe hier anzuführen. Sie stellen eigentlich nur eine Art von ungewöhnlicher Lage der Harnleitermündung dar und finden sich immer einseitig. Die entsprechende Niere kann dabei von Haus aus gut ausgebildet sein, erkrankt aber immer, wenn das Individuum länger lebt, hydronephrotisch

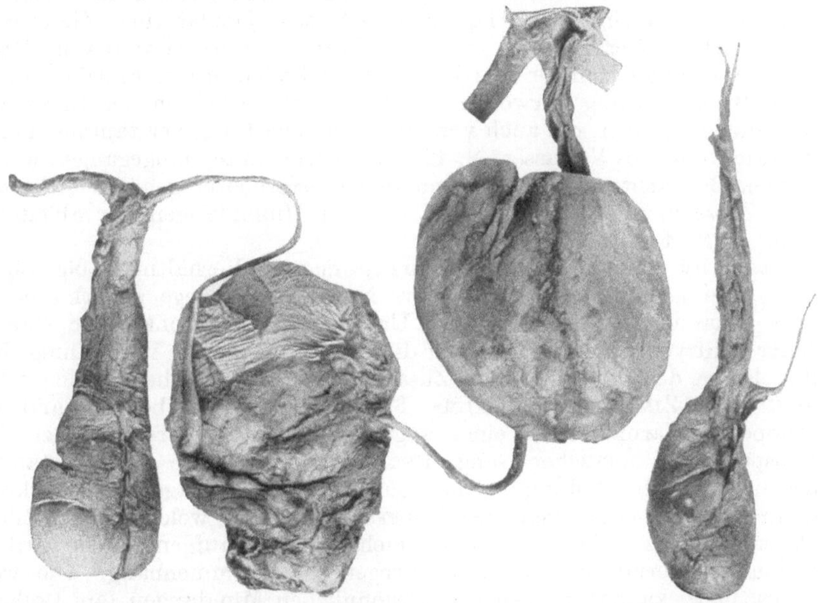

Abb. 33. Von einem 42jährigen Mann. (Nach A. PRIESEL: Virchows Arch. 249). Rechtsseitige Beckenniere bei Mangel der linken Niere samt Ureter. Links Nebenhoden und Ductus deferens vorhanden, welche Gebilde auf der rechten Seite fehlen. (An Stelle des rechten Nebenhodenkopfes ein großer helmförmiger Fettkörper.)

oder entzündlich. Öfter ist die Niere selbst unterentwickelt, seltener verlagert oder fehlt überhaupt. Meist ist der verlagerte Harnleiter allein vorhanden und dann häufig erweitert oder aber es mündet bei doppeltem Ureter der kraniale abnorm. In einem von RECH mitgeteilten Fall mündeten beide Doppelureteren abnorm, der eine in den Ductus ejaculatorius, der andere in den Samenleiter. Gelegentlich kann der erweiterte Samenleiter samt der Samenblase bei Verschluß des Ductus ejaculatorius mit Sperma erfüllt angetroffen werden (z. B. ZIMMERMANN). Von Einmündung des Ureters in die Samenblase sind bisher 17 Fälle beschrieben, denen eine unveröffentlichte Beobachtung von MARESCH anzureihen ist (FISCHER, W. GRUBER, MESCHEDE, SCHMIDT Literatur, ZIMMERMANN). Die Einmündung kann geräumig oder mehr schlitzförmig an der Lateralseite oder am unteren Ende der Samenblase erfolgen.

In dem nicht veröffentlichten Fall von MARESCH (älterer Mann, Spital der Stadt Wien 1917) betraf die Mißbildung die rechte Körperseite. Linke Niere etwas groß, sonst o. B., mit einfachem Harnleiter. Auch die linke Samenblase mit dem Samenleiter gleichfalls gewöhnlich, ampullärer Abschnitt durch die mächtig erweiterten Gebilde der rechten Seite nach links abgedrängt. Die rechte Samenblase eigenartig quergelagert, 5 cm breit, fast 4 cm hoch und 2 cm dick, nimmt außen unten mit geräumiger Verbindung den auf im Mittel 1—$1^1/_2$ cm erweiterten und stark gewundenen („kanellierten") 28 cm langen Ureter auf. An dessen kranialem Ende findet sich ein annähernd dreieckig gestaltetes $4^1/_2$ cm langes, 2 cm breites und $^1/_2$ cm dickes Nierenrudiment. Prostata adenomatös, mit haselnußgroßem Mittellappen. Blasendreieck nur in der linken Hälfte ausgebildet. Blasenmuskulatur trabekulär verdickt. Rechter Hoden etwas kleiner und fibrös, linker normal (histologisch rechts ausgedehnte Verödung der Kanälchen).

In 6 Fällen (SCHMIDT, ENGEL, zuletzt FOEDERL) mündete der Harnleiter in den Ductus deferens, und zwar in die Ampulle oder noch höher oben. Die Samenblase fehlte dabei in einer Beobachtung von FRIEDLAND, in einem Fall (ROTT) war sie ohne Zusammenhang mit dem Samenleiter. Bei den in Rede stehenden Anomalien, insbesondere dann wenn Samenblase und Harnleiter erweitert sind, fehlt häufig der Ductus ejaculatorius. Ganz selten mündet der Harnleiter in den Ductus ejaculatorius (BACHRACH, RECH). Das Ende des verlagerten Ureters kann zystenähnlich erweitert sein und sich gegen die Blasenlichtung vorwölben. Auf die gelegentlich in der Blasenwand vorkommenden Zysten, die auch vom MÜLLERschen Gang herstammen können (vgl. Beobachtung des Verfassers S. 42), soll weiter unten eingegangen werden. Die übrigen Beobachtungen dystop mündender Harnleiter gehören nicht mehr in diesen Zusammenhang und werden bei den Mißbildungen der ableitenden Harnwege erörtert (s. d.).

Entstehung der Harnleiterverlagerung. Verhältnismäßig einfach scheint es, die Einmündung des Ureters in die Samenwege zu erklären. Es sproßt ja bekanntlich beim Fetus der Ureter aus dem WOLFFschen Gang ab und daher wird von manchen Autoren die in Rede stehende Verbindung durch Erhaltenbleiben des ursprünglichen Zusammenhanges zwischen beiden erklärt (vgl. SCHMIDT). ZIMMERMANN, PALMA, FELIX u. a. denken bei Vorhandensein eines doppelten Harnleiters an einen ungewöhnlich hohen Ursprung der Harnleiterknospe vom WOLFFschen Gang; FELIX sieht darin eine Art von stammesgeschichtlicher Wiederholung. Die abnorm kranial gelagerte Ureterknospe liegt dann bereits an einer Stelle des WOLFFschen Ganges, welche bei der Bildung des Blasenhalses bzw. Trigonum nicht mehr in diese aufgenommen wird und bleibt damit dauernd mit den Samenwegen in Zusammenhang. Die weiter nach vorne bzw. kaudal gelegenen ungewöhnlichen Mündungen (am Colliculus seminalis usw.) erklären sich dann durch eine zu weit unten erfolgende Absprossung des Ureters. ZIMMERMANN versuchte, die Verlagerung der Harnleiter und die dabei in seinem Falle vorhandene Nierenmißbildung einheitlich zu deuten. Er vermutete, daß ein abnorm hoch auswachsender Ureter auch weiter kranialwärts wachse als der normal entspringende und damit auf einen Anteil des Nierenblastems treffe, der nicht imstande sei, Rindengewebe der Niere zu bilden: daher die rudimentäre Niere oder vollkommener Nierenmangel. Nach GRUBER ist diese Deutung nicht stichhaltig, da ein von der anderen Körperseite herüberwachsender Harnleiter kranial von der gleichseitigen Nierenanlage eine Niere bilden kann. GRUBER legt daher das Hauptgewicht für die Entstehung des Nierenmangels oder der Unterentwicklung auf den Mangel oder die Minderwertigkeit der Harnleiterknospe selbst.

B. Mißbildungen des Nebenhodens.

Bekanntlich ist die Entstehung des Nebenhodens von der des Hodens selbst in hohem Grade unabhängig. Bereits oben wurde angedeutet, daß bei Mangel eines Hodens oder beider und ebenso bei Unterentwicklung der Hoden die Nebenhoden in mehr oder minder gut ausgebildetem Zustand vorhanden sein können. Auch wurde schon erwähnt, daß bei Kryptorchismus der Nebenhoden gegenüber dem Hoden große Selbständigkeit besitzen und allein in den Hodensack herabgedrungen sein kann, wobei unter Umständen die Verbindung Hoden-Nebenhoden zum Schwunde kommen kann (SCHMINCKE). Auch wurde schon auf jene Fälle hingewiesen, wo bei Fehlen des Ductus deferens der Nebenhoden teilweise oder ganz fehlen kann, dabei der Hoden bis zur funktionellen Reife entwickelt ist. Verdoppelung des Nebenhodens kann gelegentlich bei Hodenverdoppelung vorkommen (s. o. S. 22). Alleiniger Mangel des Nebenhodens wurde bisher nicht beschrieben. Bezüglich der Nebenhodenanomalien bei gestörtem Deszensus ist noch zu sagen, daß die Dissoziation zwischen Hoden und Nebenhoden soweit gehen kann, daß der ganze Nebenhoden sich vom Hoden entfernt und damit der Verlauf der Hodenanhänge gestreckt wird. Die ähnliche

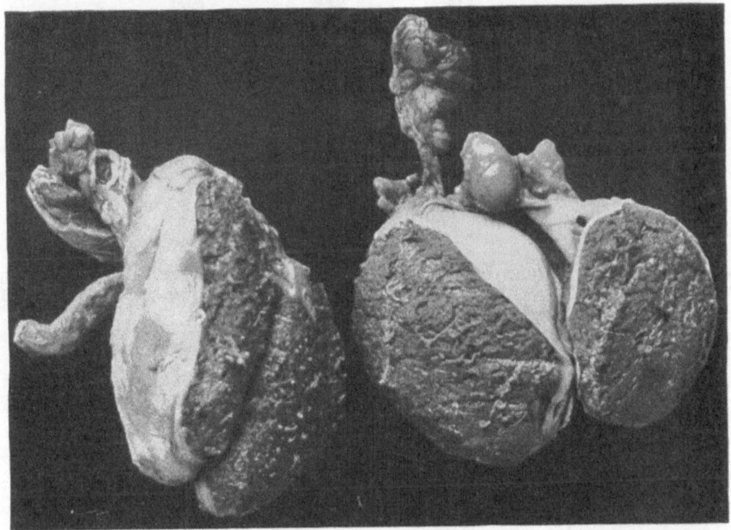

Abb. 34. Zystenbildung am Nebenhodenkopf. (Nach A. PRIESEL: l. c.) 49jähriger Mann mit Defekt des zugehörigen (linken) Samenleiters.

Streckung des Nebenhodens bei der Dystopia transversa testis mit Scheinzwittertum wurde schon erwähnt.

Ungewöhnliche Gestaltung des Nebenhodenkopfes sah Verfasser (vgl. Abb. 34) bei einem 49jährigen Mann mit typischem Urogenitaldefekt (s. o. S. 41) auf der linken Körperseite. Der allein vorhandene Nebenhodenkopf stellte einen haselnußgroßen bräunlichen Körper dar, neben welchem sich mehrere dünnwandig-durchscheinende Zysten fanden.

Bezüglich der Hydatiden am Hoden und Nebenhoden ist hier nur zu erwähnen, daß gelegentlich die annähernd dem kranialen Ende des MÜLLERschen Ganges entsprechende MORGAGNIsche Hydatide des Hodens bei tubulären männlichen Scheinzwittern zu einem regelrechten Fimbrienende umgestaltet sein kann (vgl. unten S. 126).

C. Mißbildungen des Samenleiters.

Auch Mißbildungen an den Samenleitern allein sind sehr selten im Gegensatz zu den oben erörterten, verhältnismäßig häufigen, kombinierten Defekten an den Harngeschlechtsorganen. Über die Harnleiter-Samenleiterverbindung wurde

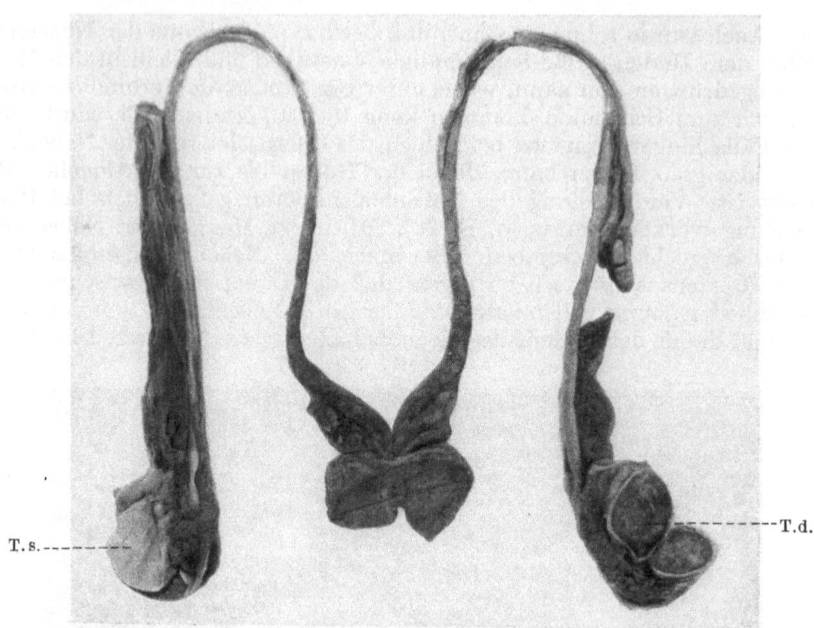

Abb. 35. Partielle Verdoppelung des rechten Samenleiters bei einem 54jährigen Mann. (Fall WINDHOLZ: Wien. klin. Wschr. **1929**, Nr 14, 447). Übersichtsbild. T.d. und T.s. Hoden.

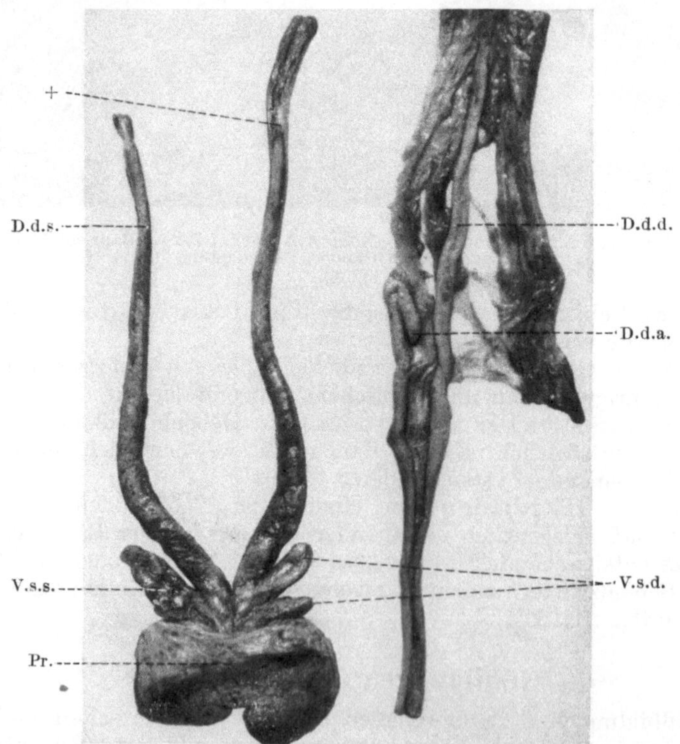

Abb. 36. Vom selben Fall wie Abb. 35. Detailbild. D.d.s. und D.d.d. Samenleiter. Der akzessorische Samenleiter auf der rechten Seite spaltet sich vom eigentlichen Duktus bei + ab und endet bei D.d.a. V.s.s. und V.s.d. die Samenblasen (deren rechte verdoppelt). Pr. Prostata.

bereits gesprochen, ebenso auch über den selbständigen Deszensus des Samenleiters bei der Hodenretention und seine Entstehung. Partielle Verdoppelung des Samenleiters kommt beim Doppelhoden vor (s. d.). Selbständige Verdoppelung des Ductus deferens scheint äußerst selten. BRACK veröffentlichte eine solche Beobachtung, in welcher ein zweiter dünnerer Samenleiter vom Nebenhoden bis an die Harnblase verlief und auch eine dritte Samenblase entwickelt war; der akzessorische Gang hatte keinen Ductus ejaculatorius und scheinbar keine Verbindung mit dem Nebenhodengang. STINELLI fand bei einem jugendlichen Mann das rechte Vas deferens innerhalb des im Leistenkanal gelegenen Abschnittes mit doppeltem Lumen versehen (die übrigen Abschnitte wie die linke Seite wurden nicht genauer untersucht); eine kreisförmige Muskelschicht

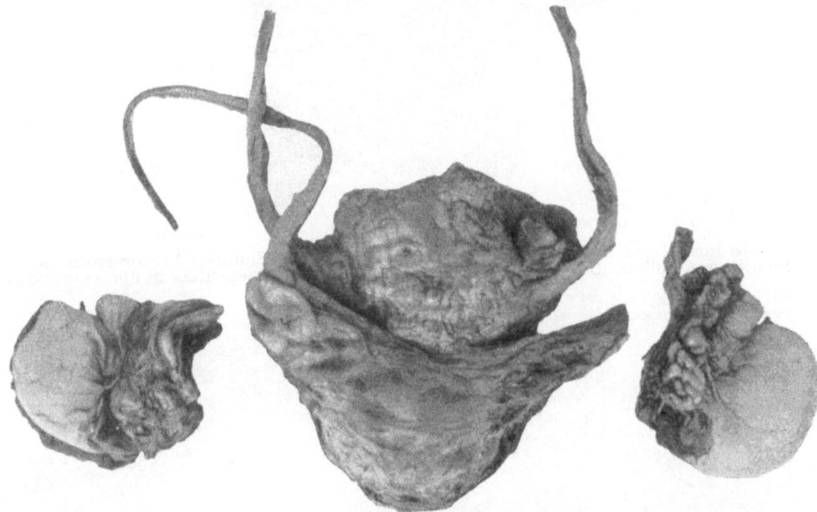

Abb. 37. Alleiniger Mangel des rechten Samenleiters bei sonst normalem Urogenitaltrakt. (Nach A. PRIESEL: l. c. S. 271). Ein Stück der Harnblasenhinterfläche mit Ureteren, linkem Samenleiter, linker Samenblase und Prostata. Der kurze Strang rechts (gegenüber der Samenblase) enthielt nur Blutgefäße. Der rechte Hoden von der Lateralfläche, zeigt nach hinten von dieser den erweiterten stark geschlängelten Nebenhodengang; kranial der Gefäßstiel.

umgab jede Lichtung einzeln, eine Längsschicht beide gemeinsam; „die entsprechende Anomalie wurde an der gleichseitigen Samenblase festgestellt".

Eine partielle Verdoppelung des rechten Ductus deferens sah Verfasser kürzlich (vgl. WINDHOLZ) bei einem 54jährigen an Karzinom des Pylorus und der Kardia verstorbenen Mann.

Der rechte Ductus deferens spaltete sich etwa 7 cm über der Prostata in zwei je 2 bis 3 mm dicke Stränge, welche parallel und innig benachbart zum Leistenkanal verliefen (Abb. 35). Während der rechts gelegene Strang in gewöhnlicher Weise an den normal gestalteten Nebenhoden herantrat, endete der medial verlaufende noch innerhalb des Leistenkanals unmittelbar vor dessen äußerer Apertur. Sein 2 cm langes Endstück war etwas verdickt und lateral zurückgeschlagen, so daß es in die Mitte zwischen beiden Strängen zu liegen kam (Abb. 36), woselbst es mit einer stumpfen Spitze endete. Zwischen beiden Strängen verlief die Art. spermatica in gewöhnlicher Stärke. Histologisch zeigte die endständige Auftreibung des akzessorischen Ganges eigenartige drüsige Differenzierung des Epithels. Nach Ansicht des Verfassers ist der Fall nicht ganz leicht zu deuten. Es ist nicht nur an eine Verdoppelung des WOLFFschen Ganges zu denken, die etwa auf eine doppelte Anlage der Keimdrüse mit sekundärem Zugrundegehen der akzessorischen solchen zurückgehen könnte, sondern auch zu erwägen, ob es sich hier nicht um den kranialen erhalten gebliebenen Abschnitt des rechten MÜLLERschen Ganges handelt. Die Vereinigung mit dem eigentlichen Ductus deferens spricht nicht gegen diese Deutung, da der MÜLLERsche

Gang z. B. bei den Selachiern in diesen normalerweise einmündet, bzw. vom WOLFFschen Gang abgespalten wird.

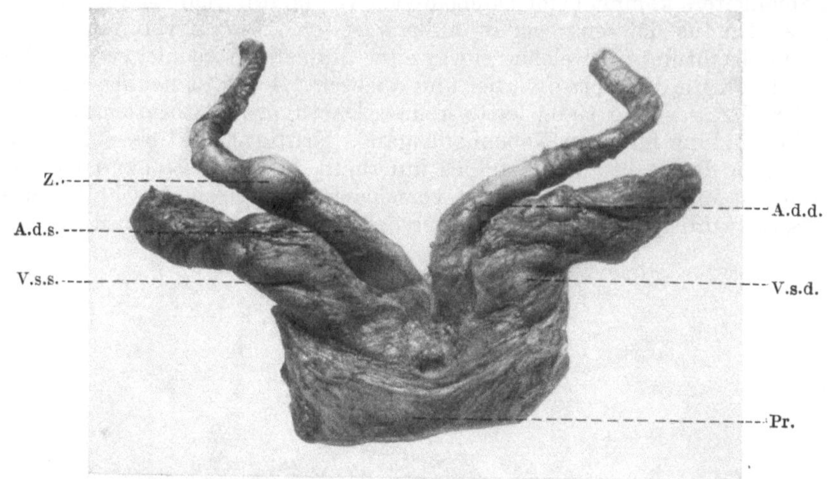

Abb. 38. Zyste medial am linken Samenleiter eines 38jährigen Mannes. Pr. Prostata, A.d.d. und A.d.s. Samenleiterampullen. Die Zyste bei Z. am Übergang des Samenleiters in die Ampulle gelegen.

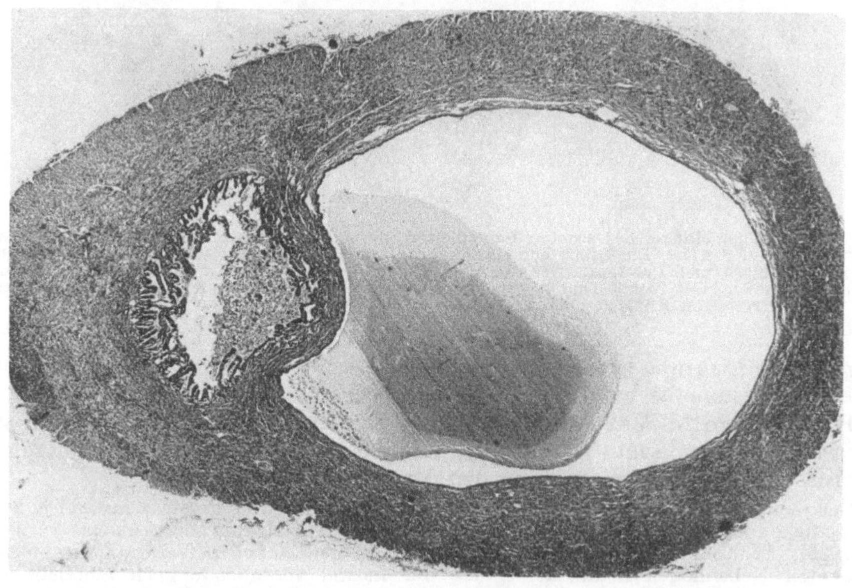

Abb. 39. Vom selben Fall wie Abb. 38. Lupenvergrößerung (Zeiß Planar 50 mm). Der Samenleiter (links) und die Zyste (rechts) teilweise von gemeinsamer Muskelhaut umschlossen. Innenfläche des Samenleiters zierlich gefältelt, jene der Zyste glatt. Inhalt der letzteren geschrumpft.

Daß gelegentlich auch vollständiger Mangel eines Samenleiters bei unversehrtem Harngeschlechtssystem vorkommen kann, beweisen die beiden Fälle von GUIZETTI und Verfasser (vgl. S. 55, Abb. 37).

Eine zystische Aussackung der linken Samenleiterampulle beschrieb EMMERICH bei angeborenem Mangel der rechten Niere und des Ureters; sie wird von

SCHNEIDER als zystische Erweiterung der Einmündung eines rudimentären dystop mündenden akzessorischen Harnleiters gedeutet, doch ist ein Abkömmling vom MÜLLERschen Gang nicht sicher auszuschließen.

Weiter sind Beobachtungen von abnormer Vereinigung der Samenleiter am vesikalen Ende zu erwähnen, die vielleicht etwas Ähnliches darstellen, wie die Verschmelzung der MÜLLERschen Gänge beim Weibe (KLEBS). GODARD erwähnt Beobachtungen von MARTIN-MAGRON und BÉRAUD, HEINER

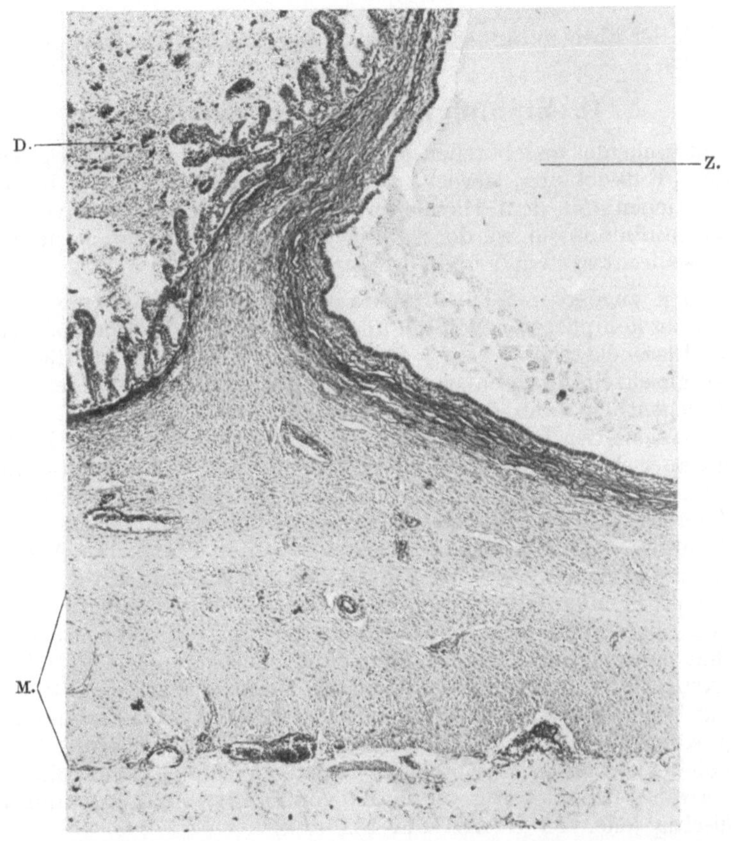

Abb. 40. Vom selben Fall wie Abb. 38. Mikroskopisches Detailbild (stärkere Lupenvergrößerung, Zeiß Planar 20 mm) eines mit WEIGERTS Elastikalösung gefärbten Schnittes. D. Samenampulle, Z. Zystenlichtung, M. gemeinsame muskuläre Haut. Unter dem einfachzylindrischen Zystenepithel eine an elastischen Fasern reiche dünne Propria als dunkle Zone erkennbar.

zitiert eine diesbezügliche Mitteilung von HYRTL. Aus späterer Zeit stammt ein Fall von FLÜGGE, den Verfasser im Original nicht einsehen konnte. In diesen Beobachtungen fehlten die Samenblasen teilweise, die Mündung in die Urethra war unpaar oder doppelt.

Wenig scheint über Zystenbildungen am Samenleiter selbst bekannt zu sein. Verfasser sah bei einem 38jährigen Mann (S. 118/28) an der medialen Seite des linken Ductus deferens, zwei Fingerbreiten oberhalb der Prostata eine kleinerbsengroße (Abb. 38) Zyste, welche histologisch mit einfachem Zylinderepithel ausgekleidet war. Unter diesem lag eine dünne zellreiche Tunica propria, nach außen glatte Muskulatur, die größtenteils von der angelagerten Samenampulle auf die Zystenwand übersprang und beide gemeinsam umgab (Abb. 39). In der Trennungswand zwischen beiden fand sich glatte Muskulatur nur ganz spärlich, eine Verbindung mit der Lichtung der Ampulle war an der Schnittreihe nicht auffindbar. Die Zysteninnenfläche war im Gegensatz zu jener der Ampulle vollkommen glatt bis auf ganz vereinzelte sekundäre, lumenwärts vorspringende, ebenfalls von Zylinderepithel ausgekleidete Hohlraumbildungen, Elastikafärbungen ergaben in der Propria der Zystenschleimhaut, ebenso wie in der des Samenleiters, reichliche orzeinophile Bestandteile (Abb. 40).

Bezüglich der übrigen hinter der Blase gelegenen Zystenbildungen vergleiche Anhang S. 63.

D. Mißbildungen der Samenblase.

Man unterscheidet angeborenen Mangel, der ein- oder beidseitig sein kann, rudimentäre Entwicklung, ferner die bereits oben (S. 51) besprochenen Kommunikationen mit dem Harnleiter, ferner die Samenblasenverdoppelung. Auch diese Mißbildungen werden häufig mit anderen Entwicklungsstörungen des Harngeschlechtssystem vergesellschaftet angetroffen.

1. Für den angeborenen Samenblasenmangel gilt letzteres besonders. Namentlich bei komplizierten Mißbildungen am hinteren Körperende (Kloakenpersistenz, Blasenekstrophie usw.) findet er sich häufig. Auf die Fälle von Mangel bei gleichzeitigem Fehlen des Ductus deferens wurde bereits oben verwiesen. Gelegentlich kann der Samenblasenmangel auch bei zur Gänze vorhandenem Samenleiter bestehen, wie z. B. bei Nierenhypoplasie in dem oben (S. 43) genauer beschriebenen Fall von komplizierter Urogenitalmißbildung und Eunuchoidismus. Heiner erwähnt solche Fälle von Defekt bei vorhandenem Ductus deferens von Bartscher, Batterham, Horand, Sternberg, Thieberge, Weigert, Zaaijer. In den oben erwähnten Fällen mit Mündung des Harnleiters in den Samenleiter von Friedland und Engel fehlt die Samenblase auf der entsprechenden Seite. Verhältnismäßig häufig scheint ein- oder beidseitiger Samenblasenmangel beim tubulären Hermaphroditismus vorzukommen. Merkel hat solche Fälle bis zum Jahre 1902 zusammengestellt (Mayer einseitig, Hyrtl und Steglehner doppelseitig). Verfasser hat beidseitigen Samenblasenmangel in dem S. 36 erwähnten Fall mit gekreuzter Hodendystopie gesehen (vgl. Abb. 75, S. 124). Die früher besprochenen Fälle abnormer Vereinigung der Samenleiter im distalen Abschnitt zeigen gleichfalls Samenblasenmangel. (Heiner erwähnt als einseitig die Fälle von Martin-Magron und Béraud, als doppelseitig jene von Hyrtl und Flügge.)

2. Samenblasenunterentwicklung. Schneider erwähnt einen Fall von Dufour, wo die Samenblasen nur kleine knotige Auftreibungen darstellten. Auch bei Kombinationsmißbildungen wurde sie gelegentlich beschrieben (Beumer, Guizetti). Natürlich schließt mangelhafte Entwicklung der Geschlechtsteile im postfetalen Leben abnorme Kleinheit bzw, Unterentwicklung der Samenblasen in sich. So finden sich solche kleine Samenblasen oft bei Eunuchoiden, ferner bei doppelseitigem Kryptorchismus mit Frühatrophie der Hoden, selbstverständlich auch bei Frühkastraten.

3. Verdoppelung der Samenblasen. Klebs und später Voelcker erklären sie als nur scheinbar, bedingt durch selbständige Entwicklung eines der häufig zu beobachtenden Divertikel auf einer Körperseite. So könnte z. B. die Verdoppelung bei Merkels Hermaphroditen zu deuten sein. In dem S. 55 erwähnten Fall von Verdoppelung des Ductus deferens von Brack findet sich gleichfalls eine rudimentäre 3. Samenblase.

Die Gestaltung der Samenblasen ist ja an sich sehr wechselnd und Divertikel können gelegentlich eine eigenartige Umformung bedingen. So sah Verfasser bei einem 35jährigen Mann (S. 298/28) eine solche Verunstaltung der linken Samenblase, an deren Medialseite sich eine divertikelähnliche Ausbuchtung fand, welche die Ampulle überlagerte, fast die Mittellinie erreichte und hier durch etwas derberes Bindegewebe an der Blasenhinterfläche fixiert erschien (Abb. 41). Rechte Samenblase 5: $1^1/_2$: 0,7 cm groß, die linke 3 cm hoch und in der Höhe des Divertikels ebenso breit; das Divertikel selbst 2 cm hoch.

Eine solche Divertikelbildung wie die eben beschriebene ist wohl kaum als Scheinverdoppelung der Samenblase zu deuten, hat strenggenommen mit einer

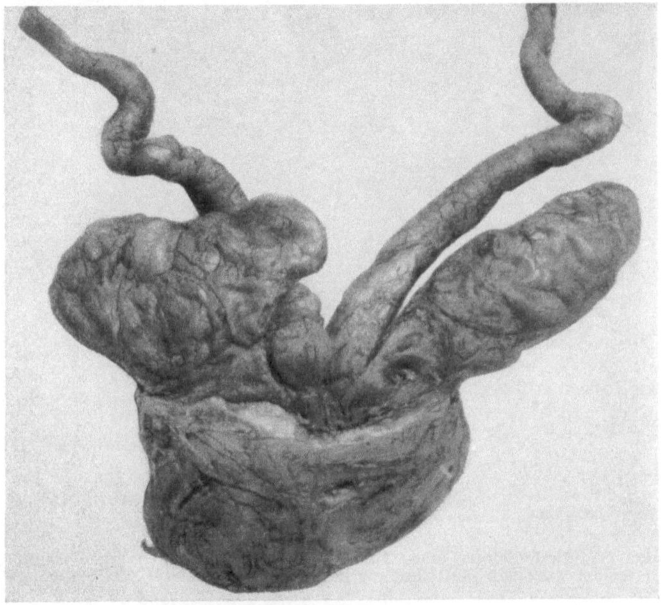

Abb. 41. Ungewöhnliche Gestaltung der linken Samenblase bei einem 35jährigen Manne. Die Samenleiterampulle durch eine divertikelähnliche Aussackung am medialen Umfang der Samenblase von hinten überlagert.

solchen nichts zu tun. Hingegen gibt es andere Divertikel, die vom Vas deferens ihren Ursprung nehmen und einen chrakteristischen Sitz insofern aufweisen, als sie sich immer an der lateralen Fläche der Ampulle entwickeln und damit im Gegensatz stehen zu den früher erwähnten Zysten (S. 56, Abb. 38). Verfasser sah solche Divertikel im Jahre 1928 dreimal.

Zunächst bei einem 30jährigen Mann (S. 284/28) etwa 1 cm oberhalb der Prostata rechts lateral von der Ampulle abgehend, über $1^1/_2$ cm lang und $^1/_2$ cm dick. Das Divertikel — welches histologisch im Aufbau der Samenblase vollkommen glich (Abb. 42) — vereinigte sich mit der Ampullenlichtung noch über der Prostata.

Ferner bei einem 62jährigen Mann (S. 343/28) in gleicher Weise auf der rechten Seite, jedoch $1^1/_2$ cm über dem Prostatarand (Abb. 43). Es war 17 mm lang und 6—7 mm breit, vereinigte sich gleichfalls noch über der Prostata mit der Ampullenlichtung. Der mikroskopische Aufbau glich jenem im ersten Fall.

Zuletzt bei einem 68jährigen Mann auf der linken Seite (S. 431/28). Es war $1^1/_2$ cm lang, 4 mm dick und ging 1 cm oberhalb der Prostata ab. Die Präparation zeigte, daß es gut $^1/_2$ cm entfernt war von der Kommunikation zwischen Samenblase und -ampulle.

Solche symmetrische Divertikel, die näher beieinander lagen, sah Verfasser bei einem 43jährigen Mann (obduziert Dr. Windholz) mit sonst normalen Harn- und Geschlechtswerkzeugen (S. 439/28). Die Divertikel und Samenblasen lagen eng beieinander, jene

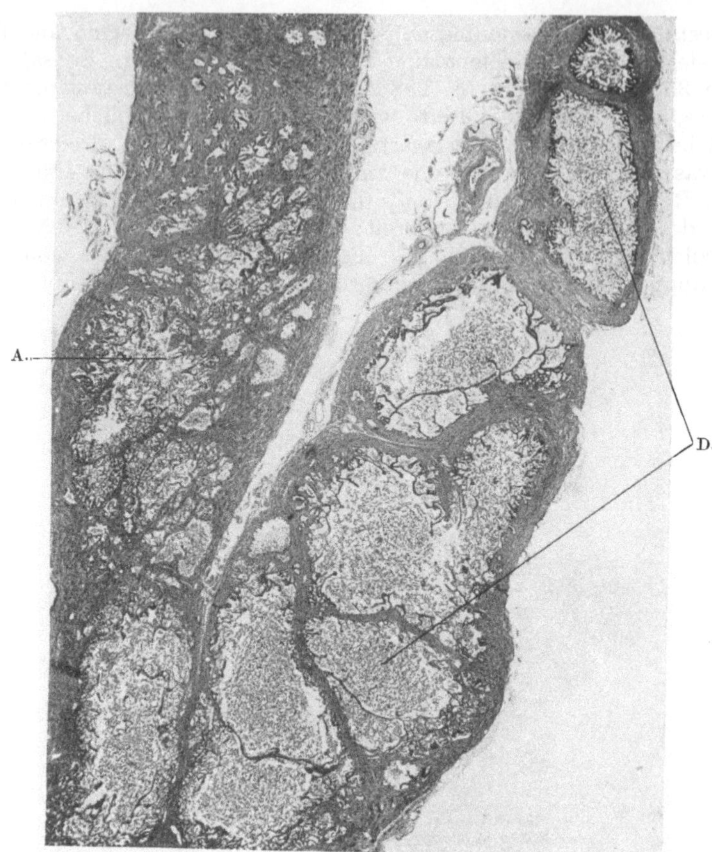

Abb. 42. Divertikel des Samenleiters eines 30jährigen Mannes, Lupenvergrößerung (Zeiß Planar 50 mm). Das Divertikel D. zeigt ähnliches zierliches Innenrelief wie die Samenleiterampulle A.

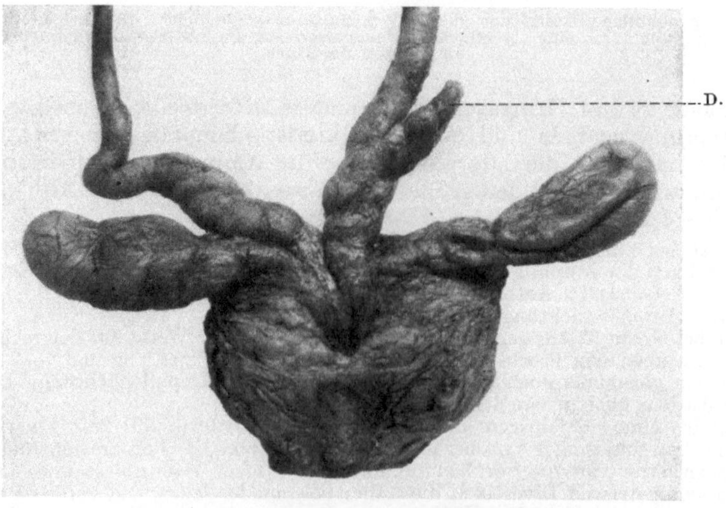

Abb. 43. Prostata, Samenblasen und Samenleiter eines 62jährigen Mannes, Ansicht von hinten. Bei D. ein seitlich von der rechten Ampulle abgehendes Divertikel.

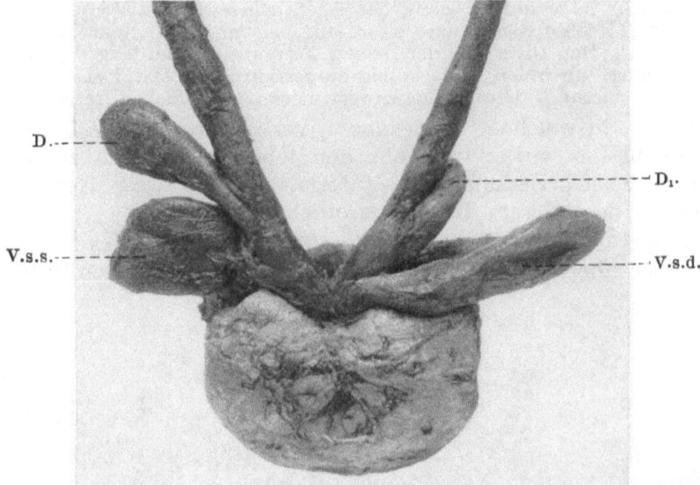

Abb. 44. Annähernd symmetrische Divertikel der Samenampullen bei einem 43jährigen Manne. („Scheinverdoppelung der Samenblasen".) V.s.s. und V.s.d. Samenblasen, D. und D_1 die Divertikel.

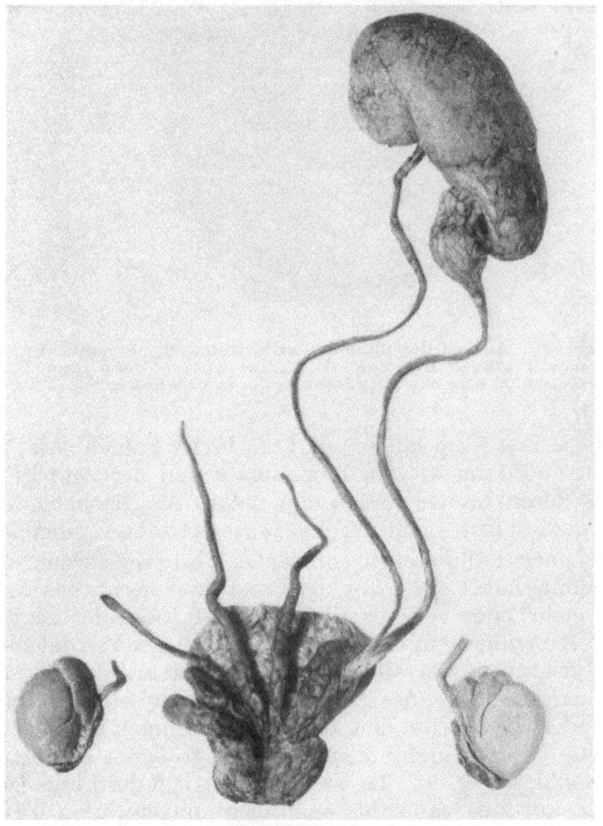

Abb. 45. Verdoppelung der linken Samenblase bei Verdoppelung des rechten Nierenbeckens und Ureters. (Beobachtung von Prosektor Dr. LÖFFLER, Heilanstalt Steinhof.) Organe eines alten Mannes.

vereinigten sich sehr nahe dem Abgang der eigentlichen Samenblasen mit der Samenampulle (Abb. 44). Rechte Samenblase 4 cm lang, 14 mm breit; linke nur etwa $2^1/_2$ cm lang und 1 cm breit. Das Divertikel der rechten Ampulle $1^1/_2$ cm lang, $^1/_2$ cm dick; jenes der linken 3 cm lang, am freien Ende kolbig aufgetrieben auf fast 1 cm und von glatter Oberfläche ohne Gyrierung. Übrige Samenwege normal. Einfache Ureteren.

Dieser Fall — in welchem die beiden Divertikel durch ihre Lage als akzessorische Samenblasen wirken — stellt den Übergang dar zu einem weiteren Befund. (Für die Überlassung des Materials ist Verfasser Herrn Prosektor Dr. LÖFFLER zu besonderem Danke verpflichtet.)

Rechts doppelter Harnleiter (Abb. 45, 46) mit Atrophie des zum kaudaulen erweiterten Nierenbecken gehörigen Nierengewebes. Links einfacher Ureter.

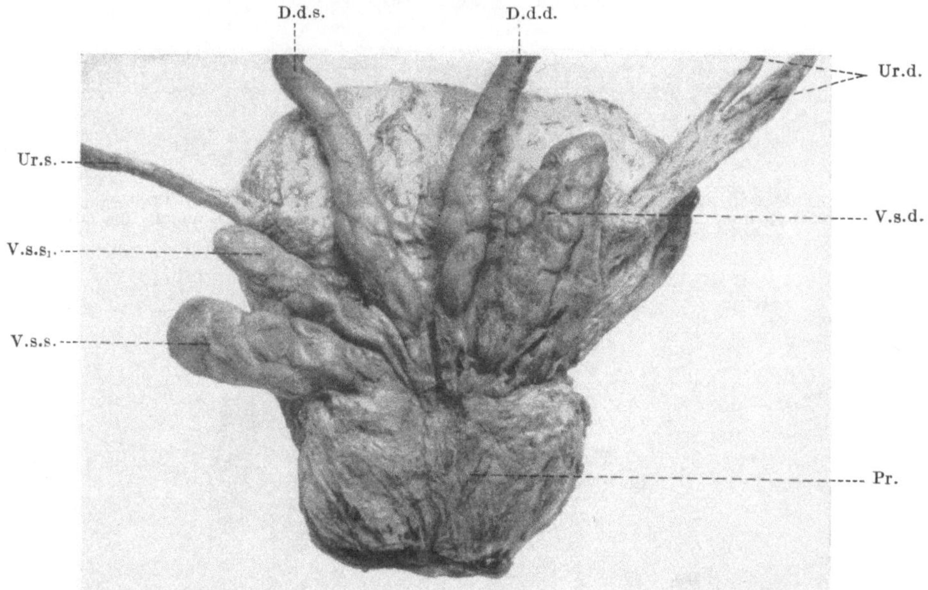

Abb. 46. Vom selben Fall. Ansicht der Blasenhinterfläche und der Prostata (Pr.) mit den Ureteren (Ur.d. und Ur.s., rechter gespalten), sowie den Samenleitern (D.d.d. und D.d.s.). Die rechte Samenblase V.s.d. einheitlich, V.s.s. und $V.s.s._1$ die beiden Samenblasen der linken Seite.

Rechts einheitliche fast 5 cm lange, gut 1 cm breite Samenblase; links zwischen der 4 cm langen und 1 cm breiten Samenblase und der Ampulle ein ebenfalls 4 cm langes bis 8 mm breites und 5 mm dickes oberflächlich schön gyriertes Divertikel mit geräumiger Lichtung als „akzessorische Samenblase".

Die beschriebenen Fälle stellen sozusagen Übergangsformen dar, bei denen die Divertikel einmal höher oben, von der Prostata entfernt, das andere Mal etwas tiefer unten in mehr oder weniger unmittelbarer Nähe der Einmündungsstelle der eigentlichen Samenblase in den ampullären Teil des Vas deferens angetroffen werden. Die Gyrierung kann an solchen Divertikeln deutlich sein oder auch fehlen, wie in dem vorletzten der Fälle. Das histologische Bild gleicht dem der Samenampulle oder -blase. Bei den kleineren Bildungen ist die Lichtung enger, etwa so wie jene der Samenampullen, bei den größeren geräumigeren ähnlich wie an den Samenblasen selbst. Es ist also eigentlich die Frage ziemlich müßig, ob man es hier nur mit samenblasenähnlich umgeformten Divertikeln oder mit einer Verdoppelung der Samenblase selbst zu tun hat. Sitzen die Divertikel tief und findet sich ihre Verbindung mit dem Samenleiter unmittelbar nebeneinander liegend, und gleicht auch sonst ihre Gestalt mehr oder weniger einer Samenblase, so kann man wohl ruhig von Samenblasenverdoppelung sprechen. Sitzen sie mehr kranial am WOLFFschen Gang, so wäre die Bezeichnung „Divertikel" die zweckmäßigere.

Die Entstehung dieser verschiedenartigen Divertikel oder akzessorischen Samenblasen ist wohl ähnlich zu erklären wie jene der Samenblasen selbst und zwar durch abnorm hohe oder tiefere Rinnenbildung an dem unteren Ende des WOLFFschen Ganges (vgl. S. 13) mit sekundärer Abschnürung.

E. Mißbildungen des Ductus ejaculatorius.

Mangel eines oder beider Ductus ejaculatorii findet sich bei vollkommenem Samenleitermangel, häufig nur einseitig, außerordentlich selten (vgl. Beobachtung des Verfassers S. 48) auf beiden Körperseiten. Die Atresie oder der partielle Defekt bei Mündung des Harnleiters in die Samenwege wurde bereits erwähnt. ZINNER beschrieb retrovesikale, in die Harnblase vorgewölbte Zysten, die er durch Atresie des Ductus ejaculatorius erklärt. Auch die Verschmelzung beider Ductus ejaculatorii wurde schon oben angeführt. Namentlich bei tubulärem Hermaphroditismus kommt Einmündung der Ductus ejaculatorii in den Utriculus prostaticus vor, (wie z. B. in dem wiederholt erwähnten Fall von Dystopia transversa testis des Verfassers), wenn auch die getrennte Mündung aller drei Kanäle am Colliculus urethralis in solchen Bildungsanomalien die Regel ist. Nach KLEBS sollen mehrfache Mündungen der Spritzkanäle am Colliculus nicht selten sein, wie solche auch Verfasser gelegentlich bei Serienuntersuchungen sah. Bezüglich der verlagerten Mündung des Harnleiters in den Ductus ejaculatorius s. o.

Anhang: **Retrovesikale Zystenbildungen.**

Die Entstehung zystischer Hohlräume an bzw. in der hinteren Blasenwand wurde bereits oben (S. 57) kurz gestreift. Nach ENGLISCH u. a. können sie teils vom WOLFFschen, teils vom MÜLLERschen Gang abgeleitet werden. Es wäre hier an die bereits erwähnte Beobachtung des Verfassers (s. S. 42, Abb. 21) zu erinnern, wo Serienschnitte den Zusammenhang zwischen zwei Zystenbildungen oberhalb der Prostata und dem rechten MÜLLERschen Gang erhärten konnten. Daß solche zystische Erweiterungen gelegentlich auf einen sekundären Verschluß des Ductus ejaculatorius zurückgehen könnten, ist naheliegend. Zumeist aber handelt es sich, wie SCHNEIDER richtig bemerkt, um angeborene Momente, wobei SCHNEIDER an Ausweitungsprozesse am WOLFFschen Gang denkt, gelegentlich der Absprossung des Harnleiters, die dann infolge zu weit kranialer Ureterknospung nicht in die Harnblase einbezogen werden können. Das Schrifttum über derartige Zystenbildungen ist gering. Nach der jüngsten Zusammenstellung von ALTMANN liegen bisher insgesamt 9 Fälle vor (ENGLISCH 5 Fälle, BOSSCHA 1, LUKSCH 1, FRITZ 1, ALTMANN 1). GUELLIOT erwähnt Fälle von BORDEU und LALLEMAND (kleine hydatidenähnliche Zysten in der Nachbarschaft der Samenblasen), die mangels näherer Beschreibung fraglich sind. Zu den 9 einwandfreien Fällen kommt ein weiterer von Verfasser kürzlich beobachteter Fall.

39jähriger Mann, S. 85/1928 Rudolf-Spital (Abb. 47). 2 cm oberhalb des Prostatarandes zwischen den Samenampullen gelagert und mit diesen innig verbunden eine annähernd kugelige, 9 mm im Durchmesser haltende, dünnwandige, mit nach Fixation weißlich geronnenen Massen erfüllte Zyste. Samenblasen etwas klein, sonst o. B. — Histologisch die Zyste von einer einfachen Lage zylindrischer bis kubischer Epithelzellen ausgekleidet, die Kerne in den Zylinderzellen lang, nehmen fast die ganze Höhe des Zelleibes ein (Abb. 48, 49 stärkere Vergrößerung). Die Propria dünn, arm an elastischen Bestandteilen, nach außen vorwiegend kreisförmige glatte Muskulatur, welche durch Faserzüge, die von den Samenampullen auf die Zystenwand überspringen, verstärkt wird (Abb. 48). Der Zysteninhalt klumpig geronnen, färbt sich gleich dem Protoplasma der Epithelauskleidung stark mit Resorzinfuchsin und bekundet damit seine schleimähnliche Natur. Eine Verbindung mit der Samenleiterlichtung in der Schnittserie nicht nachweisbar, hingegen finden sich in der Zystenwand drüsenähnliche Einsenkungen, die gleichfalls mit Zylinderepithel ausgekleidet sind (Abb. 49).

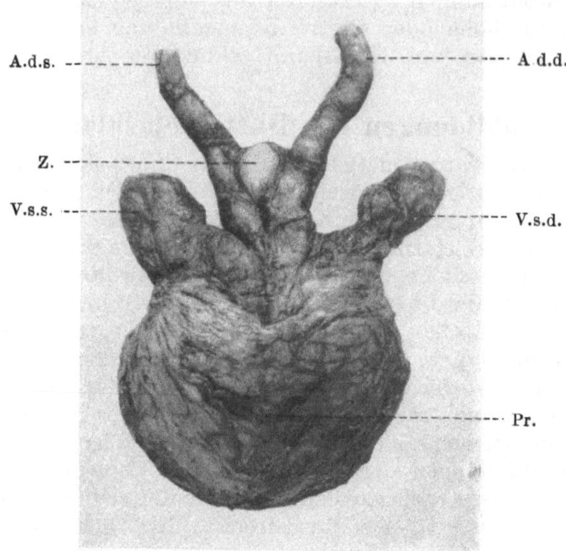

Abb. 47. Bei einem 39jährigen Manne zwischen den Samenleiterampullen gelegene retrovesikale Zyste. A.d.d. und A.d.s. die Ampullen, V.s.d. und V.s.s. die Samenblasen, Pr. Prostata, Z. die Zyste.

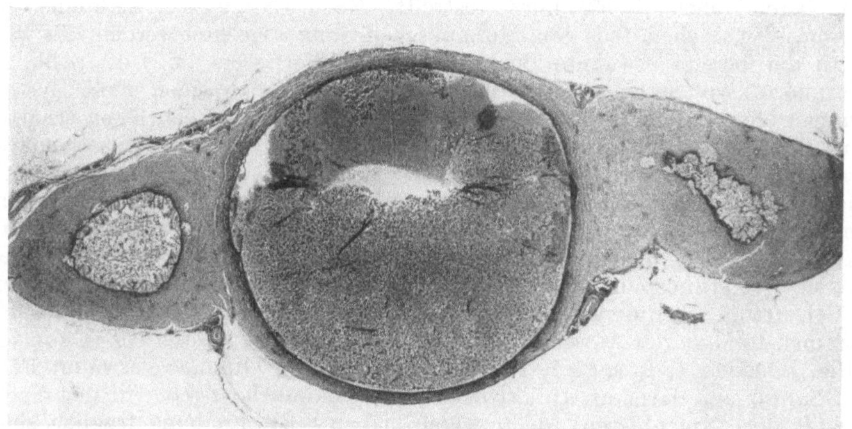

Abb. 48. Vom selben Fall wie Abb. 47. Querschnitt durch die Samenampullen und die Zyste bei schwacher Lupenvergrößerung (Zeiß Planar 50 mm).

Im von FRITZ demonstrierten Fall (obduziert vom Verfasser, S. 97/1927) liegt (Abb. 50) gleichfalls zwischen den Ampullen eine 15: 12: 10 mm große Zyste mit dünner Wand, die mit der rechten Ampulle inniger zusammenhängt, während nach links zu ein gefäßführender 1 mm dicker und 5 mm langer Strang verläuft. Das histologische Bild gleicht dem des eben beschriebenen Falles: auch hier zieht glatte Muskulatur von der rechten Ampulle auf die Zystenwand. Vollkommen analoges Verhalten der Muskulatur wird beschrieben von LUKSCH und ALTMANN.

Auch dieses Verhalten der glatten Muskulatur spricht fast zugunsten der Annahme einer Herkunft der Zysten vom MÜLLERschen Gang, da z. B. Verfasser in

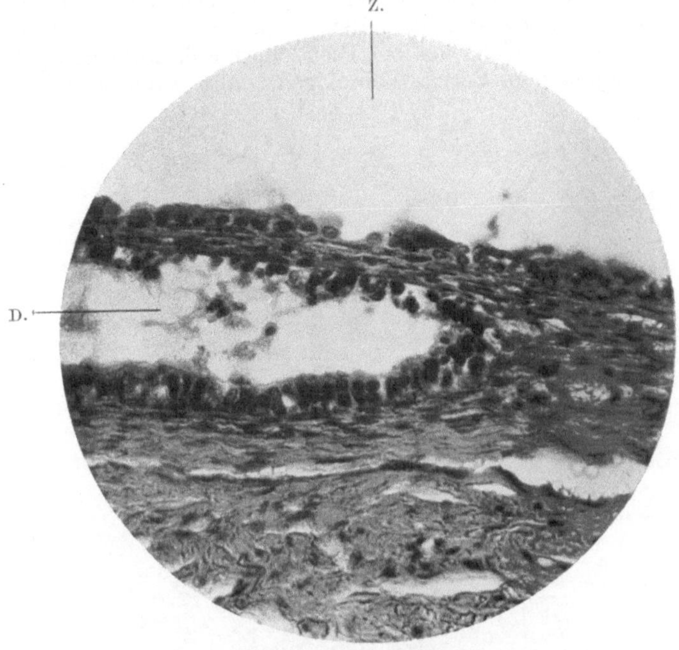

Abb. 49. Vom selben Fall wie Abb. 47. Ein Stück der Zystenwand mit drüsenähnlichen Einsenkungen (D.) bei stärkerer Vergrößerung (Obj.: Zeiß C, Ok. 2). Bei Z. die Zystenlichtung.

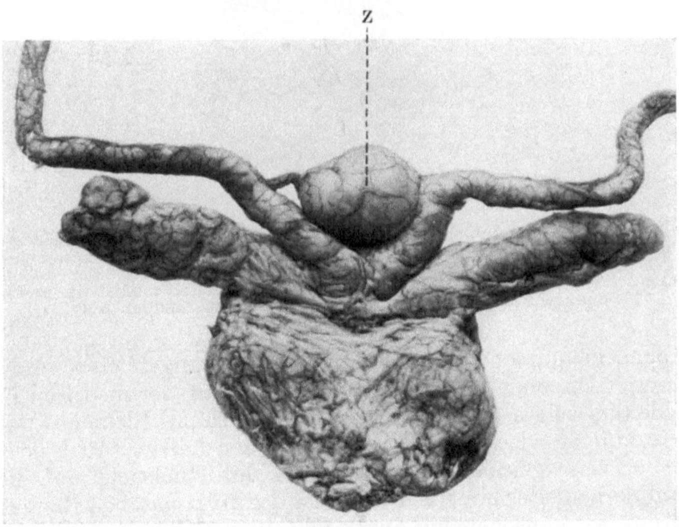

Abb. 50. Interampullär gelagerte Zyste (Z.) von einem 62jährigen Manne, der an Magenkrebs verstorben war. Die Zyste war vom Rektum aus tastbar und wurde klinisch als Metastase angesehen.

dem oben erwähnten Fall (s. S. 36 und Abb. 75) von Pseudohermaphroditismus mit Dystopia testis transversa sowie einem weiteren Pseudohermaphroditen

(Abschn. IV, S. 132) im unteren Abschnitt den Uterus samt den Vasa deferentia von einer einheitlichen Muskelhülle umgeben sah. Die Anwesenheit der elastischen Fasern in der Wand solcher Zysten scheint wechselnd. Ihre mehr oder weniger starke Entwicklung spricht weder für noch gegen die Herkunft der Zysten vom MÜLLERschen Gang, da bei Pseudohermaphroditismus gelegentlich in diesem einer Vagina oder Cervix homologen, dann zumeist dünnwandigen

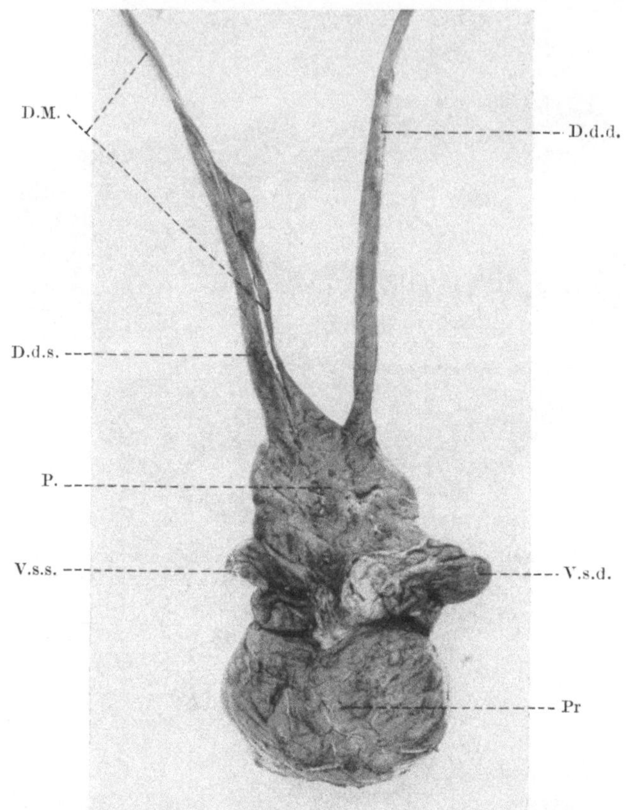

Abb. 51. Unvollkommenes Erhaltenbleiben des linken MÜLLERschen Ganges. (Wand der Harnblase entfernt, Ansicht von hinten.) D.d.d. und D.d.s. die Samenleiter mit lateralen samenblasenähnlichen Aussackungen (V.s.s. und V.s.d.) oberhalb des Randes der Prostata (Pr.). Der stellenweise leicht erweiterte MÜLLERsche Gang (D.M.) liegt dem linken Samenleiter medial an und geht in das plattenförmige Gebilde P. zwischen den Samenampullen über.

Abschnitt subepithelial reichliche orzeinophile Fasern angetroffen werden können (Verfasser, l. c.). Die oben (S. 57) erwähnte Zyste an der medialen Fläche des linken Samenleiters zeigte gleichfalls reichlich elastische Elemente und drüsenähnliche Einsenkungen wie in den hier besprochenen Fällen. Auch bei ihr dürfte es sich, wie Verfasser glauben möchte, schon mit Rücksicht auf die mediale Lagerung am Samenleiter um einen Überrest des MÜLLERschen Ganges handeln. Diese Vermutung wird anscheinend durch folgenden Fall bestätigt, der in seinem Aussehen an die Beobachtung von VOELCKER (vgl. bei SCHNEIDER Abb. 19) weitgehend erinnert.

Älterer Mann, obduziert von Dr. SPITZNAGEL (Elisabethspital, 14. 8. 1928)[1]. Beim

[1] Für die Überlassung des Falles ist Verfasser Herrn Prosektor Dozent GOEDEL zu besonderem Danke verpflichtet.

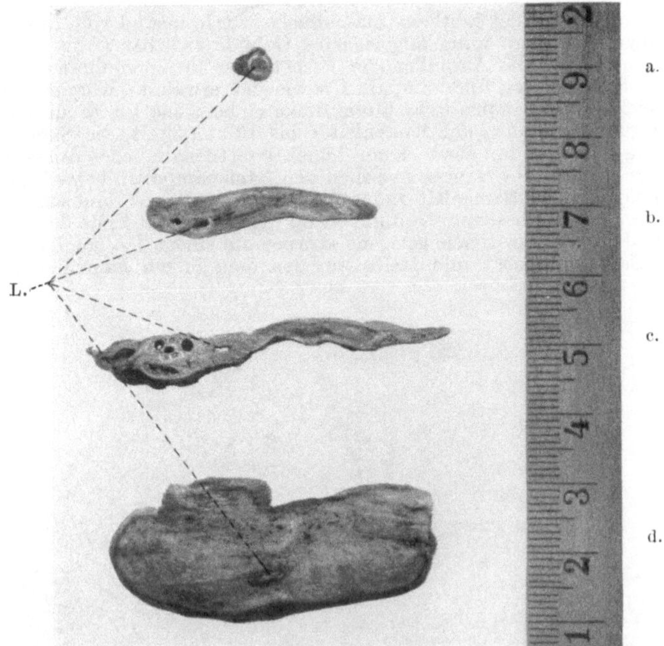

Abb. 52. Vom selben Fall wie Abb. 51. Querschnittsbilder aus verschiedener Höhe: a) durch die zystenähnliche Auftreibung des MÜLLERschen Ganges, b) und c) durch die „Genitalplatte", d) durch die Prostata. Die Lichtung (L.) des Ganges an den Schnitten bezeichnet. Die seitlichen der Samenampulle angehörenden Lichtungen sind links deutlich klaffend, rechts spaltförmig zusammengefallen.

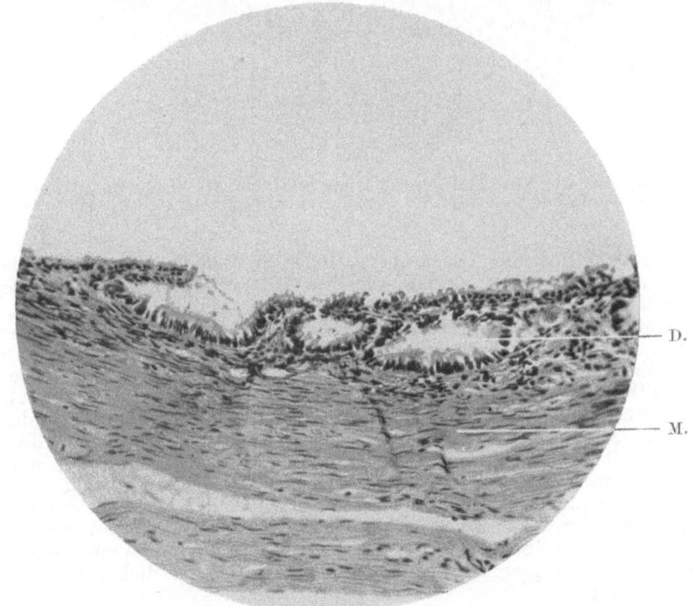

Abb. 53. Vom selben Fall wie Abb. 51. Mikroskopisches Schnittbild der zystenähnlichen Ausweitung des MÜLLERschen Ganges (entsprechend dem obersten Querschnitt von Abb. 52). Vergrößerung: Zeiß Obj. C, Ok. 2. D. drüsenähnliche Epitheleinsenkungen, M. Muskelhaut.

Ablösen des Bauchfells an der hinteren Blasenfläche wurde medial vom linken Samenleiter ein strangförmiges, ersterem innig angelagertes Gebilde sichtbar (Abb. 51), welches sich nach unten zu zwischen die Ampullen der Samenleiter in einen umfänglicheren Körper fortsetzte. Die Samenblasen und -ampullen sowie der erwähnte Körper stellten eine bis 5 cm breite, reichlich 4 cm hohe, etwa 6 mm dicke einheitliche Platte an der Hinterfläche der Harnblase dar. Ampullen der Samenleiter bis 10 mm breit, die Samenblasen bilden ihnen breitbasig aufsitzende, etwa 1 cm hohe divertikelähnliche Aussackungen. Das untere Ende des erwähnten Stranges zwischen den Samenampullen etwa 1 cm breit, $^1/_2$ cm dick, war seitlich gegen die Samenleiter nicht deutlich abzugrenzen und schien mit letzteren eine gemeinsame Hülle zu besitzen. Entsprechend dem kranialen Ende der Samenampullen verjüngte sich der zwischen ihnen gelegene Körper zu einem $1^1/_2$ cm langen, nach links abweichenden Zapfen, welcher unmittelbar in den dem linken Samenleiter angelagerten

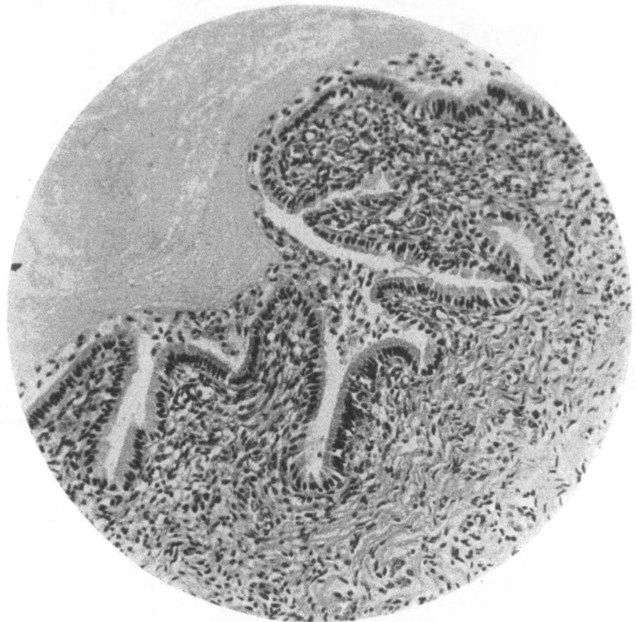

Abb. 54. Vom selben Fall wie Abb. 51. Vergrößerung wie Abb. 53. Schleimhaut des MÜLLERschen Ganges am oberen Ende der Genitalplatte. Stärker verzweigte Drüsen in zellreichem Stroma.

1—3 mm dicken Strang überging. 8 cm oberhalb des Prostatarandes schwoll dieser Strang, knapp nachdem er bereits 2 je $^1/_2$ cm lange leichte Auftreibungen erfahren hatte, auf etwa 5 mm an und behielt diese Verdickung in einem 12 mm langen Abschnitt bei, verjüngte sich dann rasch auf 1 mm Durchmesser und verlor sich, allmählich noch dünner werdend, im adventitiellen Gewebe des Samenleiters. — Hoden gewöhnlich groß, im Skrotum. Auf der linken Seite eine auffallend große, einem Eileiterende ähnliche MORGAGNIsche Hydatide. Samenableitende Wege sonst normal. — Ein Querschnitt durch die endständige Auftreibung des Stranges zeigte ein zystenähnliches dünnwandiges (kaum $^1/_2$ mm) Gebilde mit nicht geronnenem flüssigen Inhalt. Ein $2^1/_2$ cm über der Prostata durch die „Genitalplatte" angelegter Querschnitt ergab (Abb. 52) in der Mitte ein schlitzförmiges, quergestelltes, von nach Fixation geronnenem schleimigen Inhalt erfülltes Lumen von 0,5: 0,2 cm Größe, das seitlich von den Ampullen flankiert wurde. 1 cm über der Prostata waren die Samenblasendivertikel getroffen, das mittlere (Vaginal-) Lumen weiter nach links abgerückt, 0,2: 0,1 cm groß. In der halben Höhe der Prostata war in der Mitte ein kleines Lumen zu erkennen, dorsal davon ein quergestellter $^1/_2$ cm langer und 2 mm dicker dunkelroter Bezirk mit zentraler Lichtung.

Histologisch die zystische Auftreibung am oberen Ende des Stranges medial vom linken Samenleiter von Zylinderepithel ausgekleidet, welches einer ganz dünnen Lage zellreicheren Bindegewebes (ähnlich sog. zytogenem Gewebe) aufsitzt. Stellenweise ist diese Lage etwas dicker und es finden sich dann in ihr von Epithel ausgekleidete Hohlräume, welche mit der Hauptlichtung — wie Reihenschnitte zeigten — zusammenhängen und mithin drüsenähnliche Einsenkungen des Epithels darstellen (Abb. 53). Die Zellkerne im Epithel teilweise fast so hoch wie der Zelleib selbst, teilweise etwas niedriger, das Protoplasma nicht verschleimend. Nach außen von dieser Schleimhaut findet sich zunächst gürtelförmig angeordnete glatte Muskulatur und nur an einer Seite des Umfanges ein stärkeres Bündel längsverlaufender Fasern. Der linke Ductus deferens zeigt entsprechend dem Ausläufer des Stranges nur Blutgefäße angelagert. Der höher oben durch die Genitalplatte angelegte Querschnitt zeigt in der Mitte zwischen den reich gegliederten Samenampullen einen Hohlraum, dessen Inhalt schlierenartig geronnen ist und dessen teils glatte, teils gefältelte und mit drüsenähnlichen Einsenkungen versehene Innenfläche gleichfalls mit Zylinderepithel überzogen ist. Das Epithel hier höher, die Kerne nur mehr die halbe Höhe des Zelleibes einnehmend und dabei lang gestreckt (Abb. 54). Die Tunica propria hier außerordentlich gefäßreich, die Gefäße zum Teil weit. Nach außen angelagert regellos angeordnete glatte Muskulatur, die in Form breiter Bündel auch die Samenleiterampullen mit umschließt. An der Vorderfläche verläuft diese Muskulatur größtenteils in querer Richtung. Auf dem

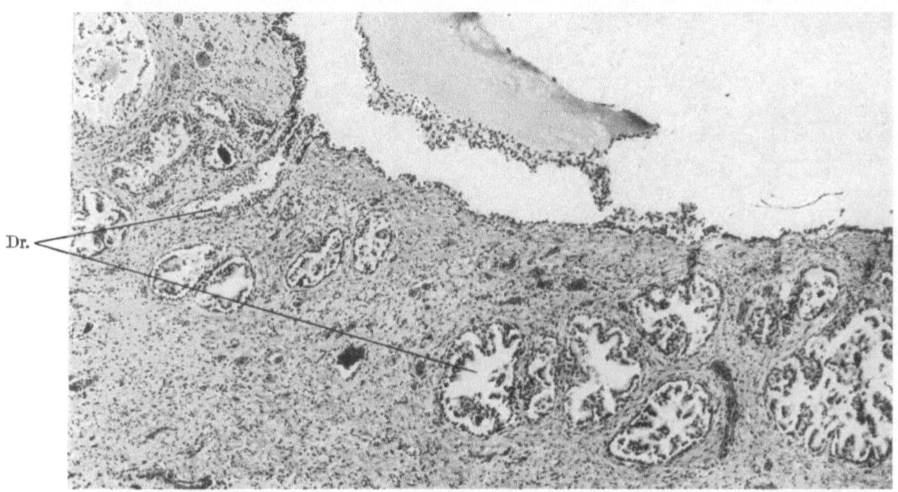

Abb. 55. Vom selben Fall wie Abb. 51. Lupenvergrößerung (Zeiß Planar 20 mm). In den unteren (der Scheide entsprechenden) Abschnitt des MÜLLERschen Ganges einmündende Prostatadrüsen (Dr.)

Querschnitt in der unteren Hälfte der Genitalplatte ist das Epithel der Fortsetzung des in der Mitte gelegenen Kanals nur mehr in einem kleinen Teil des Umfanges zylindrisch und in größerer Ausdehnung vielschichtig-kubisch mit deutlicher zylindrischer Basalzellenschicht. Vom Epithel senken sich zahlreiche drüsenähnliche Bildungen nach der Tiefe, deren Ausführungsgänge zum Teil gleichfalls mit geschichtetem Zylinderepithel ausgekleidet sind und deren Endabschnitte Prostatadrüsengruppen gleichen (Abb. 55). Die Schleimhaut ist hier ebenfalls außerordentlich gefäßreich, die Gefäße sehr weit. Innerhalb der erwähnten Drüsenzone fehlt die glatte Muskulatur. Ein Querschnitt durch die Prostata zeigt das Drüsengewebe beider Lappen gleich gut entwickelt, im Stroma viel glatte Muskulatur. Die Ductus ejaculatorii sowie die Fortsetzung des mittleren Kanals liegen in einem an weiten Blutgefäßen und elastischen Fasern reichen, von Zügen glatter Muskulatur durchsetzten fibrösen Stratum, die Innenfläche des mittleren Kanals ist sehr schön zierlich gefaltet (Abb. 56) und von kubischem stellenweise geschichteten, lumenwärts von einer niedrigen Zylinderzellage überdeckten Epithel ausgekleidet. Die Schleimhautschicht von Lymphzellen ganz locker durchsetzt.

Der Fall wurde wegen der Möglichkeit einer Deutung der in so inniger Beziehung zum Ductus deferens gelegenen und mit ihm auch durch glatte Muskulatur verbundenen Zyste (s. S. 57, Abb. 38—40) ausführlicher erörtert. Diese Zyste lag ja schon relativ hoch am Samenleiter und fast in der Höhe der leichten Auftreibungen an dem am linken Ductus deferens gelegenen Strang des eben beschriebenen Falles. Nun hatte der erwähnte Strang eine völlig in sich geschlossene, schon beinahe seinem kranialen Ende entsprechende zystische Auftreibung, die zum Unterschied von dem unteren, einer Vagina oder Cervix uteri homologen Abschnitt mit dünnflüssigem, nicht geronnenen Inhalt erfüllt war. Es war also hier die Lichtung des MÜLLERschen Ganges teilweise zystisch erweitert. Nun wäre denkbar, daß gelegentlich alles übrige von diesem Gange zugrunde geht und nur ein kurzer, sekundär sich zystoid erweiternder Rest etwas weiter kranial am Samenleiter übrig bleibt, der noch durch teilweise vom MÜLLERschen Gang sich herleitende glatte Muskulatur mit dem Ductus deferens verbunden sein kann und das Bild würde dann demjenigen gleichen, wie wir es

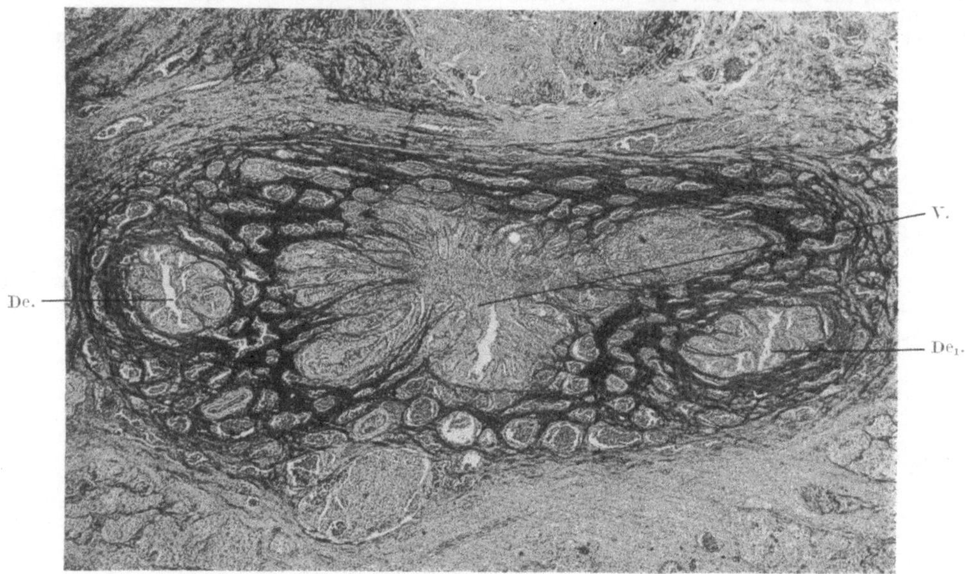

Abb. 56. Vom selben Fall wie Abb. 51. Querschnitt durch die Prostata knapp oberhalb des Colliculus seminalis. Lupenvergrößerung (Zeiß Planar 20 mm). WEIGERTS Elastikafärbung. Der zierlich gefältelte Endabschnitt der MÜLLERschen Gänge (V.) liegt mit den Ductus ejaculatorii (De. und De$_1$.) in reichlichem elastischen Gewebe dorsal von der Urethra (letztere im Bilde oben als halbrunder hellerer Bezirk teilweise sichtbar, unten im Bilde Prostatadrüsen).

bei der besprochenen Zyste am Übergang des Vas defernes in die Ampulle gefunden haben. Damit glauben wir für die meisten der an der Blasenhinterfläche vorkommenden Zysten den entwicklungsgeschichtlichen Zusammenhang mit den MÜLLERschen Fäden annehmen zu dürfen. Nochmals wäre zu betonen, daß diese Zysten grundverschieden sind von den auch unter Umständen zystoid erweiterten Divertikeln des Samenleiters, welche typisch an der lateralen Seite des WOLFFschen Ganges zur Entwicklung kommen und, wie oben dargetan wurde, zu den echten Samenblasenverdoppelungen hinüberleiten. Wir haben ja auch schon die Schwierigkeiten hervorgehoben, die scheinbare Verdoppelung des WOLFFschen Ganges (vgl. S. 54, Abb. 35) richtig zu deuten, und dort bereits betont, daß auch in diesem Fall an einen Abkömmling des MÜLLERschen Ganges mit Rücksicht auf die mediale Lagerung des rudimentären Stranges zu denken wäre.

Weiteres über diese aus vergänglichen embryonalen Organen hervorgehenden und schon zum Hermaphroditismus gehörigen Fehlbildungen siehe Abs. IV, Sexus anceps.

III. Fehlbildungen des äußeren Genitales einschließlich der Anhangsdrüsen.

Hierher gehören alle Bildungsanomalien bzw. Entwicklungsstörungen im Bereiche des Sinus urogenitalis und des Kloakenhöckers. SCHNEIDER betont sehr richtig, daß eine natürliche Einteilung, die sich an die einzelnen Entwicklungsvorgänge hält, hier schwer durchführbar ist und unterscheidet deshalb, mehr praktischen Bedürfnissen Rechnung tragend, folgende Gruppen:

1. Mißbildungen der Prostata,
2. Mißbildungen der COWPERschen Drüsen,
3. Mißbildungen der Harnröhre selbst,
4. Mißbildungen des Penis und seiner Glans,
5. Mißbildungen des Hodensacks.

Wir wollen im folgenden diese Einteilung als zweckmäßig beibehalten. Die Fehlbildungen des Enddarmes sollen dabei nur gestreift und soweit berücksichtigt werden, als sie (z. B. die Atresia ani urethralis) mit Entwicklungsstörungen im Bereiche der Geschlechtsorgane vergesellschaftet sind.

A. Mißbildungen der Prostata.

Wie eingangs erwähnt, stammt das Drüsengewebe der Prostata teils von der Blasenharnröhrenanlage, teils vom Sinus urogenitalis, da sowohl nach oben wie nach unten von der Einmündungsstelle der WOLFFschen Gänge solche Drüsen gebildet werden. Zwischen den Drüsen entwickelt sich bekanntlich in dem mesenchymalen Gewebe reichlich glatte Muskulatur, welche nach Ansicht mancher (MEIXNER, KERMAUNER) ein Analogon zu jener der MÜLLERschen Gänge darstellt bzw. von diesen stammen soll, und deren Bildung mithin von der Anwesenheit der zum Utriculus prostaticus sich vereinigenden Gänge bedingt werden soll. Kranial und kaudal von diesem organmäßig differenzierten Abschnitt finden sich die sog. akzessorischen Prostatadrüsen, deren Bedeutung für die Entstehung der sog. Prostatahypertrophie allgemein bekannt ist. Die Ausdifferenzierung der Prostata ist erst zur Zeit des Eintrittes der Geschlechtsreife vollendet und ist bedingt durch die Ausreifung der Keimdrüsen. Das Organ bleibt, wenn letztere nicht erfolgt, auf infantiler Stufe. — Über Mißbildungen der Prostata ist nicht viel bekannt.

Angeborener Mangel scheint sehr selten zu sein. Ob überhaupt ein vollständiges Fehlen aller Prostatadrüsen vorkommen kann, scheint mehr als fraglich, zumal ohne sehr tiefgreifende Entwicklungsstörungen. Nur bei solchen wurde der Mangel beschrieben, in erster Linie bei Kloakenpersistenz und tiefen Blasenspalten (ROKITANSKY, FÖRSTER). Auch bei tubulärem Hermaphroditismus ist trotz sehr weit gediehener Differenzierung der MÜLLERschen Gänge die Prostata in der Regel mehr oder weniger vollkommen ausgebildet. In MERKELS Tabelle findet sich nur der Fall von ARNOLD angeführt, bei welchem das Organ fehlte. In einer Beobachtung von GRUBER (rudimentärer Uterus) wird es als klein geschildert. Andererseits gilt bei äußerem Hermaphroditismus die Prostata als wichtiges diagnostisches Kennzeichen der Zugehörigkeit zum männlichen Geschlecht (SCHNEIDER), doch ist dem entgegenzuhalten, daß weibliche Scheinzwitter, wie dies auch Verfasser an einem Fall sah, unter Umständen eine mächtige Prostata haben können (vgl. Abschnitt IV, S. 141). Nach KERMAUNER hängt die Ausbildung der Prostata von der Gestaltung des Sinus urogenitalis ab. Sie erfolgt nur dann, wenn der Sinus zu einem längeren Kanal geschlossen ist, und unterbleibt bei kurzem Sinus urogenitalis.

Einseitiger Mangel wurde bisher nur von BÉRAUD beschrieben. Bei einem Neugeborenen war der Kollikulus bloß in der linken Hälfte ausgebildet, die Endstücke der Samenleiter waren mangelhaft entwickelt. In dem früher angeführten Fall von schwerer kombinierter Urogenitalmißbildung (S. 43) des Verfassers war die Prostata makroskopisch nicht darstellbar und es fand sich histologisch nur auf jener Seite, wo die hochgradig unterentwickelten ableitenden Samenwege vorhanden waren, spärliches Drüsengewebe; auf der Gegenseite fehlte es. Andererseits war z. B. in dem oben erwähnten Fall von beiderseitigem Samenleiterdefekt (S. 48, Abb. 30) die Prostata in gewöhnlicher Größe vorhanden.

Asymmetrische Ausbildung der beiden Lappen der Prostata ist durchaus nicht so häufig, wie man bei dem im allgemeinen nicht so seltenen angeborenen Mangel oder anderen Entwicklungsstörungen im Bereiche der ableitenden Samenwege oder einseitigem Mangel der Niere annehmen könnte. Es sind nur wenige Fälle bekannt, wo gröbere Asymmetrien des Organs, besondere Kleinheit des Lappens der Seite der Mißbildung, vorhanden waren (BALLOWITZ-Nierendefekt, HEINER-Nierendystopie). Unterentwicklung der gleichseitigen Keimdrüse ist dabei nicht Bedingung. KLEBS machte bereits darauf aufmerksam, daß die abnorme Kleinheit eines Prostatalappens gelegentlich ein wichtiges klinisches Symptom einer mangelnden oder verlagerten Niere darstelle. Wir können dies auf Grund unseres Materials nicht bestätigen.

Kümmerformen der Prostata. Sie sind teilweise in den eingangs erwähnten Fällen von Mangel beider Hoden, Hodenhypoplasie, Kryptorchismus beobachtet worden. Ist dieser nur einseitig, so ist Asymmetrie der Prostata durchaus nicht die Folge. Unterbleibt die endgültige Ausdifferenzierung des Organs, so bleibt dieses klein, wie bei eunuchoiden Individuen und Frühkastraten (vgl. oben Abschnitt I), doch sind diese Formen streng genommen nicht als Mißbildungen anzusehen, da es sich um eine ursprünglich normale Drüse handelt.

Aberration von Prostatagewebe, welches auf die erwähnten akzessorischen Drüsenanlagen zurückgeht (R. MEYER), liegt den bei alten Leuten (auch Frauen, SCHNEIDER) gelegentlich am Blasenhals sichtbaren Schleimhautknötchen zugrunde und kann unter Umständen mit Blastombildung in Zusammenhang stehen. Auch die Prostatahypertrophie ist auf solche paraprostatische Drüsen zurückzuführen (näheres s. Kapitel „Prostata" dieser Band S. 461 ff. und „Harnblase" Bd. VI/2). LUSCHKA beschreibt die — im Gegensatze zu solchen mehr die Regel als die Ausnahme darstellenden Gewebsverirrungen — bisher einzige Beobachtung wirklicher Aberration: eine am Penisrücken gelegene, in einen blinden paraurethralen Gang mündende Gruppe von Prostatadrüsen, welche wohl einer frühfetalen Epithelabsprengung vom Sinus urogenitalis ihre Entstehung verdankt.

Über Zystenbildungen in der Prostata berichtet ENGLISCH, der sie auch submukös in der Blase entwickelt sah. Die meisten Beobachtungen stammen vom Erwachsenen, wie dies auch Verfasser fand. Bei ihnen dürfte es sich wohl um erworbene Bildungen („Retentionszysten") handeln. Beim Säugling beschrieb SCHEIDE Prostatazysten, die mit Plattenepithel (ähnlich wie beim Fetus) ausgekleidet waren. ENGLISCH berichtete auch über zystenähnliche Ausweitungen des Utriculus prostaticus beim Neugeborenen als Hindernis der Miktion; die Erweiterung war anscheinend durch Epithelverklebung an der Mündung bedingt. Größere zystische Erweiterung des Utrikulus bzw. der erhaltenen unteren Abschnitte der MÜLLERschen Gänge wölben sich in der Regel oberhalb der Prostata an der Blasenhinterfläche vor (TOLMATCHEW, SPRINGER, Verfasser vgl. Beobachtung und Abb. 21 auf S. 42) und lassen sich unter Umständen röntgenologisch schon während des Lebens (BOEMINGHAUS) durch Kontrastfüllung nachweisen. Wie oben (S. 70) bereits gesagt wurde, ist die von ENGLISCH geäußerte Vermutung, eine rein mediane Lage solcher Zysten spreche für ihre Herkunft von den MÜLLER-Gängen, während seitlich gelagerte Zysten vom Vas deferens stammen sollen, nur mit Vorbehalt richtig. Auch Dermoidzysten und zystische Lymphangiome wurden hinter der Prostata beschrieben (LIEBI).

B. Mißbildungen der COWPERschen Drüsen.

Über solche ist wenig bekannt, wohl auch deswegen, weil gelegentlich der Obduktion nur selten auf sie geachtet wird. Fehlen der Drüsen scheint — auch bei verwickelten Urogenitalmißbildungen — ebenso selten wie jenes der Prostata. Einseitiger Mangel wurde von HEINER (vgl. oben S. 47) bei Nierenverlagerung, von BÉRAUD in dem vorerwähnten Fall von einseitigem Prostatamangel gesehen. Verfasser sah beiderseitigen Mangel der COWPERschen Drüsen in dem (S. 43) erwähnten Fall komplizierter Urogenitalmißbildung. SCHNEIDER erwähnt eine Beobachtung von DIECKMANN, wo bei Harnröhrenatresie eine sekundäre Abschnürung der Drüsen von dem Stammschlauch zustande gekommen war. Zystische Erweiterung der Ausführungsgänge wurde wiederholt beobachtet (R. MEYER bei Fetus, ELBOGEN bei Kindern), wobei es fraglich ist, ob es sich um eine Erweiterung durch Sekretstauung oder um abnormes (Riesen-) Wachstum des Epithels handelt. Die Erweiterung kann gelegentlich nach Art eines Harnröhrendivertikels Harnbeschwerden verursachen. Über akzessorische, nicht allzu seltene COWPERsche Drüsen vgl. v. LICHTENBERG.

C. Mißbildungen der Harnröhre.

Diese lassen sich bei Besprechung der Mißbildungen des männlichen Genitales von jenen des Penis kaum trennen und müssen darum hier kurz abgehandelt werden. Mit SCHNEIDER haben wir 3 Hauptgruppen zu unterscheiden: A. Störungen der Lumenbildung und Gestaltung, B. Verdoppelungen und abnorme Gänge, C. abnorme Ausmündungen, wobei in die erste Gruppe die Anlagedefekte, Verschlüsse, Verengerungen und Erweiterungen der Lichtung fallen, während in der letzten Epi- und Hypospadie zu besprechen sind.

1. Störungen der Lumenbildung und Gestaltung.

Mangel der Harnröhre wird als Teilerscheinung schwerer Mißbildungen, die oft nicht lebensfähig sind, gelegentlich beobachtet. Doch gibt es mitunter Fälle, die trotz solchen Defekten längere Zeit am Leben bleiben können. Wie oben dargetan, herrscht heute die Ansicht, daß die ganze Harnröhre entodermalen Ursprungs ist (R. MEYER, FELIX), also Abkömmling des Sinus urogenitalis ist, von welchem eine Pars pelvina und phallica zu unterscheiden ist. Die hintere Harnröhre (Pars prostatatica, membranacea und bulbosa) stammt vom pelvinen, am phallischen Abschnitt entsteht durch Schwund der urogenitalen Epithelmembran das Ostium urogenitale primitivum. Durch Verklebung der Seitenwände der Urethralrinne erfolgt die Bildung des Urethralseptums am drüsigen Abschnitt, welches später kanalisiert wird. Naturgemäß gehören die meisten Beobachtungen von Harnröhrenmangel in das Gebiet der Kloakenfehlbildungen, weshalb sie z. B. von KERMAUNER bei diesen besprochen werden (ausführliche Literatur). Hier sei auf den entsprechenden Abschnitt (Mißbildungen der ableitenden Harnwege und des Enddarmes Bd. VI/2) verwiesen und nur kurz bemerkt, daß ihre Entstehung bedingt ist durch abnormes Erhaltenbleiben der epithelialen Kloakenmembran infolge von Einwuchern des Mesenchyms zwischen Ekto- und Entoderm. Dabei kann der Verschluß sowohl den zum After wie den zum Harngeschlechtsteil gehörigen Abschnitt der Kloakenmembran betreffen. In diesen Fällen (HERTZ) kann die Analmembran durchgängig sein, ein After und Damm gebildet worden sein, hingegen der Urogenitalkanal mehr oder weniger vollständig fehlen. Die äußeren Geschlechtsteile sind dabei ebenfalls mehr oder weniger unausdifferenziert, das Geschlecht nach diesen allein fraglich oder aber, das Skrotum samt den darin enthaltenen Hoden kann deutlich, das Derivat des Geschlechtshöckers rudimentär sein und keine Verbindung mit den Harnwegen besitzen. Bleibt in solchen Fällen die Entwicklung des Septum urogenitale in einem Stadium stehen, wo die Verbindung zwischen Sinus urogenitalis und Rektum noch erhalten ist, so kann das Individuum am Leben bleiben, da ja die Möglichkeit besteht, die Produkte der Harn- und Samenwege mit dem Stuhl zu entleeren. Mitunter kann trotz einer vorhandenen solchen Kloakenblase aus dem Geschlechtshöcker ein undurchgängiger Penis gebildet worden sein (BURCKHARDT [Lit.]). Bleibt die Entwicklung des Septum urogenitale auf einem sehr frühen Stadium stehen, so münden nicht nur die Harnleiter und WOLFFschen Gänge in die unter Umständen eine umfängliche Blase darstellende Kloake, sondern, hoch oben an letzterer, auch der Mastdarm. Nach KERMAUNER ist als Ursache der oft ganz bedeutenden (unter Umständen ein Geburtshindernis darstellenden) Größe der Kloakenblase nicht der Abschluß nach außen, sondern ein ganz besonderes selbständiges Wachstum der Kloakenwand, eine Art partieller Riesenwuchs, anzusehen. Dementsprechend wird der Inhalt solcher Kloakenblasen ähnlich jenem angeborener Hydronephrosen als Sekretionsprodukt der Wand angesehen (vgl. v. BÜNAU).

Angeborene Verschlüsse sind als sekundäre Fehlbildungen durch Atresie im Bereiche einer bereits an die Urogenitalmembran herangewachsenen Sinus-urogenitalis-Anlage anzusehen. SCHNEIDER betont durchaus richtig, daß im Einzelfalle die Unterscheidung von Anlagedefekt und sekundärer Atresie oft undurchführbar ist, da ja (ähnlich wie es oben für die Defekte des WOLFFschen Ganges ausgeführt wurde) eine seinerzeit vorhanden gewesene Anlage spurlos verschwunden sein kann und nur histologische Untersuchung an Reihenschnitten unter Umständen die Unterscheidung möglich macht. Auch eine scheinbare Atresie kann sich dann gelegentlich ähnlich wie am Harnleiter (z. B. in der Beobachtung von v. BÜNAU) noch als engster epithelausgekleideter Kanal darstellen. Bei den ausgedehnten Atresien hat die starke Wucherung des Mesenchyms zum Schwunde der Lichtung im Endabschnitt des Sinus urogenitalis geführt (ANDERS). Die Atresien können dabei als Teilerscheinung verwickelter Entwicklungsstörungen angetroffen werden, so mit Hypoplasie einer oder beider Nieren, Riesenwuchs der Harnleiter und Harnblase; der Mastdarm kann dabei normal sein (BOSTROEM).

Umschriebene Verschlüsse (Lit. bei BURCKHARDT und KAUFMANN) können in verschiedenen Abschnitten der Harnröhre vorkommen, sind entweder mehr membranartig und leiten dann zu den Falten- und Klappenbildungen über, oder derb-bindegewebig. Am häufigsten finden sie sich im vorderen Abschnitt der Urethra und werden blasenwärts immer seltener. Gelegentlich können beide Formen vergesellschaftet vorkommen. Verschlüsse im glandaren Abschnitt können membranartig dünn sein und auf Erhaltenbleiben der Epithelverklebungen des inneren Vorhautblattes und der Glans zurückgehen oder aber, sie können auch vom Epithel und Bindegewebe gebildet werden, also eine regelrechte Atresie darstellen. Ist der Verschluß ausgedehnter und betrifft er die Harnröhre im ganzen Bereich der Glans oder allein in ihrem hinteren Abschnitt, so findet sich diese sog. vollständige oder unvollständige

„Imperforatio glandis“ in der Regel mit einer Urethralöffnung an der Unterfläche des Penis ähnlich wie bei Hypospadie vergesellschaftet; oder aber, es kann neben einer solchen hypospadischen Harnröhrenöffnung sich an der Spitze der Glans ein kurzer, dem Endstück des glandaren Urethralteiles entsprechender Blindgang finden, wie dies Verfasser bei einem Scheinzwitter (vgl. Abschnitt IV, Sexus anceps) beobachten konnte (S. 142). Zurückzuführen sind diese glandaren Harnröhrenverschlüsse auf das Ausbleiben der Lumenbildung in dem Endstück der entodermalen Urethralplatte und nicht — wie früher angenommen wurde — auf das Fehlen einer Einstülpung des Epithels der Glans.

Verschlüsse innerhalb der Pars cavernosa und membranacea sind — wie erwähnt — seltener und in ihrer Entstehung noch unklar. Nach DIECKMANN soll eine Überdehnung der Harnröhre durch äußere mechanische Einflüsse oder nicht koordiniertes Wachstum des Epithels und Mesenchyms solche Atresien noch in einem späten Zeitpunkt des Fetallebens bedingen können. In der Beobachtung dieses Autors fand sich die ausgedehnte Atresie im membranösen Abschnitt bei Nierenunterentwicklung und Mißbildungen der unteren Extremitäten. Histologisch ließen sich schon die in Höhe des verödeten Abschnittes gelegenen COWPERschen Drüsen nachweisen.

Angeborene Verengerungen der Harnröhre sollen nach neueren Statistiken (BOEMINGHAUS) etwa 2—3% aller Harnröhrenverengerungen ausmachen. Es lassen sich 2 Haupttypen, ähnlich wie bei den Atresien unterscheiden; einmal solche am glandaren Abschnitt und weiter solche in der Gegend der Pars prostatica und membranacea urethrae. Andere Lokalisationen sind kaum bekannt.

a) Glandäre Verengerungen (Stenosen) finden sich im vordersten Abschnitt der Harnröhre, entweder unmittelbar am Orifizium oder im Bereiche der Fossa navicularis. Von einer Stenose des Orifiziums ist erst dann zu sprechen, wenn beim Erwachsenen eine Sonde von 15 Charrière (5 mm Dchm) nicht mehr passiert (vgl. FREYLICH, Lit.). Beim Neugeborenen finden sich die Verengerungen des Orifiziums häufig neben Phimose (BURCKHARDT). Gelegentlich kann die Harnröhrenmündung in solchen Fällen nach abwärts an die Unterfläche der Glans gerückt sein, so daß sie dann ähnlich wie bei einer Hypospadie geringen Grades gelegen ist. Es kommen hiedurch Übergänge zur Hypospadie zustande, bei welcher ja die Öffnung der Urethra auch in der Regel eng ist (SCHNEIDER, vgl. auch unten S. 92). Das Orifizium ist dann mitunter infolge stärkerer Faltenbildung verunstaltet, sichel- oder halbmondförmig gestaltet. Ähnliche Falten können sich daneben auch innerhalb der Fossa navicularis finden. Das Epithel erfährt mitunter eine leukoplakieähnliche Umwandlung, wird xerotisch und verstärkt unter Umständen die Verengerung (ENGLISCH). Ausgedehnte Stenosen können entweder den ganzen Teil der Urethra innerhalb der Glans betreffen oder nur dessen hinteren Abschnitt, entsprechend dem proximalen Ende der Fossa navicularis (GUÈRINsche Falte s. u.). Das Orificium externum urethrae kann dabei eingeengt und die Vorhaut phimotisch sein. ENGLISCH beschreibt daneben noch Verlegungen in der Pars cavernosa. Dafür, daß solche mehrfache Verengerungen der Harnröhre angeboren sind, spricht nach FREYLICH die häufig neben ihnen zu beobachtende Anwesenheit anderer Mißbildungen (Phimose, Kryptorchismus u. dgl.). Alle diese Verengerungen sind entwicklungsgeschichtlich auf das unvollkommene Einreißen der epithelialen Urethralplatte zurückzuführen. Ihre große Häufigkeit erklärt sich daraus, daß die Entwicklungsvorgänge der Harnröhre sich in einem verhältnismäßig späten Zeitpunkt (bis Ende des 5. Fetalmonates) abspielen. FREYLICH sieht hinsichtlich der Entstehungsursache in diesen Stenosen eine Weitergestaltung im weiblichen Sinn, indem er auf das Ausbleiben der Perforation an der weiblichen Glans hinweist. Es wäre also die Entstehung dieser Verengerungen durch „einen Mangel viriler Qualität des Keimmaterials" zu erklären.

Entsprechend einem Rest der glandaren Urethralplatte findet sich schon normalerweise eine quere Falte an der oberen Wand der Urethra in Höhe des proximalen Umfanges der Fossa navicularis, die gelegentlich etwas stärker entwickelt sein kann und als Valvula fossae navicularis oder GUÈRINsche Falte bezeichnet wird. Mit Rücksicht auf die Variabilität ihrer Ausbildung, die gelegentlich zu einem Hindernis beim Katheterismus werden kann, ist sie praktisch bedeutsam.

b) Die sog. infrakollikuläre Urethralstenose. In diesem Zusammenhang ist in erster Linie eine Verengerung anzuführen, die an typischer Stelle im Bereiche der Grenze von Pars prostatica und membranacea der Harnröhre vorkommt. Die früheren Beobachtungen dieser Art finden sich bei BURCKHARDT zusammengestellt, denen aus neuerer Zeit die Fälle von BRONNER, DÜTTMANN, FOEDERL, FREY, FUCHS, HEINICKE, LEDERER, LINDEMANN, WILCKENS, jüngst CHIARI (Abb. 57) anzureihen sind. Aus dem ausländischen Schrifttum finden sich weitere Fälle bei BRONNER, FRANGENHEIM und GLINGAR angegeben. Diese mehr als 40 Beobachtungen sind wohl trotz gewisser Verschiedenheiten im anatomischen Befund als Äußerungen eines und desselben entwicklungsgeschichtlichen Vorganges zu deuten (FREY, SCHNEIDER). Früher glaubte man, daß die ursprüngliche Form dieser Stenose eine quer die Urethra durchsetzende Membran mit zentraler Öffnung nach Art eines Diaphragmas darstelle (JARJAVAY). Doch scheint diese Vorstellung nicht ganz richtig. FOEDERL beobachtete bei einem 13 Monate alten Knaben eine solche Verbildung, bei welcher distal vom Kollikulus sich die Crista urethralis inferior in zwei Falten spaltete, die nach vorne verliefen und dann an der oberen bzw. seitlichen Harnröhrenwand ansetzten, so daß zwei seitliche halbmondklappenähnliche Taschen durch sie gebildet wurden. Da die Falten somit distal ansetzen und die Taschen blasenwärts offen sind, werden sie bei der Harnentleerung gefüllt und bilden ein Abflußhindernis, welches schließlich zu einer starken Erweiterung der Pars prostatica urethrae führt, die dann gleichsam nur eine Fortsetzung oder Verlängerung des Blasenhalses darstellt. Die weiteren Folgen sind Hypertrophie der Blasenmuskulatur und Dilatation der Ureteren und Nierenbecken. Durch Harnstauung und den notwendigen Katheterismus wird die Möglichkeit zu sekundärer Infektion gegeben. Weiter kann es zu einer starken Ausbuchtung der oberen weniger widerstandsfähigen Wand der Pars prostatica urethrae nach Art eines Divertikels kommen, wobei die Taschenräume seitlich von der Ansatzstelle der Falten besonders stark ausgebuchtet werden, so daß der mächtig erweiterte Abschnitt der Harnröhre die Pars membranacea förmlich überlagert. Die zwischen den Falten gelegene Öffnung stellt dann einen vertikalen bis zu $^1/_2$ cm hohen Spalt im hinteren Abschnitt der Verschlußmembran dar, wobei sich an dem Abschluß der prostatischen Urethra außer den zunächst vorhandenen halbmondklappenähnlichen Falten auch noch die ausgebuchtete Vorderwand dieses Harnröhrenabschnittes beteiligt. Die Pars membranacea urethrae, welche ihre normale Weite beibehält, erscheint so gleichsam in die divertikelähnlich erweiterte Pars prostatica urethrae invaginiert. Darnach handelt es sich in diesen Fällen immer um eine Klappen- bzw. Nischenbildung, die zu einer Ausweitung der vorderen Wand der prostatatischen Harnröhre führt und nicht, wie DÜTTMANN glaubt, um eine Dehnung von deren Hinterwand. FREY spricht bei der beschriebenen Veränderung von Scheinklappenbildung, da eben die vordere Harnröhrenwand in die Klappenbildung sekundär einbezogen wird und die Verlängerung der beiden die Fortsetzung der Crista urethralis darstellenden Falten bildet. Demgemäß sind dann in der Abschlußmembran des erweiterten Abschnittes Prostatadrüsen nachweisbar, ebenso glatte Muskulatur Bronner). Schlagenhaufer beschreibt eine weniger stark ausgebildete solche Abnormität, die er als Klappentrichterverschluß bezeichnet und sie mit der Verengerung bei Verwachsungen der Aortenklappen vergleicht. Durch relative Insuffizienz der Klappen soll nach Foederl das Harnträufeln in solchen Fällen zu erklären sein. Selten überschreiten die Träger dieser Veränderung die ersten Lebensjahre (Lederer), da ja das hochsitzende Durchgangshindernis sehr frühzeitig schwere Erscheinungen bedingt. Budd beobachtete die Mißbildung bei einem 16jährigen Individuum; in seinem Fall hatte anscheinend die größere Geräumigkeit des Schlitzes innerhalb der Faltenbildung eine längere Lebensdauer des Trägers ermöglicht.

Chiari demonstrierte eine solche Klappenbildung von einem 21 Monate alten Knaben (vgl. Abb. 57), der unter urämischen Erscheinungen gestorben war. Seit Geburt stets nur sehr geringe Harnentleerung, in den letzten Monaten ständig Harnträufeln. Die Harnblase bei der Spitalaufnahme prall gefüllt, durch Katheterismus leicht entleerbar, was mit der Unmöglichkeit einer spontanen Harnentleerung einigermaßen im Widerspruch stand. Bei der Obduktion die Muskulatur der Harnblase mächtig hypertrophisch, Nierenbecken und Harnleiter hochgradig erweitert; im häutigen Teil der Urethra zwei taschenförmige Klappen nach Art von „Semilunarklappen“ angeordnet, die zwischen sich einen in dorsoventraler Richtung weisenden Spalt freiließen. Da die Taschenlichtung der Blase zugewendet war, erklärt sich der erwähnte Widerspruch zwischen natürlicher und künstlicher Harnentleerung.

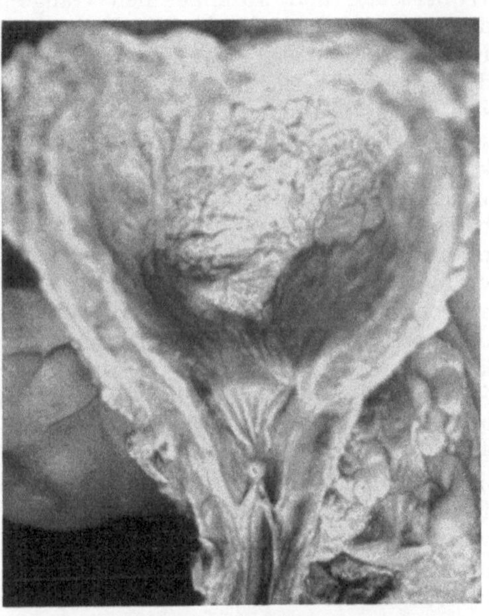

Abb. 57. Sogenannte infrakollikuläre Urethralstenose. Beobachtung von H. Chiari (Leopoldstädter Kinderspital). Harnblase eröffnet, dickwandig. Die Pars prostatica urethrae erweitert. Von dem gut sichtbaren Kollikulus ziehen „semilunarklappenähnliche“ Schleimhautfalten distal an die Urethralwand.

Gelegentlich kann die Klappe bzw. Falte nur auf einer Seite ausgebildet sein (Picard, Godard) und dadurch auch erst verhältnismäßig spät Erscheinungen machen. Mitunter ist sie mit anderen Geschlechtsmißbildungen vergesellschaftet, z. B. Phimose. Auch eine abnorme Größe des Utriculus prostaticus mit Ausgestaltung zu einer Vagina wurde dabei beschrieben (Tolmatschew, Fuchs angef. bei Schneider). Anomalien an Nieren und ableitenden Harnwegen (Blasendivertikel) fanden sich dabei in mehreren Fällen.

Bezüglich der Entstehung der infrakollikulären Stenosen gehen die Meinungen auseinander. Klebs und später Lederer dachten an eine mangelhafte Verschmelzung der Keimblätter, da ja gerade hier die Stelle ist, wo ento- und ektodermale Urethralanlage aneinander grenzen sollen. Ähnlich vermutete Wilckens in den Falten ein Überbleibsel der Kloakenmembran. Die Erklärung, welche Fischel für die von Glingar beschriebenen proximal und distal vom Kollikulus die Urethrallichtung in der Längsrichtung durchziehenden Bänderstenosen gibt, daß es sich um sekundär fibrös durchsetzte embryonale Epithelverklebungen handle, kommt für die typische Infrakollikulärstenose kaum in Betracht. Auch die bei Bronner erwähnte Erklärung Lowsleys, welcher die Entstehung auf Abnormitäten der Wolffschen und Müllerschen

Gänge zurückführt, erscheint zweifelhaft. TOLMATSCHEW sieht in der Ausbildung der Klappen eine ungewöhnlich starke Entwicklung schon normalerweise vorhandener Schleimhautfalten, deren geringster Grad die häufig zu beobachtende Gabelung der sog. Crista urethralis inferior in zwei Frenula cristae darstellen soll. WATSON sah bei Feten epitheliale Verlötungen der Harnröhrenwand in der Gegend der Crista zwischen letzterer und dem Dach der Urethra, die anscheinend auf eine Entwicklung des Colliculus seminalis zu ungewöhnlicher Größe zurückgingen, und möchte in ihnen die Ursache der in Rede stehenden Stenosen sehen. In ähnlicher Weise glaubt SCHNEIDER, daß Entwicklungsvorgänge im MÜLLERschen Hügel, wo die Einbeziehung der WOLFFschen und MÜLLERschen Gänge in den Sinus urogenitalis stattfindet, die maßgebende Rolle für die Entstehung der Taschenfalten spielen, da ja die Einpflanzung dieser Gänge die Ursache der hügelförmigen Vorwölbung und der schon frühzeitig erfolgenden Ausbildung der Crista urethralis ist. SCHNEIDER stützt sich bei seiner Auffassung auf die Tatsache, daß in zahlreichen Fällen solcher Verengerungen ein ungewöhnliches stärkeres Hervortreten des Kollikulus, in 2 Fällen (vgl. oben S. 77) auch Entwicklungsstörungen in Form von Erhaltenbleiben ausgedehnterer Endabschnitte der MÜLLERschen Gänge beschrieben wurden. SCHNEIDER vermutet daher, daß bei einer tieferen Einpflanzung der erwähnten Gänge nicht nur der Colliculus urethralis stärker vorragt, sondern auch die Crista urethrae in ihrem gegabeltem Ende sich faltig erheben kann, wobei die Enden der Falten dann stärker divergieren und gegen die obere bzw. vordere Urethralwand verschoben sein können. Epithelverklebungen, wie sie von WATSON beschrieben wurden, können an sich nach SCHNEIDER wohl kaum zu so regelmäßigen Faltenbildungen führen. Damit glaubt SCHNEIDER trotzdem die Auffassungen von TOLMATSCHEW und WATSON einheitlich verknüpfen zu können und sieht in der abnorm tiefen Kollikulusimplantation in den Sinus urogenitalis die Ursache der infrakollikulären Stenose. Den höchstens Grad dieser Verengerung stellt nach SCHNEIDER die Beobachtung von ARNOLD dar, wo sich bei einem Fetus neben einem deutlichen Uterus masculinus eine zystische Ausweitung der prostatischen Urethra mit angeborener Harnröhrenstriktur fand.

Bezüglich des erwähnten Falles schließt sich CHIARI der Erklärung LEDERERS an und betont dabei, daß sich diese Klappen nur in der Pars membranacea distal vom Kollikulus, nie zentral davon oder in der Pars cavernosa der Harnröhre finden. Die Pars prostatica und membranacea stammen entwicklungsgeschichtlich vom Sinus urogenitalis, sind also entodermaler Herkunft, während die Pars cavernosa aus dem Ektoderm der Kloakenmembran ihre Epithelbekleidung bezieht. „Bleibt eine ideale Verschmelzung dieser beiden Anteile aus, so erscheint eine derartige Klappenbildung an dieser Stelle möglich und ist als Hemmungsmißbildung aufzufassen (CHIARI).

KERMAUNER reiht auch diese Bildungen entsprechend seiner Auffassung (vgl. S. 74) unter die exzessiven Wachstumsvorgänge, welche am Harngeschlechtsschlauch zu Kloakenzysten, Riesenharnblasen, kongenitalen Hydronephrosen und Riesenureteren führen, da man die Erweiterung der prostatischen Urethra gelegentlich schon beim Neugeborenen findet. Die Faltenbildungen und Stenosen sollen aus gleichzeitigen örtlichen Wachstumshemmungen zu erklären sein. Diese Beobachtungen wären damit gleichzustellen dem oben erwähnten Fall von v. BÜNAU, wo neben dem Riesenwuchs des Nierenbeckens und des Ureters fast im ganzen Verlauf der scheinbar atretische Endabschnitt des letzteren mikroskopisch eine deutliche epithelisierte Lichtung aufwies. Die Wachstumshemmung betraf also nur diesen Anteil. SCHNEIDER hält die KERMAUNERsche Auffassung gerade für die infrakollikuläre Stenose als nicht anwendbar. Wir können zu dieser Frage keine Stellung nehmen, da uns eigene Erfahrungen fehlen.

Eine Beobachtung von C. O. SCHMIDT, welche eine hochgradige Erweiterung der Harnblase infolge klappenartigen Verschlusses des Orificium urethrae internum betraf, wird von KERMAUNER nicht als besondere Form angeborener Urethralverengerung, sondern wohl durchaus richtig als eine sekundäre Abknickung des Harnröhrenabganges infolge des Riesenwuchses der Harnblase gedeutet.

c) Anderweitige tiefe Urethralstenosen. Über solche liegen verschiedene Einzelbeobachtungen vor, von denen jene bei Erwachsenen, da es sich zumeist um klinisches Material handelt, wohl durchaus nicht immer als Mißbildungen, sondern öfters als Folgen entzündlicher Erkrankungen anzusehen sind. Sicher angeboren dürften die von BURCKHARDT in seiner Zusammenstellung erwähnten ringförmigen oder zylindrischen Stenosen in der Pars cavernosa urethrae in den Fällen von DEMME und MURPHY bei kleinen Kindern sein, möglicherweise auch einzelne Beobachtungen von ENGLISCH beim Erwachsenen. Faltenförmige angeborene Verengerungen in der Pars cavernosa wurden von GOLDBERG und PETZ beschrieben. Bei einem Neugeborenen fand SEGALL (zit. bei SCHNEIDER) eine langgestreckte verengende schräge Falte in der Pars cavernosa und membranacea urethrae. Nach LUSCHKA wären manche der Klappen- und Faltenbildungen auf stärker entwickelte Säume MORGAGNIscher Lakunen zurückzuführen.

Von sonstigen Kollikulusanomalien wurde die abnorme Größe bereits erwähnt, ebenso die von ENGLISCH (s. S. 63) in einem Falle beobachtete zystische Erweiterung des Utriculus prostaticus beim Neugeborenen infolge Epithelverklebung an der Mündung. SCHMINCKE sah bei einem 23 jährigen Eunuchoiden mit hochgradiger Hodenhypoplasie und Unterentwicklung der Prostata eine Verbreiterung des Colliculus seminalis mit Bildung einer kapuzenartigen Schleimhautfalte, die er als eine Art Hymen auffaßte, ähnlich wie dies SCHMORL bei einem 22 jährigen männlichen Scheinzwitter mit Hypospadie an der Mündung der MÜLLERschen Gänge beschrieb. Verfasser sah eine ähnliche Hymenbildung bei einem männlichen tubulären lateralen Hermaphroditen (vgl. unten S. 128, Abb. 79). GODARD erwähnt einen Fall, wo der Kollikulus überhaupt fehlte und durch eine geräumige Öffnung ersetzt war, welche die Mündungen des Utriculus prostaticus und der Ductus ejaculatorii aufnahm, ähnlich, wie man dies gelegentlich bei Scheinzwittern sieht. Asymmetrische Bildung des Kollikulus findet sich in den oben (S. 41) erwähnten Fällen von einseitigem Samenleitermangel gelegentlich. Bei dem dort erwähnten beidseitigen Defekt sah Verfasser den Kollikulus deutlich ausgebildet.

Angeborene Erweiterungen der Harnröhre. Sie werden mit FOURNIER als Urethrozelen bezeichnet, worunter in diesem Zusammenhang nur idiopathische oder primäre solche zu verstehen sind, während die sekundären Erweiterungen oder Urethrozelen zentral von angeborenen Verengerungen bzw. Verschlüssen oder auf entzündlicher Basis entstandene hier ausscheiden. Solche primäre umschriebene Erweiterungen der Harnröhre bei sonst normalem Verhalten der letzteren hinsichtlich des Lumens können schon beim Neugeborenen oder im frühen Kindesalter angetroffen werden, sich aber auch andererseits auf Grund einer angeborenen Schwäche der Urethralwand erst im späteren Mannesalter zu voller Größe ausbilden. Man spricht hier von angeborenen Harnröhrendivertikeln („poche urinaire"); das Schrifttum über sie ist ziemlich umfangreich (vgl. Zusammenstellungen bei KAUFMANN, v. HABERER, DENK, v. ADLER-RACZ, röntgenologisch SORANTIN). Auch hier sind die Schwierigkeiten ähnlich groß wie bei manchen Formen der Harnröhrenverengerungen, im einzelnen Fall zu entscheiden, ob die Erweiterung tatsächlich angeboren oder erst sekundär entstanden ist. Sie werden noch größer dadurch, daß, wie eben bemerkt, auch erst später in

Erscheinung tretende primäre Divertikel vorliegen können. Alte mit der Urethra breit in Verbindung stehende paraurethrale Abszesse, die sekundär epithelisiert wurden, können Divertikel vortäuschen (Timofeews Fall wird z. B. von Schneider u. a. in dieser Weise gedeutet). Schon deswegen ist es schwer, die Zahl der bisher mitgeteilten angeborenen Urethraldivertikel anzugeben. Denk stellte 1912 etwa 32 solche zusammen, denen aus dem neueren Schrifttum noch ungefähr 10 Beobachtungen anzufügen sind.

Sitz der primären Divertikel ist immer die untere Wand der Harnröhre, meist im vorderen Abschnitt hinter der Glans, während sie nach hinten zu an Häufigkeit abnehmen. Die in der Gegend des Bulbus urethrae gelegenen wölben sich bei einiger Größe am Perineum vor, doch ist bei ihnen in sehr vielen Fällen fraglich, ob sie wirklich angeborene Bildungen darstellen, da gerade hier ausheilende Abszesse häufig beobachtet werden. Die Divertikel in der prostatischen Urethra sind auch hinsichtlich ihrer Entstehung von jenen der vorderen Harnröhre zu trennen. Die Ausweitungen können bis Faustgröße erreichen und den Penis stark verunstalten (vgl. Abb. 39 und 40 bei Frangenheim).

Über die Gestalt der Divertikel ist zu bemerken, daß sie gelegentlich sackförmig ist, mit mehr minder enger rundlicher oder spaltförmiger Zugangsöffnung, oder weiter solcher, wobei dann die untere Urethralwand im Divertikelbereich ganz zu fehlen scheint. Die Form wird damit mehr halbspindlig. Der vordere Umfang der Eingangsöffnung kann dann lippenförmig ausgezogen werden und begünstigt durch seine klappenähnliche Wirkung die Erweiterung des Sackes infolge Füllung durch den Harn beim Harnlassen. Hüter vergleicht diese Faltenbildungen mit der Ileozökalklappe, zumal auch an der oberen, gegenüber der Eingangsöffnung zum Divertikel liegenden Urethralwand sich gelegentlich eine ähnliche Schleimhautfalte bilden kann (Thiemann). Eine Klappenbildung am hinteren Umfange des Divertikeleinganges wurde von Hendriksz und später Escat beschrieben. Die ursprünglich dünne und glatte Divertikelwand wird durch entzündliche Veränderungen, die bei längerem Bestande nie ausbleiben, derber, weißlich, die Innenfläche epidermisähnlich. Wird die Wand durch schwerere entzündliche Vorgänge noch stärker zerstört, so ist sie endlich von einer Abszeßhöhle nicht mehr zu unterscheiden (vgl. oben S. 79). Gelegentlich kann es im Divertikel zu Steinbildung kommen; die Konkremente sind entweder singulär und dann mitunter groß (Boemminghaus Lit.) oder zahlreich (in einem Fall von Grube 162!). Idiopathische Divertikel dürfen nur reine Phosphatsteine enthalten (Schneider). Maresch beobachtete in einem großen Divertikel der hinteren Harnröhre mehrere Uratsteine. Dieser Fall leitet über zu den außerordentlich seltenen Divertikeln der prostatischen Harnröhre, von denen als echtes solches Schneider nur den Fall Gansen gelten lassen möchte. Auch diese Divertikel stellen, wenn sie größer werden, eine Vorwölbung am Perineum dar. Sie müssen von den eingangs erwähnten vom Bulbus der Urethra ausgehenden Divertikeln (Lessing u. a.) unterschieden werden.

Histologisch einwandfrei sind nur jene Beobachtungen, welche an Neugeborenen oder Kleinkindern erhoben werden. Man findet dann die Innenfläche mit geschichtetem Zylinderepithel ausgekleidet, welches jenem der normalen Urethra gleicht (Girgolaw zit. Denk). Sehr frühzeitig kommt es zu einer Metaplasie des Epithels zu Plattenepithel, welches keine Verhornung, wohl aber Parakeratose zeigt. Es entwickelt sich dann in der Regel auch ein deutlicher Papillarkörper. Kavernöses Gewebe findet sich nur ganz selten in der Wand (Durand), öfter dagegen lassen Züge glatter Muskulatur und reichliche Gefäßversorgung der bindegewebigen Wand auf eine frühere Anwesenheit kavernösen Gewebes schließen. In der Regel finden sich die Divertikel als für sich allein bestehende Genitalmißbildungen, die nur ganz selten mit Phimose, Hypospadie oder akzessorischen Urethralgängen vergesellschaftet angetroffen werden.

Die Entstehung der primären Urethraldivertikel ist auch dann, wenn es sich um noch nicht weiter veränderte angeborene Erweiterungen handelt, unklar. Die neueren Theorien machen für ihre Entstehung Entwicklungsstörungen beim Abschluß des Urethralrohres verantwortlich. Man kann sich vorstellen, daß mangelhafte Aneinanderlagerung und Verwachsung der Geschlechtsfalten zu solchen Ausweitungen führt. Aus dem mikroskopischen Bau der Divertikelwand kann man keinen Rückschluß auf ihre Entstehung ziehen. Wenn SUTER glaubte, die Auskleidung durch Plattenepithel mit Entwicklungsstörungen in Beziehung bringen zu können, so ist dem entgegen zu halten, daß das Epithel der ableitenden Harnwege sich ganz besonders häufig in Plattenepithel umwandeln kann; dies auch ohne entzündliche Reizwirkung, da gelegentlich schon beim Neugeborenen eine derartige Epithelprosoplasie angetroffen werden kann. Ebenso ist auch der Mangel kavernösen Gewebes in der Divertikelwand nicht Ursache der Ausstülpung (DE PAOLI), sondern auf Atrophie solchen Gewebes zurückzuführen. R. MEYER fand bei älteren Feten und Neugeborenen kleine urethrale Divertikel mit weniger hoch entwickeltem Epithel, die aber in ihrer Lagerung sich von den echten Harnröhrendivertikeln unterschieden. Alle neueren Erklärungsversuche — durchaus Hypothesen — sehen die Ursache der Divertikelbildung in ungewöhnlichen Vorgängen beim Abschluß der Harnröhrenrinne, die zeitlich etwa in die 8. bis 13. Woche des Fetallebens fallen. VOILLEMIERS Erklärung ist heute verlassen, da sie dem entwicklungsgeschichtlichen Vorgang nicht entspricht. Nach KAUFMANN soll die Penisharnröhre sich schließen, ehe die glandäre Urethra eröffnet wird und die Harnstauung soll dann zu Erweiterung des retroglandären Urethralabschnittes führen. Diese Anschauung würde aber erst dann an Boden gewinnen, wenn eine fetale Harnabsonderung tatsächlich feststünde. Neuere Theorien (MARCHADIER, MERMET, WECHSELMANN, SUTER und v. LICHTENBERG) versuchen für die Entstehung der Divertikel und auch für jene der akzessorischen Kanäle der Harnröhre sowie für manche Formen von Zystenbildungen am Penis eine einheitliche Erklärung zu geben. Nach FELIX und R. MEYER ist, wie eingangs (s. S. 11) ausgeführt, die ganze Urethralrinne entodermalen Ursprunges, was allerdings nicht allgemein angenommen wird. Nach WECHSELMANN bleibt vor der Ablösung des Epithelrohres der Urethra vom Ektoderm eine Epithelbrücke zwischen beiden bestehen, die später schwindet, aber gelegentlich teilweise in wechselnder Ausdehnung erhalten bleiben könne (vgl. auch Abb. 6). Je nach Lage und Ausdehnung solcher abnorm erhaltener Epithelbezirke sollen sich aus ihnen die erwähnten Fehlbildungen anlegen können. SCHNEIDER hält die Möglichkeit einer solchen Divertikelbildung für durchaus glaubhaft und führt als Stütze dieser Anschauung die von R. MEYER beobachteten oben erwähnten pathologischen Entwicklungsvorgänge an, sowie die Tatsache, daß gelegentlich akzessorische Urethralgänge mit Divertikeln unmittelbar zusammenhängen (BOGOLJUBOW). Der Ursprung dieser Bildungen wäre darnach als rein entodermal zu erklären.

Die weiter nach hinten in der Harnröhre gelegenen Divertikel können auf diese Weise nicht erklärt werden. Divertikel am Bulbus der Harnröhre gehen möglicherweise gelegentlich auf Zysten im Bereiche der Ausführungsgänge der COWPERschen Drüsen zurück, die eine sekundäre Verbindung mit der Urethra erhielten (BRENNER, KEERSMAECKER). Die im Bereiche der prostatischen Harnröhre gelegenen können einmal durch Erweiterung des Utriculus prostaticus zustande kommen, andererseits nach R. MEYER auf Reste des vom Sinus urogenitalis zum Enddarm ziehenden Kloakenganges zurückgehen. Für die erst beim Erwachsenen in Erscheinung tretenden „primären Urethrozelen“

nahm FOURNIER erworbene Ausstülpung der Wand auf Grund entzündlicher Erweiterungen z. B. LITTRÉscher Drüsen an. Nach ihm soll auch bei allen übrigen angeborenen Formen eine umschriebene Wandschwäche im Bereiche der Urethra die Ursache der Erweiterung sein.

2. Verdoppelungen der Harnröhre; akzessorische Gänge.

In diesem Zusammenhang sind alle abnormen Gänge bzw. Lumenbildungen anzuführen, die sich ohne Verdoppelung des Penis, also in einem einheitlichen

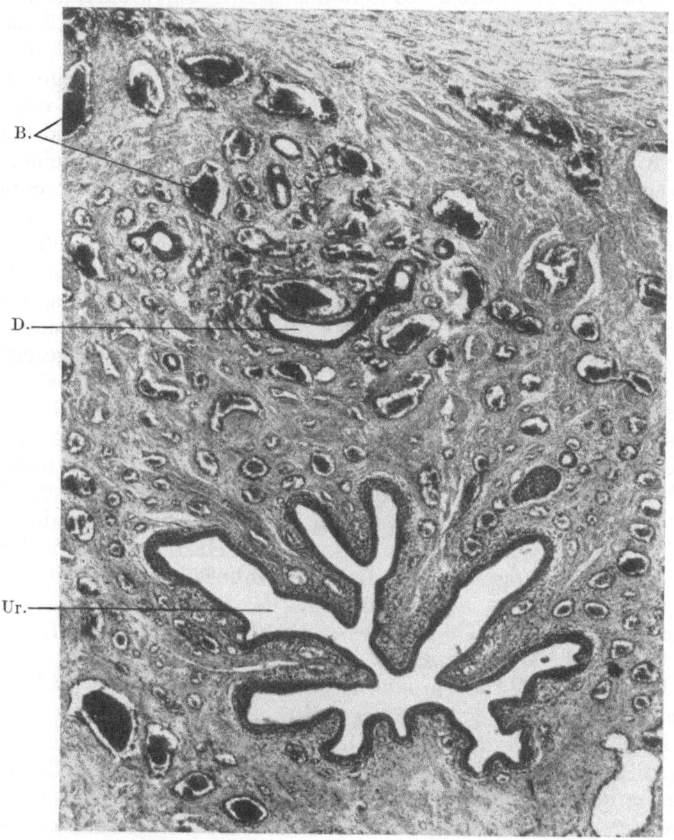

Abb. 58. Paraurethraler Gang (Dorsalkanal). Querschnitt durch das unterentwickelte Glied eines 48jährigen Eunuchoiden. Lupenvergrößerung (Zeiß Planar 20 mm). B. Bluträume, D. der von mehrschichtigkubischem Epithel ausgekleidete Gang, Ur. Harnröhrenlichtung.

Geschlechtsgliede finden. Es sind dies alle abnormen Gänge, die man nach LEJARS unter den Begriff der akzessorischen Kanäle des Penis zusammenfaßt. STIEDA unterscheidet: 1. Ductus dorsales, welche am Penisrücken verlaufen und mit der Harnröhre keine Verbindung haben (Abb. 58, 59). 2. Ductus paraurethrales, die mit der Harnröhre zusammenhängen und gleichfalls in der Regel dorsal verlaufen. 3. Ductus praeputiales zwischen den Blättern der Vorhaut. 4. Ductus cutanei in der Haut des unteren Penisumfanges. Nach v. LICHTENBERG wären die erwähnten Gänge zweckmäßig rein topographisch und ohne Rücksicht auf ihre Entstehung einzuteilen; er unterscheidet Orifizialgänge, weiter solche in der Rhaphe penis, am Praeputium, Frenulum und Dorsum penis. Nach seiner Meinung soll die Bezeichnung „paraurethrale Gänge“ nur für die nach den Baseler Beschlüssen von den Normalanatomen so genannten SKENEschen Gänge der weiblichen Harnröhre angewendet werden, die auf prostatische Drüsen zurückgehen. SCHNEIDER trennt im Anschluß an R. MEYER die am Dorsum penis (dorsal von der eigentlichen Harnröhre) verlaufenden Kanäle — die sog. „Urethra duplex“ — als ihrem Wesen nach verschieden von den

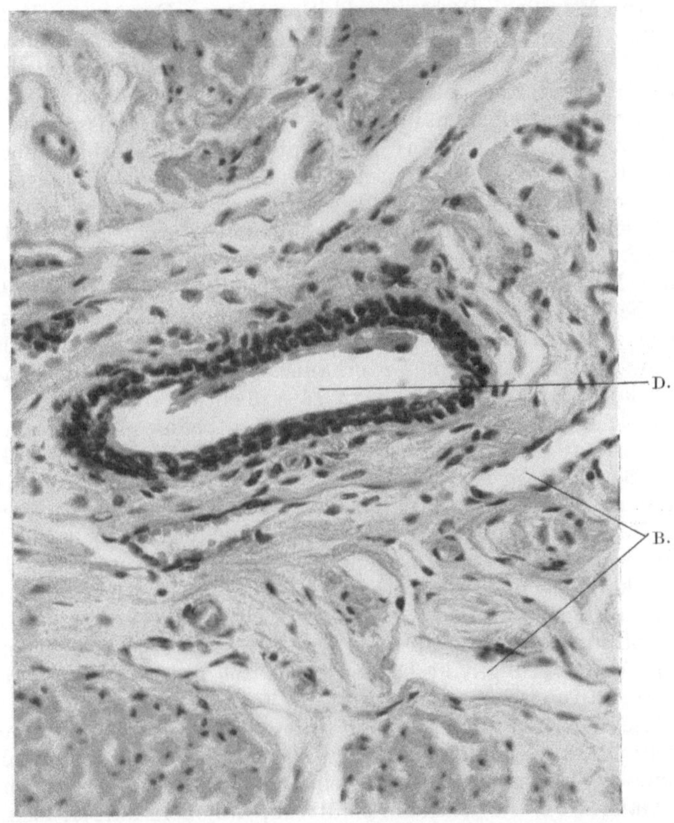

Abb. 59. Dorsal von der Urethra gelagerter Gang aus dem hypoplastischen Glied des Eunuchoiden von Abb. 22, in der Schnittreihe weit verfolgbar. B. Blutgefäße, D. der von zweischichtigem kubischen Epithel ausgekleidete Gang. Vergrößerung: Zeiß DD, Ok. 2.

übrigen akzessorischen Gängen ab, welches Vorgehen auch wir als zweckmäßig einhalten wollen.

Früher wurden die Gangbildungen am Penis öfters als angeborene Penisfisteln bezeichnet. So trennt auch noch BURCKHARDT obere und untere Penisfisteln von den paraurethralen Gängen ab.

Die doppelte Urethra (Kanäle am Dorsum penis). Nach STIEDA kannte bereits VESAL diese Verbildung. Das ältere Schrifttum findet sich bei ENGLISCH und STOCKMANN, neuere Zusammenstellungen bei BURCKHARDT, weiter FANTE, zuletzt bei FRONSTEIN und SAIGRÀJEFF. Im ganzen wurden bisher etwa 60 Fälle (zumeist klinisch) beobachtet. Nach R. MEYER sollen als doppelte Harnröhren nur jene Kanäle angesehen werden, die bei größerer Länge und

Ausdehnung und bestimmtem Aufbau ihrer Wand in der Medianlinie und womöglich dorsal von der normalen Harnröhre liegen. R. MEYER hat bezüglich der längeren akzessorischen Kanäle unterhalb der normalen Urethra gelegentlich einer Durchsicht der spärlichen veröffentlichten Fälle festgestellt, daß diese Beobachtungen alle fraglich sind, insoferne es nicht sicher ist, welche von den zwei vorhandenen Harnröhren die normale, und welche die akzessorische ist. Nur in wenigen Fällen war bisher eine histologische Untersuchung möglich, welche einen ganz charakteristischen Aufbau der Wand des akzessorischen Rohres ergab (MEISELS, POSNER und SCHWYZER, ENGLISCH, FRONSTEIN und SAIGRÀJEFF). In diesen Fällen zeigte die akzessorische Urethra eine eigene Schleimhaut sowie kavernöses Gewebe mit bindegewebig-muskulärer Hülle. Die Mündung liegt nur gelegentlich im Bereiche der Glans, etwas häufiger im Sulcus coronarius, noch häufiger am Dorsum des Penisschaftes selbst. Die Öffnung der normalen Harnröhre kann dabei ähnlich wie bei einer Hypospadie mehr an die Unterfläche gerückt sein; höhere Grade von Hypospadie bestehen nur selten. Von der Mündung der akzessorischen Urethra am Penisrücken kann gelegentlich eine mit Schleimhaut ausgekleidete Furche gegen die Spitze der Glans, unter Umständen bis zum Ostium der normalen Urethra, verlaufen. Besitzt diese Furche im Bereiche der Glans größere Tiefe, so resultiert ein Bild ähnlich wie bei einer Epispadie. Die Nebenharnröhre zieht verhältnismäßig selten in der Tiefe zwischen den Corpora cavernosa penis gegen die Blase zu, liegt in der Mehrzahl der Fälle im Unterhautgewebe am Dorsum penis und kann verschieden lange Ausdehnung (bis zu 15—18 cm) besitzen. Meist ist sie enger als die normale Harnröhre. Eine Vereinigung beider Harnröhren miteinander wurde nur selten beobachtet (DOLLINGER und MEISELS zit. BURCKHARDT; neuerdings BARADULIN und TORSTEN). Selbständige Einmündung der Harnröhre in die Blase über dem Orifizium der normalen Urethra ist sehr selten. In der Regel endet die akzessorische Urethra noch im Bereiche des Penisschaftes selbst oder in der Gegend des Trigonum urogenitale. Die Mündung in die Blase kann, wenn sie außerhalb des Sphinkters zu liegen kommt, Harninkontinenz bedingen (MEISELS, STOCKMANN, RÒNA, BERGER, RITTER). Samenentleerung soll nur durch die normale Urethra erfolgen; gelegentlich der Ejakulation kann Absonderung von Drüsensekret aus der Nebenurethra stattfinden (SCHNEIDER). Mitunter kann das hintere Ende der akzessorischen Harnröhre von der Blasenlichtung nur durch eine schmale membranartige Unterbrechung getrennt sein (PŘIBRAM) oder bis in den Blasensphinkter hineinreichen und hier blind enden. In LUSCHKAS Fall zog ein „elastischer Faden“ vom proximalen Ende des Ganges an die Blasenmuskulatur; daneben fanden sich Mündungen von Prostatadrüsen in die Nebenharnröhre. In der anatomisch erhobenen Beobachtung von FRONSTEIN und SAIGRÀJEFF fand sich die Nebenurethra gegen die Harnblase zu offen, während sie vorne in der Pars pendula blind endete; die normale Urethra war von ihrem Abgang von der Harnblase bis zu dieser Stelle enger und in ihrer Wand dünner und gewann erst von da ab bis zum äußeren Orifizium normale Weite und Wandbeschaffenheit. LISSOWSKAJA beobachtete eine Nebenharnröhre, die vor der geschlossenen Symphyse zur Blase verlaufen sein soll (SCHNEIDER).

Über die Entstehung der Harnröhrenverdoppelung liegen von früherer Zeit verschiedene Theorien vor, denen R. MEYER eine neue, jetzt ziemlich allgemein anerkannte hinzufügte. In früherer Zeit führte man die Verbildung auf Ausführungsgänge atypisch gelagerter prostatischer oder COWPERscher Drüsen zurück (v. LUSCHKA, ENGLISCH) oder vermutete ein verfehltes Auswachsen der Harnröhrenlichtung bei mehrfacher Anlage, was aber mit der normalen Entwicklungsgeschichte nicht in Einklang zu bringen ist. KLEBS sah darin eine Art Ausheilungsform von Epispadie, wogegen aber allein schon das Fehlen von Narben spricht. LEJARS vermutete ihre Entstehung in abnormen Verwachsungsvorgängen der Corpora cavernosa penis. — Nach R. MEYER wäre die Bildung eines einheitlichen akzessorischen Kanals, der sogar noch mit der Harnblase kommunizieren könnte, nur aus der oberen einheitlich angelegten Urethralwand möglich, weil aus der Unterwand, die ja aus einem primär geschlossenen hinteren und einem erst später sich verschließenden vorderen Abschnitt besteht, die Anlage eines derartig langen einheitlichen Rohres nicht denkbar ist. Die Anlage soll nach R. MEYER in einer sehr frühen Zeit des Fetallebens stattfinden, was ja auch unbedingt der Fall sein muß, da nur um diese Zeit das formgebende epitheliale Material das Mesenchym derart zu beeinflussen vermag, daß aus diesem die übrigen Wandschichten ähnlich jenen der normalen Urethra entstehen. R. MEYER glaubt, daß die Abspaltung des Epithelschlauches dadurch ermöglicht werde, daß die Kloakenmembran zu weit ventral reicht und sich noch auf den oralen Abhang des entstehenden Kloakenhöckers erstreckt. So soll mit dem Emporwachsen des Kloakenhöckers eine mehr oder minder ausgedehnte „mesenchymale Absprengung" abnorm oral gelegener Epithelteile unter Umständen bis in den Harnblasenteil der Kloake hinein erfolgen können. Die Entstehung der doppelten Urethra dürfte dadurch ähnlich zu erklären sein wie die der Epispadie: „Während es bei dieser im Bereiche des abnorm oralwärts reichenden Abschnittes der Kloakenmembran zur Dehiszenz des Epithels kommt, erfolgt die Bildung der doppelten Urethra nur durch eine mesenchymale Abschnürung vom epithelialen Anteil der Kloakenwand" (SCHNEIDER). Diese Anschauung steht aber einigermaßen in Widerspruch mit der heute allgemein gültigen Meinung, daß in der Regel das Epithel und nicht das Mesenchym das formgebende Agens ist (A. FISCHEL). Die akzessorische Urethra würde damit eine unvollendete Epispadie darstellen, eine Auffassung, die insofern vieles für sich hat, als die Mündungsverhältnisse der Kanäle öfters an epispadische Harnröhren erinnern; ein Verhalten, auf welches oben bereits hingewiesen wurde (Eichelspaltung, Rinnenbildung in Fortsetzung des Ostiums am Dorsum penis gegen die Glans).

Die in den Abb. 58 und 59 wiedergegebenen akzessorischen paraurethralen Kanäle stammen aus unterentwickelten Gliedern von Eunuchoiden. In beiden Fällen liegt der von geschichtetem kubischen Epithel ausgekleidete Gang dorsal von der Harnröhre im Penisschaft noch innerhalb des unterentwickelten kavernösen Urethralgewebes, im zweiten Fall nahe der Albuginea des Schwellkörpers. Da vollständige Schnittreihen nicht angefertigt wurden, ist über den vielleicht bestehenden Zusammenhang mit der Harnröhrenlichtung eine Aussage nicht möglich. Die Entstehung solcher Gänge ist wohl zwanglos aus dem Epithel der Urethralplatte zu erklären, indem beim Schluß der Rinne zum Rohr die dorsal von diesem gelegenen Epithelabschnitte einen zweiten über kürzere oder längere Strecken verlaufenden Kanal bilden können. Die mediane Lagerung der abgeildeten Kanälchen spricht unseres Erachtens für ihre Herkunft aus dem Mabrial der Urethralplatte. Man kann also bezüglich ihrer Entstehung daran dteken, daß der Vorgang der Röhrenbildung, wie er in Abb. 6 deutlich zu sehen ist, nicht nur an der bezeichneten Stelle, sondern auch dorsal von dieser getrennt erfolgt.

Die übrigen akzessorischen Kanäle am Penis sind von in der Regel nur kurzem Verlauf, meist dünn und eng, oft nur für eine Borste durchgängig und nach ihrer Lokalisation in Orifizialgänge, Präputialgänge, Frenular- und Raphegänge einzuteilen.

Die Orifizialgänge liegen mit ihrer Mündung im Bereiche des Orificium externum urethrae am oberen Umfang oder seitlich, nur selten ausserhalb des

Meatus, sind in der Regel sehr eng und zumeist ganz kurz. Ihre Auskleidung besteht aus geschichtetem Platten- und Übergangsepithel (PASCHKIS), am blinden Ende können gelegentlich Drüsen vorhanden sein. Sie liegen in der Regel in der Unterschleimhaut der Harnröhre. Ob es sich hier um normale Bildungen handelt oder um häufige Entwicklungsstörungen, wie dies v. LICHTENBERG vermutet, scheint fraglich. Jedenfalls sind sie bereits bei Feten und Neugeborenen anzutreffen. Sie entstehen aus dem epithelialen Bildungsmaterial

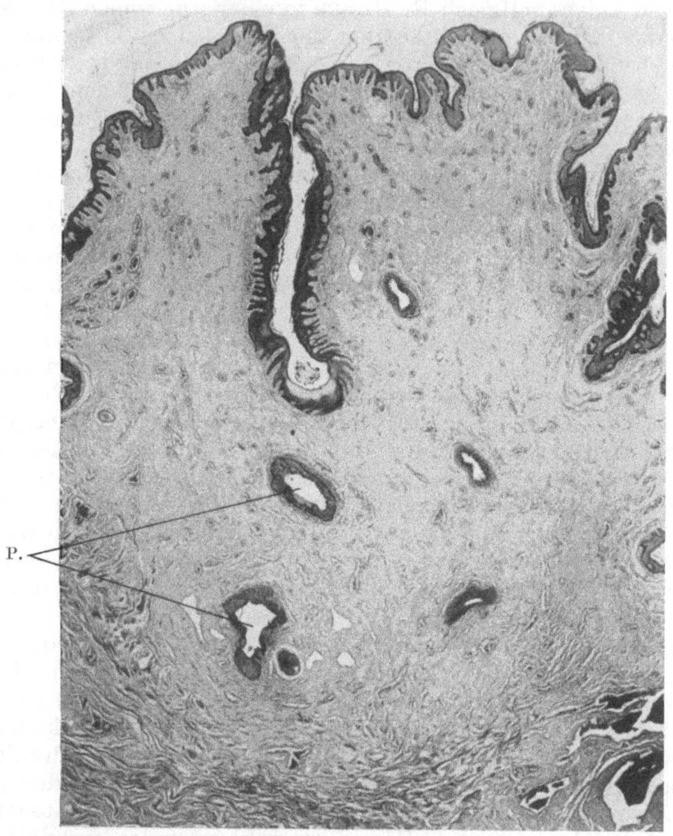

Abb. 60. Präputialgänge (P.). Von dem männlichen Scheinzwitter der Abb. 76. Lupenvergrößerung (Zeiß Planar 50 mm).

der Urethralplatte. R. MEYER erklärt ihre mitunter zu beobachtende Mündung außerhalb des Orifiziums der Urethra durch embryonale Evertierung des entodermalen Harnröhrenepithels aus der Mündung auf die Oberfläche der Glans, woselbst es dann durch das ektodermale Epithel der letzteren verdrängt werden soll. Bei Hypospadie werden solche Gänge auffallend häufig beobachtet (SCHNEIDER, vgl. Beobachtung des Verfassers S. 141).

Präputialgänge (JADASSOHN) liegen wie oben erwähnt zwischen den Blättern des Präputiums (Abb. 60), münden am freien Rande oder an der Innenfläche des letzteren, sind mit Plattenepithel ausgekleidet und sollen gelegentlich auch LITTRÉsche Drüsen enthalten. Sie sind in allen Abschnitten der Vorhaut anzutreffen, häufiger in Nähe des Frenulum. Ihre Entwicklung aus dem

Epithelmaterial der Urethralplatte ist dadurch zu erklären, daß jene am vorderen Abschnitt der Glans in der Medianlinie durch die ganze Dicke bis zum Dorsum reicht und das Präputium durch die epitheliale Glandarlamelle gebildet wird. Gelegentlich können mit Zylinderepithel ausgekleidete Zysten im Präputium vorkommen.

Rhaphe- und Frenulargänge sind im gleichen Zusammenhang anzuführen, da bekanntlich das Frenulum die durch Ausbildung des Präputiums veränderte Fortsetzung der Penisrhaphe darstellt, beide Gangformen mithin einheitliche Entstehung haben. Sie entstehen durch abnorme epitheliale Abschnürung beim Schluß der Urethralrinne bzw. ihrer Ablösung vom Ektoderm. Ob es sich dabei immer um isolierte Epithelkeime der Harnröhre oder auch um solche des Hautepithels handelt, ist nicht erwiesen. Da nach den neueren Anschauungen die ganze Harnröhrenplatte vom Entoderm stammt und bei ihrem Abschluß zum Urethralrohr und dessen sekundärer Ablösung vom Ektoderm überschüssiges entodermales Epithel nach außen verlagert werden kann, ist die Entstehung von Zysten, Gängen und auch Divertikeln aus einem solchen erhalten gebliebenen Überschuß von Epithel verständlich. v. LICHTENBERG denkt dabei als begünstigendes Moment an abnormes faltenförmiges Vordringen des Mesenchyms, was nach R. MEYER aber nicht bewiesen ist (vgl. oben!). Die Rhaphegänge (JADASSOHN) stellen kurze, nur wenige Zentimeter lange, parallel oder spitzwinkelig zur Penisrhaphe verlaufende Blindgänge dar, haben am Hautende mehrschichtiges Plattenepithel, gelegentlich im übrigen Verlauf auch geschichtetes Zylinderepithel und Drüsen. Das Epithel ist bezüglich seiner Entstehung entodermaler Herkunft. Das Vorherrschen von Plattenepithel erklärt sich aus der Häufigkeit der Prosoplasie des Urethralepithels. LICHTENBERG vermutet, daß ein großer Teil solcher Ganganlagen noch im postfetalen Leben zugrunde geht, da man embryonale Unregelmäßigkeiten beim Abschluß der Urethralrinne nicht selten findet.

3. Abnorme Ausmündungen der Harnröhre.

In diese Gruppe fallen naturgemäß die Spaltbildungen am Penis, die sog. Genitalfissuren, bei welchen, je nachdem die Urethra am Dorsum penis mündet (Fissura urethrae superior) oder an der Unterfläche (Fissura urethrae inferior), man von Epispadie oder Hypospadie spricht. Die Bezeichnung Hypospadie geht auf GALEN zurück (griech. ὑποσπάω — ich ziehe herunter).

a) Epispadie.

Alle diese Mißbildungen sind durch Fehlbildungen der Kloakenmembran zu erklären, welche bei der ersten Ausbildung des Entoderms bis an den Bauchstiel der Frucht heranreicht. Normalerweise wird (vgl. oben S. 7) das Gebiet der Membran dadurch, daß das Mesoderm von oben her zwischen ihren ekto- und entodermalen Anteil einwuchert, sehr frühzeitig verkleinert. Bleibt diese Mesodermentwicklung mehr oder minder aus, dann bleiben auch Ekto- und Entoderm hier in größerer Ausdehnung in Berührung. Lösen sich diese Epithelverbände bei weiterem Wachstum der Frucht und kommt es zum Klaffen, so wird „die normalerweise geschlossene Kloake zu einer offenen. Hierin sind die ersten Anfänge der in Rede stehenden Fehlbildungen zu suchen. Je nach der Ausdehnung des Prozesses und je nachdem, ob gleichzeitig in der Ausbildung des Septum rectovesicale sich Wachstumsstörungen geltend machen oder nicht, ob der kaudale Abschnitt der Kloakenmembran auch einbezogen ist oder nicht, werden sich verschiedene Fehlbildungen ergeben: Epispadie, Blasenspalte, Blasendarmspalte“ (KERMAUNER).

Bei der Epispadie kann man verschiedene Formen unterscheiden, die sich ähnlich wie bei der Hypospadie in 3 Grade unterteilen lassen. Die Epispadien sind ungleich seltener als wie die Spaltbildungen an der Penisunterfläche. Nach AHLFELD kommt auf 150 Hypospadien eine männliche Epispadie, nach KERMAUNER sollen weibliche Epispadien noch seltener sein. Während bei der Hypospadie jene Formen, welche allein die Glans betreffen, die häufigsten sind, sind diese bei der Epispadie die seltensten. Ein weiterer Unterschied ergibt sich bei den dorsalen und unteren Penisspalten auch bezüglich des Verhaltens der Harnröhrenöffnung. Während diese bei der Hypospadie oft eng ist, ist sie bei den oberen Harnröhrenspalten in der Regel geräumig. Die Literatur über

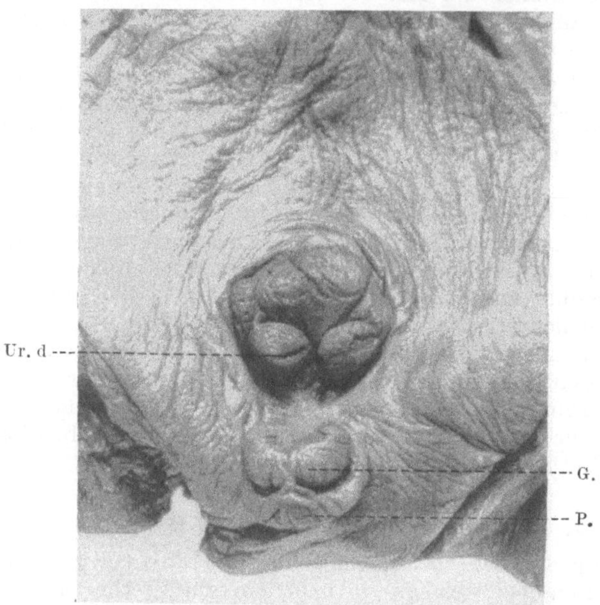

Abb. 61. Epispadia totalis, Ecstrophia vesicae. Präparat des ROKITANSKY Museums (Patholog.-anatom. Institut Wien). Am unteren Umfange des Blasenschleimhautfeldes die Ureterostien (das rechte mit Ur.d. bezeichnet), G. die Eichel des Gliedes, an ihrem unteren Umfang das Präputium P.

Epispadien ist verhältnismäßig klein, insbesondere jene aus neuerer Zeit. Größere Zusammenstellungen finden sich bei DOLBEAU und KAUFMANN. Die Einteilung von KAUFMANN gilt auch heute noch: vollständige, Penisschaft- und Eichelepispadie; die beiden letzten Gruppen wären als teilweise Epispadien zu bezeichnen (KERMAUNER empfiehlt diese Einteilung in vollständige und teilweise Epispadien für die Epispadie beim Weibe). Die Reihenfolge entspricht dabei der Häufigkeit der einzelnen Formen, wie oben angeführt. Die vollständige Epispadie ist stets mit Spaltbecken und Blasenspalte vergesellschaftet, stellt sozusagen nur eine Teilerscheinung dieser dar. Von der seltenen Epispadie des Penisschaftes allein stellt FRANGENHEIM etwa 66 Fälle zusammen. Von isolierter glandärer Epispadie, der seltensten Form, wurden bisher nur etwa 7 Fälle veröffentlicht (BURCKHARDT, JOLY).

1. Die vollständige (penopubische) Epispadie geht einher mit Blasen- und Symphysenspaltung. In solchen Fällen höchsten Grades stellt die exstrophierte histologisch mit verschleimendem Zylinderepithel überkleidete Schleimhaut ein größeres bis in Symphysehöhe herabreichendes dunkelrotes Gebiet

dar, das, wenn es nur den unteren Teil der Harnblase betrifft, etwas weniger weit hinaufzieht und immer scharf in die Bauchhaut übergeht. Die Blasenspalte setzt sich distal in die offene Penisrinne bis an die Glans fort. In der Rinne liegt der Colliculus urethralis frei. Der Penis ist dabei meist nur ganz kurz, platt und breiter als gewöhnlich (Abb. 61). Auch die Vorhaut ist gespalten und hängt schürzenartig an der unteren Seite herab; der Hodensack normal ausgebildet, doch findet sich häufig ein- oder beidseitiger Kryptorchismus. Leistenbruchbildung wird öfters angetroffen. Nach SCHNEIDER soll Blasenexstrophie auf etwa 100 000 Fälle einmal vorkommen.

2. Von der unvollständigen Epispadie ist zunächst die penile zu erwähnen, welche den Penisschaft allein betrifft. Auch bei ihr kann der oft

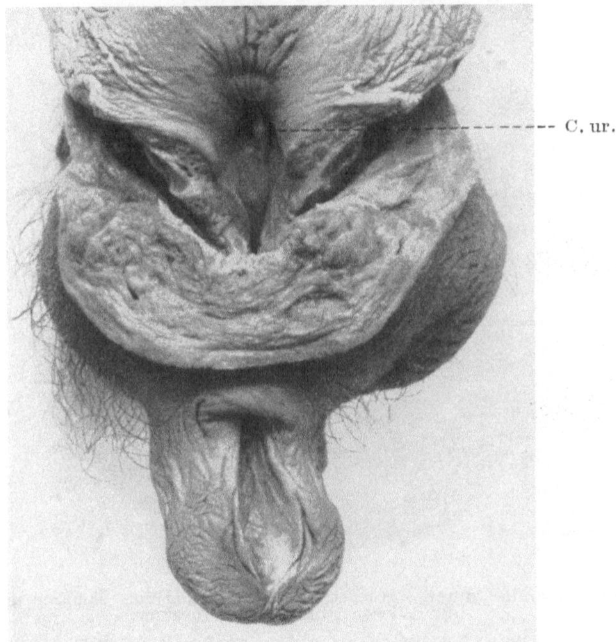

Abb. 62. Epispadiasis penis. Präparat des Wiener ROKITANSKY-Museums. C.ur. Colliculus urethralis.

kranialwärts abgebogene Penis stark verkümmert sein, die Glans dabei relativ groß, gelegentlich um die Längsachse torquiert und der Penis dabei mehr oder weniger durch die Skrotalhälften gedeckt sein. Die Symphyse kann auch in solchen Fällen klaffen. Die epispadische Rinne führt proximal in die sehr geräumige Harnröhrenmündung, welche gelegentlich durch eine Hautfalte von oben her gedeckt wird und unmittelbar vor der Symphyse liegt. Nur in den seltenen Fällen von partieller Penisepispadie liegt das Urethralostium weiter nach vorne auf dem Penisrücken (FOUCHER, JERUSALEM). Die Penisrinne kann dabei verschieden gestaltet sein, entweder flach auf die Glans auslaufen, oder einen tief einschneidenden, auch noch die Glans bis in ihre Mitte in zwei größere Körper unterteilenden Kanal darstellen (Abb. 62). Bei geringerem Grade kann der Kanal schon am Penisrücken enden. Ist die Glans teilweise mitgespalten, so können in der Tiefe der Rinne die Corpora cavernosa penis als seitliche Wülste erkennbar sein.

Das Präputium ist dabei gleichfalls gespalten ähnlich wie bei den Fällen totaler Epispadie. Das Frenulum beginnt am Ende der Urethralrinne, in welcher Drüsenausführungsgänge und MORGAGNIsche Lakunen sichtbar sind. Bei dieser Form der Epispadie, welche nur in wenigen Sektionsfällen (nach KAUFMANN vier) vorliegt (überwiegend sind es klinische, der Operation zugeführte Beobachtungen), waren die Corpora cavernosa penis öfters unter der Harnröhre vereinigt oder lagen ihr seitlich an. Das Corpus cavernosum urethrae war nur in dem geschlossenen Teil der Harnröhre gut ausgebildet (SCHNEIDER). In der Beobachtung von BERGH verliefen größere Arterien, welche den Arteriae dorsales penis zu entsprechen schienen, an der Unterfläche der Corpora cavernosa penis.

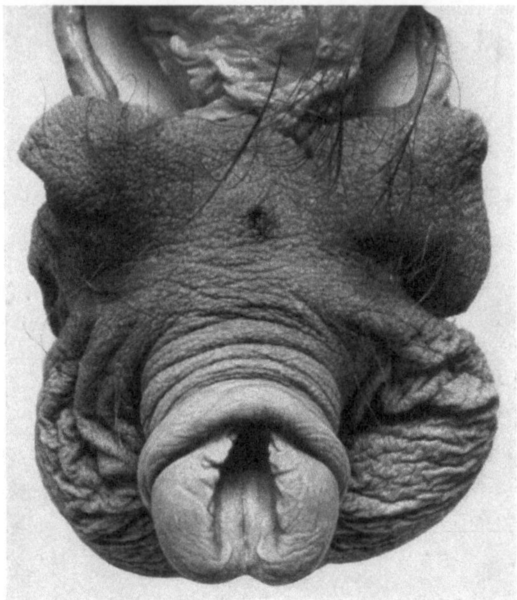

Abb. 63. Epispadia glandis (durch Zurückstreifen des Präputiums sichtbar gemacht). Präparat des Wiener ROKITANSKY-Museums.

Bei KORNFELD war Pulsation seitlich vom Corpus cavernosum urethrae zu tasten. Die Angaben über das Vorhandensein und Verhalten der Prostata wechseln und sind, zumal es sich vorwiegend um klinische Beobachtungen handelt, namentlich dann, wenn von Verkümmerung oder Fehlen des Organes die Rede ist, wenig verläßlich. Die ableitenden Harnwege sollen, abgesehen von der Verbildung der Urethra, normales Verhalten zeigen. Bei DOLBEAU (angeführt SCHNEIDER) soll der vordere untere Abschnitt der Harnblasenwand auffallend dünn gewesen sein infolge teilweisen Fehlens der Muskulatur. Bei guter Ausbildung des Blasensphinkters besteht in diesen Fällen Kontinenz. Oft ist aber der Sphinkter bei den stärkeren Graden der Mißbildung teilweise lückenhaft und abnorm weit, der muskuläre Anteil der Prostata mangelhaft ausgebildet; auch die Art des Abganges der Urethra und die Spaltbildung der Symphyse wurden als Ursache des Harnträufelns angeschuldigt (HEIDTMANN).

Die reine Eichelepispadie (Abb. 63) wird, wie gesagt, am seltensten beobachtet. KAUFMANN erwähnt nur zwei Fälle (ADELMANN, — v. AMMONN, MARCHAL DE CALVI); in neuerer Zeit kommen die Beobachtungen von KORNFELD, KATZENSTEIN und JOLY dazu. Bei DOLLINGER fand sich Epispadie bei doppelter Urethra (vgl. oben S. 84). Der Penis hat in diesen Fällen normale Größe und Länge, ist gelegentlich infolge ungleicher Entwicklung der Corpora cavernosa gedreht (KORNFELD). Da die Vorhaut in solchen Fällen nicht gespalten ist, so ist die Glans von ihr mehr oder weniger überlagert und die Rinne in dieser wird erst beim Zurückziehen der Vorhaut sichtbar (Abb. 63). Sie erstreckt sich von der Spitze der Glans bis in die Tiefe des Sulcus coronarius. In KATZENSTEINS Fall stellte sie einen die Glans fast halbierenden Spalt dar. In der Tiefe des Spaltes sieht man beim Auseinanderziehen der beiden Hälften die eine oben offene, mit Schleimhaut ausgekleidete Rinne darstellende Harnröhre, über welcher zwei seitliche Wülste die Corpora cavernosa penis andeuten. Der Anfang der geschlossenen Harnröhre zeigt in der Regel Verdünnung der oberen Wand. Das Frenulum ist vorhanden und verläuft in Fortsetzung des vorderen Endes der Spaltbildung. Da die Mißbildung nur den vordersten Abschnitt des Penis betrifft, fallen die oben erwähnten Störungen der Kontinenz weg.

Entstehung der Epispadie. Bereits eingangs wurde darauf verwiesen, daß die formale Entstehung der dorsalen Penisspalten gleichzusetzen ist jener der Bauchblasenspalten, da diese zusammen mit den Penis- und Eichelepispadien eine gradmäßig abgestufte Reihe bilden. Die älteren Theorien über ihre Entstehung finden sich bei ENDERLEN und verdienen zum Teil nur vom geschichtlichen Standpunkt Beachtung. KAUFMANN z. B. dachte an eine Berstung der Harnröhre und -blase infolge Sperrung des Abflusses durch die noch nicht ausgebildete Eichelharnröhre. KEIBEL verwies 1891 als erster auf die oben erwähnte Bedeutung der im frühen Embryonalstadium sehr weit kranialwärts reichenden Epithelmembran in der vorderen Kloakenwand, aus welcher später die Harnblase gebildet wird, und hielt die Bauchblasenspalte für eine präformierte Bildung, die dem Blastoporus, der ursprünglichsten Darmöffnung gleichzusetzen wäre. Später (1896) entwickelte KEIBEL seine Theorie weiter, indem er auf die oben gleichfalls bereits erwähnte, in kraniokaudaler Richtung fortschreitende Verkürzung der Kloakenmembran das Hauptgewicht legte insofern, als bei ihrem Bestehenbleiben in ihrer ursprünglichen Ausdehnung durch eine ähnliche Spaltung des Epithels, wie sie sonst physiologischerweise kaudalwärts an der Kloakenmembran statthat, eine Bauchblasenspalte entstehe. Nach ENDERLEN, der KEIBELS Theorie noch weiter ausgestaltete, muß bei Entstehung der vollkommenen Blasenspalte die Kloakenmembran ursprünglich bis auf den Bauchstiel des Embryo, also bis in Nabelhöhe, gereicht haben. Die „teratogenetische Terminationsperiode" würde damit bei den vollkommenen Bauchblasenspalten schon in ein sehr frühes Stadium fallen, da die Entwicklungshemmung des Verkürzungsvorganges an der Kloakenmembran schon bei einem 5—6 mm langen Embryo einsetzen müßte. Wenn sie erst bei einem 9 mm langen erfolgt, entstehe nur mehr eine untere Blasenspalte. Der späteste Zeitpunkt, in welchem noch die Bildung einer Epispadie möglich wäre, soll bei etwa 12—14 mm Länge der Frucht liegen. Nach H. STERNBERG (1927) soll die Entstehung in einen noch früheren Zeitpunkt fallen, in welchem die Kloakenmembran bis auf den proximalen Teil der Allantois reicht. Dieser Abschnitt der Kloakenmembran allein soll mit Auftreten der ersten Ursegmente der Rückbildung verfallen, eine Verkürzung der Membran in späterer Zeit — wie dies KEIBEL annimmt — aber nicht erfolgen. Damit wäre der Zeitpunkt der Entstehung für die Bauchblasenspalten und reinen Epispadien also noch früher anzusetzen, etwa um die Zeit des Auftretens der ersten Urwirbel.

Alle dorsalen Penisspaltbildungen sind darnach als Hemmungsbildungen anzusehen, welche auf die mehr oder minder ausbleibende Verkürzung der Kloakenmembran zurückgehen. Die Spaltbildung bzw. Epitheldehiszenz im

Bereiche der letzteren erfolgt an abnormer Stelle, entspricht aber ihrem Wesen nach einer „physiologischen Weitergestaltung“ (SCHNEIDER), so daß man von Hemmungsmißbildungen mit sekundärer Umbildung sprechen kann (PETER).

Über die Entstehungsursache dieser Mißbildungen wissen wir nichts, insbesondere auch nichts über Vererbbarkeit. Daß ihre Entstehung in der ersten Anlage begründet sein kann, geht aus ENDERLENS Beobachtung (Spaltbildung bei eineiigen Zwillingen) hervor.

b) Hypospadie.

Unter Hypospadie versteht man die abnorme angeborene Ausmündung der Harnröhre an der Unterfläche des Penis, die von der Eichel bis zum Damm an allen Stellen gelegen sein kann. Nach KAUFMANN, welcher sich auf ältere französische Verfasser bezieht, soll auf 300 Männer ein Hypospade kommen. Von anderer Seite wird das Verhältnis größer angegeben, mit etwa 1 : 1000 (z. B. NEUGEBAUER). Auch hier werden ähnlich wie bei der Epispadie dreierlei Grade unterschieden, je nachdem, ob die Öffnung im Bereiche der Glans bis an das Collum penis liegt (H. glandis) oder weiter nach hinten im Bereiche des Penisschaftes bis an den Penoskrotalwinkel (H. penis) oder aber (seltenste Formen) auch noch das Skrotum unterteilt ist und die Harnröhre perineal ausmündet (H. perinealis, KAUFMANN). Von anderen Forschern werden die skrotalen Hypospadien von den perinealen abgegrenzt. Wieder andere sprechen die skrotalen Hypospadien noch als „penile“ an und lassen nur die rein perinealen Formen als dritten Grad gelten. Die einzelnen Formen der Hypospadie verteilen sich nach einer Zusammenstellung von BURCKHARDT und einer weiteren von BARRAGAN verschieden. Ersterer fand auf 16 glandäre 6 Penishypospadien, letzterer 17 glandäre gegenüber 5 penilen und 4 skrotoperinealen.

1. Die Eichelhypospadie zeigt große Mannigfaltigkeit. Der leichteste Grad ist die Schrägstellung des Urethralostiums an der Spitze der Glans gegenüber der Achse der Harnröhre (SATO), insofern, als dabei durch das leichte Herunterrücken des Ostiums der rechte Winkel zwischen den Lippen des letzteren und der Urethralachse in einen stumpfen umgewandelt wird. Bei den stärkeren Formen ist das Ostium an die Unterfläche der Glans verlagert und kann sich dementsprechend vom Ansatz des Frenulums bis an die Grenze des Penisschaftes an jeder Stelle finden. Im Gegensatz zu den Epispadien ist die Harnröhrenöffnung meist sehr eng, niemals, wie bei diesen, trichterförmig, stets rundlich oder schlitzförmig. Beim Neugeborenen ist sie dann oft kaum erkennbar, kann, zumal wenn sie durch eine Hautfalte von hinten her überlagert ist, unbemerkt bleiben, auch vollkommener Verschluß einer solchen Öffnung wurde angetroffen (vgl. oben S. 75). Auch der unmittelbar angrenzende Endabschnitt der Harnröhre kann noch eingeengt sein (ENGLISCH). Die Haut in der Umgebung des Orifiziums ist oft auffallend zart und dünn, dabei stärker pigmentiert. Das Präputium ist gleichfalls gespalten, stellt meist einen umfänglichen Hautwulst am Dorsum dar, welcher seitlich rasch niedrig wird und am hinteren Rand des Urethralostiums in die Penishaut glatt übergeht. Das Frenulum fehlt oder ist nur bei den ganz geringen Graden angedeutet. Nach SIEVERS soll derartige Spaltbildung der Vorhaut auch bei normaler Lage des Orifiziums vorkommen. Diese Formen sollen den geringsten Grad hypospadischer Bildungen darstellen. Diese Vorhautöffnung liegt dann, wenn die Spaltung unvollkommen ist, nicht in Fortsetzung der Penisachse, sondern an die Unterfläche verschoben und ist nach unten spitz ausgezogen. Das Präputium zeigt am Dorsum die charakteristische Faltung. An der Glans sind gewisse Verschiedenheiten zu unterscheiden. Neben dem hypospadischen Ostium zeigt

die Spitze der Eichel in der Regel einen kurzen Blindgang oder eine mehr muldenförmige senkrecht gestellte Vertiefung, welche dem Sitz der normalen Öffnung entspricht und durch eine Rinne mit dem verlagerten Ostium verbunden sein kann. KAUFMANN sieht darin eine rudimentäre Bildung des Endstückes der Harnröhre, SATO den dem Entoderm angehörigen GUÉRINschen Sinus. Bisweilen sieht man mehrere solcher Blindgänge („verdreifachter Meatus"). Läuft die Rinne weiter nach hinten aus, so können sich Übergänge zur Penishypospadie finden. Nur äußerst selten finden sich die erwähnte Grube an der Spitze der Glans oder die Rinnenbildung an der Unterfläche nicht. Die Rhaphe penis verläuft bei der Eichelhypospadie öfters (gelegentlich auch ohne solche — SIEVERS) nicht in der Mittellinie und kann geschlängelt sein. Sie kann sich auch zentral vor dem Orifizium Y-förmig gabeln und mit den Enden in das Präputium übergehen. Der Peniskörper kann bei der Eichelhypospadie gleichfalls abnorm gestaltet sein, abgeknickt sein, die Eichel dabei skrotalwärts abgebogen, die Mündung in der Tiefe der Knickung gelegen sein. Dabei kann eine Drehung des distalen Penisabschnittes gegenüber dem proximalen statthaben, die bisweilen bis 180 Grad beträgt. Solche Anomalien finden sich schon beim Neugeborenen. SIEVERS beschreibt derartige Torsionen auch bei normalem Orifizium als „hypospadische Äquivalente". Penis und Skrotum zeigen öfters abnorme Verbindung (Virga palmata) in Form einer schwimmhautähnlichen Hautduplikatur, deren Kante die Rhaphe darstellt, oder es kann die Penishaut und das Präputium seitlich unmittelbar in die Hodensackhaut übergehen und die Eichel selbständig zutage treten (vgl. z. B. bei dem männlichen Scheinzwitter S. 127). Diese Form der Hypospadie ist verhältnismäßig häufig mit Verbildung an den inneren Geschlechtsorganen vergesellschaftet, insbesondere dem Erhaltenbleiben größerer Abschnitte der MÜLLERschen Gänge (s. im Kapitel „Sexus anceps").

2. Die Penishypospadie, bei welcher die Harnröhrenmündung an der Unterfläche des Peniskörpers liegt, ist seltener als die einfache Hypospadie der Glans und ebenfalls in ihrer Form sehr wechselnd. Meist liegt das Orifizium verhältnismäßig weit hinten, etwa entsprechend dem Penoskrotalwinkel, durch eine Hautfalte vom Skrotum überlagert. In selteneren Fällen sitzt es in der Mitte des Penisschaftes und liegt frei in der Mittellinie zutage oder etwas seitlich von dieser (Paraspadie). Die der Mündung angrenzende Haut ist auch in diesen Fällen oft eigenartig narbenähnlich dünn und faltenlos. Der nach vorne gelegene Abschnitt der Harnröhre stellt meistens eine seichte Rinne mit schleimhautähnlicher Auskleidung dar, welche vom Orifizium bis gegen die Spitze der Glans sich verfolgen läßt. Ebenso wie bei der Eichelhypospadie können auch hier MORGAGNIsche Lakunen sichtbar sein. Die Rinne ist öfters nur in Form eines schmalen Streifens angedeutet, der infolge seiner auffallenden Kürze sich beim Emporheben der Glans anspannt. Nur selten fehlt jede Spur von einer solchen Urethralfurchenbildung. In einem Fall von WINKLER VON MOHRENFELS fand sich bei penoskrotaler Hypospadie an der Penisunterfläche eine sehr breite Harnröhrenfurche, fast vom Ausmaße einer normalen aufgeschnittenen Urethra, an deren hinterem Ende sich die Urethralöffnung zeigte. ENGLISCH beobachtete eine ähnliche tiefgreifende Rinnenbildung mit vollkommener Spaltung der Glans. In manchen Fällen führte peripher von dem atypischen Ostium ein geschlossener Kanal bis in die Eichelspitze, woselbst er blind endete (ARNAUD). Auch mehrfache Ostiumbildung (am Penisschaft, Skrotum und Perineum) an der Penisunterfläche bei sonst in gewöhnlicher Weise geschlossener Harnröhre wurde beobachtet (LACROIX, LIPPERT). WALLERSTEINS „Fistula penis congenita vera" gehört in diese Gruppe (an der Penisunterfläche hypospadische Öffnung, von dieser ab die Urethra bis an ihr gewöhnliches

Ostium gut ausgebildet, Präputium nicht gespalten). Auch die bei Eichelhypospadie öfters beobachtete Bildung eines kurzen Blindkanals von der Spitze der Glans nach der Tiefe ist bei der Penishypospadie wiederholt gesehen worden (LESSER). Fehlt die distale Harnröhre, oder ist sie nur in der oben geschilderten Weise furchenförmig angedeutet, so ist das Präputium stets gespalten und ebenso wie bei der Eichelhypospadie am Dorsum mächtig faltig verdickt. Der Peniskörper selbst ist ähnlich wie bei der einfachen Eichelhypospadie, jedoch in der Regel in weit höherem Grade, umgeformt. Meist ist er stark verkürzt, nach unten abgebogen. Auch Torsion wurde beobachtet, ebenso abnorme Verbindung mit dem Skrotum. Da die Verkürzung meist die untere Fläche betrifft, ist das Organ fast immer stark gegen diese abgebogen, so daß man, um das Orifizium darzustellen, die Eichel hinaufdrängen muß. Die Verkümmerung betrifft auch den zentral von der Öffnung gelegenen Abschnitt der Schwellkörper, gelegentlich noch die dorsalen Anteile der Prostata (KOCHER). Namentlich bei den Übergängen zur skrotoperinealen Hypospadie ist das Skrotum in der Mitte entsprechend der Rhaphe gefurcht oder überhaupt in zwei Hälften gespalten.

3. Die perineale Hypospadie (H. penis scrotalis) stellt die schwerste und seltenste Form dar. Der Hodensack ist bei dieser Form vollkommen unterteilt, bildet zwei lippenähnliche Hautwülste, Kryptorchismus ist hier mehr die Regel als die Ausnahme. Die Harnröhrenöffnung liegt zwischen den Skrotalwülsten oder noch weiter nach hinten in der Gegend des Bulbus urethrae. Von ihr verläuft eine mit schleimhautähnlicher Auskleidung versehene Furche bis an die Glans, deren seitliche Ränder nach Art kleiner Schamlippen gestaltet sein können. Unter Umständen kann diese Urethralrinne mehr weniger deutlich ausgebildet sein oder sich nach vorne schließen und ähnlich wie bei der einfachen Penishypospadie als Rohr bis an die Spitze der Glans verlaufen und daselbst offen sein oder blind enden. In ersterem Falle kann das Präputium geschlossen sein. Gelegentlich ist ein kurzer, von der Gegend des normalen Ostiums in die Tiefe der Glans ziehender Blindkanal vorhanden. Die Verkrümmung des Penis weist hier die höchsten Grade auf, die Glans ist klitorisähnlich gestaltet und nach abwärts gebogen, die Vorhaut gespalten, über der Glans bzw. in der Gegend des Sulcus coronarius als faltiger Wulst gelagert. Die Skrotalwülste können in solchen Fällen ihre Runzelung durch mangelhafte Ausbildung oder völliges Fehlen der Tunica dartos einbüßen und reichlicheres Fettgewebe enthalten, sowie sich vor dem Geschlechtshöcker zu einem Mons Veneris vereinigen. Da der Behaarungstypus dann weiblich zu sein pflegt, leiten diese Fälle zu dem „fraglichen Geschlecht" über und führen damit wiederholt zu Irrtümern, namentlich dann, wenn die Hoden hochgradig unterentwickelt oder retiniert sind. Ist noch überdies ein vaginaler Blindsack hinter dem Urethralostium vorhanden, so ist die Ähnlichkeit mit einer Vulvabildung noch größer und das Bild des äußeren Scheinzwitters vollkommen (näheres vgl. Kapitel Sexus anceps S. 124). Das Skrotum kann gelegentlich nur aus den vorderen Anteilen der Geschlechtswülste, welche normalerweise in die Penishaut einbezogen werden, gebildet sein und demgemäß eine präpeniale Lage haben (Abb. 76). Die Häufigkeit der Kombination dieser Form von Hypospadie mit anderweitigen Mißbildungen ist hier größer als bei den übrigen Formen der unteren Harnröhrenspalten (Hodenretention, angeborene Inguinalhernien, Atresia ani mit Erhaltenbleiben des Kloakenganges, tubulärer Hermaphroditismus usw.). Über das Vorkommen einer Nebenharnröhre neben der hypospadischen vgl. oben (S. 84). Naturgemäß kommen daneben auch Mißbildungen außerhalb der Geschlechtsorgane vor.

Die Entstehung der Hypospadien kann heute in formeller Beziehung als geklärt gelten. Oben wurde auf die „Berstungstheorie" von KAUFMANN kurz verwiesen, die von REICHEL 7 Jahre später (1893) bereits abgelehnt wurde. Auch in amniotischen Strängen wurde eine zeitlang die Ursache vermutet, da in einem Fall GOLDMANNS die hypospadische Glans eine doppelte Schnürfurche zeigte. SCHNEIDER denkt bei diesem Fall an eine extrauterine (traumatische) Entstehung.

Heute wird der Befund bei der Hypospadie durch örtliche Entwicklungsstörungen, einerseits Wachstumshemmung, andererseits Exzeßbildung, erklärt. Die Hypospadie der Glans stellt nach FELIX eine einfache Entwicklungshemmung dar, bei welcher die Harnröhrenöffnung im Sulcus coronarius dem embryonalen Ostium urogenitale primitivum entsprechen soll. Der glandare Abschnitt des Sinus urogenitalis wurde dabei nicht ausgebildet (nicht perforierte Glans) oder blieb in dem Zeitpunkt erhalten, wo die Urethralplatte in der Glans gespalten ist (anatomisch Rinnenbildung an der Unterfläche der Glans). Nicht so einfach ist nach FELIX die Erklärung der Spaltbildung am Penis und Skrotum selbst, da für diese in der normalen Keimesgeschichte bei männlichen Embryonen kein Analogon vorliegt. Man muß hier an eine schon zu einem ziemlich frühen Zeitpunkt einsetzende Weiterentwicklung des Sinus urogenitalis nach dem weiblichen Typus denken (vgl. Kapitel Hermaphroditismus). In richtiger Auswertung seiner Schlußfolgerungen glaubt daher FELIX die einfache Eichelhypospadie von den übrigen Spaltbildungen abtrennen zu sollen. Doch geht es wohl zu weit, wenn er nur die als einfache reine Hemmungsbildungen aufzufassenden glandären Formen als echte Hypospadie gelten lassen will. „Denn auch die Eichelhypospadie zeigt, abgesehen von der Kontinuität der Formenreihe und vielfachen Gemeinsamkeiten im sonstigen Verhalten ebenfalls mancherlei Züge eines hermaphroditischen Einschlages; es sei nur an die klitorisartige Abknickung der Eichel, an die Vorhautspaltung und an die Peniskürze erinnert" (SCHNEIDER).

Die Ähnlichkeit des Y-förmigen Überganges der Gabel der Penisrhaphe in die Präputialschenkel mit kleinen Schamlippen wurde schon oben erwähnt. Die Rhaphe wird z. B. von SIEVERS mit den Labia minora identifiziert, ihre Gabelenden werden den Frenula der kleinen Labien zum Präputium der Klitoris gleichgesetzt. SCHNEIDER deutet die Enge des Ostiums der hypospadischen Urethra als Neigung zum Verschluß der Öffnung und bringt die narbenähnliche Beschaffenheit der angrenzenden äußeren Haut in Analogie mit jener sog. geheilter Gesichtsspalten, die ja auch mangelhafte Vereinigung infolge Mesenchymdefektes darstellen. Die Spaltung des Präputiums an der Unterfläche der Glans ist auf das Ausbleiben des Urethralrinnenverschlusses zurückzuführen, da normalerweise sich die epitheliale Glandarlamelle nur dann an der Unterseite schließen kann, wenn sich auch die Urethra geschlossen hat. Die starke Faltung und wulstförmige Erhebung der Vorhaut am Dorsum ist nach SCHNEIDER als Teilerscheinung des relativen Materialüberschusses auf dieser Seite des Penis anzusehen. Oben wurde ja bereits auseinander gesetzt, daß sich die Wachstumshemmung an der Unterseite des Gliedes nicht nur bezüglich des Epithels (Ausbleiben des Urethralverschlusses), sondern auch des Mesenchyms (Verkümmerung der Corpora cavernosa penis, Abknickung des Gliedes, Verwachsung mit dem Skrotum) äußert. Bei stärkerer Hemmung des Wachstums auf einer Seite entsteht die Drehung des Penis und die Abweichung der Rhaphe von der Mittellinie (vgl. oben S. 93 und 94). Das Frenulum wird als Fortsetzung der Penisrhaphe (R. MEYER) aus dem Mesenchym der Eichel angelegt und muß bei Ausbleiben des Verschlusses der Eichelrinne gleichfalls fehlen. Ist die Harnröhrenöffnung weiter nach hinten gelegen, so verstreicht der distale Teil der Urethralrinne bzw. des Sinus urogenitalis ähnlich wie beim Weibe oder bleibt als Rinne erhalten, wenn er sich nicht zum Rohre schließt. Auf die noch mehr weibliche Gestaltung bei der skrotoperinealen Hypospadie wurde oben gleichfalls bereits hingewiesen. Es besteht also das Bild der Hypospadien „aus Entwicklungshemmung und femininer Weitergestaltung, es sind örtliche Fehlbildungen, in denen sich ein Mangel viriler Entwicklungsformen und ein Hinzutreten weiblicher Umgestaltung äußert" (Schneider).

Die Entstehungsursache dürfte in einem Teil der Fälle schon in der Keimanlage gegeben sein, da wiederholt Erblichkeit beobachtet wurde (vgl. Kermauner u. a.). Auch bei eineiigen Zwillingen wurde sie in gleicher Form beobachtet (Rumpel). Lesser sah sie über vier Geschlechterfolgen verteilt. Nach Siemens soll es sich um einen „dominant geschlechtsbegrenzten Vererbungsmodus" handeln. Das weibliche Geschlecht vermittelt die Anlage der Mißbildung, während diese selbst sich nur bei den männlichen Nachkommen zu äußern vermag (näheres hierüber im Kapitel „Sexus anceps").

4. Abnorme Einmündungen in die Harnröhre.

Über die abnorme Einmündung von Harnleitern in die Harnröhre wurde oben kurz gesprochen, so daß in diesem Zusammenhang nur die ungewöhnlichen Ausmündungen des Mastdarms in die Harnröhre und anhangsweise die umgekehrte ähnliche Mündung der Urethra in das Rektum zu erwähnen sind. Mit Recht verwirft Schneider die Bezeichnung „Fisteln" für diese meist sehr engen Kommunikationen, welche früher üblich war, da der Begriff Fistel nur für durch pathologische Vorgänge entstandene Öffnungen oder operativ hergestellte solche verwendet werden soll. Der Vorschlag Stiedas, welcher nur die inneren ungewöhnlichen Rektumausmündungen als Entwicklungshemmungen gelten lassen wollte und in den äußeren solchen den Ausdruck intrauteriner durch krankhafte Vorgänge bedingter Durchbrüche sehen wollte, ist nach neueren Anschauungen nicht mehr richtig, da alle Formen abnormer Mastdarmausmündung als gleichwertige Bildungen verhältnismäßig einfach entwicklungsgeschichtlich zu erklären sind. Ahlfeld bezeichnet alle diese abnormen Mündungen des Mastdarms als „Anus anomalus" und unterscheidet beim männlichen Individuum einen urethralen, skrotalen und perinealen, denen noch Ziegenspeck den suburethralen After anfügte. Die Bezeichnung „Atresia ani" geht auf Papendorf zurück und wurde von Stieda einer neuen Einteilung zugrunde gelegt, die die einzelnen Formen gut auseinanderhält. Stieda unterscheidet:

I. Atresia ani s. recti simplex.
II. Atresia ani s. recti complicata.
   a) Kommunikation des Mastdarmes mit inneren Hohlorganen, eventuell auch nur blinde Endigung oder abnorme Fixation des Rektums an diesen:
      1. Communicatio recti cum vesica.
      2. Communicatio recti cum parte prostatica urethrae.
   b) Extraurethrale, nach außen führende Gänge des Mastdarms:
      1. Ductus recti suburethralis (praescrotalis, extra-, intrapraeputialis).
      2. Ductus recti scrotalis.
      3. Ductus recti perinealis.
III. Anus apertus cum communicatione urethra-rectali et peni rudimentario.

Die häufigsten Formen sind die reinen Analatresien der ersten Gruppe; sie werden etwa einmal auf 6000 Neugeborene beobachtet und sollen nach Anders u. a. erblich sein (näheres s. bei „Mißbildungen des Darmschlauchs"). Ungleich seltener sind die übrigen Formen (Literatur Kermauner, Anders, C. Sternberg, für die III. Gruppe Steckmetz). Die Atresia ani vesicalis gehört zu den

Fehlbildungen der Harnblase (s. dort). In unserem Zusammenhang kommen nur die tiefer gelegenen Einmündungen des Mastdarmes in Frage. Bei der

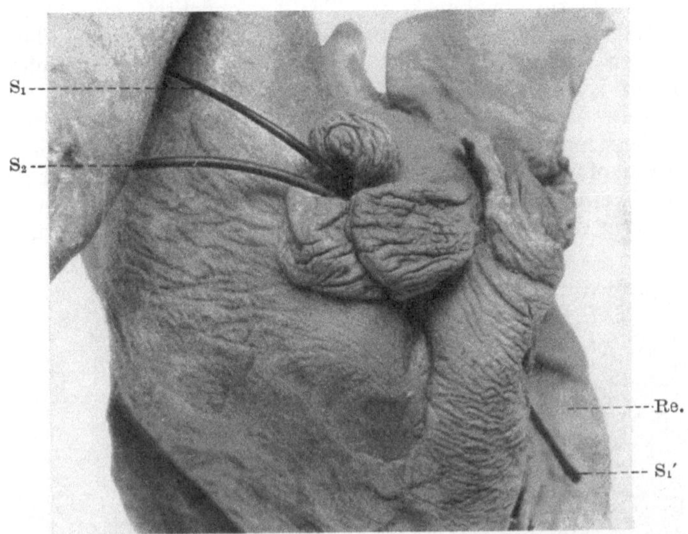

Abb. 64. Atresia ani urethralis. Altes Präparat des Wiener ROKITANSKY-Museums. Vom Rektum (Re.) ist eine Haarsonde (S_1-S_1') zum Urethralostium herausgefuhrt, eine zweite Sonde (S_2) führt von letzterem in die Blasenlichtung.

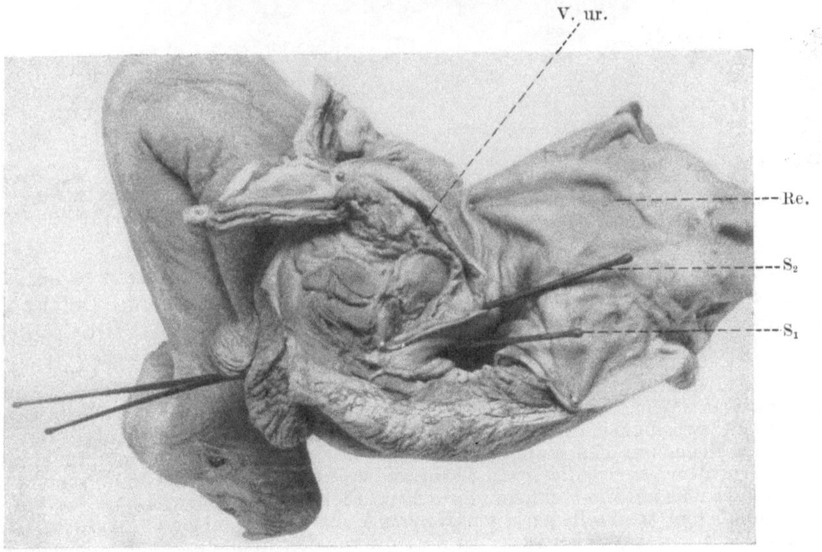

Abb. 65. Vom selben Fall wie Abb. 64. V.ur. Harnblase, Re. Rektum. S_1 Sonde im Rektum, S_2 Sonde im Halsteil der eröffneten Blase. Beide Sonden zu dem peniskrotalen Urethralostium herausgeleitet.

Atresia ani urethralis mündet das Rektum in der Höhe des Colliculus seminalis oder etwas distal von diesem in die Harnröhre. Die Verbindung kann eng oder geräumig sein. Meist ist sie sehr eng, derart daß, wenn der Afterverschluß operativ durch Plastik behoben wird, die Entleerung von Darminhalt durch die Harnröhre aufhört. Die Kommunikation kann entweder einen längeren Kanal darstellen oder aber, der Mastdarm liegt der Urethra unmittelbar an (STETTINER), so daß nach operativer Eröffnung des Mastdarms gelegentlich Harn durch den Darm abgehen kann. PAGE beobachtete eine ähnliche Atresie bei einem 54jährigen Mann, der durch eine skrotale Öffnung der Harnröhre zeitlebens seinen Stuhl entleert hatte, was auf eine ungewöhnliche Weite der rektourethralen Kommunikation schließen läßt. Der Rektalgang kann auch blind im Gewebe der Prostata enden, ohne mit der Urethrallichtung eine Verbindung zu besitzen (DIENST). Naturgemäß sind die verschiedenen Formen der Analatresie oft mit anderweitigen Mißbildungen vergesellschaftet. BORRMANN sah z. B. eine als Vagina masculina gedeutete große retrovesikale Zyste neben Verengung der Pars membranacea urethrae. Die Zyste mündete in den

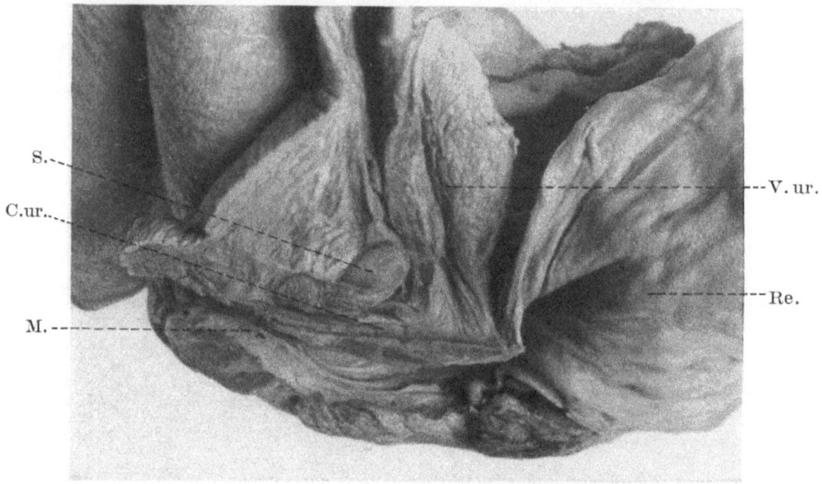

Abb. 66. Vom selben Fall wie Abb. 64. Nachträglich angelegter Medianschnitt. Re. Rektum, S. Symphyse, V.ur. Harnblase, C.ur. der Samenhügel, M. Mündung des Rektum in die Urethra. (Die untere Wand der Harnblase durch das lange Liegen der Sonde gleich der Urethra gestreckt.)

Mastdarmgang. DIENST beobachtete die Persistenz beider MÜLLERschen Gänge seitlich vom Rektalgang neben Riesenwuchs der Harnblase und Defekt in den ableitenden Samenwegen. Auch Abnormitäten am kaudalen Wirbelsäulenende wurden beschrieben.

Die beigefügten Abbildungen einer Atresia ani urethralis stammen von einem alten Musealpräparat (Wiener Pathologisches Museum, Daten unbekannt), dessen Kenntnis ich der Liebenswürdigkeit des Vorstandes, Herrn Prof. MARESCH, verdanke. Das Objekt stammt von einem unreifen männlichen Neugeborenen. Der After ist nur in Form eines seichten Grübchens angedeutet, das Skrotum mit einer tieferen Medianfurche versehen, der Penis kurz und nur die nicht durchbrochene Eichel kräftig entwickelt. Das Präputium und Frenulum hypospadisch, jenes am Dorsum dicke Falten bildend. Aus dem Urethralostium, welches in den Winkel zwischen dem proximalen Ende der Glans und dem Hodensack zu liegen kommt, ragen zwei Haarsonden (Abb. 64), die eine ist von der eröffneten Harnblase her eingeführt, die zweite von dem stark erweiterten Mastdarm vorgeschoben (Abb. 65). Die beiden Skrotalhälften leer. Ein nachträglich angelegter Medianschnitt zeigt (Abb. 66), daß das erweiterte Rektum tief auf den Beckenboden herabreicht und in seinem Grunde von der trichterförmigen, dem atretischen Anus entsprechenden Einziehung nur etwa 2 mm entfernt ist. Nach vorne von dieser Stelle verjüngt sich das Darmlumen rasch trichterförmig und setzt sich in einen etwa $^1/_2$ cm langen Kanal fort, der über dem Beckenboden unterhalb der Harnröhre in letztere führt. Diese selbst zeigt an der gewöhnlichen Stelle einen deutlichen Kollikulus und hat von dessen proximalem Anfang bis an die Vereinigung mit dem vom Rektum herführenden Kanal eine Länge von 19 mm. Der gemeinsame Anteil der Urethra bis an das Orificium externum mißt 11 mm. Das Endstück des nicht zum Rohr geschlossenen Abschnittes der Urethra bis an die Basis der Glans erkennbar, etwa 7 mm lang. Eine Verdickung der Blasen- bzw. Harnröhrenwand in Höhe des Kollikulus auf etwa 2 mm scheint der Prostata zu entsprechen.

Bei dem sog. Anus suburethralis kommt die Mündung des in diesen Fällen naturgemäß langen Rektalganges an die Penisunterfläche zu liegen. Sie kann sich im Bereiche des ganzen Penis an jeder Stelle finden, an der Glans (Cruveilhier, Esmarch, C. Sternberg), in der Penishaut (Laewen), an der Peniswurzel (Ziegenspeck). Auch blinde Endigung des Rektalganges wurde beobachtet (Späth, Englisch, Stieda). Der Rektalgang ist in diesen Fällen unter der Haut gelegen, infolge Füllung mit Mekonium bläulich durch die Haut hindurch schimmernd, zieht weiter nach hinten am Skrotalseptum, das Skrotum kann dabei gespalten sein (Laewen). Am Damm liegt er entweder subkutan oder in der Tiefe oder er endet in dem ampullär erweiterten, meist ziemlich weit herunterreichenden Mastdarmblindsack. An der gewöhnlichen Stelle kann jede Andeutung eines Afters fehlen oder es findet sich eine leichte rinnenförmige Einziehung. In C. Sternbergs histologisch gut untersuchtem Fall war der Gang mit einem niedrigen Zylinderepithel ausgekleidet und hatte eine eigene Muskularis. In Stiedas Fall war das Epithel anscheinend durch die wiederholten Sondierungsversuche zerstört worden, was den Beobachter zu der eingangs erwähnten Auffassung als sekundäre Fistelbildung veranlaßte. Über den skrotalen Anus und seine verschiedene Mündungsform, hinter der Peniswurzel, in der Rhaphe scroti oder hinter diesem vgl. Laewen. Beim perinealen After liegt die Mündung in der Dammrhaphe.

Die Harnröhren-Mastdarmverbindungen zeigen Verkümmerung des Penis und entsprechendes Fehlen der Pars cavernosa urethrae bei offenem After an normaler Stelle. In Steckmetz', Zusammenstellung schien der Penis zu mangeln und lag im Hodensack verborgen oder fehlte fast völlig. Der Blasensphinkter schien in einigen Fällen zu funktionieren, nachdem die Harnentleerung aus dem Anus in Pausen erfolgte. Von Räuber und Goschler bei Erwachsenen erhobene Beobachtungen zeigten Samenentleerungen aus dem After.

Über die Entstehung der Atresia ani und der abweichenden Verbindungen sowie der atypischen Mündungen des Rektalganges gibt die Entwicklungsgeschichte Aufklärung. Es handelt sich um Störungen bei der Aufteilung der Kloake durch das Vorwachsen des Septum urorectale und um solche im Bereiche der Kloakenmembran. Am leichtesten ist die Atresia ani urethralis zu erklären insoferne, als hier die gangartige Verbindung zwischen dem Rektum und der Urethra dem Reichelschen Kloakengang entspricht, welcher ein Überbleibsel des ursprünglich gemeinsamen Abschnittes von Sinus urogenitalis und Rectum darstellt. Der Kloakengang verschwindet beim menschlichen Embryo, wie oben (S. 8) erwähnt, in einem Stadium von etwa 25 mm Scheitel-Steiß-Länge. Dieses Stadium würde also den spätesten Zeitpunkt für die Entstehung der Mißbildung darstellen. Der Verschluß des Anus ist dadurch bedingt, daß das Gebiet der Kloakenmembran, in welchem es durch Einreißen des Epithels zur Bildung des Afters kommt, vom kaudalen Ende her verkürzt wird, indem Mesenchym zwischen die beiden Blätter des Epithels einwuchert und so dessen Auseinanderweichen verhindert. Die suburethrale, skrotale und perineale Lage des Anus entspricht dann der ungewöhnlichen Mündung des Kloakenganges, wobei aber die Trennung der Kloake in Sinus urogenitalis und Rektum zustande gekommen ist. Das Kloakenseptum ist also in diesen Fällen in seinem kaudalen Ende ventralwärts verschoben (C. Sternberg), so daß der primitive Damm ungewöhnlich weit nach vorne bis auf den Geschlechtshöcker zu liegen kommt und dann gleichzeitig mit dem Vorwachsen des letzteren auch der Kloakengang mit nach vorne auswächst. Je nachdem, ob es sich um einen suburethralen, skrotalen oder perinealen Anus handelt, ergeben sich also graduelle Verschiedenheiten in der ventralen Verschiebung des primitiven Dammes. Das Wesentliche erscheint demnach bei allen Formen in der Verkürzung der Kloakenmembran vom kaudalen Ende her zu liegen (KERMAUNER, R. MEYER, SCHNEIDER). Auch die oben erwähnten beim Anus anomalus nicht selten beobachteten Mißbildungen an der kaudalen Wirbelsäule deuten auf Störungen am fetalen Kaudalende. Danach sind auch die Formen des Anus suburethralis als Entwicklungsstörungen anzusehen und nicht als pathologische Fistelbildungen, wie dies STIEDA vermutete. R. MEYER sah einen feinen, mit Epithel ausgekleideten Gang im Septum scroti ohne Beziehung zu Mastdarm und Harnröhre und hielt ihn folgerichtig für einen Kloakengangrest. Ebenso spricht er als solche Reste gewisse von der Pars prostatica urethrae kaudalwärts ziehende Blindgänge an, die vielleicht in der Tiefe des Skrotums gelegentlich zu beobachtende Zysten (s. dort) und Divertikel der hinteren Urethra genetisch erklären können. Alle diese Bildungen stützen die eben gegebene entwicklungsgeschichtliche Deutung des Anus anomalus.

Die Harnröhre-Mastdarmverbindungen mit offenem Anus sind ebenfalls durch Erhaltenbleiben des Kloakenganges zu erklären, wobei im Bereiche des Genitalhöckers und des ihm angehörenden Anteiles der Kloakenmembran Entwicklungshemmungen bestanden haben müssen, da ja der Penis rudimentär ist und die Urethra fehlt. Es stellen also auch in entstehungsgeschichtlicher Beziehung diese Mißbildungen das Gegenstück zur Atresia ani complicata dar, da bei ihnen die Bildungsstörung nicht am kaudalen Ende der Kloakenmembran, sondern ventral erfolgte, die Verkürzung der Kloakenmembran am ventralen Ende eingetreten sein muß.

D. Mißbildungen des Penis.

Infolge der entwicklungsgeschichtlichen gemeinschaftlichen Beziehungen des Penis und der Urethra aus der Pars phallica des Sinus urogenitalis haben Mißbildungen des Penis auch solche der Urethra im Gefolge und umgekehrt. Aus äußeren Gründen empfiehlt es sich, obwohl gelegentlich der Harnröhrenspaltbildungen schon einzelne Mißbildungen des Penis besprochen wurden, alle diese Verbildungen zusammenfassend zu erörtern, welche vorwiegend den Penis betreffen, also Mangel- und Kümmerformen und anderweitige angeborene Verunstaltungen, partielle Defekte und Drehungen, Doppelbildungen, Verlagerungen, ferner isolierte Fehlbildungen der Glans und der Vorhaut, des Frenulums und anhangsweise jene des Hodensacks. Damit folgen wir der übersichtlichen Einteilung SCHNEIDERs, welcher sie allerdings mehr den Bedürfnissen des praktischen Urologen angepaßt hat.

1. Mangel und Kümmerformen, angeborene Verunstaltungen.

Zwischen völligem Mangel und hochgradigen Kümmerformen des männlichen Gliedes ist eine Grenze nicht zu ziehen (SCHNEIDER). Man unterscheidet:

a) Penismangel und Verkümmerung als Teilerscheinung kloakaler Fehlbildungen einschließlich der Communicatio urethra-rectalis. b) Kümmerformen, die sich der Virga palmata anschließen. c) Hypo- und epispadische Kümmerformen, d) solche bei Hypogenitalismus (infantile und eunuchoide Penishypoplasien), e) Penismangel durch Störungen im inneren Aufbau (Mißbildungen der Schwellkörper), zu denen f) die Penistorsionen gezählt werden können.

a) Bei den höhergradigen Kloakenfehlbildungen ist fast immer der Kloakenhöcker, aus dem der Penis und die Geschlechtswülste, die Anlage des Skrotums hervorgehen, mitbeteiligt. Das Bild der einzelnen Mißbildungen wechselt außerordentlich, da auch das übrige Urogenitalsystem häufig Anomalien aufweist. Die Verbindung zwischen dem vorderen und hinteren Kloakenabschnitt bleibt erhalten und es kann die mächtige blasenförmig vergrößerte Kloake die Bauchhöhle mehr oder weniger vollkommen ausfüllen. Diese Vergrößerung der Kloake ist dann wohl im Sinne KERMAUNERs als partieller Riesenwuchs

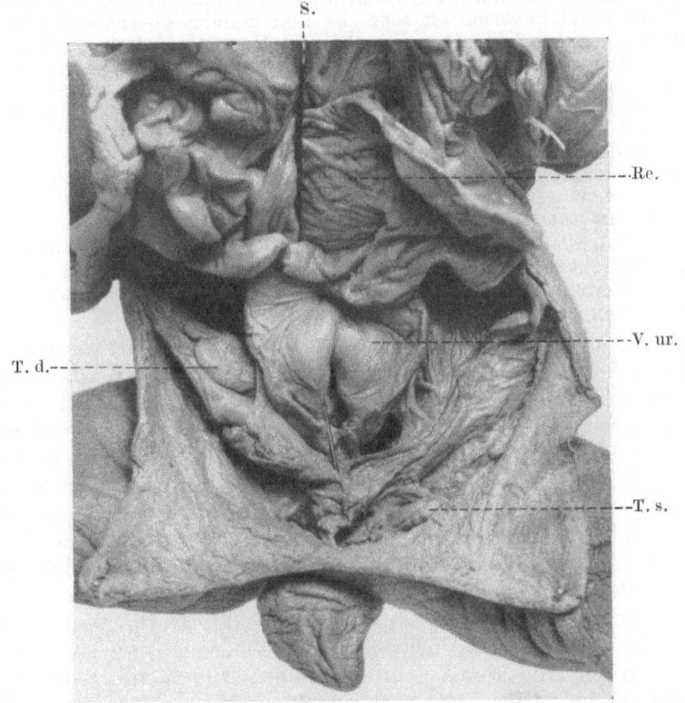

Abb. 67. Atresia recti vesicalis. Defectus penis et urethrae. (Altes Alkoholpräparat des Wiener ROKITANSKY-Museums.) T.d. und T.s. Hoden, rechter abdominell, linker im Leistenkanal zurückgehalten. Re. Rektum, von diesem eine Sonde (S.) in die Harnblase (V.ur.) vorgeschoben. Das taube Skrotum im Bilde deutlich.

aufzufassen. Daneben finden sich Entwicklungsstörungen auch im Bereiche der Kloakenmembran, indem diese durch abnorm vorwachsendes Mesenchym hochgradig verkürzt wird oder völlig verschlossen bleibt. Dadurch ist ein Vorwachsen des Epithels des Sinus urogenitalis in den Geschlechtshöcker hinein unmöglich geworden, was die partiellen Defekte der Harnröhre oder den völligen Mangel der Durchbrechung des Penis erklärt. Der After kann verschlossen sein, es kann zur Atresia ani urethralis kommen oder es fehlt überhaupt daneben auch noch die Urethra. In solchen Fällen sind dann die äußeren Geschlechtsteile hochgradig verkümmert, nur durch einige Hautfalten oder Wülste gekennzeichnet, so daß die Geschlechtsbestimmung unmöglich wird. Bei BURCKHARDT finden sich Fälle aus dem älteren Schrifttum als Penisdefekte angegeben (PORTAL, ALMS, ROSE, SHATTOCK), bei KERMAUNER Angaben über solche aus dem neueren. In einem Fall von SCHILLING mit Atresia ani vesicalis (1921) fehlte jede Spur von Penisbildung, die Urethralmündung war auf die Innenseite des rechten

Oberschenkels verlagert und lag hier seitlich begrenzt von zwei Hautläppchen, die rudimentären Skrotalfalten zu entsprechen schienen. In dem Falle ARNOLDs mündete die Harnröhre zwischen Mons Veneris und Skrotum aus, der Penis fehlte völlig und die MÜLLERschen Gänge waren als Uterus und Tuben erhalten, die Keimdrüsen erwiesen sich als Hoden.

Abb. 67 zeigt eine derartige hochgradige Verbildung bei einem reifen männlichen Neugeborenen. Außen nur ein etwa kirschengroßer skrotumähnlicher Hautsack ohne deutliche Rhaphe, kein Penis, keine Analöffnung. Der linke Hoden im „Skrotum" etwas klein, deutlicher Nebenhoden und Samenleiter; rechter Hoden in der Bauchhöhle in Höhe der Linea innominata. Mast- und übriger Dickdarm ziemlich stark erweitert; ersterer wird an der hinteren Blasenwand unvermittelt sehr eng und mündet oberhalb des Blasenbodens mit einem kurzen, kaum sondenstarken Kanal in die Harnblase. Von der Symphyse bzw. Rektusaponeurose zieht ein fibröses Septum in den Hodensack. Harnröhre und Prostata fehlend, Harnleiter seitlich in die Harnblase mündend. Das Becken mit auffallend engem Ausgang, indem die Tubera ischiadica sowie die aufsteigenden Sitzbein- und absteigenden Schambeinäste fast unmittelbar aneinanderliegen, der Beckenausgang fast spaltförmig gestaltet (histologisch das Material infolge des hohen Alters nicht mehr brauchbar). — Das Verhalten des Beckenausganges scheint in diesem Fall auf eine Wachstumshemmung der kaudalen Knospe der Anlage hinzudeuten, als deren Teilerscheinung die ausgedehnten Defekte vielleicht anzusehen sind.

In jüngster Zeit demonstrierte HALTER einen ähnlichen Fall von Penismangel bei einer Totgeburt. Anus durchgängig, vom äußeren Genitale nur ein anscheinend dem Hodensack entsprechender gerunzelter Hautbezirk mit medianer Rhaphe vorhanden. Keimdrüsen histologisch als Hoden sicher gestellt, im Bauchraum zurückgehalten.

Diesen Fällen sind Beobachtungen von Mangel der Harnröhre bei vorhandenem Penis aus dem älteren Schrifttum gegenüberzustellen (KAUFMANN, BURCKHARDT), sowie zwei neuere solche von VOLL und TAGLICHT. Bei ihnen ist das dem Penis entsprechende Gebilde mehr oder weniger deutlich entwickelt, bei im Bereiche der Urogenitalmembran erfolgtem Verschluß nicht perforiert, das zentrale Ende des Sinus urogenitalis als kurzer Blindkanal am Beckenhoden vorhanden oder überhaupt nicht von der Kloake abgesondert. In dem Falle von VOLL lag das Penisrudiment unterhalb der Symphyse, die Kloake war verschlossen. In dem ähnlichen Fall von TAGLICHT war nur die Glans annähernd deutlich ausgebildet. Daß derartige verwickelte Fehlbildungen eine Lebensfähigkeit der Frucht ausschließen, liegt auf der Hand. In jüngster Zeit beschrieb MAGID eine solche Fehlbildung bei einem Neugeborenen, welches $3^1/_2$ Stunden gelebt hatte. Anus und Penis fehlten, linker Hoden im Skrotum. rechter abdominal kryptorch. Der Dickdarm stark gefüllt, endete beim Eintritt in das kleine Becken in einem fibrösen Strang. Die Ureteren endeten in einem Hohlraum unterhalb einer blinden, zwischen Blase und Rektum bestehenden Verbindung (Rest des Kloakenganges?) Die Blase gegen Ureteren und Urethra völlig abgeschlossen. Verf. glaubt an einen primären Entwicklungsdefekt der Kloake, da alle aus dieser sich entwickelnden Teile (Rektum, Urethra) fehlen. SCHNEIDER stellt dieser Gruppe von Fällen jene Kloakenfehlbildungen gegenüber, bei denen die Urogenitalmembran zwar verschlossen, die Aftermembran aber eröffnet ist. Eine Communicatio urethra-rectalis als Rest der unvollständigen Kloakenaufteilung ist dabei erhalten geblieben. Diese Mißbildungen sind lebensfähig und können ein höheres Alter erreichen. Dabei ist der Penis ganz verkümmert oder scheint überhaupt zu fehlen, während das Skrotum normal gestaltet ist und die Hoden herabgestiegen sein können. SCHNEIDER führt die von STECKMETZ zitierten Beobachtungen von IMMINGER, NELATON, GOSCHLER und RÄUBER einschließlich eines eigenen Falles von STECKMETZ an, denen von BURCKHARDT noch ein Fall OBERTEUFERs und zwei Fälle von HARRI angefügt werden. In STECKMETZs bereits oben erwähntem Fall lag der Penis unter der Skrotalhaut, stellte einen kaum über erbsengroßen der Eichel entsprechenden Körper mit einem federkieldicken kurzen Schaftstück dar, während an der

Stelle der Peniswurzel nur eine kleine Hauterhebung mit seichtem Grübchen vorhanden war. In GOSCHLERs Fall handelte es sich um einen 27jährigen Mann, bei welchem hinter dem Skrotum in der Rhaphe perinei ein hahnenkammähnliches erektiles Hautgebilde vorhanden war, bei dessen Reizung eine Samenentleerung aus der Afteröffnung erfolgte. Bei RÄUBERs 38jährigem kräftigen, sonst normal entwickelten Mann fehlte der Penis klinisch anscheinend vollkommen.

b) Bereits oben wurden gelegentlich Besprechung der Hypospadien jene abnormen Verbindungen zwischen Penisschaft und Skrotum erwähnt, die als Virga palmata bezeichnet werden. Hier ist nachzutragen, daß solche Bildungen auch gelegentlich bei normal gelagertem äußeren Urethralostium vorkommen. Der Penis ist aber auch dann stets mehr oder minder verkümmert und im Bereiche der Eichel ähnlich wie eine Klitoris nach abwärts geknickt. Scheint in solchen Fällen der Penis zu fehlen, so ist er nur ungewöhnlich klein und im Hodensack verborgen, zeigt histologisch sonst normalen Aufbau (SCHULTZE). Das verengte Präputialostium findet sich dann, unten von einer konkaven Hautfalte umgeben, am vorderen Rand des Skrotums. Diese Hautfalte muß, um die Glans sichtbar zu machen, durchtrennt werden. BOUTELLIER sprach in einem derartigen Falle höchstgradiger Virga palmata von „Phimosis scrotalis" (zitiert von STECKMETZ, vgl. auch die Beobachtungen von LEMKE, VAN LEERSUM, AIEVOLI). Bei dem nächst geringeren Grade ist die Glans besser entwickelt, die Vorhaut geht nach unten unmittelbar in die Skrotalhaut über, wenn sie hier nicht gespalten ist. Der Penisrücken kann sich über das Skrotum vorwölben, die ihn deckende Haut durch ihre Glätte und den Mangel der Pigmentierung von der Haut des Hodensackes verschieden sein (SIEBER, MARTEN, PETIT zitiert bei KAUFMANN). Bei dem letzten, leichtesten Grade der Virga palmata besteht auch ein freier Penisschaft, der an der Unterseite in der schon früher geschilderten Weise durch eine schwimmhautähnliche Hautfalte, deren Kante die Skrotalrhaphe bildet, mit dem Skrotum verbunden ist. Über sie wurde oben gelegentlich der Hypospadie gesprochen, bei welcher sie verhältnismäßig häufig ist (s. S. 93), auch erwähnt, daß die Urethra bei bestehender unterer Spalte abnorm kurz sein und sich als von den Schwellkörpern getrennter Strang beim Emporheben der Glans anspannen kann (NEUMANN). Literatur siehe bei KAUFMANN, VAN BRERO (Hypogenitalismus), über Beobachtungen ohne Hypospadie bei CHRÉTIEN, SIEVERS. Eine Beobachtung DANZIGERs scheint nach SCHNEIDER hier anzureihen: Penisschaft mit vorhautloser Glans und normalem Orifizium, durch zwei untereinander gelegene, nicht zusammenhängende häutige Bildungen mit blindsackartigen Nischen mit dem Skrotum verbunden. Der Ursprung dieser Falten an der Peniswurzel spricht dagegen, daß es sich, wie der Autor meinte, um zwei überschüssige Präputien handle. SCHNEIDER vermag diese Taschenbildung nicht zu deuten und glaubt auch nicht, daß es sich um Rhaphegänge im Sinne der Ductus cutanei STIEDAs handeln könne, wie dies RUMPEL meinte. Nach BROMAN soll die Virga palmata so zustande kommen, daß die hinteren Teile der Geschlechtswülste, die sonst zur Bildung des Hodensacks aufgebraucht werden, mit zur Bildung der Penishaut verwendet werden. Bis zu einem gewissen Grade spricht jedoch dagegen der Umstand, daß bei den geringeren Graden die Penishaut als solche differenziert ist, nicht gewulstet und auch nicht pigmentiert erscheint. Gelegentlich der Besprechung der Hypospadie wurde schon darauf verwiesen, daß bei dieser an der Unterfläche des Penis ein Mangel an Bildungsmaterial bestehe, und ein solcher Mangel am Ektoderm dürfte dann auch die Beteiligung der Haut der Geschlechtswülste an der Bildung der Penishaut erklären. SIEVERS' Annahme, daß die Palmatur des Penis bei normal gelegenem Orifizium der Harnröhre der Hypospadie nahestehe, dürfte damit richtig sein.

c) Die epi- und hypospadischen Kümmerformen wurden bereits besprochen (s. S. 87f.), auch der Umstand, daß die Glans bei ihnen meist am besten entwickelt ist, während die Corpora cavernosa penis in höherem Grade verkümmert sein können. Diese Formen erinnern an fetale Bildungsstadien des Penis, bei welchen die Entwicklung des glandaren Abschnittes jener des übrigen Peniskörpers voraneilt, die Glans daher relativ groß ist.

d) Kleinheit des Penis bei Hypogenitalismus sieht man bei Unterentwicklung der Keimdrüsen (infantilistische Verkümmerung) sowie bei Frühatrophie der Keimdrüsen oder Entfernung dieser vor Erlangung der Pubertät (eunuchoide Verkümmerung (Abb. 22, S. 43). Sie ist durch Ausbleiben der Reife der Keimdrüsen zu erklären und wohl auf den fehlenden hormonalen Wachstumseinfluß von seiten dieser zurückzuführen.

e) In die Gruppe partieller Penisdefekte gehören Beobachtungen von Dumreicher und Fischer, bei denen die Corpora cavernosa nur in ihrem am Schambein gelegenen Abschnitt nachweisbar waren, in der Pars pendula fehlten. Der Penis stellte dementsprechend nur ein dünnhäutiges Rohr oder einen schlaffen Sack dar; im Falle Dumreichers war die Glans nur angedeutet, in jenem Fischers fehlte sie anscheinend ganz.

f) Endlich sind hier die angeborenen Drehungen des Penis zu erwähnen. Sie gehen, wie gleichfalls schon oben angedeutet, auf eine seitenungleiche Entwicklung zurück. Die Drehung kann dabei bis zu 180^0 betragen, so daß schließlich das Dorsum penis nach unten gewendet ist. Die Raphe penis erscheint entsprechend seitlich verlagert. Die leichtesten Grade sind daran zu erkennen, daß der Spalt des Urethralostiums nicht mehr vertikal steht, sondern etwas schräg gestellt ist. Schon oben wurde erwähnt, daß man die Torsionen oft mit ganz geringgradigen Hypospadien antrifft (Edington, Rocher). Über Achsendrehung ohne Hypospadie vgl. Caddy, Lion, Sievers.

2. Doppelbildungen des Penis.

Die überschüssigen Penismißbildungen werden als Doppelpenis, Penisspaltung, Diphallus (totalis und partialis), Penis duplex, omniseptus, bifidus, bifurcatus, fissus, Bipenis und ähnliches bezeichnet. Nach Schneider stammt die älteste Mitteilung über solche Bildungen von Wecker aus dem Jahre 1609. Die früheren Beobachtungen bis zum Jahre 1895 finden sich bei Ballantyne and Skirwing zusammengestellt; es waren damals bereits 18 Fälle bekannt (vgl. auch Neugebauer 1898). Schneider gibt die Zahl der einfachen Diphallie mit etwa 38 an, bei welcher die verwickelten Doppelbildungen am hinteren Körperende mit Auftreten überzähliger Extremitäten nicht mitgerechnet sind. Er erwähnt die Fälle von Lange, Küttner, Heller, Keppel, Novotny, Volpe, Ribera, Pallin, Trenkler, Leonti, Pires, Vaudescal, Lipschütz, Corrado, Bruni (in chronologischer Reihenfolge). Schneider unterscheidet bei der Diphallie zwei Typen; einmal solche Fälle, bei welchen die verdoppelten Teile seitlich zur Mittellinie nebeneinander liegen, Duplicitas verticalis, welcher die große Mehrzahl der Fälle angehört; weiter die Duplicitas horizontalis, bei welcher beide Teile in der Mittellinie übereinander liegen. Zu letzterer zählen die Fälle von Niemann, Novotny, Ribera, Valentin (älteste derartige Beobachtung, 1696). Öfter sind beide Teile des Penis vollkommen symmetrisch gestaltet, seltener ungleich. Bei der Spaltung sind verschiedene Grade zu unterscheiden.

Der geringste Grad beschränkt sich auf die Eichel, wobei das Präputium für beide Teile gemeinsam ist — Diphallus glandaris. Hierher gehören die Fälle von Buren and Keyes, Novotny, Heller, Pallin (zitiert bei Broman),

Leonti. Die Verdoppelung kann dabei an dem äußerlich einheitlich erscheinenden Peniskörper sich noch weiter nach hinten fortsetzen, wie in dem von Leonti operierten Fall von asymmetrischem glandären Diphallus, wo bei der Entfernung des ein Hindernis der Kohabitation darstellenden linken Teilstückes sich zeigte, daß dieses sich bis an die Symphyse fortsetzte, eine lumenlose Harnröhre und einen dreiteiligen Schwellkörperapparat besaß. Nach Volpes Einteilung wäre der Fall als „Penis omniseptus asymmetrus" zu bezeichnen (Schneider). In anderen Fällen sollen die beiden Corpora cavernosa penis getrennt in die Teilstücke übergehen und sich nicht an der Verdoppelung beteiligen (Corrado). Anatomisch verifiziertes Material liegt hier nicht vor, weshalb alle diese Beobachtungen als unsicher gelten müssen.

Wenn sich die Gabelung bei höhergradiger Spaltung noch weiter auf den Peniskörper erstreckt, dabei aber an der Peniswurzel noch ein gemeinsamer kürzerer oder längerer Schaft besteht, so spricht man von Diphallus bifidus (z. B. Fälle von Valentin, Ollsner, Sixtus, Cole, Ballantyne and Skirwing, Englisch, Trenkler, Pires, Vaudescal, Lipschütz). In einem Fall von Küttner war der Penis bis an die Pars membranacea urethrae unterteilt.

Den höchsten Grad stellt der Diphallus totalis dar, bei welchem die ganze Harnröhre bis an die Harnblase verdoppelt sein soll. Schneider erwähnt von solchen die Fälle von Taruffi, Lange, Volpe, Corrado, Bruni. Entsprechend der öfter ungleichen Entwicklung beider Anteile zeigen auch die beiden Harnröhren bei diesen Doppelbildungen gewisse Unterschiede, etwa derart, daß die in dem minder gut ausgebildeten Teilstück gelegene verschlossen ist. So in den Fällen von Buren and Keyes, Ballantyne and Skirwing, Keppel auf der linken Seite, bei Vaudescal rechts. In Novotnys Beobachtung war die über der regelrechten Eichel gelegene akzessorische Glans nicht perforiert. Im Falle Becks endeten beide Urethrae blind.

Korchow sah bei einem $1^1/_2$jährigen, sonst normal entwickelten Knaben 2 gut entwickelte, nebeneinander an der gewöhnlichen Stelle gelagerte Glieder. Linkes Glied etwas kleiner als das rechte, am rechten Epispadie. Beide Glieder erektil, Harnentleerung nur durch das rechte. Links in einer Tiefe von 2 cm die Urethra blind verschlossen. Bauchdecken über der Symphyse narbig verändert, Skrotum durch eine tiefe Furche in 2 Hälften unterteilt, in jeder Hälfte ein Hoden. Bei der Geburt soll eine Blasenektopie bestanden haben, die sich nach 3 Monaten von selbst schloß. Die Miktion durch die linke Harnröhre hörte 2 Monate nach der Geburt auf.

Gelegentlich wird bei der Diphallie Hypospadie beobachtet, die auch nur einen der beiden Anteile betreffen kann. So in Sangallis Fall retroglandäre Hypospadie des rechten Anteiles, während im linken die Urethra lumenlos war. Bei Vaudescal war im besser entwickelten linken Anteil leichte glandäre Hypospadie vorhanden. Weitere Fälle mit Hypospadie vgl. Morgan, Pires, Trenkler, Lipschütz. In den Fällen von Sixtus und Englisch lag die hypospadische Harnröhrenöffnung am Teilungswinkel des Penis bifidus. In den Fällen von Englisch, Pires und Trenkler waren in den Teilstücken Harnröhren als seichte Rinnen an der Unterseite bis gegen die Glans zu angedeutet. In Morgans Fall war eine perineale Hypospadie vorhanden.

Das Verhalten der Harnblase bei den Fällen von vollständiger Penisverdoppelung muß gesondert besprochen werden. Es wurde in allen durch Obduktion klar gestellten Fällen (Sangalli, Volpe, Corrado, Bruni, ferner Loder und Smith, letztere unsicher) auch eine Verdoppelung der Harnblase angetroffen, indem zwei räumlich mehr minder vollkommen getrennte Blasen nebeneinander lagen. In dem Fall von Lange war die Verdoppelung der Harnblase von außen nicht zu erkennen, das Blaseninnere durch ein Septum in der Mittellinie aber vollkommen zweigeteilt. Dabei mündet in jede Blase nur ein Harnleiter (in der Beobachtung Becks mit Blasenexstrophie ein Ureter fissus).

Im Falle SANGALLIS waren beide Harnblasen gegen den Halsteil zu verbunden, die linke hatte keine Urethra (SCHNEIDER). Bei den Spaltbildungen geringeren Grades pflegt die Harnblase einheitlich zu sein, z. B. beim Diphallus bifidus in den Fällen KÜTTNERS und VAUDESCALS (bei letzterem röntgenologisch sicher gestellt).

Gelegentlich finden sich Anzeichen einer geheilten Bauchblasenspalte in Form eines Narbenfeldes im Unterbauch (BUREN and KEYES, CORRADO, BRUNI, KORCHOW). Bei SANGALLI bestand eine Bauchwandhernie. Ein Spaltbecken wurde beobachtet bei SANGALLI, TARUFFI (Fall 1), MORGAN, VOLPE, CORRADO; in manchen Fällen soll das ganze Becken einschließlich des Kreuzbeins auffallend breit gewesen sein. Über das Verhalten des kaudalen Wirbelsäulenendes finden sich fast keine Angaben. Nur LANGE erwähnt in seinem Fall, daß es einheitlich war. In PALLINS Fall war es im Röntgenbild verdoppelt.

Das Verhalten des Skrotums ist ebenfalls verschieden je nach dem Grade der Unterteilung des Penis. Bei den geringeren Graden des Penis bifidus und der einfachen glandären Diphallie ist es anscheinend in der Regel einheitlich oder annähernd dreiteilig mit einem medianen durch zwei seitliche Skrotalrhaphen begrenzten dritten Anteil. Bei den schwereren Formen mit vollständiger Verdoppelung des Penis, der Urethra und der Harnblase ist es vollkommen in zwei Hälften getrennt, wobei in jeder nur ein Hoden vorhanden ist, ähnlich wie in dem unten (S. 107) erwähnten Fall von Diphallie mit Blasenekstrophie und -verdoppelung aus dem Wiener pathologischen Museum.

Gegenüber echter Verdoppelung des Hodensacks finden sich einfache Spaltungen des letzteren bei stärkeren Graden einer Hypospadie mit Diphallie (BUREN and KEYES, MORGAN). Das gespaltene Skrotum kann dabei wie bei einfacher Harnröhrenspaltung mehr präpenial gelagert sein (vgl. Abb. bei BALLANTYNE and SKIRWING). Wie bereits angedeutet, sind auch bei den echten Skrotalverdoppelungen nur zwei Hoden vorhanden, welche dann in den lateralen Anteilen der Hodensäcke liegen, soferne sie herabgestiegen sind. Die ableitenden Samenwege sind in der Regel normal entwickelt, die Prostata entsprechend der Verdoppelung des zugehörigen Urethralabschnittes gleichfalls verdoppelt, wobei beide Anteile in der Mitte zusammenhängen oder in einander übergehen können (LANGE). In einigen Beobachtungen (SANGALLI, CORRADO) schien die Prostata zu fehlen oder wurde als verkümmert beschrieben.

Mastdarm und After können bei den geringeren Graden einheitlich, bei den höheren Graden der Diphallie an der Verdoppelung mitbeteiligt sein, wobei die Analöffnungen mehr lateral und subskrotal an dem verbreiterten Gesäß liegen (TARUFFI, CORRADO, BRUNI). In SANGALLIS Fall war das Rektum einheitlich, dabei nach rechts verlagert. In dem unten erwähnten Fall des Wiener pathologischen Museums war der Anus einheitlich und atypisch gelagert; der Darm mündete in der Medianlinie zwischen den beiden Harnblasen, der Abschnitt entsprach anscheinend dem Zökum, das Kolon selbst fehlte. Überhaupt kommt Atresia ani bei Diphallie öfters vor (LANGE, COFFI, KÜTTNER, VOLPE), je nach der Einfachheit oder Verdoppelung des Rektum mit einem oder zwei Ani urethrales, oder als einfache Atresie (PALLIN) ohne Verbindung mit den ableitenden Harnwegen. Gelegentlich kann auch bei geringen Graden von Diphallie die Verdoppelung am hinteren Körperende noch weiter ausgesprochen sein. So z. B. betraf sie in PALLINS Fall mit Eicheldiphallie bei einfachem Skrotum auch das Rektum und die Steißbeinwirbel. VOLPE fand bei seiner typischen vollständigen Diphallie den ganzen Dickdarm von der Ileozökalklappe abwärts verdoppelt. Durch diese anderweitigen Mißbildungen kann die Lebensfähigkeit der Frucht beeinträchtigt sein. Die Fortpflanzungsfähigkeit ist bei der Diphallie durch den ein Hindernis bei der Kohabitation darstellenden zweiten Penis in der Regel aufgehoben, wenn nicht durch Operation abgeholfen werden kann (LEONTI). Doch kann in den Fällen stärkster Divergenz jedes der beiden Glieder zur Kohabitation geeignet sein (SCHNEIDER). Vererbung wurde bisher nicht beobachtet.

Abb. 68 stammt von einem mehrere Tage alten Knaben. Das sehr alte Musealobjekt, dessen Kenntnis ich Herrn Prof. MARESCH verdanke, ist im Katalog des Wiener Pathologischen Museums als „Ectopia vesicae urinariae, hernia umbilicalis, Anus coecalis, penis duplex" bezeichnet. In dem Nabelbruchsack war ein größerer Leberlappen enthalten. Harnblase ektopisch, in 2 Hälften gespalten, zwischen denen — entsprechend der 1 cm weit klaffenden Symphyse — der Darm ausmündet. Durch die „etwa kreuzerstückgroße" Öffnung des Darmes sind die beiden Blasenhälften voneinander getrennt. Ein sagittal

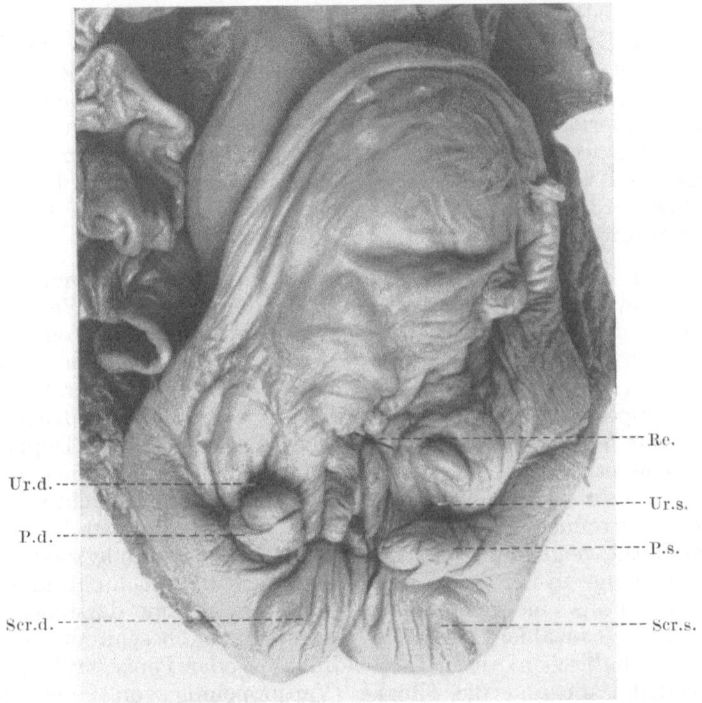

Abb. 68. Diphallia totalis (Blasendarmgenitalspalte). (Altes Alkoholpräparat des Wiener ROKITANSKY-Museums.) Re. Sonde in der Rektalmündung, Ur.d. und Ur.s. Uretermündungen, die Borstensonde in der rechten deutlich. P.d. und P.s. die beiden Gliedanlagen mit deutlicher Eichel und Vorhaut. Scr.d. und Scr.s. die Skrotalanlagen.

gestelltes Band [1] unterteilte auch das Darmostium in 2 Hälften. In jeder Hälfte der Harnblase mündet ein Harnleiter aus. Penis verdoppelt, jeder mit einer Glans ausgestattet, die unperforiert ist. An die Basis jedes Gliedes verläuft von der Blase ein schmaler Schleimhautstreifen, der der Urethra zu entsprechen scheint. Skrotum in 2 Hälften unterteilt, die durch eine tiefe Furche getrennt sind. After fehlt. Rechter Hoden in der Bauchhöhle, linker im Leistenkanal. Der ausmündende Darm entspricht dem Zökum; Dickdarm, Netz und Milz fehlen, Magen und Dünndarm normal. „Als offenbarer Rest des verödeten Dickdarms zieht von der widernatürlichen Afteröffnung ein bindegewebiger Strang nach rechts aufwärts, entsprechend der Lage des Colon ascendens."

Es handelt sich hier also um eine Blasendarmgenitalspalte. KERMAUNER verweist auf einen ähnlichen Fall von STEINBÜCHEL und faßt die Verbildung als auf das Gebiet der Kloakenmembran, den kaudalsten Abschnitt des Primitivstreifens beschränkte Dipygie auf.

[1] Dieses Band ist in der Abbildung bei KERMAUNER (l. c. S. 533) noch vorhanden, wurde dann zwecks histologischer Untersuchung entfernt.

Die höchsten Grade der reinen vollständigen Diphallie mit Blasen- und Rektumverdoppelung wären nach SCHNEIDER entsprechend der üblichen Nomenklatur der Doppelbildungen als Dipygia dipus zu bezeichnen. An sie schließen sich die weitergehenden Verdoppelungen am hinteren Körperende an, bei welchen unter noch stärkerem Auseinanderweichen der verdoppelten äußeren Geschlechtsteile zwischen diesen eine dritte untere Extremität auftritt. Sie ist nicht gelenkig, sondern nur durch Weichteile mit dem Becken dorsal verbunden (ACTON und VELPEAU, zitiert bei KÜTTNER, LORTHIOIR, ALLAN). Man spricht dann von Dipygia tripus. Die überzählige Extremität ist meist plump gestaltet, die Zahl der Zehen verdoppelt, so daß hier tatsächlich zwei unvollkommen getrennte bzw. verschmolzene Extremitäten vorliegen. Ist diese Extremität in ihre beiden Anteile aufgelöst, so spricht man von Dipygia tetrapus. Die beiden medialen Extremitäten sind minder gut entwickelt als die lateralen (vgl. NEUGEBAUER, HÜBNER), von denen die rechte innere zum rechten äußeren Bein gehört und umgekehrt, so daß hier eine noch etwas unvollkommene Duplicitas posterior (inferior) vorliegt. Blase und Mastdarm sowie der After zeigen dasselbe Verhalten wie sonst bei der totalen Diphallie ohne überzählige Extremität. SCHNEIDER verweist auf die Tatsache, daß auch bei vorderer Duplizität gelegentlich Verdoppelung des Phallus beobachtet wurde (z. B. bei STEFANIS Dicephalus tetrabrachius; PIGNÉ zitiert NEUGEBAUER).

Entstehung der Diphallie. Die Diphallien sind dann, wenn auch das Achsenskelet teilweise verdoppelt ist (echte Verdoppelung oder Verschmelzung und Verbreiterung der Steißwirbel), als Doppelmißbildungen ohne weiteres anzusehen, stellen nur den geringsten Grad einer Duplicitas posterior dar (AHLFELD), und haben ihr Gegenstück am vorderen Körperende in der Rhinodymie, der Nasenverdoppelung. Auch die Diphallie mit akzessorischer dritter unterer Extremität stellt eine solche nicht vollkommen symmetrische Doppelbildung dar und nicht eine parasitäre (SCHNEIDER). Die Diphallien mit einfachem Achsenskelet sind ebenfalls als hintere Verdoppelungen anzusehen und nicht mit BROMAN von solchen abzutrennen. Die Vergesellschaftung mit anderen Mißbildungen, wie der Atresia ani, zeigt hier neben der Exzeß- auch Hemmungsbildungen. Die fließenden Übergänge in der Reihe der Diphallien lassen auch darauf schließen, daß alle solchen Fälle eine gemeinsame Mißbildungsgruppe darstellen, die den Doppelbildungen zuzuzählen ist. Die Verdoppelung beschränkt sich dabei einmal auf den phallischen Anteil (Eicheldiphallie oder Penis bifidus) oder den ganzen Kloakenhöcker und die Kloake (Verdoppelung von Penis, Skrotum, Blase, Urethra, Rektum in wechselndem Grade) oder betrifft auch noch das übrige kaudale Körperende.

Nach SCHWALBE soll die formale Entstehung der Duplicitas posterior nicht einheitlich sein, sondern teils durch frühembryonale Verschmelzung bzw. Ineinanderfließen zweier selbständiger Anlagen (Gruppe I) oder aber durch Spaltung einer ursprünglich einheitlichen Anlage zustande kommen (Gruppe II). In die II. Gruppe könnten die geringeren Grade der reinen Penisverdoppelung, insbesondere auch die horizontalen Diphallien zählen. Früher dachte man an das Erhaltenbleiben einer ursprünglich paarigen Anlage, doch ist dies mit der einheitlichen Entwicklung des Kloakenhöckers nicht zu vereinbaren. Die höheren Grade mit weitgehender Unterteilung der Organe des Beckens dürften wohl eher auf Verschmelzung zweier getrennter Embryonalanlagen zurückgehen und damit der ersten Gruppe angehören. SCHNEIDER vermutet, daß vielleicht ein weiteres Merkmal in dem Verhalten der Corpora cavernosa penis gelegen sein könnte, indem einmal nur zwei, dann wieder vier Penisschwellkörper vorhanden sind; letztere Fälle wären wieder der Gruppe I zuzuzählen.

Anschließend wären hier noch Fälle exzessiver Penismißbildungen zu erwähnen. H. ALBRECHT sah bei einer penoskrotalen Hypospadie dorsal an der rechten Skrotalhälfte eine teratoide Geschwulst, auf welcher ein nach vorne gerichteter zweiter perinealer Penis mit Glans und Präputium saß, der operativ entfernt wurde und ein einheitliches Corpus cavernosum aufwies, während klinisch an dem normal gelegenen Penis des Patienten nur das linke Corpus cavernosum tastbar gewesen sein soll. NEUGEBAUER beschrieb eine zweite penisartige Klitoris am Damm an der hinteren Kommissur der Labien. Nach ALBRECHT soll durch das bestehende Teratom der rechte Penisschwellkörper im Wachstum abgelenkt worden sein und dieser dann die Bildung der Eichel und Vorhaut angeregt haben (ähnlich wie der embryonale Augenbecher am Ektoderm die Linsenbildung veranlaßt). SCHNEIDER, dem wir uns anschließen möchten, hält die von ALBRECHT abgelehnte Deutung als perineales Teratom mit zugehöriger organoider Penisbildung für wahrscheinlicher.

ROSENOW beschrieb eine „Pseudodiphallie“ an einer mißbildeten Frucht, wo ein nicht perforiertes Gebilde vom rechten Penisschwellkörper abzweigte. HOFMOKL sah Querspaltung der Glans neben Phimose bei einem 68jährigen Mann, die er für angeboren hielt, möglicherweise aber eine erworbene Verunstaltung darstellt (SCHNEIDER).

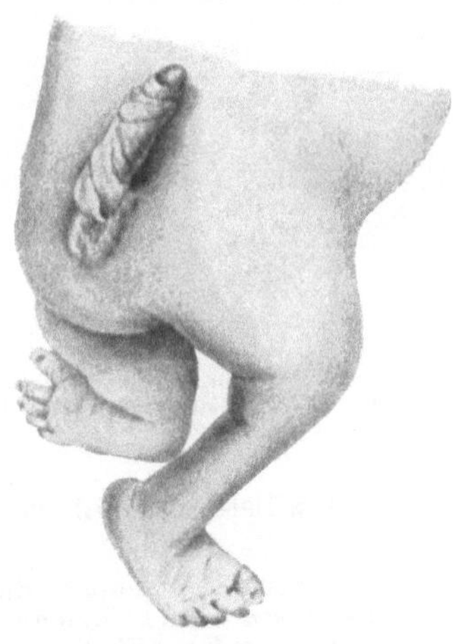

Abb. 69. Penis subcoccygeus. (Beobachtung von Professor MARESCH.)

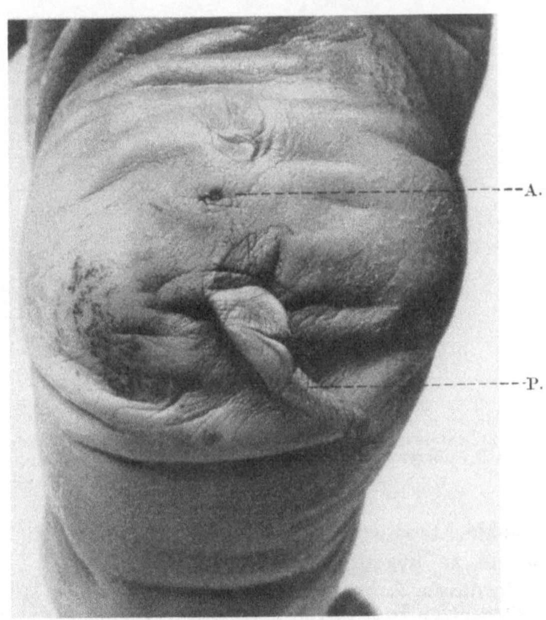

Abb. 70. Penisartiger Anhang einer Sirenenmißbildung. (Altes Alkoholpräparat des Wiener ROKITANSKY-Museums.) A. After, P. Penis.

3. Penisverlagerung.

R. MEYER demonstrierte auf der Tagung der Dtsch. path. Ges. 1909 eine eigenartige Verlagerung des Penis, die er als Penis subcoccygeus bezeichnete. Das Glied entsprang bei der Kloakenfehlbildung mit Atresia ani et urethrae dorsal unterhalb des Steißbeines, das Becken war hochgradig verkümmert. Die Penisverlagerung wurde von MEYER als primär angesehen und wurden aus diesem Fall Schlußfolgerungen über die formbildenden Kräfte des Mesenchyms bei der Penisbildung gezogen. Ein Fall, den KERMAUNER und MARESCH beobachteten (Abb. 69) (die Veröffentlichung ist bisher nicht erfolgt), wurde von ihnen anders gedeutet. Sie sehen die Ursache der Penisverlagerung in einer Verlagerung des Beckenausganges, der durch die hochgradige Verkümmerung der dorsalen Anteile des Beckens nach unten und hinten zu liegen kommt. Zum Vergleich zeigt Abb. 70 das penisähnliche Glied einer Sirene, welches an der Rückenseite unterhalb der Analöffnung entspringt. Auch hier ist die Verlagerung wohl durch die schwere Verbildung des Beckenausganges zu erklären.

Weiter gehört hierher ein Fall von PULVERMACHER mit Kloakenmißbildung, bei welchem der Penis, an dem nur das linke Corpus cavernosum entwickelt war, nach hinten vom Skrotum lag. (Über das präpeniale Skrotum wurde schon oben gelegentlich der Hypospadie gesprochen.) Es entspricht diese Lagerung einem frühfetalen Zustand, da bei der Differenzierung des Kloakenhöckers in

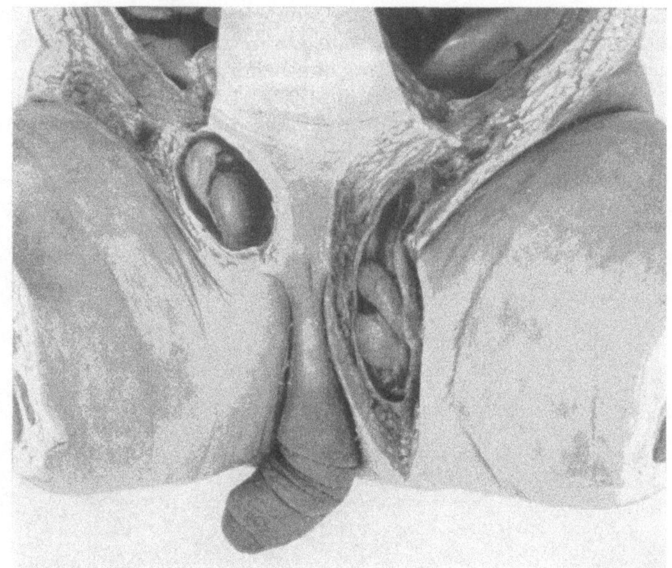

Abb. 71. Penisverlagerung bei Skrotalmangel („Penis perinealis"). Die Hoden freigelegt, der rechte vor der äußeren Leistenapertur, der linke in der Genitokruralfalte. Die Nebenhoden sichtbar. (Männliche Totgeburt.)

Geschlechtswülste und Phallus zunächst die Geschlechstwülste kranial von diesem zu liegen kommen.

In diesem Zusammenhang soll noch auf eine Mißbildung kurz verwiesen werden, die Verfasser von Herrn Prof. MARESCH in liebenswürdiger Weise überlassen wurde. Das ausgetragene Kind zeigte entsprechend der Symphyse eine etwa $^1/_2$ cm tiefe mediane Einziehung welche sich nach unten auf den dammwärts gerichteten Penis fortsetzte (Abb. 71). Der letztere hatte vom Beginn der Einziehung bis an die Spitze der Glans eine Länge von 7 cm und war zunächst mit der Unterlage breit verbunden, so daß sein freier vertikal nach abwärts gerichteter Anteil nur eine Länge von $2^1/_2$ cm bei einer Dicke von 1,9 cm aufwies. Glans kräftig entwickelt mit Harnröhrenmündung an der Spitze, Vorhaut kaum über den Sulcus coronarius nach vorne reichend. An der Unterfläche zeigte das Glied eine deutliche mediane Rhaphe, die sich unmittelbar in jene des Dammes fortsetzte; ein Hodensack fehlte. An seiner Stelle fand sich nur ein etwa 1 cm langes und etwas über $^1/_2$ cm breites Gebiet stärker gerunzelter Haut, das sich nach hinten gegen die Afteröffnung verschmälerte. Rechter Hoden in dem mit der Bauchhöhle noch in offener Verbindung stehenden Cavum vaginale vor der äußeren Leistenöffnung gelagert. Links zog der Processus vaginalis samt Inhalt wesentlich tiefer herab, so daß die Keimdrüse in die Subkutis der Genitokruralfalte, nach außen vom Penis, zu liegen kam (Abb. 71). Der untere Pol des Cavum vaginale lag damit seitlich von jener Stelle, wo der freie Anteil des Penis sich von der Unterlage abzuheben begann. Ein von Verfasser angelegter Medianschnitt veranschaulicht die eigentümliche Lagerung des Gliedes (Abb. 72) sowie den Mangel des Skrotum.

In diesem Falle ist die Verlagerung des Penis gegen den Damm zu, die man als „Penis perinealis“ bezeichnen könnte, wohl auch durch eine Wachstumshemmung am kaudalen Körperende zu erklären, als deren Ausdruck das Fehlen des Skrotums ebenfalls anzuführen ist.

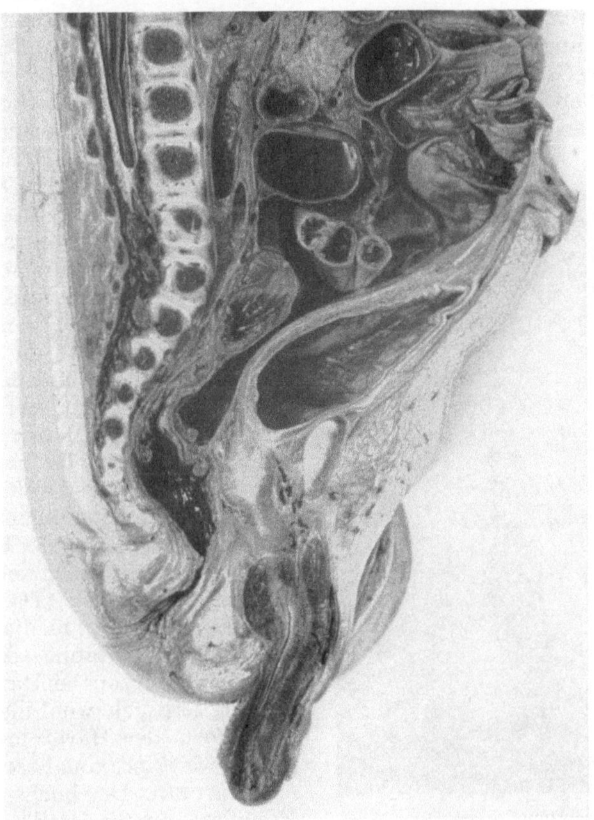

Abb. 72. Vom selben Fall wie Abb. 71. Linke Hälfte des Präparates nach Anlegung eines Sagittalschnittes. Harnblase, Rektum und DOUGLASscher Raum und Symphyse deutlich. Das Glied perinealwarts gerichtet.

III. Mißbildungen und Anomalien der Glans, des Frenulums und Präputiums.

a) Anomalien der Glans.

Eingangs wurde erwähnt, daß sich die Glans schon sehr frühzeitig am Geschlechtshöcker differenziert und längere Zeit in der Entwicklung jener des übrigen Penis vorauseilt. Ebenso wurde schon früher gesagt, daß bei den Kümmerformen des Penis der glandäre Abschnitt oft am besten entwickelt erscheint. Isolierter Defekt der Glans dürfte nur äußerst selten vorkommen. SCHNEIDER erwähnt von solchem nur einen Fall von Aktinson. Die meisten glandären Mißbildungen wurden bereits oben in anderem Zusammenhange abgehandelt und sind in den betreffenden Kapiteln einzusehen. Es sind dies der Verschluß und die mangelnde Perforation der Glans, sowie die Orifizialgänge und die glandären Hypospadien. Selten können Zysten an der Glans vorkommen (CESTAN). Die Diphallia glandaris wurde ebenfalls bereits besprochen. Als Pseudobiglandie sieht SCHNEIDER eine Beobachtung DAUNIES an, welche von WINIWARTER erwähnt wird und bei welcher sich auf dem Rücken der Eichel ein eigenartiger Auswuchs fand. HOFMOKLS Fall von angeborener Querspaltung der Eichel wurde gleichfalls oben erwähnt. GOLDMANN und BIHAN beschrieben eigenartige Schnürringe der Glans, welche sie für angeboren hielten und durch amniotische Stränge bedingt ansahen.

b) Das Frenulum, welches (s. o.) unabhängig vom Präputium aus dem Mesenchym der Glans beim Schluß der Urethralrinne entsteht, zeigt ebenfalls gewisse Anomalien. Schon individuell ergeben sich gelegentlich der Entwicklung Verschiedenheiten (R. MEYER), weshalb es am fertigen Individuum wechselnde Länge, Breiten- und Höhenausdehnung zeigen kann, derart daß es einmal eine längere umfängliche Falte darstellt, die bis zum Orificium urethrae heranreicht, dann wieder nur kurz und niedrig in der Tiefe des Vorhautsackes angedeutet ist. Die angeborene abnorme Kürze des Frenulums behindert die Retrahierbarkeit der Vorhaut und ist durch eine ungewöhnliche Form der Entwicklung der Glans bedingt, derart, daß sich „die auf ihrer Unterfläche konvergierenden Koronaschenkel erst weiter proximal in spitzem Winkel vereinigen, so daß für die Längserstreckung des Frenulums orifizialwärts nur noch eine verkürzte Strecke übrigbleibt. Da der von den Koronaschenkeln median begrenzte spitzwinkelige Raum dem vorderen Ende der embryonalen Rautengrube entspricht, hat sich wohl hier die Rautenschlußform der Harnröhrenbildung abnorm weit proximalwärts erstreckt" (SCHNEIDER). Den höchsten Grad dieser Frenularanomalie stellt ein Fall von MONCORPS dar, der als kongenitale Phimose beschrieben wurde und bei welchem das Orificium urethrae von unten her von einem dünnen Hautfältchen, das sich in das an der Glans adhaerente Präputium fortsetzte, teilweise überlagert war. Dieses Fältchen entspricht dem kurzen oder fast vollkommen fehlenden Frenulum. Der Mangel des Frenulums als typische Teilerscheinung der Eichelhypospadie wurde bereits bei dieser erwähnt. — Als „Pseudofrenulum praeputii" beschrieben POROSZ und ZAFFAGNINI bandartige Verbindungen zwischen Glans und Präputium am Dorsum oder den Seitenflächen. Es dürfte sich hier wohl kaum um angeborene, sondern um erworbene Bildungen auf entzündlicher Grundlage, namentlich bei bestehender Phimose, handeln (Abb. 73 eigener Beobachtung von einem 60jährigen Mann). Über die Frenulargänge und ihre Entstehung aus erhalten gebliebenen Harnröhrenepithelresten, die normalerweise bei der Abspaltung der Urethralrinne ausgemerzt werden s. oben S. 87.

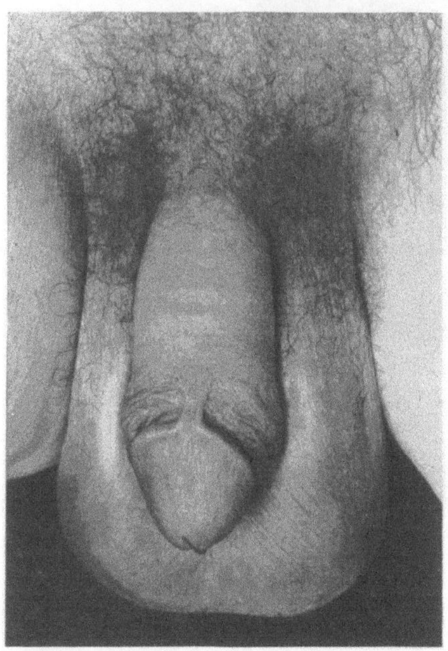

Abb. 73. „Pseudofrenulum praeputii". (Verwachsung zwischen Vorhaut und Eichel in der Mitte des Sulcus coronarius.) Von einem 60jähr. Pflegling des Wiener Versorgungsheimes.

c) Das Präputium erfährt (vgl. oben S. 12, Abb. 7—9) seine primitive Anlage durch Einsenkung der sogenannten Glandarlamelle (FLEISCHMANN), welche einen nach unten offenen Ring entsprechend dem Sulcus coronarius am ausgebildeten Penis darstellt. Im weiteren Verlauf wächst das durch das vordringende Epithel der Glandarlamelle abgehobene Bindegewebe des Penisschaftes innerhalb des Eichelepithels vor und auch über die Eicheloberfläche frei hinweg, wobei das Wachstum an der dorsalen Fläche stärker erfolgt. Die Einschiebung des Frenulums schließt den Präputialring an der Unterfläche ab. Das innere Epithelblatt der Vorhaut hängt mit jenem der Eichel noch beim Neugeborenen ziemlich fest zusammen (Membrana balanopraeputialis), die Verklebung kann sich auch auf das Orificium praeputii als „Conglutinatio orificii praeputialis" erstrecken. Durch die Harnentleerung kann dann der Zusammenhang der Epithellamellen über der Glans gelöst und der Präputialsack blasig aufgetrieben werden. Die Lösung des Epithels beginnt sonst am Orificium und schreitet zentralwärts langsam vor, die Verlötung hält sich am längsten in der Gegend des Sulcus cronarius, nach Bókai und Kaufmann etwa bis zum 9.—13. Lebensjahr. Nach entzündlichen Epithelverlusten können die oben erwähnten, als „Pseudofrenulum" beschriebenen Verwachsungen zustande kommen.

Beim Neugeborenen ist das Präputium in der Regel länger und überragt mit seiner engen Öffnung die Spitze der Eichel. Der angeborene Mangel des Präputiums (Roth) war schon im Altertum bekannt und scheint außerordentlich selten zu sein. Meist ist dieser Mangel nicht vollkommen und wenigstens ein schmaler Rest der Vorhaut im Sulcus coronarius vorhanden. Diese sogenannte Denudatio glandis congenita kommt als isolierte Anomalie oder mit anderen Mißbildungen vergesellschaftet vor und wurde als erblich beobachtet (Levy). Schneider sah sie über drei Geschlechterfolgen vererbt. Das Vorkommen dieses Mangels bei nicht die Beschneidung übenden Völkern spricht dagegen, daß er durch die Zirkumzision erblich fixiert sein könnte. Partielle Defekte des Präputiums werden bei Hypospadie, Epispadie und doppelter Harnröhre gesehen (s. o.). Die Umschlagstelle des äußeren in das innere Präputialblatt läuft dabei in die Umrandung der Harnröhrenöffnung bzw. -rinne aus. Als geringster Grad dieser Mißbildung wurden feine Spaltbildungen an der Unterseite der Vorhaut bei geschlossener Urethra beschrieben (Sievers). Der Fall Danzigers wurde oben (S. 103) nicht als Überschußbildung des Präputiums sondern als der Virga palmata zugehörig angesehen.

b) Angeborene Phimose.

Unter Phimose (griech. φιμόω ich kneble, stopfe den Mund) versteht man jeden abnormen Zustand, bei welchem ein Zurückstreifen der Vorhaut erschwert oder unmöglich ist (Kaufmann). Es sind hier nur die angeborenen derartigen Veränderungen zu besprechen, wie sie nach Kaufmann an etwa 2% der Neugeborenen vorkommen sollen, nicht die auf entzündlicher Grundlage erworbenen. Als Phimose sollen in diesem Zusammenhange nur abnorme Zustände betrachtet werden, welche zu Funktionsstörung (bei der Harnentleerung) führen. Die oben erwähnte mangelhafte Rückstreifbarkeit der Vorhaut infolge des epithelialen Zusammenhanges mit der Glans beim Neugeborenen wurde von mancher Seite als „physiologische Phimose" bezeichnet. Löst man die Epithelverklebung stumpf, so gelingt es, eine gehörige Weite des Präputialorifiziums vorausgesetzt, die Vorhaut über die Glans zurückzustreifen.

Bei der angeborenen Phimose ist nach v. Winiwarter das Wesentliche die Enge des Präputialringes am Orifizium, bei welcher der Durchtritt der Glans nur mit Gewaltanwendung möglich ist. Nach Kaufmann läßt sich für die Entstehung der Phimose kein bestimmtes Alter fixieren, obwohl Bókai meinte, sie würde etwa in das 3. Lebensjahr fallen, da in diesem die Epithelverklebung zwischen Glans und Vorhaut bereits in größerer Ausdehnung gelöst sein soll.

Jedenfalls hat heute der Standpunkt, den auch SCHNEIDER vertritt, Geltung, daß sich die Phimose erst nach der Geburt entwickelt oder zumindest in ihrer Art erst später offenbar wird. Die absolute Enge des Präputialostiums spielt freilich keine so große Rolle als wie die Starrheit des Ringes. KAUFMANN vermutete als Ursache dieser Starre entzündliche Erscheinungen, schleichend verlaufende Balanitiden oder Vernarbung kleiner Epitheldefekte, wie solche durch erstere oder durch Reduktionsversuche entstehen können. In weiterer Folgerung schlägt daher GG. B. GRUBER vor, die Bezeichnung „kongenital" zu vermeiden und eher von „infantiler" Phimose zu sprechen. Doch scheint dies vielleicht schon deshalb nicht zweckmäßig, weil ja das Entstehen dieses Zustandes durch ungewöhnliche angeborene Verhältnisse begünstigt wird. Auch trennt der Ausdruck „infantil" diese Phimoseform nicht genügend von der schlechthin „erworben" genannten grobentzündlichen Phimose (SCHNEIDER). WINIWARTER erklärt die angeborene Phimose aus Wachstumsverschiedenheiten zwischen Glans und Vorhaut, die sich nach dem 2. Lebensjahr bemerkbar machen sollen, so daß, während die Glans weiterwächst, die ursprüngliche angeborene Enge des Präputialostiums erhalten bleibt; auch diese echte angeborene Form von reiner Phimose könne sich oft mit entzündlichen Zuständen vergesellschaften.

Im Präputium ist gegen den Randteil zu, vor allem in die hier auslaufende Mittelschicht, aber auch in die tieferen Bindegewebslagen beider Blätter, insbesondere des Hautblattes, ein bei verschiedenen Menschen verschieden stark ausgebildetes Ringfasersystem eingelagert, das dorsale Faserbündel (EHRMANN), welches aus dichteren Bindegewebszügen besteht, die sich von dem sonst lockeren Gewebe unterscheiden. Das Bündel löst sich nach beiden Seiten in divergierende Faserstränge auf. SCHERBER spricht diesem Faserbündel für die Entstehung der Phimose eine große Bedeutung zu.

Der Zustand des Präputiums wechselt. Es kann sonst, abgesehen von der Enge und Starrheit des Orifizialringes, normal sein, oder aber die Glans rüsselförmig überragen (Praeputium perlongum, auch hypertrophische Phimose), wobei die Verlängerung durch das äußere Vorhautblatt gebildet wird. Der frei vorragende Anteil kann leicht gedreht erscheinen. Die enge Öffnung des inneren Blattes liegt dann in der Tiefe des einen Trichter darstellenden äußeren Blattes. In anderen Fällen (atrophische Phimose) erscheint das ganze Präputium etwas kurz und dünn, der Glans straff anliegend. Die Folgen dieses Zustandes (Erschwerung der Harnentleerung, Behinderung der Erektion und öfter auch der Kohabitation) sind bekannt. Gelegentlich kann es zu Erweiterung und sekundärer Infektion der ableitenden Harnwege kommen, sogar zu hydronephrotischer Nierenatrophie (neuere Beobachtungen bei HEINRICHSDORFF, RAPHAELSON). Wohl zu unterscheiden von solchen Zuständen sind die schon beim Neugeborenen beobachteten Hydronephrosen und Hydroureteren, die zwar von SALTYKOW auf die in diesem Zeitpunkt bestehende „physiologische" Phimose zurückgeführt wurden, da man ein Abflußhindernis bei ihnen nicht findet, wohl aber besser mit KERMAUNER als lokaler Riesenwuchs zu werten sind. Durch die Retention und Zersetzung des Smegmas kann es zu entzündlichen Veränderungen an der Glans kommen, auf deren Basis in späterem Alter gelegentlich Karzinome entstehen. Kalkinkrustation des Sekretes und zersetzter Harn begünstigen das Auftreten von Konkrementen. Über die sackförmige Ausweitung des Präputialraumes bei Harnstauung und Ablösung des Epithelzusammenhanges in den ersten Lebenstagen bei Orifizialenge berichten u. a. KAUFMANN, SCHULTZE. Nach STECKMETZ kann auch bei weiter Präputialöffnung es zu einer starken Erweiterung des Vorhautsackes kommen, was der Forscher bei einem zweijährigen Knaben beobachtete und durch die ventilartige Faltenbildung an der Vorhaut und ungenügende Korrespondenz von Harnröhre und Vorhaut erklärte.

Hernienbildung wird bei Phimose öfters beobachtet, die dann wohl durch das stärkere Pressen beim Harnentleeren zu erklären ist. Ein Zusammenhang zwischen Hydrokele und Phimose soll nicht bestehen (Peiser).

5. Angeborene Zysten des Präputiums, des Penis und der Genitoperinealrhaphe.

Das Vorkommen von Zysten an den äußeren Geschlechtsteilen wurde oben schon wiederholt kurz gestreift, doch empfiehlt sich auch hier, nochmals im Zusammenhang auf sie einzugehen. Kennzeichnend für alle diese Zysten ist ihr Sitz in der Mittellinie, dicht an der Rhaphe oder in dieser selbst, an der Unterfläche des Penis und des Präputiums. Sie sind unter der Haut verschieblich, bei Sitz an der Vorhaut zwischen deren Blättern, und wohl unterschieden von den hier verhältnismäßig häufig zu beobachtenden Atheromen der Haut. Ihre Größe erreicht selten die einer Kirsche, meist sind sie nur erbsengroß, da sie dem Träger lästig fallen und dann früh entfernt werden. Ihre Form ist gewöhnlich kugelig, einkammerig, nur selten mit mehreren Hohlräumen. Überwiegend findet sich bloß eine einzige Zyste, gelegentlich können sie auch in größerer Zahl reihenförmig an der Rhaphe sitzen (z. B. Mermet, am Skrotum).

Nach dem histologischen Verhalten können zwei Formen von Zysten unterschieden werden, zwischen denen es Übergänge gibt: solche, die bei schleimig-serösem Inhalt mit einfachem oder geschichtetem Zylinderepithel ausgekleidet sind und solche, die eine epidermisähnliche Auskleidung (ohne Verhornung) besitzen. Diesen Zysten der zweiten Gruppe, deren Inhalt mehr atherombreiähnlich ist, fehlen die Anhangsgebilde der Haut, wie Haare und Talgdrüsen, Schweißdrüsen; sie sind also reine Epidermoide ihrer Natur nach, doch wurden auch an den äußeren Geschlechtsteilen in der Tiefe des Skrotums echte Dermoide beobachtet (Joachim, Lit.). Die genetische Zusammengehörigkeit der beiden Gruppen von Zysten erhellt aus dem gelegentlich erwähnten Vorkommen von Mischformen (Thöle, Gutmann).

Literatur über Zysten an der Genitoperinealrhaphe bei Englisch, Danillon, Mermet, Gerulanos, Caubert, Wechselmann, Petzold, Gutmann, R. Meyer, W. H. Schultze; neuere Arbeiten von Fantl, König, Ohno, Fischer, Roello, Hajos, Mensch.

Verschiedene Theorien von Marchadier, Mermet, Wechselmann, Suter, Stieda, v. Lichtenberg liegen über die Entstehung dieser Bildungen vor, denen R. Meyer auf Grund eigener entwicklungsgeschichtlicher Studien eine neue Anschauung hinzufügte. Alle Theorien erklären die Zysten als entstehungsgeschichtlich verwandte Bildungen und in genetischer Beziehung stehend zu akzessorischen Gängen an der Penisunterfläche, wie sie beim Schluß der Urethralrinne zum Rohr angelegt werden. Nach R. Meyer soll dies nur für jene Zysten gelten, die in den Bereich der sich sekundär schließenden Harnröhrenanteile zu liegen kommen, also noch vor dem Skrotum gelegen sind. Der Harnröhrenrinnenschluß soll nach Meyer immer innerhalb der entodermalen Harnröhre erfolgen, und zwar in der Tiefe, entfernt von der Berührungsstelle mit dem äußeren Keimblatt; dabei werde überall entodermales überschüssiges Epithelmaterial abgestoßen. Durch Bestehenbleiben solcher Epithelreste sollen dann die Zysten und Gänge entstehen. Danach gehen beide histologisch verschiedenen Gruppen von Zysten aus dem entodermalen Epithel der Urethra hervor, die epidermoidalen würden dann ihre veränderte Auskleidung durch Prosoplasie des Epithels erhalten und nicht auf Abschnürung vom äußeren Keimblatt zurückzuführen sein.

Die skrotoperinealen Zysten werden gleichfalls nicht vom Ektoderm hergeleitet, weil die Rhaphe nicht durch Nahtverlötung des Ektoderm zustande kommt, sondern einer stärkeren medianen Mesenchymentwicklung allein ihre Anwesenheit verdankt. R. Meyer führt die Entstehung der Zysten auf ein

Erhaltenbleiben entodermalen Epithels der Kloakenmembran zurück. Tiefer gelegene Zysten könnten auch nach seiner Ansicht aus persistenten Resten des Kloakenganges hervorgehen.

Als mesenchymale Überschußbildungen sind von CHIARI beschriebene lappige Hautanhänge in der Perinealrhaphe anzusehen.

6. Mißbildungen des Hodensackes.

Nach FELIX soll das Skrotum von vornherein unpaarig im sogenannten Skrotalfeld angelegt werden und nicht, wie man früher annahm, durch mediane Verschmelzung der Geschlechtswülste (s. oben S. 11). Das Skrotalfeld liegt

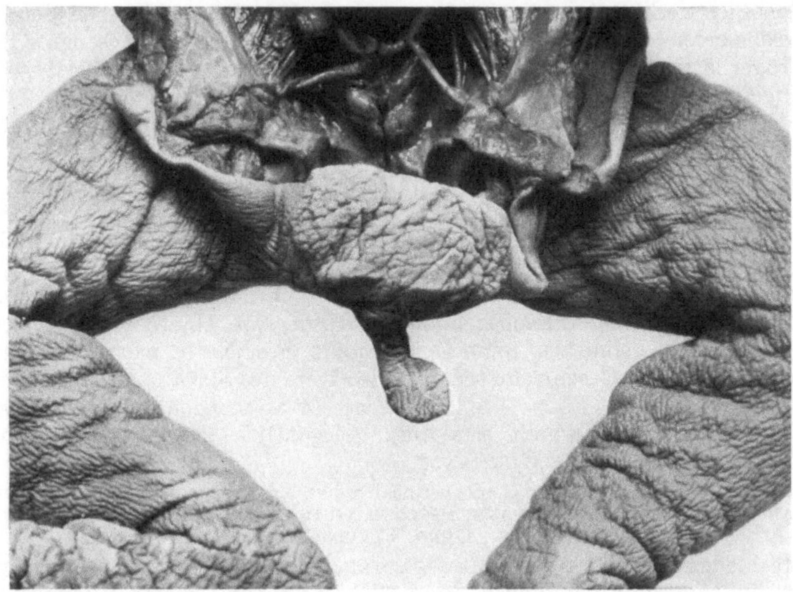

Abb. 74. Scrotum praepeniale. (Altes Alkoholpräparat des Wiener ROKITANSKY-Museums.) Das Skrotum vor dem eigenartig geformten Gliede gelagert, enthielt die beiden Hoden.

als eigene „Wachstumszone“ zwischen Damm und Phallus, zu welcher auch der pelvine Abschnitt des Sinus urogenitalis gehört. Darnach ist das Septum scroti keine epitheliale Verlötung, sondern von der ersten Anlage an rein bindegewebig; die Raphe in der Mittellinie ist durch örtliche stärkere Mesenchymanhäufung bedingt. Die Geschlechtswülste verstreichen später nach dem Absteigen der Hoden.

Selbständige Skrotalmißbildungen sind in der Regel nicht zu beobachten. Als Teilerscheinung anderweitiger Genitalmißbildungen wurden sie schon bei diesen besprochen, so daß ähnlich wie bei den früheren Abschnitten nur noch einiges zusammenfassend nachzutragen bleibt. Die Entwicklung des Hodensacks ist von der der Keimdrüsen vollkommen unabhängig, auch bei Mangel der Keimdrüsen wird er angelegt und fehlt nur ganz ausnahmsweise bei der Anorchie (R. MEYER). Die weitere Entwicklung des Skrotums ist beim Kryptorchismus gestört, es bleibt klein, wird bei einseitiger Hodenverhaltung asymmetrisch. Bei der Verkümmerung des Penis wird dieser in das auswachsende Skrotalfeld eingeschlossen, so daß auch hier das Skrotalfeld seine Selbständigkeit bewahrt.

Ist die Bildung oder das Wachstum des pelvinen Anteils des Sinus urogenitalis gestört, wie besonders bei den Kloakenfehlbildungen, dann ist auch die Entwicklung des Skrotums behindert, so daß es mehr oder minder mangelt, insbesondere in solchen Fällen, wo die Entwicklungsstörung in den Bereich der Kloakenmembran fällt. Es fehlen dann auch die aus dem Kloakenhöcker hervorgehenden Geschlechtswülste und das Geschlechtsglied. Bei den höheren Graden der Hypospadie wird durch die erhaltenen Geschlechtswülste ein gespaltener Hodensack vorgetäuscht. Die Bildung des eigentlichen Skrotalfeldes unterbleibt in diesen Fällen so wie das Auswachsen des penilen Abschnittes des Sinus urogenitalis überhaupt. Die äußeren Geschlechtsteile erfahren dadurch eine weibliche Umgestaltung. Gegenüber dieser scheinbaren Skrotalspaltung ist echte Verdoppelung des Skrotums, wie sie oben bei der Diphallie (S. 106) besprochen wurde, und bei welcher 2 skrotale Rhaphen ein Mittelstück ohne Hoden zwischen sich schließen, wenn nicht überhaupt zwei getrennte Hodensäcke vorhanden sind, deren mediale Hälften keine Hoden enthalten, zu unterscheiden. Auch die präpeniale Skrotalbildung wurde schon bei der Hypospadie besprochen.

Das Präparat Abb. 74 stammt von einem reifen männlichen Neugeborenen. Nieren gewöhnlich gelagert, von zahllosen kleinen Zysten durchsetzt, gewöhnlich groß. Harnleiter normal. Harnblase klein, leer. Pars prostatica und membranacea der Harnröhre eng, der hintere Abschnitt des kavernösen Anteils ziemlich stark erweitert, der vordere nicht sondierbar. Freier Anteil des Penis auffallend dünn, Vorhaut hypospadisch, am Dorsum penis einen dicken Wulst darstellend. Vor dem Penis der geräumige (bei der Präparation gespaltene) Hodensack gelagert, in dessen beide Hälften die Hoden abgestiegen sind.

Bei dieser Bildungsanomalie entwickelt sich das Skrotum wohl aus den normalerweise in der Haut des Dorsum penis aufgehenden kranial vom Phallus gelegenen Abschnitten der Geschlechtswülste. Auf die Zysten in der Rhaphe scroti, angeborene Gänge und ihre Herkunft wurde oben (S. 115) eingegangen. Über die angeborenen oder auf einer angeborenen Grundlage sich bildenden Geschwülste des Skrotums (Dermoide, Teratome, Lymphangiome) vgl. dieser Band S. 753 ff.

IV. Fehlbildungen vergänglicher embryonaler Organe mit und ohne Vergesellschaftung mit solchen der äußeren Geschlechtsteile (Sexus anceps — fragliches Geschlecht, Ovotestis).

Die Besprechung der Mißbildungen der männlichen Geschlechtsorgane kann nicht abgeschlossen werden, ohne auf jene Beobachtungen einzugehen, bei denen vergängliche Anteile der Embryonalanlage erhalten geblieben und mehr oder weniger nach der weiblichen Richtung ausdifferenziert worden sind. Da solche Fälle öfters einhergehen mit Verbildungen an den äußeren Geschlechtsorganen, die dann gleichfalls mehr oder weniger dem weiblichen Typus nahekommen, so fallen sie in die Gruppe der Zwitterbildungen, des sogenannten Sexus anceps. Eine Besprechung dieser Fälle, soweit sie nur männliche Individuen, d. h. solche mit zu Hoden differenzierten Keimdrüsen betreffen, erscheint hier unzweckmäßig und es wird daher geboten sein, nicht nur auf den weiblichen Hermaphroditismus sondern auch auf jene Fälle mit einzugehen, die als Zwitterbildungen im engeren Sinne anzusehen sind, bei welchen die Keimdrüsen teilweise nach der männlichen, teils nach der weiblichen Richtung ausgebildet sind (Ovotestis-Testovarium). Da es sich hier ferner um Mißbildungen handelt, welche oft — wie erwähnt — verschiedene Abschnitte der Geschlechtsorgane an einem und demselben Individuum betreffen können, so ist ihre Einordnung in eine der früher besprochenen Gruppen nicht leicht durchzuführen (obwohl mehrfach oben bereits auf sie verwiesen wurde) und schon deshalb empfiehlt es sich, diese Beobachtungen einheitlich zusammenzufassen.

Schon früher (Kap. II, S. 63) wurden retrovesikale Zystenbildungen besprochen und von ihnen gesagt, daß sie öfters auf Reste normalerweise vergänglicher Abschnitte der MÜLLERschen Gänge zurückgehen dürften, dabei auch bemerkt, daß man in ihnen geradezu einen leichtesten Grad von Pseudohermaphroditismus masculinus internus erkennen könne (LUKSCH). Von solchen Fällen gibt es fließende Übergänge bis zu den schwersten Verbildungen, in denen dann das Geschlecht während des Lebens überhaupt fraglich bleibt und diese Bestimmung auch durch Operation allein ohne mikroskopische Probeuntersuchung der Keimdrüsen unmöglich ist. In diesem Zusammenhang wird es vorwiegend Aufgabe sein, auf die morphologischen Verhältnisse einzugehen, während viele lehrreiche theoretische Erwägungen hier unterbleiben müssen oder nur kurz gestreift werden können.

In früheren Zeiten haben in erster Linie solche Beobachtungen Aufmerksamkeit erregt, bei denen durch die Veränderungen an den äußeren Geschlechtsteilen und am übrigen Körper durch Abänderung der sekundären Geschlechtsmerkmale der Charakter des Geschlechtes verwischt und die Verquickung von „männlich und weiblich“ besonders deutlich war. Der alte Name Hermaphroditismus (Hermes-Aphrodite) beweist dies. KLEBS hatte seinerzeit versucht, für die Zwitterbildungen eine Einteilung zu geben, die wegen ihres übersichtlichen Charakters sich lange Zeit behauptet hat. Er unterschied:

I. Hermaphroditismus (verus), Hoden und Eierstock in einem Körper.
   a) bilateralis (Hoden und Eierstock auf beiden Seiten),
   b) unilateralis (eine Seite Hoden und Eierstock, auf der Gegenseite eine einzige Keimdrüse — Hoden oder Ovar),
   c) lateralis (eine Seite Hoden, andere Eierstock).

II. Pseudohermaphroditismus. Keimdrüsen nur eines Geschlechtes.
   a) masculinus (Hoden).
      1. internus (äußeres Genitale normal männlich, MÜLLERsche Gänge entwickelt und mehr minder zu Tuben und Uterus ausdifferenziert),
      2. completus (MÜLLERsche Gänge differenziert wie bei 1, äußeres Genitale verbildet mit Annäherung an das weibliche Geschlecht),
      3. externus (innere Organe und Keimdrüsen männlich, äußeres Genitale verbildet wie bei 2),
   b) femininus (Eierstöcke),
      1. internus (WOLFFsche Gänge erhalten),
      2. completus (WOLFFsche Gänge wie bei 1, äußere Geschlechtsteile verbildet mit Annäherung an den männlichen Typus),
      3. externus (innere Genitalorgane normal weiblich, nur das äußere Genitale verbildet wie bei 2).

Diese rein morphologische Einteilung läßt aber die übrigen Veränderungen im Körper und an der Psyche unberücksichtigt, weshalb HALBAN noch die Bezeichnung „secundarius“ und „psychicus“ beim Pseudohermaphroditismus empfahl. Mit Recht betont KERMAUNER, daß die KLEBSsche Einteilung namentlich dem Anfänger Schwierigkeiten bereite, da z. B. auch im Schrifttum öfters die Namen falsch angewendet wurden (Pseudohermaphroditismus femininus externus bei Hoden und umgekehrt). Daher schlug BENDA vor, an Stelle von Pseudohermaphroditismus externus, je nachdem, ob es sich um weibliche oder männliche Individuen handle, von Pseudandrie und Pseudothelie (Scheinmännlichkeit oder -weiblichkeit) zu sprechen. SIEGENBEEK VAN HEUKELOM empfahl, je nachdem, ob die Veränderungen an den Keimdrüsen oder den ableitenden Wegen der Geschlechtsprodukte im Vordergrund stehen, von glandulärem oder tubulärem Hermaphroditismus zu sprechen.

Der sogenannte Pseudohermaphroditismus femininus internus wurde bezüglich seiner Bedeutung von BENDA und KERMAUNER bestritten, insbesondere hinsichtlich der Belanglosigkeit für eine Geschlechtsverwechslung, und KOLISKO hat ebenfalls diese Kritik als berechtigt anerkannt.

Nach SIEGENBEEKS Einteilung wäre je nachdem, ob auch Veränderungen an den äußeren Geschlechtsteilen da sind oder nicht, die Bezeichnung „et externus" hinzuzufügen (z. B. Hermaphroditismus masculinus tubularis et externus für einen Pseudohermaphroditismus masculinus completus KLEBS).

Die verschiedenen Einteilungen haben sich bisher nur zum Teil durchgesetzt. Das KLEBSsche Schema, welches in erster Linie auch die verschiedenen Formen des echten Zwittertums umfaßt, ist zwar an sich übersichtlich, jedoch für den Menschen nur bedingt brauchbar, da wohl in der Tierreihe der echte bilaterale und unilaterale Hermaphroditismus vorkommt, in dem Sinne, daß tatsächlich ein und dasselbe Individuum Keimzellen beiderlei Art liefern kann. Beim Menschen handelt es sich aber niemals — wenigstens auf Grund der bisherigen Beobachtungen — um eine bis zur echten Zweigeschlechtlichkeit gediehene Differenzierung der Keimdrüsen, sondern „um Wesen, die in der Form der Geschlechtsteile und in ihrem allgemeinen Aussehen oder auch nur in einem von beiden von jedem Geschlecht etwas an sich haben, ohne jedoch einem Geschlecht wirklich ganz zu entsprechen" (KERMAUNER). Nach dem oben Gesagten erhellt auch, daß NEUGEBAUER etwas zu weit ging, als er verlangte, ein wahrer Zwitter müsse nicht nur selbst schwängern, sondern auch selbst geschwängert werden können. Nach MENGE soll der echte Zwitter Keimzellen beiderlei Geschlechtes zur Reife bringen können, einerlei wie der übrige Körper und die Geschlechtsorgane sonst gestaltet sind. Über solche Beobachtungen wurde in früherer Zeit berichtet, doch ergibt eine Durchsicht dieser Fälle, daß sie einer strengeren Kritik nicht standhalten (MEIXNER). Darnach ist auch MENGES Schlußfolgerung, daß man beim Menschen von einem wahren Hermaphroditismus überhaupt nicht sprechen kann, von seinem Standpunkt aus berechtigt (KERMAUNER). Bei der Einteilung von KLEBS ist es weiter schwierig, die Fälle von sogenanntem Ovotestis oder Testovarium unterzubringen, von welchen namentlich aus der letzten Zeit immer neue Beobachtungen mitgeteilt werden. Nach dem KLEBSschen Schema müßten beide Anteile der Keimdrüse gleichmäßig differenziert sein oder zwei getrennte verschiedengeschlechtliche Keimdrüsen auf beiden oder einer Seite vorliegen, um wirklich die Bezeichnung Hermaphroditismus bilateralis oder unilateralis zu rechtfertigen. FINKENBRINCK und v. ROSTHORN wollten diese Fälle von Zwitterdrüse als eigene Gruppe von Pseudohermaphroditismus „biglandularis" betrachten und sie nicht dem echten Zwittertum zuzählen. Ihnen schloß sich MENGE an, der empfahl, einfach von einer Scheinzwitterdrüse zu sprechen, da in allen beobachteten Fällen nur die männliche oder weibliche Komponente der Keimdrüse, aber niemals beide, vollkommen ausgebildet seien. Jene Fälle, die VIRCHOW als Homines neutrius generis bezeichnete, bei denen die Keimdrüsen während des ganzen Lebens niemals Keimzellen bilden, sind gleichfalls in dem KLEBSschen Schema nicht zu finden. MENGE, der sie den Scheinzwittern zuzählen möchte, spricht bei ihnen von Pseudohermaphroditismus glandularis.

Der Begriff „Hermaphroditismus" wurde verschieden aufgefaßt. Ein Teil der Forscher (AHLFELD, BENDA, SIEGENBEEK VAN HEUKELOM, TANDLER, MENGE, ROMEIS und SCHMINCKE, STIEVE u. a., ebenso auch KERMAUNER), denen sich Verfasser bedingt anschließen möchte, legen das Hauptgewicht auf die örtlichen Fehlbildungen an den Geschlechtsorganen und stellen diese anderen Mißbildungen gleich, bei denen nur der Geschlechtscharakter (ORTH) unterschiedlich von letzteren verwischt ist. Andere Autoren (KLEBS, HALBAN, SAUERBECK, PICK, MEIXNER), besonders auch KOLISKO betonen als das wesentliche ein „hermaphroditisches, bei der Entstehung des Geschlechtes sich ergebendes Prinzip" und heben dabei die übrigen genitalsubsidiären Merkmale des Organismus als in ihrer Veränderung wesentlich hervor; sie machen also von ihrer Veränderung bis zu einem gewissen Grade auch die Diagnose Hermaphroditismus abhängig.

Wie schon gesagt, bereitet die größte Schwierigkeit der sog. wahre Hermaphroditismus, der, wenn man die Zwitterbildungen den Fehlbildungen zurechnet, unter diesen schwer unterzubringen ist. Heute herrscht in der Abgrenzung des Begriffes Hermaphroditismus überhaupt schon denkbar größte Verwirrung, was KERMAUNER u. a. betont. Besonders groß wurde diese noch durch die von MAGNUS-HIRSCHFELD eingeführten sog. „sexuellen Zwischenstufen". Er unterschied neben den Zwittern im engeren Sinne eine Gruppe von Fällen mit normalen Geschlechtsorganen, die aber in anderen körperlichen Eigenschaften von der Norm abweichen. Weiter eine dritte Gruppe mit Abweichung im Geschlechtstrieb bei normalem Soma und eine vierte, welche in anderen seelischen Eigenschaften von der Norm sich unterscheidet. KOLISKO hob mit Recht hervor, daß diese Erweiterung des Begriffes Hermaphroditismus an sich zu einer vollständigen Verwischung der Grenze zwischen männlich und weiblich führen muß, und läßt darum die drei letzten Gruppen HIRSCHFELDs nicht gelten. Es ist ja auch etwas weit gegangen, wenn man, wie dies MATHES bei einem männlichen Scheinzwitter tat, dessen Keimdrüsen histologisch ausschließlich Hodenparenchym enthielten, auf Grund der sonstigen Körperbeschaffenheit und der psychischen Einstellung ein solches Individuum als Weib bezeichnet, oder beispeilsweise ZONDEK ein Weib, das regelmäßig menstruiert und einmal geboren hatte, als Pseudohermaphroditismus. „Irgendetwas soll man doch als Kennzeichen des Geschlechtes gelten lassen. Wie unterscheidet man sonst überhaupt Männchen und Weibchen?" (KERMAUNER)[1].

Auch in formaler Beziehung ist eine Abgrenzung des Hermaphroditismus durchaus nicht leicht. KERMAUNER und später KOLISKO haben dagegen Stellung genommen, schon eine einfache Hypospadie beim Manne bereits dem Hermaphroditismus zuzuzählen (wie dies z. B. SAUERBECK tat), oder eine einfache retrovesikale Zyste bloß auf Grund ihrer Abkunft von den MÜLLERschen Gängen bei sonst vollständig normalem männlichen Organismus als Hermaphroditismus anzusehen. Nach KOLISKO und KERMAUNER sollen nur solche Fälle den Zwitterbildungen zugezählt werden, die durch anderweitige körperliche Kennzeichen hermaphroditische Neigung erkennen lassen. Eine Forderung, die sich allerdings praktisch kaum immer wird durchführen lassen, trotzdem hier begreiflicherweise streng vorgegangen werden muß, da man sonst bald alle Genitalmißbildungen in dem Sammelgebriff Hermaphroditismus unterbringen müßte (KERMAUNER). So müßte man z. B. auch die oben ausführlich geschilderten Defekte des Ductus deferens bei sonst normaler männlicher Ausgestaltung des Organismus, insbesondere auch des übrigen Genitales, ebenfalls dem Hermaphroditismus zuzählen, da ja hier fetale Organe in ähnlicher Weise rückgebildet wurden, wie diese sonst nur beim weiblichen Individuum erfolgt.

Nach den neueren Anschauungen über die Bestimmung des Geschlechtes ist eine Scheidung der Zwitter in Hermaphroditen und Pseudohermaphroditen nicht mehr aufrecht zu erhalten, da beim Menschen niemals Fälle beobachtet

[1] Über die „Intersexe" (GOLDSCHMIDT) vgl. S. 154.

wurden, die einem Hermaphroditismus verus in dem Sinne, daß es sich wirklich um ein Individuum beiderlei Geschlechtes handelt, entsprechen würden. Gelegentlich der Besprechung des Fehlens beider Keimdrüsen wurde ja auch hervorgehoben, daß niemals solche Individuen tatsächlich als Neutra anzusehen sind, sondern immer deutlich nach der männlichen oder weiblichen Richtung entwickelt sind (z. B. Fall Olivet, Rössle-Wallart). Dieser Standpunkt, der von allen neueren Forschern, insbesondere Meixner, Kolisko, Kermauner, eingenommen wird, läßt die Einteilung von Klebs nicht mehr geeignet erscheinen und deshalb wollen auch wir die von Kermauner übernommene Koliskosche Einteilung im nachfolgenden beibehalten. Danach haben wir zu unterscheiden:

1. Hermaphroditismus externus.
2. Hermaphroditismus internus, a) tubularis, b) glandularis.
3. Hermaphroditismus externus und internus (tubularis und glandularis).

Kolisko betont bei dieser Einteilung die Zugehörigkeit zu einem bestimmten Geschlecht, doch verweist Kermauner demgegenüber auf die Schwierigkeiten, die sich bei einer Bestimmung des Geschlechtes auch trotz Anwendung der in ihrem Wert fraglichen Probelaparotomie für den Kliniker ergeben, und empfiehlt, das erwähnte Schema nur dort zu gebrauchen, wo das Geschlecht vollkommen sichergestellt werden kann, und alle anderen Fälle als unbestimmbar, als Sexus anceps zu führen, da seiner Meinung nach auch dem Anatomen trotz scharfsinniger Einschränkung immer noch eine kleine Anzahl von Fällen für diese Gruppe übrig bleiben wird. Wir werden also mit Kolisko als hermaphroditisch jene *primären Bildungsfehler der Geschlechtsorgane* bezeichnen, welche entstehen *infolge Beeinflussung der Ausbildung dieser Organe durch den dem geschlechtsbestimmenden Faktor entgegengesetzten unter normalen Verhältnissen unterdrückten Geschlechtsfaktor*, dabei den Unterschied zwischen wahrer Zwitterbildung und Scheinzwitter fallen lassen. In formaler Beziehung haben wir alle diese Fälle einschließlich jener von Ovotestis als *Fehlbildungen* aufzufassen. Dem oben gesagten entsprechend werden wir nur dann von Zwittertum reden, wenn auch sonst an dem betreffenden Individuum Zeichen einer Verschmelzung männlicher und weiblicher Geschlechtscharaktere vorhanden sind, und alle jene Anomalien, die ohne solche angetroffen werden, ausscheiden, wie z. B. Hypospadie des Penis und Kryptorchismus beim Manne, Atresie der Scheide und Uterusmangel beim Weibe, obzwar zugegeben werden muß, daß gerade solche häufiger bei hermaphroditischen Individuen vorkommen und „dann eben auch hermaphroditischer Natur sind“ (Kolisko).

A. Hermaphroditismus masculinus externus.

Diese Gruppe soll die meisten Fälle umfassen und ist dadurch charakterisiert, daß bei männlichem Geschlechtsdrüsentypus an dem äußeren Genitale Verhältnisse bestehen, welche dem weiblichen Typus mehr minder nahekommen. Die Differenzierung der äußeren Geschlechtsorgane strebt damit unverkennbar dem weiblichen Endziele zu (Sauerbeck). Fälle mit einwandfreien Hoden, dabei absolut normalweiblichen äußeren Geschlechtsteilen mit großen und kleinen Labien und kleiner geradezu rudimentärer Klitoris sind nicht so selten (vgl. z. B. Kermauner). Weitaus größer ist jedoch die Zahl der Fälle, bei denen sich Abweichungen vom weiblichen Normaltypus finden, mit penisartiger undurchbohrter Klitoris, dabei guter Ausbildung der Labien. Mit Recht bemerkt Kolisko, daß in solchen Fällen früher oft unter dem Eindruck der alten Anschauung von einer indifferenten Anlage der äußeren Geschlechtsteile von Skrotumspaltung gesprochen wurde und demgemäß die Anomalie als penisskrotale Hypospadie bezeichnet wurde. Doch gibt es demgegenüber Fälle, bei denen deutlich wird, daß es sich tatsächlich nur um verbildete männliche Geschlechtsteile handelt mit auffallend kurzem klitorisähnlich abgebogenem Penis, offener Harnröhre, deren Öffnung an der Basis des gespaltenen Hodensackes liegt. Auch histologisch zeigt die gerunzelte Haut der beiden Skrotalwülste eine gut entwickelte Tunica dartos, die Hoden können in den Skrotalhälften liegen oder sind nur mangelhaft herabgestiegen. In anderen Fällen wieder ist die Haut glatt, mit reichlichem Fettpolster, und die beiden Wülste gleichen dann großen Schamlippen. In Fällen halbseitig besserer Ausbildung der Keimdrüse ist dann auch auf dieser Seite eine Art Skrotalhaut, auf der anderen eine mehr glatte Haut ausgebildet (vgl. Abb. 150, S. 571 bei KERMAUNER, nach HENGGE-ZIMMERMANN). Der Sinus urogenitalis kann dabei rinnenförmig gestaltet sein und sich ziemlich weit analwärts fortsetzen. Die Harnröhrenmündung sitzt dann auf einem derben Wulst vor einer grubigen Vertiefung, die ähnlich wie beim Scheidendefekt am weiblichen Genitale dehnbar und vertiefbar sein kann. Nach hinten findet sich ein regelrechter Damm.

Die Differenzierungsmöglichkeit des Anlagematerials der äußeren Geschlechtsteile ließ früher an eine indifferente (bisexuelle) Anlage der letzteren denken. KOLISKO betonte, daß auf Grund der heutigen Anschauungen von der bereits bei der Befruchtung festgelegten Bestimmung des Geschlechtes jede Zelle des Organismus schon von diesem frühesten Zeitpunkt an nicht mehr geschlechtlich indifferent sei. KERMAUNER denkt aber bei den Säugetieren auch an eine hormonale Beeinflussung der Körperzellen, die verschieden stark schon während des intrauterinen Lebens ausgeprägt sein kann, und demgemäß durch einen geringen Wachstumsanreiz aus demselben Material, das in voller Ausbildung Penis und Skrotum liefert, Gebilde zu formen vermag, „die förmlich auf halbem Wege stehen geblieben sind". Er verweist auf die Ähnlichkeit der äußeren Form mit gewissen frühembryonalen Zuständen, die bei Tieren (Schwein, Ziege) so groß sein kann, daß man glaubt, eine ins Große verzerrte Persistenz eines frühen Stadiums vor sich zu haben, als Massenzunahme ohne Sondergestaltung.

Über die Keimdrüsen ist zu bemerken, daß sie verschiedenes Verhalten zeigen können. In einem großen Teil der Fälle wurden sie normal gefunden, retiniert oder später herabgestiegen, oder bereits bei der Geburt in die mehr weniger Schamlippen ähnlichen Hodensackhälften herabgestiegen. Sind die Hoden retiniert, so ist die Ähnlichkeit der äußeren Geschlechtsteile mit einer Vulva noch größer. Der Deszensus kann auch bloß einseitig erfolgen, oder nur bis in den Leistenkanal, der Leistenkanalinhalt blastomatös entarten und dadurch ärztliches Eingreifen notwendig machen. Sind die Hoden im Skrotum, so können sie bis zur vollen Samenbildung ausgereift sein. Bei Retention sind sie entweder atrophisch oder zeigen von Haus aus Unterentwicklung. Die ableitenden Samenwege sind in der Regel gut entwickelt, doch können die Samenblasen entsprechend der Unterentwicklung der Hoden abnorm klein sein oder gelegentlich ganz fehlen (vgl. Zusammenstellung bei v. NEUGEBAUER). Die Ausbildung der Prostata hängt mit dem Grade des Schlusses des Sinus urogenitalis zum Rohr zusammen. Sind die äußeren Geschlechtsteile vollkommener dem weiblichen Typus angenähert, dann fehlt sie ganz; ist der Sinus urogenitalis in größerer Ausdehnung geschlossen, so ist sie, wenn auch zumeist mehr weniger verkümmert, vorhanden. Bei in ganzer Ausdehnung aufgebrauchtem Sinus urogenitalis wurde ihre Drüsenanalage zu den Lakunen und Krypten des Vorhofes verwendet. Nymphenähnliche Hautfalten wurden beim äußeren männlichen Hermaphroditismus öfters beobachtet, insbesondere dann, wenn ein kurzer Scheidenblindsack vorhanden war (vgl. HIMMELHEBER), womit KLEBS Anschauung, daß man aus ihrer Anwesenheit mit Sicherheit das weibliche Geschlecht erkennen könne, hinfällig wird. Bei solchen höhergradigen Formen der Mißbildung können auch die Samenleiter unterentwickelt sein, gelegentlich Unterbrechung oder Verschluß zeigen.

Das Verhalten der sog. sekundären Geschlechtsmerkmale wechselt bei dieser Form von Zwitter. In der Regel sind sie dann am stärksten nach der weiblichen Richtung (auch bei funktionstüchtigen Hoden!) entwickelt, wenn auch die äußeren Geschlechtsteile diesem Typus am nächsten kommen. KOLISKO erwähnt einen von NEUGEBAUER angeführten Fall von MARTIN CHRISTOPHER (20jähriges „Mädchen", nie menstruiert, allgemeines Aussehen weiblich, Stimme und Brüste weiblich, blinde Vagina; bei Herniotomie Hoden mit Spermatozoenbildung aufgefunden), doch bleibt nach KERMAUNER, wenn man die Fälle mit Scheidenrudiment ausschaltet, die Zahl der Beobachtungen gering, die nach Eintritt des geschlechtsreifen Alters weibliche sekundäre Geschlechtsmerkmale beibehalten (z. B. GOLTMANN, HANSEMANN, v. REIN); auch die Psyche zeigt überwiegend männliche Einstellung. Es ist also der Gegensatz zwischen dem Charakter der Keimdrüsen und dem Verhalten der sekundären Sexuszeichen (Fettverteilung, Mammae, Behaarung, Kehlkopf, gelegentlich auch am Skelet) durchaus nicht immer deutlich und bei einem Überblick der Gesamtzahl der Fälle gewinnt man fast den Eindruck, daß „derartige Veränderungen bei Angehörigen dieser Gruppe nicht wesentlich häufiger zu finden sind als bei Personen mit normal ausgebildeten und normal leistungsfähigen Geschlechtsorganen. Bezüglich der Häufigkeit des Hermaphroditismus masculinus externus liegen keine einwandfreien Zahlen vor, was v. NEUGEBAUER unter anderem darauf zurückführt, daß z. B. bei einer Zählung der Hypospadien die wichtigsten Fälle, nämlich die als Mädchen erzogenen, in der Regel wegfallen. NEUGEBAUER meinte, daß etwa 1: 1000 das richtige Verhältnis sei. LANGSTEIN wurde in einer Kinderambulanz unter 4000 Fällen dreimal um Untersuchung wegen fraglichen Geschlechtes gebeten. In diesen Zahlen sind geringgradige Hypospadien, die in anderen Statistiken, welche einen höheren Prozentsatz aufweisen, mitgerechnet sein dürften, nicht inbegriffen. KERMAUNER vermutet auch, daß das Verhältnis in Großstädten, wo Rassenkreuzungen häufig sind, anders sein dürfte als bei der Landbevölkerung. Nach seinen Angaben fand sich unter 1087 Fällen des Jahresberichtes 1904 der Niederösterreichischen Findelanstalt nur ein einziger Fall, ebenso im Jahre 1905 unter 1525 Kindern. Schon oben wurde auf das beträchtliche Überwiegen dieser Fälle gegenüber dem weiblichen Hermaphroditismus hingewiesen; nach v. NEUGEBAUERS Zusammenstellung soll das Verhältnis der männlichen zu den weiblichen Zwittern dieser Art 12,5: 2,5 betragen, nach BROUARDEL sich etwa wie 9: 1 stellen. Dieser Umstand soll nach der gegenwärtigen Vererbungslehre so zu deuten sein, daß das heterozygote (männliche) Geschlecht mehr zu Abweichungen von der normalen Entwicklung neige als das homozygote weibliche (KERMAUNER).

Kasuistik über den äußeren männlichen Hermaphroditismus s. bei KOLISKO (angef. nach NEUGEBAUER die Fälle von BLAGOWALIN, ALEXANDER, DESMARS, DIXON-JONES, LEVY, GOLTMANN, HANSEMANN, NEUGEBAUER, PORRO, v. REIN). Weiter ein Fall von E. v. HOFMANN mit Abbildung bei KOLISKO.

B. Hermaphroditismus masculinus tubularis.

Wir verstehen darunter jene Fehlbildungen bei männlichen Individuen, in welchen die MÜLLERschen Gänge erhalten und wechselnd weit zu Eileitern und Uterus ausdifferenziert sind. Die Fälle entsprechen den von KLEBS als Pseudohermaphroditismus masculinus internus oder (bei Mitbeteiligung der äußeren Geschlechtsorgane) als Pseudohermaphroditismus masculinus completus bezeichneten. Wir haben demgemäß hier zwei Formen zu unterscheiden: den

Hermaphroditismus masculinus tubularis et externus und den allein die inneren Geschlechtsorgane betreffenden Hermaphroditismus masculinus tubularis (Abb. 75). Der tubuläre Hermaphroditismus beim Weibe hat, wie oben schon angedeutet, wenig Bedeutung. Es müßten in solchen Fällen die Wolffschen Gänge und der Teil des Wolffschen Körpers, welcher zum Nebenhodenaufbau verwendet wird, in entsprechender Weise differenziert vorhanden sein. Kermauner und Benda haben den weiblichen tubulären Hermaphroditismus abgelehnt mit der Begründung, daß nur die Müllerschen Gänge als die eigentlichen Geschlechtsgänge anzusehen seien, der Wolffsche Gang aber

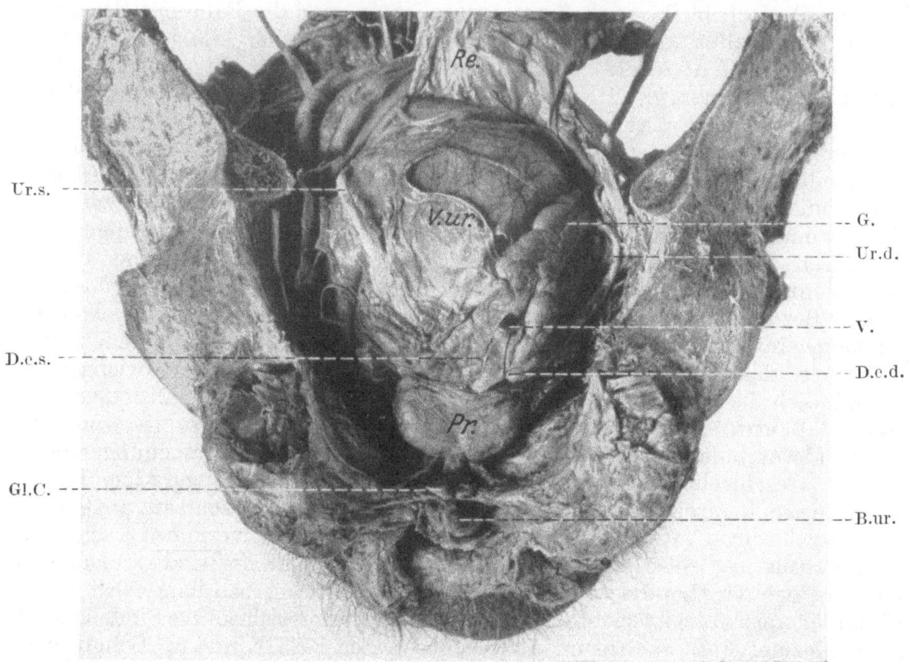

Abb. 75. Mannlicher tubulärer Hermaphrodit. (Nach A. Priesel: Frankf. Z. Path. **26.**) Ansicht der Gebilde an der Blasenhinterfläche nach Ablösen der hinteren Hälfte des knöchernen Beckenringes und des Rektum. Letzteres (Re) nach aufwärts geschlagen. Ur.d. und Ur.s. die Ureteren, Pr. Prostata, Gl.C. Cowpersche Drusen, B.ur. Bulbus der Harnröhre. G. die an der Hinterfläche der Harnblase V.ur. nach rechts verlagerte „Genitalplatte“, welche in der Mitte die eröffnete und sondierte Vagina (V.) enthält; letzterer die im unteren Abschnitt samenblasenahnlich erweiterten Samenleiter angelagert. Die in der Vaginalwand gelagerten Ausspritzungskanäle sind durch ganz feine Borstensonden (bei D.e.d. und D.e.s.) markiert.

sowohl beim männlichen wie beim weiblichen Individuum als Ausführungsgang der Urniere zunächst funktioniere und erst sekundär, wenn die Keimdrüsen männlich sind, sich als Geschlechtsgang differenziere.

1. Hermaphroditismus masculinus tubularis et externus.

Diese Gruppe scheint vom Standpunkt der Klinik die wichtigere, da die Verbildung der äußeren Geschlechtsorgane zu Geschlechtsverwechselung Anlaß geben kann, während bei dem einfachen tubulären Hermaphroditismus gelegentlich, wie dies auch Verfasser sah, erst die Obduktion das Vorhandensein höher entwickelter Abkömmlinge der Müllerschen Gänge darstellen kann. Es ist in der Mehrzahl der Fälle die Entwicklung der Derivate der Müllerschen

Gänge nicht sehr weit gediehen, meist ist der Endabschnitt der erhaltenen Gänge zu einer wechselnd langen, in der Regel engen, selten geräumigeren Vagina differenziert, die mitunter andeutungsweise sagittal unterteilt sein kann, nach Art einer Vagina subsepta (BUCHANAN). Ein Hymen kann dabei entwickelt sein oder auch fehlen. Die große Mehrzahl der Fälle ist nur klinisch beobachtet, anatomisch untersuchte Fälle finden sich bei NEUGEBAUER und KERMAUNER zusammengestellt (ABEL, GIRAUD, STEGLEHNER, RICCO, GERIN, ROSE, SCHNEIDER, SÖMMERING, KRABBEL, ROMEIS und SCHMINCKE). Ähnlich wie beim äußeren männlichen Hermaphroditismus sind die Hoden häufig retiniert oder es erfolgt der Abstieg verspätet. Die Hoden können dabei unterentwickelt oder bis zur Spermatogenese ausdifferenziert sein. Die äußeren Geschlechtsteile zeigen eine wechselnd hochgradige Hypospadie. Nur gelegentlich ist die Ausbildung der äußeren Geschlechtsteile noch mehr nach der weiblichen Richtung hin abgeändert. Die Samenleiter sind in der Regel vorhanden und sollen gelegentlich in die Scheide ausgemündet haben (STEGLEHNER, GUYON, SCHNEIDER, SÖMMERING).

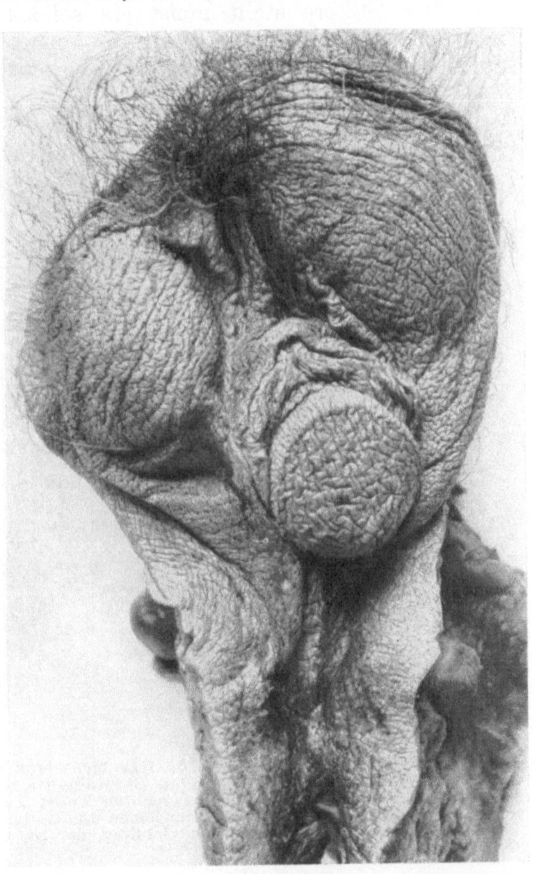

Abb. 76. Äußere Geschlechtsteile eines 68jährigen männlichen Scheinzwitters. Hoden in dem teilweise präpenialen Skrotum.

Seltener sind Beobachtungen, bei denen die Differenzierung der MÜLLERschen Gänge, die in großer oder ganzer Ausdehnung erhalten blieben, weiter gediehen ist, so daß sich außer der Scheide ein Uterus und tubenähnliche Anhänge finden. Auch bei diesen Fällen ist das äußere Genitale verbildet, jedoch in der Regel in wenig hohem Grade, so daß sie öfters gleichsam Übergänge zu dem reinen tubulären Hermaphroditismus der 2. Gruppe darstellen (ARNOLD; gut ausgebildetes Skrotum, röhrenförmiger Sinus urogenitalis, welcher auf der Höhe eines kleinen runden, dem Penis entsprechenden Wulstes ausmündete). Hieher gehören die Beobachtungen von KLEBS, EPPINGER, OBOLONSKY, STONHAM, SWINARSKI, GENERALI und SERTOLI, HARTMANN, HEYN). Überhaupt ergibt sich hier ein gewisser Unterschied gegenüber den Fällen von rein tubulärem Hermaphroditismus. Man kann fast sagen, daß die am weitesten gediehene Differenzierung der MÜLLERschen Gänge sich bei solchen Fällen findet, wo das äußere Genitale überhaupt nicht oder nur wenig verbildet ist. Die äußeren Geschlechtsteile sind bei diesen Fällen meist ebenfalls nicht so hochgradig verbildet wie beim reinen Hermaphroditismus masculinus externus, machen aber doch in mehreren Fällen einen „weibähnlichen Eindruck" (KERMAUNER), doch ist die Ähnlichkeit meist recht unvollkommen. Der Penis ist dann klein, klitorisähnlich, der Vorhof gut ausgebildet, große Schamlippen sind vorhanden, ihre Haut glatt.

Die MÜLLERschen Gänge sind hier, wie angedeutet, immer unvollkommen ausdifferenziert, die Scheide meist sehr eng (GERBIS, FELDMANN, RYDYGIER u. a., eigene Beobachtung, Abb. 77). Eine Portio fehlt, was KOLISKO als besonders wichtig anführt. Die Scheide erscheint dabei im Verhältnis zur Länge des Uterus kurz. Der letztere stellt meist ein solides muskulär-fibröses strangförmiges Rudiment dar (ARNOLD, SCHULTZE-VELLINGHAUSEN, WESTERMANN, UNGER, BRÜHL, BILLROTH, OBOLONSKY) ist gelegentlich vergrößert und zystenähnlich

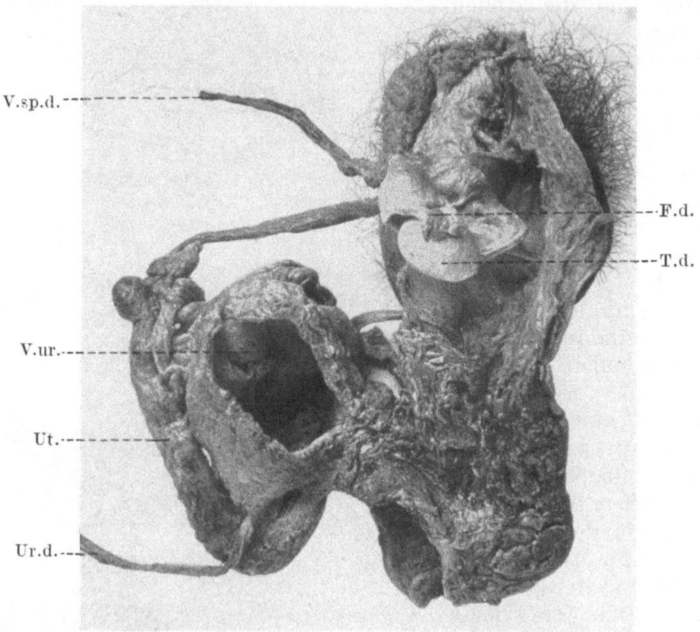

Abb. 77. Vom selben Fall wie Abb. 76. Harnblase (von vorne eröffnet) mit dem äußeren Genitale im Zusammenhang. Inhalt der rechten Skrotalhälfte dargestellt. V.sp.d. Samenleitergefäße der rechten Seite, F.d. Fimbrienende der rechten Tube, T.d. rechter Hoden, V.ur. Harnblase, Ur.d. rechter Harnleiter. Letzterer überkreuzt einen dicken dem rechten Uterushorn (Ut.) entsprechenden an der Blasenhinterfläche zu den Gebilden der rechten Skrotalhälfte verlaufenden Strang.

ausgeweitet (KERMAUNER), unsymmetrisch wie in der erwähnten eigenen Beobachtung (S. 127). Die Tuben sind wechselnd, zumeist nur wenig deutlich, differenziert, oft sehr lang und dünn, solid (LANGER, FINKENBRINK, WESTERMANN, STROEBE u. a.) oder können vollkommen fehlen (ARNOLD, GERVIS, FELDMANN zit. KERMAUNER). In einem Fall von POZZI war das Uterushorn scheinbar unmittelbar mit dem Nebenhoden verbunden. Die Samenleiter verlaufen mit ihren kaudalen Anteilen in der Wand des Halsteiles des Uterusrudimentes und des Scheidenrohres (LANGER, REUTER u. a.) können teilweise solid sein (ARNOLD, GODARD, STEGLEHNER, FELDMANN, HENGGE u. a.) oder auffallend dünn (KLEIN, BRÜHL), gelegentlich überhaupt unterbrochen oder stellenweise zystenähnlich aufgetrieben. Auch Verwachsung beider Samenleiter untereinander wurde berichtet (RINGHOFFER). In einem Fall von KOCHENBURGER fehlten sie (ähnlich wie in dem Fall oben S. 48 ohne Persistenz der MÜLLERschen Gänge) anscheinend vollkommen (zit. KERMAUNER).

Der Abstieg der Hoden kann sehr häufig unterbleiben, durch die vollkommene Verschmelzung der MÜLLERschen Gänge behindert sein, auch bei zweihörnigem Uterus. Meist sind die Hoden nach Art von Eierstöcken gelagert und durch ein „Ligamentum ovarii proprium" mit dem Uterus verbunden. In der Regel sind die Keimdrüsen dann hochgradig unterentwickelt, atrophieren frühzeitig und erlangen niemals die volle Reife (HIRSCHFELD, BURCHARDT). Mikroskopische Untersuchung kann zur Diagnose notwendig werden, auch gelegentlich versagen (KERMAUNER). In dem von KERMAUNER erwähnten Fall von LOGES war eine Keimdrüse sarkomatös entartet, auf der anderen Seite überhaupt keine solche nachweisbar; die Stellung der Beobachtung ist damit fraglich. Bei der häufigen einseitigen besseren Ausbildung der MÜLLERschen Gänge soll auf Seite des besser entwickelten Uterushornes die mangelhafter entwickelte Keimdrüse liegen. KERMAUNER verweist auf die damit gekennzeichnete außerordentlich innige, wohl durch die Ligamente vermittelte Beziehung zwischen beiden Organen und betont, daß also nicht nur die weiblich differenzierten, sondern auch die männlichen Abschnitte des Genitales in solchen Fällen verbildet sind.

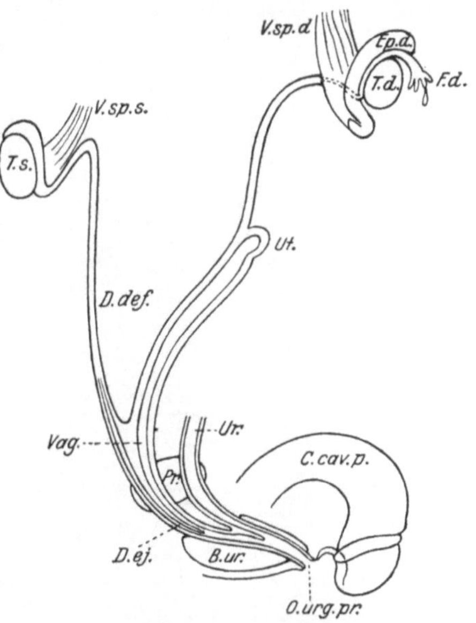

Abb. 78. Schema des Falles Abb. 76. V.sp.s. und V.sp.d. Samenleitergefaße der linken und rechten Seite, T.s. und T.d. Hoden, Ep.d. rechter Nebenhoden mit am Rande verlaufendem Tubenrudiment, an letzterem ein deutliches Fimbrienende (F.d.). Das Tubenrudiment überkreuzt entsprechend dem schraffierten Stück den Nebenhoden, geht weiterhin in einen soliden Strang über, welcher durch den Leistenkanal zu dem einhörnigen Uterus (Ut.) zieht. D.def. der linke Samenleiter, welcher sich in den Ductus ejaculatorius (D.ej.) fortsetzt. Letzterer vereinigt sich mit der Vagina (Vag.), in welche das Uterusrudiment übergeht, und weiterhin mit der Urethra (Ur.) C.cav.p. Schwellkörper des Gliedes, O.urg.pr. das Urogenitalostium. Pr. Prostata, B.ur. Bulbus urethrae.

Hieher gehört ein (bisher nicht veröffentlichter) Fall, der vom Verfasser noch im Spital der Stadt Wien am 14. 12. 23 obduziert wurde. 68jähriger Mann (Versorgungsheim Pav. XVI), in kinderloser Ehe verheiratet gewesen, äußerer Habitus männlich, Stimme tief. Mit 26 Jahren linksseitige Leistenbruchoperation. Angeblich niemals Anstand beim Geschlechtsverkehr. Tod an Indurativpneumonie.

Sektion: Beine etwas kurz; rasierter Bart am Kinn, kräftiger Schnurrbart, Wangen und Brust haarlos, ebenso Innenseite der Oberschenkel. Schambehaarung reichlich, horizontal abgegrenzt. Endokrine Drüsen o. B., Nebennieren zusammen 11 g schwer. Klitorisähnlicher stark nach unten abgebogener, 5 cm langer, $2^1/_2$ cm dicker Penis, Glans kräftig entwickelt, Präputium hinter dem Sulcus coronarius stark gefaltet, gleich der Glans hypospadisch (Abbildg. 76). Von hier eine 2 cm lange seichte Rinne nach hinten verlaufend bis an das $^1/_2$ cm weite Urogenitalostium, seitlich flankiert von $^1/_2$ cm hohen nymphenähnlichen Hautfalten. Hodensack gespalten, nach Art großer Labien, Haut gerunzelt; Wurzel des Gliedes davon seitlich umgriffen (teilweise präpeniale Lagerung [Abb. 76]). In beiden Hälften etwas unterhalb der äußeren Leistenapertur je ein etwas kleiner Hoden. Vom Urogenitalostium nach hinten bis 1 cm vor dem Anus eine deutliche 3 mm hohe mediane Rhaphe. Oberhalb der etwas kleinen Prostata an der Blasenhinterfläche ein plattenartiges Gebilde mit flacher geräumiger Lichtung, bis $1^1/_2$ cm dick, nach oben bis 3 cm breit werdend, welches etwas nach rechts verlagert ist und sich etwa 7 cm oberhalb des Beckenbodens in zwei Stränge teilt, die links dem bis an den Hoden verfolgbaren Samenleiter, rechts dem Horn eines Uterus unicornis entsprechen (Abb. 77). Das letztere $1^1/_2$ cm breit und 7 mm dick, verläuft gegen den Leistenkanal und trägt vor dessen Eingang eine kirschengroße Auftreibung. Lichtung gleich dem der Vagina homologen unteren Abschnitt geräumig und von Eiter erfüllt, bis an die erwähnte Auftreibung verfolgbar. Von dieser zieht durch den Leistenkanal ein solider $^1/_2$ cm dicker Strang (histologisch aus schließlich glatte Muskulatur), der bis an den Gefäßstiel des Hodens darstellbar ist. Am lateralen Rand des Nebenhodens eine zarte Tube (Abb. 80), deren Fimbrienende den Nebenhodenkopf überragt (Abb. 77). In der Nähe des unteren Poles des Hodens biegt die Tube über die mediale Fläche des Nebenhodens quer ab und verläuft zu dem erwähnten soliden Muskelstrang. Der Ductus deferens dieser Seite fehlt, der Nebenhoden endet mit einer stumpfen Spitze an der Kauda. Der linke Ductus deferens verläuft in der Wand des unteren Uterussegmentes bzw. der Vagina und vereinigt sich dann unterhalb der Prostata mit deren Lichtung (vgl. Abb. 78), beide münden gemeinsam in die kurze Harnröhre, das Ostium hier von einer hymenartigen Hautfalte umgeben (Abb. 79). Hoden histologisch mäßig atrophisch, mit beträchtlicher Zwischenzellenvermehrung. Letztere auch im Gefäßstiel

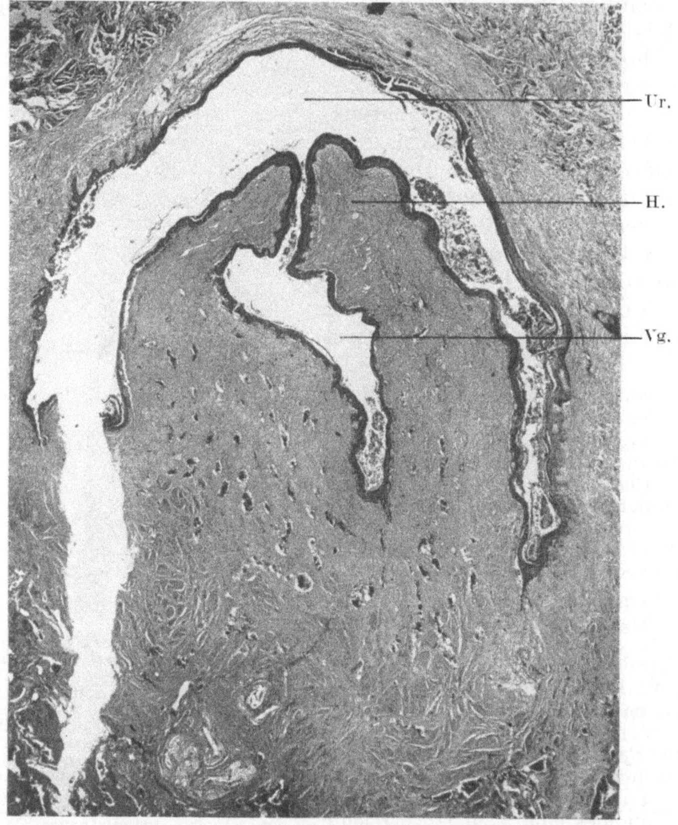

Abb. 79. Vom selben Fall wie Abb. 76. Querschnitt durch die Urethra (Ur.) entsprechend der Mündung der Vagina (Vg.), H. hymenartiger Randsaum der letzteren. Schwache Lupenvergrößerung (Zeiß Planar 50 mm).

außerhalb der Keimdrüse. Eierstockgewebe trotz Untersuchung insbesondere des kranialen Poles der Keimdrüse nicht nachweisbar. Histologisch die Tubenmukosa (Abb. 80) und jene des Uterushornes rudimentär, letztere mit nur spärlichen Korpusdrüsen, daneben viel verhornendes Plattenepithel (anscheinend Prosoplasie infolge der entzündlichen Veränderung). Links keine Samenblase. Der dem Ductus ejaculatorius homologe Abschnitt des Ductus deferens sin. ist im Bereiche der Prostata dorsal von der Vagina gelegen. Derivate des WOLFFschen Ganges auf der rechten Seite auch histologisch nicht nachweisbar. Prostatadrüsengewebe etwas dürftig, dabei viel glatte Muskulatur vorhanden. COWPERsche Drüsen gut ausgebildet.

Der Fall wäre darnach als Hermaphroditismus masculinus tubularis lateralis et externus zu bezeichnen. Auffallend ist das gleichförmige Verhalten beider Keimdrüsen, ähnlich wie bei dem Fall einseitiger Aplasie des

Ductus deferens. Als besondere Komplikation des Falles ist die „Pyometra und Pyokolpos" hervorzuheben. Die ungleiche Ausbildung der MÜLLERschen und WOLFFschen Gänge auf beiden Körperseiten erinnert an den Fall WRANY-OBOLONSKY (s. u. S. 147), doch fehlt hier auf Seite des Uterushornes Ovarialgewebe an der Keimdrüse.

2. Hermaphroditismus masculinus tubularis.

Diese Beobachtungen entsprechen den von KLEBS als Pseudohermaphroditismus masculinus internus bezeichneten Fällen. Das übrige Genitale soll

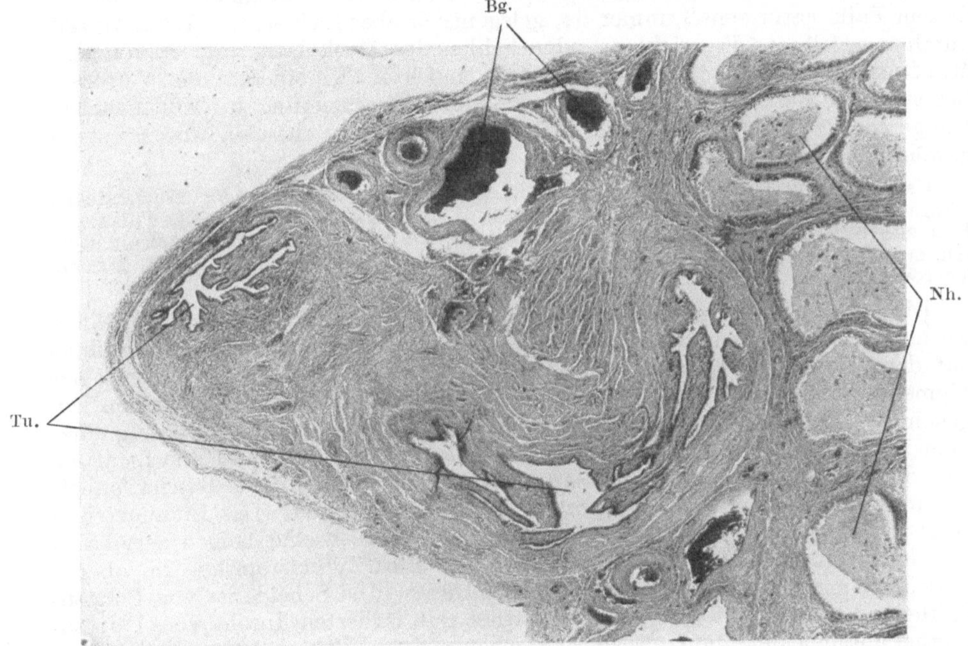

Abb. 80. Vom selben Fall wie Abb. 76. Querschnitt durch den Rand des Nebenhodens (N h.) und die Tube (Tu.). Letztere im Schnitt zweimal getroffen. Bei Bg. weite Blutgefäße. Schwache Lupenvergrößerung (Zeiß Planar 50 mm).

normal männlich gestaltet, dabei die MÜLLERschen Gänge besser ausgebildet vorhanden sein. Bei ihnen finden sich relativ häufig die höchsten Grade von Differenzierung dieser Abschnitte zu Tuben und Uterus. Die geringsten werden gleichsam durch solche Beobachtungen dargestellt, wo der Utriculus prostaticus besser ausgebildet ist (Lit. bei KERMAUNER), ähnlich wie bei manchen Tieren (Fischotter, Dachs), wo ein größerer zweihörniger Utrikulus beim Männchen die Regel ist. Weiters kämen hier jene Zysten hinter der Harnblase und an den Vv. deferentia in Betracht, wie sie oben S. 63 besprochen wurden, ferner der Fall von deutlichem Uterusrudiment mit linkem Horn (S. 66). Die erwähnten Zysten sind, wie oben dargetan wurde, unzweifelhaft als Abkömmlinge der MÜLLERschen Gänge anzusehen und nicht als solche aus Prostatadrüsen, wie sie von ENGLISCH, LIEBI und R. MEYER beschrieben wurden. Ebenso gehört der von LUKSCH beschriebene Fall hieher, der sicher auch eine Zyste vom MÜLLERschen Gang darstellt, weiters der oben (S. 42) erwähnte Fall von einseitigem Ductus deferens-Defekt bei Erhaltenbleiben und teilweise zystischer

Ausweitung der Endabschnitte der MÜLLERschen Gänge. KERMAUNER möchte als niederste Form des inneren männlichen Hermaphroditismus das Bestehen einer Plica vesicalis posterior (KLEBS) ansehen, einer queren Bauchfellfalte hinter der Harnblase, die gelegentlich zu Darmeinklemmung führen kann (CASPER, WOLF) und in ihrem Verlauf etwa dem Zuge der Sakrouterinligamente entspricht, den DOUGLASschen Raum unterteilend. Doch liegen bisher genauere anatomische Untersuchungen noch nicht vor, insbesondere nicht über ihr Verhalten zu den Samenleitern und den übrigen Bändern.

Die Prostata, welche sich ja immer findet, wenn ein röhrenförmiger geschlossener (männlich gestalteter) Sinus urogenitalis vorhanden ist, ist in diesem Falle naturgemäß immer da, gelegentlich aber kleiner, was KERMAUNER durch mangelhafte Entwicklung oder Fehlen der Muskulatur (die er von den MÜLLERschen Gängen herleitet) erklären möchte. In einem vom Verfasser beobachteten Fall war trotz sehr weitgehender Differenzierung der MÜLLERschen Gänge in der Prostata reichliche glatte Muskulatur vorhanden, die Prostata gewöhnlich groß (vgl. oben S. 124).

Kasuistik der Beobachtungen mit weitgehender Differenzierung der MÜLLERschen Gänge u. a. GRUBER, MAYER, FRANQUÉ sen., KLEBS, WINKLER, STIMSON, PRIMROSE, FILIPPINI, STROEBE, SIEGENBEEK VAN HEUKELOM, GIACOMINI, FLOTHMANN, LUKSCH, MERKEL, KRULL, FOGES, MEIXNER, WEBSTER, CORNIL et BROSSARD, RABE, ARNOLDS, R. MEYER, TECQMENNE et WINIWARTER, MITTASCH, PRIESEL.

Die Differenzierung der einzelnen Abschnitte der MÜLLERschen Gänge wechselt auch in diesen Beobachtungen. Die wie sonst der Utriculus masculinus auf dem Kollikulus ausmündende Vagina, an deren Mündung sich eine Art Hymenbildung finden kann, ist zumeist sehr eng und dünnwandig, namentlich gegen die Mündung zu, und geht nach oben ganz allmählich ohne Bildung einer deutlichen Portio in den uterinen Muskelschlauch über, der meist eine Lichtung hat, die in vielen Fällen im Vergleich zu der in der Regel dünnen Beschaffenheit der muskulären Wand verhältnismäßig geräumig erscheint. Das Endometrium zeigt meist nur spärliche Drüsenbildung, in dem wechselnd langen zervikalen Abschnitt mit Auskleidung durch verschleimendes Zylinderepithel, im oberen Abschnitt mehr vom Aussehen der Korpusdrüsen. Die Scheide ist von Plattenepithel oder geschichtetem Zylinderepithel mit isolierten Inseln von Plattenepithel ausgekleidet; die Uterushörner gehen meist in Tuben über, die wechselnd gut ausgebildet sind. Fimbrienenden sind oft vorhanden, der proximal davon gelegene Abschnitt kann verödet sein. Oder aber, die Eileiter sind ganz rudimentär, ihre Fimbrienenden fehlen, die Endigung erfolgt blind. Gelegentlich ist nur ein Uterushorn vorhanden (z. B. Fälle von HENGGE, BETZ), bei welchem die Keimdrüse nach Art eines Eierstockes gelegen ist. Ihr „Ligamentum ovarii" geht gleich dem runden Mutterband, wenn ein solches ausgebildet ist, in das Uterushorn über. Auf der anderen Seite kann dann die Keimdrüse nach Art eines Hodens in das Skrotum deszendiert sein. Der Bandapparat des Uterus ist wechselnd gut ausgebildet, Ligamenta rotunda sind in der Regel vorhanden, in dem oben (S. 36) erwähnten Fall von Dystopia testis transversa bei ausgebildeten Derivaten der MÜLLERschen Gänge sah Verfasser auf der linken Seite kein Gubernaculum Hunteri ausgebildet; auf der rechten, wo beide Hoden lagen, war ein solches ebenfalls nicht darstellbar. Vorhanden dürfte es wohl gewesen sein, da das Skrotum unterteilt war. In den meisten Fällen, nämlich dann wenn die Hoden in der Bauchhöhle retiniert sind, sind sie unterentwickelt oder in höherem Grade atrophisch. In Verfassers Fall mit gekreuzter Verlagerung war die Anlage der Keimdrüsen ursprünglich normal gewesen, worauf aus der engen Lagerung der Kanälchen geschlossen werden kann. Doch war auch hier das Samenepithel fast durchwegs bis auf die Stützzellen atrophisch, ein großer Teil der Kanälchen war vollkommen verödet. Die Zwischenzellen waren nur mäßig vermehrt. Es kann also in diesem Falle wohl von einer Mißbildung der Keimdrüsen nicht die Rede sein. Die Samenleiter sind öfters auffallend dünn, dabei häufig verlängert (vgl. unten S. 132, Schema Abb. 82), geschlängelt, mitunter normal dick wie in Verfassers Beobachtung mit gekreuzter Dystopie. Samenblasen können vorhanden sein oder fehlen (MERKEL, PRIESEL). Die Samenleiter verlaufen seitlich in der Wand der Cervix uteri oder der Vagina, oft durch eine gemeinsame vorwiegend zirkuläre Muskelhülle mit dieser umschlossen. Die Mündung kann in die Scheide erfolgen (PRIESEL) oder, wie normal,

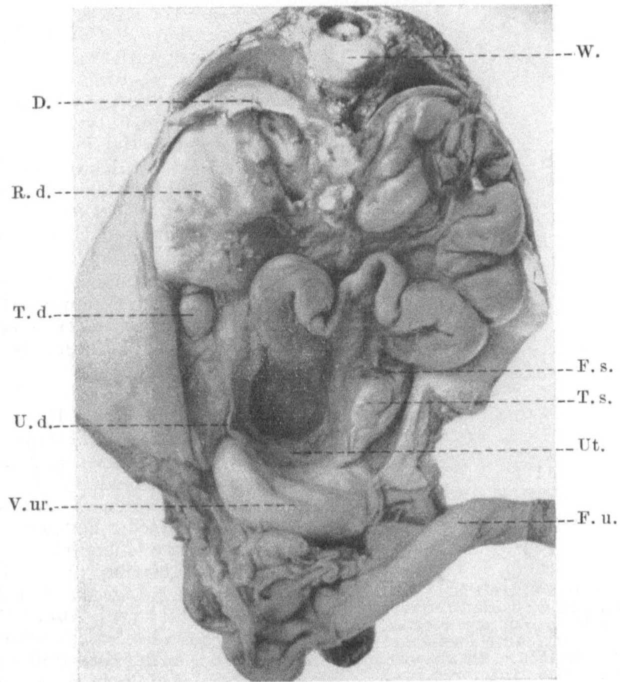

Abb. 81. Von einem totgeborenen männlichen Scheinzwitter. Lage der Bauch-Beckenorgane. D. Zwerchfell, W. Wirbelsäule, F.u. Nabelstrang, V.ur. Harnblase, R.d. rechte Niere, T.d. und T.s. Hoden, F.s. linkes Fimbrienende, Ut. Uterus (der Blasenhinterfläche angelagert).

unmittelbar neben deren Ostium am Schnepfenkopf. Der Verlauf des Nebenhodens ist in solchen Fällen, wo die Lagerung der Hoden durch die Erhaltung des ganzen MÜLLERschen Ganges beeinflußt ist, gestreckt, die Knickung am Übergang der Kauda in den Samenleiter bleibt aus. Ist ein solcher Hoden (wohl meist durch Hernienbildung) in das Skrotum gelangt, so ist er auf seinen kranialen Pol gestürzt. Letzterer liegt also nicht mehr, wie sonst auch im postfetalen Leben, nach aufwärts gerichtet.

Die äußeren Geschlechtsteile können vollkommen normal gestaltet sein, wie in der mehrfach erwähnten Beobachtung mit Hodendystopie, oder etwas klein, namentlich das Skrotum durch Ausbleiben des Hodeneintrittes. Die sekundären Geschlechtscharaktere folgen in der Mehrzahl der Fälle dem Verhalten der Keimdrüsen, wie in dem eben erwähnten Fall. Für die Geschlechtsdiagnose sind Fälle von reinem tubulären Hermaphroditismus praktisch bedeutungslos, was oben schon gesagt wurde, da sie fast immer erst bei Obduktion oder

Operation erkannt werden. Öfters sind Fehler in der Namengebung unterlaufen, insoferne als das äußere Genitale wiederholt als „normal männlich" geschildert wurde, während z. B. Hypospadie vorhanden war (vgl. Fall PHOTAKIS). Nach MEIXNER soll der reine tubuläre Hermaphroditismus häufiger sein als der mit äußerem kombinierte. NEUGEBAUERS Zusammenstellung, in welcher viele Fehler unterliefen, ist nach KERMAUNER wenig brauchbar, so daß letzterer meint, MEIXNERS Vermutung sei nicht ganz richtig.

Der folgende Fall wurde vom Verfasser im Pathologischen Institut der Wiener Universität am 13. 3. 25 obduziert, soll, da bisher nicht veröffentlicht, hier etwas ausführlicher gestreift werden.

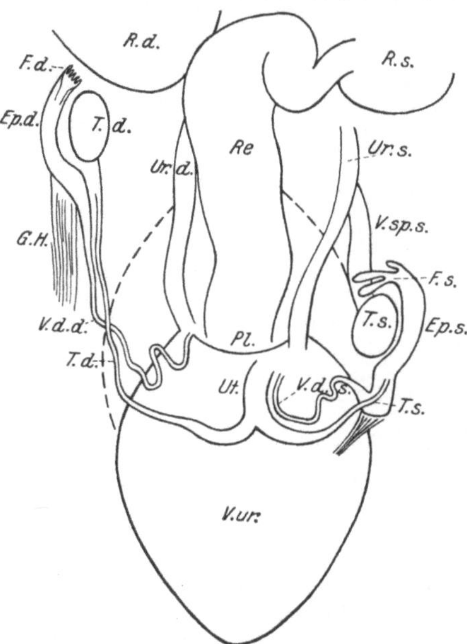

Abb. 82. Schema zu dem Fall Abb. 81. R.d. und R.s. Nieren, Ur.d. und Ur.s. die Ureteren, Re. Rektum. Am unteren Pol der rechten Niere der rechte Hoden (T.d.) mit Nebenhoden (Ep.d.) und Fimbrienende (F.d.), die gleichen Gebilde der linken Seite (T.s., Ep.s. und F.s.) tiefer gelagert. Schraffiert angedeutet die HUNTERschen Leitbänder (rechtes mit G.H. bezeichnet). Die gestrichelte Linie entspricht der Linea innominata. Pl. die DOUGLASsche Falte V.ur. Harnblase. Vom unteren Pol der Keimdrüsen bzw. Nebenhoden herabziehende Stränge (T.d. und T.s.) vereinigen sich zum Uterus (Ut.). V.d.d. und V.d.s. die Samenleiter, deren rechter von dem gleichsinnigen Tubenstrang (T.d.) Vasa spermatica sinistra (V. sp. s.) überkreuzt wird.

48 cm langer, 1950 g schwerer, im 9. Lunarmonat totgeborener Knabe (Klinik PISKAČEK). Tod an Aspiration bei Geburt in Beckenendlage. Unterkiefer auffallend klein, gespaltene Uvula, Thymus ebenfalls klein. Am Herz großer Defekt im Septum atriorum und membranösen sowie muskulären Kammerseptum. Fetale Endokarditis der Pulmonalklappen mit massiger sulziger Verdickung der Schließungsränder und Koalition der hinteren Klappen. Nabelgefäße normal. Freies Zökum und Colon ascendens. Skrotum leer, Glans und Präputium leicht hypospadisch.

Auf Grund des sonst normalen tauben Skrotums wurde vom Obduzenten eine Hodenretention infolge tubulären Hermaphroditismus vermutet, was die Eröffnung der Bauchhöhle bestätigte (Abb. 81).

Penis bis auf die erwähnte leichte Eichelhypospadie normal. Beide Hoden im Bauchraum, rechts am unteren Nierenpol, links etwas tiefer, außen von der Linea innominata. Harnorgane normal. An beiden Nebenhodenköpfen deutliche Fimbrienenden. Vom unteren Nebenhodenpol zieht von jeder Seite ein Strang herab, welche beide sich zu einem bikornen Uterus mit leichter Rechtsdeviation an der Blasenhinterfläche vereinigen. Ligamentum latum nicht deutlich ausgebildet (vgl. Abb. 82). Processus vaginalis peritonei beiderseits fehlend. Rechter Ductus deferens an der Blasenhinterfläche stark geschlängelt, der linke mehr gestreckt, beide seitlich vom Uterus durch das Peritoneum bis an den Beckenboden erkennbar. Vollkommene Untersuchung an histologischen Serienschnitten durch Keimdrüsen und ihre abführenden Wege sowie die Beckenorgane ergibt vollständiges Erhaltensein der MÜLLERschen und WOLFFschen Gänge, an letzteren mit Bildung samenblasenähnlicher Divertikel. Tuben zunächst seitlich am Nebenhodenrand gelagert, etwa in dessen Mitte die mediale Fläche des Nebenhoden überquerend und weiter näher am Hoden in der Tiefe der Nische zwischen Hoden und Nebenhoden gelegen, verlaufen unterhalb des kaudalen Hodenpoles medial vom WOLFFschen Gang. Erst im unteren Abschnitt vereinigen sich die ableitenden Samenwege mit den MÜLLERschen Gängen zu einer „Genitalplatte", welche außen eine gemeinsame Muskelhülle besitzt (Abb. 84). Hoden normal entwickelt, mit zahlreichen Zwischenzellen, Eierstocksgewebe nicht auffindbar. Nur an einer Stelle am Hodenstiel links eine kleine Gruppe großer plasmareicher Zellen, anscheinend entsprechend einer akzessorischen Beizwischenniere (Abb. 83). Vagina zunächst geräumig, im Endabschnitt rasch enger werdend, getrennt von den Ductus ejaculatorii am Colliculus urethralis mündend. Keine Grenze zwischen Uterus und Vagina in Form einer „Portio". Prostatagewebe reichlich vorhanden, mit viel glatter Muskulatur. Ebenso die COWPERschen Drüsen kräftig entwickelt. Der Fall kann darnach als reiner tubulärer Hermaphroditismus gelten.

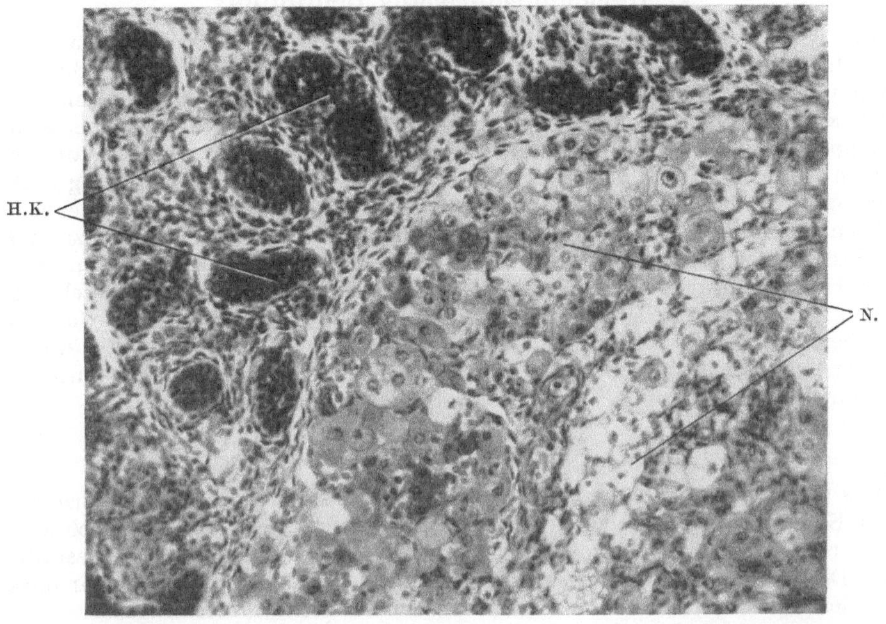

Abb. 83. Vom selben Fall wie Abb. 81. Aus der Hilusgegend des linken Hodens. HK. Hodenkanälchen, N. großzelliger Bezirk (Beizwischenniere?). Vergrößerung: Zeiß Obj. C, Ok. 2.

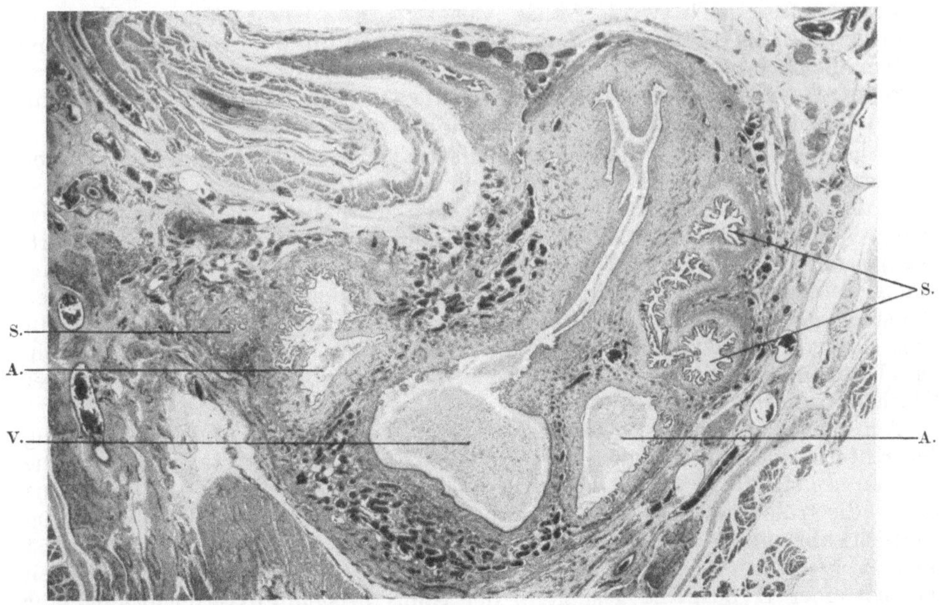

Abb. 84. Vom selben Fall wie Abb. 81. Schnittbild der Genitalplatte. Lupenvergrößerung (Zeiß Planarlinse 50 mm). V. Vagina, A. Samenleiterampullen mit samenblasenähnlichen Divertikeln (S.)

C. Hermaphroditismus femininus.

Der Hermaphroditismus femininus ist dadurch charakterisiert, daß die weiblichen Geschlechtsorgane eine mehr oder weniger ausgesprochene Ähnlichkeit mit jenen des männlichen Individuums gewonnen haben, doch ist hier die Umwandlung in den männlichen Typus meist noch weniger deutlich als beim Hermaphroditismus masculinus die in den weiblichen. Es bestehen an den äußeren weiblichen Geschlechtsteilen Verhältnisse, welche der Ausbildung eines Penis und Skrotums mehr oder weniger genähert sind. Die heterosexuelle Differenzierung strebt also dem Endziel einer völlig männlichen Differenzierung zu (SAUERBECK, KOLISKO). Die Geschlechtsteile erscheinen in einem dem geschlechtsbestimmenden Gebot entgegengesetzten Sinne verändert. Auch hier wurden von KLEBS Fälle, bei denen nur das äußere oder das innere Genitale oder beide zusammen betroffen wurden, auseinander gehalten. Wir unterscheiden entsprechend der oben gewählten Einteilung den Hermaphroditismus femininus externus und den Hermaphroditismus feminius tubularis.

1. Hermaphroditismus femininus externus.

Das wesentliche bei diesen Fällen ist in der Ausbildung eines röhrenförmigen engen Sinus urogenitalis gelegen, der unter Einbeziehung der Pars phallica eine Verlängerung erfährt, wobei gleichzeitig die Klitoris penisartig umgestaltet wird. Die Ähnlichkeit mit den Verhältnissen beim Manne ließ BENDA für diese Fälle den Ausdruck Pseudandrie (Scheinmännlichkeit) vorschlagen.

Kasuistik: FLEISCHMANN, HEYMANN, GULDBERG, PÉAN, MARCHAND, HANSEMANN, ENGELHARD (? KERMAUNER), v. NEUGEBAUER, HEPPNER, FIBIGER, MEIXNER, RINGEL, KERMAUNER.

Bei diesen Fällen handelt es sich nur um einfache Verbildungen am Genitale. Weiter mit verwickelteren Kloakenfehlbildungen die Fälle: TORTUAL, ESCHRICHT, CUNNINGS, LUER, GRAWITZ, ferner VERSEN, IHL, KOCH, VIRCHOW-LITTEN, GUNCKEL, BLOM (in den letzten 3 Fällen waren in den Keimdrüsen keine Follikel mehr vorhanden). Als unsicher sieht KERMAUNER die Fälle von AUDAIN, FEHLING, LEVY, FRIEDRICH, ZAHORSKY, UNTERBERGER, KRABBEL, LÜDICKE an, da bei ihnen die Keimdrüsen neoplastisch infiltriert waren.

Sichergestellt kann in diesen Fällen die Diagnose nur durch die histologische Untersuchung der Keimdrüsen werden, da gelegentlich bei der Obduktion oder Operation diese nach dem makroskopischen Verhalten für Hoden gehalten werden und erst die mikroskopische Betrachtung ihre wahre Natur aufklärt. Das Gegenteil kann natürlich ebenfalls der Fall sein, wie in einer Beobachtung von KOCHENBURGER, wo die operativ entfernte Keimdrüse zunächst für einen Eierstock gehalten wurde, sich dann aber als Hoden erwies. Daher scheint auch der von KOLISKO neuerdings untersuchte Fall E. v. HOFMANNS fraglich. Die Untersuchung einer einzigen Keimdrüse allein kann auch nicht immer Klarheit bringen (KERMAUNER).

Am meisten hervorstechend erscheint in diesen Fällen die Vergrößerung der Klitoris, die dabei ähnlich wie in vielen Fällen penisskrotaler Hypospadie des Mannes stark abgeknickt bleibt, nur selten weniger geknickt ist, oder, ganz selten, die frühfetale gestreckte Form beibehält. Die Glans ist dabei oft wenig deutlich abgegrenzt und kann von einem dorsalen mächtigen Präputialwulst mehr oder weniger überlagert sein. Die Vorhaut erscheint naturgemäß ähnlich wie bei einer Hypospadie gespalten, der Sinus urogenitalis erreicht ungefähr den Sulcus coronarius. Wo er eine Rinne bildet, können seine Ränder stark ausgebildet sein und ihrer Form nach an verkümmerte kleine Labien erinnern. Die in ihrem distalen Abschnitt fast immer sehr enge ($^1/_2$ cm weite — Fall

Fibiger, vgl. auch eigene Beobachtungen unten S. 140 ff.) Vagina vereinigt sich mit der Urethra und mündet in einen verhältnismäßig tiefen Vorhof. Die Portio des zumeist kleinen Uterus ist in der Regel kaum erkennbar, aber zumeist vorhanden, doch kann gelegentlich auch der Uterus normal groß (vgl. eigene Beobachtung S. 141), oder besonders groß erscheinen. Bei den Kloakenfehlbildungen ist der Sinus urogenitalis in der Regel lang und schlauchförmig. Von seiner Ausgestaltung hängt das Vorhandensein der Prostata ab. Die Drüsenanlagen sind ja bei beiden Geschlechtern im Fetalleben in gleicher Form vorhanden und vereinigen sich nur dann zu einem eigenen Organ, wenn der Sinus einen entsprechend langen Kanal darstellt. So betrug die Länge der Harnröhre in dem weiter unten mitgeteilten Fall eigener Beobachtung (vgl. S. 143, Abb. 92), bei welchem sich eine selten schön ausgebildete Prostata fand, 11 cm, während sie bei dem anderen eigenen Fall von weiblichem Scheinzwitter ohne Prostata nur 3 cm maß. Nach Meixner soll in diesen Fällen an dem Organ die glatte Muskulatur, welche von den Müllerschen Gängen herstammen soll, nicht ausgebildet sein. Dem widerspricht jedoch der Befund in der unten angeführten Beobachtung (S. 146, Abb. 95) wo trotz guter Ausbildung des Uterus in der Drüse reichlich glatte Muskulatur vorhanden war. Ist der Sinus breit offen, so wird die Drüsenanlage in der Vestibularwand aufgebraucht oder sie kann kaum entwickelt sein (Mathias). Die Ovarien sind in der Regel nur bei den an Kindern erhobenen Beobachtungen follikelreich, sonst arm an solchen (Fälle Fibiger, Meixner, eigene Beobachtung S. 144). In dem von Mathias mitgeteilten Fall (18 jähriges Mädchen) fanden sich ziemlich zahlreiche Primärfollikel, einige fast ausgebildete Follikel und zahlreiche Corpora candicantia. Das Mädchen war einem Nebennierentumor erlegen. Mathias dachte in Anbetracht der zahlreichen Primärfollikel an sehr langsame Reifung dieser, doch fanden sich am Ovarium überdies auffallend reichliche Corpora candicantia, worin der Autor eine Art vorzeitiges Altern, eine Progerie, erblicken möchte. Anzuführen ist hier ein von Maresch beobachteter, von Kneringer und Louros beschriebener Fall mit doppelter Vagina und doppeltem Collum uteri bei einfachem Korpus (Abbildung bei Kermauner).

Die Mündung der Scheide in die Harnröhre kann von einer hymenartigen Hautfalte umsäumt sein, die Gegend nach Art eines Colliculus urethralis gebildet. Die Portio vaginalis uteri ist meist angedeutet, seltener gut entwickelt, was Kolisko in Anlehnung an Meixner als differentialdiagnostisch gegenüber einem männlichen, tubulären Hermaphroditismus verwerten möchte, da bei diesem der Übergang der Scheide in den Uterushals meist ganz allmählich erfolgt. Auch ist die Vagina bei den weiblichen Scheinzwittern bis auf den engen Endabschnitt in der Regel (s. auch eigene Beobachtung Abb. 87) wesentlich besser ausgestaltet wie bei den männlichen, z. B. mit deutlichen Columnae rugarum oder schöner Faltung, während sie bei den männlichen glatt und sehr dünnwandig zu sein pflegt. Die Lage der Eierstöcke ist in der Regel nicht beeinträchtigt, da der Bandapparat normal entwickelt zu sein pflegt. Gelegentlich wurde in diesen Fällen der Uterus samt den Adnexen in einem Leistenbruch angetroffen. Ausbleibende Verschmelzung der Müllerschen Gänge kann einen Abstieg der Eierstöcke in das Skrotum ermöglichen und dadurch Hoden vortäuschen, doch kann solches auch durch im Bruchsack vorgefallenes Netz bedingt werden (Kolisko). Die Ausreifung von Ovarialfollikeln ist durch die beobachtete Menstruation bei äußeren weiblichen Zwittern klinisch erhärtet.

Die sekundären Geschlechtscharaktere wechseln in ihrer Ausbildung nach der männlichen Richtung je nach dem Grade der Geschlechtsteilverbildung und sind in der Regel dann am stärksten nach dieser Richtung differenziert, wenn auch das äußere Genitale dem männlichen Typus möglichst angenähert erscheint. Ihr Entwicklungsgrad wird durch Ovulation und Menstruation nicht beeinflußt, doch zeigen bei solchen Fällen mit Ausreifung der Keimdrüsen die Brüste öfters weibliches Verhalten. Bei höheren Graden von Skrotumspaltung und Spaltung des Gliedes und damit mehr weiblichem Aussehen der äußeren Geschlechtsteile ist die Ausbildung der sekundären Geschlechtscharaktere sehr variabel.

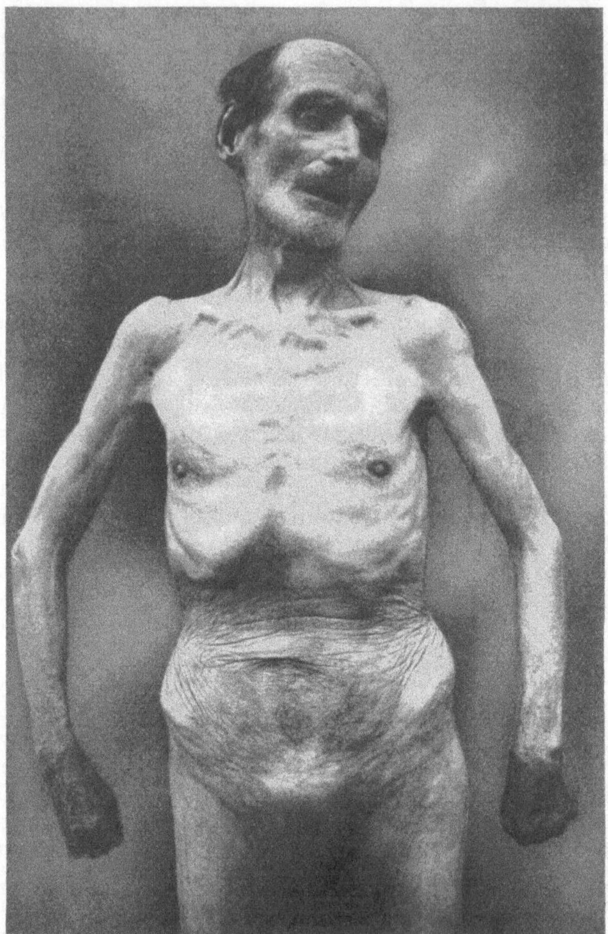

Abb. 85. 79jähriger weiblicher Scheinzwitter.

Es handelt sich damit bei dieser Gruppe von Zwittern um „eine gegen die Norm geänderte Wachstumrichtung im Bereiche des Sinus urogenitalis bzw. der Kloakenmembran und um stellenweise verstärktes, an anderen Stellen verzögertes Wachstum in der Umgebung der Membran“ (KERMAUNER).

Höchst eigenartig und fast beständig ist ein Befund bei dieser Form von Zwittern, auf den in den letzten Jahren anscheinend mehr geachtet wurde als früher und der durch seine fast regelmäßige Anwesenheit ein Hauptmerkmal dieser Mißbildungsformen darstellt. Wir meinen damit das Verhalten der Nebennieren, welches der Mißbildung von einer größeren Zahl der Beschreiber gleichsam übergeordnet wurde, insofern, als es, wenn schon nicht die Mißbildung als solche in ihrer Entstehung beeinflussen, so doch mit der Größenzunahme der Klitoris und dem Auftreten der sekundären Geschlechtsmerkmale in ursächlichem Zusammenhang stehen soll. Die erste diesbezügliche Beobachtung stammt von MARCHAND, welcher eine gewächsmäßige Vergrößerung einer akzessorischen Nebenniere beobachtete und damit auf das Vorkommen solcher ortsfremder Organe überhaupt erst aufmerksam machte. Bei NEUGEBAUER finden sich bereits 13 Fälle mit Nebennierenhyperplasie zusammengestellt. Nach MEIXNER erweisen sich in älteren Fällen des Schrifttums für Hoden gehaltene Gebilde im Ligamentum latum bei „echten" Hermaphroditen

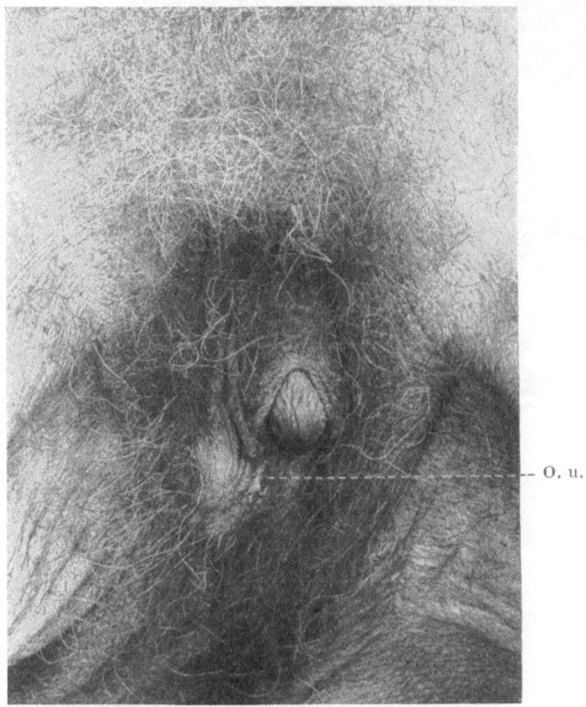

Abb. 86. Vom selben Fall wie Abb. 85. Äußere Geschlechtsteile. Bei O.u. das Urogenitalostium.

(z. B. HEPPNERS Beobachtung) als geschwulstmäßig vergrößerte akzessorische Nebennieren. Die Frage ist heute noch nicht einwandfrei geklärt, inwiefern zwischen der Nebennierenhyperplasie und dem weiblichen Scheinzwittertum ein Zusammenhang besteht. Sichergestellt kann gelten, daß gelegentlich im höheren Alter bei Frauen auftretender Bartwuchs mit adenomatöser Nebennierenhyperplasie einhergeht. Gelegentlich kann, wie auch Verfasser sah, bei einem bösartigen Nebennierengewächs in jüngerem Alter eine auffallende Zunahme der Körperbehaarung einsetzen (34jährige Frau, seit $1^1/_2$ Jahren vor dem Tode Aufhören der Menses, Auftreten eines Bartes und auffallende Behaarung am übrigen Körper. In den letzten Monaten kolikartige Schmerzen rechts im Oberbauch, in die Schulter ausstrahlend. Eine Laparotomie — II. chirurgische Universitätsklinik, Wien — ergibt eine kindskopfgroße, bösartige Rindengeschwulst der rechten Nebenniere). Die Ansicht von SCHIFF, daß ein bösartiges Gewächs der Nebenniere vorzeitige Entwicklung (Pubertas praecox) im Gefolge habe, einfache Rindenhyperplasie aber Virilismus, hat sich nicht bestätigt. Ebenso wenig die Annahme P. FRAENKELs, daß die Nebennierenveränderungen nur Teilerscheinung der gesamten Mißbildung seien. Heute hat die von BAB und MATHIAS u. a. vertretene Meinung, derzufolge eine im Fetalleben einsetzende Hyperplasie der Nebenniere einen fördernden Einfluß auf das Wachstum der Klitoris und des Sinus urogenitalis zum Rohre besitze, viel

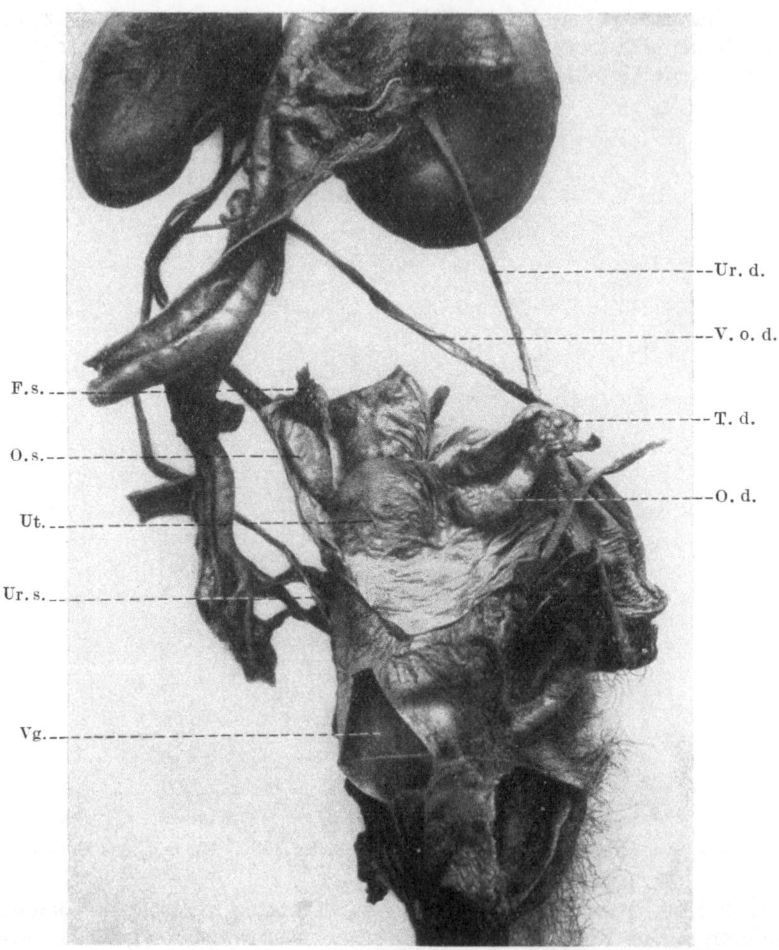

Abb. 87. Vom selben Fall wie Abb. 85. Urogenitaltrakt von der Dorsalseite. Oben im Bilde die Nieren mit den Ureteren Ur.d. und Ur.s., V.o.d. rechtsseitige Ovarialgefäße, F.s. das Fimbrienende der linken Tube, O.s. und O.d. Keimdrüsen, Ut. Uterus, Vg. Scheide, T.d. rechte Tube.

Anhänger gefunden. Dementsprechend kann eine postfetal einsetzende Hyperplasie der Nebennierenrinde auf das Wachstum der Organe und die Ausbildung der sekundären Geschlechtsmerkmale noch Einfluß haben, niemals aber die Verbildung der Geschlechtsorgane erklären. Im einzelnen Falle wird oft die Entscheidung nicht leicht sein, ob die Hyperplasie der Nebennieren tatsächlich angeboren oder erst später hinzugetreten ist; auf diese Frage soll noch weiter unten nach Besprechung der eigenen Kasuistik eingegangen werden. Nach MATHIAS wären also die Nebennierenveränderungen als Fehlbildung, die genitale Umänderung nach der männlichen Richtung als fortschreitende Entwicklungsstörung zu betrachten. Er glaubt, daß bei dem Falle von Hermaphroditismus masculinus internus von MITTASCH, in welchem sich ein Nebennierenrindengewächs fand, frühzeitiges Einsetzen einer hormonalen Beeinflussung von seiten des letzteren das Wachstum der MÜLLERschen Gänge anregte oder beschleunigte. KERMAUNER hat sich bereits früher dagegen ausgesprochen, die Fälle dieser Gruppe mit dem Pseudohermaphroditismus masculinus zu vergleichen, da man für sie kein hermaphroditisches Prinzip annehmen könne, „daß also die beliebte

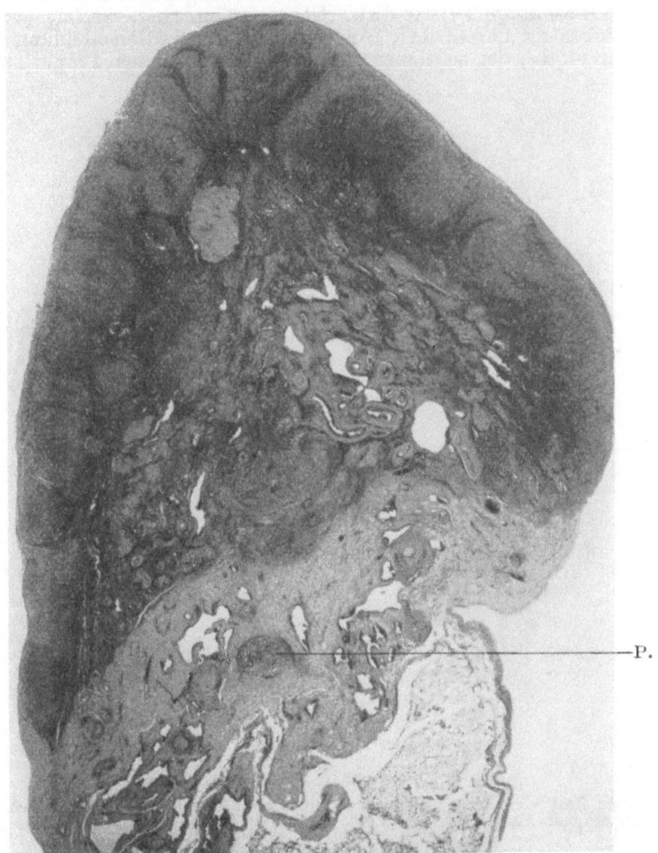

Abb. 88. Vom selben Fall wie Abb. 85. Schnitt durch die Keimdrüse bei Lupenvergrößerung (Zeiß Planar 50 mm). Bei P. ein Konvolut von Parovarialkanälchen.

Gegenüberstellung, wie sie in der Einteilung von KLEBS geschieht, eigentlich gar keinen Sinn hat". KOLISKO hat sich dieser Auffassung angeschlossen. Die sichergestellten hormonalen Einflüsse von seiten der Nebennieren scheinen diese Ansicht zu bestätigen. Nach KERMAUNER können wohl auch andere endokrine Drüsen (Zirbeldrüse, Thymus, Eierstock) in ähnlicher Weise wirken. Die stärkere Betonung der sekundären Geschlechtsmerkmale führte wiederholt dazu, daß solche Individuen während des Lebens als männliche Zwitter angesehen wurden (v. NEUGEBAUERs Beobachtung Nr. 794, FIBIGER, MATHIAS, KERMAUNER, eigene Beobachtung S. 140).

Zwei bisher nicht veröffentlichte Beobachtungen des Verfassers gehören hierher.

Der erste Fall betrifft ein am 28. 6. 17 vom Verfasser im Spital der Stadt Wien obduziertes 79jähriges Individuum (Versorgungsheim XVI, Primar. Dr. ZELLENBERG), das vor vielen Jahren von dem verstorbenen Wiener Gynäkologen SCHAUTA wiederholt untersucht worden war und auf dessen Rat als Frau gelebt hatte wegen psychischer mehr weiblicher Einstellung und Vorliebe für das männliche Geschlecht. Verheiratet war sie nicht, von Beruf war sie Köchin. Seit dem 24. Lebensjahr kräftiger Bartwuchs an Lippen, Kinn und Wangen, der immer rasiert werden mußte. Männlicher Behaarungstypus auch am Stamm (Abb. 85) und den äußeren Geschlechtsteilen, starke Extremitätenbehaarung. Kehlkopf männlich, mit starkem Adamsapfel. Körperlänge 151 cm, Ober-: Unterlänge 74: 77 cm. Kein deutlicher Drüsenkörper unter den kräftigen Mamillen. Klitoris auffallend groß, penisartig, 4 cm lang, $1^1/_2$ cm dick. Glans $1^1/_2$ cm lang, kräftig, vom Präputium zur Hälfte gedeckt, nicht durchbohrt. An der Unterfläche Rinnenbildung in Form eines kurzen Sinus urogenitalis, der seitlich von zwei, vom gespaltenen Präputium nach hinten

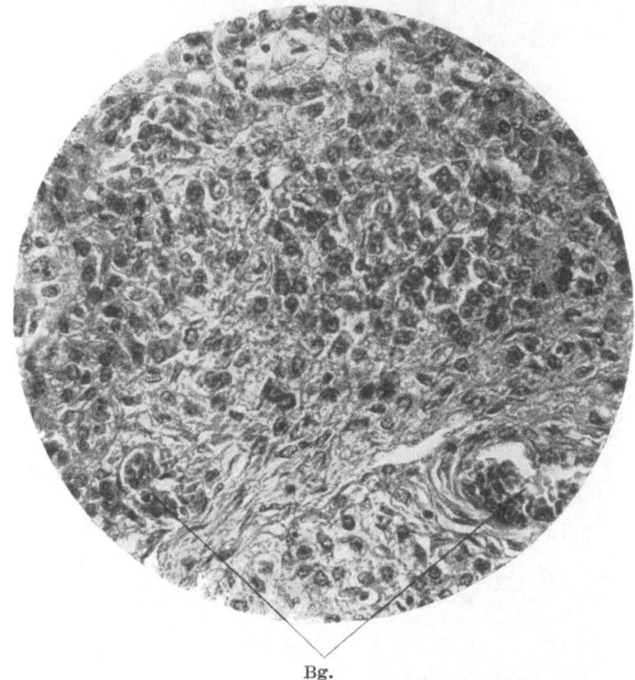

Abb. 89. Vom selben Fall wie Abb. 85. Eine größere Anhäufung von Zwischenzellen im Ovarialstiel bei starker Vergrößerung. (Zeiß Obj. DD, Ok. 2.) Bg. Blutgefäße.

gehenden, fast 1 cm hohen Falten mit bläulich-schleimhautähnlicher glatter Oberfläche flankiert wird. Große Labien außen davon, mit stark gerunzelter Haut, etwa 2 cm breit, 1 cm hoch, symphysewärts vor dem penisähnlichen Gebilde in einer Art „Kommissur" geschlossen (Abb. 86). Am hinteren Ende das enge (kaum 3 mm weite) Urogenitalostium. Damm hoch. Endokrine Drüsen sonst o. B.; Nebennieren rechte 7: 5: 1 cm, 18,2 g schwer, linke 7: 3,8: 1,5 cm, 21,9 g schwer. Uterus 7,7 cm lang, bis $3^1/_2$ cm breit und 13 mm dick. Tuben 8 bzw. $6^1/_2$ cm lang, bis 4 mm dick, mit gut ausgebildeten Fimbrien (Abb. 87). Ovarien rechts 32: 15: 8 mm, links 30: 14: 6 mm groß, oberflächlich nur stellenweise leicht gekerbt. Mesovarium und Ligamentum ovarii proprium kurz, rechts letzteres kaum angedeutet. Kleine dünnwandige Zystchen am Mesosalpingium vorwiegend rechts. Kirschengroßes Myofibrom intramural im Corpus uteri. Zervix erweitert, mit Schleimpfropf. Scheide dünnwandig, im oberen Abschnitt geräumig, 7—8 cm im Unfang; vordere Portiolippe nicht deutlich, die hintere sehr deutlich ausgeprägt, 5 mm hoch. Äußerer Muttermund quer klaffend. Endabschnitt der Vagina trichterförmig sich verjüngend, 9 cm unterhalb der Portio sich mit der Urethra zu einem 3 cm langen Kanal vereinigend, welcher in der geschilderten Weise am Perineum mündet. Histologisch in den Keimdrüsen (auch an den Polen) nur Eierstocksgewebe (Abb. 88). Hiluswärts zahlreiche, in hyaliner Verödung begriffene Blutgefäße, die gegen das Ligamentum ovarii zu immer reichlicher werden und eine gewisse Ähnlichkeit mit verödeten Hodenkanälchen zeigen (äußere Lagen kompakt-hyalin, innere locker). Verhältnismäßig spärliche Reste von Corpora fibrosa, schmale kleinzellige Rinde. Sehr stark ausgebildetes Rete ovarii mit stellenweise reichlichen Zwischenzellen (Abb. 89), auch hier keine einwandfreien Reste von Hodengewebe. Schleimhaut des Uterus hochgradig atrophisch, sonst normal, der erwähnte Myomknoten mit reichlichem braunen „Abnützungspigment". Wegen der erfolgten Sondierung wurde die histologische Untersuchung des Ostium urogenitale unterlassen. In der Nebenniere hochgradige Rindenhyperplasie, Lipoidgehalt dabei gering, gleichförmiges Verhalten der Rindenzellkerne und -zellgröße, stellenweise umschriebene adenomähnliche hyperplastische Bezirke. Zahlreiche Rundzelleninfiltrate (oxydasepositive myeloische Zellen, darunter auch Megakaryozyten, vereinzelte Fettzellen!), Reste des GARTNERschen Ganges nicht auffindbar.

Der 2. Fall betrifft gleichfalls einen äußeren weiblichen Zwitter mit Erscheinungen geschlechtlicher Frühreife.

$5^1/_2$ Jahre altes, als Knabe aufgezogenes Kind (Andreas R.), im St. Annen-Kinderspital (Abteilung Primar. MONTI) am 25. Mai 1925 vom Verfasser obduziert. Todesursache Scarlatina sine exanthemate.

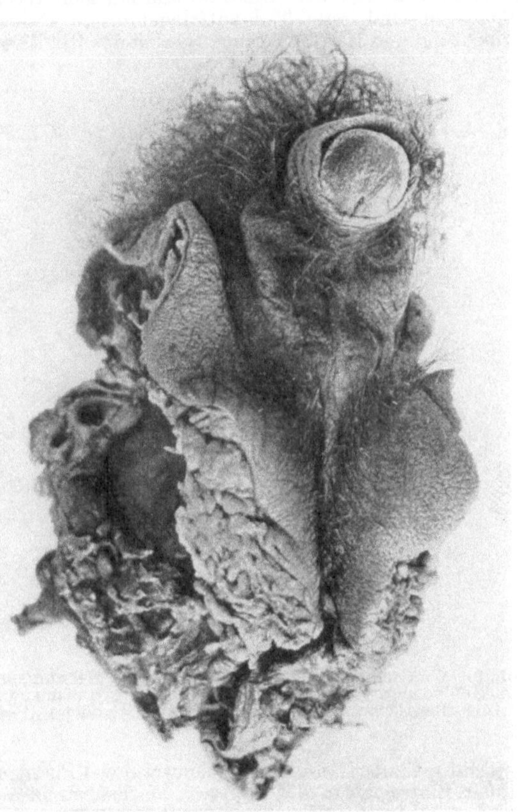

Abb. 90. Äußere Geschlechtsteile eines $5^1/_2$ Jahre alten weiblichen Scheinzwitters mit geschlechtlicher Frühreife. Großes Glied mit Eichelhypospadie, Skrotum mit medianer Rhaphe, üppige Schambehaarung.

Krankengeschichte: Kind blutsverwandter Eltern. In den ersten Jahren normale Entwicklung, zu Beginn des 3. Jahres Auftreten von Haaren in der Schamgegend, rascheres Körperwachstum, keine auffallende geistige Frühreife. Zunahme der Körperkraft; vermag im 4. Lebensjahr mit jeder Hand gleichzeitig ein 10 kg-Gewicht zu stemmen. Verknöcherung des Skeletts etwa dem 18. Lebensjahr entsprechend, Handwurzelknochenkerne vollständig vorhanden, proximale Humerusepiphyse vollkommen verknöchert. Körpergewicht mit $5^1/_2$ Jahren 32 kg, Körpergröße 123 cm, Sitzhöhe 72 cm (entsprechend etwa einem Alter von 10 bis 11 Jahren). Starke Braunpigmentierung der Haut, namentlich an Handtellern und Fußsohlen. Gesichtsausdruck knabenhaft, sehr kräftige Muskulatur. Kein Drüsenkörper unterhalb der Brustwarzen. Sehr starke Geschlechtsteilbehaarung, Haare bis 7 cm lang, horizontale Abgrenzung. Deutliches Skrotum, letzteres gleich dem Damm behaart, Haare auch dorsal von der Crena ani. Vorderarme und Unterschenkel sowie Axillen stark behaart. Glied stark entwickelt, 6 cm lang und $2^1/_2$ cm dick (Abb. 90). Glans leicht hypospadisch, mit 1 cm langer Rinne, Präputium hinter der Glans am Dorsum stark gefaltet. Am hinteren Ende der glandären Rinne schlitzförmiges Urogenitalostium. Skrotum leer, mit deutlicher medianer Rhaphe. Keine stärkere Prominentia laryngea. Leistenkanal beiderseits geschlossen.

Obduktion: Rippenknorpel sehr ausgedehnt verknöchert. Endokrine Drüsen sonst o. B., die Nebennieren ganz besonders groß (Abb. 91 [rechte 7 : 6 : $2^1/_2$ cm, linke $7^1/_2$: 7 : $2^1/_2$ cm]), oberflächlich mit zahlreichen umschriebenen bis linsengroßen herniösen Vorwölbungen von Parenchym durch die Kapsel. Knorpelfuge am distalen Femurende sehr schmal, stellenweise unterbrochen, leicht gezackt. Innere Geschlechtsteile weiblich. Eileiter je 6 cm lang, leicht geschlängelt, Ampullen bis 4 mm dick, Fimbrienenden gut ausgebildet. Keimdrüsen je 23 : 7 : 6 mm groß, oberflächlich glatt, wie Eierstöcke gestaltet und gelagert.

Uterus etwa 6 cm lang, bis 28 mm breit (Tubendistanz), Korpus bis 13 mm dick, leicht nach rechts deviiert. Çervix deutlich ausgebildet (Abb. 92), Lichtung mit Schleim erfüllt, allmählich in die zunächst etwas weitere Vagina übergehend. Lichtung dieser daselbst 12 : 6 mm weit, unmittelbar oberhalb der gut $2^1/_2$ cm breiten und bis $1^1/_2$ cm dicken Prostata eng werdend. Sie durchsetzt die Prostata dorsal von der Harnröhre und vereinigt sich mit dieser an einer kollikulusähnlichen Vorwölbung zu einem einheitlichen Rohr. Corpora cavernosa des Gliedes kräftig entwickelt, COWPERsche Drüsen vorhanden. Penis im distalen Anteil stärker als gewöhnlich kaudalwärts abgebogen. Gesamtlänge der Urethra bis an das Ostium am Sulcus coronarius gut 11 cm.

Mikroskopisch in den Nebennieren sehr hochgradige Hyperplasie der Rinde mit großer Polymorphie der Zellkerne und starkem Wechsel des Chromatingehaltes, die Zellen selbst wechselnd, zum Teil auffallend groß. Daneben stellenweise leichte Bindegewebsvermehrung und Hyalinisierung. Das ganze Rindengebiet ohne deutliche Schichtenbildung,

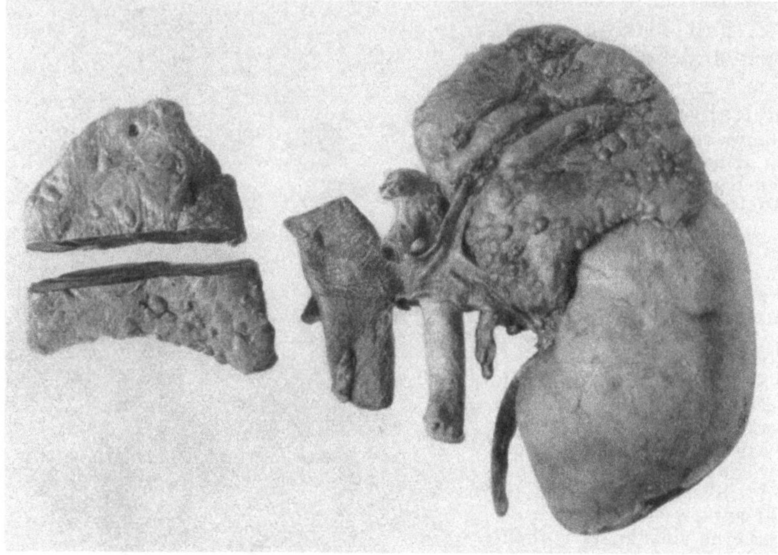

Abb. 91. Vom selben Fall wie Abb. 90. Beide Nebennieren, die linke im Zusammenhang mit Aorta und Hohlvene sowie der Niere belassen, um die ungewöhnliche Größe zu veranschaulichen. An der Oberfläche namentlich der linken reichliche „Parenchymhernien" von Knötchenform.

Struktur retikularisähnlich. Stellenweise viel Pigment im Zellplasma, mäßiger Lipoidgehalt. Großer Blutreichtum der Organe. Marksubstanz auch histologisch ungewöhnlich dürftig vorhanden. In den Keimdrüsen (auch an den Polen) nur Ovarialgewebe nachweisbar. Außenzone der Rinde außerordentlich reich an nackten Eizellen und Primordialfollikeln, nach der Tiefe zu mäßig reichlich GRAAFsche Follikel und in Atresie begriffene solche (Abb. 93 [überstürzte Follikelbildung und Rückbildung]). Viele Corpora candicantia. Rete Ovarii am rechten Eierstock sehr ausgedehnt, entlang des ganzen Hilus, links nur hie und da vorhanden. Ein schrotkorngroßer, am lateralen Pol der linken Keimdrüse gelegener kugeliger Knoten besteht aus Nebennierenrindengewebe mit hochgradiger Polymorphie der Zellen ähnlich wie an den Hauptorganen. Reichliche Parovarialkanäle. Uterus und Eileiter gewöhnlich, in der Scheide geschichtetes Zylinderepithel (Abb. 94). Reste von WOLFFschen Gängen hier nicht vorhanden. Prostatagewebe sehr reichlich entwickelt, mit viel glatter Muskulatur im Stroma (Abb. 95). Mukosa der Vagina innerhalb der Prostata besonders reich an weiten Blutgefäßen. Zahlreiche in die Vagina einmündende Prostatadrüsen. Im Endabschnitt der Vagina einfaches Zylinderepithel, Mündung in die mit Zylinderepithel ausgekleidete Harnröhre in Form eines länglichen Schlitzes. COWPERsche Drüsen auch histologisch gut ausgebildet, mit viel glatter Muskulatur.

OREL hat den Stammbaum der Familie des vorstehenden bereits von klinischer Seite mehrfach veröffentlichten Falles R. zusammengestellt, aus welchem hervorgeht, daß die Anomalie rezessiv vererbt wird und auch anderweitige Mißbildungen vorkommen. Der Vater des Andreas R. war der Onkel der Mutter. Die Mutter 8mal gravid, 2 Schwangerschaften endeten mit Fehlgeburt. Die beiden jüngsten Kinder gesund, bei dem einen im Alter von 3 Jahren 9 Monaten die Hoden nicht heruntergetreten. Ein weiteres Kind zeigte im Alter von 28 Monaten (vgl. GROSS und J. BAUER) bereits Schambehaarung und einen $7^1/_2$ cm langen Penis, die Keimdrüsen am Ende des Leistenkanals tastbar, Haut stark braun pigmentiert. Das für sein Alter auffallend muskelkräftige Kind starb einige Wochen später zuhause unter tonisch-klonischen Krämpfen; keine Obduktion. Bei einem weiteren Kinde Perforation eines angeborenen Hydrocephalus (Geburtshindernis); im Obduktionsbefund (Prof. ERDHEIM) keine Angaben über Geschlechtsorganmißbildungen. Das nächste Kind starb

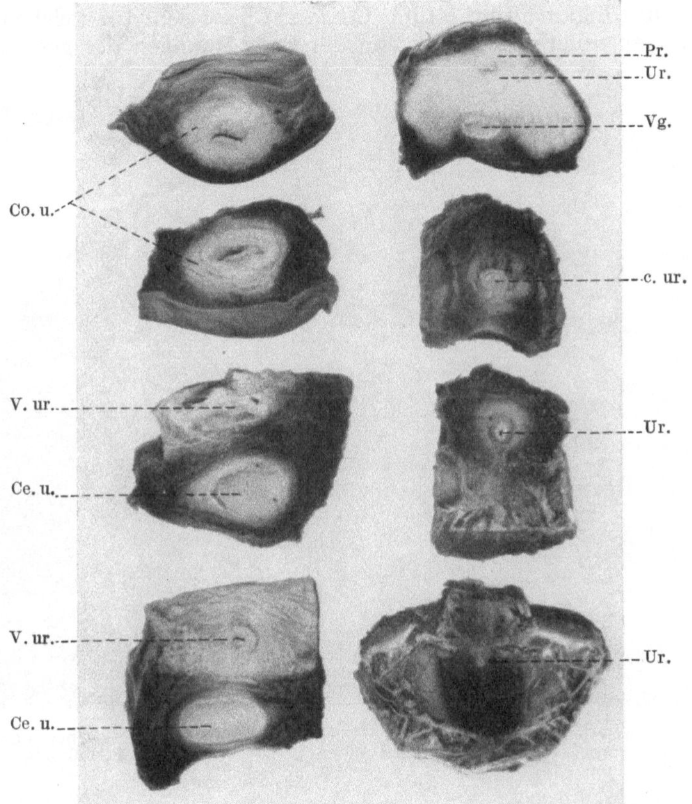

Abb. 92. Vom selben Fall wie Abb. 90. Querschnitte durch den Uterus, den Halsteil der Harnblase, die Prostata und den Bulbusabschnitt der Urethra. Co.u. Uteruskörper, V.ur. Blasenhals, Ce.u. Halsteil des Uterus, Pr. Prostata, Ur. Urethra, Vg. Vagina, C.ur. Colliculus urethralis. Der Halsteil des Uterus (3. Schnitt von links oben) stark erweitert und von Schleim erfüllt. In der rechten Reihe oben ein Schnitt durch den größten Umfang der Prostata, am hinteren Rande der letzteren die enge Vaginallichtung (Vg.), vorne die Urethrallichtung, ventral von dieser (bei Pr.) noch eine schmale Zone von Drüsengewebe. Der zweite Schnitt der rechten Reihe trifft den Kollikulus mit der Scheidenmündung, der nächstfolgende die Urethrallichtung etwas weiter distal. Der letzte Schnitt zeigt nach unten von der Urethra den mächtig entwickelten Bulbus urethrae.

mit $3^1/_2$ Monaten an fetaler Endokarditis bei offenem Ductus Botalli, hatte eine Spina bifida occulta und Zysten an beiden Ovarien.

Auch in diesen beiden Beobachtungen hatten die Nebennieren auffallende Größe, sowohl bei der alten Frau mit dem männlichen Habitus, wie bei dem Kinde mit der geschlechtlichen Frühreife. Dabei schien wieder ausschließlich das Rindenparenchym von Einfluß. SCHWARZ unterscheidet bezüglich dieses hochinteressanten Zusammenhanges zwischen Nebennierenrindenfunktion und Genitale, des „interrenal-genitalen Syndroms“ 3 Typen: 1. Gleich- oder gegengeschlechtliche Frühreife, 2. Virilismus, 3. reine Intersexualität („Pseudohermaphroditismus") mit interrenaler Hyperplasie oder Geschwulst. Nach SCHWARZ wirken die Keimdrüsen nicht unmittelbar auf den Haarwuchs usw. als Erfolgsorgan, sondern auf dem Umwege über die Nebennieren. Wenn nun die Nebennieren primär fortschreitend erkranken (einfache Hyperplasie oder Gewächs), dann werden sie dieselbe Leistungssteigerung zeigen, welche sonst erst durch die reifenden Keimdrüsen ausgelöst wird. Die ursächliche Bedeutung der Nebennieren ist durch die operativ gebesserten Fälle (GAUDIER, Beizwischennierentumor des Ligamentum latum, COLLETT) bewiesen, bei welchen auf Entfernung des Nebennierengewächses hin die Erscheinungen der geschlechtlichen

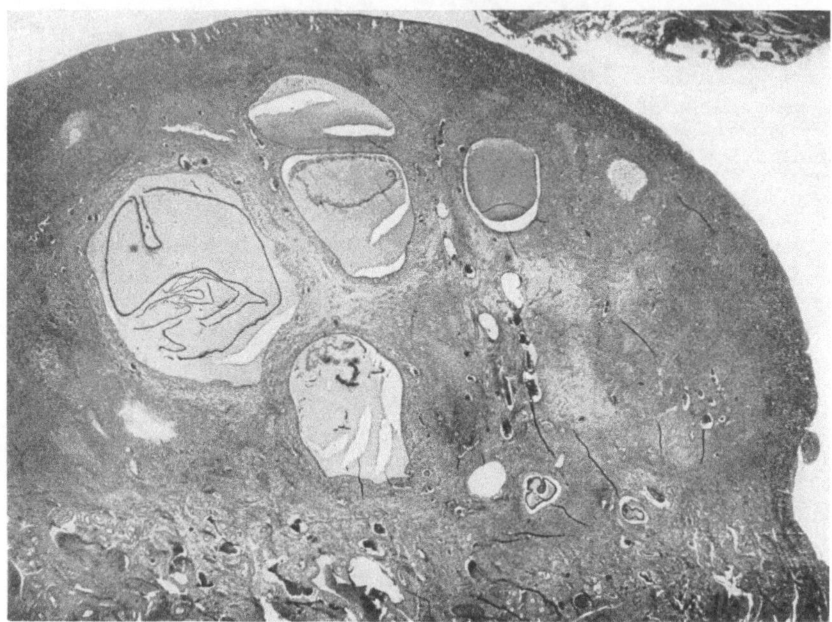

Abb. 93. Vom selben Fall wie Abb. 90. Übersichtsbild der Keimdrüse bei schwacher Lupenvergrößerung (Zeiß Planar 50 mm). Überstürzte Follikelbildung.

Frühreife zurückgingen. SCHWARZ versucht alle Formen des interrenal-genitalen Syndroms in eine Abhängigkeit von der Interrenalhyperplasie zu bringen und findet die Erklärung, „daß übermäßige Rindentätigkeit auf die geschlechtsbestimmenden Genkomplexe des Chromosomenbestandes derart einwirke, daß der an das x-Chromosom gebundene Faktor in seiner Wirkungsfähigkeit beeinträchtigt wird, sei es durch Abschwächung seiner selbst oder durch Steigerung des entgegengesetzten Widerstandes". Mit anderen Worten: die abnorme Tätigkeit der Nebenniere kann schon beim Fetus die Entwicklung der Geschlechtsorgane beeinflussen und Zwitterformen erzeugen. Dauert ihr Einfluß über das Fetalleben hinaus fort, dann kommt es bei entsprechender Stärke dieses Einflusses zur genitalen Frühreife. Man kann sich — auf unsere Fälle angewendet — vorstellen, daß bei dem 2. Fall während des Fetallebens unter dem Einfluß der mächtig gesteigerten Nebennierenfunktion die ursprünglich weiblich bestimmte Anlage nach der männlichen Richtung ausgestaltet, der Sinus urogenitalis zum Rohre geschlossen und sogar die Entwicklung der Prostata zu einem umfänglichen Organ begünstigt wurde. Der fortdauernde Einfluß hatte im postfetalen Leben die geschlechtliche Frühreife zur Folge. Der erste Fall würde dann sozusagen eine abgeschwächte Form dieses hormonalen Einflusses darstellen, der hier Vermännlichung des Äußeren bei vorhandener zwitteriger Verbildung der äußeren Geschlechtsteile erzielte.

2. Hermaphroditismus femininus tubularis.

Diesem müßten alle Fälle zugerechnet werden, wo trotz Vorhandensein von Eierstöcken, also bei weiblichen Individuen, die beim Manne aus dem WOLFFschen Gang entstehenden Organe, also die ableitenden Samenwege, ausgebildet

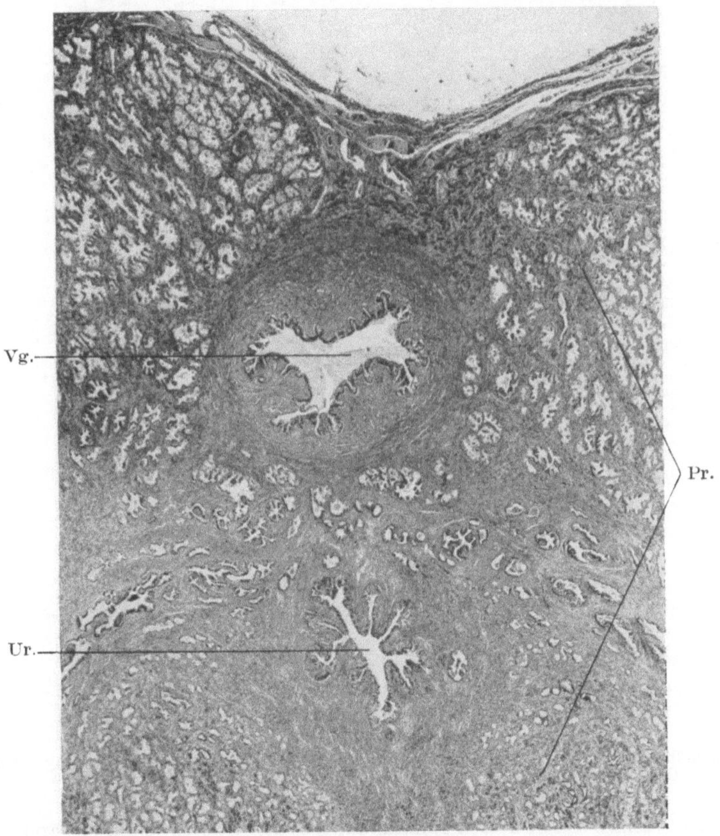

Abb. 94. Vom selben Fall wie Abb. 90. Aus einem Querschnitt durch die Prostata. Lupenvergroßerung (Planar 50 mm). Reichliche Prostatadrusen (Pr.), die Querschnitte der Vagina (Vg.) und Urethra (Ur.) sichtbar.

sind. In Wirklichkeit sind aber beim weiblichen Hermaphroditismus diese dem GARTNERschen Gange entsprechenden Abschnitte immer nur rudimentär entwickelt und unterscheiden sich nicht von solchen Rudimenten, wie sie bei sonst normal entwickelten weiblichen Geschlechtsorganen beobachtet werden. Im Gegensatz zu der großen Häufigkeit von Resten GARTNERscher Gänge beim normalen weiblichen Individuum (RIEDER) sind sie beim weiblichen menschlichen Scheinzwitter nur sehr selten beschrieben worden. KOLISKO betont, daß in den wenigen Fällen, die als tubulärer weiblicher Hermaphroditismus aufgefaßt worden sind, offenbar „ein ganz anderer Grund der Persistenz des WOLFFschen Ganges vorlag, als ein Einfluß des dem geschlechtsbestimmenden Faktor entgegengesetzten Geschlechtsfaktors" und daß fast kein in dem Schrifttum zum Pseudohermaphroditismus femininus internus bzw. completus gezählter Fall einer näheren Kritik standhalten kann.

Im Falle TANGLS, wo bei normalen äußeren Geschlechtsteilen und bikornem Uterus der Harnleiter der linken verlagerten und atrophischen Niere in einen GARTNERschen Gang einmündete, war dieser offenbar nur wegen des abnormen Ursprunges des Ureters erhalten geblieben. Der Fall BAUDELOCQUE (zit. v. NEUGEBAUER, Beob. 120) ließ die Persistenz

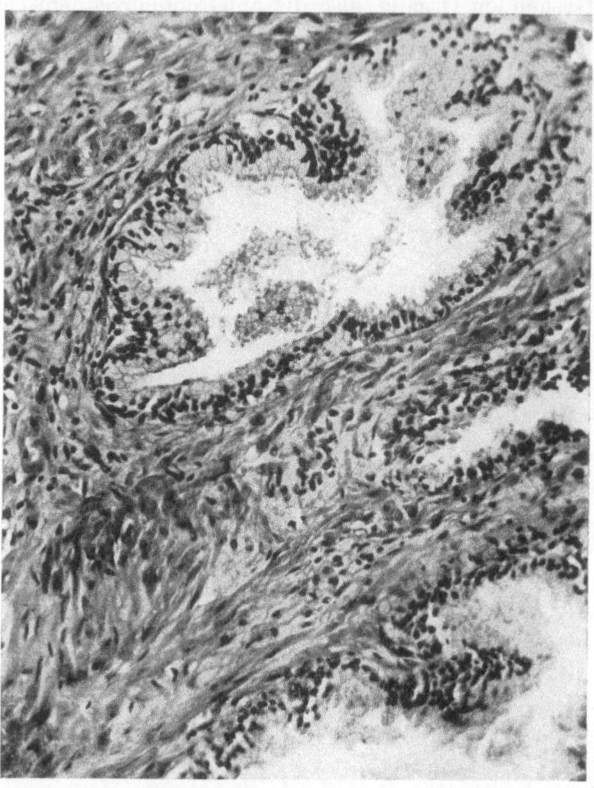

Abb. 95. Vom selben Fall wie Abb. 90. Prostatagewebe bei stärkerer Vergrößerung (Optik: Zeiß Obj. C., Ok. 2). Im Stroma viel glatte Muskulatur erkennbar.

des WOLFFschen Ganges durch dessen Einmündung in das Uteruskollum erklären. Ähnlich Fall KOEBERLÉ (NEUGEBAUER, Beob. 536). Auch das Vorhandensein einer Prostata läßt nicht von einem Hermaphroditismus femininus completus sprechen, da diese auf Grund ihrer Entwicklung vom Sinus urogenitalis nicht den inneren Geschlechtsteilen zugerechnet werden darf. Deshalb ist auch nach KOLISKO der Fall MANEC und BOUILLAUD nur als äußerer Hermaphroditismus aufzufassen. Ebenfalls erscheint der Fall DECRECCHIO, wo Samenblasen und Ductus ejaculatorii vorhanden gewesen sein sollen, betreffs seiner Zugehörigkeit fraglich.

Aus diesen Gründen betrachtet auch KERMAUNER die Aufstellung eines weiblichen tubulären Hermaphroditismus als eigene Gruppe nur „als ein Zugeständnis an eine sehr verbreitete Anschauung". Er meint, daß, wenn man so eine Gruppe überhaupt aufstellen wollte, man das ganze Schrifttum des Erhaltenbleibens des WOLFFschen Ganges sowie des einfachen oder überzähligen abnorm mündenden Harnleiters hier anführen müßte. Der Einwurf BENDAS wurde schon oben erwähnt, demzufolge der WOLFFsche Gang erst sekundär in Beziehung zur Keimdrüse tritt, ebenso wie der Sinus urogenitalis. „Zählt man jede Persistenz des WOLFFschen Ganges schon als andersgeschlechtliches Merkmal, so kommt man zu einer allzu weitgehenden Verwischung des männlichen und weiblichen Wesens, die ja vielleicht spekulativ recht interessant, aber doch praktisch unhaltbar ist. Es hat so wenig Wert, wie wenn man sämtliche Männer wegen ihres Utriculus prostaticus als Hermaphroditen bezeichnen wollte" (KERMAUNER).

D. Hermaphroditismus glandularis.

(Zwitterdrüse-Ovotestis-Testovarium.)

Der Hermaphroditismus glandularis ist weitaus die seltenste Form und durch das gleichzeitige Vorhandensein von männlichem und weiblichem Keimdrüsengewebe in demselben Individuum gekennzeichnet, wobei auch die sekundären Geschlechtsmerkmale des Körpers vermengt vorhanden sein sollen. KERMAUNER hat diese von KOLISKO gegebene Umschreibung des Begriffes als den geläufigen Vorstellungen am besten entsprechend übernommen, möchte aber nur ein- und doppelseitigen glandulären Hermaphroditismus unterschieden wissen, den von KOLISKO auch angenommenen lateralen jedoch streichen, so daß also nur von ein- oder beidseitigem Ovotestis zu sprechen wäre.

Nach KOLISKO wäre der Hermaphroditismus glandularis lateralis ebenso zu differenzieren, wie ihn KLEBS auffaßte: eine Seite Hoden, andere Eierstock; Geschlechtsgänge und äußere Geschlechtsteile teils nach der männlichen, teils nach der weiblichen Richtung differenziert. KOLISKO führt hier als einwandfrei nur den Fall von PHOTAKIS an, den Fall WRANY-OBOLONSKY hält er für zweifelhaft. KERMAUNER lehnt beide Fälle ab.

Bei WRANY (nachuntersucht von OBOLONSKY) wurde links ein Eierstock, rechts ein Hoden festgestellt. Rechts war der WOLFFsche, links der MÜLLERsche Gang stärker ausgebildet. KERMAUNER vermutet auf Grund des jetzt noch zu übersehenden Materials, daß links ein Ovotestis vorgelegen habe, und sieht den Fall als weiblich mit linksseitigem Ovotestis und entsprechender Asymmetrie der MÜLLERschen Gänge an. PHOTAKISs Fall, der vom Autor als „Hermaphroditismus verus lateralis masculinus dexter" bezeichnet wird, zeigte rechts einen Hoden ohne Samenbildung, links einen Eierstock, in welchem sich nur Primärfollikel fanden. KERMAUNER hält den Befund an dem Hoden für nicht einwandfrei und glaubt, daß es sich auch auf dieser Seite um einen Ovotestis gehandelt habe bzw. um einen Hoden, dem lateral ein kleiner Eierstockrest aufsaß.

Beim Menschen wurde der Ovotestis ein- oder beidseitig beobachtet. Als beidseitig führt KERMAUNER nur den Fall von KLEINKNECHT an; von Tieren die Fälle MAYER, GARTH, BECKER, PICK, KREDIET. Die meisten Fälle scheinen beim Menschen doch nur eine Körperseite betroffen zu haben, oder aber, es wurde nur eine Seite untersucht (KERMAUNER). KOLISKO bedauert ebenfalls, daß nur in einem Fall (SALÉN) das Verhalten der Geschlechtsdrüsen beider Seiten genau bekannt ist, also nur dieser Fall als einseitig ganz sicher stehe. Vielfach wurde auch nur gelegentlich Herniotomie eine Keimdrüse untersucht und dann als Zwitterdrüse erkannt.

Über Beobachtungen an Säugetieren wurde schon vor fast 100 Jahren berichtet (z. B. MAYER, bei der Ziege). Viele Befunde sind auch hier unvollständig, namentlich was die histologische Untersuchung anbelangt. Nicht so selten scheint glandulärer Hermaphroditismus beim Schwein zu sein (SAUERBECK). Dabei kommt auch hier offenbar niemals eine vollständige Trennung von Hoden und Eierstock vor, sondern beiderlei Keimdrüsengewebe ist in einer Zwitterdrüse vereinigt (Zusammenstellung der Kasuistik bei KERMAUNER).

Nach dem Aufbau der Drüsen sind zwei Typen zu unterscheiden, ein weiblicher, bei dem ein größerer Teil von Eierstockgewebe beigestellt wird (sog. Testovarium, nur im Falle SALÉN sichergestellt), und ein männlicher (Ovotestis), bei welchem das Hodengewebe überwiegt und das Ovarialgewebe nur einen kappenartigen Anhang darstellt. In beiden Fällen ist die andere Geschlechtsdrüse, je nachdem ein Testovar oder Ovotestis vorliegt, ein Ovarium oder ein Hoden. Ober aber, es könnte auf der anderen Körperseite auch wieder ein Ovotestis vorhanden sein, wie KERMAUNER vermuten möchte (doppelseitiger glandulärer Hermaphroditismus). Die topographischen Beziehungen der beiden Anteile der Zwitterdrüse scheinen ganz beständige zu sein. Im Falle SALÉNS lag der ovarielle Teil seitlich gegen das Fimbrienende zu; bei den Fällen von Ovotestis lag er immer am kranialen Pol des Hodens, etwa in der Gegend der ungestielten Hodenhydatide. Nach MEIXNER soll dies Verhalten übereinstimmen mit der Tatsache, daß die erste Anlage der beiden Drüsen räumlich und zeitlich getrennt ist (JANOSIK). Beim weiblichen wahren Zwitter (Testovar) scheinen, soweit der Fall SALÉNS einen Schluß gestattet, nur die weiblichen Geschlechtsgänge ausgebildet zu sein, die Scheide dann entsprechend der Verunstaltung der äußeren Geschlechtsteile im distalen Abschnitt eingeengt. Bei dem männlichen Typus sind die männlichen Gänge ausgebildet, ein Eileiter kann gelegentlich vorhanden sein, ebenso anscheinend auch Uterus und Vagina, da bei solchen Zwittern über Menstruation berichtet wurde.

Kasuistik der Ovotestisfälle:

1. SALÉN (von PICK nachuntersucht): 43jähriges Individuum, das als Frau lebte. Myomatöser Uterus und Adnexe exstirpiert, Tuben und Bandapparat normal. Links kleines höckeriges Ovar mit GRAAFschen Follikeln, rechts Zwitterdrüse. Deren Ovarialteil grobhöckerig, gelblich, derb, mit GRAAFschen Follikeln und Eizellen in spindelzelligem Stroma. Hodenteil oberflächlich glatt, mit weißlicher Albuginea; Parenchym locker und braungrau, weißlich septiert, mikroskopisch Samenkanälchen und im Stroma reichlich Zwischenzellen mit Pigment. Kanälchengrundmembran verdickt, mit vermehrten elastischen Fasern, im Epithel nur Stützzellen vorhanden, keine Samenzellen. Menstruation seit dem 17. Lebensjahr, weiblicher Habitus. Statt Klitoris 5 cm langes Glied mit haselnußgroßer Glans. Labien normal, getrennte Mündung von Harnröhre und Scheide. Diese sehr eng, 8 cm lang sondierbar.

2. GARRÉ-SIMON: 20jähriges Individuum, als Mann erzogen. 4 cm langes Glied mit gespaltenem leeren Skrotum, zwischen dessen Hälften die Harnröhrenöffnung. Herniotomie rechts, daselbst im Bruchsack ein kirschgroßer hellgelbbräunlicher Körper mit erbsengroßem weißlichen derberen Knoten am oberen Pol. Keilexzision aus beiden Teilen, im ersteren nicht funktionstüchtiges Hodenparenchym mit ziemlich reichlichen Zwischenzellen, im anderen Eierstockgewebe mit gut entwickeltem Stroma und Primordialfollikeln. Rechts durch den Leistenkanal eine Tube vorziehbar, zwischen dieser und der Keimdrüse ein flacher Nebenhoden (?), Mammae weiblich, vom 17. Jahr an Menstruation. Habitus auch sonst mehr weiblich, ebenso Schambehaarung.

3. UFFREDUZZI: 7jähriger Zwitter, 3—4 cm langer Penis mit Hypospadie, Scrotum fissum, weibliches Äußere. Rudimentäre kleine Labien. Rectal Prostata tastbar. Charakter knabenhaft. Herniotomie rechts, am oberen Pol des exstirpierten Hodens weißliche Verdickung der Albuginea, in dieser Eizellen, Follikel; im Hoden keine Zwischenzellen. Nebenhoden und Eileiter vorhanden.

4. GUDERNATSCH: 40jähriges Individuum, für ein Weib gehalten. Hypospadie, Nymphen vorhanden. Blind endende Scheide. Keine Menses. Operative Entfernung einer Geschwulst der rechten Leistengegend, die sich als Hoden und Nebenhoden erweist. Am oberen Pol zwischen Hoden und Nebenhodenkopf ein 3: 2: 2 mm großes Knötchen in eine Zyste eingeschlossen. Mikroskopisch daselbst typisches Ovarialstroma mit einschichtigem zylindrischen oder kubischen Epithelbelag, in welchem einige größere Zellen als Primordialeier angesehen wurden.

(Dieser Fall nach KERMAUNER fraglich. Nach Ansicht des Verfassers könnte auch ein in zystischer Form umgestaltetes Fimbrienende mit großen hellen Zellen im Epithel vorliegen, wie solche im Tubenepithel häufig sind).

Als glandulärer doppelseitiger Hermaphroditismus:

5. KLEINKNECHT: 11jähriges Kind, als Mädchen erzogen, Charakter knabenhaft. Bei Herniotomie Uterus und Adnexe im Bruchsack gefunden. Keimdrüsen von ASCHOFF untersucht: Unreifes Hodengewebe mit nur gleichartigen Zellen in den Kanälchen, oberflächlich Eierstockgewebe mit Primordial- und wachsenden Follikeln. ASCHOFF erwägt die Frage, ob wirklich eine Zwitterdrüse vorliege, oder ob die hodenkanälchenähnlichen

Gebilde aus dem Rete ovarii bzw. Marksträngen durch Wucherung entstanden seien, entscheidet eher für Zwitterdrüse.

6. POLANO-DAUBE: 24jähriger Schneider. Mit $3^1/_2$ Jahren Hypospadieoperation. Seit dem 20. Jahr Menses. Operation wegen Rundzellensarkom bzw. Chorionepitheliom der rechten Keimdrüse. Links Eierstock mit Follikeln und einer Corpus-luteum-Zyste, sowie Corpora fibrosa. Gegen den Hilus zu eine 3 mm im Durchmesser haltende Insel aus mit Epithel ausgekleideten Kanälchen. Im Epithel zum Teil größere Zellen. Dazwischen Epithelstränge ohne Lichtung mit hyaliner Basalmembran und fetthaltige Zwischenzellen, die Marksträngen und weiter dem Rete ovarii entsprechen dürften. Rechts kein Keimdrüsengewebe auffindbar.

7. Fall MOOTS (angef. bei KERMAUNER): Erst Menses, dann Aussetzen derselben und Haarwuchs. Operation: normale Geschlechtsteile, rechts Eierstock, links Ovotestis. Nach der Operation schwindet der Haarwuchs.

8. BRIAU, LACASSAGNE und LAGOUTTE: Hypospadie. Rechts skrotumähnliche, links labiumartige Hautfalte. Uterus mit Tuben. Samenleiter. Keimdrüse jederseits mit ovarialem und testikulärem Anteil (angef. bei KERMAUNER).

9. BERBLINGER: 21jähriges Individuum. Menses seit dem 16. Jahr, Bartwuchs seit dem 12. Jahr. Im rechten Labium walnußgroßer Ovotestis mit Follikeln und einem Corpus luteum. Daneben Kanälchen mit Spermatogonien, keine Samenbildung.

Aus jüngster Zeit stammt der von GOEDEL beobachtete und eingehend untersuchte Fall von Ovariotestis. Der Träger der Mißbildung war 26 Jahre alt und als Friseurgehilfe tätig, hatte sich als Mann gefühlt. Dürftige Behaarung, am Genitale nach männlicher Art. Hypospadia penis scrotalis. Prostata rein fibromuskulär, Samenblasen fehlend, mehrere Zentimeter lange Vagina mit Mündung am Colliculus urethralis. Spindelförmiges Uterusrudiment mit links hinsichtlich Form und Größe gehörig ausgebildeten Adnexen (Tube und Ovarium), rechts tubenähnliches Gebilde mit pflaumengroßer annähernd kugeliger Keimdrüse. Letztere aus 2 Teilen aufgebaut, an der Peripherie mehr dunkel, zentral heller. Mikroskopisch neben Ovarium (typisches Stroma, Primordialfollikel, reifende und rückgebildete Follikel) Hodengewebe, teils nur in schattenhaften Umrissen, teils mit deutlicher Lichtung und mehrreihigem Epithel der Kanälchen, reichlich Zwischenzellen, deutliches Rete testis.

Nach KERMAUNER handelt es sich bei den Fällen von Ovotestis stets um Vorhandensein von Eierstockgewebe. In der Mehrzahl der Fälle zeigte das eine Ovarium normales Verhalten, die andere Keimdrüse enthielt ebenfalls Ovarialgewebe, oft nur in sehr geringem Maße, dann aber auch kann solches in der Zwitterdrüse gelegentlich vorherrschen, weshalb die Teilung der Fälle in Ovotestis und Testovarium (KOLISKO, POLANO) berechtigt erscheint. Das übrige Gewebe der Keimdrüse hat dann die Struktur eines atrophischen Hodens, wie er z. B. bei abdominalem oder inguinalem Kryptorchismus gefunden wird.

Die inneren Geschlechtsteile sind weiblich, meist in der Entwicklung etwas zurückgeblieben, die Scheide eng; die äußeren Geschlechtsteile verbildet, das Glied wie bei Hypospadie. Das Aussehen weiblich, die Psyche weiblich eingestellt, „beides mit indifferenten Zeichen gemischt“ (KERMAUNER). Menstruation scheint in den meisten Fällen vorhanden zu sein. Nach SAUERBECK, PICK, KERMAUNER handelt es sich tatsächlich um gleichzeitiges Bestehen von Hoden und Eierstockgewebe in dem selben Organ. In den Fällen von PICK, POLANO, BERBLINGER sollen die Hodenkanälchen auch Spermatogonien enthalten haben. Dementsprechend scheinen in den Eierstockanteilen der Zwitterdrüsen nur Primordialfollikel (auch nackte Eizellen ohne Follikelepithel) und nur ganz selten größere Follikel und Corpora fibrosa vorhanden zu sein. „Je kleiner der Eierstockanteil, desto geringer die Zahl und die Ausbildung der Eizellen. Man könnte den Satz vielleicht richtiger umdrehen“ (KERMAUNER).

Die Eizellen sind als solche nicht zu verkennen und deswegen scheint die Anwesenheit eines Eierstockanteiles in den Drüsen nicht zu bezweifeln. Sind nur nackte Eizellen vorhanden, so spricht PICK von „vegetativer“ Form des Ovotestis, haben die Zellen eine Epithelhülle, von „germinativer“. In dem oben (S. 132) erwähnten Fall von tubulärem Hermaphroditismus wurden beide Keimdrüsen in ihrer Gesamtheit an Serien untersucht, doch fehlte Eierstockgewebe. Es wurde aber die Anwesenheit eines großzelligen Abschnittes am

Hilus eines Hodens erwähnt, der im ersten Augenblick den Eindruck von einem Ovarialrudiment gemacht hatte. Die Zellen sahen aus wie nackte Eizellen; erst die genauere Untersuchung machte ein akzessorisches Zwischennierenknötchen wahrscheinlich, obwohl der Aufbau von einem solchen einigermaßen abweicht. Die vollkommene Untersuchung der hier besprochenen weiblichen Scheinzwitter ergab nur Ovarialgewebe, insbesondere auch an den beiden Polen und am Hilus der Keimdrüsen. Was oben bei dem 1. Fall (S. 141) über Zwischenzellen innerhalb des letzteren gesagt wurde, spricht unseres Erachtens nicht dafür, daß es sich um echte LEYDIGsche Zellen in einem Hodenrudimente handelte. Die hyalinisierten Kanälchen nicht unähnlichen Gebilde am Hilus in der Nähe der Zwischenzellanhäufungen halten wir größtenteils für verödete Blutgefäße, obwohl stellenweise die Ähnlichkeit mit verödeten Samenkanälchen sehr groß war. Die Anordnung in der Tiefe des Organs hätte dem Falle von KLEINKNECHT entsprochen, auch was die stärkere Ausbildung des Rete ovarii anlangte. Die Zwischenzellen selbst sind für die Hodennatur des umgebenden Gewebes nicht beweisend, da sie sich auch außerhalb des Ovarialgewebes finden (A. KOHN), ähnlich wie sie von VEROCAY, Verfasser, KYRLE u. a. außerhalb des Hodens, zum Teil sogar weitab von diesem im Gefäßstiel und im Nebenhoden angetroffen wurden.

Zweifellos sind die hier als Zwischenzellen bezeichneten Gebilde dasselbe, wie jene, die von A. KOHN als „extraglanduläre" solche, von BERGER als „sympathikotrope Zellen" mit neurokriner Funktion, von NEUMANN als „fremdartige Zellen im Eierstock" beschrieben wurden. Auffallend muß wirken, daß sie sich gerade bei einem Scheinzwitter in größerer Menge finden. Verfasser möchte auf Grund der Tatsache, daß diese Zellen sich in nichts unterscheiden von jenen, die er und schon früher VEROCAY im Gefäßstiel des Hodens namentlich bei Atrophie antraf, an der Gleichheit beider Zellformen festhalten und ihr Vorkommen mit Stoffwechselvorgängen in den Keimdrüsen in Zusammenhang bringen.

Die Diagnose des Hodenanteiles der Zwitterdrüsen erscheint wesentlich schwieriger zu sein. Gerade in solchen Fällen scheinen adenomähnliche Wucherungen des Rete ovarii und der Markstränge nicht selten vorzukommen. Es wurde z. B. auch oben in der Beschreibung des zweiten eigenen Falles von weiblichem Scheinzwitter (S. 141) betont, daß das Rete ovarii ganz besonders schön auf der rechten Körperseite entwickelt war; und deshalb ist es durchaus nicht unwahrscheinlich, daß bei Rückbildung solcher Reteabschnitte durch Auftreten von Hyalin nach außen vom Epithel gelegentlich Bilder zustande kommen können, welche eine sehr weitgehende Ähnlichkeit mit verödenden Hodenkanälchen besitzen. So möchten wir auch annehmen, daß bei dem ersten der beiden Fälle (alte Frau) ein Teil der hyalinen Stränge in der Tiefe der Ovarien solchen verödeten Kanälchenabschnitten bzw. Markstrahlen seine Anwesenheit verdankt. Die Ausbildung des Rete ovarii unterliegt ja schon normalerweise großen Schwankungen (R. MEYER). Die eigenartige Mächtigkeit dieser Reteformationen bei den Zwitterdrüsen erinnert an die oben erwähnte „adenomähnliche Wucherung" des Rete testis am kryptorchen Hoden. Mehr geschwulstähnlich abgegrenzte solche Bildungen wurden unter anderem von PICK und SCHICKELE im Eierstock beschrieben, die aus ihrer Anwesenheit auf eine hermaphroditische Natur solcher Keimdrüsen schließen wollten. Eine Ansicht, die heute allgemein abgelehnt ist (KOLISKO). Jedenfalls dürfen derartige Bilder nicht ohne weiteres als Hodenkanälchenreste gedeutet werden.

Auch das Vorhandensein der lipoidhaltigen Zwischenzellen in der Nachbarschaft von „Hodenkanälchen" ist gleichfalls nicht dafür beweisend, daß tatsächlich männliches Keimdrüsengewebe hier vorliegt, wie schon oben ausgeführt wurde. KERMAUNER verweist in diesem Zusammenhang auch auf die Fälle von BLAIR-BELL und THALER, wo in einem hyperplastischen Eierstock und in einem Ovarialkystom in der Umgebung von Marksträngen und reteähnlichen Wucherungen reichliche Lager von Zwischenzellen gefunden wurden. Bei THALERS Patientin fand sich eine große Klitoris und Bartwuchs. „Der zeitlich sehr beschränkte Effekt der Zwischenzellen, eine ganz vorübergehende Maskulierung, mag dem fast geschwulstartigen Wachstum dieser Zellformen zuzuschreiben sein" (KERMAUNER). In beiden Fällen war von Hodenkanälchen nichts vorhanden. Auch im oben erwähnten Falle KNERINGER und LOUROS fanden sich ebenfalls ziemlich reichliche Rete- und Markstrahlenkanälchen bei der 74jährigen Frau mit tubulärem und äußerem Hermaphroditismus.

KREDIET sah in dem Ovotestis einer Ziege mehrmals einzelne große Zellen (Eizellen?) in der Lichtung eines Kanälchens. KERMAUNER möchte glauben, daß es sich hier nicht um Hodenkanälchen handle, da man sonst für die Anwesenheit der großen Zellen keine Erklärung fände, und vermutet eher gewucherte Markstrangkanäle, bei welchen die großen Zellen minderwertige „von vornherein in ihrer Determinierung, etwa in ihrem Chromosomenbestand, geschädigte Keimzellen darstellen". Doch wäre vielleicht hier an einen Fall von MEIXNER zu erinnern, wo bei einem Kinde gelegentlich Laparotomie zwecks Geschlechtsbestimmung ein kleines Stück einer Keimdrüse ausgeschnitten worden war. Die Operation hatte das Vorhandensein eines Uterus mit Adnexen ergeben. die Keimdrüsen waren nach Art von Eierstöcken gelagert. Das ausgeschnittene Stückchen bestand aus stark unterentwickeltem Hodenparenchym, die Anordnung der Kanälchen war dabei in gewöhnlicher Weise radiär. In einzelnen Kanälchen fanden sich ähnliche große einkernige Zellen. Auch diese Zellen waren unzweifelhaft als Abkömmlinge vom Samenepithel anzusehen und entsprachen jenen, die man, wie Verfasser sah, nicht allzu selten bei Hodenatrophie (auch beim Tiere) findet. Auch vielkernige solche Zellen mit zahlreichen kleinen chromatinreichen Kernen kommen vor und sind verschieden von den im Nebenhoden häufigen von WEGELIN so genannten Spermatophagen. KERMAUNER hält es für möglich, daß ein Teil der Urgeschlechtszellen nach der einen, ein anderer irgendwie geschädigter Teil nach der anderen Richtung auswächst, also ein richtiger organischer Ovotestis entstehe, doch ist eine derartige Auffassung durch die heute vorliegenden Befunde noch nicht recht zu stützen.

Ähnlich wie bei manchen Fällen von beidseitigem Fehlen der Keimdrüsen ist oft auch beim Hermaphroditismus eine bestimmte Aussage über das Geschlecht nicht möglich, da der Mangel an sicher erkennbaren Geschlechtszellen auch bei der histologischen Untersuchung Schwierigkeiten machen kann. KERMAUNER führt hier z. B. die bisher als Pseudohermaphroditismus femininus gedeuteten Fälle von VIRCHOW-LITTEN, GUNKEL, ENGELHARDT, BLOM-HOWITZ, SWINARSKI, FIBIGER (Fall 1) an; von Pseudohermaphroditismus masculinus WILL, CRAMER-MEYER-KLEBS, SCHMORL, LILIENFELD, HENGGE, KEUSSLER. In den 4 letzten Fällen hält KERMAUNER es für möglich, daß auf einer Seite ein Ovotestis mit sehr kleinem Ovarialteil vorhanden war, weil nach dem Befund nur eine Seite ausgesprochen einem Hoden glich, die Keimdrüse der anderen Seite ovariumähnliches Stroma ohne Geschlechtszellen zeigte. Diese Fälle wurden von TARUFFI als neutraler Hermaphroditismus, von ORTH als Hermaphroditismus anceps bezeichnet. Auch die Tatsache, daß bei den sekundären Geschlechtsmerkmalen in den Ovotestisfällen die weiblichen Merkmale stark hervortraten, spricht nach KERMAUNER dafür, daß es sich in allen Fällen in der Hauptsache nur um einen verbildeten Eierstock handelte. Jedenfalls wird immer eine vollständige Untersuchung der ganzen Keimdrüsen an Serienschnitten notwendig sein, um den oft recht kleinen Ovarialteil nicht zu übersehen. Nachträglich aus den Krankengeschichten unerklärt gebliebener Fälle auf das Vorhandensein einer Zwitterdrüse zu schließen, wie das KOLISKO vorschlug, hält KERMAUNER für nicht sehr zweckmäßig.

Entstehung des Hermaphroditismus.

Verfolgt man die Reihe der tierischen Lebewesen von den niedrigsten bis zu den höchstorganisierten, so zeigt sich, daß je höher die Stufe der betreffenden Tierart ist, Zwitterbildungen immer seltener werden (vgl. z. B. MEISENHEIMER). Bei niederen Tieren (Hydra) kommen neben den getrennt geschlechtlichen (gonochoristischen) hermaphroditische Individuen häufig vor. Ebenso haben noch manche Schnecken und Muschelarten sowie Würmer gelegentlich oder immer Zwitterformen. Von den Arthropoden sind in erster Linie Insekten zu erwähnen, bei denen sich ein mehr oder minder verkümmerter Hermaphroditismus nicht so selten findet. Durch systematische Züchtung gelingt es sogar, solche intersexuelle Kümmerformen bei entsprechender Kreuzung verschiedener Rassen derselben Art regelmäßig in einem bestimmten Prozentsatz zu erhalten (Lymantria dispar — GOLDSCHMIDT, Drosophila — MORGAN). Nach MEISENHEIMER soll bei Fischen (Myxine, Serranus) Selbstbefruchtung der ausgestoßenen Eier vorkommen. Eine Art Zwitterdrüse mit Eizellen im vorderen Abschnitt der männlichen Keimdrüsen findet sich bei manchen Knochenfischen. Über Hermaphroditismus bei Urodelen liegen Beobachtungen bei Tritonen, in einem Fall auch beim Salamander (KOLMER) vor. Mehr Interesse bieten die Anuren. Wir verweisen hier nur auf die schon lange bekannten sog. PFLÜGERschen Hermaphroditiden, indifferente Jugendformen von Fröschen, die sich neben normalen Männchen und Weibchen in einem recht großen Prozentsatz bei manchen Arten finden und sich später aus der intermediären Form in Männchen umwandeln (z. B. WITSCHI). Das BIDDERsche Organ der Kröten, welches sich mit Ausnahme von Bufo vulgaris nur bei Männchen am vorderen Ende der Keimdrüse findet, dürfte einen verkümmerten Eierstock darstellen (STIEVE). Richtige Zwitter sind bei Kröten selten. Bei Vögeln und Säugetieren findet sich Hermaphroditismus nur ganz ausnahmsweise und stellt hier, wie beim Menschen, einen Kümmerzustand dar, der „in gewissem Sinne auf die ursprüngliche Indifferenz hindeutet“ (KERMAUNER). Dies erscheint grundsätzlich wichtig.

Die Entstehungsgeschichte des Einzelwesens zeigt immer wieder, daß auch beim höchstorganisierten Säugerembryo sich zunächst eine dem Untersucher indifferent erscheinende Anlage der Geschlechtsorgane findet, die sich dann nach der einen oder anderen Richtung differenziert, wobei gewisse Organe des anderen Geschlechtes, welche in rudimentärer Form erhalten bleiben (Utriculus prostaticus, Parovarium usw.) auf die ursprünglich doppelgeschlechtliche Anlage auch beim erwachsenen Tiere hindeuten. Der verwickelte Gang der Keimesentwicklung ergibt also die Möglichkeit, daß gelegentlich auch beim Menschen Individuen entstehen mit einer scheinbar zufälligen Vergesellschaftung von somatischen und psychischen Merkmalen beider Geschlechter (HALBAN). Für diese Fälle von Sexus anceps lehnt KERMAUNER unter Hinweis auf die häufige Vergesellschaftung mit Entwicklungsfehlern in benachbarten Organen (z. B. übergroße Harnblase bei Persistenz des Sinus urogenitalis, Blasendivertikel, Harnleiterverdoppelung, Nierendystopie oder -aplasie u. ä.) jede einheitliche Ursache oder Gesetzmäßigkeit in der Entwicklung ab. Er ist geneigt, anzunehmen, daß es sich beim Sexus anceps des Menschen um eine Vergesellschaftung von Mißbildungen handelt, deren Entstehung mehr zufällig und ohne Gesetzmäßigkeit erfolgt; eine Annahme, die durch das außerordentlich wechselvolle

Bild der Einzelfälle bestätigt erscheint. Hemmung auf der einen Seite, Exzeßwachstum auf der anderen oder beides nebeneinander in geradezu unerschöpflicher Mannigfaltigkeit finden sich immer wieder. SAUERBECK sieht im menschlichen Hermaphroditismus eine Mißbildung besonderer Art, die bedingt ist durch eine „Unentschiedenheit der Entwicklungstendenz, die normalerweise zum männlichen oder weiblichen Typus führt". L. PICK und MEIXNER neigen ebenfalls mehr zu dieser Auffassung des „Gesetzmäßigen", was insofern zum Ausdruck kommt, als geradezu eine lückenlose Formenreihe von dem Mann über scheinbar männliche Individuen mit immer mehr beigemengten weiblichen Merkmalen (männliche Pseudohermaphroditiden, Hermaphroditismus tubularis et externus) zum mehr oder minder wahren Hermaphroditen (Zwitterdrüse) und weiter über den weiblichen Scheinzwitter mit abnehmendem männlichen Einschlag zum Weibe führt. Diese „Zwischenstufen", die man z. B. bei den männlichen Scheinzwittern besonders schön finden kann (vgl. oben S. 123 f.), wurden bereits gelegentlich der Besprechung des Erhaltenbleibens vergänglicher fetaler Organe ausführlicher erörtert und wir haben geradezu als „rudimentärste Form des tubulären Hermaphroditismus" jene retrovesikalen Zysten erwähnt, die unzweifelhaft auf Reste der MÜLLERschen Gänge zurückgehen, von welchen Anomalien dann eine Reihe über Fälle mit mehr oder weniger ausgedehnt erhaltenen Abschnitten solcher Gänge bis zum vollkommenen tubulären Hermaphroditismus mit Scheide, Uterus und Eileitern, mit oder ohne Verbildung der äußeren Geschlechtsteile führt. Gerade die Betrachtung dieser Formen erscheint uns wichtig im Zusammenhang mit den Ergebnissen der neueren biologischen Forschung. Schon DARWIN hat vermutet, daß jene Störung, welche das fragliche Geschlecht hervorruft, auf die doppelgeschlechtliche Erbmasse des ganzen embryonalen Keimes zurückzuführen sei, welcher Gedanke später durch die Vorstellung abgelöst wurde, der Fehler könnte in der Anlage der Keimdrüse des Fetus selbst liegen. Das schien durch die nunmehr erkannte Bedeutung der inneren Sekretion der Keimdrüsen erklärt. Fälle von frühzeitigem Zugrundegehen der Geschlechtsdrüsen führen ja z. B. beim Manne zum Bild des eunuchoiden Hochwuchses mit Änderung bzw. Ausbleiben der sekundären Geschlechtscharaktere (vgl. ALTMANN). Andererseits ist es möglich, durch Entfernung der eigenen und Einpflanzung andersgeschlechtlicher Keimdrüsen im Tierversuch eine Umstimmung der körperlichen und seelischen Eigenschaften bei Tieren (Meerschweinchen) zu erzielen (STEINACH, SAND, LIPSCHÜTZ), gleichsam künstliche Zwitter hervorzurufen. Solche Tatsachen schienen für die hervorragende Rolle der Keimdrüsen auch bei der Gestaltung des *werdenden* Organismus zu sprechen; eine Vorstellung, die mit dem, was wir heute über die funktionelle Bedeutung der endokrinen Drüsen wissen, gut vereinbarlich ist. Dem alleinigen Einfluß der Keimdrüsen in dieser Beziehung widersprechen aber jene Fälle von angeborenem Keimdrüsenmangel, auf welche oben (S. 17) eingegangen wurde und die in erster Linie weibliche Individuen betreffen. Das S. 15 abgebildete, von Verfasser seinerzeit obduzierte, von ALTMANN ausführlich beschriebene Eunuchoid ist trotz des Fehlens der Keimdrüsen als männliches Individuum, die Fälle von angeborenem Ovarialmangel (z. B. die Beobachtung des Verfassers S. 17) sind als weibliche Individuen zu werten. Das spricht doch dafür, daß gewisse Faktoren in der Erbmasse vorhanden sein müssen, welche imstande sind, das Geschlecht auch ohne Anwesenheit von Keimdrüsen oder — richtiger gesagt — bei deren frühzeitigem intrauterinen Zugrundegehen zu beeinflussen.

STEINACHS Lehre von der Pubertätsdrüse zufolge sollte das ungeschlechtliche Soma durch die Zwischenzellen der Keimdrüsen die bestimmte geschlechtliche Entwicklungsrichtung erhalten. STEINACH glaubte sich auf Grund seiner Transplantationsversuche zu einem solchen Schlusse berechtigt, doch fand seine

Anschauung wenig Anerkennung. Gegen sie spricht in der menschlichen Pathologie in erster Linie die Tatsache, daß sich Zwischenzellen, manchmal sogar sehr reichlich, bei Eunuchoiden in den hochgradig unterentwickelten und atrophischen Hoden finden (z. B. ALTMANN), deren Vorhandensein eher, wie Verfasser annehmen möchte, mit der Atrophie der Keimdrüsen zusammenhängt. Stellt man schon die protektive Bedeutung der Keimdrüsen in den Vordergrund, dann hat wohl A. KOHNS Annahme mehr für sich, derzufolge die Urgeschlechtszellen bereits geschlechtlich differenziert sind. KOHN hat die NUSSBAUMsche Keimbahnlehre in seinem „Bauplan der Keimdrüsen" neuerlich in Erwägung gezogen und neigt der Ansicht zu, daß die schon sehr frühzeitig erkennbaren Urgeschlechtszellen imstande seien, in ihrer Umgebung je nach ihrer geschlechtlichen Differenzierung die Bildung von Hoden- oder Eierstockgewebe anzuregen. Diese Ansicht von der Eingeschlechtlichkeit der Urgeschlechtszellen wird auch von KERMAUNER vertreten, doch fehlt für sie vorläufig der Beweis. Insbesondere scheint es schwer zu erklären, warum bei den menschlichen Zwittern den Urgeschlechtszellen die Fähigkeit mangeln soll, die übrigen Somazellen nach einer bestimmten Richtung zu beeinflussen. Ganz besonders scheint aber gegen eine solche hormonale Leitung der geschlechtlichen Entwicklung durch die Keimdrüsen das Vorkommen des Hermaphroditismus lateralis zu sprechen. „Wie sollte es nun verstanden werden, daß von Hormonen, die im Blute kreisen, die eine Hälfte in weibliche, die andere in männliche Entwicklungsrichtung drängen sollte?" (MOSZKOWICZ). Daß solche Halbseitenzwitter, wie sie besonders oft bei Insekten (Schmetterlingen) beobachtet wurden, gelegentlich auch beim Menschen vorkommen können, wenigstens was die Differenzierung der Geschlechtsgänge betrifft, beweist unsere Beobachtung (S. 127), bei welcher auf der rechten Körperseite der MÜLLERsche Gang zu einer Art Uterushorn und Tube, auf der linken der WOLFFsche zu einem Ductus deferens differenziert war. Wir haben ja den Fall demgemäß als „Hermaphroditismus masculinus tubularis lateralis et externus" bezeichnet.

So werden wir uns mit HALBAN, KOLISKO, MEIXNER der Ansicht anschließen, daß die Geschlechtsbestimmung in jedem Fall in der Anlage gegeben sei, einerlei ob sie eindeutig männlich oder weiblich ist oder dem Sexus anceps angehört. Diese Erkenntnis deckt sich mit den Ergebnissen der neueren biologischen Forschung, denen zufolge das Geschlecht in den meisten Fällen im Augenblick der Befruchtung festgelegt wird (HARMS). MOSZKOWICZ hat vor einiger Zeit versucht, die Hodenretention und die Leistenhernie als Zeichen der Intersexualität zu erklären und hat dabei die physiologische Theorie der Vererbung von GOLDSCHMIDT herangezogen.

GOLDSCHMIDT konnte schon vor vielen Jahren durch Kreuzung geographisch verschiedener Insektenrassen der gleichen Art intersexuelle Nachkommenschaft erzeugen, wobei er den Schwammspinner (Lymantria) besonders geeignet fand. Diese „sexuellen Zwischenstufen" sind hier leicht zu erkennen, da die Weibchen weiße, die Männchen braune Flügel haben und die Farben sich dann entsprechend vermischen. So gibt z. B. die Kreuzung japanischer Weibchen mit europäischen Männchen normale Nachkommenschaft, jene von japanischen Männchen mit europäischen Weibchen in der ersten Generation normale Männchen und intersexuelle Weibchen. Da dieselben Tiere, mit Partnern ihrer eigenen Rasse gekreuzt, normale Nachkommenschaft ergeben, war der Schluß naheliegend, daß die Eier und Samenzellen dieser Tiere normal sein mußten, und daß die abnorme Geschlechtlichkeit bei Kreuzung mit Partnern fremder Rassen dadurch zustande käme, daß die „entscheidenden Stoffe nicht richtig aufeinander eingestellt waren". Ferner zeigte sich, daß eine bestimmte Weibchenrasse, mit verschiedenen Männchenrassen gekreuzt, verschiedene Grade von Intersexualität erzeugt und ebenso eine bestimmte Männchenrasse, mit verschiedenen Weibchenrassen gekreuzt. So ergab sich zwingend, daß hier die Wertigkeit der geschlechtsbestimmenden Faktoren bei den verschiedenen Rassen ungleich sein müsse. Beide Geschlechter enthalten in ihrem Chromosomensatz die Faktoren für jedes Geschlecht und demgemäß vermögen im Einzelfalle beide Anlagen in Erscheinung zu treten. Der vereinigte männliche und weibliche Chromosomenmechanismus wirkt so, daß er dem einen Geschlecht ein Übergewicht über das andere verschafft. Dieses muß natürlich ein bedeutendes sein und das ganze Leben bestehen bleiben. Wird dieses Übergewicht, das epistatische Minimum, unterschritten, so entstehen Intersexe. GOLDSCHMIDT denkt bei den geschlechtsbestimmenden Faktoren an eine Art Fermentwirkung, welche eine Bildung von Hormonen der geschlechtlichen Differenzierung auslöst. „Im Weibchen verläuft die Produktion der weiblichen Hormone schneller als die der männlichen, umgekehrt im Männchen; und die in größerer Quantität vorkommenden Hormone beherrschen die Differenzierung.“ Damit scheint die Erkenntnis gewonnen, daß jede Zelle und der ganze Organismus doppelgeschlechtlich angelegt ist und daß die Entwicklung nach der Richtung des einen Geschlechtes erfolgt, „weil, und nur solange, als die entsprechenden Faktoren des einen Geschlechtes ein Übergewicht haben; daß aber ein Geschlechtsumschwung möglich ist, wenn die geschlechtsbestimmenden Faktoren des anderen, bisher unterdrückten Geschlechtes in dem Wettrennen um die Produktion der Geschlechtshormone plötzlich schneller vorankommen“. GOLDSCHMIDT bezeichnet jenen Punkt der Entwicklung, an welchem die Hormone des genotypischen Geschlechtes von jenen des anderen Geschlechtes überholt und in ihrer Wirkung abgelöst werden, als den Drehpunkt. Daß es so einen Drehpunkt gibt, zeigt die Betrachtung der intersexuellen Individuen in ihren Einzelheiten, da an solchen Tieren verschiedene Teile des Körpers verschieden intersexuell sind. Die Organe werden in bestimmter Reihenfolge intersexuell, und zwar ist diese Reihenfolge genau umgekehrt wie die der embryonalen Differenzierung. „Die Organe, die zuerst angelegt und differenziert sind, wie die Geschlechtsdrüsen, verwandeln sich zuletzt und diejenigen, die sich zuletzt differenzieren, wie die Flügelfärbung, werden zuerst verschoben“ (GOLDSCHMIDT).

Darnach ist nach GOLDSCHMIDT ein Intersex ein Individuum, das sich bis zu einem gewissen Zeitpunkt als Weibchen (bzw. Männchen) entwickelt hat und von diesem Zeitpunkt seine Entwicklung als Männchen (bzw. Weibchen) vollendet.

Die früher erwähnten Fälle von Geschlechtsumwandlung bei Fröschen sprechen dafür, daß auch bei höheren Tieren der Chromosomensatz allein nicht geschlechtsbestimmend sein kann, sondern daß andere, wahrscheinlich chemische Reaktionsvorgänge mit den Ausschlag geben. Bei den höheren Tieren wird der Vorgang durch das in den Ablauf der Reaktion eingeschobene endokrine System kompliziert, wo dann also eigene Organe bestimmte Funktionen übernehmen. Daß ein solcher Umschlag der durch die Befruchtung festgelegten „Urgeschlechtlichkeit“ (RÖSSLE-WALLART) bei Säugetieren bis zu einem gewissen Grade möglich ist, zeigen die sterilen Zwillingskälber (TANDLER, KELLER, LILLIE), bei denen der weibliche Fetus in seiner „phänotypen“ Weiblichkeit beeinträchtigt wird, wenn sein Chorion mit jenem des männlichen Anastomosen besitzt. Die Zeit der Ausbildung der letzteren soll schwanken und auch für das Ausmaß jener Beeinträchtigung mitbestimmend sein, bei welcher dann einerseits das Wachstum der Eierstöcke gehemmt, andererseits gegengeschlechtliche, männliche Anlagen (im Bereiche des WOLFFschen Ganges und der äußeren Geschlechtsteile) gefördert werden. Da der Hoden in der Entwicklung zeitlich dem Ovarium vorauseilt, kann er bei Bestehen der erwähnten Anastomosen hormonale Einflüsse auf den noch weniger weit entwickelten weiblichen Fetus geltend machen.

Nach diesen Erörterungen, welche in der Hauptsache der Darstellung MOSZKOWICZs folgen, erscheint der Begriff der Intersexualität viel weiter gefaßt wie jener des Hermaphroditismus, da unter ihn auch die bisher als eingeschlechtlich angesehenen Individuen fallen, welche nur geringe Unterschiede von der Norm in seelischer und körperlicher Beziehung bieten. Darin scheint ein Vorteil zu liegen insofern, als man vom Standpunkt des Morphologen auch jene Fälle den Intersexen zuzählen kann, die man sonst nur mit einigem Widerstreben als „Pseudohermaphroditismus leichtesten Grades“ (LUKSCH) bezeichnet, wie z. B. die früher erwähnten retrovesikalen Zysten. Und gerade die beim tubulären Hermaphroditismus zu beobachtenden fließenden Übergänge scheinen auch die GOLDSCHMIDTsche Lehre zu stützen. Im großen und ganzen wurde auf die Frage der Intersexe bisher, außer von MOSZKOWICZ, von medizinischer Seite nicht viel eingegangen. Nur MATHES hat den Versuch unternommen, die Typen beim intersexuellen Weibe aufzuzeigen, wobei ihm deren sehr häufiges Vorkommen auffiel.

Nach GOLDSCHMIDT sind also in jedem befruchteten Ei und dementsprechend in jeder Zelle des daraus hervorgehenden Organismus die Erbfaktoren für die Entwicklung beider Geschlechter vorhanden. Der Mechanismus der befruchteten Eizelle wird aber nur solange exakt wirken, als er mit gleichwertigen Geschlechtschromosomen arbeitet. Nun kann man sich vorstellen, daß bei verschiedenen Rassen derselben Tierart sich veränderte Chromosomen finden. Diese „mutierten“ Geschlechtschromosomen werden in ihrer Wirkung Gradunterschiede zeigen, verschiedene Wertigkeit besitzen, das eine Mal überwertig, das andere Mal unterwertig sein. Für das Entstehen der normalen Eingeschlechtlichkeit ist im Chromosomenmechanismus der befruchteten Eizelle ein stärkeres Überwiegen (Epistase) der einen Geschlechtlichkeit notwendig, das eine bestimmte Größe erreichen muß: das epistatische Minimum. Ist dieses Überwiegen zu gering, dann verläuft die Entwicklung nur eine Zeitlang unter der Leitung der Geschlechtsbestimmer des genetischen Geschlechtes; von einem bestimmten Zeitpunkt (Drehpunkt) an übernehmen die Geschlechtsbestimmer des anderen Geschlechtes die Leitung der geschlechtlichen Entwicklung und es entstehen Intersexe.

Neben den oben angeführten Beispielen von Geschlechtsumwandlung bei Wirbeltieren wären noch solche bei Hühnern (CREW) und Tauben (RIDDLE) zu nennen und in diesem Zusammenhang weiter die Beobachtungen von Zwittertum bei Ziegen (KREDIET, PRANGE) und Schweinen (CREW) anzuführen. Das oft ganz unvermittelte Auftauchen von Intersexen in Tierzuchten ist den Tierzüchtern bekannt und auf ganz bestimmte zur Zucht verwendete Individuen zurückzuführen. Es kann z. B. ein männliches Tier immer wieder intersexuelle Nachkommen zeugen, während die zur Paarung verwendeten Weibchen mit anderen Männchen normale Nachkommen hervorbringen (ADAMETZ, KELLER).

MOSZKOWICZ hat den Versuch unternommen, den menschlichen Hermaphroditismus nach den GOLDSCHMIDTschen Lehren zu deuten und die Fälle in erster Linie nach dem „Drehpunkt“ (der dann etwa der teratogenetischen Terminationsperiode gleichkommen würde) zu ordnen. Fällt der Drehpunkt in eine sehr frühe Zeit, z. B. die 4. Embryonalwoche, dann herrschen in der Keimdrüsenanlage noch die indifferenten Keimstränge vor, so daß die Entwicklung dann leicht in männlicher oder weiblicher Richtung fortgesetzt werden kann. „Ein genetisch weiblicher Embryo wird sich also bei so frühem Drehpunkt vollkommen in einen Mann (Umwandlungsmann) verwandeln können“. Das würde mithin dem stärksten Grade der weiblichen Intersexualität entsprechen. Bei etwas späterem Drehpunkt (2. Fetalmonat) werden die hinsichtlich des entgegengesetzten Geschlechtes beeinflußten Keimdrüsen sich zwar umwandeln, aber keine volle Reife mehr erlangen können. Ebenso werden sich an den äußeren Geschlechtsteilen Verbildungen finden. Fällt der Drehpunkt noch später, (z. B. 8.—12. Woche), dann wird ein Teil der ursprünglichen Keimdrüse dem Umbau entgehen, so daß eine Zwitterdrüse mit nur mangelhafter Ausbildung entsteht. Die MÜLLERschen und WOLFFschen Gänge werden in diesem Stadium schon soweit differenziert sein, daß eine vollkommene Rückbildung des einen oder anderen Gangsystems nicht mehr möglich ist. „Es übernimmt nach dem Drehpunkt der bisher unterdrückte Gang die Führung in der Entwicklung, der andere bleibt zurück, macht aber doch das Wachstum noch mit, so daß zuletzt Tuben und Uterus einerseits, Vasa deferentia und Samenblasen andererseits nebeneinander vorhanden sind“ (MOSZKOWICZ).

Einen Einwand, den man bezüglich dieses Erklärungsversuches machen könnte, nimmt MOSZKOWICZ vorweg. Gerade beim menschlichen Hermaphroditismus erscheint es auffallend, daß die Verbildung meistens die äußeren Geschlechtsteile und die Ableitungswege der Geschlechtsprodukte betrifft, die Keimdrüsen dagegen nur äußerst selten zweigeschlechtlich sind, wo man doch das Nebeneinander von Uterus mit Tuben und ableitenden Samenwegen so häufig antrifft. Nach MOSZKOWICZ erklärt sich auch das sofort, wenn man einen Geschlechtsumschwung annimmt. „Die Keimdrüse macht eben einen Umbau durch und es wird nur selten vorkommen, daß der Drehpunkt so spät eintritt, daß noch deutliche Reste des genetischen Geschlechtes übrigbleiben. Dagegen entstehen die geschlechtlichen Leitungswege aus ganz verschiedenen Anlagen. Diese werden nicht umgebaut, sondern nur gehemmt bzw. gefördert. Da kann es leicht vorkommen, daß die Abkömmlinge des MÜLLERschen und WOLFFschen Ganges nebeneinander bestehen bleiben, zumal zu der Zeit des vermuteten Drehpunktes beide Anlagen noch ziemlich gleichweit in der Entwicklung stehen. Die äußeren Geschlechtsteile haben das besondere, daß sie zwar, wie die Gonaden, bei beiden Geschlechtern aus einer gleichartigen Anlage entwickelt werden, daß aber ihre Differenzierung später erfolgt, als die der Keimdrüsen“.

Bei dem Versuch, die vorstehenden (S. 124 f.) eigenen Beobachtungen in dem von MOSZKOWICZ beigebrachten Schema der Intersexe (S. 340 l c.) einzuordnen, ist Verfasser aufgefallen, daß dies nicht einwandfrei gelingt. Dabei bereiten gerade die auch in unserem Material in der Überzahl vertretenen männlichen Scheinzwitter Schwierigkeiten, bei denen sich die am weitesten gediehene Differenzierung der MÜLLERschen Gänge zu Eileitern, Gebärmutter und Scheide dann findet, wenn die äußeren Geschlechtsteile keine Verbildung zeigen. Der mehrfach erwähnte Fall mit der gekreuzten Hodenverlagerung, welcher sich, abgesehen von dem Erhaltenbleiben und Differenzierung der MÜLLERschen Gänge zu Eileitern und Uterus und die hierdurch bedingte Keimdrüsenverlagerung, in nichts von einem männlichen Individuum unterscheidet; der Neugeborene mit abdominell ähnlich nicht deszendierten Eierstöcken gelagerten Hoden, dabei nur angedeuteter Penisfissur, sonst normal männlichen äußeren Geschlechtsteilen; endlich der Fall mit Erhaltenbleiben und Differenzierung des MÜLLERschen Ganges auf der einen, des WOLFFschen auf der anderen Körperseite: soll man sie alle nur durch Umwandlung aus einer weiblichen Anlage her erklären können? Zugegeben, daß die primäre Anlage indifferent oder „bisexuell“ ist. Das Geschlecht dürfte auch bei den Hermaphroditen schon im Keime bestimmt und endgültig festgelegt sein. Nun darf man eines nicht vergessen. Die Versuche GOLDSCHMIDTs sind an Schmetterlingen ausgeführt. Die Beobachtungen von Geschlechtsumwandlung an Fröschen betreffen ebenfalls Tiere, die vom ersten Augenblick ihres Daseins an vom mütterlichen Organismus losgelöst sind. Demgegenüber erfolgt die Entwicklung des plazentalen Säugerembryos im Muttertier. Und dieser Umstand erscheint Verfasser auch von MOSZKOWICZ viel zu wenig berücksichtigt. Ist es unbedingt notwendig, wenn man einen männlichen Scheinzwitter (entsprechend dem KLEBSschen Schema) findet, an einen Umbau von ursprünglich als Ovarien beabsichtigten Gonaden zu Hoden zu denken? Verfasser scheint gerade in solchen Fällen die Annahme ungleich näherliegend, daß die nicht erfolgte Rückbildung der MÜLLERschen Gänge und ihre Weiterdifferenzierung zu Tuben und Uterus auf einen Einfluß des mütterlichen Organismus zurückgeht, der sozusagen als „Synkainogenese“ im Sinne ALFRED KOHNs zu erklären ist.

KOHN bezeichnet als Synkainogenese „eine besondere Art von Entwicklungsfälschung, welche sich in der Ontogenese der Plazentalier als natürliche und zwingende Folge der symbiotischen Abhängigkeit der Frucht von der Mutter darstellt“. Er rechnet dazu „jede Änderung oder Beeinflussung des autonomen Entwicklungsplanes eines Plazentalierkeimes, welche durch seine symbiotische Verbindung mit der graviden Mutter verursacht wird“. KOHN führt als ein physiologisches Beispiel die auffallende Größe des Uterus neugeborener Mädchen an, weiter die Hypertrophie der Brustdrüsen, welche zur Absonderung der Hexenmilch führt (vgl. auch HALBAN, Schwangerschaftsreaktionen fetaler Organe). So ist es unseres Erachtens naheliegend, daß auch beim Zustandekommen mancher Formen von Scheinzwittern ein ähnlicher mütterlicher Einfluß statthat.

Normalerweise werden sich wohl hormonale Einflüsse von seiten des mütterlichen Organismus auf die Anlage der Geschlechtsorgane des Fetus mit männlich determiniertem Chromosomensatz nicht so umformend geltend machen. Wie aber, wenn das „epistatische Mininum“ unterschritten ist? Da braucht man unseres Erachtens garnicht an eine Umwandlung der Keimdrüsen zu denken, sondern es genügt die Annahme, daß eben durch mütterliche hormonale Beeinflussung auf dem Wege des plazentaren Kreislaufes die Rückbildung der MÜLLERschen Gänge gehemmt bzw. der männliche Antrieb in der Frucht etwas unterdrückt wird. Und auf diese Weise ließe sich das mehr oder minder ausgedehnte Erhaltenbleiben sonst vergänglicher embryonaler Organe erklären. Für die weiblichen Zwitterbildungen wird ja ein solcher hormonaler Einfluß auf die Ausbildung der Geschlechtsorgane durch die bei ihnen nicht selten großen Nebennieren angenommen. Soll man bei den männlichen Zwittern nicht an eine ähnliche, diesmal von der Mutter während der Tragzeit ausgehende Beeinflussung denken?

Bereits mehrfach wurde von dem angeborenen Keimdrüsenmangel gesprochen. In solchen Fällen wäre allenfalls, wie Roessle und Wallart ausführen, an ein Zugrundegehen der Keimdrüsen gelegentlich des Goldschmidtschen Drehpunktes zu denken. Ist die Keimdrüse einmal nach einer bestimmten Richtung ausgebildet, so ist ein Umbau schwer vorstellbar; viel eher das völlige Zugrundegehen der Organe. Vielleicht ist hier wieder auf die sterilen Zwillingskälber hinzuweisen, bei denen eine intrauterine hormonale Beeinflussung, allerdings vom Zwillingsfetus her, sichergestellt ist. Auch Kermauner anerkennt die große, grundsätzliche Bedeutung, die diesen Beobachtungen dadurch zukommt, „daß nicht eine in der befruchteten Eizelle gelegene, endogene Veränderung im Chromosomenbestand, sondern eine spätere, exogene Beeinflussung des wachsenden Eies in den Bereich der Möglichkeit und der sachlichen Erörterung gerückt ist". Wenn so ein Einfluß von einem Fetus auf den anderen möglich ist, um wie viel mehr muß er auch Geltung in unserem Sinne haben, da durch den Trophoblast ein mindestens so reger Stoffaustausch zwischen Mutter und Embryo möglich sein muß, wie durch die eher dürftigen Gefäßanastomosen bei den Zwillingskälbern.

Eine Stütze unserer Annahme könnte auch darin gelegen sein, daß der tubuläre weibliche Hermaphroditismus, also die Ausbildung von Abkömmlingen des Wolffschen Ganges bei ausgesprochen (wenn auch unterentwickelten) weiblichen Keimdrüsen neben Gebärmutter und Eileiter, so gut wie nie beobachtet wurde. Keiner der mitgeteilten spärlichen Befunde (s. o. S. 145) hält einer Kritik stand. In unserem Sinne könnte man bei diesen Individuen mit nur „mangelhaft betonter Weiblichkeit" des Chromosomensatzes daran denken, daß die Rückbildung der Wolffschen Gänge in solchen Fällen und damit auch bei den übrigen weiblichen Scheinzwittern, wenigstens teilweise, ebenfalls durch die hormonalen Einflüsse von seiten des Mutterorganismus bedingt wird. Gerade die weiblichen Scheinzwitter stehen ja oft zeitlebens unter ungewöhnlichen Verhältnissen bezüglich ihres endokrinen Drüsensystems, worauf die besondere Größe der Nebennieren hindeutet. Solche fand sich auch in den Fällen eigener Beobachtung, besonders schön in dem Fall geschlechtlicher Frühreife. Und vielleicht hat sich im letzteren dieser ungewöhnliche hormonale Einfluß schon teilweise im Fetalleben (als eine „pathologische Synkainogenese") geltend gemacht und die besonders schöne Ausbildung der Prostata bedingt bzw. die Organanlage vor der Umformung nach weiblichem Typus geschützt. Schwieriger scheinen die Fälle von Zwitterdrüse beim Menschen zu erklären. Doch ist es auch hier unseres Erachtens nicht notwendig, die Goldschmidtsche Umwandlungslehre in ihrem vollen Umfang heranzuziehen. Es wäre denkbar, daß es sich in allen diesen Fällen um ursprünglich als männlich bestimmte Individuen handelt, bei denen schon in einem sehr frühen Zeitpunkt der intrauterinen Entwicklung ein Überwiegen des mütterlichen Einflusses sich geltend macht, dahingehend, daß die Keimdrüsen zu mehr oder minder großem Teil zu Eierstöcken ausgestaltet würden. In allen diesen Fällen haben sich ja — soweit eine Untersuchung daraufhin möglich war — weibliche abführende Wege für die Geschlechtsprodukte gefunden und die Hemmung bzw. Verbildung der äußeren Geschlechtsteile könnte ebenfalls auf die ursprünglich dem Chromosomenbestand nach männliche Determination des Keimlings zurückzuführen sein.

Wir möchten danach in der Erklärung des Wesens und der Entstehung des Hermaphroditismus einen vermittelnden Standpunkt einnehmen und einerseits die Möglichkeit nicht von der Hand weisen, daß die Goldschmidtsche Annahme wenigstens zum Teil auch für den Menschen zutrifft, andererseits aber betonen, daß wir mütterlichen Einflüssen in den ersten Wochen des Fetallebens eine gewisse Rolle beim Zustandekommen der Zwitterbildungen, insbesondere der männlichen „tubulären" Formen zuerkennen müssen.

Schrifttum.

Quellen für das Schrifttum über Entwicklungsgeschichte und Mißbildungen (zusammenfassende Darstellungen).

Chwalla, R.: Über die Entwicklung der Harnblase und der primären Harnröhre des Menschen mit besonderer Berücksichtigung der Art und Weise, in der sich die Ureteren von den Urnierengängen trennen, nebst Bemerkungen über die Entwicklung der Müllerschen Gänge und des Mastdarms. Z. Anat. **83**, 615 (1927). — Corning, H. K.: Lehrbuch der Entwicklungsgeschichte des Menschen. München u. Wiesbaden: J. F. Bergmann 1921.

Eberth: Entwicklung des Urogenitalsystems. Bardelebens Handbuch der Anatomie, Bd. 7. 1904.

Felix, W.: Die Entwicklung der Harn- und Geschlechtsorgane. Handbuch der Entwicklung des Menschen von Keibel und Mall, B. 2. Leipzig: S. Hirzel 1911. — Fischel, A. Lehrbuch der Entwicklung des Menschen. Wien u. Berlin: Julius Springer 1929. — Frangenheim, P.: Klinik der Mißbildungen der Harn- und Geschlechtsorgane. Handbuch der Urologie, herausgeg. von A. v. Lichtenberg, F. Voelcker u. H. Wildbolz. Berlin: Julius Springer 1928.

Gruber, Gg. B.: a) Die Mißbildungen der Harnorgane. Schwalbes Morphologie der Mißbildungen der Menschen und Tiere, III. Teil, Einzelmißbildungen, 3. Abt. Jena: Gustav Fischer 1927. b) Entwicklungsstörungen der Nieren und Harnleiter. Handbuch der speziellen pathologischen Anatomie von Henke und Lubarsch, Bd. 6, I. Teil, Niere. Berlin: Julius Springer 1925.

Hertwig, O.: Lehrbuch der Entwicklungsgeschichte des Menschen und der Wirbeltiere. Jena: Gustav Fischer 1915.

Kermauner, Fr.: Fehlbildungen der weiblichen Geschlechtsorgane, des Harnapparates und der Kloake. Fragliches Geschlecht. Halban-Seitz: Biologie und Pathologie des Weibes, Bd. 3. Berlin u. Wien: Urban & Schwarzenberg 1924.

Schneider, P.: Die Mißbildungen der männlichen Geschlechtsorgane (anatomischer Teil). Handbuch der Urologie, herausgeg. von A. v. Lichtenberg, F. Voelcker u. H. Wildbolz, Bd. 3, Spezielle Urologie. Berlin: Julius Springer 1928. — Szenes: Über Geschlechtsunterschiede am äußeren Genitale menschlicher Embryonen nebst Bemerkungen über die Entwicklung des inneren Genitales Gegenbaurs Jb. **54**, H. 1, 65.

Hoden und Nebenhoden.

Akiyoshi: Spermiophagie im Nebenhoden. Virchows Arch. **250**, 641 (1924). — Altmann, Fr.: Über Eunuchoidismus. Virchows Arch. **276**, 455 (1930).

Banks, A.: A case of transverse ectopia of the testis. Brit. med. J. **1926**, Nr 3430, 589. — Bastien et le Gendre: Gaz. méd. Paris **1859**, 650. — Bayer, C.: Ectopia testis perinealis. Zbl. Chir. **1927**, 581. — Beaufumé et Caron: Inversion totale de viscères. Absence du rein droit et de la capsule surrenale droit. Ectopie testiculaire gauche. Bull. Soc. Anat. Paris, VI. s., **77**,; **4**, 1006. Sitzg 19. Dez. 1902. — Berberich u. Jaffé: Zwischenzellen in Leistenhoden. Frankf. Z. Path. **27** (1922). — Berg, A.: Transverse ectopy of the testis. Ann. Surg., Aug. **1904**. Ref. Zbl. Chir. **1904**, 1376. — Bernhard, F.: Ectopia testis auf die Dorsalseite. Zbl. Chir. **46**, 2592 (1925). — Binder, A.: Mißbildungen des Muskelsystems. Schwalbes Morphologie der Mißbildungen, 3. Teil, Lief. 12, S. 62. 1927. — Birch-Hirschfeld: Lehrbuch der pathologischen Anatomie, Bd. 2. — Birkenfeld, W.: Kryptorchismus und Leistenbruch bei eineiigen Zwillingen. Dtsch. med. Wschr. **1929**, Nr 25, 1043. — Blank: Zur Kenntnis der Geschwülste des Bauchhodens. Inaug.-Diss. Rostock 1906. — Bonem: Ätiologie des Kryptorchismus. Z. urol. Chir. **14**, 267 (1924). — Bouin et Ancel: Structure de testic. éctopique. Bibl. anat. **12**, 307 (1903). — Bourneville et Sollier: Anomalies des organes génit. chez les idiotes et les épilept. Progrès méd. **1888**, No 7. — Bramann: Processus vaginalis u. a. Arch. klin. Chir. **40**, 137 (1890). — Broman: Normale und abnorme Entwicklung des Menschen. Wiesbaden: J. F. Bergmann 1911. — v. d. Brook, A. J. P.: Über den Descensus testiculorum. Gegenbaurs Jb. **62** I, 1 (1929). — Brunzema, D.: Über den Kryptorchismus und seine Behandlung. Arch. klin. Chir. **154**, 754 (1929). — Büdinger, C.: (a) Die Ätiologie der Hodenretention. Dtsch. Z. Chir. **90**, 532 (1907). (b) Über Kryptorchismus und Fehlwanderung des Hodens. Med. Klin. **1923**, 893. Ref. Zbl. Path. **34**, 50. (c) Scheidenfortsatz. Arch. klin. Chir. **35**, 140 (1911). — Bull, P.: Aplasia testis. Norsk Mag. Laegevidensk. **1919—1920**, 107. — Burdick, C. G. and B. L. Coley: Abnormal descent of the testicle. Ann. Surg. **85**, 307 (1927).

, CARLETON: Exposé critique sur la culture des tissus. (Phagozytose von Spermatozoen in Gewebskulturen durch Sertolizellen.) Bull. Histol. appl. **1924** I, Nr 2, 115. — CHEVASSU: Tumeurs du testicule. Paris: Steinheil 1906. — CHIARI, H.: (a) Über Ovarialverdoppelung. Dtsch. path. Ges. 7. Tagg **1904**, 160. (b) Prag. med. Wschr. **1889**, Nr 50. — COLEY, B. L.: Abnormal descent of the testicle. Ann. Surg. **84**, 867 (1926). — COLLEY: Undescended or maldescended testis. Ann. Surg., Sept. **1908** (zit. HOFSTÄTTER). — CONFORTI: Istologia del test. inretenz. Morgagni **30**, 393 (1908). Ref. Münch. med. Wschr. **1908**, 1945. — COOPER, E. R. A.: The histology of the retained testis in the human subject at different ages, and its comparison with the scrotal testis. J. of Anat. **64**, 5 (1929). — CORNIL ET BROSSARD: Utérus et trompes situés entre les deux testicules dans la tunique vaginale. Bull. Acad. Méd. III. s. **58**, 246 (1907). — COSTELLI, D.: Su di una rara eterotopia testicolare. Riforma med. **2**, 1067 (1909). — CREW, F. A. E.: A suggestion as to the cause of the aspermatic condition of the imperfectly descended testis. J. of Anat. **56** II, 98 (1922). — CRUVEILHIER: Traité d'anat. pathol. Tome 1, p. 301. Paris 1841. — CURLING: Zit. bei KOCHER.

DANGSCHAT: Dystopia testis perinealis. Dtsch. Z. Chir. **165**, 351 (1921). — DARDEL, G.: Kryptorchismus. Dtsch. Z. Chir. **142**, 1 (1917). — DAUVART, A.: Sur un cas d'hétérotopie testiculaire chez la grenouille. C. r. Soc. Biol. Paris **97**, 256 (1927). — DEFRANCESCHI, P.: Über einen Fall von Triorchismus. Beitr. klin. Chir. **67**, 70 (1910). — DEMEL, R.: Chirurgie des Hodens und des Samenstranges. In KÜTTNERS Neue dtsch. Chir. **36**. Stuttgart: Ferdinand Enke 1926 (Lit.). — LE DENTU: Anomalie du testicule. Paris 1896. Zit. SCHNEIDE Ferdinand Enke 1926 (Lit.). — LE DENTU: Anomalie du testicule. Paris 1869. (Zit. SCHNEIDER). — DIAMANTOPOULOS: Über die Hypoplasie der Hoden in der Entwicklungsperiode. Z. Anat. 8, II 117 (1921). —DIETRICH, E.: Verhalten der Zwischenzellen bei Hodenteratom. Tagg westdtsch. Path., 24. Juli 1921. Zbl. Path. **32**, Nr 14 (1922). Ber. — DRANSFELD,: Hodenverdoppelung. — Dtsch. med. .Wschr. **1913**, 1021. — DUSE A.: Utero mascolino erniato con distopia traversa del testicolo sinistro. Clin. chir. **18** (1910).

EBSTEIN: Hodenstellung und Situs inversus viscerum. Z. Konstit.lehre 8, 42 (1921). — EDINGTON, G. H.: A case of duplication or subdivision of the testicle. Brit. med. J. **1928**, Nr 3517, 937.

FAURE, CH. L.: Note sur un cas d'ectopie testiculaire chez la chauve-souris (Vesperugo pipistrella). C. r. Soc. Biol. Paris **87**, Nr 36 (1922). — FELDSTEIN, G. J.: Acute torsion of on undescended testis in an infânt, aged eight months. Amer. J. Dis. Childr. **36**, 1231 (1928). — FÉLICET, S. et A. BRANCA: Testicule enéctopie. J. Anat. de Physiol. **38** (1902). — FÈVRE et BUREAU: Torsion d'une hydatide de Morgagni dans un cas de testicule ectopique, opéré par orchidopexie. Soc. Anat. Paris. Ann. d'Anat. path. **6**, 693 (1929). — FINOTTI: Pathologie und Therapie des Leistenhodens. Arch. klin. Chir. **55**, 120 (1897). — FISCHER, A. W.: Nebenhoden, Samenwege, Prostata, akzessorische Geschlechtsdrüsen. Handbuch der inneren Sekretion, herausgeg. von M. HIRSCH, Bd. I/2, S. 281. 1927. — FISCHER, M.: Ein Fall von Vorhandensein eines dritten Hodens. Münch. med. Wschr. **63**, Nr 52, 1524. — FISCHER, W.: Teratom eines Bauchhodens usw. Arb. path. Inst. Tübingen (Baumgarten) **6**, 358. Tübingen 1908. — FISHER: Amer. J. med. Sci. **23**, 382 (zit. KERMAUNER.) — FÖRSTER, R.: Ectopia cruralis. Jb. Kinderheilk. **1863** (zit. KOCHER). — FORSSNER, H.: Über den Descensus der Geschlechtsdrüsen bei Menschen. Acta obstetr. scand. (Stockholm) **11**, 4, 379 (1928). — v. FOTH: Über abnorme Lage der männlichen Keimdrüse mit besonderer Berücksichtigung des Kryptorchismus. Inaug.-Diss. Leipzig 1910. — FRATTIN, G.: Bemerkungen zu der Mitteilung von ZIPPER: Eine seltene Anomalie des Hodens bzw. Nebenhodens. Zbl. Chir. **1926**, Nr 19; **1926**, 1760. — FRÜHMANN, P. u. H. STERNBERG: Untersuchungen an Kryptorchen und Hypospaden. Arch. klin. Chir. **160**, 633 (1930).

GERHARTZ, H.: Multiplizität von Hoden und Leber. Anat. Anz. **28**, 522 (1906). — GLASS, E.: Azoospermie bei Leistenhoden bzw. Kryptorchismus. Zbl. Chir. **1923**, Nr 46/47. Ref. Münch. med. Wschr. **70**, Nr 49, 1462 (1923). — GODARD: Etude sur la monorchidie et la cryptorchidie chez l'homme. Paris 1856. Ref. Virchows Arch. **12**, 125 (1857). (Zit. VOELCKER.) — GODARD, E.: Récherches tératol. sur l'appareil séminal de l'homme, p. 54. Paris 1860. (zit. SCHNEIDER). — GODARD, H.: Kyste épididymaire vrai. J. d'Urol. **25**, 368 (1928). — GOUBEAUX et FOLLIN: Mémoire sur la cryptorchidie chez l'homme et les principaux animaux domestiques. Gaz. méd. Paris **1856**, No 18, 19, 22. Ref. SCHMIDTS Jb. **92**, 31 (1856). (Zit. nach HOFSTÄTTER.) — GRAUHAN: Lebensschicksal der Kryptorchen. 36. Tagg Ver. nordwestdtsch. Chir. Kiel **1928**. Zbl. Chir. **1928**, 2837. — GRIFFITH: Structural changes in the testicle replaced. J. Anat. a. Physiol. **27** (1897). — GRIGNANI, R.: Sulla cosidetta malattia cistica del testicolo. (Über die sog. Zystenkrankheit des Hodens.) Ann. ital. Chir. **1** 382 (1922). Ref. Zbl. Path. **33**, 292. — GRUBER, W.: Kongenitale Anorchidie. Österr. med. Jb. **1868**. — GUNDERMANN: Beitrag zur Ectopia testis perinealis. BRUNS' Beitr. **82**, 86 (1913); **128**, H. 1 (1923). Ref. Münch. med. Wschr. **70**, 541 (1923).

HAAS, A.: Hyperorchidie. Dtsch. Z. Chir. **168**, 11 (1922). Ref. Dtsch. med. Wschr. **48**, 402 (1922). — HALSTEAD: Ectopia testis transversa. Surg. etc. **4**, 129 (1907). — v. HANSEMANN, D.: Zwischenzellen. Virchows Arch. **142** (1895). — HERTZBERG: Ectopia transversa testis. Surg. etc. 23, 597 (1916). — HOBBING, M.: Über doppelseitigen und einseitigen Defekt der Tuben und Eierstöcke mit besonderer Berücksichtigung des einseitigen Defektes derselben bei normalem Uterus. Inaug.-Diss. Erlangen 1917. — HÖRNICKE, C. B.: Das Chorionepitheliom beim Manne. Frankf. Z. Path. 29, H. 1/2 (1923). — Ref. Zbl. Path. 33, 625. — HOFMANN, K.: Kryptorchismus als Folgezustand der Mißbildung des Processus vaginalis peritonei. Zbl. Chir. 1920, 443. Ref. Dtsch. med. Wschr. 27, 749 (1920). — HOFSTÄTTER, R.: Kryptorchismus. Klin. Jb. 26, 155 (1912). (Lit.) — HOLL: Wien. med. Jb. 1880. — HOWALD, R.: Ein Fall von Dystopia testis transversa. Schweiz. med. Wschr. 1928, Nr 41, 1014. — HUNTER: Zit. bei HOFSTÄTTER.

JASTRAM: Stieltorsion des Leistenhodens. Dtsch. med. Wschr. 1915, H. 21. — JEAN, G.: Gekreuzte Ectopie des Hodens (L'éctopie croisée du testicule). Ann. d'Anat. path. 5, 713 (1928). Ref. Zbl. Path. 45, 43 (1929). — JEANNIN et DELATER: Testicule surnumméraire. Bull. Soc. Anat. Paris 93, 677 (1923). — JORDAN, M.: Ectopia transversa. BRUNS' Beitr. 15, 245 (1895).

v. KAHLDEN: Neubildung bei Kryptorchie. Münch. med. Wschr. 34, 587 (1887). — KANTOR: Dystopia testis transversa. Zbl. Chir. 1927, Nr 37, 2333. — KATZENSTEIN, M.: Kryptorchismus. Berl. klin. Wschr. 1905, 1586. — KAUFMANN, E.: (a) Lehrbuch der speziellen pathologischen Anatomie, Bd. 2, S. 1155. Berlin u. Leipzig 1922. (b) Über Geschwulstbildung im Bauchhoden. Schles. Ges. vaterländ. Kultur, 25. Juni 1897. Allg. med. Zztg. 1898, 5. — KAUFMANN, K.: Hodenektopie. Ges. Geburtsh. u. Gynäk. Berlin, 8. Nov. 1929. Klin. Wschr. 1929, Nr 48, 2257. — KERMAUNER, FR.: (a) Fehlbildungen der weiblichen Geschlechtsorgane. HALBAN-SEITZ[1] Biologie und Pathologie des Weibes, Bd. 3. 1924. (b) Das Fehlen beider Keimdrüsen. Beitr. path. Anat. 54, 478 (1912). — KERN, P.: Ein Fall von beiderseitiger Hodenverdoppelung, Hypospadie und Spina bifida occulta. Slg wiss. Arb. 1921, H. 63. — KIMURA: Transverse ectopie. Ann. Surg. 1918, Nr 4. Ref. Zbl. Chir. 46, 515 (1919). — KIRMISSON, K.: Ectopie suspénienne. Soc. Chir., 2. Paris 1912. — KLAATSCH, H.: Descensus testiculi. Morph. Jb. 76 (1890). — KLEIN: Ectopie périneale. Thèse de Paris 1906. — KOCHER: Krankheiten der männlichen Geschlechtsorgane. Dtsch. Chir. 50. Stuttgart: Ferdinand Enke 1887 (Lit.). — KÖNIG: Lehrbuch der speziellen Chirurgie. Berlin: August Hirschwald 1904. — KOHN, A.: Der Bauplan der Keimdrüsen. Arch. Entw.mechan. 47 (1920). — KRAUS, A. F.: Ein Beitrag zu den Entwicklungsstörungen der männlichen Keimdrüsen. Z. Konstit.lehre 13, 6, 779 (1928). — KREIBIG, W.: Über Konkremente in unterentwickelten Hoden. Wien. klin. Wschr. 1929, 436, Nr 14. — KREINER, W.: Ein Fall von doppeltem Nebenhoden. Anat. Anz. 65, 49 (1928). — KÜSTER: Funktion des Leistenhodens. Z. ärztl. Fortbildg 1906. — KYRLE, J.: (a) Beitrag zur Frage der Kryptorchie. Verh. dtsch. path. Ges. 15. Tagg Straßburg 1912, 420. (b) Strukturanomalien im menschlichen Hodenparenchym. Verh. dtsch. path. Ges. 13. Tagg 1909. (c) Hodenunterentwicklung im Kindesalter. Wien. klin. Wschr. 1910, 1583; Beitr. path. Anat. 60, 359 (1915). (d) Experimenteller Kryptorchismus. Verh. dtsch. path. Ges. 15. Tagg 1912. e) Über zwischenzellenähnliche Elemente im Nebenhoden. Beitr. path. Anat. 70, H. 3 (1922).

LANE, W.: Supernummerary testis. Trans. Clin. Soc. Lond. 28, 59 (1894—1895). — LANG: Torsion und Infarkt des Hodens. Jb. Hamburg. Staatskrkh. 11, 2 (1907). — LANGHANS: Hodenhypoplasie bei Kretinen. Virchows Arch. 149 (1897). — LANZ: Ektopische Testikel. Ref. Zbl. Chir. 35, 406 (1924). — v. LANZ, T.: Über die Biologie des Säugetiernebenhodens. Klin. Wschr. 1927, Nr 19, 909. — LAW: Torsion und Infarkt des Hodens. Brit. med. J., 26. Mai 1906. — LECÈNE, P.: Un cas de triorchidie vraie chez l'homme. Ann. d'Anat. path. 1, Nr 1 (1924). Ref. Zbl. Path. 35, 406 (1924). — LENHOSSEK: Dystopia testis transversa. Anat. Anz. 1 (1886). — LEUPOLD, E.: Bedeutung des Thymus für die Entwicklung der männlichen Keimdrüsen. Beitr. path. Anat. 67, 472 (1920). — LICHTENSTERN, R.: Kryptorchismus. Z. urol. Chir. 9, 185 (1922). — LINSER, P.: Dystopia testis transversa. Bruns' Beitr. 29, 381 (1901). — LOSSEN: Überzählige Hoden. Festschrift zur 50jährigen Feier des Krankenhauses Dresden 1899, S. 443. (Zit. SCHNEIDER.)

MAC KENZIE, D.: Pseudohermaphroditismus masculinus internus. J. Surg. 34, 232 (1921). Ref. Z. urol. Chir. 8, 255 (1921). — MAJERUS, K.: Hyperplasie des Hodens und Nebenhodens jugendlicher Individuen. Inaug.-Diss. Bonn 1915. (Zit. SCHNEIDER.) — MARCUSE, E.: Maligne Entartung eines Bauchhodens. Zbl. Chir. 1928, Nr 19, 1168. — MARIOTTI: Un raro caso di Triorchismo. Gazz. Osp. 1907, Nr 102. Ref. Zbl. Chir. 1907, 1437. — MARSH, F.: Two testicles on one side. Brit. med. J. 1911, 1354. — MARTIUS: Bandförmiges Ovar (Synovarie). Frankf. Z. Path. 12, 47 (1913). — MASCHKE: Hodeninfarkt durch Venenthrombose ohne Torsion. Beitr. path. Anat. 47 (1909). — MAYER, A.: Restbildung des WOLFFschen Körpers. Inaug.-Diss. München 1901. — MERKEL, H.: Kasuistischer Beitrag zu den Mißbildungen des männlichen Geschlechtsapparates. I. Hodenverdoppelung auf der rechten Seite. Beitr. path. Anat. 32 (1902). II. Gekreuzte Hodendystopie bei Scheinzwitter. Beitr. path. Anat. 32 (1902). — MEYER, R.: (a) Stud. Path. Entw. 1914 II (Keimdrüsenverdoppelung); Z. Geburtsh. 71, 252 (1912). (b) Keimdrüsenmangel. Virchows Arch. **255**, 31 (1925). — MICHAEL: Entstehung und Organisation des Hodeninfarktes. Inaug.-Diss. Leipzig 1912 (zit. SCHNEIDER). — MICHON, L. et P. PORTE: Quelques faits concernant l'histologie du testicule ectopique. C. r. Soc. Biol. Paris. **83**, Nr 33 (1920); Lyon. J. **17**, 731 (1920). — MITA, G.: Hodenunterentwicklung. Beitr. path. Anat. **58**, 554 (1914). — MÖLLER, O.: Ein Fall von überzähligen Ovarien. Nord. med. Ark. (schwed.) **1916**, Afd. (Kirurgi), H. 1/3, No 12. — MÖNCH, G.: Ein Fall von drittem Ovarium. Berl. klin. Wschr. **55**, Nr 36, 857 (1918). — MORGENSTERN: Spermiophagie. Virchows Arch. **250**, 648 (1924). — MURRAY: Kongenitale Hodentorsion. Brit. med. J., 6. Juli **1912**.

NEUGEBAUER: Hermaphroditismus beim Menschen. Leipzig 1908. — NEUHAUS, E.: Aplasie des Hodens. Inaug.-Diss. Kiel 1890. — NIEBERLE: Multiple heterotope Hodenentwicklung beim Schwein. Virchows Arch. **247**, 599 (1924).

OHMORI: Epithelmetaplasie im Nebenhoden und Ductus deferens. Z. Urol. **15**, H. 6 (1921). — OLIVET, J.: Über den angeborenen Mangel beider Eierstöcke usw. Frankf. Z. Path. **29**, H. 3 (1923). Ref. Zbl. Path. **34**, 371. — ORDON, J. K.: Torsion of an intraabdominal testis. Ann. Surg. **85**, 280 (1927). — OUDENDAL, A. J. F.: Ein dritter Testikel als Darmanhang. Virchows Arch. **238**, 82 (1922).

PARONE: Policlinico **3** (1896). Ref. Erg. Path. **5**, 859. — PAULSEN, JENS: Die Pigmentarmut der nordischen Rasse. Korresp.bl. dtsch. Ges. Anthropol. **49** (1918). (Einseitiger Hodenmangel.) — PELS-LEUSDEN: Bauchmuskeldefekt und Descensus. Arch. klin. Chir. **58** (1908). — PÉRARD et ARVISET: A propos d'une observation de torsion du testicule. J. d'Urol. **25**, 22 (1928). — PIZZAGALI: Un caso di tumore in testiculo ectopico. Morgagni **64**, 113 (1921). — PLATO: Interstitielle Zellen. Arch. mikrosk. Anat. **48** u. **50** (1896). — POK, J.: Über einen Acardius amorphus. (multiple Hodenbildung). Arch. Gynäk. **110** (1919). POLYA, E.: Anomalie des Hodens bei mangelhaftem Descensus und operative Ausnützung derselben. Zbl. Chir. **48**, 1762 (1921). — POLLARD: Malposit. of the testicle. Med. chronicle **4**, Nr 13 (1895). — PRIESEL, A.: (a) Dystopia testis transversa bei Pseudohermaphroditismus. Frankf. Z. Path. **26**, 80 (1922). (b) Über zwischenzellenähnliche Zellen im Nebenhoden. Disk.bem. KYRLES Vortr. Ver.igg path. Anat. Wien, Märzsitzg 1922. Ref. Wien. klin. Wschr. **1922**. — (c) Über das Verhalten von Hoden und Nebenhoden bei angeborenem Fehlen des Ductus deferens, zugleich ein Beitrag zur Frage des Vorkommens von Zwischenzellen im menschlichen Nebenhoden. Virchows Arch. **249** (1924). Ref. Münch. med. Wschr. **71**, 1040 (1924).

RANDERATH, E.: Über einen Fall von angeborenem Mangel beider Eierstöcke. Virchows Arch. **254**. — DE RAYMOND, L.: The surgical anatomy of inguinal extopia of the testicle. Amer. J. Urol., Sept. **1909**. (Abnorm langer Samenstrang. Zit. bei HOFSTÄTTER.) — RIEDER, W.: Seltene Mißbildungen des Nebenhodens. Zbl. Chir. **55**, 646 (1928). — RIGHBY and HOWARD: Hodeninfarkt bei Torsion. Lancet **1907**, 25. Mai. — ROBERTSON, H.: Ectopia testis perinealis. J. amer. med. Assoc. **95**, 191 (1930). — ROBINSOHN, J.: Über die Prädisposition des ektopischen Hodens zu Tumorbildung. Wien. klin. Wschr. **1927**, Nr 7, 227. — ROMANOWSKY, R. u. J. v. WINIWARTER: Dystopia testis transversa. Anat. Anz. **26**, 635 (1905).

SAKAGUCHI, Y.: Über das Adenomyom des Nebenhodens. Frankf. Z. Path. **18**, 379. Ref. Zbl. Path. **28**, 66. — SALOMON, E.: Fall von kongenitaler Anorchie. Inaug.-Diss. Bonn 1913. (Zit. KERMAUNER.) — SCHICKELE: Adenoma tubulare (testiculare) ovarii. Beitr. Geburtsh. **11** (1906). — SCHILLING, H.: Über embryonale Tumoren des Hodens. Inaug.-Diss. Frankfurt a. M.; Zbl. Path. **33**, 55. — SCHINTZ u. SLOTOPOLSKI: Entwicklung und Pathologie des Hodens. Virchows Arch. **253**, 413 (1924). — SCHLEIMER, H.: Zur Kenntnis der Triorchie. Virchows Arch. **269**, 496 (1928). (S. auch Wien. klin.Wschr. **1928**, Nr 29, 1066, demonstr. in Ver.igg path. Anat. Wien.) — SCHMIDT, M.: Einseitiger Hodenmangel bei Defekt der Tonsille derselben Körperseite. Berlin 1909. — SCHMIDT, M. B.: Sarkom im retinierten Hodens. Verh. dtsch. path. Ges. **1**, 113 (1899). — SCHMINCKE: Zit. bei WINDHOLZ. SCHMUTZER: Kryptorchismus abdominalis bilateralis bei einem Kalb und einem Schaf. (Kasuist. a. d. Fleischbeschau.) Z. Fleisch- u. Milchhyg. **37**, 351 (1927). — SCHNEIDER, P.: Die Mißbildungen der männlichen Geschlechtsorgane, anatomischer Teil. Handbuch der Urologie von A. v. LICHTENBERG, F. VOELCKER und H. WILDBOLZ, Bd. 3, S. 93. Berlin: Julius Springer 1928. — SCHÖPPLER: Über Kryptorchismus. Zbl. Path. **23**, 769 (1912). — SCHÜRMANN, P.: Über einen Fall von allgemeinem Infantilismus, bedingt durch beiderseitigen Eierstockmangel. Virchows Arch. **263** (1927). — SIMON, L.: Ein Fall von seltener Hodenmißbildung. Zbl. Chir. **1928**, Nr 36, 2259. — SKWORZOFF: Über die den Descensus testiculi bewirkenden Kräfte. Virchows Arch. **250**, 636 (1924). — SLOTOPOLSKY u. SCHINTZ: Histologie des menschlichen Hodens. Virchows Arch. **248**, 285 (1924). — SMIRNOFF, N. A.: Zur Kasuistik seltener Fälle von Hydrozele (H. bei Inversio testis). Z. Urol. **22**, 12 (1928). — SPECHT, O.: Über einen Fall von Ectopia testis perinealis congenita. Bruns' Beitr. klin. Chir. **118**, 642 (1920). — STAEMMLER, M.: Über Arterienveränderungen im retinierten Hoden. Virchows Arch. **245**, 304 (1923). Ref. Zbl. Path. **34**, 254. — STERNBERG, C.: Hodenzwischenzellen. Beitr. path. Anat. **69**, 262 (1921). — STILLING: Versuche über die Atrophie des verlagerten Hodens. Beitr. path. Anat. **15**, 337 (1894). — STRAKOSCH u. ANDERS: Über einen Holoacardius eumorphus (Keimdrüsenmangel). Arch. Gynäk. **115**, 408 (1921). — STREETER, G. L.: Germinal defect as a cause of abnormal developement. Anat. Rec. **25**, Nr 3, 152. — STROHE, L.: Hodenektopie. Inaug.-Diss. Leipzig 1899 (zit. bei SCHNEIDER). — STUTZIN: Zur bösartigen Entartung retinierter Hoden. Z. Urol. **12**, H. 4 (1918).

TAGLICHT, F.: Sirenenmißbildung (drei Hodenanlagen rechts). Virchows Arch. **230**, 225 (1921). — TALMANN, I. N.: Nebenmilzen in Nebenhoden und Samenstrang. Virchows Arch. **259** (1926). Ref. Zbl. Path. **39**, 120 (1927). — TANDLER u. GROSS: Einfluß der Kastration auf den Organismus. Arch. Entw.mechan. **30**, 253 (1910). — THIEL, G.: Über einen Fall von doppelseitiger Nebenhodenzyste. Inaug.-Diss. Köln. Ref. Zbl. Path. **32**, 367.— TOLDT, C.: Anhangsgebilde des menschlichen Hodens und Nebenhodens. Sitzgsber. Akad. Wiss. Wien, Math.-naturwiss. Kl. III **1891**, 189. — TURNER, GR.: Supernummerary testis. Lancet **2**, 174 (1900). — TURNER, H.: Fetale Zwangshaltung und Hodenektopie. Z. orthop. Chir. **27**, 227 (1910).

UFFREDUZZI: Retentio testis inguinalis. Arch. klin. Chir. **100**, 1151 (1913); **101**, 150 (1913).

VEROCAY, J.: Hat Unwegsamkeit des Ductus deferens Atrophie des Hodens zur Folge? (Nach Vortrag im Verein der deutschen Ärzte in Prag.) Prag. med. Wschr. **1915**, Nr 11. — VOSS: Entwicklungsstörungen des kindlichen Hodens. Zbl. Path. **24**, 432 (1913).

WAGENSEIL, F.: Beiträge zur Kenntnis der Kastrationsfolgen und des Eunuchoidismus beim Manne. Z. Morphol. u. Anthrop. **26**, 2, 264 (1927). — WALLENSTEIN, S.: Torsion of an intra-abdominal testis. J. of Urol. **21**, 2, 279 (1929). — WASSJUTOTSCHKIN: Seltene Anomalie der Testikel und zwei andere Mißbildungen. Anat. Anz. **44**, 186 (1913). — WEGELIN: Über Spermiophagie im menschlichen Nebenhoden. Beitr. path. Anat. **69** (1921). — WEINBERGER: Dystopia testis perinealis. Zbl. Krkh. Harn- u. Geschlechtsorg. **10**, H. 2 (1898). — WERWATH, K.: Totale zystische Entartung eines Leistenhodens. Z. Urol. **20**, 737 (1927). — WIDHALM: Doppelhoden. Wien. med. Wschr. **1911**, 1498. — WILDBOLZ, H.: Fall von kongenitaler Anorchie. Korresp.bl. Schweiz. Ärzte **47**, H. 39, 1307 (1917). Ref. Zbl. Path. **28**, 605. — WILLIER, B. H.: Structures and homologies of freemartin gonads. J. of exper. Zool. **33**, Nr 1 (1921). — WILSON: Zit. bei KOCHER S. 565. — WINIWARTER, H. DE: (a) Structure du testicule ectopique en apparance completement atrophié. C. r. Soc. Biol. Paris **95**, 1447 (1926). (b) Histologie du testicule ectopique. Epithelium séminal. C. r. Soc. Biol. Paris **99**, 643 (1928). (c) Histol. du test. exctop., Phénomènes sécrétoires C. r. Soc. Biol. Paris **99**, 645 (1928). — WINDHOLZ, FR: Zur Pathologie des Hodendescensus. (Teilung des Nebenhodens bei unvollständigem Descensus.) Klin. Wschr. **2**, Nr 47, 2175 (1923). — WOLF, R.: Leistenhoden und ihre Schickale. Inaug.-Diss. Leipzig 1907. (Zit. SCHNEIDER).

ZAUSCH, P.: Multiple maligne Teratome der männlichen Keimdrüsensphäre. Virchows Arch. **234**, H. 1 (1922). Ref. Dtsch. med. Wschr. **48**, Nr 11, 368 (1922). — ZIEBERT, L.: Kryptorchie. Bruns' Beitr. **21**, 445 (1898). — ZIEGELROTH, L.: Ein bemerkenswerter Fall von Hodenaplasie und seine neurologische Begutachtung. Z. Neur. **103**, 307 (1926). — ZIPPER: Seltene Hodenanomalie. Zbl. Chir. **1926**, 1182.

Samenleiter.

ADRIAN u. LICHTENBERG: Klinische Bedeutung der Mißbildungen des Nierenbeckens, der Niere und des Harnleiters. Z. urol. Chir. **1** (1913). — ALTMANN, FR.: Ein Fall von Mißbildungen am Genitale, am uropoetischen System und am knöchernen Becken bei einem Alpensteinbock (Capra ibex). Z. Anat. **79**, 269 (1926). — ANSPRENGER, A.: Mißbildungen der männlichen Generationsorgane. Münch. med. Wschr. **1913**, 1707.

BACHRACH, E.: Bildungsfehler des Harnapparates. Z. Urol. **3**, 921 (1909). — BALLOWITZ, E.: Angeborener einseitiger Nierenmangel. Virchows Arch. **141**, 309 (1895). — BEUMER: Nierenmangel. Virchows Arch. **72**, 344 (1878). — BOEMINGHAUS: Samenblasenpathologie. Arch. klin. Chir. **139**, H. 2/3. — BOSTROEM: Beitr. zur pathologischen Anatomie der Nieren, H. 1. Freiburg 1884. — BRACK: (a) Zwei seltene Befunde aus der Pathologie des männlichen Urogenitalsystems. Virchows Arch. **236** (1921). (b) Über innere männliche Genitalmißbildungen bei einseitiger Nierenaplasie (Samenleitermangel). Z. Urol. **15**, H. 9, 389 (1921). — V. D. BROEK: Vollkommene Agenesie des rechten Urogenitalapparates. Anat. Anz. **31**, 417 (1907). — V. BÜNAU, H.: Beitrag zur Kenntnis der Genese angeborener Hydronephrosen. Inaug.-Diss. Leipzig 1926. Frankf. Z. Path. **34** (1926).

CADORÉ: Anomalies congénit.du rein. Thèse de Lille **1903**. — CARBIEU: Zit. bei GRUBER COMELLI: Geburtshindernis. Wien. med. Wschr. **1879**, Nr 32.

ECKHARDT, T.: Kongenitaler Nierendefekt. Virchows Arch. **114**, 217 (1888). — EMMERICH, E.: Enorme Zystenbildung des Vas deferens. Zbl. Path. **21**, 673 (1910). —

ENGEL: Über eine seltenere Form der Urogenitalmißbildung. Beitr. path. Anat. **67**, 3, 549 (1920). — ENGLISCH: Zysten am Samenstrang. Wien. klin. Wschr. **1891**, 447.

FELIX: In KEIBEL-MALL: Handbuch der Entwicklungsgeschichte des Menschen,. Bd. 2. Leipzig: S. Hirzel 1911. — FISCHER, A.: Umwandlung der Samenblase in den Ureter Inaug.-Diss. Gießen 1892. — FISCHER, P.: Mißbildungen des Ureters, der Samenblase und der Niere. Inaug.-Diss. Zürich 1898/99. — FLÜGGE: Mißbildungen der Samenblasen. Inaug.-Diss. Göttingen 1904. — FÖDERL: Abnorme Kommunikation zwischen Harnblase und Samenleiter. Wien. klin. Wschr. **35**, 813 (1922). — FRATTIN, G.: Zbl. Chir. **1926**, 1760. — FRIEDLAND: Über einen Fall von akzessorischen Nebennieren in den beiden Samensträngen bei gleichzeitigem Konflux des Ureters und des Vas deferens der rechten Seite. Prag. med. Wschr. **1895**, Nr 14, 145.

GÉRARD, G.: Anomalies congénit. du rein. J. Anat. et Physiol. **1905**, 241. — GRUBER, GG. B.: (a) Die Mißbildungen der Harnorgane. In SCHWALBE-GRUBERS Morphologie der Mißbildungen der Menschen und Tiere, III. T. Einzelmißbildungen, 3. Abtlg. Jena: Gustav Fischer 1927. (b) Entwicklungsstörungen der Nieren und Harnleiter. In LUBARSCH-HENKE: Handbuch der speziellen pathologischen Anatomie, Bd. 6, I. Berlin: Julius Springer 1925. — GRUBER, W.: Virchows Arch. **68**, 272 (1876). — GUELLIOT: Anatomie und Pathologie der Samenblasen. Thèse de Paris **1882**. (Zit. SCHNEIDER). — GUIZETTI: Ein Fall von Fehlen des Vas deferens und Samenbläschens der rechten Seite mit gut entwickeltem Hoden und vollkommener Samenbildung bei einem 25jährigen Manne. Zbl. Path. **16**, 387 (1905). — GUIZETTI u. PARISET: Beziehungen zwischen Mißbildungen der Niere und der Geschlechtsorgane. Virchows Arch. **204**, 372 (1911).

HANDL, A.: Über Verdoppelung der Ureteren und Mündung des einen am Colliculus seminalis. Frankf. Z. Path. **5**, 158 (1910). — HEINER, G.: Kongenitale Nierendystopie und kongenitaler Nierendefekt mit Anomalieen der ableitenden Samenwege. Fol. urol. **3**, 186 (1909). (Fall identisch mit dem von TANDLER demonstrierten.) — HENGGE, A.: Pseudohermaphroditismus. Mschr. Geburtsh. **17**, 24 (1903). — HENRY: Descent of the spermatic cord. Ir. J. med. Sci., V. s. **1922**, Nr 7, 317. Dublin. — HOCHHEIM: Mißbildung des Urogenitalapparates. Virchows Arch. **145**, 180 (1896). — HOFFMANN: Zwei Fälle von Umwandlung der Samenblasen in Harnleiter. Arch. Heilk. **13**, 532 u. Taf. 7 (1872). — HOWARD, R. J.: Case of tuberculosis of the testis illustrating an unusal abnormality of the vas deferens. Lancet 25. Jan. **1908**. (Abnorm langer Duct. deferens.) — HULSE, J.: Anomaly of the genito-urinary tract. J. amer. med. Assoc. **53**, 299 (1909). — HYRTL, J.: Österr. med. Wschr. **1841**. (Zit. bei HEINER.)

KLEBS, E.: Handbuch der pathologischen Anatomie, Bd. 1, Abt. 2. Berlin: August Hirschwald 1876. — KORNFELD, W.: Nierenmangel bei einem Embryo (Ductus-deferens-Defekt). — Anat. Anz. **60**, 497 (1926). — KRISCHNER, H.: Hodenpathologie. Zbl. Path. **37**, 435 (1926). — KÜTTNER: Verh. dtsch. Ges. Chir. **1920**, 317.

LANZARINI: Seltene Anomalie des Samenstranges mit angeborenem Leistenbruch und Ektopie des Hodens. Ref. Z. org. Chir. **3**, 492 (1913). — LIEBI: Retrovesikale Zysten. Dtsch. Z. Chir. **94**, 16 (1908). — LEXER: Arch. klin. Chir. **48**, 201 (1894).

MAYERHOFER: Ärztl. Ztg Wien **1900**, Nr 12. Zit. HOFSTÄTTER. (Abnorme Länge des Samenstranges.) — MAYOR: Defekt der linken Niere samt Ureter und Samenleiter. Bull. Soc. Quat. **1876**, 592. — MÜNCHMEYER: Totaler Urogenitaldefekt links. Z. ration. Med. **23** (1868). (Zit. VOELCKER.)

PARISE: Urogenitaldefekt links mit Hypospadie, 1837. (Zit. VOELCKER.) — PARISOT: Atresia ani mit an der Harnblase endenden Vv. deferentia. 1856. (Zit. VOELCKER). — PRIESEL, A.: (a) Verhalten von Hoden und Nebenhoden bei angeborenem Defekt des Ductus deferens usw. Virchows Arch. **249**, 246 (1924). (b) s. auch Verh. dtsch. urol. Ges. **1921**.

RECH, W.: Über eine eigentümliche kombinierte Mißbildung des männlichen Urogentialapparates und ihre formale Genese. (Hypoplast. Nierenanlage mit Bildung abnorm mündender Doppelureteren und abnormem Verhalten eines Duct. ejaculator.) Z. urol. Chir. **11**, 6 (1922). Ref. Zbl. Path. **33**, 402. — REVERDIN: Urogenitaldefekt linksseitig. Bull. Soc. Anat. **1880**, 325.

SANKOTT, A.: Agenesie der linken Niere. Dtsch. Arch. klin. Med. **58**, 463 (1897). — SCHMIDT, E.: Nierenmangel bei Übergang des Ureters in die Samenblase. Beitr. path. Anat. **42**, 516 (1907). — SCHNEIDER, P.: l. c. S. 110 f. — STERNBERG, C.: Urogenitalmißbildung. Wien. klin. Wschr. **1907**, Nr 45, 1391. — STRAETER: Kongenitale Nierendystopie. Dtsch. Z. Chir. **83**, 55 (1906).

TANDLER, J.: Demonstration eines Falles von Defekt einer Niere und des gleichsinnigen Vas deferens. Urol.-Kongr. **1907**. Verh. dtsch. Ges. Urol. **1**, 501. — TANGL, F.: Bildungsfehler der Urogenitalorgane. Virchows Arch. **118**, 427 (1889). — TENON: Blasenektopie, Vasa deferentia blind an der Blasenhinterwand endend. 1761. (Zit. VOELCKER).

VEROCAY, J.: (a) Ren impar sinister, kombiniert mit Anomalien der Genitalorgane, der Baucharterien und des Skelets. Prag. med. Wschr. **1907**, Nr 49. (b) Hat Unwegsamkeit des Ductus deferens Hodenatrophie zur Folge? Prag. med. Wschr. **1915**, Nr 11. Ref. Münch. med. Wschr. **1915**, 984. — VOELCKER: Chirurgie der Samenblasen. Neue dtsch. Chir. **2**. Stuttgart: Ferdinand Enke 1912.

WINDHOLZ, FR.: Samenleiterverdoppelung beim Menschen. Sitzgsber. Ver. path. Anat. Wien, 26. März 1928. Wien. klin. Wschr. **1928**, Nr 29, 1066; **1929**, 447.

ZIMMERMANN: H., Urogenitalmißbildung. Zbl. Path. **32**, 1 (1921).

Samenblasen.

ANSPRENGER: Einige interessante Mißbildungen der männlichen Generationsorgane. Münch. med. Wschr. **1913**, Nr 31.

BALLOWITZ: Angeborener einseitiger vollkommener Nierenmangel. Virchows Arch. **141** (1895). — BOEMINGHAUS: Samenblasenpathologie. Arch. klin. Chir. **139**, H. 2/3. — BOSSCHA: 1813. Zit. VOELCKER (Samenblase und Ductus ejaculator. sin. fehlen). — BRACK: Zwei seltene Befunde aus der Pathologie des männlichen Urogenitalsystems. Virchows Arch. **236**, 301 (1922). — v. D. BROEK: Agenesie des Urogenitalapparates. Anat. Anz. **31**, 417 (1907).

DREYER: Beiträge zur Pathologie der Samenblasen (2 Fälle von Defekten der samenableitenden Wege). Inaug.-Diss. Göttingen 1891. (Zit. VOELCKER.)

EXNER, SIGM.: Physiologie der Samenblasen. Handbuch der Urologie (v. FRISCH und ZUCKERKANDL), Bd. 1, S. 234. 1904.

FELIX: Zur Anatomie des Duct. ejaculatorius, der Ampulla deferentialis und der Vesicula seminalis. Anat. H. **17** (1901). — FLÜGGE: Mißbildungen der Samenblasen. Inaug.-Diss. Göttingen 1904. — FRÄNKEL: Die Samenblasen des Menschen. Berlin: August Hirschwald 1901. — FRANCKE, H.: Ein Fall von multilokulärer Samenblasenzyste. Zbl. Path. **41**, 145 (1927).

GODART: Recherches teratologiques sur l'appareil séminal de l'homme. Paris 1860. — GUELLIOT: Les vésicules séminales. Paris 1883. — GUIZETTI, P. u F. PARISET: Mißbildungen der Nieren und Geschlechtsorgane. Virchows Arch. **204**, 372 (1911).

HEINER, G.: Kongenitale Nierendystopie und Defekt mit Anomalien der Samenwege. Fol. urol. **3**, 186 (1909). — HOFFMANN, E.: 2 Fälle von Umwandlung der Samenblasen in Harnleiter. Arch. Heilk. **13** (1872).

KÖNIGSTEIN: (a) Über das Schicksal der nicht ejakulierten Spermatozoen. Pflügers Arch. **114** (1906). (b) Wien. klin. Wschr. **1908**, Nr 27.

LENTZE, F. A.: Verwickelte Mißbildungen der Harngeschlechtsorgane. Virchows Arch, **272** (1929). (Samenblasenmangel.)

OBERNDORFER: Anatomie und Physiologie der Samenblasen. Beitr. path. Anat. **31**.

SCHMIDT: Einseitiger Nierenmangel mit Übergang des Ureters in die Samenblase. Beitr. path. Anat. **42**, 516 (1907).

VOELCKER: Chirurgie der Samenblasen. Neue dtsch. Chir. **2**. Stuttgart: Ferdinand Enke 1912.

WEIGERT, C.: (a) Über einige Bildungsfehler der Ureteren. Virchows Arch. **70**, 490 (1877). (b) Mißbildungen eines Ureters und einer Samenblase. Virchows Arch. **104**, 10 (1886).

ZIMMERMANN, H.: Einseitige Nierenhypoplasie mit Mündung des Ureters in die Samenblase. Zbl. Path. **32**, 1. — ZINNER, A.: Intravesikale Samenblasenzyste. Wien. med. Wschr. **1914**, Nr 13 (Festnummer anläßlich des Urologenkongresses).

COWPER-Drüsen und Prostata.

ANDRÉ: Un cas de kyste de la prostata. J. d'Urol. **23**, 30 (1927). — ARNOLD, J.: Uterus masculinus etc. Virchows Arch. **47**, 7 (1869).

BALLOWITZ: Virchows Arch. **141**, 309 (1895). — BÉRAUD: Zit. bei GODARD. — BOEMINGHAUS: Arch. klin. Chir. **139**, H. 2/3. — BÜDINGER, H.: Anatomie der Prostata. Festschrift für Münch. ärztl. Ver. **1883**, 47 (zit. SCHNEIDER).

CAMMERAT: Zur Frage der Prostatahypertrophie. Virchows Arch. **245**, 27 (1923). — CORNELLI: Ein Fall von Geburtshindernis (Fehlen der Prostata). Wien. med. Wschr. **1897**, Nr 37.

DIECKMANN: Virchows Arch. **241**, 401 (1923).

ELBOGEN: Zystenbildungen in den Ausführungsgängen der COWPERschen Drüsen. Z. Heilk. **7**, (1885). — ENGLISCH: Wien. med. Jb. **1873**.

FÖRSTER: Die Mißbildungen des Menschen. Jena 1861. — v. FRISCH, A.: Mißbildungen der Prostata. Handbuch der Urologie von v. FRISCH und ZUCKERKANDL, Bd. 3. 1896. Wien: Alfred Hölder.

GODARD (1860): Zit. nach VOELCKER (Fehlen von Prostata und Penis).

HADA u. GÖTZL: Wechselbeziehungen zwischen Hoden und Prostata. Prag. med. Wschr. **1914**, Nr 32. — HAMPERL, H.: Zystisch erweiterte COWPERsche Drüsen an einem amputierten Mastdarm. Ver. path. Anat. Wiens, 23. Nov. 1927. Wien. klin. Wschr. **1928**, Nr 25, 900. — HEINER: Fol. urol. **3**, 186 (1908). — HORN, O. u. ORATOR: Prostatahypertrophie. Frankf. Z. Path. **28**, 342 (1922).

JORES, L.: Hypertrophie des sog. mittleren Lappens der Prostata. Virchows Arch. **135**, 224 (1894).

KERMAUNER, FR.: Fehlbildungen der weiblichen Geschlechtsorgane. HALBAN-SEITZ' Biologie und Pathologie des Weibes. — KLEBS, E.: Handbuch der pathologischen Anatomie, Bd. 1, Teil 2, S. 1093. Berlin 1876.

v. LICHTENBERG: Anat. H. **1906**. — LIEBI, W.: Über retrovesikale und retroprostatische Zysten. Dtsch. Z. Chir. **94**, 16 (1906 [Lit.]). — LUSCHKA, H.: Das vordere Mittelstück der Prostata und die Aberration desselben. Virchows Arch. **34**, 592 (1865).

MARCHAND, E.: Zur Kenntnis der Blasentumoren. Arch. klin. Chir. **22** (1878). — MAYER: Prostatamangel, 1827 (zit. nach VOELCKER). — MEYER, R.: Embryonale Gewebsanomalien besonders des männlichen Geschlechtsapparates. Erg. Path. **I 15**, 454 (1911). — MÜLLER, A.: Urethralstenose durch Zyste einer COWPERschen Drüse. Verh. dtsch. Ges. Urol. **1926**, 425.

ROBERTS, FR. W.: Cyst of the prostate gland with congenital absence of the right kidney. Amer. J. Surg. **4**, 221 (1928). — ROKITANSKY: Handbuch der speziellen pathologischen Anatomie, Bd. 2. Wien 1842.

SCHMIDT: Epidermisbildung in den Prostatagängen. Beitr. path. Anat. **40**. — SCHEIDE, E.: Zystenbildung in der Prostata mit epidermoidaler Auskleidung. Zbl. Path. **25**, 97 (1914). — SPRINGER: Z. Heilk. **19** (1898).

THOREL, CH.: Über die Aberrationen von Prostatadrüsen und ihre Beziehung zu den Fibroadenomen der Blase. Bruns' Beitr. **36**, 630 (1902 [Lit.]). — TOLMATSCHEW, N.: Semilunare Klappen der Harnröhre und vergrößerte Vesicula prostatica. Virchows Arch. **49**, 348 (1870).

WITTZACK: Zit. THOREL.

Colliculus seminalis.

BRONNER, H.: Die angeborene Faltenbildung am unteren Ende des Samenhügels, ein typisches Krankheitsbild. Bruns' Beitr. **130**, H. 3; Münch. med. Wschr. **71**, 1106 (1924).

EPPINGER: Über die Agenesie der Nieren. Prag. med. Wschr. **1879** (Ureter in den Ductus ejaculatorius mündend).

GLINGAR: Angeborene Bänder und Klappen in der hinteren Urethra. Z. urol. Chir. **9** (1922). — GUIZETTI u. PARISET: Beziehungen zwischen Mißbildungen der Nieren und der Geschlechtsorgane. Virchows Arch. **204**, 383 (1911).

HYRTL: Anomalie des Ductus ejaculatorius (Verschmelzung). Österr. med. Wschr. **1841**, Nr 45.

IVANITZKY, M.: Beiträge zur Anatomie des Ductus ejaculatorius. Z. Anat. **87**, Nr 1/2, 11 (1928).

ROKITANSKY: Abnormitäten der männlichen Geschlechtsorgane. Handbuch der pathologischen Anatomie, Bd. 3, 2. Abt., S. 481. Wien: Braumüller & Seidel 1842. — RECH, W.: Kombinierte Mißbildungen des männlichen Genitalapparates. Z. urol. Chir. **11**, 6 (1922).

SCHMINCKE, A.: Zur Pathologie des Colliculus seminalis (Hymenbildung). Verh. 18 .Tagg dtsch. path. Ges. Jena **1921**, 164.

WEIGERT, C.: Verschmelzung der Ductus ejaculatorii. Virchows Arch. **104** (1886).

Retrovesikale Zysten, embryonale Gangreste.

ALTMANN, FR.: Zur Kenntnis der Zysten an der hinteren Blasenwand. Z. urol. Chir. **24**, 438 (1928).

BOSSCHA: Zit. bei GUELLIOT 1882.

ENGLISCH: (a) Über Zysten an der hinteren Blasenwand bei Männern. Med. Jb. Wien **1874**, 127. (b) Über Zysten am Vas deferens. Wien. klin. Wschr. **1891**, 447.

GODARD: Recherches teratologiques sur l'appareil seminal de l'homme. Paris 1860. — GUELLIOT: Des vésicules séminales. Anatomie pathologique. Thèse de Paris **1882**, No 29.

HILSE: Persistierende MÜLLERsche Gänge im Bruchsack von Inguinalhernien bei Männern. Arch. klin. Chir. **150**, 129 (1928).

LENTZE, F. A.: Verwickelte Mißbildungen der Harngeschlechtsorgane. Virchows Arch. **272** (1929). (MÜLLERscher Gang einseitig erhalten, Samenleitermangel auf der Gegenseite.) — LIEBL, W.: Über retrovesikale und retroprostatische Zysten. Dtsch. Z. Chir. **94**, 16 (1906 [Lit.]). — LUKSCH: Über eine seltene Mißbildung an den Vasa deferentia. Prag. med. Wschr. **28**, 422 (1903).

MEYER, R.: (a) Zur Entwicklungsgeschichte und Anatomie des Utriculus prostaticus beim Menschen. Arch. mikrosk. Anat. u. Entw.mechan. **74**, 844 (1909). (b) Über embryonale Gewebsanomalien und ihre pathologische Bedeutung im allgemeinen und solche des männlichen Genitalapparates im besonderen. Erg. Path. **15 I**, 431 (1911).

PRIESEL, A.: Über das Verhalten von Hoden und Nebenhoden bei angeborenem Mangel des Ductus deferens. Virchows Arch. **249**, 246 (1924).

RELIQUET: Persistanc du canal de Müller usw. Ref. Rev. de Chir. **1887**, 838.

THOMPSON: Report of a case, in which there occured an anomalous structure at and about the base of the bladder. (Erweiterung des Endstückes eines MÜLLERschen Ganges bei Ausbleiben der Verschmelzung.) J. Anat. a. Physiol. **35** (1901). — TOBLER: Über einen Fall von Zyste des MÜLLERschen Ganges. Beitr. path. Anat. **34** (1903).

ZINNER, A.: Intravesikale Samenblasenzyste. Wien. med. Wschr. **64**, 606 (1914).

Harnröhre, Störungen der Lumenbildung.

v. ADLER-A. RACZ: Angeborene Harnröhrendivertikel. Z. Urol. **19**, 554 (1925). — ANDERS, H.: Harnröhrenatresie und Kloakenmißbildungen. Virchows Arch. **229**, 551 (1921). — ARNOLD, J.: Uterus masculinus, angeborene Striktur der Harnröhre. Virchows Arch. **47**, 7 (1869).

BIRDSALL, J. C.: Congenital obstruction of the urethra in a male child on 6 hours after birth. J. of Urol. **22**, 438 (1929). — BOEMINGHAUS, H.: (a) Die Strikturen der Harnröhre. Erg. Chir. **17**, 516 (1924) (Lit). (b) Harnröhrendivertikelstein. Z. Urol. **17**, 535 (1923). — BOGULJUBOW: Kongenitale Urethraldivertikel beim Manne. Chir. Arch. Wiljarninowa **27**, 507 (1910) (zit. FOURNIER). — v. BÓKAY, J.: Beiträge zur Kenntnis der Harnröhrendivertikel bei Knaben. Jb. Kinderheilk. **52**, 181 (1900). — BOSTROEM, E.: Beiträge zur pathologischen Anatomie der Nieren, S. 44. Freiburg und Tübingen 1884. — BRAUCH, A.: Atresie der fetalen Harnröhre. Inaug.-Diss. Gießen 1897 (zit. SCHNEIDER). — BRENNER: Perineale Harnröhrendivertikel. Wien. klin. Wschr. **1889**, Nr 45. — BRONNER, H.: Angeborene Faltenbildungen am unteren Ende des Samenhügels. Bruns' Beitr. **130**, 632 (1924) (Lit.). Ref. Münch. med. Wschr. **71**, 1106 (1924). — BROWNE, H.: Congenital obstruction of the urethra (Report of two cases). J. of Urol. **23**, 275 (1930). Ref. Z. urol. Chir. **30**, 126 (1930). — BUDD: Zit. nach TOLMATSCHEW. — BUGBEE, H. and WOLLSTEIN M.: Retention of urin due to congenit. hypertroph. of the verumontanum. J. of Urol. **10**, 477 (1923). Ref. Z. urol. Chir. **16**, 242. — BURCKHARDT: Die Verletzungen und chirurgischen Erkrankungen der Harnröhre. Handbuch der Urologie von v. FRISCH und ZUCKERKANDL, Bd. 3. Wien: Alfred Hölder 1906 (Lit.).

CHADWICK, R., TAYLOR and S. P. MEADOWS: Congenital obstruction of the posterior urethra. Brit. med. J. **1930**, Nr 3609, 443. — CHIARI, H.: Klappenbildung in der Urethra. Wien. klin. Wschr. **1928**. — CHRISTELLER, E.: Die pathologische Anatomie der Harnröhrenstrikturen. Z. Urol. **1929**. Sonderbd. (Verh. dtsch. Ges. Urol.), 351.

DEMME: Zit. bei KAUFMANN. — DENK, W.: Über Harnröhrendivertikel. Z. Urol. **6**, 621 (1912) (Lit.). — DIECKMANN, H.: Nierenhypoplasie und Harnröhrenatresie. Virchows Arch. **241**, 401 (1923). — DURAND: Poche diverticulaire congén. de l'urèter pénien. Soc. chir. Lyon, **4**, 23. 13. Dez. 1900 (zit. bei FOURNIER). — DÜTTMANN, G.: Prostatahypertrophie als Fehldiagnose bei angeborener Harnröhrenverengerung. Bruns' Beitr. **125**, 368 (1922).

EIGENBRODT: Blasenhalsklappe. Bruns' Beitr. **8**, 171 (1892). — EHRLICH: Divertikel der männlichen Harnröhre. Bruns' Beitr. **59**, 193 (1908) (Lit.). — ENGLISCH, J.: (a) Bedeutung der angeborenen Hindernisse der Harnentleerung. Wien. med. Wschr. **1898**, 2353. (b) Angeborene Verengerung der Harnröhre bei Hypospadie und ihre Folgen. Wien. med. Wschr. **1899**, 1513. (c) Angeborene Verengerung der männlichen Harnröhre. Fol. urol. 4. EPSTEIN, G. S.: Etude des diverticules de la partie postérieure de l'urètre. J. d'Urol. **25**, 441 (1928). Ref. Z. urol. Chir. **26** (1929). — ESCAT: Malformations congén. et acquis. de l'urètre. Ann. Mal. génito-urin. **1**, No 1 (1908).

FELIX, G.: Entwicklungsgeschichte. Keibel-Malls Handbuch, Bd. 2. Leipzig 1911. — FOEDERL: Angeborene Verengerung der Harnröhre (Infrakollikulärstenose). Wien. klin. Wschr. **35**, 797 (1922). — FOURNIER, A.: Les uretrocèles chez l'home. Thèse de Paris **1913**. — FRANGENHEIM: Mißbildungen der männlichen Geschlechtsorgane, klinischer Teil. In Bd. 3 des Handbuches der Urologie von VOELCKER und v. LICHTENBERG. — FREY, Ph.:

Angeborene Verengerungen der Pars prostatica urethrae. Inaug.-Diss. Gießen 1917 (zit. SCHNEIDER). — FREYLICH, S.: Die Verengerung des Orificium externum der männlichen Harnröhre. Z. Urol. **17**, 207 (1923). — FUCHS, N.: Kongenitale Hydronephrose. Inaug.-Dis.. Zürich 1900.

GANSEN, G.: Divertikel der männlichen Harnröhre. Inaug.-Diss. Bonn 1905. — GIRGOLAW: Kongenitales Divertikel der männlichen Harnröhre. Wratsch (russ.) **1907**, Nr 34/36 (zit. FOURNIER). — GLINGAR, A.: (a) Angeborene Bänder- und Klappenbildung in der hinteren Harnröhre. Z. urol. Chir. **9**, 75 (1922). (b) Divertikel der männlichen hinteren Harnröhre. Z. urol. Chir. **8**, **166** (1921). — GOLDBERG: Querleiste der Harnröhre. Zbl. Chir. **1898**, Nr 5. — GRUBE: Steine und Divertikel der männlichen Harnröhre. Berl. klin. Wschr. **1867**, Nr. 5. — GUIBÉ: Rétréciss. congén. de l'urètre chez l'homme. Bull. Soc. Anat. Paris **70**, 678 (1895). — GUYON: Des vices de conformat. de l'urètre chez l'homme. Thèse de Paris **1863**.

HABERER, J.: Kongenitale Divertikel der Urethra. Urol. Z. **5**, 734 (1911). — HANSER, B.: Kongenitales gestieltes Angiom der männlichen Harnröhre. Virchows Arch. **226**, H. 3 (1919). Ref. Zbl. Path. **30**, 559. — HEINICKE, H.: Über kongenitale Stenosen der Pars prostatica der Harnröhre. Z. Urol. **7**, 22 (1913). — HENDRICKSZ: Zit. FOURNIER, SCHNEIDER. HERTZ, B.: Über kongenitalen Verschluß der Urethra. Inaug.-Diss. Bonn 1908. —HUETER, C.: Angeborene Divertikel der Urethra. Virchows Arch. **46**, 32 (1869).

JARJAVAY: Zit. bei TOLMATSCHEW.

KAUFMANN, G.: Verletzungen und Krankheiten der männlichen Harnröhre und des Penis. Deutsche Chirurgie, Lief. 50a. Stuttgart: Ferdinand Enke 1886 (Lit.). — MCKAY, R. W. and J. A. C. COLSTON: Diverticula of the male urethra. A. report of ten cases. Surg. etc. **48**, Nr 1, 51 (1929). — KEERSMAECKER: Un divertic. de l'urétre int. de l'homme. Ann. Mal. génito-urin. **16**, 561 (1898) (zit. FOURNIER). — KERMAUNER: Fehlbildungen des weiblichen Genitales. Halban-Seitzs Biologie und Pathologie des Weibes, Bd. **3**, S. 514. 1924 (Lit.). — KLEBS: Handbuch der pathologischen Anatomie, Bd. 1. Berlin 1869.

LEDERER, R.: Angeborene membranöse Verengerung der Pars prostatica urethrae. Virchows Arch. **203**, 240 (1911). — LESSING: Perineale Harnröhrendivertikel. Mber. Urol. **9**, 478 (1904). Ref. Dtsch. med. Wschr. **1904**, 971. — v. LICHTENBERG, A.: (a) Entwicklung einiger akzessorischer Gänge am Penis. Bruns' Beitr. klin. Chir. **48**, 205 (1906). (b) Arch. klin. Chir. **87**, 797 (1908). — LINDEMANN, F.: Angeborene Verengerung der Pars prostatica urethrae. Inaug.-Diss. Jena 1908. — LOWSLEY: Zit. SCHNEIDER. LOWSLEY, O. S. und R. GUTIERRE: Chirurgische Behandlung der Harnröhrendivertikel (Überblick über 116 Fälle, davon 6 eigene). Z. Urol. **1929**, Sonderbd. (Verh. dtsch. Ges. Urol. 8. Kongr. Berlin, 26.—29. Sept. **1928**, 312). — LUSCHKA: Zit. SCHNEIDER.

MAGENAU: Geburtserschwerung bei kongenitaler Hydronephrose. Inaug.-Diss. Tübingen 1902. — MARCHADIER, C.: Kyst. dermoid. du raphé des organ. genit. ext. Thèse de Paris **1893**. — MEYER, R.: Embryonale Gewebsanomalien des männlichen Geschlechtsapparates. Erg. Path. **15 I** (1911). — MOUAT, T. R.: Urethral diverticula. Brit. J. Surg. **16**, Nr 61, 51 (1928). Ref. Z. urol. Chir. **26**, 143 (1929). — MÜLLER, A.: Zur Kenntnis der Harnröhrendivertikel beim Manne. Arch. klin. Chir. **145**, 435 (1927). — MURPHY: Congenital stricture of the urethra. Brit. med. J. 13. Sept. **1902**. — v. MUTACH: Zur Genese der kongenitalen Zystennieren (Atresie der Urethra). Virchows Arch. **142**, 46 (1895).

NEUGEBAUER, F.: Angeborene Divertikel der Harnröhre mit Steinen. Bruns' Beitr. **132**, 719 (1924). — NOBRE, A.: Steinbildung in Urethraldivertikel. Ref. Z. org. Chir. **30**, 877 (1925).

DE PAOLI: Delle borse urinose uretrali. Gaz. med. Torino **1885**. Ref. Zbl. Chir. **1885** 905. — PETZ: Zit. bei BÒKAY, SCHNEIDER. — PICARD: Zit. GODARD, SCHNEIDER. — PIGNÉ: Zit. KAUFMANN. — PLASTUNOV-KODVENKO, M.: Zur Frage der kongenitalen Harnröhrendivertikel. Ukraïn. med. Visti **1928**, Nr 3/4, 324. Ref. Z. urol. Chir. **28** (1929). — POPPERT: Blasenhalsklappe. Arch. klin. Chir. **44**, 52 (1892).

REICHEL, P.: Die Entstehung der Mißbildungen der Harnblase und Harnröhre. Arch. klin. Chir. **46**, 97 (1893). — ROITH, O.: Großer Divertikelstein der Harnröhre. Bruns' Beitr. **57**, 267 (1908).

SCHLAGENHAUFER, FR.: Angeborene Klappenbildung im Bereiche der Pars prostatica urethrae. Wien. klin. Wschr. **9** 218, (1896). — SCHLÜTER: Angeborene Urethraldivertikel. Inaug.-Diss. Greifswald 1877 (zit. SCHNEIDER). — SCHMIDT, C. O.: Hochgradige Dilatation der Harnblase infolge klappenartigen Verschlusses des Orificiums urethrae internum. Z. urol. Chir. **11**, 158 (1923). — SCHMINCKE, A.: Zur Pathologie des Colliculus seminalis. Verh. dtsch. path. Ges. **18**, 164 (1921). — SCHNEIDER, P.: l. c. S. 125f. — SEGALL, E.: Angeborene Harnröhrenverengerung. Inaug.-Diss. Königsberg 1890. — SIMON, H.: Über ein Harnröhrendivertikel (Traumatisch?). Bruns' Beitr. **145**, 639 (1929). — STECKMETZ, F.: Seltene Mißbildungen und Erkrankungen des Penis. Bruns' Beitr. **17**, 398 (1897). —

SUTER, F.: Histologie und Genese der kongenitalen Divertikel der männlichen Harnröhre. Arch. klin. Chir. **87**, 225 (1908).

TAVARES, A., O. MORENO et S. PERCIRA: Diverticulo congenito da uretra masculina. Med. contemp. Lisboa **1929**, No 39. — THIEMANN: Angeborene Harnröhrendivertikel. Dtsch. Z. Chir. **82**, 273 (1906). — TIMOFEEW, S.: Kongenitale Harnröhrendivertikel. Arch. klin. Chir. **92**, 102 (1910). — TOLMATSCHEW, N.: Semilunare Klappen der Harnröhre und vergrößerte Vesicula prostatica. Virchows Arch. **49**, 348 (1870).

VELPEAU: Zit. bei TOLMATSCHEW. — VOILLEMIER: Zit. FOURNIER.

WATSON, E.: The structur, basis for congenit. valveformation in the post. urethra. J. of Urol. **7**, 371 (1922). — WECHSELMANN: Über Dermoidzysten und paraurethrale Gänge. Arch. f. Dermat. **68** (1903). — WILCKENS, R.: Kongenitale Stenosen der männlichen Harnröhre. Z. Urol. **4**, 814 (1910). — WULSTEN, I.: Zur Kasuistik der Harnröhrendivertikel. Z. urol. Chir. **22**, 287 (1927).

YOUNG, H. H. and R. W. MCKEY: Congenital valvular obstruction of the prostatic urethra. Surg. etc. **48**, Nr 4, 509 (1929).

ZDANOW, D.: Ein Fall von 2 Divertikeln in der Urethra. Urologija **5**, 91 (1928). Ref. Z. urol. Chir. **28** (1929).

Akzessorische Gänge am Penis, Doppelurethra.

BARADULIN, G.: Ein Fall von doppelter Harnröhre. Chir. Arch. Wiljaminowa **33**, Sammelber. chir. Arb. **1**, 443. Petersburg 1920. Ref. Z.org. Chir. **15**, 122 (1922). — BERGER, H.: Urethra duplex. Z. Urol. **11**, 81 (1917). — BRACK, E.: Über eine seltene Harnröhrenmißbildung und über perineale Phlegmone. Z. urol. Chir. **17**, 272 (1925). — BURCKHARDT, E.: Doppelbildungen. Handbuch der Urologie von FRISCH und ZUCKERKANDL, Bd. 3, S. 31. Wien: Alfred Hölder 1906.

ENGLISCH, J.: (a) Über angeborene Penisfisteln. Internat. Zbl. Physiol. u. Path. Harn- u. Sexualorg. **3** (1892). (b) Über doppelte Harnröhre. Internat. Zbl. Physiol. u. Path. Harn- u. Sexualorg. **6**, 65 (1895).

FANTI, G.: Über Doppelbildungen der Harnröhre. Fol. urol. 8, 193 (1913). — FICK, J.: Über präputiale Schleimhautgänge mit LITTRÉschen Schleimdrüsen. Dermat. Z. **9**, 516 (1902). — FRONSTEIN, R. u. M. SAIGRÀJEFF: Zur Frage der Duplikatur der Harnröhre. Ref. Z. urol. Chir. **17**, 187 (1925).

GUTMANN, C.: (a) Gonorrhoische Infektion und Genese der akzessorischen Gänge am Penis. Z. Urol. **4** (1910), 75 (Lit.). (b) Kongenitale Zysten in der Perinealgegend und ihre Beziehungen zu den akzessorischen Gängen des Penis. Z. Urol. **4**, 906 (1910). — (c) Über kogenitale Gänge und Zysten in der Rhaphe penis. Dermat. Wschr. **58**, Nr 16, 449 (1914).

HELLER, J.: Sog. Verdoppelung der Urethra. Z. Urol. **2**, 616 (1908). — HERZOG, FR.: Beitrag zur Entwicklungsgeschichte der männlichen Harnröhre. Arch. mikrosk. Anat. u. Entw. **73**, 710 (1904). — HÜBNER: Über die akzessorischen Gänge am Penis usw. Berl. klin. Wschr. **1913**, 728.

JADASSOHN: Über die Gonorrhöe der paraurethralen und präputialen Drüsengänge. Dtsch. med. Wschr. **1890**, 542.

KLEBS, E.: Handbuch der pathologischen Anatomie, Bd. 1, S. 1136. Berlin 1876. — KÖNIG, E.: Akzessorische Gänge am Penis. Arch. klin. Chir. **113** (1920). — KUBIG, G.: Doppelte Urethra. Zbl. Gynäk. **50**, H. 49, 3125 (1926). Ref. Zbl. Path. **39**, 554 (1927).

LANG, A.: Über gonorrhoische Infektionen präputialer Gänge. Arch. f. Dermat. **55**, 203 (1901). — LEJARS: Des canaux accessoires de l'urètre. Ann. Mal. génito-urin. **1888**. — LICHTENBERG, A.: (a) Über die Herkunft der paraurethralen Gänge beim Manne. Münch. med. Wschr. **1905**, 1192. (b) Über die Entwicklungsgeschichte einiger akzessorischer Gänge am Penis. Bruns' Beitr. **68**, 203 (1906). — LISSOWSKAJA: Zwei Fälle von akzessorischer Harnröhre. Chir. Arch. Wiljaminowa **30**, 45 (1914). Ref. Z.org. Chir. **5**, 381 (1914). — v. LUSCHKA, H.: Das vordere Mittelstück der Prostata usw. Virchows Arch. **34**, 592 (1865).

MEISELS, W.: Über Doppelbildungen der männlichen Harnröhre. Wien. med. Wschr. **43**, 1321 (1893). — MEYER, R.: Embryonale Gewebeanomalien des männlichen Genitalapparates. Erg. Path. **15 I**, 503 (1911) (Lit.).

NOBL, G.: Isolierte Gonorrhöe akzessorischer Penisgänge. Dermat. Wschr. **65**, Nr 35 (1917).

OUDARD et JEAN: Canaux uréthraux acess. congén. J. d'Urol. **11**, 177 (1921). Ref. Z. urol. Chir. **7**, 299.

PASCHKIS, R.: (a) Zur Kenntnis der akzessorischen Gänge am Penis. Arch. f. Dermat. **60**, 323 (1903). (b) Über eine seltene Abnormität der Urethra bei einem menschlichen Embryo. Mschr. Urol. **10**, 577 (1905). Ref. Zbl. Chir. **1906**, 167. — PERLMANN, E.:

Demonstration einer Urethra duplex beim Manne. Sitzg. Berl. urol. Ges., 9. Nov. 1929. Ref. Z. Urol. **24**, H. 7, 528 (1930). — POSNER, C. u. FR. SCHWYZER: Ein Fall von angeborener Penisfistel. Berl. klin. Wschr. **1893**, 814. — PŘIBRAM, A.: Ein Fall von angeborener Penisfistel. Prag. Vjschr. prakt. Heilk. **24** (4) (1867). Zit. bei SCHNEIDER.

RITTER: Beiträge zur Kasuistik und Behandlung der durchgehenden epispadischen Harnröhrenverdoppelung. Z. urol. Chir. **20**, 5 (1926). — RÒNA, D.: (a) Die Genese der paraurethralen Gänge. Arch. f. Dermat. **39**, 27 (1897). (b) Doppelbildungen der Harnröhre. Dtsch. med. Wschr. **1905**, 831.

SCHNEIDER, P.: l. c., S. 137. — SOWADE, H.: Zur Kenntnis der akzessorischen Gänge des Penis. Arch. f. Dermat. **132**, 250 (1921). — STIEDA: Die akzessorischen Gänge am Penis. Arch. klin. Chir. **77**, 119 (1905). — STOCKMANN, F.: Doppelbildung der männlichen Harnröhre. Mber. Harn- u. Sexualorg. **2** (1898) (Lit.).

TORSTEN, R.: Un cas de bifurcation d'urètre. J. d'Urol. **10**, 259 (1921).

WECHSELMANN: Über Dermoidzysten und paraurethrale Gänge. Arch. f. Dermat. **68** (1903).

Penisfissuren.

ADELMANN: Zit. KAUFMANN. — ARNAUD: Zit. KAUFMANN.

BARRAGAN: Critique des operat. de l'hypospadie. Rev. de Chir. **43**, 887 (1911). — BERGH, R.: Epispadie. Virchows Arch. **41**, 305 (1867). — BRUTSCHY, P.: Hochgradige Lipoidhyperplasie der Nebennieren bei einem Fall von Hypospadiasis penisscrotalis usw. Frankf. Z. Path. **24**, 201 (1920). — BURCKHARDT, E.: Hypospadie und Epispadie. Handbuch der Urologie von v. FRISCH und ZUCKERKANDL, Bd. **3**, S. 42 u. 67. Wien: Alfred Hölder 1906.

DOLBEAU: De l'épispadiasis ou fiss. uréthr. sup. et son traitement. Paris 1861 (zit. SCHNEIDER). — DOLLINGER: Zit. KAUFMANN.

ENDERLEN, E.: (a) Ätiologie der Blasenektopie. Arch. klin. Chir. **71** (1903). (b) Über Blasenektopie. Wiesbaden 1904. (c) Über Blasenektopie. Slg klin. Vortr., N. F. **1908**, Nr 135/136. (d) Die Blasenektopie. Erg. Chir. **2**, 395 (1911). — ENGLISCH: (a) Über angeborene Verengerung der Harnröhre bei Hypospadie und ihre Folgen. Wien. med. Wschr. **1889**, 1513. (b) Angeborene Spaltung des Penis und Hypospadie. Zbl. Krkh. Harn- u. Sexualorg. **6**, 169.

FLÖRCKEN: Demonstration eines dreijährigen Jungen mit Epispadiasis totalis. Frankf. ärztl. Ver. 16. Okt. **1922**; Dtsch. med. Wschr. **48**, Nr 49, 1664 (1922). — FRANGENHEIM: Mißbildungen der männlichen Geschlechtsorgane, Klinischer Teil. Handbuch der Urologie von v. LICHTENBERG-VOELCKER-WILDBOLZ, Bd. 3. Berlin: Julius Springer 1928. — FRÜHMANN, P. u. H. STERNBERG: Untersuchungen an Kryptorchen und Hypospaden. Arch. klin. Chir. **160**, 633 (1930).

GOLDMANN, E.: Beiträge zur Lehre von der Hypospadie. Bruns' Beitr. **12**, 839 (1894). — GRASER: Blasenektopie usw. Dtsch. Z. Chir. **100**, 126 (1909).

HEIDTMANN, W.: Zur Behandlung der Incontinentia urinae bei Epispadie. Bruns' Beitr. **119**, 373 (1920).

JERUSALEM, M.: Ein Fall von totaler Epispadie der Urethra. Wien. med. Wschr. **59**, 867 (1909). — JOLY, I.: Two cases of glandular epidpadies. Proc. roy. Soc. Med. **16**, 39 (1923). Ref. Z. urol. Chir. **14**, 177.

KAREWSKI: Hypospadia perinealis etc. Arch. klin. Chir. **42**, 885 (1891). — KATTERMANN: Ektopie eines persistierenden Sinus urogenitalis. Mrsch. Geburtsh. **77**, H. 3/4, 195 (1927). — KATZENSTEIN, M.: Eichelhypospadie und ihre Entstehung. Dtsch. med. Wschr. **30**, 769 (1904). — KAUFMANN, C.: Verletzungen und Krankheiten der männlichen Harnröhre und des Penis. Dtsch. Chir. Lief. **50**, 18f. (1886). — KEIBEL, F.: Zit. STERNBERG. — KERMAUNER, FR.: Fehlbildungen der Kloake. Halban-Seitzs Biologie und Pathologie des Weibes, Bd. 3, S. 560f. Wien 1924. — KLEINE, H. O.: Zur Genese kongenitaler Bauchspalten. Arch. Gynäk. **135**, 2, 495 (1929). — KOCHER: Zit. KAUFMANN. — KORNFELD, F.: Über einen Fall von Epispadia glandis et penis mit ungespaltenem Präputium. Wien. med. Wschr. **45**, 2139 (1895). — KRABBE, V.: Die Beziehungen zwischen Nebennierenrindengeschwülsten und Pseudohermaphroditismus. Hosp.tid. (dän.) **57**, 561 (1924). Ref. Z.org. Chir. **30**, 416.

LACROIX: Zit. KAUFMANN. — LESSER, E.: (a) Beiträge zur Pathologie und Therapie der Hypospadie. Inaug.-Diss. Straßburg 1876. (b) Beitrag zur Vererbung der Hypospadie. Virchows Arch. **116**, 537 (1889). — LIPPERT: Zit. KAUFMANN.

MARCHAL DE CALVI: Zit. KAUFMANN. — MEYER, R.: (a) Zur Kenntnis der normalen und pathologischen Abschnürung der männlichen Harnröhre und der Präputialbildung. Arch. f. Anat. **1911**. (b) Hypospadie der Glans und ihre entwickelungsgeschichtliche

Deutung. Charité-Ann. **36** (1912). — Muschat, M.: A case of complete epispadias associates with incontinence of urine cured by operation. J. of Urol. **18**, H. 2, 177 (1927).

Neugebauer: Hermaphroditismus. Leipzig 1908 (Lit.).

Pavec, V.: Ein Fall von äußerst seltener Eichelhypospadie. Wien. med. Wschr. **45**, 566 (1895).

Reichel, P.: Die Entstehung der Mißbildungen der Harnblase und Harnröhre. Arch. klin. Chir. **40**, 470 (1893). — Rumpel: Hypospadie bei eineiigen Zwillingen. Frankf. Z. Path. **25**, 53 (1921).

Sato, Ts.: On the morpholog. classification and formation of congenit. deformities of the external orifice of the urethra. Jap. Z. Dermat. **22**, 17 (1922). (Autoreferat in Z. urol. Chir. **11**, 169.) — Schneider, P.: l. c., S. 141f. — Siemens: Einführung in die allgemeine Konstitutions- und Vererbungspathologie, S. 158. Berlin: Julius Springer 1921. — Sievers: Anomalien am Penis (ihre Beziehungen zur Hypospadie und ihre Deutung). Dtsch. Z. Chir. **199**, 286 (1926). Ref. Zbl. Path. **39**, 458 (1927). — Sternberg, H.: Zur formalen Genese der Bauchspalten. Virchows Arch. **263**, 159 (1927). — Stettiner, H.: Epispadie und Hypospadie. Erg. Chir. **5**, 541 (1913).

Thomas, A. K.: Unusual developmental abnormalities. Brit. med. J. **1927**, Nr 3490, 985 (Epispadie u. a.). — Troell, A.: Operierter Fall von bulbo-skrotaler Hypospadie. Z. urol. Chir. **22**, 372 (1927).

Wallerstein, I.: Über die Fistula penis congenita vera. Inaug.-Diss. Straßburg 1904. — Winkler, v. Mohrenfels, R.: Beiträge zur Kasuistik der Hypospadie. Inaug.-Diss. Würzburg 1890.

Anus anomalus und communicatio urethrorectalis.

Anders, E.: Über das operative Verfahren bei kongenitaler analer und rektaler Atresie, sowie Ausmündung des Rektums in das Urogenitalsystem. Arch. klin. Chir. **45**, 489 (1893).

Borrmann: Atresia ani urethralis. Verh. dtsch. path. Ges. **10**, 95 (1906).

Carl: Fistula recto-urethralis bei Atresia ani. Klin. Wschr. **2**, 721 (1923).

Dienst, A.: Über Atresia ani congen. nebst Mitteilung eines Falles von Atresia ani urethralis und congenitaler Dilatation der Harnblase. Virchows Arch. **154**, 81 (1898).

Esmarch: Krankheiten des Mastdarmes und Afters. Dtsch. Chir. Lief. **48** (1887).

Förster, A.: Mißbildungen des Menschen. Jena 1861. — Frank, R.: Über die angeborene Verschließung des Mastdarms und die begleitenden inneren und äußeren Fistelbildungen. Wien 1892.

Kermauner, Fr.: Fehlbildungen. Halban-Seitzs Biologie und Pathologie des Weibes, Bd. 3, S. 538. Berlin-Wien 1924.

Läwen, A.: Über die äußeren Fisteln bei angeborener Atresia ani seu recti. Bruns' Beitr. **48**, 444 (1906).

Meyer, R.: Embryonale Gewebsanomalien. Erg. Path. **15 I**, 512f. (1911).

Page: Report from a case of congenital deformity. Brit. med. J., Okt. **1888**.

Schmidt, R.: Beitrag zur Kenntnis der Analatresien mit äußerer Fistelbildung. Kombination mit Präputiumanomalie und angeborener Hüftverrenkung. Arch. klin. Chir. **149** (1928). — Schneider, P.: l. c., S. 153. — Steckmetz, Fr.: Zur Kasuistik seltener Mißbildungen und Erkrankungen des Penis. Bruns' Beitr. **17**, 398 (1897). — Sternberg, C.: Zur Kenntnis der sog. Atresia ani cum fistula suburethrali. Verh. dtsch. path. Ges. **12**, 298 (1908). — Stettiner, H.: Über Atresia ani et communicatio recti in parte prostatica urethrae. Arch. klin. Chir. **83**, 842 (1907). — Stieda, A.: Über Atresia ani congenita und die damit verbundenen Mißbildungen. Arch. klin. Chir. **70**, 555 (1903).

Tédenet: Des fistules uréthrorectales. Ann. Mal. génito-urin. **18**, 403 (1900).

Ziegenspeck, R.: Über Anus suburethralis, seine Entstehung und Behandlung. Arch. Gynäk. **34**, 494 (1889).

Penismangel, Verkümmerung und Torsion.

Aievoli, E.: Observations très rares d'absence app. du pénis chez un enfant. Arch. gén. Méd. **1906**, No 30. Ref. Zbl. Path. **18**, 490. — Arnold, J.: Uterus masculin. usw. Virchows Arch. **47**, 7 (1869).

Boutellier, 1875: Zit. bei Steckmetz. — van Brero, C.: Angeborene Verwachsung des Penis und Skrotums. Virchows Arch. **153**, 15 (1895). — Burckhardt, E.: Penismißbildungen. Handbuch der Urologie von v. Frisch und Zuckerkandl, Bd. 3, S. 2. 1906.

Caddy, A.: Congenit. torsion of the penis. Lancet **1894**, 634. — Caruso: Mancanza del pene etc. Ann. Ostetr. **28**, 236 (1906). — Chrétien, H.: Gaz. Sci. méd. Bordeaux **1887**. Zit. bei van Brero, Schneider.

DANZIGER, F.: Eine bisher unbekannte Geschlechtsmißbildung beim Manne. Arch. klin. Chir. **107**, 463 (1916). Ref. Zbl. Path. **27**, 273. — v. DUMREICHER: Hemmungsbildung des männlichen Gliedes. Allg. Wien. med. Ztg **1857**, Nr 45.

EDINGTON, G.: Some malformations of the penis. Brit. med. J., 21. Sept. **1907**, 725.

FISCHER: Aplasie des Penis bei normalem Skrotum und Hoden. Wien. klin. Wschr. **11**, 591 (1898).

GOSCHLER: Mangelhafte Bildung des äußeren Genitale. Prag. Vjschr. prakt. Heilk. **63**, 89 (1859).

VAN LEERSUM, E.: Eine seltene Abnormität des Penis. Zbl. Chir. **1895**, 1081. — LEMKE, F.: Angeborener Mangel des Penis. Virchows Arch. **133**, 181 (1893). — LION: Penisanomalie. Ref. Z. urol. Chir. **8**, 165 (1921).

KAUFMANN, C.: Verletzungen und Krankheiten des Penis. Dtsch. Chir. Lief. **50**a, 176. Stuttgart: Ferdinand Enke 1886. — KERMAUNER, FR.: Kloakenmißbildungen. In Halban-Seitzs Biologie und Pathologie des Weibes, Bd. 3, S. 520f. 1924.

MAGID, M.: Zur Frage der Mißbildungen des Urogenitalsystems (Atresia ani, Penismangel). Mschr. Geburtsh. **83**, 63 (1929). Ref. Z. urol. Chir. **30**, 45 (1930). — MARTEN, A.: Die angeborene Verwachsung des Penis mit dem Skrotum. Virchows Arch. **28**, 555 (1863).

NEUMANN: Zwei seltene Mißbildungen des männlichen Genitales. Z. Urol. **4** (1910).

PULVERMACHER, D.: Über einen außerordentlichen Fall von Atresie und Umlagerung sämtlicher inneren und äußeren Organe des Urogenitalsystems. Zbl. Gynäk. **50**, H. 42, 2719 (1926).

RÄUBER: Angeborener Mangel des männlichen Gliedes. Virchows Arch. **121**, 604 (1890). — ROCHER, H.: Torsion congénit. de la verge. J. Méd. Bordeaux **1910**, No 46/47. Ref. Zbl. Chir. **1911**, 676. — RUMPEL, A.: Identische Mißbildungen (Hypospadie) bei eineiigen Zwillingen, Entstehung des Frenulum praeputii usw. Frankf. Z. Path. **25**, H. 1, 53 (1921).

SCHILLING, F.: Ein Fall hochgradiger Hypoplasie der Nierenanlagen eines Neugeborenen usw. Virchows Arch. **229**, 303 (1921). — SCHNEIDER, P.: l. c., S. 157f. — SCHULTZE, W.: Männliche Geschlechtsorgane. Handbuch der allgemeinen Pathologie des Kindesalters von BRÜNING und SCHWALBE. Wiesbaden 1913. — SIEBER, H.: Über eine seltene Mißbildung. Dermat. Wschr. **72**, 103 (1921). — SIEVERS, A.: Anomalien am Penis. Dtsch. Z. Chir. **199**, 286 (1926). — STECKMETZ: (a) Zur Kasuistik seltener Mißbildungen und Erkrankungen des Penis. Inaug.-Diss. Tübingen 1896 (Hypoplasie des Penis). (b) Bruns' Beitr. klin. Chir. **17**, 398 (1897).

TAGLICHT, F.: Ein Fall von zahlreichen Mißbildungen bei einer totgeborenen Frucht. Virchows Arch. **229**, 303 (1921).

VOLL: Seltene Mißbildungen (Fehlen des Penis und Anus, Communicatio rectovesicalis). Verh. physik.-med. Ges. Würzburg **23**, 153 (1889).

Penisdoppelbildungen und Verlagerungen.

ACTON, 1846: Zit. bei KÜTTNER. — AHLFELD: Zit. bei HÜBNER. — ALBRECHT, H.: Zur Formbildung des Geschlechtsgliedes (auf Grund einer Beobachtung mit Penisverdoppelung). Frankf. Z. Path. **4**, 478 (1910). — ALLAN: Pygomelie. Boston med. J. **166**, 361 (1902) (zit. bei HÜBNER).

BALLANTYNE, J. and SCOT-SKIRWING: Diphallic terata with notes of infant with an double penis. Teratologie **2** (1885) (zit. SCHNEIDER). — BECK: A case of double penis. Med. News, Sept. **1901** (zit. NEUGEBAUER). — BRUNI, C.: Seltene Anomalie der Urogenitalorgane: Doppelter Penis. Z. Urol. **21**, 193 (1927). — BUREN and KEYES, 1874: Zit. NEUGEBAUER.

COFFI, 1898: Zit. NEUGEBAUER. — COLE, J. H.: A case of double penis and imperfor. anus. Zit. bei NEUGEBAUER. — CORRADO, G.: Duplizität des Penis. Riforma med. **49**, 1169 (1925). Ref. Münch. med. Wschr. **1926**, 506.

DONALD, C.: Diphallus. Proc. anat. Soc. great Britain a Ireland, 23. Nov. 1928. J. of Anat. **64**,1, 121 (1929).

ENGEL: Doppelte Geschlechtsteile usw. Arch. Gynäk. **29**, 43 (1887). — ENGLISCH, J.: Spaltung des Penis und Hypospadie. Zbl. Krkh. Harn- u. Sexualorg. **6**, 169 (1895).

HELLER: Diphallus partialis. Z. Urol. **2**, 612 (1908). — HOFMOKL: Angeborene Querspaltung des Penis. Arch. klin. Chir. **54**, 220 (1897). — HÜBNER, H.: Die Doppelbildungen des Menschen und der Tiere. Erg. Path. **15 II**, 288 (1911).

KEPPEL, I. A.: A double penis. N. Y. med. J. a. med. Rec. **68**, (1898) (zit. SCHNEIDER). — KERMAUNER, FR.: Halban-Seitzs Biologie und Pathologie des Weibes, Bd. 3, S. 546. 1924. — KORCHOW, J.: Über Penisverdoppelung. Nov. chir. Arch. **19**, 137 (1929). Ref.

Z. urol. Chir. **30**, 54. — KÜTTNER, H.: Über angeborene Verdoppelung des Penis. Beitr. klin. Chir. **15**, 364 (1896).

LANGE, M.: Über komplette Verdoppelung des Penis, kombiniert mit rudimentärer Verdoppelung der Harnblase und Atresia ani. Beitr. path. Anat. **24**, 223 (1896). — LEONTI, G.: Ein Fall von Penisverdoppelung. Dtsch. med. Wschr. **1914**, 393. — LIPSCHÜTZ, A.: A note on a case of bifid penis. J. Anat. Lond. **58**, 254 (1924). — LODER, 1802: Zit. NEUGEBAUER. — LORTHIOIR: Zit. bei v. NEUGEBAUER, Zbl. Gynäk. **26**, 1395 (1902).

MAYER, M.: Doppelbildungen des unteren Körperendes. Z. Med.beamte **1905**, Nr 18. — MEYER, R.: Über Geschlechtsgliedverlagerung (Penis subcoccygeus). Dtsch. path. Ges. 13. Tgg **1909**, 137. — MORGAN, I. H.: Double penis. 1896. Zit. bei NEUGEBAUER.

v. NEUGEBAUER, F.: (a) 37 Fälle von Verdoppelung der äußeren Geschlechtsteile. Mschr. Geburtsh. **7**, 550 (1898). (b) Der von LORTHIOIR veröffentlichte Fall von Diphallie. Zbl. Gynäk. **26**, 1395 (1902). (c) Penis rudimentarius. Zbl. Gynäk. **23**, 139 (1899). — NIEMANN: Zit. bei NEUGEBAUER (1774). — NOVOTNY: Glans penis duplex. Wien. med. Wschr. **56**, 464 (1906).

OLLSNER, 1736: Zit. NEUGEBAUER.

PALLIN: Zit. in Bromans Normale und pathologische Entwicklung des Menschen, S. 191. — PIGNÉ: Bull. Soc. Anat. Paris **21**, 110 (1846), zit. NEUGEBAUER. — PIRES, J., DE LIMA: Note on a case of bifid penis etc. J. Anat. Physiol. **49**, 95 (1915). — PULVERMACHER, D.: Atresie und Umlagerung sämtlicher innerer und äußerer Organe des Urogenitorektalgebietes. Zbl. Gynäk. **1926**, 2719.

RIBERA: Double penis. Acad. roy. med. Madrid **4**, 3 (1911), zit. bei BRUNI. — ROSENOW, J.: Polyzystisches Nierenrudiment, appendikulärer Schwellkörper des Penis. Virchows Arch. **205**, 318 (1911).

SANGALLI: Due pene. Cannstatts Jber. **1894**, 235. — SCHWALBE, E.: Doppelbildungen. Jena: Gustav Fischer 1907. — SCHNEIDER, P.: l. c., S. 160f. — SMITH, 1878: Zit. NEUGEBAUER. — STEFANIS: Zit. NEUGEBAUER.

TARUFFI, 1888: Zit. NEUGEBAUER. — TRENKLER: Über einen Fall von angeborener vollkommener Penisspaltung. Wien. med. Wschr. **64**, 1079 (1914).

VALLENTIN, 1696: Zit. NEUGEBAUER. — VAUDESCAL: Diphallus. Bull. Soc. Obstétr. Paris **10**, 271. Paris 1921. Ref. Z. urol. Chir. **8**, 413. — VELPEAU: Zit. KÜTTNER. — VOLPE, M.: Über Verdoppelung des Penis. Policlinico, sez. chirurg., **1903**, No 1. Ref. Zbl. Chir. **1903**, 517.

WECKER: Zit. bei NEUGEBAUER.

Mißbildungen der Glans, des Frenulums und Präputiums.

ATKINSON, I. E.: Congenit. absence of the glans penis. N. Y. med. J. a. med. Rec. **68**, 688 (1898).

LE BIHAN: Un cas rare d'anomalie du glande. J. des Pract. **35**, 136 (1921). Ref. Z. urol. Chir. **8**, 457. — BÒKAI: Zit. bei KAUFMANN.

CESTAN: Glanszyste. Bull. Soc. Anat. Paris, 29. Febr. **1897**. Ref. Zbl. Path. **10**, 383 (1899). — CHOPART: Zit. bei KAUFMANN.

DANZIGER: Über eine bisher unbekannte Geschlechtsteilmißbildung. Arch. klin. Chir. **107**, 464 (1916). — DAUNIE: Un cas de glans supplémentaire. 1894. Zit. WINIWARTER.

GOLDMANN: Beiträge zur Lehre von der Hypospadie. Bruns' Beitr. **12**, 839 (1894). — GRUBER, G. B. Infantile Phimose. Münch. med. Wschr. **1922**, 1648.

HEINRICHSDORFF, P.: Über die Beziehungen zwischen Phimose und Nierenerkrankungen. Mitt. Grenzgeb. Med. u. Chir. **24**, 383 (1912). — HOFMOKL: Angeborene Querspaltung des Penis. Arch. klin. Chir. **54**, 220 (1897).

KAUFMANN, C.: Die Phimose und ihre Folgezustände. Dtsch. Chir. Lief. **50**a, 181. Stuttgart 1886.

LEVY: Über die Erblichkeit des Vorhautmangels bei Juden. Virchows Arch. **116**, 539 (1889).

MEYER, R. Abschnürung der männlichen Harnröhre und Präputialbildung. Arch. Anat. u. Physiol. **1911**, 259. — MONCORPS, G.: Über kongenitale Phimose. Münch. med. Wschr. **1923**, 983.

PEISER, J.: Über Phimose und Hydrozele im Säuglingsalter. Berl. klin. Wschr. **1912**, 1084. — POROSZ: Pseudofrenulum praeputii. Z. urol. Chir. **17**, 331 (1923).

RAPHAELSON: Zur Frage der Hydronephrose bei infantiler Phimose. Z. urol. Chir. **11**, 122 (1922). — ROTH: Der angeborene Defekt des Präputiums. Korresp.bl. Schweiz. Ärzte **14**, 441 (1884).

SALTYKOW: Zur Lehre von der Entstehung des Fruchtwassers. Verh. dtsch. path. Ges. 13. Tgg **1909**, 395. — SCHERBER, G.: Phimose und Paraphimose. Handbuch der

Haut- und Geschlechtskrankheiten, herausgeg. von J. JADASSOHN, Bd. 21, S. 214f. Berlin: Julius Springer 1928. — SCHNEIDER, P.: l. c., S. 166. — STECKMETZ, FR.: Dilatation und Hypertrophie des Vorhautsackes. Bruns' Beitr. **17**, 405 (1897).

v. WINIWARTER: Die angeborene Enge des Präputiums. Handbuch der Urologie von v. FRISCH-ZUCKERKANDL, Bd. **3**, S. 465. Wien 1906.

ZAFFAGNINI, A.: Intorno ad un caso di frenulo prepuziale sopranumeraria. Riforma med. **40**, 1158 (1924). Ref. Z.org. Chir. **32**, 255.

Rhaphezysten.

CAUBERT, M.: Des cystes congén. de prépuce. Thèse de Lyon **1903**. — CHIARI, H.: Rhapheanhänge. Prag. med. Wschr. **1889**, 567.

DANILLON, J.: Des cystes dermoides du raphé perinéogénitale. Thèse de Montpellier **1903** (zit. SCHNEIDER).

ENGLISCH: Zysten in der Rhaphe der äußeren Geschlechtsorgane. Zbl. Krankheiten Harn- und Geschlechtsorg. **13**, 36 (1902).

FANTL: Über kongenitale Zysten in der Rhaphe penis. Z. Urol. 8, 81 (1914). — FISCHER, FR.: Zylinderepithelzyste am Praeputium penis. Auszug aus Inaug.-Diss. Leipzig 1923.

GERULANOS, M.: Ein Beitrag zu den Dermoiden des Penis. Dtsch. Z. Chir. **55**, 326 (1900). — GUTMANN, C.: Die kongenitalen Zysten in der Genitoperinealgegend. Z. Urol. **4**, 906 (1910).

HÀJOS, E.: Zylinderepithelzyste am Penis. Dtsch. med. Wschr. **1926**, 151. — HOGENAUER, F.: Über eine Zyste im Penis eines einmonatigen Kindes. Virchows Arch. **250**.

JOACHIM, G.: Über Dermoide am Skrotum. Inaug.-Diss. Berlin 1893 (zit. SCHNEIDER).

KÖNIG, E.: Ein Epidermoid am Penis. Arch. klin. Chir. **113**, 341 (1920). Ref. Zbl. Path. **31**, 251.

v. LICHTENBERG: Entwicklungsgeschichte einiger akzessorischer Gänge am Penis. Bruns' Beitr. **48** (1906).

MARCHADIER, C.: Cystes dermoides du raphé des organes génitaux. Thèse de Paris **1893**. — MENSCH: Beiträge zu den zystischen Geschwülsten am Penis. Dtsch. med. Wschr. **1926**, 1341. — MERMET, P.: Cyst. congen. du rhaphé génito-périnéal. Rev. de Chir. **85**, 382 (1895). Zit. SCHNEIDER. — MEYER, R.: Erg. Path. **15 I**, 510 (1911).

OHNO, T.: Über kongenitale Zysten an den äußeren Genitalien des Mannes. Ref. Z. urol. Chir. **15**, 3 (1922).

PAETZOLD: Dermoide und Epidermoide der männlichen Genitalien. Bruns' Beitr. **53**, 420 (1907). — PINKUS: Virchows Arch. **173**, 392 (1903).

ROELLO, G.: Präputialzyste. Policlinico, sez. chir. **30**, 220 (1923). Ref. Z. urol. Chir. **14**, 238 (1924).

SCHNEIDER, P.: l. c., S. 170f. — SCHULTZE, W. H.: Männliche Geschlechtsorgane. Handbuch der allgemeinen Pathologie des Kindesalters von BRÜNING-SCHWALBE, Bd. 2. Wiesbaden 1913. — STIEDA, A.: Die akzessorischen Gänge am Penis. Arch. f. klin. Chir. **77**, 119 (1905). — SUTTER, F.: Genese der kongenitalen Divertikel der Harnröhre. Arch. klin. Chir. **87**, 225 (1908).

THÖLE: Angeborene Zysten der Genitoperinealrhaphe. Bruns' Beitr. klin. Chir. **20**, 446 (1898).

WECHSELMANN: Über Dermoidzysten und paraurethrale Gänge der Genitoperinealrhaphe. Arch. f. Dermat. **68** (1903).

Hermaphroditismus.

ABEL: Pseudohermaphroditismus masculinus. Arch. path. Anat. **126**, H. 3 (1891). — ADAMETZ: Lehrbuch der allgemeinen Tierzucht. Wien: Julius Springer 1926. — ADLER: Pseudohermaphroditismus masculinus externus. Niederrhein.-westfäl. Ges. Geburtsh., 7. Juli 1928. Mschr. Geburtsh. **81**, 3, 215 (1929). — AHLFELD: Die Mißbildungen des Menschen. 1882. — ALBERTINI: Hypertrichosis usw. Beitr. Geburtsh. **9**, 339. — ALBRECHT, H.: Frankf. Z. Path. **4**, H. 3 (1910). — ALÉXANDER: Pseudohermaphroditismus. Dtsch. med. Wschr. **1897**, Nr 38. — ALLEN: Francis Olcott, Case of Hermaphroditism. Ann. Surg. **282**, 758 (1915). — ALLMANN: Pseudohermaphroditismus masculinus externus. Zbl. Gynäk. **1914**, 122. — AMBROĆIĆ u. BAAR: Ein Fall von Makrogenitosomia praecox und Nebennierentumor bei einem 3jährigen Mädchen. Z. Kinderheilk. **17**, H. 3 (1920). — ANCEL, P.: Sur l'hermaphroditisme glandulaire. C. r. Soc. Biol. Paris **83**, No 37 (1920). — ANTHONY, R.: Le pseudohermaphroditisme tubulaire chez les cétacés mâles. C. r. Acad. Sci. Paris. **171**, No 26 (1920). — APERT, M.: Dystrophies en relation avec des lesions des capsules surrenales, Hirsutisme et progerie. Bull. Soc. Pédiatr. Paris **12**

(1910). — ARNOLD: (a) Pseudohermaphroditismus masculinus internus. Dtsch. med. Wschr. **33**, 325 (1907). (b) Uterus masculinus. Virchows Arch. **47**, 7. (c) Pseudohermaphroditismus masculinus internus mit Dystopia transversa testis. Mschr. Geburtsh. **28**, 463 (1908). (d) Pseudohermaphroditismus masculinus internus. Verslg Ärzte Düsseldorf, 13. Nov. 1906. Ref. Dtsch. med. Wschr. **33**, 325, Nr 8. — ASCHOFF, L.: Über die Lage (Transversa) des Paroophoron. Dtsch. path. Ges. München **1899**. — AUBERT: Un cas de pseudohermaphroditisme masculin. Schweiz. med. Wschr. **1928**, Nr 15, 395. — AUDAIN: Hermaphroditisme double. Ann. Gynéc. et Obstétr. **9**, 363 (1893).

BAB, H.: Jkurse ärztl. Fortbildg, Juni **1920**. — BAER, W.: Vollkommene angeborene Aplasie beider Ovarien, infantiles Genitale, viriler Habitus. Zbl. Gynäk. **1927**, Nr 51, 3241. — BAUMECKER: Ein Fall von sexueller Frühreife mit Virilismus. Mschr. Kinderheilk. **36**, 563 (1927). — BAUR-FISCHER-LENZ: Menschliche Erblichkeitslehre. München: F. Lehmann 1923. — BAYER: Wahres und falsches Zwittertum. Beitr. Geburtsh. **13**, 180 (1908). — BECKER, I. (a) Nebeneierstock und GARTNERscher Gang. Inaug.-Diss. Göttingen 1909. (b) Zwitter beim Schwein. Inaug.-Diss. Würzburg 1896. — BÉCLÈRE, A. u. SIREDEY: Ein Fall von Pseudohermaphroditismus. Zwitter mit intraabdominellem Tumor. Schnelle Rückbildung des Tumors durch röntgen-therapeutische Behandlung (Journ. de Radiologie). Übersetzt in: Strahlenther. **13**, H. 3, 618 (1922). — BENDA, C.: (a) Zwei Fälle von Pseudohermaphroditismus masculinus (Pseudothelie). Ber. Tagg norddtsch. Ver.igg dtsch. path. Ges. Berlin, 10. Juni 1922. Zbl. Path. **33**, 175. (b) Hermaphroditismus. Erg. Path. **1895 II**, 627. (c) Pseudohermaphroditismus femininus externus. Berl. klin. Wschr. **1914**, Nr 2. Klin. Wschr. **1922**, 2499. — BENEKE, R.: Aussprache zu V. PATZELT, Hermaphroditismus beim Menschen. Verh. anat. Ges. Halle **1924**. — BERBLINGER: (a) Hermaphroditismus germinalis beim Menschen. Festschrift für M. B. SCHMIDT (zu **33** Zbl. Path) 1923. (b) Zur Frage der Gesichtsbehaarung der Frauen. Z. Konstit.lehre **12** (1926). (c) Die Störungen der inneren Sekretion der Keimdrüsen und die Sexualhormone. Klin. Wschr. **1928**, Nr 36/37, 1673, 1721. — BERBLINGER, W.: Hermaphroditismus beim Menschen. Med. Ges. Jena, 31. Jan. 1923. Klin. Wschr. **2**, Nr 14, 663 (1923). — BERNER, O.: Hermaphroditismus und Geschlechtsumwandlung. Handbuch der inneren Sekretion, herausgeg. von M. HIRSCH, Bd. 2, Lief. 5, S. 1143, 1200. — BERTHOLD, E.: Arch. f. Laryng. **9**, 70 (1899). — BETZ: Arch. Anat., Physiol. u. wiss. Med. **1850**, 65. — BIEDL, A.: Innere Sekretion. Wien 1912. — BITTNER, W.: Hermaphroditismus spurius. Prag. med. Wschr. **1895**, 491. — BLAIR BELL: (a) Proc. roy. Soc. Med. **8**, 77 (1915). (b) Hermaphroditismus externus femininus. Amer. J. Obstetr. **10**, 778 (1925). — BLOM: Pseudohermaphroditismus femininus externus. Ref. Zbl. Gynäk. **1895**, 685. — BLONDEL: Gynéc. et Sem. gynéc. **4**, 21 (1899). — BLOTEVOGEL, W.: Sympathikus und Sexualzyklus. Z. mikrosk.-anat. Forschg **10** (1927); **13** (1928). — BLUHM: Verschleppung von Bruchstücken des WOLFFschen Körpers ins Ligamentum rotundum. Arch. Gynäk. **55** (1898). — BOLK, L.: Anat. Anz. **1908**, 129. — BORTZ: Nebennieren und Geschlechtscharaktere. Arch. Gynäk. **88**, 445 (1909). — BOUIN et ANCEL: Hermaphroditismus glandularis. C. r. Soc. Biol. Paris **57**, 656 (1904). — BOUNHIOL, J. et L. PRON: Un cas d'hermaphroditisme complet bisexuellement fécond et synchrone chez la Daurade ordinaire (Chrysophrys aurata Cuv. et Val.). C. r. Acad. Paris **162**, 273 (1916). — BRAITWAITE, L. R. u. W. CREIG: Hernie, enthaltend Uterus und Tuben bei einem Knaben. Brit. med. J. 23. Juli **1914**. Ref. Zbl. Gynäk. **1915**, Nr 5. — BRAUN, H.: Pseudohermaphroditismus masculinus externus. Z. Geburtsh. **28** (1894). — BREUSS u. KOLISKO: Die pathologischen Beckenformen. Leipzig u. Wien 1904. — BRIAU, E., LACASSAGNE et LAGOUTTE: Gynéc. et Obstétr. **1920 I**, 2. Ref. Zbl. Gynäk. **1920**, 1269. — v. D. BROECK, A. J. P.: Pseudohermaphroditismus. Nederl. Tijdschr. Geneesk. **22**, 11 (1919). Ref. Dtsch. med. Wschr. **5**, 135 (1920). — BROMAN: Grundriß der Entwicklungsgeschichte. Wiesbaden: J. F. Bergmann 1921. — BROSSMANN: Zbl. Gynäk. **1920**, Nr 10. — BRÜHL, G.: Pseudohermaphroditismus masculinus completus. Inaug.-Diss. Freiburg 1894. — BRUTSCHY, P.: Hochgradige Lipoidhyperplasie beider Nebennieren mit herdförmigen Kalkablagerungen bei einem Fall von Hypospadiasis penisscrotalis und doppelseitigem Kryptorchismus mit unechter akzessorischer Nebenniere am rechten Hoden (Pseudohermaphroditismus masculinus externus). Frankf. Z. Path. **24**, H. 2 (1920). Ref. Zbl. Path. **32**, 179. — BÜDINGER, K.: Die Ätiologie der Hodenretention. Dtsch. Z. Chir. **90** (1907). — BUJARD, E.: (a) Structures atypiques de deux ovotestis de porc. C. r. Soc. Biol. Paris **84**, Nr 3 (1921). (b) De la genèse des ovotestis chez les Mammifères. C. r. Soc. Biol. Paris **84**, Nr 3 (1921). — BURDEN, V. G.: True bilateral hermaphroditism with periodic hematuria. J. of Urol. **12**, H. 2 (1924).

CASPER: Wien. klin. Wschr. **1922**, 967. — CHRISTELLER, E.: Untersuchungen an künstlich hervorgebrachten Hermaphroditen bei Schmetterlingen. Schrift. physik.-ökonom. Ges. Königsberg i. Pr. **59** (1918). Ref. Zbl. Path. **30**, 512—514. — CHROBAK u. ROSTHORN: Die Erkrankungen der weiblichen Geschlechtsorgane, II. Teil. Wien 1908. — CLEMENS, W. A.: A case of complete hermaphroditism in a bullfrog (Rana catesbiana). Anat. Rec. **22**, Nr 3 (1921). — CORDES, E.: Über Geschwulstbildung der Keimdrüsen bei Pseudohermaphroditismus externus. Bruns' Beitr. **142**, 872 (1928). — CORNER, G. W.: A case of true lateral hermaphroditism in a pig with functional ovary. J. of Urol. 5, Nr 5 (1921). — Cornil et Brossard: Rev. Gynéc. 1908, No 2. — Crew, F. A. E.: Studies in intersexuality. I. A peculiar type of developpmental intersexuality in the male of the domesticated mammals. Proc. roy. Soc. Lond. 95, 665 (1923). — Cunnings: Boston med. J. 188, 195 (1883).

Daube, O.: Maligne Geschwulstbildung bei einem Fall von Hermaphroditismus verus mit Ovotestis beim Menschen. Inaug.-Diss. Würzburg 1919. Ref. Zbl. Path. 32, 519. — Demel: Chirurgie des Hodens . Neue dtsch. Chir. 36. Stuttgart: Ferdinand Enke 1926. — Depisch, F.: Ein Fall von Hermaphroditismus masculinus. Ges. Ärzte Wien, 8. Juni 1923. Münch. med. Wschr. 70, 1036 (1923). — Dienst: Atresia ani. Virchows Arch. 154 (1898). — Doenicke, A.: Ein Beitrag zur Kenntnis des Hermaphroditismus. Bruns' Beitr. 123, H. 1 (1921). — Drzewina, A. et G. Bohn: Un nouveau cas d'hermaphroditisme chez l'oursin, Strongylocentrotus lividus. Bull. c. r. Acad. Sci. Paris 179, No 7 (1924). — Dvořak, R.: Über einen Fall von Pseudohermaphroditismus masculinus internus. Virchows Arch. 251 (1924).

Eberth: Descensus testiculorum. Bardelebens Handbuch der Anatomie, Bd. 8. 1904. — Engelhardt: Pseudohermaphroditismus femininus. Mschr. Geburtsh. 12, 729 (1900). — Eppinger, H.: Pseudohermaphroditismus. Prag. Vjschr. Heilk. 125, 101 (1875). — Eschbach, H.: Hirsutisme chez un garçon de 12 ans. Bull. Soc. Pédiatr. Paris 1927, No 617, 307. — Eschricht: Arch. Anat., Physiol. u. wiss. Med. 1836, 129.

Fehling: Pseudohermaphroditismus femininus externus. Arch. Gynäk. 42, 561 (1892). — Feldmaier, H.: Hermaphroditismus. Inaug.-Diss. Tübingen 1901. — Feldmann: (a) Scheinzwitter. Ref. Zbl. Gynäk. 1903, 1417. (b) Suprarenale Pseudarrhenie. Virchows Arch. 259, 608 (1926). — Felix: Entwicklung der Geschlechtsorgane. Handbuch der Entw. des Menschen von Keibel und Mall, Bd. 2. 1911. — Fell, H. B.: A histological study of the testis in case of pseudointersexuality and cryptorchism with spezial reference to the interstitial cells. Quart. J. exper. Physiol. 13, Nr 2 (1923). — Fibiger: Beiträge zur Kenntnis des weiblichen Scheinzwittertums. Virchows Arch. 181 (1905). — Fiebiger, J.: Zwitter beim Reh. Wien. tierärztl. Mschr. 7, 73 (1920). — Finkenbrinck: Unechte Hermaphroditen. Inaug.-Diss. Münster 1897. — Fischel, A.: Lehrbuch der Entwicklungsgeschichte des Menschen. Wien und Berlin: Julius Springer 1929. — Fleischmann: Hypospadie. Prag. med. Wschr. 1882. — Flothmann, A.: Zbl. Gynäk. 1887, Nr 42. — Foges, A.: (a) Hermaphroditismus. Festschrift für R. Chrobak, 1903, I, S. 153. (b) Historischer Beitrag zum experimentellen Hermaphroditismus. Zbl. Gynäk. 1920, H. 3. Ref. Dtsch. med. Wschr. 1920, Nr 16, 441. Fraenkel, P.: (a) Beeinflussung des Geschlechtes. Zbl. Gynäk. 32 (1909). (b) Pseudohermaphroditismus femininus, Nebennierentumor. Virchows Arch. 205 (1914). — Frank, M.: Mschr. Geburtsh. 55, H. 1 (1921). — Frankenburger: Pseudohermaphroditismus. Münch. med. Wschr. 1902, Nr 13. — v. Franqué, sen.: Beitr. Geburtsh. 4, 24 (1860). — Friedländer: Pseudohermaphroditismus. Festschrift für Chroback, 1903, I, S. 161. — Friedreich u. Hesselbach: Zwitter. Beitr. z. Natur- u. Heilk. Würzburg 1, 142 (1825). — Friedrich: Münch. med. Wschr. 1905, Nr 5.

Garré: Ein Fall von echtem Hermaphroditismus. Dtsch. med. Wschr. 1903, Nr 5. Ref. Zbl. Path. 1903. — Garth: Hermaphroditismus verus. Inaug.-Diss. Gießen 1894. — Gast, P.: Bauchblasenspalte usw. Inaug.-Diss. Berlin 1884. Ref. Virchow- Hirschs Jber. 1, 278 (1884). — Generali, G. ed E. Sertoli: Pseudohermaphroditismus. Ann. Med. vet. Milano 1876, 12. — Gerbis, H.: Zwitter usw.. Inaug.-Diss. Gießen 1907. — Gerin-Rose: Zbl. Gynäk. 1895, 335. — Gervis: Distension of the uterus usw. Obstetr. trans. 1864, 284. Ref. Cannstatts Jber. 4, 399 (1864). — Giacomini: Gaz. med. Torino, 13. Mai 1897. — Girgis, A.: A report on two cases of hermaphroditism in man. J. Anat. Lond. 57, Nr 3 (1923). — Girou: Pseudohermaphroditisme mâle. Presse méd. 1919, No 16, 147. Ref. Zbl. Path. 30, 512. — Goedel, A.: Echte Zwitterbildung (Ovariotestis). Ver. path. Anat. Wien, 28. Jan. 1929. Zbl. Path. 46, 285 (1929). — Goetsch, W.: Hermaphroditismus und Gonochorismus bei Hydrozoen. Zool. Anz. 54, Nr 11/13 (1922). — Goldberger, M. A.: Brief Review of Physiologic and Embryologis Genesis of Pseudohermaphroditism with Report of a case. Amer. J. Obstetr. St. Louis 4, Nr 2 (1922). — Goldschmidt: (a) Physiologische Theorie der Vererbung. Berlin: Julius Springer 1927. (b) Erg. Biol. 2, 554 (1927). (c) Zygotische Geschlechtsbestimmung und Sexualhormone. Naturwiss. 15, H. 30 (1927). (d) Einführung in die Vererbungswissenschaft, 5. Aufl. Berlin: Julius Springer 1928. — Goldschmidt, R.: (a) Ein weiterer Beitrag zur Kenntnis des Gynandromorphismus. Biol. Zbl. 43, H. 5 (1923). (b) Arch. Rassenbiol. 12 I (1916). (c) Mechanismus und Physiologie der Geschlechtsbestimmung. Berlin: Gebrüder Bornträger 1920. (d) Intersex. Z. Abstammgslehre 29 (1922). — Goldschmidt u. Machida: Gynandromorphe. Z. Abstammgslehre 28, 249 (1922). — Golljanitzki, J. A.: Über das Zwittertum und seine chirurgische Behandlung. Arch. klin. Chir. 144, H. 3/4, 732. — Goschler: Prag. Vjschr. prakt. Heilk. 63, 89 (1859). — Grac, Maximilian: Über einige seltenere Mißbildungen der inneren weiblichen Geschlechtsorgane mit besonderer Berücksichtigung der Spontanamputation der Adnexe. Inaug.-Diss. Basel 1926. Gray, J.: Note on true and apparent hermaphroditism in seaurchins. Proc. Cambridge philos. Soc. **20**, 4 (1921). — GREIL: Krankhafte Zwittrigkeit und andere Störungen der geschlechtlichen Beziehung. Ref. Zbl. Path. **35**, 31 (1924). — GROSSER, O.: Erg. Anat. **25**, 391 (1924). — GROSSER, P.: Geschlechtsunterschiede im Kindesalter. Erg. inn. Med. **22**, 211 (1922). — GRUBER: Virchows Arch. **67**, 364 (1876). — GUDER: Z. Med.beamte **1890**, 247. — GUDERNATSCH: Hermaphroditismus verus in Man. Amer. J. Anat. **11** (1911). — GUGGISBERG, H.: Vegetations- und Wachstumsstörungen. Handbuch von SEITZ-HALBAN, Bd. 3. Berlin: Urban u. Schwarzenberg 1924. — GUIBERT, H. L.: Un cas de pseudohermaphroditisme chez un enfant de six ans. Bull. Soc. Anat. Paris. Ann. d'Anat. path. **6**, 452 (1929). — GULDBERG: Ref. Frommels Jber. **1907**, 151. — GUNKEL: Über allgemeine Hyperplasie der Nebennieren bei Pseudohermaphroditismus. Inaug.-Diss. 1887.

HABERDA: Schmidtmanns Handbuch der gerichtlichen Medizin, 1905, I. — HAGENER, F. R. and H. B. KNEALE: Pseudohermaphroditismus or complete Hypospadiasis. Surg. etc. **36**, Nr 4 (1923). — HALBAN, J.: (a) Pseudohermaphroditismus secundarius. Arch. Gynäk. **70** (1903). (b) Geschlechtscharaktere. Arch. Gynäk. **114**, H. 2 (1920). (c) Zur Frage der Geschlechtscharaktere. Arch. Gynäk. **130**, 415 (1927). — HALSTEAD: Ectopia testis transversa. Surg. etc. **4**, Nr 2. — HAMBACH: Zwitter beim Schwein. Berl. tierärztl. Wschr. **1913**, 892. — HANNA, G. D.: Genital organs of hermaphrodite for seals. Amer. Naturalist. **55**, Nr 640 (1921). — HANSEMANN: Hermaphroditismus. Berl. klin. Wschr. **1898**, 519. — HARMANN, M. T.: Another case of gynandromorphism. Anat. Rec. **13**, 425 (1917). Ref. Zbl. Path. **32**, 550. — HARMS: (a) Das BIDDERsche Organ. Z. Anat. **61** (1921). (b) Keimdrüsen und Alterszustand. Fortschr. naturwiss. Forschg von ABDERHALDEN **9**, H. 5 (1922). (c) Körperzellen und Keimzellen. Berlin: Julius Springer 1926. — HARTMANN: Ref. Zbl. Gynäk. **1903**, 687. — HARTMANN, C. G. and W. F. HAMILTON: A case of true hermaphroditism in the fowl with remarks upon secundary sex characters. J. of exper. Zool. **36**, Nr 2 (1922). — HEGAR, A.: (a) Abnorme Behaarung usw. Beitr. Geburtsh. **1898 I** 111. (b) Hermaphroditismus des Menschen. Münch. med. Wschr. **1908**, 1527. — HENGGE: (a) Hermaphroditismus. Mschr. Geburtsh. **15** (1902). (b) Pseudohermaphroditismus. Mschr. Geburtsh. **17**, 24 (1903). — HENRICHSEN: Pseudohermaphroditismus. Virchows Arch. **94**. — HEPPNER: Hermaphroditismus. Arch. f. Anat. **1870**, 679. — HERTWIG, P.: (a) Hermaphroditismus bei Melandrium. Z. Abstammgslehre **28**, 259 (1922). (b) Stand der erbanalytischen Untersuchungen an Hühnern. Z. Abstammgslehre **30**, 183 (1923). — HEYMANN: Pseudohermaphroditismus. Wien. klin. Rdsch. **1906**, Nr 29. — HEYMONS, RICH.: Über hermaphroditische Bildungen bei einem Männchen von Rana temporaria L. Sitzgsber. Ges. naturforsch. Freunde **1917**, Nr 5, 354. — HEYN, A.: Pseudohermaphroditismus masculinus completus. Z. Geburtsh. **65** (1910). — HILSE, A.: Persistierende MÜLLERsche Gänge im Bruchsack von Inguinalhernien bei Männern. Arch. klin. Chir. **150**, Nr 1. 129 (1928). — HIMMELHEBER: Hypospadie. Inaug.-Diss. Heidelberg 1906. — HIRSCH, E. W.: A case of pseudohermaphroditism in wich operation was preformed for undescended testes. J. amer. med. Assoc. **92**, 24, 2018 (1929). — HIRSCHFELD: Sexualpathologie. II. Bonn: A. Marcus u. E. Weber 1922. — Hoepke, H.: Über Begriff und Einteilung des Hermaphroditismus. Z. Anat. **71**, H. 1/3 (1924). — HOFFMANN, H.: Vererbung und Seelenleben 228. Berlin 1922. — HOFSTÄTTER, R.: Über Kryptorchismus und Anomalien des Descensus testiculi. Klin. Jb. **26** (1912). — VAN DER HORN VAN DEN BOS: Ectopia testis transversa. Holl. Ges. Chir. **1911**, 353. — HYRTL: Österr. med. Wschr. **1841**, Nr 45.

IHL: Mißbildungen des Urogenitalsystems. Z. Geburtsh. **55**, 373 (1905).

JACKSON, CLARKE: Pseudohermaphroditismus. Path. Trans. **44**, 120 (1894). — JAFFE, H. L. and G. U. PAPORICOLAOU, G. U.: A case of hermaphroditismus verus lateralis in a guinea pig. Anat. Rec. **36**, 205 (1927). — JORDAN, H. E.: The histology of a testis from a case of human hermaphroditism, with a consideration of the significance of hermaphroditism in relation to the question of sex differentiation. Amer. J. Anat. **31**, Nr 1 (1922). — JOSEPHSON, C. D.: Om hermaphroditismus verus hos däggdjur och människa. Föredrag. 2 Taf. u. 1 Fig. Uppsala Läk.för. Förh., N. F. **21**, H. 1/2, 1—48 (1915/16). — JOSSELIN DE JONG, R.: Zwischenzellentumor in ektopischem Hoden. Frankf. Z. Path. **34**, 420 (1926). — JUNG: Hermaphroditismus. Gynäk. Ges. dtsch. Schweiz., 24. April 1927. Schweiz. med. Wschr. **1927**, Nr 31, 749.

KAPSAMMER: Zbl. Krkh. Harn- und Sexualorg. **1900**, Nr 1. — KARSTENS, H.: Ein Fall von Pseudohermaphroditismus masculinus externus. Inaug.-Diss. Königsberg 1915. — KATHARINER, L.: Über die Ursachen des Zwittertums und künstliche Zwitterbildung. Münch. med. Wschr. **64**, Nr 40, 1300 (1917). — KELLER, K.: (a) Die Körperform des unfruchtbaren Zwillings beim Rinde. Ein Beitrag zur Kenntnis der asexuellen Form und des Kastratentypus. Jb. Tierzucht **10**, 103 (1916). (b) Sterile Zwillingskälber. Wien. tierärztl. Mschr. **7**, 146 (1920). — KELLER, R.: Keimdrüsentumoren bei Zwittern. Arch. Gynäk. **101**, 188 (1913). — KELLER, K. u. J. TANDLER: Über das Verhalten der Eihäute bei Zwillingsträchtigkeit des Rindes, Untersuchungen über die Entstehungsursache der geschlechtlichen Unterentwicklung von weiblichen Zwillingskälbern, welche neben einem männlichen Kalbe zur Entwicklung gelangen. Wien. tierärztl. Mschr. 3, 513 (1916). — KERMAUNER, F.: (a) Hermaphroditismus-Genitalmißbildungen. Schwalbes Handbuch III. Teil, 2. Lief. 1909. (b) Fehlen der Keimdrüsen. Zieglers Beitr. **54**, 478 (1912). (c) Sexus anceps. Frankf. Z. Path. **11**, 445 (1912). (d) Fehlbildungen der weiblichen Geschlechtsorgane, des Harnapparates und der Kloake. Fragliches Geschlecht. Biologie und Pathologie des Weibes von HALBAN und SEITZ. Wien u. Berlin: Urban & Schwarzenberg 1924. — KEUSSLER: Über einige Fälle von Hermaphroditismus mit besonderer Berücksichtigung der Zwischenzellen. Beitr. path. Anat. **67**, H. 3 (1920). — KITT: Lehrbuch der pathologischen Anatomie der Haustiere, 4. Aufl. Stuttgart 1910. — KLAPPROTH: Nebenniere und Scheinzwitter. Ber. Tagg dtsch. path. Ges. Götting. **1923**. Zbl. Path. **33**, 585. Dtsch. path. Ges. 19. Tagg **1923**, 270. — KLARMANN, F.: Beitrag zur Kenntnis des Pseudohermaphroditismus masculinus bei Tieren unter Berücksichtigung der Frage der Ausbildung der sekundären Geschlechtsmerkmale. Z. Inf.krkh. Haustiere **28**, H. 1/3 (1925). Ref. Zbl. Path. **37**, 120 (1926). — KLEBS: (a) Hermaphroditismus. Handbuch der pathologischen Anatomie, 3. Lief. Berlin: August Hirschwald 1870. (b) Handbuch der pathologischen Anatomie, Bd. 1, S. 722. 1869. — KLEIN: GARTNERscher Gang. Mschr. Geburtsh. **6** (1897). — KLEINKNECHT, A.: Ein Fall von Hermaphroditismus verus bilateralis beim Menschen. Bruns' Beitr. **102**, 382 (1916). — KLOTZ: Zwitter. Zbl. Chir. **1880**, 15. — KNERINGER u. LOUROS: Vagina duplex. Pseudohermaphroditismus. Wien. klin. Wschr. **1924**. — KOCH: Virchows Arch. **196**, 207 (1909). — KOCHENBURGER: (a) Hermaphroditismus. Zbl. Gynäk. **1892**, 953. (b) Z. Geburtsh. **26**, 73. — KOCHER: Dtsch. Chir. Lief. 50 B. — KOHN, A.: (a) Synkainogenese. Arch. Entw.-mechan. **39** (1914). (b) Bauplan der Keimdrüsen. Arch. Entw.mechan. **47**, 95 (1920). (c) Über „LEYDIGsche Zwischenzellen" im Hilus des menschlichen Eierstocks. Endokrinol. **1** (1928). — KOLISKO, A.: Die Zwitterbildungen. Beitr. gerichtl. Med. **4** (1922). — KOLMER: Beziehungen zwischen Nebennieren und Geschlechtsfunktion. Pflügers Arch. **144** (1912). — KOLMER, W. u. F. SCHEMINZKY: Zwei Fälle von Hermaphroditismus verus. Pflügers Arch. **194**, H. 4, 362 (1922). — KOPSCH u. SZYMONOWITSCH: Hermaphroditismus verus. Anat. Anz. **12**, 129 (1896). — KORNHAUSER, S. I.: Hermaphroditism and pseudohermaphroditism in homo; a comparison. Anat. Rec. **45**, 3, 227 (1930). — KRABBEL: Hermaphroditismus femininus. Wien. med. Wschr. **1902**, 233. — KRAUS, K.: Ein Fall von Hermaphroditismus bei einer Incestuosa. Dtsch. Z. gerichtl. Med. **8**, 266 (1926). — KRAUSE, G.: Über einen Fall von Pseudohermaphroditismus masculinus mit Kryptorchis auf beiden Seiten. Inaug.-Diss. Greifswald 1919/20. — KRAWZOWA, K. TH.: Ein Fall von Pseudohermaphroditismus mit seltener Abweichung im Bau des Urogenitalsystems. Zbl. Gynäk. **14**, 859 (1927). — KREDIET, G.: (a) Ovotestis bei der Ziege. Biol. Zbl. **41**, Nr 10 (1921). (b) Über die Genese der Ovariotestes. Arch. Entw.mechan. **109**, 390, H. 3 (1927). (c) Eine Untersuchung der Geschlechtsdrüsen von 30 neugeborenen Ziegen. Ein Fall von wahrem unilateralen Hermaphroditismus. Anat. Anz. **55**, Nr 20/21 (1922). — KRIZENECKY, J.: (a) Einige Bemerkungen zu Begriff und Definition des Hermaphroditismus. Anat. Anz. **50**, Nr 1—2, 16—30 (1917). (b) Ein Fall von Hermaphroditismus bei Tritin crist. und einige Bemerkungen zur Frage der sexuellen Differenzierung. Arch. Entw.mechan. **42**, H. 4 (1917). — KRULL: Pseudohermaphroditismus masculinus internus. Zbl. Gynäk. **1903**, 560. — KUSSMAUL: Von dem Mangel, der Verkümmerung und Verdoppelung der Gebärmutter, 1859. — KWARTIN, B. and HYAMS J. A.: True hermaphroditism in man. J. of Urol. **18**, 363 (1927).

LACASSAGNE, A.: La question de l'hermaphroditisme chez l'homme et les mammifères. Gynécol. et Obstétr. **1920**, 3. — LANDAU: (a) Hermaphroditismus. Berl. klin. Wschr. **15** (1903). (b) Mann oder Weib. Z. Gynäk. **7** (1904). — LANGER, C.: Uterus masculinus. Z. dtsch. Ges. Ärzte Wien 9 (1855). — LANGSTEIN: Pfaundler-Schloßmanns Handbuch der Kinderkrankheiten, Bd. 4. — LAURENT, E.: Zwitter. Leipzig 1896. — LECÉNE et CHEVASSU: Rev. de Chir. **1907**, No 2. — LEMKE: Virchows Arch. **132**. — LENHOSSEK: Das Problem der geschlechtsbestimmenden Ursachen. Jena 1902. — LENTZE, F. A.: Verwickelte Mißbildungen der Harngeschlechtsorgane. Virchows Arch. **272** (1929). — LESSER: Hypospadie. Virchows Arch. **115**, H. 3. — LEVENS, H.: Pseudohermaphroditismus beim Pferd. Mschr. prakt. Tierheilk. **1911**, 267. — LEVY, E.: Pseudohermaphroditismus. Beitr. Geburtsh. **4**, H. 3 (1901). — LEVY, S. K.: Pseudohermaphroditism. Arch. of Pediatr. **47**, 259 (1930). — LIEBE: Hermaphroditismus verus bilateralis. Arch. Tierheilk. **30**, 102 (1904). — LILLIE: The free-martin, a studie of the action of sex hormons on the fetal life of the cattle. J. of exper. Zool. **23**, 371 (1927). — LILLIE u. BASCOM: Science (N. Y.) **55** (1922). Ref. Arch. Rassenbiol. **15**, 202 (1923). — LINDEMANN, W.: Pseudohermaphroditismus. Ver. Ärzte Halle a. S., 16. Jan. 1930. Münch. med. Wschr. **1930**, Nr 20, 877. — LIPSCHÜTZ, A.: (a) Antagonismus der Geschlechtsdrüsen. Klin. Wschr. **1924**, 1903. (b) Hermaphroditisme expérimental par transplantation ovarienne en présence des deux testicules intacts. C. r. Soc. Biol. Paris **97** 24, 564 (1927). — LIPSCHÜTZ, A. et H. KALLAS Neue Untersuchungen über experimentellen Hermaphroditismus und über den Antagonismus der Geschlechtsdrüsen. Pflügers Arch. **221**, 4, 439 (1929). — LÖSER, A. u. W. ISRAEL: Zur Pathologie und Diagnose des Pseudohermaphroditismus femininus externus als innere

Sekretionsstörung. Z. urol. Chir. **13**, H. 1/2 (1923). — LOGES: Über die Kombination des Hermaphroditismus mit Geschwulstbildung. Inaug.-Diss. Würzburg 1907. — LORIN, H. et J. RÉCAMIER: Anatomie de l'appareil génital d'un pseudohermaphrodite. Bull. Soc. Anat. Paris **18**, Nr 5. — LUCKSCH: Über einen Fall von weit entwickeltem Hermaphroditismus spurius maculinus internus bei einem 45jährigen Individuum. Z. Heilk. **21**, 215 (1900). — LÜDICKE, G.: Ovarialtumoren bei Pseudohermaphroditismus. Inaug.-Diss. Greifswald 1906. — LUER: Zystokolpos. Inaug.-Diss. München 1903.

MACKLIN. M. TH.: A description of material from a gynandromorph fowl. J. of exper. Zool. **38**, Nr 3 (1923). — MAGNUSSON, H.: Geschlechtslose Zwillinge, eine gewöhnliche Form von Hermaphroditismus beim Rinde. Arch. f. Anat. **29** (1928). — MAICHER, J.: Beitrag zum familiären Pseudohermaphroditismus. Inaug.-Diss. Breslau 1923. — MANNING, J. B., S. ROBINSON and N. H. BRUCH: Pseudohermaphroditism (female type prodominating). Amer. J. Dis. Childr. **35**, 862 (1928). — MARANGONI: Contributio alla connoscenza des pseudoermafroditismo. Gasz. Osped. **1907**, No 63. — MARCHAND, F. (a) Mißbildungen. Eulenburgs Realenzyklopädie. (b) Zur Kenntnis der normalen und pathologischen Anatomie der Glandula carotis und der Nebennieren. Festschrift für VIRCHOW, Bd. 1, S. 537. 1891. — MARTIN, CHR.: Münch. med. Wschr. **1895**, 87. — MATHES: (a) Klin. Wschr. **1923**, 1001. (b) Halban-Seitzs Biologie und Pathologie des Weibes, Bd. 3, I. Wien: Urban & Schwarzenberg 1924. — MATHIAS: (a) Umgestaltung der Geschlechtscharaktere durch Hypernephrome. Berl. klin. Wschr. **2**, 39 (1921). (b) Über Geschwülste der Nebennierenrinde mit morphogenetischen Wirkungen. Virchows Arch. **236**, 446 (1922). (c) Andeutungsformen von Interrenalismus. Zbl. Gynäk. **50**, 2489 (1926). Ref. Zbl. Path. **39**, 110 (1927). — MAYGRIER: Zbl. Gynäk. **1902**, 374. — v. MEER, A.: Beitr. Geburtsh. **1900 III**, 409. — MEISENHEIMER: (a) Geschlecht und Geschlechter im Tierreiche. Jena: Gustav Fischer 1921. (b) Hermaphroditismus in seinen natürlichen Beziehungen. Handbuch der normalen und pathologischen Physiologie, Bd. 14, 1. Hälfte, 1. Teil, S. 293. — MEIXNER, K.: (a) Zur Frage des Hermaphroditismus verus. Z. Heilk. **26**, 318 (1905). (b) Ein Fall von Pseudohermaphroditismus femininus externus. Dtsch. Z. Chir. **102**, 158 (1909). (c) Die Geschlechtsbestimmung bei Zwittern. Beitr. gerichtl. Med. **2**, Probevorlesung am 25. Mai 1912. Erschienen 1914. (d) Der Hoden eines Drüsenzwitters. Wien. klin. Wschr. **34**, Nr 13, 142 (1921). — MENGE: Bildungsfehler der weiblichen Genitalien. Veits Handbuch, Bd. 4, 2. Hälfte. Wiesbaden 1910. — MERKEL, H.: (a) Kasuistischer Beitrag zu den Mißbildungen des männlichen Geschlechtsapparates. Beitr. path. Anat. **32** (1902). (b) Pseudohermaphroditismus masculinus internus mit Uterus im Leistenkanal. Beitr. path. Anat. **32** (1902). — MEYER, R.: (a) Beiträge zur Kenntnis des GARTNERschen Ganges beim Menschen. Z. Geburtsh. **59** (1907). (b) Zur Kenntnis des GARTNERschen Ganges besonders in der Vagina und dem Hymen des Menschen. Arch. mikrosk. Anat. **73** (1909). (c) Zum Mangel der Geschlechtsdrüsen mit und ohne zwitterige Erscheinungen. Virchows Arch. **255**. (d) Zur Kenntnis der normalen und pathologischen Abschnürung der männlichen Harnröhre und der Präputialbildung. Arch. Anat. u. Physiol. **1911**. (e) Studien zur Pathologie der Entwicklung, Bd. 2, H. 1. 1914. (f) Besondere Karzinomform bei Hermaphroditen. Arch. Geburtsh. **109** (1918). (g) Keimdrüsenmangel mit und ohne Hermaphroditismus. Virchows Arch. **255**, **33** (1925). (h) Tubuläre (testikuläre) und solide Formen des Andreioblastoma ovarii und ihre Beziehung zur Vermännlichung. Beitr. path. Anat. **84**, 485 (1930); Dtsch. path. Ges. 25. Tagg, 328 (1930). — MIDDLEMISS, J. E.: A case of Hermaphroditism. Lancet **1**, Nr 13, 675/76 (1916). — MINNING, J. B., S. ROBINSON and N. H. BRUSH: Pseudohermaphroditism (female type predominating). Amer. J. Dis. Childr. **35**, 862 (1928). — MITTASCH, G.: Über Hermaphroditismus. Beitr. path. Anat. **67**, 142 (1920). Ref. Zbl. Path. **32**, 179. — MOLLER, P.: Ein Fall von komplettem Pseudohermaphroditismus masculinus. Virchows Arch. **223**, H. 3 (1917). — MOSZKOWICZ, L.: (a) Retentio testis und Inguinalhernie als Zeichen der Intersexualität. 3. Tagg alpenländ. Chir., 26. Sept. 1927. Wien. klin. Wschr. **51**, 1626 (1927); Klin. Wschr. **1927**, Nr 47, 2231. (b) Intersexualitätslehre und Hermaphroditismus und ihre Bedeutung für die Klinik. Klin. Wschr. **1929**, Nr. 7, 289 u. Nr. 8, 337. (c) Über Operationen an Hermaphroditen. Med. Klin. **1929**, Nr 13, 517. — MOOTS, CH. W.:Drüsenhermaphroditismus. Amer. J. Obstetr., Mai **1921**. Ref. Zbl. Gynäk. **1922**, 870. — MURRAY, G. C. and G. S. SIMPSON: A case of virilism due to an adrenal cortical hypernephroma. Lancet **213**, Nr 5432, 745 (1927).

NAGEL: (a) Entwicklung und Entwicklungsfehler der weiblichen Genitalien. Veits Handbuch, Bd. 1. 1897. (b) Hermaphroditismus. Arch. Gynäk. **58** (1899). — NEFF, H.: Zwei Fälle von Pseudohermaphroditismus femininus externus. Inaug.-Diss. München 1914. — v. NEUGEBAUER: (a) Beobachtungen von mehr minder hochgradiger Entwicklung des Utrikulus beim Manne. Jb. sex. Zwischenstufen **6** (1904). Ref. Zbl. Path. **17** (1906). (b) Hermaphroditismus beim Menschen. Leipzig: W. Klinckhardt **1908**. — NEUMANN, H. O.: (a) Fremdartige Zellen im Eierstock (ein weiterer Beitrag zur Kenntnis der embryonalen Keimversprengung). Virchows Arch. **263** (1927). (b) Die Hiluszellen des Ovariums. Zbl.

Gynäk. **1928**, Nr 41, 2625. (c) Das Adenoma tubulare testiculare ovotestis. Virchows Arch. **270**, 2, 501 (1928). — NOVAK, J.: Gynäkomastie. Zbl. Gynäk. **1914, 253.**

OBERNDORFER: Divertikelbildungen von Samenblasen und Ductus deferens. Beitr. path. Anat. **1902**, H. 2. — OBOLONSKI: Z. Heilk. **9** (1888). — OGNEW: Anat. Anz. **26**, 194 (1906). — OGSTON: Österr. Jb. Pädiatr. **1872**, 180. — OIYE, T.: On two cases of pseudohermaphroditismus masculinus internus. Mitt. Path. (Sendai) **4**, H. 2, 317. — OLIVET, J.: Über den angeborenen Mangel beider Eierstöcke, zugleich ein Beitrag zur Frage der Kastration und der Behaarung. Frankf. Z. Path. **29** (1923). — OREL, H.: Kleine Beiträge zur Vererbungswissenschaft. VI. Mitt. Z. Konstit.lehre **14**, H. 5, 573 (1929). — ORSOS: Pseudohermaphroditismus und interstitielle Zellen. Ärztever. Debrezen, Jan. **1928**. Klin. Wschr. **1928, 665.** — ORTH: Hermaphroditismus und Mißbildungen des Genitale. Lehrbuch, Bd. 2, S. 262. 1893.

PALLIN: Doppelmißbildung. Hygiea (Stockh.), Nov. **1910**. — PANORA: Singulare anomalia congenita del testiculo destro. Policlinico **3** (1896). Ref. Erg. Path. **5**, 859. — PATZELT, V.: (a) Über die PFLÜGERschen Hermaphroditen beim Frosch. Verh. zool.-bot. Ges. Wien **67**, H. 1/2, 57 (1916). (b) Hermaphroditismus beim Menschen. Verh. anat. Ges. Halle a. S. 33. Tagg. Anat. Anz. **58**, Erg.-H., 100 (1924). — PÉAN: Gaz. Hôp. **1895**, Nr 41. PEARL u. BORING: Science (N. Y.) **1914, 33.** — PEARL u. CURTIS: Hermaphroditismus. Biol. Bull. Mar. biol. Labor. Wood's Hole **17** (1909). — PETERS, H.: Die Urniere in ihrer Beziehung zur Gynäkologie. Slg klin. Vortr., N. F. **195** (1897). Z. Heilk. **28** (1907). — PÉZARD: Archives de Biol. **36** (1926). — PÉZARD, A. et F. CARIDROIT: Les modalités du gynandromorphisme chez les Gallinacés. C. r. Acad. Sci. Paris **177**, No 1 (1923). — PFEILSCHNEIDER: Hermaphroditismus verus alternans unter dem Bilde der Hodenverlagerung. Zbl. Chir. **50**, H. 24, 963 (1923). Ref. Münch. med. Wschr. **70**, Nr 27, 891 (1923). — PHOTAKIS, B.: Über einen Fall von Hermaphroditismus verus lateralis masculinus dexter. Virchows Arch. **221**, H. 1, 107—16 (1916). — PICK, L.: (a) Keimdrüsentumor bei Hermaphroditen. Arch. Gynäk. **76** (1905). (b) Über den wahren Hermaphroditismus des Menschen und der Säuger. Arch. mikrosk. Anat. **84**, 119 (1914). (c) Über Adenome der männlichen und weiblichen Keimdrüsen beim Hermaphroditismus verus und spurius. Berl. klin. Wschr. **17** (1915). (d) Über den wahren Hermaphroditismus des Menschen und der Säugetiere. Berl. klin. Wschr. **1916**, Nr 42/43. Ref. Zbl. Path. **28**, 116. — POLANO, O.: Über wahre Zwitterbildung beim Menschen. Z. Geburtsh. **83**, H. 1 (1920). — POLL: Geschlechtsmerkmale. Sitzgsber. Ges. naturforsch. Freunde **1909**, 6. — POLLAILON: Hermaphroditismus. Gaz. med. Paris **1887**, 289. — POZZI: Pseudohermaphroditismus masculinus completus. Ann. Mal. génito-urin. **1897**, 62. — PRANGE, F.: Vier Fälle von zygotischer Intersexualität bei der Hausziege. Zool. Jb. **40**, H. 3 (1923). — PRIESEL, A.: Zur Kenntnis des Pseudohermaphroditismus masculinus internus mit „Dystopia transversa testis". Frankf. Z. Path. **26**, H. 1 (1921). Ref. Zbl. Path. **32**, 489. — PRIMROSE: Uterus masculinus. Brit. med. J. **1897 II**, 881. — PÜRCKHAUSER, F. R.: Thorakopagi anscheinend verschiedenen Geschlechts. Inaug.- Diss. Erlangen 1919. — PÜTZ: Hermaphroditismus verus beim Schwein. Dtsch. Z. Tiermed. **15**, 91 (1889). — PUPPE, G.: Zwitterbildung der äußeren Genitalien, rudimentäre Zwitterbildung der Geschlechtsgänge bei einem männlichen Individuum. Dtsch. Z. ges. gerichtl. Med. **8**, 697 (1926).

RABE, FR.: Hernia inguinalis uteri bei männlichem Scheinzwitter. Inaug.-Diss.Heidelberg 1909. — RANDERATH, ED.: Über einen Fall von angeborenem Mangel beider Eierstöcke. Virchows. Arch. **254** (1925). — REAGAN, FR. P.: Some results and possibilities of early embryonic castration. Anat. Rec. **11** (1916). — REIS: Handbuch der Physiologie von BETHE, Bd. 14, I, S. 872. 1926. — REUTER: Hermaphroditismus. Inaug.-Diss. Würzburg 1885. — RIDDLE, O.: (a) The theory of sex as stated in terms of results of studies on pigeons. C. r. Acad. Sci. Paris **46**, 1924 (1917). (b) Birds without gonads, their origin, behaviour and bearing on the theory of the internal secretion of the testis. Brit. J. exper. Biol. **2**, 211 (1925). — RIDELL, I.: A case of pseudohermaphroditism. Brit. med. J. **1929**, Nr 3570, 1040. — RIELÄNDER, A.: Paroophoron. Marburg 1905. — RINGHOFFER: Virchows Arch. **19**, 28 (1860). — RÖSSLE, R.: Wachstum und Altern. München: J. F. Bergmann 1922. — RÖSSLE, R. u. J. WALLART: Der angeborene Mangel der Eierstöcke und seine grundsätzliche Bedeutung für die Theorie der Geschlechtsbestimmung. Beitr. path. Anat. **84**, H. 2, 401 (1930). (Festschrift für E. KAUFMANN.) — ROMANOWSKY u. J. v. WINIWARTER: Dystopia testis transversa. Anat. Anz. **26** (1905). — ROSTHORN, A. v.: Mißbildungen der weiblichen Geschlechtsorgane. Nothnagels Handbuch, Bd. 20. 1908. — ROY: Développement anormal de canaux de Müller chez un homme adult. Soc. anat. Paris. Ann. d'Anat. path. **5**, 358 (1928). — RYDYGIER: Ref. Zbl. Gynäk. **1905**, 384.

SÄNGER: Pseudohermaphroditismus masculinus completus. Z. Gynäk. **1898**, Nr 51. — SALÉN: Ein Fall von Hermaphroditismus verus unilateralis. Dtsch. path. Ges. **2**, 241 (1899). — SAND, K.: (a) Experimenteller Hermaphroditismus. Pflügers Arch. **173** (1919). Ref. Zbl. Path. **31**, 389. (b) De l'hermaphroditisme expérimental. C. r. Soc. Biol. Paris **86**, Nr 17 (1922). (c) Hermaphroditismus verus glandularis alternans bei einem 10jährigen

Individuum. Ugeskr. Laeg. (dän.) **84**, Nr 30 (1922); J. d'Urol. **15**, Nr 3 (1923). (d) Der Hermaphroditismus der Wirbeltiere in experimenteller Beleuchtung. Handbuch der normalen und pathologischen Physiologie von BETHE, Bd. 14, Teil I, 213, S. 293. 1926. — SANGALLI: Hodenverdoppelung. Real Instituto lom. di scienze lett., Vol. 9, p. 2. Milano 1876. — SAUERBECK: (a) Hermaphroditismus. Frankf. Z. Path. **3**, 339 (1909). (b) Sammelreferat über Hermaphroditismus. Erg. path. Anat. **15**, 378 (1911). — SCABELL, A.: Über den suprarenalen Virilismus und Pseudohermaphroditismus. Ein Beitrag zur Konstitutionspathologie. Dtsch. Z. Chir. **185** (1924). — SCHAEFER, J.: Einzelmißbildungen usw. Inaug.-Diss. vet. Freiburg i. Br. 1920. — SCHAPIRO, G.: Zur Frage des Hermaphroditismus. Virchows Arch. **266**, H. 2, 392 (1927). — SCHAUERTE, O.: Ein Fall von Hermaphroditismus verus beim Menschen. Z. Konstit.lehre **9**, H. 3/4 (1923). — SCHICKELE: (a) Mesonephrische Geschwülste. Zbl. Path. **15** (1904). (b) Beitr. Geburtsh. **11**, 263 (1906). — SCHILF, FR.: Die quantitativen Beziehungen der Nebennieren zum übrigen Körper. Z. Konstit.lehre 8 (1922). — SCHMALZ: Hirntumor mit Pubertas praecox. Beitr. path. Anat. **73**, 168 (1924). — SCHMIDT, H.: Das suprarenal-genitale Syndrom. Virchows Arch. **251** (1924). — SCHMINCKE u. ROMEIS: Anatomische Befunde bei einem männlichen Scheinzwitter und die STEINACHsche Hypothese über Hermaphroditismus. Arch. Entw.mechan. **47**, 221 (1920). — SCHMORL: Hermaphroditismus. Arch. path. Anat. **113**, 229 (1888). — SCHNEIDER: Pubertas praecox bei Hypernephrom. Verh. dtsch. path. Ges. **1923**. Ref. Zbl. Path. **33**, H. 21, 585. — SCHOTTLÄNDER: Uterusmißbildungen mit Persistenz des GARTNERschen Ganges. Arch. Gynäk. **81**, H. 1. — SCHUMACHER, W.: Ein Beitrag zur Frage der Pubertas praecox. Arch. f. Psychiatr. **84**, 325 (1928). — SCHULTZE, G.: Pseudohermaphroditismus masculinus externus und internus. Zbl. Gynäk. **19**, 1173 (1930). — SCHULTZE-VELLINGHAUSEN: Pseudohermaphroditismus. Zbl. Gynäk. **1898**, Nr 51. — SCHÜRMANN, P.: Über einen Fall von allgemeinem Infantilismus, bedingt durch beiderseitigen Eierstockmangel. Virchows Arch. **263**, 649 (1927). — SCHWARTZ, E.: Über Geschwulstbildungen an den Geschlechtsdrüsen und Nebennieren bei Scheinzwittern. Inaug.-Diss. Rostock 1917. — SCHWARZ, O.: (a) Zwischenniere und Zwittertum. Ges. Ärzte Wien, 21. Jan. 1927. Wien. klin. Wschr. **1927**, Nr 4, 140; Nr 7, 213 u. Nr 8, 257. (b) Über die Grundlagen der Männlichkeit. Ges. Ärzte Wien. Wien. klin. Wschr. **1927**, Nr 8, 271. — v. SEEMEN, H.: Pseudohermaphroditismus masculinus internus. Kryptorchismus. Hernia inguinalis congenita. Bruns' Beitr. **141**, 370 (1927). — SELLHEIM: (a) Beitr. Geburtsh. **1899 II**. (b) Mutter-Kindesbeziehungen usw. Münch. med. Wschr. **1924**, 1304. (c) Ein Neutrum. 20. Tagg dtsch. Ges. Gynäk. Bonn, Juni 1927. Zbl. Gynäk. **34**, 2171 (1927). — SHATTOCK u. SELIGMANN: Trans. path. Soc. Lond. **37**, 69 (1906). — SHEPPARD, H.: Hermaphroditism in man. Anat. Rec. **19**, 55 (1920). — SIEBOURG: Pseudohermaphroditismus masculinus. Mschr. Geburtsh. 8, 73 (1898). — SIEGENBECK VAN HEUKELOM: Über den tubulären und glandulären Hermaphroditismus beim Menschen. Beitr. path. Anat. **23**. Ref. Zbl. Path. **11** (1900). — SIEGENBECK VAN HEUKELOM, NAGEL: Zur Frage des Hermaphroditismus verus. Arch. Gynäk. **58** (1899). — SIEGLBAUER: Zur Frage der Zwischenzellen. Arch. mikrosk. Anat. u. Entw.-mechan. **100**, H. 3/4 (1924). Ref. Zbl. Path. **35**, 29 (1924). — SIMON: Hermaphroditismus verus. Virchows Arch. **172**, 1 (1903). — SKODA, K.: Uterus masculinus bei Wiederkäuern. Anat. Anz. **50**, 111 (1917). — SOQUET: Ref. Zbl. Gynäk. **1916**, 838. — SPRINGER: Zystische Erweiterung des Utriculus masculinus. Z. Heilk. **19**, Abt. path. Anat. 459 (1898). — STEGLEHNER: De hermaph. natura. Lipsiae 1817. — STEINACH: (a) Pflügers Arch. **144**, 71 (1912). (b) Pubertätsdrüsen und Zwitterbildung. Arch. Entw.mechan. **42** (1916). (c) Künstliche und natürliche Zwitterdrüsen und ihre analogen Wirkungen. Arch. Entw.-mechan. **46** (1920). (d) Feminierung von Männchen und Maskulierung von Weibchen. Zbl. Physiol. **27**, 717 (1913). Vortr. naturforsch. Verslg. — STEINDL, A. u. H. MEIXNER: Hermaphroditismus glandularis. Demonstr. Wien. Ges. Ärzte **1921**. Ref. Dtsch. med. Wschr. **33**, 978 (1921). — STERNBERG, H.: Pseudohermaphroditismus masculinus externus. Freie Verigg Chir. Wien, 13. Juli 1929. Ref. Wien. klin. Wschr. **1929**, Nr 40, 1306. — STIEVE, H.: Das Skelet eines Teilzwitters. Arch. Entw.mechan. **46**, H. 1 (1920). — STIGLBAUER: Zbl. Gynäk. **1923**, 644. Wien. klin. Wschr. **1924**. — STIMSON: Pseudohermaphroditismus. Med. Rec., April **1897**, 586. — STINELLI: Richerche istologiche su un canale deferente umano a doppio lume. Anat. Anz. **34**, 399. — STONHAM: Case of perfect uterus masc. etc. Transact. path. Soc. Lond. **39**, 219 (1888). — STRAUSS, H.: Hirsutismus suprarenalis. HUFELANDsche Ges. Berlin, 13. Okt. 1927. Med. Klin. **1927**, 1795; Klin. Wschr. **1**, 27 (1928). — STROEBE, H.: Ein Fall von Pseudohermaphroditismus masculinus internus, zugleich ein Beitrag zur pathologischen Entwicklungsmechanik. Beitr. path. Anat. **22** (1897). — STUMPF: Winckels Handbuch der Geburtshilfe, Bd. 3, 3. Teil. — SUTTON, JOHN BLAND: A lecture on hernia of the uterus in man and women. Brit. med. J. **2**, 2, 30. Okt. 1909. — SWINARSKI, E.: Pseudohermaphroditismus. Inaug.-Diss. Breslau 1900. — SWITALSKI: Über das Verhalten der Urnierenreste bei weiblichen Embryonen und Kindern. Anz. Akad. Wiss. Krakau **5** (1898). — SYASSEN, O.: Pseudohermaphroditismus masculinus externus. Inaug.-Diss. München 1916.

TAKAHASHI, N.: Mitt. med. Fak. Tokio **22** (1919). — TANDLER u. GROSS: Die biologischen Grundlagen der sekundären Geschlechtscharaktere. Berlin: Julius Springer **1913**. — TARUFFI: Hermaphroditismus. Berlin 1903. — TECQMENNE et WINIWARTER: Pseudohermaphroditismus. Scalpel et Siège méd. **1911**. — TERREY, H. B. u. HORNIG: 1922 (bei KERMAUNER zit. nach P. HERTWIG). — THALER, H.: (a) Familiäres Scheinzwittertum und Vererbungsfragen. Mschr. Geburtsh. **50**, H. 3, 288 (1919). (b) Zbl. Gynäk. **1916**, 603. (c) Blastomatöser Ovotestis?. Gynäk. Kongr. Innsbruck **1922**. — THEILE: Arch. Anat. Physiol. u. wiss. Med. **1847**, 47. — THOMPSON: Großer Utriculus prostaticus bei einem Mann. Virchow-Hirschs Jber. **1902**. — THUMIN: Geschlechtscharaktere und Nebenniere in Korrelation. Berlin. klin. Wschr. **1901**, 103. — TIPIAKOFF, W.: Frommels Jber. Geburtsh. **1899**, 460. — TOLMATSCHEW: Virchows Arch. **49**, 348 (1870). — TORTUAL: Med. Ztg Ver. Heilk. **1854**, Nr 25. — TRINKLER: Z. Urol. **6**, 751 (1912). — TRÜMBACH, L.: Ein Beitrag zum Hermaphroditismus. Inaug.-Diss. Würzburg 1917. — TURNER: Hodenretention. Z. orthop. Chir. **27** (1910).

UFFREDUZZI: Ovotestis. Arch. Sci. Med. **34** (1910). Giorn. real. Acad. Med. Torino **16** (1910). Arch. di Psychiatr. **31** (1910). — UHLRICH, P.: Hermaphroditisme gynandroide compliqué d'une énorme hernie inguinale contenant au fond du sac un kyste dermoide ovarien. Bull. Soc. Anat. Paris **1923**. — UNGER, E.: Beiträge zur Lehre vom Hermaphroditismus. Berl. klin. Wschr. **1905**, Nr. 17 u. 37. Ref. Zbl. Path. **16**, **624**. — UNSHEIM, E.: Ein klinisch bemerkenswerter Fall von Pseudohermaphroditismus masculinus completus. Virchows Arch. **265**, 318 (1927). — UNTERBERGER: Pseudohermaphroditismus femininus. Mschr. Geburtsh. **1901**.

VALENTIN, B.: Die soziale Bedeutung des Pseudohermaphroditismus und ähnlicher Mißbildungen. Dtsch. med. Wschr. **1929**, Nr 21, 873. — ST. GEORGE, LA VALETTE: Arch. mikrosk. Anat. **45**, 1 (1895). — VEROCAY, J.: Demonstration eines Falles von Pseudohermaphroditismus masculinus completus. Verslg dtsch. Naturforsch. **1913**. Ref. Zbl. Path. **24** (1913). — VERSEN: Hermaphrodotismus. Inaug.-Diss. Berlin 1868. — VIRCHOW-LITTEN: Virchows Arch. **75** (1879). — VOELCKER: Chirurgie der Samenblasen. Neue dtsch. Chir. **1912 II**.

WAGNER, G. A.: (a) Hermaphroditismus. Prag. Ver. dtsch. Ärzte, 9. Dez. 1919. Ref. Dtsch. med. Wschr. **1920**, 423. (b) Über Hermaphroditismus verus. Zbl. Gynäk. **21**, 1304 (1927). — WALAWELSKI, H.: Ein Fall von tubulärer Form von Hermaphroditismus. Zbl. Chir. **1930**, Nr 28, 1724. — WALLART, J.: (a) Sur le tissu paraganglionaire de l'ovaire humain. Archives d'Anat. **7** (1927). (b) Contribution à l'étude des origines du rete ovarii. Bull. Histol. appl. **5** (1928, Mai). — WALTER, H.: Über Beziehungen der weiblichen Keimdrüsen zu Nebennieren und Thymus. Frankf. Z. Path. **27** (1922). — WEBSTER: A rare case of hermaphroditism. Surg. etc. Okt. **1906**, 484. — WEISSBART: Scheinzwitter. Mschr. Geburtsh. **15**, 266 (1902). — WESSEL: Der menschliche Hermaphroditismus, sein Wesen und seine Ätiologie. Inaug.-Diss. Breslau 1916. — WESTERMANN: Nederl. Tijdschr. Geneesk. **1901 II**, Nr 11. — WIDHALM, F.: Ein Fall von linksseitigem Doppelhoden. Wien. med. Wschr. **61**, 1498 (1911). — WILL, B.: Hermaphroditismus masculinus. Inaug.-Diss. Greifswald 1896. — v. WINCKEL, F.: Seltene Mißbildung. Münch. med. Wschr. **1896**, 429. — DE WINIWARTER, H.: L'appareil phéochrome de l'ovaire humain. Bull. Histol. appl. **1** (1924). — DE WINIWARTER, H. et G. SAINMONT: Nouvelles recherches sur l'ovogénèse et l'organogénèse de l'ovaire des mammifères. Archives de Biol. **24** (1908—09). — WINKLER, B.: Pseudohermaphroditismus masculinus. Inaug.-Diss. Zürich 1893. — WINOGRADOW, P. P.: Zwei Fälle von Hermaphroditismus bei Schweinen. Anat. Anz. **67**, 475 (1929). —WITSCHI, E. (a) Der Hermaphroditismus der Frösche und seine Bedeutung für das Geschlechtsproblem und die Lehre von der inneren Sekretion der Keimdrüsen. Arch. Entw.mechan, **49**, H. 3/4 (1921). (b) Z. Abstammgslehre **29**, 31 (1922). Erg., Z. Abstammgslehre **31**, 287 (1923). — WOLF, W.: Hernia retrovesicalis. Zbl. Chir. **1923**, 709.

YOUNG, HUGH and CASH: Hermaphroditismus masculinus etc. J. of Urol. **5**, 405 (1921).

ZACHARIAS: Arch. Gynäk. **88** (1909). — ZAKORSKI: Zbl. Gynäk. **1901**. — ZAWADOWSKY, M. M.: Analyse der Erscheinungen von Hermaphroditismus. Rouxs Arch. **108**, 531 (1927). — ZIETSCHMANN, O.: Über die Genitalmißbildung bei verschieden geschlechtlichen Zwillingen des Rindes. Schweiz. Arch. Tierheilk. **52**, H. 6 (1920). — ZILOCHI: Gynaekomastie. Ref. Münch. med. Wschr. **1912**, Nr 39. — ZONDEK: Krankheiten der endokrinen Drüsen. Berlin 1923. — ZUCKERKANDL, E.: Scheidenfortsatz des Bauchfells und äußere Leistenhernie. Arch. klin. Chir. **20**. — ZWEIFEL: Billroth-Lückes Handbuch der Frauenkrankheiten, Bd. 3. 1886. — ZWICK: Pseudohermaphroditismus beim Hunde. Dtsch. tierärztl. Wschr. **1900**, 165.

2. Penis und Urethra.

Von

Rudolf Maresch und **Hermann Chiari**-Wien.

Mit 116 Abbildungen.

Normale Anatomie und Histologie.

Im wesentlichen besteht der Penis aus dem dünnhäutigen, nach TOLDT muskelfreien Urethralkanal und aus den drei Schwellkörpern, wobei das Corpus cavernosum urethrae unterhalb der Schoßfuge mit einer kolbenförmigen Anschwellung, dem Bulbus urethrae, beginnt und, nachdem es in seiner ganzen Länge die Harnröhre umfaßt hat, mit einer kegelförmigen Auftreibung, der Eichel, endet. Die beiderseits am unteren Schambeinast angehefteten Corpora cavernosa penis sind nur hier voneinander räumlich geschieden, an der Symphyse vereinigen sie sich zu einem einheitlichen walzenförmigen Gebilde, das an seiner oberen eine seichte, an seiner unteren Fläche eine tiefere Rinne aufweist. Letztere dient zur Aufnahme der Harnröhre und ihres Schwellkörpers, in ersterer verlaufen größere Blut- und Saugadern. Es ist vor allem für das Verständnis des Zustandekommens von Zereißungen der Harnröhre (s. diese) wichtig, daß die Verbindung zwischen Urethra und Corpus cavernosum urethrae um so fester wird, je mehr man sich der Harnröhrenmündung nähert.

Die Eichel (Glans) entspricht der nach außen umgeklappten Wand der Harnröhre, daher die Oberfläche derselben der Schleimhaut der Urethra gleichzusetzen wäre (TOLDT). Hier finden sich große Mengen von in absteigenden Reihen angeordneten Papillen, welche an der Corona glandis mitunter so groß („hornzähnchenartig“) werden, daß sie selbst für das unbewaffnete Auge wahrnehmbar sind (TOLDT, GUTMAN). MAJOCCHI und BUSCHKE-GUMPERT beschreiben bei im Pubertätsalter Stehenden übermäßige Ausbildung dieser Papillen an der Corona glandis und setzen diese in Analogie zu den bei gewissen Tieren (Meerschweinchen, Katze) regelmäßig zu beobachtenden großen warzigen Erhebungen der Eichelhaut („Hirsuties papillaris penis“). Eine neuere diesbezügliche Mitteilung stammt von FERRER. Über die sogenannten TYSONschen Drüsen finden sich im Schrifttum widersprechende Angaben. SPRUNCK leugnet ihr Vorhandensein überhaupt, TANDLER bezeichnet echte Talgdrüsen an der Glans als selten. SAALFELD fand Drüsen an der Spitze der Eichel und im Bereiche der Eichelkrone, im mittleren Teil fehlten sie (vgl. dagegen EBERT).

Die Schlagadern des Gliedes sind beiderseits Endäste der Arteria pudenda interna. Als Arteria penis gibt sie zunächst die den Bulbus versorgende Arteria bulbi urethrae ab, ein weiterer Zweig führt der Schleimhaut der Harnröhre Blut zu (Arteria urethralis). Der Hauptast, welcher kleine Äste als Arteria cruris penis an die rückwärtigen Teile der beiden Schwellkörper des Gliedes abgibt, teilt sich an der Vereinigungsstelle dieser letzteren in die mächtigere, die Corpora cavernosa penis versorgende Arteria profunda penis und in die oberflächlich gelegene, am Rücken des Gliedes verlaufende Arteria dorsalis penis, deren Endäste in der Eichel sich verteilen. Es ist jedoch zu vermerken, daß alle diese beiderseits symmetrisch verlaufenden Arterien nicht streng voneinander getrennte Gebiete versorgen, sondern daß vielfache Verbindungen untereinander bestehen. Diese Anastomosen erklären die zahlreichen Varietäten (TOLDT).

Die Blutadern des Gliedes entstammen in ihrem Beginne dem LANGERschen Rindennetz an der Eichel. Sie treten in Form einzelstehender Stämmchen durch die fast gefäßlose Tunica albuginea glandis hindurch und sind wie die Krone einer Pinie (FINGER) in dem zugehörigen Gebiet der Glanshaut angeordnet (EHRMANN [Abb. 1]). Die einzelnen kleinen Gefäßgebiete sind nur durch kapilläre Anastomosen miteinander in Verbindung gesetzt, so daß eine Verlegung derselben bald zu schweren Veränderungen in dem entsprechenden Gebiet

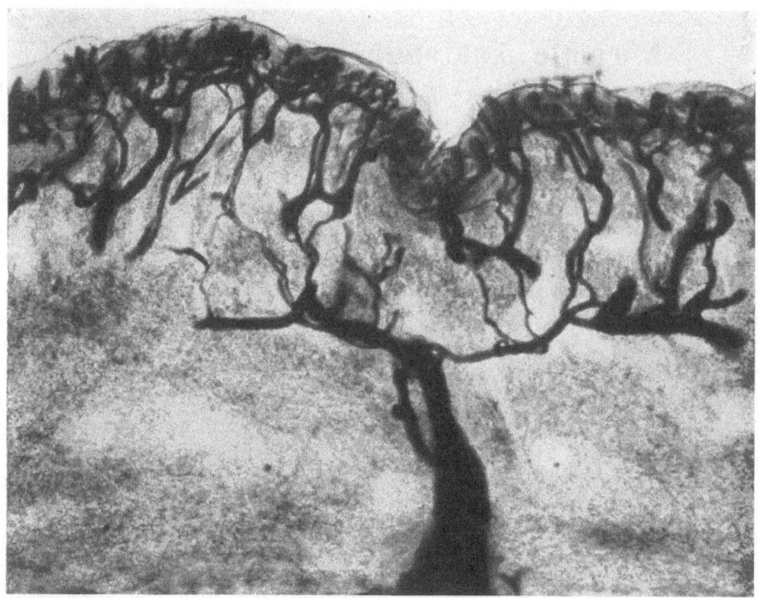

Abb. 1. Blutgefäßnetz an der Eicheloberfläche. Injektionspräparat von Professor EHRMANN.

führt. Nur an der Corona glandis, namentlich im ventralen Ende beiderseits des Frenulum liegen andere Verhältnisse vor, welche z. B. die Ursache für das verschiedene Aussehen der Initialsklerose an diesen beiden Stellen sind (EHRMANN). Die größeren Venen des Gliedes gehören wie die Arterien einem oberflächlichen Gebiet (Hüllen) und einem tiefen (die kavernösen Körper) an (MERKEL). Die oberflächlichen Venen sammeln sich zum größten Teil in der einfachen oder doppelten Vena dorsalis subcutanea (Syn.: Vena dorsalis penis superficialis), welche in die Vena saphena oder direkt in die Vena femoralis mündet. Manchmal geht sie auch in die Hauptabflußbahn der tiefen Gliedvenen, die Vena dorsalis penis profunda (Syn.: Vena dorsalis penis subfascialis) über. Diese sammelt das Blut aus den Schwellkörpern und aus der Eichel, indem ihre Wurzeln in Form zweier Äste die Corona glandis umgreifen und führt das Blut, zwischen dem Ligamentum arcuatum et transversum durchtretend, nachdem sie sich in zwei auseinanderweichende Äste gegabelt hat, dem beiderseitigen Plexus pudendalis zu. Dieser Plexus steht mit dem Mastdarmgeflecht in vielfacher Beziehung, was für das Übergreifen entzündlicher Prozesse, bzw. das

Überwandern von Parasiten aus dem Wurzelgebiet der Vena haemorrhoidalis inferior und weiters der Vena haemorrhoidalis superior et media von Bedeutung ist (vgl. das Kapitel „Parasiten"). Die Venae profundae penis, aus dem Bulbus urethrae und den Schwellkörpern des Gliedes stammend, ergießen ihr Blut in die unterhalb der Schoßfuge aus dem Plexus pudendalis sich abzweigenden Venae pudendae internae, welche das Diaphragma urogenitale durchsetzend in die Vena hypogastrica münden.

Die Saugadern des Gliedes sind außerordentlich zahlreich. Da der Verlauf derselben zum Verständnis der Ausbreitung pathologischer Prozesse am Penis, sei es, daß es sich um entzündliche Vorgänge oder um Geschwülste handelt, wichtig ist, sei hier kurz auf dieselben eingegangen. Man unterscheidet seit den Arbeiten von SAPPEY, ZEISSL und HOROWITZ, MARCHANT u. a. oberflächliche und tiefe Lymphbahnen, nach KÜTTNER außerdem noch das Saugadersystem der Harnröhrenschleimhaut.

Die oberflächlichen, d. h. die außerhalb der Fascia penis gelegenen Saugadern stammen aus zwei ineinander übergehenden Wurzelnetzen, von denen das eine in der Vorhaut, teilweise auch an der Oberfläche der Glans, das andere im Frenulum und in der Raphe gelegen ist. Die kleinen, von der Unterfläche des Penis entspringenden Saugadern umkreisen das Glied und sammeln sich mit den vom Präputium gleich dorsalwärts weiterziehenden zu einem Hauptstamm oder zwei Hauptgefäßen, welche längs der Vena dorsalis penis superficialis zur Wurzel der Rute verlaufen. An dieser Stelle ist gewöhnlich ein Lymphknoten zu finden. Diese beiden Hauptabflußbahnen des oberflächlichen Lymphnetzes biegen entweder nach den der Seite nach ihnen zugehörigen inguinalen Lymphknoten ab, können sich aber nach WALDEYER auch überkreuzen. Findet sich nur ein einfaches dorsales Lymphgefäß, so teilt sich dieses an der Schoßfuge oder aber es bleibt einheitlich und lenkt zur rechten oder linken Leistenbeuge ab. Bei entsprechenden Injektionsversuchen werden fast ausschließlich die oberflächlichen Leistendrüsen von der Injektionsmasse gefüllt und zwar die der medialen oberen Gruppe, selten nur die der lateralen oberen Gruppe.

Als Wurzelgebiet der tiefen Saugadern des Penis ist die Eichel anzusehen. SAPPEY beschrieb hier drei übereinander liegende Geflechte. Die Lymphgefäßkapillaren sammeln sich in größeren Saugadern, welche in der Tunica albuginea gelegen (EHRMANN) von der Gegend des Vorhautbändchens beginnend (Plexus PANIZZAE) im Sulcus coronarius auf den Rücken des Gliedes gelangen. Hier schließen sie sich der Vena dorsalis subfascialis an und verlaufen zur Schoßfuge. Die in ihnen enthaltene Lymphe führen sie der medialen oberen Gruppe der Leistendrüsen zu, außerdem aber unter Umgehung dieser letzteren direkt Lymphknoten im Inneren des Beckens (KÜTTNER).

Das Lymphgefäßnetz der Harnröhrenschleimhaut ist am dichtesten an der Fossa navicularis, anastomosiert hier mit dem tiefen Saugaderngeflecht der Eichel und geht schließlich in die Lymphgefäße der Harnblase im Gebiete des Trigonum über. Somit bestehen auch hier direkte Beziehungen zu den Lymphknoten im kleinen Becken (KÜTTNER).

Entsprechend der wechselnden Größe des Gliedes im erschlafften und erigierten Zustand zeigen die Schlagadern des Gliedes die Eigenschaften der Rankenarterien, Arteriae helicinae. Auch die Blutadern des Plexus pudendalis besitzen insoferne Eigenheiten, als die Muskelbündel nicht gleichförmig in der Wand verteilt sind, sondern netzförmig angeordnet sind und sich manchmal in Form von Bälkchen über die Venenwand erheben (TOLDT). Über die Besonderheiten des Venennetzes des Corpus cavernosum urethrae im Gegensatz zu den Schwellkörpern des Gliedes, welche sowohl bei der normalen Erektion, wie auch bei den pathologischen Formen des Priapismus von Bedeutung sind, sowie über die von Kiss beschriebenen „Trichtereinsätze" in der Vena profunda penis und weitere Einzelheiten des anatomischen Aufbaues des Gliedes sei auf die Lehr- und Handbücher der normalen Anatomie und Histologie verwiesen.

Die Nerven des Gliedes entstammen dem Nervus pudendus, und zwar in der Hauptsache aus dem Endast desselben, dem Nervus dorsalis penis. Ein dreieckiger Bezirk an der Unterseite des Penis bis zum Vorhautbändchen wird von den Rami perinei des Nervus pudendus versorgt. Die unwillkürliche Innervation des Gliedes besorgen Nerven aus dem Plexus hypogastricus. Über Alterserscheinungen am Penis, wie Sklerose der Gefäße, Atrophie der glatten Muskelfasern und fettige Entartung dieser, Veränderungen an den Nerven und Nervenendapparaten geben die Mitteilungen von Brack, Schurigin und Sato Aufschluß. Übermäßigen Haarwuchs am Glied, der bis zur Spitze der Vorhaut reichte, vermerkt Popper.

Die Harnröhre, Urethra, stellt einen das Glied in seiner ganzen Länge durchsetzenden Kanal dar, dessen Länge beim erwachsenen Manne ziemlich übereinstimmend mit 18—23 cm angegeben wird (Henle 20—22, Oberländer-Kollmann 20—23, Finger 18—21, Casper 18—20 cm). Derselbe erscheint im aufgeschnittenen Zustand bereits dem freien Auge als nicht einheitlicher Gang, sondern läßt, vor allem im Hinblick auf die der Harnröhre anliegenden Organe, verschiedene Abschnitte erkennen.

Der erste Abschnitt der männlichen Harnröhre, die Pars prostatica, ist zum größten Teil hinten und seitlich von der Vorsteherdrüse eingescheidet. Doch liegt sie unmittelbar hinter der inneren Harnröhrenmündung auch eine kurze Strecke noch innerhalb der Harnblasenwand selbst, deren Muskulatur diese Pars intramuralis (Waldeyer) als Annulus prostaticus (v. Dittel) umschließt. Über den feineren Bau dieses Schließmuskels geben Untersuchungen von Heiss Aufschluß. Nach der Einmündung der Ductus ejaculatorii wird vom Colliculus seminalis (Syn.: Veru montanum) an die Harnröhre zum Sinus urogenitalis, zur Harnsamenröhre. Danach unterscheidet Stieve in der Pars prostatica zwei Abschnitte: einen inneren, muskelumschlossenen und einen äußeren, in die Rinne der Vorsteherdrüse eingebetteten, die Portio interna und externa partis prostaticae urethrae, in welch letzterer der Anfangsteil der Harnsamenröhre beginnt.

Der nun folgenden Schilderung der Lichtungsverhältnisse sei vorausgeschickt, daß die Harnröhre nur ein „virtuelles Lumen" (Lichtenberg) besitzt, die aneinanderliegenden Schleimhautfalten erst beim Durchtritt von Flüssigkeit auseinanderweichen, eine Lichtung daher nur in der Zeit der Inanspruchnahme besteht. Im Bereiche der Portio interna erscheint die Lichtung auf dem Querschnitt — sofern sie nicht eine eingespritzte Fixierungsflüssigkeit ausgeweitet hat — als dreistrahliger Spalt von der Gestalt eines umgekehrten „Y". Zwischen den beiden nach innen, d. h. meist darmwärts gelegenen Schenkeln dieses Spaltes erhebt sich die Crista urethralis, der ein kräftiges Bündel längsverlaufender glatter Muskulatur zugrunde liegt. In der Portio externa, wo sich der Samenhügel vorwölbt, nimmt auf dem Querschnitt die „Lichtung" die Form eines nach unten offenen Bogens an und wird an ihrer konvexen Seite von einem der Schleimhaut dicht anliegenden Muskelzug in querer Richtung überspannt.

Von der Crista urethralis ausgehende Längsfalten erstrecken sich auf den nun folgenden, allgemein als Pars membranacea bezeichneten Anteil, der wegen des Verhaltens seiner Lichtung neuerdings kurzwegs als „Enge" bezeichnet wird. Sie tritt als Pars trigonalis (Waldeyer) schräg durch das Trigonum urethrale hindurch und führt, weil das Diaphragma urogenitale durchsetzend, auch den Namen Pars diaphragmatica. Von da ab legt sich die Harnsamenröhre in der Art an die Vorderfläche des Schwellkörperbulbus an, daß sie vorne an das locker gefügte Bindegewebe unter der Schamfuge grenzt, welchen Abschnitt WALDEYER daher Pars nuda nannte, hinten in einer seichten Furche des Bulbus corporis cavernosi urethrae liegt. Hier erscheint die quer durchtrennte Lichtung des das Diaphragma durchsetzenden Abschnittes, also der „Enge", als quergestellter, nur 1,5—2 mm breiter Spalt. In dem nun folgenden Anfangsteil der Pars cavernosa seu spongiosa urethrae weitet sich die Lichtung ein wenig aus und HYRTL nannte daher diesen Abschnitt Fossa bulbi, eine Bezeichnung, an deren Stelle STIEVE den Namen „Ampulle" zu setzen vorschlägt. Hier ändert sich das Querschnittsbild der Lichtung in der Art, daß sich die Querspalte in der Mitte des Bogens skrotalwärts aussackt und so eine T-Form annimmt. Dieser Teil führt, weil außerhalb, bzw. vor dem Diaphragma urogenitale gelegen, auch die Benennung Pars praetrigonalis (WALDEYER) oder weil mit der Schwellkörperzwiebel in Beziehung tretend, Portio bulbosa. Das sich nun anschließende Mittelstück, die Portio intermedia partis cavernosae urethrae, die allseitig vom Schwellkörper umschlossen wird, nimmt, indem der sagittale Schenkel allmählich schwindet, 2—3 cm vom Diaphragma urogenitale angefangen die Form eines 3—4 mm breiten Querspaltes an, der erst kurz vor der äußeren Mündung in der Fossa navicularis in einen sagittalen Spalt sich umwandelt. Dieser nach anatomischen Gesichtspunkten vorgenommenen Einteilung steht die von klinischer Seite getroffene Unterscheidung einer Pars anterior und posterior urethrae gegenüber, wobei durch das Diaphragma urogenitale die Harnröhre in diese beiden Abschnitte unterteilt wird. Bei normaler Länge der Urethra entfallen dadurch etwa 13—14 cm auf die durch die Pars cavernosa und bulbosa gebildete Pars anterior, 6—6,5 cm auf die beiden Abschnitte der Pars posterior, die Pars membranacea (2—2,5 cm) und Pars prostatica (4 cm).

Die Schleimhaut ist aus locker gefügtem Bindegewebe aufgebaut, enthält reichlich elastische Fasern, führt nebst arteriellen Gefäßen und einem dichten Kapillarnetz weite venöse Bluträume, die muskellos eine Art Schwellkörper der Eigenhaut darstellen. Mit Blut gefüllt bedingen sie ein Anschwellen der Mukosa und damit einen Verschluß der Lichtung; sie sind in ihrer Füllung von den übrigen benachbarten Schwellkörpern unabhängig und der Druck von seiten der durch die Harnröhre tretenden Flüssigkeit vermag die dünnwandigen Bluträume auch dann zu entleeren, wenn (bei der Erektion) die Schwellkörper des Gliedes und der Harnröhre prall mit Blut gefüllt sind. Sonst besorgt den Abschluß der Harnröhre gegen die Blase zu, außer der oben erwähnten Blasenmuskulatur im Bereiche der Pars intramuralis, auch der Musculus transversus perinei profundus und der bogenförmig verlaufende glatte Muskelfaserzug, der die vordere Harnröhrenwand gegen den Samenhügel anzupressen vermag.

Die Oberfläche der Schleimhaut ist namentlich in der Pars prostatica, in der Enge und in der Pars praetrigonalis, weniger in den äußeren Anteilen in zarte Fältchen gelegt und von einer epithelialen Decke überzogen, die neuerdings STIEVE in Ergänzung der früheren Angaben von ROBIN und CADIAT, V. EBNER, ZUCKERKANDL, HERZOG, LICHTENBERG auf Grund eingehender Untersuchungen von 11 gesunden Harnröhren Hingerichteter folgendermaßen schildert:

Im inneren Abschnitte des Prostatateiles findet sich ein mehrschichtiges Zylinderepithel, das auf einer Basalmembran aufruhend in der Tiefe aus zylindrischen Zellen besteht, denen lichtungswärts mehrere Lagen vielkantiger, scharf umgrenzter Zellen folgen, von denen die oberflächlichen entweder beträchtlich größer als die tieferen sind und gegen die Lichtung buckelförmig vorspringen, oder mehr weniger abgeplattet oder aber auch ausgesprochen zylindrisch sein können. Diese Deckschichte stellt eine Fortsetzung des Übergangsepithels der Harnblase dar. Auch hier festigen keine Interzellularbrücken, keine Protoplasmafasern den epithelialen Verband.

In den äußeren Abschnitten des Prostatateils begegnet man teils mehrschichtigem, teils mehrzeiligem Zylinderepithel, das, soweit es den Samenhügel überzieht, durch die Zellform und die schaumige Beschaffenheit des Protoplasmas an das Epithel der Vorsteherdrüsenschläuche erinnert und wahrscheinlich auch das gleiche Sekret abzusondern vermag. Etwa vorkommende kleine basale Zellen besitzen chromatinreichere Kerne als die die Oberfläche erreichenden. Letztere stoßen in deutlichen Schlußleisten aneinander. In der Pars membranacea läßt sich dasselbe Epithel nachweisen wie in dem Prostataabschnitt — soweit es nicht durch die hier zahlreichen intraepithelialen Drüsenbildungen (s. unten) unterbrochen ist Auch in der Ampulle sitzt ein mehrschichtiges Zylinderepithel mit einer Lage kleinerer Zellen der Fußhaut auf, die von den darüber geschichteten Zellen nicht immer erreicht wird. In der Tiefe der hier befindlichen zahlreichen Längsfalten wird die epitheliale Decke verhältnismäßig sehr hoch, gegen die Kämme derselben wird sie immer niedriger und besteht auf dem First selbst meist nur aus einer Lage niedriger, kubischer Zellen. In dem Mittelstück, der Pars cavernosa urethrae, findet sich ein gleichmäßiges, nicht mehr von endoepithelialen Drüsen unterbrochenes, aus 3—6 Lagen bestehendes Zylinderepithel. Hier begegnet man des öfteren unter der Fußhaut kleinen lymphozytären Ansammlungen (BUSCH), denen zur Kennzeichnung als richtiges lymphatisches Gewebe Keimzentren fehlen (v. EBNER). Diese epitheliale Decke erstreckt sich nun auch eine Strecke weit auf die Fossa navicularis, und zwar auf der oberen Wand etwas weiter als auf der unteren, um schließlich in ein geschichtetes, nicht verhornendes Epithel überzugehen, das am äußeren Orifizium mit der Oberflächendeckschichte der Eichel in Verbindung steht. In der kahnförmigen Grube fehlt die sonst in der Harnröhre nachweisbare Basalmembran und das subepitheliale Gewebe erhebt sich in feinen Papillen mit dünnwandigen Gefäßen versehen gegen das Epithel. Gelegentlich begegnet man auch an anderen Stellen der Harnröhre kleinen Plattenepithelinseln, die jedoch mit mehrschichtigem Zylinderepithel, dessen oberste Zellagen abgeplattet sind, nicht verwechselt werden dürfen (STIEVE). CEDERKREUTZ empfahl zur Darstellung solcher Plattenepithelbezirke und namentlich umschriebener xerotischer Stellen die frisch aufgeschnittene Urethra mit Pikrinsäure anzufixieren und danach mit Hämalaun zu färben. Die durch die Kernfärbung bedingte graublaue Tönung der Schleimhaut fehlt dann in diesen Bezirken, die sich als gelbe Flecken deutlich abheben.

Wie schon kurz erwähnt, besitzt die Harnröhre normalerweise nur ein „virtuelles Lumen". Das Hindurchtreten von Flüssigkeit ist somit nur dadurch möglich, daß die Urethralwand in hervorragendem Maße die Eigenschaft der Dehnbarkeit besitzt. Doch ist dieselbe nicht allen Abschnitten in gleichem Maße eigen und gelegentlich in die Harnröhre gelangte Fremdkörper (s. d.) werden daher an gewissen Stellen, „Engen" der Urethra, festgehalten werden.

Die engste Stelle ist gewöhnlich das Orificium externum urethrae, dessen Ausweitbarkeit im Mittel 8 mm („24 Charriere") beträgt; der unmittelbar daran anschließende Abschnitt, die Fossa navicularis, hingegen läßt sich bis 30 bis 33 Charriere dehnen, während der nun folgende Teil der Pars spongiosa allmählich in die bis auf 40—50 Charriere dehnbare Ampulle übergeht. Bezüglich der Pars membranacea schwanken die im Schrifttum enthaltenen Angaben. Während OBERNDORFER und KOLLMANN für dieselbe ein gleiches Kaliber wie für die Pars spongiosa annehmen, kann sie nach FINGER bloß bis 26—27 Charriere gedehnt werden, trägt ihren Namen „Enge" somit zu Recht. In der Pars prostatica kann die Lichtung der Harnröhre wieder bis auf 12—15 mm im Durchmesser erweitert werden, was nach der CHARRIERschen Skala etwa 40 bis 50 entspricht.

Drüsige Anhangsgebilde der Harnröhre.

Man unterscheidet:

1. Endoepitheliale oder intraepitheliale Drüsen, welche vorwiegend in den inneren Abschnitten der Urethra zu finden sind. Es sind dies im Epithel der Harnröhre gelegene kleine Gruppen von Schleim absondernden Zellen, welche die Basalmembran nicht oder fast niemals vor sich her ausbuchten, somit nicht in das Stroma hineinragen. Sie sind in der Pars membranacea besonders häufig. Kleine solche Gebilde treten als mit schleimigem Inhalt erfüllte Bläschen innerhalb der epithelialen Deckschichte in Erscheinung und stehen nach STIEVE durch dünne Ausführungsgänge mit der Lichtung in offener Verbindung. In der Pars prostatica wie diaphragmatica ähneln die größeren Drüsen mehr oder weniger den Drüsenschläuchen der Vorsteherdrüse. In ihrem Vorkommen werden weitgehende individuelle Unterschiede beobachtet (STIEVE). In einer Entfernung von 2—3 cm von der Enge hört das Vorkommen dieser drüsigen Bildungen auf. Sie machen von hier an den paraurethralen Gängen Platz.

2. Morgagnische Lakunen oder Krypten, sackartige, weite, zumeist seichte die Basalmembran vortreibende Ausstülpungen der Urethralschleimhaut, welche etwa 12—20 an der Zahl in der Pars cavernosa verteilt die obere Wand der Harnröhre bevorzugen. Dadurch, daß sie schräg von vorne nach hinten verlaufen, bildet ihre der Harnröhre zugekehrte Wand eine Art Platte, die bei der größten der MORGAGNIschen Lakunen, welche etwa 15 mm hinter dem Orificium externum in der oberen Wand der Urethra gelegen und 4—6 mm tief ist, GUÉRINsche Falte oder Valvula fossae navicularis genannt wird. Auch die Öffnungen der kleinen Lakunen sind bereits mit freiem Auge als punktförmige Grübchen zu sehen, viel leichter noch, wenn sie infolge pathologischer Veränderungen (s. Gonorrhöe) erweitert sind. Die epitheliale Auskleidung der Lakunen ist die gleiche wie der Harnröhrenlichtung, öfters finden sich auch hier intraepitheliale Drüschen in reichlicher Menge. In die Krypten der Urethra münden häufig die Ausführungsgänge der

3. Glandulae urethrales (LITTRÉ); diese sind nach SCHAFFER vielfach verzweigte Gänge von rundlichem Querschnitt, welche teilweise von demselben mehrreihigen Zylinderepithel ausgekleidet werden, wie es sich an der Schleimhautoberfläche findet. Im Verlaufe dieser Gänge finden sich aber seitliche Ausbuchtungen, Gruppen von alveolenartigen Bildungen, welche von einer einfachen Lage zylindrischer Zellen, die Schleimreaktion zeigen und deren Protoplasma „Atraktosomen“ (SCHAFFER) enthalten kann, ausgekleidet sind. Nach WALDEYER fehlen fehlen sie in den vorderen 2—3 cm der Harnröhre, und sind in der oberen Wand der Pars cavernosa am besten entwickelt. Eine instruktive Abbildung eines Plattenmodells dieser drüsigen Anhangsgebilde findet sich bei PICKER („die topische Diagnose der chronischen Gonorrhöe“). Von Bedeutung für das Verständnis des Übergreifens entzündlicher Vorgänge in der Harnröhre auf das Corpus cavernosum urethrae ist die Tatsache, daß die LITTRÉschen Drüsen tief in das Schwellkörpergewebe hineinreichen können. Die Urethraldrüsen öffnen sich gewöhnlich in die MORGAGNIschen Lakunen, welche 10 bis 20 Ausführungsgänge derselben aufnehmen. Eine etwas abweichende Darstellung der Drüsen in der Pars cavernosa gibt v. LICHTENBERG.

Die sogenannten „Follikel“ sind im Schrifttum nicht einheitlich anerkannt. Nach CHRISTELLER-JAKOBY sind dies 0,1 mm im Durchmesser haltende, unmittelbar unter dem Epithel gelegene, Blindsäcke ohne Ausführungsgänge, die als rudimentäre LITTRÉsche Drüsen aufgefaßt werden. LICHTENBERG faßt derartige „Zysten" als progressive Bildungen auf.

Die COWPERschen (MÉRYschen) Drüsen münden im hinteren Drittel an der Unterfläche der Pars cavernosa der Harnröhre. Die Drüsen bestehen aus zwei im Diaphragma urogenitale gelegenen Hauptlappen, an welche sich innen und distal zwei „bulböse" Läppchen, die in der Zwiebel des Harnröhrenschwellkörpers liegen, schließen. Sie gleichen nach SCHAFFER in ihrer gröberen Anordnung Schleimdrüsen, bestehen aus tubuloalveolären Gängen von sehr ungleicher Weite, die manchmal netzartig zusammenhängen sollen. Die Ausführungsgänge werden von einem mehrreihigen oder mehrschichtigen Zylinderepithel ausgekleidet. Die Drüsenendstücke enthalten ein teils hochzylindrisches, teils kubisches, teils in den ampullär ausgeweiteten Anteilen auch plattes Epithel. Die Zylinderzellen gleichen Schleimzellen, enthalten aber außerdem noch eigentümliche spindelartige Einschlüsse, besonders an der Zellbasis (Atraktosomen), die bei Färbung nach MALLORY sehr deutlich sichtbar sind.

Phimose.

Eine Phimose besteht dann, wenn die Vorhaut über die Eichel nicht zurückgeschoben werden kann. Je nachdem die Rückverlagerung überhaupt nicht oder nur teilweise möglich ist, unterscheidet man vollständige und unvollständige Phimosen. Solche Zustände können — was bereits CELSUS vermerkt — angeboren sein oder erworben werden. Bei den angeborenen Formen, deren höchster Grad die überaus seltene Imperforatio praeputii congenita, eine vollständige Atresie der Präputialöffnung darstellt, kann eine dürftig entwickelte Vorhaut die Eichel straff überkleiden, mit einem engen Orifizium versehen sein, welches von einem feinsäumigen, häutigen Rande umgeben ist, so daß selbst bei kleiner Eichel ein offensichtliches Mißverhältnis zwischen der Weite des Präputiums und der Größe der Glans besteht. Man spricht dann von einer atrophischen Phimose. Doch kann auch ein unverhältnismäßig stark entwickeltes Präputium in Form eines rüsselförmigen, oft leicht spiralig gedrehten Fortsatzes der Penishaut die Eichel überragen. Da entspricht der Rand der an der Spitze des Vorhautrüssels befindlichen Öffnung nicht der eigentlichen Umschlagstelle der beiden Blätter. Sie wird vom äußeren Blatt gebildet, das im Gegensatz zur atrophischen Form hypertrophisch und mehr oder weniger eingestülpt ist. Man spricht in solchen Fällen von hypertrophischen Phimosen.

Bei beiden Formen der angeborenen Vorhautenge sind es die marginalen, dem Limbus zugrunde liegenden zirkulären Bindegewebszüge, die der Dehnung des Orifiziums einen gewissen Widerstand entgegensetzen und dadurch die Rückverlagerung der Vorhaut erschweren oder unmöglich machen.

Des öfteren kommt es auch bei regelrecht entwickelter Vorhaut zu einer Verspätung der Spaltung im Bereiche der Glandarlamelle, die gewöhnlich zur Zeit der Geburt zumindesten angebahnt ist (Abb. 2 und 3). Sie kann sich bis zum 3. Lebensjahr und darüber hinaus verzögern. Eine solche dadurch hervorgerufene Unverschieblichkeit der Vorhaut, die mit dem fortschreitenden Wachstum auch von selbst schwinden kann, wird mit WINIWARTER als physiologische Phimose bezeichnet. Läßt die Lösung der Glandarlamelle längere Zeit auf sich warten, so treten entzündliche Schwellungen hinzu, die die Reponierbarkeit der Vorhaut noch mehr behindern können. Für derartige, noch immer auf unblutigem Wege behebbare Phimosen der 1. Lebensjahre (BOKAI, RANNSTADT) hat GLASS die Bezeichnung „Pseudophimosen" vorgeschlagen.

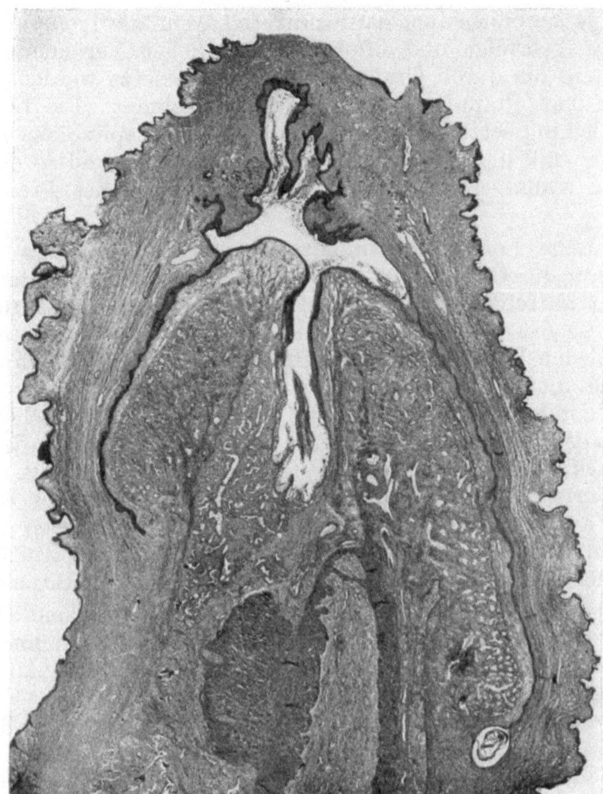

Abb. 2. Angeborene Vorhautenge. Längsschnitt.

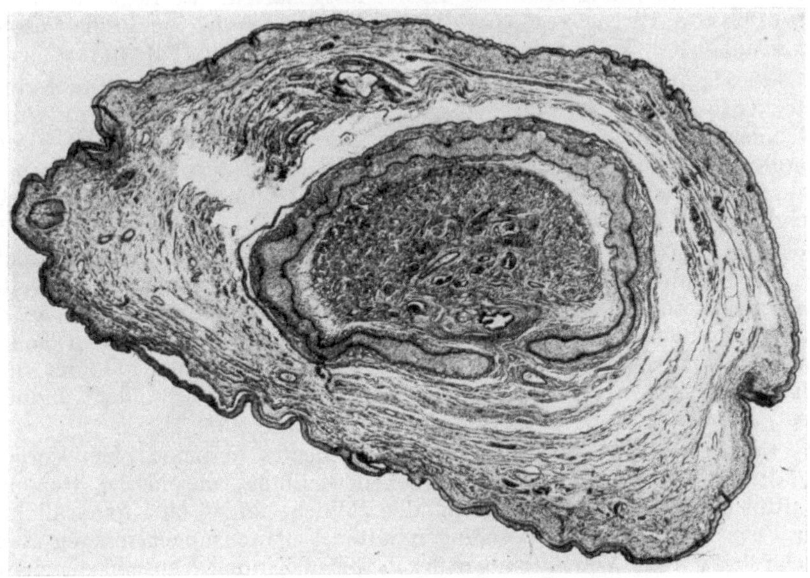

Abb. 3. Angeborene Vorhautenge. Querschnitt.

Verwachsungen können auch dann auftreten, wenn die Trennung der Glandarlamelle sehr spät erfolgt und infolge entzündlicher Veränderungen Epitheldefekte eintreten, die durch Granulationsgewebe ersetzt werden, welches dann die Glans mit dem Präputium bindegewebig verbindet. Die Lösung der epithelialen Verklebung setzt in der Regel an der Eichelspitze ein und nur selten ereignet es sich, daß dies in der Kranzfurche geschieht und so ein dem Sulkus entsprechender Kanal entsteht, der zu beiden Seiten des Frenulum mündet (ENGLISCH).

Die atrophische Form der Vorhautenge bewirkt besonders dann stärkere Störungen, wenn die Öffnung im Präputialsack mit der Lage der Harnröhrenmündung nicht übereinstimmt, wenn letztere von der Vorhaut überdeckt wird. Dann kommt es — was übrigens bei beiden Formen der angeborenen Vorhautenge in verschieden hohem Grade zutreffen kann — zu einer Erschwerung der Harnentleerung, und da diese nur unter starkem Pressen vor sich zu gehen pflegt, hat man bei Kindern das Hervortreten von Hernien beobachtet und selbst Mastdarmvorfälle auf solche Phimosen bezogen. Ferner kann der zunächst in den Vorhautsack gelangende, mit Mühe entleerte Harn gewaltige Ausweitungen desselben hervorrufen (C. KAUFMANN), kann Hypertrophie der Harnblase verursachen, und auch Ausweitungen der oberen Harnwege können darauf zurückgeführt werden, sofern die letzteren von vornherein nicht an sich schon als Ergebnisse einer abwegigen Entwicklung zu werten sind (HALBERSTADT).

Von sonstigen Folgen soll schon an dieser Stelle der entzündlichen Vorgänge gedacht werden (s. Balanitis), die zu Epithelverlusten am inneren Vorhautblatte und an der Eicheloberfläche führen und durch das Auswachsen von Granulationsgewebe zu teilweisen oder sehr ausgedehnten Verwachsungen führen. Zersetzungen des Smegmas lösen unter Beihilfe von Bakterien derartige Reizzustände aus, die sich sowohl bei bestehender Vorhautenge wie auch ohne eine solche einstellen können. Im ersteren Falle verstärken sie die Schwierigkeit einer Rückverlagerung der Vorhaut, im zweiten wird die früher reponible Vorhaut durch die bindegewebigen Stränge oder Bänder oder durch flächenhafte Verwachsungen an der Eichel festgehalten. Es liegt da eine Art der erworbenen Phimosen vor, die sonst noch durch eine Reihe verschiedenster krankhafter Vorgänge verursacht werden können (RILLE).

So sind sie nicht selten Folgen renaler oder durch allgemeine Stauung bedingter Ödeme der Vorhaut. Desgleichen Folgen entzündlicher Ödeme, wie sich solche im Anschluß an Urethritiden, Dermatitiden, ekzematöse, ulzeröse und dergleichen Prozesse einzustellen pflegen. Auch die Erkrankungen der inguinalen Lymphknoten vermögen, insoweit sie mit Lymphstauung einhergehen, sich in gleicher Weise auszuwirken.

Schwellen beide Vorhautblätter gleichmäßig an, so ergibt sich eine keulenförmige Verdickung des Gliedendes, während bei vorherrschender Schwellung des inneren Blattes dieses durch die Vorhautmündung vorfällt. Die an dem Orifizium befindlichen zirkulären Fasern schnüren den vorgetretenen Teil des inneren Blattes zu einem mehr weniger kugeligen Gebilde ein, das der Spitze des Gliedes aufsitzt. (ROSERS „rein entzündliche Phimose" oder „indolente Phimose" LAGNEAUS.

Mit tiefgreifenden Zerstörungen einhergehende entzündliche Vorgänge mannigfaltiger Art führen durch Narbenentwicklung, chronische Reizungen durch diffuse, mit Gewebsstarre verbundene Wucherungen zu Unverschieblichkeit der Vorhaut. Außer den bereits genannten Verwachsungen mit der Eicheloberfläche sind narbige Verengerungen der Präputialöffnung, Verdichtungen, mehr weniger ausgedehnte narbige Schrumpfungen und Verziehungen, elephantiastische

Veränderungen der Vorhautblätter zu nennen, wie auch Schrumpfungen von Narben nach Verletzungen (PITHA, BOKAI).

Endlich können zu beträchtlicher Größe und in größerer Zahl herangewachsene Präputialsteine den Vorhautsack ausdehnen und in seiner Beweglichkeit ebenso einschränken wie übermäßig gewucherte, spitze Kondylome und krebsige Neubildungen. Es kommen so die sog. mechanischen Phimosen zustande, zu denen sich jedoch fast immer eine entzündliche Komponente hinzugesellt.

Gelegentlich wird in hohem Alter eine Phimosis senilis beobachtet. Sie beruht auf einem mit Verkleinerung der Vorhautöffnung einhergehenden Schwund des Vorhautgewebes oder auf einer relativen Längenzunahme des Präputiums infolge seniler Schwellkörperschrumpfung.

Das histologische Verhalten der Vorhaut bei angeborenen Phimosen gelangt bei dem sehr frühzeitigen Hinzutreten entzündlicher Veränderungen selten in reiner Form zur Beobachtung. Bei der atrophischen Phimose sind beide Blätter — besonders das äußere — dünner als gewöhnlich und die zirkulären Faserzüge der Zwischenlamelle spärlicher. Das gegenteilige Verhalten tritt uns bei der hypertrophischen Phimose entgegen, bei der namentlich das äußere Blatt eine Verdickung erkennen läßt. Je nach der Art, Stärke, Ausdehnung und Dauer der sekundären, durch die angeborenen Phimosen hervorgerufenen Entzündungen oder jener Reizzustände, die die erworbenen Phimosen nach sich ziehen, sind die histologischen Befunde äußerst mannigfaltig. Zu nennen sind: stärkere Durchfeuchtung und Auflockerung neben narbigen Verdichtungen mit Hyalinisierung des Bindegewebes, wuchernde, zellreiche bindegewebige Bezirke mit weiten, neugebildeten Gefäßen, vorwiegend lymphozytoide und plasmozelluläre mehr weniger diffuse oder perivaskuläre Infiltrate von verschiedener Ausdehnung und Dichte. Verdickungen des Epithels mit verschieden stark ausgeprägter Hyper- oder Parakeratose, mit Leukoplakie, mit papillären Wucherungen bis zu Befunden, die an krebsige Entartung denken lassen oder bereits ausgesprochenes Krebsgewebe darstellen, werden beobachtet.

Einen Fall von unvollständiger Phimose, die durch eine auf die Vorhaut beschränkte Sklerodermie bedingt war, schildert SCHERBER eingehend auch in seinem histologischen Verhalten.

Paraphimose.

Im Gegensatz zur Phimose bezeichnet man als Paraphimose jenen Zustand, bei dem die hinter den Eichelrand zurückgeschobene Vorhaut in dieser Lage verharrt und meist ohne entsprechende Vorkehrungen nicht wieder vorgezogen werden kann.

In einer Anzahl von Fällen wird dies durch eine relative Enge der Präputialöffnung verschuldet. Sie gestattet zwar eben noch ein Hinübergleiten der Vorhaut über die Corona glandis — was auch durch die Form und die Nachgiebigkeit der Eichel begünstigt wird — worauf aber der enge Limbus die Kranzfurche straff umschließt und den venösen Abfluß hindert, so daß bei ungehindertem arteriellen Zufluß die nun anschwellende Eichel als ein „cran d'arrêt" (JULLIEN), als ein Widerlager, sich erweist. S. EHRMANN hat gezeigt, daß dieser Mechanismus nicht für alle Fälle Geltung hat und daß auch eine „Umschnürung", im wahren Sinne des Wortes nicht immer stattfindet. EHRMANN klärte den Werdegang und das Wesen der beiden Arten von Paraphimosen, der Externa und Interna, in der Weise auf, daß er die Rolle der im Präputium verlaufenden zirkulären Faserbündel entsprechend berücksichtigte und zeigte, daß häufig eine Paraphimose auch bei genügend weitem Limbus praeputii sich ausbilden kann.

Die im Umschlagrande der beiden Vorhautblätter befindlichen Zirkulärfasern sind dorsal zu einem strangförmigen Bündel verdichtet und weichen gegen den unteren Umfang hin in lockerem Gefüge auseinander. Dieses dorsale Faserbündel liegt bei normalerweise zurückgezogenem Präputium in einiger Entfernung von der Kranzfurche, umfaßt hier von oben her und nach den Seiten sich allmählich als Strang verlierend die Schwellkörper der Rute. Vor dieser Stelle befindet sich das innere, hinter ihr das äußere Blatt der entfalteten Vorhaut, die dann ohne scharfe Grenze in die Penishaut übergeht. Bei engem Limbus, der über den Eichelrand eben noch hinwegschnellen kann, dann aber in der Kranzfurche verbleibt, findet keine Entfaltung der Vorhautblätter statt. Das innere Blatt rollt sich ein und bildet einen „hinter der Glans liegenden, ringförmigen Hohlraum", der von der ebenfalls in der Höhe des Sulkus steckengebliebenen äußeren Lamelle der Vorhaut überdeckt wird. Letztere umgibt in der Form eines durch das eingerollte innere Blatt mitbedingten plumpen Wulstes die Eichelkrone. Wulst und Eichel werden mit zunehmender venöser Stauung und später einsetzenden entzündlichen Veränderungen größer und verstärken damit die Schwierigkeit der Reposition. Dazu kommt noch, daß der untere Rand der engen Präputialöffnung auch das Vorhautbändchen einschnürt und dessen vorderen Abschnitt zu mächtiger ödematöser Schwellung bringt. Das ist das Bild der Paraphimosis interna, bei deren Zustandekommen eine enge Präputialöffnung, eine Umschnürung des Penis in der Höhe des Sulcus cornarius das Wesentliche sind.

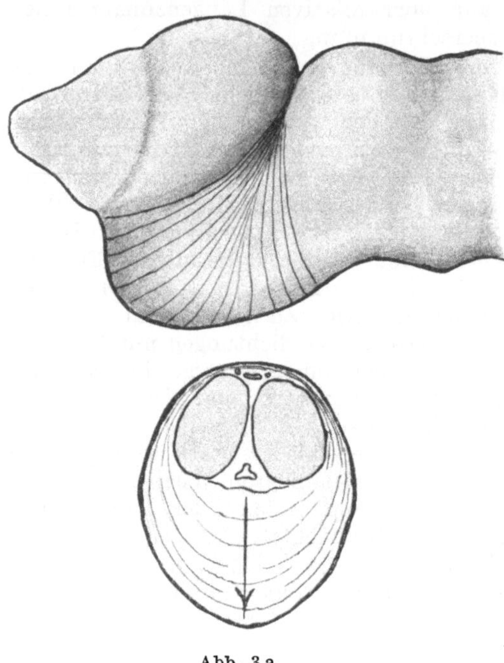

Abb. 3 a.

Die bereits angedeuteten, bald hinzutretenden, entzündlichen Erscheinungen sind auf Zersetzung der im Vorhautsack abgeschlossenen Sekretmassen und die daselbst befindlichen Bakterien zurückzuführen. Sie verursachen eine Eiterung im Vorhautsack und selbst phlegmonöse Entzündungen der Vorhaut, während der anhaltende Druck des Limbus auf das innere Blatt mit den Corpora cavernosa penis als Widerlager den Gewebstod dieser beiden Teile durch die Druckanämie herbeiführen. Die Erscheinungen der Umschnürung lassen von da ab nach, doch ist nach Abstoßung des nekrotischen Gewebes die Tunica albuginea der Schwellkörper oft auf eine weite Strecke hin freigelegt.

Bei der Paraphimosis externa verstreichen zunächst die Präputialblätter in normaler Weise, ohne daß ein enges Präputium ein Hindernis abgeben würde. Eine „Umschnürung" findet vorerst nicht statt, es sei denn, daß bei etwas engerem Präputialostium die Vorhaut unter der Einwirkung größerer Gewalt bis weit hinter die Eichel zu liegen käme. Bei normal weiter Vorhaut sind es entzündliche Zustände, die eine Paraphimose verschulden. Es sind dies Balanitiden, vordere gonorrhoische Harnröhrenentzündungen, syphilitische

Infiltrate, Papeln, weicher Schanker, Dermatitiden usw., die meist schon von vornherein mit einer verschieden hochgradigen Schwellung der Vorhaut einhergehen und am zurückgeschobenen Präputium eine solche des inneren Blattes oft in kurzer Zeit auslösen bzw. verstärken. Mit zunehmendem Ödem dieses Vorhautbezirkes, der schließlich als ringförmiger Wulst (spanischer Kragen) sich an die gleichfalls anschwellende Eichelkrone anlegt, tritt die das dorsale Faserbündel enthaltende Grenzstelle zwischen äußerem und innerem Blatt — den Kragenwulst am hinteren Rande scharf begrenzend — in die Tiefe. Sie schnürt von oben her den Penisschaft um so mehr ein, als sich gleichzeitig an der Unterfläche der Rute, dort wo die Zirkulärfasern im lockeren Gefüge auseinanderweichen, ein „kropfförmiger" Ödemwulst entwickelt, der an dem dorsalen Bündel einen kräftigen Zug nach unten ausübt. Am Rücken des Penis wird die dorsale Vene dadurch zusammengedrückt, die ödematöse Schwellung und damit die Schwierigkeit einer Reposition vermehrt, bis es schließlich zu einer Nekrose des Bündels und der benachbarten Teile der Vorhaut infolge von Druckblutleere und damit zur Lösung der Inkarzeration kommt. Ein querverlaufender, spaltförmiger, oft bis an die Tunica albuginea reichender Substanzverlust wird nach Abstoßung des abgestorbenen Gewebes sichtbar, der, über den Rücken der Rute verlaufend, sich an den Seitenflächen verliert. In den nebenstehenden, nach EHRMANN angefertigten schematischen Skizzen ist das Verhalten der nach unten zu auseinander weichenden Ringfasern angedeutet. Sie erläutern besser als viele Worte Sitz der Einschnürung, sowie Lage und Wirkungsart der ödematösen Schwellung (Abb. 3a).

EHRMANN hat weiterhin darauf hingewiesen, daß ein zu kurzes Frenulum bei hinter die Glans zurückgeschobener Vorhaut eine Zugwirkung ausüben kann, die imstande ist, einen der Paraphimose ähnlichen Zustand herbeizuführen.

Regressive Veränderungen am Gliede.

Als die Rute in ihrer Gesamtheit betreffende rückläufige Umwandlungen sind die Alterserscheinungen am Penis zu betrachten, die jedoch hinsichtlich des Zeitpunktes ihres Auftretens individuell in weiten Grenzen schwanken. Bereits makroskopisch ist das Glied bei Individuen höheren Alters durch eine allgemeine Größenverminderung weniger nach der Länge wie nach der Dicke, durch Schlaffheit des Gewebes und durch eine verstärkte Pigmentierung der Haut gekennzeichnet. Diese geht auf eine größere Menge von in den Retezellen abgelagerten Pigments zurück. BRACK vermerkt eine echte Atrophie des Epithels der Eichel, die mit einer diffusen Verhornung desselben an der Penisspitze und an der Corona glandis einhergeht. Diesen Veränderungen sind als gleichsinnige der Schwund der glatten Muskelfasern in den Schwellkörpern, vor allem in denen der Rute und der Eichel an die Seite zu stellen. SCHURIGIN fand in den Muskelzellen des Gliedes fettige Degeneration. Dabei sind die sehr faserreichen, oft hyalin umgewandelten Septen der weiten, meist blutreichen kavernösen Räume verdünnt. Das Bindegewebe des Penis zeigt gleichfalls die Zeichen der Atrophie, dagegen erscheint nach BRACK die Tunica albuginea des Corpus cavernosum glandis oft bis auf das Doppelte verdickt und sehr derbfaserig. Die Gefäße des Gliedes erfahren im höheren Alter Veränderungen im Sinne einer Atherosklerose. SCHURIGIN, der dieselben an über 20 Fällen untersuchte, vermerkt vor allem an den Schlagadern starke und zwar oftmals knotenförmige Sklerosierungen. SATO weist insbesonders auf die Verdickung der elastischen Zonen in der Intima und Media hin, welche zu einer allgemeinen Verengerung der Gefäßlichtungen führen. Auch begleitet die Atrophie der glatten Muskelfasern in der mittleren Gefäßhaut eine Entwicklung von faserigem Bindegewebe in derselben. Lubarsch (pers. Mitteilung) sah auffallend selten Mediaverkalkung und auch bei Männern über 75 Jahre gewöhnlich keine Sklerose der Arterien. An den vielfach stark geschlängelten markhaltigen Nerven vermerkt Schurigin sowie auch Brack eine oft ungleichmäßige Verdickung der Schwannschen Scheiden, sehr zahlreiche Lantermannsche Einkerbungen, eine Verminderung der Nervenfasern und Neubildung von Bindegewebe. Auffallenderweise nimmt nach Schurigin diesbezüglich der Dorsalnerv des Gliedes insofern eine Sonderstellung ein, als er atrophische Veränderungen an demselben nicht nachweisen konnte, höchstens eine leichte Verdickung des Neurilemms. Auch die Nervenendkörperchen haben an diesen rückläufigen Umwandlungen teil, erscheinen gequollen und stärker von Flüssigkeit durchtränkt.

Dieser senilen Atrophie des Gliedes ähnelt wenigstens makroskopisch bis zu einem gewissen Grade die Kleinheit des Penis in Fällen von Hypogenitalismus. Ebenso wird man bei entsprechend frühem Verlust der Keimdrüsen eine ungewöhnliche Kleinheit des Gliedes infolge mangelnder Weiterentwicklung, oder bei späterer Kastration gelegentlich Rückbildungsvorgänge beobachten können.

Mehr minder umschriebene rückläufige Veränderungen am Gliede, wie sie in der Folge örtlich beschränkter entzündlicher Vorgänge als degenerative Prozesse, Nekrose usw. zur Beobachtung kommen, entbehren der Besonderheiten.

So finden sich Russelsche Körperchen, wie anderwärts im Körper, so auch in der Urethralschleimhaut bei länger dauernden Entzündungen oft in sehr erheblicher Menge. Sehr zahlreich haben wir sie in Fällen von Amyloidose gesehen (s. unten). Herrn Geheimrat Lubarsch verdanken wir die briefliche Mitteilung, daß hyaline Kugeln gelegentlich sogar in so gut wie normaler Harnröhrenschleimhaut vorkommen.

Fettablagerung im Stroma, und zwar in der Wand kleiner arterieller Gefäße, wird von Brack bei älteren Männern vermerkt. Schurigin erwähnt gleichfalls fettige Degeneration von glatten Muskelfasern im höheren Lebensalter. Im Epithel scheint das Vorkommen von Fettsubstanzen sehr selten zu sein. Diesbezügliche eigene Untersuchungen an einer größeren Anzahl männlicher Individuen in verschiedenen Lebensaltern, bei denen Veränderungen des Urogenitalapparates fehlten, hatten ein negatives Ergebnis. Lubarsch (briefliche Mitteilung) fand nur bei Männern über 70 Jahre gelegentlich sehr geringe Mengen von Fett in der Schleimhaut, im Epithel sowohl wie auch in subepithelialen Bindegewebszellen. Dagegen beobachtete Lubarsch bei Vorhandensein stärkerer krankhafter Veränderungen in der Harnröhre in den Exsudatzellen, in den Epithelien und zuweilen auch in Bindegewebszellen Fettstoffe. Sie scheinen jedoch kein regelmäßiges Vorkommnis zu sein, da wir z. B. in einem Falle von langdauernder eitriger Zystopyelonephritis, mit starker Beteiligung der Harnröhre, trotz dichter entzündlicher Durchsetzung des subepithelialen Gewebes, sudanophile Substanzen nicht nachweisen konnten.

Verkalkung, vergesellschaftet mit Verdickung und Hyalinisierung der Gefäßinnenhaut als Teilerscheinung einer allgemeinen Arteriosklerose an den Gliedarterien, ist nach Schurigin bei älteren Individuen nichts Seltenes (vgl. dagegen Lubarsch). Kalkablagerung auch im Stroma der Schleimhaut als Folge entzündlicher Veränderungen, z. B. bei gonorrhoischer Urethritis, wurde von Karvonen als Urethritis petrificans beschrieben. Die konkrementartigen, knopfförmigen Massen bestanden aus phosphor- und kohlensaurem Kalk, sowie aus Harnsäure, sind somit aus dem Harn abgeschieden und entstammen nicht, wie gewöhnlich, dem Blut. Näheres über Kalkablagerung in der Urethra siehe S. 383, über „Urethritis calcificans" bei Bilharziose; vgl. den Abschnitt Parasiten der Harnröhre. In der Lichtung der Littréschen Drüsen kommen gleichfalls kalkhältige Konkremente mit konzentrischer Schichtung vor. Wir sahen solche bei Amyloidose der Urethra.

Von Pigmentablagerungen gehören, ähnlich wie in der Gliedhaut, die in den tieferen Lagen der epithelialen Decke der Eichel auftretenden (BRACK) zu den gewöhnlichen Alterserscheinungen. Das Vorkommen von Chromatophoren an diesen Stellen schon unter physiologischen Bedingungen würde das Auftreten melanotischer Geschwülste (s. diese) an der Glans erklären. In der Schleimhaut der Harnröhre ist Abnützungspigment nach LUBARSCH (pers. Mitteilung) nur sehr spärlich im Epithel und noch viel seltener in den glatten Muskelzellen der Arterienadventitia gefunden worden. In eigenen darauf gerichteten Untersuchungen, die sich über 20 Fälle aus den verschiedensten Altersstufen erstreckten, haben wir weder in der Epitheldeckschichte, noch im Gerüstgewebe Pigmentsubstanzen nachweisen können. Auch mittels der Silberimprägnation nach MASSON sind Farbstoffe oder deren Vorstufen nicht darstellbar gewesen. Es scheinen somit derartige Ablagerungen sehr selten zu sein.

Hämatogenes, und zwar hämosiderotisches Pigment im Schleimhautstroma bei entzündlichen Vorgängen in der Harnröhre, ist vor allem bei länger dauernden Entzündungen nichts Seltenes. Besonders bei der chronischen Urethritis gonorrhoica (s. diese) haben wir es öfters gesehen. Vorwiegend liegt es in der Pars posterior der Harnröhre, ein Zeichen der beim chronischen Tripper ja nicht so seltenen Schleimhautblutungen in diesem Abschnitt.

Glykogen haben wir in unversehrten Epithelien der Harnröhrenschleimhaut stets vermißt. Bei bestehenden entzündlichen Veränderungen in der Urethra vermerkt LUBARSCH Glykogen sowohl in Epithelien wie in Zellen des Gerüstgewebes.

Amyloid im Bereiche des Gliedes.

Die im Schrifttum vorliegenden Mitteilungen über Amyloid im Bereiche des Gliedes beziehen sich nicht auf das Vorkommen dieses Stoffes bei der allgemeinen Amyloidose, wie die Ablagerungen dieser Substanz in den Gefäßwandungen theoretisch denkbar wäre (in eigenen daraufhin untersuchten Fällen gelang der Nachweis nicht), sondern haben das Auftreten örtlich umschriebener Amyloidmassen zum Gegenstand.

Obwohl ein äußerst seltenes Vorkommnis, ist die örtliche Amyloidose in der Harnröhre auch praktisch von Bedeutung, da die Ablagerung zu geschwulstähnlichen Bildern führen kann, die zur Absetzung des Gliedes Anlaß geben, zumal da gelegentlich auch die Leistenlymphknoten vergrößert gefunden werden können (HERXHEIMER und REINHART).

Als Ursache der Amyloidablagerungen wird im Fall ALBERTINIS chronische Entzündung der Harnröhre angegeben, zurückgehend auf eine 48 Jahre vorher erworbene gnorrhoische Erkrankung, die zur chronischen Urethritis geführt hatte. HERXHEIMER und REINHART halten die entzündliche Infiltration für sekundär, im Falle TILPS fehlt eine solche vollkommen.

Makroskopisch erschien die Harnröhrenlichtung in den Fällen von HERXHEIMER und REINHART, sowie von ALBERTINI stark eingeengt, was sich klinisch durch die Schwierigkeiten bei der Harnentleerung ausgedrückt hatte; TILP vermerkt jedoch, daß in seinem Falle die Schere ganz leicht durch die Harnröhre vorgeschoben werden konnte.

Sitz der Amyloidablagerungen ist gewöhnlich die Pars pendula (TILP, eigene Fälle), doch kann auch die Pars scrotalis und der Bulbus urethrae mitbefallen sein (ALBERTINI). Im Bereiche der Veränderungen ist die Harnröhre in beträchtlicher Ausdehnung (TILP nennt 6 cm) „in eine weißlichgraue, unregelmäßig höckerige, flach vorspringende Gewebsmasse von ungemein derber, knorpelartiger Konsistenz" umgewandelt, „in der die Längsfalten der Harnröhre sich in Form unregelmäßiger Rillen verloren" (TILP). Gelegentlich betrifft die Amyloidose die Wand der Urethra nicht in ihrem ganzen Umkreis in derselben Stärke, sondern befällt an der oberen Harnröhrenwand die Schleimhaut nur in geringerem Grade (HERXHEIMER und REINHART). Die Ablagerungen können beträchtliche Größe erreichen. So stellten die Veränderungen im Falle ALBERTINIS einen kleinfingerdicken harten „Tumor" vor. Histologisch fanden HERXHEIMER und REINHART am Epithel nur geringfügige Veränderungen, wie leichte Verdickung, im Falle TILPS fehlte die epitheliale Decke in großer Ausdehnung, was der Autor als postmortale Veränderung ansieht. Wo das Epithel erhalten war, hatte es die Kennzeichen eines geschichteten Plattenepithels. Gleich an dasselbe anschliessend, oft nur durch einen schmalen Zellsaum davon getrennt, liegen in der Tunica propria „knorrig verästelte" (HERXHEIMER-REINHART) homogene Massen, welche sich durch ihre Bräunung mit LUGOLscher Flüssigkeit und die rosarote Tönung mit Gentianaviolett als Amyloid zu erkennen geben. Die Amyloidablagerungen können auch vorwiegend in den inneren Schichten des Schwellkörpers der Harnröhre gefunden werden, dessen Spalträume dann hochgradig verengt sind und nur wenig Blut enthalten. In der Nähe gelegene Gefäße können gleichfalls Amyloidablagerungen in ihrer Wand zeigen (ALBERTINI). Vergesellschaftet mit der Amyloidose fanden HERXHEIMER und REINHART sowie ALBERTINI stark entzündliche, aus Lymphozyten und Plasmazellen aufgebaute Zellansammlungen, oft umsäumten auch gelapptkernige, weiße Blutkörperchen die Amyloidmassen, so daß ALBERTINI geradezu von einer „Sequestrierung der Amyloidschollen" spricht. Von den erwähnten Autoren werden auch zahlreiche Riesenzellen mit teils mittel-, teils wandständigen Kernen vermerkt, die als Fremdkörperriesenzellen aufgefaßt werden. Nur TILP vermißt sowohl diese, als auch jegliche Zeichen von Entzündung.

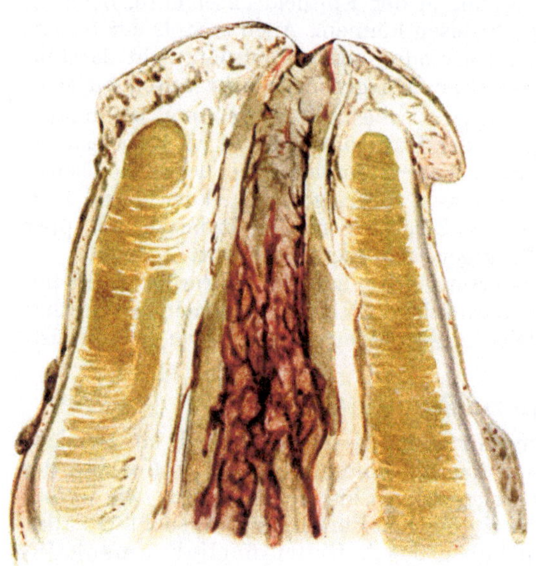

Abb. 4. Amyloidose der Urethra.

Wir hatten Gelegenheit, ähnliche Befunde an einem vor Jahren von Herrn Professor WIESNER beobachteten Fall zu erheben, der uns in liebenswürdigster Weise zur Verfügung gestellt wurde. Für die Überlassung der Krankheitsgeschichte sind wir Herrn Professor OPPENHEIM gleichfalls zu Dank verpflichtet.

Aus der Krankheitsgeschichte des bei seiner Aufnahme ins Spital 62 Jahre alten Mannes sei hervorgehoben, daß derselbe im Alter von 22 und 30 Jahren eine Gonorrhöe durchgemacht hatte. Mit 59 Jahren bemerkte der Patient wiederum einen Ausfluß aus der Harnröhre von gelblich-blutiger Beschaffenheit, nachdem schon einige Zeit vorher Kitzeln in der Harnröhre bestanden hatte. Nach 6wöchentlicher Behandlung schwand der Ausfluß, kehrte aber 9 Monate vor seiner Aufnahme in das Krankenhaus wieder, außerdem bemerkte der Patient, daß der Harnstrahl schwächer wurde und zeitweilig zweigeteilt war.

Bei der Untersuchung tastete man etwa 4—5 cm hinter dem Orificium urethrae externum einen derben knorpelharten, an seiner breitesten Stelle etwa kleinfingerdicken Strang, welcher eine unregelmäßige Oberfläche hatte und, sich verjüngend, bis in die Dammgegend verfolgt werden konnte. Bei der Endoskopie sah man im Anfangsteil der Harnröhre ein feinkörniges, derbes, unebenes Gewebe mit zahlreichen Zacken und Buchten, das leicht blutete. Mit Endoskop 21 war die engste Stelle leicht passierbar. In der Mitte der Pars pendula gewann man ein ähnliches Bild wie eben geschildert. Die übrige Urethra erschien verdickt und starr, war nicht schmerzhaft. Gegen die Pars membranacea zu verlor sich die Verdickung. Leistenlymphknoten und Hoden waren nicht verändert.

Makroskopisch (Abb. 4) zeigte die sehr enge Harnröhre im aufgeschnittenen Zustande eine unregelmäßig gehöckerte, wie zerklüftete Oberfläche, was auf dem Vorhandensein von derb-elastischen, blaßgrauen bis graurötlichen Massen beruhte, die am Durchschnitt ein wie glasiges, speckiges Aussehen boten. Sie begannen in einer Entfernung von etwa

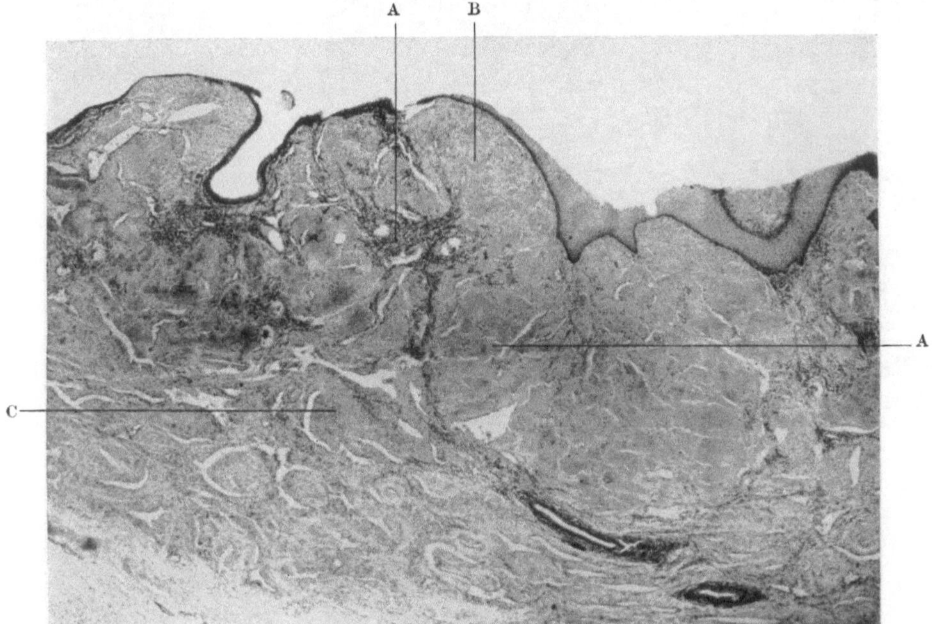

Abb. 5. Amyloidose der Harnröhre. A Amyloidablagerungen, bis an das Epithel heranreichend. B von Zellen durchsetztes Gewebe der Schleimhaut. C Amyloid im Balken des Schwellkörpers.

$1^1/_2$ cm vom Orificium externum urethrae und erstreckten sich, die Innenfläche der Harnröhre zu Gänze auskleidend, bis fast an die Pars bulbosa urethrae. Der Anfangsteil der Harnröhre wies zahlreiche Narben auf, die Pars bulbosa war nicht verändert. An sehr vielen Querschnitten durch das Glied zeigte sich, daß die beschriebenen Einlagerungen einen ungefähr 2—3 mm breiten, einheitlichen Mantel darstellten und sich gegen den Schwellkörper des Gliedes ziemlich scharf mit einer oft feinzackigen Grenzlinie absetzten. Die Corpora cavernosa penis und das übrige Gewebe des Gliedes waren für das freie Auge unverändert.

Die histologische Untersuchung (Abb. 5) zeigte als Auskleidung der Harnröhre eine wechselnd breite Epitheldecke, nach Art eines nicht verhornenden, geschichteten Pflasterepithels, welches besonders in der Tiefe einzelner Buchten eine beträchtliche Mächtigkeit erlangte. Am meisten fielen die in der Eigenhaut gelegenen, im Hämatoxylin-Eosinschnitt gleichmäßig rot gefärbten Massen ins Auge, welche mit Genitianaviolett metachromatisch eine blaßrote Tönung annahmen und mittels Kongorot in einer orangeroten Farbe sich darstellten. Diese somit in ihrem färberischen Verhalten Amyloid entsprechenden Massen nahmen teils größere unregelmäßige Bezirke ein, teils fanden sie sich als „knorrig verästelte" Balken im Gewebe oder schließlich in Form zarter Spangen in der Wandung von kleinen Schlagadern oder Haargefäßen. Zwischen diesen Amyloidablagerungen lag ein stellenweise reichlicher, stellenweise nur schütter von Lymphozyten und Plasmazellen durchsetztes, lockeres Gewebe; gelapptkernige weiße Blutzellen fanden sich so gut wie gar nicht. Wo die Amyloidschollen klein waren, ließen sich an sie angelagerte, oftmals auch kleinere Bröckel völlig umschließende, vielkernige Riesenzellen nach Art der Fremdkörperriesenzellen nachweisen (Abb. 6). Elastische Fasern fehlten im Bereiche der amyloidentarteten Bezirke oder konnten höchstens ganz spärlich in den Randteilen dieser in Form feiner, vom unversehrten umgebenden Gewebe in dieselben einstrahlender Fibrillen gefunden werden. Gitterfasern ließen sich in den so veränderten Bezirken nicht nachweisen.

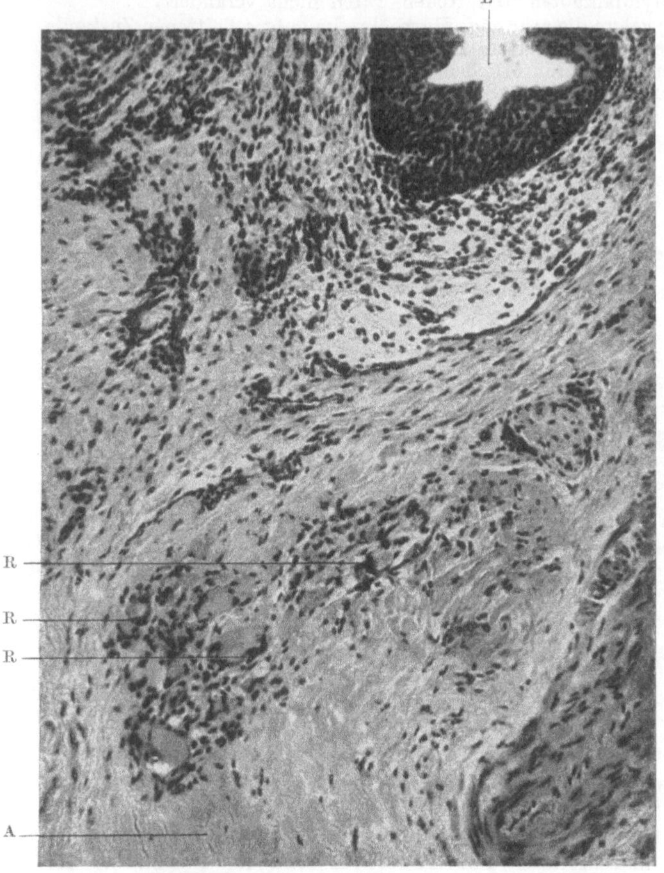

Abb. 6. Amyloidose der Harnröhre. R Riesenzellen um kleinere Amyloidschollen. A Amyloid. L Lichtung der Harnröhre.

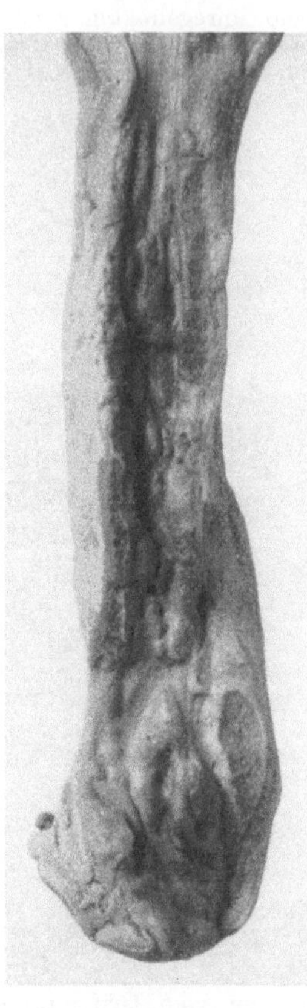

Abb. 7. Amyloidose der Urethra. Knollige Ablagerungen.

Die Amyloidablagerung fand sich auch in dem Balkenwerk der Innenschichten der kavernösen Räume der Schwellkörper der Harnröhre. Sie waren die Ursache der erheblichen Verbreiterung dieser Balken, wodurch die Bluträume des Corpus cavernosum urethrae eine bloß spaltenförmige Lichtung behielten. Die übrigen Gewebsschichten des Gliedes waren nicht verändert, insbesonders fehlten hier Anzeichen einer amyloiden Entartung.

Ein ähnliches aus dem Jahre 1830 stammendes Präparat findet sich im hiesigen Museum. (Mus. Prot. Nr. 1210/ex 1830, Obd. Prot. 6219/108.)

Dasselbe ist in Abb. 7 wiedergegeben. Es handelte sich um einen 42jährigen Postwagenkondukteur, der an Brustwassersucht verstorben war. Bei der Leichenöffnung fand sich die Harnblase ausgedehnt, ihre Wand verdickt, die Vorsteherdrüse groß. „Die Harnröhre war bequem für eine starke Sonde durchgängig, zeigte jedoch nach ihrer Eröffnung eine von ihrem Ostium cutaneum bis in die Nähe des Bulbus vollständig zusammenhängende Kette eines schwieligen, dunkelroten, wie sarkomatösen, überall glatt überhäuteten (nirgends exkoriierten) Gewebes. Dieses wurde aus fast kleinbohnengroßen, durch tiefe verschiedentlich geschlängelte Furchen voneinander gesonderte Knoten gebildet. Nur in der Gegend der Fossa navicularis war eine unregelmäßige, im ganzen etwa silbergroschengroße freie Stelle. Die Corpora cavernosa groß, angeschwollen und blutreich".

Die histologische Untersuchung des noch verhältnismäßig gut erhaltenen Präparates zeigte in der Schleimhaut der Urethra außerordentlich ausgedehnte Ablagerungen homogenscholliger Massen, welche sich mit Kongorot lebhaft färbten und mit LUGOLscher Flüssigkeit gebräunt wurden. Sie hatten in ihrer Gesamtheit der Oberfläche der Harnröhre das oben erwähnte eigentümlich gebuckelte Aussehen verliehen. Hie und da fand sich als Deckschichte ein nicht verhornendes Pflasterepithel. Um einzelne LITTRÉschen Drüse war das Stützgewebe locker von Rundzellen durchsetzt, in einer größeren ausgeweiteten

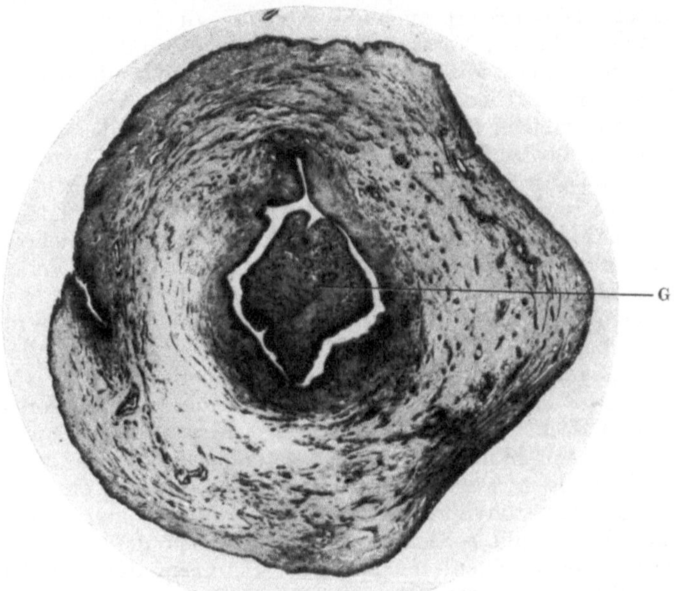

Abb. 8. Ödem der Vorhaut. G Glans.

Urethraldrüse lag ein konzentrisch geschichtetes, kalkhaltiges Konkrement. Die Balken des Schwellkörpers der Harnröhre erschienen leicht verdickt, Amyloidablagerungen ließen sich aber weder hier noch in den Corpora cavernosa penis nachweisen.

Kreislaufstörungen.

Ödem des Penis ist, wie das des Hodensacks, ein häufiges Vorkommnis bei Herz- und Nierenkrankheiten. Entsprechend dem besonders lockeren Gefüge des Gewebes an der Vorhaut pflegt in erster Linie das Präputium stark geschwollen, teigig weich, blaß und von seröser Flüssigkeit durchtränkt zu sein. Bei stärkeren Graden ist die Haut des ganzen Gliedes ödematös, während die Schwellkörper zufolge des strafferen Aufbaues aus derbem Bindegewebe nur wenig mitbeteiligt sind.

Histologisch (Abb. 8) sieht man an der Epidermis zumeist keine Veränderungen. Das Corpus papillare ist bereits beträchtlich aufgelockert, besonders stark jedoch ist die Durchtränkung mit Flüssigkeit in der „Mittelschichte" des Präputiums ausgeprägt. Am wenigsten in ihrem Zusammenhang gestört ist die innerste Lage der Vorhaut. Die Abb. 8 veranschaulicht, wie die Schwellung der Vorhaut in erster Linie auf die Durchtränkung dieser „Mittelschichte“ zurückgeht, welche stellenweise nichts anderes als ein lockeres Maschenwerk kollagener Fasern darstellt, dessen Lücken von seröser Flüssigkeit erfüllt sind. Um die Gefäße ist, wie überall in der Haut, die Auflockerung weniger stark. Das straffe Gewebe der Glans penis sowie die Schleimhaut der Harnröhre nehmen an den Veränderungen so gut wie keinen Anteil. Dieses Bild des reinen Ödems trifft man verhältnismäßig selten. Viel häufiger sieht man bereits beginnende Zellauswanderung aus den Gefäßen, die zusammengepreßt sind und wenig Blut enthalten. Eine derartige leicht entzündliche Reaktion dürfte vielleicht auch auf die überaus günstigen Bedingungen zurückgehen, welche ein so flüssigkeitsreiches Gewebe der Ansiedlung von Keimen nach auch nur geringfügigen Epithelverlusten bietet. Dies erklärt auch die Neigung zu Gangrän des Gliedes im Gefolge von entzündlichen Veränderungen bei Herz- und Nierenleiden.

Ödem ist ferner eine ständige Begleiterscheinung entzündlicher Vorgänge am Gliede (Initialsklerose, Ulcus molle, Balanitis usw., Phimose), mechanischer Zirkulationsbehinderungen (Paraphimose, Strangulationen) und wird bei Filariose nicht selten beobachtet (vgl. dagegen Nägelsbach), wobei es hier zu elephantiastischen Bildungen kommen kann. Die früher durchgeführte Trennung in eine sog. lymphorrhoische Form („Lymphskrotum“) und in die eigentliche Elephantiasis ist nach Luithlen nicht mehr haltbar, vielmehr eher erstere als „Vorstadium oder Komplikation“ der elephantiastischen Veränderung zu bezeichnen. „Chylorrhoe“ aus der Urethra vermerkt Berger bei Filariose. Eine einschlägige Beobachtung über diese Krankheit am Gliede stammt von Neuberg, der bei einem 57jährigen Bauer, welcher merkwürdigerweise nie in die Tropen gekommen war, mächtige Vergrößerung von Hodensack und Penis sah. Die Haut war hier mit einer großen Anzahl von hanfkorn- bis linsengroßen, prallen Bläschen besetzt, aus denen sich wasserklare Flüssigkeit entleeren ließ. Die Lymphknoten in den Leistenbeugen waren beiderseits vergrößert. Histologisch war das Epithel zumeist bis auf eine geringgradige Verbreiterung der Keratohyalinschichte nicht verändert, nur stellenweise verdickt und gewuchert, um so schwerer jedoch waren die Veränderungen am Papillarkörper. Die Papillen erschienen stark verbreitert, stellenweise zur Gänze von mächtig erweiterten Lymphgefäßen eingenommen. Die Kutis war in ihrer ganzen Tiefenausdehnung von klaffenden Lymphgefäßen und Lymphspalten durchsetzt. Sie war serös durchtränkt und die kollagenen Bündel auseinander gewichen und hie und da ganz zugrunde gegangen. Nebenbei fand sich eine starke, vorwiegend aus Rundzellen bestehende Durchsetzung des Gewebes um die Gefäße. Die elastischen Fasern waren größtenteils erhalten, nur stellenweise aufgesplittert. Obwohl im Gewebe keine Filarien gefunden wurden, gelang ihr Nachweis im Blut, welches außerdem eine starke Eosinophilie (12%) zeigte. Aus dem japanischen Schrifttum sei die einschlägige Beobachtung von Komaya erwähnt.

Über elephantiastische Veränderungen des Penis nach Lymphstauung infolge Verkäsung der Leistenlymphknoten liegen Mitteilungen von Negroni und Zoppi vor. Hier bildet die Unterbrechung des Lymphstromes wohl einwandfrei die Ursache, ebenso wie in jenen Fällen, wo nach Entfernung von Leistendrüsen (Lipp, Heller), die oft viele Jahre zurückliegen kann (im Falle Kitamuras vor 15 Jahren), der normale Abfluß der Lymphe gestört ist. Im Fall Kitamuras war es bei einem 25jährigen Mann zu einer papillären Hypertrophie der Haut gekommen (vgl. weiter unten). Auch krebsige Durchsetzung der Lymphknoten in inguine kann Elephantiasis in Gefolge haben (Kaufmann).

Auf entzündliche Veränderungen an den Lymphgefäßen mit Verödung derselben geht nach MAC DONALD die „syphilitische Elephantiasis" zurück. Ähnliche Angaben über Lues und Elephantiasis machen ROSENWALD, SCHWANK u. a.; DU CASTEL, GOHRBANDT und RIEHL berichten über Elephantiasis bei angeborener Phimose infolge wiederholter Balanitis. SHERWEL sah dieselbe durch Narbenbildung nach Ruptur des Gliedes bedingt. MANNHEIM teilt eine Beobachtung mit, die dadurch bemerkenswert erscheint, daß sich bei einem 86jährigen Mann im Anschluß an eine vor 20 Jahren vorgenommene Phimoseoperation, die glatt verheilte, allmählich an der Hinterseite der Eichel ein überwalnußgroßes, teigiges Gebilde entwickelte, das der gespaltenen Vorhaut entsprach. Die mikroskopische Untersuchung ergab chronisches Ödem mit gallertiger Umwandlung des Koriums und Subkutangewebes, eine „Elephantiasis mollis praeputii".

Auch rezidivierende erysipelatöse Entzündungen (KAUFMANN, KALL, ALLODI) können, wie sonst an der Haut des Körpers so auch am Penis, zur Elephantiasis führen, wobei auch isoliert das Präputium befallen wird. Vermutlich bestand auch im Falle von OLIVER und FINNRUD dieselbe Ätiologie. Doch kann die erstmalige erysipelatöse Erkrankung sehr lange zurückliegen — KALL vermerkt 20 Jahre. TEICHMANN glaubt, daß in diesen Fällen eine Lymphangitis mit Thrombenbildung in den subkutanen Lymphgefäßen vorliege und daß nur diese von Elephantiasis gefolgt sei.

Vergesellschaftet mit einer ausgedehnten Teleangiektasie einer Körperhälfte sah HELLER Elephantiasis auch des Penis und spricht demgemäß von „Angioelephantiasis". Dieser Autor zieht auch endokrine Störungen als Ursache der Elephantiasis überhaupt in Betracht. Oftmals fehlt jede äußere Veranlassung bzw. scheint zu fehlen, obwohl der elephantiastisch verdickte Penis eine enorme Größe erreichen kann. So berichtet STRUMNIKOW, daß in einem von ihm gesehenen Fall das Glied des 25jährigen Mannes bis zur Tuberositas tibiae herunterreichte, das Skrotum war viel weniger vergrößert.

Die Entstehung der elephantiastischen Veränderungen unterscheidet sich nicht von der an anderen Hautabschnitten. Es kann deswegen auf die in einem späteren Bande des Handbuches erfolgende Bearbeitung der Hautpathologie verwiesen werden. Hier sei nur so viel vermerkt, daß die von VIRCHOW zunächst betonte Bedeutung des „lymphatischen Ödems" von einigen Forschern, in erster Linie von UNNA, geleugnet wird. UNNA weist die Annahme einer Lymphstauung unbedingt zurück und legt das Hauptgewicht auf Veränderungen an den Hautvenen. Eine vermittelnde Stellung nimmt GANS insofern ein, als „höchstwahrscheinlich beide dabei eine sich ergänzende Rolle spielen". Charakteristisch für die Elephantiasis ist jedenfalls eine chronische Bindegewebshyperplasie der Haut und des Unterhautzellgewebes, wobei die Veränderung von den tieferen Schichten der Unterhaut zur Kutis fortschreitet und anfänglich mit starker vorwiegend plasmazelliger Infiltration („Plasmom") einhergeht, die sich hauptsächlich um die weiten Blutgefäße anordnet, nach LUITHLEN die Lymphgefäße aber frei läßt. Schwund der elastischen Fasern im Bereiche der Infiltrate und in den verdickten (WINIWARTER) Gefäßwandungen, wobei die Lichtungen durch Thromben verlegt sein können, wird neben Hypertrophie (RINDFLEISCH, angef. nach LUITHLEN) der glatten Muskulatur der Haut beobachtet. Am Präputium sah dies WEBB und THIN (angef. nach LUITHLEN). Schließlich wandelt sich dieses zuerst lockere, ödematöse Gewebe in eine starre Masse um, welche durch weitgehende Sklerosierung einen „skirrhösen Charakter" (VIRCHOW) erhält. Über Veränderungen an den Nerven vgl. DOPTER.

Makroskopisch zeigt der Penis, abgesehen von der Vergrößerung, die ganz ungewöhnliche Grade erreichen kann (STRUMNIKOW), auch Veränderungen der äußeren Haut. Diese kann glatt bleiben (Elephantiasis glabra) oder aber knollig verdickt und papillär gewuchert sein, so daß der Vergleich der Oberflächenbeschaffenheit mit einem Steinpflaster naheliegt (Elephantiasis tuberosa, papillaris, verrucosa usw.). Besonders starke papilläre Wucherung kann Bilder erzeugen, die makroskopisch weitgehende Ähnlichkeit mit spitzen Kondylomen besitzen (TALURI). Oft erscheint das Glied mit dünnwandigen, von klarer Flüssigkeit (auch von chylösem Charakter) erfüllten Bläschen wie besät (BORNEMANN, FISCHER). Auf Ruptur solcher gehen häufig die die elephantiastischen Partien bedeckenden Krusten und Geschwürbildungen zurück. Die Farbe der Haut ist oft intensiv dunkelbraun. Die Konsistenz der so veränderten Bezirke ist entweder weich, gallertig (MANNHEIM): Elephantiasis mollis, oder sehr derb: Elephantiasis dura.

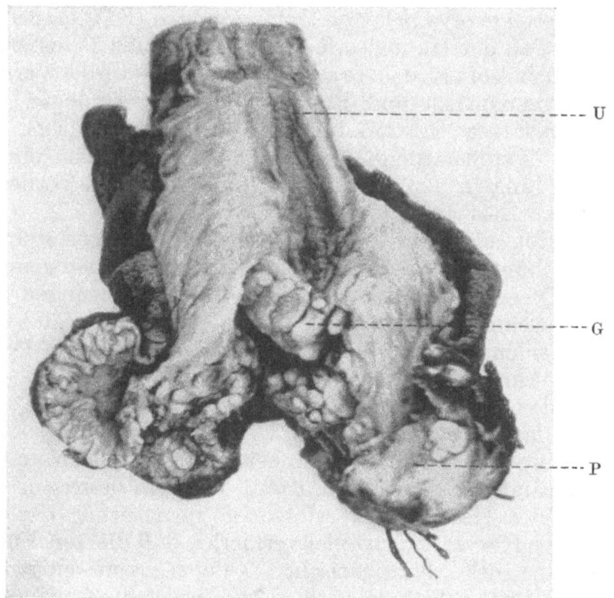

Abb. 9. Elephantiasis penis. U Urethra. G Glans. P Präputium.

Besonders diese derben Formen der Elephantiasis penis können, wenn sie mit starker Epithelwucherung und Exulzeration einhergehen, makroskopisch völlig den Eindruck einer bösartigen Geschwulst machen und ohne mikroskopische Untersuchung zur Gliedabsetzung verleiten, besonders da durch die beigesellten entzündlichen Prozesse auch Schwellung und Verhärtung der inguinalen Lymphdrüsen bedingt sein kann. Über einen einschlägigen Fall berichtet KONJETZNY.

Es handelte sich um einen 39jährigen Patienten, der vor 11 Jahren ein stecknadelkopfgroßes, hartes Knötchen an der Glans penis bemerkt hatte, das operativ entfernt wurde. Bald nach der Operation trat an der gleichen Stelle und nach einigen Jahren links am Skrotum ein ähnliches Gebilde auf. Bei der Aufnahme war der vordere Anteil des Penis zum allergrößten Teil in eine fast faustgroße, blumenkohlartige, hie und da erheblich zerklüftete Geschwulst verwandelt. Der amputierte Tumor zeigte am Durchschnitt ein eigentümlich glasiges, weißliches Gewebe, das oberflächlich von einem hellweißen Saume begrenzt wurde. Histologisch fand sich ein stark papillär gewuchertes Epithel, das alle Zeichen „ausgereifter Epidermisbildung“ aufwies. Der bindegewebige Grundstock, der die Hauptmasse des „Tumors“ ausmachte, zeigte ganz das Bild der elephantiastischen Veränderungen. KONJETZNY kommt zu dem Schluß, daß es sich um einen primären elephantiastischen Prozeß des Penis mit reaktiver, hochgradiger Epithelwucherung handelte.

Eine ähnliche Mitteilung liegt von KARRENBERG vor. Wir hatten Gelegenheit gleichfalls einen einschlägigen Fall zu sehen.

Der amputierte Penis, an seiner Wurzel von gewöhnlichem Aussehen war an seinem freien Ende zu einem gut faustgroßen Gebilde vergrößert, dessen unregelmäßig gehöckerte, vielfach geschwürige Oberfläche an der Kuppe des Gliedes eine tiefe, trichterfömige Einziehung aufwies. Aus dem Grunde dieser gelangte eine in die Harnröhre an der Resektionsstelle eingeführte Sonde wieder heraus. Der ganze „Tumor“ fühlte sich sehr derb an und

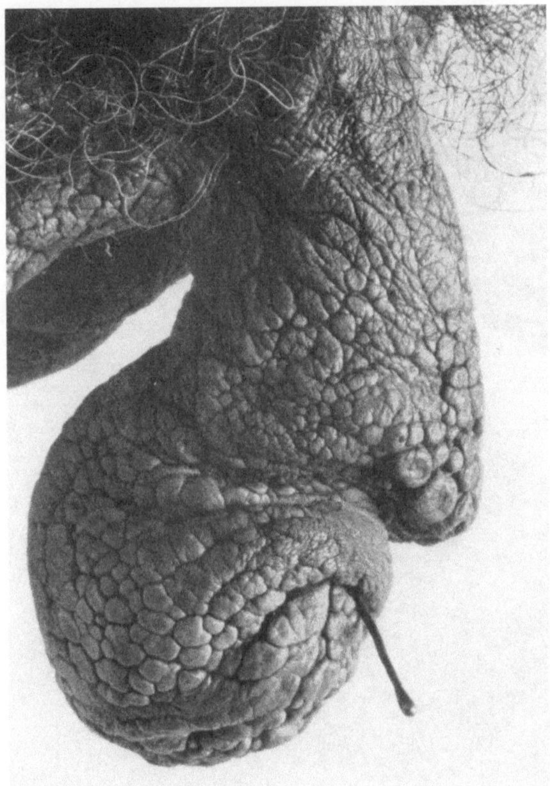

Abb. 10. Elephantiasis penis.

zeigte aufgeschnitten insoferne ein ganz ungewöhnliches Bild (Abb. 9), als die Hauptmasse der „Geschwulst“ von einem weißlichgrauen, faserig gefügten Gewebe aufgebaut war, gegen das sich der stellenweise bis auf 3 mm verbreiterte epitheliale Überzug allenthalben durch seine rein weiße Farbe scharf abgrenzte. Die Haut des Penisschaftes war nicht verändert. Die Corpora cavernosa penis nahmen an der Veränderung gleichfalls nicht teil, die Schleimhaut der Urethra zeigte, abgesehen von einer leichten Verdickung ihrer gerunzelten Mukosa, nichts Auffälliges; hingegen war die Eichel durch zahlreiche knötchenförmige Verdickungen an ihrer Oberfläche beträchtlich vergrößert.

Histologisch erwies sich das Epithel an jenen Stellen, wo es als glatter Überzug stark verlängerte, schmale Stromaleisten überzog, als kaum verbreitert, an vielen Stellen jedoch besonders dort, wo es tiefere Buchten auskleidete, erschien die Epidermis zu breiten Zapfen verdickt, wobei sich hie und da auch in der Tiefe Hornperlen ohne Keratohyalinschichte fanden. Die Abgrenzung des so gewucherten Epithels gegen das Stroma war jedoch allenthalben eine scharfe, auch waren Mitosen sehr selten und die Form der epithelialen Elemente eine durchaus regelmäßige. Der bindegewebige Grundstock war dort, wo die

Epitheldecke auf der Kuppe der Erhebungen stellenweise fehlte, frisch entzündlich infiltriert. Wo das Epithel unversehrt war, fanden sich bloß schüttere Zellansammlungen im Papillarkörper und in der Kutis, die sich vorwiegend aus Plasma-, Lymph- und jungen Bindegewebszellen aufbauten. Zahlreich waren in diesen oft streifenförmig längs der Blutgefäße angeordneten Infiltraten RUSSELsche Körperchen zu finden, auch schollige Massen braunen Pigments ließen sich nachweisen. Riesenzellen, wie sie UNNA bei Elephantiasis hervorhebt, fehlten. Je weiter man in die Tiefe fortschritt, um so zellarmer wurde das Gewebe, in das weite, aber dünnwandige Lymphgefäße und verhältnismäßig dicke Venen eingebettet waren. In der Hauptsache wurde jedoch das Gewebe von wellig verlaufenden breiten, vielfach sich durchflechtenden, kollagenen Faserbündeln gebildet.

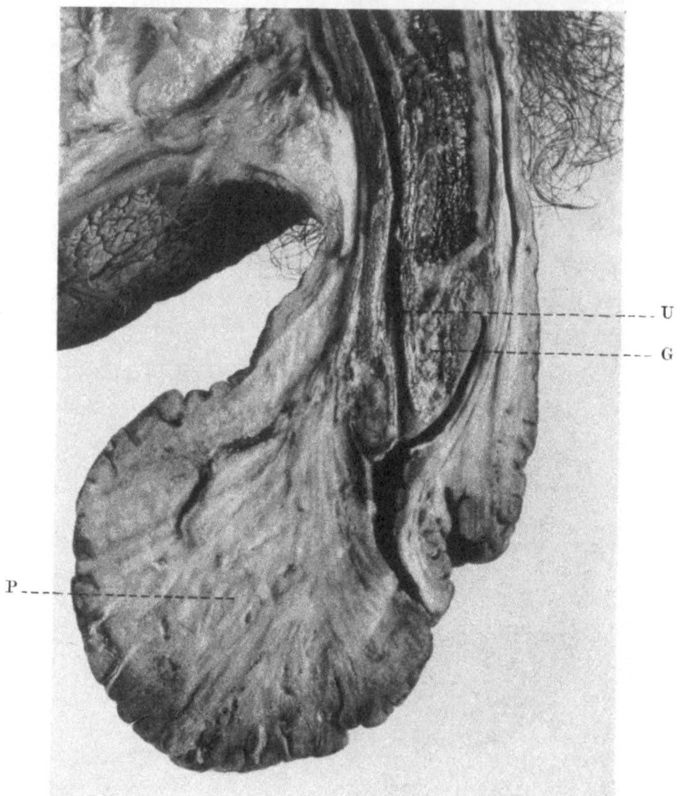

Abb. 11. Elephantiasis penis, Durchschnitt durch das Glied. P Präputium. U Urethra. G Glans.

Elastische Fasern waren in diesem, hier ausgedehnt sklerosierten Gewebe nur spärlich zu finden. Dementsprechend mußte die Diagnose auf Elephantiasis mit starker Wucherung der Epitheldecklage gestellt werden.

Ein sehr typischer Fall von Elephantiasis wurde gelegentlich der Sektion eines 64jährigen Mannes beobachtet. Der Patient war in sterbendem Zustand eingeliefert worden und nach kurzer Zeit unter den Erscheinungen einer kroupösen Pneumonie gestorben, so daß leider keine Angaben über die Dauer seines Leidens erhalten werden konnten.

Das Aussehen der äußeren Geschlechtsteile gibt Abb. 10 wieder. Der Penis maß von seiner Wurzel bis zur Spitze 15 cm und stellte ein an seiner Radix 5 cm, an dem glockenschwengelartig sich bis auf Kleinfaustgröße verdickenden Spitzenteil 14 cm im Umfang haltendes Gebilde dar. Dasselbe fühlte sich sehr derb an, die Haut des Gliedes, welche dunkelbraun pigmentiert war, erschien in Form oberflächlich abgeplatteter, pflastersteinähnlicher, dicht nebeneinander gestellter Auswüchse verdickt, die besonders an der Unterseite des Penis, wo eine Raphe nur mehr andeutungsweise sichtbar war, eine sehr beträchtliche Größe erreichten. Am Dorsum penis fand sich eine breite, halbkreisförmig über das Glied hinwegziehende Furche und vor dieser gelangte man in eine Einsenkung, aus der sich bei Druck auf die Blase Harn entleerte.

Am Längsschnitt (Abb. 11) zeigte sich, daß die Vergrößerung des Gliedes in erster Linie auf die enorme Verbreiterung der unteren Hälfte des Präputiums zurückzuführen war, während das obere Blatt desselben in allerdings auch

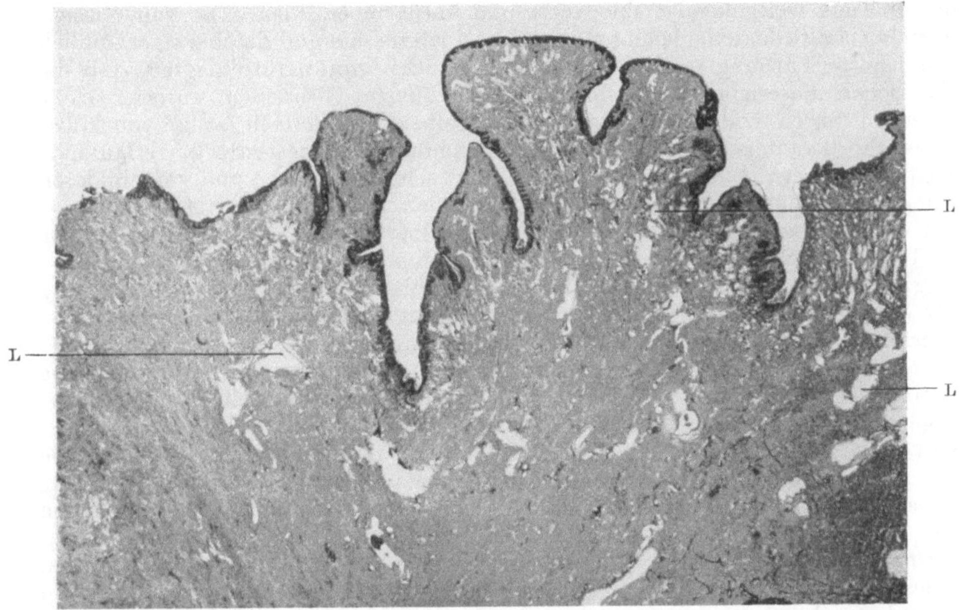

Abb. 12. Übersichtsbild des elephantiatrisch verdickten Präputium. Lupenvergrößerung. L Lymphraume.

beträchtlichem, aber doch geringerem Grade daran teilnahm. Die Schnittfläche erschien gleichmäßig grauweiß, das Gewebe faserig gefügt, hie und da fanden sich erweiterte und frisch durch Gerinnsel verlegte Blutadern. Die Glans penis war eher klein, ihr Schwellkörper derb und von weißlichgrauer Farbe. Urethra und die Corpora cavernosa penis, bzw. das Corpus cavernosum urethrae zeigten nichts Auffälliges. Das Skrotum war gleichfalls elephantiastisch verdickt, jedoch in weit geringerem Maße, die Hoden waren für das freie Auge nicht verändert.

Histologisch (Abb. 12) war die Epidermis eher verdünnt, im Stratum Malpighi fand sich reichlich Pigment, ebensolches war auch in einzelnen Zellen des Papillarkörpers zu sehen. Dabei erschienen die Papillen selbst zumeist auffallend kurz und breit, hie und da fehlten sie sogar vollkommen, so daß Epithel und Stroma in einer geraden Linie sich voneinander abgrenzten. Das unter dem Epithel liegende Gewebe war oberflächlich ziemlich locker gefügt und enthielt oft weite Haargefäße und zahlreiche junge Bindegewebszellen. Außerdem war dasselbe von zumeist herdförmigen Ansammlungen von Lymphozyten, spärlichen Plasmazellen und sideroferen Elementen durchsetzt. Die Ausweitung der Lymphgefäße war überall sehr ausgesprochen, auch wurde die Lichtung zahlreicher solcher im Papillarkörper und den anschließenden Teilen des Koriums gelegener durch homogen geronnene Massen verlegt. Je weiter man sich vom Epithel entfernte, desto fester wurde das Gefüge des Gewebes, das sich hauptsächlich aus dicken Bündeln kollagener Fasern aufbaute. Drüsen oder andere Anhangsgebilde der Epidermis fehlten so gut wie gänzlich, ebenso beschränkte sich das Fettgewebe auf spärliche kleine, um die Gefäße gelegene Herde. Die Saugadern waren auch hier sehr weit, oftmals zeigten sie deutliche Endothelproliferation. Die zellige Durchsetzung war nur in Form streifenfömiger Ansammlungen längs der in ihrer Wandung deutlich verdickten kleinen Venen ausgeprägt. Dabei herrschten in den Infiltraten Plasmazellen und plasmazellige Riesenzellen bei weitem vor. Auch Russelsche Körperchen waren in ziemlich beträchtlicher Menge vorhanden.

Für das Fortschreiten des Prozesses sprach der Umstand, daß in der Nachbarschaft der von Zellen umlagerten Gefäße ziemlich häufig Fibroblasten anzutreffen waren. In erster Linie ging somit die Verdickung der Haut des Penis auf eine höchstgradige Wucherung von Bindegewebe zurück, das besonders in der Tiefe weitgehendst sklerosiert und kernarm erschien. Die van Gieson-Färbung stellte dasselbe leuchtend rot dar, doch fiel hie und da eine eigentümlich gelblichrote Färbung einzelner Bezirke auf. Orzeinpräparate zeigten, daß die elastischen Fasern nur in sehr spärlicher Menge vorhanden waren. Große Strecken waren vollkommen frei von denselben und vielfach lagen, von kollagenen Fibrillen umschlossen, „zusammengeschnurrte“ oder gestreckt verlaufende elastische Fasern im Gewebe, welche zumeist sehr grob waren und vorgebildeten entsprechen dürften. Gitterfasern fanden sich in nennenswerter Menge nur um die Gefäße und unmittelbar unter der Oberhaut.

Unter den Störungen des Lymphumlaufes sind ferner noch die sog. Lymphangiektasien oder Lymphvarizen des Penis anzuführen. Die Ausweitung der Saugadern bei der Elephantiasis, welche mit Bläschenbildung an der Hautoberfläche und „Lymphorrhoe“ vergesellschaftet sein kann, wurde bereits erwähnt. Aber auch ohne elephantiastische Veränderungen werden solche beobachtet. Die in der älteren, hauptsächlich ausländischen Literatur vorliegenden Angaben (Beau, Hugnier, Zumbaco, Binet, Follin, Lebert, Dufours, David, Verneuil) sind, worauf Türk mit Recht hinweist, insoferne nur mit einer gewissen Vorsicht zu verwerten, als häufig keine scharfe Trennung zwischen einfachen Lymphangiektasien und geschwulstmäßigen Wucherungen der Lymphgefäße vorgenommen wurde. Erst seit Nobl ist, wenigstens auf dermatologischem Gebiete, eine schärfere Abtrennung durchgeführt worden, indem dieser Autor auf das Fehlen von Wucherungsvorgängen bei echten Lymphangiektasien als kennzeichnendes Merkmal hinwies. Auch sind Lymphvarizen „in der Regel nicht in der Form eines miteinander anastomosierenden Netzwerkes angeordnet“ (Nobl). Die Ursachen dieser Lymphvarizen sind sehr wechselnde. Traumen (Kontusionen, Trélat), mechanische Reizung des Penis bei der Kohabitation (Nobl, Beau) werden angegeben. Aber oft werden derartige Ursachen auch vollkommen vermißt (Nobl, Türk).

Auch die Lage dieser Lymphangiektasien am Penis ist verschieden. So sah Trélat bei einem 26 Jährigen eine im Anschluß an eine 8 Tage vorher erfolgte Kontusion des Penis entstandene, am Rücken des ödematösen Gliedes gelegene Erhabenheit, über welche die Haut mit kleinen Bläschen besetzt war, aus denen sich beim Anstechen eine transparente, gelbliche Flüssigkeit entleerte. Wenige Tage später erschienen ebensolche Bläschen am Skrotum. Auf Kompression bildeten sich dieselben dauernd zurück. Beau gibt auf Grund dreier einschlägigen Beobachtungen für den „lymphatischen Varix“ als Kennzeichen an, daß derselbe im Gegensatz zu den Phlebektasien sich auf raschen Druck kaum verkleinert, sehr derb ist, nach Punktion, wobei sich eine wässerige Flüssigkeit entleert, zusammenfällt und erst innerhalb einiger Tage sich wieder füllt. Tiefe Einschnürungen an diesen Strängen deutet er als Klappenbildungen. In einem Falle Nobls fand sich, ohne daß der 52jährige Mann irgendeine Ursache anzugeben wußte, ein bleistiftdickes, krausenartig die Kranzfurche umgreifendes, über das Niveau der Umgebung sich erhebendes, röhrenförmiges Gebilde, das am Rücken des Penis in eine kleinfingerdicke Schwellung überging und sich in der Mitte des Gliedschaftes verlor. Die histologische Untersuchung des ausgeschälten Gebildes, das mit dem inneren Blatt der Vorhaut fest verwachsen war, ergab, in lockeres Bindegewebe eingebettet, zahlreiche weite, kleine Lymphgefäße, während im subkutanen Zellgewebe ein sehr großer Hohlraum sich fand, der in Reihenschnitten sich durch die ganze Länge des entfernten Gewebsstückes verfolgen ließ. Dieser Hohlraum wurde von Endothel ausgekleidet, welches hie und da mehrschichtig war und erschien in seiner übrigen Wandung stark verdünnt. Entzündliche Veränderungen fanden sich nirgends, ebensowenig Anzeichen eines geschwulstmäßigen Wachstums. Ein zweiter, von demselben Autor veröffentlichter Fall, zeigte bezüglich des histologischen Aufbaues und der Lokalisation ein vollkommen gleiches Verhalten, das auch bezüglich der Örtlichkeit in einer 3. klinischen Beobachtung vermerkt wird. KÖBNER (zit. nach TÜRK) demonstrierte in der Berliner dermatologischen Gesellschaft vom 4. 2. 1890 einen Kranken, bei welchem eine an der linken Penisseite befindliche, stumpf-konische Blase in ein ektatisches dorsales Lymphgefäß sich fortsetzte. TÜRKs Mitteilung bezieht sich auf einen 43jährigen Handelsagenten, welcher angeblich ohne äußere Veranlassung an seinem erigierten Penis eine in der Kranzfurche gelegene, von hier dorsalwärts ziehende und in der Medianlinie des Gliedes gelegene, 2 cm lange und $^1/_2$ cm dicke Erhabenheit bemerkte, die beim Betasten den Eindruck zweier rundlicher Stränge machte. Die histologische Untersuchung zeigte, in lockeres Zellgewebe eingebettet, ausgeweitete Lymphkapillaren und zwei sehr große Lichtungen, welche, von Endothel ausgekleidet, im weiteren Aufbau ihrer Wand Lymphgefäßen entsprachen.

Gleichfalls eine regelmäßige Begleiterscheinung der Entzündung ist, wie die Ausweitung der Saugadern, auch die arterielle Hyperämie, an die sich die klinische Feststellung vermehrter Blutfülle des Gliedes nach Genuß von Aphrodisiaka anreihen läßt.

Venöse Hyperämie des Penis findet sich bei Thrombose der abführenden Blutadern, nach Strangulation, bei Priapismus (s. diesen) usw. Hier wären auch die Beobachtungen von Varizen am Penis und in der Urethra anzufügen, wenn auch in einer Reihe solcher Fälle nicht allein eine Stauung, sondern bis zu einem gewissen Grade abwegige Wachstumsvorgänge eine Rolle spielen. Die in der Harnröhre gelegenen seitlichen Ausweitungen können sich bereits intra vitam durch Blutungen bemerkbar machen. Eine einschlägige Beobachtung teilt DEMEL mit. Es handelte sich um einen 14jährigen Knaben, bei dem eine Varizenbildung in der vorderen Harnröhre, und zwar 5—8 cm hinter der äußeren Mündung vorlag. Einer dieser Varixknoten hatte im Anschluß an ein geringfügiges Trauma zu wiederholten Blutungen aus der Urethra geführt, welche nur bei Nacht auftraten. Ätiologisch glaubt DEMEL eine Gefäßanomalie annehmen zu dürfen, da sich noch ein zweiter Bildungsfehler, ein Leistenhoden, vorfand. Zwei ähnliche Beobachtungen liegen von SEIFERT vor. Im 1. Falle, einen 38jährigen Bauern betreffend, der schon seit 10 Wochen Blutharnen bemerkt hatte, fanden sich 1,5 cm vom Orificium externum urethrae beginnend und bis zur Mitte der Urethra reichend, varikös erweiterte Venen. Kauterisation brachte Heilung. Die gleiche Lokalisation zeigten die Phlebektasien bei einem 17jährigen Bauernsohn, den SEIFERT untersuchte. Dieser Autor erwähnt auch eine einschlägige Beobachtung von KLOTZ. Auch die Angaben von TUFFIER und COURIARD (zit. nach MULZER) wären hier anzuführen. Weitere ähnliche, oft auch als „Angiome" bezeichnete Bildungen finden sich in den Mitteilungen von FORGUE et JEANBRAU, RIVET, BANZET. WOLF sah 8tägige Blutung bei einem 21jährigen Mann aus einer linsengroßen Vorragung, die etwa 6 cm von der

Harnröhrenmündung entfernt in der oberen Wand der Urethra gelegen war. Eine histologische Untersuchung wurde nicht gemacht, so daß ein sicherer Entscheid, ob wirklich ein Angiom oder nur eine Angiektasie vorlag, nicht möglich ist.

Wesentlich seltener pflegen Phlebektasien in der hinteren Harnröhre zu sein, wenn man von den Gefäßerweiterungen in der Schleimhaut absieht, welche bei chronischer Urethritis gonorrhoica anzutreffen sind (s. Kapitel Gonorrhoe). Daß vergesellschaftet mit varikös erweiterten Venen in der Pars anterior auch solche in der Pars posterior vorkommen, zeigt der Fall, den MULZER mitgeteilt hat, wo auch in der Schleimhaut der Blase Varizen zu beobachten waren. Der bei der Aufnahme 25jährige Patient hatte schon im Alter von 12 Jahren Blutharnen bemerkt. MULZER sah endoskopisch links neben dem Ureterostium einen Varix; am Fuß des Colliculus seminalis fanden sich kleine, stark blutende, hochrote Gefäßkonvolute, die der Autor, da sich hellrotes Blut aus denselben entleerte, der Knoten selbst stark pulsierte, als arteriovenöses Aneurysma ansprach. Beim Herausziehen des Endoskops wölbten sich in einem Abschnitt von etwa 4 cm Länge zahlreiche in der Urethralschleimhaut gelegene traubenartige Gebilde von dunkelroter Farbe vor. Dieselben waren durch Scheidewände unterteilt und wurden von MULZER als kavernöse Angiome bezeichnet. Eine histologische Untersuchung fehlt, so daß man auch diesen Fall unter die Varizen der Urethra einreihen kann.

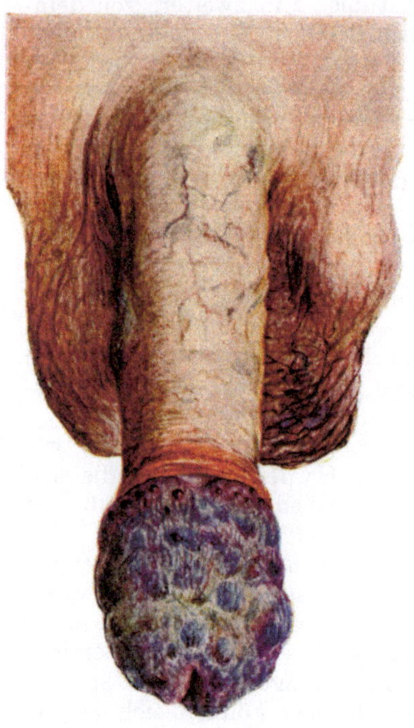

Abb. 13. Phlebektasien der Eichel.

Isolierte variköse Ausweitung der Venen in der Pars prostatica beobachtete KRAUSS bei einem 58jährigen Manne, der plötzlich mit schwerer Hämaturie erkrankte. Es fanden sich bei der Operation stark erweiterte Schleimhautvenen, besonders auch in den seitlichen Anteilen der Harnröhre im Bereiche der Vorsteherdrüse und außerdem linkerseits ein etwa hanfsamengroßer Varixknoten. Die Prostata war nicht vergrößert, im Gegensatz zu jenen Fällen, wo Ektasie der Urethralvenen mit Prostatahypertrophie vergesellschaftet ist (FÜRBRINGER). Ein zweiter Fall von Hämaturie infolge geborstener Venen in der Pars prostatica stammt von LACROIX. ULTZMANN vermerkt das Zusammentreffen von varikös erweiterten Blutadern am Blasenhals mit Mastdarmhämorrhoiden („Prostatahämorrhoiden").

Hautvarizen am Penisschaft sind nach THIEME nicht selten. Er beobachtete zugleich damit Thrombose von am Sulcus coronarius glandis gelegenen Wurzeln der Vena dorsalis penis. Ähnliches erwähnt HEIDE der, zusammen mit Gefäßausweitungen der linken unteren Extremität, in der Regio glutealis und perinealis auch solche der Regio pudendalis bei einem 12jährigen Knaben sah.

Selten sind Phlebektasien an der Glans penis (RIZET), insbesonders kongenitale. So fehlen sie in der Zusammenstellung von FORST; in einem der bereits angeführten Fälle von SEIFERT waren die Varizen der Urethra mit einem

„flachen kavernösen Angiom“ an der Glans penis vergesellschaftet, das „nach rechts und links vom Frenulum über den Sulcus coronarius und die Oberfläche der Eichel sich ausbreitete und zum Teil auf die Innenseite des Präputiums überging“. Die der Beschreibung beigegebene Abbildung läßt vermuten, daß es sich nicht um ein echtes Hämangiom, sondern eher um eine Phlebektasie handelt. SEIFERT zitiert eine ähnliche Mitteilung von LONGO. Glans penis, Urethra und Skrotum waren Sitz der Veränderungen im Falle TUFFIERs. Ganz ungewöhnlich ist die Beobachtung ORELs. Sie betraf einen 6jährigen Knaben, welcher angeblich bereits seit Geburt Gefäßanomalien bot, die an der linken unteren Extremität als deutliche, durch die Haut durchschimmernde, bläuliche Gefäßnetze sich darstellten, vor allem aber der Eichel des Gliedes ein ungewöhnliches Aussehen gaben. Der Penis war etwa 9 cm lang, an seiner rechten Seite verlief geschlängelt ein dickes Gefäß, an seiner linken ein etwas schwächeres. Beide zeigten keinerlei Pulsation. Die Glans penis war unverhältnismäßig groß, von weicher Konsistenz und ließ sich durch Druck weitgehend verkleinern. Die Farbe der Eichel war dabei dunkelblaurot und zahlreiche, deutlich voneinander getrennte Gefäßbuckel verliehen ihr das Aussehen einer Maulbeere (vgl. Abb. 13). OREL faßt die Veränderungen als eine diffuse Phlebektasie auf, für deren erbliche Bedingtheit „Hauterscheinungen“ ähnlicher Art bei einer Halbschwester des Knabens sprechen.

Auf thrombophlebitische Vorgänge in vermutlich auch ausgeweiteten Blutadern an der Vorhaut bezieht sich die Mitteilung von THIEME aus der von ZUMBUSCHschen Klinik, welche bereits kurz erwähnt wurde. THIEME weist auf das schankerähnliche Aussehen dieser Veränderungen hin.

Anscheinend einzelstehend ist die Beobachtung von MALGAIGNE, einen 34jährigen Gerber betreffend, der sich beim Niederbücken das Glied durch ein in der Schürzentasche steckendes Messer verletzte. Innerhalb weniger Tage entwickelte sich eine bis gegen die Wurzel des Gliedes reichende, deutlich fluktuierende Schwellung. Bei Eröffnung derselben entleerte sich reichlich Blut und am Grunde war die Lichtung der eröffneten Arteria dorsalis penis sichtbar. MALGAIGNE bezeichnet wohl mit Recht diese Veränderung als ein traumatisches Aneurysma der Arteria dorsalis penis. Vielleicht gehört auch die Beobachtung von MULZER (s. oben) hieher.

Priapismus.

Nach der klinischen Begriffsbestimmung bei CALLOMON handelt es sich beim Priapismus (Syn.: Satyriasis) um eine „übermäßig gesteigerte Erektion des Penis, die sich von der normalen durch das Fehlen jeden Wollustgefühls, starke Schmerzhaftigkeit und die Möglichkeit im Erektionszustand Harn zu entleeren unterscheidet, meist im Anfang anfallsweise, dann jedoch für die Dauer auftritt und Tage und Wochen anhalten kann“. Es wäre dem noch vom pathologisch-anatomischen Standpunkt hinzuzufügen, daß derselbe auch nach dem Tode bestehen bleiben kann, worauf bereits ROKITANSKY hinweist (vgl. auch MÜLLER).

Makroskopisch erscheint der Penis erigiert und beträchtlich vergrößert, wobei sich die verdickten, starren und harten Corpora cavernosa penis deutlich durchtasten lassen. Häufig ist die Haut des Gliedes dunkelrot gefärbt, am Durchschnitt erscheint das Gewebe der verschiedenen Teile des Penis sehr blutreich und zumeist die abführenden Venen, sowie die stark vergrößerten Schwellkörper des Gliedes bereits makroskopisch erkennbar thrombosiert. Verhältnismäßig am geringsten ist die Blutfülle in der Glans und im Corpus cavernosum urethrae ausgeprägt (BLUM, ROSENTHAL, KAST). Letzteres ist die Ursache daß in der Regel die Miktion nicht wesentlich behindert ist. Die Thrombose der Venen läßt sich oft weiter auf die anschließenden Blutadern (Venae pudendae, Plexus prostaticus) verfolgen. Ist es zur eitrigen Entzündung des Gewebes, gekommen, „erscheinen die Corpora cavernosa verdickt, fluktuierend, von Eiter strotzend, stellenweise matsch, zu blaßrötlichen Massen zerfallend, die fibröse Hülle vielfach durchbrochen“ (Rokitansky). Auch brandiger Zerfall des Gliedes kann vorliegen. Die pathologisch-anatomisch feststellbaren Veränderungen beim Priapismus kennzeichnen sich somit in erster Linie als Thrombose der Bluträume in den Schwellkörpern und der Venen, bzw. durch eine Thrombophlebitis, wobei, entsprechend den verschiedenen Ursachen des Gefäßverschlusses, kleinere Abweichungen bestehen können. So ist dies etwa der Fall, wenn die Satyriasis auf Geschwülste im Penis zurückgeht (s. unten).

Diesem verhältnismäßig einfachen, makroskopischen anatomischen Blid steht eine außerordentlich mannigfaltige Anzahl von Ursachen gegenüber, welche dasselbe herbeiführen können. Scheuer gelangt in seiner Zusammenstellung von klinischen Gesichtspunkten aus zu folgender Einteilung dieser Möglichkeiten, welche einen guten Überblick gibt:

A. Örtliche Ursachen.

1. Peripher:
   a) durch nervösen Einfluß (reflektorisch) erzeugt;
      aa) durch entzündliche Reizzustände in der Harnröhre und ihrer Drüsen;
      bb) durch Wucherungen oder Geschwülste in der vorderen Harnröhre oder in der Pars posterior;
   b) durch mechanische Ursachen in den Schwellkörpern;
      aa) durch Übergreifen von Krankheitsprozessen in der Harnröhre auf die Schwellkörper;
         I. entzündlicher Natur,
         II. neoplasmatischer Natur,
         III. traumatischer Natur.
2. Zentral:
   a) durch anatomische Erkrankung des Gehirns und Rückenmarkes;
      aa) traumatischer,
      bb) neoplasmatischer,
      cc) entzündlicher Natur;
   b) bei funktionellen Erkrankungen des Gehirns und Rückenmarkes.

B. Allgemeinerkrankungen als Ursachen.

1. Peripher:
   a) Infektionskrankheiten,
   b) Intoxikationen,
   c) Konstitutions- und Blutkrankheiten.
2. Zentral.

Dementsprechend wechselt auch das histologische Bild je nach der Ursache des Priapismus und noch am meisten kennzeichnend ist es bei der letztgenannten Gruppe der Allgemeinerkrankungen, den Leukämien. Nach einer Angabe von Cattaneo sollen 40% aller Satyriasisfälle bei dieser Blutkrankheit beobachtet worden sein, und zwar vorwiegend bei den myeloischen Formen (Mouré et Leibovici). Es finden sich hiebei ausgedehnte Verlegungen der Gefäße und Blutungen ins Gewebe, wofür teils die veränderte Blutbeschaffenheit und Blutbewegung, teils die besondere Neigung zu Hämorrhagien und zur Zerreißung der Gefäßwandungen bei Leukämischen als Ursache angeführt wird (ADAMS, SCHEYER, PERUTZ, STANIEK, KAST, BLUM, GÖBEL u. a.), ähnlich wie ja so häufig in der Milz bei Leukämie Infarkte angetroffen werden. SALZER macht auf die Möglichkeit aufmerksam, daß die leukämisch geschwellten Lymphknoten im Becken durch Druck auf die Nervi erigentes Priapismus hervorrufen können. Oft ist Priapismus ein Frühsymptom der Leukämie. KAST sah bei einem 42jährigen Mann, der an Leukämie verstorben war, in den Schwellkörpern des Gliedes am Durchschnitt hellere Flecke. Histologisch erschienen die Bluträume des Corpus cavernosum urethrae stark erweitert, von dicht gedrängten mononukleären Zellen erfüllt. Daneben spärlich Faserstoff und rote Blutkörperchen. Die von einer dicken Bindegewebskapsel umhüllten Corpora cavernosa penis waren in den randständigen Bluträumen von Rundzellen erfüllt. Weiter zentral hatte das Maschenwerk keine normale Form und Beschaffenheit, vielmehr fanden sich hier nur ganz schmale Spalten und zwischen diesen lag ein kernarmes, homogenes Bindegewebe mit reichlich Pigmentablagerung. In einem von uns beobachteten Falle (Abb. 14), einen 32jährigen Mann betreffend, war das Maschenwerk der Schwellkörper des Gliedes sehr stark ausgedehnt und die Bluträume desselben mit myeloischen Elementen und Blutkörperchen vollgestopft (Abb. 15a u. b). Zahlreiche dieser kavernösen Räume enthielten fast ausschließlich weiße Blutzellen und Fibrin. Das Corpus cavernosum urethrae war viel schwächer in Mitleidenschaft gezogen, einzelne seiner Bluträume erschienen sogar zusammengefallen und fast leer. Die Schleimhaut der Harnröhre zeigte nur subepithelial eine schüttere Durchsetzung mit myeloischen Zellen, dagegen waren sämtliche Venen und auch Lymphgefäße erweitert, mit Zellen angefüllt und auch in der Arteria dorsalis penis fand sich ein frischer gemischter Thrombus. Das übrige lockere Bindegewebe des Gliedes war blutreich und ödematös durchtränkt. Diese Thrombose der Schwellkörper bei Leukämie wird auch von BLUM als Ursache des Priapismus angesehen, wie sie auch durch im Gefolge von Gewalteinwirkungen (LAEMMLE) entstandene Hämatome herbeigeführt werden kann (GÖBEL). KAUFMANN erwähnt weiters Satyriasis durch Blutung bei Hämophilie. Durch marantische Thrombose dürften die seltenen Fälle von Priapismus im terminalen Stadium der Tuberkulose (KAUDERS) bedingt sein. Satyriasis bei Typhus abdominalis erwähnt KAUFMANN. WHRITE und KAPP weisen auf die erhöhte Gerinnungsfähigkeit des Blutes während der Typhusrekonvaleszenz hin. Über Veränderungen an den Venen in diesen Fällen fehlen Angaben, doch denkt CHALIER an eine typhöse Phlebitis (vgl. z. B. Phlebitis

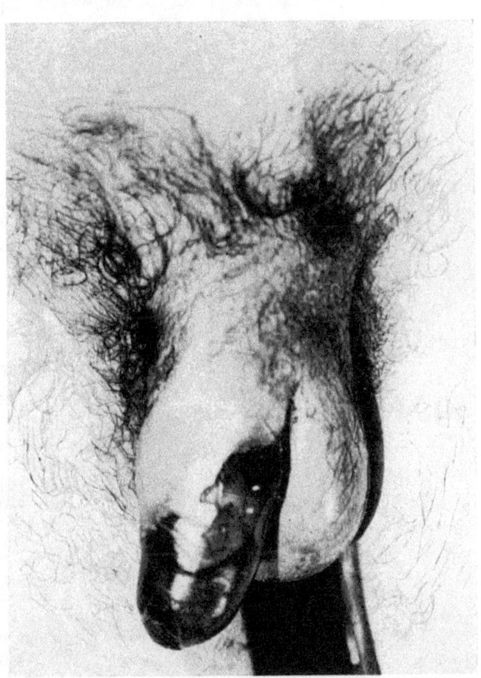

Abb. 14. Priapismus bei Leukämie.

typhosa bei Gangrän der Vulva). Über Priapismus bei Polyarthritis liegen Mitteilungen von PATEL und von IMBERT vor, welch letzterer „eine infektiöse

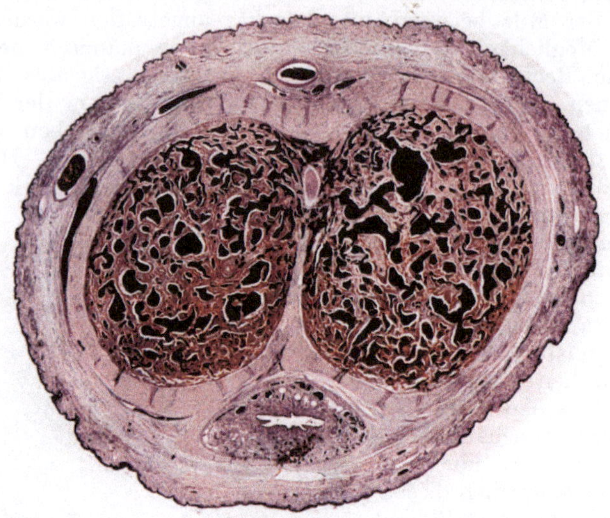

Abb. 15 a.

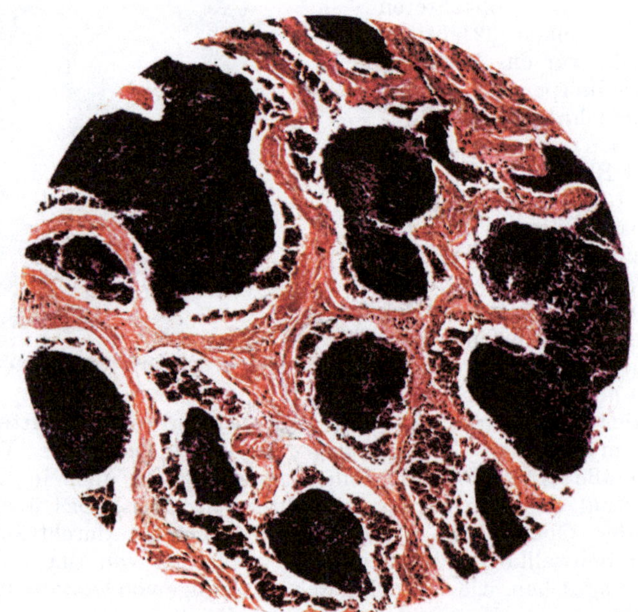

Abb. 15 b.

Abb. 15 a u. b. Priapismus bei myeloischer Leukämie. Penisquerschnitt.

Phlebitis“ der Corpora cavernosa annimmt. Gefäßprozesse dürften auch in den Fällen von Priapismus bei Lues eine Rolle spielen. „Blutgerinnungsknoten“ beschreibt KAPOSI. NUCKOLS sah Priapismus bei einem hereditär-syphilitischen Kind von 10 Wochen.

An diese Formen schließen sich jene Fälle von Priapismus, wo es infolge entzündlicher Prozesse zur Thrombose und damit zur Satyriasis kommt. Gonorrhoische Kavernitis war im Falle BROICHS die Ursache, eitrige Entzündung der Schwellkörper lag vor in den Fällen von ROKITANSKY und NEUMANN, GRAVES vermerkt gleichfalls „akute Kavernositis". ROSENTHAL und DRÉ-KOLIAS sahen Priapismus bei Appendizitis, wobei ersterer Autor neben einer Reizung der Nervi erigentes, die er vermutet, eine Thrombose der Vena profunda penis beobachtete. NAUWERCK sezierte einen 19jährigen, an Sepsis verstorbenen Mann, bei welchem 8 Tage vor dem Tode Priapismus aufgetreten war (demonstriert von DELBANCO, Abbildung bei CALLOMON). Es bestand Thrombose der Corpora cavernosa, des Plexus prostaticus und des Venennetzes der Samenblasen, besonders links, sowie von Venen im Gebiete der Vena pudenda interna.

Weiters liegen Angaben über Priapismus bei Geschwülsten des Penis vor. FRONTZ und ALYEA sahen bei einem 51jährigen Mann Satyriasis mit Thrombose der proximalen $^2/_3$ der Schwellkörper. Nach Inzision entwickelte sich eine Gangrän, so daß der Penis amputiert werden mußte. Tod an Pneumonie. Die histologische Untersuchung ergab ein Spindelzellensarkom im Schwellgewebe. CREITE erwähnt Priapismus bei einem 2 Jahre und 2 Monate alten Knaben, bedingt durch ein Hämangioendotheliom der Corpora cavernosa. GOBBI beschreibt bei einem 10 Monate alten Knaben einen Tumor, welcher dem Glied die Größe des Penis eines Erwachsenen im erigierten Zustand verlieh. Derselbe erwies sich histologisch als ein „Peritheliom". ALLENBACH sah viele Wochen lang dauernden Priapismus bei einem Krebs der Harnröhre, welcher gegen die Corpora cavernosa zu vorwucherte.

Angaben über Priapismus, hervorgerufen durch metastatische Gewächse liegen aus dem älteren Schrifttum von MAURER und WEBER (zit. nach SCHEUER) über Sarkommetastasen in den Schwellkörpern vor. BEGG sah Satyriasis bei Hypernephrommetastasen in den Corpora cavernosa nach primärem Grawitztumor in der Niere. NEUMANN beobachtete karzinomatöse Infiltration der Schwellkörper neben einer bestehenden jauchigen Kavernitis bei einem 50jährigen Schmiedegesellen, der an einem Krebs der Harnblase litt, welcher nach der Bauchhöhle zu durchgebrochen war.

Mehr von klinischem Interesse sind die Fälle von Priapismus bei Diabetes (selten, KLEMET) und Gicht (Angaben bei SCHEUER) sowie bei gewissen Vergiftungen, wie mit Blei (EMÖDI), Yohimbin und CO_2 (CALLOMON). Auf Überladung des Blutes mit Kohlensäure und den dadurch bedingten Reiz auf das Vasodilatatorenzentrum führt EULENBURG den gelegentlich bei Erhängten zu beobachtenden Priapismus zurück. Hierher sind auch jene Formen von „nervösem" Priapismus zu zählen, der teils zentral, teils reflektorisch bedingt sein kann. So teilt SCHEUER einen Fall mit (38jähriger Mann), wo nach Entfernung in der hinteren Harnröhre gelegener Polypen der nach seiner Meinung reflektorisch bedingte Priapismus verschwand. Ähnlich vermutet DUZEN Reizung der Nervi erigentes durch entzündliches Ödem des Penis. In diese Gruppe gehören auch Beobachtungen von Satyriasis bei Tabes, multipler Sklerose (KRETSCHMER, zit. nach CALLOMON), bei Verletzungen des Rückenmarkes (Schußverletzung: STEELE-BAILEY) bei Geschwülsten desselben (KOCHER), bei Erkrankungen im Bereiche des Erektionszentrums (WEIGELDT, KRAMER, MATRONOLA), beim Bestehen meningoenzephalitischer Herde im Rückenmark (WILSON und MAUS, SMITH und KIELEY auf luetischer Basis), im Pons und in den Pedunculi cerebri. Priapismus nach Sturz auf Kopf und Kreuzgegend mit Ausbildung eines Blutergusses in der Rückenmarkshöhle sah MÜHSAM.

Entzündungen der Urethra.

Die Bakterien der normalen Harnröhre.

Auch bei völlig gesunden Männern finden sich in der Harnröhre so gut wie regelmäßig Mikroorganismen, und zwar nicht bloß in der Fossa navicularis, sondern auch in weiter blasenwärts gelegenen Abschnitten. Die Kenntnis dieses Umstandes ist deswegen wichtig, weil auch in Fällen von Urethritis non gonorrhoica naturgemäß die gleichen Keime oder auch ähnliche Mikroorganismen angetroffen werden, und daher große Vorsicht bei der Wertung der gefundenen Keime als der ursächlichen Erreger der Krankheitsveränderungen zu beobachten ist. Intrazelluläre Lagerung der Bakterien oder Kokken in zahlreichen Leukozyten könnten in solchen Fällen für die ätiologische Bedeutung der Keime sprechen.

Untersuchungen über die Mikrobenflora der männlichen Urethra beim Lebenden wurden bereits im Jahre 1887 von LUSTGARTEN und MANNABERG angestellt. Weitere Berichte folgten von ROVSING, STEINSCHNEIDER und GALEWSKY, PETIT und WASSERMANN, POSNER und LEWIN, HOFMEISTER, PFEIFFER, v. WAHL und FRANZ. Letzterer Autor fand allerdings unter 41 Fällen 13mal das Urethralsekret keimfrei, steht damit aber mit den Ergebnissen neuerer Untersuchungen in einem gewissen Widerspruch. Von einzelnen Arten von Mikroorganismen wurden gefunden: Staphylokokken, und zwar Staphylococcus aureus sowohl wie albus, Streptococcus giganteus (LUSTGARTEN und MANNABERG), Streptococcus pyogenes, verschiedene Arten von teils Gelatine verflüssigenden, teils nicht verflüssigenden Diplokokken, mehrere durch wechselnde Farbe der Kolonien voneinander sich unterscheidende Arten von Sarcinen. PFEIFFER sah in 83,7% Pseudodiphtheriebazillen, Streptobacillus ureae und Staphylococcus albus in 42%, Sarcinen in 29,2%. MELCHIOR vermerkt Bacterium coli commune; einen kurzen kolbenartigen Bazillus züchteten LUSTGARTEN und MANNABERG. Bezüglich des kulturellen Verhaltens der einzelnen Arten und ihrer näheren Differenzierung sei auf die Originalarbeiten verwiesen.

Steht somit das Vorhandensein von Mikroorganismen in der Harnröhre gesunder lebender Individuen auf Grund zahlreicher Untersuchungen fest, so konnten wir im Schrifttum einschlägige Mitteilungen über ähnliche Befunde an der Leiche nicht auffinden.

Diesbezügliche, am Sektionsmaterial des hiesigen Institutes vorgenommene Untersuchungen ergaben, wie zu erwarten war, auch in der weiter nicht veränderten Urethra männlicher Leichen in der überwiegenden Mehrzahl (78%) die Anwesenheit von Keimen.

Wir haben dabei unterschiedslos die Harnröhre von 50 Verstorbenen in einer Zeitspanne von 3—16 Stunden nach dem Tode bakteriologisch geprüft, wobei nur jene Fälle ausgeschieden wurden, bei denen die Leichenöffnung Veränderungen im Bereiche der Harn- und Geschlechtswerkzeuge aufdeckte. Das Ergebnis dieser Untersuchungen, welche Männer im Alter von 20—71 Jahren betrafen, gibt die nachstehende Tabelle wieder, wobei erwähnt sei, daß im Vorhautsack zumeist dieselben Mikroorganismen wie in der Harnröhre, oft außerdem noch mit anderen saprophytischen Keimen vergesellschaftet (z. B. mit Smegmabazillen in 10%), angetroffen wurden.

Es fanden sich:

Sarcinen	in 4	Fällen
Staphylokokken:		
Staph. albus	„ 17	„
Staph. aureus	„ 2	„

Streptokokken:		
nicht hämolytische	in 13 Fällen	
hämolytische	„ 5 „	
Bacterium coli commune	„ 8 „	davon in 3 Fällen hämolysierende Stämme
Bacterium proteus	„ 4 „	
Pseudodiphtheriebazillen.	„ 9 „	

In 6 von den untersuchten 50 Fällen erwies sich der Harnröhreninhalt als keimfrei.

Urethritis gonorrhoica.

Die enorme pandemieartige Ausbreitung der Syphilis im 16. Jahrhundert führte zunächst dazu, Lues und Gonorrhoe als bloß verschiedene Erscheinungsformen ein und derselben venerischen Affektion anzusehen. Erst seit RICORDS Impfversuchen (1831—37) ist die verschiedene Natur dieser beiden anerkannt und mit der Entdeckung des Gonokokkus durch NEISSER 1897 die Streitfrage endgültig erledigt.

Die Gonokokken stellen im Ausstrich vom Urethralsekrete semmel- oder kaffeebohnenartige 0,8 zu 1,6 μ große Gebilde dar, welche fast stets zu zweit in Diploform angeordnet erscheinen, im Frühstadium auch außerhalb oder auf den Leukozyten liegen, später jedoch intrazellulär gelagert sind. Dabei kann die Anzahl der in einem weißen Blutkörperchen enthaltenen Einzelelemente eine ganz enorme sein. OELZE-RHEINBOLDT gibt als Höchstzahl 122 an, LEISTIKOW berechnet dieselbe gar auf 2—300. Diese Angaben wird man im floriden Stadium der Gonorrhoe, wo reichlich eitriger Ausfluß besteht, bestätigen können. Im chronischen Stadium sind die absoluten Mengen der Kokken weit geringer (10—20) und auch viele davon wieder extrazellulär gelegen.

Zum Nachweis der Gonokokken empfiehlt sich die Gramfärbung, der gegenüber sie sich negativ verhalten. Um sich rasch einen Überblick über das Vorhandensein von intrazellulär gelagerten Diplokokken überhaupt zu verschaffen, hat sich die Färbung mit Methylgrün-Pyronin bestens bewährt. Zum Auffinden der Gonokokken im Schnitt kann man sich entweder der gleichen Methode bedienen, oder nach HERXHEIMER verfahren, indem man in Formolalkohol fixiertes und in Paraffin eingebettetes Material in möglichst dünne Schnitte zerlegt, diese für 12—24 Stunden in eine auf das 10fache verdünnte Giemsalösung bringt. Unter Kontrolle des Mikroskopes werden die Schnitte dann in $^1/_4\,^0/_0$iger wässeriger Tanninlösung differenziert, gründlich durch 1—2 Stunden in destilliertem Wasser ausgewaschen und in absolutem Alkohol entwässert. Xylol, Balsam, die Gonokokken sind blauschwarz gefärbt, doch wird man auch im Schnitt der Gramfärbung als eines die Erreger besser kennzeichnenden Verfahrens nicht entraten können.

Die Kultur des Gonokokkus gelingt gut nur auf Nährmedien, welche natives menschliches Eiweiß enthalten. Zahllos sind die angegebenen Methoden, die von uns bevorzugte ist die Züchtung auf dem HUNTOONschen Agar. Wichtig ist es, daß möglichst rasch nach Abnahme des Eiters derselbe auf genügend feuchte Nährböden aufgetragen wird. Auf allen Nährböden zeigen die Gonokokken eine sehr beträchtliche Polymorphie, die auf ungemein rasch sich einstellende Degenerationserscheinung zurückgeht. Das ist mit für den Gonokokkus kennzeichnend und es soll hier nur auf A. COHN verwiesen werden, der Stämme von besonders ungewöhnlichen Degenerationsformen züchtete. Abgesehen von der Untersuchung des Eiterausstriches (eventuell nach Provokation) und dem Kulturverfahren, kann man sich zur Diagnosestellung beim Lebenden noch zweier serologischer Methoden bedienen: der Cutireaktion nach C. BRUCK-PETERS sowie der Komplementbindungsreaktion nach MÜLLER und OPPENHEIM bzw. BRUCK. Während erstere nicht eindeutige Resultate zu geben scheint, gilt die positive Komplementbindungsreaktion als Zeichen eines noch bestehenden spezifischen Prozesses, entweder im Genitale oder auch anderswo im Körper. Besonders wenn sich Komplikationen (Arthritis, Epididymitis, Endokarditis usw.) einstellen, pflegt diese Probe in fast 80% positiv zu sein (LENARTOVICZ). Das Positivwerden der Reaktion tritt in der 2. oder 3. Woche ein, nur ausnahmsweise wird ein positiver Ausfall schon in der 1. Woche beobachtet (COHN und GRÄFENBERG). Nach Heilung der Gonorrhoe schwinden die Antikörper sehr schnell, was mit dem Fehlen einer allgemeinen Immunität in Einklang steht. Nur einige wenige Beobachtungen scheinen für das Bestehen einer wenigstens zeitweise vorhandenen lokalen Immunität der Urethralschleimhaut zu sprechen (JADASSOHN), die auch WERTHEIM für den homologen Stamm annimmt. Für diese Anschauung einer lokalen Unempfindlichkeit gewisser Zellen wären auch Beobachtungen von BUMM und P. COHN anzuführen, die zeigten, daß unmittelbar nebeneinander in der Urethra Pflasterepithel gonokokkenführend sein kann, während Zylinderepithel gonokokkenfrei ist. Dies sind jedoch Einzelbeobachtungen. Ganz allgemein kann gesagt werden, daß es eine allgemeine Immunität bei der Gonorrhoe nicht gibt, und daß somit eine neuerliche Infektion durchaus nichts Seltenes darstellt. Mitunter können auch verschiedene Typen von Gonokokken dabei mit eine Rolle spielen (TORREY, TEAGUE and TORREY, TULLOCH u. a.). Die Beziehungen verschiedener Gonokokkenarten zur Schwere der Infektion untersuchte JOETTEN. Auch eine angeborene Immunität besteht beim Menschen nicht, wohl aber bei sämtlichen Tieren, bei denen die Gonokokken wohl toxisch, jedoch nicht infektiös wirken können.

FINGER teilt in seinem klassischen Werke: „Die Blennorrhoe der Sexualorgane" die akute Gonorrhoe des Mannes in zwei Formen ein: die Urethritis anterior mit Entzündungserscheinungen in der Fossa navicularis, der Pars cavernosa und bulbosa, und die Urethritis posterior mit Beteiligung der Pars membranacea und prostatica, wobei letztere bereits eine Komplikation des einfachen typischen Trippers darstellt (vgl. dagegen v. ZEISSL). Diese Trennung ist sowohl vom klinischen, wie auch vom pathologisch-anatomischen Gesichtspunkte aus berechtigt, da die Pars membranacea eine auch morphologisch differente Grenzzone darstellt.

Als Mittel der Inkubationszeit können für die akute Urethritis gonorrhoica 3—4 Tage angegeben werden. SEIGRAJEFF und LIND weisen darauf hin, daß dieselbe auch ausnahmsweise bis 40 Tage dauern kann und sind der Meinung, daß neben der Virulenz des Erregers insbesondere die Konstitution des Patienten hiebei von Bedeutung sei. Bei Athletikern übersteigt sie nie 8 Tage, bei Asthenikern 9 Tage, bei Pyknikern erkranken 9% später als am 10. Tag. Längere Inkubation ist erfahrungsgemäß prognostisch ungünstig. Die Initialsymptome des leichten Brennens und der Absonderung einer visziden, etwas grau gefärbten Flüssigkeit werden sehr bald von einem reichlichen eitrigen Ausfluß abgelöst. Über stark hämorrhagischen Charakter des Eiters (Fälle von sog. „russischem Tripper" usw., oder Gonorrhoe vergesellschaftet mit anderen Entzündungen der Harnröhre [Tuberkulose]) berichtet GLINGAR.

Makroskopisch erscheint im Stadium der rein katarrhalischen Entzündung die Urethralschleimhaut an der Leiche entweder gar nicht verändert oder geringgradig gerötet und etwas feuchter. Erst der Abstrich von der Fossa navicularis zeigt nur spärliche Leukozyten, dagegen vorwiegend große Plattenepithelzellen und sowohl auf diesen wie in den Eiterkörperchen Gonokokken. Auf der Höhe der Erkrankung ist die Urethra des in toto etwas geschwellten Penis lebhaft gerötet, zumeist diffus, jedoch auch fleckweise (CHRISTELLER), wobei die Hyperämie in der Fossa navicularis besonders stark ausgeprägt ist.

Die Schleimhaut ist verdickt, gewulstet und meist mit nur sehr wenig eitrigem Exsudat bedeckt, da die Absonderung des Eiters bei Schwerkranken und Moribunden meist sistiert. Manchmal erscheint das Corpus cavernosum urethrae an Stellen besonders starker Schwellung und Wulstung der Mukosa, welche nach Rost der besonders in Mitleidenschaft gezogenen Faltenhöhe der normalen Mukosa entsprechen, zunächst in seiner innersten Schichte, zuweilen in seiner ganzen Dicke mit Verkleinerung seiner Räume geschwellt und daher minder blutreich (Rokitansky). Oftmals ist es möglich, kleine, etwa hirsekorngroße Knötchen, welche in der Schleimhaut gelegen sind, als umschriebene Vorwölbungen zu sehen oder besser zu tasten, welche den gleichfalls vom Entzündungsprozeß mitbefallenen Littréschen Drüsen entsprechen. Eiter ist aus

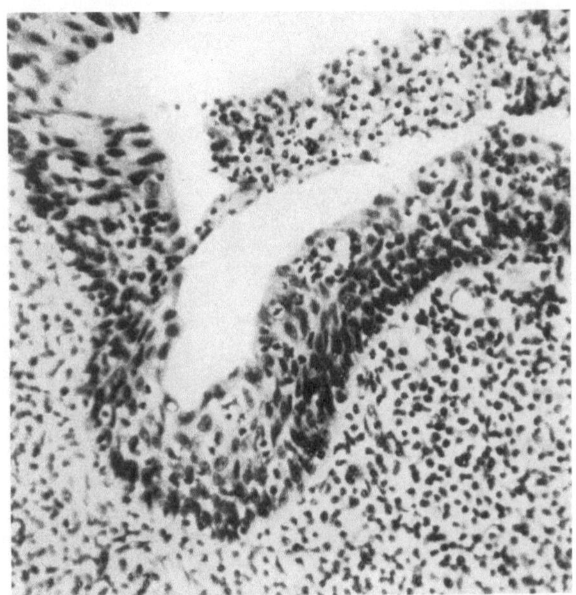

Abb. 16. Urethritis gonorrhoica acuta.

denselben ausdrückbar, ebenso wie aus den häufig miterkrankten Schleimdrüschen der Fossa navicularis. Die mikroskopische Untersuchung des Ausstriches von dem auf der Schleimhaut gelegenen Exsudat zeigt reichlich Eiterzellen mit sehr zahlreichen intrazellulär gelegenen Gonokokken, sowie größere und kleinere Haufen von Epithelzellen vom Typus des „Übergangsepithels“, denen oberflächlich gleichfalls Gonokokken in großer Menge anhaften können. Die Eiterzellen sind ihrer Granulierung nach zumeist neutrophile Leukozyten, doch kommen auch eosinophil gekörnte, weiße Blutkörperchen vor. Ihre Zahl im Blut soll bei reiner Urethritis anterior geringer sein, als wenn die gesamte Harnröhre befallen ist (Wile). Pappenheim sah ständig einkernige Rundzellen, die er teils als Wanderzellen aus dem Blute, teils als lokal am Orte der Entzündung entstanden bezeichnet. Das mikroskopische Bild des aus den Littréschen Drüsen ausdrückbaren Exsudates weicht in seiner Zusammensetzung etwas ab (v. Crippa, zit. nach Finger). Es treten Leukozyten und Plattenepithelien hier zurück und überwiegen zylindrische und kubische Zellen, neben sehr reichlich Schleim, in welchem eingebettet sich sehr zahlreiche Gonokokken, teilweise in kleinen Haufen, finden können. Es imponieren diese Epithelhaufen wie Ausgüsse der genannten Drüsen (FINGER).

Dieses gewöhnliche Bild der akuten, katarrhalisch-eitrigen Entzündung der Schleimhaut wird in seltenen Fällen kompliziert durch die Bildung einer krupp-ähnlichen Membran auf der Mukosa (PITHA, GRÜNFELD, zit. nach FINGER, RÓNA). Fast alle Autoren stimmen aber damit überein, daß bei der Urethritis acuta gonorrhoica Ulzerationen an der Schleimhaut, die mit freiem Auge erkennbar sind, fehlen, nur DINKLER macht eine gegenteilige Angabe.

Bezüglich der histologischen Veränderungen im Anfangsstadium der akuten Urethritis folgen wir im wesentlichen den Darstellungen von FINGER,

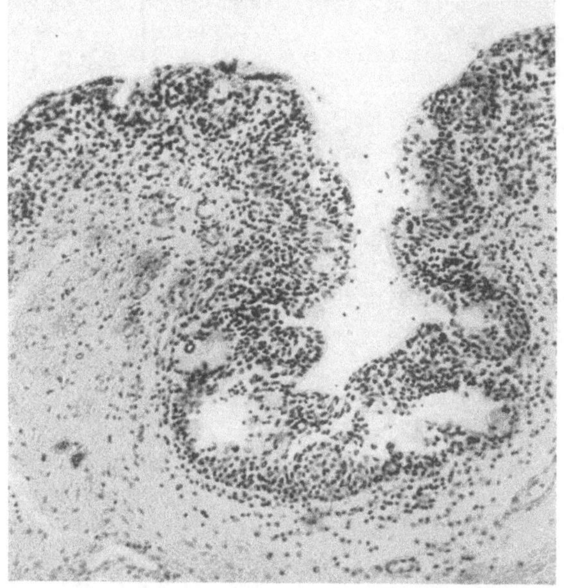

Abb. 17. Urethritis gonorrhoica acuta. „Perilakunäres“ Infiltrat (Finger).

GHON und SCHLAGENHAUFER, die als erste genauere histologische Untersuchungen von sehr jungen Stadien gonorrhoischer Entzündungen der Harnröhre angestellt haben. Es ergeben sich hiebei differente Bilder in den einzelnen Abschnitten, welche auf die verschiedene epitheliale Auskleidung der Urethra, Fossa navicularis und ihrer Anhangsgebilde (MORGAGNIsche Lakunen, LITTRÉsche Drüsen) zurückgehen. Bei einem 3 Tage post infectionem verstorbenen Mann erweist sich die Schleimhautoberfläche der Fossa navicularis von einer mehrschichtigen Lage von Eiterzellen bedeckt. Das Epithel selbst ist noch fest gefügt, nur oberflächlich sind einzelne Zellen in Ablösung begriffen und zwischen die epithelialen Elemente sind einzelne Eiterzellen eingelagert. Das subepitheliale Stroma zeigt hier lebhafte Hyperämie. Viel reichlicher sind polymorphkernige weiße Blutkörperchen zwischen die Zellen des zylindrischen Epithels, also der Pars cavernosa, eingestreut, das selbst aufgelockert und in Abstoßung begriffen ist (Abb. 16), diese entzündlichen Veränderungen aber nicht diffus, sondern nur herdförmig dort zeigt, wo es den „Rand oder die Mündung einer MORGAGNIschen Tasche auskleidet“ (Abb. 17). Die Epithelzellen selbst zeigen spindelige Formen, sind gequollen, oft verschleimend und vielfach nur mehr in lockerem, gegenseitigem Verbande. Ebenso geschädigt ist das Epithel der MORGAGNIschen Taschen, während das Epithel der angeschlossenen Drüsen zu diesem frühen Zeitpunkt noch nicht verändert ist. In der Nachbarschaft der Lakunen beginnt auch die entzündliche Infiltration des Bindegewebes in Form subepithelialer Leukozytenansammlungen. Die kleinen Haargefäße des Stromas sind hier stark erweitert, prall mit Leukozyten und roten Blutkörperchen erfüllt. Kleinste Blutungen können vorkommen. Verständlich wird diese mehr herdförmige Durchsetzung des subepithelialen Stromas nach färberischer Darstellung der Erreger, welche zeigt, daß zwar nicht in den Epithelien, wohl aber zwischen den einzelnen Elementen des Zylinderepithels förmliche „Ausgüsse" von Gonokokken nachzuweisen sind, während sie in der Fossa navicularis an der Oberfläche zwar vorhanden sind, aber nicht zwischen die Pflasterepithelzellen eindringen. Auch in Leukozyten der Bindegewebsinfiltrate lassen sich Gonokokken

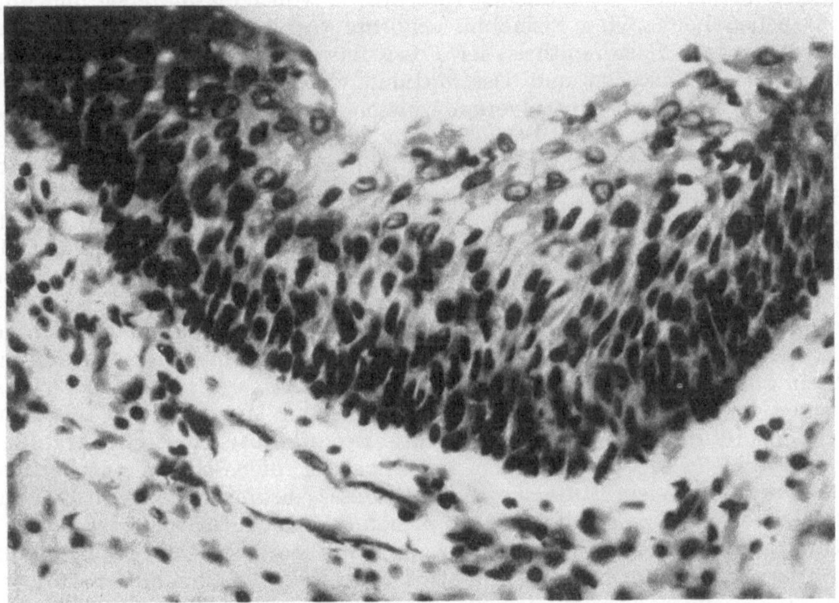

Abb. 18. Urethritis gonorrhoica subacuta. Wucherung des Epithels.

nachweisen, sowie frei in den Saftspalten. Immer aber ist das eben einsetzende Geschehen ein umschriebenes, eine vorwiegend lakunäre und perilakunäre Entzündung, welche mit reichlich eitriger Absonderung an die Oberfläche der Schleimhaut einhergeht. Auch in den weiter in der Tiefe gelegenen Spalten und Lymphgefäßen lassen sich Gonokokken färberisch nachweisen (MYSING, NOBL), dabei zeigen die Lymphgefäße entzündliche Veränderungen im Sinne einer „Endolymphangitis" (NOBL). Auch von PICARD und AUBRY sind derartige Veränderungen beschrieben worden: lebhafte Wucherung der Endothelien, perivaskuläre Anhäufung von Plasmazellen, mononukleären lymphoiden Elementen und Leukozyten, die das Gefäß umscheiden, werden beobachtet, dürften aber bereits etwas vorgeschritteneren Erkrankungen entsprechen. (Über klinische Symptome der Lymphangitis gonorrhoica vgl. BIRNBAUM, näheres über Veränderungen an den Lymphgefäßen s. weiter unten.) Ein etwas älteres Stadium der Entzündung bekam AOCHI zu sehen (7 Tage).

Die schwersten Veränderungen fanden sich im vorderen Drittel der Pars pendula. Auch er erwähnt die große Menge von Leukozyten neben desquamierten Epithelien in der Lichtung der Urethra, die Ausführungsgänge und Lakunen sind in gleicher Weise verändert, die Drüsen selbst aber noch nicht befallen. Das Bindegewebe zeigt lymphozytäre und subepithelial lebhafte leukozytäre Infiltration. Gonokokken findet AOCHI auch im Bindegewebe. Etwas älter ist der Fall von BARABAN, in der Art der entzündlichen Veränderungen jedoch ähnlich. JESIONEK, der die Urethra eines 30 Tage post infectionem verstorbenen Mannes untersuchte, konnte zeigen, daß die anfänglich so schwer veränderten Mündungen der Drüsen und Buchten in diesem späteren Zeitpunkte so gut wie frei sind, im Gegensatz zum Grund derselben, und daß auch andere oberflächlich gelegene Schleimhautgebiete lebhaftest entzündlich infiltriert sind. Insbesonders sind es die Spitzen der Schleimhautfalten, welche nach ROST zu diesem Zeitpunkt der Sitz ausgedehnter Infiltrate sind. Hand in Hand ging zu dieser Zeit mit der entzündlichen Infiltration, wobei Plasmazellen und unter den spärlichen Leukozyten eosinophil gekörnte vorherrschen, eine hochgradige Parakeratose des Pflasterepithels der Fossa navicularis und eine durch „Proliferation, Desorganisation und Destruktion" charakterisierte Schädigung des Zylinderepithels. Diese Epithelveränderungen (Abb. 18) bezieht Jesionek auf die Wirkung der Gonotoxine, da er im Gegensatz zu FINGER und AOCHI in den basalen Epithelschichten und im Bindegewebe keine Gonokokken nachweisen konnte und spricht somit von einem „germinativen Reiz" des Gonotoxins, das auch für das Vorherrschen der Plasmazellen unter den Infiltratzellen verantwortlich sein soll. Neben diesen finden sich im Bindegewebe Mastzellen stark vermehrt, die elastischen Fasern schwinden im Bereiche der Infiltrate (ROST), die Entzündung befällt in immer stärkerem Grade die glandulären Anhangsgebilde der Urethra, die LITTRÉschen Drüsen. PEZZOLI gibt unseres Erachtens mit Recht als Regel an, daß eine Miterkrankung dieser Drüsen eine geradezu ausnahmslose Komplikation der Urethritis acuta darstelle. Dieses Festsetzen in den LITTRÉschen Drüsen (ROST) und MORGAGNIschen Lakunen ist mit ein Hauptgrund für die schlechte Beeinflußbarkeit der Erkrankung, da hier verbleibende Gonokokken neuerlich an die Schleimhautoberfläche gelangen und ein Wiederaufflackern des Prozesses bedingen können. Zwischen die Drüsenzellen scheinen die Gonokokken allerdings nicht einzudringen.

Klingt die akute Entzündung ab, so ist theoretisch eine vollkommene Restitutio ad integrum möglich und wird auch in der Mehrzahl der Fälle eintreten. Insbesondere werden sich die Veränderungen am Bindegewebe bei der einfachen Urethritis anterior wohl fast immer restlos zurückbilden, höchstens daß eine leichte Sklerosierung des subepithelialen Stromas bestehen bleibt. Anders ist es mit der Epithelregeneration. CASPER nimmt eine sofortige Wiederherstellung des Epithels in gleicher Art an. WOSSIDLO, sowie OBERLÄNDER und KOLLMANN neigen mehr zu der Annahme eines Ersatzes des Zylinderepithels durch geschichtetes Pflasterepithel. Ähnliches beschreibt auch ROST, der betont, daß die Metaplasie des Zylinderepithels nicht immer in großer Ausdehnung stattzufinden pflegt, sondern zumeist auf die am stärksten entzündeten Stellen beschränkt bleibt. CEDERCREUTZ glaubt, daß es sich hiebei in erster Linie um Ausbreitung der von der Embryonalzeit her persistierenden Plattenepithelinseln handelt. JADASSOHN weist darauf hin, daß die wenigstens anfänglich ganz diffus auftretende Metaplasie gegen die Annahme eines solchen Persistierens spricht, eine Anschauung, der wir auf Grund eigener Beobachtungen in Fällen subakuter gonorrhoischer Urethritis nur beipflichten können.

Heilt die akute Urethritis anterior nicht aus, so kommt es gewöhnlich zum Übergreifen der Entzündung auf die Pars membranacea und prostatica urethrae, zur Urethritis posterior. Der Eintritt dieses von WOSSIDLO als „Fortsetzung der Entzündung" bezeichneten Ereignisses gibt sich klinisch durch einen am Ende der 2., anfangs der 3. Woche einsetzenden Harndrang zu erkennen und durch eine Trübung der zweiten Harnportion. Über die Häufigkeit der Urethritis posterior im Verhältnis zur anterior schwanken die Angaben. FINGER ermittelte an dem Krankenstand der Wiener Poliklinik 82%, also einen sehr hohen Prozentsatz. Daß trotzdem die Entzündung an der Pars bulbosa so oft Halt macht, beruht in erster Linie auf der Eigenart des histologischen Aufbaues der Schleimhaut der Pars membranacea. Diese hat keine tiefertretenden Drüsen, keine Lakunen, entbehrt somit der „Follikel", so daß die Gonokokken hier keinen günstigen Nährboden finden. Erst die Pars prostatica besitzt wieder Drüsen und so setzen sich auch vorwiegend hier wieder die entzündlichen Veränderungen fest. Verstärkt wird dieser durch den Aufbau der Schleimhaut bedingte Schutz durch den mechanischen Verschluß dieses Harnröhrenabschnittes vermittels des Sphincter externus am rückwärtigen Ende der Pars bulbosa. Somit bedarf es zur Infektion der Pars posterior urethrae der Überwindung gewisser Hindernisse, welche durch mechanische Mittel (Katheterismus, Stauung des Eiters in der Pars pendula, durch schlecht sitzende Suspensorien usw.) erfolgen kann, oder aber es handelt sich um konstitutionell minderwertige, besonders anfällige Individuen, welche davon betroffen werden. So betont FINGER die Neigung blonder, grazil gebauter, zu Katarrhen veranlagter Menschen an einer Urethritis posterior zu erkranken.

Makroskopisch weicht das Bild der akuten Entzündung in der Pars posterior nur insofern von dem der Urethritis anterior ab, als häufiger wie bei jener kleine Blutungen in der Schleimhaut zu sehen sind. Sie sind die anatomische Grundlage der klinisch in Fällen von Urethritis posterior zu beobachtenden Hämaturie, bzw. des Erscheinens eines Bluttropfens am Ende des Harnlassens. Das Zustandekommen der Blutungen wird damit erklärt, daß bei zusammengezogenem Sphinkter es mechanisch durch Kompression von in der entzündeten Schleimhaut gelegenen Gefäßen zum Einreißen derselben kommt. Außerdem springt der zugleich verbreiterte Colliculus seminalis stark vor und zumeist läßt sich aus den hier ausmündenden Drüsengängen eitriges Sekret ausdrücken, welches nach PEZZOLI auffallend reichlich eosinophile Zellen enthält.

Die histologischen Veränderungen der Urethritis acuta posterior sind, was das Epithel anlangt, denen in der Pars anterior weitgehend ähnlich. Einerseits findet sich eine diffuse Durchsetzung des Epithels mit Leukozyten, andererseits Desquamations- und Proliferationserscheinungen. Eine besonders starke Infiltration einzelner, umschriebener Bezirke der Epithelschichte oder Metaplasie des Epithels konnte ROST nicht feststellen, dieselbe sei „auch nicht zu erwarten, da das Epithel dieses Urethralabschnittes an und für sich schon niedrig, kubisch oder fast platt gestaltet ist und Falten nicht vorhanden sind". WALDEYER bezeichnet ja die Auskleidung der unteren Abschnitte der Pars prostatica und membranacea sogar als Plattenepithel (vgl. dagegen die neueren Feststellungen STIEVES). Bezüglich der Veränderungen im Stroma bestehen sowohl Unterschiede gegenüber der Urethritis acuta anterior, als auch Differenzen zwischen Pars membranacea und prostatica, welche durch den geänderten Aufbau des subepithelialen Stromas bedingt sind. Wie schon erwähnt, entbehrt die Pars membranacea sowohl der Drüsen wie der Lakunen, somit ist eine mehr umschriebene, „perilakunäre" Infiltration nicht möglich. Wir sehen daher, daß die zellige Durchsetzung in der Pars membranacea eine gleichmäßig diffuse ist (ROST, CHRISTELLER), welche oberflächlich bleibt und nicht wie in der Pars anterior längs der Drüsen in die Tiefe fortschreitet. Auch sitzt das Epithel mit seiner Tunica propria einem sehr dicht gewebten bindegewebigen Lager auf, stößt somit nicht unmittelbar an das Corpus cavernosum urethrae. Ähnliche Verhältnisse liegen in der Pars prostatica vor, wo das derbe Parenchym der Vorsteherdrüse innig der Urethra anliegt. Doch wird die Entzündung hier durch die zahlreichen mukösen Drüschen und die Ausführungsgänge der Prostata sich mehr herdförmig in der Umgebung dieser ausbreiten und es wird das histologische Bild dem ähnlich werden, das man in der vorderen, gleichfalls drüsenreichen Partie der Urethra zu sehen gewohnt ist. Auf diese lebhafte periglanduläre Infiltration der vorwiegend am Colliculus seminalis gelegenen Drüsen geht die schon erwähnte starke Schwellung des Schnepfenkopfes zurück, wie denn überhaupt die Urethritis acuta posterior in erster Linie eine Erkrankung der Pars prostatica darstellt (OBERLÄNDER und KOLLMANN) und hier werden sich auch begreiflicherweise die schwersten Komplikationen einstellen. Bezüglich der Histologie des gonorrhoischen Prozesses im allgemeinen sei auf das Referat SCHAEFFERS verwiesen.

Chronische gonorrhoische Urethritis.

Die Ursachen, warum eine akute Gonorrhoe chronisch wird, können einmal in der allgemeinen Konstitution des Individuums gelegen sein (Astheniker, kachektische Individuen, vgl. auch die wechselnde Inkubationszeit), oder aber es liegt ungenügende oder nicht sachgemäße Behandlung vor. Auch neuerliche, frische Infektionen haben nicht bloß größere Neigung zu Komplikationen, sondern gehen häufig in ein chronisches Stadium über. Im Gegensatz zur diffusen Erkrankung der Urethralschleimhaut, sowohl in der Pars anterior wie in der Pars posterior bei der akuten Gonorrhoe, ist die Entzündung bei der chronischen Form mehr umschrieben, auf einzelne Stellen beschränkt. Was deren Verteilung anlangt, so ist am häufigsten die Pars pendula, bulbosa und prostatica Sitz dieser Veränderungen, welche auch im Leben durch endoskopische Untersuchung festgestellt werden können. Die veränderten Bezirke fallen dabei durch Hyperämie und stärkere seröse Durchtränkung auf, zwei Kennzeichen, die an der Leiche zumeist verschwunden sind. Dagegen bleiben die Veränderungen am Schleimepithel in Form weißlich grauer Trübungen und Verdickungen erkennbar. „Nicht selten sieht man stellenweise das durchsichtige Epithel der Harnröhre ersetzt durch undurchsichtige, milchweiße oder perlmutterähnlich schillernde Platten verhornter Plattenzellen“ (KAUFMANN). Nach FINGER ähneln sie Narben. Epitheldefekte sind im Gegensatz dazu sehr selten (FINGER, OBERLÄNDER und KOLLMANN) und wenn vorhanden, nur klein. KAUFMANN bemerkt demgegenüber, daß, wenn sich die verdickten Epithellagen durch Mazeration oder durch Zerfall ablösen, Erosionen, Geschwüre entstehen. Eine eigenartige Veränderung der Harnröhrenschleimhaut bei chronischer Gonorrhoe beschreibt KARVONEN als Urethritis petrificans. Er konnte endoskopisch in der Urethra eines 20jährigen Mannes zahlreiche kleine, in der Pars posterior gelegene weißliche Flecke nachweisen, die von glatter Schleimhaut überzogen waren. KARVONEN spricht von „Petrifikation des Gewebes“, da die aus phosphorsaurem und kohlensaurem Kalk bestehenden Massen subepithelial gelegen waren. Die Oberfläche der Schleimhaut ist ferner bei der chronischen Urethritis nicht glatt und eben, sondern fleckweise fein höckerig, „drusig-uneben, wobei die einzelnen Höcker sowohl was Größe als auch Form betrifft, variieren“ (FINGER). Es handelt sich hier um die sog. Granulationen. Neben diesen durch Knötchen bedingten Unebenheiten wird das Relief der Urethra noch durch die ausgeweiteten MORGAGNIschen Lakunen unregelmäßig gestaltet, deren Mündungen oftmals „samt der Umgebung kraterförmig eleviert sind“. In einer anderen Gruppe von Fällen fehlen die Lakunen und an ihrer Stelle finden sich in der

Mukosa eingesprengt, grießkorngroße, milchweiße Knötchen. Es ist selbstverständlich, daß man neben diesen Veränderungen bei länger dauernder chronischer Gonorrhoe auch Narben findet. Über die strikturierenden Narben soll bei den Komplikationen der Urethritis die Rede sein. Hier seien nur jene Narben oder Schwielen angeführt, welche nicht zur Verengerung der Harnröhre führen, als kleine flache, umschriebene Eindellungen sich darstellen, somit eher Ausweitungen der Harnröhre bedingen und auf schwielige Umwandlung nur der oberflächlichen Lagen des subepithelialen Stromas zurückgehen. Auf diese nach dem Gesagten oft sehr schwer veränderte Pars cavernosa, bzw. bulbosa, folgt die makroskopisch zumeist normal erscheinende Pars membranacea. Erst im prostatischen Teil der Harnröhre ist die Schleimhaut wieder leicht geschwellt, wie granuliert, und durch Bildung feinster papillärer Exkreszenzen gelegentlich von zottigem Aussehen. Diese Zotten können Kirschkerngröße erreichen (Balch). Polypöse Wucherungen schildern hier Verriotis und Aldo Defrise, welche darauf hinweisen, daß ein diese papillomartigen Bildungen begünstigendes Moment der Abschluß dieses Harnröhrenabschnittes durch je einen Sphinkter vorne und rückwärts und die damit verbundene Sekretstauung darstelle (vgl. auch Lohnstein). Dafür spricht auch die Beobachtung von Kaufmann, daß man gelegentlich hinter Strikturen papillomatöse Exkreszenzen der Schleimhaut sehen kann. Andererseits legt die Lokalisation dieser papillenförmigen Bildungen vornehmlich an Colliculus seminalis den Gedanken nahe, dem Vorhandensein einer großen Anzahl kleiner drüschenartiger Gebilde am Utrikulus eine größere Bedeutung zuzubilligen (Verriotis und Defrise).

Im Gegensatz zu diesen wärzchenförmigen Wucherungen der Schleimhaut kommt auch mehr diffuse Verdickung der Mukosa mit glatter Oberfläche vor. Am stärksten sind die Verdickungen der Schleimhaut im Bereiche der seitlichen Abhänge des Caput gallinaginis ausgeprägt, während sie blasenwärts zu verschwinden pflegen. Der Colliculus seminalis selbst kann makroskopisch in verschiedener Art verändert sein. Einerseits kann es zur schwieligen Umwandlung des vergrößerten Schnepfenkopfes kommen, andererseits werden maulbeerartige Granulationen und seichte, grübchenförmige Eindellungen beschrieben (Finger).

Die histologischen Veränderungen der chronischen Gonorrhoe sind Gegenstand zahlreicher Untersuchungen gewesen, da sie häufiger als die akute Urethritis dem pathologischen Anatomen zu Gesichte kommen. Von älteren Autoren seien Fauconnier und Vajda genannt, von denen ersterer genauer die bereits makroskopisch als feine grauweißliche Knötchen erkennbaren „Granulationen“ als durch kleinzellige Infiltrate bedingt beschreibt. Vajda weist auf die starke Proliferation des Epithels hin. Diese Veränderungen am Epithel, eine Folge der schweren Schädigung desselben während der akuten Krankheitsperiode, sind mannigfacher Art. Einmal sieht man an den oberflächlichen Lagen des von einzelnen Leukozyten durchsetzten und stark verbreiterten Zylinderepithels eine schleimige Quellung und Auflockerung des Zelleibes, andererseits aber sieht man an vielen Stellen Übergang von Zylinder- in Plattenepithel. Dieser zumeist als Metaplasie gedeutete Vorgang ist aber manchmal nicht die Folge entzündlicher Veränderungen. Wie schon erwähnt, haben Hübner und Cedercreutz gezeigt, daß auch angeborenerweise Plattenepithelinseln in der Urethra vorkommen. Das Fehlen entzündlicher Veränderungen im unter diesen gelegenen Stroma mag bisweilen die richtige Diagnose ihrer Genese erlauben, doch weist Hübner darauf hin, daß auch gerade das Vorhandensein von Plattenepithel an der Oberfläche die Ausheilung entzündlicher Prozesse im darunterliegenden Stroma verzögern kann. Sicher kommt aber eine echte Metaplasie vor, wobei vor allem das Auftreten epidermisartiger

Epithelbezirke diese Annahme gestützt hat. Es kommt nämlich in diesen Inseln auch zur Bildung von verhornendem Epithel (SIMMONDS, NEELSEN), das in den normalerweise zu beobachtenden Pflasterepithelinseln der Mukosa fehlt. So hat man an solchen Stellen, wo Verhornung vorliegt, nicht bloß Metaplasie, sondern mit SCHRIDDE auch von Prosoplasie gesprochen. Diese Epithelumwandlung kann sich auf weite Strecken hin ausdehnen, wobei das Pflasterepithel mit zapfenförmigen Fortsätzen in die Tiefe ragt und oberflächlich Verhornungsvorgänge zeigt (SIMMONDS). FINGER unterscheidet drei Formen:

a) Das Epithel gleicht in seinem Bau dem der Schleimhaut mit Pflasterepithel.

b) Das Epithel hat epidermoidalen Charakter, eine Art Stratum spinosum tritt auf.

c) Das Epithel besteht bloß aus mehreren Lagen sehr niederer platter Epithelien, ähnelt dem über Narben.

Trotz der Schwere der Veränderung im Epithel liegt bei der chronischen Urethritis der Schwerpunkt des Prozesses nicht hier sondern im Stroma. Die gegenteiligen Befunde LOHNSTEINS dürften so zu erklären sein, daß der genannte Autor nur mit der Kurette aus der Urethra ausgeschabtes Material, also vorwiegend oberflächlich gelegenes Gewebe, untersuchen konnte. LOHNSTEIN glaubt annehmen zu können, daß es eine chronische, auch jahrelang bestehende Urethritis gibt, welche die schwersten und ausgedehntesten Veränderungen in der Epithelschicht zeigt. Daß dem nicht so ist, zeigt einmal die histologische Untersuchung, andererseits auch das Auftreten der verschiedenen Folgezustände der chronischen Urethritis, die auf Veränderungen im Bindegewebe zurückgehen, in erster Linie die so schwerwiegenden Verengerungen der Harnröhre.

Die chronische Urethritis gonorrhoica ist im Stroma der Schleimhaut gekennzeichnet durch ein Zurücktreten der infiltrativen gegenüber den proliferativen Vorgängen. Die vorwiegend aus lymphoiden Zellen und Lymphozyten, sowie sehr reichlichen Plasmazellen bestehenden Infiltrate sind außerordentlich arm an Leukozyten. FINGER weist darauf hin, daß die Infiltration eine ziemlich gleichmäßige und diffuse ist, daß sie selbstredend auch perilakunär oder periglandulär gelegen sein kann, wie bei der akuten Urethritis, daß er aber nie rein periglanduläre Infiltrate beobachten konnte. Demgegenüber steht die Angabe von OBERLÄNDER und KOLLMANN, die gerade mehr umschriebene Zellansammlungen beobachteten, welche durch weite, neugebildete Kapillaren ausgezeichnet sind. Sie sind mit Ursache der makroskopisch erkennbaren Granulierung der Schleimhaut. Neben den Rundzellinfiltraten sieht man im Bindegewebe zerstreut ziemlich zahlreich Mastzellen und vorwiegend in den hinteren Harnröhrenabschnitten einzelne siderofere Zellen, als Zeichen vorausgegangener kleiner Blutungen. Auffallenderweise wird dieser im Schrifttum nicht Erwähnung getan. Die zelligen Elemente des Bindegewebes ähneln zu diesem Zeitpunkte, welcher etwa dem Ende des 2. Monats der Erkrankung entspricht, noch mehr oder weniger jungen Fibroblasten. CHRISTELLER bezeichnet dieses erste Stadium als dasjenige, „in dem die Schwellung und Verdickung der Mukosa und Submukosa aus vielen großen plasmareichen Bindegewebszellen besteht“. Diese Zellanhäufungen unter dem verbreiterten Epithel bedingen die Verdickung der Mukosa, wodurch Verengerungen der Harnröhre hervorgerufen werden. OBERLÄNDER und KOLLMANN nennen sie weiche Infiltrate, CASPER weist auf die größere Starre der Harnröhre an solchen Stellen hin.

Je länger der Prozeß dauert, um so mehr schwinden die zelligen Elemente im Gewebe und machen einer starken Proliferation von kollagenen Fibrillen Platz. Gleichzeitig wandeln sich die Fibroblasten in die spindeligen Zellen des ruhenden Bindegewebes um. Es wird dieses den Infiltraten entsprechende Gewebe immer mehr schrumpfen und dadurch die Narbenbildung bzw. die Einengung der Harnröhre immer höhere Grade annehmen. FINGER weist nachdrücklich darauf hin, daß dieses Narbengewebe nicht einer Ulzeration, sondern einem chronischen subepithelial gelegenen Entzündungsprozeß seinen Ursprung verdankt. Es ist gekennzeichnet durch sehr zahlreiche zarte elastische Fasern und durch spärliche, meist enge Gefäße. Da es außerdem allmählich einer hyalinen Umwandlung anheimfällt, haben diese Stellen makroskopisch häufig eine weiße Farbe und sehr derbe Beschaffenheit. Ihnen entspricht auch eine verhornte epitheliale Decke, wie denn überhaupt der Grad der Epithelmetaplasie mit den Stromaveränderungen gleichen Schritt hält. Da der Prozeß der Schrumpfung im Zentrum der Infiltrate beginnt, sind die hyalinen Bezirke zumeist von einem Saum von Lymphozyten und Plasmazellen noch umsäumt.

Die Lacunae Morgagni zeigen bei der chronischen Gonorrhoe analoge Veränderungen ihres Epithel wie die Schleimhautoberfläche: Metaplasie, Verhornung, starke Verdickung. Durch die Entzündungsprozesse im periglandulären Gewebe können sie nach 2 Richtungen hin verändert werden: Einmal wird ihre Mündung erweitert, die ganze Lakuna zugleich emporgedrängt und gehoben, so daß sie dann als „kraterförmiges Gebilde" (FINGER) vorragt, oder aber verschwinden sie völlig durch die Schrumpfung in perilakunärem Gewebe. Gelegentlich kann es jedoch zur Abschnürung der Lakunen infolge Obliteration ihrer Mündung kommen. Es entstehen dann kleinere, abgeschlossene, zumeist von Pflasterepithel ausgekleidete und von solchem auch teilweise erfüllte Zystchen, welche mit freiem Auge sichtbar sind und als grießähnliche Knötchen bereits erwähnt wurden.

Eine entsprechende Metaplasie des Epithels wie in den Lakunen hat auch in den Ausführungsgängen der LITTRÉschen Drüsen statt. Wie ROST zeigte, sind ja gerade sie es, in denen der gonorrhoische Prozeß sich festzusetzen pflegt. So sieht man als Folge davon ähnliche Veränderungen wie an den Lakunen: Verödungen, Zystenbildungen, oder aber Vereiterungen mit Bildung von Abszeßchen. FINGER betont allerdings, daß er in seinen Fällen auch die tiefen Drüsenanteile stets unversehrt gefunden habe. Trotzdem sieht man fast stets die Drüsenläppchen samt Ausführungsgängen von chronisch entzündlichen Infiltraten umgeben. Je nach der Art der Mitbeteiligung dieser Drüsen unterscheiden OBERLÄNDER und KOLLMANN eine trockene oder follikuläre Form dieser von ihnen auch als harte Infiltrate gekennzeichneten Urethritis chronica, wenn es zur Verödung oder Zystenbildung kommt und sprechen von einer glandulären Form dann, wenn die Ausführungsgänge der Drüsen wegsam bleiben. Wichtiger erscheint uns die Trennung in Urethritis chronica superficialis sive mucosae, bei der der Prozeß nur zur Bildung oberflächlicher, seicht eingedellter Narben führt (FINGER), und in eine Urethritis chronica profunda, wo die tieferen Lagen des periurethralen Gewebes und das Corpus cavernosum urethrae mit befallen sind. Hier wird man die schweren Narbenbildungen und Strikturen zu erwarten haben, die im folgenden besprochen werden sollen.

Von besonderer Bedeutung ist das Tiefergreifen der Entzündung längs der Drüsen auch am Colliculus seminalis, wo ja die Ausführungsgänge der Samenblasen und der Prostata münden. Die makroskopischen Veränderungen, wie Vergrößerung und Höckerbildung usw. am Caput gallinaginis wurden bereits geschildert. Dabei soll nicht unerwähnt bleiben, daß nach MASSOLO das Veru montanum bei Angehörigen der schwarzen Rasse schon normalerweise besonders groß ist, ferner, daß auch angeboren eine ungewöhnliche Ausbildung des Colliculus vorkommt, die sogar Ursache einer Harnverhaltung sein kann (ROBINSON,

WITTEN). Histologisch fand FINGER einerseits die gleichen zwei Stadien der kleinzelligen Infiltration mit nachfolgender Schwielenbildung, in einem Falle, wo die zellige Durchsetzung besonders dicht war, sogar miliare Nekroseherde. Andererseits dringt der chronisch entzündliche Prozeß in einer Reihe von Fällen in die Tiefe vor, und zwar nicht überall gleichmäßig, sondern mehr oder weniger bloß dort, wo ihm die ausmündenden Drüsengänge gewissermaßen als Leitgebilde dienen. Diese zeigen in ihrer Umgebung chronisch entzündliche Infiltration mit nachheriger starker Bindegewebsvermehrung, wodurch einmal eine Einengung der Lichtung der Tubuli bedingt sein kann, ein andermal Knickungen und Ablenkungen der Ductuli ejaculatorii sowie Divertikelbildung an diesen hervorgerufen werden können: Veränderungen, welche die klinischen Symptome der gestörten Ejakulation bedingen.

Komplikationen der gonorrhoischen Urethritis.

Unter Komplikationen sind jene Krankheitserscheinungen zu verstehen, welche zwar nicht zum ursprünglichen Bild der typischen gonorrhoischen Urethritis gehören, aber im Verlaufe oder im Anschluß an dieselbe sich ergeben können und vielfach auch durch die Gleichheit des Erregers mit derselben in ursächlichem Zusammenhang stehen.

Diese Gleichheit des Erregers, d. h. die ätiologische Bedeutung des Gonokokkus NEISSER auch für die Komplikationen war eine Frage, die erst nach lebhaften Diskussionen zu einer Lösung gekommen ist. Während BUMM zuerst die Ansicht vertrat, daß der Gonokokkus nur in Schleimhäute eindringe, welche Zylinderepithel besitzen und nur oberflächliche, flächenhafte Entzündungsprozesse hervorzurufen imstande sei, also nur für einen geringen Teil der „Komplikationen" verantwortlich gemacht werden könne, hat WERTHEIM als erster gezeigt, daß auch tiefgreifende Eiterungen und auch Abszesse durch den Gonokokkus verursacht werden können. Damit war die Möglichkeit erwiesen, daß auch rein eitrige Entzündungen, wie z. B. Gelenkserkrankungen, durch den Gonokokkus allein bedingt sind und nicht bloß dann derartige Komplikationen sich einstellen, wenn die gonorrhoische Urethritis durch eine Mischinfektion, wie z. B. durch Staphylokokken, verschlimmert wird.

Die Komplikationen können auf verschiedene Weise zustande kommen. Einmal dadurch, daß der Erkrankungsprozeß auf das umliegende Gewebe direkt übergreift, bzw. in den vorgebildeten Wegen (Drüsengängen usw.) fortschreitet, oder aber, daß die Gonokokken auf dem Blut- oder Lymphwege in entfernt gelegene Organe verschleppt werden und zur Bildung metastatischer Herde Anlaß geben. FINGER spricht bei der ersten Gruppe auch von Prozessen, welche per continuitatem und solchen, welche per contiguitatem entstehen; CHRISTELLER möchte eher die Bezeichnung „kontinuierliche und diskontinuierliche Ausbreitung" vorschlagen, da oft ein sprungweises Vordringen der Gonokokken und dementsprechend unveränderte Schleimhautabschnitte zwischen den Erkrankungsherden gefunden werden. Die erste Gruppe der Komplikationen würde somit vorwiegend die im Bereiche des Urogenitaltraktes vorkommenden Veränderungen umfassen, wie Balanitis und Balanoposthitis (s. d.), Follikulitis und Perifollikulitis, Periurethritis und Kavernitis, sowie die so überaus häufigen Strikturen der Harnröhre, ferner die Phlebitis und Lymphangitis sowie die Erkrankungen der zugehörigen Lymphknoten (Bubonuli). Als rein per continuitatem entstanden wären anzusprechen die Cowperitis, Prostatatis, Vesikulitis, Deferentitis, Epididymitis, Orchitis, die Cystitis gonorrhoica sowie die Ureteritis und Pyelonephritis. Die 2. Gruppe umfaßt die „Fernerkrankungen", die Arthritis gonorrhoica, Endo- und Perikarditis, Myositis, Myelitis, Parotitis, die gonorrhoischen Augenerkrankungen, die Hautaffektionen bei Gonorrhoe usw., während die Conjunctivitis gonorrhoica zwar auch als Komplikation anzusprechen ist, jedoch fast stets durch Übertragung der Gonokokken in den Bindehautsack entstanden sein dürfte, ebenso wie bei der gonorrhoischen Erkrankung des Rektums eine ähnliche Ansteckungsart in Betracht kommt. (Bezüglich des Schrifttums dieser Formen der Fernerkrankungen und Komplikationen der Gonorrhoe sei auf die diesbezüglichen Abschnitte dieses Handbuches verwiesen.) Endlich sei noch angeführt, daß auf Grund einer chronischen Gonorrhoe auch allgemeine Amyloidose beobachtet wurde (ORTH). Über die Beziehungen der Gonokokken zur Amyloidentartung überhaupt stellten BUSCHKE und LANGER experimentelle Untersuchungen an.

Folliculitis und Perifolliculitis gonorrhoica.

Die Mitbeteiligung der Lakunen und Drüsen gehört, wie bereits erwähnt wurde, zur Regel. Nur wenn die Entzündung dieser Gebilde höhere Grade

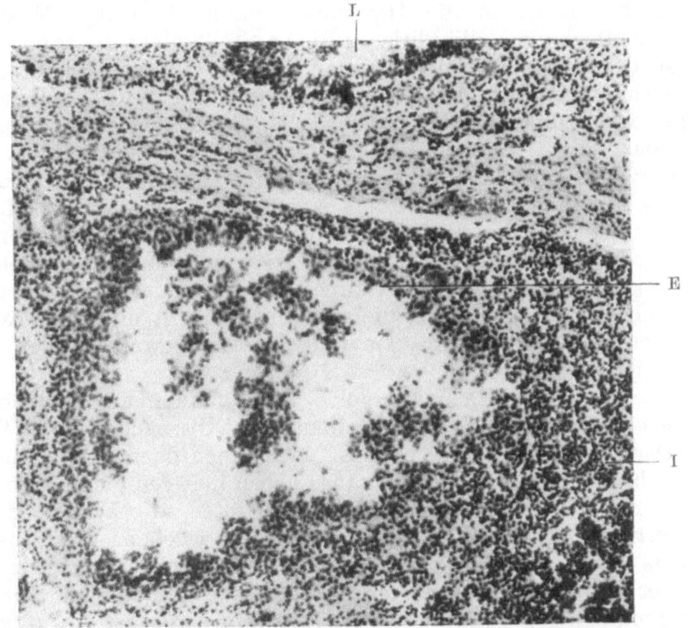

Abb. 19. Folliculitis gonorrhoica acuta. L Harnröhrenlichtung. E Reste des Epithels des „Follikels". I beginnende eitrige Einschmelzung des umgebenden Gewebes.

erreicht, und vor allem auf die weitere Umgebung übergreift, ist dies als Komplikation zu werten, was häufiger bei der akuten gonorrhoischen Harnröhrenentzündung beobachtet wird und nur gelegentlich des Aufflackerns chronischer Urethritiden vorkommt.

Histologisch (Abb. 19) entbehren die entzündlichen Erscheinungen der Besonderheiten, sie gleichen vielmehr denen der Urethralschleimhaut (s. o.). Die Quellung und Proliferation des Epithels ist die gleiche wie an der Oberfläche der Urethra, auch die schließliche Metaplasie des Epithels wird kaum vermißt. An Bedeutung gewinnt der Prozeß dann, wenn es zum Übergreifen auf das umgebende Gewebe kommt, was dadurch erleichtert wird, daß eitriges Exsudat den Ausführungsgang verstopft. Aber auch in diesem Stadium ist Ausheilung entweder mit Bildung kleiner zystischer Hohlräume, wenn noch genügend Epithel unversehrt geblieben ist, oder eines Schwielengewebes möglich (WOLFF und MULZER, FINGER). Ein weiteres Stadium ist die Abszeßbildung; wie schon JADASSOHN betont, sind die bei der Gonorrhoe zu beobachtenden „Abszesse" in der Regel Pseudoabszesse, da sie fast stets (Prostata) durch Vereiterung vorgebildeter Hohlräume entstehen. Diese „Abszesse" können sekundär aufbrechen, zumeist nach innen, gegen die Lichtung der Urethra, jedoch auch nach außen. Die Entzündung der Follikel kann natürlich in jedem Abschnitt der Harnröhre, der Drüsen bzw. Lakunen beherbergt, auftreten, bevorzugt ist jedoch die Gegend des Orificium urethrae externum und die Pars bulbosa. Im Bereiche des Vorhautbändchens ist die Zahl dieser Drüschen eine besonders große, sie münden unmittelbar am Rand der Fossa navicularis, auch liegen sie hier in lockeres Bindegewebe eingebettet, das die ganze Breite des Frenulums einnimmt und die Lücke, welche das Corpus cavernosum glandis freiläßt, ausfüllt. Die hier sich entwickelnden kleinen Abszeßchen können miteinander konfluieren, sie unterminieren das Frenulum und brechen gewöhnlich nach außen und nicht in die Harnröhre durch (FINGER). Weitere Folgeerscheinungen pflegt die Follikulitis an dieser Stelle nicht zu haben, wesentlich bedeutungsvoller ist sie, wenn sie an anderen Stellen der Urethra, und zwar in der Pars cavernosa, zur Ausbildung kommt. Hier sind die Drüsen ja entweder ganz oder zum überwiegenden Teile nicht in lockeres Bindegewebe, sondern in das Corpus cavernosum urethrae eingebettet. Somit werden entzündliche Veränderungen den Schwellkörper der Harnröhre mehr oder weniger in Mitleidenschaft ziehen. Gewöhnlich sitzen die entzündeten Follikel an der Unterseite der Urethra und bevorzugen die Gegend des Bulbus (GREENBERG). MÖLLER sah hanfsamengroße Knoten und fand in einem Fall histologisch eine stark verzweigte MORGAGNIsche Lakune mit vielschichtigem Plattenepithel. Eine ebensolche beschrieb GROSS, die vielfach verästelt und mit geschichtetem Pflasterepithel ausgekleidet war. Im umgebenden Gewebe fanden sich kleine Einschmelzungsherde.

Ebenso wie bei den am Orifizium gelegenen Follikeln kann es auch bei diesen in der Pars cavernosa befindlichen follikulären Abszeßchen zum Durchbruch kommen. Derselbe erfolgt wohl zumeist nach innen oder seltener nach außen. Schon klinisch gibt sich letzterer Vorgang, neben heftigen Schmerzen, durch die Ausbildung eines erbsen- bis haselnußgroßen Knoten zu erkennen, der aus dem Corpus cavernosum urethrae vorragt und über welchem die zunächst noch verschiebliche Haut des Penis gerötet ist. Schließlich ergibt sich nach Aufbrechen dieser Schwellung eine kleine Abszeßhöhle, welche nicht mit der Harnröhre zu kommunizieren braucht, was jedoch sehr selten ist (FINGER), gewöhnlich entleert sich nicht nur Eiter, sondern auch Urin, ein Zeichen, daß gleichzeitig eine Verbindung mit der Urethra besteht, eine Harnfistel sich gebildet hat.

Es ist einleuchtend, daß bei den beschriebenen Formen der Follikulitis und Perifollikulitis die Beteiligung des umgebenden Gewebes eine wesentlich lebhaftere ist, als bei den einfachen Formen der Urethritis, da hier der entzündliche Prozeß tiefer in das umgebende Gewebe sich fortsetzt. Kommt es auch nicht häufig, sondern eher selten zur Abszeßbildung, so ist doch ein Übergreifen der längs der Drüsengänge fortschreitenden Entzündung auf das periurethrale Gewebe und den Schwellkörper der Urethra die Regel und damit sind schwielige Prozesse in diesen beiden die natürliche Folge. Man hat in ihnen die Ursache der so ungemein häufigen Strikturen zu erblicken, die man nach FINGER definieren kann „als das Resultat chronischer, zirrhosierender, die chronische Urethritis komplizierender Periurethritis und Kavernitis". (Andere, luetische, Ursachen der Strikturen vgl. ROSS, dagegen EISENDRAHT und BOEMINGHAUS, über tuberkulöse Strikturen s. Abschnitt Tuberkulose.) KAUFMANN weist dem

Vorausgehen ulzerativer Prozesse an der Urethralschleimhaut für das Zustandekommen der Strikturen größere Bedeutung zu. Zahlreiche Autoren rechnen sie wegen ihrer Häufigkeit nicht zu den Komplikationen (z. B. CHRISTELLER) und auch FINGER handelt sie bei der Urethritis chronica profunda ab.

Bezüglich der Häufigkeit der Strikturen schwanken die Angaben im Schrifttum ungemein. Auch ihr Sitz in der Harnröhre wechselt stark. Nach THOMPSON saßen von 320 Strikturen:

Am Orificium urethrae und im Anfangsteil der Pars pendula 54 = 17%,

in der Pars spongiosa 51 = 16%,

im Bulbus urethrae und Anfangsteil der Pars membranacea 215 = 67%.

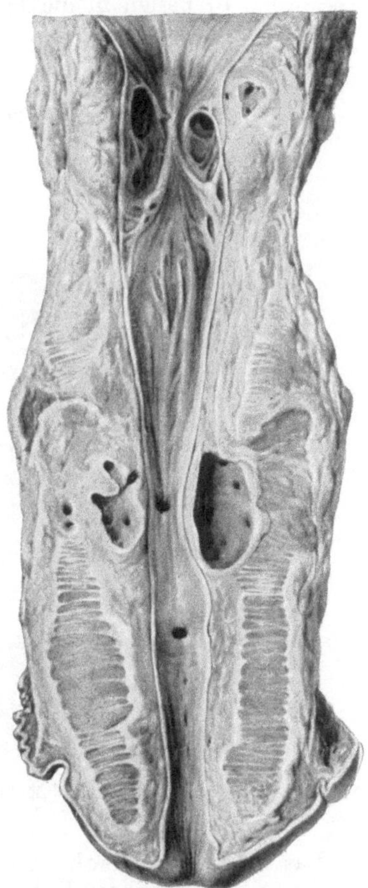

Abb. 20. Periurethraler Abszeß und Striktur der Urethra. Prostataabszesse.

Nach ROTHSCHILD finden sich gerade in der Pars bulbosa die härtesten und höchstgradigen Strikturen. Eine ähnliche Lokalisation gibt MORO an. Lieblingsstellen sind:

1. Hinterer Übergang der Fossa navicularis.
2. Die Übergangsstelle der Pars pendula in die Pars fixa.
3. Der Bulbus urethrae.
4. Die Mitte der Pars pendula urethrae.

Aus den angegebenen Daten geht das eine Gemeinsame hervor, daß in erster Linie die Pars anterior Sitz der Strikturen zu sein pflegt und daß hier wieder die Pars bulbosa und der unmittelbar anschließende Teil der Pars membranacea bevorzugt werden. BRACK verlegt den häufigsten Sitz der Strikturen $1-1^1/_2$ cm blasenwärts des Bulbus urethrae. Die Bevorzugung dieser Harnröhrenabschnitte ist sicherlich bis zu einem gewissen Grade mit dem häufigeren Vorkommen von Drüsen (auch der COWPERschen Drüsen — BRACK —) und dem Vorhandensein muskulärer Sperrvorrichtungen erklärt. Doch wäre auch daran zu denken, daß mechanische Einflüsse verschiedener Art (Trauma, Knickungen), die das Tiefergreifen der Entzündung begünstigen, dabei eine bedeutsame Rolle spielen. SIMMONDS sah in einem gewissen Gegensatz dazu am häufigsten in der Pars membranacea Strikturen, allerdings gibt er keine genaue Angabe der Lokalisation der Veränderungen in derselben an. Seltener fand er Verengerungen in der Pars cavernosa. Die Strikturen können solitär sein oder, was nach MORO stets der Fall ist, multipel. Auffallend selten sind die Strikturen in der Pars prostatica urethrae, so selten, daß manche Autoren (THOMPSON, CASPER, v. DITTEL u. a.) sie leugnen, doch haben BURCKHARDT, NOGUÉS, LI VIRGHI, WORMS und BOECKEL (zit. nach NOGUÉS), OBERLÄNDER und KOLLMANN, CHRISTELLER (Abb.) Verengerungen in der Pars prostatica beschrieben. Auch FINGER erwähnt ausführlich schwielige Prozesse am Colliculus seminalis mit Narbenbildung. Ebenso berichten HELLER und SPRINZ über Veränderungen am Caput gallinaginis mit schwerster Strikturierung. Ausbreitung von Strikturen der Pars anterior auf die Pars posterior urethrae und komplette Sklerosierung der ganzen Harnröhre (sog. urétrhite scléreuse) beschreiben Wassermann und Hallé. Oftmals pflegen Strikturen der Pars prostatica mit schweren Veränderungen der Vorsteherdrüse vergesellschaftet zu sein (Abb. 20), wodurch netzartige und faltenförmige Erhebungen zustandekommen.

Die Ausbildung von narbigen Verengerungen bedarf oft längerer Zeit. Thompson verlegt den Zeitpunkt ihrer Entstehung auf Grund von 164 Beobachtungen in:

10 Fällen in die Periode der akuten Blennorrhoe,
71 „ „ das 1. Jahr der Erkrankung
41 „ „ „ 3.— 4. „ „ „
22 „ „ „ 7.— 8. „ „ „
20 „ „ „ 20.—25. „ nach dem Ablauf dieser.

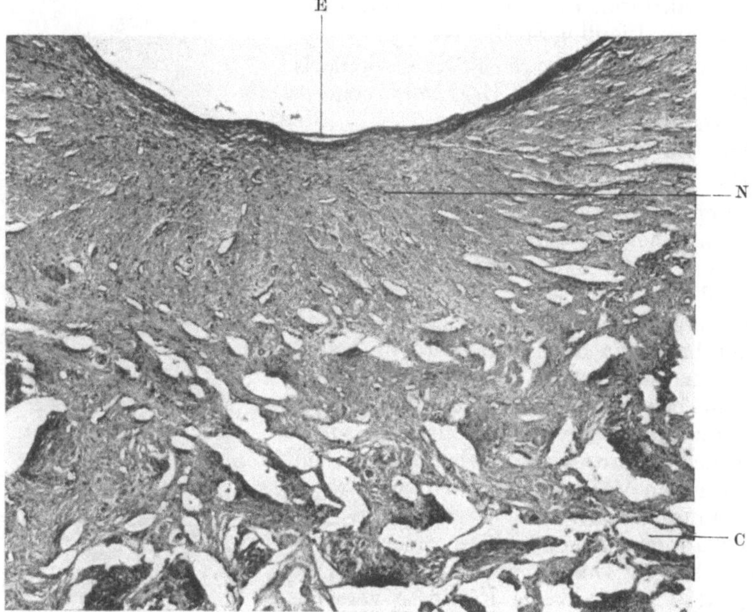

Abb. 21. Ringförmige Striktur. E Epithel. N Narbengewebe. C Bluträume des Corpus cav. urethrae.

Das makroskopische Aussehen der Strikturen kann ein sehr wechselndes sein, was eng mit ihrer Entstehungsart zusammenhängt.

1. Umschriebene „ringförmige" Strikturen.

Hier beschränkt sich die Narbenbildung auf die Mukosa und greift nicht oder kaum auf die Nachbarschaft über. Diese Strikturen haben eine unregelmäßige Oberfläche, ein an die „gestrickten Narben" bei der Tuberkulose erinnerndes Aussehen, wobei streifige weißliche Züge in die oberflächlichen Schichten auch des Corpus cavernosum urethrae einstrahlen können. Das Epithel ist an dieser Stelle in der Regel nicht verdickt, anstatt des zylindrischen mehrschichtigen Epithels findet man zarte kubische Zellen in einfacher Schicht oder eine dünne Lage platter Epithelzellen (Abb. 21), welche die infiltrierte Schleimhaut überzieht. Das Epithel stößt sich nach Simmonds oft postmortal ab und ist häufig nur in den Buchten noch anzutreffen. Diese Strikturen gehen zumeist auf den Durchbruch periurethraler Abszeßbildungen (Littréschen Drüsen, Morgagnische

Lakunen) zurück, NEELSEN fand sie besonders in der Pars prostatica und membranacea. Auch oberflächliche Geschwürsbildungen, wie sie KAUFMANN erwähnt, mögen Anlaß zu derartigen Strikturen geben. Die Harnröhrenlichtung kann dabei durch ungleichmäßige Bindegewebsproliferation exzentrisch gelagert sein oder verzogen werden („Spiralstriktur" ROTHSCHILD, CASPER). Auch knotige Bildungen können gegen die Lichtung sich vorwölben.

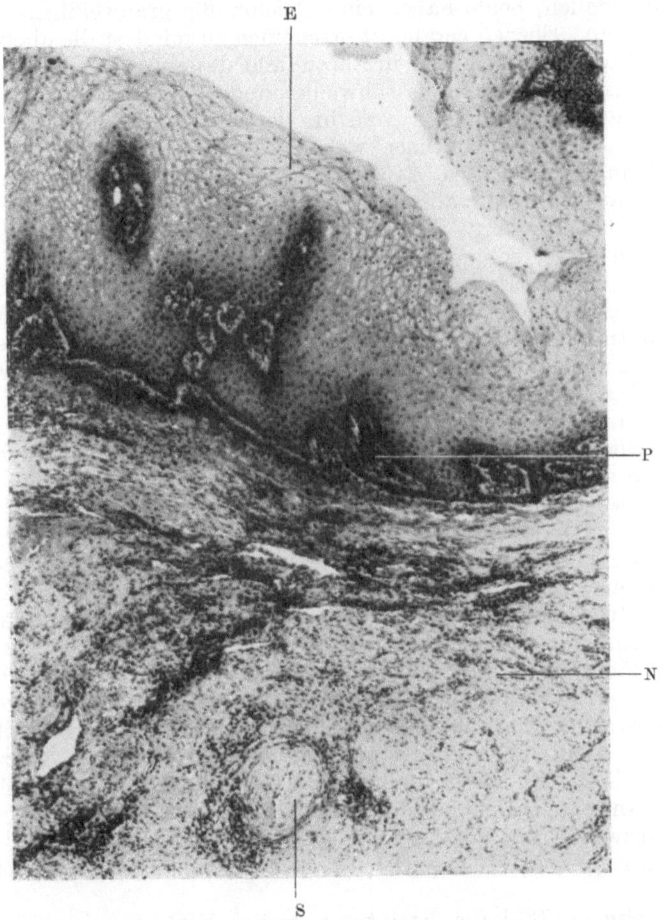

Abb. 22. Kallöse Striktur. E Pflasterepithelschichte. P Papillen. N chronisch entzündetes Schwielengewebe. S sklerosierte Arterie.

2. Schwielige (kallöse) Strikturen.

Man kann diese auch als die für die Gonorrhoe mehr minder spezifischen bezeichnen. Sie sind nicht der Ausgang einer eitrigen Entzündung (Abszeßbildung usw.) oder Ulzeration der Schleimhaut, sondern das Ergebnis einer chronischen Bindegewebswucherung. Diese Strikturen müssen nicht immer mit ausgesprochener Einengung der Lichtung der Harnröhre einhergehen (eine eigentliche „Lichtung" gibt es ja nicht), sondern führen in erster Linie zur Aufhebung der Weitbarkeit der Urethra, welche oft auf weite Strecken in ein starres engkalibriertes Rohr umgewandelt wird.

Makroskopisch erscheint die Oberfläche der Mukosa an solchen Stellen, falls nicht sekundäre Prozesse (Einrisse durch Bougies oder Residuen solcher) das Bild stören, fein gerunzelt, mattweiß, glanzlos, von perlmutterähnlichem Aussehen (CHRISTELLER) bisweilen mit kleinen polypösen Wucherungen besetzt. Ebensolche sieht man auch blasenwärts von der Verengerung (KAUFMANN), wo die Lichtung der Harnröhre zumeist infolge Harnstauung erweitert ist. Vor dem Eingange in eine Striktur gelegene zottige Hervorragungen bildet OELZE ab. Mit freiem Auge ist eine Abgrenzung der Schleimhaut vom umgebenden Gewebe nicht möglich, beide haben eine gleichmäßig grauweißliche Farbe und fühlen sich derb an. Ebenso verändert erscheinen zu mindest die oberflächlichen Schichten des Corpus cavernosum urethrae und dessen enge Bluträume, deren Septen verbreitert und gleichfalls schwielig umgewandelt sind.

Histologisch (Abb. 22) sieht man im Bereiche der kallösen Struktur eine mächtige Verbreitung des Epithels, welches oberflächlich verhornt und auch dadurch epidermisähnlich wird, daß es zahlreiche Zapfen in die Tiefe sendet. Das Stroma ist ausgedehnt hyalin umgewandelt, spärlich perivaskulär und längs der Drüsenausführungsgänge chronisch entzündlich infiltriert, wobei alte Strikturen auch dieser zelligen Durchsetzung entbehren können. Zahlreiche neugebildete elastische Fasern, die sich vielfach durchflechten, lassen sich nachweisen. Dieses schwielige Gewebe geht ohne scharfe Grenze in das Corpus cavernosum urethrae über, dessen Balken mächtig verbreitert sind. Hier gelegene arterielle Gefäße und auch Blutadern (CHRISTELLER) zeigen erhebliche Verdickung ihrer Wand. Die schwielige Umwandlung kann den Schwellkörper in großer Ausdehnung betreffen, was außerordentlich schwere Störungen der Erektionsfähigkeit des Gliedes zur Folge hat (Chorda venerea). Da infolge der Veränderungen nicht so viel Blut in das Corpus cavernosum urethrae gelangt wie in die Schwellkörper des Gliedes, so kommt es zu einer Verkrümmung des Penis mit der Konkavität nach unten. Auch Impotentia coeundi kann die Folge sein.

Die Strikturen können sehr verschiedene Ausdehnung und Stärke besitzen. Wie schon erwähnt, braucht keine absolute Enge der Urethra zu bestehen, doch werden auch Strikturen beobachtet, die kaum für eine feinste Sonde durchgängig sind. Andererseits wechselt die Länge der Stenosen. Nach CASPER sind sie selten länger als 5 mm, nach ROTHSCHILD kaum über 1 cm lang. Da sie meist multipel sind (MORO), wird durch mehrere unmittelbar hintereinander gelegene Stenosen der Eindruck einer einheitlichen Verengerung der Harnröhre hervorgerufen. SIMMONDS hält dagegen auch größere, bis mehrere Zentimeter lange einheitliche Strikturen für durchaus im Bereiche der Möglichkeit gelegen, eine Ansicht, welcher sich auch CHRISTELLER anschließt. SIMMONDS betont, daß bisweilen auch die ganze Urethra befallen sein kann. Ähnliche Angaben stammen von WASSERMANN und HALLÉ („totale sklerosierende Urethritis").

Diesem typischen Bild der Strikturen stehen Veränderungen der Urethra gegenüber, wo der gonorrhoische Prozeß nicht so sehr von Verengerungen der Harnröhrenlichtung gefolgt ist, als von Wucherungen des subepithelialen Stromas mit nachfolgender Schrumpfung dieses Gewebes. Auf derartige „seichte" Narbenbildungen am Colliculus seminalis hat bereits FINGER hingewiesen. CASPER berichtet über klappen- und strangartige Schwielenzüge in der Urethra, die gleichfalls zu Strikturen führen und ASCH konnte ähnliches bei chronischer Urethritis gonorrhoica beobachten.

Die Folgen der Strikturen bestehen einmal in rein mechanischer Erweiterung derjenigen Urethralabschnitte, die blasenwärts der Enge liegen oder mitunter auch solcher, die zwischen zwei Strikturen eingeschaltet sind (HELLER). Auch die Lakunen- und Ausführungsgänge der LITTRÉschen Drüsen können an dieser Ausweitung teilnehmen und stellen sich dann als ziemlich große, grubige Vertiefungen dar. Daran anschließend kann sich eine Ausdehnung des Blasenhalses mit Insuffizienz des Sphincter internus ausbilden, was sich klinisch durch eine Ischuria paradoxa zu erkennen gibt. Die Dehnung mit gleichzeitiger Hypertrophie der Muskelwand kann sich auch auf die Blase fortpflanzen. Einen ganz ungewöhnlichen Grad der Harnblasenausweitung beobachtete KAUFMANN bei einem 72jährigen Mann, wo die Blase 2,5 Liter eitrigen Urins enthielt. Diese Ischurie kann in seltenen Fällen zur Ruptur der Blase führen. CHRISTELLER bildet eine solche Zerreißung ab, welche er bei einem 39jährigen Mann sah, der 7 Tage nach der infolge versäumten Katheterismus eingetretenen Ruptur an fibrinös eitriger Peritonitis starb. MOSER (zit. nach CHRISTELLER) glaubt annehmen zu können, daß es sich dabei stets um Harnblasen handelt, deren Wandung bereits durch entzündliche Veränderungen in ihrer Festigkeit geschädigt ist. Die Rupturstelle sitzt in der Regel im Fundus vesicae.

Die Erweiterung der Harnblase kann sich auch auf Ureteren und Nierenbecken fortsetzen, Hydronephrose erzeugen und, da Stagnation des Urins Infektionen dieser Abschnitte begünstigt, Zystitis, Pyelitis, Pyonephrose und Pyelonephritis bedingen. Die Stauung des Urins kann jedoch auch in der Harnröhre selbst zu Mazeration des Epithels, Bildung von Erosionen und Entzündung im periurethralen Gewebe führen (KAUFMANN). Danach wäre eine Urininfiltration und Fistelbildung auch spontan, ohne vorhergehende mechanische Läsion der Striktur möglich. Viel häufiger ist diese allerdings im Anschluß an eine Schleimhautverletzung, welche durch gewaltsames Einführen eines Katheters oder durch zu energische Dilatationsversuche der Harnröhre („Sprengung" SIMMONDS) am Orte der Striktur gesetzt wird (über Blutungen dabei vgl. VINTICI). Sie sind die Ursache, daß man vielfach innerhalb strikturierter Harnröhrenabschnitte parallel der Längsachse des Penis verlaufende oder verzweigte Einkerbungen und Rillen sieht, welche Überbleibsel derartiger Bougierungsversuche darstellen. Die durch Perforation mittels des Katheters entstandenen Verletzungen (fausses routes) sitzen mit Vorliebe in der Pars bulbosa, nuda und prostatica. Sie können die Urethra auf weite Strecken unterminieren, enden entweder blind oder öffnen sich wieder in die Harnröhre, auch Einmünden in die Blase wurde beobachtet. (KAUFMANN, s. a. Kapitel Verletzungen der Harnröhre und des Penis.)

Über Steinbildungen bei gonorrhoischen Strikturen s. unter Fremdkörper der Urethra. Tumoren an strikturierten Stellen vgl. das einschlägige Kapitel dieses Handbuchabschnittes.

Heilen diese Verletzungen an verengten Stellen der Harnröhre aus, so entstehen meist noch höhergradige Strikturen als vorher, oder aber es kommt zur Ausbreitung des Prozesses im Stützgewebe des Gliedes (v. DITTEL). Diese entzündlichen Veränderungen sind in der Regel nicht durch Gonokokken, sondern durch andere Mikroorganismen bedingt. Doch sieht man auch durch den Gonokokkus allein analoge Prozesse verursacht. Damit kommen wir zu einer weiteren Form der Komplikationen der gonorrhoischen Urethritis der

Periurethritis et Cavernitis.

Die Periurethritis gonorrhoica stellt eine ausgedehnte entzündliche, und zwar nicht nur proliferative, sondern auch eitrige Infiltration des periurethralen Gewebes dar, die wohl stets ihren Ausgang von kleinen Drüsenabszeßchen nimmt. Einen einzig dastehenden Fall dieser Art beschrieb MATLAKOWSKI als Periurethritis dissecans. Bei einem an akuter Urethritis erkrankten Patienten beobachtete er eine ausgedehnte Schwellung an der Unterseite des Penis, die er inzidierte. Es zeigte sich, daß die gesamte Urethra, zusammen mit dem Corpus cavernosum urethrae, durch eine ausgedehnte röhrenförmige Eiteransammlung von den beiden Schwellkörpern des Gliedes getrennt war. Auch zwischen den beiden Corpora cavernosa penis fand sich Eiter. Trotz dieser schweren Veränderungen erfolgte rasche Heilung.

Die ausgedehnte Entzündung des Corpus cavernosum urethrae, die Cavernitis, kann im Verlauf einer akuten Urethritis auf verschiedene Weise entstehen. Sie geht entweder von einer Follikulitis aus oder schließt sich an eine Ruptur der Harnröhrenschleimhaut bei heftiger Erektion, an das „Brechen der Chorda", an und stellt ferner eine Folge von Verletzungen der Schleimhaut bei Einführung von Instrumenten dar. Endlich können heftige, die entzündete Schleimhaut treffende Reize zur Kavernitis führen (FINGER). In der Regel wird die Entzündung nur das Corpus cavernosum urethrae befallen, es können aber auch die Schwellkörper des Gliedes mitbetroffen sein, besonders wenn Harninfiltration sich hinzugesellt (CHRISTELLER). Dabei kann die Cavernitis einmal in Form einer chronischen, vorwiegend proliferativen Entzündung ablaufen, oder aber es kommt zu eitriger Durchsetzung und Einschmelzung des Corpus cavernosum. Erstere Form, die häufigere, wird histologisch gekennzeichnet durch eine Verbreiterung der Balken des Schwellkörpers, die von Rundzellen durchsetzt werden, was mit einer lebhaften Vermehrung der bindegewebigen Elemente in diesen einhergeht. Die Bluträume des Corpus cavernosum werden infolge dieser entzündlichen Infiltration eingeengt und schließlich durch Schrumpfung des Gewebes spaltförmig. Als Folgeerscheinung kommt es während des Lebens zu mangelhafter Erektion, Verkrümmung des Penis, ähnlich wie es bei den periurethralen Abszessen bereits erwähnt wurde. Bei der zweiten Form der Cavernitis herrschen eitrige Prozesse und Abszeßbildungen vor (Abb. 20). Handelt es sich um eine bloß durch Gonokokken bedingte Eiterung, so ist die dadurch hervorgerufene Zerstörung des Gewebes eine viel weniger starke und weniger rasch einsetzende (KAUFMANN) als jene, welche durch die gewöhnlichen Eitererreger verursacht wird. Zumeist handelt es sich jedoch um Mischinfektionen, welche dadurch zustande kommen, daß nach Durchbruch umschriebener Eiteransammlungen in die Harnröhre, wodurch sog. falsche Divertikel entstehen, sekundär aus dieser andere Mikroorganismen ins Gewebe gelangen, woran sich teils mit teils ohne Harninfiltration schwere jauchige Entzündungen, ja Gangrän des ganzen Penis anschließen kann. Wohl nur auf ausgiebige Inzisionen hin kann Heilung eintreten, wobei allerdings zumeist erhebliche Formverunstaltungen des Gliedes zurückbleiben. Doch kommt es aber nicht selten auch zum spontanen Durchbruch nach außen, entweder noch am Penis oder am Skrotum und Perineum, auf welche die Phlegmone gerne überzugreifen pflegen. KAUFMANN erwähnt gar Durchbruch am Oberschenkel in Form mehrerer Fistel. Derselbe beobachtete auch ein Übergreifen der Phlegmone auf das lockere Bindegewebe des Cavum praeperitoneale Retzii mit Bildung eines mächtigen Abszesses. Durchbruch des Eiters in das Rectum, sog. innere Harnfisteln, sind selten (KAUFMANN).

Histologisch handelt es sich auch bei reiner Gonokokkeninfektion um vorwiegend leukozytäre Infiltration des Gewebes. Bei Mischinfektionen beobachtet man die gewöhnlichen Bilder eitriger bzw. jauchiger, nekrotisierender Entzündung. Sind die Fisteln bereits alt, so kann sowohl von der Oberfläche der Epidermis wie auch von der Urethra her eine teilweise epitheliale Auskleidung zustande kommen. Die Narbenbildunge sind entsprechend den gesetzten Zerstörungen sehr ausgedehnt und verunstaltend. Auch Krebsentwicklung, ausgehend von derartigen Fistelgängen, wird beobachtet.

Lymphangitis et Lymphadenitis gonorrhoica.

Wie schon erwähnt, finden sich die Gonokokken bei der Urethritis nicht bloß an der Schleimhautoberfläche, sondern sowohl zwischen den Zellen der epithelialen Decke als auch im darunterliegenden Bindegewebe. Hier teils eingeschlossen in Leukozyten, teils frei in den Saftspalten. Aus diesen gelangen sie mit dem Flüssigkeitsstrom in die größeren Lymphgefäße. Daher kann man, da die Gonokokken in diesen entzündliche Veränderungen hervorzurufen imstande sind (Nobl, Audry, Picard), das Bestehen einer derartigen Lymphangitis gonorrhoica nicht so selten beobachten.

Klinisch wird dieselbe gekennzeichnet durch eine strangförmige, zumeist am Dorsum penis feststellbare Schwellung. Da häufig die am Frenulum gelegenen Drüsen sehr heftig entzündet sind, nehmen diese Stränge bereits am Vorhautbändchen ihren Anfang, umziehen den Sulcus coronarius bogenförmig, um sich am Rücken des Penis zu einem größeren spindeligen und walzenförmigen, bis bleistift- oder kleinfingerdicken (Matzenauer, Nobl) Lymphgefäßstrang zu vereinen. Auch mehrere solche sind beschrieben (Wossidlo, Casper). Zumeist lassen sich die Lymphgefäßbündel bis an die Symphyse heran verfolgen. Es werden auch Fälle erwähnt, wo die Entzündung nicht immer die Lymphgefäße in ihrer ganzen Ausdehnung betroffen hat (Jadassohn), sondern nur an der Wurzel des Gliedes sich entwickelte. Die stark ödematöse Haut des Gliedes ist über diesen Lymphsträngen zumeist noch verschieblich manchmal jedoch sehr stark gerötet und fixiert. Der Gonokokkennachweis in diesen Lymphgefäßen gelang Dreyer, Mazza, Scholtz u. a. Eine ähnliche Lymphangitis wie am Penis ist nach Buschke die Ursache des sogenannten blennorrhoischen Skrotalödems.

Demgegenüber stehen die Angaben von Casper, welcher darauf hinweist, daß die entzündlichen Veränderungen an den Lymphgefäßen selbst oft nur sehr geringfügig sind, während die zugehörigen Lymphknoten in Form einer katarrhalischen Lymphadenitis erkranken. In beiden Fällen können kleine, am Dorsum penis gelegene Knoten geschwollen sein (Bubonuli gonorrhoici [Scholtz, Nobl]), aus denen kulturell der Gonokokkennachweis gelang (Scholtz). Auch die Inguinaldrüsen können an dieser gonorrhoischen Entzündung teilnehmen, und zwar erkranken sie zumeist einseitig. Jedoch ist ihre Mitbeteiligung eher selten. Auch hier konnten Gonokokken gefunden werden (Hansteen, Mazza, Oppenheim, v. Zeissl, Mysing, Colombini u. a.). Über das Vorkommen von seiner Meinung nach „lymphotropen" Gonokokken berichtet Remenowsky.

Histologisch finden sich in den Lymphgefäßen Veränderungen, deren genaue Untersuchung wir Nobl verdanken. Er konnte im wesentlichen die Befunde einer Endolymphangitis an den 9 von ihm untersuchten Fällen erheben. Die Gefäße sind erweitert, reichlich mit Lymphozyten erfüllt, polymorphkernige Leukozyten und Mononukleäre sind selten. Die Endothelien erscheinen stark vorspringend, eine lebhafte Wucherung dieser Uferzellen läßt sich nachweisen. Quellung, Auflokerung der Innenhaut, mit sehr lebhafter Durchsetzung der subendothelialen Schichten beobachtete Audry, wobei die Lamina elastica unversehrt gefunden wurde. Die übrigen Wandschichten des Gefäßes sind kaum in Mitleidenschaft gezogen. Hie und da sind die äußeren Lagen etwas zellreicher (Audry) doch werden auch umschriebene, aus Plasmazellen, Leukozyten und Rundzellen bestehende Infiltrate beschrieben, welche streifenförmig das Lymphgefäß umscheiden (Nobl) und an einzelnen Stellen auch auf die Mittelschichte des Gefäßes übergreifen. Der Gonokokkennachweis gelang Nobl in 5 von den untersuchten Fällen, und zwar lagen die Mikroorganismen zumeist in der Gefäßlichtung, nie subendothelial. Jadassohn sah in den entzündeten Lymphgefäßen „tingible Körperchen". Es müssen nicht sämtliche Lymphgefäße eines Stranges in gleicher Stärke krankhaft verändert sein (Audry). In der Nachbarschaft gelegene Arterien und Venen nehmen an diesen Veränderungen zumeist nicht teil.

Heilt die Lymphgefäßentzündung aus, so bleiben bisweilen noch längere Zeit derbe Infiltrate tastbar. E. Hoffmann hat darauf hingewiesen, daß durch die Exulzeration einer derartig indurierten Stelle, welche vorwiegend am Sulcus coronarius zu liegen pflegt, leicht ähnliche Bilder wie bei der Initialsklerose entstehen können. Hoffmann spricht von „gonorrhoischem Pseudoprimäraffekt" (vgl. auch Gougerot, Burnier et Blum).

Phlebitis gonorrhoica.

Während die gonorrhoische Lymphangitis und Adenitis eine wenn auch nicht häufige, so doch nicht allzu seltene Komplikation darstellt, liegen über eine gleichartige Erkrankung der Venen nur außerordentlich spärliche Angaben im Schrifttum vor. Trotzdem müßte man von vornherein annehmen, daß öfter ein Miterkranken der Blutadern oder zumindest ein Eindringen der Keime in die Venen statthat, da wir ja für das Zustandekommen der „Fernerkrankungen" nicht bloß eine Verbreitung auf dem Lymphwege, sondern, besonders bei den stürmisch verlaufenden Fällen, eine Ausschwemmung auf dem Wege der Blutbahn werden vermuten können. Vom klinischen Standpunkte aus wäre hervorzuheben, daß die Phlebitis gonorrhoica nach Voss sicherlich oft mit der Lymphgefäßentzündung verwechselt wird. So war es auch in dem von Voss veröffentlichten Fall, der einen 27jährigen Kellner betraf. Der an einer akuten Urethritis leidende Patient wünschte die operative Entfernung eines am Dorsum penis gelegenen Stranges. Bei der Operation entstand eine umfangreiche Blutung, die darin ihre Erklärung fand, als die histologische Untersuchung des strangartigen Gebildes thrombosierte und entzündete Venenkonvolute aufdeckte. „In der Umgebung der Venenwände befindet sich allenthalben ein dichtes kleinzelliges Infiltrat, das nicht nur dicht an die Gefäßwände herantritt, sondern auch die Wandungen unter Zerstörung ihrer Bestandteile, namentlich unter Vernichtung der elastischen Fasern bzw. Auseinanderreißung derselben durchsetzt" (Voss). Jacoulet spricht von perivaskulärer Lymphangitis. Batut sah partielle Gangrän der Eichel, des Corpus cavernosum und der Urethra auf Grundlage einer blennorrhagischen Phlebitis. Der Nachweis der Gonokokken im Schnitt gelang Voss nicht, wohl aber Wertheim in kleinen Schleimhautvenen eines an gonorrhoischer Zystitis leidenden kleinen Mädchens. Schwere tödliche Gonokokkensepsis nach Entzündung der Venen des Plexus prostaticus sah Massini. Payenneville beobachtete 2 Fälle, die in Heilung ausgingen. Dieser Autor weist auch darauf hin, daß gewöhnlich die am Rücken des Gliedes gelegenen Venen Sitz der entzündlichen Veränderungen sind, und daß vorwiegend nur in den schweren, bereits durch Zystitis, Prostatitis und Epididymitis komplizierten Fälle eine blennorrhoische Phlebitis sich entwickelt. Über metastatische Venenentzündung, die durch den Gonokokkus verursacht wurde, berichten Heller und Sasserath (Literatur).

Die gonorrhoischen Entzündungen der akzessorischen Gänge am Penis.

Die gonorrhoische Entzündung der „paraurethralen" Gänge am Penis stellen in erster Linie insofern eine Störung im Ablauf der Urethritis blennorrhagica dar, als die Ausheilung des Trippers dadurch wesentlich verzögert wird. Darauf weist bereits Diday, der als erster ihrer Erwähnung tut, hin. Leider herrscht im Schrifttum bezüglich der Namengebung teilweise Unstimmigkeit. Es erscheint am besten, mit Stieda ganz allgemein von akzessorischen Gängen zu sprechen. Róna, der sich besonders eingehend mit der Untersuchung dieser Gebilde befaßt hat, unterscheidet mit Ehrmann folgende Gruppen:

1. Gänge, die an den Rändern der Urethra, bzw. am Orificium urethrae externum ausmünden. Das sind Hohlgänge, welche mit einer feinen punktförmigen Öffnung teils in den Urethrallippen, teils in der „Frenularkommissur" enden. Sie können bei ganz normal entwickelter Harnröhre beobachtet werden.

2. Gänge, die mit Hypospadie vergesellschaftet sind.

3. Präputiale Paraurethralgänge (TOUTON, PICK u. a.) gewöhnlich am Limbus praeputii gelegen.

4. Präputiale Hautgänge, die an der Innenfläche des Präputiums münden und welche RÓNA niemals gonorrhoisch erkrankt sah.

5. Gänge im Frenularkörper selbst, welche an der Unterfläche des Penis liegen und nicht am Orificium urethrae ausmünden.

6. Gänge an der Unterfläche des Penis in der Raphe oder schräg über dieselbe verlaufend.

Eine vereinfachte Einteilung dieser akzessorischen Gänge gibt STIEDA. Er unterscheidet:

1. Paraurethrale Gänge die mit der Harnröhre in Verbindung stehen oder am Orifizium münden.

2. Präputiale Gänge, zwischen den Präputialblättern gelegen.

3. Dorsale Gänge am Penis.

4. Kutane Gänge an der Unterfläche des Gliedes.

Diese Einteilung entspricht der von JADASSOHN, welcher im Präputium drüsengangartige Einsenkungen der Epidermis und als häufigstes Vorkommnis feine Gänge dicht neben dem Orificium urethrae oder auf der Schleimhautseite der Labien, die parallel der Harnröhre nach hinten verlaufen, kennt. Auch dorsale, vom Sulcus coronarius körperwärts bis zur Symphyse reichende und Gänge an der Unterfläche des Penis werden erwähnt. Eine ausführliche Untersuchung dieser Gänge stammt auch von JANET. PASCHKIS unterscheidet bloß Krypten, irreguläre Talgdrüsen und paraurethrale Gänge sensu strictiori. Überaus selten sind paraurethrale Gänge in der hinteren Harnröhre. Nach CHIAUDANO liegen sie tief hinter der Urethra membranacea zwischen dem perinealen Bindegewebe. Er hält sie für angeboren und infolge Verschiebung des Epithels an der Stelle wo Ektoderm und Entoderm zusammenstoßen entstanden und erwähnt ähnliche Beobachtungen von MOTZ, LEGUEU, MEISELS und ESCAT.

Bezüglich der Entstehung dieser akzessorischen Gänge gehen die Ansichten der Forscher stark auseinander. JADASSOHN führt die in die Harnröhre sich öffnenden auf vielleicht abnorm verlagerte Ausmündungen der LITTRÉschen Drüsen zurück. STIEDA setzt sie in Analogie zu den SKEENEschen Gängen des Weibes, was LICHTENBERG ablehnt. LEFORT und WALLERSTEIN bezeichnen die verschiedenen Formen der akzessorischen Gänge sämtlich als „Anomalies fistuleuses congénitales du penis". RÓNA gibt eine Erklärung der Entstehung der akzessorischen Gänge an der Raphe, die auch für die paraurethralen Gänge gilt, indem er sie auf abnorme Faltenbildung in der Urethra während der fetalen Schließungszeit zurückführt (vgl. dagegen LICHTENBERG). Die Ductus praeputiales entstehen nach RÓNA durch Faltenbildung, stellen aber auch einfache Epidermiseinstülpungen oder Talgdrüsen (TYSONsche Drüsen, vgl. SAALFELD und TANDLER-DÖMENY, TOUTON, JADASSOHN) dar. LICHTENBERG, der die Ergebnisse RÓNAS auf Grund seiner eigenen Untersuchungen ablehnt, gelangt zu der Auffassung, daß bezüglich der Entstehung sämtlicher akzessorischer Gänge des Penis nur zwei Möglichkeiten in Betracht kommen:

1. Gänge, welche von der Haut abstammen,

2. solche, die sich vom Septum urogenitale herleiten (Drüsen).

Bezüglich der am Orifizium mündenden paraurethralen Gänge im engeren Sinne weist LICHTENBERG darauf hin, daß sie mit den Drüsen der Pars cavernosa eine vollkommene morphologische Übereinstimmung zeigen. Auch die bei der Hypospadie sich findenden, sowie die an der Raphe penis gelegenen seien aus abgeschnürten Teilen des Septums urogenitale, bzw. des Canalis urogenitalis entstanden, welche verlagert worden sind. Dieser Anschauung von LICHTENBERG schließt sich auch CHRISTELLER an.

Makroskopisch kennzeichnet sich die Erkrankung der akzessorischen Gänge dadurch, daß sich an den entsprechenden Stellen die Zeichen der akuten Entzündung feststellen lassen. Die präputialen Gänge erscheinen oft als kleine mit Eiter erfüllte Zystchen. Sind die am Orificium mündenden Ductuli befallen, so ist die Schwellung der Lippen der Harnröhrenmündung meist etwas stärker ausgeprägt und diese selbst sind hyperämisch (FINGER). Die Ostien der Gänge erscheinen hier als feine Öffnungen, welche von einem stark hämorrhagischen Hof umgeben werden. Eiter läßt sich aus diesen ausdrücken. Die Gänge können beträchtliche Größe erreichen: Zumeist nur auf wenige Zentimeter sich erstreckend, können sie bis 18 cm lang werden (HENSEL) und FINGER hat in 2 Fällen derartige entzündete Stränge bis zum Angulus peno-scrotalis verlaufend gefunden (vgl. SCHÖNHOF). BALZER, SPITZER u. a. beobachteten solche entlang der ganzen Raphe, teilweise mit zystischen Erweiterungen (SPITZER, HÄRING, BALZER-SOUPLET, THOELE, WECHSELMANN, WINKLER, ABBUTIN et DRUELLE, VÖRNER, SCHÖNHOF [Literatur]). Sie können sehr beträchtliche Mächtigkeit erreichen, so daß durch parallel mit der Harnröhre verlaufende der Eindruck einer doppelten Urethra entsteht (PERKOWSKY, LÖW [zit. nach FINGER], POSNER und SCHWYZER, BORETTI, BRACK). Auch mehrere nebeneinander parallel verlaufende Gänge sind besonders bei Hypospadien beschrieben (RUGGLES, OEDMANNSSOHN, RÓNA).

Es ist bemerkenswert, daß auch eine alleinige gonorrhoische Erkrankung dieser Gänge vorkommt, ohne daß die Urethra selbst befallen ist. Über derartige isolierte Gonorrhoe der akzessorischen Gänge berichten HEBERLE, GRÜNFELD, nach dessen Ansicht derartige Fälle nicht so selten sind, ferner BECKER, LENARTOWICZ, TEDESCHI, VOSS, SZATHMARY, HORVATH, BÄUMER, REICHMANN FEIT. Es kann auch vorkommen, daß die gonorrhoischen Veränderungen in solchen akzessorischen Gängen bei der histologischen Untersuchung als wesentlich älter sich erweisen, wie die in der Urethra selbst vorliegenden. Die Annahme, daß es sich in solchen Fällen um eine primäre Gonorrhoe eines akzessorischen Ganges und um eine von hier ausgehende sekundäre Urethritis gonorrhoica handelt, findet durch klinische Beobachtungen (ABBUTIN et DRUELLE) ihre Stütze, wie denn überhaupt die Gonorrhoe der akzessorischen Gänge vielfach Gegenstand klinischer (SELLAI, LICHTENBERG, EHRMANN, NEUBERGER, LEJARS, HÄNLEIN, HÄRING, FICK, FABRI, GROSS, BUKOWSKY, FELECKI, JAMIN, JESIONEK, LANG, ALDOR u. a.) sowie histologischer Untersuchungen geworden ist, da die entzündeten Gänge zumeist exzidiert werden und somit mehr als die Urethritis gonorrhoica der mikroskopischen Beobachtung zugänglich sind.

Histologisch muß man unterscheiden zwischen den präputialen Gängen, welche nach TOUTON, was wenigstens teilweise von anderen Autoren auch bestätigt wird, nichts anderes sind als entzündete TYSONsche Drüsen und den von PASCHKIS erwähnten „irregulären Talgdrüsen“. FICK beschreibt jedoch auch im Präputium Gänge, die ausschließlich von Pflasterepithel ausgekleidet werden oder aber daneben mehrschichtiges Zylinderepithel aufweisen. GUTMANN unterscheidet auf Grund des histologischen Aufbaues folgende Formen akzessorischer Gänge:

1. Unverzweigte Gänge mit geschichtetem Pflasterepithel ausgekleidet.
2. Unverzweigte Gänge zum größten Teil mit Pflasterepithel ausgekleidet, in der Tiefe jedoch mit einer Decke von Zylinderepithel versehen.

3. Gänge, die im Anfangsteil einfach, in der Tiefe verzweigt und mit Zylinderepithel ausgekleidet sind.

4. Gänge, die verzweigt und mit Pflasterepithel ausgekleidet sind.

Die paraurethralen Gänge im engeren Sinne ähneln somit in ihrem Epithelüberzug weitgehend der Urethralschleimhaut. Die durch die Gonorrhoe hier gesetzten Veränderungen sind auch histologisch den dort beschriebenen gleichartig: Leukozytäre Durchsetzung des Epithels, Quellung und Wucherung der Zellen der Deckschichte, im Grundgewebe zahlreiche Lymphozyten und sehr reichlich Plasmazellen, die in Form ganzer Mäntel die erwähnten Gänge umscheiden können (Christeller, Abb.). Auch kann das umgebende Bindegewebe eitrig eingeschmolzen werden (Bastian). Dies mag vielleicht Oedmannsson dazu geführt haben, an vereiternde Lymphgefäße zu denken, eine Anschauung, die von den meisten Autoren abgelehnt wird.

Auch chronisch entzündliche Veränderungen mit dementsprechend mehr schleimigem Exsudat werden beschrieben. Die so häufige Auskleidung der akzessorischen Gänge mit geschichtetem Pflasterepithel (Hübner, Lenartowicz und Schönhof) dürfte mit eine Folge der Entzündung sein, ähnlich wie die Metaplasie des Epithels in der Harnröhre bei der chronischen Urethritis. Obzwar die an der Raphe gelegenen Gänge nach Stieda epidermisartige Epithelauskleidung besitzen, neigt Lichtenberg auch hier eher zu der Annahme einer Metaplasie. Es verdient hervorgehoben zu werden, daß in solchen mit Plattenepithel ausgekleideten akzessorischen Gängen Touton erstmalig Gonokokken in Pflasterepithel eindringend gesehen hat und P. Cohn auf Grund eines solchen Falles seine Anschauung über lokale Immunität entwickelte (s. o.).

Cowperitis gonorrhoica.

Die Entzündung der Cowperschen Drüsen (besser Mérysche Drüsen, der sie erstmalig 1864 im Journal des savants [Nr. 17] beschrieb, Glandulae bulbourethrales) stellt eine nicht allzu häufige Komplikation der gonorrhoischen Urethritis dar, und zwar zumeist nur der akuten Harnröhrenentzündung. Die Cowperitis kommt wohl stets dadurch zustande, daß die Gonokokken durch die Ausführungsgänge in die Drüsen gelangen, was zumeist Ende der 2. Woche (Finger) oder in der 3. bis 4. Woche der Erkrankung einzutreten pflegt (Waelsch). Über Cowperitis mit ungewöhnlicher kurzer Inkubationszeit ($1^1/_2$ Tage) berichtet Gubler. Doch ist das Auftreten der Entzündung dieser Drüsen nicht unbedingt an die akute Urethritis gebunden, da Tarnowsky (zit. nach Finger) auch erst 2 Jahre nach der Infektion die Entzündung auf die Cowperschen Drüsen fortschreiten sah, Gubler gar erst nach 3 Jahren.

Weitaus in der Mehrzahl der Fälle beschränkt sich die Entzündung auf eine Seite, und zwar ist es gewöhnlich die linke Bulbourethraldrüse, die erkrankt (Gubler, Nicolle, Noguès), was nach Dufour darauf zurückgeht, daß der Ausführungsgang dieser Drüse häufig weiter vorne mündet als der der gegenüberliegenden Seite. Lebreton hingegen vertritt die Ansicht, daß die erheblichere Größe der linksgelegenen Drüse auch einen größeren Ausführungsgang bedinge, der leichter von der Urethra aus infiziert werden könne. Auch fehlt rechterseits die Cowpersche Drüse nicht selten völlig.

Zumeist erkrankt die Cowpersche Drüse unter dem Bilde einer akuten Entzündung. Als kennzeichnendes Symptom bezeichnet Waelsch das Auftreten einer gewöhnlich knapp neben der Raphe perinei gelegenen Geschwulst, die etwa die Mitte zwischen Afteröffnung und dem hinteren Rand des Hodensackes hält und deren Größe ungefähr die einer Hasel- oder Walnuß erreicht. Makroskopisch pflegen die Drüsen in diesem Stadium am Durchschnitt blutreich und stark durchfeuchtet oder bereits in Vereiterung begriffen zu sein.

Histologisch unterscheidet Englisch, ähnlich wie bei der Prostatitis eine follikuläre, interstitielle (parenchymatöse) und periglanduläre Form. Gewöhnlich sieht man die Ausführungsgänge der Drüsen hauptsächlich von aus Leukozyten und spärlichen Rundzellen gebildeten Infiltraten umgeben und ebensolche Zellansammlungen finden sich untermischt mit abgestoßenen Epithelzellen in der Lichtung der Drüsengänge. In denjenigen Fällen, wo makroskopisch bereits Eiterung festzustellen ist, findet man in den Tubulis reichlich eitriges Exsudat, welches besonders in den dann zumeist stark erweiterten Ausführungsgängen sich ansammelt. Greift der entzündliche Prozeß weiter um sich, wird das periglanduläre Gewebe befallen, so kennzeichnet sich dies makroskopisch schon dadurch, daß die Schwellung am Perineum nicht mehr so scharf umschrieben ist und von einer ausgedehnten ödematösen Durchtränkung des ganzen Dammes begleitet wird. Trotz der weit schwereren entzündlichen Veränderungen ist jedoch auch in diesem Stadium Rückbildung durch „Resolution" (Christeller) möglich. Histologisch sieht man eine ausgedehnte zellige Durchsetzung des periglandulären Gewebes, hie und da schon mit beginnender Abszeßbildung, wobei auch hier die „Abszesse" zunächst „Pseudoabszesse" (Jadassohn) darstellen. Die Bildung von Abszessen ist nach Fürbringer und Englisch der gewöhnliche Ausgang der Cowperitis. Comma und Siedner sahen gleichfalls Abszedierung, ebenso bildet Christeller eine eitrige Cowperitis mit Abszeßbildung bei einem 33jährigen Manne der 5 Wochen ante exitum sich infiziert hatte ab. Ist es einmal zur Bildung eines größeren Abszesses gekommen, so bricht derselbe durch, was in der Regel nach außen erfolgt. Meist ist es der zwischen Bulbus und Musculus perinei transversus gelegene Winkel, in dem die Perforation eintritt (Waelsch). Die Abszeßhöhle ist oft sehr unregelmäßig gestaltet, durch Scheidewände unterteilt. Beim Durchbruch nach innen bestehen 2 Möglichkeiten: Entweder der Abszeß öffnet sich in die Harnröhre oder in den Mastdarm, wonach Gonorrhoe des Rektums beobachtet wurde (Jadassohn, Picker). Schließlich können alle 3 Durchbruchsmöglichkeiten miteinander vergesellschaftet sein.

Der Durchbruch in die Harnröhre kann sowohl sofort als auch im weiteren Verlaufe der Erkrankung zu sehr schwerwiegenden Komplikationen Anlaß geben. Einmal besteht die Möglichkeit einer Urininfiltration des Perineums, was nach Motz und Bartrina allerdings selten ist. Rothschild beschreibt abszedierende Cowperitis mit Abszeßbildung und durch den Ausführungsgang der Cowperschen Drüse gehende Harnfistel mit derber Infiltration des Skrotums rechterseits. Heilt die Perforationsstelle, so kann hier sich entwickelndes Schwielengewebe Veranlassung zu einer Striktur der Urethra sein. Dieselbe kann jedoch auch ohne Durchbruch dann entstehen, wenn eine stärkere Entzündung um die Ausführungsgänge der Bulbourethraldrüsen auf die Harnröhrenwand an der Stelle der Ausmündung dieser übergreift (Waelsch).

Nicht so selten kommt es nach Durchbruch der Abszesse zur Fistelbildung (v. Dittel). Englisch unterscheidet dabei:

a) Fistula glandulae Cowperi simplex:

Fistula glandula-urethralis,
„ „ perinealis s. cutanea,
„ „ rectalis,
„ „ urethro-perinealis,
„ „ urethro-rectalis,
„ „ perineo-rectalis.
„ „ urethro-perinealis-rectalis.

Letztere drei als Kombinationsformen gedacht. Derartige Fisteln werden nach Englisch um so länger bestehen bleiben, je mehr Drüsenreste nach der

Vereiterung noch erhalten geblieben sind, da die Fortdauer der Sekretion den Verschluß der Fistel behindert. Die 2. Gruppe umfaßt die durch direkte Verbindung zwischen Harnröhrenlichtung und Körperoberfläche komplizierten Fisteln:

b) Fistula glandulae Cowperi complicata sive urinaria:

Fistula glandula-urethro-perinealis,
,, ,, ,, rectalis
,, ,, ,, perineo-rectalis.

Einschlägige Beobachtungen wurden von RELIQUEZ, DESPRÊS, ENGLISCH u. a. gemacht.

Die chronische Cowperitis kann sich an eine akute anschließen (cowpérite à répétition [LEBRETON, COUILLARD]) oder aber es kann von vornherein die Entzündung mehr schleichend sich entwickeln und einen langwierigen Verlauf nehmen. ENGLISCH hält die chronische Cowperitis für eine sehr seltene Erkrankung, da er sie unter 1600 untersuchten Fällen nur zweimal feststellen konnte. PASTEAU und PICKER sowie MOTZ und BARTRINA beobachteten jedoch mehrfach chronische Entzündung der Bulbourethraldrüsen, welche zum Teil die Ursache dafür waren, daß eine Urethritis gonorrhoica nicht ausheilen wollte (vgl. SKLARZ). Während die gesunde Bulbourethraldrüse nicht tastbar ist, ist die Palpation der chronisch entzündeten meist schon von außen oder doch vom Rektum her meist möglich, da sie beträchtlich vergrößert und hart sein kann (LIENHARDT). PICKER und FÜRBRINGER nennen linsen- bis bohnengroße Knoten, ENGLISCH sah erbsen- bis haselnußgroße solche.

Makroskopisch entbehrt die einfache chronische Cowperitis der Besonderheiten, gelegentlich sind kleine zystische, von schleimiger Flüssigkeit erfüllte Hohlräume auf der Schnittfläche sichtbar.

Wie die histologische Untersuchung zeigt, beruht deren Bildung auf Ausweitung von Drüsenausführungsgängen und Drüsengängen nach Verödung ersterer an ihrer Mündung. HAMONIC beschreibt Sklerose des interstitiellen Gewebes mit periarteriitischen und periphlebitischen Zellansammlungen. Diese Retentionszysten können sehr erhebliche Größe erreichen und sich vom Bulbus urethrae durch das Ligamentum triangulare bis zur Pars prostatica urethrae erstrecken. ENGLISCH, GUBLER, LANE beschrieben besonders große Zysten, welche einkammerig oder durch zarte Septen vielfach unterteilt sein können. Durch Druck auf die Nachbargebilde, insbesondere auf die Urethra, kann Striktur der letzteren vorgetäuscht werden (MÜLLER u. a., vgl. auch BRACK). Auch die Möglichkeit einer Divertikelbildung, wie bei den Abszessen der COWPERschen Drüsen besteht nach Durchbruch einer solchen Zyste.

Einen wohl einzig dastehenden Fall beschreiben LAQUIÈRE und BOUCHARD. Ein 48jähriger Patient zeigte in der Gegend der Pars prostatica einen harten ziemlich schlecht verschieblichen Knoten. Die Diagnose lautete zunächst auf Periurethritis und Prostatitis. Der operativ entfernte Knoten erwies sich als die chronisch entzündete und ausgedehnt schwielig umgewandelte COWPERsche Drüse, deren erweiterte Lichtung neben Eiter 25—30 kleinere blaßgelbliche Steinchen enthielten. Die Steinbildung erklären die Verfasser durch Phosphatausscheidungen im infizierten Drüsensekret.

Tödliche Sepsis nach einem Abszeß der COWPERschen Drüsen beim Wiederaufflackern einer chronischen Urethralblennorrhoe verzeichnen CHRYPOW und ETINGOF.

Nichtgonorrhoische Urethritis.

Gegenüber der gonorrhoischen Urethritis treten an Häufigkeit die Harnröhrenentzündungen anderer Genese stark zurück. Eine allgemein gültige, charakteristische, klinische Symptomatologie dieser Formen gibt es nicht

(FRÜHWALD), manche haben eine sehr kurze Inkubationszeit, die subjektiven Symptome sind meist geringfügig, das Exsudat mehr schleimig, seltener eitrig. Gegenüber der therapeutischen Beeinflussung pflegen sie sehr resistent zu sein. Besonders wurde auf die Schwierigkeit hingewiesen, das Wiederaufflackern einer chronischen Gonorrhoe von einer unspezifischen Urethritis zu unterscheiden (BJÖRLING).

Es steht jedoch seit den Untersuchungen von BOCKHART, BARLOW und WAELSCH fest, daß es durch Mikroorganismen bedingte Urethritiden gibt, welche nicht gonorrhoischer Natur sind. So berichten FINGER, HOFFMANN, NOBL, JOSIPROVICE, PANNICHI, VAN DER PLUYM und TER LAAG, SCHEFFER, WASSILJEW, ASCHAR und HARTMANN über durch Bacterium coli hervorgerufene Harnröhrenentzündungen, Grosz (lit. bei WAELSCH) und andere fanden Pseudodiphtheriebazillen, JOHNSTON und HOFFMANN, KANSIN sowie SINGER den Bazillus Friedländer; COHN kultivierte bei einem 20jährigen an sehr hartnäckiger Urethritis leidenden Mann Influenzabazillen. Er weist besonders auf die zähe, glasige, sputumähnliche Beschaffenheit. BRÜNAUER fand den Bacillus crassus Lipschütz. Das fusospirilläre Gemisch konnte DRISCOLL bei einem 38jährigen Mann nachweisen. Auch Pasteurellaarten wurden in Ägypten als Erreger gefunden (SYNGHELLAKIS, PAPADOPOULO, PETZETAKIS). Ähnliche gramnegative Stäbchen sah CALLOMON. Auch Kokken wurden nicht selten gefunden, so Staphylokokken von BOCKHART, JOHNSTON, PICKER, BILAND, SCHEFFER, WAHL, Streptokokken von GOLDBERG, Mukosus Schottmüller von SEGRÉ, Enterokokken von DREYER, TIFU, LAVENANT, HUSSEIN-IBRAHIM, Diplokokken von Lanceolatustyp durch PICKER, NEGRONI, SAINZ DE AJA und COLOMBINO, weiters grampositive Diplokokken von PORGES, OEKONOMOS, PEREWODSCHIKOW, TSCHUMALLOW und WASSILJEW. Letzterer berichtet auch über eine durch den Micrococcus ureae verursachte Urethritis. BRÜNAUER über eine Sarcine, KANSIN, ERBMANN über Micrococcus tetragenus. Diplococcus crassus wurde von KÖNIGSFELD und SALZMANN beobachtet, BACIGALUPO will „enorme Mengen" großer und lebhaft beweglicher spitz zulaufender Treponemen bei einer mit spärlicher eitriger Sekretion einhergehenden Urethritis gesehen haben. Tierversuch und Kultur gelang nicht. Saccharomyzeten wurden bei Diabetikern als Erreger entzündlicher Veränderungen beschrieben von PREIS und FORRO, sowie von MÜLLER-ASPEGREN. Wohl charakterisiert ist die seltene Form der Soorinfektion der Urethra durch das Auftreten weißlicher Membranen, welche teilweise festhaftend bis an den Colliculus seminalis fortschreiten können (GIRARD, PIERANGELI). Auch isoliertes Befallensein des Kollikulus und der Glans wurde beobachtet (HELL) bei Freibleiben des dazwischenliegenden Urethralabschnittes. Urethritis leprosa vermerkt BASSEWITZ. Streptotricheen fanden ROCEK und GAWALOWSKI. Über eine weiters nicht näher gekennzeichnete Pilzerkrankung berichtet FREI, der die pathogene Rolle der Myzeten durch die Kultanprobe am Patienten erhärten konnte. Auch in diesem Falle war die vordere Partie der Harnröhre normal, in der hinteren fanden sich weißliche glänzende Membranen, die nur zum Teil an der Schleimhautoberfläche fest hafteten. Einzig dastehend dürfte die Beobachtung von KLAUSNER sein, welcher bei einem 28jährigen Mann im Harnröhrensekret Hefen mit Sproßbildung nachweisen konnte. Er betont die bräunliche Farbe des rahmigen Exsudates (vgl. auch WEINBERGER-WINDHOLZ).

Die von dem erwähnten Mikroorganismen hervorgerufenen, primär in der Urethra auftretenden Entzündungen sind entsprechend ihrer Gutartigkeit in erster Linie Gegenstand klinischen und bakteriologischen Interesses. Die geweblichen Veränderungen entbehren, abgesehen von den durch Pilze hervorgerufenen besonderer Eigentümlichkeiten, kommen auch dem pathologischen Anatomen

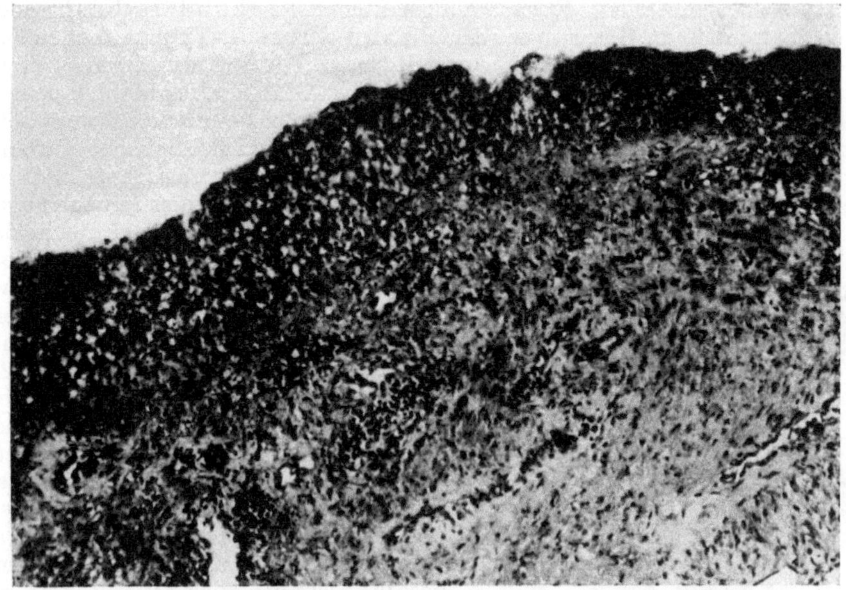

Abb. 23. Urethritis typhosa. (Präparat von Professor ORSOS.)

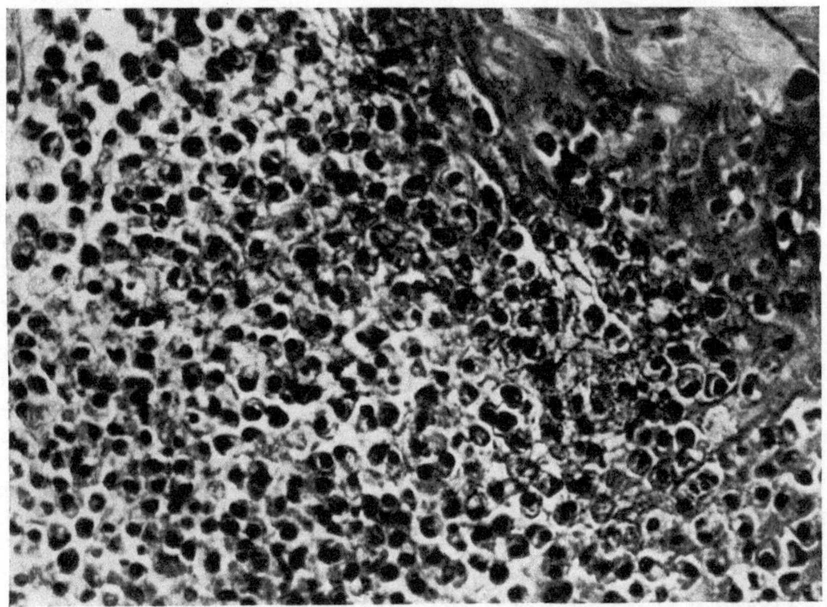

Abb. 24. Urethritis typhosa. Rundzellige und großzellige Durchsetzung des Gewebes. (Präparat von Professor ORSOS.)

nur selten zu Gesicht, um so mehr, als die bei der gonorrhoischen Urethritis so häufigen Folgezustände, wie Strikturen, die einen Rückschluß auf seinerzeitige Prozesse gestatten, zu fehlen pflegen und die entzündlichen Veränderungen zumeist restlos schwinden. Etwas häufiger kommen sekundäre Urethritiden auf den Sektionstisch. Hier ist vor allem die im Verlaufe des Typhus abdominalis auftretende Urethritis typhosa von Interesse. Auf diese allerdings seltene Komplikation hat als erster Orsos hingewiesen. Makroskopisch imponiert dieselbe als eine diphtherische Entzündung, indem die verdickte hyperämische Mukosa von einer fibrinös-eitrigen Membran, die hie und da gelbliche Färbung annimmt und sich nicht überall ablösen läßt, überzogen erscheint. Histologisch erweist sich die Schleimhaut oberflächlich von fibrinösen Auflagerungen bedeckt (Abb. 23). Vielfach fehlt das Epithel und eine durchgreifende Nekrose des subepithelialen Stromas hat Platz gegriffen. Besonders auffallend ist die sehr erhebliche Menge großer, protoplasmareicher, mononukleärer Zellen (Abb. 24) in dem entzündlich veränderten Gewebe, welche jenen gleichen, wie sie in den markigen Schwellungen des lymphoretikulären Gewebes im Darm beim Unterleibstyphus gefunden werden. In einem weiteren von Orsos veröffentlichten Fall bestand neben der Urethritis eine Thrombose des rechten Corpus cavernosum penis und mächtige Schwellung des Gliedes mit Abszeßbildung in der Tunica albuginea. Auch hier stellten die Infiltratzellen größtenteils große einkernige Elemente dar. Über Beobachtung von Urethritis typhosa am Lebenden berichtet Saphier, der auf die weißliche Farbe des Ausflusses hinweist. Im Ausstrich fanden sich zahlreiche, intrazellulär gelagerte Stäbchen, die kulturell als Typhusbazillen identifiziert werden konnten. Infektion der Harnorgane bei Typhus vermerkt auch Stern. Bemerkenswert ist ferner eine Form der eitrigen Urethritis welche mit Konjunktivitis und Arthritis kombiniert, zuerst von Reiter beschrieben wurde. Als Erreger beschrieb Reiter eine Spirochäte, welche er aus dem Blute züchtete und Spirochaeta forans nannte. Nach Ruge wurde dieselbe schon 1916 von I. W. Scott McFie gesehen. Pathologisch-anatomische Untersuchungen über diese Erkrankung der Harnröhre liegen nicht vor.

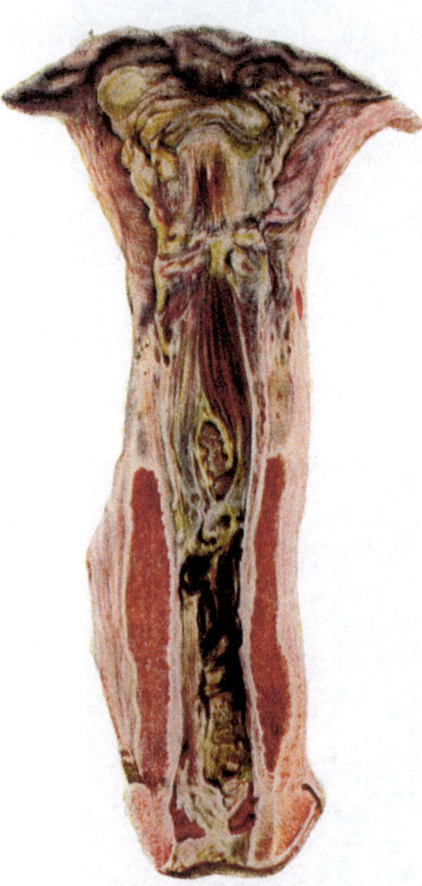
Abb. 25. Nekrotisierende Urethritis.

Diesen Formen der sekundären Urethritis schließen sich jene an, welche bei eitrigen Prozessen in der Harnblase und den Nieren angetroffen werden. Allerdings ist daran festzuhalten, daß auch bei sehr schweren Zystitiden die Urethra kaum oder bloß geringgradig verändert sein kann. So sieht man Übergänge von leichter Epithelabschilferung bis zur schwersten nekrotisierenden Urethritis, wobei die Entzündung durch direktes Übergreifen auf das Corpus cavernosum urethrae zur Abszeßbildung in demselben und völliger Nekrose des Schwellkörpers der Harnröhre führen kann (Abb. 25 und 26).

Unter die Formen nicht bakterieller primärer Urethritiden sind zunächst jene seltenen hauptsächlich in den Tropen zur Beobachtung gekommenen Fälle einzureihen, wo Amöben in der Harnröhre gefunden wurden. STRAUB berichtet über histolytika-ähnliche Amöben bei einem chinesischen Kuli, der an der Glans penis zahlreiche runde, unregelmäßig gestaltete, leicht blutende Ulcera hatte. Auch im Urin fanden sich Amöben. Die Leistendrüsen waren geschwollen. Eine „Entamoeba polymorpha“ fand PETZETAKIS. Über Trichomonas vaginalis in der Urethra liegt eine Mitteilung von KATSUNUMA, einen 3 jährigen Knaben betreffend, vor. Der Autor nimmt eine Übertragung von der weiblichen Umgebung an. Auch DASTIDAR sah 3mal Trichomonaden, ebenso CAPEK (Lit.) Näheres über Parasiten der Urethra und des Gliedes siehe im Kapitel Parasiten.

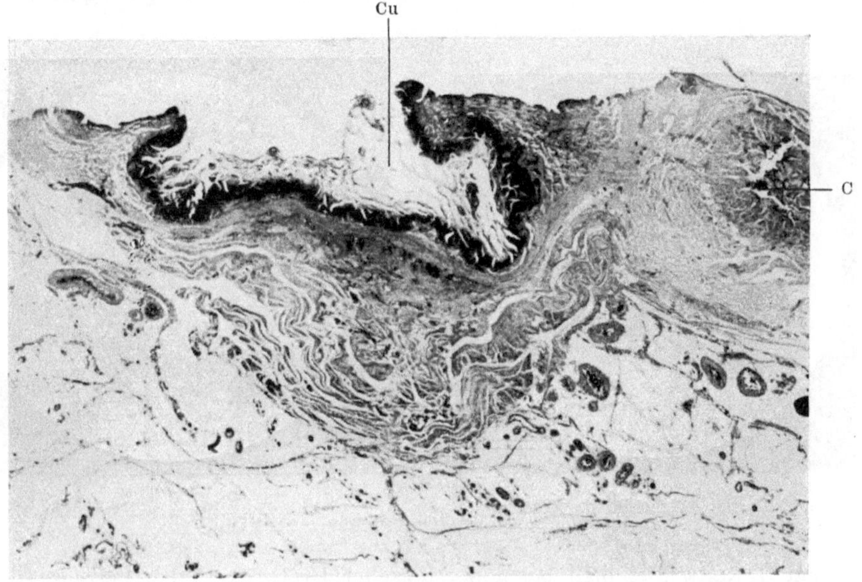

Abb. 26. Nekrotisierende Urethritis mit Gangrän des Corpus cavernosum urethrae. C Corpus cav. penis. Cu Corpus cav. urethrae.

Eine 3. Gruppe von Erkrankungen der Harnröhre stellen jene Formen dar, die zuerst WAELSCH als „chronische nichtgonorrhoische Urethritis“ bezeichnet hat. Diese sind klinisch durch ein wohlumschriebenes Symptombild gekennzeichnet: Lange Inkubationszeit, geringe objektive und subjektive Erscheinungen aber außerordentlich chronischer Verlauf. GLINGAR beschrieb Veränderungen der Urethralschleimhaut in diesen Fällen, die in teils umschriebenen, teils diffusen „weichen Infiltraten“ bestehen, in welche hirsekorn- bis stecknadelkopfgroße, graue oder graugebliche Knötchen eingelagert sind. Nach REICHMANN sollen diese Einlagerungen die Pars prostatica bevorzugen. Im eitrigen Exsudat dieser Art der Harnröhrenentzündungen finden sich Leukozyten, aber wenig oder gar keine Bakterien; jedenfalls wird diesen von allen Autoren keine pathogenetische Bedeutung beigelegt. Damit leiten diese Formen über zu der von HECHT mitgeteilten „Urethritis abacteritica infectiosa“ und zu den durch „Einschlußkörperchen“ bedingten Erkrankungen der Harnröhre. LINDNER war der erste, dem es gelang, unter 10 Fällen von nichtgonorrhoischer Urethritis dreimal Einschlußkörperchen nachzuweisen. LINDNER beschreibt diese mit folgenden Worten: „Man findet Zelleinschlüsse vom typischen Aussehen der

PROWAZEKschen Gebilde (vgl. Abb. 27 und 28, Originale, welche uns Herr Prof. LINDNER in liebenswürdigster Weise zur Verfügung gestellt hat), die von mir beschriebenen freien Initialformen, die besonders in ihrer elliptischen Gestalt sehr charakteristisch sind. Ferner im Protoplasma einzelner Zellen zerstreut zahlreiche rote, scharf begrenzte Körnchen von verschiedener Größe, sowie rote und blaue Initialformen, wie solche auch im Epithel des frischen Pannus vorkommen". Diese Einschlußkörperchen konnten nur in frischen Fällen gefunden werden, bei den alten Fällen gelang der Nachweis nicht. HALBERSTÄDTER und PROWAZEK sahen die gleichen Einschlüsse und FRITSCH, HOFSTÄTTER und LINDNER gelang die Übertragung auf Affen. Demgegenüber ist anzuführen, daß in neuerer Zeit von verschiedener Seite die Bedeutung und der spezifische Charakter dieser Einschlußkörperchen mehr minder geleugnet wurde.

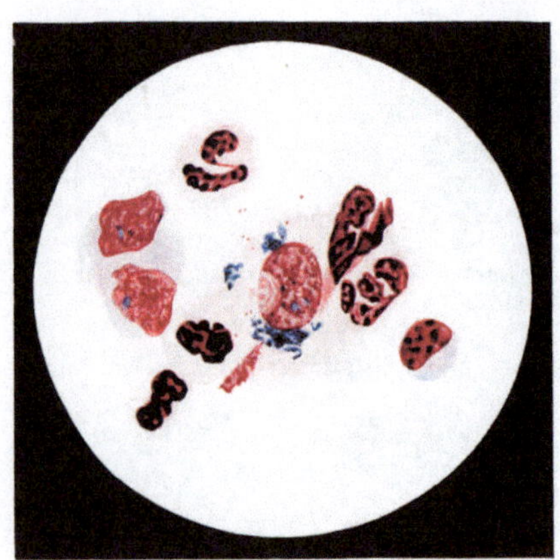

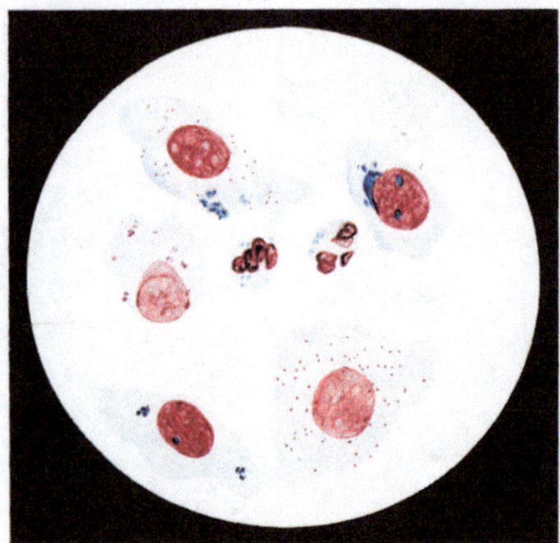

Abb. 27. Einschlußkörperchen. Abb. 28. Einschlußkörperchen.
(Originalpräparate von Professor LINDNER.)

So fand JANCKE dieselben bei gonorrhoischer Urethritis, THIM betrachtet dieselben bloß als Entwicklungsstadium eines von ihm entdeckten Protozoons und FRÜHWALD konnte in seinen eigenen Fällen nur einmal einen dreieckigen, im Giemsapräparat blaugefärbten, juxtanukleärgelegenen Einschluß finden. SCHMITZ fand nach chronischer Urethritis non gonorrhoica (und auch gonorrhoica) in dem Zytoplasma abgestoßener Epithelien Granula, die als Keratohyalin anzusprechen sind (vgl. MARTIN und ROMIEU]).

Besonders klinisch beachtenswert sind die Angaben von Mitbefallensein der Harnröhre bei Herpes genitalis. Der Ausfluß gering, aus Epithelien und Leukozyten bestehend. Diesbezügliche Angaben finden sich bei NICOLAS, KLOTZ, GATÉ und PAPACOSTAS, NOGUER-MORÉ, LUCRI. Strikturen im Gefolge von Herpes urethrae sahen KLAUSNER und CANDELA ORTELS. Auch bei Variola (ROKITANSKY) und bei Pemphigus wurden Effloreszenzen in der Harnröhre beobachtet (LUDWIG und HERXHEIMER, COUSTU).

Neben den durch Bakterien, Protozoen und nicht näher bekannte Virusarten hervorgerufenen Urethritiden kennt man eine Reihe von entzündlichen Vorgängen in der Harnröhre, welche mechanischen und chemischen Reizen ihren Ursprung verdanken. So wird über Urethritis infolge Einbringung von Fremdkörpern (Masturbation [OBERLÄNDER]) berichtet (KAUFMANN), Käferlarven (STERNBERG) und Fliegenmaden (BURCKHARDT) wurden gefunden.

Andererseits aber kann es auch infolge des Abganges von Konkrementen aus Blase und Nieren oder durch autochton in der Harnröhre entstandene Steine zur Entzündung der Harnröhre kommen. Ebenso sollen leichte äußere Gewalteinwirkungen auf den Penis von längerer Dauer (Reiben, Radfahren usw.) auf rein mechanischem Wege Urethritis hervorrufen. Über Urethritis simplex nach Diathermie berichtet JOSEPH.

Häufiger sind Harnröhrenentzündungen auf Grund chemischer Reize, (ROBINSON), die bisweilen auf zu konzentrierte Medikamente zurückgehen können. Auch kann dadurch die Widerstandsfähigkeit der Schleimhaut gegen normalerweise saprophytische Keime stark herabgesetzt werden (VOISARD). Ungewöhnlich ist eine Beobachtung von BALLENGER, der Verätzung der Urethra durch Kampfgase beobachtete. Gelegentlich kommt es zur Ausstoßung röhrenförmiger Gebilde, die aus Epithelien, Leukozyten und Fibrin bestehen und die Konfiguration der Harnröhre nachahmen (BATTLE, BECKE [nach Verätzung mit „Heydisan"]). Vollständige Nekrose der Harnröhrenschleimhaut beobachtete DAVIS nach irrtümlicher Injektion einer 10%igen Natriumlauge mit anschließender eitriger Prostatitis und Samenblasenentzündung. Tod an Sepsis. Daß nach derartigen Verätzungen schwere Strikturen zurückbleiben können. ist ohne weiteres verständlich. Auch Übergreifen des Prozesses auf die LITTRÉschen Drüsen wurde beschrieben (ASCH).

Diesen auf exogene chemische Reize zurückgehenden Veränderungen sind jene Formen von Urethritis an die Seite zu stellen, die schon den alten Ärzten wohl bekannt, im Anschluß an den übermäßigen Genuß gewisser Getränke und Speisen, wie von Bier, zumal von untergärigem, Wein und von Gewürzen, wie Pfeffer und Senf, sich einzustellen pflegen und als Urethritis ab ingestis bezeichnet werden. Schließlich sei auf die bei Stoffwechselkrankheiten wie Diabetes mellitus und Gicht zu beobachtenden Urethritiden hingewiesen (SCHRADER). Auch bei Phosphaturie und Oxalurie sowie bei Vorhandensein zahlloser Uratkristalle im Harn (TAKAGI) wird ähnliches beschrieben, vermutlich gehen hier die Entzündungserscheinungen auf die in abnormer Menge vorhandenen korpuskulären Harnbestandteile zurück, welche sowohl als chemische wie auch mechanische Reize auf die Schleimhaut wirken können.

Tierische Parasiten der Harnröhre und des Penis.

Die in der Urethra gefundenen Parasiten wirken, ähnlich wie Steine und andere Fremdkörper. in erster Linie als mechanische Reize. Die dadurch hervorgerufenen Veränderungen bestehen zumeist in einer Urethritis (s. das vorangehende Kapitel) mit schleimigem bis eitrigem Exsudat, indem die Erreger derselben, die Parasiten zu finden sind. So sah STERNBERG Larven einer Bohrkäferfamilie (Ptinidae), gleichartige Beobachtungen teilten EZICKSON und LEON mit, Fliegenmaden beschrieben HERMANN und BURCKHARDT. Auf dem Befund von Eustrongylus gigas in der Urethra beziehen sich die Mitteilungen von ANDO und WAKABAYASHI. Trichomonas vaginalis sahen DASTIDAR und KATSUNUMA, „Flagellaten-Urethritis" beschreibt CAPEK. Als Kuriosum sei ein Fall von MITRA erwähnt. Dieser Autor untersuchte einen 8jährigen indischen Knaben, dem während des Angelns im Sumpf ein etwa 10 cm langer Blutegel in die Harnröhre geschlüpft und unter verschiedentlichen Verletzungen bis in die Blase eingedrungen war. Nach 4 Tagen ging der Wurm tot ab.

Die erwähnten Parasiten wirken, wie schon bemerkt, in erster Linie nur als Fremdkörperreiz auf die Schleimhaut der Harnröhre. Eine gewisse Sonderstellung, einerseits bezüglich der Schwere der Veränderungen, andererseits in betreff der Art und Weise der Infektion nimmt dagegen das Schistosomum, der

Erreger der „Bilharziose" ein. Von den 8 bekannten Schistosomumarten sind beim Menschen nur 3 beobachtet worden (LUTZ-LUTZ). Schistosomum haematobium und mansoni sind praktisch nur auf den Menschen beschränkt, Schistosomum japonicum findet sich auch bei Haustieren. Für die Erkrankung der Harnwege kommt aber fast ausschließlich das Schistosomum haematobium in Betracht.

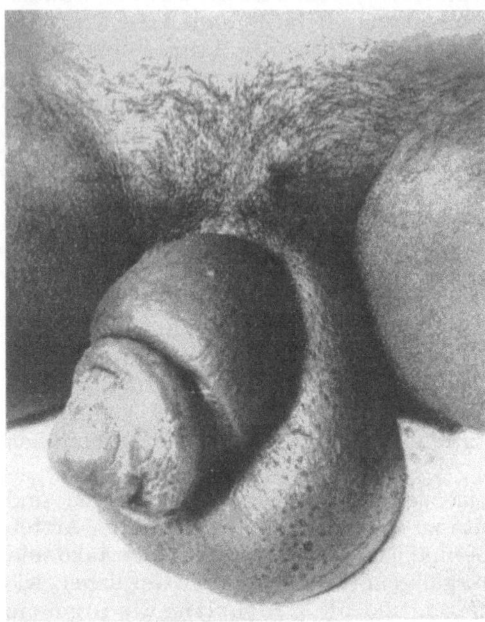

Abb. 29. Bilharziose des Penis (Beobachtung von Professor SOROUR).

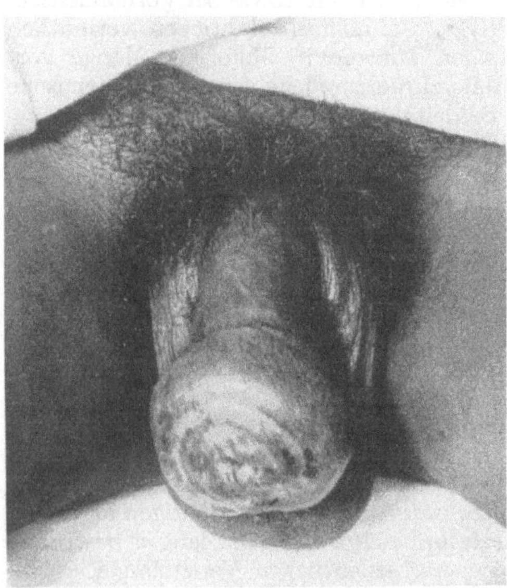

Abb. 30. Bilharziose des Penis (Beobachtung von Professor SOROUR.)

Das Eindringen in die Harnröhre erfolgt aber nicht, wie bei den oben erwähnten Parasiten direkt, vielmehr bohrt das aus dem Ei freigewordene Mirazidium nach Umwandlung in einem entsprechenden Zwischenwirt, sich als Zerkarie durch die Haut in das Unterhautzellgewebe ein, um nach Einbruch in kleine Venen schließlich in die Pfortader zu gelangen. Hier erzeugt der Parasit vorerst keine weiteren Veränderungen. Erst zur Eiablage begeben sich die Schistosomen in die Wurzelvenen der Pfortader und gelangen dabei nach SCHEUBE rückläufig über die zwischen Vena haemorrhoidalis inferior et media bestehenden Anastomosen in das Ursprungsgebiet der Vena hypogastrica und damit in den Bereich der Blase und Harnröhre. Hier sind es nicht so sehr die Parasiten selbst als die in ungeheuren Mengen im Gewebe abgelegten Eier, welche Ursache der krankhaften Veränderungen werden.

Die Mitbeteiligung von Penis und Urethra bei der Bilharziose ist nach PFISTER nicht selten, stehen ja doch die Blutadern des Gliedes mit den Venennetzen der Vorsteherdrüsen in Verbindung. Der Beginn der Erkrankung pflegt sich klinisch durch Störungen der Harnentleerung, Blutharnen und Absonderung eines eitrigen Exsudates auszudrücken. In diesem Stadium können schon die zahlreichen eosinophil gekörnten weißen Blutkörperchen Verdacht auf Bilharziose erwecken, der dann durch den Nachweis der Eier im Exsudat zur Sicherheit wird.

Makroskopisch pflegen sich in der Harnröhre, neben den allgemeinen Zeichen der Entzündung, Geschwüre und kleine traubenartige Erhabenheiten der Schleimhaut zu finden. Besonders im Beginne auf die Pars prostatica beschränkt, können sie bei schwereren Fälle der ganzen Urethra eine wie gekörnte Oberfläche verleihen, welche durch einen bräunlichen Farbton eine weitere Besonderheit erhält. Oft fühlt man entsprechend diesen „polypösen" Wucherungen derbe Einlagerungen unter dem Epithel, welche auf die Ansammlungen der Eier zurückgehen. Die so veränderten Schleimhautpartien neigen zu oberflächlichem Zerfall, wodurch die Eier in die Lichtung der Harnröhre gelangen, andererseits ist eine Inkrustation mit Harnsalzen und Kalksubstanzen, ähnlich wie in der Blase („Sandblase") häufig, was PFISTER als Urethritis calcificans bezeichnete. Im Verein mit der Geschwürbildung können sich hochgradige Stenosen entwickeln, wodurch die Ausbildung von Fisteln blasenwärts derselben begünstigt wird, die mit ein sehr häufiges Vorkommnis bei Bilharziose sind. So vermerkt MILTON unter 925 Bilharziakranken 113 mit Fisteln, GÖBEL findet einen Hundertsatz von 18 und TERNIER verzeichnet unter 109 Patienten 43 mit Fisteln, was einem Hundertsatz von 40 entsprechen würde. Fistelgänge kommen nicht nur am Penis selbst, wie z. B. an der Glans zur Ausbildung, sondern können auch am Perineum und Skrotum ausmünden. Die damit einhergehenden entzündlichen Veränderungen und Gewebswucherungen können einmal zu starken Verunstaltungen des Gliedes wie auch zu elephantiastischer Vergrößerung des Penis führen (GÖBEL vgl. Abb. 29, 30, 31). Die Ähnlichkeit dieser Bildungen mit den sogenannten Kallusgeschwülsten des Gliedes (s. d.) vermerkt REISCHAUER. Diese Veränderungen gehen auf die Ausbreitung der Bilharziose auf die Corpora cavernosa und die übrigen Gewebsanteile des Gliedes zurück. Es entwickelt sich nach PFISTER sehr bald eine Periurethritis und Kavernitis. Strikturen, weniger in Form narbiger Schrumpfungen als durch ausgedehnte Granulationswucherungen bedingt, sind gleichfalls beobachtet worden (PFISTER).

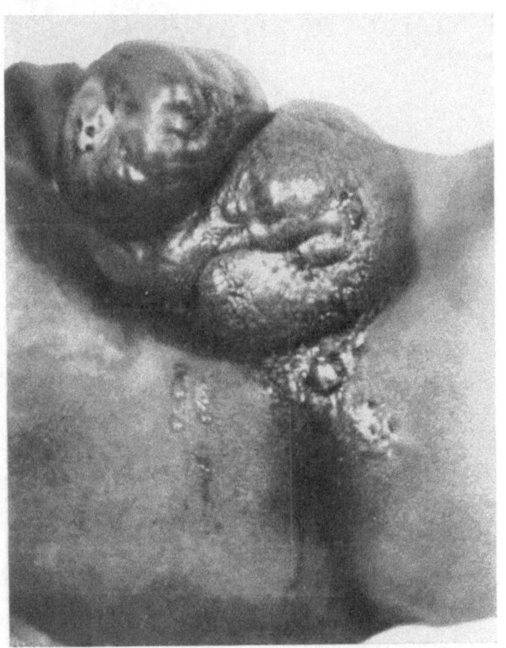

Abb. 31. Bilharziose des Penis und Skrotum. Multiple Fistelbildung (Beobachtung von Professor SOROUR).

Histologisch (Abb. 32) wird das Bild von den zumeist sehr zahlreichen, oft in sehr großer Menge vorhandenen Eiern des Schistosomum haematobium beherrscht. Nach SOROUR, dem wir im wesentlichen folgen, entwickelt sich in den oberflächlichen Schichten um die Eier ein Granulationsgewebe, das reichlich Plasmazellen enthält, eosinophile Leukozyten aber anfänglich noch vermissen läßt. FISCHER betont dagegen gerade das Vorhandensein eosinophil gekörnter weißer Blutkörperchen. Diese Zellanhäufungen nehmen rasch an Größe zu, drängen, da sie unmittelbar unter dem Epithel liegen, letzteres vor sich her und erzeugen die papillären Erhabenheiten der Schleimhautoberfläche, welche bereits mit freiem Auge wahrnehmbar sind (s. o.). Madden spricht bereits von Papillomen. Verletzung des deckenden Epithels kann zur Einwanderung von Keimen und sekundären, banal-entzündlichen Veränderungen führen. Bei etwas längerem Bestehen der Veränderungen treten eosinophile Zellen in größerer Menge auf, eine erhöhte Proliferation bindegewebiger Elemente hat statt. In den tieferen Gewebslagen kann es zu einer diffusen zelligen Infiltration kommen oder aber es entstehen umschriebene, aus epitheloiden Zellen und Riesenzellen aufgebaute, gefäßlose, „miliare Bilharziome". Eosinophile treten nach Sorour hier erst auf, wenn bereits die bindegewebige Umwandlung des Gewebes eingesetzt hat.

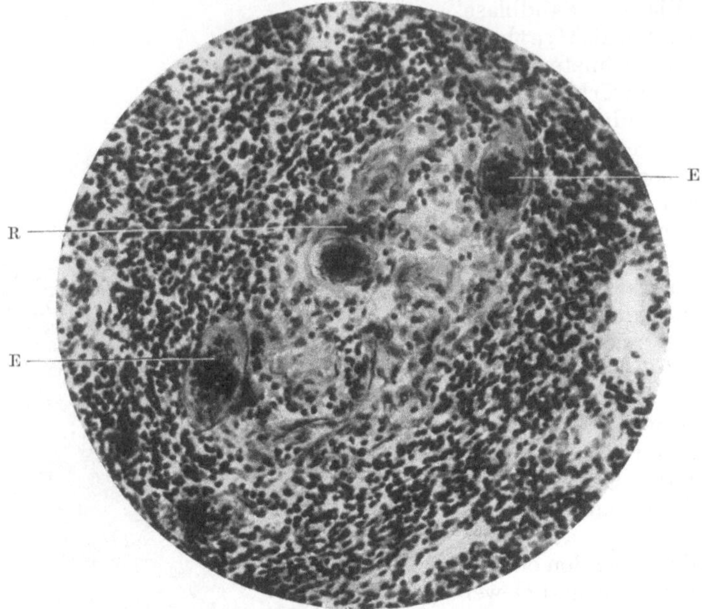

Abb. 32. „Miliares Bilharziom". E Schistosomumeier. R Riesenzelle, an ein Ei angelagert.

Schließlich ist fibröse und hyaline Verhärtung des Gewebes das Ende. Eosinophile sind dann wieder selten. Die Eier sterben ab, ihre Form kann stark verändert sein, Einbuchtungen und Verkalkungen treten auf. Schließlich kann nur mehr eine verkalkte krümmelige Masse in Fremdkörperriesenzellen auf das frühere Vorhandensein der Parasiteneier hindeuten. Die durch die Schistosomeneier ausgelöste vorwiegend proliferative Entzündung wird nach Sorour durch von den Eiern stammende Toxine hervorgerufen. Mit durch Hitze abgetöteten Eiern gelang es diesem Autor nicht nach intravenöser Injektion, z. B. in der Lunge, „Bilharziome" zu erzeugen, wohl aber mit nicht in dieser Weise vorbehandelten.

Von ganz besonderer Bedeutung sind die Veränderungen, welche in den Fällen chronischer Bilharziose sich am Epithel abspielen. Die bereits früher erwähnte „papilläre" Wucherung der Schleimhaut geht einher mit einer Epithelproliferation, welche schließlich zur Bildung eines Krebses führen kann. Oft sieht man als Zeichen der wesentlichen Rolle, welche die Bilharziaeier dabei spielen, noch im Karzinomgewebe dieselben liegen. Wie in der Leber und Harnblase kann man somit auch in der Urethra von einem „Bilharziakarzinom" sprechen.

Entzündungen der Schwellkörper des Gliedes und Folgezustände derselben.

Die nicht durch den Gonokokkus dedingten Entzündungen an den Schwellkörpern des Gliedes und der Harnröhre lassen sich bezüglich ihrer Entstehung in 3 Gruppen einteilen:

1. Traumatische Kavernitis,
2. durch Fortleitung entzündlicher Vorgänge in der Nachbarschaft entstandene und
3. auf dem Blutwege zustande gekommene.

Jede Gewalteinwirkung am Penis ist von vornherein imstande durch Zerreißung des Maschenwerkes der Schwellkörper mit nachfolgender Blutung ins Gewebe den Boden für eine Infektion vorzubereiten. Dabei können die Keime entweder von der äußeren Haut (nach Stich- und Schußverletzungen, wie sie im Kriege nicht so selten zur Beobachtung kamen, nach Bißwunden, Quetschwunden des Penis durch Sturz auf den Damm [Pfählungsverletzungen]) oder von der Harnröhre her in das Gewebe gelangen. Während brüske Verletzungen beim Koitus sehr selten als Ursachen in Betracht kommen (Callomon), spielt der Vorgang des „Brechens der Chorda“ beim Zustandekommen von Entzündungen der Schwellkörper eine bedeutende Rolle, da nach Malis fast in 50% aller Fälle die Urethra mitverletzt wird.

Die gesetzten Wunden können außerordentlich klein sein. So berichtet Bratrud über einen 18jährigen Arbeiter, der nach Verletzung mit einer Gerstengranne nach 11 Tagen mit einer mächtigen Schwellung des Gliedes erkrankte. Mehrfache Inzisionen entleerten bis 90 ccm eines stinkenden Eiters, in dem Streptokokken nachgewiesen werden konnten. Friesleben veröffentlichte einen Fall von „penigener Sepsis“ bei einem 32jährigen Manne, die von einer vermutlich während eines venerischen Exzesses entstandenen Läsion ihren Ausgang genommen hatte. Als nicht zu seltene Ursache traumatischer Kavernitis ist ferner unsachgemäßer Katheterismus zu erwähnen („fausse route“). Brack weist darauf hin, daß die instrumentelle Behandlung von Strikturen vor allem in der Gegend der Cowperschen Drüsen Anlaß zu Verletzungen gibt, weil hier gerade durch die Entzündung und nachfolgende Narbenbildung die Dehnungsfähigkeit der Harnröhre abgenommen hat. Bei narbiger Striktur der vorderen Harnröhre nach Bougieverletzung entstandene paraurethrale Phlegmone, welche auf das Corpus cavernosum übergriff, bilden Christeller und Jacoby ab. Bei dem 57jährigen Manne trat infolge Gangrän des Penis Tod an Urosepsis ein. Auch nach zu brüsker Dehnung, bzw. „Sprengung“ von Strikturen wird Kavernitis beobachtet.

Die zweite, wohl bei weitem häufigste Form der Kavernitis stellt jene dar, welche sich im Anschluß an entzündliche Veränderungen in der Nachbarschaft entwickeln. Hier ist es vor allem die gonorrhoische Urethritis, deren Komplikation, die Cavernitis gonorrhoica, ja bereits besprochen wurde (s. S. 235). Das dort Gesagte gilt mutatis mutandis auch für die im Anschluß an nicht blennorrhagische Urethritiden auftretende Entzündungen der Schwellkörper. Zumeist ist der Verlauf jedoch ein stürmischerer als bei dem durch den Gonokokkus bedingten und ausgedehnte phlegmonöse Infiltration mit Durchbruch ist die Regel. Eine große Rolle spielt beim Zustandekommen dieser nicht gonorrhoischen Phlegmone das Bestehen von Verengerungen der Harnröhre. Einen ganz ungewöhnlichen einschlägigen Fall beobachtete Pfitzner. Im Anschluß an eine gonorrhoische Striktur und vergebliche Sondierungsversuche sah er das Auftreten einer ausgedehnten Phlegmone, wobei sich die Harnröhre als teilweise völlig nekrotisch erwies. Nach Inzision und Abtragung der nekrotischen

Gewebepartien blieb ein 6 cm langer Defekt der Urethra. Der Patient starb nach gutem Heilungsverlauf dieser Wunde verhältnismäßig kurze Zeit nachher an einer Endokarditis. Bei der Leichenöffnung fand sich an Stelle der Harnröhre ein mit Schleimhaut ausgekleideter Kanal, der glatt in die Urethra überging.

Auch andere entzündliche Veränderungen als Urethritis können Ursache der Kavernitis sein. So sieht Fišer als Infektionsquelle einer durch Bacterium coli hervorgerufenen Kavernitis eine Phimose an. Bei der Aufnahme des 21jährigen Patienten zeigte sich im mittleren Drittel des Penis ein mächtiges Infiltrat. Aus der Harnröhre entleerte sich zäher Eiter, in welchem Bacterium coli nachgewiesen werden konnte. Im Anschluß an eine Autovakzinetherapie kam es unter stürmischer Fieberentwicklung zur Erweichung und zum Durchbruch der Herde mit Bildung einer lange Zeit fistelnden Abszeßhöhle im rechten Corpus cavernosum.

Bei weitem seltener sind die auf metastatischem Wege entstandenen Entzündungen des Schwellkörpers. Kavernitis bei Variola, Fleckfieber und allgemeiner Sepsis wird von Callomon erwähnt. In einem Fall von Orsos war es allerdings neben einer bestehenden Urethritis typhosa (s. S. 246) in der Tunica albuginea eines Corpus cavernosum penis zur Bildung eines sichelförmigen Abszesses gekommen. Die Trabekel des Schwellkörpers wie auch das ganze übrige Gewebe des Penis war von mononukleären Zellen durchsetzt. Makroskopisch stellten sich die Veränderungen des Gliedes als Gangrän dar. Orsos erwähnt eine analoge Beobachtung Andrals.

Gleichfalls als Teilerscheinung einer Allgemeinerkrankung, allerdings nicht infektiöser Natur, sind die bei Gichtikern bisweilen vorkommenden Knoten zu werten, auf die O. Sachs hingewiesen hat. Sie gehen entweder auf die Ablagerung harnsaurer Salze und die dadurch bedingte reaktive Entzündung oder auf entzündliche Veränderungen an den Blutadern der Schwellkörper zurück.

Bezüglich des makroskopischen Bildes der Kavernitis gilt das bei der gonorrhoischen Entzündung der Schwellkörper Gesagte: Schwellung und Ödem des subkutanen Zellgewebes sind in gleicher Weise ausgeprägt, zumeist deckt jedoch der Einschnitt eine bereits eitrige Entzündung, ja vielfach auch phlegmonöse Infiltration der Schwellkörper auf. Histologisch findet man die Erscheinungen der unspezifischen Entzündung, die bei der typhösen Kavernitis durch das Vorherrschen großer mononukleärer Zellen besonders gekennzeichnet wird.

Heilung mit restitutio ad integrum ist nach Angabe aller Autoren bei den nicht gonorrhoischen Kavernitiden weit seltener, als bei den durch den Gonokokkus hervorgerufenen. Wohl fast stets bleiben mehr minder ausgedehnte Narben zurück. Von klinischem Interesse ist eine von Wildbolz als „Cavernitis migrans" beschriebene Form, wo ein „Wandern" der entzündlichen Infiltration ohne eitrige Einschmelzung beobachtet werden konnte. Beinahe als Regel kann es gelten, daß man Phlegmone des Gliedes, ja Gangrän des ganzen Penis als Folge der Kavernitis zu sehen bekommt, da die klinisch so gefürchtete Urininfiltration, teils nur eine bestehende Infektion komplizierend, teils überhaupt eine Kavernitis erst auslösend, zur ausgedehnten Durchtränkung und Zerstörung des Gewebes führt. Dabei folgt die Urininfiltration zunächst anatomisch vorgezeichneten Bahnen, indem sie, entweder bloß auf Penis und Perineum beschränkt oder aber auch auf das Beckenzellgewebe sich erstreckt (paraproktitische Abszesse: Brack, White and Ritch, Wallenstein, Fruchand-Brin, Verliac et Charrier u. a.). Bezüglich der Fistelbildung gilt das im Kapitel Urethritis gonorrhoica Gesagte (vgl. auch Fouseca). Es ist verständlich, daß durch Übergreifen der Infiltration auf das Skrotum mächtige Vergrößerungen desselben mit elephantiastischer Verdickung des Hodensackes bei längerem Bestande des Leidens sich entwickeln könne (Bussa-Lay).

Metaplastische zu Gliedverhärtung führende Vorgänge. (Induratio penis plastica.)

Mehr weniger umschriebene Verhärtungen im Bereiche der Schwellkörper pflegen aus verschiedener Ursache aufzutreten. Am Schwellkörper der Harnröhre sind sie meist Folgen eines Übergreifens entzündlicher Vorgänge von der Urethra aus — also etwa auch Folgen paraurethraler Abszesse — oder sie sind auf vorangegangene Gewalteinwirkungen zu beziehen. Letztere, wie Stoß, Quetschung, Schußverletzung (Sachs), „Bruch" spielen, indem sie zu Blutungen und weiterhin zu schwieligen Verdickungen führen, dieselbe Rolle auch bei den Schwellkörpern des Gliedes, ebenso Störungen des Blutumlaufes (Thrombose), wie auch fortgeleitete oder selbständig in ihnen abgelaufene Vorgänge entzündlicher Natur (Grauhan, Schultze), sowie endlich auch ortseigenes oder metastatisches Geschwulstwachstum.

Sind schwielige Verdichtungen bereits ausgebildet, so läßt sich die Krankheitsursache aus der Krankengeschichte in Zusammenhalt mit dem Sitz und dem sonstigen anatomischen Verhalten erschließen — vielfach aber auch nur vermuten.

Peyronie scheint als erster den Gliedverhärtungen eine besondere Beachtung geschenkt zu haben und führte sie auf ein Übermaß im Geschlechtsverkehr sowie auf venerische Ansteckung zurück. In der Folge begegnen wir Erörterungen der in Betracht kommenden Fragen, vornehmlich im französischen und angelsächsischen Schrifttum. So machte Ricord 1847 den Versuch, solche umschriebene Indurationen auf Traumen und Entzündungen (Syphilis) zurückzuführen, wobei auch er schon Fälle kannte, für die eine Ursache zu ermitteln er nicht imstande war. Und bald darauf (1849) machte Kirby in 4 Fällen die Gicht für die Erkrankung verantwortlich, beobachtete hiebei, wie es scheint als erster, die Vergesellschaftung der Verhärtungen mit Knotenbildungen in der Palmaraponeurose, sowie in den Sehnenscheiden und fügte, nicht ohne auf Widerspruch zu stoßen (Diday, später Demarquay), den Begriff einer konstitutionellen Abwegigkeit des Bindegewebes, den „Arthritismus", der Reihe der bis dahin angenommenen ursächlichen Momente an. Verneuil, ebenso wie Tuffier sprachen nicht nur von Arthritismus, sondern wiesen auch noch auf den Diabetes hin, der neben der gichtischen Stoffwechselstörung mit den Indurationen in ursächlichem Zusammenhang stehen sollte. Weiterhin wurde auf besondere entzündliche Erkrankungen des Schwellkörpergewebes aufmerksam gemacht, wie solche im Gefolge von Unterleib- und Flecktyphus, von Blattern, von Pyämien sich einstellen können und ausheilend zu narbigen Veränderungen führen.

Ausführliche Berichte über das einschlägige Schrifttum geben Sachs, Sonntag, Callomon, sowie auch über die verschiedenen Benennungen dieser Zustände wie Ganglion, Fibrosis, Sclerosis penis, Fibrosclerotic plaque usw., zu denen nach dem Bericht van Burens und Keyes im amerikanischen Schrifttum auch noch die Bezeichnung Burens disease hinzukam.

In deutschen Landen hat man sich, abgesehen etwa von Rokitanskys und Lenhosseks Mitteilungen, erst in den letzten 3 Jahrzehnten auch um die Erkenntnis des Wesens der Gliedverhärtungen lebhafter bemüht, seitdem Posner diese Bestrebungen durch eine Vorweisung in der Berliner Dermatologischen Gesellschaft im Jahre 1899 ausgelöst hat. Es handelte sich um einen 41jährigen gesunden Mann, bei dem sich ohne nachweisbare Ursache im Laufe von $2^1/_2$ Jahren eine 1 cm lange und fast ebenso breite harte Platte an der Wurzel des Gliedes zwischen Haut und Schwellkörpern entwickelt hatte. Es wurde vermutet, daß das Gebilde teilweise aus Knorpel bestehe und Posner stellte diesen Fall den Plaques indurés französischer Autoren an die Seite. Es setzten nun weitere Bemühungen ein (Übersicht des Schrifttums s. bei SACHS, SONNTAG, CALLOMON, POLKEY), die einander oft gleichenden bzw. sehr ähnlichen Formen der Schwellkörperverhärtungen ätiologisch schärfer zu trennen und ihr anatomisches Verhalten genauer kennen zu lernen.

Kurz zusammengefaßt kann man im allgemeinen unter den häufigsten Formen solche durch Gewalteinwirkung entstandene von solchen unterscheiden, denen spezifische entzündliche Vorgänge zugrunde liegen. Doch verbleiben weiterhin auch noch nicht wenige Indurationen, für die, wie schon RICORD erkannt hatte, eine Ursache nicht erhoben werden kann und diese sind es, die jetzt wohl allgemein als ,,plastische Indurationen der Schwellkörper des Penis", als ,,Induratio penis plastica" benannt werden.

Es hat sich öfter die Gelegenheit ergeben, einen Einblick in das makro- und mikroskopische Verhalten derartiger Verdichtungen zu gewinnen, sei es, daß sie in dem Bestreben, die durch sie verursachten Störungen zu beseitigen, herausgeschnitten wurden, sei es, daß sie am Leichentisch zur Beobachtung kamen.

Was zunächst ihr anatomisches Verhalten betrifft, so finden sich diese verschieden großen und verschieden gestalteten Gebilde zumeist am Gliedrücken unter den dorsalen Gefäßen und hängen mit der Tunica albuginea der Schwellkörper mehr weniger innig zusammen, zeigen mitunter auch einen Zusammenhang mit der Scheidewand derselben. Spricht dieses Verhalten an sich schon dafür, daß die Verhärtungen sich in der Tunica albuginea entwickelt haben (FINGER u. a.), so haben ZUR VERTH und SCHEELE im Gegensatz zu den meisten übrigen Autoren den Sitz und den Ausgangspunkt in die Faszie des Gliedes verlegt, weil in ihren Fällen die Knoten sich leicht von der Schwellkörperhülle lostrennen ließen, sehr beweglich waren und, soweit es sich um Platten handelte, diese sogar gekantet werden konnten.

Die Gebilde werden ihrem Aussehen nach mit einer bindegewebigen Schwiele verglichen und sind weißlichgrau oder bläulichweiß, sehnig glänzend, knorpelartig derb. Einzelne bieten entweder zur Gänze oder teilweise die Härte verkalkten Gewebes oder eines Knochen dar. Von nicht verkalkten Knoten vermerkt SACHS, daß sie beim Einschneiden unter dem Messer knirschen. Ihrer Gestalt nach handelt es sich um rundliche oder längliche Knoten, Stränge, Platten, gelegentlich auch um Spangen, die auf die Seitenfläche des Gliedes übergreifen (ROBINEAU), oder um ringförmige Bildungen (CALLOMON). Die Platten sind leicht rinnenförmig und kehren ihre Höhlung dem Gliedrücken zu, dem sie ,,wie ein englischer Sattel" aufsitzen. Sie lassen sich meist nur wenig seitlich verschieben, während die Haut über ihnen ihre Verschieblichkeit nicht eingebüßt hat. Sie sitzen ferner, wie erwähnt, kennzeichnenderweise meist dorsal, und zwar öfter nahe der Schamfuge an der Gliedwurzel, weniger häufig über der Schaftmitte oder gegen die Eichel zu und kommen sowohl in der Einzahl wie in der Mehrzahl vor. Nach ZUR VERTH und SCHEELE fand sich in 68 Fällen die plastische Induration 30 mal an der Wurzel des Penis, 8 mal in der Mitte desselben, 16 mal in der Kranzfurche und nahm 14 mal mehr weniger die ganze Länge der Rute ein.

Der innige Zusammenhang mit der Tunica albuginea und das gelegentliche leichte Übergreifen auf das Schwellkörpergewebe selbst bedingen Verkrümmungen (Strabismus) bei der Erektion (Erection humile louche). Dies führt gewöhnlich die Träger der völlig schmerzlos sich entwickelnden Veränderung erst im Zustande vorgeschrittener Ausbildung zum Arzte. Es handelt sich meist um Männer im 5. oder 6. Lebensjahrzehnt. Auf Grund einer Zusammenstellung von 92 einschlägigen Beobachtungen zeigten ZUR VERTH und

SCHEELE, daß 6,5% auf das 3., 9,7% auf das 4., 27,2% auf das 5. 38,1% auf das 6., 11,9% auf das 7., 6,5% auf das 8. Lebensjahrzehnt entfielen.

Eine genauere histologische Untersuchung eines rein schwieligen Knotens hat als erster LELOIR im Jahre 1884 vorgenommen und seine damaligen Befunde decken sich im wesentlichen mit den meisten später von anderen Untersuchern gemachten Feststellungen, wenn er das gefäßarme Gewebe des von VERNEUIL herausgeschnittenen Gebildes als dem der Keloide ähnlich bezeichnet und daneben auch auf embryonale Zellen hinweist, die die Neigung zur Bildung von Bindegewebe erkennen lassen. Auch TUFFIER und TAYLOR vergleichen den Aufbau mit dem eines Keloids, eines Narbengewebes und ebenso später GALEWSKY und HÜBNER, NAUMARK, SACHS, STOTCZANSKY, ZUR VERTH und SCHEELE und WIEDHOPF.

Sehr eingehend beschrieb SACHS, dessen mikroskopische Bilder auch hier wiedergegeben werden, das histologische Verhalten der schwieligen Verdichtungen an der Hand von Präparaten, von denen auch einige uns vorlagen. Ein einheitlich schwieliger Knoten (von einem 47jährigen Manne stammend) ist der Hauptmasse nach aus leicht wellig verlaufenden, in dichter Lagerung zu Bündeln aneinander gefügten Bindegewebsfasern aufgebaut. In ihrem Verlauf sind spärliche lange, schmale, ab und zu etwas verbogene Kerne eingeschaltet. Die meisten Faserbündel verlaufen miteinander parallel in der gleichen Richtung wie die leimgebenden Faserzüge der Schwellkörperhülle, doch gibt es auch Stellen, an denen sie sich in unregelmäßiger Weise überkreuzen. Sie nehmen nach VAN GIESON den Fuchsinton nicht so an wie das kollagene Gewebe der Umgebung und erscheinen gelblichrot. Elastische Fasern sind viel spärlicher als in der Schwellkörperscheide mit dem kernarmen Bindegewebe verwoben. Sie begleiten die Fibrillenbündel in verhältnismäßig großen Abständen voneinander oder bilden, durch Quer- oder Schrägfasern verbunden, zarte, weitmaschige Netze. Das Gewebe ist im ganzen gefäßarm, nur vereinzelt trifft man Durchschnitte kleiner Arterien und Venen, die in engen Lücken des schwieligen Gewebes liegen. Ihr Bau ist ein ordnungsgemäßer, der geringen Weite ihrer Lichtung entsprechender. Neben ihnen werden die erwähnten Lücken von Zellen ausgefüllt, die die Gefäße umscheiden, einen basophilen Zelleib aufweisen und mit chromatinreichen ovalen Kernen versehen sind. Sie begleiten auch sehr feine, dünnwandige Gefäße und sind dann gelegentlich in mehreren Lagen anzutreffen. Leukozyten, Lymphozyten, Plasmazellen fehlen vollständig, ebenso wie auch jede Andeutung einer flüssigen Ausschwitzung; körniges oder fädiges Gerinnsel (Fibrin) fehlt. Man vermißt demnach alle jene Befunde am Gefäßbindegewebe, die gemeinhin eine Entzündung kennzeichnen. Es sei denn, man würde den Zellreichtum um die kleinen Blutgefäße als Ausdruck einer rein proliferativen Gegenwirkung auf irgendeinen Reiz hin deuten.

Im wesentlichen kamen alle übrigen Untersucher zu den gleichen Befunden, nicht allein hinsichtlich des schwieligen kernarmen Bindegewebes, das den Indurationen der Hauptmasse nach zugrunde liegt, sondern auch hinsichtlich der um die Gefäßwände angeordneten Zellansammlungen. Letztere werden nur in seltenen Fällen vermißt, in denen das Wachstum der schwieligen Knoten bereits zum Stillstand gekommen zu sein scheint (ROTHSCHILD). Alle Autoren erblicken in ihnen Keimstellen, aus denen das schwielige Gewebe der plastischen Indurationen heranwächst. SACHS sah in ihnen Fibroblasten, junge Bindegewebszellen, und deutete sie als Mutterzellen des schwieligen Gewebes, das sie heranreifend erzeugen. ROTHSCHILD hat sie später als „Bildungszellen" bezeichnet und vermutet, daß sie aus einer Rückdifferenzierung von Bindegewebszellen hervorgehen und imstande seien, sowohl in Bindegewebszellen wie auch in Knorpel- oder Knochenzellen sich umzuwandeln. FRANGENHEIM deutete schon vor Rothschild ähnliche Zellen in gleicher Weise. Gelegentlich der Beschreibung einer umfänglichen Knocheneinlagerung am Gliedrücken fand er solche Zellen in größerer Zahl dort, wo symphysenwärts eine bindegewebige Platte den Übergang zur Tunica albuginea der Schwellkörper herstellte. Die Zellen waren länglich, mit ovalen Kernen versehen, auch sternförmig verästelt und außerdem sah er große, rundliche oder vieleckige Zellen mit großen dunklen Kernen und verglich sie mit „Bildungszellen", „die man als Vorstufen von Knorpel- und Knochenzellen überall dort im Bindegewebe findet, wo diese Gewebsarten entstehen (Fibrochondroblasten)". In dieser Schichte fanden sich zartwandige

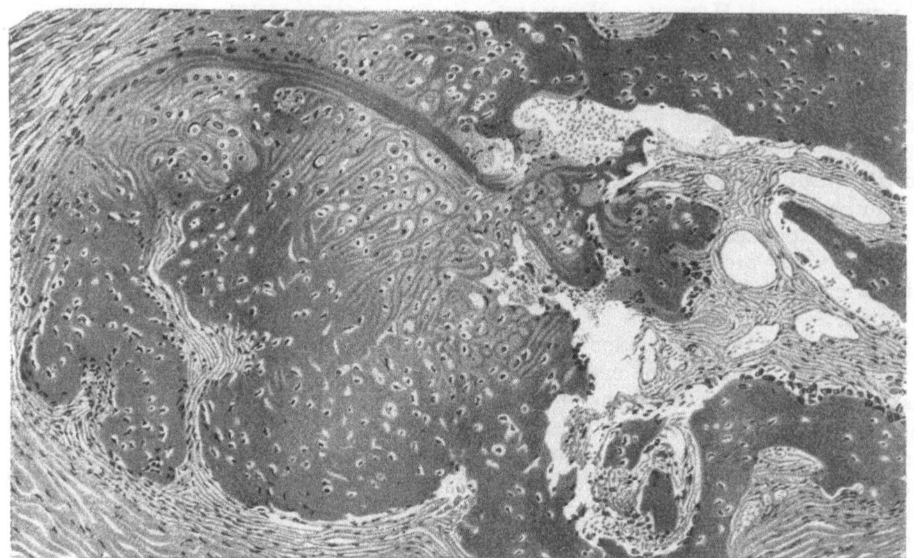

Abb. 33. Schnitt durch einen in der Mitte verknöcherten Induratioknoten (nach O. Sachs im Arch. f. Dermat. 85, Abb. 3, Tafel VI, Zeiß B. Oc. 3). Hufeisenförmige Knochenlamelle mit Knorpel- und Knochenzellen, im zentralen Teile Markräume mit gelatinösem Mark, am konvexen Teile den Übergang des Bindegewebes in Knorpel- bzw. Knochengewebe erkennen lassend.

neugebildete Gefäße. Entzündliche Veränderungen waren nicht nachweisbar und auch in diesem Punkte sind alle Untersucher zu demselben Ergebnis gelangt.

Außer rein schwieligen Herden gibt es auch solche, die in verschiedenem Ausmaße von Kalksalzen durchsetzt sind und in mit Hämalaun gefärbten Schnitten einen blauen Farbenton annehmen. Auf solche Befunde hat unter anderem auch Robineau hingewiesen und auch in einem Fall von zur Verth und Scheele wurde an einer umschriebenen stecknadelkopfgroßen Stelle das Vorhandensein von Kalksalzen verzeichnet, an mehreren Stellen der Tunica albuginea auch im Falle von Furuta-Schichiro, eine Beobachtung, die in Schwielen und auch sonst in weniger lebenskräftigen Geweben öfter erhoben werden kann.

Doch ist auch in einer Anzahl von Fällen, die man nach ihrem Sitz und nach der Art ihres Auftretens den plastischen Indurationen zuzählen muß, Knorpel- oder Knochengewebe nachgewiesen worden oder es waren auch beide Gewebsarten in ein und demselben Herde zu finden. Claude sprach bei einem Befund von Knorpelgewebe geradezu von einem „Enchondrom". Aus einer Zusammenstellung Sonntags geht hervor, daß sich Knochengewebe in etwa 10% der plastischen Verhärtungen feststellen ließ. Allerdings können ähnliche Befunde auch in jeder anderen Gliedverhärtung erhoben werden, die etwa im Anschluß an Blutungen oder Entzündungen sich eingestellt haben. Als „Penisknochen“ des Menschen sind wohl alle bedeutsameren Befunde dieser Art mitgeteilt und in ihrem Wesen besprochen worden. Sie verraten sich durch ihre auffallende Härte und sind des öfteren auch im Röntgenbilde festgehalten worden.

O. SACHS schilderte sehr eingehend einschlägige histologische Wahrnehmungen, die er bei der Untersuchung eines fibrösen, in seiner Mitte ein Knochenplättchen und eine kleine Knorpelinsel bergenden Knotens erhoben hat. Er fand (Abb. 33) Knochenbälkchen mit allen solche Gebilde kennzeichnenden Merkmalen. Sie wiesen Osteoblastenbeläge auf und wurden hier und da auch von Ostoklasten umsäumt. Die dem spongiösen Knochengebilde

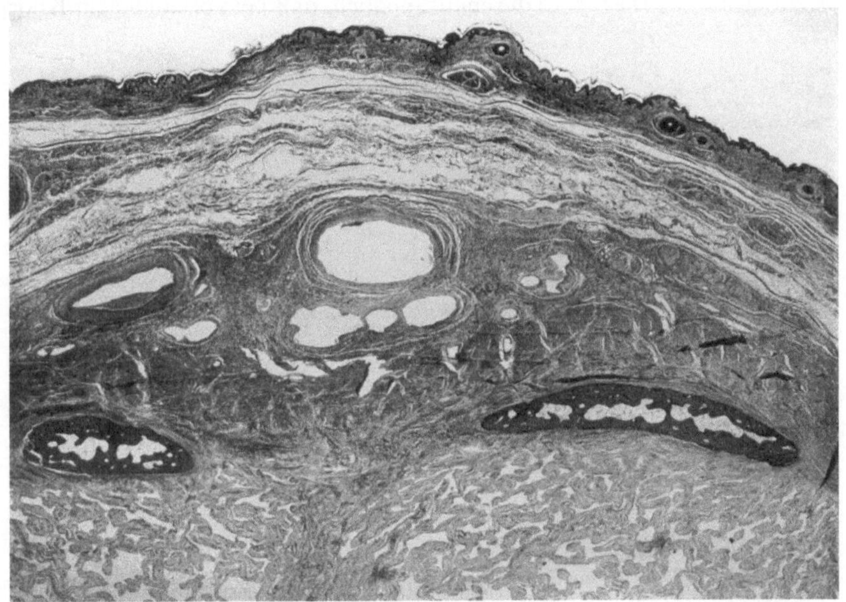

Abb. 34. Induratio penis plastica.

anliegende kernreichere Bindegewebsschichte verglich er mit der Beinhaut und stellte zwischen den Bälkchen faserreiches, zellarmes Markgewebe fest. Außerdem lag dem Knochen unmittelbar auch noch Knorpelgewebe, ein Bindegewebsknorpel, an. SACHS vermutet, daß eine Umwandlung von Knorpel in Knochen im Sinne einer enchondralen Verknöcherung erfolge, wenn er auch in dem vorgeschrittenen Zustande, den sein Fall darbot, nicht mit Sicherheit entscheiden konnte, ob eine solche Ossifikation oder eine metaplastische Umwandlung vorlag.

FRANGENHEIM kam auf Grund einer eingehenden Untersuchung eines ungewöhnlich großen Penisknochens, wie bereits oben angedeutet, zu dem Schlusse, daß sich das in der inneren Schichte der Schwellkörperhülle gelegene Knochengewebe auf direkte Weise im Bindegewebe entwickelt habe. Es sei aus den erwähnten Bildungszellen so hervorgegangen, daß sich um diese eine homogene, feinste Kalkkörnchen enthaltende Grundsubstanz ausgebildet habe und die Bildungszellen als Knochenzellen in runden oder zackigen Höhlen liegen geblieben seien. Zwischen den spongiösen Bälkchen fand sich ein junges

17*

markähnliches Gewebe, das sich gegen die Bälkchen zu verdichtete und den Spangen selbst lag ein regelmäßiger einreihiger Saum von epithelähnlichen Zellen (Osteoblasten) an. Ein Knochenabbau fand nicht statt. Das Knochengewebe erstreckte sich auch etwas auf das Septum penis, verschonte jedoch das Schwellkörpergewebe.

ROTHSCHILD, dessen Befunde sich mit denen der übrigen Untersucher im allgemeinen decken, sah außer knochenauf- und abbauenden Zellen auch die oben erwähnten „Bildungszellen" und ist der Meinung, die Umwandlung von Bindegewebe in Knorpel und Knochen gehe auf metaplastischem Wege im Sinne von ASCHOFF in der Weise vor sich, daß das Bindegewebe in der neoplastischen Phase auf den weniger differenzierten Zustand der Bildungszelle zurückkehre und sich in der metaplastischen Phase zu Bindegewebe, Knorpel- oder Knochengewebe entwickle. Ferner sei es durchaus möglich, daß bei vorhandenem Knorpel

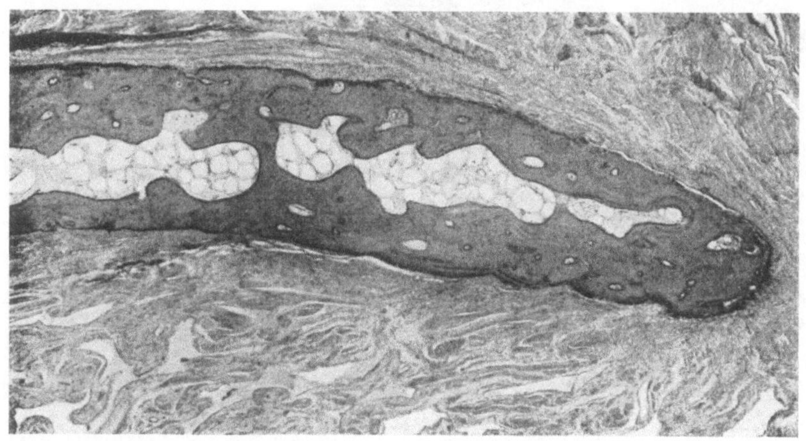

Abb. 35. Induratio penis plastica.

eine enchondrale Verknöcherung vor sich gehen könne. Ein unmittelbarer Übergang von Bindegewebe zu Knochengewebe wird nur für allerseltenste Fälle vorbehalten unter Berufung auf STÖHRs Lehre, nach der eine Umbildung von fertigem Binde- und Knorpelgewebe in Knochengewebe nicht vorkommt. Die umstehende Abb. 34 eines Querschnittes durch das Glied eines 74jährigen im Wiener Versorgungsheim verstorbenen Mannes, bei dem an der Gliedwurzel 2 symmetrisch angeordnete bis 4 cm lange knochenharte Platten getastet werden konnten, läßt deren typische Lagebeziehung zur Schwellkörperhülle erkennen. Die Abb. 35 zeigt deren feineren geweblichen Aufbau: lamellären Knochen mit Fettmark.

Abgesehen von den eben erwähnten Beobachtungen findet sich noch eine ansehnliche Reihe von „Penisknochen bei Menschen" im Schrifttum verzeichnet. Der älteste einschlägige Bericht betrifft, wie es scheint, die ausgedehnteste Verknöcherung, die jemals beobachtet worden ist. MERLE verweist auf deren im Jahre 1687 erfolgte Beschreibung, nach der bei einem hessischen Hirten das Glied vollständig verknöchert war und dauernd die Form eines erigierten Penis besessen haben soll. Umfänglich war auch die Knochenbildung im Falle LENHOSSEKS. Eine (auch histologisch) aus Knochengewebe aufgebaute Platte saß am Gliedrücken und nahm die dorsalen Gefäße in einer Winkelrinne auf, während 3 andere, kleinere, dem Schwellkörper der Harnröhre anlagen.

Sämtlich hingen sie mit der Schwellkörperscheidewand zusammen, von der sie LENHOSSEK ableitete. Anteile von knorpeligem Aussehen bestanden nicht aus Knorpelgewebe, sondern aus „verdichtetem, mit elastischen Fasern und spärlichen Gefäßen durchzogenem Bindegewebe". Aus dem Umstande, daß Schwiele wie Knochen nicht allein in der Tunica albuginea lagen, sondern auch das Balkengewebe der Schwellkörper einnahm, schloß SACHS, daß dieser Fall mit der plastischen Induration nichts zu tun habe, das Knochengewebe nicht auf Grund einer ohne ersichtlichen Grund aufgetretenen Schwiele sich ausgebildet habe und dachte offenbar an eine vorangegangene Gewalteinwirkung mit Blutung oder an eine entzündliche Erkrankung des Schwellkörpergewebes.

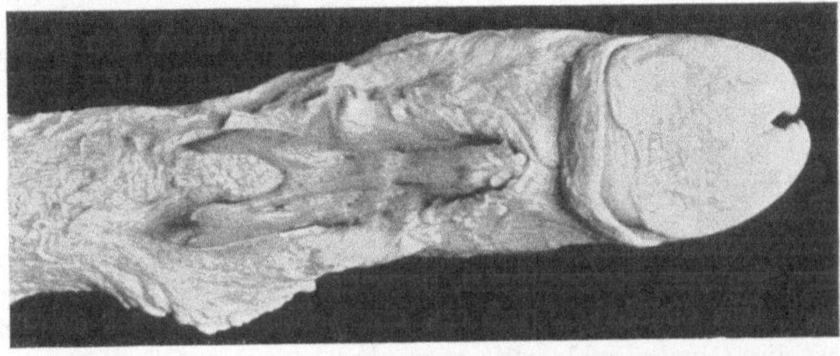

a

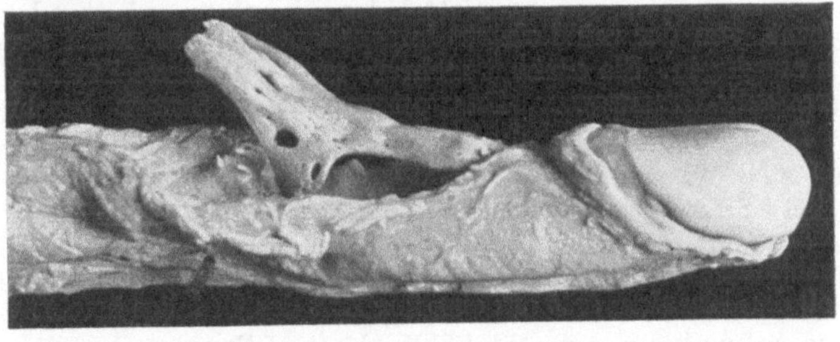

b

Abb. 36 a und b. Penisknochen. Fall ROKITANSKY-DEMARQUAY.

In gleicher Weise wurde von ihm jener Fall beurteilt, der im Lehrbuche ROKITANSKYS unter den Knochenneubildungen des Gliedes erwähnt ist und den später DEMARQUAY beschrieben und abgebildete hat. ROKITANSKY vermerkte im Sammlungsverzeichnis des Wiener pathologischen Institutes zu dem unter Nr. 2343 eingereihten, am 9. Juni 1850 gewonnenen Präparate: „Penis quinquagenarii strictura urethrae ulcerante laborantis dorso fasciae intextum offert os duos fere pollices longum concavo convexum, facie externa carinatum." ROKITANSKY kannte ähnliche Knochenbildungen, denn einleitend sagt er in seinem Lehrbuche vor der kurzen Erwähnung dieses Befundes, daß sie „zuweilen in den Schwielen der Corpora cavernosa, in der verdickten Albuginea derselben und in der Fascia penis" vorkämen und selten von erheblicher Größe seien. Der Knochen wurde bei der Öffnung der Leiche eines tuberkulösen Mannes von 52 Jahren mit Striktur und perforierender Jauchung der Pars membranacea urethrae aufgefunden und wie das nebenstehende Lichtbild zeigt (Abb. 36), war „der Faszie eine bei fast 2 Zoll lange, nach oben seicht konkav gebogene, von mehreren Gefäßlöchern durchbohrte, hinten gabelig geteilte, ziemlich dicke Knochenspange eingewebt". Die Platte hängt nur mit der bindegewebigen Schwellkörperhülle zusammen und es besteht kein Grund, die Meinung SACHS zu teilen, daß diese Beobachtung einer plastischen Induration nicht entspreche. Denn die nebenbei vorhandene narbige Verengerung des hinteren Abschnittes der Harnröhre steht offenbar mit der Bildung des Herdes am Gliedrücken in keinem ursächlichen Zusammenhang. Anders scheint es sich mit dem Falle CHESTWOODS zu verhalten, indem bei einem 53 jährigen an Zuckerharnruhr verstorbenen Manne eine von der Gliedwurzel bis zur Eichel sich erstreckende Verknöcherung bestand. Hier war die Eichel schwielig umgewandelt, zeigte nur Kalkablagerung im narbigen Gewebe und es liegt die Vermutung nahe, daß tiefgreifende entzündliche Vorgänge in den Schwellkörpern eine Schwielenbildung mit nachträglicher Verkalkung bzw. Verknöcherung nach sich gezogen haben. In verstärktem Maße gilt dies von einer Knochenbildung (2 cm lang und 8 mm breit) die REY bei einem an Pyelonephritis verstorbenen 68 jährigen Manne nachgewiesen hat. Sie hat in der Mitte des Gliedes im Schwellkörper der Harnröhre ihren Sitz und man wird deshalb in erster Linie daran zu denken haben, daß dieser Befund den Folgen einer Urethritis zuzuschreiben ist.

Von herausgeschnittenen Penisknochen wäre außer den Fällen von SACHS, FRANGENHEIM, RIEGER, ROTHSCHILD, besonders der von HECKER beschriebene zu erwähnen. Ein 49 jähriger gab an, einen Stoß mit einer schweren Eisenstange gegen die Gliedwurzel erlitten zu haben. Das Glied wurde daraufhin blau und schon ein Vierteljahr später soll die Veränderung eingesetzt haben, die nach weiteren $^3/_4$ Jahren den Mann zum Arzte führte. Es wurde eine $1^1/_4$ Zoll lange und ebenso breite, wie ein Sattel der Albuginea aufsitzende knöcherne Platte entfernt, von der minderharte knorpelige Fortsätze nach verschiedenen Richtungen ausgingen. Sie enthielt mehrere unverknöcherte Lücken, wie solche auch ROKITANSKY-DEMARQUAY, FRANGENHEIM und SMEND beschreiben und BROHL im Röntgenbilde gesehen hat und die nicht Gefäßlücken darstellen, sondern als eine Aussparung im Verknöcherungsgebiet aufzufassen sind. In ihrem Bereich ist an Stelle des Knochens Binde- bzw. Knorpelgewebe zu finden. Bei der verhältnismäßig kurzen Zeit, die zwischen der erfolgten Gewalteinwirkung und der Ausbildung des Knochens vergangen sein soll, liegt die Annahme nahe, daß der Stoß den Kranken erst auf eine zur Zeit des Unfalles bereits vorhandene Veränderung aufmerksam gemacht haben dürfte (WAELSCH hat diese Möglichkeit auch mit Rücksicht auf die vielfach behauptete traumatische Genese der plastischen Induration besonders betont).

Endlich soll hier nur kurz auf ausgeschnittene Penisknochen verwiesen werden, die die Scheidewand der Rutenschwellkörper eingenommen hatten, wie dies etwa in den Fällen von MAC CLELLAN und REGNOLI der Fall war und es soll noch — von mehreren nur klinisch beobachteten Fällen abgesehen — des von FURUTA SHICHIRO beschriebenen Faszienknochens der Tunica albuginea gedacht werden, wo neben dem bei einem 74 jährigen aufgefundenen Knochen histologisch in der unentkalkt untersuchten Schwellkörperhülle eine Kette von Verkalkungsherden nachgewiesen wurde, die zusammenfließend der Knochenbildung anscheinend zugrunde lagen. Nach der Ansicht des Autors hat eine gleichzeitig vorhandene schwere Sklerose und Verkalkung der Arteria dorsalis penis ursächlich eine Rolle gespielt. CHRISTELLER war allerdings der Ansicht, daß diese an der Gliedwurzel symmetrisch in der Tunica albuginea gelegenen Knochenplatten keinerlei Beziehung zu der plastischen Induration hätten und die plastische Verhärtung nie zur Bildung echten lamellären Knochens führe.

Dieser Fall veranlaßte JACOBI ebenso wie dies bereits früher ZUR VERTH und SCHEELE getan hatten, die Meinung, daß die Penisknochen des Menschen als atavistische Rückschläge zu werten wären, auf ihre Stichhältigkeit zu prüfen. Denn MERLE, POSNER, auch SACHS, später NEUMARK und neuestens ERCOLI haben teils vermutungsweise teils mehr weniger überzeugt die Ansicht ausgesprochen, daß man in der Neigung des Gliedgewebes zur Verknöcherung einen Versuch zu phylogenetischen Rückschlägen zu erblicken habe. Es spricht aber nicht nur das gestaltliche Verhalten der menschlichen Gliedverknöcherungen, sondern auch ihr Sitz gegen die Gleichstellung dieser Bildungen mit dem Os Priapi der Tiere. Letzteres ist ein planvoll angelegter Organteil der bei verschiedenen Tierarten besonders eigenartige Formen und Größenverhältnisse aufweist und als Fortsetzung der Schwellkörperscheidewand mitten in der Eichel liegt. Dagegen sind die menschlichen Penisknochen als Ergebnis krankhafter Vorgänge meist am Gliedrücken und nur selten in der Glans oder anderwärts am Gliede zu finden und werden von JACOBY zutreffend als „pathologische, fibrometaplastische, in fortschreitendem Wachstum befindliche, ganz unregelmäßige Bildungen" bezeichnet. Von FRANGENHEIM werden sie mit den Knochenbildungen in Narben, Muskeln, in alten Blutergüssen usw. verglichen.

Soweit es sich um eine Entwicklung von Knochen oder Knorpel in dem als Induratio plastica benannten, narbig-schwieligen Gewebe handelt, ist die obige Auffassung auch hier am Platze. Doch hat es in manchen Fällen von kurzer Dauer (HECKER, HUITFELD) den Anschein, als ob die Knochenentwicklung nicht erst einem vorgeschrittenen Zustand entspräche und erst nach langer Dauer der Schwiele beginne, sondern auch recht frühzeitig einsetzen könne und daß die „Bildungszelle" FRANGENHEIMS und ROTHSCHILDS sich gleich von Anbeginn an als Knochenbildner zu betätigen imstande sei.

Hinsichtlich der Ätiologie der plastischen Indurationen, d. h. jener Verhärtungen, die nicht offensichtlich im Gefolge von Gewalteinwirkungen, Kreislaufstörungen oder entzündlichen Vorgängen in Erscheinung treten, ist man nur auf Vermutungen angewiesen. Man ist vor allem geneigt, beim Werden derselben einer besonderen körperlichen Veranlagung eine bedeutsame Rolle zuzuweisen. Dafür spricht in recht eindringlicher Weise die nicht seltene Vergesellschaftung der plastischen Indurationen mit DUPUYTRENschen Kontrakturen.

Wie eingangs erwähnt war es KIRBY, der zuerst eine solche Kontraktur bei einer plastischen Induration beschrieb und seither sind nach der Zusammenstellung von ZUR VERTH und SCHEELE solche Beobachtungen von CAMERON, POIRIER, DELABORDE, SPAAK, FOUCARD, HEDGES, NEUMARK und SMEND mitgeteilt worden, denen weiterhin SONNTAG noch die Fälle von HUTCHINSON, RÒNA, SACHS, LAVENANT und TISLIN, COENEN und MARTENSTEIN angegliedert hat. SONNTAG wie ZUR VERTH und SCHEELE kamen zu dem Ergebnis, daß die DUPUYTRENsche Kontraktur in 10% aller aus dem Schrifttum zusammengestellter Fälle von plastischen Verhärtungen vorhanden war. Nicht allein der schleichende schmerzlose Verlauf zeichnet in gleicher Weise beide Veränderungen aus, sondern es tritt uns nach den Untersuchungen JANSSENS auch histologisch die DUPUYTRENsche Kontraktur als eine „fleckweise Hyperplasie des Bindegewebes" entgegen, die ähnlich wie die plastische Induration aus um kleinste Gefäße angeordneten Bildungszellen hervorgeht (JANSSEN, LANGHANS, auch KROGIUS). Dieser Umstand, wie auch das Fehlen entzündlicher Vorgänge und auch die in der verkürzten schwielig geschrumpften Faszie durchaus mögliche Verkalkung, jedenfalls die von RIEDINGER beobachtete Verknöcherung, können als weitere Vergleichspunkte angesehen werden.

In der DUPUYTRENschen Kontraktur die Folge einer angeborenen krankhaften Abartung des Bindegewebes zu erblicken, die Folge einer dem normalen Organismus fehlenden verstärkten Neigung zu Wucherungen und schwieliger Umwandlung, dafür sprechen Beobachtungen von KROGIUS wie auch die von

Sprongis, der die eigenartigen Faszienverkürzungen in einen Stammbaum verfolgen und zeigen konnte, daß sich die Dupuytrensche Kontraktur als rezessives Merkmal und insoferne auch geschlechtsgebunden vererbt hat, als sie in 17 Fällen 15 mal bei männlichen und nur zweimal bei weiblichen Mitgliedern der betreffenden Mitglieder vorhanden war. Es liegen aus begreiflichen Gründen bisher keine Angaben vor, die einen ähnlichen Erbgang auch bei der plastischen Induration aufzeigen würden. Nur die Angabe von Bruhns, der derartige Verhärtungen bei 2 Brüdern feststellte, läßt an die Möglichkeit denken, daß, wenn in Zukunft diesem Punkte eine erhöhte Aufmerksamkeit geschenkt wird, auch für die plastische Induration in manchen Fällen sich eine erbliche Veranlagung feststellen lassen dürfte.

Solche Beobachtungen und Überlegungen haben die meisten Forscher, ähnlich wie in der Frage nach der Ursache der Keloide, zu der Annahme einer besonderen Körperbeschaffenheit bewogen. Die Keloide sind in der Tat, wenn auch selten, mit Gliedverhärtungen vergesellschaftet beobachtet worden (Martenstein). Und ebenso wie die wulstigen Narben mit der Zeit von selbst schwinden können, haben sich auch die Indurationen gelegentlich selbst nach jahrelangem Bestande als einer spontanen Rückbildung fähig erwiesen (Jadassohn, Finger, Riehl, Schaeffer, Sachs, Ritter u. a.), wenn sie auch zumeist Heilbestrebungen unzugänglich sind.

Der Versuch von Gaza, eine große Zahl verschiedenartigster krankhafter Veränderungen, darunter auch die Induratio plastica und die Dupuytrensche Kontraktur unter Heranziehung abwegiger hormonaler Vorgänge in eine gemeinsame Gruppe mesenchymaler hyperplastischer Erkrankungen zusammenzufassen, ist, abgesehen davon, daß er in seiner Fassung zu weit geht, auch nicht geeignet, die Frage nach der Ursache dieser Wucherungen befriedigend zu beantworten. Einen hypothetischen Wert hat auch die Vermutung von Sachs, daß im Blute kreisende „fibroplastische" Stoffe das Entstehen von Wucherungen anregen und unterhalten, „fibrolytische" sie zum Schwinden bringen.

Den konstitutionellen Momenten sind auch die Alterszustände an die Seite zu stellen, von denen man glaubte, daß sie, zusammen mit Arteriosklerose eine wesentliche Vorbedingung zu örtlichen Gliedverhärtungen abgeben, was in der Bezeichnung Cavernitis senilis (Horowitz) zum Ausdrucke kam. Ansicht wie Namengebung sind unzutreffend, da die plastische Induration sich nicht im Schwellkörper entwickelt, wiederholt bei Jugendlichen festgestellt wurde und im allgemeinen ein öfteres Vorkommnis darstellen müßte, wenn dem Alter allein eine ausschlaggebende Bedeutung zukäme. Das gleiche gilt von allgemeinen Stoffwechselerkrankungen wie Gicht und Zuckerharnruhr, die früher ursächlich hoch bewertet wurden, die man derzeit weder als vorbereitend noch als auslösend gelten lassen kann (Callomon).

Als die häufigste, Wucherungen auslösende Ursache dürften bei bestehender Anlage (Disposition) am ehesten Gewalteinwirkungen im weitesten Sinne anzusprechen sein, wenn sie auch nach zur Verth und Scheele unter den von ihnen gesammelten Fällen nur in einem Hundertsatz von 6 sich angegeben fanden, wenn auch der Einwand von Waelsch zu Recht besteht, daß ein von den Trägern angegebenes Trauma nicht immer das auslösende sein müsse. Größere Gewalteinwirkungen, die etwa einen sog. Bruch der Rute nach sich gezogen haben, werden Blutungen und schwielige Verhärtungen auslösen können, die keine wahren plastischen Indurationen sind. Doch dürften selbst unbeachtet gebliebene, auch wiederholte Traumen, auch solche, die im Sinne der Meinung Rothschilds nur auf einer Überbeanspruchung der Schwellkörperhüllen durch schwankende Druckverhältnisse beruhen („Traumatisme interne" der

Franzosen) — eine entsprechende Gewebsdisposition vorausgesetzt — als auslösende Ursache nicht von der Hand zu weisen sein.

Entzündungen im Bereiche des Vorhautsackes (Balanoposthitis).

Entzündliche Veränderungen der Vorhaut (Posthitis), die sich mit gleichen Veränderungen an der Oberfläche der Eichel vergesellschaften (Balanoposthitis), entwickeln sich in verschiedener Form auf Grund verschiedenster ursächlicher Momente.

So kennt man mehr weniger diffuse Vorhautsackentzündungen, die Traumen ihre Entstehung verdanken (Kohabitation, Onanie, Einführung von Fremdkörpern) und Balanoposthitiden, die auf chemische Reize zu beziehen sind. Als letztere sind unter andrem Sublimat, Lysol, Karbolsäure und bei bestehender Überempfindlichkeit auch Jodoform zu nennen. CORDIER sah eine Balanitis

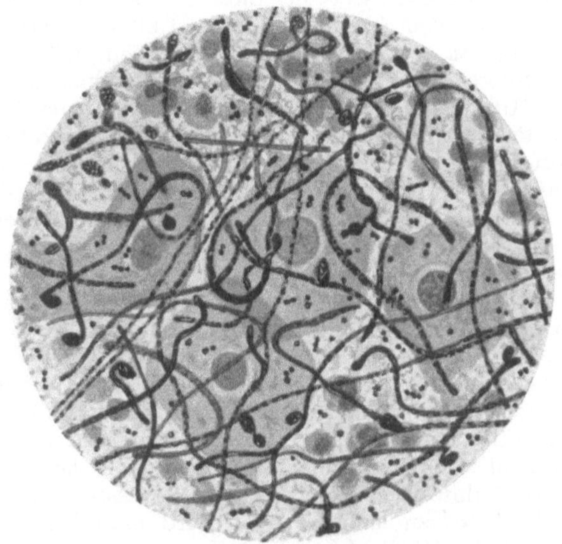

Abb. 37. Pilzformen im Sekret bei Balanitis diabetica. (Aus Handbuch für Haut- und Geschlechtskrankheiten, Bd. XXI. Berlin: Julius Springer 1927.)

nach gleichzeitiger Anwendung von Jod und Kalomel auftreten und bezog sie auf die Wirkung des sich hierbei bildenden Protojodürs. Auch pflanzliche Gifte, wie Saft von Euphorbiaceen (DUCAS) und die von Aktinien abgeschiedenen Reizstoffe, mit denen Badende in Berührung kommen (BRAINE) haben Vorhautentzündungen verursacht. Zu solchen gewöhnlich unter der Bezeichnung vulgäre Balanitis zusammengefaßten Erkrankungen werden auch die sog. seborrhoischen Reizzustände gezählt, die durch sie zersetzendes Segma ausgelöst und unterhalten werden (TOMMASOLI, NEUMANN, CASOLI, FINGER). Die Zersetzung des Smegmas im Verein mit dem Überhandnehmen der Bakterienflora des Vorhautsackes spielt eine besondere Rolle bei phimotischen Zuständen, bei angeborenen sowohl wie bei erworbenen. Auch da finden sich vulgäre Balanitiden, die bei längerem Bestande zu Erosionen, Ulzerationen und schließlich auch zu Verwachsungen des inneren Vorhautblattes mit der Eichel führen können. In gewissen Fällen macht sich dabei auch der im Präputialsack gestaute und zersetzte Harn geltend, wie auch bei kleinen Kindern ohne Phimose eine längere

Einwirkung von mit Harn durchtränkter Wäsche auf die bloßliegende Eichelspitze entzündliche Rötung und selbst Geschwüre um die Harnröhrenöffnung hervorrufen kann (BOKAI).

Erweist sich hierbei ammoniakalische Zersetzung des Harns als besonders wirksam, so spielt eine milchsaure und essigsaure Gährung bei manchen Diabetikern eine bedeutsame Rolle, da sie die Entwicklung einer „diathetischen" Balanitis, der Balanoposthitis diabetica (C. KAUFMANN) auslöst. Es ist dies nach SCHERBER bei etwa 7% der zuckerkranken Männer der Fall. In der Bakterienflora des Vorhautsackes fallen dann nicht selten Pilzfäden auf, die von FRIEDREICH für eine Aspergillusart gehalten, von BEAUVAIS dem Oidium zugezählt wurden. FRIEDREICH erhob diesen Befund (1864) in 12 Fällen, beschrieb neben einem dichten Myzelium gegliederter, 1—4 μ dicker Fäden mit knopfförmigen an Aspergillus erinnernden Anschwellungen auch Sporen von rundlicher oder ovaler Gestalt und verschiedener Größe (1—5 μ). Ähnliche Befunde wurden in der Folge auch BEAUVAIS, der diese Art der Vorhautsackentzündung genauer beschrieb, ferner von SIMON, ENGLISCH, LEUCHERT erhoben und jüngst berichtete SCHERBER, daß er in einer Reihe von Fällen gleichfalls grampositive gegliederte Fäden, Sporen (meist oidiumartige) gefunden hat, neben denen andere Bakterien in den Hintergrund traten (Abb. 37). Reichliche flüssige Absonderungen leiten den Prozeß ein und auf der zunächst diffus geröteten Eichel sieht man weißliche, öfters festhaftende Beläge. Später vergrößern sich die Papillen an der Oberfläche der Glans, werden ihres durchfeuchteten epithelielen Überzuges beraubt und wandeln sich in verschieden große Geschwürchen um. Selten kommt es zu Gangrän (VAQUEZ). Dagegen schwillt das Präputium häufiger ödematös an, verhärtet sich, nimmt eine unregelmäßige Faltung an, ist nach ENGLISCH wie mit den Fingern zusammengedrückt, „prépuce de carton" (FOURNIER) und am Margo praeputii kommt es zu narbiger Verengerung. Dadurch wird die an sich hartnäckige und zu Rezidiven neigende Erkrankung zu einer ausgesprochen chronischen, wie Vorhautengen, welcher Art immer ihr Zustandekommen von vornherein begünstigen. Man sprach auch geradezu von „Phimosis diabetica". So selten diese Art der Vorhautentzündung auch ist, so ist sie für den Diabetes bis zu einem gewissen Grade kennzeichnend — wie etwa auch die Furunkulose —, und ist geeignet, die Aufmerksamkeit auf einen nicht erkannten Diabetes zu lenken. Auch wird man bei einem vom Glied ausgehenden Rotlauf die Möglichkeit ins Auge fassen müssen, daß eine diabetische Balanoposthitis ihm zugrunde liege. Eine Balanoposthitis oidiomycotica als Ergebnis einer konjugalen Ansteckung beschrieb BENEDEK. Es war in der Glansfurche zu einem flächenhaften Wachstum des Soorpilzes gekommen.

Schwere ausgedehnte Entzündungen sieht man des öfteren, wenn bei akuter Gonorrhoe der Spalt zwischen Vorhaut und Eichel sich mit Eiter füllt, die Epithellagen durchtränkt und aufgelockert werden, die Oberfläche sich rötet, die Papillen an der Eichelkrone anschwellen und erodiert werden. Der hiebei mitunter sich einstellende Vorfall der ödematösen inneren Präputiallamelle wurde bereits bei der Besprechung der Phimosen erwähnt. Während diese Reaktionserscheinungen bei der verhältnismäßig geringen Empfindlichkeit des Plattenepithels für das Trippervirus (s. Impfversuche von BATAILLE und BERDAL) sich gegen die chemische Reizung von seiten des Eiters richten, kommt es doch auch gelegentlich zu einem Haften der Gonokokken in den Drüsen und sonstigen Anhängen der Vorhaut.

Ein selteneres Vorkommnis stellt die echte Diphtherie im Vorhautsacke dar, im Gegensatz zu dem etwas häufigeren Vorkommen diphtherischer Erkrankung der weiblichen äußeren Geschlechtsteile. Die Ansteckung erfolgt bei bestehender Rachen- oder Nasendiphtherie entweder durch Übertragung der

Erreger mit der Hand oder, aber gewiß nur selten, auf dem Blutwege bei Ausscheidung der Bazillen mit dem Harn. Das Präputium oder die ganze Penishaut erscheint ödematös und am inneren Blatt der Vorhaut wie auch an der Eichel (seltener an der Haut des Penisschaftes selber) finden sich gebliche oder grünlich-gelbe festhaftende Beläge, die sich mitunter auch auf die Harnröhrenschleimhaut erstrecken können (TROUSSEAU, HÉRARD, BODE, POLLAND, VASILE, BÒKAI, TARNOWSKY). Meist betrifft die Erkrankung Kinder, selten Erwachsene, wie in dem einen 28jährigen Mann betreffenden Falle PRINZINGS und einem gleichen Fall BAILEYS oder in dem von A. SCHMIDT mitgeteilten. Hier entwickelten sich bei einem 30jährigen Manne im Verlaufe weniger Tage in der Mitte von zunächst aufgetretenen bläulichroten Flecken an der Vorhaut zusammenfließende, auf die Schafthaut übergreifende Geschwüre mit weißgrauen Belägen. Im Abstrich waren nur Diphtheriebazillen nachzuweisen, eine Mischinfektion war erst am 17. Beobachtungstage festzustellen. Der Nachweis von Diphtheriebazillen in Reinkultur und die schnelle Reinigung der Geschwüre nach Anwendung von Diphtherieserum sind geeignet, die Diagnose Diphtherie zu stützen. COCHRANE erwähnt auch Lähmungserscheinungen nach Vorhautdiphtherie.

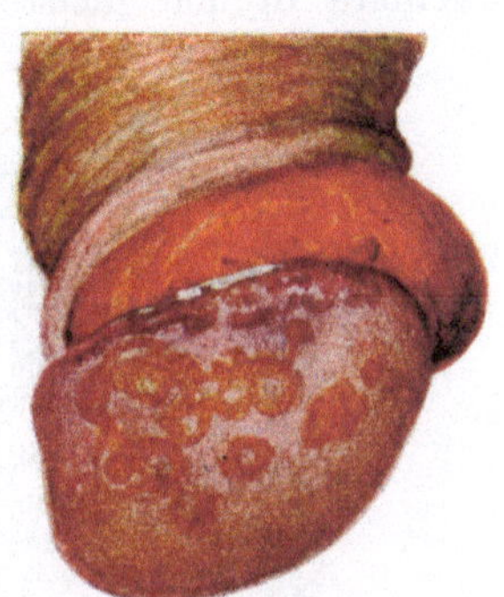

Abb. 38. Balanitis erosiva circinata.

Weiterhin hat FINGER gezeigt, daß auch die luische Infektion zur Zeit, da sie auf dem Blutwege die Angina syphilitica erzeugt, auch eine dem Wesen nach gleiche Balanitis syphilitica hervorrufen kann, bei der es über fleckige Rötungen zu oberflächlichen Epithelverlusten und zu verstärkter Smegmaabsonderung, schließlich auch zur Entwicklung von Papeln kommt.

Kurz soll hier nur darauf verwiesen werden, daß von exanthematischen Allgemeinerkrankungen, die auch gelegentlich eine Balanitis erzeugen können, der Lichen ruber planus, die Psoriasis, der Pemphigus zu nennen wären, und daß auch Arzneiexantheme (Antipyrin, Chinin, Arsen, Jod, Balsamica) wenn auch selten zu Vorhautentzündungen führen (SCHERBER).

Der Reihe dieser ursächlich verschiedenen Vorhautentzündungen ist die Balanitis erosiva circinata als eine besondere Form anzugliedern. Sie wurde zuerst von BATAILLE und BERDAL im Jahre 1889 als eine „balanoposthite contagieuse" beschrieben und auf Grund der klinischen Beobachtungen und der später von MÜLLER und SCHERBER bestätigten Ergebnisse von Impfversuchen den Geschlechtserkrankungen zugezählt, zumal sie zeitweise gehäuft beobachtet wird und zumeist sich im Anschluß an einen Geschlechtsverkehr nach einer Inkubation von etwa 2 Tagen einstellt.

Sie beginnt in kennzeichnender Weise mit umschriebenen Epithelnekrosen, die als kleine weiße Flecke sich darstellen und nach deren Abstoßung rote Erosionen zutage treten. Letztere sind von schmalen nekrotischen Epithelsäumen umgeben und vergrößern sich namentlich in der Glansfurche, woselbst die nun einsetzende Eiterabsonderung am reichlichsten ist, miteinander zusammenfließend zu landkartenartig begrenzten hellroten Flächen von verschiedener Ausdehnung (Abb. 38). Sie können aber auch außer dem Sulcus coronarius die ganze innere Vorhautfläche einnehmen, die Eichel — soweit sie von der Vorhaut gedeckt ist — überziehen und bei bestehender Phimose auch auf die Urethralöffnung und selbst bis in die Fossa navicularis sich erstrecken.

Diese Veränderungen werden in schweren Fällen von einem Ödem der Vorhaut, von einer Anschwellung des dorsalen Lymphstranges und der seitlichen Lymphwege, einer leichten Vergrößerung der Leistenlymphknoten begleitet.

Eine Vereiterung der Lymphknoten kommt nicht vor, nur CUCELOV sah eine akute Lymphangoitis mit einem Bubonulus am Gliedrücken als Folge einer Mischinfektion mit Streptokokken. Dagegen können sich, wenn auch selten aus manchen Erosionen auch kleine trichterförmige oder napfartige fibrinös belegte Geschwüre entwickeln, die mit lebhafterer Gegenwirkung von seiten der Nachbarschaft einhergehen (Ödem, Phimose). Sonst erfolgt eine Spontanheilung in etwa einer Woche, indem die entzündlichen Erscheinungen nachlassen und ein Wiederersatz des Epithels rasch erfolgt. Mit dem Umstande, daß anaerobe Bakterien bei dieser Erkrankung eine Rolle spielen, dürfte es zusammenhängen, daß bloßgelegte erkrankte Teile des Vorhautsackes rascher verheilen, bzw. freiliegende solche überhaupt nicht zu erkranken pflegen.

In Deckglaspräparaten vom Eiter finden sich bei der Balanitis erosiva circinata in den meisten Fällen vibrioförmige Bakterien, die beweglich und

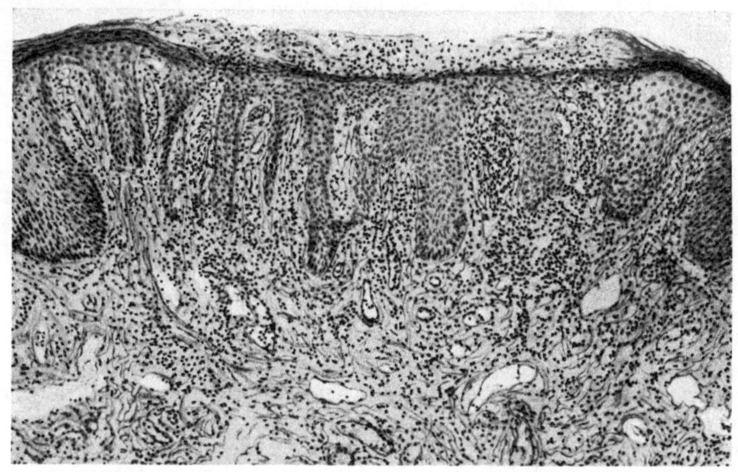

Abb. 39. Histologisches Bild der Balanitis erosiva circinata.
(Aus SCHERBER, Balanitis in Handbuch der Haut- und Geschlechtskrankheiten, Bd. XXI.)

schwach grampositiv, bei Luftabschluß besser, weniger gut unter aeroben Bedingungen sich züchten lassen (MÜLLER und SCHERBER) neben verschiedenartigen Spirochäten. Von letzteren herrscht das Treponema kalligyrum, auch Spirochaeta balanitidis genannt, vor gegenüber der Spirochaeta refringens, der celerrima und dem Treponema minutum. Außer diesen Kleinlebewesen begegnet man in wechselnder Menge Staphylo- und Streptokokken, gramnegativen kurzen Stäbchen, nicht allzu zahlreichen fusiformen Bazillen und gewöhnlich nur in Fällen von stürmischem Verlauf das von NANDER mit dem Nekrosebazillus BANGS als wesensgleich erkannte fadenförmige, unbewegliche, gramnegative Bakterium, für das SCHERBER die Bezeichnung „filiformer Nekrosebazillus“ eingeführt hat.

Histologisch finden sich im Bereiche einer flachen Erosion die obersten Lagen des Epithels abgestorben, in eine feinkörnige Masse umgewandelt. Diese Schichte läßt nur mehr spärliche Kerntrümmer erkennen und ist von Leuko- und Lymphozyten durchsetzt. Die tieferen Epithellagen, insbesondere die intrapapillären Epithelzapfen sind wohl erhalten oder nur leicht beschädigt, da und dort ist ein Kern weniger gut färbbar und Wanderzellen (Leukozyten) stecken in den weitgewordenen Zellzwischenräumen. Weite Gefäße durchziehen den

Papillarkörper und die anschließenden tieferen Bindegewebslagen, deren Bündel durch flüssiges Exsudat auseinandergedrängt sind. Vorwiegend aus Leuko- und Lymphozyten bestehende Infiltrate nehmen vom subepithelialen Stratum, wo sie außerordentlich dicht sind, nach der Tiefe zu ab (Abb. 39). Die der abgestorbenen Epithellage unmittelbar benachbarten oberflächlichen Zellen sind durch flüssiges Exsudat auseinandergedrängt und ihre Kerne nehmen stellenweise den dargebotenen Farbstoff weniger gut an. Sie liegen dem die Erosionen umsäumenden weißlichen Randstreifen zugrunde.

Zur Darstellung der Bakterien im Schnitt empfiehlt sich besonders die Anwendung des Silberimprägnationsverfahrens nach LEVADITI neben der Gramfärbung. An der Oberfläche der erodierten Stellen, vornehmlich aber in der abgestorbenen oberflächlichen Epithellage liegen außerordentlich reichlich die erwähnten grampositiven vibrionenförmigen Bazillen, die sich mit Spirochäten bis in die Retezapfen — hier allerdings spärlicher werdend — verfolgen lassen. Auch fusiforme und mitunter auch vereinzelte filiforme Nekrosebazillen sind so im Schnitt auffindbar.

Der Umstand, daß sich die meisten der genannten Bakterien auch im Inhalt nicht erkrankter Vorhautsäcke vorfinden können, macht das gelegentliche spontane Auftreten einer erosiven Balanitis verständlich (SCHERBER, H. FREUND).

Die von DU CASTEL als Balanite pustulo-ulcéreuse benannte Vorhautentzündung, die mit der Bildung hirsekorngroßer, rasch vereiternder Knötchen mit Pusteln beginnt, nach deren Zerfall es zu diphtherisch belegten, polyzyklisch begrenzten Geschwürchen kommt, ist in ihrem Wesen noch nicht genügend klargestellt. Einschlägige Beobachtungen von PAUTRIER und RIETMAN sowie LÉVY-BING und GERBAY genügen vor allem nicht zu einer hinreichenden Abgrenzung dieser Erkrankung gegenüber einem auf den Vorhautsack beschränkten Herpes (SCHERBER).

Von der eben besprochenen Form der Vorhautentzündung, der Balanitis erosiva circinata, ist die Balanitis gangraenosa zu trennen (SCHERBER), wenn es auch gelegentlich Fälle gibt, in denen einerseits Erosionen, andererseits brandiggeschwüriger Zerfall nebeneinander vorkommen.

Den meist ausgesprochenen stürmischen Verlauf leiten, wie bei der Balanitis erosiva circinata, Epithelnekrosen mit Erosionen ein, die durch Fibrinausschwitzung mit gelblichen diphtherischen Belägen versehen werden, oder es treten wenig erhabene Knötchen auf, die zunächst der Vorhautinnenfläche ein gekörntes Aussehen verleihen. Doch kommt es in beiden Fällen an diesen Stellen zu raschem Zerfall, dessen Ergebnis sich vergrößernde und trichterförmig in die Tiefe vordringende, mit mißfarbigen, graubraunen bis schwärzlichen, schmierigen Belägen versehene Geschwüre sind. Die scharfen Ränder gehen über einen schmalen gelblichen Saum fibrinösen Belages in die lebhafte Entzündungsröte der Umgebung über. Die Geschwüre sitzen meist in der Glansfurche und am inneren Vorhautblatt, weniger oft und ausgedehnt auf der Eicheloberfläche. Entzündliches Ödem bedingt vollständige Phimose. Aus dem Vorhautsack ist reichlich, äußerst widerlich riechendes blutigeitriges Sekret ausdrückbar und die Beteiligung von seiten der großen Lymphstränge sowie der Lymphknoten in der Leiste ist eine stärkere als bei der erosiven Balanitis. Von klinischen Allgemeinerscheinungen seien hohes Fieber, Brechreiz und Kopfschmerzen hier nur kurz erwähnt. Die ausgesprochene Neigung zum Vordringen nach der Tiefe zu macht es verständlich, daß Durchbrüche durch die Vorhaut, Durchlöcherungen derselben beobachtet werden.

Im Deckglaspräparat beschreibt SCHERBER grampositive Kokken, die schon bei der Balanitis erosiva erwähnten vibrioförmigen grampositiven Bakterien, fusiforme Stäbchen und Fäden, die 4 Arten von Spirochäten, unter denen die

Spirochaeta balanitidis vorherrscht, und endlich jene dem BANGschen Bazillus entsprechenden NANDER-SCHERBERschen unbeweglichen gramnegativen filiformen Nekrosebazillen. Wenn auch in den verschiedenen Fällen das Mengeverhältnis der aufgezählten Bakterien ein verschiedenes ist, so herrschen doch in den meisten Fällen die gekrümmten, die spindeligen und die fadenförmigen Bazillen vor und nur selten ist von den beiden letzteren eine oder die andere Art nur spärlicher vertreten oder wird völlig vermißt.

Histologisch zeigen wenig ausgedehnte, frische Geschwüre (Abb. 40) im Gegensatz zu den beschriebenen Befunden bei der Balanitis erosiva in umschriebenen Bezirken eine vollständige Vernichtung der epithelialen Decke, an deren Stelle ein eitrig-fibrinöses Exsudat gelegen ist. Wie etwa bei der Diphtherie ist es auch über das benachbarte Deckepithel hinübergeflossen und ist, dasselbe auch zum Teil durchtränkend, hier zu einem dünnen fibrinösen Belag erstarrt. So läßt die nach einem Präparate SCHERBERS angefertigte Abb. 41 eine solche tiefergreifende Zerstörung in einer Krypte erkennen, die nun mit fibrinösem, an Leukozyten reichen Exsudat ausgefüllt ist, wobei letzteres sich auch auf die abfallenden Epithelränder verfolgen läßt. Hier wie in der Nachbarschaft (linke Hälfte des Bildes) ist das geschichtete Epithel teils ähnlich beschädigt, teils nur in seinen oberflächlichen Lagen wie bei der erosiven Balanitis koagulationsnekrotisch. Die Nekrose greift am Grunde der Krypte über das Epithel in die Tiefe und hier folgt eine Zone von reichlichen, vielfach in Zerfall begriffenen Exsudatzellen durchsetzten, abgestorbenen Gewebes, das strukturlos oder schollig, nur den Eosinton annimmt. Es weist reichlich Fibrinnetze auf. Die aus polymorphkernigen Leukozyten bestehenden dichten Infiltrate erstrecken sich auch noch auf das folgende, in seiner Färbbarkeit nicht veränderte, aber von weiten, prall gefüllten Gefäßen durchzogene und ödematös durchtränkte Gewebe (s. auch Abb. 40). In den schwer geschädigten Gewebslagen trifft man auch mehrfach Blutaustritte. Schon im Hämalaun-Eosinpräparat fallen im Belag wie auch im geschädigten Gewebe bläuliche Flecke und Streifen auf; sie entsprechen dichten Massen von Bakterien, auf deren Verhalten weiter unten eingegangen werden soll.

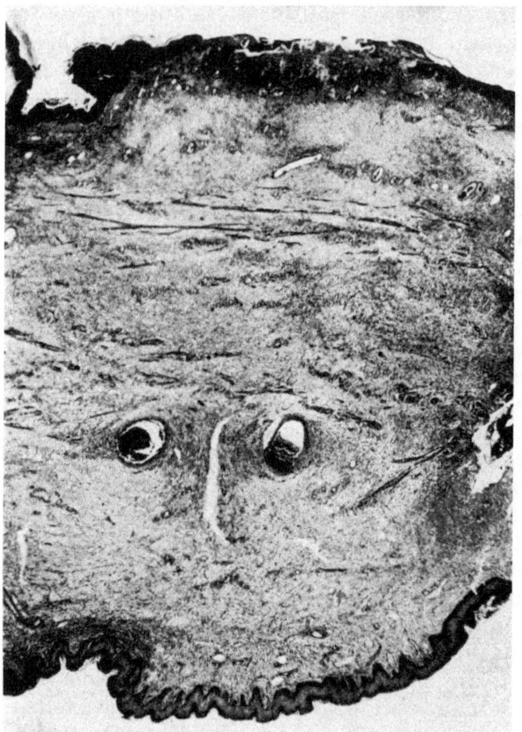

Abb. 40. Frisches Geschwür an der Vorhautinnenfläche bei Balanitis gangraenosa. (Präp. von Professor SCHERBER.)

Die von SCHERBER vorgenommene Untersuchung eines größeren typischen gangränösen Geschwürs mit pulpösen mißfarbigen Belägen ergab den Befund einer ausgedehnten fast die ganze Tiefe der inneren Vorhautlamelle betreffenden

Nekrose. In dieser Schichte fehlt die Kernfärbung oder es bringt der Kernfarbstoff nur die verschiedenen Formen des Kernzerfalles zur Darstellung. Mit Eosin färbt sich oberflächlich ein feinkörniger Detritus, tiefer unten färben sich Gewebsschollen oder ein grobbalkiges Maschenwerk nebst den Wandungen reichlicher mit Blut prall gefüllter Gefäße und Blutungsherde von verschiedener Ausdehnung. Die nun sich anschließende weniger geschädigte Zone, in die nur kleine und spärliche nekrotische Herde eingestreut sind, zeigt dichteste zellige Infiltrate, in denen zwar die Leukozyten vorherrschen, die aber auch lymphozytoide Zellen und Plasmazellen aufweisen. Die zelligen Ansammlungen umscheiden in besonderer Dichte die auch hier überaus weiten Gefäße. Diese Zone begrenzt sich ziemlich scharf gegen das äußere Vorhautblatt, in welchem

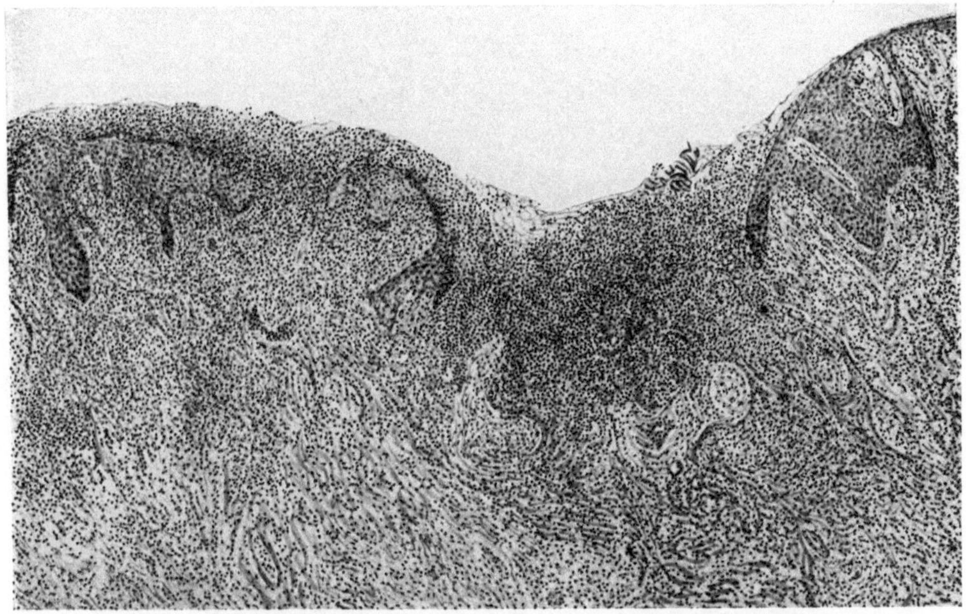

Abb. 41. Histologisches Bild der Balanitis gangraenosa. Follikuläres Geschwür. (Aus SCHERBER, Balanitis in Handbuch der Haut- und Geschlechtskrankheiten, Bd. XXI.)

die meisten auch hier sehr ausgeweiteten Gefäße mit Infiltratmänteln umgeben sind und dessen Grundgewebe infolge ödematöser Durchtränkung stark aufgelockert ist.

Über die Verteilung der Bakterien und ihr Verhalten zu den Gewebschichten geben nach dem ursprünglichen Verfahren LEVADITIS behandelte Gewebstücke die beste Auskunft (SCHERBER). Außerdem empfiehlt NANDER die Färbung von JENNSEN mit Pyronin-Malachitgrün mit folgender sorgfältiger Differenzierung im starken Alkohol.

Kokken, vorwiegend Streptokokken, sind sowohl an der Oberfläche wie auch in der Tiefe des Gewebes in großer Menge nachweisbar. Sie sind mit vibrioförmigen Stäbchen und fusiformen Bazillen gemischt. Letztere mitunter überaus reichlich. Hierzu gesellen sich in den meisten Fällen die filiformen Nekrosebazillen und kaum je vermißt man die verschiedenen Spirochätenarten. Diese dringen am weitesten in das noch erhaltene Gewebe vor und die umstehende Abb. 42 zeigt, wie auch neben Spirochäten Nekrosebazillen und gekrümmte

Stäbchen in ein Gefäß eindringen. Daß ebenso die spindelförmigen Bazillen die Blutbahn erreichen können, ist von anderen mit Jauchung einhergehenden Entzündungsvorgängen bekannt.

Das Übertreten von Bakterien ins Blut erklärt neben der Aufsaugung von Gewebzerfallsprodukten die schweren Allgemeinerscheinungen, doch ist noch kein Fall bekannt geworden, in dem es im Anschluß an eine gangränöse Balanoposthitis zu einem richtigen metastastischen Abszeß gekommen wäre.

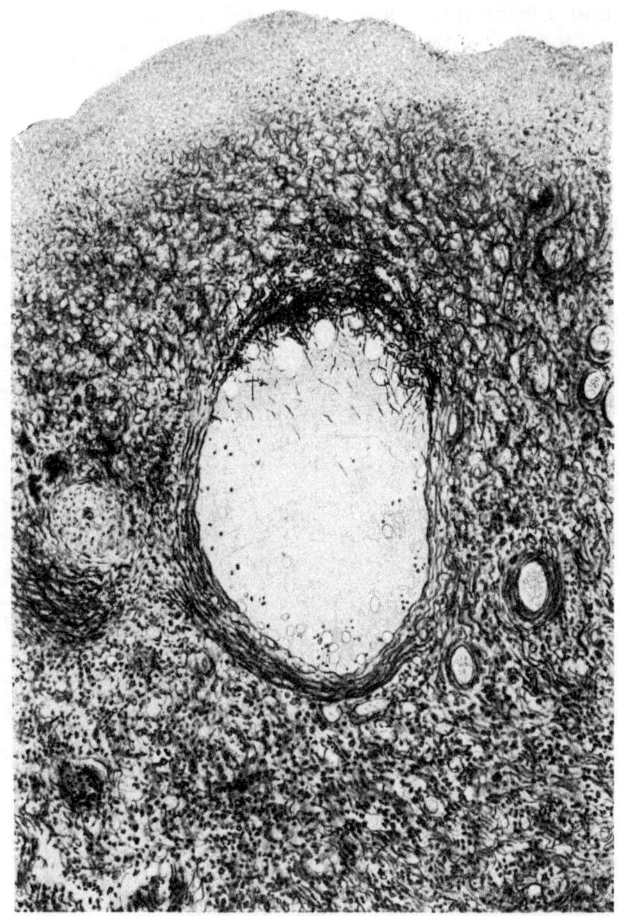

Abb. 42. Einbruch der ursächlichen Mikroorganismen in ein Gefäß bei Ulcus gangraenosum phagedaenicum. (Aus SCHERBER, Balanitis in Handb. der Haut- u. Geschlechtskrankheiten, Bd. XXI.)

Erfahrungsgemäß kann sowohl die Balanitis gangraenosa wie auch das im nachstehenden zu besprechende Ulcus gangraenosum auch „von selbst", ohne vorhergegangenen Geschlechtsverkehr auftreten, was auch von der Balanitis erosiva circinata gilt (SCHERBER, FREUND, GHIGI RENZO). Für solche allerdings seltene Fälle ist es von Bedeutung, daß in Übereinstimmung mit SCHERBER, der das Vorhandensein aller hier in Betracht kommender Bakterienarten in der normalen Präputialflora nachgewiesen hat, BRAMS und PILOT in 90% Staphylokokken, in 51% Fusiforme, in 50% Pseudodiphtheriebazillen, in 17% Kettenkokken, und in 3% Bakterien der Typhus-Koligruppe festgestellt haben.

Nach ihrem Verhalten im Gewebe sind die in den Erkrankungsherden aufgefundenen Bakterien als Erreger der schweren Schädigungen anzusehen. Warum sie diese Tätigkeit nur in bestimmten Fällen entfalten, wann und wie sie an Giftigkeit gewinnen, wie es zu einer gesteigerten Anfälligkeit kommt, ist hier wie auch bei anderen gangränösen Prozessen (Noma) eine noch nicht befriedigend gelöste Frage.

Was von der Balanitis gangraenosa gilt, gilt auch von dem gelegentlich auch am männlichen Gliede auftretenden Ulcus gangraenosum, das MATZENAUER im Jahre 1901 beschrieben und als mit dem Hospitalbrand, der Nosokomialgangrän wesensgleich bezeichnet hat. Es kommt sowohl an der Gliedhaut wie auch im Bereiche des Vorhautsackes vor und hier vornehmlich in der Glansfurche. Es wird klinisch von der Balanitis gangraenosa geschieden, weil bei dieser der ganze Präputialsack oder der größere Teil desselben gleichzeitig ergriffen werden, während beim Ulcus gangraenosum der Zerfallsvorgang des Gewebes von einer umschriebenen Stelle ausgehend rasch in die Tiefe dringt. MATZENAUER trennte auch mit Recht diese Gangränform von allen anderen aus verschiedenen Ursachen sekundär sich einstellenden Formen ab, wie von dem mit Verjauchung einhergehenden Absterben des Gewebes als Folge von Gefäßverschluß, Typhus oder Harninfiltration. Schon früher hatten andere Forscher, vor allem FOURNIER (siehe geschichtlichen Überblick bei SCHERBER) das gangränöse Geschwür als eine eigene Erkrankung bezeichnet. Während in weiterer Folge verschiedene Spaltpilze, insbesondere Kokken, als die Erreger auslösend genannt worden sind, lenkte MATZENAUER die Aufmerksamkeit auf den Befund überaus reichlicher fusiformer Stäbchen. Spätere Untersuchungen (RÒNA, MÜLLER und SCHERBER, CORBUS, JEFFERSON u. a.), die nicht nur das Ulcus gangraenosum, sondern auch die Balanitis gangraenosa zum Gegenstand hatten, führten zu dem Ergebnis, daß bei beiden Erkrankungen neben den fusiformen Stäbchen auch die bereits oben genannten anderen Bakterien einen regelmäßigen Befund darstellen. Dementsprechend ist auch das histologische Bild beim gangränösen Geschwür das gleiche wie bei der gangränösen Balanitis. Es ist nur der Vorgang in der Regel noch stürmischer in seinem Auftreten, noch aggressiver in seiner Ausbreitung, noch beunruhigender in seinen örtlichen und allgemeinen Begleiterscheinungen. So entwickelt sich das Krankheitsbild meist 2–4 Tage nach einem Geschlechtsverkehr einsetzend rasch zu beträchtlicher Schwere, ein kräftiges Ödem bedingt nicht allein eine Phimose, sondern betrifft oft die ganze Gliedhaut bis zur Wurzel, Lymphstränge und

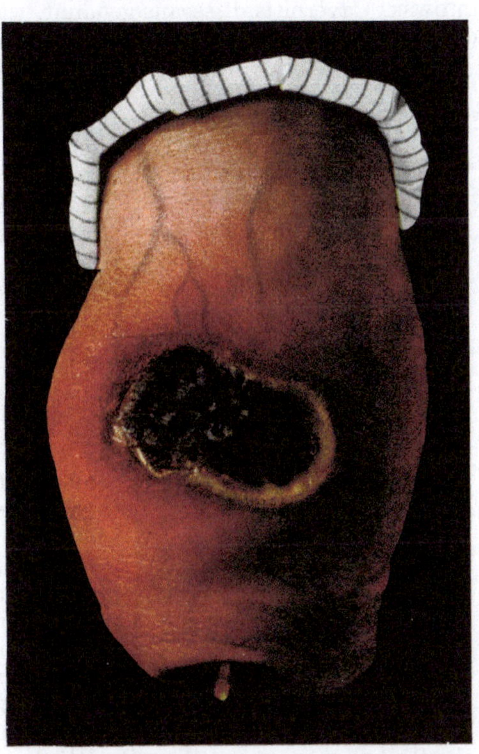

Abb. 43. Ulcus gangraenosum phagedaenicum. (Aus SCHERBER in Handbuch der Haut- und Geschlechtskrankheiten, Bd. XXI.)

Lymphknoten in der Leiste schwellen an und hohes Fieber, Benommenheit, Abgeschlagenheit, Brechreiz sprechen für den hohen Grad der allgemeinen Vergiftung.

Die Abb. 43 zeigt, wie von einem in der Glansfurche befindlichen Herde aus der brandige Zerfall zu einer Fensterung der Vorhaut zu führen vermag. In besonders schweren Fällen kann die Zerstörung, vom Sulcus coronarius aus in die Tiefe greifend, das Gewebe der Eichel in Mitleidenschaft ziehen, kann, auf die bindegewebige Hülle der Schwellkörper des Gliedes sich ausbreitend, die Penishaut zu ausgedehntem brandigen Absterben bringen. Sie kann endlich im perikavernösen Gewebe sich ausdehnen und die drei von der Tunica albuginea umhüllten Schwellkörper voneinander trennen. Letzteren Vorgang hat Malachowski Cavernitis dissecans genannt, während Scherber hierfür die zutreffendere Bezeichnung Pericavernitis dissecans vorschlug, da das kavernöse Gewebe als solches zumeist keine oder nur geringfügige Schädigungen erfährt. Nur selten kommt es zu einer Cavernitis gangraenosa der Eichel oder gar nach Zerstörung der Tunica albuginea aus den Schwellkörpern des Gliedschaftes zu Blutungen, wenn auch leichtere solche beim Ulcus wie auch bei der gangränösen Balanitis öfters zu beobachten sind.

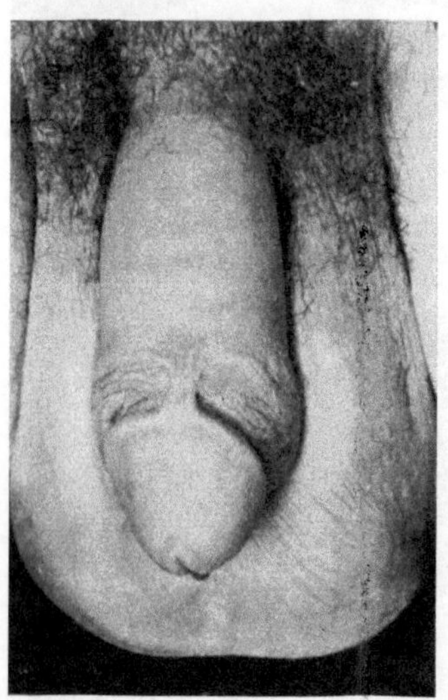

Abb. 44. Strangförmige Verwachsung des inneren Vorhautblattes mit der Eichel.

Folgeerscheinungen der Balanoposthitiden.

Was die Folgen der Entzündungen im Bereiche des Vorhautsackes betrifft, so kann je nach dem Grade der erfolgten Gewebszerstörung entweder eine völlige Wiederherstellung folgen, indem die Entzündung abklingt, die oberflächlichen Defekte sich überhäuten oder sie kann mehr weniger entstellende und funktionshemmende bleibende Narben hinterlassen. Doch selbst Vorhautsackentzündungen mit nicht tiefgreifenden Schädigungen des Gewebes sind imstande, bei längerer Dauer oder öfterer Wiederkehr, anhaltende Schäden nach sich zu ziehen.

Da sind zunächst die bereits erwähnten flächenhaften oder strangförmigen, bzw. bandartigen Verwachsungen des inneren Vorhautblattes mit der Eicheloberfläche zu nennen, die eine Rückverlagerung des Präputiums unmöglich machen oder behindern (Abb. 44) oder es machen sich in ähnlicher Weise narbige Schrumpfungen geltend, namentlich solche, welche zu einer Verengerung der Vorhautöffnung führen, sowie auch ausgedehnte entzündliche Infiltrate, die eine Starre und Verdickung der Präputialblätter bedingen.

Endlich führen anhaltende Reizzustände gelegentlich außer zu den entzündlichen Vorgängen im Bindegewebe auch zu bedeutsamen Veränderungen in der epithelialen Decke der Vorhaut und der Eichel. Hierzu sind z. B. die seltenen langwierigen Balanitiden Zuckerkranker sehr veranlagt, ebenso wie die sog. syphilitischen Restinfiltrate, besonders aber sind es die phimotischen Zustände mit ihren chronisch-entzündlichen Folgen, die ihr Zustandekommen begünstigen.

Soweit die vorhandene Starre des Präputiums ein Freilegen seiner Innenfläche und der Eicheloberfläche gestattet (oder erst nach vorgenommener Spaltung der Vorhaut) erblickt man grauweiße bis milchigweiße, flache und glatte oder etwas erhabene, aufgerauhte Flecke bzw. Wärzchen. Endlich werden auch größere in dieser Weise veränderte Gebiete gefunden, während die übrigen, nicht derartig veränderten Anteile meist stärker gerötet, erodiert und feucht sind und auch oberflächliche Geschwüre aufweisen können. Mitunter ist gerade die Umschlagstelle der Vorhaut, das Orificium praeputii, stärker befallen, verengt, starr, rissig, wie auch das Präputium als ganzes durch ausgedehnte Verdickung Starre und mangelnde Dehnbarkeit auffällt. Juckreiz geht der Erkrankung voran und ist auch weiterhin ihr steter Begleiter. Seit der Schilderung dieses Zustandes durch PERRIN (1892) als Posthite chronique d'aspect

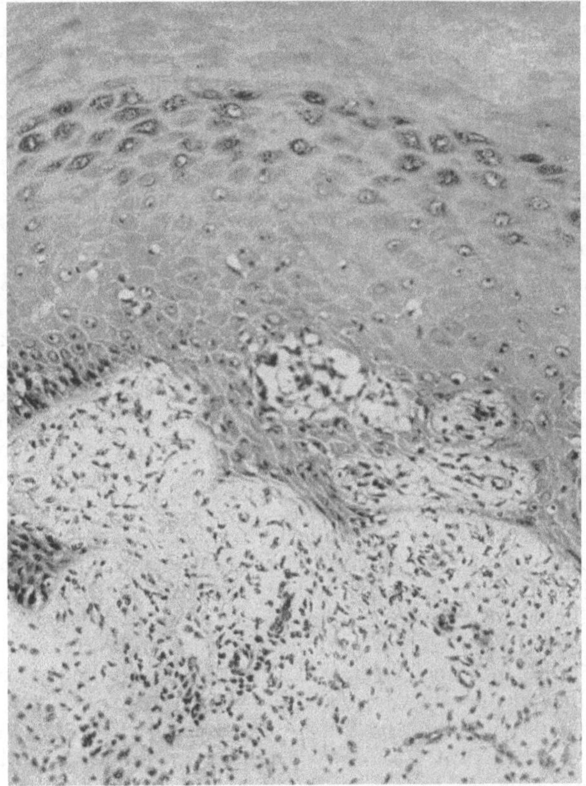

Abb. 45. Leukoplakia praeputii.

leukoplasique findet sich etwa ein halbes Hundert einschlägiger Beobachtungen im Schrifttum verzeichnet. FUKAI konnte im Jahre 1928 auf 43 Fälle hinweisen, die meist als Leukoplakia penis et glandis (FUCHS) oder nach dem Vorgange MAZZAS Leukokeratosis balanopraeputialis beschrieben worden sind. Diese Bezeichnung deutet darauf hin, daß die weißlichen Epithelverdickungen mit den gleichen Veränderungen an verschiedenen Schleimhäuten, insbesondere mit denen an der Mundschleimhaut und an der Zunge von Syphilitikern und Rauchern als wesensgleich angesehen werden (SCHERBER u. a.). Mit diesen haben sie auch den Umstand gemeinsam, daß auf ihrer Grundlage, worauf jüngst wieder SCHERBER mit Nachdruck hingewiesen hat, die Entwicklung von krebsigen Gewächsen beobachtet wird. Die von TIÈCHE als chronisch-ulzeröse, hypertrophierende Balanitis beschriebene Erkrankung dürfte nach CALLOMON mit der Leucoplakia glandis wesensgleich sein oder ihr nahe stehen.

Histologisch findet man im Bereiche solcher weißlicher, silberig glänzender Bezirke, deren Randzone zu „opaleszieren" pflegt, eine verbreiterte Hornschichte als Ausdruck einer Hyper- und Parakeratose, auch wurde eine deutlichere Körnerschichte vermerkt, der eine übermäßig ausgebildete Stachelzellenschichte (Akanthose) folgt. HELLER fand die hyperkeratotische Hornschichte 30mal so dick als normal. Die tiefste Epithellage erscheint vielfach ihres Pigmentgehaltes beraubt. Die Papillen des subepithelialen Bindegewebes sind teils niedrig, an Zahl vermindert, selbst vollständig verstrichen, teils höher und sogar spitz ausgezogen, so daß sie dadurch geradezu an Hauthörner erinnern (GRÜNDAHL, BOHAC). Nicht selten sind sie Sitz einer stärkeren ödematösen Durchtränkung. In den Papillen, wie auch diffus im subepidermoidalen Bindegewebe, herrscht eine dichte zellige Durchsetzung vor und besteht aus Lymphozyten und Plasmazellen, denen junge Bindegewebszellen beigemischt sind. Auch begegnet man hie und da reichlicheren dünnwandigen Gefäßen, die miteinander parallel aus der Tiefe der Oberfläche zustreben und darauf hindeuten, daß in solchen Gebieten ein Granulationsgewebe geschwürige Gewebsverluste ausgeglichen hat.

Die umstehende Abb. 45 gibt das Verhalten des inneren Vorhautblattes bei einem 56jährigen Manne wieder, der schon in der Jugend an einer Phimose litt und seit 5 Jahren neben einer weißlichen Verfärbung und „knorpelartigen Verhärtung" seiner Vorhaut eine Zunahme der Verengerung bemerkte. Man erkennt die kennzeichnenden Veränderungen am Epithel und die chronisch-entzündliche Durchsetzung des Bindegewebes. Hierzu wäre nur noch zu bemerken, daß in diesem, wie auch in einem weiteren von uns untersuchten Falle bei der Färbung mit Resorzin-Fuchsin auch die kollagenen Bindegewebsfasern den schwarzblauen Farbton annahmen.

Bei längerem Bestande der Erkrankung (und es gelangen meist solche Fälle zur Untersuchung) wird ein Schwund der elastischen Fasern und eine immer deutlicher in Erscheinung tretende schwielige Umwandlung im Bindegewebe beschrieben, die zu Befunden hochgradigen Gewebschwundes hinüberleiten. Dies trifft hauptsächlich für solche vorgeschrittene Fälle zu, in denen die vollständig phimotische Vorhaut als enge Kappe die gleichfalls geschrumpfte Eichel umschließt, wobei an dieser, wie etwa in 4 Fällen GALEWSKYs auch die Harnröhrenmündung eine Verengerung aufweisen kann, da der krankhafte Vorgang sich eine Strecke weit auf dem Plattenepithel führenden Endabschnitt der Urethra fortgesetzt hatte.

Für solche Fälle, deren Verlauf durch eine fortschreitende Atrophie besonders gekennzeichnet ist, schlug BENEDEK die Bezeichnung Leukosklerokeratose vor und hielt sie — nicht ohne auf Widerspruch zu stoßen — für eine Vorstufe der später zu erwähnenden Kraurosis praeputii.

Die Gesamtheit dieser Veränderungen, die seinerzeit SCHUCHARDT in Anlehnung an die Bezeichnung Psoriasis linguae bzw. buccalis als Psoriasis praeputii benannte, ist das Ergebnis einer auf verschiedenste anhaltende äußere Reize hin erfolgenden Gegenwirkung des Gewebes, wobei neben den entzündlichen Veränderungen im Bindegewebe hinsichtlich der übermäßigen Verhornung dem Druck und Gegendruck zwischen Vorhaut und Eichel von BENEDEK eine besondere Bedeutung zugeschrieben wird.

Wenn auch gelegentlich die Erkrankung als ohne ersichtliche Veranlassung entstanden, als idiopathisch bezeichnet wird (PFLANZ), so stehen doch, wie bereits erwähnt, unter den dieses Krankheitsbild auslösenden Zustandsänderungen die entzündlichen Folgen angeborener und erworbener Vorhautengen an erster Stelle und Beobachtungen, wie die von KRAUS, BOHAC, PFLANZ erwähnten, zeigen, daß selbst nach vorgenommener Beschneidung die Erkrankung noch weiter fortbestehen kann.

Eine Balanitis erosiva circinata ging den Fällen von BRANDWEINER und MAZZA, ein lang anhaltender Lichen ruber planus einem Falle SCHERBERS voran, und KOPP meinte, die Leukoplakie seines Falles auf eine allzu kräftige Behandlung einer Gonorrhöe mit Ätzmitteln zurückführen zu können.

Die Entwicklung von Krebs aus leukokeratotischen Herden wurde wiederholt beobachtet (BOHAC, PFLANZ, NOBL, IWASAKI, FUKAI). Die Erkrankung findet sich meist bei Männern in vorgeschrittenem Alter, wenn sie auch vereinzelt im 3. und 4. Lebensjahrzehnt beobachtet worden ist.

In jüngster Zeit lenkte STÜHMER die Aufmerksamkeit auf eine der Leukokeratose nahestehende Veränderung, die er als Balanitis xerotica obliterans (post operationem) benannte. Es handelte sich in seinen Fällen um sonst gesunde junge Leute, bei denen erst im Anschluß an die operative Beseitigung einer angeborenen Vorhautenge nach einleitenden entzündlichen Vorgängen (Rötung, Schwellung, Entwicklung nässender Stellen) ein allmähliches narbiges Schrumpfen der Eichel einsetzte. Durch Verwachsung des Vorhautstumpfes mit der Eichelkrone kam es zu einer Verödung der Kranzfurche, eine pergamentartige Verdickung und weißliche Verfärbung der Eicheloberfläche bildete sich aus und indem dieser Gliedabschnitt schrumpfte, verengte sich zugleich narbig nicht allein die Harnröhrenmündung, sondern auch der Endabschnitt der Urethra derartig, daß er sich schwer sondieren ließ und der Harn nur unter starkem Pressen entleert werden konnte. Die histologische Untersuchung einer solchen Stelle an der Eichelspitze und der Harnröhrenmündung deckte eine ziemlich mächtige Akanthose und Hyperkeratose (stellenweise auch eine Parakeratose) auf und namentlich unter den Randbezirken solcher Gebiete fand sich ein Ödem der Papillen und um die Gefäße sowie die LITTRÉschen Drüsen waren Infiltratmäntel vorhanden, die vorwiegend aus Lympho- und Leukozyten und spärlichen Plasmazellen sich zusammensetzten.

STÜHMER bezieht diese Veränderungen auf das Austrocknen der bis dahin stets durchfeuchtet gewesenen epithelialen Decke und auf mechanische Schädlichkeiten, „welche irgendwelchen Krankheitserregern den Weg ebnen". Etwas ähnliches scheint GIERTMÜHLEN bei einem $^1/_2$jährigen Kinde beobachtet zu haben, bei dem sich bald nach einer wegen Vorhautenge vorgenommenen Beschneidung eine Verengerung der Harnröhrenmündung ausbildete. Dem Krankheitsgeschehen nach sind jedenfalls solche Fälle von jenen zu trennen, bei denen nach einer operativen Behandlung einer Vorhautenge die bereits bestehenden chronisch-entzündlichen Reizzustände noch weiterhin anhielten und zu ausgesprochenen Leukokeratosen geführt haben.

Die durch hochgradigen Gewebschwund ausgezeichneten Spätformen der Leukoplakia glandis et praeputii erinnern in mancher Hinsicht klinisch sowohl wie anatomisch an die sog. Kraurosis praeputii. Dafür spricht unter anderem der Umstand, daß FRANQUÉ den Fall von KRAUS als Kraurosis bezeichnete und der Fall BRANDWEINER von RIEHL als an Kraurosis erinnernd, von NEUMANN hingegen als den Leukoplakien nahestehend gedeutet wurde; weiter auch, daß GALEWSKY in der Überschrift seiner Arbeit die Bezeichnung Kraurosis neben Leukokeratosis (offenbar als gleichbedeutend) einklammerte, BENEDEK, wie erwähnt, in der Leukokeratose, Leukosklerokeratose und Kraurose dem Grade nach verschiedene Übergangsbilder ein und desselben Krankheitgeschehens erblickte. Auch schlägt die beiden Veränderungen eigene Neigung zu krebsiger Entartung eine Brücke von der Leukoplakie zur Kraurosis.

Entsprechend dem von Breisky als Kraurosis vulvae bezeichneten Zustande, bei welchem es sich um eine atrophische Schrumpfung der äußeren weiblichen Geschlechtsteile handelt, versteht man unter Kraurosis praeputii eine Veränderung, die durch eine Schrumpfung und Starre der Vorhaut, eine Verkleinerung der Eichel, weiterhin durch eine grauweißliche, ab und zu auch nur auf umschriebene Stellen beschränkte Verfärbung und eine infolge unregelmäßiger narbiger Einziehungen durchfurchte und rissige Beschaffenheit der Oberfläche gekennzeichnet ist. Es kommt zu einem Schwunde der äußeren Haut, zu einer Atrophodermie, mit Abnahme der Dehnbarkeit, Zunahme der Konsistenz, Nachlassen der Smegmaabsonderung. Eine teilweise oder vollständige Phimose ist die Folge. Der Umstand, daß wie bei der Kraurosis vulvae auch hier dem Gewebschwunde keine entzündliche Erkrankung vorangeht, die Ätiologie unaufgeklärt ist, wird für die scharfe Abtrennung dieser beiden Erkrankungen herangezogen. Im gleichen Sinne wird auch die scharfe Abgrenzung der gesunden gegen die atrophischen Stellen und die Abplattung der Stachelzellenschichte bei der Kraurose im Gegensatz zu den weitgehenden Epithelverdickungen bei der Leukoplakie angeführt (Delbanco, Callomon, Stühmer, Fukai).

Da sich aber auch bei der Kraurose Ödem, perivaskuläre Infiltrate, Schwund der elastischen Fasern wie auch leichtere Grade von Hyper- und Parakeratose nachweisen lassen, Befunde, die in ähnlicher Weise auch der Leukokeratose zukommen, wird sich mikroskopisch die Unterscheidung nicht immer mit wünschenswerter Schärfe treffen lassen, so sehr sie auch vom klinischen Standpunkte berechtigt sein mag. Auch Stühmers Balanitis sclerotica obliterans hat im histologischen Bilde Ähnlichkeit mit der Kraurose und steht insoferne einer Leukoplakie nahe, als durch äußere Reize hervorgerufene entzündliche Vorgänge sie einleiten.

Neben der Leukoplakie — im französischen Schrifttum Leukoplasie genannt — kann hier auch die Erythroplasie Erwähnung finden. Bei dieser Erkrankung, über die Queyrat zuerst berichtete, treten an der Eicheloberfläche, rote, linsengroße, etwas erhabene, mit unebener samtartiger Oberfläche versehene Flecke auf, die sich langsam vergrößern, sich härter anfühlen und etwas nässen. Peyri sah ihre Ränder scharf gezogen und flach, Roffo schildert sie gewulstet.

Histologisch liegt eine Parakeratose vor, keine übermäßige wahre Verhornung und eine Verbreiterung der Keimschichte der Oberhaut, von der Epithelzapfen in die Tiefe dringen. Diesen stellt sich ein dichter Infiltratwall entgegen, der aus Lymphozyten und Plasmazellen aufgebaut ist. Verhältnismäßig häufig kommt es zu einem ungeregelten, das Gewebe durchsetzenden krebsigen Tiefenwachstum — Peyri stellte es unter 7 Fällen dreimal fest — so daß die Erythroplasie als ein Beispiel einer sog. „Präkancerose“ angesehen wird (Peyri, Roffo, Louste-Caillaud-Marassi).

Gangraena penis.

Gangrän des Gliedes als Folge einer eitrigen Kavernitis, insbesondere wenn diese mit Urininfiltration einhergeht, wurde bereits kurz erwähnt. Als im allgemeinen seltene Erkrankung kommt jedoch Gangrän des Penis auch aus mannigfachen anderen Ursachen, sowohl den Klinikern, wie auch den pathologischen Anatomen zu Gesicht. Coenen und Przeborski (Literatur) unterscheiden in ihrem Sammelreferat auf Grund von über 200 Fällen, die sie aus dem Schrifttum zusammenstellten, folgende Formen der Gangrän des Gliedes (und des Skrotums):

Gangrän infolge von Allgemeinerkrankungen, wobei es sich teils um Infektionskrankheiten, teils um Stoffwechselstörungen, teils um Gefäßerkrankungen handeln kann. So liegen Beobachtungen vor von Gangrän bei Variola (ROSTAND) Malaria, Influenza (DEVRIENT), Pneumonie (CONCHERELLI) Typhus (ORSOS, HELM) und Mumps (PITHA). ORPHANIDÈS glaubt auch von einer syphilitischen Gangrän sprechen zu können. Es scheint COENEN nicht unwahrscheinlich, daß bei Mumps und Variola, wo ja Orchitis nicht so selten ist, der Entzündungsprozeß auf dem Wege der Lymphbahnen auf das Glied übergreift. BELITZKI sah unter 847 Fällen von Typhus exanthematicus 10 Fälle mit Gangrän des äußeren Genitales, die gewöhnlich in der 2. Hälfte der Krankheitsperiode auftrat, wobei nach seiner Ansicht Hindernisse der Harnentleerung genetisch von Bedeutung sind. Es scheint naheliegend, auch eventuellen Gefäßveränderungen, wie sie in den Roseolen des Fleckfiebers beobachtet werden, einen gewissen Einfluß zuzubilligen.

Unter den Stoffwechselstörungen wird vor allem bei Diabetes mellitus Gangrän vermerkt. So sah BOYER nach Zirkumzision eine tödliche Gangrän bei einem jungen, an Zuckerharnruhr leidenden Manne. Ebenso wird Brand des Gliedes bei Erkrankungen der Gefäße beobachtet. WIETING sah bei einem 45jährigen Mann, der an häufigen Darmkrämpfen litt und bei dem nach einem solchen Anfall ein 10 cm langes, gangränöses, röhrenförmiges Gebilde abgegangen war, ohne jede äußere Ursache an der Glans penis und an der Haut des Gliedes eine ausgedehnte Nekrose, als deren Ursache er Gefäßkrämpfe annimmt und demgemäß von einer angiospastischen Nekrose des Penis spricht. Über trockene Gangrän des Gliedes bei einem 5jährigen Knaben berichtet DASSEL und gleichfalls über einen bis zur Peniswurzel fortschreitenden trockenen Brand, der nach 4 Wochen zum Abfall des Gliedes geführt haben soll, berichtete PUZEY. Im Falle von RECLUS war die Arteria dorsalis penis sehr stark sklerosiert, die gleiche Angabe machen LEGUEU und CHARRIER. Nur am Präputium lokalisierte sich der Brand bei einem 80jährigen Patienten GUYONS (zit. nach COENEN). Auch GHIGI teilt einen Fall von Vorhautgangrän mit. Die histologische Untersuchung des entfernten Präputiums ergab entzündliche perivaskuläre Zellansammlungen und Verschluß zahlreicher kleiner arterieller Gefäße. Da der Patient an einer wenig behandelten Syphilis litt, glaubt GHIGI die Gangrän auf die syphilitische Erkrankung der Gefäße zurückführen zu können. LALLEMAND beobachtete bei einem jungen Mann eine sehr schnell sich entwickelnde Gangrän der Vorhaut und denkt wegen des plötzlichen Entstehens und weil der Patient außerdem an einer Aorteninsuffizienz litt, an eine Embolie der versorgenden Schlagadern. Nach thrombotischem Verschluß von Venen auftretende Gangrän beobachteten GAY, BATUT nach Phlebitis gonorrhoica und RICHET bei eitriger, bis in die Vena epigastrica reichender Thrombophlebitis. Hier wären auch die im Anschluß an langdauernden Priapismus (s. diesen) zur Beobachtung gelangenden Fälle von Gangrän des Gliedes anzuführen. Die sonst bei Herzkrankheiten vermerkte Gangraena penis dürfte wohl neben der Beeinträchtigung der Zirkulation in erster Linie, wie bei den Entzündungen der Nieren, auf die überaus günstigen Bedingungen zurückgehen, welche das von seröser Flüssigkeit durchtränkte Gewebe der Ansiedlung von Keimen bietet.

Einer weiteren Form von Brand des Gliedes liegt die Harndurchtränkung zugrunde, wie sie nach Rupturen oder Verletzungen der Urethra zustande kommt. Hierbei spielt einmal die chemische Schädigung des Gewebes durch die Harnflüssigkeit eine gewisse Rolle, die jedoch vielfach überschätzt wird (ESCAT), wenigstens an Hunden haben die Experimente MENZELS dies gezeigt. MENZELS (zit. nach ESCAT) öffnete mittels eines DIEFFENBACHschen Tenotoms subkutan die Urethra von Hunden vor dem Arcus pubis und sah nach Ligatur des Penis eine Infiltration des Gewebes. Nach Abstoßung des gangränös gewordenen Penisstückes und der damit verbundenen Wiedereröffnung der Urethra bildeten sich die Erscheinungen wieder zurück. Insbesondere gilt diese verhältnismäßige Harmlosigkeit für den sauren Harn, während nach SIMON (zit. nach ESCAT) der ammoniakalische Urin gangränöse Zerstörung des Gewebes herbeizuführen imstande ist. Viel bedeutsamer wird die Rolle des Harns dadurch, daß es sich ja vielfach um nicht sterilen, sondern infolge entzündlicher Veränderungen in den Harnorganen bereits infizierten Urin handelt, der die darin enthaltenen Keime immer weiter ins Gewebe verschleppt und so auch mechanisch zur Ausbreitung der Infektion beiträgt.

Eine 3. Gruppe von Fällen bilden jene, bei denen auf das Glied einwirkende Traumen zu Gangrän führen. In erster Linie ist hier die Strangulation zu erwähnen, wie sie z. B. durch eine Paraphimose (s. diese) erzeugt wird. KÖRTE sah dabei nicht bloß Gangrän der Penishaut, sondern auch der Schwellkörper. Eine ähnliche Mitteilung liegt von WEIGAND vor. COENEN vermerkt Brand des Gliedes bei einem 16jährigen Barbiergehilfen, der $^3/_4$ Jahre lang einen Ring an der Grenze des hinteren und mittleren Drittels des Penis getragen hatte. Plötzlich trat Gangrän auf und eine Urinfistel war die Folge. COENEN erwähnt einen gleichartigen Fall von LETEINTURIER. CLEVELAND sah Brand des Gliedes bei einem 5jährigen Knaben, der sich wegen Incontinentia urinae den Penis mit einem Bindfaden umschnürt hatte. Auch die seltenen Fälle von Brand des Gliedes nach Onanie, Masturbation und Exzessen in venere seien hier erwähnt (JAUNÈS, LALLEMAND u. a.). Als Kursiosum sei eine Beobachtung von SZPER mitgeteilt, der in einem Falle von totaler Gangrän des Penis bei einem 47jährigen Mann in einem 7 cm von dem Orificium urethrae entfernten Divertikel einen Stein fand, der sich als ein mit Phosphaten imprägniertes Stück Holzkohle erwies.

Auch nach örtlicher Anwendung stark reizender Mittel wird Gangrän beschrieben und COENEN und PRZEBORSKI weisen diesbezüglich auf Kanthariden-pflaster, BORKOWSKI auf Karbolsäure hin. Bei Vergiftung mit Ergotin wurde gleichfalls Gangrän beobachtet. Im Falle GLÜCKs entwickelte sich bei einem 47jährigen Mann nach länger dauernder Kälteeinwirkung auf den Penis eine Gangrän, wobei sich bakteriologisch fusiforme Bazillen und Spirochäten nachweisen ließen.

Als 4. Gruppe wäre Gangrän auf Grund entzündlich-infektiöser Prozesse am Penis und in der unmittelbaren Nachbarschaft desselben anzuführen. So sah KEYES bei einem 29jährigen Mann nach Balanitis eine ausgedehnte, stürmisch sich entwickelnde Nekrose der Haut des Penis (ähnlich GELLIER u. a.). Auf Gangrän des Penis bei kleinen unspezifischen Geschwüren an der Vorhaut, gelegentlich vergesellschaftet mit Phimose, beziehen sich die Mitteilungen von ORLOWSKI, POUSSON, nach Ulcus molle (Ulcus molle gangraenosum und phagedaenicum) vermerken Brand des Gliedes GALIAN, MENZELOWA, MILIAN und PÉRIN, nach Ulcus durum BONNET und BÉRARD sowie GRIFFON et DUCASTEL. Nach entzündlichen Prozessen in der Nachbarschaft des Gliedes wurde Gangrän des Hodensackes und des Penis bei einer inkarzerierten Hernie von THOMSEN gesehen, im Falle DIEULAFOIS war der Veränderung am Glied eine kleine Ulzeration in der Analgegend vorausgegangen. Die bakteriologische Untersuchung ergab einen grampositiven fakultativ anaeroben und aeroben Diplokokkus, sowie einen aeroben „septischen" Bazillus, welche zusammen beim Kaninchen Gangrän hervorriefen. Über eine ähnliche „Symbiose", und zwar von Streptokokken mit Bacterium coli handelte es sich im Falle von VENTURI, dessen Kranker an einem generalisierten Ecthyma gangraenosum litt. TRAJAN sah durch den Bacillus oedematis maligni verursachten ausgedehnten brandigen Zerfall der Urethra sowie des periurethralen und periproktischen Gewebes und nimmt an, daß der Ausgangspunkt der Infektion eine Verletzung in der Analgegend war. In einem von SCHÖNBAUER veröffentlichten Fall von Skrotal- und Penisgangrän kultivierte GHON gleichfalls einen anaeroben Bazillus aus der Ödemgruppe. Relativ häufig schließt sich die Gangrän des Gliedes an erysipelatöse Erkrankungen an (SCHULZ, BRIQUET, WHITING, RÒNA, MILIAN u. a.). Diese gleichen den Fällen, welche FOURNIER als „gangrène foudroyante spontanée" beschrieben hat. TELTSCHER, der bei einem 60jährigen Mann eine innerhalb 60 Stunden sich entwickelnde mächtige Schwellung von Penis und Skrotum mit nachfolgender Gangrän beobachtete, die innerhalb 18 Stunden zum Tode führte, konnte gleichfalls Streptokokken züchten. Schon KOCHER und C. KAUFMANN haben diesen Brand auf Streptokokken zurückgeführt, eine Annahme, welche angesichts des so häufigen Befundes dieser Keime nicht von der Hand zu weisen ist (DROUELLE und NICOLAU). MATZENAUER sowie GATÉ und ROUSSET züchteten fusiforme Bazillen, GEIGER Bacillus anthracis (?), SORGO Bacterium fluorescens liquefaciens neben Staphylokokken, NICOLAS-LEBEUF-FROMENT Bacterium coli. Diese Gangrän pflegt „spontan" aufzutreten (ROUCHET, MANNHEIM, DUBS, SORGO, SIMNITZKI) bzw. ohne äußerlich sichtbare gröbere Verletzungen oder nach kleinsten Exkoriationen am Skrotum (NOWAKOWSKI), die insbesondere am Seziertisch, wenn die Gangrän weit vorgeschritten ist, nicht mehr sich feststellen lassen. Gewöhnlich sind diese Fälle mit einer Gangrän des Skrotums vergesellschaftet, wobei die Erkrankung meist am Hodensack zu beginnen pflegt.

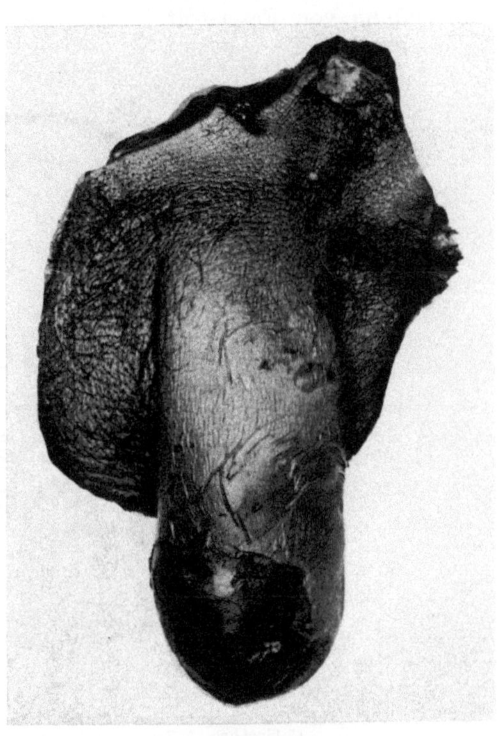

Abb. 46. Gangraena penis.

Makroskopisch erscheint die Gangrän des Penis nur selten als trockene Gangrän (vgl. DASSEL), sondern zumeist als feuchter Brand. Die Epidermis des oft unförmlich geschwollenen Gliedes, welches grünlich oder schwärzlich verfärbt sein kann, ist an vielen Stellen blasenförmig abgehoben oder läßt sich leicht abstreifen, wonach dann das düsterrote, stark durchfeuchtete Korium bloßliegt (Abb. 46). Über weißliche Verfärbung der gangränösen Stellen am Penis bei Kindern berichtet FOURRÉ, der wie auch andere französische Autoren, der „lymphangite gangréneuse" eine bedeutsame Rolle zuweist. Oft sind ausgedehnte Gewebspartien abgestoßen, so daß die Schwellkörper des Gliedes und der Harnröhre, ähnlich wie bei der Skrotalgangrän Hoden und Nebenhoden, freiliegen. Ausbreitung auf das Perineum ist merkwürdigerweise selten, dagegen erwähnen COENEN und PRZEBORSKI Übergreifen des Prozesses auf die Haut des Rumpfes und der Oberschenkel und betonen, daß die Corpora cavernosa besonders dann mit gangränös werden, wenn die Gangrän „mit phlebitischen Prozessen weiterschreitet", worauf schwere Blutungen und Urethralfisteln folgen können. Auch metastatische Abszesse in den verschiedensten Organen (Lungen usw.) und allgemeine Sepsis können sich anschließen.

Histologisch finden sich die Zeichen einer nekrotisierenden Entzündung. In einem von uns beobachteten Falle (Abb. 47) war die Epidermis auf weite Strecken abgehoben, das subkutane Zellgewebe des ganzen Gliedes, welches unförmig geschwollen war, höchstgradig ödematös durchtränkt und von gelapptkernigen, weißen Blutkörperchen durchsetzt. An vielen Stellen war es zur Abscheidung von Faserstoff im Gewebe gekommen. Daran schloß sich eine

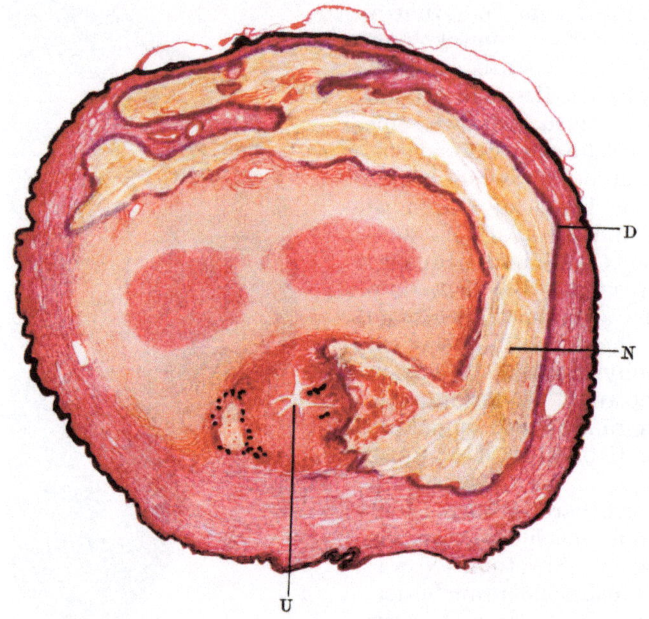

Abb. 47. Gangrän des Gliedes. Querschnitt, Lupenvergrößerung. U Urethra, N Nekrotisches Gewebe, D Demarkationswall.

schalenförmig gut drei Viertel des Umfanges des Gliedes umgreifende Nekrose des die Schwellkörper des Penis und der Harnröhre umgebenden Bindegewebes, die sich an ihren Rändern durch einen breiten Leukozytenwall absetzte. Die Corpora cavernosa penis zeigten noch gute Kernfärbung, ihre Bluträume waren teils leer, teils bluterfüllt, die Balken ihres Maschenwerkes wenig aufgelockert. Auf den Schwellkörper der Harnröhre hatte die Nekrose bereits teilweise übergegriffen und auch die Bluträume zwischen den mehr weniger erhaltenen und von gelapptkernigen weißen Blutkörperchen durchsetzten Septen waren durch frische Thromben verlegt. Die Schleimhaut der Harnröhre erschien gleichfalls akut entzündlich infiltriert. An zahlreichen Arterien und Venen fand sich eine frische Thrombose, was wohl als sekundäre Verlegung zu deuten ist (vgl. Bitschai), insbesonders aber waren zahlreiche Lymphgefäße mächtig erweitert und mit Eiterkörperchen vollgestopft. In nach Gram gefärbten Schnitten fanden sich sehr reichlich Streptokokken.

Ulcus molle.

Das Ulcus molle, das weiche Geschwür, der weiche Schanker, ist das Ergebnis einer Ansteckung mit dem von DUCREY 1889 im Eiter entdeckten, von UNNA (1892) im Gewebe nachgewiesenen Erreger, dem Streptobazillus DUCREY (UNNA).

2—3 Tage nach der Ansteckung, seltener nach einem etwas längeren Zeitraum, bildet sich ein rotes Knötchen, aus dem zunächst ein mit Eiter erfülltes Bläschen (Pustel) und nach dessen Zerfall ein sich vergrößerndes Geschwür wird. Es weist scharfe etwas unterminierte Ränder, einen eitrig (speckig) belegten, später sich reinigenden Grund auf und ist von einem lebhaft roten Hof umgeben. Nicht selten treten mehrere gleichzeitig in Erscheinung. Sie können verschieden weit in die Tiefe greifend, seicht bzw. leicht kraterförmig

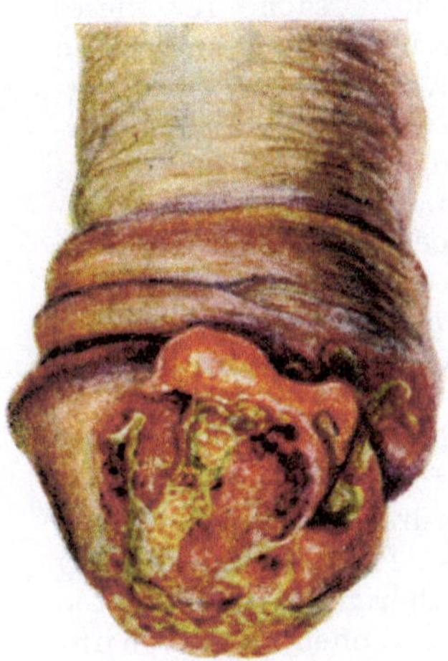

Abb. 48. Ulcera mollia an der Eichel.

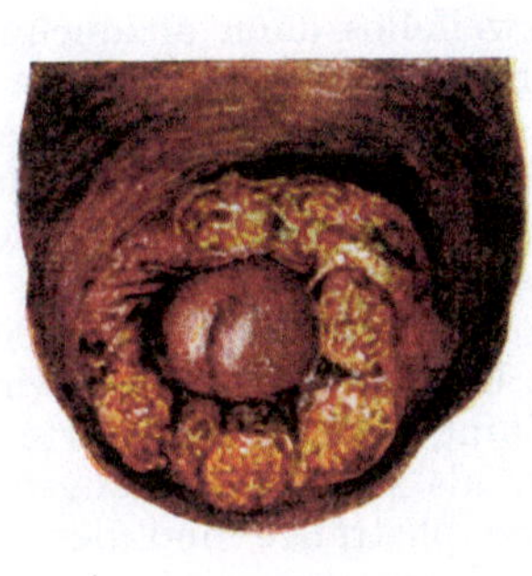

Abb. 49. Ulcera mollia am Vorhautrande.

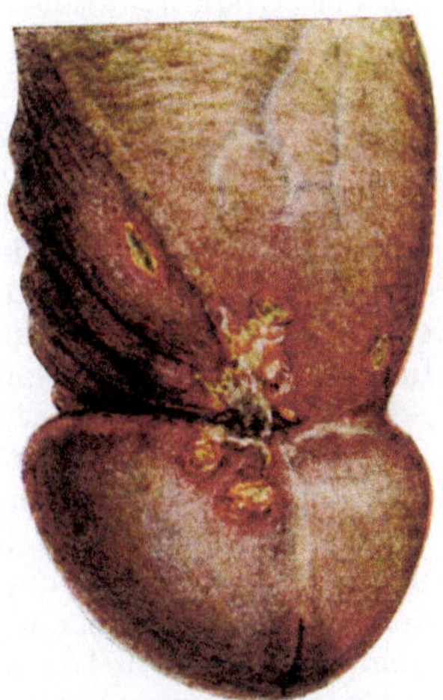

Abb. 50. Ulcera mollia in der Gegend des Frenulum.

sein. Man findet sie an der Eichel (Abb. 48), an der Übergangsfalte der Vorhautblätter (Abb. 49), am Bändchen derselben (Abb. 50), in der Kranzfurche sowie auch an verschiedenen Stellen der übrigen Haut des Gliedes. Nicht selten haben sie ihren Sitz an der Eichelspitze, der äußeren Harnröhrenmündung, mitunter selbst in der kahnförmigen Grube. Auch am Mons veneris oder an der Skrotalhaut werden sie beobachtet. Das Vorhandensein mehrerer solcher Schanker ist entweder auf eine mehrfache gleichzeitige Ansteckung oder auf eine nachträgliche Vermehrung der Geschwüre auf dem Wege der Lymphgefäße zurückzuführen oder es liegen Abklatschgeschwüre vor, wie solche etwa zwischen Glied- und Skrotal- bzw. Oberschenkelhaut oder innerhalb des Vorhautsackes zustande kommen können.

Die außerhalb der Geschlechtsteile sich gelegentlich findenden weichen Schanker haben zumeist die gleiche Beschaffenheit wie die am Glied vorkommenden und entstehen entweder auf Grund einer selbständigen Ansteckung oder durch Selbstübertragung von einem Gliedgeschwür aus. Am häufigsten werden sie an den Fingern (besonders Zeigefinger und Daumen) beobachtet, können aber naturgemäß an jeder anderen Stelle der Körperoberfläche sich entwickeln, auch in der Mundschleimhaut.

Als besondere Formen verzeichnen die Venerologen das Ulcus molle elevatum mit reichlicher Bildung von Granulationsgewebe im Geschwürsgrund, dann das von Haartaschen ausgehende, meist tiefergreifende Ulcus molle folliculare, ferner eine nicht nur zu Beginn, sondern auch im weiteren Verlauf unter dem Bild von eitererfüllten Bläschen einhergehende Erscheinungsform, das Ulcus molle impetiginosum. Bezweifelt wird (STÜMPKE), ob die in Algier beobachteten abweichenden Formen (MONPELLIER und BENZECRI) von papulösem, ulzerokrustösem, gummösem Typus einwandfrei weiche Schanker darstellen.

Bedeutungsvoll ist die als Ulcus molle serpiginosum bezeichnete Erscheinungsform. Sie ist dadurch gekennzeichnet, daß das Geschwür eine ausgesprochene Neigung zur flächenhaften Ausbreitung besitzt, ohne dabei auch in entsprechend verstärktem Maße in die Tiefe zu greifen. Meist erfolgt dieses Weiterschreiten nach einer, seltener nach verschiedenen Richtungen hin, während an der Ursprungsstelle narbige Abheilung einsetzt. Die Ursache für dieses vom gewöhnlichen Verlaufe abweichende Verhalten ist wohl nicht so sehr in einer Mischinfektion mit Staphylo- oder Streptokokken, als teils in einer verstärkten Virulenz der Erreger, teils in einer besonderen Anfälligkeit (Überempfindlichkeit) des von der Ansteckung Befallenen zu suchen.

Eine Mischinfektion ist zweifellos dann anzunehmen, wenn die Geschwürsbildung mit tiefgreifendem brandigen Zerfall des Gewebes einhergeht und zum Ulcus molle gangraenosum führt. Hier treten stürmische Allgemeinerscheinungen hervor und die Folgen der Mischinfektion mit Nekrosebazillen, fusiformen Stäbchen, Spirochäten usw. überdecken die Kennzeichen des weichen Schankers mehr oder weniger vollständig.

Häufig ist eine Mitbeteiligung der Lymphbahnen, die sich meist zunächst nur in der nächsten Umgebung der Geschwüre feststellen läßt und hier auch eine ödematöse Schwellung und mäßige Härte verursacht, die aber auch insoferne von Bedeutung ist, als sie den Ausgangspunkt für eine Erkrankung der gröberen ableitenden Lymphstränge und der zugehörigen Lymphknoten abgibt: der strangförmigen Lymphangitis und der Bubonen, der Lymphadenitis. Dann sind teils am Rücken, teils an den Seitenflächen des Gliedes die Lymphgefäße entweder auf längere Strecken, oder was häufiger der Fall ist, in kürzeren Abschnitten als verdickt zu tasten, lassen auch ab und zu in ihrem Verlauf eingeschaltete größere Knoten (Bubonuli) erkennen. Mitunter können sie derartig verändert bis zu den zugehörigen, mehr weniger schwer ergriffenen Lymphknoten verfolgt werden, doch können sich letztere auch ohne nachweisbare Lymphangitis zu Bubonen umwandeln. Vornehmlich sind es die Lymphknoten der Leisten, seltener die Schenkellymphknoten, welche erkranken. Dafür, daß aber die Ansteckung auch weiter aufsteigen kann, sprechen Berichte über iliakale Lymphadenitiden (GAYMARD), sofern nach FREI in seinen operierten 50 Fällen nicht eine Mischinfektion oder gar eine Verwechslung mit dem Lymphogranuloma inguinale vorlag. Doch ist eine Ansteckung auch der Beckenlymphknoten von den tiefen Lymphgefäßen des Gliedes durchaus möglich. Denn diese gehören in ihrem Abflußgebiet den iliakalen Knoten zu und stehen überdies vielfach mit den oberflächlichen Lymphbahnen des Gliedes in Verbindung.

Die Häufigkeit der Mitbeteiligung der Lymphknoten wird von WOLFF und MULZER auf 8—10% geschätzt, während MIKLEY 35% angibt. Die Schwellung der Knoten kann einsetzen, wenn das Geschwür nur wenige Tage alt ist oder auch später, auch wenn es sogar den Höhepunkt seiner Entwicklung überschritten hat und STÜMPKE erwähnt selbst nach erfolgter Abheilung des Geschwürs entstandene Vergrößerungen von Lymphknoten, die allerdings sich meist als Folgen einer gleichzeitigen Ansteckung mit Syphilis erwiesen. Doch werden ausdrücklich als phlegmonöse Spätbubonen die von Gougerot und Blum beschriebenen Lymphknotenentzündungen bezeichnet, die oft viele Monate nach abgeheiltem weichen Schanker plötzlich in Erscheinung treten und damit erklärt werden, daß die eingedrungenen Erreger sich erst einem später anfällig gewordenen Gewebe (sensibilisiertem Gewebe) gegenüber als wirksam erweisen.

Der äußerlich den Eindruck der Einheitlichkeit hervorrufenden Anschwellung liegen meist Veränderungen mehrerer Lymphknoten oder der gesamten Lymphknotengruppe zugrunde (Polyadenitis). Es kann aber auch nur ein einziger Knoten erkrankt sein (Lipschütz, Tomasczewsky), eine Monoadenitis bestehen. Kleinere und weniger veränderte, leicht ausschälbare Knoten sind auf dem Durchschnitt anfänglich blaßgraurot, markig weich, führen später gelblich graue Nekroseherde, die erweichen, einschmelzen und zu einer einheitlichen, größeren Abszeßhöhle zusammenfließen, im Gegensatz zu den sog. klimatischen Bubonen, der Lymphogranulomatosis inguinalis (s. diese). Die nun auch sich einstellenden Entzündungsvorgänge in der Nachbarschaft, die periadenitischen Veränderungen, führen zur Befestigung der Knoten oder Knotengruppen an die Haut und bahnen damit den späteren Durchbruch des Abszesses oder der Abszesse nach außen an. Die Lymphadenitis kann noch vor völliger Entwicklung zum Stillstand kommen oder sich rückbilden, was gelegentlich selbst nach erfolgter eitriger Erweichung beobachtet wird. Zumeist brechen aber so erweichte Bubonen durch die Haut durch, der Eiter wird entleert, das abgestorbene Gewebe abgestoßen, die Wundhöhle mit Granulationsgewebe ausgefüllt und durch Vernarbung geschlossen. Den Ausgang in Vereiterung bzw. Durchbruch nimmt nach Petzold etwa ein Viertel aller Fälle.

Beim Durchbruch können durch Eindringen der im Bubo enthaltenen Erreger in den Wundrändern sich neuerdings weiche Geschwüre bilden von dem gleichen Aussehen wie die primären Herde. Die Hautränder werden „schankrös“ und auch hier können serpiginöse Geschwüre in langwierigem, selbst jahrelangem Verlauf weit um sich greifen, oder es können brandige Zerfallsvorgänge in die Tiefe vordringend zu bedenklichen Blutungen und Sepsis führen. Bestehen vergrößerte und bereits erweichte Lymphknoten nebeneinander und führen letztere zu mehrfachen Fisteln, wird von fistelenden „strumösen“ Bubonen gesprochen, deren Verlauf sich ebenfalls in die Länge zieht. Im allgemeinen schwankt die Verlaufsdauer der Lymphknotenentzündung in weiten Grenzen. Petzold bezeichnet eine solche von 14 Tagen als die kürzeste, von 138 Tagen als die längste und errechnete ein Mittel von 31,3 Tagen. Storp fand eine Durchschnittsdauer von 12,8 Tagen, Stümpke von $2-2^1/_2$ Wochen.

Einen im Wesen gleichen Verlauf zeigte eine durch Übertragung von Schanker- bzw. Boboneneiter auf die Haut der Ulkusträger (Autoinokulation) oder auf eine Hautstelle anderer Personen hervorgerufene Ansteckung. Sie wurde in früherer Zeit häufig vorgenommen, als man von der Vorstellung ausging, daß eine solche Übertragung, ähnlich wie die Pockenimpfung, einen Schutz herbeizuführen vermöge und als man später dieses Verfahren zu diagnostischen Zwecken übte. Auch jetzt werden solche Überimpfungen bei Ulkusträgern zum leichteren Nachweis des Erregers gelegentlich ausgeführt.

Den Erreger des weichen Schankers stellte Ducrey mit Hilfe eines wohlüberlegten Verfahrens in der Weise dar, daß er unter möglichster Beachtung bakteriologischer Vorsichtsmaßregeln von einem Ulcus molle ausgehend eine Reihe von Überimpfungen auf die menschliche Haut vornahm. Er erreichte so das Ziel, die eigentlichen Erreger von etwaigen anderen, nur beigemischten Spaltpilzen zu trennen und konnte von der 5. bis 6. Übertragung an in den Pusteln immer nur eine Art von Kleinlebewesen im mikroskopischen Bild des Eiterabstriches erkennen. Er schilderte diese Bakterien als etwa 1,5 μ lange, 0,5 μ breite Stäbchen mit abgerundeten Enden. Sie lagen im mikroskopischen Präparat teils in kleinen Gruppen, teils paarweise, teils vereinzelt, ab und zu im Zelleib von Leukozyten eingeschlossen, zumeist frei zwischen diesen und nahmen nach Gram den Farbstoff nicht an. Hatte DUCREY in diesen die ursächliche Bedeutung dieser Bnkterienart mit großer Wahrscheinlichkeit festgestellt (möglicherweise hatten vor ihm schon FERRARI und auch MANINO die gleichen Stäbchen gesehen), so fanden seine Befunde (abgesehen von bestätigenden Angaben WELLANDERS, KREFTINGS und PETERSENS) eine weitere Ergänzung durch UNNA, der die gleichen Bakterien im Gewebe nachwies und hier ihre kennzeichnende Lagerung und Anordnung erkannte. Die von ihm beobachtete Kettenbildung, welche DUCREY nicht vermerkt hatte, sprach, wie eine Reihe späterer Arbeiten verschiedener Autoren zeigte (NICOLLE, AUDRY, COLOMBINI, DUBREUIL, LASNET, CHEINISSE, SIMON, KRUSE u. a.) nicht gegen die Identität der Bazillen UNNAS mit den von DUCREY beschriebenen: Im Gewebe vordringend reihen sie sich zu langen, parallel zueinander in leicht welligem Verlauf dahinziehenden Ketten. Es soll mit dem Erhaltungszustand der von LENGLET an kultivierten Ketten beobachteten Hüllen der zone glaireuse zusammenhängen, ob die Ketten in Erscheinung treten oder in Gruppen von Einzel- bzw. Doppelstäbchen zerfallen. Im Geschwürs- und Pusteleiter, wo letzteres die Regel ist, scheint die Hülle geschädigt zu sein oder zu fehlen. Hier sind die Stäbchen meist auch etwas größer und dicker und nehmen eine nicht zu kräftige Färbung nur an den Polen an, während die Mitte fast farblos bleibt. Für solche Stäbchen ist die Bezeichnung „Schiffchenform“ geläufig.

Danach empfiehlt es sich zum Nachweis des Streptobazillus nicht, den reichlich auch andere Bakterien enthaltenden eitrigen Belag eines weichen Schankers heranzuziehen, sondern dem vorher gereinigten Geschwürsgrund ein Stückchen abgestorbenen Gewebes zu entnehmen und es auf einen Objektträger gut verteilt in gewöhnlicher Weise zu fixieren. Zur Färbung eignet sich, abgesehen von LÖFFLERS Methylenblau, das Methylgrün-Pyroningemisch UNNA-PAPPENHEIMS.

Die Kultur des Streptobazillus gelingt am ehesten auf bluthaltigen, nicht zu trockenen, frisch bereiteten Nährböden. BESANÇON, GRIFFON und LE SOURD verwenden eine Mischung von 2 Teilen Agar und 1 Teil frischen Blutes, doch genügen auch geringere Mengen des letzteren. Die Bazillen vermehren sich namentlich im Kondenswasser, bilden hier feinste Flöckchen, während sie auf der Nährbodenoberfläche nach 2 Stunden eben bemerkbare, nach 2 Tagen deutlichere, flache Scheibchen bilden, denen sich infolge ihrer zähen Beschaffenheit kaum kleinere Teile zur Weiterimpfung entnehmen lassen, was in dem lockigen Gefüge der dicht gedrängten und einander durchflechtenden Stäbchenketten begründet ist. Über hämolysierende Wirkung der Streptobazillen, ihr Wachstum bei Luftabschluß, ihr Verhalten gegenüber Desinfektionsmitteln berichtete W. FREI. Im mikroskopischen Präparat kann man dann die Stäbchen in verschieden weiten, oft auch fehlenden Abständen aneinandergereiht sehen und — wenn auch nicht immer — die zone glaireuse färberisch unschwer darstellen. Schiffchenformen sind in Kulturen seltener als im Eiter. Erfolgreiche Übertragung von künstlich gezüchteten Stäbchen gelingen auf Menschen- oder Affenhaut selbst nach vielen Generationen der Kulturen. Solche hat bereits LENGLET vorgenommen und BESANÇON berichtet über positive Ergebnisse mit der 11., NICOLLE sogar mit der 50. Generation.

Die bald nach der erfolgreichen Ansteckung sich abspielenden histologischen Veränderungen konnten vorwiegend an durch das Impfverfahren erkrankten und herausgeschnittenen Hautstellen verfolgt werden (NICOLLE), wurden aber auch an in der Umgebung von weichen Schankern frisch aufschießenden, jungen Herden untersucht (UNNA).

Dem anfänglichen roten Fleck bzw. leicht erhabenen Knötchen entspricht unmittelbar unter der Epidermis eine Ausweitung von Blut- und Lymphgefäßen und eine Ansammlung von polymorphkernigen Leukozyten neben Lymphozyten und größeren einkernigen Zellen, zwischen welchen vereinzelt Bazillen — auch solche zu kurzen Ketten angeordnete — sich auffinden lassen. In dem Maße, als die Eiterzellen hier an Zahl zunehmen und sie in ihrer Gesamtheit über den Bereich der Impfstelle hinaus sich erstrecken, setzt eine Auflockerung und Durchfeuchtung der Epidermis ein, die durchwandernde Leukozyten in steigernder Zahl aufweist. Bald darauf sind sie hier so angeordnet, daß eine

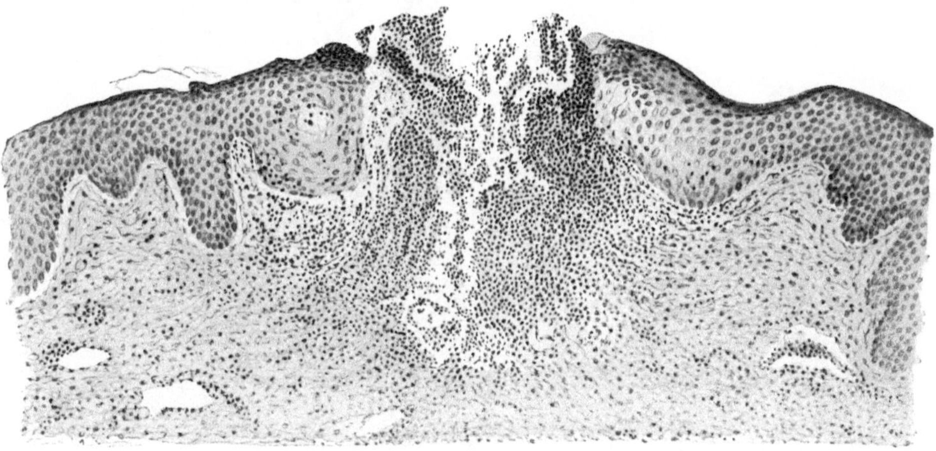

Abb. 51. Übersicht über ein ganz junges Ulcus molle. Epithel scharf abgesetzt; Infiltrat ziemlich weit nach abwärts reichend; Gefäße erweitert. Vergr. etwa 180. (Aus LESSER, Lehrbuch der Haut- und Geschlechtskrankheiten. 14. Aufl. Bearbeitet von JADASSOHN. Berlin: Julius Springer 1927.)

unter Zerstörung des Gefüges der mittleren Oberhautlagen entstandene Anhäufung von Eiterzellen, die Hornschichte vorwölbend, einer Eiterpustel zugrunde liegt. Ein kurzer, schmaler, die MALPIGHIsche Zellage durchsetzender Leukozytenzug setzt diesen epidermoidalen Eiterherd mit dem etwas früher entwickelten, größeren subepidermoidalen Eiterherd in Verbindung. In dieser Weise nimmt die Eiterzellenansammlung im histologischen Schnittbild eine Form an, die auch bei Pusteln aus anderer Ursache beobachtet und mit der eines Hemdknopfes verglichen wird. Die nebenstehende Abb. 51 gibt dieses Verhalten annähernd wieder. NICOLLE spricht von einem chancre en bouton de chemise. Er enthält bereits reichlichere Streptobazillen und ist subepithelial von einem Infiltratwall umgeben, in dem allmählich Plasmazellen die Oberhand gewinnen.

Mit dem Durchbruch der epithelialen Decke und der Entleerung des Eiters setzt die Geschwürsbildung ein. Das Geschwür ist von einem aufgelockerten, dabei zugeschärften, etwas unterminierten Epithelsaum umgeben, mit einem zerfallenden Eiterbelag versehen, dem eine in den oberflächlichen Lagen mangelhaft färbbare und zerklüftete, vorwiegend aus Plasmazellen aufgebaute, dichte Infiltrationsschichte folgt. Mit immer zunehmender Deutlichkeit lassen sich von da ab Streptobazillenzüge in diese „Plasmomschichte“ verfolgen (Abb. 52).

Sie werden mit Fischzügen verglichen, die wohl auch in die Tiefe dringen, zugleich aber auch besonders radiär flächenhaft in das Infiltrat unter der Epidermis ausstrahlen. Indem unter ihrem Einfluß das Gewebe abstirbt, weiterhin eingeschmolzen — daher die Zerklüftung (UNNA) — und abgestoßen wird, und randwärts immer wieder ein neuer Zellwall sich bildet, gewinnt das Geschwür an Ausdehnung.

Darüber hinaus sind, entsprechend dem die Geschwüre umsäumenden roten Hof, die Gefäße prall mit Blut gefüllt, zeigen wandständig angesammelte und durch die Wandschichte im Hindurchtreten begriffene Leukozyten, die dann

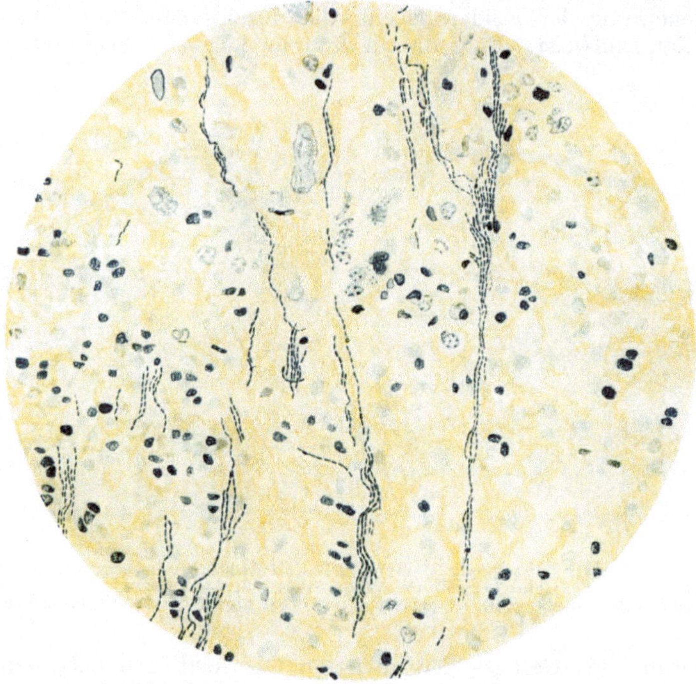

Abb. 52. Streptobazillen im Ulcus molle-Schnitt. Polychromes Methylenblau Tannin-Orange. (Vergr.: 900.) (Nach W. FREI im Handbuch der Haut- und Geschlechtskrankheiten, Bd. XXI, S. 23, Abb. 4).

zusammen mit Plasmazellen und Lymphozyten die Gefäße umscheiden (Abb. 53). Die Saugadern enthalten reichlich Lymphkörperchen und in der ödematös aufgelockerten Kutis sind junge Bindegewebszellen in Erscheinung getreten. Im Geschwürsgrund werden die leimgebenden Fasern bald nicht mehr darstellbar, während die elastischen sich etwas widerstandsfähiger erweisen und in den abgestorbenen Gewebsbröckeln mit Hilfe des Zusatzes einer stärkeren Sodalösung (40%) sichtbar gemacht werden können. Dieser letztere Umstand wurde BALZERsches Zeichen genannt und als den weichen Schanker kennzeichnend klinisch verwertet. Im Grunde von älteren Geschwüren sind nach ZURHELLE auch die Gitterfasern erhalten und als dichte Netze offenbar vermehrt nachweisbar.

Ist die Wirksamkeit der Erreger erschöpft, der Zerfallsvorgang zum Stillstand gekommen, so wird die Ausheilung dadurch angebahnt, daß Granulationsgewebe allseitig aufschießend den Gewebsverlust ausfüllt. Laufen gelegentlich die Zerstörungsvorgänge von vornherein in milderer Form ab, sei es, daß die Wirkung der Erreger eine schwächere, sei es daß die Anfälligkeit eine geringere ist, hebt die Wucherung des Granulationsgewebes früher an und führt zur Entwicklung eines Ulcus molle elevatum, das nur von einer schmalen Zerfallschichte überzogen ist. Auch das Zustandekommen der sog. miliaren Schanker ist offensichtlich in einer geringeren Lebhaftigkeit der Vorgänge begründet. Nach Untersuchungen von VÖRNER und von LIPSCHÜTZ beschränkt sich hierbei die eitrige Durchsetzung nur auf kleine umschriebene Bezirke der Oberhaut, wobei der sich hier bildende pustulöse Herd, wie zu Beginn eines

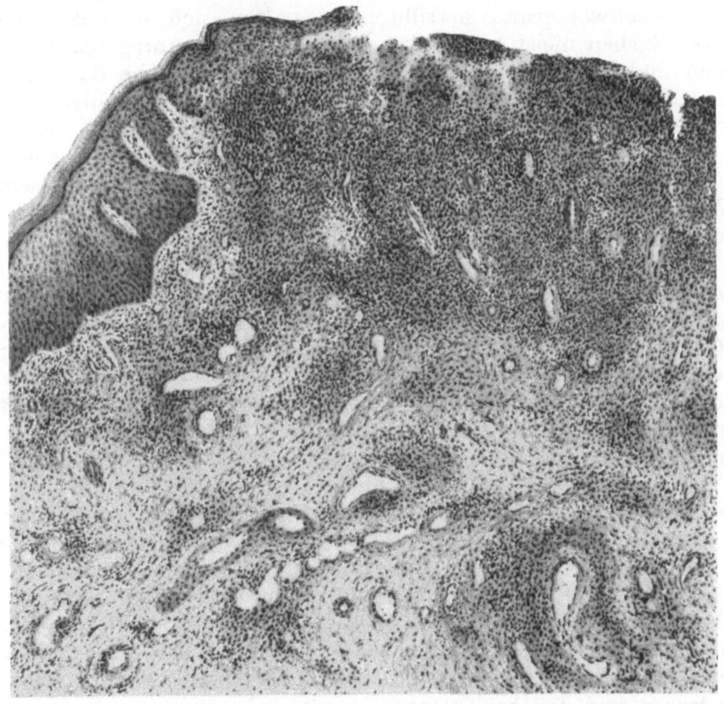

Abb. 53. Übersicht über ein älteres Ulcus molle. Unterminierung des Randes; dichtes Infiltrat. seitlich und nach abwärts den Geschwürsbereich überragend; starke Gefäßerweiterung. Vergr. etwa 140. (Aus KYRLE, Vorlesungen über Histobiologie der menschlichen Haut und ihrer Erkrankungen, Bd. 2. Berlin: Julius Springer 1927.)

gewöhnlichen weichen Geschwürs, mit einer subepidermoidalen Eiteransammlung verbunden ist, die von einem Infiltrat umgeben keine nennenswerte Neigung zu einer flächenhaften Ausbreitung erkennen läßt und mäßig reichliche Streptobazillen birgt.

Hingegen gibt sich beim Ulcus molle serpiginosum, wie zuerst UNNA, später namentlich FIOCCO, RÒNA, TUCCIO, GENNERICH, FASANI-VOLARELLI, GROSS u. a. gezeigt haben, auch im histologischen Bild die Neigung zu gewebszerstörendem Fortschreiten in deutlichster Weise kund. Schon nach der Tiefe zu läßt der mächtige plasmozelluläre Wall eine breite und zerklüftete Zone abgestorbenen Gewebes erkennen, in dem von hier aus — einwachsenden Bazillenketten entsprechend — sich nekrotische Streifen im Grenzinfiltrat bis in die Unterhaut verfolgen lassen. An den Stellen, an denen der Schanker weiterkriecht, beginnt unter dem unterwühlten, zugeschärften Rand der auf eine weite Strecke „akanthotischen“ Oberhaut ein ausgedehntes Plasmazelleninfiltrat. Es findet seine Fortsetzung in gleich gebauten perivaskulären Gefäßscheiden der Nachbarschaft und bildet sich in der Richtung der Ausbreitung des Schankers in dem Maße immer wieder neu, als es geschwürwärts abstirbt und aufgelöst wird. An den ausheilenden Randstellen bleibt das Infiltrat lange erhalten, wird zunächst von vordringendem Granulationsgewebe, zwischen dessen Fibroblasten und Gefäße sich auch Riesenzellen finden können (GROSS), durchwachsen und später von Bindegewebszügen in kleinere Bezirke unterteilt. Die epitheliale Deckschichte wächst über das vom Geschwürsgrund vordringende Granulationsgewebe hinweg und indem es auch in erhalten gebliebene, vom zerklüfteten Geschwürsgrund herrührende Spalten sich einsenkt, bieten die entstehenden Narben meist keine glatte, sondern eine unregelmäßige, grubige Vertiefungen und Unterminierungen aufweisende Oberfläche dar. Ein Grund für die Lebhaftigkeit und Nachhaltigkeit der Zerstörungsvorgänge ist aus dem histologischen Bild der serpiginösen Schanker nicht zu ersehen. Er dürfte in einem in seinem Wesen nicht klargestellten Mißverhältnis zwischen der hier in Betracht kommenden Wirkung und Gegenwirkung zu suchen sein. Eine größere Wirksamkeit der Schiffchenformen, die nach McDONAGH im Ulcus serpiginosum reichlicher und regelmäßig sich finden, ist nicht erwiesen (UNNA) und auch einer Mischinfektion mit anderen Eitererregern, insbesondere Streptokokken, kann die Schuld allein nicht zugemessen werden. Der Umstand, daß sich gerade über aufgebrochenen Bubonen serpiginöse Hautgeschwüre von auffallender Größe und Nachhaltigkeit ausbilden, würde nach FREI darauf hinweisen, daß ein Organismus, der schon die primäre Ansteckung nicht abzudämmen vermochte, zu dieser Geschwürsform in ausgesprochener Weise neigt. FREI fand überdies zwischen einem DUCREY-Stamm aus einem Ulcus molle serpiginosum und anderen Streptobazillenstämmen keinen Unterschied.

Auch die Erkrankung der ableitenden Lymphgefäße und der sie aufnehmenden Lymphknotengruppen wird durch mit dem Lymphstrom verschleppte DUCREY-UNNAsche Stäbchen hergerufen. Die schon von FINGER im Bereiche von weichen Schankern durch Injektion nachgewiesenen Lymphgefäße, die nach KOGOJ sich mit Lymphozyten verlegen können, sind in der Lage die Erreger aufzunehmen. Eine große Reihe einschlägiger Untersuchungen (Schrifttum und geschichtlicher Überblick siehe bei FREI) zeigt, daß im Eiter geschlossener Bubonen sich Streptobazillen sowohl mikroskopisch wie kulturell feststellen lassen und daß beigemengte gewöhnliche Eitererreger keine bedeutsame Rolle spielen.

Die histologischen Veränderungen an den Lymphgefäßen untersuchte NOBL und fand stets nur die oberflächlichen, deren Quellgebiet im Präputium, Frenulum, zum Teil in der Glans und weiterhin in der Gliedhaut zu suchen ist, anatomisch und histologisch verändert. Die dorsalen Sammelstränge waren von verschiedener Dicke (bis bleistiftdick) und entweder glatt oder rosenkranzartig oder endlich nur mit vereinzelten größeren Knoten (Bubonuli) versehen. In leichteren Graden war die Lichtung durch Wucherung des Endothels, beigemischte Lymphozyten und lockere Fibrinnetze etwas eingeengt, in schwerer veränderten Gefäßen fast die ganze Lichtung bis auf kleine Lücken mit Lympho- und Leukozyten, Endothelzellen, Zelltrümmern erfüllt. Bei mehr weniger erhaltenen mittleren Wandschichten schloß sich an diese nach außen hin ein sehr dichtes aus größeren einkernigen, Lympho- und Leukozyten bestehendes Infiltrat, das die Gefäße als breiter Mantel umhüllte und auch in geringerem Maße an den kleineren Gefäßen der ödematösen Nachbarschaft zu finden war (Abb. 54). Streptobazillen konnte NOBL nicht auffinden, hingegen fand FREI solche in vereiterten Lymphgefäßknoten, in Bubonulis, die als

Inhalt Leukozyten und im dichten, der Nekrose verfallenen Wandinfiltrat Spaltbildungen aufwiesen. Den das Infiltrat aufbauenden Lymphzellen, polymorphkernigen Leukozyten und Fibroblasten waren nur verhältnismäßig spärliche Plasmazellen beigemischt. Durchbrochene Bubonuli, deren Hautränder eine schankröse Umwandlung erfahren (NISBETsche oder lymphatische Schanker), bieten im allgemeinen dasselbe histologische Bild wie sonstige weiche Geschwüre, reichen nur in ihrem Ursprungsort entsprechend etwas weiter in die Tiefe.

Über Gewebsveränderungen in den entzündlich erkrankten Lymphknoten, über den histologischen Aufbau der Bubonen ist, da man sie nicht operativ zu

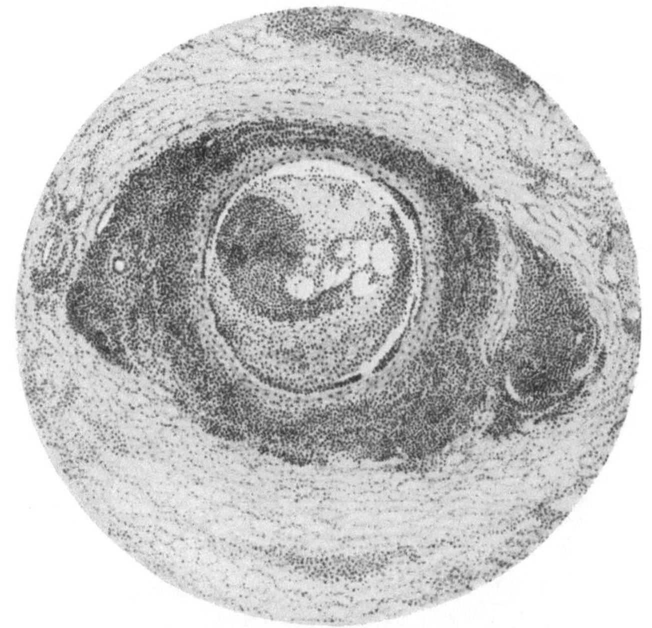

Abb. 54. Ulcus molle-Lymphangitis. Oberflächliches Lymphgefäß am Penisrücken. Wandung und Umgebung von einem starken Infiltrat durchsetzt; Lumen mit Fibrin- und Zellmassen angefüllt. Vergr. 45. (Präparat aus der Sammlung NOBL.) (Aus Handbuch der Haut- und Geschlechtskrankheiten Bd. XXI, S. 38, Abb. 9.)

entfernen pflegt, dem Schrifttum nur weniges zu entnehmen. Die Schilderung von ELIASBERG aus dem Jahre 1894 stützt sich auf die Untersuchung von 8 Drüsen, hebt im wesentlichen das Bestehen von Degenerationsherden hervor, die bis zur Erweichung gedeihen, randwärts allmählich abklingen und keinen abgrenzenden Entzündungswall erkennen lassen. Eiterungen wurden vermißt und die Kapsel der Knoten wie auch deren Trabekel als verdickt bezeichnet. FREI sah in einem histologischen Schnitt, dem einzigen, der ihm zur Verfügung stand, das Lymphknotengewebe durch plasmazellenreiches Granulationsgewebe ersetzt, die erweiterten Lymphgefäße mit Lymphozyten verlegt und in den Venen zahlreiche Leukozyten. Die Abb. 55 zeigt nach einem Präparat der Breslauer Klinik das histologische Verhalten eines Bubo, dessen Durchbruch unmittelbar bevorstand und über dem die Hautdecke von innen her schankrös zu werden begann FREI gibt hiervon folgende Beschreibung: „Die Hornschichte vom Epithel abgehoben, mit Leukozyten besetzt, nicht durchbrochen Das Epithel in den zentralen Partien, wo sich schon klinisch das Geschwür unter der Oberfläche markierte, in größerem Umfange mit Ausnahme der obersten Zellagen zerstört, gegen die ein leukozytenreiches Infiltrat von unten andrängt. In den oberen Schichten derselben vereinzelt Epithel-, in den unteren Bindegewebstrümmer. Nach unten anschließend eine Schichte relativ gut erhaltenen Bindegewebes, auf die der eigentliche Leukozyten- und blutreiche Drüsenabszeß folgt."

In einem Schnitt von einem vom Durchbruch noch weit entfernten Bubo sah FREI unter der durchfeuchteten, sonst wohlerhaltenen Oberhaut in der Lederhaut nur angedeutete Plasmazellenmäntel um die Gefäße sowie die Drüsen, und erst das Unterhautfettgewebe war von dichten Infiltraten eingenommen.

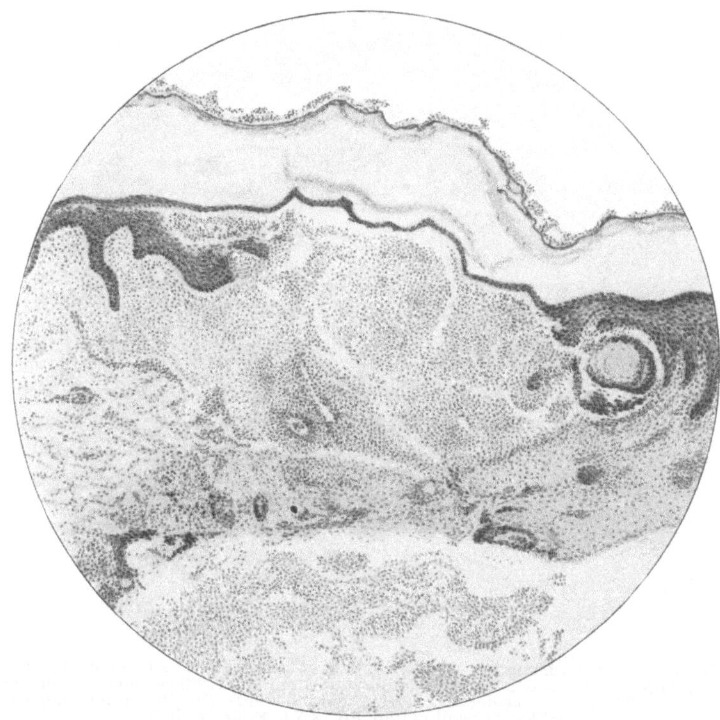

Abb. 55. Decke eines virulenten Ulcus molle-Bubo kurz vor der Perforation. Hornschicht abgehoben. Epithel noch kontinuierlich erhalten, aber zentral in erheblichem Umfange sehr stark verdünnt. Das Geschwür markiert sich bereits unter der Oberfläche. Vergr. 36. (Aus W. FREI: Ulcus molle im Handbuch der Haut- und Geschlechtskrankheiten Bd. XXI. Berlin: Julius Springer 1927.)

Diese gingen unter Abnahme ohne scharfe Grenze, ohne Zwischenschaltung von Lymphknotenkapsel oder Lymphknotengewebe, die beide zerstört waren, in die gebuchtete Abszeßwand über.

Bei einer Erkrankung, wie dem weichen Schanker, deren Erreger auf dem Lymphwege zu den nächsten Lymphknotengruppen verschleppt werden, ist die Möglichkeit einer Weiterverbreitung der Stäbchen auf dem Wege der Blutgefäße und das Entstehen von Entzündungsherden in vom Ursprungsort weit entfernten Gebieten von vornherein sicherlich nicht in Abrede zu stellen. Solche Beobachtungen wurden in neuerer Zeit mitgeteilt. So berichtet R. AMSTAD von einem Arzt, der nach der Ausräumung einer Gebärmutter wegen fieberhaften Abortes einen weichen Schanker am Finger bekam, worauf sich eine schwere Blutvergiftung anschloß, nach deren Abklingen in der Ellbogengegend Geschwüre auftraten, die typische DUCREY-UNNAsche Bazillen enthielten. Und LENNHOFF sah nach einem durch eine Phimose gedeckten weichen Geschür, unter Fieber und Schmerzen, dem Erythema nodosum ähnliche Knoten an den Unterschenkeln auftreten. Sie zeigten nach erfolgtem Durchbruch ein schankröses Aussehen, enthielten Streptobazillen und die Überimpfung in die Bauchhaut hatte vollen Erfolg. In beiden Fällen wäre mit STÜMPKE auch daran zu denken, daß eine Mischinfektion — etwa mit Streptokokken — zur Blutvergiftung geführt hat und die aufgebrochenen Hautherde von den weichen Geschwüren aus erst schankrös angesteckt worden seien. Doch beobachtete auch STRACHE am Unterarm und Oberschenkel die Entwicklung reihenförmig angeordneter Knoten im Anschluß an ein nicht beobachtetes primäres Ulkus. Da in den später aufgebrochenen Knoten Streptobazillen nicht nachgewiesen werden konnten und die Geschwüre (bei positiver Wassermannreaktion) sich auf antiluische Behandlung nicht zurückbildeten, wurde mit Hilfe des Impfverfahren nach DUCREY-UNNAschen Stäbchen gesucht, wobei tatsächlich nicht nur solche im Impfgeschwür, sondern nunmehr auch im Ausgangsulcus aufgefunden wurden. LENNHOFF gedenkt in der Aussprache zu dieser Mitteilung einer weiteren ähnlichen Beobachtung, wo in einem Erythemknötchen sich histologisch ein kleines Gefäß mit Bazillen vollgestopft fand, die ihrer Form nach den Streptobazillen entsprachen. Bloß eine nicht hinreichend gestützte Vermutung beinhaltet der Bericht MONTILLIERS. Er sah bei 4 Personen, nach weichem Geschwür, Gelenkschmerzen auftreten und brachte diese mit der vorangegangenen Ansteckung in Zusammenhang. Weitere ähnliche einschlägige Fälle mit einwandfreien bakteriologischen Überprüfungen der Befunde müssen abgewartet werden.

Tuberkulose des Gliedes.

Nach den ziemlich übereinstimmenden Angaben im Schrifttum ist die Tuberkulose des Penis und der Harnröhre im Verhältnis zur Erkrankung an Tuberkulose überhaupt eine seltene Erscheinung. Auch mit Tuberkulose anderer Organe des Harn- und Geschlechtsapparates vergesellschaftet ist sie nicht häufig. BURCKHARDT beobachtete unter 271 Fällen nur bei 17, d. i. in einem Hundertsatz von 6,27 eine Mitbeteiligung der Urethra, PAWEL (angef. nach KRZYWICKI) in 1,85%, HALLÉ et MOTZ, welche die im Verlaufe von 12 Jahren autoptisch untersuchten Fälle der GUYONschen Klinik sammelten, konnten nur in 61 = 8,3% einschlägige Fälle zusammenstellen. Ähnlich lauten die Mitteilungen von KRZYWICKI, während HAGIWARA viel häufiger, nämlich in einem Drittel der Fälle Urethraltuberkulose verzeichnet. Auch WILDBOLZ vermerkt eine etwas stärkere Beteiligung der Urethra als z. B. BURCKHARDT, nämlich in einem Hundertsatz von 14,2.

Die Verteilung auf die verschiedenen Lebensalter läßt deutlich ein Bevorzugen des 3. bis 5. Jahrzehntes feststellen, was mit der Häufigkeit der Urogenitaltuberkulose überhaupt in diesem Zeitraum zusammenfällt (SIMMONDS), und in der Art und Weise wie die Tuberkulose der Harnröhre und des Penis zumeist entsteht, begründet ist.

Die tuberkulösen Erkrankungen des Gliedes kann man einmal morphologisch der Lage nach einteilen in solche, welche an der Haut bzw. Vorhaut und der Glans ihren Sitz haben, ferner in solche, wo sich die Veränderungen in der Urethra oder in derer unmittelbaren Nachbarschaft abspielen (Urethritis et Periurethritis) und in solche, wo der tuberkulöse Prozeß vorwiegend die tiefen Gewebsschichten befällt, die „tiefe hyperplastische Form" (CHRISTELLER, YOKOHATA, Cavernitis et Pericavernitis tuberculosa). Bezüglich der Pathogenese unterscheidet LEWINSKI eine primäre, exogene und eine sekundäre, endogene Form. Es ist durch die anatomischen Verhältnisse bedingt, daß sich der Begriff der exogenen

Tuberkulose weitgehend mit dem Formenkreis der tuberkulösen Veränderungen an Haut, Vorhaut und Eichel deckt, welche auch als oberflächliche, ulzeröse Tuberkulose des Gliedes bezeichnet wird, während die übrigen oben erwähnten tuberkulösen Veränderungen in der überwiegenden Mehrzahl sekundärer Natur sind.

I. Die oberflächliche ulzeröse Form.

1. Von außen her entstanden.

Die primäre oberflächliche Tuberkulose des Penis ist eine im allgemeinen nur seltene Erkrankung, insbesondere in neuerer Zeit, seitdem die früher häufigere Ansteckung anläßlich der rituellen Beschneidung kleiner Kinder und Aussaugens der Wunde durch einen phthisischen Rabbiner zu den Ausnahmen gehört. Solche Fälle sind von DOBROWITZ, LEGUEU, GROSSMANN, LINDEMANN, LEHMANN, NEUMANN, FEDDERS, BARANOWSKI u. a. mitgeteilt worden. Immerhin konnte WOLFF bis zum Jahre 1921 58 Fälle zusammenstellen, wobei für die Schwere der Erkrankung spricht, daß nur 21 das 1. Lebensjahr überlebten. Ähnliches verzeichnet ROSE. Die bei der Entfernung des Präputiums gesetzte Infektion kann auf die übrige Haut des Penis übergreifen. So beobachtete HOLT bei einem 3 Monate alten Säugling vollständige Zerstörung der Haut des Gliedes durch tiefgehende Geschwürsbildung, die ganze Eichel war im Falle SCHICKS von den tuberkulösen Veränderungen ergriffen.

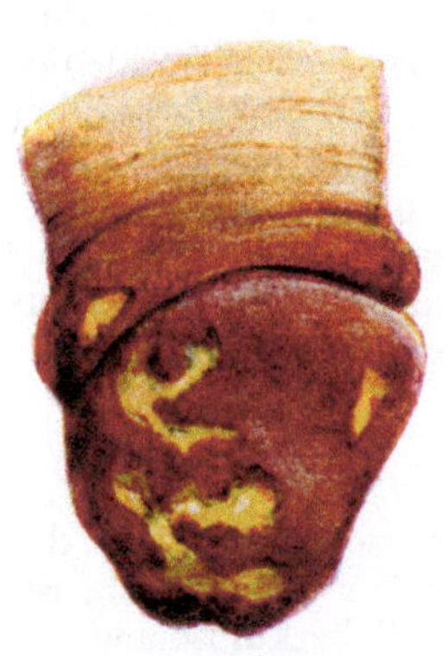

Abb. 56. Tuberkulöse Geschwüre der Eichel (Beobachtung von Professor EHRMANN).

Die „Zirkumzisionstuberkulose" stellt eine der seltenen Formen von primär extrapulmonaler Tuberkulose dar. Dementsprechend findet sich neben den geschwürigen Veränderungen an der Inokulationsstelle gleichzeitig eine meist beidseitige Beteiligung der regionären Lymphknoten in der Leiste (Primärkomplex). Die Impfstelle, der „Primärherd", am häufigsten ein tuberkulöses Ulcus (LEWINSKI) stellt sich als ein unregelmäßig begrenztes Geschwür mit lividen, schlaffen, unterhöhlten Rändern dar, dessen oft durch Verkäsung speckiger Grund Knötchen erkennen läßt. Die Leistendrüsen sind oft sehr groß (GROSSMANN: Kindsfaustgroß) und verkäst, häufig nach außen durchgebrochen. Wie bei der kindlichen Lungentuberkulose ist die allgemeine Miliartuberkulose als tödliche Komplikation nicht selten. WALTHARD erwähnt eine Statistik BARBETS, der unter 10 Fällen von primärer Tuberkulose der Vorhaut nach Beschneidung 3 mal Miliartuberkulose als Todesursache verzeichnete. 4 Kinder starben an den Folgen der Lymphdrüseneiterung.

Sind diese Fälle von Zirkumzisionstuberkulose bei Kindern noch verhältnismäßig häufig (LOWSLEY-KIRWIN) und auch entsprechend dem anatomischen Bilde eines „Primärkomplexes" als erstmalige Infektion mit dem KOCHschen Bazillus verhältnismäßig leicht anzusprechen, so gilt dies nicht in gleichem Maße von den im Schrifttum enthaltenen Angaben primär exogener Tuberkulose des Penis, die sich auf Erwachsene beziehen. LEWINSKI stellt diesbezüglich die Forderung auf, daß die Tuberkulose von der Oberfläche ausgehen muß, daß bei dem Manne keine tuberkulösen Herde in anderen Organen nachweisbar sind und daß schließlich geeignetes, d. h. KOCHsche Bazillen führendes Material vorgelegen haben müsse (z. B. Speichel: EHRMANN, vergl. Abb. 56.). Als derartige Ansteckungsmöglichkeiten beim Erwachsenen finden sich im Schrifttum Angaben über die Übertragung der Tuberkulose durch den Koitus (SCHUCHARDT,

Scalistscheff, Tschlenoff, Weitzel, Bakler u. a) oder durch Einimpfung von Tuberkelbazillen an Stellen von Verletzungen und Rhagaden der Eichel, die teils zufällig entstanden, teils operativ gesetzt worden sind. Zwei einschlägige Beobachtungen letzterer Art teilen Wilson und Whartin mit. Wallart vermerkt Scheuern von beschmutzter Wäsche als Ursache. Von Impftuberkulose sprechen auch Louste, Caillaud et Darquier in einer Mitteilung, einen 24jährigen Mann betreffend, bei dem sich anschließend an ein linsengroßes, hartes, schmerzloses Knötchen eine Fistel entwickelt hatte, die wenig eitriges Exsudat absonderte. Es bestand gleichzeitig eine Schwellung der linksseitigen Leistendrüsen. Histologisch fanden sich Knötchen vom Bau der Tuberkel mit zahlreichen Epitheloid- und Riesenzellen. Da keine Angaben über einen positiven Bazillenbefund oder über das Ergebnis des Tierversuches vorliegen, bezweifelt Nicolas in der Aussprache den tuberkulösen Charakter der Veränderung. Das gleiche gilt für die Beobachtung von Okayasu.

Viel seltener als unter dieser Form ulzeröser Veränderungen tritt die Tuberkulose der Glans unter dem Bilde des Lupus auf. Einschlägige Befunde verzeichnen Peters, Stillians und Olivier, Asai, Wallart, Yamamoto u. v. A. Kraus sah bei einem 37jährigen Manne an der Rückenseite der Eichel drei Effloreszenzen, welche unter seinen Augen sich zu typischen braunroten Lupusknötchen entwickelten. Das histologische Bild entsprach dem Lupus tumidus. Kraus glaubt an eine Infektion durch Koitus per os und macht darauf aufmerksam, daß bei Fällen mit gleicher Übertragungsart bloß 4mal eine ulzeröse Tuberkulose beobachtet wurde. Ausgedehnte Zerstörung der Glans und des Penis durch Lupus sah Kinzel, wo bei einem Knaben vom Gliede nur mehr ein kurzer Stummel vorhanden war. Geschwürsbildung, Narben und papillomatöse Wucherungen an der Glans beobachtete Lewinski bei einem 20jährigen Mann. Gleichzeitig war die Vorhaut in großer Ausdehnung zerstört. Die histologische Untersuchung ergab das Bild des Lupus vulgaris.

2. Endogene Form.

Ähnlich wie bei der exogenen Tuberkulose der Eichel liegen Beobachtungen über Lupus der Glans bei bestehender anderweitiger Urogenitaltuberkulose (Niere: Brandweiner u. a.) vor. Kraske, der ein tiefgreifendes tuberkulöses Geschwür an der Eichel eines 47jährigen Mannes sah, nimmt für dieses eine hämatogene Infektion im Inneren der Glans an, da die anatomische Untersuchung des amputierten Penis die größte Ausdehnung der Verkäsung in der Mitte der Eichel aufdeckte. Im gleichen Sinne fast er das Bestehen von Brücken an der Oberfläche auf und das Fehlen jeglicher Inokulationsmöglichkeit in der Anamnese. Schließlich finden sich auch tuberkulöse Ulzera an der Glans bei ausgebreiteter schwerer Urogenitaltuberkulose (Kaufmann, Ebera, Hosoya [klinische Beobachtung], Takayashi, Noda, Ehrmann, s. die beigefügte Abb. 56).

Eine überaus seltene, gleichfalls endogene, und zwar nach ihrer Anschauung lymphogen von einer Urethritis tuberculosa aus entstandene Tuberkulose an der Haut des Gliedes beschreiben Sabrazès et Muratet als „tuberculose nodulaire du prépuce“. Bei einem 26jährigen Mann fanden sie an der vorderen Fläche des Gliedes, und zwar in seinem distalsten Drittel einen verschieblichen derben, ungefähr olivengroßen Knoten im Zellgewebe der Vorhaut, in dessen Umgebung die Haut weder gerötet, noch die hier gelegenen Lymphgefäße irgendwie verändert waren. Das ausgeschälte Gebilde enthielt in seinem Innern käsige Massen, in denen sich Kochsche Bazillen nachweisen ließen. Umgeben wurden diese Nekrosebezirke von einem tuberkulösen Granulationsgewebe von fibrösem Charakter.

II. Urethritis tuberculosa.

Als erste und einzige Erkrankung sowohl überhaupt des ganzen Körpers wie der Harn- und Geschlechtswerkzeuge im besonderen wird die tuberkulöse Urethritis von HALLÉ et MOTZ sowie von KRZWICKI gänzlich geleugnet. Auch durch Übergreifen einer primär exogenen Tuberkulose der Vorhaut oder Eichel auf die Harnröhre zustande gekommen, stellt sie ein überaus seltenes Vorkommnis dar (NOECKHER, AHRENS, MARION, RÒNA, PETERS, SAWAMURA, WILDBOLZ). Bezüglich der Übertragung von Tuberkelbazillen auf die Urethralschleimhaut beim Koitus gilt das bereits früher Gesagte. WALTHARD (ähnlich FRANK), bermerkt mit Recht, daß diese theoretisch nicht ausgeschlossene Möglichkeit noch nicht einwandfrei bewiesen sei, ebensowenig wie das Aufsteigen

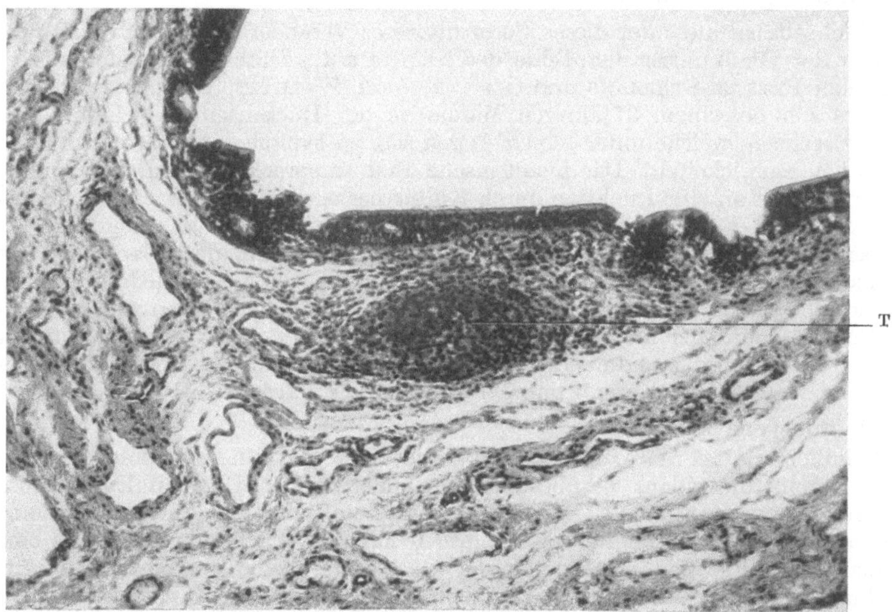

Abb. 57. Miliartuberkel in der Harnröhrenschleimhaut. T Tuberkel.

einer Tuberkulose von der vorderen Harnröhre aus zu den inneren Harn- und Geschlechtswerkzeugen (HAGIWARA). Auch CHOLZOFF spricht sich dahin aus, daß wir „nicht einen einzigen unanfechtbaren Fall von isolierter Tuberkulose der Urethra kennen“. Viel häufiger als jene seltenen Fälle, die im Anschluß an exogene Veränderungen der Glans und der Vorhaut gefunden wurden, ist die tuberkulöse Erkrankung der Harnröhre auf Grund einer endogenen Infektion, die sekundäre Urethritis (LEWINSKI) bei gleichzeitigem Bestehen tuberkulöser Prozesse im Bereiche der übrigen Harn- und Geschlechtswerkzeuge (deszendierende Urethraltuberkulose, urethropetale [TEUTSCHLÄNDER] urinogene Form [YOKOHATA]). Die Infektion der Urethralschleimhaut kann dabei durch den vorbeifließenden, z. B. infolge einer Nierentuberkulose, bazillenhaltigen Harn direkt erfolgen, bei Fehlen anderweitiger Tuberkulose, wie in der Blase und den drüsigen Anhangsgebilden der Urethra. Diese „tuberkulose primitive“ der Harnröhre ist selten, HALLÉ und MOTZ vermerken sie in ihrer Sammelarbeit nur einmal. Viel gewöhnlicher ist die Urethritis tuberculosa eine Folge des direkten Übergreifens einer Tuberkulose der Blase, der COWPERschen Drüsen oder der Prostata (WALTHARD, BOECKEL und OBERLING, PAPIN und VAFIADIS, HUETER, KAUFMANN u. v. a.). Auch CHOLZOFF ist der Ansicht, daß es bei der überwiegenden Anzahl der Beobachtungen zur Tuberkulose der Pars prostatica — und dies ist ja der am meisten befallene Abschnitt — als Folge eines unmittelbaren Übergreifens von der Vorsteherdrüse her kommt. Allerdings weist CHOLZOFF darauf hin, daß die zur Autopsie gelangenden Fälle meist schwere, weit vorgeschrittene Veränderungen zeigen, und daß somit stets die Möglichkeit einer primären Infektion der Harnröhrenschleimhaut durch bazillenführenden Harn oder Sperma nicht ausgeschlossen werden kann. Auch wir möchten der Ansiedlung von Bazillen in der Schleimhaut, wohin sie aus dem vorbeifließenden Harn gelangen, eine größere Rolle bei der Entstehung der Urethritis tuberculosa zubilligen.

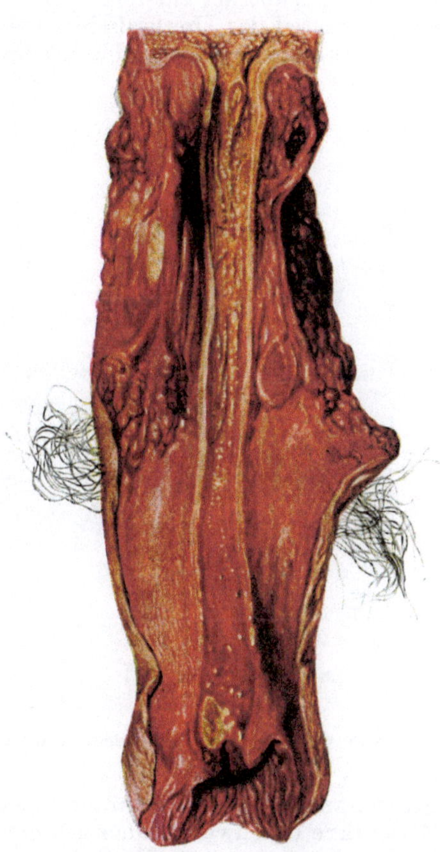

Abb. 58. Tuberkulose der Urethra.

Eine weitere Art der Entstehung der tuberkulösen Harnröhrenentzündung ist die auf dem Blutwege. Nach WALTHARD, ENGLISCH und LEGUEU außerordentlich selten, wird sie von HAGIWARA für die von ihm untersuchten Fälle abgelehnt, von ERTZBISCHOFF als vorkommend zugegeben. DAVIDS sah bei unversehrter vorderer Harnröhre in der Mitte zwischen Orificium externum und Vorsteherdrüse nach der Prostata zu an Größe und Zahl zunehmende Knötchen, die subepithelial gelegen waren. Für das Zustandekommen dieser nimmt er eine hämatogene Infektion der Urethra an. Von einem tiefen, im Corpus cavernosum urethrae gelegenen hämatogen entstandenen Herd ausgehende Urethritis tuberculosa beschreibt KUDLICH. Niere und Blase waren auch mikroskopisch unversehrt. Wir beobachteten in einem Falle von frischer generalisierter Miliartuberkulose, die ihren Ausgang von einer Karies der Brustwirbelsäule genommen hatte, gleichfalls miliare Knötchen in den tiefen Lagen der Urethralschleimhaut (Abb. 57). Somit kann das Bestehen einer zwar seltenen, hämatogen entstandenen tuberkulösen Urethritis als sicher angenommen werden.

Makroskopisch erscheint bei der Tuberkulose der Harnröhre in erster Linie die Pars posterior ergriffen, was nach dem bezüglich der Entstehung gesagten ohne weiteres verständlich wird. Die Veränderungen stellen sich entweder als Knötchen oder als Geschwüre oder als ein gleichmäßig die Innenfläche überziehendes Lager käsiger Massen dar (vgl. Abb. 58). WALTHARD unterscheidet eine granulöse, ulzeröse und käsig-infiltrierende Form („infiltration caséeuse massive" von HALLÉ et MOTZ, „diphtheroide Form", AHRENS).

Die granuläre Form ist gekennzeichnet durch das Vorherrschen oberflächlich gelegener Knötchen, welche anfänglich grauweißlich, sich nur wenig von der ödematös geschwellten, geröteten Schleimhaut abheben. Erst die beginnende Verkäsung und die damit sich einstellende gelbe Tönung der Tuberkel läßt dieselben stärker hervortreten. In der Pars prostatica sind sie zumeist am dichtesten, nehmen gegen das Orificium urethrae externum an Häufigkeit ab und erreichen nur selten in sehr schweren Fällen den Meatus. Manchmal ist eine streifige Anordnung der Knötchen unverkennbar. Durch Aufbrechen und Zerfall der Tuberkel entstehen die Geschwüre, welche durch Zusammenfließen einen Großteil der Urethralschleimhaut zerstören können. Einen diesbezüglich besonders ausgedehnten Fall beobachtete HASLINGER. Bis auf einen 2 cm breiten

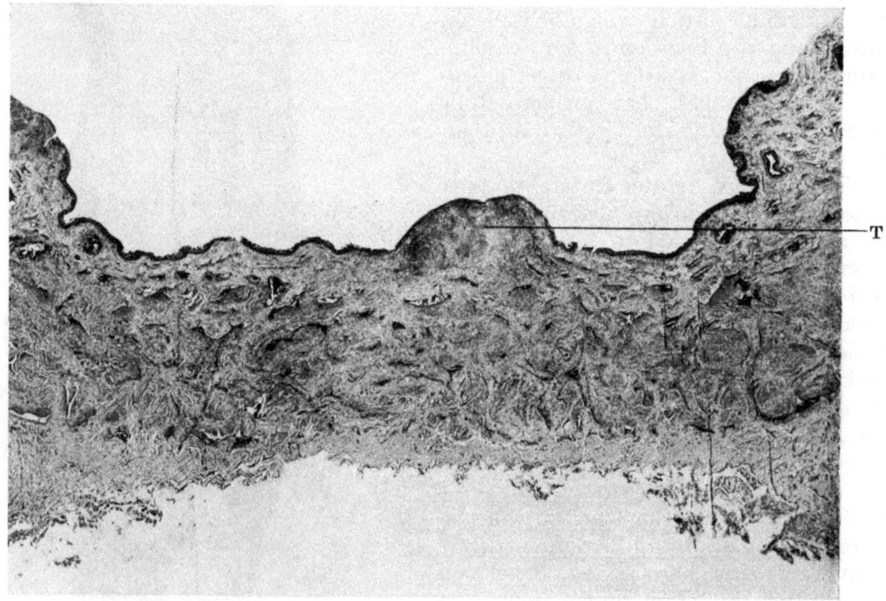

Abb. 59. Urethritis tuberculosa, granuläre Form. T subepithelial gelegener Tuberkel.

Streifen war die ganze Urethra in eine tuberkulöse Geschwürsfläche umgewandelt. Zirkuläre Geschwüre finden sich nur ausnahmsweise (ERTZBISCHOFF). Schleimhautwucherungen bei Urethritis tuberculosa („Granulationen") beschreibt SCHÄFER. Bei der viel selteneren Form der käsigen Infiltration erscheint die Urethralschleimhaut gleichmäßig in eine gelbe, starre, käsige, trockene Masse umgewandelt, welche oberflächlich wie rauh, fest mit der Unterlage zusammenhängt. Hie und da lassen sich auch noch mit freiem Auge kleine Knötchen erkennen, zumeist erscheint das Gewebe jedoch gleichmäßig graugelb.

Histologisch sitzen die Tuberkel im Anfangsstadium unmittelbar unter der Epithelschicht (Abb. 59), die sie vorwölben und welche an dieser Stelle verdünnt erscheint. Das Epithel in den benachbarten Anteilen kann völlig normales Aussehen bieten. Das Bindegewebe der Umgebung zeigt zumeist schüttere, vorwiegend aus Lymphozyten gebildete, um die leicht erweiterten Gefäße angeordnete Zellansammlungen. Oftmals erscheinen die zwischen den im hinteren Anteil der Harnröhre reichlicheren Bündel glatter Muskelfasern gelegenen Bindegewebszüge verbreitert und sklerosiert. Die tuberkulösen

Geschwüre entbehren der Besonderheiten. Bei der käsig-infiltrativen Form findet man histologisch die ganze Schleimhaut, Epithel sowie Stroma in eine gleichmäßig nekrotische Masse umgewandelt (Abb. 60). Andeutungsweise sieht man in dieser noch die verschlossenen Gefäße, Tuberkel lassen sich in diesem Bereich in der Regel nicht abgrenzen. Erst dort, wo die Verkäsung mit ziemlich scharfer Grenze endet und in den tieferen Schichten der Urethralwand finden sich eher spärlich Epitheloid- und Riesenzelltuberkel. Außerdem ist hier das Gewebe schütter, vorwiegend längs der Gefäße, von Lymphzellen durchsetzt, die Bluträume des Corpus cavernosum oftmals durch frische Gerinnsel verlegt.

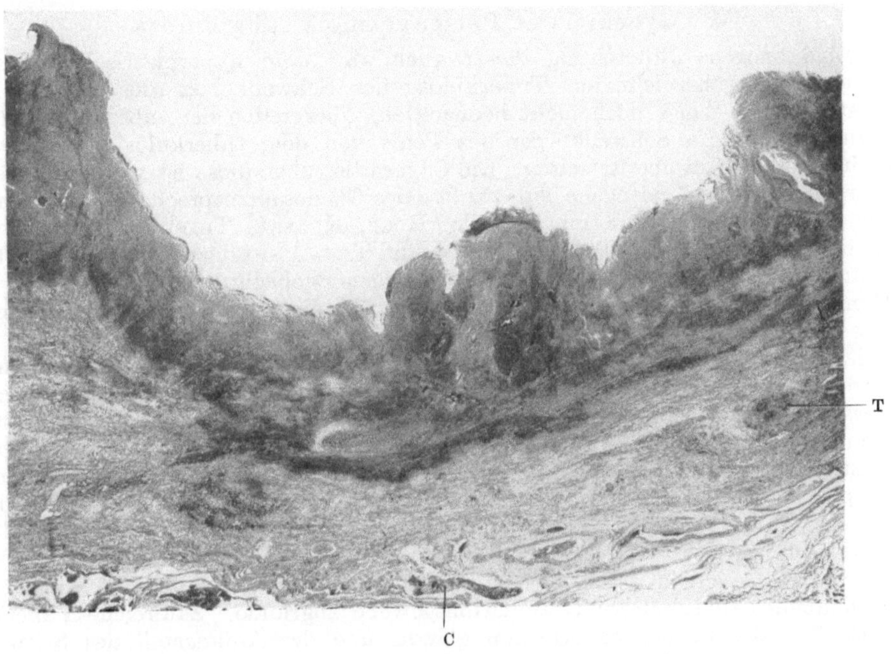

Abb. 60. Urethritis tuberculosa; käsig-infiltrative Form. C Bluträume des Corpus cavernosum urethrae. T Tuberkel.

III. Periurethritis tuberculosa.

Die Periurethritis tuberculosa ist häufig eine Folge der Miterkrankung der Urethraldrüsen (Ertzbischoff). Es kann hierbei zur Bildung verhältnismäßig großer, von Käsemassen erfüllter Zysten kommen, welche das weitere Umsichgreifen der tuberkulösen Erkrankung oder aber auch die Ausbreitung nichtspezifischer Eiterungen begünstigen. Auch das Tiefergreifen tuberkulöser Harnröhrengeschwüre, welches zum Einbruch in den Schwellkörper und zur Kavernenbildung führen kann, ist Ursache der Periurethritis (Walthard). Michaut, Hallé et Motz, sowie Poncet beschreiben auch eine „localisation primitive de la gaine érectile“, die man wohl als hämatogen ansehen muß. Ähnliches bezüglich der Genese teilt Rieben mit. Letztere Art der Periurethritis hat das eine Kennzeichnende, daß die Urethralschleimhaut unversehrt ist und stimmt darin mit jenen Formen der Periurethritis tuberculosa überein, welche Englisch genauer untersuchte und für die er wie Petres, Lowsley und Kirwin, Ahrens u. a. eine lymphogene Ausbreitung annimmt. Englisch, der insbesondere auf die Glandula Cowperi als den Ausgangspunkt dieser Formen hinweist, unterscheidet eine

Periurethritis interna und externa, je nachdem ob die Fascia perinei profunda durchbrochen ist oder nicht.

Die Veränderungen im periurethralen Gewebe stellen sich entweder als umschriebene verkäste Herde, gewöhnlich an der Unterseite der Urethra dar, in die sie durchbrechen können oder sie dringen zumeist als diffuse, tuberkulöse Infiltrate bis an die äußere Haut vor und geben zu Fistelbildungen Anlaß. Selten entwickelt sich die Periurethritis in dem Gewebe zwischen Corpus cavernosum urethrae und den Schwellkörpern des Gliedes oder in dem Septum zwischen diesen letzteren (ERTZBISCHOFF).

IV. Cavernitis et Pericavernitis tuberculosa.

Eine exogene Entstehung dieser auch als „tiefe hyperplastische Form" (CHRISTELLER) bezeichneten Tuberkulose der Schwellkörper des Gliedes ist verständlicher Weise noch nicht beobachtet; Übergreifen der tuberkulösen Erkrankung auf die Schwellkörper des Penis von dem tuberkulös veränderten periurethralen Gewebe ist selten. Die Cavernitis tuberculosa ist vielmehr ihrem Werden nach als hämatogene Tuberkulose des Gliedes anzusprechen. YOKOHATA, der aus dem Schrifttum nur 3 Fälle (ROSE, KRASKE, THIELMANN, vielleicht gehören jedoch auch die Fälle von NODA und TAKAYASHI dazu) zusammenstellen konnte, war in der Lage in einer einschlägigen Beobachtung, einen 55jährigen Mann betreffend, schwere tuberkulöse Veränderungen an den Gefäßen nachzuweisen, und zwar waren es die beiden Arteriae dorsales penis und ihre Äste, welche im Sinne einer Endo-, Meso- und Periarteriitis tuberculosa erkrankt waren. In den Versorgungsgebieten dieser Arterien lagen auch die tuberkulösen Veränderungen. Nahe der Wurzel war das Glied von normalem Aussehen, etwa 2 cm spitzenwärts des durch Amputation vollkommen abgetragenen Penis setzte eine „Verhärtung des Penisschaftes" ein, die ein starres Rohr um die Corpora cavernosa bildete, welches sich allmählich verbreiterte und schließlich in einer fast vollständig verhärteten Eichel endete. An deren linker Hälfte fand sich ein auf die Vorhaut übergreifendes, pfennigstückgroßes, zackig begrenztes Geschwür. Der Verhärtung lag ein gelbliches, zahlreiche Knötchen enthaltendes tuberkulöses Granulationsgewebe zugrunde. Zahlreiche Tuberkel enthielten das Corpus cavernosum glandis und der Anfangsteil des Schwellkörpers der Harnröhre, während die Urethra selbst von tuberkulösen Veränderungen frei war. Da die Veränderungen an den Arterien nicht denen entsprachen, wie sie als sekundäre z. B. von KONSCHEGG bei den rasch verkäsenden Formen der Lungentuberkulose verzeichnet worden sind und die Prozesse in den Schwellkörpern frischeren Datums waren, sieht YOKOHATA die tuberkulöse Gefäßerkrankung als das Primäre in seinem Falle an. Unter die Fälle von tuberkulöser Kavernitis ist ferner die Beobachtung von BUZZI einzureihen. Die Urethra war frei. BUZZI weist insbesonders auf den überaus schleichenden Verlauf des Leidens (14 Jahre) hin.

V. Tuberkulöse Strikturen der Harnröhre.

Bei den tuberkulösen Erkrankungen des Gliedes, insbesondere bei den Urethritiden und Periurethritiden werden nicht so selten Verengerungen der Harnröhrenlichtung beobachtet (DUVERGEY, RICHTER-SÖLVE, GIORDANO, ASCH, SAWAMURA, PERGE, LAVAL). WALTHARD nennt sogar einen Hundertsatz von 35. Am häufigsten werden sie im 3. und 4. Lebensjahrzehnt gefunden (MINET), können einfach oder multipel sein, die Urethra auf weite Strecken verengen (CONSTANTINESCU) und verteilen sich nach einer 54 Fälle umfassenden Statistik MINETS auf die einzelnen Abschnitte der Harnröhre folgendermaßen:

Strikturen der Pars pendula in 27 Fällen,
„ „ „ scrotalis in 21 Fällen,
„ „ „ perinealis und bulbosa in 28 Fällen,
„ „ „ membranacea in 10 Fällen,
„ „ „ prostatica in 4 Fällen.

Sie sind somit im vorderen Teile der Urethra häufiger (WALTHARD). Sie können durch Vernarbung tuberkulöser Ulcera zustande kommen (STEFFEN), allenfalls durch damit einhergehende Granulationswucherungen (SCHÄFER, ERTZBISCHOFF, PILONCZ) bedingt sein. Doch wiesen bereits HALLÉ et MOTZ, sowie HARTMANN und LECÈNE darauf hin, daß die bei Tuberkulose auftretenden Verengerungen der Harnröhre zumeist nicht echte Narbenstrikturen sind, sondern auf Veränderungen im umgebenden periurethralen Gewebe zurückgehen. Bildung eines tuberkulösen Granulationsgewebes im Corpus cavernosum urethrae, submuköse Tuberkelbildung sind gewöhnlich die häufigsten Ursachen der Strikturen. Hier gefundene Sklerose des submukösen Gewebes glaubt ASCH als primäre Veränderung ansehen zu können, welche unter dem Einfluß eines in seiner Virulenz abgeschwächten Tuberkelbazillus oder seiner Stoffwechselprodukte entstanden ist.

Lymphogranulom des Penis.

Mitbeteiligung des Gliedes bei dem PALTAUF-STERNBERGschen Lymphogranulom scheint außerordentlich selten zu sein. Im Schrifttum fanden wir nur von BARUCH eine diesbezügliche Beobachtung mitgeteilt, welche einen 66jährigen Mann betraf. Auf der rechten Seite der geschwollenen Glans fand sich eine schmierig belegte, rote unregelmäßige Geschwürsfläche, die bis an die Harnröhrenmündung heranreichte; oberhalb des rechten POUPARTschen Bandes war in der Tiefe eine etwa bohnengroße Drüse zu tasten, ebenso wie auch die oberflächlichen Leistenlymphknoten vergrößert und hart waren. Da bei der Operation die Lymphknoten sarkomverdächtig aussahen, wurde das Glied abgesetzt, dessen Eichel aus einer gleichmäßig gefügten „höchst sarkomverdächtigen Tumormasse“ bestand.

Die histologische Untersuchung ergab am Gliede ein Gewebe, das in den tieferen Schichten zahlreiche, aus epitheloiden Zellen bestehende Haufen, die auch Riesenzellen mit wandständigen Kernen einschlossen, enthielt und dicht von Lymphozyten durchsetzt war. Die Diagnose wurde somit zunächst auf Tuberkulose gestellt, obwohl KOCHsche Bazillen trotz eifrigen Suchens in zahlreichen Schnitten nicht aufgefunden werden konnten. 7 Monate später stellte sich der Patient neuerdings vor. Es bestand eine ausgesprochene Anämie, eine Schwellung der Milz und der Leber, vor allem aber eine mächtige Vergrößerung anscheinend zurückgebliebener Lymphknoten links in der Leistengegend, in beiden Achselgruben und am Halse. BARUCH kommt zu dem Schluß, daß es sich, da er in Vervollständigung des histologischen Befundes auch Riesenzellen mit zentral gelegenen Kernen und Mitosen in solchen sah, letzten Endes um ein PALTAUF-STERNBERGsches Lymphogranulom gehandelt hat, welches zunächst von den Ärzten als krebsverdächtig angesprochen worden war.

Syphilis.

Syphilitische Veränderungen am Glied können in jedem Stadium der Erkrankung beobachtet werden. Dementsprechend ergibt sich als zweckmäßige Einteilung der luischen Erkrankungen des Gliedes die Unterscheidung von solchen des Primärstadiums, von sekundären Syphiliden und schließlich von Veränderungen der tertiären Periode.

I. Syphilitische Veränderungen während des Primärstadiums.

Da in der überwiegenden Mehrzahl der Fälle die Ansteckung mit der Spirochaeta pallida Schaudinn (1905) am Glied erfolgt, so finden wir an ihm zumeist den sogenannten „Primäraffekt“ (Initialsklerose, Initialaffektion, harter Schanker, Ulcus durum). Das Verhältnis der extragenitalen Sklerosen zu den an den Geschlechtsteilen gelegenen wechselt sehr. Nach Finger sollen in den Balkanländern 50 von 100 Fällen extragenitale Primäraffekte sein. Mracek nennt bloß einen Hundertsatz von 15, wobei nach den übereinstimmenden Angaben von Pawlow, Haslund und Krefting beim Manne diese Form seltener ist als beim Weibe.

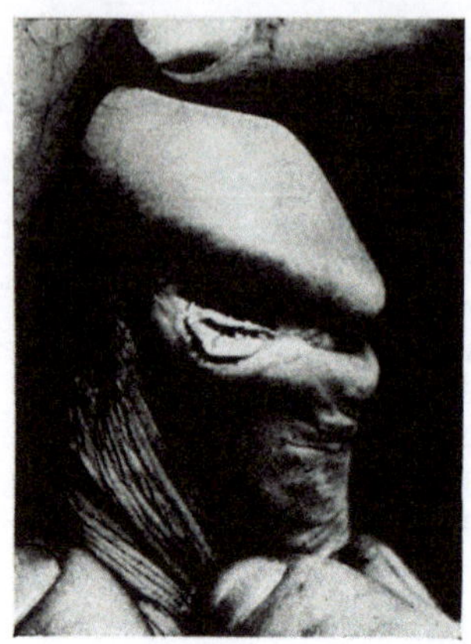

Abb. 61. Ulcus durum in der Kranzfurche.

Der Sitz der Initialsklerose am Gliede ist gleichfalls wechselnd. Nach einer Statistik von Neumann fand sich der Primäraffekt unter 1204 Fällen 309 mal an der Lamina interna praeputii, 226 mal im Sulcus coronarius, 97 mal am Margo praeputii, 78 mal am Frenulum, 71 mal am äußeren Blatt der Vorhaut, 62 mal an der Haut des Gliedes, 53 mal an der Glans, 47 mal in der Harnröhre. Bei Sitz des Primäraffektes in letzterer pflegt nach Casolis ungemein häufig Gonorrhöe vorausgegangen zu sein. In den übrigen Fällen Neumanns war eine genaue Lagebestimmung nicht möglich, da die größeren Sklerosen, z. B. Glans und Sulcus coronarius oder Frenulum und Orificium urethrae gleichzeitig einnahmen. Es geht aus dieser Statistik, wie auch aus der von Fournier, sowie von Jullien und aus den Angaben Buschkes hervor, daß am häufigsten inneres Blatt der Vorhaut, Eichel und Kranzfurche Sitz des Primäraffektes sind.

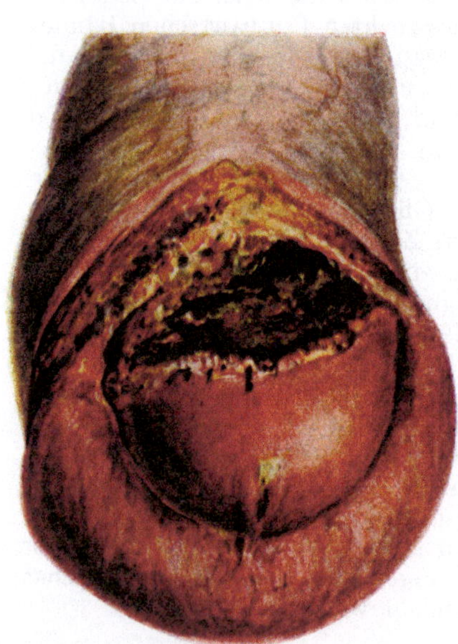

Abb. 62. Ulcus durum phagedaenicum.

Das makroskopische Aussehen des Primäraffektes ist oft ein außerordentlich verschiedenes. Neumann erwähnt als erste Form eine umschriebene Verhärtung mit scharfer Begrenzung, welche anfänglich von vollkommen unversehrtem Epithel überzogen sein kann. Weiter kann die Initialsklerose als Geschwür in Erscheinung treten (Abb. 61) oder als herpesartige Effloreszenz und schließlich auch als flache, beetartige Erhabenheit, als Papel sich darstellen. Diesem wechselnden Bilde kommt nur insoferne eine gewisse Einheitlichkeit zu, als die Veränderungen durch eine besondere Härte ausgezeichnet sind, welche aber für sich allein nichts Spezifisches darstellt, sondern nur dadurch etwas Kennzeichnendes gewinnt, als der Übergang zwischen verhärtetem und unverändertem Gewebe mehr weniger unvermittelt erfolgt (Ehrmann). Dies ist im histologischen Aufbau der Initialsklerose begründet (s. unten). Etwas abweichende Bilder entstehen dann, wenn gleichzeitig mit der Spirochaeta pallida andere Keime ins Gewebe gelangen und nun ihrerseits entzündliche Veränderungen hervorrufen (z. B. Ulcus mixtum, wenn gleichzeitig ein Ulcus molle vorliegt). Beim phagedaenischen Schanker finden sich gangränöse Prozesse (bedingt z. B. durch fusiforme Bazillen)

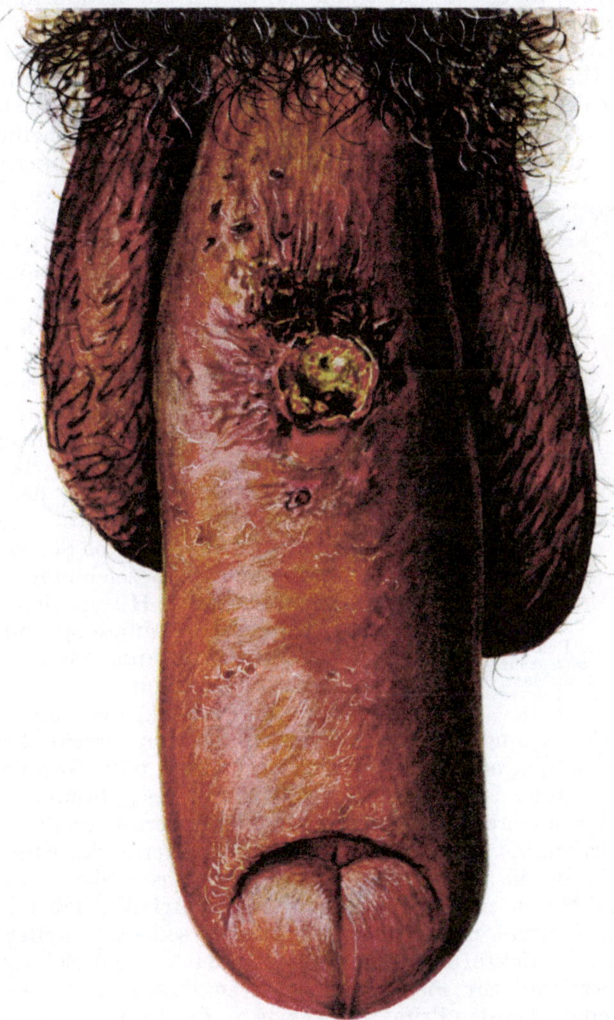

Abb. 63. Ulcus durum in der Haut des Gliedschaftes.

vergesellschaftet (Abb. 62). Vollständige Zerstörung des Gliedes durch einen derartigen Primäraffekt sah PAROUNAGIAN bei einem 34jährigen Manne, der niemals behandelt worden war.

Da die feinere gewebliche Zusammensetzung am Gliede nicht überall die gleiche ist, wird es verständlich, daß das Aussehen auch eines „typischen" syphilitischen Schankers je nach seinem Sitz am Glied sehr verschieden sein kann. So betont EHRMANN, daß die Initialsklerose an der Glans gewöhnlich die Form eines runden Geschwürs mit steilen Rändern ohne besondere Härte zeigt. Es beruht dies darauf, daß die senkrecht die Tunica albuginea glandis durchsetzenden arteriellen Gefäßstämmchen (mit Ausnahme der die Corona glandis versorgenden) in gewissem Sinne Endarterien sind, deren Verschluß sehr bald Ischämie und Nekrose des versorgten Gebietes zur Folge hat. Eine derartige Unterbrechung des Blutstromes wird aber durch die Zellmäntel, welche die diese Arterien begleitenden Lymphgefäße umscheiden, sehr frühzeitig in die Wege geleitet. Demgegenüber zeigt die Initialsklerose im Sulcus coronarius nur verhältnismäßig geringe Neigung zu tieferer Geschwürsbildung und ausgedehnterer Gewebszerstörung, weil von den das innere Blatt der Vorhaut versorgenden Gefäße genügend arterielle Verbindungen zur Kranzfurche bestehen. Dagegen lassen sich an den hier gelegenen Primäraffekten oftmals weiter zur Wurzel der Rute verlaufende Lymphgefäßstränge feststellen, die kreisförmig die Eichel umgreifen und auf die Vorhaut übergehen können (NEUMANN). Das Frenulum praeputii ist häufig durchrissen (NEUMANN), die Initialsklerose erscheint hier meist als Geschwür mit speckigem Belag. Der in der Vorhaut gelegene harte Schanker macht beim Betasten den Eindruck „als ob eine harte Platte zwischen den Blättern des Präputiums gelegen wäre“ (NEUMANN). Daher stammt die Bezeichnung „Chancre parcheminé“ oder „pergamentartige Sklerose“. Die Verhärtung kann einen Großteil der Vorhaut bedecken und mit starker Phimose verbunden sein. Eine erhebliche, ziemlich derbe Schwellung des Gewebes hat hier auch zur Bezeichnung „induratives Ödem“ geführt. Ist die Harnröhre die Eintrittspforte, so fühlt sich ihre Mündung und der Anfangsteil der Urethra (STROMINGER, SILBERG, ZOLLSCHAN, BERNSTEIN, JAMAIN, MICHON u. a.) etwa bis zum Sulcus coronarius (ISRAEL) derb an. Auch knotige, ringförmige oder zylindrische Verhärtungen werden beschrieben (HAMONIC, GIRARD). Einen phagedänischen Urethralschanker teilt BUSCHKE mit. Aus der Harnröhre läßt sich ein fleischwasserähnliches, bräunlichrotes, nichteitriges Exsudat auspressen, falls die Urethralsklerose erodiert ist. Starkes Klaffen des Orifiziums bei Druck auf die Eichel vermerkt EHRMANN als sehr kennzeichnend, da die Schleimhaut und (allerdings meist weniger) die Submukosa nur infiltriert, nicht aber ödematös durchtränkt, daher hart sei. Über Strikturen der Urethra nach Initialaffekt in derselben s. weiter unten. Phagedänische Primäraffekte der Harnröhre können auf die Schwellkörper übergreifen (BELLET) und zur Fistelbildung führen (DRUELLE). Als umschriebene Verhärtung findet man den Primäraffekt wie an der Vorhaut, so an der übrigen Haut des Gliedes, oft auch als „papulösen Intialaffekt“ oder als Geschwür mit gleichzeitigem hochgradigen Ödem des Gliedes (Abb. 63).

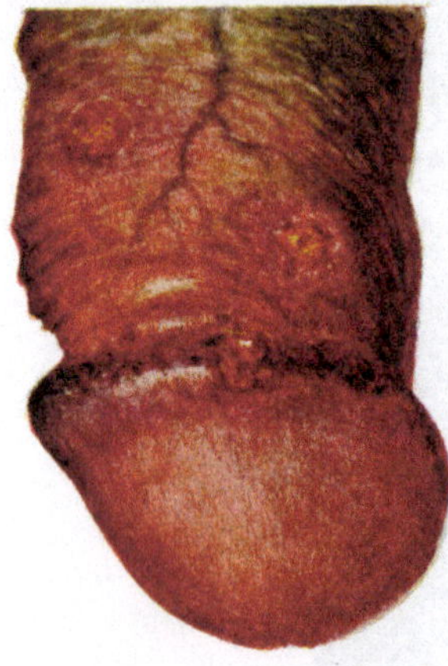

Abb. 64. Mehrfache Primäraffekte in der Kranzfurche und am inneren Vorhautblatt.

Die hier geschilderten Formen, welche nach einer Inkubationszeit von im Mittel 25—28 (GOLAY) oder 25—30 (THIBIERGE) Tagen sich entwickeln, treten zu allermeist solitär, viel seltener multipel auf. (Verlängerung der Inkubationszeit infolge Auftreten von Malaria vermerkt ABASCAL.) SACK beschreibt einen in dieser Hinsicht bemerkenswerten Fall, wo sich 15 Primäraffekte am Skrotum und Penis eines 22jährigen, gleichzeitig an Skabies und Balanitis leidenden Mannes fanden. Derselbe Autor zitiert einen Fall MAURIACS, der 16 Initialsklerosen beobachtete und an Zahl nur von einem Patienten

RICORDs übertroffen wird, der nicht weniger als 19 Schanker am Genitale aufwies. SACK und KAUFMANN vermerken, daß es sich bei diesen z. B. innerhalb eines Zeitraumes von 3 Wochen immer wieder auftretenden Initialaffekten nicht um eine „kontemporäre", sondern um eine „sukzessive" Entwicklung handelt, für welche Autoinokulation eine Rolle spielt. Abb. 64 gibt derartige mehrfache Schanker an der Kranzfurche und am inneren Vorhautblatt eines 48jährigen Mannes wieder, Abb. 65 solche an der Haut des Gliedes.

Histologisch ist der syphilitische Primäraffekt, sowohl die gewöhnliche Initialsklerose wie die seltenere Form der initialen Papel, gekennzeichnet durch

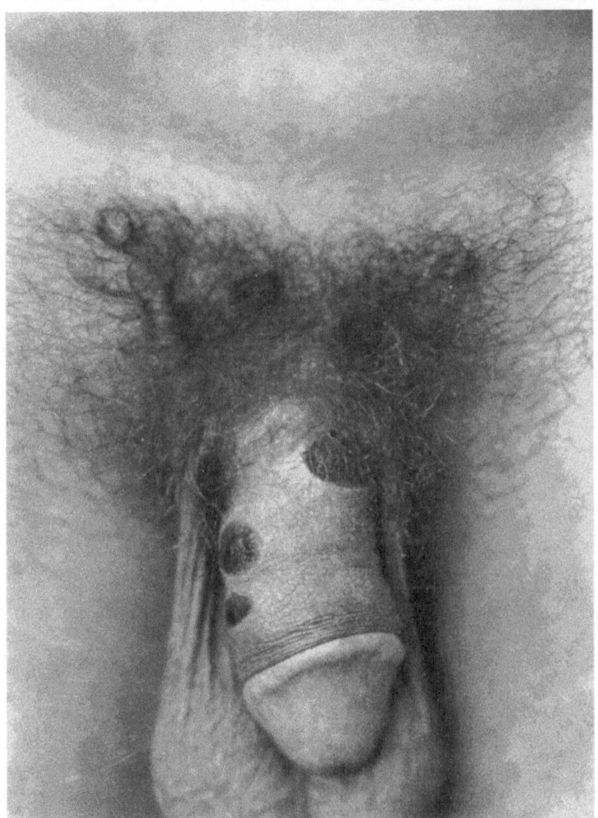

Abb. 65. Mehrfache Primäraffekte an der Gliedhaut.

Veränderungen, die sich vor allem im Bindegewebe abspielen, während die Beteiligung des Epithels um so geringgradiger gefunden wird, je kürzer die seit der Ansteckung verflossene Zeitspanne ist. Damit steht die klinische Beobachtung in Einklang, daß kleine Rhagaden und Epithelverluste, welche an der Eintrittstelle der Spirochäten gelegen sind, abheilen können, obwohl im darunter liegenden Gewebe der Haut die Erkrankung fortschreitet, bzw. erst voll zur Ausbildung gelangt. BENDA, der kürzlich erst im Handbuch für Haut- und Geschlechtskrankheiten von JADASSOHN dieser Auffassung Ausdruck gegeben hat, kommt auch bezüglich der allerersten Veränderungen an der Eintrittsstelle der Spirochaeta pallida zu Ergebnissen, welche von den ersten Schilderungen der Initialsklerose etwas abweichen. Nach diesem Forscher findet man in sehr frühen Stadien, welche äußeren Gründen zufolge wohl nur selten Gegenstand histologischer Untersuchungen sind, am Orte der Initialsklerose eine Auseinanderdrängung der Bindegewebsfibrillen durch feinkörnig geronnene Massen, denen eine mäßige Menge gelapptkerniger weißer Blutkörperchen beigemischt ist. Außerdem besteht eine beträchtliche Blutfülle der Gefäße, somit Anzeichen, daß es sich um ein entzündliches Ödem handelt, das man „als Einleitung des Krankheitsvorganges" ansehen muß. Doch bestätigt auch BENDA, daß die übrigens schon von EHRMANN vermerkten Leukozyten bald gegen die nunmehr in großer Menge erscheinenden Lymphozyten und Plasmazellen zurücktreten, welche in der Kutis und auch in den anschließenden Teilen der Subkutis bei der Initialsklerose ein mächtiges Infiltrat bilden. Die Anordnung dieser Zellansammlungen ist in frühen Stadien eine vorwiegend perivaskuläre in Form noch

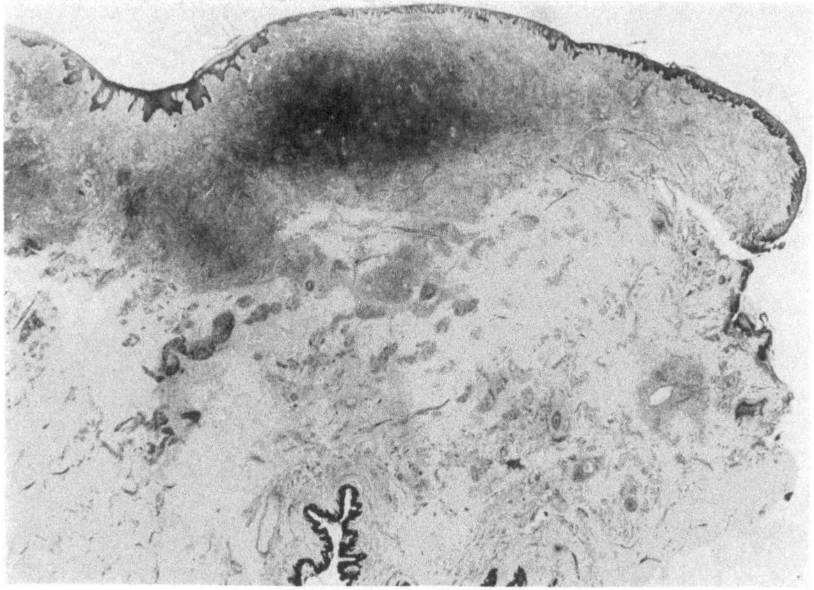

Abb. 66. Initialsklerose.

ziemlich lockerer Zellmäntel. Doch ist diese Verteilung in den oberflächlichen Schichten der Kutis, im Papillarkörper zumeist nicht sehr ausgesprochen, da infolge des mehr gleichmäßigen Gefüges hier das Gewebe von den aus den Haargefäßen stammenden Infiltratzellen gewissermaßen „überflutet" (BENDA) wird (Abb. 66 u. 67). Erst bei längerer Dauer der Erkrankung fließen die Einzelherde auch im Stratum reticulare cutis zusammen und bilden dann ein außerordentlich dichtes Zellager, das sich ganz überwiegend aus Lymphozyten und Plasmazellen zusammensetzt, so daß das Gewebe besonders in der Mitte der Sklerose, was EHRMANN als „Massiv" derselben bezeichnet, gewissermaßen mit Zellen angeschoppt (KYRLE) erscheint. Besonders kennzeichnend für die syphilitische Sklerose ist die Abgrenzung derselben gegen die Umgebung. So dicht die Zellansammlungen im Bereiche des Primäraffektes sind, so scharf hört die zellige Durchsetzung gegen das umliegende Gewebe, besonders in den oberhautnahen Schichten auf, um einem bis auf geringfügige, längs der Gefäße angeordnete Zelleinstreuungen vollkommen normalen Gewebe Platz zu machen.

Neben diesen zelligen Infiltraten treten anfänglich die Veränderungen an den ortseigenen Zellen stark zurück. Wenigstens ist im Frühstadium der Sklerose eine von den Autoren vielfach vermerkte „lebhafte Wucherung" der Bindegewebselemente noch nicht festzustellen, wohl aber, vielleicht als Vorläufer dieser, eine Quellung der Bindegewebskerne (Ehrmann). Caspary spricht von „embryonalem Bindegewebe", dem man in der Nachbarschaft der Gefäße begegnet. Besteht der Schanker bereits längere Zeit, so ist jedoch die Vermehrung der Bindegewebszellen in der Kutis und auch Subkutis eine ausgesprochene. Unna bezeichnet neben der zelligen Durchsetzung („Plasmom") diese „Hypertrophie der kollagenen Zwischensubstanz" („Fibrom") als etwas

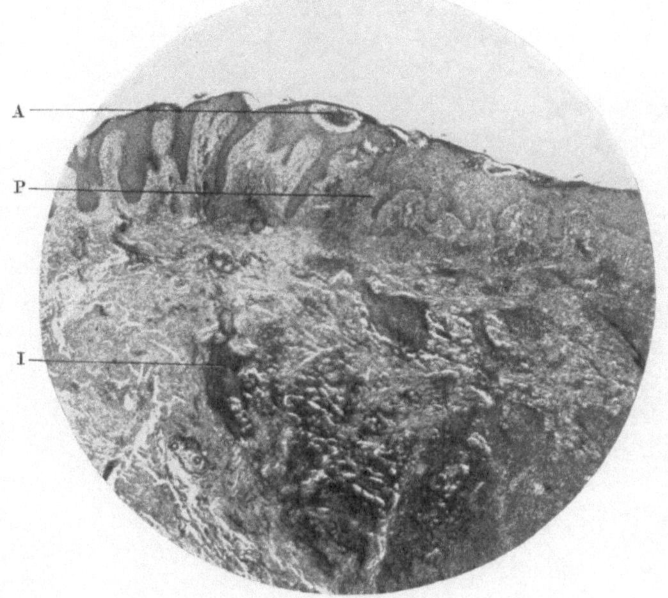

Abb. 67. Randteil eines frischen Primäraffektes. P diffus infiltrierter Papillarkörper. I vorwiegend um Gefäße angeordnete Zellansammlungen. A endoepitheliale „Abszesse".

außerordentlich Kennzeichnendes und weist darauf hin, daß bei Entzündungen aus anderer Ursache die Verknüpfung dieser beiden Vorgänge nie eine derart innige sei wie bei der Initialsklerose, sondern erst gegebenen Falls im Stadium der Rückbildung solcher Entzündungen in Erscheinung trete.

Im Schrifttum wird ferner das Auftreten von „Epitheloiden" und von Riesenzellen (Rieder u. a.) beschrieben. Die Unterscheidung zwischen Fibroblasten und diesen „epitheloiden Zellen" dürfte manchmal nicht leicht fallen, sicher ist ihr Vorkommen, ebenso wie das der Riesenzellen als ein nur seltenes Geschehen zu werten (Benda, Kyrle). Mastzellen werden gleichfalls im Primäraffekt gefunden. Von Kaufmann wird ferner eine hyaline Umwandlung der kollagenen Fibrillenbündel der Kutis im Bereiche der Intialsklerose erwähnt. In ähnlicher Weise äußern sich Unna und Tendeloo, wobei letzterer von der Ablagerung eines homogenen, hyalinen Stoffes zwischen den Bindegewebsfasern spricht, die besonders um kleine Schlagadern erfolgen soll. Benda jedoch konnte nur in einem einzigen Falle sich von dem Vorhandensein einer Hyalinisierung der Gefäßwandungen überzeugen. Auf derartige Sklerosierungsvorgänge wurde deshalb besonderes Gewicht gelegt, da sie als die hauptsächliche Ursache der die Initialaffektion so häufig kennzeichnenden Härte angesehen wurden. BENDA neigt demgegenüber der Anschauung zu, daß das entzündliche Ödem, welches man in den Frühstadien und die dichte zellige Durchsetzung, welche man in der vollentwickelten Induration beobachtet, viel wesentlicher sind. Eine weitere Verhärtung des Gewebes geht, wie ZURHELLE nachgewiesen hat, auf die große Menge von Gitterfasern zurück, die im Bereiche des Primäraffektes mittels der Methode von BIELSCHOWSKY-MARESCH dargestellt werden kann. Ihr Auftreten fällt zeitlich mit dem der Plasmazellen zusammen. Sie begleiten die syphilitische Infiltratbildung und finden sich zunächst, wie die Zellansammlungen, um die Gefäße und bilden sich in alten Schankern kollagen um. Diese Umbildung beginnt im Papillarkörper dicht unterhalb der Oberhaut

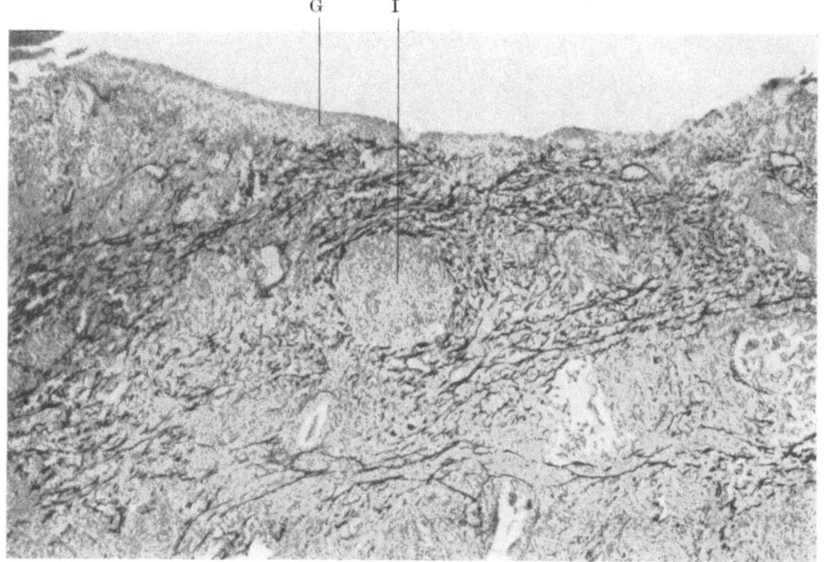

Abb. 68. Initialsklerose. WEIGERTs Elastikafärbung. G Geschwürsgrund. I Infiltrate.

und läßt sich besonders gut an solchen Schnitten verfolgen, „in denen an die Mareschfärbung eine Nachfärbung mit VAN GIESONscher Flüssigkeit angeschlossen ist". Die elastischen Fasern bleiben im Bereiche der Primäraffektion zum Teil erhalten (GANS), sie werden jedoch verständlicherweise durch die große Menge der Lymphozyten und Plasmazellen stark auseinandergedrängt (Abb. 68), können aber nach den Angaben KYRLES auch in älteren Schankern da und dort gefunden werden und sind in frischen Sklerosen meist noch reichlich vorhanden.

Das bisher über den Primäraffekt Gesagte muß für alle jene Fälle eine Ergänzung erfahren, wo die Initialsklerose oberflächlich erodiert ist. Hier tritt in den oberhautnahen Schichten eine stärkere Durchsetzung mit gelapptkernigen weißen Blutkörperchen in Erscheinung, kleine Blutungen im Gewebe können sich finden und der oberflächlich nekrotisierte Grund (EHRMANN) des nun mit Recht als Ulcus durum bezeichneten Primäraffektes erscheint mit einer zarten Kruste einer fibrinös-eitrigen Ausschwitzung bedeckt. Kommt es am Geschwürsgrunde zu stärkerer Ausbildung von Granulationsgewebe, das den Gewebsverlust ausfüllend über die Hautoberfläche wuchert, so wird dies als

Ulcus elevatum bezeichnet, ein nach KAUFMANN seltenes Vorkommnis. Über den Nachweis von Fibrin im Ulcus durum berichtet URBACH.

Besonderes Interesse verdient das Verhalten der im Schanker gelegenen Gefäße. EHRMANN, dem wir hierüber grundlegende Untersuchungen verdanken, verzeichnet auf Grund von Injektionspräparaten eine „entschiedene und sehr reichliche Vermehrung der Blutgefäße im peripheren Teil des Sklerosemassivs“ (Abb. 69). Im erodierten Gebiet der Sklerose selbst kann man jedoch mit der Zeit eine deutliche Abnahme der früher neugebildeten Blutgefäße feststellen. Hier gelegene Haargefäße sind gewöhnlich sehr weit, ausgebuchtet und neigen zur Zerreißung, da der abführende Teil ihrer Schlingen, in denen

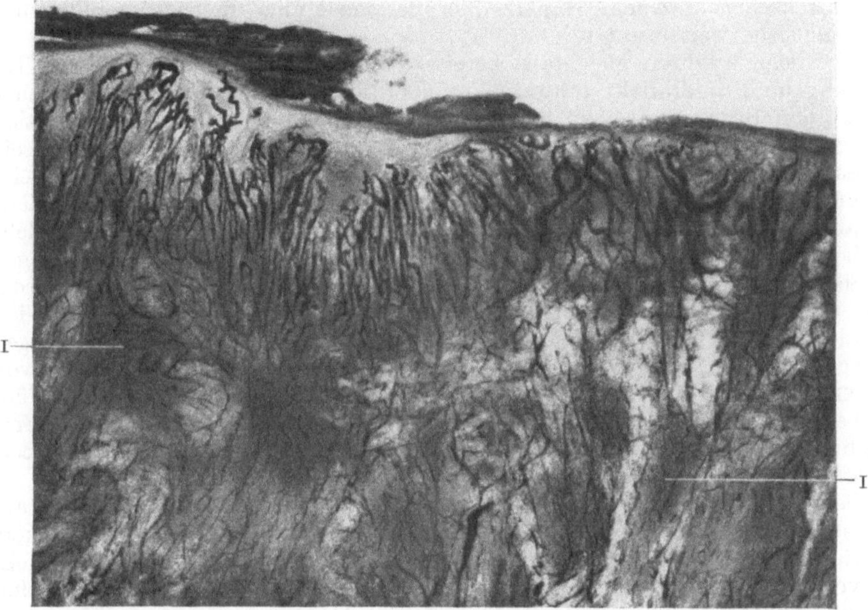

Abb. 69. Initialsklerose, Blutgefäße mit Berlinerblau injiziert. I „Infiltratkolonnen“. (Präparat von Professor EHRMANN.)

das Blut unter geringerem Druck steht, durch die dichten Zellansammlungen stärker zusammengedrückt wird. Dies sei die Ursache der Blutungen in diesem Bereiche, in welchem, infolge der gleichmäßigen und dichten zelligen Durchsetzung des Gewebes eine Bevorzugung der Infiltrate für die Umgebung einer bestimmten Gefäßgattung, wie Arterien, Venen oder Saugadern nicht wahrnehmbar ist (vgl. BENDA und das oben Gesagte). Erst in den tieferen, unterhalb des Papillarkörpers, im Stratum reticulosum liegenden Schichten tritt eine besondere Beziehung des Prozesses zu den Lymphgefäßen (EHRMANN, von KRYSTALOVICZ geleugnet) und Venen (RIEDER) in Erscheinung, „während die Arterienwand sich im Primäraffekt fast immun verhält“ (BENDA).

An den Lymphgefäßen finden sich die Zeichen einer Endo- und Perilymphangitis, wobei einerseits die Uferzellen (NOBL) der Saugadern eine sehr lebhafte Wucherung zeigen (LETZEL), wodurch leistenartige Vorsprünge und zwischen diesen „haustraartige“ (EHRMANN) Ausbuchtungen entstehen, andererseits lehrten die Injektionsversuche dieses Autors, daß die in den tieferen Schichten angetroffenen Infiltrate sich in erster Linie um die Lymphgefäße anordnen. Durch hochgradige Wucherung der Endothelien (NOBL) der Lymphgefäße, nach EHRMANN des „subendothelialen Bindegewebes“, kann es auch zu vollkommener Verlegung der Lichtung der Saugadern kommen, wobei die so entstandenen Gewebspolster durch ein feines Netz neugebildeter Haargefäße ausgezeichnet sind. Überdies kann die Störung des Lymphabflusses auch durch eine übermäßige Ansammlung von Lymphzellen in den Saugaderkapillaren bedingt sein, was von BIESIADECKI schon gesehen, von EHRMANN als Lymphgefäßinfarkt bezeichnet, und vorwiegend in den oberflächennahen Saugäderchen statthat. Auch die größeren Lymphgefäße zeigen ähnliche Veränderungen, indem sie vorwiegend von perivaskulären, ein zartes Netzwerk neugebildeter Blutgefäße enthaltenden Infiltraten begleitet werden, die aus Lymphozyten und Plasmazellen bestehen. Näheres hierüber sowie über die sog. syphilitischen Bubonuli siehe weiter unten.

Die Venen erfahren gleichfalls bereits in einem frühen Zeitpunkt der Erkrankung im Primäraffekt schwere Veränderungen, und zwar sieht man nach RIEDER den Beginn derselben bereits etwas außerhalb der eigentlichen Initialsklerose, wo Lymphgefäße und Arterien vollkommen unverändert zu sein pflegen. Hier erscheint die Venenwand verdickt, ohne daß jedoch Zelleinlagerungen innerhalb derselben zu sehen wären. Das Stratum subendotheliale ist dabei oft schon in eine breite Bindegewebsschichte umgewandelt, welche reichlich zarte elastische Fäserchen enthält. Innerhalb der Zellanhäufungen des Schankers sind die Schichten der Venenwand dichtest von Zellen durchsetzt, so daß von den glatten Muskelfasern kaum mehr etwas zu sehen ist. Die Lichtung der Vene ist teilweise oder auch zur Gänze erfüllt von jungen Bindegewebszellen, deren oft ausgesprochen konzentrische Anordnung von RIEDER betont wird. Auch lassen sich feine kollagene Fasern in diesem Füllgewebe der Blutadern nachweisen. Es sind somit endo- meso- und periphlebitische Veränderungen in den luischen Primäraffekten ein außerordentlich gesetzmäßiges Vorkommnis.

Wie schon kurz erwähnt, sind die Arterien die in der Initialsklerose am wenigsten erkrankten Gefäße. Vor allem in den Frühstadien des Schankers sind sie so gut wie nicht verändert, im weiteren Verlaufe kann man sie gleichfalls von Zellmänteln umgeben finden, jedoch beschränkt sich diese Infiltration auf die äußeren Schichten der Schlagaderwand. EHRMANN vermochte nachzuweisen, daß diese scheinbar „periarteriellen Infiltrate“ nichts anderes sind als Zellansammlungen um die periarteriellen, in der Adventitia der Schlagadern verlaufenden Lymphgefäße.

Was die Veränderungen des Epithels im Bereiche der Initialsklerose anlangt, so ist denselben in früherer Zeit eine wesentlich bedeutsamere Rolle zugesprochen worden, als es von seiten neuerer Untersucher geschieht. Während NEUMANN, UNNA, EHRMANN und auch kürzlich GANS eine deutliche Verlängerung der Epidermiszapfen und ein Fehlen der Körnerschichte, eine Akanthose der Oberhaut, eine Durchsetzung des Epithels mit Leukozyten beschreiben, wird von BENDA und KYRLE u. a. mit Recht darauf hingewiesen, daß diese zwar vorhandenen Veränderungen an der Epidermis denen im Bindegewebe nachfolgen. KYRLE spricht sich kurz dahin aus, daß, „was das Epithel im Sklerosenbereich an Veränderungen zeigt, durchaus sekundärer Natur sei. Im Beginn der Infiltratbildung ist die Oberhaut wohl erhalten, erst mit dem allmählichen Dichterwerden der Zelleinlagerungen treten Störungen auf, die sich natürlich dort am stärksten auswirken, wo die Infiltration höchste Grade erreicht, das ist im mittleren Anteil der Affekte.“ Hier überzieht das Epithel, nur aus der Hornschichte bestehend (BENDA) das zellig durchsetzte Lederhautgewebe, um im Stadium des „erosiven Geschwürs“ vollkommen zu fehlen. Gegen den

Rand zu beginnt es als dünne Lage von Zellen, welche sich zunächst noch geradlinig gegen die Unterlage begrenzt, allmählich durch das Infiltrat stark verbreiterte, flache Papillen überzieht und geht schließlich an der Grenze der Initialsklerose, gleich wie die veränderten Bezirke des Bindegewebes, ziemlich unvermittelt und scharf in die normale Oberhaut über. Hierbei ist eine Ausweitung der interspinalen Zellräume zu sehen, welche stellenweise durch Zugrundegehen („Ausschmelzung", EHRMANN) ganzer Zellkomplexe sich zu kleinen „abszeßähnlichen" Hohlräumen ausdehnen können, die gelapptkernige weiße Blutkörperchen enthalten (KRYSTALOWICZ), welche auch sonst nicht so selten zwischen die Zellen der Oberhaut eingestreut sind (vgl. Abb. 67, S. 307).

Die geschilderten Veränderungen werden durch das Verhalten der Spirochäten im Gewebe erklärt (Abb. 70). Was zunächst die Oberhaut anlangt, so werden Spirochäten schon in sehr frühem Stadium zwischen den Zellen des

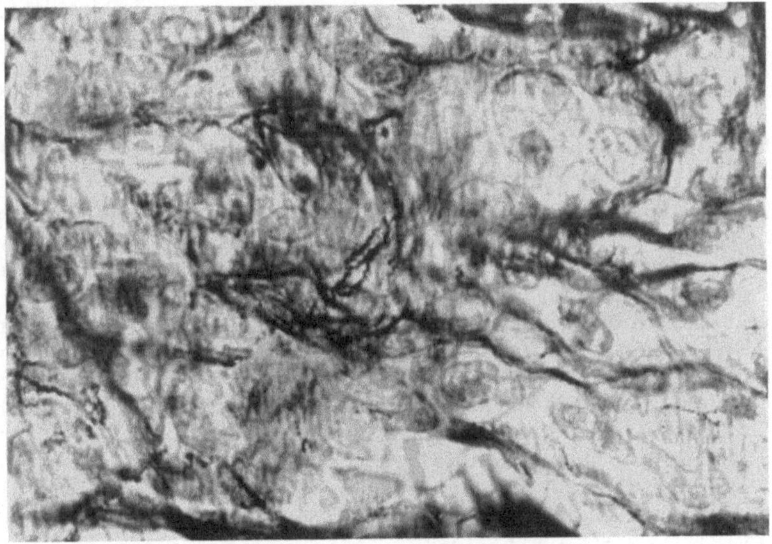

Abb. 70. Spirochäten im Primäraffekt.

Stratum spinosum und basale gefunden (GANS u. a.) und können in den geschilderten „endoepithelialen Abszessen" in ungeheuren Mengen vorhanden sein (PIRILÄ, EHRMANN, BLASCHKO, TIÈCHE). Auch bei experimenteller Syphilis der Affen wurden von LEVADITI und MANOUÉLIAN Spirochäten in der Epidermis gefunden. Trotz dieser ganz unzweifelhaften Befunde glaubt BENDA in Anbetracht der so ausgesprochenen Eigenschaft der Spirochaeta pallida als Bindegewebsparasit mehr ein sekundäres Einwandern der Erreger in die Oberhaut von der Kutis aus annehmen zu können, eine Möglichkeit, die auch EHRMANN schon in Betracht gezogen hat. Dies erscheint für solche Fälle, wo die Einimpfung der Keime durch eine kleine Rhagade unmittelbar in die Lederhaut erfolgte, auch durchaus im Bereiche des Möglichen. In dieser Schichte sind die Spirochäten im Primäraffekt ungemein reichlich. Ihre Ausbreitung ist im Anfangsstadium, der ödematösen Durchtränkung, wo die zellige Durchsetzung noch zurücktritt, eine mehr gleichmäßige, sie folgen dem Verlaufe der Saftspalten, zeigen jedoch sehr bald eine ausgesprochene Bevorzugung der Wand der Lymphgefäße und Blutadern. Die kleinen Schlagadern sind in ihrer Wand auffallend wenig von Spirochäten durchsetzt, was mit dem histologischen Bild der nur spärlichen zelligen Durchsetzung an diesen Stellen übereinstimmt (instruktive Abbildung bei GANS). Die Spirochäten durchdringen die Wand der Venen und Saugadern und wurden auch in der Lichtung dieser nachgewiesen (BLASCHKO, EHRMANN u. a., desgleichen auch die experimentellen Untersuchungen von WATANABE sowie STREMPEL-ARMUZZI). Sehr frühzeitig findet man die Spirochäten auch im Peri- und Endoneurium, sowie zwischen den Nervenfasern (EHRMANN, GANS, HOFFMANN, TIÈCHE). Je stärker die zellige Durchsetzung bei längerem Bestande der Initialsklerose wird, um so ausgesprochener wird diese Bevorzugung einzelner Bezirke, und zwar in erster Linie der Gefäßwandungen. Auch die oben erwähnten „Lymphgefäßinfarkte" (EHRMANN) enthalten zahlreiche Spirochäten. Im Gegensatz dazu schwinden die Erreger in den nunmehr immer dichter werdenden „Infiltratkolonnen" (EHRMANN), so daß in der Mitte des Schankers nur sehr wenige angetroffen werden, um so zahlreichere jedoch in den Randpartien, wo sie strahlenförmig ins umgebende Gewebe ausschwärmen (HOFFMANN) und der Infiltration vorauseilen. Hier wird man daher in älteren Fällen vorwiegend nach Spirochäten suchen müssen. Ist die Sklerose ausgedehnt exulzeriert, so finden sich Spirochäten oft nur sehr spärlich. Ihr Zugrundegehen wird durch die reichliche Phagozytose der Keime in Endothelien, Zellen des Granulationsgewebes und gelapptkernigen weißen Blutkörperchen verständlich.

Bei der Initialpapel sitzt die zellige Durchsetzung und die Wucherung der Bindegewebselemente hauptsächlich im Papillarkörper, also oberflächlich und reicht nicht weiter in die Tiefe. Dadurch ist die makroskopisch erkennbare, starke Erhebung dieser Form des syphilitischen Primäraffektes über die Umgebung bedingt, wobei die Epidermis mit weißlichen Schüppchen belegt zu sein pflegt (GANS). Auch EHRMANN erwähnt diese ungewöhnliche Verdickung der Epidermis, auf die nach seiner Meinung die mangelnde Neigung zur Erosion bei der initialen Papel zurückgeht. Von KAUFMANN wird eine geringere Härte derselben vermerkt und betont, daß bei dieser Form die Saugadern unversehrt bleiben. „Die Ausbreitung des Infiltrates hält sich an die Verteilung der größeren Äste der Arterien, von den Venen beteiligen sich gerade die größeren Äste in Form der Peri- und Endophlebitis" (KAUFMANN).

Die Abheilung des luischen Primäraffektes geht auf dem gewöhnlichen Wege der Vernarbung vor sich. Oft treten dabei an der Oberhaut stärkere Wucherungen in Erscheinung. Wo Ausbildung eines tieferen Geschwürs stattfand oder Gewebe in größerer Ausdehnung zerstört wurde (Frenulum), kann ein größerer Gewebsausfall auch später wahrgenommen werden, in der Regel hinterläßt jedoch die syphilitische Initialsklerose nur eine in späteren Jahren kaum sichtbare Narbe von weißlicher Farbe (Fehlen des Pigments). Verhärtung des Gewebes kann längere Zeit bestehen bleiben, vielleicht auf Grund der Vermehrung der Gitterfasern.

Die histologische Untersuchung derartiger Stellen deckt an der Oberhaut eine oft beträchtliche Verschmälerung des Epithels mit niedrigen Zapfen auf, die mit umschriebenen Wucherungen vergesellschaftet sein kann. In der Haut und im Unterhautzellgewebe bleiben perilymphangitische Infiltrate, hauptsächlich aus Lymphozyten und wenigen Plasmazellen sich aufbauend, noch lange Zeit bestehen. Über das Vorkommen von Riesenzellen in der Nähe von Blutgefäßen, und zwar kleiner Kapillaren, berichtet UNNA. Über das Auftreten von Gummen an Stelle des Initialaffektes siehe weiter unten. Auftreten eines Karzinoms sah hier BÉLOOUSSOV. Von größerer Bedeutung sind die Vernarbungsvorgänge bei jenen Sklerosen, welche in der Urethra bzw. am

Orificium urethrae gelegen sind, da sie zur Bildung von Strikturen Anlaß geben können. Allerdings sind sie sehr selten. BURCKHARDT vermerkt unter 445 Strikturen an dieser Stelle nur eine einzige, die auf eine syphilitische Primäraffektion der Harnröhre zurückging; ähnlich lauten die Angaben von ALBARRAN und ADRIAN; FOURNIER findet sie häufiger. Eine Zusammenstellung der diesbezüglichen, im Schrifttum vermerkten Beobachtungen geben FREYLICH und MINET.

I. Lymphangitis syphilitica.

Neben den an der Eintrittspforte der Spirochaeta pallida auftretenden Veränderungen pflegen sich am Gliede auch an von dieser entfernten Stellen strang- oder knotenförmige Verdickungen zu finden, welche in erster Linie auf die Miterkrankung auch größerer Lymphgefäße zurückzuführen sind. Die im älteren Schrifttum vorliegenden Arbeiten finden sich in der ausführlichen Einzelschrift von NOBL zusammengestellt. Schon wenige Tage (LESSER) oder 1—2 Wochen (CIELER) nach dem Auftreten des Primäraffektes ist ein (oder mehrere) kleiner zur Wurzel der Rute ziehender Strang zu tasten (NEUMANN, EHRMANN, TIÈCHE, BUCHKE u. a.), dessen Größe in Ausnahmefällen die Dicke eines kleines Fingers erreichen kann (KOCH). Bei mehreren Schankern können von jedem einzelnen gesondert Stränge ausgehen (MAURIAC). WATANABE unterscheidet dabei schmale und nicht sehr derbe Primärstränge im Frühstadium der Sklerose, sowie dicke und derbe Sekundärstränge bei geschwürigen Primäraffekten, namentlich bei Mischinfektionen.

Die histologische Untersuchung deckt entsprechend diesen Strängen Lymphgefäße auf, an denen sich neben den Zeichen einer Durchsetzung der Wandschichten eine sehr lebhafte Wucherung von bindegewebigen Elementen des Gefäßes selbst feststellen läßt. Während EHRMANN für letztere Vorgänge in erster Linie eine Vermehrung des subintimalen Bindegewebes und der Zellen in der Adventitia annimmt, betont NOBL die gleichzeitige Vermehrung der Uferzellen, die zur völligen Verlegung der Gefäßlichtung führen kann. Die zellige Durchsetzung, an der vor allem Plasmazellen und Lymphozyten in wechselndem Verhältnis teilhaben (ZURHELLE u. a.), betrifft alle Wandschichten (RIEDER). JOSEPH (zit. nach ZURHELLE) vermerkt besonders schweres Befallensein der Media. WATANABE beschreibt bei den „Primärsträngen" vorwiegend „Perilymphangitis", bei den „Sekundärsträngen", „Endo- undPerilymphangitis" mit und ohne Verlegung der Lichtung. Zugleich damit vermerkt er entzündliche Veränderungen an den kleinen Venen. Es findet sich somit, wie in dem Primäraffekt, so auch an den größeren Saugadern des Gliedes, entfernt von diesem, im Initialstadium der Syphilis eine Endo-, Meso- und Perilymphangitis, welche gewissermaßen nur eine Fortsetzung der dort vorliegenden Veränderungen darstellt. Näheres über syphilitische Saugaderveränderungen und über die luische Erkrankung der Lymphknoten vgl. die entsprechenden Abschnitte dieses Handbuches.

Die um die Lymphgefäße des Gliedes angesammelten Zellhaufen bilden nicht gleichmäßige, das ganze Gefäß in ihrer Mitte einscheidende Infiltrate. EHRMANN konnte an der Hand von Reihenschnitten zeigen, daß dieselben die Saugadern oft nur halbmond- oder sichelförmig an einer Seite umgeben, bald auch rankenförmig oder spiralig dem Verlauf derselben folgen. Diese mehr umschriebenen Zellanhäufungen ähneln bei der makroskopischen Untersuchung häufig kleinen Lymphknoten, daher ihre Bezeichnung als Bubonuli syphilitici (NEUMANN, NOBL u. a.). KOCH, der sie als Gummen ansah, nimmt an, daß sie von den Blutgefäßen ausgehen. Durch die Injektionsversuche EHRMANNS jedoch wurde gezeigt, daß die Bubonuli nichts anderes sind, als oft exzentrisch um Saugadern gelegene Zellansammlungen (Abb. 71), welche anfänglich von einem feinen Haargefäßnetz durchzogen, unter allmählichen Schwund dieses rückläufige Umwandlungen (Verfettung, Nekrose) erfahren, erweichen und entweder in das zugehörige Lymphgefäß durchbrechen oder aufgesaugt werden (v. Zeissl). Durchbruch durch die äußere Haut ist eher selten (Bassereau, Mauriac, Neumann, Zeissl u. a.) wobei dann ein Geschwür mit aufgeworfenen Rändern am Schaft des Gliedes gefunden werden kann. Ein ungewöhnlich großes derartiges von E. Hoffmann beobachtetes erwähnt Zurhelle.

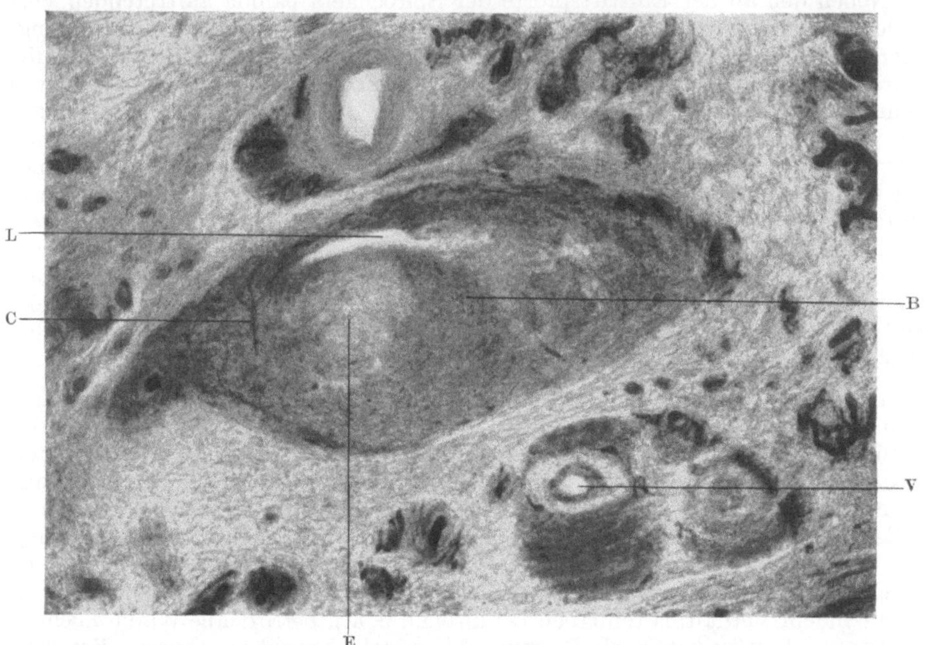

Abb. 71. Syphilitischer Bubonulus (Blutgefäße injiziert). L Lichtung eines größeren Lymphgefäßes. B „Bubonulus" bei E in beginnender Einschmelzung. C Haargefäße zwischen den Zellen des Infiltrates. V Vene. (Originalpräparat von Professor Ehrmann.)

II. Sekundäre Syphilide am Glied.

So häufig der Penis im Primärstadium Sitz der syphilitischen Veränderungen ist, so selten wird derselbe während der Sekundärperiode befallen.

. Man kann dabei Veränderungen der Harnröhre und solche der übrigen Anteile des Gliedes unterscheiden. So beschreibt Lasch schon sehr frühzeitig, lange vor dem Auftreten der Allgemeinerscheinungen in Gestalt des Exanthems, am übrigen Körper Hauteffloreszenzen am Glied in der Nähe des — in solchen Fällen meist sehr ausgedehnten — Primäraffektes. E. Lang spricht dabei von einem „lokalen sekundären Exanthem". Ehrmann möchte dessen Zustandekommen in der Weise erklären, daß in den Saftspalten fortwuchernde Spirochäten in kleine Gefäßchen geraten und von den Haargefäßen aus dieselben Veränderungen rein örtlich erzeugen, welche später ganz allgemein auf der äußeren Decke zur Ausbildung gelangen. Bezüglich der „Balanitis syphilitica" (Finger) sei auf das Kapitel Balanoposthitis verwiesen. Von den übrigen Hauterscheinungen der Sekundärperiode können verständlicherweise sämtliche Formen auch am Glied angetroffen werden. Die rein exanthematösen

Erkrankungen werden an der Leiche makroskopisch nur schwer festzustellen sein; wo es zu ausgedehnteren, tiefergreifenden Veränderungen gekommen ist, sind dieselben auch nach dem Tode deutlich. So gibt Abb. 72 eine sekundäre Papel an der Haut des Gliedes wieder. Bemerkenswert ist der Umstand, daß dieselben bisweilen auch schankerähnliches Aussehen zeigen können (schankriforme Papel, Abb. 73). Typische Condylomata lata, wie sie in der Aftergegend und am Skrotum und beim Weibe so überaus häufig angetroffen werden, sind am Gliede nach KAUFMANN selten. BERBLINGER erwähnt solche an der Glans und an der Vorhaut, BUSCHKE bildet zahlreiche solche an der Haut der Unterfläche des Gliedes ab. Über die Histologie dieser sekundär-syphilitischen Veränderungen sei auf das Kapitel „Haut" dieses Handbuches verwiesen.

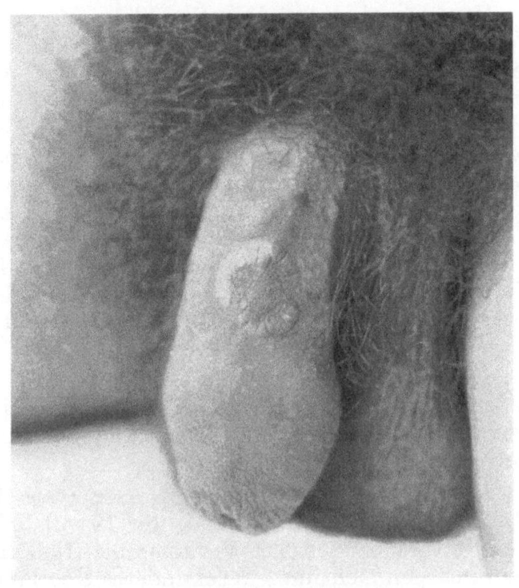

Abb. 72. Sekundäre Papel am Gliedschaft.

In der Harnröhre können im Sekundärstadium der Lues Erosionen gefunden werden, die DRUELLE als scharf begrenzt und eben beschreibt. Bei einem 4jährigen Knaben, der die Zeichen einer allgemeinen sekundären Syphilis bot, erschienen TARNOWSKY (angef. nach DRUELLE) dieselben als „graue, den herpetischen Ulzerationen ähnliche Flecke". FRIEDLÄNDER konnte den von WINTERNITZ verlangten Beweis der syphilitischen Natur derartiger Veränderungen durch den Nachweis der Spirochäten im Sekret und auch in aus der Schleimhaut entnommenem Material erbringen. Auch dieser Autor hebt die weißlich-graue Farbe der erkrankten Bezirke hervor, die nur weniger haben, häufig von einem stärker durchbluteten Hof umgeben werden. Daß makulöse Herde in der Schleimhaut der Harnröhre vorkommen, ist bisher nicht erwiesen (ISRAEL). Weitere Angaben über syphilitische Urethritis machen GLINGAR und HOENENS.

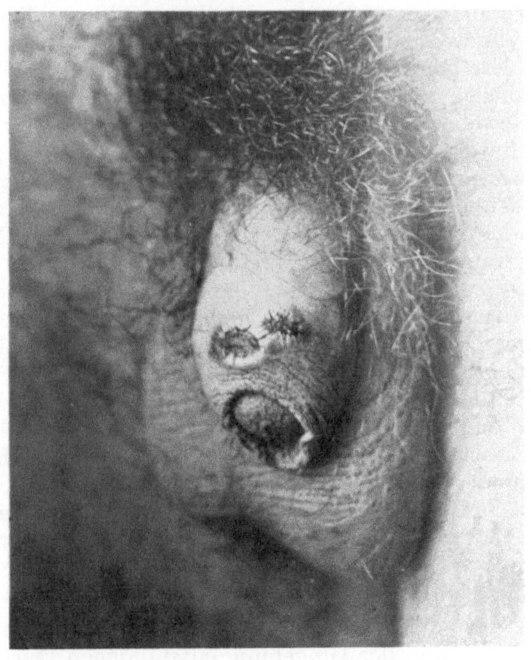

Abb. 73. Chancriforme Papeln am Glied.

III. Tertiärsyphilitische Veränderungen.

Häufiger als sekundäre Syphilide am Penis werden während der tertiären Periode der Lues Veränderungen am Gliede beobachtet. Im allgemeinen ist jedoch der Penis nur selten Sitz derselben. Wie im übrigen Körper kann man auch hier 2 Formen unterscheiden: Einmal bilden die tertiären Syphilide mehr weniger diffuse, chronische Entzündungen („skleröse Infiltrate", ISRAEL) oder aber sie erscheinen in mehr umschriebener Form als kleinere und größere Gummiknoten, welche auch in ihrem feineren gewebigen Aufbau mehr Kennzeichnendes an sich haben, als die ersterwähnte Form. OZENNE hat 8 einschlägige Fälle aus dem französischen Schrifttum zusammengestellt. Letztere Art der tertiären luischen Veränderungen neigt am Gliede, was durch die anatomischen Verhältnisse sich erklärt, besonders zum Durchbruch nach außen, so daß ISRAEL neben den sklerösen Infiltraten und Gummen als 3. Gruppe an der Rute „Ulzeration" vermerkt.

Der Lage nach kann man die luischen Veränderungen des Gliedes einteilen in solche der Harnröhre und des periurethralen Gewebes einerseits, sowie andererseits in solche, welche die Eichel, die Schwellkörper und die Haut betreffen.

Die Harnröhre erschien in einer Statistik FOURNIERS, 151 Fälle tertiärer Syphilide der Rute betreffend, nur 19 mal befallen, es ist somit die Erkrankung der Urethra ein seltenes Vorkommnis (ISRAEL, HARMONIC), insbesonders dann, wenn es sich nicht um ein sekundäres Übergreifen des Krankheitsgeschehens von der Nachbarschaft auf die Harnröhre handelt, sondern eine „lésion primitive" (DRUELLE) der Urethra vorliegt. Fast immer ist die Pars anterior Sitz der Veränderung. Als eigentümliche Bildung dieser Art wird das sog. „Syphilome cylindroide de l'urètre" beschrieben (FOURNIER, GARRIGA, THOMPSON, „syphilose scléro-gommeuse de l'urètre" MAURIAC). Die Harnröhrenwand erscheint in solchen Fällen durch das Vorhandensein eines grauweißlichen schwieligen Gewebes stark verdickt, die Lichtung der Urethra enger als gewöhnlich, was sich klinisch durch Störung der Harnentleerung zu erkennen gibt. Auch am uneröffneten Penis ist die Harnröhre als „derber, sondenharter" Strang leicht zu tasten. Die Veränderungen können nur auf wenige Zentimeter sich erstrecken oder die ganze Länge der Urethra einnehmen (MASIA, RENAULT). Eine „luetische gummöse Gewebsproliferation" im Bereiche des Veru montanum beschreibt DEUTSCH. Gelegentlich läßt sich ein grauweißliches visköses Sekret aus der Harnröhre auspressen. Mehrfach mit dieser diffusen sklerosierenden Form vergesellschaftet, häufiger ohne dieselbe werden in der Harnröhre Gummata angetroffen (KAUFMANN, LA MENSA), welche in Form flacher, derber Erhabenheiten über die Schleimhautoberfläche vorspringen (PICOT, MINET, GIBSON und WILEY u. a.) und mit Vorliebe in der Fossa navicularis gefunden werden. Einbruch derselben in die Harnröhre ist nicht selten. OPPENHEIM sah hierbei runde, bis hellergroße Substanzverluste der ganzen rechten und des oberen Teiles der linken Urethrallippe eines 50 jährigen Mannes. Die Ränder waren scharf, die Grundfläche gelblich belegt. Durchbruch nach außen wird gleichfalls vermerkt (FOURNIER, MORIAC). MICHON sah bei gleichzeitig bestehender Fistelbildung Leukoplakie der Harnröhrenschleimhaut.

Diese Formen leiten bereits über zu den durch Übergreifen syphilitischer Prozesse in der Umgebung entstandenen Harnröhrenveränderungen, die wesentlich häufiger sind als die „lésions primitives" (DRUELLE). Sie erscheinen somit als Komplikationen tertiärer Syphiliden am Gliede, die — der Häufigkeit nach geordnet — an der Haut, an der Eichel, sowie an den Schwellkörpern des Gliedes und der Harnröhre angetroffen werden (ISRAEL). Dieselben kommen, wie in der

Harnröhre, verhältnismäßig selten unter der Form diffus sklerosierender Prozesse, wie etwa als von dem spongiösen Gewebe der Eichel aus beginnende, derbe Infiltrate, die sich auf die dorsale Fläche der Harnröhre fortsetzen (HAMONIC) oder als ausgedehnte Verhärtung der Vorhaut und Haut des Gliedes (NEUMANN) vor, sondern erscheinen zumeist als Gummata. Wie bei allen tertiären Syphiliden, besteht meist ein lange Zeit, zumeist mehrere Jahre dauerndes Intervall zwischen der Ansteckung und der Ausbildung dieser Gummen, nur CLAUDE et DRUELLE verzeichnen solche bereits 5 Monate nach der Entwicklung des Primäraffektes, HASEGAWA innerhalb eines Jahres. Gelegentlich liegen die gummösen Bildungen dort, wo seinerzeit die Initialsklerose ihren Sitz hatte. Eine besondere Bevorzugung scheint für die Gegend des Frenulum und der Kranzfurche zu bestehen (DRUELLE).

An der Eichel kommt das Gumma am häufigsten an der Krone, am Sulcus coronarius sowie am Orificium urethrae vor, selten nur an der vorderen Fläche (NEUMANN), an letzterer Stelle lokalisiert sich jedoch gewöhnlich die diffus sklerosierende Form unter dem Bilde einer oft des Epithels beraubten knorpelartigen Verhärtung. Durch Geschwürsbildung und Zerfall der Gummen können ausgedehnte Zerstörungen der Glans zustande kommen und verunstaltende Narben mit Fistelbildungen zurückbleiben (KAUFMANN, Abbildung einer einschlägigen Beobachtung von E. R. W. FRANK bei ISRAEL). Eine eigenartige Form der Spätsyphilis an der Eichel und am inneren Vorhautblatt beschreiben KREIBICH und DELBANCO. Es fand sich an diesen Stellen ein diffus angeordnetes entzündetes Gewebe, welches sich klinisch wie die Veränderungen bei einer hartnäckigen, erosiven Balanitis verhielt. Mikroskopisch konnte DELBANCO eine starke plasmozelluläre Durchsetzung des auffallend ödematösen Gewebes und den bei Lues zu beobachtenden gleichartige Gefäßveränderungen nachweisen. KREIBICH verzeichnet gleichfalls ein Granulationsgewebe, dessen luetischen Charakter er in erster Linie auch auf den Erfolg der antisyphilitischen Behandlung stützt.

Am Präputium und an der Haut des Gliedes tritt die tertiäre Syphilis gleichfalls als Gumma (SOCIN) oder als mehr minder ausgedehnte gleichmäßige Verhärtung auf, wobei insbesonders letztere Art des Krankheitsgeschehens zu außerordentlich umfangreichen Zerstörungen führen kann, welche gelegentlich den Eindruck phagedänischer Ulzera machen. Im vorderen Anteil des Gliedes und in der Penoskrotalfurche werden die tertiären Syphilide der Haut am häufigsten angetroffen und besonders an ersterer Stelle führt nach NEUMANN die Verschwärung rasch zur Zerstörung auch tiefergelegener Gewebsschichten bis an die Corpora cavernosa heran. Über Fistelbildung am Gliedschaft auf Grund zerfallender Gummaknoten berichten ZEISSL, LUECKE, RENAULT und FERRIER (zit. nach DRUELLE) u. a. Multiple Gummen am Gliede verzeichnen GAUCHER und DRUELLE.

Gummen der Corpora cavernosa werden von THOMPSON und DRUELLE erwähnt, nach ISRAEL sind sie selten. Diese auch als gummöse Kavernitis bezeichneten Veränderungen können nach CALLOMON einmal durch Übergreifen aus der Umgebung, was das häufigere ist, oder sehr selten auch primär entstehen. Eine diesbezügliche neuere Beobachtung letzterer Art, einen 49jährigen Mann betreffend, stammt von LÖHE. Der rechte Schwellkörper des Gliedes war in seiner ganzen Länge eingeschmolzen, im linken waren mehrere längliche Knoten zu tasten. CALLOMON weist bei der Besprechung dieses Falles auf die Seltenheit des Befallenseins beider Schwellkörper hin und erwähnt eine Angabe NEUMANNS, wonach gewöhnlich nur ein Corpus cavernosum syphilitisch erkrankt.

Folgeerscheinungen der tertiären Syphilis am Gliede.

Kurz erwähnt wurden bereits die durch Zerfall tertiärer Syphilome an der Haut des Gliedes zustande gekommenen ausgedehnten geschwürigen Prozesse (SPITZER, SCHNABEL, KOYASU u. a.). NEUMANN spricht von Verschwärung, DRUELLE von „phagédénisme“ und den sich daraus ergebenden Narben. Als weitere Folgezustände erscheinen die Fistelbildungen (SAINT-HILAIRE), welche gleichfalls auf die Einschmelzung gummöser Herde zurückgehen und entsprechend der bevorzugten Lage der Gummata im vorderen Anteile des Gliedes, an der Eichel, in der Kranzfurche und der Fossa navicularis ihren Sitz haben. Perineale Fisteln sind nach MICHON selten. „Gummöse Zerstörung“ des Penis beschreibt LANGER, ebenso GIELMANN. Schließlich führen die tertiären Syphilide ebenso wie der Primäraffekt am Gliede zu Verengerung der Harnröhrenlichtung, zu Strikturen (LUECKE, GLANTENAY), die aber ganz allgemein nicht häufig sind (CHRISTELLER). Hierbei kann man Fälle unterscheiden, in denen die Verengerung bloß auf das Vorhandensein von stark in die Urethrallichtung vorspringenden Gummen der Harnröhre und des diese umgebenden Gewebes zurückgeht und solche Fälle, in denen einerseits eine primär sklerosierende Form der tertiären Lues vorliegt (FOURNIER), oder andererseits durch Vernarbung erodierter oder tiefer exulzerierter luischer Veränderungen zur Striktur gekommen ist. ALBARRAN verweist dabei auf die sicher nicht zu unterschätzende Rolle einer unspezifischen Entzündung durch erst dazugekommene andere Mikroorganismen. Eine zusammenfassende Übersicht über die syphilitischen Strikturen im allgemeinen gaben MINET und FREYLICH.

Die histologischen Veränderungen der tertiär luischen Prozesse am Glied entbehren der Besonderheiten. Sie sind die gleichen wie in den übrigen Organen und es sei deshalb diesbezüglich auf die einschlägigen Kapitel dieses Handbuches verwiesen.

Syphilitische Veränderungen bei angeborener Syphilis.

Bei angeborener Lues wurden Gummata in der Harnröhre von FOURNIER und von VALVÈRDE erwähnt. DRUELLE bezeichnet sie als selten. ARTUS glaubt, daß die syphilitischen Veränderungen die Ursache gewisser Formen von angeborenen Verengerungen der Harnröhre sein könnten.

Aktinomykose des Gliedes.

Aktinomykose des Gliedes ist ein außerordentlich seltenes Vorkommnis. KAUFMANN erwähnt dieselbe überhaupt nicht, BERBLINGER nur ganz kurz und ROSENSTEIN schreibt im Handbuch für Urologie, daß sie „beim Manne für die Klinik überhaupt nicht in Betracht komme“. Im Schrifttum finden sich nur wenige Fälle vermerkt (LÉGER, SMITH, RAUBER-LUTZ, PAGLIERA [letzterer Fall wird von ORTIZ angezweifelt]).

Die Infektion erfolgt in der Weise, daß pilzhältiges Material durch kleine Hautwunden in das Gewebe gelangt. Infektion durch Kohabitationsversuche mit einer Kuh vermerkt RAUBER.

Zumeist ähnelt die Erkrankung einer syphilitischen Initialsklerose, so daß RAUBER geradezu von einem „aktinomykotischen Primäraffekt“ gesprochen hat, besonders wenn, wie bei dem von ihm beobachteten 19jährigen Manne, die Veränderung am Sulcus coronarius gelegen ist.

Bei längerem Bestande finden sich an der gelegentlich wallartig erhabenen Peripherie kleine Knötchen, die aufgebrochen sein können und aus denen sich gelblicher, pilzeführender Eiter auspressen läßt. Größere, die ganze Eichel einnehmende Infiltrate mit umfangreicher Abszeßbildung beschreibt LÉGER. SMITH sah ein am Sulcus coronarius gelegenes Geschwür, das 2 Monate später von einem in der Mitte des Penisschaftes gelegenen gefolgt war. In der Folgezeit kamen noch weitere Ulzera an der Wurzel der Rute hinzu, welche durch derbe Lymphstränge miteinander verbunden waren. Auch die Leistendrüsen pflegen meist mitbefallen zu sein (SMITH, RAUBER), oft sind sie eitrig eingeschmolzen und Fisteln durchsetzen die Haut in Inguine.

Histologisch fand RAUBER oberhautnahe, herdförmige Ansammlung von Lymphozyten, in den tieferen Schichten waren dieselben mehr diffus im Gewebe verstreut. In den oberflächlichen Lagen der Haut waren tuberkelartige Herde mit Epitheloid- und Riesenzellen zu sehen, die am Rande von einem Lymphozytenwall umsäumt wurden. Dicht unter dem Epithel fanden sich im Bereiche der erwähnten Zellansammlungen kleinste Abszeßchen mit reichlich gelapptkernigen weißen Blutkörperchen, in denen vermittelst der Gramfärbung stäbchenartige Gebilde darstellbar waren, die der Autor als „Fadenfragmente“ bezeichnet. Einwandfreie, zum Teil verzweigte und auch an den Enden kolbig angeschwollene Pilsfäden fanden sich im Ausstrich von dem abgesonderten Eiter. Die Kultur des Pilzes gelang nicht. Die sonst das Granulationsgewebe kennzeichnenden „Pseudoxanthomzellen“ werden von RAUBER nicht erwähnt.

Veränderungen der Harnröhre nnd des Gliedes bei Lepra, Mycosis fungoides und Rotz.

Die bereits angeführte Beobachtung von BASSEWITZ, eine chronische Urethritis bei einem Leprakranken betreffend, kann insoferne als „lepröse“ Urethritis bezeichnet werden, als im Harnröhrensekret, in großen mononukleären Zellen eingeschlossen, „Haufen HANSENscher Bazillen“ gefunden wurden. Bei der Palpation des Gliedes ließ sich in der Mitte der Pars pendula ein schrotkorngroßes Knötchen tasten, welches BASSEWITZ als Residuum einer „Littritis“ auffaßte, da der Patient nach seiner Angabe eine gonorrhoische Infektion durchgemacht hatte. Es wäre denkbar, daß vielleicht lepröse Veränderungen dieser Bildung zugrunde gelegen haben, doch ist dies infolge des Fehlens einer histologischen Untersuchung eine bloße Vermutung.

Eine Darstellung der äußerlich sichtbaren Genitalveränderungen bei Lepra aus neuerer Zeit stammt von PAIS, der knotenförmige Bildungen an der Vorhaut und, was von NEISSER noch geleugnet wurde, auch an der Eichel des Gliedes vermerkt. Sie gleichen in ihrem histologischen Aufbau im wesentlichen den an der übrigen allgemeinen Decke sich entwickelnden. Näheres über Lepra des Gliedes siehe bei KLINGMÜLLER.

In einem Falle von Mycosis fungoides d'emblée, die sich bei einem 67jährigen Manne am rechten Bein lokalisierte, sah BRUCHET einen sehr reichlichen eitrigen Urethralausfluß, an den sich wenige Tage später eine Schwellung beider Hoden anschloß. Obwohl PALTAUF diese Urethritis, da keine bakteriologische Untersuchung des Harnröhrensekretes vorgenommen wurde, mit Recht als ätiologisch nicht geklärt ansieht, wäre es denkbar, daß ähnlich wie sich in der Schleimhaut des Gaumens, der Zunge und der Nase Effloreszenzen der Mycosis fungoides entwickeln, solche auch in der Harnröhrenmukosa auftreten. Unterstützt wird diese Annahme durch Angabe POSPELOWS (zit. nach HERXHEIMER-MARTIN) über einen chronischen Blasenkatarrh bei einem an Mycosis fungoides leidenden Kranken. Der Autor vermutet hierfür als Ursache „eine mykoside Infiltration der Blasenschleimhaut“ (vgl. auch PALTAUF). Histologische Befunde über Mycosis fungoides der Urethra fehlen.

Trotz des verhältnismäßig häufigen Befallenseins der Hoden bei Rotz sind Mitteilungen über eine gleichartige Erkrankung der Harnröhre in dem uns zugänglich gewesenen Schrifttum nicht niedergelegt.

Lymphogranulomatosis inguinalis.

Dieses wie das Granuloma venereum gleichfalls vorwiegend in den Tropen vorkommende, neuerdings jedoch auch in Europa (Frankreich: MELATON, DURAND-NICOLAS-FAVRE, CLAUDE, RAVAUT und SCHEIKOVITCH, CHEVALIER und BARREAU, PHYLACTOS; Schweiz: LUTZ, RAMEL; Deutschland: FREI; England: MAC DONAGH; Spanien: SAINZ DE AJA, DESTEFANO und VACCAREZZA, DOS SANTOS; Dänemark: KRISTIANSEN; Schweden: HELLERSTRÖM; Portugal: LOBO; Italien: GAMMA, MAIMONE; Polen: WERNICH; Rumänien: HATIGEANU, FAGARASANU; Finnland: CEDERKREUTZ; Norwegen: GULDBERG; Österreich: FUHS, MUSGER) beobachtete, auch als „4. Genitalkrankheit" bezeichnete Leiden ist bereits seit längerem bekannt. Zuerst von CHASSEIGNAC 1859 als „Adénite suppurative intéroganglionnaire", kurz darauf von VELPEAU und dessen Schüler GATÉ beschrieben, herrscht im Schrifttum insoferne eine gewisse Verwirrung, als in der Folgezeit zahlreiche Autoren das Krankheitsbild mit den verschiedensten Namen belegt haben.

So führt FISCHL folgende Bezeichnungen an: Lymphadenitis inguinalis subacuta, Lymphogranulomatose inguinale subaigue à foyers purulents intraganglionaires, lymphogranulomatöser Schanker, Lymphadenopathia inguinacruralis epidemica, venerisches adenogenes Geschwür, Adenopathia inguinalis vom Typus der Lymphogranulomatose, strumöser Bubo (ZEISSL, LANG), Bubons strumeux de l'aine (LEJARS), Poradénolymphite suppurée bénigne (RAVAUT, BOULIN und RABEAU), Lymphogranulomatose inguinale aigue cutanée d'origine génitale (NICOLAS und FAVRE), Poradenitis inguinalis subacuta (DESTEFANO und VACCAREZZA).

Neuerdings wird das Leiden auch vielfach als NICOLAS-DURAND-FAVREsche Krankheit angeführt, da diese Autoren im Jahre 1913 die ersten gründlichen klinischen und pathologisch-anatomischen Untersuchungen veröffentlichten. Auch die als „klimatische Bubonen" bezeichnete Lymphdrüsenschwellung in der Leistengegend ist mit der Lymphogranulomatosis inguinalis identisch (BRAULT, RAVAUT, SPILLMANN, GASTINEL-REILLY, MÜLLER-JUSTI, LETULLE-NATTAN-LARRIER, SHIGEMOTO SEI, HOFFMANN u. a.). Dies zeigten insbesonders die Versuche zum Nachweis der gekreuzten Immunität von HELLERSTRÖM, FREI, FISCHER, sowie HERMANS (vgl. dagegen RUGE und HANSEMANN), sowie die histologische Untersuchung der entfernten Lymphknoten, welche im wesentlichen gleichartige Bilder ergaben. Die Bezeichnung „Lymphogranulomatosis inguinalis" ist eine wenig glückliche da ein gelegentlich in Inguine gefundenes PALTAUF-STERNBERGsches Lymphogranulom diesen Namen mit weit mehr Recht beanspruchen kann. Da die Bezeichnung Lymphogranulomatosis inguinalis aber bereits in die neueren Handbücher der Haut- und Geschlechtskrankheiten Eingang gefunden hat, so wird es sich empfehlen diese Benennung für das durch einen eigenartigen, auch histologisch sehr auffälligen Befund gekennzeichnete Krankheitsbild zur Zeit beizubehalten, oder wie in Frankreich von NICOLAS-DURAND-FAVREscher Erkrankung zu sprechen.

Über den Erreger der Lymphogranulomatosis inguinalis gehen die Ansichten der Autoren stark auseinander. Da erst seit der genaueren Kennzeichnung des Leidens durch NICOLAS-DURAND-FAVRE im Jahre 1913 einige Sicherheit gegeben ist, daß wirklich gleichartige Krankheitsbilder Gegenstand der Untersuchung waren, können Angaben vor dieser Zeit mehr minder vernachlässigt werden, FAVRE, DE BELLA, HANS und WEISS, SCHAUMANN und MUSGER konnten pseudodiphtherieähnliche Bakterien im Drüseneiter nachweisen, MÜLLER und JUSTI, MONTEMARTINI und MUSGER auch im Drüsengewebe, FREI und

HOFFMANN gleichermaßen an der Stelle der primären Läsion. Die Züchtung eines solchen Keimes aus dem Blute des Patienten gelang MUSGER.

Von anderen Mikroorganismen wurden Kokken (CADDY, CANTLIE-HERWLETT, FLEISCHNER, HASHIMOTO) gefunden, RAVAUT sah Amöben, GORCAKOV Diphtheriebazillen, GEISLER züchtete ein sporenbildendes gramnegatives Stäbchen, KITSCHEWATZ und KITCHEWATZ-PETROVICH erhielten aus Punktaten der Leistendrüsen einen dem Bacillus subtilis ähnelnden Keim. Schließlich seien noch die Befunde von GAMNA erwähnt, der im Protoplasma der Retikulumzellen in den erkrankten Lymphknoten zahlreiche bis 5 μ große, elliptische, ovale oder ringförmige Gebilde fand („corpuscules", „chromatic bodies"), die sich mit Kernfarbstoffen intensiv färbten und besonders bei im essigsaurem Sublimatalkohol fixierten Material mittels der GIEMSAschen Methode dargestellt werden konnten. Ähnliches vermerkt TOMMASI. Auch nach Übertragung von menschlichem Drüsenbrei auf Meerschweinchen konnte GAMNA die gleichen Körperchen im lymphoretikulären Gewebe des Tieres nachweisen. Die ursächliche Bedeutung dieser bereits von FAVRE und PHYLACTOS gesehenen „Korpuskules" wird aber stark angezweifelt, sie dürften eher pyknotischen Kerntrümmern oder vielleicht Reaktionsprodukten der Zellen entsprechen. Über weitere teilweise erfolgreiche Übertragungsversuche auf verschiedene Versuchstiere (Meerschweinchen, Affen) berichten DE BELLA, VIRGILLO, FREI und HOFFMANN, BELLARD, COVISA, BEJARANO und PRIETO, MONTEMARTINI, TODD, GAY und JOSÉ, sowie MUSGER. Völlig ergebnislos waren die Versuche von TISSIER-GASTINEL-REILLY.

Die Ansteckung des Menschen erfolgt fast stets durch den Geschlechtsverkehr, weshalb extragenitale Herde selten sind (KLOTZ in der Axilla, HELLERSTRÖM am Nagel, FAVRE) und überwiegend Männer im geschlechtsreifen Alter befallen werden. An der Eintrittspforte des Erregers, gewöhnlich am Sulcus coronarius, am inneren (FISCHL) oder äußeren (FREI, HOFFMANN) Präputialblatte, in dem Anfangsteil der Urethra finden sich Veränderungen verschiedener Art. PHYLACTOS unterscheidet 1. Type ulcéreux, 2. Forme nodulaire, 3. Forme papuleuse und 4. Urétrite lymphogranulomatosique. Ähnliches vermerkt auch HELLERSTRÖM.

Gewöhnlich stellt sich die primäre Läsion als ein oberflächliches oder ovales, scharf begrenztes, nicht unterminiertes Geschwürchen dar, das von kleinen Bläschen umsäumt werden kann. Der Geschwürsgrund pflegt uneben und von grauweißlichem Exsudat in spärlicher Menge bedeckt zu sein. Eine ausgesprochene Verhärtung wie bei der syphilitischen Initialsklerose fehlt. Den pathologischen Anatomen kommt dieser „Primäraffekt" der Lymphogranulomatosis inguinalis, der sich innerhalb 1—5 Wochen nach der Ansteckung ausbildet, nur selten zu Gesicht, da derselbe rasch abheilt und wenn die Lymphdrüsenerkrankung voll ausgebildet ist, gewöhnlich bereits mit Hinterlassung einer oft kaum sichtbaren Narbe verheilt ist (MÜLLER-JUSTI).

Histologisch findet man an der Stelle des „Primäraffektes", wo die Epidermis oft in gewisser Ausdehnung fehlt, eine sehr dichte, zellige Durchsetzung des Gewebes, vorwiegend mit Lymphozyten und vor allem Plasmazellen. Nach BORY sind die Lymphzellenanhäufungen so reichlich, daß Bilder wie die „Follikel der Milz" entstehen. Derselbe Autor betont auch die große Mannigfaltigkeit der Zellen des Infiltrates. Eosinophil gekörnte weiße Blutkörperchen werden gleichfalls vermerkt, nach PHYLACTOS fehlen jedoch die polymorphkernigen Leukozyten stets an dieser Stelle. In der Tiefe der Kutis erwähnt FISCHL kleine Abszeßchen, die den gleichen Aufbau zeigen wie die in den Lymphknoten gefundenen (s. unten), auch Neubildung von Gefäßen wird vermerkt.

Als regelmäßiges Vorkommnis bei der Lymphogranulomatosis inguinalis findet sich eine Schwellung der Leistenlymph arten (links häufiger als rechts [Wilmoth]), die sehr erhebliche Größe erreichen kann. Die die Lymphknoten bedeckende Haut in der Leiste ist gerötet, unverschieblich und bei längerem Bestand des Leidens von zahlreichen, zumeist kleinen Fistelgängen durchsetzt, aus denen sich Eiter auspressen läßt. Das makroskopische Bild der Lymphknoten wird von Müller und Justi folgendermaßen geschildert: „Bei der Herausnahme der Drüsenpakete findet man, neben einer mehr weniger ausgedehnten Periadenitis, daß sie sich aus einzelnen größeren, kleinen und kleinsten Drüsen zusammensetzen, von denen einzelne, besonders die der Haut

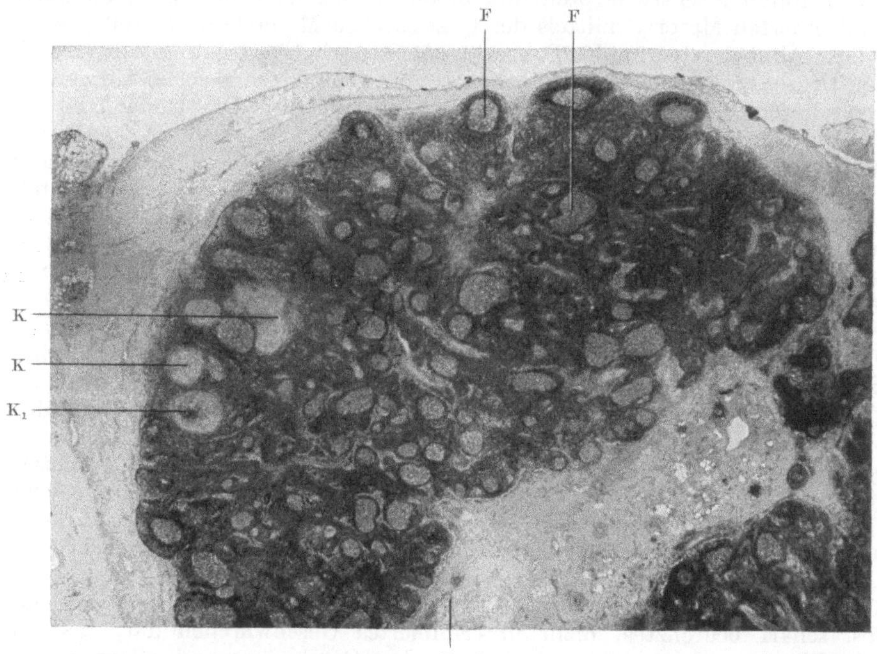

Abb. 74. Lymphogranulomatosis inguinalis. Leistenlymphknoten, Übersichtsbild. K Knötchen. K_1 Knötchen mit Mikroabszeß. F Follikel. Z Zellansammlungen im Zwischengewebe.

zunächstliegenden, erbsengroße Abszesse enthalten. Die größeren Drüsen zeigen auf dem Durchschnitt in einem ziemlich weichen, etwas vorquellenden roten Grundgewebe zahlreiche Nekroseherde von runder oder unregelmäßiger Gestalt, die vielfach zusammenfließen; innerhalb dieser an tuberkulöse Verkäsungen oder Gummen erinnernden Stellen sind kleine Eiterherde vorhanden. Niemals aber entstehen große Abszesse unter Einschmelzung erheblicher Drüsenbezirke oder gar einer ganzen Drüse, wie dies z. B. beim Ulcus molle vermerkt wird. „Offenbar ist ein Virus wirksam, welches nicht kräftig genug ist, die ganze Drüse zu zerstören". Das Auftreten verstreuter kleiner Eiterherde gibt der Schnittfläche ein eigenartiges wabiges Bild, das mit dem Aussehen eines „Wespennestes" (Fischl) verglichen wurde. Die kleinen Abszesse enthalten einen graugelblichen, zähen bis schleimigen Eiter.

Auch bei der histologischen Untersuchung sind die eigentümlichen umschriebenen, oft knötchenförmigen Herde schon bei Betrachtung mit schwachen Vergrößerungen auffällig (Abb. 74). Sie finden sich im Frühstadium gerne

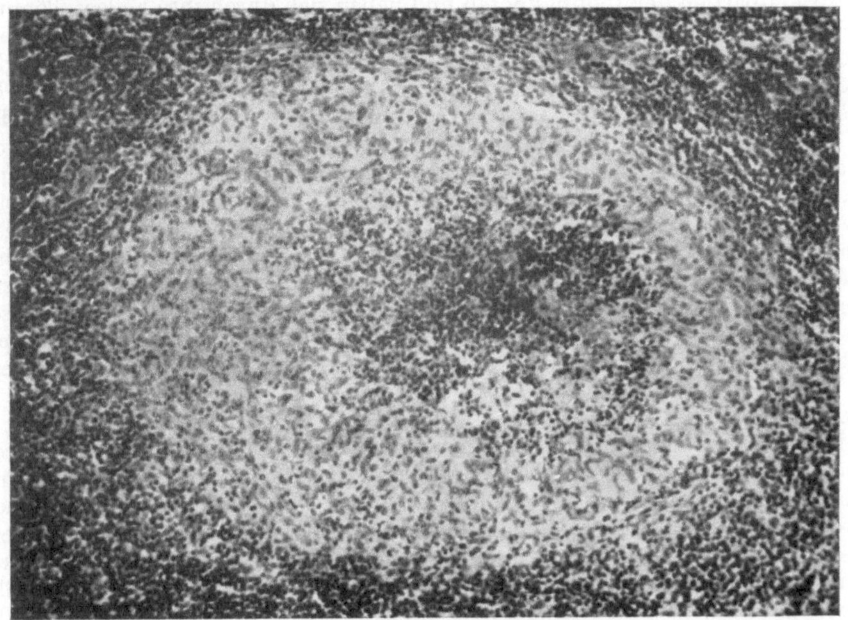

Abb. 75. Lymphogranulomatosis inguinalis. „Knötchen“, mittlere Vergrößerung.

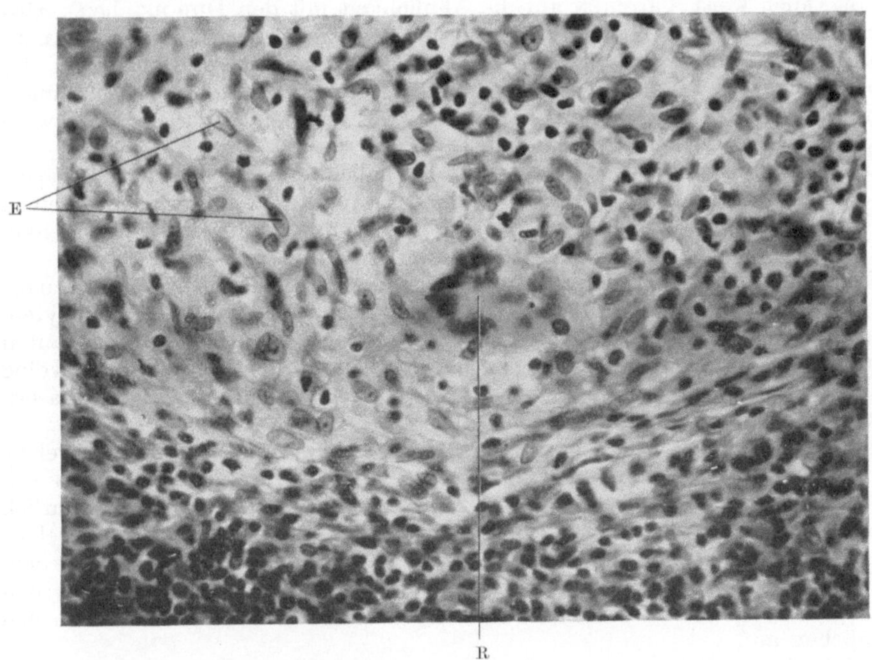

Abb. 76. Lymphogranulomatosis inguinalis. Randpartie eines Knötchens. E Epitheloidzellen. R Riesenzellen mit „Einschlußkörperchen“.

in den Randpartien der Lymphknoten und heben sich durch ihre hellere Tönung im Hämatoxylin-Eosinschnitt deutlich von den im Anfangsstadium zumeist großen Keimzentren ab. Bei stärkerer Vergrößerung (Abb. 75) erscheinen die „Knötchen“ als runde, ovale oder auch sternförmig verästelte Herde, welche in der Mitte Zell- und Kerntrümmer enthalten. Daran anschließend findet sich, je nach dem Alter der Bildung, ein breiterer oder schmälerer Wall von oftmals deutlich radiär oder palissadenartig angeordneten (von Ruge und Hansemann geleugnet, nach Hellerström in 40% der Fälle, und zwar meist der vorgeschrittenen, vorhanden) epitheloiden Zellen, in dessen Randpartien nicht selten Riesenzellen gefunden werden (Abb. 76), die ein- oder mehrkernig sein können und oftmals Langhansschen Riesenzellen gleichen. Hellerström sah dieselben in einem Hundertsatz von 40. Sowohl in der Mitte dieser Knötchen wie auch in der Zone der epitheloiden Zellen finden sich gelapptkernige weiße Blutkörperchen, vor allem aber Lymphozyten und Plasmazellen, aber im allgemeinen in nicht allzu großer Menge. Außerdem beschreiben Phylactos, Favre, Gamna, Hellerström, Letulle und Nattan-Lerrier u. a. sowohl in der zentralen Zerfallszone, wie auch in den Randpartien der Herde kleine, 2—4 μ messende kugelige Gebilde („corpuscules“), welche sich im Hämatoxylin-Eosinschnitt als gleichmäßig dunkelviolett gefärbte Körperchen darstellen, die gelegentlich von einem helleren Hof umsäumt werden können. Dieselben liegen am häufigsten innerhalb von Makrophagen, seltener von Leukozyten, aber auch allerdings minder häufig frei im Gewebe oder in den Zerfallshöhlen. Sie können auch in kleineren Gruppen von 8—10 vorkommen. Die ebenfalls bereits erwähnten grampositiven koryneartigen Stäbchen fanden Müller-Justi sowie Musger u. a. vorwiegend in der Randzone der Knötchen. Der tuberkelartige Aufbau der geschilderten Knötchen ist nach dem Gesagten auffällig, auch weist Thomsen auf die Ähnlichkeit mit den Duboisschen „Abszessen“ im Thymus bei angeborener Syphilis hin. Man wird daher Hellerström beipflichten können, welcher der Anschauung ist, daß das Bild der geweblichen Veränderungen nicht ein für die Lymphogranulomatosis inguinalis spezifisches ist (Durand-Nicolas-Favre, Ramel u. a.), daß es aber wohl weitgehend dieselbe kennzeichnet.

Das übrige Drüsenparenchym zeigt anfänglich die Zeichen einer Hyperplasie, die Randsinus sind mit Lymphozyten und gelapptkernigen, weißen Blutkörperchen vollgestopft. Die Hyperämie ist innerhalb der ersten Monate eine ausgesprochene (Hellerström).

Neben diesen „Knötchen“ finden sich fast regelmäßig unscharf umschriebene Herde eines aus den verschiedensten Zellarten, wie Leukozyten, epitheloiden Zellen, Plasmazellen, Lymphozyten und Riesenzellen aufgebauten Granulationsgewebes, welches gelegentlich den Aufbau der Lymphknoten völlig zerstören kann (Phylactos, Hellerström). Das Verhalten der Gitterfasern in den so veränderten Drüsen beschreibt Shigemoto Sei.

Als Besonderheit sei eine Form der Gewebsveränderungen vermerkt, welche als „gomme lymphogranulomatosique“ bezeichnet wurde. Hellerström sah z. B. in den Inguinaldrüsen eines 33jährigen Mannes, der sich vermutlich $1^1/_2$ Monate vorher angesteckt hatte, homogene nekrotische Bezirke, welche von epitheloiden Zellen in palissadenartiger Anordnung umsäumt wurden. Entbehren sie einer solchen Umrandung, so fand sich in den homogenen Herden reichlich Bindegewebe. Daneben wiesen die Drüsen die oben beschriebenen Abszeßchen auf.

Neben diesen Veränderungen in den Lymphknoten findet sich so gut wie regelmäßig eine Mitbeteiligung des die Drüsen umgebenden Binde- und Fettgewebes, welches sich bereits makroskopisch durch die Unverschieblichkeit der Haut über denselben und die oft zahlreichen, kleinen Fisteln kundgibt. Hellerström, Phylactos, Favre u. a. betonen die Schwere dieser Periadenitis, welche mit ausgedehnter zelliger Durchsetzung des Gewebes und Nekrosen einhergeht. Es finden sich örtliche Ansammlungen von gelapptkernigen weißen Blutkörperchen, im Fett- und Bindegewebe sowohl wie auch in den Lymphgefäßen, daneben jedoch auch hier eine sehr große Menge von Plasmazellen. In dem zugrunde gehenden Fettgewebe sahen Frei und Hoffmann eigenartige dunkle Körperchen. Die Arterien und Venen zeigen neben einer um die Gefäße angeordneten Zellansammlung eine starke Wucherung der Uferzellen und des Innenhäutchens, welche zur Verödung der Gefäße führen kann (Favre, Phylactos).

Über im Anschluß an die Veränderungen in der Genitalgegend bei Lymphogranulomatosis inguinalis auftretende Allgemeinerscheinungen vgl. die Mitteilungen von Koppel (Erythema nodosum), zur Verth (rheumatische Symptome), Dante (Anämie), Chevalier und Barreau, Hillsmann, Wilshusen and Zimmermann, Destefano und Vaccarezza u. a. (allgemeine Drüsenschwellung).

Granuloma venereum.

Diese auch als Granuloma inguinale, ulcerating granuloma of the pudenda, groin ulceration oder venerisches Granulom bezeichnete Erkrankung ist ein

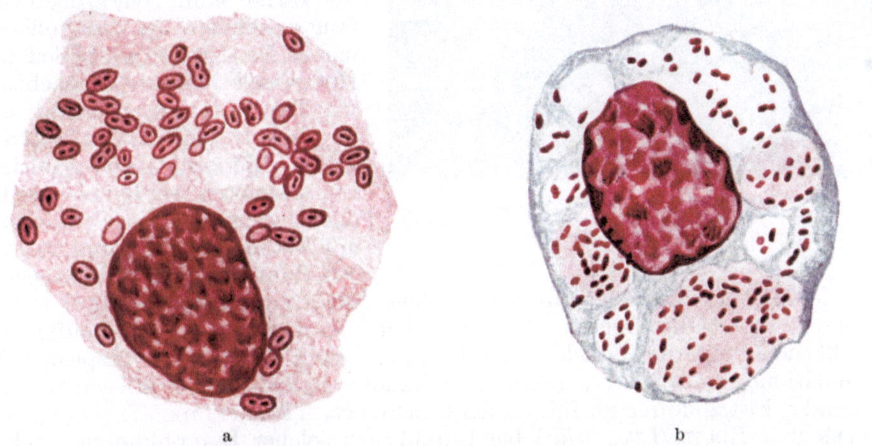

Abb. 77a und b. Venerisches Granulom. Ausstrichpräparat. a Bakterien mit Kapseln in einer Zelle. b Bakterien ohne Kapsel in Schleimhülle eingeschlossen. Etwa 1000mal vergrößert. (Orig. nach Präparat aus Madras.) (Aus Mayer, Exotische Krankheiten, 2. Aufl. Berlin: Julius Springer 1929.)

vorwiegend in den Tropen auftretendes Leiden, welches wohl erstmalig von Mac Leod erwähnt, in neuerer Zeit auch in der gemäßigten Zone, so in Nordamerika beobachtet worden ist. (Randall, Small und Belk u. a.). Als Erreger gilt das schon von Donovan 1905 gesehene, von Aragao und Vianna genauer studierte Calymmatobacterium granulomatis, welches ein kleines, 0,2 bis 0,3 μ breites, 0,5—2,5 μ langes, von einer schleimigen Kapsel umgebenes Bakterium darstellt, das der Gramfärbung gegenüber sich negativ verhält und mittels Karbolthionin oder der Giemsaschen Methode aber leicht nachgewiesen werden kann (Abb. 77). Die zuerst Flu auf Aszitesagar gelungene Züchtung ergibt auf gewöhnlichem Agar nach 24 Stunden kleine, rundliche, scharf begrenzte Kolonien von schleimigem Aussehen und grauweißlicher Farbe, die auf Schottmüller-Agar von einem durch Hämolyse bedingten hellen Hof umgeben werden.

Im Ausstrich von dem Gewebssaft oder dem eitrigen Exsudat liegen die Keime fast ausschließlich innerhalb großer, einkerniger Zellen (Makrophagen).

Über Spirochätenbefunde bei Granuloma venereum berichten kürzlich DELAMARE und GATTI.

Die hauptsächlich durch den Geschlechtsverkehr übertragenen Mikroorganismen führen nach ARAGAO und VIANNA sowie THIERFELDER zunächst zur Bildung kleiner pustelartiger, von gelblichem Eiter erfüllter Bläschen oder flach erhabener Infiltrate (GOLDZIEHER und PECK), die besonders an der Glans und an der Vorhaut gefunden werden. Die Ränder können weißlich gefärbt sein, was verdicktem Epithel entspricht. Durch oberflächlichen Zerfall des Gewebes entstehen Geschwüre, welche durch die überaus lebhafte Granulationsgewebsbildung sehr stark erhabene Ränder und unregelmäßig gehökkerten Grund besitzen. Je nach dem Vorherrschen des Zerfalls spricht SOUZA-ARAUJO von einer ulzerösen oder hypertrophischen Form zwischen denen es die mannigfachsten Übergänge gibt. Gleichzeitig können Narben gefunden werden. Der geschwürige Zerfall kann sehr großen Umfang annehmen, ja zur vollkommenen Zerstörung von Glied und Hodensack führen (Beobachtung von THIERFELDER, mitgeteilt und abgebildet bei MAYER-ROCHA-LIMA). Die zum Gliede gehörigen Lymphknoten werden eher selten mitbefallen, da die Erkrankung mit Vorliebe per kontinuitatem in den Hautfalten der Leistengegend oder des Hodensackes oder durch neuerliche Selbstimpfung in die Haut weiterschreitet. Sind die Drüsen aber ergriffen, so kommt es sehr häufig zum Durchbruch durch die Hautdecke (Abb. 78) und zur Bildung stark vorspringender Granulationsgewebspolster. Diese Lymphknotenveränderungen pflegen zu langdauernder Fistelbildung zu führen (THIERFELDER, THIERFELDER-THILLOT). Von MAYER und ROCHA-LIMA wird bei Durchbruch solcher Lymphknoten auch in die Bauchhöhle Peritonitis vermerkt. Außer diesen lokalen Komplikationen verzeichnen THIERFELDER und THIERFELDER-THILLOT als sehr seltene Befunde Leberabszesse, Granulome in der Haut des Rückens und der Brust, am Ohre sowie an der Nase, welch letztere ein lupusähnliches Bild erzeugen können. Erkrankungen der Gelenke wurden gleichfalls beobachtet, wobei, da in erster Linie der Knorpel zerstört wird, Arthritis deformans-ähnliche Veränderungen entstehen können. Über Allgemeinerkrankung bei venerischem Granulom berichtet auch HOFMANN. Ob gelegentlich zu beobachtende Hämorrhagien im Rückenmark mit dem Granuloma venereum zusammenhängen, ist nach MAYER-ROCHA-LIMA noch nicht mit Sicherheit zu entscheiden.

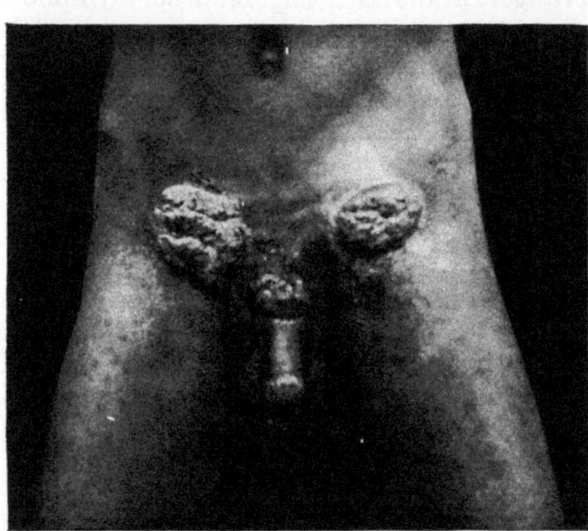

Abb. 78. Venerisches Granulom, Neu-Guinea (Wendland, phot.). (Aus MAYER, Exotische Krankheiten, 2. Aufl. Berlin: Julius Springer 1929.)

Histologische Untersuchungen wurden zuerst von GALLOWAY 1897 vorgenommen. Seither liegt im Schrifttum eine ganze Reihe von Mitteilungen über die geweblichen Veränderungen bei Granuloma venereum vor (SIEBERT, KUHN, RANDALL, SMALL and BELK, GOLDZIEHER und PECK, MAC INTOSH u. a.).

Eine zusammenfassende Darstellung der mikroskopischen Anatomie geben MAYER und ROCHA-LIMA. Nach diesen Autoren ist das Granuloma venereum gekennzeichnet durch ein „in und aus der Kutis sich entwickelndes Granulationsgewebe, das sich vom angrenzenden normalen Gewebe durch ziemlich scharfe Grenzen deutlich abhebt". In der Tiefe wird dasselbe durch einen breiten Zellwall abgegrenzt, der sich der Hauptsache nach aus Plasmazellen aufbaut. Von dieser als „Plasmom" bezeichneten Grundlage gehen in paralleler Anordnung

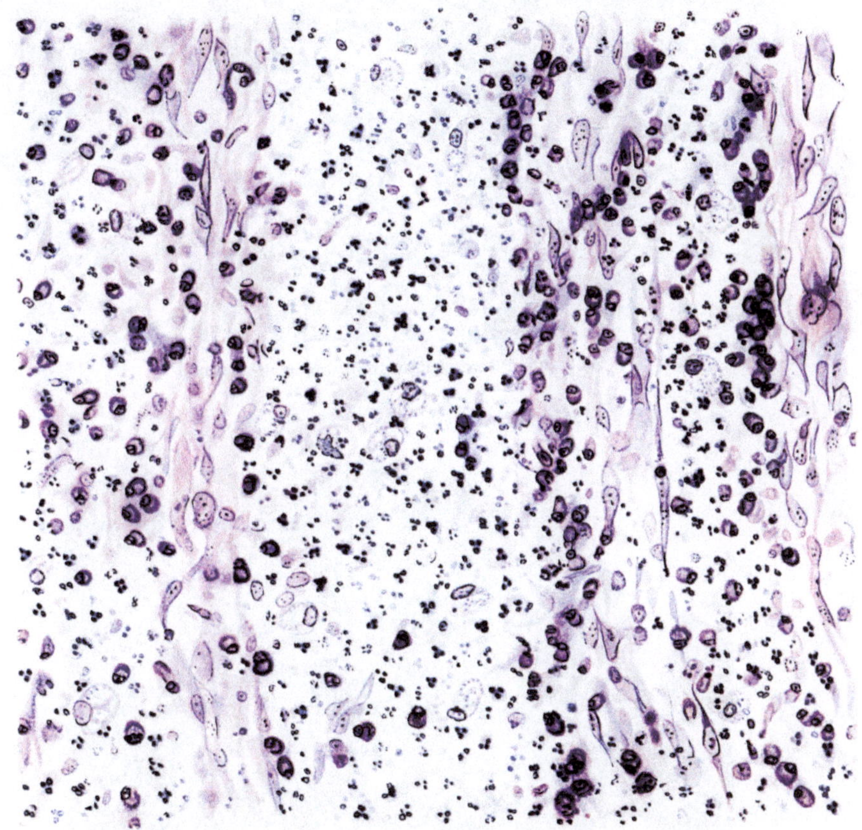

Abb. 79. Typische Stelle eines Granuloma venereum. Zahlreiche mit Parasiten beladene histiozytäre Zellen zwischen den neugebildeten Gefäßen. Thioninfärbung.
(Aus MAYER-ROCHA-LIMA im Handbuch der Haut- und Geschlechtskrankheiten, Bd. XI.)

senkrecht gegen die Epidermis aufsteigende neugebildete Gefäße aus, die dickwandig sind und sich oberflächlich, baumkronenartig verästeln. Zwischen diesen Gefäßen findet sich ein lockeres, aus spindeligen Zellen aufgebautes Maschenwerk, dessen Lücken von Ödemflüssigkeit, gelapptkernigen weißen Blutkörperchen und Makrophagen ausgefüllt werden, welche in ihrem wabigen Protoplasma zumeist reichlich Bazillen (Abb. 79) enthalten, während die Plasmazellen mehr dem Verlaufe der Gefäße, die sie als Mäntel umscheiden, folgen (Abb. 80). RUSSELsche Körperchen werden mehrfach beobachtet. In den tieferen Partien dieses Granulationsgewebes treten nach MAYER-ROCHA-LIMA vielfach kleine Abszesse in Erscheinung, die reichlich gelapptkernige

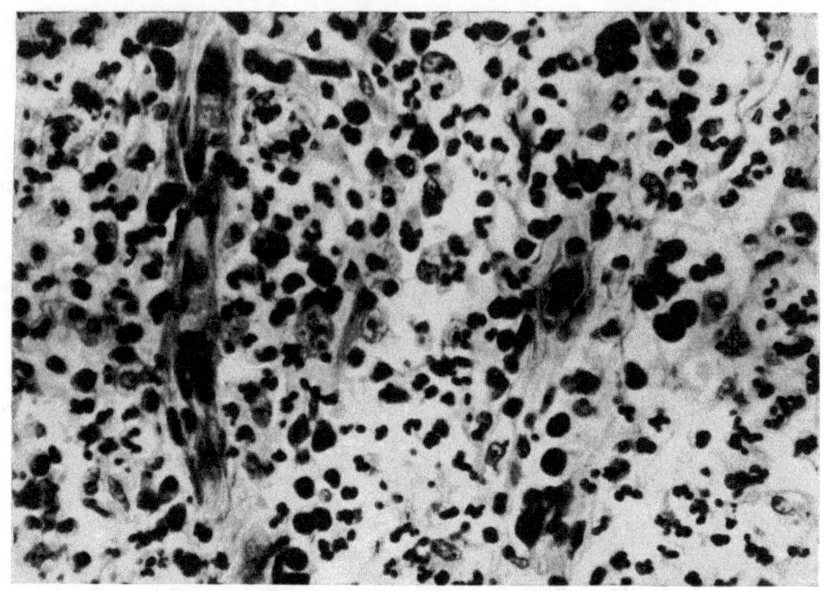

Abb. 80. Plasmazellansammlungen um Gefäße.

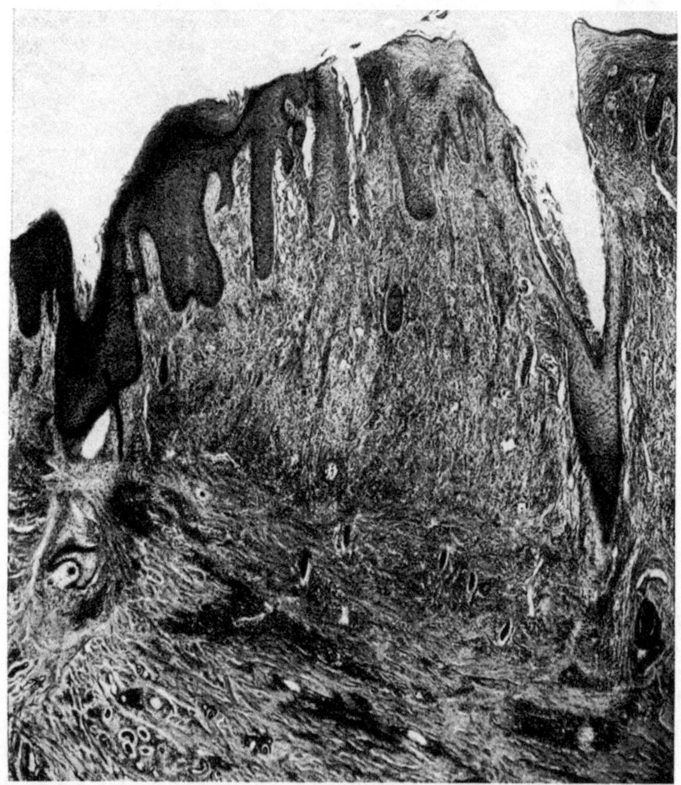

Abb. 81. Venerisches Granulom mit akanthotischem Epithelüberzug. (Aus Handbuch der Haut- und Geschlechtskrankheiten, Bd. XXI.)

weiße Blutzellen enthalten. Das Bestehen derartiger Abszeßchen wird jedoch von GOLDZIEHER und PECK geleugnet. In einigen Fällen zeigen die im Granulationsgewebe auftretenden Leukozyten eine vorwiegend eosinophile Körnelung. Liegt bereits ein älteres Stadium der Erkrankung vor, so findet sich in den veränderten Gewebspartien reichlich faserige Grundsubstanz.

Das Kennzeichnende in diesem Granulationsgewebe bilden die Makrophagen, welche die Mikroorganismen enthalten (vgl. auch Abb. 79), die sich auch im Schnitt am besten mit Karbolthionin oder nach der GIEMSAschen Methode darstellen lassen. Diese Makrophagen ähneln durch ihr wabiges, helles Protoplasma und die Beschaffenheit der Kerne weitgehend den MIKULICZ-Zellen des Rhinoskleroms, wie ja auch das Calymmatobacterium granulomatis viel Ähnlichkeit mit dem Erreger dieser Krankheit hat und von manchen Autoren auch in die Gruppe der Kapselbakterien eingereiht wird. Diese wabigen Zellen werden bezüglich ihrer Herkunft verschieden beurteilt: entweder als Abkömmlinge der Gefäßzellen (Endothelien oder adventitielle Elemente) oder als Plasmazellen (GOLDZIEHER und PECK). Letztere Autoren beschreiben auch eigenartige kugelige Gebilde, die nicht selten in mononukleären Zellen vorkommen, den Zellkern an den Rand drängen und bei Giemsafärbung als hellblau getönte, homogene Scheibchen erscheinen. Sie werden als Plastinkugeln bezeichnet.

Wo das Epithel im Bereiche des geschilderten Granuloms vorhanden oder noch erhalten ist (Initialstadium, Rand der Geschwüre [Abb. 81]) zeigt es stets Akanthose und Schwund des Pigments. Oftmals findet sich auch eine ausgesprochene Parakeratose. Die hohen, tief in das darunterliegende Gewebe hineinragenden Epithelzapfen können gelegentlich zunächst den Verdacht auf ein bösartiges Gewebe bzw. „präkanceröse Veränderungen“ (GOLDZIEHER und PECK) hervorrufen (ähnlich FISCHER und v. GUSNAR).

Condyloma acuminatum.

Spitze Kondylome, auch Feucht- oder Feigwarzen genannt, sind fibroepitheliale Wucherungen, die — schon den Ärzten des Altertums bekannt (Schrifttum siehe SCHERBER) — an der Rute vorwiegend in der Kranzfurche oder aber auch sonst im Bereiche des Vorhautsackes, seltener an der Harnröhrenmündung und an der Schafthaut beobachtet werden, die Eichel selbst oft vermeidend. Es kommen aber auch wesensgleiche Wucherungen in der Harnröhre vor. Man sieht die Feuchtwarzen vorwiegend im geschlechtsreifen Alter, nicht selten im Anschluß an gonorrhoische Ansteckung und durch diese veranlaßte „Eicheltripper“, Balanoposthitiden, entstehen, ferner bei Zersetzung des Vorhautschmeers mit und ohne Vorhautenge. Aber auch ohne einen der genannten fördernden Umstände wird das Wachstum spitzer Kondylome beobachtet.

Sie beginnen nach UNNA als kleine rote, knopfförmige Verdickungen, die frühzeitig durch seichte Furchen eine lappige Oberfläche erhalten und im weiteren Wachstum — indem die Furchen sich vertiefen — zu mehr oder weniger gestielten, blumenkohlartigen Wucherungen („Cowliflowers“) von nicht selten sehr bedeutender Größe heranwachsen (DJORDJEVITCH). In der Regel schießen sie in der Mehrzahl auf, bilden dann dicht gedrängt und sich gegenseitig abplattend hahnenkammartige Leisten, namentlich wenn sie in der Kranzfurche wuchern, oder sie führen, nach der Fläche sich ausbreitend, zu warzigen, beetartigen Bildungen. Ihre Farbe ist entweder rötlich oder wachsgelb bis weißlich. ihre Oberfläche, wenn der Sitz eine Reinigung und Austrocknung erschwert,

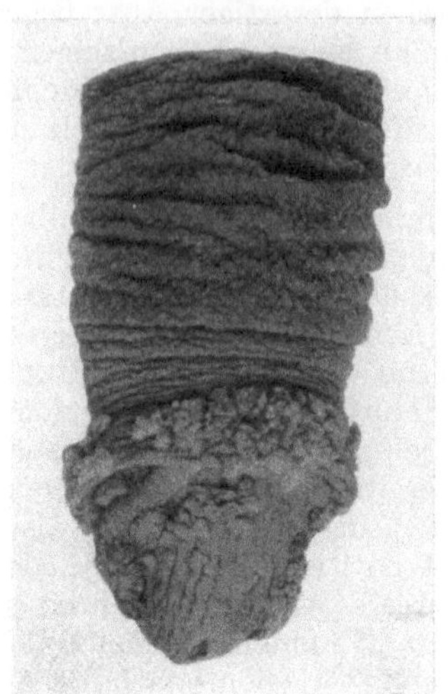

a

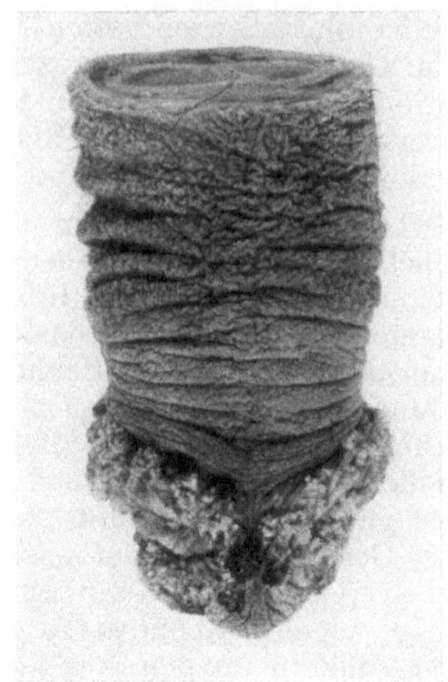

b

Abb. 82a und b. Spitze Condylome am Glied.

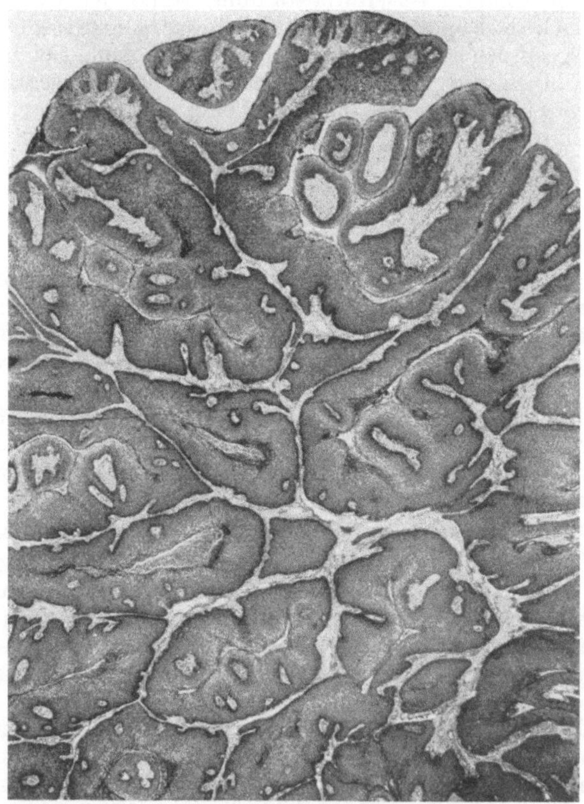

Abb. 83. Spitzes Condylom (Lupenvergrößerung).

mit graugelblichem übelriechenden Sekret bedeckt. An Stellen, die der Austrocknung zugänglich sind (Haut des Schaftes), werden sie härter, warzenähnlich (Abb. 82a und b).

Histologisch findet man an ihrem Grunde zellreiche, bindegewebige Stammpapillen, die, weiterhin in immer dünner werdende Äste sich aufteilend, das baumartig verzweigte Gerüst der Kondylome aus sich hervorgehen lassen (Abb. 83 und 84). Dieser Grundstock führt weite, prall gefüllte Blutgefäße und weite Lymphräume bis zu den spitzen Enden der dünnen Ausläufer, ist reich an Spindelzellen, Mast- und Plasmazellen, Lympho- und Leukozyten. Auch Fibrinnetze sind hier vielfach darstellbar. Elastische Fasern treten erst nach langem Bestande der Kondylome auf. Dieses bindegewebige Gerüst wird von

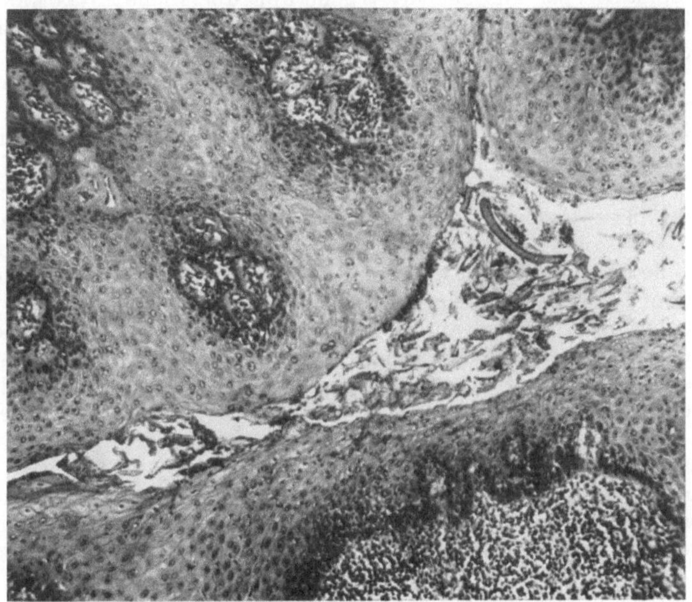

Abb. 84. Spitzes Condylom. (Stärkere Vergrößerung.)

einem hochgeschichteten Plattenepithel überkleidet, das auch die Astwinkel zwischen den Papillen in hohen Lagen ausfüllt und reichlich Glykogen enthält. Eine Hyperplasie und Hypertrophie des Epithelbelages spricht sich darin aus, daß die Zellagen insbesondere in der Stachelzellenschichte vermehrt (Akanthose), die Zellen selbst oft um ein Vielfaches vergrößert sind. Schon Unna hat hervorgehoben, daß selbst bis zur 6. Epithelreihe Kernteilungsfiguren vorkommen und unregelmäßige Mitosen wie auch mehrkernige epitheliale Riesenzellen sind als Zeichen eines bestehenden überstürzten Wachstums nicht selten. Auch Verquellungen des Zelleibes mit Höhlenbildungen in denselben kommt vor. In den sehr weiten, von Plasmafasern überbrückten Zwischenräumen (Spongiose) ist die Zahl der ein- und durchwandernden Leukozyten bei stärkerer entzündlicher Reizung eine große und Fibrinfäden sind dann auch in den Zwischenzellspalten zu finden. Der nicht verbreiternden Körnerschichte folgt ein nicht dicht gefügtes Stratum corneum oder bei mangelhaft ausgebildetem oder fehlendem Stratum granulosum eine dünne, parakeratotische Hornschichte.

Das Fehlen einer festeren Hornlage begünstigt ein freieres Epithelwachstum, gestattet das Einsinken der nachgiebigen obersten Lagen und ermöglicht dadurch die mannigfache Furchung der Oberfläche, die bei weniger durchfeuchteten Kondylomen mit widerstandsfähigerer Hornlage eine einförmigere ist. Nach der Tiefe zu scheint es zu einer fortgesetzten Abfurchung des lockeren Gerüstes durch das vorwuchernde Epithel zu kommen und zur Bildung sekundärer Papillen, die schließlich weit zahlreicher sind als die warzigen Vorsprünge an der Oberfläche. Aus diesem Verhalten schloß Unna, daß beim Kondylom „die aktive Formgebung allein Sache des Epithels ist", daß das Bindegewebe hierbei eine untergeordnete Rolle spiele, zumal an ihm keine Zeichen gesteigerten Wachstums beobachtet werden können. Demgegenüber meinte Orth, daß, wenn auch eine beträchtliche Neubildung von Epithel vorhanden sei, immerhin die vom Papillarkörper ausgehende Wucherung überwiege. Neumann ließ die Erkrankung von der Kutis ausgehen und auch Vollmar sah im Wuchern der Papillen den ersten Beginn. Zweifellos sind beide Komponenten beim Wachstum der Kondylome beteiligt und die Abfurchung der sekundären Papillen von den primitiven ist kein rein mechanischer Vorgang; doch ist im allgemeinen die genaue Bestimmung des Mehr oder Weniger schwierig und dem Umstande gegenüber, daß die Deutlichkeit und Lebhaftigkeit der epithelialen Hyperplasie jedenfalls der des Gefäßbindegewebes voransteht, nach Serra, Jarisch von nicht wesentlicher Bedeutung. Kyrle ist der Ansicht, daß der Stielbildung zweifellos ein ausgiebiges Wachstum des Papillarkörpers zugrunde liege, doch sei hierbei die Wucherung des Epithels das „treibende Moment", indem die eindringenden Epithelzapfen, auf das Gefäßbindegewebe einen Reiz ausübend, in ihm Wucherungsvorgänge auslösen. Zur Erklärung des oft sehr deutlichen Spitzenwachstum meint Juliusberg, kleine Epithelverluste, die sich mikroskopisch an den Spitzen der Auswüchse nachweisen lassen, hätten zur Folge, daß nach einer solchen Aufhebung des Wachstumswiderstandes das benachbarte Epithel in Wucherung gerate und in die Höhe wachsend auch die Zartheit der Warzenspitzen bedinge.

Ein Übergang lange Zeit bestehender Kondylome in papilläre Krebse kommt nicht selten vor, wobei die Feststellung eines krebsigen Wachstums nicht allein klinisch, sondern auch histologisch mitunter Schwierigkeiten bereitet (s. den Abschnitt „Krebs der Rute").

Die Suche nach dem Erreger dieser Erkrankung wurde durch die seit langem bekannte und durch zahlreiche Beobachtungen sichergestellte Tatsache der ausgesprochenen Übertragbarkeit spitzer Kondylome angeregt.

In Abstrichpräparaten von der Oberfläche der Feuchtwarzen (namentlich von der Oberhaut überdeckter) findet sich ein oft sehr dichtes Bakteriengemisch mit vorherrschenden Kokkenformen. Die nebenbei nachweisbaren Spirochäten wurden auch im Schnittbild auf und im Epithel gefunden. So stellte Fontana und Sangiorgi in sicher luesfreien Fällen 3 Arten von Spirochätenformen fest. Solche vom Typus der Spirochaeta refringens, ferner diesem Typus ähnliche, jedoch kleinere, wie sie Sangiorgi im Darm nachgewiesen hat und endlich dem Treponema kalligyrum Noguchis ähnliche starre Spirochäten. Diese Autoren hatten ihre Vorgänger in Morosow, Scholtz, Parfenenko, Dreyer und Juliusberg, die Spirochäten teils im Gewebssaft, teils in Schnitten (im Epithel sowie auch gelegentlich im Bindegewebe) nachgewiesen hatten. Kraus, Wolters und Hecht machten auch auf von dem Treponema pallidum schwer unterscheidbare Spirochäten aufmerksam. In jungen, trockenen Kondylomen konnte Hecht Spirochäten nicht auffinden und Lombardo, der sie ebenfalls nur in feuchten Kondylomen fand, konnte zeigen, daß sich diese Lebewesen in am Grunde abgeschnürten feuchten Wucherungen beträchtlich vermehren.

All diesen Spirochäten, wie auch sämtlichen im Ausstrich und in Schnitten nach den gewöhnlichen Methoden auffindbaren Mikroorganismen, auch wohl den von UNKOVSKY beschriebenen kokkenartigen Gebilden, kommt keinerlei ätiologische Bedeutung zu. Sie können höchstens insoferne eine Rolle spielen, als sie zur Erhaltung entzündlicher Reizungen beitragen und damit die Wucherung der Kondylome fördern.

Wie bereits erwähnt, treten Feigwarzen gelegentlich am Glied im Anschluß an Gonorrhöe auf, was ihnen auch die Benennung „Tripperwarzen" eingetragen hat. Doch betonte JADASSOHN schon im Jahre 1905, daß diese Wucherungen mit der gonorrhoischen Ansteckung als solche nichts zu tun haben und klinische Statistiken lehren, daß sie sich nur in einem geringen Hundertsatz der Trippererkrankungen finden. So sei hier nur auf die Angaben FREIS verwiesen, nach welchen in einem Zeitraum von 10 Jahren an der Berner Klinik unter 787 gonorrhoisch angesteckten Männern nur 11, d. h. nur 1,4% mit spitzen Kondylomen behaftet waren. Sie treten, worauf auch WAELSCH hingewiesen hat, meist erst auf dem Höhepunkt der Gonorrhöe oder zur Zeit ihres Abklingens in Erscheinung. Wenn auch die fortgesetzte Durchfeuchtung und entzündliche Reizung das Wachstum der Feuchtwarzen begünstigen mag und dies auch für balanitische Reizungen anderen Ursprungs zutrifft, so stellt die ausschließliche ursächliche Bedeutung derartiger Zustände der Umstand in Frage, daß sie einerseits sehr häufig keine Kondylomentwicklung nach sich ziehen, andererseits sich letztere oft ohne Gonorrhöe und ohne sonstige nachweisbare entzündliche Dauerzustände einstellen. Ein treffendes Beispiel ist hierfür der Fall von BREUNING, wo sich kleine bis hirsekorngroße Kondylome am Rande der Vorhaut und nahe der Umschlagstelle auf dem äußeren Blatt bei einem 5jährigen Kinde ohne nachweisliche Ursache in großer Zahl entwickelt hatten. Und für eine Übertragbarkeit der Feuchtwarzen als solcher sprechen jene Fälle, in denen ohne gleichzeitige Ansteckung anderer Art Wucherungen von Kondylomen durch den Geschlechtsverkehr angeregt wurden. Aus dem Schrifttum wäre da auf die Beobachtungen von HELLER, von LICHTENSTEIN sowie auch von WAELSCH hinzuweisen, bei denen eine Übertragung der Feuchtwarzen unter sonst gesunden Ehegatten anzunehmen war.

Schon frühzeitig ist die Meinung von der Übertragbarkeit der Kondylome von v. ZEISSL, VELPEAU, CATHCART, COOPER geteilt worden und absichtliche Übertragungsversuche wurden teils mit Erfolg (DE AMICIS, FABRIS und FIOCCO) teils erfolglos (GÜNTZ, PETERS, BUMM) vorgenommen. COOPER berichtet über eine unbeabsichtigte Übertragung, die dadurch zustande kam, daß bei der operativen Entfernung spitzer Kondylome der assistierende Arzt unter dem Fingernagel verletzt wurde, worauf es an der Stelle zur Bildung einer öfter wiederkehrenden Warze kam.

Für die nahe Verwandtschaft von spitzem Kondylom und Warze spricht schon der oben erwähnte Umstand, daß mit dem Standort das Aussehen der Kondylome des Penis sich ändert, sie an der Schafthaut härter, trockener, warzenähnlich werden. Auch histologisch findet in solchen Fällen eine starke Annäherung an den Bau der Warzen statt, die Stachelzellen- und Hornschichte (Hyperkeratose) tritt gegenüber der Mitbeteiligung des Gefäßbindegewebes und der entzündlichen Veränderungen in den Vordergrund, bis sich schließlich Übergänge solcher Gebilde bis zum ausgesprochenen Hauthorn feststellen lassen, ein Befund, der an der Vorhaut wie auch an der Eichel des Gliedes in vereinzelten Fällen erhoben werden kann. Zum Unterschied von den Kondylomen und Warzen kommen Hauthörner (s. diese) vorwiegend alten Leuten zu.

Öfter wurde darauf hingewiesen, daß auch das gleichzeitige Vorkommen von spitzen Kondylomen an den Geschlechtsteilen und von Warzen an den

Händen für eine Verwandtschaft beider spreche. So stützte RASCH auch auf diesen Umstand seine Ansicht von der ätiologischen Einheit beider. FREI erwähnte das Zusammentreffen von spitzen Kondylomen und Warzen in fast 50% der Fälle und DIDAY stellte sogar bei 57 Kranken mit Feuchtwarzen an den Geschlechtsteilen 55 mal das anderweitige Vorkommen von Warzen fest. BRANDES teilte schließlich mit, daß von 38 mit Feuchtwarzen behafteten Kranken des Hamburger St. Georg Krankenhauses 26, also mehr als $^2/_3$, zugleich Warzen an Händen, Füßen und im Gesicht aufwiesen.

Die nahe Beziehung dieser beiden fibroepithelialen Bildungen wurde auch durch Übertragungsversuche erwiesen, die schon RASCH anscheinend gelungen sind, wenn auch, wie PETERS betonte, seine Versuchsanordnung keine einwandfreie war. Erst WAELSCH gelangte mit seinem Verfahren zu bemerkenswerten Ergebnissen. Sie wurden weiterhin von ZIEGLER und FREI bestätigt. WAELSCH zerrieb spitze Kondylome, die sich bei einem sonst nicht geschlechtskranken Manne am inneren Vorhautblatt entwickelt hatten, zu einem dünnen Brei und übertrug denselben auf die unter Vermeidung einer Blutung oberflächlich geritzte Haut seines Armes und des seines Mitarbeiters FANTL. Nach Abheilung der geringfügigen Verletzung unter einem Schutzverband blieben zunächst die Impfstellen längere Zeit ohne Veränderungen. WAELSCH beobachtete im Bereiche der Impfstriche erst nach 3 Monaten das Auftreten kleiner Warzen, die fast 2 Jahre bestehen blieben, während FANTL mehrere Monate später gleichartige, niedrige Warzen an der Impfstelle bemerkte. Ein mit demselben Brei in gleicher Weise vorgenommener Übertragungsversuch auf die Innenfläche der kleinen Schamlippen einer gesunden Frau hatte die Entwicklung ausgesprochener spitzer Kondylome zur Folge.

ZIEGLER erzielte bei 6 ähnlichen Impfungen am Arme in 4 Fällen die gleichen Erfolge, d. h. ein Wachstum von Warzen, die histologisch den Verrucae vulgares nahestanden. Die Entwicklungszeit betrug aber in diesen Fällen etwa $1^1/_2$ Jahre. Ebenso erwähnt E. FREIS erfolgreiche Übertragungsversuche nach dem Verfahren von WAELSCH, wobei 11 Monate nach der Verimpfung des Kondylombreies flache Warzen zu wachsen begannen.

Hervorgehoben sei noch, daß ähnliche Ergebnisse bei Versuchen mit den Papillomen der Trachea und des Kehlkopfes, die den Feuchtwarzen nahezustehen scheinen, E. V. ULLMANN erzielen konnte. Er beobachtete das Wachstum papillomartiger Wärzchen am eigenen Arm und an der Vaginalschleimhaut einer Hündin, und das Kind, dem die Kehlkopfpapillome entnommen wurden und das bei dieser Gelegenheit eine Verletzung an der Lippe davontrug, bekam nach 3 Monaten an dieser Stelle flache Warzen, die sich auch über das Gesicht verbreiteten.

Den Erfolgen der vorgenannten Versuche stehen nur wenige Erwähnungen von Fehlschlägen gegenüber. Sie sind den schon vor mehr als 3 Jahrzehnten von JADASSOHN vorgenommenen und in fast der Hälfte der Impfungen geglückten Versuchen an die Seite zu stellen. Hier handelte es sich um das Einbringen von kleinen Warzenstückchen in seichte Oberhauttaschen. In Zeiträumen von $1^1/_2$—6 Monaten setzte an diesen Stellen das Wachstum von Wärzchen ein, die histologisch dem Bau der Ausgangswarze glichen.

Es sprechen demnach sowohl klinische Erfahrungen wie auch beabsichtigte und unbeabsichtigte erfolgreiche Übertragungen für eine nahe Verwandtschaft wenn nicht Wesensgleichheit der spitzen Kondylome und Warzen, deren gestaltliche Verschiedenheit eine Folge der verschiedenen Beschaffenheit des Standortes ist (s. auch WAELSCH und HABERMANN). Auch machen es die verhältnismäßig langen Zeiträume, die bei den Impfversuchen bis zum Angehen der Aussaat verstreichen, erklärlich, daß in den meisten Fällen der Zeitpunkt der erfolgten Ansteckung nicht mehr ermittelt werden kann.

Die Frage, was die Ansteckung, die Übertragbarkeit, bedinge, ist verschieden beantwortet worden.

WAELSCH gelangte zu der Meinung, daß Zellen oder Zellverbände des sehr wucherungsfähigen Kondyloms übertragen werden und erst nach einer zur Anpassung an die neue Umgebung erforderlichen Zeit („Einlagerungszeit“) dem Auge sichtbar zu wuchern begännen und versuchte zugleich in dieser Weise die lange Inkubationszeit zu erklären. Die „Erreger“ sollten die Warzenzellen mit ihren besonderen Wachstumseigenheiten sein, die sie befähigten, an ihrem neuen Standort ihrer Eigenart entsprechende Wucherungen wieder aus sich hervorgehen zu lassen, und die nicht etwa, wie KAPOSI vermutete, die Zellen der Umgebung zu krankhaftem Wachstumsvermögen umstimmen. Die Implantantionstheorie WAELSCHs wäre danach den herrschenden Anschauungen über die Übertragungsart echter Gewächse an die Seite zu stellen.

Aber auch Vermutungen, daß eigene belebte Erreger spitze Kondylome und Warzen hervorrufen, wurden geäußert. So machten schon im Jahre 1893 DUCREY und ORO auf Gebilde aufmerksam, in denen sie unter Betonung der Schwierigkeit ihrer Deutung Psorospermien zu sehen geneigt waren. Sie fanden sie sowohl im Ausstrich, wie in Schnittpräparaten als rundliche, ovale, auch mitunter unregelmäßig begrenzte Körperchen mit feinkörnigem Inhalt und doppelt konturierter stärker lichtbrechender Hülle und stellten sie ähnlichen Gebilden an die Seite, in denen man damals auch die Erreger anderer Hauterkrankungen wie des Molluscum contagiosum, der PAGETschen und DARIERschen Krankheit erblickte.

Schon ULLMANN ist es gelungen, auch mit durch bakteriendichte Tonfilter geschicktem Papillombrei positive Impfergebnisse zu erzielen und SERRA berichtete, daß er bei demselben Verfahren und Verwendung eines Filtrates von einem Hautpapillom aus der Gegend der Schamfuge ebenfalls günstige Impferfolge zu verzeichnen hatte. Bei ULLMANN setzte das Wachstum nach 6 Wochen, bei SERRA erst nach 6 Monaten ein. Solche Befunde legten den Gedanken an ein filtrierbares Virus bei Warzen und spitzen Kondylomen nahe und ließen die Suche nach Einschlußkörperchen, wie solche bei einer Reihe von anderen ansteckenden Krankheiten nachgewiesen worden sind, aussichtsreich erscheinen. Und tatsächlich beschrieb LIPSCHÜTZ auch bei den Feuchtwarzen Kernveränderungen, die er nach seiner Einteilung als der Karyooikongruppe der Chlamydozoen zugehörig bezeichnete. Zum Nachweis der Veränderungen hat sich ihm die Fixierung in ZENKERscher Flüssigkeit oder HELLYs Gemisch als zweckmäßig erwiesen. Zur färberischen Darstellung wird WEIGERTs Eisenhämatoxylinmethode mit folgender kräftiger Eosinfärbung und das Verfahren nach ROMANOWSKY-GIEMSA empfohlen. In einem großen Teil der Epithelzellen, und zwar vorwiegend in den die mittleren Anteile der Zapfen einnehmenden, läßt sich an Stelle des zarten Kerngerüstes eine ausgesprochen basophile, mehr weniger dichte, homogene Masse erkennen, die häufig sich deutlich von der Kernmembran etwas abhebt. Ein entstehungsgeschichtlicher Zusammenhang zwischen den Kernkörperchen und diesen Kerneinschlüssen ist nicht nachzuweisen. Aus der Regelmäßigkeit dieser Befunde, dem kennzeichnenden Verhalten in gestaltlicher und färberischer Hinsicht, aus dem Vorkommen der Einschlüsse in bestimmten Anteilen der akanthotischen Zonen glaubt LIPSCHÜTZ die auslösende Bedeutung dieser Befunde erschließen zu können und spricht die Vermutung aus, daß bei dem spitzen Kondylom ein karyotropes Virus das vermehrte Wachstum auslöse.

Zystenbildungen am Glied und in der Harnröhre.

Die angeborenen Zysten an der Rute sind als zu den Mißbildungen gehörig zu betrachten und sei diesbezüglich auf das Kapitel „Mißbildungen der männlichen Geschlechtswerkzeuge“ hingewiesen. Hier sei nur erwähnt, daß Ohno in einer neueren Zusammenstellung als Sitz dieser zystischen Bildungen die Lippen des Orificium externum urethrae, die Gegend des Vorhautbändchens (Abb. 85), die Vorhautraphe, sowie die der Rute und des Hodensackes angibt. Je nach der Auskleidung kann man Dermoid- (Epidermoid-Koenig) und Schleimzysten (mit kubischem oder zylindrischem Epithel versehene, während erstere mit Pflasterepithel überzogen sind) unterscheiden (Hajos, Mensch, Roello, Ando, Fantl u. a.).

Wesentlich seltener sind am Penis zystische Bildungen ähnlicher Art, die jedoch nicht auf angeborenen Fehlbildungen beruhen, sondern erst während des Lebens entstanden sind. Sie unterscheiden sich von den kongenitalen Zysten einmal durch ihre Lage, insoferne als sie nicht bloß an den obenerwähnten Stellen, die embryonalen Spalten entsprechen, vorkommen, sondern an beliebigen Orten gefunden werden können. Ferner dadurch, daß zumeist irgendein Trauma, Fremdkörper (Salomon) oder entzündliche Reize zu Ihrer Bildung geführt haben und schließlich auch durch die Art der Epithelauskleidung, welche an den Zysten der Haut des Penis stets von Pflasterepithel gebildet wird.

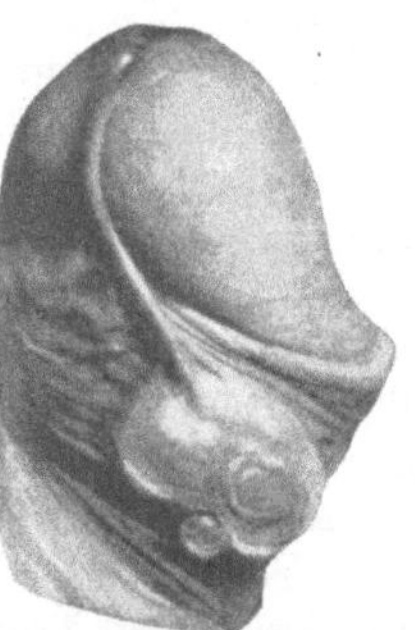

Abb. 85. Vorhautzysten.

Sind derartige Zysten, wie auch die angeborenen, am Gliede selten (Kaufmann), so ist Zystenbildung in der Harnröhre verhältnismäßig häufig. Bezüglich der angeborenen Zystenbildungen der Urethra sei auch hier wiederum auf das Kapitel „Mißbildungen der männlichen Geschlechtswerkzeuge“ dieses Handbuches verwiesen. Derartige Fälle (Hogenauer u. a.) treten sicherlich in Vergleich zu den im Gefolge entzündlicher Veränderungen sich entwickelnden wesentlich zurück. Es wurde bereits erwähnt, daß bei der chronischen gonorrhoischen Urethritis (s. diese) es nicht so selten zur teilweisen Verödung Morgagnischer Lakunen kommt, deren wegsam bleibender Rest ausgeweitet werden kann. Mit freiem Auge sind diese Bildungen als griesähnliche Körnchen in der Harnröhrenschleimhaut sichtbar. Histologisch erscheinen sie gewöhnlich als von geschichtetem Pflasterepithel ausgekleidete und teilweise auch von solchem erfüllte Hohlräume, die von Bindegewebe umschlossen werden, dessen oftmals wahrnehmbare zellige Durchsetzung auf die Entstehung dieser Zysten im Gefolge entzündlicher Veränderungen hinweist.

In ähnlicher Weise wird man sich das Krankheitsgeschehen auch bei den aus den Littréschen Drüsen (Glandulae urethrales) entstandenen Zysten vorstellen können. Durch entzündliche Verödung ihrer Gänge nahe der Mündung, wobei stärkere Proliferation des Epithels mit eine Rolle spielt, kommt es zur Stauung des Sekretes, welches, gemäß der Eigenart dieser Drüsen als muköse Anhangsgebilde der Harnröhre, mehr schleimige Beschaffenheit aufweisen kann. Entsprechend der erheblicheren Größe derselben werden die von den Urethraldrüsen ausgehenden Zysten beträchtlichere Größe erreichen. So sah Schewerin eine solche von Erbsengröße. Ähnliche Beobachtungen teilt Luys mit. Eine ungefähr kirschkerngroße Zyste, die an der Unterfläche der Harnröhre eines 67jährigen Mannes, etwa in der Mitte der Pars pendula gelegen war, ist in Abb. 86 wiedergegeben. Sie war von einem platten, stellenweise kubischen

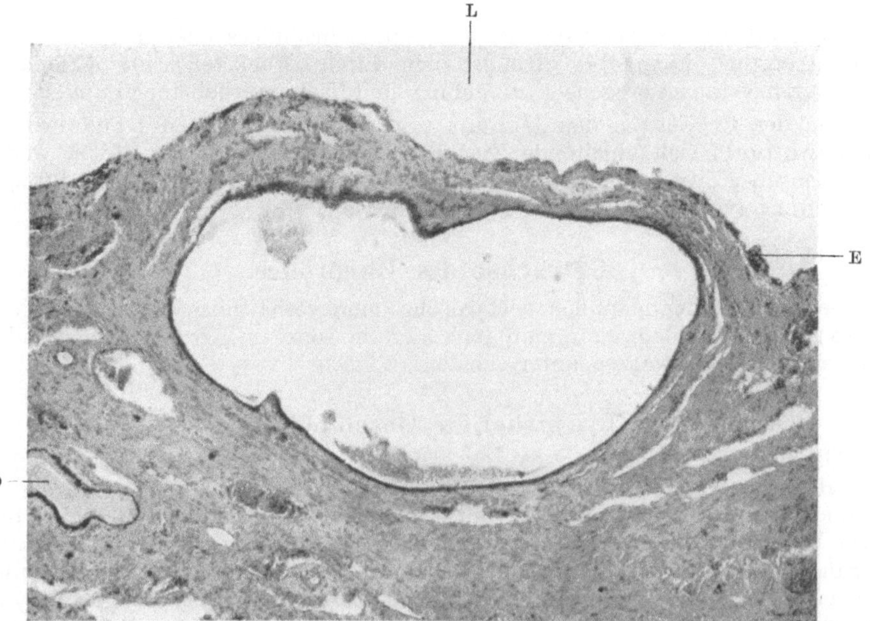

Abb. 86. Zyste in der Pars cavernosa urethrae. L Harnröhrenlichtung, bei E Reste des Epithels der Schleimhaut. D Littrésche Drüse.

Epithel in zumeist einfacher Lage ausgekleidet. Ihre Lichtung enthielt schleimige, nach der Fixation körnig geronnene Massen. Mehrere, wie Reihenschnitte zeigten, in unmittelbarer Nachbarschaft gelegene LITTRÉschen Drüsen lassen den Schluß zu, auch diese Zyste von einer solchen abzuleiten. Das umgebende Bindegewebe war nur äußerst spärlich von Rundzellen durchsetzt.

Gleichartige Zysten der Pars bulbosa werden im Anschluß an entzündliche Veränderungen der COWPERschen Drüsen beobachtet (Abb. 87a und b). Allerdings wird man auch hiebei oft nicht mit Sicherheit ausschließen können, daß die Entzündung nicht bereits durch fehlerhafte Anlage zystisch-weite Bulbourethraldrüsen ergriffen hat. Für diese letztere Annahme würde die Tatsache sprechen, daß ELBOGEN in einer Statistik 89 Kinder betreffend, 3 Fälle von Zysten der COWPERschen Drüsen fand. Allerdings steht diesem Hundertsatz von 2,6 ein solcher von 3,5 bei Erwachsenen (262 : 6) gegenüber. Mitteilungen über Zysten der COWPERschen Drüsen, die nach ENGLISCH fast stets im Bereiche der Ausführungsgänge — und zwar nur ausnahmsweise beider — liegen außerdem noch von COULLIARD, HARTMANN et LECÈNE, LEBRETON, MÜLLER u. a. vor. Die Zysten können ein- oder mehrkammerig sein und zu schweren Störungen der Harnentleerung Anlaß geben. Die Auskleidung der Zysten ähnelt dem Epithel der Ausführungsgänge

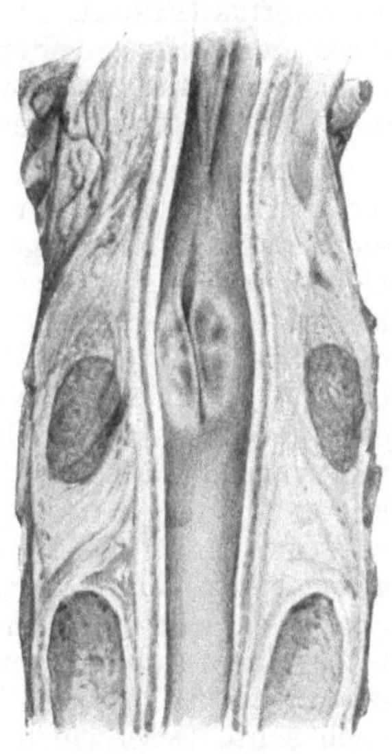

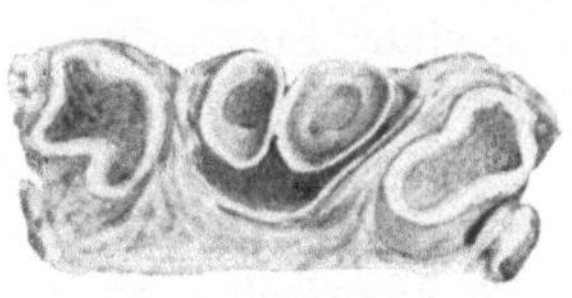

Abb. 87 a und b. Cysten der pars bulbosa urethrae.

der Glandulae bulbourethrales, ist also ein mehrreihiges oder mehrschichtiges Zylinderepithel, kann aber oftmals auch durch Drucksteigerung abgeplattet oder durch vorausgegangene Entzündung in Pflasterepithel umgewandelt sein.

Von der Prostata, den Ductus ejaculatorii und den Drüschen des Samenhügels sich ableitende Zystchen verzeichnet Wesson (Lit.), weitere Angaben über Zysten der Pars prostatica urethrae bei Underbill und Bürger-Oppenheim (vgl. auch Kapitel Vorsteherdrüse).

Gewächse der Harnröhre.

Geschwülste der männlichen Harnröhre sind verhältnismäßig selten (Kaufmann); ganz allgemein kann man auch hier wie sonst im Körper, bindegewebige und epitheliale Gewächse unterscheiden.

I. Epitheliale Geschwülste.

Als häufigste Form gutartiger epithelialer Gewächse finden sich in der Harnröhre papilläre oder polypöse Bildungen. Bei der Beurteilung der besonders im älteren Schrifttum mitgeteilten diesbezüglichen Fälle wird insoferne Vorsicht am Platze sein, als die mit der Bezeichnung „Carnositates, Fungi, Carunculae“ usw. belegten Gebilde wohl meist keine echten Blastome, sondern auf entzündlicher Grundlage entstandene Schleimhautwucherungen (Hyperplasien) darstellen. Solche werden im Verlaufe einer chronischen Urethritis gonorrhoica (s. diese) oder anderer unspezifischer Urethritiden, insbesonders in der Gegend des Samenhügels (E. R. W. Frank, Uteau et S. Martin), aber auch diffus (Finger, le Fur) oder in der Nachbarschaft von Strikturen (siehe diese) gar nicht so selten gefunden. Das gleiche gilt diesbezüglich der Wucherungen im Bereiche von Harnröhrenfisteln, sowie bei luischen Veränderungen der Urethra (Galimberti, zit. nach Imbert).

Lutz glaubt bei den in der hinteren Harnröhre vorkommenden „Proliferationen“, worunter er nicht nur papilläre und polypöse Wucherungen, sondern auch zystische Bildungen verstanden wissen will, als Ursache „eine besondere Gewebsverfassung der gesamten Urethralschleimhaut“ annehmen zu müssen. Es sei eine Besonderheit dieses Gewebes, auf die verschiedensten Reize nicht nur entzündlicher, sondern z. B. auch chemischer Natur (beispielsweise bei bestehender Phosphaturie) in dieser Weise zu antworten. S. Sachs wiederum gibt der Meinung Ausdruck, daß die papillomatösen Bildungen, Akanthome und spitze Kondylome (wie dies ja auch von zahlreichen anderen Autoren für letztere gezeigt wurde, s. Kapitel spitze Kondylome) der Urethra (ähnlich wie etwa auch die Papillome der Trachea-Ullmann), durch ein besonderes, gleichartiges Virus hervorgerufen werden, welches z. B. gelegentlich einer gonorrhoischen Infektion in die Harnröhre gelangt und nach einer 4 Wochen bis 3 Monate dauernden Inkubationszeit zur Bildung derartiger Schleimhautwucherungen führe. Es kann jedoch kein Zweifel obwalten, daß in der Urethra auch echte Geschwülste von der Art der Papillome vorkommen. Die Unterscheidung im einzelnen Falle, ob bloß eine Schleimhauthyperplasie auf Grundlage einer Entzündung oder ein Gewächs vorliegt, wird sicherlich manchmal Schwierigkeiten bieten.

Gautier unterscheidet 4 Arten der Polypen und Papillome der Harnröhre:

1. Gewöhnliche einstielige Gebilde.

2. Mehrfach gestielte Papillome, d. h. solche, welche mit breiter Grundlage auf der Schleimhaut aufsitzen und zottiges Aussehen, ähnlich den Blasenpapillomen, zeigen.

3. „Subakute Papillomatose", gekennzeichnet durch ziemlich rasche Ausbreitung feinwarziger Wucherungen an mehreren Stellen der Harnröhre.

4. „Akute Papillomatose", d. i. diffuse Ausbreitung über die ganze Urethra in 2—3 Tagen, wobei die Exkreszenzen ein himbeerartiges Aussehen haben. Die beiden letzteren Arten werden wohl stets als auf entzündlicher Grundlage entstanden anzusehen sein. JANET schlägt vor, diese polypösen Bildungen der Lage nach einzuteilen in solche, welche der Fossa navicularis angehören, fast stets mit gleichartigen Veränderungen an der Eichel und Vorhaut einhergehen (SPRECHER, zit. nach IMBERG) und verhältnismäßig häufig sind. Als zweite Form unterscheidet dieser Autor die „Polypes profondes", welche in den übrigen Abschnitten der Harnröhre gelegen sind. Die ursprünglichen Angaben JANETS und GRÜNFELDS, daß die Pars posterior stets frei bleibe, konnte bereits von BURCKHARDT und LUYS widerlegt werden. So vermerkt BURCKHARDT in einer Statistik als Sitz der polypösen Bildungen 24 mal die Pars cavernosa, 8 mal die Pars bulbosa und 25 mal die Pars prostatica urethrae. Bezüglich des Sitzes in den einzelnen Wandabschnitten bemerkt IMBERT, daß die Polypen vorwiegend von der unteren Wandung ihren Ausgang nehmen und teils als einzelne rundliche, oft wurmförmige Gebilde, teils als mehrfache kleinere und größere papilläre Erhabenheiten sich darstellen. Pars bulbosa und prostatica sind nach ihm verhältnismäßig sogar häufiger Sitz derselben.

Auf ausgebreitete papilläre oder warzige Bildungen, die KAUFMANN als selten bezeichnet, beziehen sich die Mitteilungen von PAYENNEVILLE, SALLERAS, WECHSELMANN, ILJINSKIJ, LE FUR, BERNADET, FLUSS, E. R. W. FRANK u. a. So war im Falle PAYENNEVILLES nur die Pars prostatica und bulbosa unversehrt, die ganze übrige Harnröhre war mit teilweise in beetartigen Gruppen stehenden, feinkörnigen, etwa stecknadelkopfgroßen Höckerchen besetzt. FLUSS erwähnt aus dem älteren Schrifttum einschlägige Beobachtungen von ROGER (1860), LINHART (1863), TARNOWSKY, CHELIUS, EBERMANN, FÜRSTENHEIM, THOMPSON (1878), VAJDA, ROSENTHAL, BALCH (1898), BRIGGS (1898). Der Fall von FLUSS, einen 40jährigen Mann betreffend, ist deswegen von besonderem Interesse, als ähnlich wie in einer gleichartigen Mitteilung von BEYRAMS die feinwarzigen Schleimhauterhebungen auch die Lichtung zahlreicher bestehender Fistelgänge auskleideten.

Einzelne größere, oft lang gestielte Polypen werden anscheinend nicht so häufig beobachtet. LOUMEAU et BRANDÉIS entfernten einen 2 cm langen und 6 mm dicken, in der oberen Wand der Pars ampullaris urethrae haftenden Polypen. Die umgebende Mukosa war vollkommen unversehrt. GRÜNFELD sah ein 25 mm langes und 13 mm breites gestieltes Gewächs, im Falle BROWNS war ein solches Ursache der Harnvergiftung bei einem 18jährigen junge Manne. Ein sehr großes und mit schmerzhafter Harnverhaltung einhergehendes Papillom der hinteren Harnröhre und der Blase beobachtete VILLEMIN. Schwere Blutung aus einem bohnengroßen Papillom der Urethra an der Peniswurzel vermerkt MARSAN. Ähnliche Mitteilungen stammen von LEWIN, SCHLENZKA, WOSSIDLO, GOLDENBERG, GOTTFRIED, BERNADET, RANDALL u. v. A.

Histologisch zeigen die diffusen papillomatösen Bildungen einen sehr erheblich verdickten Epithelüberzug, der aus einer breiten Lage nicht oder nur geringgradig verhornenden Pflasterepithels besteht, welches gegen die Oberfläche zottenförmige, verschieden hohe, vielfach verzweigte, plumpe Auswüchse bildet (FLUSS). Somit ähneln diese Bildungen weitgehend spitzen Kondylomen (GRÜNFELD). Auch KAUFMANN sah ein hirsekorngroßes Fibroepitheliom dicht hinter dem äußeren Orifizium bei einem 27jährigen Manne, der vor Jahren eine Gonorrhöe durchgemacht hatte. Eine dichte Durchsetzung mit gelapptkernigen weißen Blutkörperchen sowohl hier in der Deckschichte, wie auch in dem gegen das Epithel allenthalben scharf abgesetzten Bindegewebe ist die Regel und deutet auf eine bestehende, im Sinne des oben Gesagten vermutlich der Epithelwucherung auch vorausgegangene Entzündung hin. LE SARD vermerkt demgegenüber, daß in seinem Falle die polypösen Vegetationen aus einem an Haargefäßen reichen, zarten Bindegewebsstock sich aufbauten, welcher von einem dem der Harnröhrenschleimhaut völlig gleichen Epithel überzogen wurde, das nur an der Spitze der papillären Erhabenheiten pflasterepithelähnlich wurde. Eine Keratohyalinschichte oder Verhornung fehlte. Auch LOUMEAU und BRANDÉIS betonen die Unversehrtheit der übrigen Schleimhaut. In solchen Fällen, wo Entzündungserscheinungen fehlen, wird man mit Berechtigung von echten Gewächsen der Urethra sprechen können (VILLEMIN, VERRIOTIS und DEFRISE), sich aber vor Augen halten müssen, daß infolge der mechanischen Abflußbehinderung Harnstauung mit nachfolgender entzündlicher Infiltration sich einstellen kann. Chronische Urethritis, ja Fistelbildung und Harndurchsetzung des Gliedgewebes wird beschrieben. Schwere Blutung in die Harnblase durch einen gestielten Tumor der Pars posterior, wodurch die Blase bis fast in Nabelhöhe reichte, verzeichnet DAVIS. VILLEMIN sah hartnäckigen Ausfluß aus der Urethra, der nach Entfernung eines gestielten echten Polypen schwand. Andererseits wird auch bei sehr umfangreichen Gewächsen oft jegliche Störung der Harnentleerung vermißt (LOUMEAU et BRANDÉIS).

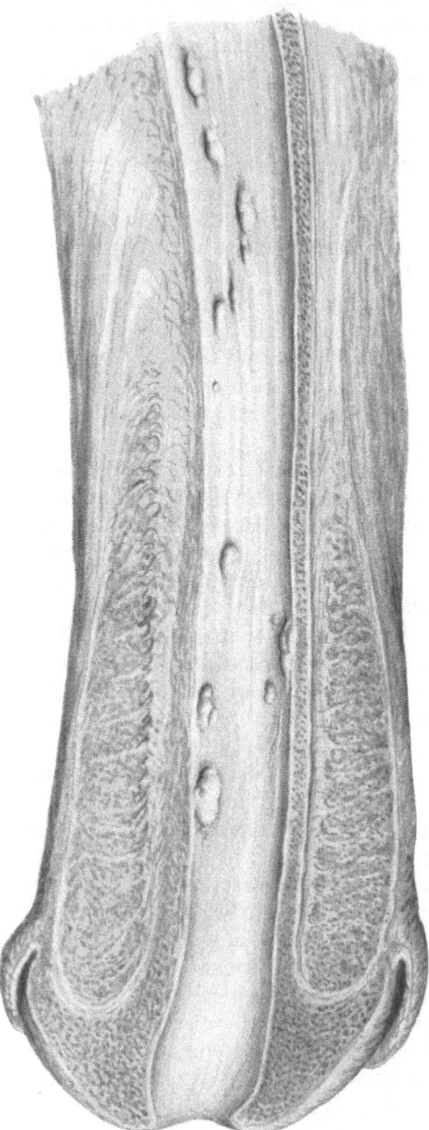

Abb. 88. Multiple Adenome der Urethra.

Wird bezüglich der Wertung der erwähnten epithelialen oder fibroepithelialen Bildungen als echte Gewächse oft eine gewisse Unsicherheit im einzelnen Falle bestehen bleiben, so gilt dies nicht in betreff einer weiteren Form von Geschwülsten, die nicht von dem Oberflächenepithel ihren Ausgang nehmen, sondern von den drüsigen Anhangsgebilden der Harnröhrenschleimhaut sich ableiten lassen. So nehmen VERRIOTIS und DEFRISE an, daß das von ihnen am Colliculus seminalis beobachtete Geschwülstchen sich aus einem Epithelkeim ableitete, welcher vorzeitig von den Frühformen der Drüsen des Utriculus prostaticus abgelöst wurde. In ähnlicher Weise faßt MOREAU eine etwa maulbeergroße Geschwulst als primäre Fehlbildung auf, welche er bei einem gleichzeitig an Hypospadie leidenden 16 Monate alten Kind am Penoskrotalwinkel beobachtete.

Wir verdanken der Freundlichkeit von Herrn Prosektor Hofrat SCHINDELKA in Klagenfurt einen in seiner Eigenart einzig dastehenden Fall von multiplen Adenomen der Pars anterior urethrae.

Es handelte sich um einen 70jährigen Mann, bei welchem sich laut Krankheitsgeschichte mehrere Monate vor seinem Ableben Beschwerden bei der Harnentleerung einstellten. Wenige Tage vor seinem Tode suchte er das Spital auf, wo eine mäßige Vergrößerung der Vorsteherdrüse und eine schwere eitrige Zystitis festgestellt wurde. Der Kranke starb unter den Erscheinungen einer Urosepsis. Bei der Leichenöffnung erwies sich die Prostata, entsprechend dem

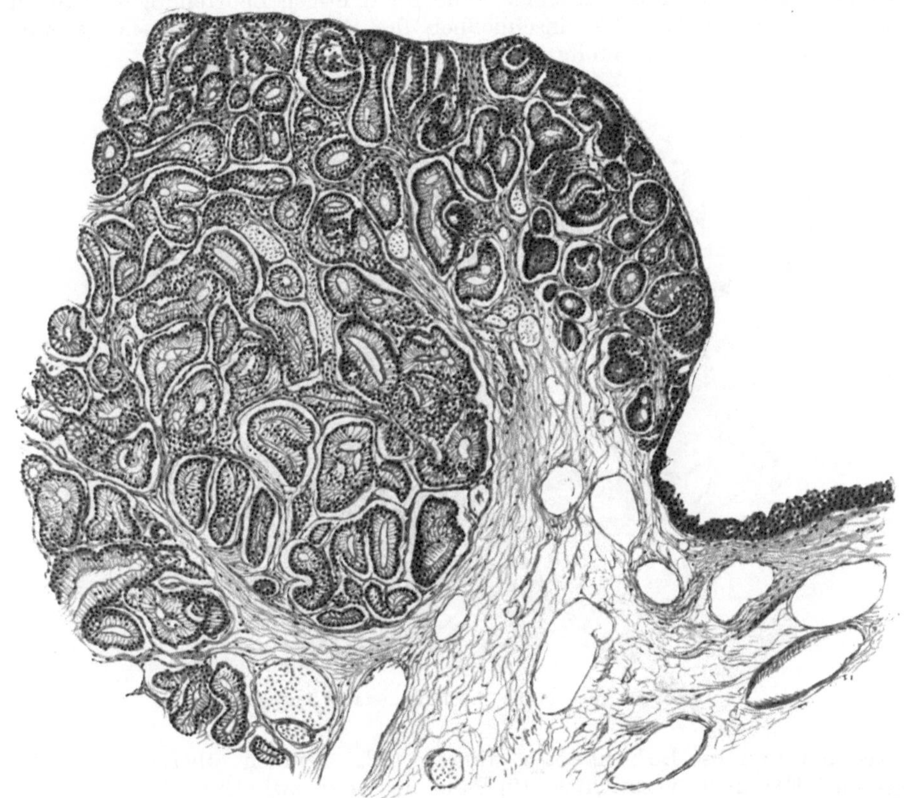

Abb. 89. Adenom der Harnröhre (schwache Vergr.).

bereits erhobenen Befunde, in ihrem mittleren Anteil als etwas vergrößert, vor allem aber fanden sich in der Schleimhaut der Harnröhre zahlreiche ziemlich weiche bis kleinerbsengroße, längsgestellte polypöse Wucherungen. (Abb. 88) Narbige Veränderungen waren nicht zu sehen.

Die histologische Untersuchung zeigte überraschender Weise die geschilderten Knoten aus vollkommen regulär gebauten tubulären Drüsen gebildet, welche einem nur zarten, Gefäße führenden Grundgewebe eingelagert waren. Das Epithel der Harnröhrenschleimhaut war bis unmittelbar an die beschriebenen Adenome heran von normalem Aussehen, verdünnte sich dann an der Oberfläche der Knoten, um auf deren Kuppe, vermutlich infolge postmortaler Ablösung, zu fehlen (Abb. 89). Die Drüsengänge waren meist von einer einfachen Lage zylindrischer Zellen ausgekleidet, deren Leib aus einem hellen Protoplasma bestand, jedoch deutete ein an manchen Stellen zu beobachtender größerer Kernreichtum auf ein lebhafteres Wachstum hin (Abb. 90).

Krebs der Harnröhre.

Wenn auch der Krebs der Harnröhre ein seltenes Vorkommnis ist, so wird man IMBERT beipflichten können, der bei der Besprechung einer Angabe WASSERMANNS, daß er in einer 100000 Kranke umfassenden Statistik aus dem Schrifttum niemals ein Urethralkarzinom verzeichnet fand, die Vermutung äußert, es dürften wohl hierbei einige Fälle der richtigen Beurteilung entgangen sein. Inzwischen haben die einschließlich der Angaben WASSERMANNS mitgeteilten Beobachtungen bereits eine sehr erhebliche Zahl erreicht.

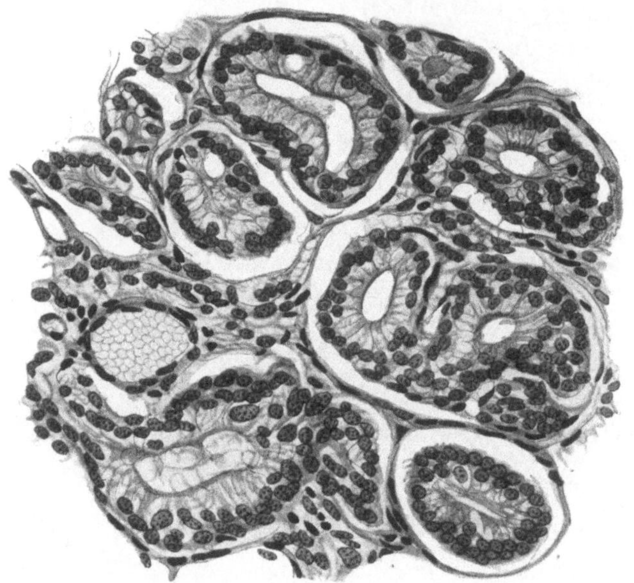

Abb. 90. Adenom der Harnröhre (starke Vergr.).

Als bevorzugtes Lebensalter finden sich ziemlich übereinstimmende Angaben. ENGLISCH verzeichnet 10 Fälle im Alter zwischen 40 und 50, 16 zwischen 50 und 60, 9 zwischen 60 und 70 Jahren. TANTON beobachtete die Höchstzahl der Erkrankungen im 6. Lebensjahrzehnt. FUKAI zwischen 50 und 80 Jahren, gelegentlich auch schon früher. So war der Patient PATONS erst 18 Jahre alt. IMBERG sah als niedrigstes Alter 48 Jahre, 9 Patienten standen im 6. Lebensjahrzehnt, 5 im 7. und 2 waren älter als 70 Jahre. Auch bei der Durchsicht des neueren Schrifttums ergibt sich, daß die meisten Mitteilungen sich auf Männer beziehen, deren Alter 50—60 Jahre betrug. Wir verfügen über eine einschlägige Beobachtung bei einem 91jährigen Manne.

Was den Sitz des Krebses in der Harnröhre anlangt, so betont FUKAI das häufige Befallensein der Pars cavernosa, insbesondere der Ampulle derselben. In einer Zusammenstellung von 60 Fällen fand DIEHL das Karzinom:

33 mal in der Pars bulbo-membranacea,
26 „ „ „ „ cavernosa,
2 „ „ „ Fossa navicularis.

IMBERT teilt vorwiegend vom klinischen Standpunkte aus die Harnröhrenkrebse ein in solche der Urethra anterior und besonders der „urètre balanique" und solche „à siège profond" der Regio perinealis, wobei letztere aber auch nach seinen Erfahrungen häufiger sind. Ähnliche Zahlen vermerken SOUBEYRAN (5: 19) und LEGUEU (66% in der Dammgegend).

Diese örtliche Verteilung der Urethralkarzinome steht sicherlich mit der auslösenden Ursache derselben im Zusammenhang. Ist es doch überaus auffallend, daß in einem sehr hohen Hundertsatz der Fälle in der Krankheitsgeschichte eine vorausgegangene Entzündung oder ein Trauma verzeichnet ist. FUKAI vermerkt in einer 84 Fälle umfassenden Zusammenstellung in 60% Gonorrhöe in der Anamnese, in 12,7% ein Trauma. Zu fast den gleichen Zahlen bezüglich der Blennorrhöe kommen IMBERT (60%), CULVER-FORSTER (60%) und LEGUEU (41%), während SOUBEYRAN berichtet, daß der von ihm beobachtete Kranke die Gewohnheit hatte, sich Stengel, Strohhalme u. dgl. in die Harnröhre einzuführen. Insbesondere scheinen die gonorrhoischen Strikturen (vielleicht mehrmals operierte [JOLY]) und die sog. „Kallusgeschwülste" (GRAUHAN) mit der sie begleitenden starken Wucherung des Epithels die Entwicklung eines Krebses zu begünstigen, wofür die beiden gemeinsame Bevorzugung der Pars bulbosa urethrae sprechen würde. Als Kuriosum sei vermerkt, daß LEGUEU eine Angabe EDELMANNS anführt, wonach dieser 2 Fälle von Harnröhrenkrebs bei Männern beobachtete, deren Frauen an einem Krebs der Geschlechtswerkzeuge litten. Schließlich besteht die Möglichkeit, daß sich das Karzinom auf Grundlage einer primär gutartigen epithelialen Geschwulst entwickelt, was z. B. für den Fall KRETSCHMERS zutreffen dürfte.

In betreff des makroskopischen Verhaltens finden sich wenigstens im Beginne des Leidens gewisse Unterschiede. So verzeichnet DIEHL eine geschwulstartige und eine infiltrierende Form. Bei der ersteren bestehen polypös-papilläre (KRETSCHMER) oder blumenkohlartige (PREISWERK, Fall 2) oder glatte, über das Niveau der Schleimhaut erhabene harte Knoten (ROBB, YOSHIDA, AGRIFOGLIO, BOSSE), welche gelegentlich ringförmig die Urethra umfassen können (PREISWERK, Fall 1). Sie bedingen anfänglich stets Verengerung der Harnröhrenlichtung, die später bei Zerfall des Gewächses wieder wegsam werden kann. Als hartes Geschwür (CHRISTEN) mit erhabenen Rändern sah JOLY einen Krebs in der unteren Wand der Harnröhre. Die infiltrierenden Formen der Urethralkarzinome erscheinen als „Verhärtungen und Verdickungen" (DIEHL) der Harnröhre (z. B. ihres vordersten Anteiles, FUKAI und YOSHIDA, FLAMM), wobei Verengerung fehlen kann. Stenoseerscheinungen treten dann erst auf, wenn infolge unregelmäßiger Wucherung des Krebses die Lichtung stark eingeengt wird. Teilweiser Zerfall dieser Massen mit nachfolgender Harndurchtränkung des umgebenden Gewebes kann zur Trennung des Krebses vom seiner Unterlage führen, welche Form DIEHL dann als Carcinoma dissecans urethrae bezeichnen möchte.

Beim weiteren Wachstum des Krebses kann es zunächst zur oberflächlichen Ausbreitung in der Schleimhaut, sowohl in der Richtung zur Eichel, wie auch blasenwärts kommen (IMBERT). Andererseits dringt der Krebs in die Schwellkörper ein, wobei er in den Lücken des Corpus cavernosum urethrae fortwuchernd, an der Eichel in der Gegend des Vorhautbändchens durchbrechen kann. OTTOW sah bei einem von der Fossa navicularis ausgehenden Karzinom Durchsetzung des Corpus cavernosum glandis bis an die Tunica albuginea heran. Ein ähnliches Eindringen in die Schwellkörper vermerkt MARTIN. ALLENBACH beobachtete dabei wochenlang dauernden Priapismus. Die Schwellkörper des Gliedes und der Harnröhre waren in seinem Fall von hanfkorngroßen Geschwulstknötchen durchsetzt. Auch anscheinend auf rückläufigem Wege in der Eichel, in den Schwellkörpern und im Hoden entstandene Knoten (BINAUD et CHAVANNAZ, DIEHL) sind vermerkt, ebenso solche in der Vorsteherdrüse. Krebsige Durchsetzung der Harnblasenwand (GAYET), umschriebene Geschwulstknoten am Damm und in der Analfurche (DIEHL) wurden gleichfalls beobachtet. Von den Lymphknoten werden nach DIEHL zuerst die in der Leistengegend, dann die Lymphoglandulae iliacae, hypogastricae und lumbales befallen. Sie können sehr groß werden und nicht nur Ödem des Penis und Skrotum, sondern durch Druck auf die Venen auch Ödeme der unteren Gliedmaßen hervorrufen (GAYET). Es ist anzunehmen, daß entsprechend dem Abfluß der Lymphe aus der Urethralwand auf dem Wege der tiefen Lymphgefäße der Rute (s. Abschnitt normale Anatomie) sehr frühzeitig bereits auch Lymphknoten im kleinen Becken krebsig entarten werden. Dies würde die ungünstigen Erfolge auch anscheinend zeitgerecht vorgenommener Abtragungen erklären (Sterblichkeit 80%). Von Ferntochtergeschwülsten, auch nach längerer Zeit in Erscheinung getretenen (OBERLÄNDER, $4^1/_2$ Jahre) wurden solche in den Lungen und dem Brustfell (OBERLÄNDER), in der Leber (ALLENBACH), im Kreuzbein (MÜLLER, röntgenologisch nachgewiesen), im Netz, im Gekröse und am Darm gefunden (GAYET). Letzterer vermerkt auch eine Metastase in der Milz.

Bei längerem Bestande wird das Bild des Harnröhrenkrebses durch die sich einstellenden Folgeerscheinungen verändert. Durch Zerfall der Geschwulst kann es zur Bildung umfangreicher verjauchter Höhlungen kommen, Urininfiltration mit Abszessen und Fisteln (HOTTINGER) sich entwickeln und ausgedehnte phlegmonöse Prozesse im Bereiche des Gliedes und Hodensackes, ja sogar der vorderen Bauchwand (UCHIDA) auftreten. Zystopyelonephritis, Pelveoperitonitis und Thrombose der Beckenvenen sind im Schrifttum gleichfalls vermerkt.

Histologisch handelt es sich in der ganz überwiegenden Mehrzahl der Fälle um teils verhornende, teils nichtverhornende Plattenepithelkrebse (KAUFMANN, HUTCHINSON, THIERSCH, SCHUSTLER, ALBERT, WITZENHAUSEN, GUIARD [Fall 1], TRZEBICKI, BECK, RUPPRECHT-OBERLÄNDER, ALBARRAN, CARCY, WASSERMANN, FULLER, GRIFFITHS, DURANTE, CHEVEREAU, BOSSE, BINAUD et CHAVANNAZ, HOTTINGER, GAYET, KÖNIG, SOUBEYRAN, BOBBIO, PREISWERK, SHATTOCK, DIEHL, OTTOW, RIZZI, WORMSER, MICHON, BARABINO-AMADEO, PETERS, MÉNARD DELBANCO, MONTGOMERY, ROMANO, LAVENANT, BURCKHARDT, LIPMAN-WULF, BIERBAUM, CONFORTI, TIZON, PEACOCK, TANSINI-BONZANI; IMBERT erwähnt außerdem noch Mitteilungen über Urethralkrebs von PLATT, MALAUSSÈNE, LEROULLE, AUVRAY, CORNIL und LYDSTON. Den ersten Fall eines Harnröhrenkrebses dürfte THIAUDIÈRE 1834 gesehen haben. Mikroskopische Untersuchung fehlt in den Fällen von PONCET, JÄGER, THALER, GRÜNFELD und GUIARD [Fall II]).

Wir hatten Gelegenheit, gleichfalls einen Fall von Plattenepithelkarzinom der vorderen Harnröhre bei einem 91 jährigen Mann zu beobachten. Der unter den Erscheinungen eines Lungendampfes und einer eitrigen Zystopyelonephritis verstorbene Patient bot an seinem Gliede folgenden Befund. Die äußere Decke der Rute wie des Hodensackes waren stark ödematös geschwellt, es bestand eine beträchtliche Balanitis. Beim Aufschneiden der Harnröhre von der Blase her zeigte sich, daß ein etwa 10 cm langes Stück derselben in der Pars pendula von einem fremdartigen Gewebe durchsetzt wurde. Dasselbe begann in Form eines zirkulären, mißfarbigen Substanzverlustes in der kahnförmigen Grube, hatte die Urethralwand hier zerstört und den Schwellkörper der Eichel vollkommen mit Zerstörung durchwachsen (Abb. 91). 3 cm vom Orificium urethrae externum beginnend fand sich ein etwa 6 cm langer, am Rücken des Gliedes gelegener, von nekrotischen und eitrigen Massen erfüllter Gang, dessen Wand teilweise von Krebsgewebe, teilweise jedoch von den infiltrierten und in Zerfall begriffenen Corpora cavernosa penis gebildet wurde. Auch weiter wurzelwärts waren die Schwellkörper des Gliedes von einem grauweißlichen Gewebe durchwachsen, welches auch auf den rechten absteigenden Schambeinast übergegriffen hatte. Die in den Leistenbeugen gelegenen Lymphknoten, namentlich die auf der linken Seite befindlichen, waren bis taubeneigroß und wie auch die Beckenlymphdrüsen neoplastisch infiltriert. Histologisch erwies sich die Geschwulst als ein verhornendes Plattenepithelkarzinom, das oberflächlich ausgedehnt zerstört war und die Spalträume der Schwellkörper ausfüllte.

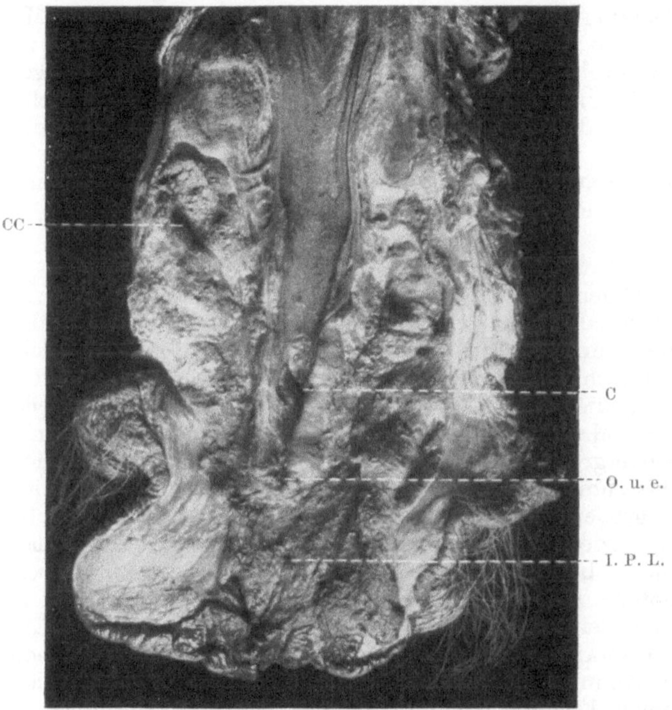

Abb. 91. Carcinoma platycellulare urethrae. CC Corpus cavernosum. C geschwürig zerfallender Krebs in der Harnröhrenwand. O. u. e. orificium urethrae externums. I. P. L. Innere Präputikallamelle.

Wassermann beobachtete bei einem 64jährigen Mann einen Krebs der Pars membranacea urethrae, welcher sowohl aus plattenepithelartigen wie auch zylinderzellähnlichen Elementen aufgebaut war. Sehr selten ist ein reiner Zylinderzellkrebs (Cabot). Paton sah bei einem 18jährigen Hindu ein hühnereigroßes Gewächs der Harnröhrenampulle, welches zu Metastasen in den Inguinaldrüsen geführt hatte, die histologisch sich als Carcinoma solidum mit polyedrischen Zellformen erwiesen. Einen ähnlichen Fall bildet Imbert ab. Papilläre Karzinome sind gleichfalls selten (Arbuthnot Lane, Kretschmer). Die mikroskopische Untersuchung des wegen eines in der Pars cavernosa gelegenen Tumors abgetragenen Gliedes führte Buday zu der Diagnose eines Cystoma papillare carcinomatosum Als Ausgangspunkt des auch von Kaufmann erwähnten Adenokarzinoms der Urethra wird man wohl mit Kretschmer die drüsigen Anhangsgebilde der Harnröhre ansehen können, d. h. die Littréschen und Cowperschen Drüsen (Kaufmann, Paquet et S. Hermann,

PIETRZIKOWSKY, DI MAIO, KAUFMANN-KOCHER). Auch OLIVIER et CLUNET glauben für ihren Fall, einen 52jährigen Mann betreffend, als Ausgangspunkt die Urethraldrüsen annehmen zu können. Die Schwellkörper des Gliedes waren frei, im Corpus cavernosum urethrae fanden sich nur einzelne Krebszellen in den Spalträumen, dagegen waren die zwischen Mukosa und Corpus spongiosum gelegenen Lymphgefäße von Krebsmassen vollgestopft. Bezüglich des Pflasterepithelkrebses wird man als Ausgangspunkt in der Fossa navicularis das dort ortsgehörige Epithel ansehen können, auch die an anderen Stellen der Harnröhre sich entwicklenden Karzinome dürfen von den schon normalerweise dort vorkommenden Pflasterepithelinseln (CEDERKREUTZ) abgeleitet werden oder von den nach ASCHOFF gelegentlich mit Plattenepithel ausgekleideten MORGAGNIschen Lakunen. Die so überaus häufige Vergesellschaftung von Krebs und Strikturen macht es wahrscheinlich, daß die mit der Verengerung einhergehende Metaplasie des Harnröhrenepithels eine wesentliche Rolle spielt.

Sekundäre Krebse der Harnröhre können durch Übergreifen derartiger Geschwülste auf die Urethra von benachbarten Gewebsteilen aus entstehen. So vermerkt KAUFMANN Krebse des Gliedes und der Vorsteherdrüse, ROKITANSKY solche der Harnblase.

II. Bindegewebige Geschwülste.

Von gutartigen bindegewebigen Gewächsen der Harnröhre erwähnt LOUMEAU ein olivengroßes Fibrom der Pars anterior urethrae eines 27jährigen Mannes, welches an der unteren Harnröhrenwand haftete. MORROW berichtet über zwei gleichartige Geschwülste von Erbsen- bzw. Stachelbeergröße, während er bei einem 49jährigen Manne ein großes, gestieltes Fibrom im hinteren Teile der Urethra beobachtete. MARSALEK sah bei einem 65jährigen, seit Jahren an einer Vorsteherdrüsenvergrößerung leidenden Manne einen vom Orificium urethrae internum bis zum Colliculus seminalis der Harnröhrenwand breit aufsitzenden, 5: $2^1/_2$ cm großen Tumor, welcher durch vorausgegangenes Katheterisieren durchbohrt worden war. Die Geschwulst hatte eine glatte Oberfläche und derbe Beschaffenheit; beiderseits derselben fand sich außerdem je noch ein bohnengroßer Knoten. Die histologische Untersuchung ergab wie bei den großen so auch bei den kleineren Gewächsen das Bild des Fibroms. Als Adenofibrom wird von LIPMAN-WULF eine polypöse Bildung am Veru montanum eines 37jährigen Mannes bezeichnet. Ganz allgemein erwähnen das Vorkommen von Fibromen KAUFMANN und BERBLINGER. Angaben über Angiome der Harnröhre stammen von FAIN, HANSER, TUFFIER, FORGUE et JEANBRAU, KLOTZ, WOLF, SEIFERT, BANZET, KROLL. Teilweise dürfte es sich in diesen Fällen auch wohl bloß um Varizen oder Phlebektasien in der Urethra handeln (s. diesen Abschnitt). In dem auch histologisch untersuchten Falle HANSERS liegt jedoch eine solche nicht vor. Er fand bei einem 14 Tage alten Knaben am oberen Rande des Samenhügels eine durch einen dünnen, $7^1/_2$ mm langen Stiel an der Harnröhrenschleimhaut angeheftete $6^1/_2$: $2^1/_2$: 2 mm große Geschwulst, die sich histologisch als kavernöses Angiom erwies.

Von den bösartigen Geschwülsten der Bindegewebsreihe fanden wir im Schrifttum eine Beobachtung von KAPSAMMER vor. Dieselbe betraf einen 69jährigen Mann, welcher im Anschluß an eine vor Jahren durchgemachte Gonorrhöe seit längerem an Verengerungserscheinungen der Harnröhre litt. Diese nahmen mehrere Monate vor dem Tode sehr an Stärke zu, was von dem behandelnden Arzte auf eine in der Gegend des Bulbus sich entwickelnde, sehr rasch wachsende Geschwulst zurückgeführt wurde. Dieselbe wurde operativ entfernt und erwies sich bei der histologischen Untersuchung als ein Lymphosarkom. Sehr bald nach der Operation bildeten sich in der Dammgegend große

Geschwulstknoten, ebenso auch in den retroperitonealen Lymphdrüsen. Eine Obduktion des nach einiger Zeit verstorbenen Mannes fand nicht statt. Bezüglich des Ausgangspunktes, bzw. der auslösenden Ursache des Gewächses weist KAPSAMMER auf die lange Zeit bestehende Striktur hin. Wenn auch nach allen Erfahrungen ein Lymphosarkom an solcher Stelle ungewöhnlich ist, so möchten wir daran erinnern, daß nach v. EBNER lymphatisches Gewebe in der Harnröhrenschleimhaut auch normalerweise angetroffen werden kann; allerdings entbehrt dieses des regelmäßigen Aufbaues (s. Kapitel normale Anatomie und Histologie). Einen weiteren Fall eines bösartigen Gewächses der Bindegewebsreihe, und zwar eines Spindelzellensarkoms der Urethra, den MARIACHESS auf dem französischen Urologenkongreß im Jahre 1897 vorstellte, erwähnt IMBERT. Ein großzelliges Rundzellensarkom der Harnröhre bei einem 24jährigen Manne beobachtete MARK. Auf einen Fall von Melanosarkom des Gliedes bezieht sich die Mitteilung von FISCHER. Bei einem 53jährigen Manne konnte er an der Eichel und an der Unterfläche des Vorhautbändchens sowie an der Haut der Rute ungefähr bis zur halben Länge derselben blauschwarz verfärbte Stellen verschiedener Größe feststellen. Ebensolche etwa erbsengroße, harte Knötchen fanden sich auch am Orificium externum urethrae. Die Leistendrüsen waren vergrößert und derb. Am abgesetzten Gliede ließ sich nach Eröffnung der Harnröhre ein schwarzes, fremdartiges Gewebe nachweisen, das vom Orifizium beginnend auf eine Strecke von 5 cm die Wand der Urethra bildete und linkerseits eine feinwarzige Beschaffenheit aufwies. Die mikroskopische Untersuchung ergab einen teils aus runden, teils aus spindeligen Zellen aufgebauten, sarkomatösen Tumor, dessen Parenchymelemente zum geringeren Teile melanotisches Pigment führten. In den Schwellkörpern des Gliedes fanden sich keine Geschwulstknoten, so daß der Autor auch darin eine Stütze für seine Annahme erblickt, daß es sich um ein von der Urethra ausgehendes Gewächs handelte.

Ganz einzig dastehend ist eine Beobachtung von HEINRICH ALBRECHT. Dieser fand bei der Leichenöffnung eines 59jährigen Arbeiters oberhalb des Colliculus seminalis, aber noch in der Pars prostatica urethrae einen Tumor von der Form und Größe einer Maulbeere, welcher schon bei Betrachtung mit freiem Auge in die vorderen Schichten der Vorsteherdrüse einzuwachsen schien. Die sich aus zahlreichen hirsekorngroßen, dichtstehenden Wärzchen zusammensetzende Geschwulst zeigte bereits äußerlich kleinste, graue, graubraune und schwarze Fleckchen. Ebensolche waren auch in der benachbarten Urethralschleimhaut zu sehen. Mikroskopisch bestimmte ALBRECHT den Tumor als einen Naevus papillaris pigmentosus, der bösartig umgewandelt war und in zahlreichen Organen zu Tochtergeschwülsten geführt hatte. Diese zeigten wie auch der Primärtumor, teils karzinomatösen, teils sarkomatösen Charakter, so daß man von einem Karzinosarkom der Harnröhre sprechen kann.

Geschwülste des Gliedes.

Gutartige epitheliale Geschwülste des Penis.

Wie sonst im Bereiche der äußeren Decke werden auch am Glied mit der Bezeichnung „Atherome" zwei verschiedene Bildungen belegt: so eigentliche Retentionszysten, teils größere, welche sich aus den Haarbälgen der Penishaut, teils kleinere, welche aus den Talgdrüsen sich entwickeln. Letztere können auch an der Eicheloberfläche (BUSCH) gefunden werden, da, wie aus den Untersuchungen von SAALFELD hervorgeht sog. TYSONsche Drüsen auch an der Glans penis vorkommen. Diesen auch als Follikelzysten (CHIARI) bezeichneten Bildungen stehen die Neubildungsatherome gegenüber, die teils als Dermoide, teils als Epidermoide am Gliede sich darstellen.

Die kleinen, hirse- bis pfefferkorngroßen Atherome kommen gewöhnlich in der Mehrzahl vor, während die größeren meist einzeln auftreten (C. Kaufmann). So fand Busch bei einem 27jährigen Mann nicht weniger als 23 bis erbsengroße auf der Eicheloberfläche. Sie waren innerhalb von 3 Jahren, nachdem der Kranke einen weichen Schanker erworben hatte, aufgetreten. Ihre Entstehung aus den Tysonschen Drüsen ließ sich direkt nachweisen. Fano sah 2 ähnliche Fälle: Gelegentlich einer Phimoseoperation bei einem 3jährigen Knaben fand er eine kleine Atheromzyste und mehrere sehr kleine solche an der Vorhaut eines 2jährigen Kindes. Miani entfernte bei einem 38jährigen Manne einen kleinen rundlichen Knoten von harter Beschaffenheit vom Hautrande des Gliedes. Mikroskopisch erwies sich dieser als ein Atherom. Von größeren Balggeschwülsten kennt C. Kaufmann 4 Fälle. Er selbst beobachtete an der rüsselförmig verlängerten phimotischen Vorhaut eines 19jährigen Mannes einen 4 cm langen und durchschnittlich $^3/_4$ cm dicken walzenförmigen Knoten, den er ausschälte und der sich bei der histologischen Untersuchung als eine zweikammerige Atheromzyste darstellte, deren Balg stark verdickt war. Die Geschwulst wurde schon in der Kindheit bemerkt und soll langsam gewachsen sein. Kaufmann erwähnt ferner ein ebenso großes Atherom, das Fochier entfernte. Clarke beschreibt eine walnußgroße Atheromzyste der Vorhaut. Wohl die größte derartige Zyste beobachtete Jobert (angef. nach Kaufmann) bei einem 39jährigen Manne. Die Geschwulst saß seitlich am Penis und nahm die ganze Länge desselben ein. Die Untersuchung ergab zwei miteinander in Verbindung stehende Hohlräume, welche von seröser Flüssigkeit erfüllt waren. Der Balg derselben war stellenweise verdickt. Nach der vorliegenden Schilderung dürfte es sich wohl um eine nicht zu den Atheromen gehörige Zyste handeln.

Hauthörner, Cornua cutanea, sind am Gliede sehr selten (Kismann, E. Kaufmann). Lebert verzeichnet in einer Zusammenstellung von 109 Fällen nur 6mal solche am Penis. Gründahl (Lit.) konnte in einer sehr sorgfältigen Übersicht aus dem Jahre 1894 diese Zahl unter Einschluß einer eigenen Beobachtung auf 20 vermehren. Er erwähnt dabei die Fälle von Siebold, Giano, Rhegellini, Boniolli, Caldani, Richond-Desbrus, Breschet, Otto, Froriep, Carron, C. A. Müller, Pick, Schabus, Jewett, Demarquay, Asmus, Pearce-Gould, Baldwin, Brinton, v. Orloff. Die Cornua cutanea finden sich am Präputium und an der Eichel. Daß sie gerade verhältnismäßig häufig an der Glans gelegen sind (vgl. dagegen Kaufmann) mag damit zusammenhängen, daß schon normalerweise an der Eichel, wie Gutmann zeigte, sehr große Papillen vorkommen.

Als auslösende Ursache bzw. als Ausgangspunkt werden spitze Kondylome (s. diese, Jewett, Pick, Demrquay, E. Kaufmann) oder seborrhoische Warzen angegeben (E. Kaufmann, ähnlich Orsós). Auch „Psoriasis" wird im Schrifttum vermerkt (Pick). Pick sah bei einem 22jährigen Manne innerhalb 6 Monaten nach einer Phimoseoperation mächtige Cornua cutanea, hauptsächlich von der Kranzfurche ausgehend, sich entwickeln. Ganz ähnlich ist die Beobachtung Kismans. Es bestand bei dem 33jährigen Manne eine Phimose. 6 Monate nach der Operation dieser fand sich ein Hauthorn von 5 cm Länge hinter dem Collum glandis, das er entfernte. Er erwähnt eine Angabe Friedrichs, wonach unter 21 Fällen von Cornua cutanea am Penis 11 sich im Anschluß an eine Phimose entwickelten. Gründahl nennt einen Hundertsatz von 43 (vgl. auch Heller). Auch im Falle Bohac war die Vorhaut leicht verengt, das Innenblatt grauweißlich und an manchen Stellen leicht von verdickten Hornlamellen bedeckt. Die Eichel war im ganzen von ähnlicher Farbe wie das innere Präputialblatt, trocken, und zeigte an der oberen Seite links von der Mittellinie einen ungefähr hellerstückgroßen, stark verhornten Herd. Zwei kleinere solche Hauthörner fanden sich in der Kranzfurche. F. ORSÓS weist in der Aussprache anläßlich eines Falles von Cornua cutanea an der Glans penis, die sich im Anschlusse an ebensolche der Vorhaut gebildet hatten, welchen er in einer Sitzung des Ärztlichen Vereines in Debreczen demonstrierte, darauf hin, daß er Gelegenheit hatte, einem makroskopisch durchaus ähnlichen Fall zu beobachten, der sich durch das Vorhandensein von Metastasen als bösartiges Gewächs zu erkennen gab. F. ORSÓS schlägt für diese Fälle die Bezeichnung „Cornua cutanea cancrosa“ vor.

Bezüglich des Auftretens der Cornua cutanea wird im Schrifttum auch jugendliches Alter der davon Befallenen vermerkt.

Makroskopisch erscheinen die Bildungen als oftmals gekrümmte, hornige Auswüchse von gelbbrauner, brauner, gelegentlich an ihrer Spitze schwarzer Farbe. Zumeist finden sich mehrere solche Hauthörner gleichzeitig. Entsprechend ihrem vorwiegenden Aufbau aus Hornlamellen sind sie von derbspröder Konsistenz, an der Oberfläche längs- oder quergeriffelt und oftmals Sprünge aufweisend. Auf dem Durchschnitt sieht man einen weichen gewebigen Grundstock, dem die oft wellig verlaufenden verhornten Massen aufliegen, die leicht abblättern. Derartige Bildungen können, wie auch sonst an der Haut, so auch am Gliede, sehr erhebliche Größe erreichen. So betrugen im Falle JEWETTS die Maße der Cornua cutanea 3,25: 0,75 Zoll, HEBRA sah ein 4 Zoll langes und PICK gibt eine Länge von 9 cm bei einem Umfang, der zwischen 3,5 und 2,5 cm schwankte, an. Ein sehr breites, 2 cm langes Hauthorn demonstrierte SAWICKA.

Histologisch findet sich ein spärliches, gefäßführendes Grundgewebe, dem eine sehr dicke Lage verhornter Epidermis aufliegt. Auch bei den sehr langen Hauthörnern können gefäßführende Ausläufer des Grundstockes bis zu einer beträchtlichen Höhe der Bildung hinaufreichen (PICK). Spitz zulaufende Retezapfen und Papillen mit Auflagerung mächtiger Hornmassen vermerkt BOHAC. Bei kleineren Hörnern und oft in der Umgebung der großen Cornua cutanea sieht man Leukokeratose mit Akanthose und Hyperkeratose des Epithels. Das Grundgewebe ist kleinzellig infiltriert. Übermäßige Verbreiterung der Epidermis kann auch bei den sog. falschen Hauthörnern gefunden werden (E. KAUFMANN). Auch Ulcus durum-ähnliche Bilder werden gelegentlich von warzigen Hyperkeratosen vorgetäuscht werden (GALEWSKY).

Über einen Fall von Porokeratosis MIBELLI an der Eichel und am inneren Blatt der Vorhaut berichtet FUKAI. Seine Beobachtung betraf einen 19 jährigen, seit der Kindheit an der Erkrankung leidenden Bauer, dessen Bruder, Großmutter und Tante gleichfalls von demselben Leiden ergriffen waren. Histologisch war insbesonders eine Hypertrophie der Retezellen auffallend. Über den feineren Bau dieser Veränderung siehe den Abschnitt Haut dieses Handbuches.

Ein Angiokeratoma naeviforme sah BOECKHOLT zwei Querfinger breit hinter dem Sulcus coronarius eines 22jährigen Mannes als tiefblaurötliches pilzförmiges, linsengroßes Gebilde mit zartem Stiel. Ein sehr ausgedehntes Angiokeratom der Gliedhaut in Form multipler bis kleinerbsengroßer Knötchen bei einem 26-Jährigen stellte FUHS in der Sitzung der Wiener dermatologischen Gesellschaft vom 25. April 1929 vor. Näheres über die histologischen Besonderheiten vgl. im Kapitel Haut.

Echte Papillome des Gliedes sind nach C. KAUFMANN sehr selten. Vermutlich gehören ein von ZIELEWICZ und ein von PARMENTER veröffentlichter Fall hierher. FUHS sah bei einem 38jährigen Manne in der Kranzfurche auf das innere Vorhautblatt und die Eichel übergreifend einen walnußgroßen Tumor von papillärem Aussehen, der histologisch sich als eine atypische Plattenepithelwucherung erwies. Als „papillomatöse Epitheliomatose" bezeichnet BERNUCCI diffuse warzige Wucherungen an der Eichel, der Innenfläche der Vorhaut und an der Haut des Gliedes. Histologisch fand sich kein Zeichen einer Bösartigkeit des epithelialen Gewächses. Die meisten dieser papillären Bildungen am Gliede jedoch gehören in das Gebiet der spitzen Kondylome (s. diese).

Gutartige bindegewebige Gewächse des Penis.

Von gutartigen Bindegewebsgeschwülsten am Gliede werden von E. KAUFMANN Lipome erwähnt. DESGOUTTES sah einen 60jährigen Mann, der seit mehr als 20 Jahren langsam sich entwickelnde Fibrome am ganzen Körper aufwies. Seit 10 Jahren beobachtete er an der rechten unteren Seite der Eichel bei gleichzeitig bestehender Balanitis einen mandarinengroßen Knoten. Dieser wurde zusammen mit einem Teil der Harnröhre ausgeschält und erwies sich als Fibrom. LEMOINE berichtete im Jahre 1921 über einen 19jährigen Mann, bei welchem sich im Verlaufe von 12 Monaten an der Unterseite des Gliedes und am Hodensack eine Geschwulst entwickelt hatte, welche oberflächlich geschwürig zerfallen, in ihrer Umgebung weite Gefäße erkennen ließ. Die histologische Untersuchung ergab ein an vielen Stellen wie myxomatöses Gewebe mit sehr reichlichen Nervenfasern. LEMOINE bezeichnet den Tumor als „Névrome". Nach der Beschreibung scheint es sich wohl um ein Gewächs nach Art der Neurofibromatose zu handeln. STAVIANICEK konnte bei einem 63jährigen Manne an der Unterfläche des Penis eine etwa bohnengroße, mit kurzem breiten Stiel der Haut aufsitzende Geschwulst beobachten, die sich hart anfühlte und eine stark zerklüftete höckerige Oberfläche aufwies. An der Oberfläche der Glans fanden sich gleichfalls zwei derbe, etwa stecknadelkopfgroße Knötchen. Es wurde eine Abtragung der Eichel vorgenommen. Die mikroskopische Untersuchung ergab, daß sowohl das größere Gewächs wie auch die beiden kleineren Knoten aus glatten Muskelfasern mit spärlichem Bindegewebe ausgebaut wurden, sich somit als Leiomyome erwiesen. STAVIANICEK erwähnt aus dem Schrifttum noch einen zweiten gleichartigen Fall von S. NICOLAU. Als Ausgangspunkt wurden in beiden Fällen glatte Muskelfasern der Corpora cavernosa penis angesehen. Wir verdanken der Liebenswürdigkeit von KREIBIG die Mitteilung eines einschlägigen Falles, der auch insoferne bemerkenswert erscheint, als er das schließliche Entarten einer solchen Geschwulst zeigt.

Es handelte sich um einen 46jährigen Mann, dem im Alter von 35 Jahren ein kleines Knötchen am Präputium und 3 Jahre später ein gleiches am Rücken des Gliedes entfernt wurde. Eine mikroskopische Untersuchung wurde damals nicht gemacht. 1927 suchte der Patient ein Spital auf. Bei der Untersuchung fand sich am Dorsum penis, knapp hinter der Kranzfurche eine fast schlillingstückgroße, harte, derbe Platte, die auf den Schwellkörpern lag und über der die Haut verschieblich war. Die Verhärtung selbst war abhebbar. Der Knoten wurde ausgeschält und zeigte sich histologisch als aus Muskelgewebe aufgebaut. 8 Monate später bildeten sich neuerliche Verhärtungen, die erfolglos mit Radium und Röntgen behandelt wurden. Da der Kranke besonders beim Liegen heftige Schmerzen empfand, wurde auf seinen Wunsch das Glied abgetragen. Die kaum vergrößerte Rute zeigte am Querschnitt, im Bereiche der Schwellkörper des Gliedes, ein gleichmäßig rötlichgraues Gewebe. Ein Lückenwerk, den Corpora cavernosa entsprechend, war nicht zu sehen. Histologisch erwies sich das geschilderte fremdartige Gewebe als ein Leiomyom, welches im Hinblick auf die Vielgestaltigkeit der dasselbe aufbauenden Zellen und die Art des Einwucherns in die Umgebung bereits als Leiomyosarkom angesprochen werden mußte (der Fall wird ausführlich von W. KREIBIG mitgeteilt werden).

Angiome des Gliedes sind, abgesehen von den oft als „Angiome" geführten Ausweitungen der Blut- und Lymphgefäße (s. Abschnitt Zirkulationsstörungen am Gliede) selten. Dieselbe Genese gilt, da eine histologische Untersuchung fehlt, vielleicht auch von einer, von ASPINALL und KEITH bei einem 5jährigen Knaben beschriebenen, seit der Geburt bestehenden geschwulstartigen Bildung. Diese nahm den Unterbauch, die Leistengegend, das Glied und den Hodensack ein. Die Autoren bezeichnen das Gewächs als Hämangio-Lymphangiom. Eine ähnliche Beobachtung stammt von KNAPPER. Er sah bei einem 5jährigen Knaben eine starke Schwellung des Penis, des Skrotums, des rechten Beines und der rechten Gesäßhälfte. Im Alter von 1 Jahr soll angeblich die stark verlängerte Vorhaut abgetragen worden sein. Bei einer jetzt vorgenommenen Operation am rechten Oberschenkel entleerte sich aus dem Gewebe reichlich milchige, rasch gerinnende Flüssigkeit. KNAPPER macht selbst darauf aufmerksam, daß die Entscheidung, ob es sich um eine Erweiterung der Lymphgefäße oder um eine Neubildung handelt, schwer sei. Auf kavernöse Angiome an der Glans beziehen sich die Veröffentlichungen von KROLL, GIBSON, SELIGMANN, GERSTEIN und DUBREUIL-CHAMBARDEL. Letztere vermerken familiäres Auftreten, während GIBSON auf das Vorliegen eines Traumas in der Krankheitsgeschichte hinweist. Im Fall von MARTINEZ handelte es sich um einen 7jährigen Knaben, der an der Unterfläche des Penis und am Skrotum einen blumenkohlartigen, papillomatösen weichen Tumor aufwies, der eine dunkelrote Farbe hatte. Pulsation fehlte, doch bestand große Neigung zu Blutungen. Histologisch fand sich eine beträchtliche Verbreiterung der Oberhaut, epitheliale Zapfen jedoch nur in geringer Zahl und wenig in die Tiefe reichend. In den tieferen Schichten der Kutis reichlich Haargefäße, welche teilweise zusammengefallen waren. Auch kleine Lymphkapillaren waren zu sehen. Auffallend schien das Vorhandensein kankroidähnlicher Zellgruppen, die sich aber bei genauerer Untersuchung als Haufen von Endothelzellen erwiesen, so daß MARTINEZ das Gewächs als einen „Naevus vasculosus lymphaticus mit Endotheliom" ansieht. MILIAN, PERIN und SOLEUTE beschreiben einen ganz ungewöhnlichen Tumor, den sie als „Lymphadenom" bezeichnen. Der 57jährige Patient, ein Landwirt, bemerkte seit 10 Monaten eine Geschwulst am Glied. Bei der Untersuchung war die Rute in ihrem Spitzenteil stark gerötet, die Vorhaut außerordentlich hart. Nach dem Zurückklappen der Vorhaut sah man einen, den größten Teil der Eichel umfassenden Tumor von unregelmäßig höckeriger Oberfläche, der von einer milchig-weißen Epitheldecke größtenteils überzogen wurde und nur in seiner Mitte exulzeriert war. Gleichzeitig bestand eine Harnröhrenfistel, durch die sich, da das Orificium urethrae verengt erschien, die Hauptmenge des Urins entleerte. Die klinische Diagnose lautete auf Krebs, um so mehr, als sich die zugehörigen Lymphknoten vergrößert und hart erwiesen. Auch fand sich linkerseits an der Wade ein blauroter, tomatengroßer Tumor, rechterseits eine Narbe an gleicher Stelle nach einem angeblich spontan verschwundenen gleichartigen Gewächs. Histologisch erwies sich die Epidermis als frei von Wucherungserscheinungen, die Papillen waren verstrichen. In der Kutis fand sich eine sehr dichte Ansammlung von vorwiegend ovoiden protoplasmaarmen Zellen mit großen Kernen, die 1—2 Nukleolen enthielten. Mitosen reichlich. Die geschilderten Zellen lagen in einem feinen, von den Gefäßen ausgehenden Fasernetz. Das Blutbild zeigte 24000 weiße Blutzellen bei leichter Myelozythämie. Auf Röntgenstrahlenbehandlung gingen die Veränderungen stark zurück. Nach dieser Schilderung ist es nicht möglich, zu einem Urteil über das Wesen dieser

Bildung zu gelangen, vor allem bleibt es fraglich, ob sie überhaupt zu den echten Gewächsen zu zählen ist.

Krebs des Gliedes.

Das Peniskarzinom steht an Häufigkeit den meisten an anderen Stellen des menschlichen Körpers vorkommenden Krebserkrankungen weit nach. Auf Grund verschiedener statistischer Aufstellungen ist seine Frequenz nur mit etwa 3% aller Krebse zu veranschlagen, eine Zahl, die sich bei alleiniger Berücksichtigung der Karzinome beim männlichen Geschlecht nur auf rund 5% erhöht (nach Billroth 5,52%, nach Schick 4,5%, nach Küttner 4,68%, nach Taegtmeyer 5,15%). Demgegenüber werden bei den Javanern Peniskrebse in 9% aller Krebsfälle gefunden (Sampoerno), für Tongking wird von Le roy des Barres und Heymann die auffallend hohe Zahl von 17,5% angegeben und nach Mendelson und Aller machen in Siam die Gliedkrebse sogar ein Drittel aller Karzinome aus.

Über das Alter der Krebsträger gewann Küttner einen Überblick auf breiter Grundlage derart, daß er außer den eigenen 59 Fällen auch die von Kaufmann, Demarquay, Villier, Zielewicz und Heymann zur zahlenmäßigen Darlegung verwertete, also insgesamt 562 Fälle nach Lebensjahrzehnten ordnete. Danach entfielen 24 auf das 3. (4,3%), 51 auf das 4. (9,2%), 131 auf das 5. (23,3%), 169 auf das 6. (30,1%), 124 auf das 7. (22,0%), 58 auf das 8. (10,3%) und 5 auf das 9. Jahrzehnt (0,9%), so daß fast ein Drittel der Krebserkrankungen des Penis auf das 51. bis 60. und mehr als drei Viertel derselben auf das 41. bis 70. Lebensjahr sich verteilen. Verhältnismäßig groß ist immerhin die Beteiligung des 3. Lebensjahrzehntes, wobei die jüngsten Kranken nicht über 25 Jahre alt waren (2 Fälle Küttners und 1 Fall Heynemanns). Hervorzuheben wäre auch der einen 15jährigen Mohammedaner betreffende Fall Dayals.

Eine im Schrifttum des öfteren erwähnte von Creite als Karzinom gedeutete Geschwulst des Gliedes bei einem 2jährigen Knaben hat sich bei einer Nachuntersuchung (Schultze) als ein Hämangioendotheliom erwiesen.

Bei den Krebsen des Gliedes handelt es sich um Plattenepithelkarzinome, die von der Eichel oder der Vorhaut oder von beiden zugleich bzw. von der Kranzfurche aus auszugehen pflegen. Doch finden sie sich auch in der Schafthaut und Peters erwähnt einen Fall, in dem das Karzinom am Skrotalansatz sich entwickelt hatte. Trotz der Einheitlichkeit des Mutterbodens verhalten sie sich gestaltlich verschieden. C. Kaufmann unterschied das Blumenkohlgewächs als das häufigere vom selteneren Krebsgeschwür und Küttner fügte als 3. sehr seltene Erscheinungsform das knollige, nicht papilläre Karzinom hinzu. Das Blumenkohlgewächs gilt mit Recht als die bedeutsamste Form, zumal auch den beiden anderen Typen, wenn auch nur andeutungsweise die Neigung zu warzigem Wachstum zukommen kann. So gibt es Übergänge zwischen den 3 Grundgestalten, die ein genaues Einordnen der einzelnen Fälle mitunter erschweren.

Die papilläre Form findet sich meist bei enger aber gelegentlich auch bei weiter Vorhaut und geht entweder von der Glans, öfter vom Sulcus coronarius oder vom inneren Vorhautblatt aus. Doch auch am äußeren Blatt kann in seltenen Fällen ein papillärer Krebs sich entwickeln, wie etwa Küttner und auch Blumberg einen solchen beschrieben haben. Gewöhnlich stellt den Beginn der Erkrankung eine kleine warzige nässende Erhabenheit dar, die mitunter längere Zeit, selbst jahrelang, sich kaum vergrößert, meist jedoch dadurch rasch zum Bilde des typischen papillären Karzinoms führt, daß in der Nachbarschaft neue Wärzchen auftreten, die unter Größenzunahme und unter reichlicher

Verzweigung auch zu sehr umfänglichen Gewächsen zusammenfließen (Abb. 92). Solche Geschwülste ragen gelegentlich vom ausgedehnten düster geröteten Präputium bedeckt nur teilweise aus dem Vorhautsack hervor und werden erst nach Spaltung desselben zur Gänze sichtbar oder sie durchbrechen die Gliedhaut

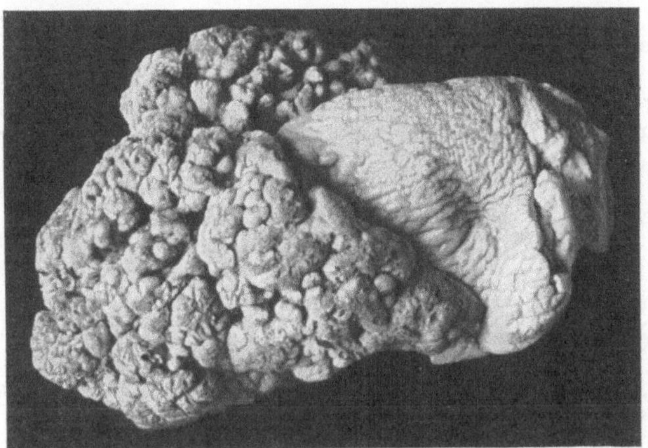

Abb. 92. Papillärer Gliedkrebs.

an einer oder sogar an mehreren Stellen (Abb. 93) derart, daß ihr von außen knopfförmige, leicht warzige Knoten aufzusitzen scheinen. Der Umstand, daß angeborene Vorhautenge einen häufigen Befund bei Peniskarzinom darstellt, macht diese Erscheinung verständlich. Doch ist die Phimose auch öfter erworben

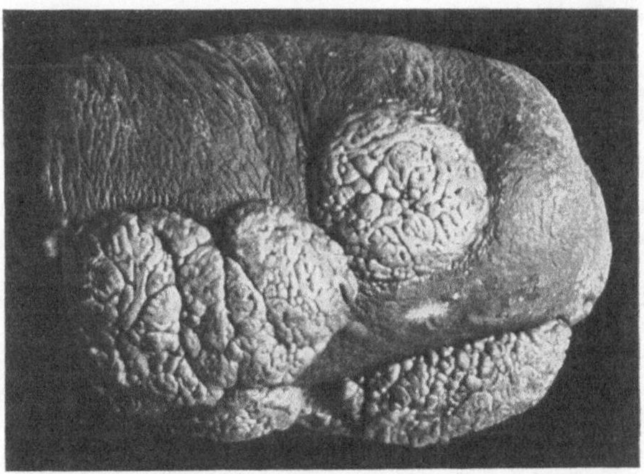

Abb. 93. Papillärer Gliedkrebs, die Vorhaut an mehreren Stellen durchwuchernd.

und in vorausgegangenen, langanhaltenden entzündlichen Vorgängen oder erst im Krebswachstum und seinen Folgen begründet. Aus dem Vorhautsack quillt eine übelriechende Flüssigkeit wie auch die freiliegenden Blumenkohlgewächse an ihrer Oberfläche und zwischen den warzigen Auswüchsen einen widerlich stinkenden, aus abgestorbenen Tumorbestandteilen, Eiterzellen und einem dichten Bakteriengemisch bestehenden breiigen Belag aufweisen. Wuchert das Gewächs bei weiter Vorhaut von der Eichel aus rascher zu beträchtlicher Größe heran, so hat es eine Paraphimose zur Folge und die Oberfläche der Geschwulst ist dann im Gegensatz zu den vom Präputium gedeckten Krebsen nicht weich und saftig, sondern eher härter und trocken.

Form und Größe der Wärzchen ist nicht allein bei den einzelnen Gewächsen, sondern oft an verschiedenen Stellen ein und derselben Geschwulst verschieden. Schon der Grundstock des baumartigen Aufbaues der Neubildungen kann ein zierlicher oder plumper sein, dem dann die Wärzchen als feine Spitzen oder als Plättchen oder als kolbige Gebilde aufsitzen. Ab und zu entsprießen aber der Neubildung lange, dicht nebeneinander stehende nadelfömige Auswüchse und verleihen der Oberfläche ein borstiges, stacheliges Aussehen oder bilden an umschriebenen Stellen, dicht aneinandergedrängt, einem Borstenpinsel nicht unähnliche Gebilde, die bei gleichzeitig bestehender Trockenheit und Härte 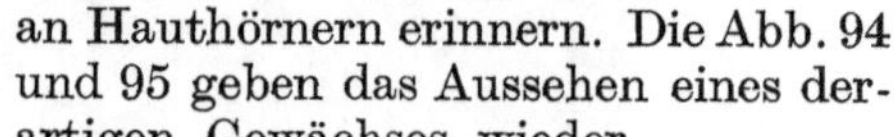
an Hauthörnern erinnern. Die Abb. 94 und 95 geben das Aussehen eines derartigen Gewächses wieder.

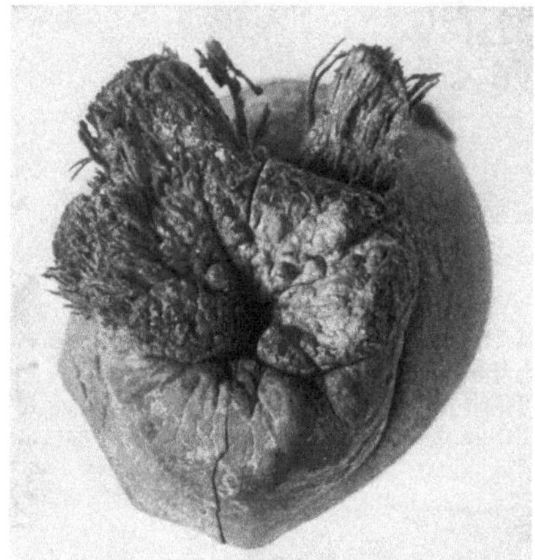
Abb. 94. Papillärer Krebs mit hauthornartigen Bildungen.

Es handelte sich in diesem Falle um einen 43jährigen ungarischen Bauer mit angeborener Vorhautenge, dessen Leiden erst ein Jahr vor seinem Spitalseintritt mit einer Geschwürbildung an der Eichel eingesetzt haben soll, worauf bald rasche Größenzunahme des Gliedes folgte. Aus der engen Vorhautöffnung entleerte sich stinkende Krebsjauche und zersetzter Harn. Über der oberen Umrandung des Ostiums sah man ein flächenhaft nach oben wie auch nach den Seiten ausladendes, schmierig belegtes, grobhöckeriges, derbes Gewächs. Am oberen und rechten seitlichen Rande zeigte es dünne, spießförmige Auswüchse, die sich namentlich an zwei umschriebenen Stellen dichtstehend und miteinander verbacken zu fast $1^1/_2$ cm hohen, schwärzlichen Büscheln erhoben. Nach erfolgter Abtragung (I. Wiener chirurgische Universitätsklinik, 19. 9. 85) ließ ein Längsschnitt erkennen, daß das auch auf der Schnittfläche warziglappig beschaffene Geschwulstgewebe sich auf das innere Vorhautblatt erstreckte, bis an das Frenulum reichte, die ganze obere Hälfte der Eichel einnahm und namentlich in der Kranzfurche sich auch wieder zu allerdings niedrigeren papillären Büscheln erhob. Die Gliedschwellkörper waren nicht ergriffen und die etwas vergrößerten Leistenlymphknoten wurden in der Annahme, daß ihre Schwellung rein entzündlich sei, nicht entfernt.

Abb. 96 läßt ein ähnliches hauthornartiges Gebilde an der Eicheloberfläche eines anderen Falles erkennen. Es hat eine Grundfläche von fast 3 cm im Durchmesser und erreicht eine Höhe von mehr als 1 cm. Die Kranzfurche und die Vorhaut ist in großer Ausdehnung von einer zerklüfteten, warzigen Neubildung eingenommen, die an der Unterfläche ebenfalls ein streifiges Gefüge besitzt.

Meist setzen früher oder später **Rückbildungsvorgänge** ein. Es kommt zum Zerfall des Geschwulstgewebes und unter zunehmender Zerklüftung zur Bildung tiefer, kraterförmiger Gewebsverluste, die bei größeren Wucherungen zunächst auf diese beschränkt, später — dem Tiefenwachstum der Neubildungen entsprechend — auch den infiltrierten Penisschaft betreffen und zu Blutungen, zu geschwürigen Verstümmelungen des Gliedes und schließlich selbst zum

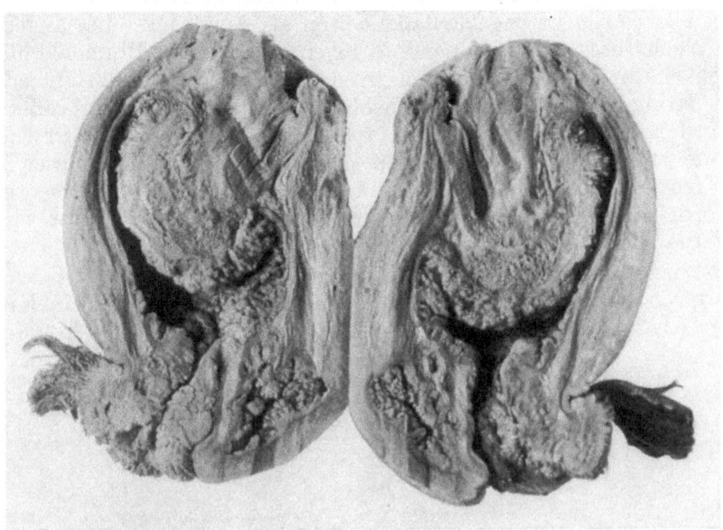

Abb. 95. Präparat wie in Abb. 93 der Lange nach durchschnitten.

vollständigen Verlust desselben führen können. Solche kraterförmige Geschwüre sind von papillären krebsigen Wällen umgeben, es können aber auch aus der

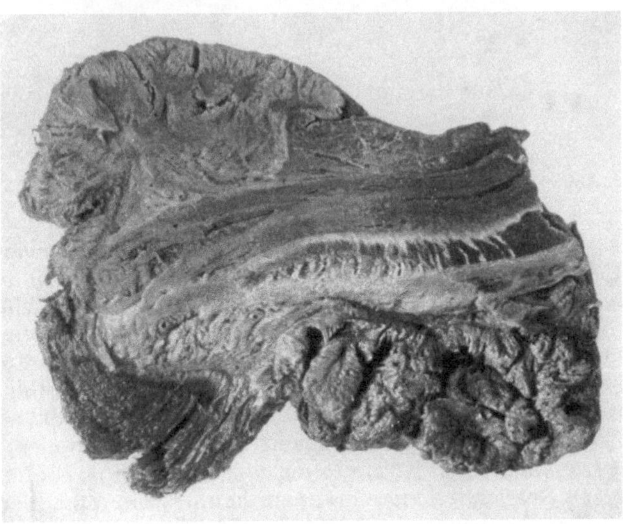

Abb. 96. Schnitt durch einen papillären Gliedkrebs mit hauthornartigen Bildungen.

Tiefe der Geschwürskrater blumenkohlartige Wucherungen von neuem hervorsprießen.

Die als Krebsgeschwür bezeichnete zweite Form des Peniskarzinoms ist weniger häufig als die ausgesprochen papilläre. Sie ist durch ein infiltratives

Tiefenwachstum und bald einsetzenden geschwürigen Zerfall gekennzeichnet. Beides bedingt Geschwüre mit körnigem, öfter leicht blutendem Grunde und plumpen, lappigknotigen oft überhängenden derben Rändern. Doch sind auch ab und zu an letzteren warzige Erhabenheiten als Ausdruck eines angedeuteten papillären Wachstums zu erkennen. Während das reine Blumenkohlgewächs oft verhältnismäßig spät Metastasen in den Lymphknoten setzt, erkranken diese beim Krebsgeschwür recht frühzeitig, so daß deren Vergrößerung bei mitunter unscheinbarem Primärherd das Krankheitsbild beherrschend im Vordergrunde stehen. Doch sieht man gelegentlich auch bei dieser Erscheinungsform fast das ganze Glied vom rein geschwürigen Zerfallsvorgang im langsam vordringenden Krebsgewebe aufgezehrt und kann selbst ein Übergreifen auf die Skrotalhaut stattfinden.

KÜTTNER weist ferner auf eine eigenartige Gestaltsveränderung des Gliedes hin, die dadurch verursacht wird, daß bei erhaltener Penishaut ein Krebs von der Eichel bzw. vom Vorhautsack vordringend und zugleich geschwürig

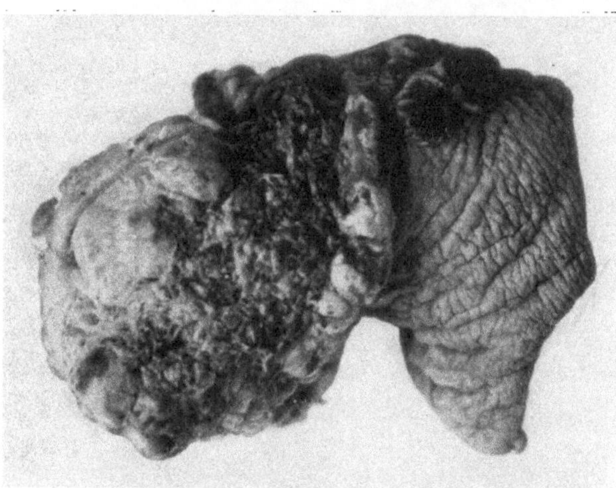

Abb. 97. Knolliger, nicht papillärer Eichelkrebs (KÜTTNER).

zerfallend zwischen Schafthaut und Schwellkörper symphysenwärts sich ausdehnt. Das Glied ist verdickt, von ziemlich gleichmäßiger zylindrischer Form und besteht aus einer starren Hauthülse, die an ihrer Innenfläche geschwürig zerfallend, den abgelösten und von Krebsgewebe durchsetzten Penisschaft wie einen Stempel umgibt. Da hierbei der Eichelrest aus dem starren Vorhautring hervorsieht, vergleicht KÜTTNER diesen Befund mit dem Anblick, den „eine den Kopf aus dem Gehäuse heraussteckende Schildkröte“ darbietet.

Ein noch höherer Grad von Bösartigkeit kommt der seltenen 3. Form des Peniskrebses zu, den man nach KÜTTNER als dem knolligen, nicht papillären Eichelkrebs eine Sonderstellung einräumen kann, wenn auch hier gelegentlich Übergangsformen zu beobachten sind (Abb. 97). Er stellt große — bis faustgroße — knollige Gewächse der Eichel dar, die bei meist fehlender oder nur angedeuteter papillärer Beschaffenheit eine an markweiche Brustdrüsenkrebse erinnernde Schnittfläche darbieten können, von der reichlich rahmiger Krebssaft sich abstreifen läßt (KÜTTNER, WALDEYER, DEMARQUAY).

Bei allen diesen 3 Krebsformen, die wie erwähnt nicht immer scharf voneinander geschieden werden können, da es vielfach Übergänge gibt und oft ein und dasselbe Gewächs die Kennzeichen nicht nur einer Form an sich trägt, fällt es immer wieder auf, daß die Harnröhre und ihr Schwellkörper lange der Zerstörung widerstehen. KÜTTNER vermutet, man könne zur Erklärung dieses auffälligen Verhaltens die Tatsache heranziehen, daß der Krebs des Gliedes zumeist in der Kranzfurche in die Tiefe dringe, hier zunächst auf die vorderen Enden der Corpora cavernosa penis treffe und nun in diesen weiter wuchere. Als einer der seltenen Ausnahmen eines Einbruches in die Harnröhre wäre des Falles von BIEBL zu gedenken.

Sonst verhalten sich die Gewächse hinsichtlich der Ausbreitung des örtlichen Umsichgreifens, soweit man es mit freiem Auge zu verfolgen vermag, in den einzelnen Fällen verschieden, und zwar sowohl in Anbetracht der Raschheit mit der dies erfolgt, wie auch der Wege, die eingeschlagen werden. Sehr häufig kommt es bald zu einem Übergreifen von der Eichel auf die Vorhaut oder umgekehrt, wenn nicht ein in der Kranzfurche beginnendes Karzinom

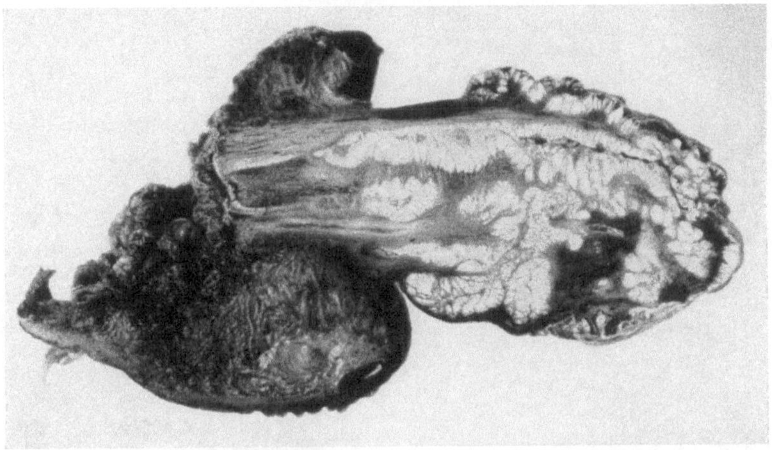

Abb. 98. Ausbreitung eines Eichelkrebses auf den Gliedschaft.

sich gleichzeitig auf beide Flächen ausdehnt oder endlich ein Überpflanzen der Geschwulst von einer erkrankten Berührungsfläche auf die andere statthat, eine Kontakt- oder Implantationsmetastase zustande kommt. Bei dem seltenen Sitz des Krebses an der Eichelspitze oder am Vorhautbändchen ist ein Fortschreiten auf die Harnröhre möglich, wird aber selbst bei ausgedehnter Zerstörung der Eichel in größerem Ausmaße nicht beobachtet. Durchlöcherungen der Vorhaut sind namentlich bei den papillären Formen (s. oben) kein seltener Befund und hat in der Höhe der Kranzfurche etwa die Durchwucherung den ganzen Umfang des Gliedes betroffen, dann kann ein Abfallen der phimotischen Vorhaut erfolgen, ebenso wie bei tiefgreifendem Krebsgeschwür am Eichelgrunde der Spitzenteil der Eichel abgestoßen werden kann.

Durchdringt das Geschwulstgewebe die derbe Hüllhaut der Schwellkörper des Penis, so erfolgt eine Durchsetzung des schwammigen Gewebes entweder in zusammenhängender Weise oder in Form einzelner voneinander getrennter Knoten (Abb. 98) die wieder selbständig sich vergrößern, die Oberfläche des Gliedschaftes erreichen geschwürig zerfallen und zu weiteren Verunstaltungen führen können.

Diese diskontinuierliche Ausbreitung des Krebses ist mitunter von großer praktischer Bedeutung. So hatten wir Gelegenheit in jüngster Zeit den operativ entfernten Penis eines

67 jährigen Mannes zu untersuchen. Die Eichel, sowohl wie der obere Teil der Vorhaut, war durch ein oberflächlich geschwürig zerfallenes Krebsgewächs in größerer Ausdehnung durchsetzt. Die histologische Untersuchung ergab ein nicht verhornendes Pflasterepithelkarzinom. Von der völlig zerstörten Glans aus sah man die Krebszapfen auf die Corpora cavernosa penis übergreifen, sah aber außerdem unmittelbar an der 5 cm von der Gliedspitze entfernten, durch die Abtragung des Penis gesetzten Schnittfläche einen nicht unansehnlichen Herd des gleichen Geschwulstgewebes in Gewebsspalten des Gliedschwellkörpers eingelagert. Ein Zusammenhang der Gewächsmassen konnte nicht nachgewiesen werden, vielmehr war der zwischen beiden gelegene Abschnitt des Corpus cavernosum penis unverändert.

Nach C. KAUFMANN meidet bei der Ausbreitung im Schwellgewebe der Krebs die Bluträume und dringt in den Scheidewänden derselben und in den die Gefäße begleitenden Lymphwegen vor. Durch den Druck der Gewächse

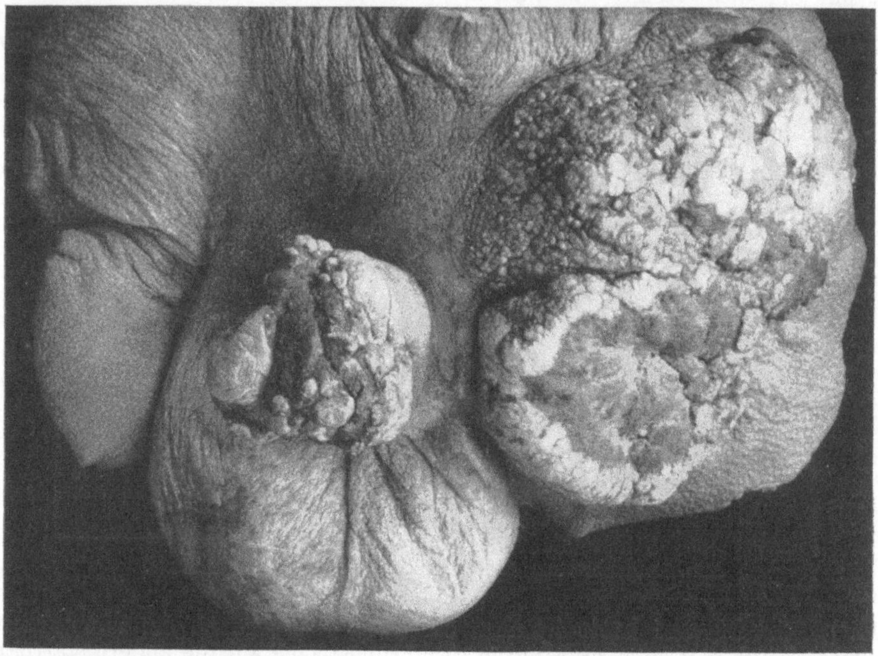

Abb. 99. Weitgehende krebsige Zerstörung des Gliedes mit umfänglichen aufgebrochenen Tochtergewächsen in der linken Leiste.

wird der Blutumlauf behindert wenn nicht aufgehoben, so daß für gewöhnlich eine weitere Verschleppung von Geschwulstkeimen auf dem Blutwege erschwert wird. Neben diesem Vorgange kommt es aber — worauf besonders KÜTTNER hingewiesen hat — doch auch zu Einbrüchen in die Gefäßbahn.

Bei längerem Bestande führt das geschilderte Vordringen der Neubildung im Zusammenhange mit geschwürigem Zerfall zu teilweisem oder schließlich vollständigem Verlust des Gliedes. Eine tiefe, jauchende Höhle bezeichnet den früheren Sitz desselben und von hier aus können Prostata, Blase, Mastdarm, Becken, vordere Bauchwand, Mittelfleisch, Hodensack und Schenkelhaut weitere Ausbreitungsgebiete abgeben.

Diesem örtlichen mehr weniger in Zusammenhang erfolgenden Fortwuchern eilt die Ausbreitung auf dem Lymphwege meist frühzeitig voraus, so daß in manchen Fällen die Geschwulstmasse in den Lymphknoten die der Primärgeschwulst um ein Vielfaches übertrifft (Abb. 99). An dem Verschleppen der

Geschwulstkeime beteiligen sich sowohl die oberflächlichen Lymphbahnen mit ihren in den Vorhautblättern und der Haut des Gliedschaftes befindlichen Wurzelgebieten, wie auch die tiefen, zu denen der Truncus dorsalis profundus gehört, der die Lymphe von der Eichel abführt und mit den dorsalen Blutgefäßen subfaszial zur Peniswurzel zieht. Die Lymphgefäße der Harnröhrenschleimhaut kommen hierfür weniger in Betracht. Die Abflußwege der genannten, miteinander in Verbindung stehenden Gebiete führen die Geschwulstkeime den inneren und äußeren Leistenknotengruppen zu, können aber ebenso mit Umgehung dieser sie unmittelbar (auch durch den Leistenkanal) in den Lymphknoten des Beckeninneren ablagern (Horowitz und Zeissl, Englisch, Küttner, Don).

Eine durch Krebswucherung bedingte Verdickung des dorsalen Lymphstranges soll nach Gussenbauer im Gegensatz zu der nicht seltenen Miterkrankung dieser Saugader beim syphilitischen Primäraffekt regelmäßig fehlen, ist nach Küttner jedenfalls sehr selten. Sind die abführenden Lymphgefäße innerhalb oder außerhalb der Penisfaszie doch erkrankt, dann werden knotige oder strangförmige Verdickungen getastet (Kaufmann, Friedrich, Partsch, Thomson). Eine seltene Beobachtung vermerkt Langenbeck: Krebsgewebe im Milchbrustgang ohne sonstige Metastasen. Küttner sah vermutlich, ähnlich wie Lebert auch in der Glied- und Skrotalhaut Geschwulstknoten, die er mit entsprechenden Bildungen beim Brustdrüsenkrebs verglich und als auf dem Lymphwege entstanden deutete, eine Wahrnehmung, die öfter das Fortschreiten des Krebses kennzeichnet.

Die Häufigkeit der Mitbeteiligung der Leistenlymphknoten wurde auf Grund klinischer Beobachtungen als sehr groß (bis 80%) angenommen. Es braucht aber kaum betont zu werden, daß nicht jede Vergrößerung der Lymphknoten mit krebsiger Erkrankung gleichbedeutend sein muß, daß auch entzündliche Schwellungen vorliegen können, wozu geschwürig zerfallende oder mit Balanoposthitis einhergehende Primärgeschwülste reichlich Veranlassung geben. Wagte man es gelegentlich von operativen Eingriffen nach Abtragung des Gliedgewächses, von der Entfernung leicht vergrößerter Lymphknoten abzusehen, so ist tatsäschlich wiederholt ein Rückgang der Schwellung beobachtet worden.

Eine krebsige Erkrankung der Beckenlymphknoten ist — worauf bereits hingewiesen wurde — selbst mit Umgehung der Lymphknoten in den Leistenbeugen frühzeitig möglich (Englisch, Küttner, Don, Barabino), und zwar sind es die iliakalen, hypogastrischen, die unteren epigastrischen und die zur Seite der Harnblase befindlichen. So berichtete unter anderem Küttner über einen Fall von Amputation des Gliedes wegen Eichelkrebs mit Belassung der Leistenlymphknoten, bei welchem 2 Jahre später Metastasen in den Beckenlymphknoten zu einem Ödem des rechten Beines geführt haben, ohne daß die Leistendrüsen erkrankt gefunden worden wären. Sie vergrößerten sich erst 6 Monate später, kurz vor dem Tode des Kranken. Sonst beteiligen sich die Beckenlymphknoten erst nach den inguinalen. Die Lymphknoten an der Gliedwurzel, an der Schamfuge scheinen seltener ergriffen zu werden.

Nach C. Kaufmann sollen die Leistenlymphknoten beiderseits öfter erkranken als nur einseitig (unter 40 Fällen 30 mal). Er vermutete ebenso wie Gussenbauer und Partsch, daß, wenn nur die Lymphknoten auf einer Seite ergriffen sind, ihnen ein umschriebener, auch nur auf eine Seite des Gliedes beschränkter Krebs entspräche. Doch läßt sich eine solche regelmäßige Beziehung nicht erweisen, zumal nach der Art der Saugaderverteilung (Küttner) bei einseitigem Sitz des Gliedkrebses eine Mitbeteiligung der Lymphknoten beider Seiten oder selbst der entgegengesetzten Seite durchaus möglich ist. Bei einseitiger Beteiligung ist keine besondere Anfälligkeit einer Seite festzustellen, die Lymphknoten werden beiderseits gleich häufig ergriffen, obwohl nach den Untersuchungen Marchants der aus den tiefen Lymphgefäßen der Rute hervorgehende Hauptstamm gewöhnlich zu den linksseitigen Lymphknoten abbiegt. Auch hinsichtlich der Größe des Primärkarzinoms einerseits und dem Zeitpunkte des Auftretens sowie der Größe der Lymphknotengeschwülste andererseits läßt sich eine Regel nicht aufstellen (C. Kaufmann). Letztere können ebenso in einem sehr späten Zeitpunkt auftreten, wie sie auch so früh sich einstellen können, daß der noch kleine Gliedkrebs sogar übersehen werden kann (Küttner, C. Kaufmann).

Wird die Lymphknotenkapsel vom Krebsgewebe durchbrochen, dann verschmelzen die Herde zu einem einheitlichen, mehr weniger grobhöckerigen großen Gewächs, das gewebszerstörend weiter um sich greift und auch die großen Gefäße in der Leiste nicht verschont. Diese werden meist durch Thromben verlegt, oft wurden aber auch nach Aufbruch der deckenden Haut und geschwürigem Zerfall der Neubildung schwere, sich wiederholende oder rasch tödliche Blutungen beobachtet. Einbrüche in die Schenkelvenen können die Quelle zur Aussaat des Krebses auf dem Wege der Blutbahn abgeben.

Das Setzen von Tochtergeschwülsten auf dem Blutwege erfolgt wie bereits angedeutet außerordentlich selten. Es teilt der Gliedkrebs diese Eigentümlichkeit mit anderen Hautkrebsen. Kaufmann und Küttner konnten nur auf wenige einschlägige Beobachtungen hinweisen. Es waren dies ein Fall Winiwarters mit nur einem Lungenknoten, ein weiterer Ricords mit vielen Tochtergeschwülsten in den Lungen und ebenso 2 Fälle Leberts, die außerdem auch noch Leberknoten aufwiesen, dann je ein Fall von Louis und Kaufmann, die außer den Geschwulstablegern in Herz, Lungen, Leber (Louis), bzw. auch noch in Milz und Nieren (Kaufmann) beide dadurch besonders bemerkenswert waren, daß sich ein von erkrankten Leistenlymphknoten ausgehender Einbruch des Krebses in die linke Schenkelvene hat nachweisen lassen. In einer Beobachtung Kellers hatten die Metastasen nur in der Leber und im Bauchfell ihren Sitz, während im Fall 2 Küttners mit vielen Herden in den Schwellkörpern die Verallgemeinerung bei fehlender Erkrankung der Leistenlymphknoten von der ausgedehnten örtlichen Erkrankung des Gliedes ausgegangen zu sein scheint. In einem von Kaufmann besprochenen Falle Kochers ging die Aussaat auf dem Blutwege allem Anscheine nach von einem Knoten im Schambein aus, der nach der zweiten Operation herangewachsen war, während die Lymphknoten verschont geblieben sind.

Nach diesen und ähnlichen anderen Erfahrungen stellen in den meisten Fällen von selbst sehr vorgeschrittenem Gliedkrebs die regionären Lymphknoten eine Schranke dar, die oft lange Zeit nicht überschritten wird und erst nach Einbruch in die Venen den Krebszellen den Weg in den Körper freigibt, — wenn nicht das ursprüngliche Gewächs etwa vom Schwellgewebe aus unmittelbar in die Blutbahn gelangt.

Histologie des Gliedkrebses.

Der gewebliche Aufbau der Krebse des Gliedes entspricht dem der Plattenepithelkrebse der Haut, die in verhornende und nichtverhornende eingeteilt werden. Je nachdem sie in ihrem Gefüge den Aufbau des Mutterbodens mehr oder weniger nachahmen, eine verschieden weit gediehende Anaplasie zur Schau tragen, begegnet man allen Übergängen von mit reichlichen Epithelperlen ausgezeichneten Hornkrebsen (sog. Kankroiden) zu den nicht verhornenden Basalzellkrebsen Krompechers. Beide Formen pflegen den krebsigen Geschwüren zugrunde zu liegen und man sieht bei der letzteren Form alle dieser Geschwulstart eigenen gestaltlichen Verschiedenheiten, die Krompecher veranlaßt haben, sie in solide, zystische und adenoide einzuteilen. So kennt man neben spindelzelligen Basalzellkrebsen solche mit bald kleinen, bald größeren durch Gewebszerfall hervorgerufenen Hohlraumbildungen, durch glasige Umwandlung des Stützgerüstes erzeugte Zylindromformen, sieht auch als seltenere Befunde in markweichen Gewächsen die ausgesprochen großzapfigen Formen, die sich noch weiter vom Bau der Oberhaut entfernen (Abb. 100).

Das gleichzeitig heranwachsende Bindegewebsgerüst dieser Geschwülste schwankt der Menge nach in weiten Grenzen und für Fälle, in denen es stark in den Vordergrund tritt, ist die Bezeichnung Carcinoma granulomatosum (Waldeyer) üblich geworden. Das Stroma ist in verschieden hohem Grade von Lymphozyten, Plasmazellen, nicht selten von eosinophil gekörnten Leukozyten durchsetzt und stellt mitunter in Hornkrebsen auch ein Fremdkörperriesenzellen führendes Granulationsgewebe dar, das, wie ein Fall unserer

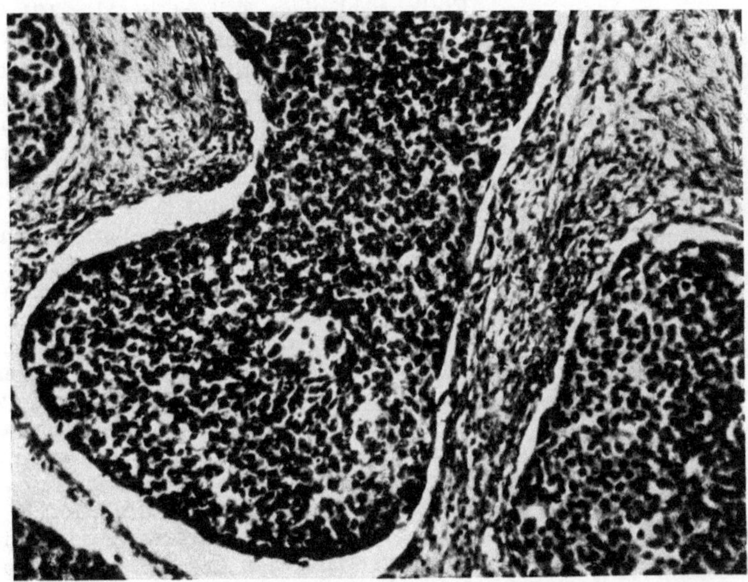

Abb. 100. Unreifer alveolärer Krebs. (Schnittbild von dem in Abb. 99 wiedergegebenen Gewächs.)

Beobachtung zeigte, weitgehend an Tuberkulose erinnern kann. Die gelegentlich auch verkalkten Krebsperlen werden dann oft von zahlreichen großen Fremdkörperriesenzellen umfaßt. Auch in den Krebszapfen kann man bei vorwiegendem überstürztem Wachstum epithelialen Riesenzellen begegnen.

In den üppig wuchernden papillären Krebsen, den zumeist eine weniger starke Verhornung zukommt, herrschen Stachelzellen vor, so daß man geradezu von Stachelzellenkrebsen, spinozellulären Karzinomen spricht. Letzterer Umstand hängt offenbar damit zusammen, daß die Blumenkohlgewächse aus spitzen Kondylomen hervorzugehen pflegen und sie auch in ihrem Aufbau diesen Akanthomen weitgehend ähnlich sehen.

Dies trifft namentlich für die die Oberfläche überragenden Anteile der Wucherungen zu und die hier beim papillären Krebs vorkommenden stärkeren Atypien der zelligen Bausteine bedingen als solche keinen Unterschied gegenüber den Feigwarzen, zumal diese ähnliche gestaltliche Abwegigkeiten darbieten können. Sie besagen nur, daß an diesen Stellen ein lebhaftes, überstürztes Wachstum herrscht. Nur das durchdringende (infiltrative) und das ortseigene gewebezerstörende (destruktive) Tiefenwachstum ist für die Unterscheidung maßgebend.

Beim Hornkrebs und selbst auch beim flachen Basalzellenkrebs ist das Eindringen der epithelialen Zapfen und Stränge in Saftspalten und Lymphgefäße in der Regel sehr deutlich und das so entstehende räumliche Maschenwerk atypischer epithelialer Zellzüge und Zellnester bereitet der Erkenntnis der krebsigen Natur der Gewächse keine Schwierigkeiten. Nur bei beginnenden Krebsen im Anschluß an chronische Vorhautsackentzündungen und an Leukokeratosen, die an sich schon mit leichtem Tiefertreten der auch gestaltlich veränderten, interpapillären Epithelzapfen einhergehen, ist Vorsicht und sorgfältige Untersuchung am Platze. Die Durchmusterung von Reihenschnitten kann in solchen meist geschwürigen oder leicht warzigen Herden an mehreren Stellen (multizentrisch) wenig vorgeschrittenes krebsiges Wachstum aufdecken.

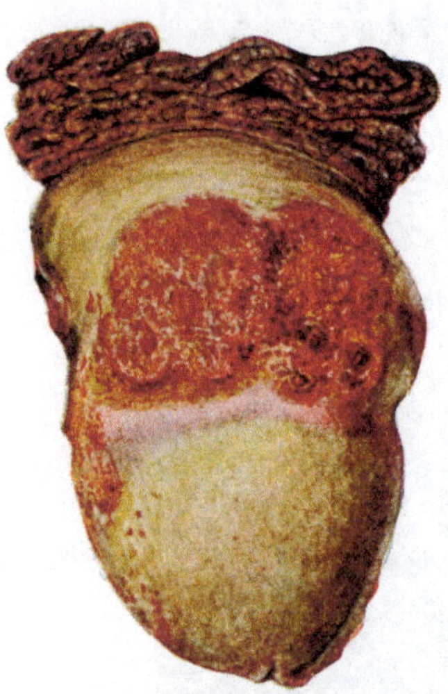

Abb. 101. Krebsige Wucherung auf dem Boden einer chronischen Balanoposthitis.

Ein einschlägiger Fall ist in Abb. 101 wiedergegeben. Auf dem auffallend grauweißlich verfärbten, etwas starren inneren Vorhautblatt fand sich ein umfänglicher, lebhaft geröteter, stellenweise flach warziger Bezirk, dessen bogig verlaufende Ränder etwas erhaben waren. Nebenbei zeigten sich kleinere ähnliche Flecke an anderen Stellen des Präputiums und der ebenfalls grauweißen Eicheloberfläche, besonders neben dem Vorhautbändchen. Vor der Abtragung des Gliedes hatte die mikroskopische Untersuchung eines der letzteren Stelle entnommenen Stückchens den Befund eines mäßig verhornenden Krebses ergeben und histologische Schnitte durch das abgetragene Glied in der Höhe der auffälligen umfänglichen Veränderung zeigten neben allen Kennzeichen der Leukokeratose an zwei ziemlich weit voneinander entfernten Stellen eine tiefgreifende Durchsetzung mit Krebsgewebe. Einen dieser Herde zeigt die Abb. 102.

Daß chronisch geschwüriger Zerfall am Glied selbst dann, wenn er in seinem Aussehen durchaus einem Krebsgeschwür entspricht und auf Grund des klinischen Befundes eine Amputation zu rechtfertigen scheint, sich nachträglich histologisch nicht als durch Karzinom bedingt erweisen kann, lehren die Mitteilungen von Zielewicz und Fukamachi.

Können schon geschwürige Substanzverluste mit derbem Grund und etwas vorspringenden Rändern, oder derbe, warzige Herde, die nichts weiter als Begleiterscheinungen einer chronischen Balanoposthitis bzw. einer Leukokeratosis sind, bei der Betrachtung mit bloßem Auge für Folgen einer krebsigen Wucherung angesehen werden (Baruch), so gilt dies noch in erhöhtem Maße von größeren, länger bestehenden, gelegentlich selbst nach wiederholten Abtragungen immer wiederkehrenden spitzen Kondylomen oder Papillomen. Auf diesen schon seit langem bekannten Umstand, der um so bedeutsamer ist, als sich tatsächlich an chronisch-entzündliche Reize wie auch an Feuchtwarzen Krebswachstum anschließen kann (Klebs u. a.) hat neuerdings eine Reihe von Autoren nachdrücklich hingewiesen. Eine Anzahl von Beobachtungen wurde mitgeteilt, in denen nach dem Krankheitsverlauf und dem klinischen Befund ein Krebs angenommen werden mußte, während die nach den operativen Eingriffen vorgenommenen histologischen Überprüfungen die zu fordernden Kennzeichen eines krebsigen Wachstums nicht aufzudecken vermochten. Abgesehen von dem eine elephantiasitische Verdickung des Gliedes betreffenden Fall KONJETZNYS (s. Seite 204) hat BUSCHKE auch im Verein mit LÖWENSTEIN darauf verwiesen, daß Blumenkohlgewächse, die den Eindruck papillärer Karzinome hervorrufen mußten, histologisch einen den spitzen Kondylomen durchaus entsprechenden Aufbau zeigen können und kein destruierendes, sondern höchstens ein verdrängendes Wachstum aufweisen. Es erfolge kein Einbruch in das Schwellkörpergewebe und dieses werde nur zusammengedrückt. Bei dieser Sachlage ist auch das Ausbleiben einer Beteiligung der benachbarten Lymphknoten durchaus verständlich, die wohl entzündlich vergrößert sind, aber kein Krebsgewebe enthalten;

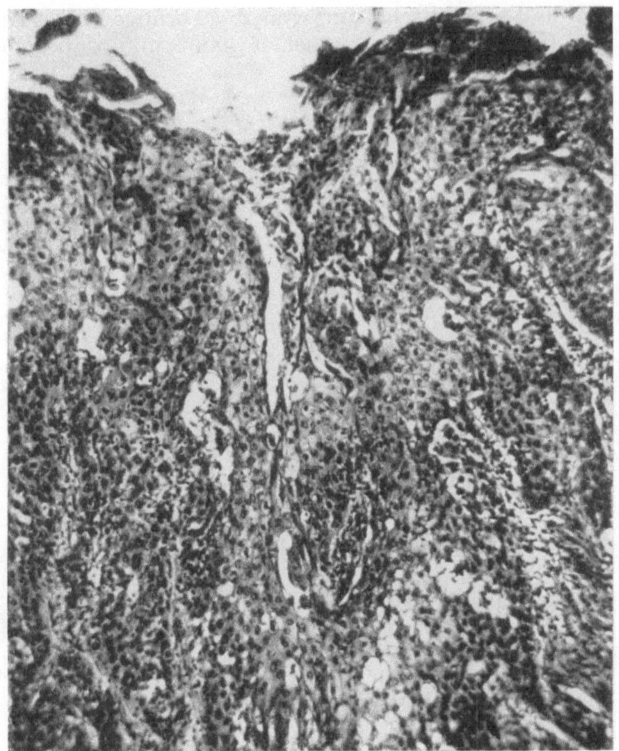

Abb. 102. Schnittbild von dem in Abb. 100 wiedergegebenen Gewächs.

Zwei ähnliche Fälle beschrieb MAJANZ. Es handelte sich um papillomatöse Wucherungen, die wiederholt auf galvanokaustischem Wege abgetragen worden waren und immer wieder heranwuchsen, so daß nach 1—2 Jahren die Gliedabtragung notwendig wurde. Ihre histologische Untersuchung führte zur Diagnose eines auch infiltrierend wachsenden, wenig verhornenden Papilloms. In einem 3. einschlägigen Falle lag ein Papillom mit stark ausgeprägter Hyperkeratose vor. MAJANZ bezeichnete die von ihm beobachteten Veränderungen als „karzinomähnliche Erkrankungen des Penis“ und verwies darauf, daß der Zeitpunkt schwer zu erfassen sei, in dem das stärkere infiltrative Wachstum einsetze. Sehr bemerkenswert ist mit Rücksicht auf diesen Umstand die Mitteilung W. ISRAELS betreffend ein klinisch unzweifelhaftes papilläres Karzinom der Eichel. Da bei der histologischen Untersuchung eines herausgeschnittenen

Stückchens der Befund eines atypischen spitzen Kondyloms erhoben wurde, dessen interpapilläre Zapfen in gleicher Höhe endigten und kein Tiefenwachstum erkennen ließen, beschränkte man sich nur auf die Abtragung der Geschwulst als solcher. Nach 9 Monaten mußte aber die von einem neuerlich herangewachsenen Tumor zerstörte Eichel amputiert werden. Diesmal erwies sich das Gewächs als ein Plattenepithelkarzinom. In der Aussprache zu ISRAELS Mitteilung verwiesen JACOBY, LANGER, GOHRBANDT auf weitere Fälle karzinomähnlicher, spitzer Kondylome.

Die in den Abb. 94—96 als Beispiele papillärer Krebse des Gliedes wiedergegebenen 2 Präparate aus der Sammlung des Wiener Pathologischen Institutes gehören ebenfalls in diese Gruppe. Beide sind auch dadurch bemerkenswert, daß man an ihnen die Vergesellschaftung von Wucherungen nach Art der spitzen Kondylomen mit Hauthornbildungen sehen kann und dabei den Eindruck

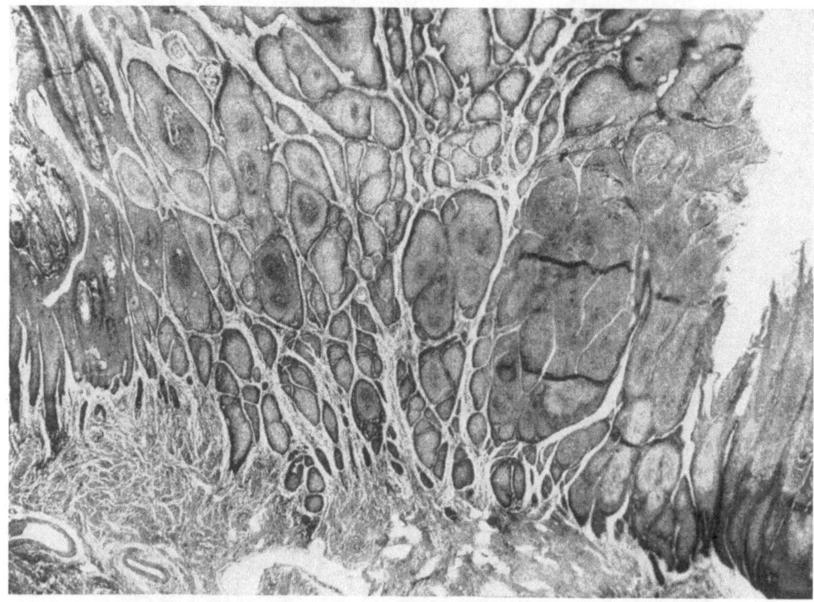

Abb. 103. Tiefenwachstum von Krebszapfen.

gewinnt, daß letztere aus ersteren hervorgegangen sein dürften. In beiden Fällen ist die Eicheloberfläche mit Wucherungen bedeckt, ohne daß mit freiem Auge ein Tiefergreifen auf ihr Schwellgewebe wahrgenommen werden kann. Gerade unter den hyperkeratotischen Massen an der oberen Fläche der Eichel des 2. Falles liegen die Enden der interpapillären Zapfen in einer Linie und nur da und dort konnte mikroskopisch ein Vorprellen einzelner Epithelzapfen über diese Front hinaus aufgefunden werden (Abb. 103).

Ein überaus auffälliges Tiefenwachstum zeigt dagegen die in Abb. 98 wiedergegebene Längsschnittfläche eines abgesetzten Gliedes mit papillärem Krebs. Beide Blätter der Vorhaut sind mit Wucherungen bedeckt, die an spitze Kondylome erinnern, desgleichen die Eichel und von ihr wie auch aus der Gegend der Kranzfurche erstrecken sich Ausläufer des fremden Gewebes in die Tiefe. Diese vorgedrungenen Gewächsmassen zeigen schon bei Betrachtung mit freiem Auge das gleiche Gefüge wie die oberflächlichen Wucherungen. Sie sitzen im Schwellkörper der Eichel, nahe der Unterfläche des Gliedschaftes, umgeben teilweise die Harnröhre, ohne in sie einzudringen und aus der Gegend der Kranzfurche erstreckt sich unter der Schwellkörperhülle ein mächtiger Ausläufer fast 8 cm weit gegen die Gliedwurzel hin. Sie sind sämtlich gegen die Nachbarschaft

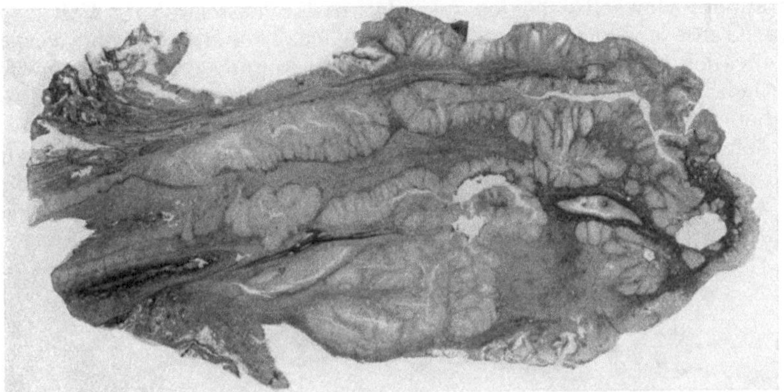

Abb. 104. Ausbreitungsart eines Eichelkrebses. (Wie in Abb. 98. Tetrander-Schnitt.)

scharf und feinlappig begrenzt. Und gerade unter dem letztgenannten Ausläufer sieht man zwischen ihm und den die Harnröhre umfassenden Aftermassen den völlig blutleeren und zusammengedrückten Rest des Gliedschwellkörpers. Ein durch das ganze Präparat angefertigtes histologisches Bild (Abb. 104) läßt dieses Verhalten deutlich erkennen. Abb. 105 zeigt das Vordringen der Krebszapfen bei stärkerer Vergrößerung an einem solchen mit Resorzin-Fuchsin und Karmin gefärbten Schnitt. Die Zapfen scheinen hier Massen von blauschwarz gefärbten Fasern vor sich her zu drängen, fassen Reste derselben auch zwischen sich und in dem darunter befindlichen, dicht gefügten Gewebe zeigen Elastikazüge den Sitz der früheren Lichtungen der Bluträume an, die jetzt völlig aufgehoben oder nur auf enge Spalten zusammengedrückt sind. Etwa in der Mitte dieses Schwellkörpergebietes ließ sich ein an der Elastika kenntliches Blutgefäß nachweisen, das mit Geschwulstgewebe vollkommen verlegt ist (Abb. 106).

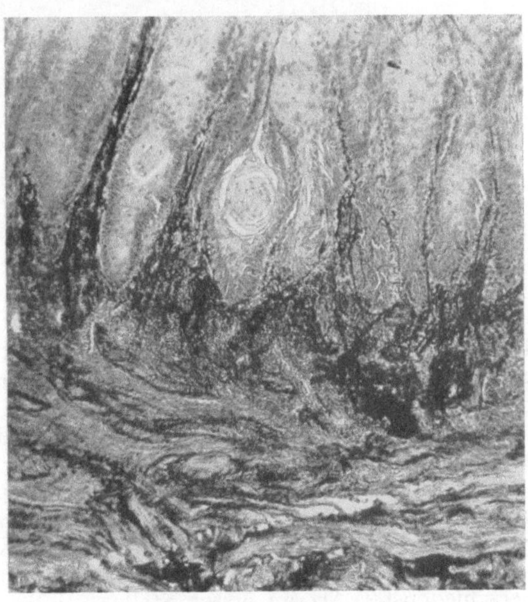

Abb. 105. Vordringen von Krebszapfen. Verhalten der elastischen Fasern.

Nach dieser Feststellung wäre hier der seinerzeit öfter besprochenen Frage zu gedenken, ob die Peniskrebse bei ihrem örtlichen Fortschreiten im Gewebe die Blutgefäße meiden und die Saftspalten und Lymphgefäße benützen, bzw.

in den Scheidewänden des kavernösen Gewebes wuchern und dieses zusammendrücken (C. KAUFMANN) oder ob sie auch das Endothel zunächst vor sich herdrängend schließlich in die Bluträume einbrechen (KÜTTNER). Wie dieser Befund und andere Wahrnehmungen lehren, trifft für den Krebs des Gliedes wie für andere Gewächse beides zu. Denn der letzterwähnte Fall zeigt, daß papilläre Krebse von der Vorhaut und der Eichel aus das Gewebe verdrängend und damit auch zerstörend in die Tiefe dringen können, indem sie eine Phalanx von Epithelzapfen (die hier auch Perlkugeln enthielten) in den Gewebsspalten vorschieben und nebenbei auch in die Blutbahn einbrechen.

Aus den oben angeführten Beobachtungen scheint hervorzugehen, daß tatsächlich, wie MAJANZ meinte, allmähliche Übergänge von gewöhnlichen Feigwarzen zu atypischen solchen und zu wahren papillären Krebsen bestehen.

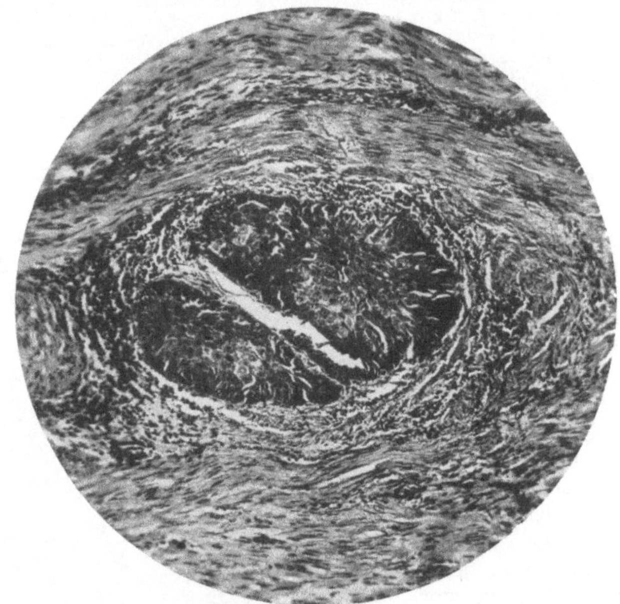

Abb. 106. Krebszapfen in einer Gefäßlichtung.

Dementsprechend wird es immer wieder Fälle geben müssen, in denen der pathologische Anatom namentlich bei der Untersuchung von Geschwulst*teilen* nicht imstande sein wird, zu einem zutreffenden, das Handeln des Klinikers leitenden Urteil über das Wesen papillärer Wucherungen am männlichen Gliede zu gelangen.

Unter den Umständen, die, neben einer aus ihrem Wesen nach unbekannten, anscheinend vererbbaren Veranlagung (es sei hier nur auf die Versuche von SLEY hingewiesen), das Heranwachsen von Karzinomen auslösen und fördern, stehen auch beim Gliedkrebs die Folgen anhaltender oder wiederholter Reize verschiedenster Art an erster Stelle.

So ist schon bei der Besprechung der chronischen Vorhautentzündung auf Epithelwucherungen hingewiesen worden, die von Klinikern geradezu als „präkanzeröse" bezeichnet werden. Es sind dies die früher als Psoriasis praeputii et glandis (SCHUCHARDT) bezeichneten, jetzt unter dem Namen Leukoplakie, Leukokeratose, Leukoplasie bekannten Zustände, auf deren Grundlage es gelegentlich zur Entwicklung von Krebsen des Gliedes kommt. Diesen Umstand betonten unter anderen SAINZ DE AJA, CUBERO, GILLIAM, IWASAKI, DON, FÖDERL. Dasselbe gilt von der Kraurose der Vorhaut und Eichel, die, wenn sie auch zumeist als Atrophodermie nicht Folge entzündlicher Vorgänge ist, doch mit chronischen Reizzuständen einhergeht und bei der nach PEYRI jede auftretende harte Stelle den Verdacht auf ein beginnendes Neoplasma erwecken muß. Ferner die Erythroplasie (QUEYRAT, ROFFO, LOUSTE, CAILLAUD und MARASSI) endlich ekzemartige Veränderung wie die PAGETsche und BOWENsche Erkrankung (ASAHI, SCOMAZZONI, SZATHMARY, SUSMAN, YOSHIDA) bezüglich derer auf den Abschnitt über die pathologische Anatomie der Haut verwiesen sei.

Da Vorhautengen, besonders die angeborenen, bei den Balanoposthitiden eine wichtige ursächliche Rolle spielen, wurde der Frage nach der Bedeutung der Phimosen für die Entstehung des Krebses ein besonderes Augenmerk geschenkt, wobei man allerdings zu verschiedenen Anschauungen gelangte. Was zunächst die Häufigkeit der Phimosen beim Krebs der Rute betrifft, so errechnete nur C. KAUFMANN für sie einen Hundertsatz von 17,5, alle anderen Autoren kamen zu höheren, zum Teil zu beträchtlich höheren Werten. So fand RICORD Phimose und Gliedkrebs miteinander vergesellschaftet in einem Hundertsatz von 20,5, NABUJI HINO in 30,7, MANTEUFEL in 33,3, SCHMIDT in 50, KÜTTNER in 54, BRUCKHAUS in 57, BRÜNNING in 60, DEMARQUAY in 67,7, HEY in 75, BARRINGER und DEAN in 76, MARTEN wie auch WOLBARST sogar in 85%. Es sind damit sowohl angeborene, wie erworbene Vorhautengen gemeint, die teils zur Zeit der Feststellung des Krebses noch bestanden, teils bereits beseitigt worden waren, wie etwa in den Fällen von GREEN und DAYAL. Manche Autoren, wie MAJANZ, WOLBARST, DEAN, FÖDERL, haben darauf hingewiesen, daß sie bei Juden, bzw. Mohammedanern einen Gliedkrebs nie oder nur äußerst selten beobachtet hätten. Der einige Male aus solchen Wahrnehmungen gezogene Schluß, bei Beschnittenen käme es nie zu einem Karzinom des Gliedes (TRAVERS, SHERILL u. a.) trifft in dieser allgemeinen Fassung nicht zu, denn schon KÜTTNER hat mitteilen können, daß in der militärärztlichen Schule in Konstantinopel trotz der bei Mohammedanern üblichen Beschneidung in 5 Jahren 4 Fälle von Peniskrebs operiert worden seien. Und neuerdings berichtete SAMPOERNO daß unter den Javanern, welche alle beschnitten werden, in 9% aller Krebsfälle histologisch überprüfte Karzinome des Gliedes aufgefunden worden seien. Die Tatsache, daß bei Juden der Gliedkrebs nicht oder nur außerordentlich selten vorkommt, kann daher nicht mit der Beschneidung allein erklärt werden und dürfte auch nach der Ansicht von SAMPOERNO und COVISA in einer Rassenimmunität ihren Grund haben. Daß bei Beschnittenen Gliedkrebse vorkommen, ändert nichts an der zweifellos größeren Bedeutung, die den chronisch-entzündlichen Folgen der Phimosen als auslösenden Ursachen des Peniskarzinoms zukommt.

DRESCHER sah auch ein Karzinom in der Glansfurche nach Ulcus molle ähnlichen kleinen Geschwüren, die mit Lymphdrüseneiterung einhergingen, auftreten und FORSTER sah das gleiche nach einem phagedänischen Schanker. Man hat auch bei vorangegangener syphilitischer Ansteckung an einen Zusammenhang derselben mit dem später aufgetretenen Karzinom gedacht, eine Möglichkeit, für die man unter gleichen Umständen entstandene Krebse an anderen Körperstellen (Zunge) zum Vergleich heranziehen kann. Doch ist im Auge zu behalten, daß im allgemeinen die sekundären Erscheinungen der Lues ebenso wie das Karzinom erfahrungsgemäß an Stellen auftreten, die chronischen Reizungen ausgesetzt sind und eine Abhängigkeit des letzteren von der luischen Ansteckung nicht zu Recht bestehen müsse (FRIEDRICH). Allerdings sind sog. Restinfiltrate für manche chronische Vorhautentzündungen nicht bedeutungslos und könnten so mittelbar krebsfördernd sich auswirken.

Für den Umstand, daß auch wiederholte und anhaltende chemische Reize Krebswachstum am Gliede anzuregen vermögen, sprechen Fälle wie die von BIEBL und THEODORESCU-DUMITRESCU, wo sich aus kondylomartigen Wucherungen auf jahrelang fortgesetzte Spülungen mit Wasserstoffsuperoxyd, bzw. wiederholte Ätzungen mit Höllenstein hin lebhaft wuchernde Krebse entwickelten. In dieser Hinsicht ist auch eine Beobachtung sehr bemerkenswert, die jüngst OPPENHEIM machen konnte. Bei einem Metallschleifer, dessen Kleider bei der jahrelangen Ausübung seines Berufes immer wieder von Schmieröl durchtränkt wurden, entwickelte sich ein Vorhautkrebs als augenscheinliche Folge der dadurch bedingten chemischen Reizung.

Daß Kondylome und Papillome früher oder später sich zu Krebsen umwandeln können, wurde bereits erwähnt, und daß dies auch für die Hauthörner des Gliedes gilt (Cornua cutanea cancrosa) hat ORSOS gezeigt.

Weiterhin wurde auch immer wieder auf vorangegangene Verletzungen verschiedenster Art und mechanische Reizungen als auf das Krebswachstum auslösende Umstände hingewiesen. So hat sich in dem bekannten Falle DUPUYTRENS das mehrjährige Tragen zweier an der Vorhaut befestigter kleiner goldener Vorlegschlösser in dieser Weise ausgewirkt und eine Reihe von Krankheitsgeschichten enthalten den Vermerk (nach BARRINGER und DEAN in einem Hundertsatz von 8), daß der Krebsentwicklung mehr oder weniger unmittelbar oder in weiterem zeitlichen Abstand Verletzungen vorausgegangen seien, wie Quetschungen, Stoß gegen den Sattelknopf, Kniestoß gegen das Genitale, Peitschenhieb, Pferdebiß, Einrisse am Vorhautbändchen u. a., bei deren Bewertung der naheliegende Einwand zu berücksichtigen ist, daß das Trauma erst die Aufmerksamkeit auf das bereits bestehende Leiden gelenkt haben könnte. Auch auf dem Boden von Narben hat man Krebse sieh entwickeln sehen (LENZ, PRYTEK, CAGLE und BENNETT).

Was das vorgeschrittene Alter betrifft, so stellt es, wie bei den anderen krebsigen Gewächsen, auch für den Gliedkrebs eine die Anfälligkeit erhöhenden Umstand dar, doch ist schon einleitungsweise darauf verwiesen worden, daß Krebse der Rute auch in jungen Jahren auftreten können.

Endlich wurde in einer kleinen Anzahl von Fällen die Vermutung ausgesprochen, daß Krebse des Gliedes durch Verimpfung von Krebsen der Gebärmutter entstanden sein könnten (BRUCE, FÖDERL, CORUZZI, CALEF), was nicht als unmöglich abzulehnen, aber schwer zu erweisen ist.

Metastatische Ablagerungen von Krebsgewebe in den Schwellkörpern des Gliedes wurden nach C. KAUFMANN beschrieben im Anschluß an Krebse der Harnblase (HOLMES und NEUMANN) und in einem Falle von Krebs des Mastdarms (EBERTH). KAUFMANN selbst erwähnt ein Präparat der Baseler Sammlung in dem ein Karzinom, das Blase und Vorsteherdrüse ergriffen hatte, vorlag. Die Geschwulstzellen saßen im Maschenwerk der Schwellkörper und verlegten im Falle NEUMANNS auch die Venen des Plexus pudendus sowie die Venen der Rute. Aus jüngster Zeit sei hier nur noch auf eine Beobachtung GUIBALS und PAVIES verwiesen. Es lag ein Prostatakrebs vor, bei dem 2 Monate nach Radiumbestrahlung im Schwellkörper des Gliedes eine Tochtergeschwulst auftrat. GUIBAL sah außerdem Metastasen nach einem Mastdarmkrebs im Bulbus und der Portio perinealis des Schwellkörpers. Schließlich wären noch Beobachtungen ähnlicher Art von RICAUD und BERGERET anzuführen.

In letzter Zeit hatten auch wir Gelegenheit einen einschlägigen Befund gelegentlich der Sektion eines 66jährigen Mannes zu erheben. Es fand sich ein inoperabler Drüsenkrebs des Mastdarms, der auf die Vorsteherdrüse übergegriffen hatte, und in die Harnblase eingebrochen war. Metastasen waren in den Lungen und Pleuren zu sehen, aber auch in den Corpora cavernosa und zwar sowohl in den Schwellkörpern des Gliedes wie in dem der Harnröhre. Es waren diese letzteren Knoten von der Größe einer Kirsche im linken Corpus cavernosum penis und stellten längliche, die Urethrallichtung etwas einengende, weißliche Infiltrate im Corpus cavernosum urethrae dar. Histologisch verhielten sie sich ähnlich wie in den oben angeführten Fällen: Die Bluträume der Schwellkörper waren von Krebsgewebe größtenteils ausgefüllt, neben denen nur hie und da noch Thromben verschiedenen Alters zu sehen waren.

Das Sarkom des Gliedes.

Dem Gliedkrebs gegenüber sind die Sarkome des Gliedes geradezu als Seltenheiten zu bezeichnen. C. KAUFMANN berichtete über 8 Fälle, von denen einer, als Endotheliom bezeichnet (MAURER), ausscheidet, ebenso wie zwei weitere, gelegentlich eines Vortrages BATTLEs nur kurz erwähnte Beobachtungen GROSSs und SEYMOUR SHARKEYs, die mangels näherer Angaben eine Beurteilung nicht zulassen. Das gleiche gilt von dem nach ZIELEWICZ von FROMMHOLD operierten „Sarcoma vasculosum" und dem im Musée Dupuytren befindlichen, von KAUFMANN erwähnten „Sarcome érectile" VIDALs. Diesen Fällen konnte COLMERS 17 Jahre später nur 7 weitere Penissarkome angliedern, von denen zwei allerdings der histologischen Sicherstellung entbehren. JOELSON (1924) und bald nach ihm SCHMIDT (1926) stellten eine Zunahme auf insgesamt 24 bzw. 28 Fälle fest.

Sie betreffen zumeist Männer in vorgeschrittenem sog. „Karzinomalter", doch wurden sie auch bei Jüngeren beobachtet und ZAKRZEWSKY beschrieb ein Gliedsarkom sogar bei einem 4jährigen Kinde. Nach JOELSON standen die melanotischen Gewächse, von denen 8 beschrieben worden sind, der Zahl nach an erster Stelle. Ihnen folgten nach ihrem nicht immer mit wünschenswerter Genauigkeit geschildertem Aufbau 7 Rundzellensarkome, 4 gemischtzellige, 3 Fibrosarkome und 2 spindelzellige Sarkome.

Wenn sie von der Gliedhaut ausgehen, haben sie gewöhnlich im Präputium ihren Sitz, öfter wird jedoch ihr Ausgangspunkt ins Schwellkörpergewebe verlegt. Doch kann, wie bei den melanotischen Sarkomen, das Geschwulstwachstum in den obersten Lagen der Eichel einsetzen, gelegentlich auch ein derartiges Gewächs von der Harnröhre ausgehen und die Eichel weitgehend in Mitleidenschaft ziehen (HOLMES, FISCHER). Sie wachsen entweder zu verschieden großen umschriebenen Geschwülsten heran oder durchsetzen das Glied in mehr diffuser Weise. So sahen BECK sowie FENWICK etwa hühnereigroße Tumoren, KÖHLER beschrieb einen solchen von Kindskopfgröße. Von zwei und mehreren umschriebenen Gewächsen, wobei wohl regionäre Metastasenbildungen vorlagen, sprachen GOLDING, BIRD, PAYR, GOULD, PETERS, VOPEL. Eine fast gleichmäßige Durchsetzung des Gliedes zeigte der von PUPOVAC beschriebene Fall, bei dem das Glied in der Schaftmitte eine starke Auftreibung aufwies und sich spindelig gegen die Eichel und der Wurzel zu allmählich verjüngte. Auch ZAKRZEWSKY sah eine vollständige Durchwachsung des Gliedes und ein anscheinend ununterbrochenes Vordringen ins kleine Becken. Mitunter wölbt sich das von den Schwellkörpern ausgehende Gewächs in der Dammgegend mehr oder weniger vor (VOPEL, KÖHLER). Umschriebene Gewächse zeigten gelegentlich geschwürigen Zerfall, wie etwa PETERS ein von der Eichelspitze ausgegangenes Sarkom bereits nach einem halben Jahr zu einem bis an die Kranzfurche reichenden, schmierig belegten, leicht blutenden Geschwür umgewandelt sah. Hinsichtlich der Raschheit des Wachstums werden weitgehende Unterschiede vermerkt. Während in KÖHLERs Falle die Geschwulst innerhalb von 4 Monaten zu Kindskopfgröße heranwuchs und, wie eben erwähnt, die Eichel im Falle PETERS in 6 Monaten weitgehend zerstört wurde und auch OKAYASU von einem raschen Heranwachsen berichtete, zeigten einige der Erkrankungsherde längere Zeit keine auffällige Veränderung, kein rascheres Wachstum, wie etwa in den Fällen von GOULD und KÖHLER, von denen vermeldet wird, daß sie durch 5 Jahre als kleine schwärzliche Flecke getragen wurden oder wie im Falle SCHMIDTs, wo eine bohnengroße harte Geschwulst 4 Jahre lang bestand, bis sie ein rasches zerstörendes Wachstum einschlug.

Eine Mitbeteiligung der benachbarten Lymphknoten wurde oft vermerkt, fehlte nur in wenigen Fällen und setzte, wenn nicht schon frühzeitig auftretend, mit lebhafterem Wachstum des Primärtumors ein. Dies war im Falle Köhlers der Fall und Pupovac berichtet über die operative Entfernung der von Sarkomgewebe durchsetzten iliakalen und periaortalen Lymphknoten, wobei die inguinalen nur bis zur Größe einer Walnuß angewachsen waren.

Dagegen zeigten im Falle Joelsons, in dem die Eichel in einem vorwiegend spindelzelligen, oberflächlich geschwürig zerfallenden, großen Sarkomknoten umgewandelt war, die Leistenlymphknoten auch bei der histologischen Untersuchung keine Einlagerung von Sarkomgewebe. Colmers vermutet, daß beim von Battle beobachteten Kranken, der keine Beteiligung der Lymphknoten in den Leisten erkennen ließ, nach der Operation aber rasch augenscheinlich infolge von Metastasenbildung starb, das Gewächs mit Umgehung der Leistengegend auf dem Wege der Lymphgefäße in die Lymphknoten des Beckens verpflanzt worden sein könnte. Mit Ausnahme der zellärmeren Gewächse, die sich klinisch gutartig verhalten, setzten viele Gliedsarkome in kurzer Zeit Tochtergeschwülste auch auf dem Wege der Blutbahn und Mark sah bei seinen Sarkomkranken mit einem Gewächs, das von der Kranzfurche auf die Schwellkörper übergegriffen hatte und zu einer Größe von 3 : 5 cm gediehen war, bereits Metastasen am rechten Oberschenkel über dem linken inneren Fußknöchel und in der linken Ellenbogenbeuge.

Als ein Beispiel eines Fibrosarkoms mag das von Beck beschriebene hühnereigroße Gewächs gelten, das aus einer Narbe nach einer 11 Jahre vorher vorgenommenen Entfernung eines durch 9 Jahre getragenen Tumors der Vorhaut allmählich entstanden war und erst in der letzten Zeit rascher zu wachsen begonnen hatte. Der Tumor, über dem sich die Haut mit Ausnahme einer kleinen Stelle leicht verschieben ließ, umgab hinter der Eichel das Glied, hing mit dem Corpus cavernosum zusammen und bestand aus einem zellreichen fibrösen Gewebe. Klebs war aber der Meinung, daß es sich um einen fibromatösen Tumor der Vorhaut gehandelt habe, der später sarkomatös wurde und erst dann auf die Schwellkörper übergriff.

Auch in anderen Fällen ließ sich die Frage nach dem Ausgangspunkt, nach dem Mutterboden der Gewächse nicht immer mit Sicherheit beantworten. Es kommt hierbei das Bindegewebe der Haut, die Faszie, die Schwellkörperhülle und das bindegewebige Maschenwerk der Corpora cavernosa in Betracht. Von den neueren Beobachtungen wuchs das großzellige Sarkom Brandens von vornherein am Rande des Präputiums heran und dürfte daher als Hautsarkom zu werten sein. Und Schmidt konnte nur vermuten, daß das von ihm beobachtete Spindelzellensarkom, das 4 Jahre als bohnengroße, harte Geschwulst in der Gegend der Eichelkrone gesessen hatte, dann ein rasches Wachstum einschlug und nach Entfernung bald rezidivierte, vom Schwellkörper ausgegangen sei. Dasselbe dürfte auch für den Fall Joelsons zutreffen, und für das aus kleinen Rundzellen aufgebaute Sarkom des Falles Mark und endlich auch von dem die Schwellkörper diffus durchwuchernden Spindelzellensarkom des 4jährigen Knaben im Falle Zakrzewskys. Unter den auf die Schwellkörper beschränkten Sarkomen läßt sich besonders im Falle Pupovac sagen, daß das Maschenwerk als solches den Mutterboden abgegeben habe, da das vorwiegend kleinrundzellige Sarkom ausschließlich in den Bindegewebsbalken und in der Schwellkörperhülle sich vorfand, und an den Grenzen des Gewächses in demselben weiterwucherte, die Bluträume selbst dagegen verschonte.

Sonst kommen diesen verschiedenen Formen der sarkomatösen Gliedgewächse hinsichtlich ihres feineren geweblichen Aufbaues keine Besonderheiten zu, die sie von denen an anderen Körperstellen vorkommenden gleichartigen Blastomen unterscheiden würden. Von der besonderen Gruppe der Melanozytoblastome wäre nur noch hervorzuheben, daß sie — was auch COLMERS aufgefallen ist — sich „mit Vorliebe am distalen Penisende entwickeln". Doch könnten sie ebenso von jeder anderen Stelle der Gliedhaut ausgehen, zumal CALLOMON am Mons pubis über der Peniswurzel ein solches Gewächs entstehen sah und melanotische Gewächse auch wie erwähnt, von der Harnröhre auf die Eichel übergreifen und hier wie im Falle FISCHER auch zuallererst in Erscheinung treten können. Es wird von PETERS die Eichelspitze, von PAYR das Dorsum glandis, von KEY und OKAYASU das Vorhautbändchen als Ausgangspunkt angegeben, wobei im letzteren Falle ein stark juckendes, chronisches Ekzem der Geschlechtsteile vorausgegangen ist. Im Falle GOLDING-BIRDS stellte sich das Gewächs als schankerähnliches Geschwür dar. An ihrer Farbe leicht kenntlich und durch die Haut bläulich durchschimmernd, bestehen sie geradeso wie alle anderen Melanozytoblastome aus spindeligen oder eher rundlichen, auch epithelähnlichen, mehr weniger Pigment führenden, meist alveolär vereinten Zellen, unter denen PAYR auch Riesenzellen vermerkte. Mitunter ließ sich nachweisen, daß ihnen muttermalähnliche Flecke oder warzenähnliche Gebilde (GOULD, PAYR) vorangehen, die sich lange gar nicht oder nur sehr langsam vergrößern und lange Zeit getragen werden, bevor sie durch rasches Wachstum auffallen, dann bald in der Nachbarschaft und in den regionären Lymphknoten Metastasen setzen, um schließlich auch auf dem Blutwege zu Tochtergeschwülsten auch in entfernten Organen zu führen. Im Falle PAYRS konnte die Vena saphena als besonders weite Einbruchspforte nachgewiesen werden.

Diesen verschiedenen Formen sarkomatöser Gliedgewächse soll im folgenden die kurze Schilderung einer im Schrifttum bisher nicht verzeichneten Abart angeschlossen werden.

In der Sammlung des Wiener Pathologischen Institutes fanden wir unter den Gliedgeschwülsten ein von einem 40 jährigen stammendes, als „Carcinoma penis" bezeichnetes Präparat (Nr. 3557). Das Protokoll über die am 8. 11. 77 von Hans CHIARI, dem damaligen Assistenten HESCHLS vorgenommene Leichenöffnung ist nicht mehr vorhanden. Doch ließ sich feststellen, daß der Mann an HEBRAS Klinik verstorben war und die klinische Diagnose „Schwellkörpereiterung und Pyämie" gelautet hat. Der Sammlungskatalog enthält folgenden kurzen Vermerk: „Alle Schwellkörper von einer starren, weißen Krebsmasse infiltriert, die auf der Urethra bloßliegend, im Bereiche der Pars membranacea und Fossa navicularis zerfallen ist. Daneben in der Haut des Skrotums und Penis, im rechten Herzen und in der linken Pleura bis erbsengroße Metastasen, die inguinalen Lymphdrüsen infiltriert."

Bei Besichtigung des Präparates, an dem auch die Harnblase mit dem an ihrer Hinterfläche sorgfältig freigelegten Samenblasen erhalten ist, fällt zunächst die gleichmäßige Durchsetzung der Schwellkörper (auch der Eichel) mit einem Geschwulstgewebe auf. Harnblase und Urethra sind von oben, bzw. vorne aufgeschnitten und an der Schnittfläche zeigen die Gliedschwellkörper eine Dicke von 2,5 cm. Das Geschwulstgewebe, neben dem an keiner Stelle kavernöses Maschenwerk zu erkennen ist, reicht bis an die Harnröhrenlichtung heran, verleiht der Innenfläche eine unregelmäßig flachwulstige Beschaffenheit, und zwar bis etwa zur Höhe der Bulbourethraldrüsen. In der Gegend der kahnförmigen Grube findet sich ein offenbar durch Zerfall des Gewächses entstandener, trichterförmiger Substanzverlust und in der Tiefe desselben eine etwa 3 mm weite Durchbruchsöffnung. Vorhaut wie Schafthaut und Hodensack sind entfernt. Die Faszie am Gliedrücken zart und über der äußerlich unversehrten Tunica albuginea leicht verschieblich. An der unteren Fläche ist — von der erwähnten Lücke abgesehen — das Verhalten von Schwellkörper und Faszie das gleiche. Doch wölbt sich 12 cm von der Eichelspitze entfernt ein etwa hühnereigroßer, mit dem Schwellkörpergewächs zusammenhängender Geschwulstknoten vor und reicht bis etwa zur Höhe des häutigen Teiles der Urethra. Dieser Stelle entsprechend muß demnach am Damm, hinter dem Skrotum eine derbe Vorwölbung bestanden haben. Ob die Lücke in der kahnförmigen Grube auch die deckende Penishaut betroffen hat, ob hier eine Urethralfistel bestand, ist nicht mehr zu entscheiden. Von der Pars membranacea an

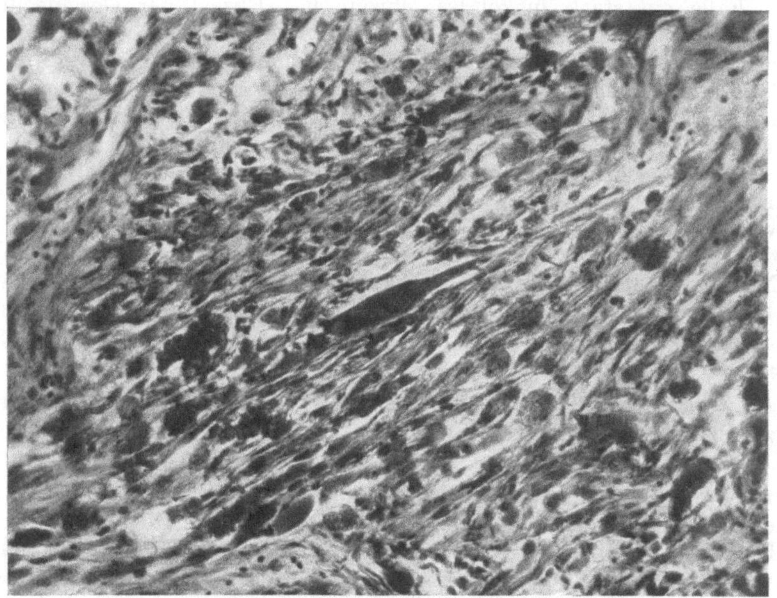

Abb. 107. Rhabdomyosarkom des Penis (schwache Vergrößerung).

bestehen, soweit das Weingeistpräparat eine Beurteilung zuläßt, normale Verhältnisse, nur die Harnblase ist wandverdickt (ihre Muskellage weist in der Höhe des Blasenhalses eine Dicke von 1 cm auf) und auch die Samenblasen und die Vorsteherdrüse zeigen keine Abweichung von der Norm.

Nach diesen Befunden hätte man entsprechend dem Vermerk, daß ein Krebs vorlag, annehmen können, ein etwa von der Fossa navicularis ausgehendes Karzinom habe in so ausgiebiger Weise das Gliedgewebe durchwuchert.

Zwei den Schwellkörpern des Gliedes jetzt entnommene Scheiben wurden histologisch untersucht. Das Gewächs erwies sich in verschiedenen Gebieten aus großen, rundlichen Zellen aufgebaut, die zunächst insofern die Annahme eines Krebses zu rechtfertigen schienen, als sie vielfach strangförmig, mitunter auch deutlich alveolär angeordnet waren, von einem zarten Gerüst umsäumt wurden und verhältnismäßig große, mit weitmaschigen Chromatinnetzen versehene Kerne aufwiesen. Doch brachte der Umstand diese erste Annahme bald zum Wanken, daß mit Silber dargestellte Gitterfasern die Zellverbände in reichlicher Menge durchsetzten, die Zellen an manchen Stellen Ausläufer erkennen ließen und sie dann in weniger dichtem Gefüge spindelige und keulenartige Formen sowie auffällige Größenunterschiede aufwiesen, so daß man daraufhin zu der Annahme eines polymorphzelligen Sarkoms neigte. Das Schwellkörpergewebe war als solches auch im mikroskopischen Bilde nicht mehr zu erkennen, doch konnte festgestellt werden, daß zahlreiche Lichtungen venöser wie arterieller Gefäße von den Geschwulstzellen erfüllt waren. Schließlich deckte die Durchmusterung der Präparate bei stärkeren Vergrößerungen eine zarte, ziemlich regelmäßige fibrilläre Streifung der Zelleiber auf. Sie war namentlich an solchen Stellen unverkennbar, wo, wie in Abb. 107, größere, langgestreckte zellige Gebilde der Länge nach getroffen waren. Nach dieser Feststellung gelang es namentlich

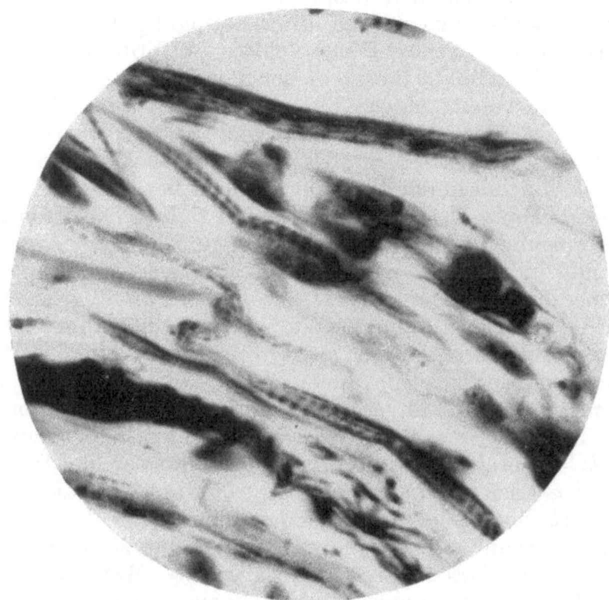

Abb. 108. Rhabdomyosarkom des Penis (Färbung nach HEIDENHAIN, starke Vergrößerung).

mit Hilfe der HEIDENHAINschen Eisenhämatoxylinfärbung unschwer allenthalben auch eine mehr weniger deutliche Querstreifung zur Darstellung zu bringen und so den Fall zu klären, ihn als Rhabdomyosarkom endgültig richtig zu benennen (Abb. 108). Es ist anzunehmen, daß dieses Gewächs von den Schwellkörpern des Gliedes ausgegangen ist.

Danach wird es sich empfehlen, in Fällen von groß- und gemischtzelligen sarkomatösen Gewächsen des Gliedes auch nach der die Rhabdomyosarkome kennzeichnenden fibrillären Längsfaserung und der oft nicht augenfälligen Querstreifung der Zellen zu fahnden.

Metastatische Sarkomknoten erwähnt C. KAUFMANN als von WEBER und KOCHER beobachtet. Im Falle WEBERs kam es zu erbsengroßen Knötchen im Schwellkörper der Eichel und in der Haut des Gliedes nach einem Hodensarkom, während im Falle KOCHERs (bzw. LUECKES) Tochtergeschwülste eines Melanozytoblastoms in der Eichel vorlagen. Endlich wäre noch auf den bereits bei Besprechung des Priapismus erwähnten Fall BEGGS zu verweisen, Metastasen eines Hypernephroms darstellend.

Endotheliale Gewächse des Gliedes.

Von den sonst auch ohne schärfere Trennung zusammen mit den Sarkomen abgehandelten (C. KAUFMANN) endothelialen Blastomen des Gliedes kommen die wenigen bekannt gewordenen Fälle von Hämangioendotheliomen und Kapillarendotheliomen in Betracht. Von ihnen sagt COLMERS, daß sie „äußerst seltene“ und klinisch „sehr bösartige Gewächse“ seien, deren sehr schwierige histologische Diagnose oft trotz eingehendster Untersuchung eine Wahrscheinlichkeitsdiagnose bleibe. Tatsächlich sind einzelne der mitgeteilten Fälle in ihrem Wesen schwer zu erfassen.

Einen der ersten genauer untersuchten einschlägigen Fälle hat schon KAUFMANN unter den Gliedsarkomen besprochen. Es ist dies der Fall MAURERS, den der Autor selbst als Angiosarkom unter Beifügung der Bezeichnung „Endothelioma intravasculare“ benannt hat. Diese an VOLKMANNS Klinik erfolgte Beobachtung betraf einen 50jährigen, der seit 3 Monaten an Geschwülsten in den Leisten litt, die bereits eingeschnitten worden waren. Sein Glied machte ihm keinerlei Beschwerden. Es war halb erigiert und bretthart. In den Leistengegenden fand sich je ein talergroßes, mit derben überhängenden Rändern versehenes Geschwür und in der Haut der Beine saßen vereinzelte kleine Knoten unter, bzw. in der Haut. In der Folge stellten sich solche Knötchen über dem ganzen Körper ein und unter mäßigem Fieber und zunehmendem Kräfteverfall starb der Kranke in wenigen Wochen. Bei der Leichenöffnung erwiesen sich die Schwellkörper des Gliedes und der Harnröhre gleichmäßig verhärtet, von einer gelblichweißen Gewächsmasse durchsetzt, wie auch die zahlreichen Hautknoten (andere Tochtergeschwülste waren nicht vorhanden) eine weißliche Schnittfläche darboten, von der sich ein milchiger Saft abstreifen ließ. Mikroskopisch war die Schwellkörperhülle unverändert und die Maschenräume der Corpora cavernosa im Bereiche des Gewächses mit runden oder spindeligen, selten zylindrischen Zellen prall ausgefüllt. Im Schwellkörper der Harnröhre (besonders Bulbus und Glans) sah man neben vergrößerten wie aufgequollenen Endothelzellen zylindrische solche in ein- oder mehrfacher Lage und Übergänge von noch eine Lichtung aufweisenden Bluträumen zu durch Zellwucherung völlig verlegten. Mit diesem Befunde begründete MAURER mit Recht seine Auffassung des Gewächses als eines Endothelioma intravasculare, eine Meinung, die später auch von VOLKMANN, LIMACHER, BORRMANN anerkannt wurde.

Einen weiteren einschlägigen Fall beschrieben ALEXANDER-DUNHAM. Es wurde aus dem Gliede eines 50jährigen Mannes eine seit 6 Monaten bestehende Geschwulst von $2^1/_2$ cm Länge und $2^3/_4$ cm Breite herausgeschnitten. In ihrem geweblichen Aufbau erwies sich die von einer anscheinend unvollständigen Kapsel umgebene Geschwulst als aus dem Gerüstwerk des Schwellkörpers, also alveolär aufgebaut, wobei die Alveolen mit ovalen, kubischen oder mehrkantigen, bläschenförmige Kerne führenden Zellen ausgefüllt waren. Gelegentlich fielen die Kerne auch durch ihre Größe auf, enthielten wie alle übrigen große Kernkörperchen und waren vielfach in Teilung begriffen. Ab und zu zeigten sich die Zellen flach und perlkugelähnlich übereinander geschichtet. Auf diesen Befund hin wurde das Gewächs Endotheliom genannt und die epithelähnlichen Blastomzellen vom Endothel der Schwellkörperräume abgeleitet. Im Gegensatz zum Falle MAURERS verhielt sich dieses Gewächs klinisch gutartig, wenigstens soll der Operierte 2 Jahre später gesund gewesen sein.

Einen schwierig zu deutenden Fall stellte die Beobachtung HILDEBRANDS dar. Er entfernte bei einem 68jährigen ein taubeneigroßes, knorpelhartes Gewächs, das innerhalb eines Jahres an der Unterseite des Gliedes etwa in der Mitte der Pars pendula herangewachsen war. Das hierbei mitentfernte Stück der Harnröhre zeigte eine 4 mm im Quadrat haltende Stelle ihrer Schleimhaut wie geschwürig zerfallen. Während die Schwellkörper des Gliedes plattgedrückt, sonst unverändert waren, saß der größte Teil der Geschwulst innerhalb des Schwellkörpers der Harnröhre und erwies sich als aus breiten, verzweigten Zügen dicht aneinander liegender, teils rundlicher, teils kurzspindeliger Zellen aufgebaut. Die Zellzüge steckten in bindegewebigen Maschen, füllten diese zumeist vollständig aus, ließen aber auch mitunter in der Mitte einen kleinen Raum frei. Auch umschlossen vereinzelte Zellhaufen dünnwandige, hyalin umsäumte Gefäße. An der erwähnten wie geschwürigen Stelle der Harnröhrenschleimhaut meinte HILDEBRAND den Einbruch des Gewächses sehen zu können, während BORRMANN sicherlich mit Berechtigung den Einwand erhob, daß auch umgekehrt ein Krebs der Harnröhre hier seinen Weg in den Schwellkörper genommen haben könnte. Auch COLMERS stimmt dieser letzteren Meinung bei, die HILDEBRAND zwar ebenfalls ernstlich in Erwägung gezogen, aber zugunsten der Annahme eines Endothelioms fallen gelassen hat.

Im Falle COLMERS handelte es sich um einen 56jährigen Bergmann, bei dem es im Verlaufe von 3 Monaten zu einer sehr schmerzhaften Schwellung des Gliedes gekommen war. Das Glied war ähnlich wie im Falle MAURERS halb erigiert, bretthart und zeigte außerdem flache Knoten an der Eichel und erbsengroße Knötchen in der Schafthaut, neben derben Lymphsträngen. Die gleiche Schwellung und Härte war auch am Damm entsprechend den Schwellkörpern zu tasten. Die Harnröhre erwies sich als frei, Vorsteherdrüse und Mastdarm als unverändert. Um die unerträglichen Schmerzen dem Kranken zu nehmen, wurde die Pars pendula abgetragen, wobei nach Durchtrennung der Haut die Schwellkörper abbrachen. Sie war in eine morsche Geschwulstmasse umgewandelt, von der eine schokoladefarbene, zähe, schleimige Flüssigkeit abfloß. Die Schmerzen hielten jedoch auch weiterhin an, und unter raschem Verfall der Kräfte und Erlahmung der Herztätigkeit starb der Kranke nach einer Woche. Bei der Leichenöffnung fanden sich zahlreiche Metastasen in den Lungen und im rechten Herzen, ein großer, braunroter Geschwulstknoten in der Harnblasenwand, ferner war die gleiche Masse in den Leisten und in der Adduktorenmuskulatur enthalten. Das abgetragene Glied erwies sich in seinen Schwellkörpern der ganzen Länge nach von dem morschen Geschwulstgewebe durchwachsen, zeigte Knoten auch in der mächtig vergrößerten Eichel und ein ähnliches Verhalten der der Leiche entnommene Rest des Gliedes. Auch die Tunica albuginea war durchwachsen, dadurch verbreitert und von rötlichbraunen Flecken und Streifen durchsetzt. Histologisch hatte das Geschwulstgewebe insoferne eine große Ähnlichkeit mit dem von MAURER beschriebenen, als sich auch hier große epithelähnliche Zellen fanden, die in breiten Massen, ohne ein eigenes Stroma zu besitzen, die Corpora cavernosa ausfüllten, von deren Endothel keine Spur mehr zu finden war. Doch lag ein Unterschied darin, daß im Falle COLMERS das Balkenwerk der Schwellkörper wie auch ihre Hülle von dem Gewächs durchwuchert waren, daß ein Wachstum über die Tunica albuginea hinaus erfolgte, vielfach Einbrüche in Gefäße vorlagen, während in MAURERS Fall das Gewächs auf die Räume der Schwellkörper beschränkt blieb.

So können vornehmlich diese beiden nur dem Grade nach verschiedenen Gewächse als Hämangioendotheliome bezeichnet werden. Von den beiden anderen mag im Falle ALEXANDER-DUNHAMS die Benennung Endotheliom zu Recht bestehen, im Falle HILDEBRANDTS aber hat die Annahme, daß ein Krebs der Harnröhre vorliege (BORRMANN) mehr Wahrscheinlichkeit für sich.

COLMERS glaubt auch den dritten als Gliedsarkom bezeichneten Fall VOPELS als Endotheliom deuten zu können und es sprechen die dort beschriebenen verschiedenartigen Zellformen, die zahlreichen Blutungen, das Wuchern im

Maschenwerk des Schwellkörpers anscheinend tatsächlich für diese Meinung. Außerdem werden aber auch gefäßreiche Teile des Gewächses beschrieben mit vielen weiten, nur aus einem Endothelrohr bestehenden Bluträumen, die an das Verhalten der Kapillarendotheliome gemahnen.

Gelegentlich der Besprechung des Gliedkrebses wurde bereits darauf verwiesen, daß das von CREITE als Karzinom gedeutete Gewächs bei einem 2jährigen Knaben sich bei der von W. H. SCHULTZE vorgenommenen Überprüfung als ein Hämangioendotheliom erwiesen hat. Um einen ebenfalls in sehr jugendlichem Alter stehenden Knaben (10 Monate) handelte es sich bei der Beobachtung GOBBIS. Auch hier hatte das Gewächs die Schwellkörper in großer Ausdehnung durchsetzt und dem Gliede die Größe der erigierten Rute eines Erwachsenen verliehen. Im histologischen Bilde fanden sich vielgestaltige, radiär um Gefäße angeordnete Geschwulstzellen, die zwischen sich feine leimgebende Fasern aufwiesen. Nach diesem Befund kommt GOBBI zu dem Schlusse, daß ein Hämangioperitheliom vorliege und rechnet dieses unter der Bezeichnung Endotheliom mitgeteilte Gewächs zur großen Gruppe der Sarkome.

Aus jüngster Zeit wäre schließlich noch auf eine Mitteilung von BALOG und CERQUA zu verweisen, in der von einer erbsengroßen, an der Wurzel des Gliedes tastbaren Geschwulst berichtet wird. Sie fand sich bei einem 40 jährigen, saß im linken Gliedschwellkörper und mußte, trotzdem sie von einer Kapsel umgeben war, herausgeschnitten werden, da sie sich nicht ausschälen ließ. Nach dem Ergebnis der histologischen Untersuchung kleiden die Zellen des Gewächses nach Art von Drüsenzellen zartwandige Röhrchen aus, sind teils platt und im Kernbereich vorspringend, teils kubisch, die Kanälchen selbst, in ihrem Verlauf geschlängelt, erinnern im ganzen an die Gefäße eines Kapillarangioms. An anderen Stellen sind die Zellen unregelmäßig im Stroma verteilt, von verschiedener Größe, bald rundlich, bald polygonal, ihre Kerne sind groß, auch mit großen Kernkörperchen versehen. Die mit Ausläufern ausgestatteten besonders großen Zellen, die von den Autoren mit Fibroblasten verglichen werden, sind nach den der Mitteilung beigegebenen Abbildungen schwer zu beurteilen. In der bildlichen Darstellung scheinen sie eine Längsstreifung des Zelleibes aufzuweisen.

Fremdkörper der Harnröhre.

Bei den Fremdkörpern der Urethra kann man zweckmäßig solche unterscheiden, welche von außen her in die Harnröhre gelangt sind, sei es, daß sie vom Orificium urethrae her eingeführt wurden, sei es, daß sie durch Verletzung des Penis in die Harnröhre eindrangen, und solche, welche von weiter körperwärts gelegenen Abschnitten der Harn- und Geschlechtswerkzeuge in die Urethra gekommen sind. Schließlich seien hier noch jene „Corpora aliena“ erwähnt, welche, wie die Parasiten, selbständig in die Harnröhre eingedrungen sein können und die autochthon in der Urethra entstandenen Steinbildungen (Lithiasis). Bezüglich der letzten zwei genannten siehe das Kapitel Steine der Urethra.

Natürlicherweise kann jede Stelle der Harnröhre Sitz eines Fremdkörpers sein. Trotzdem gibt es gewisse Regelmäßigkeiten. So führt ENGLISCH nur 3 Fälle an, wo der Fremdkörper in der Fossa navicularis gefunden wurde. Häufig liegen dieselben in der Pars pendula und zwar besonders im Bereiche des Bulbus urethrae, was durch die Ausweitung der Harnröhre an dieser Stelle begünstigt wird. Selten werden sie in der Pars prostatica beobachtet, was einerseits auf den besonderen anatomischen Verhältnissen dieses Abschnittes beruht, andererseits weil die einmal bis hierher gelangten Fremdkörper gewöhnlich bis in die Blase weiter wandern. Es braucht nicht besonders vermerkt zu werden, daß Fremdkörper, die nicht zu groß sind und glatte Oberfläche besitzen, leichter in die hinteren Partien der Harnröhre gelangen werden als rauhe, unregelmäßig geformte. Über den Mechanismus des ,,Wandern" auch gegen die Richtung des Harnstrahles vgl. ORAISON. Über die Bedeutung der Erektion dabei stellte POULET Untersuchungen an.

Unter den in die Urethra eingebrachten Fremdkörper werden solche vermerkt, welche therapeutischen Zwecken dienten (abgebrochene Bougies, Katheterstücke, Teile chirurgischer Instrumente usw.). Die bei weitem größere Mehrzahl pflegt zu masturbatorischen Handlungen in die Harnröhre eingeführt worden zu sein. Die verschiedensten Fremdkörper werden beschrieben. Zusammenstellungen über dieselben, welche sicher noch nicht alle Beobachtungen umfassen, finden sich bei POULET und neuerdings in den Mitteilungen von HERMANN sowie in der Publikation von KOCH. Als Kuriosum sei erwähnt, daß durch Einführung von mit Pulver gefüllten Röhrchen in die Urethra Selbstmordversuche angestellt wurden (POULET), Grashalme sah SKLARZ bei einem 45jährigen Mann bei gleichzeitig bestehendem blutig-schleimigen Ausfluß aus der Urethra, Stengel des Winterlauchs BONNET et SIMMONET. HASLINGER entfernte bei einem 13jährigen Knaben ein über 1 m langes Stück Blumendraht, welches zusammengeknäult in der Harnblase gelegen war und noch mit einem 10 cm langen Ende aus der Urethra herausragte. GOETZSCHE fand einen Priem in der Harnröhre, der völlige Unmöglichkeit der Harnentleerung bedingt und an umschriebener Stelle zur Bildung eines periurethralen Abszesses geführt hatte. Von neueren Mitteilungen über Fremdkörper in der männlichen Urethra seien die Beobachtungen von YAMAMOTO, WEBER, STILLER, MICHON, POMEROY, HÄUER, TIERNY und GLINGAR genannt. Glasstäbe, Nähnadeln, Wachs, Fischgräten, Tannenzweige, Hutnadeln und viele andere Fremdkörpes werden beschrieben. Diesbezüglich sei auf die Handbücher der Urologie verwiesen.

Weit seltener werden Fremdkörper in der Urethra gefunden, welche nach Verletzungen des Gliedes in der Harnröhrenlichtung liegen geblieben sind. Es werden Projektile, Stoffteilchen, Holzsplitter erwähnt (POULET). SULTAN sah eine abgebrochene Injektionsnadel im Penis.

Die Fremdkörper können jahrelang ohne wesentliche Beschwerden getragen werden. ROUTIERs Patient trug 3 lange Haarnadeln durch 4 Jahre, CHAVANNEZ et LEFÈVRE beobachteten eine Durchbohrung der Eichel durch ein gleiches Gebilde, welches 10 Jahre vorher in die Harnröhre eingeführt worden war, ohne den Mann in der Zwischenzeit irgendwie behindert zu haben. LOPEZ-QUINTANA entfernte bei einem 35jährigen Mann durch Harnröhrenschnitt eine Nadel, welche schon 20 Jahre in der Urethra gelegen haben soll.

An derartig lange in der Harnröhre verbliebenen Fremdkörpern pflegen zumeist die Zeichen der Harninkrustation sichtbar zu sein, jedoch viel seltener als bei den in der Harnblase gelegenen. ENGLISCH verzeichnet unter 183 Fremdkörpern der Urethra 20 mit Harninkrustation, gleichzeitig bestehende entzündliche Veränderungen in der Urethra pflegen die Ausbildung der Inkrustion zu beschleunigen. So wird sie in einem mit akuter Urethritis vergesellschafteten Falle von ORAISON bereits am 6. Tag vermerkt. Häufig bilden sich die Inkrustationen nicht gleichmäßig an der ganzen Oberfläche des Fremdkörpers, sondern besonders bei Nadeln, Drahtstücken usw. in Form kleiner Knoten.

Weit weniger häufig gelangen Fremdkörper aus den oberen Harnwegen (Blase, Nieren) und aus diesen benachbarten Organen in die Urethra, wenn man von den Steinbildungen absieht. Ein diesbezüglicher Fall wurde von GLINGAR mitgeteilt: Bei dem Patienten bestand 3 Wochen vor der Spitalsaufnahme ein eitriger Ausfluß aus der Urethra. Bei der Untersuchung fand

GLINGAR unmittelbar hinter der Fossa navicularis eine Schwellung und Vorwölbung der Schleimhaut, die durch einen Knochensequester bedingt wurde. Hinter dem Sphincter internus ließ sich in der rechten Seitenwand der Harnröhre eine strahlige Narbe feststellen. Da gleichzeitig eine Aufhellung der Verbindung zwischen Os sacrum und Darmbein rechterseits bestand, nimmt GLINGAR eine Osteomyelitis dieser Knochen an, welche zur Ausstoßung eines Sequesters auf diesem ungewöhnlichen Wege führte. GLINGAR vermerkt auch, daß nach Angaben im Schrifttum Knochenstücke bis 15 Jahre in der Urethra liegen können und erwähnt Befunde von Sequestern in der Harnröhre nach Beckenfrakturen, insbesondere solchen, die auf Schußverletzungen zurückgehen, sowie nach Tuberkulose der Beckenknochen (vgl. auch ähnliche Mitteilungen von GAYET, UNGERER, DELABASTAILLE).

Die Folgeerscheinungen, die Fremdkörper in der Urethra hervorzurufen pflegen, sind im allgemeinen mehr weniger die gleichen, nur in Ausdehnung und Schwere verschieden. Entzündliche Veränderungen an der Schleimhaut werden wohl nie vermißt (vgl. Kapitel nichtgonorrhoische Urethritis). Periurethritis, Zusammenhangstrennungen der Harnröhre, periurethrale Abszesse mit ihren Folgen (Urininfiltration, Gangrän des Gliedes) werden beobachtet. Schließlich können Divertikelbildungen, Strikturen und Verstümmelungen des Gliedes die Endausgänge sein. In einer Zusammenstellung von 181 Fällen verzeichnet ENGLISCH 2 Todesfälle an Urämie, 3 an Septikopyämie.

Steinbildungen im Bereiche des Gliedes.

Bezüglich der Steinbildungen im Bereiche des Gliedes kann man an Ort und Stelle entstandene (autochthone) Steine und sekundäre („Wandersteine" WEHNER) unterscheiden, welche aus den Nieren, Harnleitern und der Blase oder den drüsigen Anhangsgebilden der Harn- und Geschlechtswerkzeuge, in erster Linie der Prostata und den COWPERschen Drüsen stammen (Abb. 109 bis 111). SUTER schlägt vor, die Konkrementbildungen in autochthone, heterochthone und amphichthone einzuteilen, wobei er unter letzteren solche versteht, welche nicht in der Harnröhre entstanden, durch Ablagerung von Harnsalzen hier wesentlich gewachsen sind.

Der Lage nach nehmen die Steinbildungen im Bereiche des Gliedes entweder die Harnröhre oder Divertikel dieser ein (Urethralsteine), oder akzessorische Höhlenbildungen neben der Urethra (Paraurethralsteine) oder schließlich den Vorhautsack (Präputialsteine).

I. Urethral- und Paraurethralsteine.

Was die Häufigkeit der Harnröhrensteine anlangt, so vermerkt KAUFMANN auf Grund von 112 Beobachtungen eine deutliche Bevorzugung einerseits des kindlichen Alters zwischen dem 1. und 10. Lebensjahr (ebenso BRITNEW), andererseits der Zeit zwischen dem 30. und 40. Lebensjahr. Auch FINSTERER hebt das häufige Vorkommen von Steinleiden im 5. Dezennium hervor. Die hohe Erkrankungsziffer im Kindesalter wird von BORMACHER mit den Harnsäureinfarkten in den Nieren Neugeborener in Zusammenhang gebracht. ORAISON betont den Umstand, daß infolge der Kleinheit des Colliculus seminalis bei Kindern, die zumeist an Sekundärsteinen erkranken (HUDDY), Konkremente aus der Harnblase leichter in die Harnröhre gelangen können, während umgekehrt eine vorhandene Vergrößerung der Vorsteherdrüse dies hindert und es erklärt, warum in höherem Lebensalter selten Urethralsteine angetroffen werden. Dagegen fand CHAMBERLAIN Erwachsene ebenso häufig befallen wie Kinder. Ähnliches vermerkt ENGLISCH. Es erscheint wahrscheinlich, diese abweichenden

Ergebnisse der Statistiken auf die rassenmäßige Verschiedenheit des untersuchten Materials zu beziehen, da z. B. nach WULSTER in slavischen Ländern

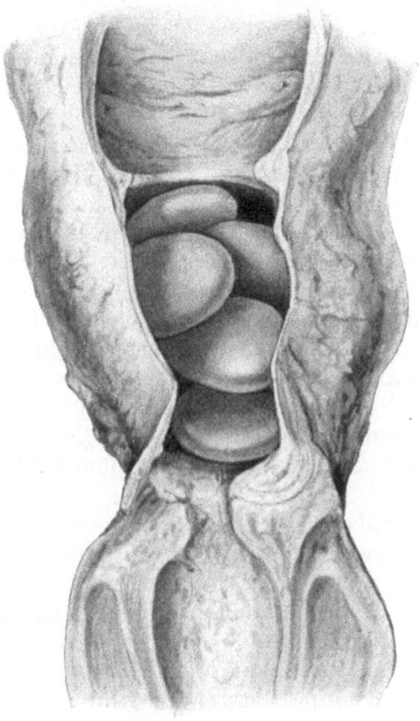

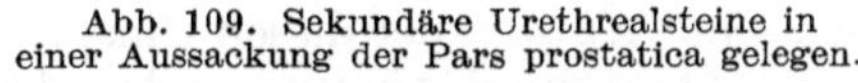

Abb. 109. Sekundäre Urethrealsteine in einer Aussackung der Pars prostatica gelegen.

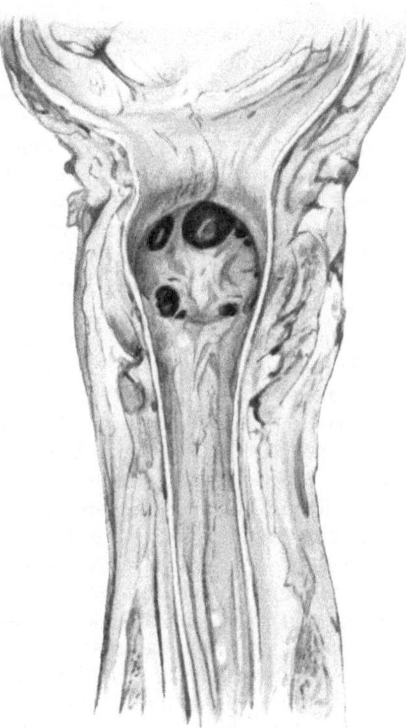

Abb. 110. Harnröhrensteine. Prostatakonkremente, teilweise in der Urethra gelegen.

auch an und für sich besonders häufig Steine im Bereiche der Harnwege gefunden werden. Auch verschiedene Ernährungsverhältnisse bei Erwachsenen und Kindern dürften eine Rolle spielen. Sollte das Überwiegen von Urethralsteinen bei Kindern zu Recht bestehen, könnte dies, wie schon kurz erwähnt, mit auch dadurch zu erklären sein, daß die Mehrzahl der Harnröhrenkonkremente Wandersteine sind. So vermerkt BRITENEW unter 24 Fällen nur 2 primäre, ENGLISCH in einer Zusammenstellung von 405 Fällen nur 35. Nach SIWON sollen autochthone Steine sich vorwiegend in Divertikeln finden.

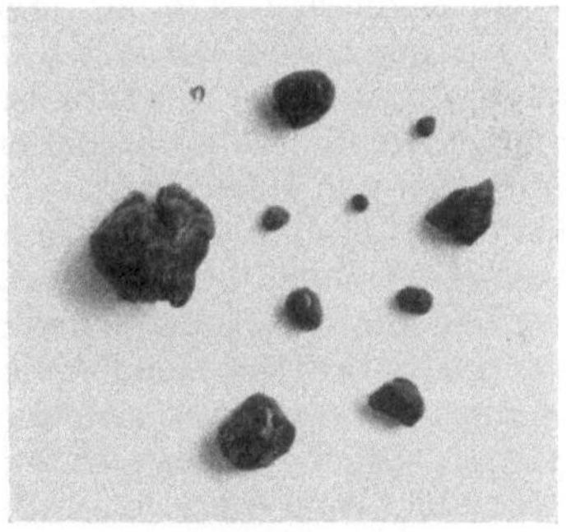

Abb. 111. Dieselben Steine wie Abb. 110, isoliert.

Bezüglich der Entstehung der sekundären Urethralsteine sei auf die einschlägigen Kapitel ,,Nieren- und Blasensteine“ in diesem Handbuch verwiesen. Eine wichtige Rolle spielt hier wie bei den primären Harnröhrensteinen das Vorhandensein kolloidaler Substanzen, wie sie z. B. in den Sekreten der Anhangsdrüsen vorkommen. In betreff der Bildung der autochthonen Konkremente wäre zu vermerken, daß sie nur selten in einer vollkommen normalen Urethra sich finden, daß vielmehr zumeist irgendwelche Hindernisse für die Harnentleerung nachweisbar sind, welche die Stauung des Urins und damit die Abscheidung von Harnsalzen begünstigen. Auch Fremdkörper im weitesten Sinne des Wortes können die gleiche Rolle übernehmen, selbst dann, wenn sie außerordentlich geringfügig sind, gewissermaßen nur als „Kern" für die Ablagerung der Salze dienen. Die Ergebnisse solcher Vorgänge werden von manchen Autoren auch als sekundäre Steinbildungen bezeichnet, im Gegensatz zu jenen primären, wo ein solcher Kern fehlt.

Die Harninkrustationen um Fremdkörper wurden bereits kurz angeführt. Rathbun entfernte aus der Harnröhre eines 20jährigen Mannes, der im 7. Lebensjahr eine Poliomyelitis durchgemacht hatte, einen 10 cm langen und 3 cm im Durchmesser haltenden Stein, der in seinem Inneren als „Kern" ein Drahtstück enthielt. Pfister fand ein viereckiges Konkrement in der Urethra eines 10jährigen Knaben, das dieser bereits seit längerem an der Wurzel des Gliedes gefühlt zu haben vorgab. Ein Schnitt durch den Stein zeigte, daß in den zentralen Anteilen Bilharziaeier in Gruppen zusammenlagen, während die oberflächlichen Schichten aus rosettenförmig angeordneten Kristallen von Harnsäure bestanden. Liston entfernte einen Stein, der als Kern ein Stückchen eines ledernen Ringes enthielt. Ähnlich können Blutkoagula, welche nach Verletzungen des Gliedes in die Urethra gelangen (Levin) und Smegmapartikel (Givel) als „Abscheidungskerne" dienen.

Fehlen Fremdkörper, so werden die Urethralsteine gewöhnlich blasenwärts von Strikturen gefunden, wo es infolge der Ausweitung der Harnröhrenlichtung zur Stagnation des Urins und damit zum Ausfall von Harnsalzen kommt. Infektionen begünstigen den Salzausfall (Thévenot). Auch bei den in Divertikeln gelegenen spielt die Stagnation des Urins die Hauptrolle. In angeborenen Divertikel sind sie nach Chamberlin sehr selten, doch hat auch Neugebauer in solchen Steine gesehen. In ähnlicher Weise ist die Entstehung von Steinen in Drüsenausführungsgängen, die durch vorausgegangene entzündliche Veränderungen (Gonorrhöe) ausgeweitet sind, zu erklären. Oftmals kann die Kommunikation mit der Harnröhre sehr enge sein. Huddy, der diesen Umstand hervorhebt, weist auch auf die Rolle der Stoffwechselstörungen bei der Bildung der Konkremente hin. Aber auch die gewöhnliche Ernährung kann die Konkrementbildung bei gesunden Menschen begünstigen, wie dies Franco für die Einwohner der Philippinen nachgewiesen zu haben glaubt, indem er das verhältnismäßig häufige Vorkommen von Steinerkrankungen bei den Einwohnern dieser Inseln mit dem Reichtum des aus vulkanischem Gebiet stammenden Trinkwassers an Mineralsalzen erklärt. Daß nebenbei entzündliche Veränderungen in der Urethra bei der Steinbildung mit von Bedeutung sind, steht außer Zweifel, wobei besonders die ammoniakalische Zersetzung des Harns das Ausfallen von Harnsalzen begünstigt. Peacock macht besonders auf die Häufigkeit von Steinbildungen in den Harnwegen bei durch Staphylococcus albus bedingten Entzündungen aufmerksam.

Der chemischen Zusammensetzung nach ist der überwiegende Teil der im Schrifttum niedergelegten und daraufhin untersuchten Urethralsteine, wenigstens soweit es sich um primäre handelt (Huddy, Lieblein), aus Phosphaten aufgebaut (Neugebauer, Boeminghaus, Castano y Astraldi, Hinterstoisser, Wehner). Kaufmann vermerkt sogar, daß diese primären Konkremente immer Phosphate seien. Demgegenüber stehen die Beobachtungen von Finsterer und Delore et Labry, die Uratsteine sahen. Einen Zystinstein in der Urethra vermerkt Enwalt (zit. nach Oraison), ein aus phosphorsaurer Ammoniakmagnesia bestehendes Konkrement in einem paraurethralen Hohlraum beobachtete Suter. Zumeist handelte es sich bei den Urethralsteinen um gemischte Konkremente, welche nach HOTTINGER, der dieselben wie die meisten Autoren für überwiegend sekundäre Steine hält, aus einem Mantel von Phosphaten und Karbonaten bestehen, der einen aus Uraten und Oxalaten gebildeten Kern umschließt.

Dies drückt sich auch in der Form der Steine aus. Sind sie klein, so zeigen sie gewöhnlich rundliche oder bohnenförmige Gestalt, die größeren sind „dattelförmig" oder erscheinen als längliche kompakte, sehr selten auch (BOUCHÉ zit. nach ORAISON) als röhrenförmige Gebilde, welche oberflächlich geriffelt oder glatt sind. Am Durchschnitt kann man häufig die Anlagerung neuer Schichten sehr deutlich erkennen, wobei die Abscheidung nicht gleichmäßig an beiden Polen erfolgt, sondern am blasenwärts gelegenen Ende erheblich mächtiger zu sein pflegt. Es entsteht dadurch eine exzentrische Anordnung der Schichten (instruktive Abbildungen bei ORAISON und bei ADRIAN). Hantelform wird bei Steinen beschrieben, welche z. B. von der Pars prostatica urethrae in die Blasenlichtung hinein vorragen oder sonst an Stellen von Verengerung der Harnröhre liegen. Ganz unregelmäßig kann die Form jener Steine sein, welche nicht in der Urethra selbst gelagert, in Divertikeln der Harnröhre, in periurethralen Abszeßhöhlen usw. gefunden werden.

Ebenso wie die Form wechselt auch die Größe der Urethralsteine. CHRISTELLER-JACOBY bilden einen 4,5: 1,5: 1,5 cm langen Stein ab, der blasenwärts einer gonorrhoischen Striktur bei einem 25jährigen Manne gelegen war. MARIACHESS sah einen ähnlichen von 66 mm Länge. KOCH entfernte einem 67jährigen Manne einen 6 cm langen, 1 cm dicken Phosphatstein, der einen vollkommenen Abguß der Harnröhre darstellte und den er als eine sekundäre Steinbildung ansieht. Die ungewöhnliche Größe der — dann allerdings meist in Divertikeln gelegenen — Urethralsteine ist vielfach im Schrifttum vermerkt. HINTERSTOISSER und NEUGEBAUER sahen hühnereigroße Konkremente. Ähnliche Mitteilungen stammen von CLAY, CASTANO Y ASTRALDI, BOEMINGHAUS, HAHN, LOUMEAU et DARLAN, GIULIANI, HULL und PARNELL u. v. a. Wohl den größten bisher beobachteten Stein soll nach einer Angabe CHRISTELLERS (die Originalarbeit war uns nicht zugänglich) BENOIT gesehen haben. Dieser hatte ein Gewicht von 1020 g. LYDSTON verzeichnet 720 g, LIEILL 780 g, BRITNEW 400 g, KUBATOW 390 g.

Häufig sind die Urethralsteine nicht solitär, sondern es finden sich zahlreiche kleinere und größere Konkremente. LEMPERG zählt 11, GIES-DIEDENHOFER-BEAUREGARD 12, NEUGEBAUER 14, BOGER 22, HOTTINGER 39, WU und WHEELER 93, FRANCO 206, CIVIALE und GÜTERBOCK 230, LAI bei einem 37jährigen chinesischen Schiffer sogar 2170, die von Stecknadelkopf- bis Erbsengröße variierten. Derartig zahlreiche Steine sind dann wie die Gallensteine häufig fazettiert oder können kettenartig aneinandergereiht sein (BOGER).

Die Farbe der Urethralsteine wechselt nach ihrer Zusammensetzung von ziegelrot (viel Urate) bis blaßgelb (vorwiegend Phosphatsteine). Auch schwarze Steine wurden beschrieben. Oxalatsteine, Uratsteine und reine Karbonatsteine pflegen sehr hart zu sein, Phosphat- und Zystinsteine weich.

Jede Stelle der Harnröhre kann Sitz eines Steines sein, doch findet man gewisse bevorzugte Stellen. ORAISON verzeichnet als solche: Pars prostatica, bulbosa, den „angle péno-scrotale", die Fossa navicularis. Unter 361 von ENGLISCH zusammengestellten Beobachtungen lagen in der Fossa navicularis 11,3% der Konkremente, 14,8% in der Pars pendula, in der Pars scrotalis 13,85%. In der Pars bulbosa fand er Steine in 18,5%, in der Pars membranacea-prostatica in 41,27%. Besonders die in der Pars prostatica gelegenen können erhebliche Größe erreichen. Auf Harnröhrensteine in den vorderen Anteilen der Urethra beziehen sich die Mitteilungen von PFISTER, WOSKRESSENSKIJ, CLAY, CHAMBERLIN, WEHNER, CASTANO Y ASTRALDI, HIRSCH u. v. a. Konkremente in der Pars prostatica verzeichnen HAHN, LYDSTON, GAYET, LOKUMOWITSCH, STEVENS, ISRAEL und zahlreiche andere Autoren. Diesbezüglich sei auf die in jüngster Zeit erschienene Literaturzusammenstellung von SIWON und die Handbücher der Urologie verwiesen.

Wenn die Steine größer sind, gibt sich ihr Sitz an der Schwellung des Gliedes bereits von außen zu erkennen. Eine enorme Ausweitung der Harnröhre und Vergrößerung des Penis, der 23 cm im Umfange hielt, sah FRANCO bei einem 10jährigen Jungen. Doch braucht bei kleinen glatten Steinen die Harnröhre selbst nicht schwerer verändert zu sein. Gewöhnlich ist aber die Urethra oberhalb der Steine ausgeweitet, ihre Wandung verdünnt, die Schleimhaut infolge der Verdickung der Epithelschichte und der zumeist damit einhergehenden Metaplasie des Epithels weißlich getrübt (ORAISON). Auch jahrelanges Verweilen des Steines muß keine gröberen Veränderungen bedingen und kann dementsprechend auch klinisch symptomlos bleiben (STEVENS, FABRE). Dies sind jedoch Ausnahmen. Handelt es sich um Fälle, wo plötzlich ein in die Harnröhre eingeklemmter Stein an einer der Engen der Urethra festgehalten wurde, kann Ruptur der Harnröhre gefunden werden (MAPES). Zumeist ist die Harnröhre an der Stelle des Steines aber nicht nur ausgeweitet, sondern auch entzündet und narbig verändert. Besonders häufig findet sich distal des Konkrements eine mehr minder hochgradige Striktur, welche durch Behinderung des Abflusses Ursache der Harnstauung und Salzabscheidung wurde. Nicht so selten sieht man divertikelartige Ausbuchtungen der Urethralwand, in der die Konkremente liegen. Derartige „Divertikelsteine“ der Harnröhre beschreiben BOEMINGHAUS, THOMSEN, HALPERSTEIN, NEUGEBAUER, HAHN, GARDINI, ILJIN, SUTCLIFFE, PEACOCK, LAY, HINTERSTOISSER, KIELLEUTHNER, FRANCO, LIEBLEIN, SUTER (mitgeteilt von HOTTINGER), ROITH und zahlreiche Andere. NOBRE ADHEMAR sah bei einem 24jährigen Mann einen 170 g schweren 6 : 9 cm großen Stein in einem Divertikel der Pars membranacea. Es handelt sich bei diesen Fällen teils um angeborene Divertikel (nach CHAMBERLIN selten, vgl. dagegen SMIRNOFF), teils um erworbene oder auch um Steine in paraurethralen Gängen. SALLERAS und VILAR sahen in 2 Fällen Steine in „Divertikeln“, welche sie auf Grund der klinischen Untersuchung für mit der Fossula prostatica identisch hielten. Nach CHRISTELLER sind auch erworbene Divertikel, welche auf die Ausbuchtung der durch entzündliche Prozesse aufgelockerten Harnröhrenwand zurückgehen, nicht häufig, viel öfter sind es durchbrochene periurethrale Abszesse, wie denn überhaupt entzündliche Veränderungen zu den häufigsten Komplikationen der Lithiasis urethrae gehören. Sie sind einerseits rein mechanisch durch die Reizung der Schleimhaut bedingt, welche oberflächlich durch die Rauhigkeit dieser Steine kleine Gewebsverluste erfährt, die dem Harn und Mikroorganismen den Eintritt ins Gewebe gestatten, andererseits kann die einfache Dehnung durch den gestauten Harn zu Einrissen führen. Die Ausweitung der Harnwege kann dabei nicht bloß auf die Urethra beschränkt bleiben, sondern zu mächtiger Dilatation der Blase und der Nierenbecken führen. Einen einschlägigen, tödlich verlaufenen Fall erwähnt PEDRO DEL PINO in der Aussprache zu CASTANO Y ASTRALDI. Die Harnblase reichte bei dem 15jährigen Knaben, bei dem ein nur erbsengroßer Harnröhrenstein am Meatus externus gefunden wurde, bis zum Nabel. Beiderseits bestand eine eitrige Pyelonephritis. Periurethrale Phlegmone, Urininfiltration vermerken TJUMENEW, WOSKRESSENSKIJ, BOULLET u. v. a., gangränöse Veränderungen am Skrotum HINTERSTOISSER, HALL and MILTON THARP. Durch derartige ausgedehnte Gewebszerstörungen werden Fistelbildungen angebahnt, welche ihrerseits wieder zur Ausstoßung der Steine führen können. Einschlägige Beobachtungen wurden von NEUGEBAUER, WEHNER u. a. mitgeteilt.

Die histologischen Veränderungen entbehren der Besonderheiten. Hier sei nur eine Form als besonders gekennzeichnet geschildert, die KARVONEN als Urethritis petrificans beschrieben hat und welche auch insoferne sich von den gewöhnlichen Arten der Konkrementbildung unterscheidet, als die zur Ablagerung gelangten Salze nicht nur aus dem Harn, sondern wenigstens in dem Falle DUPRAZ aus in die Harnröhre eingebrachten Medikamenten stammten. DUPRAZ sah nach 8 monatlicher Behandlung einer chronischen Gonorrhöe mit Aufschwemmungen von gelöschtem Kalk eine Inkrustation der Urethra mit Kalksalzen. KARVONEN fand bei einem 22 jährigen, an gonorrhoischer Urethritis leidenden Patienten die Schleimhaut der Pars membranacea und prostatica stark gerötet und mit kleinen Reihen weißer, harter Körner besetzt. Diese Konkremente bestanden aus Harnsäure sowie phosphor- und kohlensaurem Kalk. KARVONEN führt einen einschlägigen Fall von FRIEDLAENDER an, in welchem die Ablagerungen auf der Schleimhaut so dick wurden, daß schwere Strikursymptome bestanden. Über „Urethritis calcificans" bei Bilharziose siehe diese.

Bei den in Divertikeln gelegenen Steinen wird man von der histologischen Untersuchung Aufklärung über die Frage ob es sich um echte oder falsche Nebensäcke handelt, erwarten dürfen. Nach LOWSLEY und KIRWIN zeigen echte oder angeborene Divertikel eine mit der normalen Urethra vollkommen identische Wand und Schleimhaut. RÖSSLE untersuchte den von SUTER entfernten Steinsack und fand denselben mit einem Epithel ausgekleidet, das durchaus dem Harnröhrenepithel entsprach. Ähnlich fanden GIRGOLAW und DURAND mehrreihiges Zylinderepithel in Divertikeln der Harnröhre bei Kleinkindern. Andererseits wird der epitheliale Überzug häufig von „epidermoidalem Epithel" ohne Verhornung oder mit Parakeratose gebildet, nie aber werden in echten kongenitalen Divertikeln Anhangsgebilde der Haut (Drüsen, Haare) beschrieben. Wenn auch in den wahren Divertikeln von den übrigen Wandschichten der Urethra eine Corpus cavernosum meist fehlt, so werden doch gelegentlich „spongiosaähnliche Bildungen" (DURANT) und glatte Muskelbündel, wie auch ein größerer Gefäßreichtum dieser Schichten vermerkt. SIWON weist jedoch mit Recht darauf hin, daß die Diagnose sich nicht immer mit Sicherheit wird stellen lassen, da sekundär entzündliche Veränderungen auch in angeborenen Nebensäcken, welche ENGLISCH unter 34 Fällen von eingesackten Steinen 10mal gesehen hat, den Aufbau der Wand und die Art des Epithels weitgehend umgestalten können. Hier wäre zur Entscheidung die Lage der Divertikel heranzuziehen. Nach SCHNEIDER sitzen die primären Divertikel stets an der Unterwand der Harnröhre, mit Vorliebe „retroglandär mit wechselnder Ausdehnung nach hinten, seltener sitzen sie primär penoskrotal, sehr selten bulbär, am Perineum sich vorwölbend". Nebensäcke der Pars bulbosa beschrieben LESSING und KEERSMAEKER. Einzelheiten über die kongenitalen Divertikel der Urethra siehe beim Kapitel Mißbildungen der Harnröhre in diesem Handbuch.

Die in Nebensäcken der Harnröhre gelegenen Konkremente leiten bereits zu jenen Formen über, welche als Periurethralsteine bezeichnet werden. Nach ORAISON findet man dieselben in der Regel in der vorderen Perinealgegend oder im Bereiche des Skrotums, nach HUDDY sind sie am häufigsten in der Pars bulbosa oder prostatica gelegen. Selten trifft man Paraurethralsteine in der Pars pendula. CHEVASSU sah mehrere große solche Steine bei einem jungen Soldaten, bei dem gleichzeitig eine Hypospadie penis bestand. Während CHEVASSU eine kongenitale Taschenbildung in seinem Falle annimmt, in der sich die Steine entwickelten, dürften die meisten der Paraurethralsteine in Hohlräumen entstehen, die als Folge von entzündlichen Veränderungen oder Verletzungen zustande gekommen sind und nicht in akzessorischen Gängen des Gliedes. So werden erweiterte paraurethrale Fistelgänge, falsche Wege, gereinigte Abszeßhöhlen, Zysten der anhängenden Drüsen (Prostata, COWPERsche Drüsen [LAQUIÈRE et BOUCHARD]) nicht selten Sitz von Steinen, vorausgesetzt, daß eine, wenn auch nur kleine Verbindung mit den Harnwegen besteht, die das Eindringen des Urins ermöglicht. Im Verhältnis zu den Harnröhrensteinen sind die paraurethralen Konkremente relativ selten Ursache von Komplikationen und können auch klinisch außerordentlich lange (ORAISON vermerkt 50 Jahre) symptomlos getragen werden.

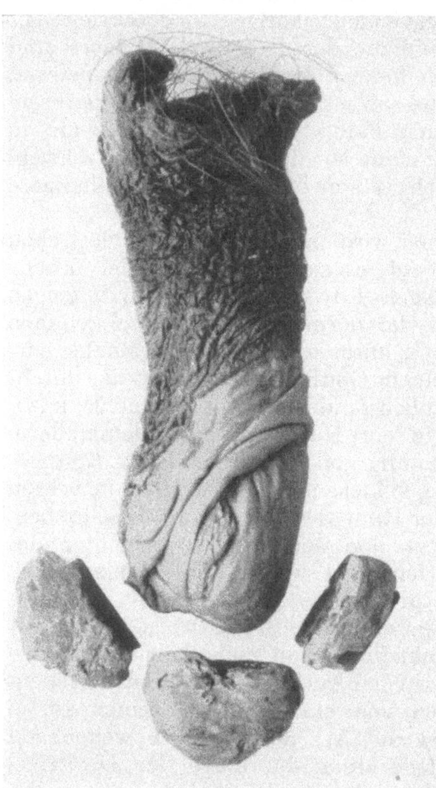

Abb. 112. „Smegmolithen".

II. Präputialsteine.

Wie bei den Harnröhrensteinen werden auch bei den Präputialsteinen sekundäre, aus den oberen Harnwegen stammende, und primäre, an Ort und Stelle gebildete unterschieden. Letztere können wahre, aus Harnsalzen zusammengesetzte Konkremente sein (Balanolithen) oder aber sogenannte Smegmolithen (MAJOCCHI) und schließlich Mischformen der genannten sein (ZAHN). Als besonders kennzeichnend für die Smegmolithen gibt MAJOCCHI den Umstand an, daß die Steine bei mikroskopischer Untersuchung sich hauptsächlich als aus konzentrisch angeordneten Epidermisschuppen zusammengesetzt erweisen, die bisweilen feinste Fetttröpfchen enthalten können und bei denen sich mikrochemisch schleimige Stoffe nachweisen lassen. Harnsalze sind in den Smegmolithen gewöhnlich nur in geringer Menge in Form von Kalzium- und Ammoniumphosphaten nachweisbar, dagegen werden Bakterien (z. B. Smegmabazillen) begreiflicherweise nie vermißt.

Zumeist werden die Smegmolithen in der Mehrzahl gefunden, ihr Lieblingssitz ist der Sulcus balanopraeputialis oder die beiden Grübchen seitlich des Vorhautbändchens. HEYMANN sah 24 kleine Präputialsteine in der Kranzfurche eines jungen Mannes. Sie bestanden aus Epithelien, Bakterien, Detritus und harnsaurem Kalk. In Abb. 112 sind 3 Konkremente dargestellt, welche in ihrer Gesamtheit ein Gebilde von 4 cm Länge, 2 cm Breite und fast 1 cm Dicke darstellten. Dasselbe war am Rücken der Glans im Präputialsacke eines alten Mannes gelegen, entsprechend der Wölbung der Eichel gebogen und bestand aus reichlichen Massen abgestoßenen Epithels und halbvertrocknetem Smegma (Museal-Nr. 4555/1855).

Die Smegmolithen besitzen bald harte, bald hornartige, am häufigsten jedoch wachsähnliche Konsistenz; wenn sie mit Harnsalzen inkrustiert sind, erscheinen sie hart und brüchig.

Wie ihre Zahl wechselt auch Größe und Form. Die Smegmolithen können oval rundlich, nierenförmig oder flach sein (MAJOCCHI), die Größe einer Bohne erreichend. Im Gegensatz zu den Balanolithen pflegt das spezifische Gewicht der Smegmolithen niedrig zu sein.

Die ausschließlich aus Harnsalzen bestehenden Steine sind schon durch ihre größere Härte und vor allem durch das Fehlen der Epithelzellen von den Smegmolithen unterschieden. Zumeist sind die Steine in der Einzahl vorhanden und erreichen eine für den Vorhautsack beträchtliche Größe. So teilt WAKIMOTO die Beobachtung eines 1,5 g schweren, 3,2: 2,6 cm großen Steines mit, den er bei einem 21 jährigen, an starker Phimose leidenden Manne entfernte. Ungefähr gleichgroß war das von MOHRMANN untersuchte Konkrement, welches entsprechend der Wölbung der Eichel (wie in unserem oben erwähnten, allerdings einen Smegmolithen betreffenden Falle) eine seichte Eindellung zeigte (genaue chemische Analyse desselben führte SOIKA aus). Beträchtliche Größe besaß auch der Präputialstein im Falle LEFÈVRES.

In seltenen Fällen (KAUFMANN) beherbergt der Vorhautsack mehere Konkremente (OELZE, ABRIN) und kann der Präputialsack unförmig aufgetrieben sein. So entleerte MÜSSIG nach Eröffnung eines kleinapfelgroßen Vorhautsackes 48 verschieden große, aus phosphorsaurem Kalk bestehende Steine im Gesamtgewicht von 30 g, PHILIPPE solche von 50 g und VANZETTI gar von 224 g Gewicht. Ähnliche Mitteilungen aus dem älteren Schrifttum finden sich in der Arbeit MAJOCCHIS mitgeteilt, Abbildungen geben MOHRMANN, SCHULTZE, C. KAUFMANN u. a.

In betreff der chemischen Zusammensetzung finden sich bei den Balanolithen die gleichen Stoffe wie bei den Harnröhrensteinen (s. diese). Zu vermerken ist, daß das Mengeverhältnis der einzelnen Substanzen in den verschiedenen Schichten des Konkrementes ein wechselndes sein kann. So ergab die chemische Analyse des von MOHRMANN beschriebenen Steines neben Kalzium, Magnesium und Phosphorsäure in den äußeren Schichten 18,44 g%, in den inneren 42,58 g% organischer Substanz, und zwar hauptsächlich Harnsäure, bzw. Urate.

Die Entstehung der Balanolithen, besonders der an Ort und Stelle gewachsenen, wird naturgemäß durch Veränderungen, welche die normale Harnentleerung behindern, begünstigt, in erster Linie durch Phimose und durch gleichzeitig bestehende Balanitis, welche die Zersetzung des Harnes fördert. Zugleich unterhält der einmal vorhandene Vorhautstein als ständiger Reiz entzündliche Veränderungen im Präputialsack. Letztere spielen auch bei der Bildung der Smegmolithen eine gewisse Rolle, da bestehende Balanitis oder Balanoposthitis (s. diese) mit stärkerer Proliferation des Epithels einherzugehen pflegt. Auch MAJOCCHI will die „smegmorrhoische Balanoposthitis" zwar nicht als alleinige, aber mit als Ursache der Steinbildung gelten lassen. Da die Smegmolithen nicht durch Abscheidung von Harnsalzen entstehen, wird es verständlich, daß auch bei Vorhandensein dieser, Harnstauung bzw. Phimose vermißt werden kann (HEYMANN).

Von Wichtigkeit ist das gleichzeitige Bestehen von Vorhautsteinen und einer Leukoplakie an der oft stark verdickten Vorhautinnenfläche (MOHRMANN als gelegentlicher Vorläufer einer bösartigen Umwandlung des Epithels. Daß dies vorkommt, beweist die Beobachtung von WILFORD: Bei dem 52 jährigen seit Jugend an einer Phimose leidenden Patienten war das Orificium praeputii 9 Monate vor Beginn der ärztlichen Behandlung vollständig verödet; der Harn wurde durch eine dorsal auf der Vorhaut entstandene Öffnung entleert. Eine von WILFORD vorgenommene Spaltung des Präputiums förderte einen glatten, runden, wie abgeschliffenen Stein von 3,6 cm Durchmesser und 28,5 g Gewicht zutage. Die mikroskopische Untersuchung der stark entzündeten Vorhaut zeigte ein Epitheliom, weswegen die Amputatio penis angeschlossen werden mußte. WILFORD nimmt an, daß die dauernde Reizung des Präputiums durch den rotierenden Stein Ursache der Entartung gewesen sei.

Verstümmelungen des Penis und Zusammenhangstrennungen der Urethra.

Verstümmelungen und Verunstaltungen des Penis werden aus den verschiedensten Ursachen beobachtet. STEINBERG sah einen 20jährigen Juden, dem ein Teil des einst beschnittenen Präputiums an der Mitte der Eichel angewachsen war und von der Vorderseite des Gliedes brückenartig auf die Glans überging. Dadurch krümmte sich der Penis bei der Erektion sichelartig. STEINBERG nimmt an, daß gelegentlich der Beschneidung die Eichel mitverletzt wurde und es so sekundär zu Verwachsungen zwischen Glans und Haut des Penis kam. Verwiesen sei hier nur kurz auf ähnliche Verwachsungen als Folgezustände geschwüriger entzündlicher Vorgänge im Vorhautsack (vgl. Abb. 44). Gleichfalls als Folge entzündlicher Prozesse am Gliede sind jene Verstümmelungen der Rute, ja Zerstörungen der ganzen äußeren Geschlechtsteile zu betrachten, die von PAROUNAGIAN sowie von GIELMANN auf syphilitischer Grundlage und von THIERFELDER im Gefolge des Granuloma venereum beschrieben worden sind. Über Verstümmelung des Gliedes durch zerfallende Gewächse siehe den Abschnitt Krebs des Gliedes. Eine weitere Beobachtung über Verstümmelung des Penis durch die Zirkumzision findet sich bei BORKOWSKI; es fehlte die Eichel samt dem Sulcus coronarius glandis.

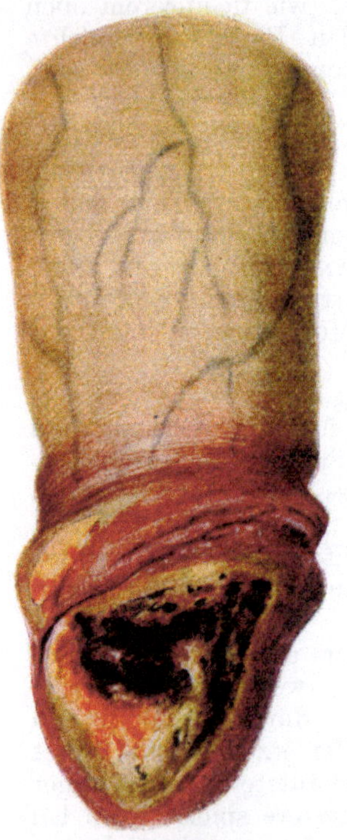

Abb. 113. Ulkusähnliche Starkstromverletzung des Gliedes. (Beobachtung von Professor JELLINEK.)

Die Mitteilung CLAUSENS (Lit.) bezieht sich auf einen 7 Monate alten Knaben, dem Penis und Skrotum von einem Hunde zerbissen wurden. Der größte Teil der Haut, das Frenulum, die untere Hälfte der Glans und beide Hoden fehlten. Ähnliches vermerken v. FRISCH und WASILIEW.

Hier wären auch die Verletzungen des Gliedes anzuführen, welche im Gefolge der Einwirkung des elektrischen Stromes entstehen. Einen einzig dastehenden Fall dieser Art, der von Herrn Prof. JELLINEK am hiesigen elektro-pathologischen Institut beobachtet und uns freundlichst zur Veröffentlichung überlassen wurde, stellt Abb. 113 dar. Es handelte sich um einen 19jährigen jungen Mann, der mit einer Starkstromleitung von 24000 Volt Spannung in Berührung gekommen war und bei dem sich an der Eintrittsstelle des Stromes am Gliede ein schankerähnliches Geschwür entwickelte. Dieses heilte unter konservativer Behandlung vollkommen mit Hinterlassung einer nur kleinen Narbe ab. Über „Elektrokoagulation" des Genitales handelt auch eine Mitteilung von FARRINGTON.

Über Selbstverstümmelung des Penis berichten BATZDORFF, SKOTNITZKY u. a., wobei man gegebenenfalls auf Symptome von Hypogenitalismus, bzw. mangelhafte Ausbildung der sekundären Geschlechtsmerkmale (Batzdorff) seine Aufmerksamkeit wird richten müssen.

Wesentlich häufiger sind Verstümmelung des Gliedes durch über den Penis geschobene Fremdkörper (Zusammenstellung der Mitteilungen aus dem älteren Schrifttum bei C. Kaufmann). Die als Folge der behinderten Blutbewegung sich eventuell einstellende Gangrän wurde bereits erwähnt (s. S. 279, Coenen). Ähnliche Fälle teilten Vermooten, Leflair und Barbulée sowie Wein-, lechner mit. (14jähriger Knabe, der sich eine eiserne Mutterschraube bis an die Peniswurzel hinaufdrehte.) In einer kürzlich in Amerika erschienenen Zusammenstellung berichtet Mac Kay über 3 eigene und 7 aus dem Schrifttum gesammelte Fälle, in denen es sich gleichfalls um Abschnürungen des Penis durch über das Glied gestülpte Ringe (auch mehrere [bis 7] solche), Eisenrohrteile usw. handelte. Einen einschlägigen Befund konnten wir bei einem 78jährigen Mann erheben (Abb. 114).

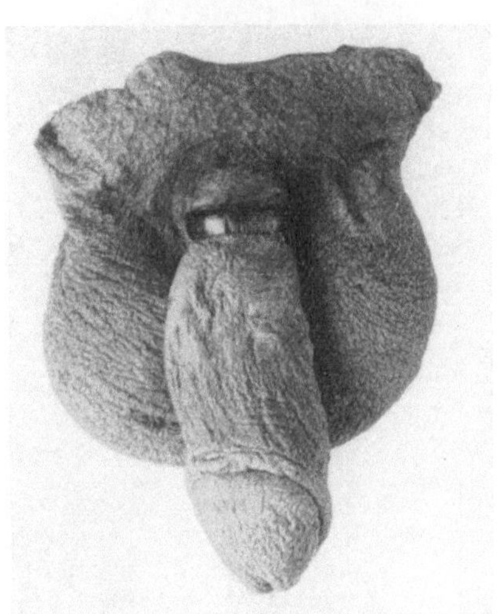

Abb. 114. Einschnürung des Gliedes durch einen Ring.

Bei der Untersuchung des Genitales zeigte es sich, daß ein 5 mm breiter, 2 cm im Durchmesser haltender, oberflächlich geschwärzter Ehering aus wahrscheinlich mit Silber oder Kupfer stärker legiertem Golde die Peniswurzel umgab. Über dem Dorsum und an den Seitenflächen des Penis lag der Ring in einer Seitenrinne frei zutage und umspannte den hier etwas verjüngten Penisschaft, während er an der Unterfläche von einer 1,5 cm breiten Hautbrücke überlagert war, unter der er sich leicht, da er sonst recht lose saß, kreisförmig drehen ließ. Bei dieser Gelegenheit konnte man feststellen, daß an einer Stelle des Ringes Spuren der Einwirkung einer Feile in Form seichter Einkerbungen sichtbar waren, die man wohl auf den Versuch einer Entfernung des einschnürenden Ringes zurückführen muß. Bei der weiteren Besichtigung des von der Hautbrücke überspannten Abschnittes entdeckte man neben und unter dem Ringe zwei etwa 0,5 cm voneinander abstehende, für anatomische Sonden durchgängige Öffnungen (Abb. 114), von denen die vordere in dem distalen, die hintere in dem proximalen Abschnitt der Harnröhre führte. Es bestand danach eine Zusammenhangstrennung des Corpus cavernosum urethrae und der Harnröhre selbst, die seinerzeit infolge der Einschnürungsnekrose zustande gekommen war und die erwähnte Hautbrücke war durch eine breite Verwachsung der granulierenden Wundränder entstanden. Auch sonst war die Penishaut in der Umgebung des Ringes und am freien Penisschaft mit ausgedehnten glatten pigmentarmen Narben versehen, als Zeichen der schweren Schädigung, die das Glied zur Zeit der frischen Einschnürung erlitten hatte.

Verstümmelungen des Penis durch Bindfadenstrangulation, oftmals mit nachfolgendem Durchschneiden dieser Ligaturen, sahen Maucleire, Cleveland (vgl. auch Mac Kay).

Auch wir hatten Gelegenheit, in jüngster Zeit einen ähnlichen Fall zu beobachten.

Es handelte sich um einen 38jährigen, an Encephalitis haemorrhagica verstorbenen Schuhmachergehilfen, dem nach Aussage seiner Frau vor Jahren der Penis durch einen

Bindfaden umschnürt worden war. Nähere Angaben konnten nicht erhalten werden. An der Unterfläche des Gliedes fand sich jetzt, 2 cm vom Angulus penoscrotalis entfernt, eine etwa 3 mm im Durchmesser haltende Öffnung, deren Ränder von einem rötlichgrauen, stellenweise feinwarzigen Gewebe gebildet wurden und an deren Grund die Harnröhrenschleimhaut der oberen Urethralwand freilag. Sowohl im spitzenwärts gelegenen Wundwinkel wie auch am blasenseitigen Ende der Öffnung gelangte man mit einer Sonde mühelos in die Urethra. Das Epithel der Harnröhre war im Bereiche der Fistel von weißlicher Farbe und verdickt, entzündliche Veränderungen fehlten jedoch hier wie auch in der Harnblase.

Bei der sehr seltenen Form von Luxation des Penis ist das Präputium am Sulcus coronarius durchrissen, das Glied selbst meist unter der Haut des Skrotums oder der Symphyse verschwunden (Heller). Casper unterscheidet eine Luxatio penis scrotalis, hypogastrica und femoralis. Eine einschlägige Beobachtung bei einem Neger, der mit dem Penis auf den Rand eines Kahnes aufschlug, teilt Valerio mit. Derartige Luxationen können jahrelang bestehen bleiben. Bonnain sah einen 22jährigen Mann, der vor 22 Jahren von einem Ochsen an den Genitalien verletzt worden war. Am oberen Teil des entsprechend geformten Hodensackes fand sich eine längliche Öffnung, aus der sich Harn entleerte, der jedoch nicht direkt aus der Urethra kam, sondern sich zuerst in einem kleinen Sack ansammelte. Bei der Operation fand sich der Penis in diesem Hohlraum, und zwar an der unteren Fläche desselben angeheftet. In anderen Fällen bleiben die häutigen Hüllen des Gliedes als Schlauch sichtbar (Nélaton). Eine ähnliche Mitteilung stammt von Moldenhauer.

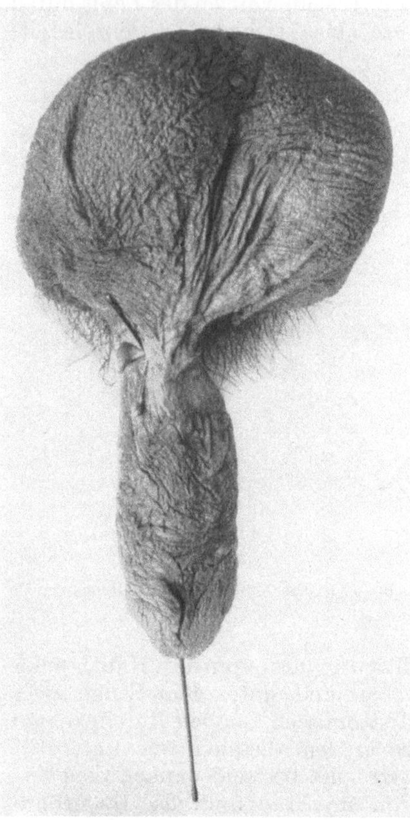

Abb. 115. Dasselbe Präparat wie Abb. 114 nach Entfernung des Ringes. Ansicht der Unterfläche des Gliedes.

Auf ähnliche stumpfe Gewalteinwirkungen sind jene Formen der Verletzungen des Gliedes zurückzuführen, die als Schindung des Penis bezeichnet werden. Sie kommen gewöhnlich in der Weise zustande, daß die Beinkleider und Geschlechtsteile von Treibriemen, rotierenden Maschinenteilen usw. erfaßt werden und nun die Haut des Gliedes und gewöhnlich auch des Hodensackes abgerissen wird (Gebele, Kaufmann).

Über Koitusverletzung des Penis liegen in der gerichtlich-medizinischen Literatur zahlreiche Angaben vor, oft über sehr ausgedehnte Verstümmelungen (Hofmann-Haberda, Heller). Borkowski beschreibt einen Fall von Abbiß der Glans penis bei einem 22jährigen Mann. Hierher gehört auch die sog. Fractura penis (Malis und Redi), welche durch Hämatombildung mit nachheriger Organisation des Blutergusses und narbiger Schrumpfung des Gewebes zu schweren Verunstaltungen führen kann (dasselbe Ergebnis können entzündliche Veränderungen — Kavernitis, z. B. durch Gonorrhöe bedingte — im Gefolge haben). O. Sachs erwähnt einen Fall von Schußverletzung des

Penis, der mit Bildung einer derben, knorpelharten Platte ausheilte, die sich histologisch als Schwielengewebe mit Fremdkörpergranulomen erwies. Das Projektil hatte bei dem 21 jährigen Manne die Tunica albuginea und die Corpora cavernosa verletzt. SACHS bezeichnete die Veränderung als Cavernitis traumatica und betont die Wichtigkeit, auf das Bestehen entzündlicher Veränderungen zu achten, was die Abgrenzung gegenüber den makroskopisch ähnlichen Bildern der Induratio penis plastica erlaubt. Schuß- und Stichverletzungen des Penis, früher selten, wurden während des letzten Krieges verhältnismäßig oft gesehen (ANDRÉ, Lit. RUMPEL). GROSZ (zit. nach ANDRÉ) vermerkt 35 Fälle bei 7000 Verwundeten. Die hohe Sterblichkeit derartiger Verletzungen betont COLSTON, der vollständige Verödung der Urethra bei mitbestehender Gasbrandinfektion beobachtete.

Diese groben und zumeist mit großer Gewalt gesetzten Wunden sind selbstverständlich häufig mit Verletzungen der Harnröhre verbunden, sei es, daß dieselbe in ihrem ganzen Umfange, sei es, daß sie bloß an einem Teil desselben verletzt wird. In einem gewissen Gegensatz hierzu stehen jene Fälle von „Ruptura urethrae", welche ohne Läsion der äußeren Haut zustande gekommen sind. Man unterscheidet dabei zweckmäßig Rupturen der Urethra im Bereiche der Pars pendula penis, am Perineum und in der Pars posterior. Die erste Gruppe von Rupturen ist selten, Einklemmungen (BOLLARD, VOILLEMIER, zit. nach ANDRÉ) und Quetschungen, z. B. durch Rückstoß auf den Sattelknopf eines Motorrades (FRANKENTHAL) sind die Ursache dieser zumeist am nicht erigierten Penis gesetzten Rupturen. Im Zustande der Erektion genügen oft geringgradige Traumen, dieselben herbeizuführen (FLECHTENMACHER, ANDRÉ u. a.). Diese Rupturen können mit „Frakturen" des Corpus cavernosum urethra einhergehen (KAUFMANN), der auch isolierten Bruch der Corpora cavernosa penis erwähnt (vgl. WASILIEW).

Der häufigste Sitz der Zerreißungen der Harnröhre ist jenes Stück, welches oberflächlich am Damm gelegen, Gewalteinwirkungen wie Stoß, Tritt, Fall im Reitsitz auf Balken usw. (BEILEY, RAYNARD u. a.) besonders ausgesetzt ist, wobei als starrer Widerhalt die Knochen des Schambeins von besonderer Bedeutung sind. Auch die „schneidende Wirkung" der Aponeurosis perinealis soll dabei nach PONCET und neuerdings SALLERAS eine wesentliche Rolle spielen. Die oberflächliche Faszie bleibt zumeist intakt, hingegen pflegen je nach der Heftigkeit der Gewalteinwirkung Muskeln und Knochen des Beckens zerrissen bzw. frakturiert zu sein. Danach richtet sich Größe und Ausdehnung der Hämatome. Was die Kontinuitätstrennung der Urethra selbst anlangt, so werden hierbei die interstitielle Ruptur und die totale Zerreißung unterschieden.

1. Bei der interstitiellen Ruptur begrenzen sich die Zerreißungen auf das lockere Gewebe unterhalb des Epithels, während dieses ebenso wie die etwas fester gefügten Bindegewebszüge der äußeren Urethralschichten in ihrem Verbande erhalten bleiben. Hier sich entwickelnde kleine Hämatome engen sowohl primär durch Druck, als wie auch sekundär durch narbige Schrumpfung die „Lichtung" der Harnröhre ein bzw. schädigen ihre Dehnbarkeit. Bei der sog. Ruptura interstitialis interna ist die Mukosa mit durchrissen, Blutergüsse in die Harnröhre sind die ersten Folgen und die Möglichkeit der sekundären Infektion durch in der Harnröhre befindliche Keime ist gegeben. Die sehr seltene Ruptura interstitialis externa, wo die Schleimhaut erhalten ist, größere Blutungen im periurethralen Gewebe aber sich einstellen, erwähnt ESCAT.

2. Vollständige Zerreißung: Sie ist gekennzeichnet durch eine Zusammenhangstrennung aller Schichten der Urethralwandung. Ist sie nicht

komplett, d. h. umfaßt sie nicht die ganze Zirkumferenz, so bleibt gewöhnlich ein Teil der oberen Urethralwand bestehen. Doch ist das Häufigste die vollständige Zerreißung der ganzen Harnröhre (nach Noguès unter 19 Fällen 16 mal). Dabei können nicht nur Querrisse, sondern auch durch Quetschungen und Zerrungen bedingte Längsrisse sich finden (Stolper). Die Ränder der Urethralwand pflegen meist weit auseinander gewichen zu sein (Kaufmann, André: 2—4 cm).

Die Zerreissungen der Harnröhre in der Pars posterior sind wesentlich seltener, als die bisher erwähnten (Terillon 3: 9), fast stets auch mit Frakturen der Beckenknochen vergesellschaftet. Beobachtungen über Rupturen der Pars membranacea oder prostatica ohne Brüche der Beckenknochen führt André an. Lennander vermutet, daß auch Gewalteinwirkung auf das Perineum in dorsoanteriorer Richtung dieselben herbeiführen können.

Über Verletzungen der Harnröhre durch in ihr befindliche Steine und andere Fremdkörper siehe S. 377. Schließlich wäre noch die fausse route bei den Kontinuitätstrennungen der Harnröhre zu erwähnen. Die als „falsche Wege“ bezeichneten Verletzungen werden in der überwiegenden Mehrzahl der Fälle mit anderen Veränderungen der Urethra vergesellschaftet gefunden, verlaufen gewöhnlich in der unteren Harnröhrenwand (Gebele), doch wird auch darauf hingewiesen, daß in Fällen von nervösen Störungen der Miktion der krampfhaft kontrahierte Musculus externus ein derartiges Hindernis für die Einführung von Instrumenten bilden kann, daß dieser Spasmus allein schon, bei sonst völlig normaler Harnröhre, Veranlassung für eine Perforation zu geben vermag. Man wird daher bei Verletzungen der Urethra an dieser Stelle auch an diese Möglichkeit denken müssen.

Bei weitem in der Überzahl sind jene fausses routes, welche neben sonstigen Veränderungen in der Harnröhre oder in deren unmittelbarer Nachbarschaft angetroffen werden. Es sind hier in erster Linie die Strikturen zu nennen, ferner abnorm weite Ausführungsgänge der Littréschen Drüsen, in denen sich feine Bougies verfangen können, ferner paraurethrale Gänge größerer Weite (bis zur sog. Urethra duplex) oder Divertikel der Urethra, die in ähnlicher Weise den Katheter auf falsche Wege leiten werden. Paraurethrale Abszesse und solche in den Cowperschen Drüsen führen nicht selten zu Verengerungen der Harnröhre und erleichtern dadurch Durchbohrungen. In gleicher Weise pflegt gelegentlich Hypertrophie oder sonstige Erkrankungen der Prostata Ursache einer fausse route zu sein.

Ausgangspunkt eines falschen Weges kann jede Stelle der Harnröhre sein, mit Vorliebe finden sie sich jedoch in der Pars bulbosa und prostatica.

Dabei kann man unterscheiden zwischen falschen Wegen, die von der Urethra ausgehend und mehr minder parallel zu ihr verlaufend, blind endigen, und solchen, welche nach längerer oder kürzerer Strecke wieder in dieselbe einmünden. Die in der Pars prostatica gesetzten fausses routes können die Vorsteherdrüse oder in ihren Lappen gelegene Adenome durchbohren (ebenso auch Geschwülste der Urethra, s. diese) und so durch Perforation der Blasenwand eine zweite Verbindung mit der Harnblase herstellen. Auch falsche Wege, die bis ins Rectum führen, sind beobachtet (André).

Die Komplikationen der fausse route sind die gleichen wie bei anderen Verletzungen der Harnröhre (vgl. Abschnitt Strikturen und Gangraena penis).

Schrifttum.

Normale Anatomie und Histologie des Gliedes.

Brack, Erich: Anatomische Untersuchungen über den menschlichen Penis, über sein Wachstum und seine Alterserscheinungen. Z. urol. Chir. **15**, H. 3/4 (1924). — Busch: Über das Vorkommen lymphoiden Gewebes in der Schleimhaut der männlichen Urethra. Virchows Arch. **180**, H. 1 (1905). — Buschke-Gumpert: Die Papillen an der Corona glandis in vergleichend anatomischer und ethnologischer Beziehung. Arch. Frauenkde u. Konstit.-forschg **11**, 46.

Casper: Lehrbuch der Urologie. Wien: Urban & Schwarzenberg 1923. — Cederkreutz: Zur Kenntnis der Topographie des Plattenepithels in der männlichen Urethra im normalen und pathologischen Zustande. Arch. f. Dermat. **79** (1906). — Christeller-Jacoby: Die pathologische Anatomie der Gonorrhöe. Buschke-Langers Lehrbuch der Gonorrhöe. Berlin: Julius Springer 1926.

v. Dittel: Strikturen der Harnröhre. Dtsch. Chir. **49**, 12 (1880).

Eberth: Anatomisches und Ethnologisches über den männlichen Geschlechtsapparat. Münch. med. Wschr. **1901**, Nr 8, Sitzgsber. — v. Ebner: Handbuch der Gewebelehre des Menschen, VI. Aufl., Bd. 3, S. 402. 1902. — Ehrmann: Initialaffekt, genitale, perigenitale, extragenitale Lokalisation usw. Handbuch der Geschlechtskrankheiten von Finger-Jadassohn, Ehrmann, Gross. Wien: Alfred Hölder 1910.

Ferrer: Hirsuties papillaris penis (Majocchi). Arch. of Dermat. **19**, 157 (1929). — Finger: Die Blenorrhöe der Sexualorgane. Wien: Franz Deuticke 1905.

Gutmann: Über die Papillen der Glans penis. Dermat. Zbl. **13**, Nr 10, 290—298 (1910, Juli).

Heiss: Die mechanischen Faktoren des Verschlusses und der Eröffnung der Harnblase. Ein Beitrag zur Anatomie der Harnblase. Schr. Königsberg. gelehrte Ges., Naturwiss. Kl. **5**, H. 7, 133 (1928). — Henk: Handbuch der systematischen Anatomie des Menschen, Bd. 2. Eingeweidelehre. Braunschweig 1866. — Herzog: Beiträge zur Entwicklungsgeschichte und Histologie der männlichen Harnröhre. Arch. mikrosk. Anat. **63**, 710 (1904). — Hyrtl: Handbuch der topographischen Anatomie, IV. Aufl., Bd. 2. Wien: Wilhelm Braumüller 1860.

Küttner: Über das Peniskarzinom und seine Verbreitung auf dem Lmphwege. Bruns' Beitr. **26**, 1 (1900).

v. Lichtenberg: Beiträge zur Histologie, mikroskopischer Anatomie und Entwicklungsgeschichte des Urogenitalkanals des Mannes und seiner Drüsen. Anat. H. **31**, H. 93 (1906).

Majocchi: Hirsuties papillaris penis (Papillae coronae glandis). Nota clinico-istologica e anatomo-comparativa. Giorn. ital. Mal. vener. Pelle **65**, 574. — Marchant: Recherches sur les lymphatiques des téguments des organes génitaux de l'homme. Bull. Soc. Anat. Paris **1889**, 217.

Oberländer-Kollmann: Die chronische Gonorrhöe der männlichen Harnröhre und ihre Komplikationen. Leipzig: Georg Thieme 1910.

Panizza: Osservazione antropo-zoosomico fisiologiche. Pavia 1830. — Popper: Wien. dermat. Ges., Mai **1896**. Ref. Wien. klin. Wschr. **1896**, 476.

Robin et Cadiat: Sur la structure intime de la muqueuse et des glandes urétrales de l'homme et de la femme. J. Anat. et Physiol. **1874**, 514.

Saalfeld: Über die Tysonschen Drüsen. Arch. mikrosk. Anat. **53** (1899). — Sappey: Description et éconographie des vaisseaux lymphatiques, p. 53. Paris 1885. — Sato-Tomomasa: Beiträge zur histologischen feinen Struktur der Arterienwand des männlichen Gliedes mit Berücksichtigung ihrer Altersverschiedenheiten. Okayama-Igakkai-Zasshi (jap.) **1927**. Ref. Z. urol. Chir. **24**, 7. — Schaffer: (a) Beiträge zur Histologie menschlicher Organe. VIII. Glandula bulbo-urethralis (Cowperi) und vestibularis major (Bartholini). Sitzgsber. Akd. Wiss. Wien, Math.-naturwiss. Kl. Abt. III **126** (1917). (b) Vorlesungen über Histologie und Histogenese. Leipzig: Wilh. Engelmann 1920. — Schurygin: Über pathologisch-anatomische Veränderungen des männlichen Gliedes bei älteren Individuen. Wratsch (russ.) **1897**, Nr 51. — Sprunck: Über die vermeintlichen Tysonschen Drüsen. Inaug.-Diss. 1897. — Stieve: (a) Die Harnröhrenschleimhaut des Mannes. Z. mikrosk.-anat. Forschg **19**, H. 4, 557—601 (1930). (b) Über die Bedeutung venöser Wundernetze für den Verschluß einzelner Öffnungen des menschlichen Körpers. Dtsch. med. Wschr. **54**, Nr 3 u. 4 (1928). (c) Harn- und Geschlechtsapparat in Handbuch der mikroskopischen Anatomie des Menschen. Berlin: Julius Springer 1930. Bd. 7, 2.

Tandler: Über Tysonsche Drüsen. Verh. Ges. Ärzte Wien, 6. Mai 1898. — Toldt: Lehrbuch der systematischen und topographischen Anatomie. Wien-Leipzig: Wilhelm Braumüller.

Waldeyer: Das Becken. Bonn: Friedr. Cohen 1899.

v. Zeissl-Horowitz: Ein Beitrag zur Anatomie der Lymphgefäße der männlichen Geschlechtsorgane. Verh. dtsch. dermat. Ges. Prag **1889**, 98. — Zuckerkandl: Anatomische Einleitung im Handbuch der Urologie von Frisch und Zuckerkandl, Bd. 1, S. 1. Wien: Alfred Hölder 1904.

Phimose und Paraphimose.

Bókai, J.: Die Krankheiten der Urogenitalorgane des kindlichen Alters. Gerhardts Handbuch der Kinderkrankheit, Bd. 4.

Ehrmann, S.: (a) Die Paraphimose und ihre interne Behandlung. Internat. klin. Rdsch. **1889**, Nr 24—28. (b) Phimose und Paraphimose. Handbuch der Geschlechtskrankheiten, Bd. 1. 1910. — Englisch: Phimose in Beziehung zu Hernien. Zbl. Chir. **1888**.

Glass, F.: Zur echten angeborenen Phimose und Pseudophimose im ersten Lebensjahre. Dtsch. med. Wschr. **50**, Nr 5, 146—147 (1924).

Halberstadt: Phimose und Blasendilatation. Z. Urol. **10**, 119 (1916).

Jullien: Traité pratique des maladies veneriennes. Paris 1890.

Kaufmann, C.: Verletzungen und Krankheiten des Penis. Deutsche Chirurgie. Stuttgart 1886.

Pitha: Handbuch der Chirurgie von Pitha und Billroth.

Rille: Über Phimosis aequisita. Dtsch. med. Wschr. **1904**, Nr 48. — Roser: Illustrierte medizinische Zeitschrift, 1875.

v. Winiwarter, A.: Erkrankungen des Penis. Frisch-Zuckerkandls Handbuch der Urologie.

Regressive Veränderungen am Gliede.

Brack: Anatomische Untersuchungen über den menschlichen Penis, über sein Wachstum und seine Alterserscheinungen. Z. urol. Chir. **15**, H. 3/4 (1924).

Sato: Beiträge zur histologischen feinen Struktur der Arterienwand des männlichen Gliedes mit Berücksichtigung ihrer Altersverschiedenheiten. Okayama-Igakkai-Zasshi (jap.) **1927**. Ref. Z. urol. Chir. **24**, 7. — Schurygin: Über pathologisch-anatomische Veränderungen des männlichen Gliedes bei älteren Individuen. Wratsch (russ.) **1897**, Nr 51.

Amyloidose der Urethra.

Albertini: (a) Über lokales Amyloid der Urethra. Schweiz. med. Wschr. **55**, Nr 27 (1925). (b) Über lokales Amyloid der Urethra. Frankf. Z. Path. **33**, H. 2 (1925).

Herxheimer u. Reinhart: Über lokale Amyloidosis (insbesondere die sog. Amyloidtumoren). Berl. klin. Wschr. **1913**, Nr 36, 1648.

Tilp: Über lokales tumorförmiges Amyloid der Harnröhre. Zbl. Path. **20**, Nr 20, 913 (1909).

Zirkulationsstörungen des Penis.

Allodi: Di una rara forma di elefantiasi del prepuzio. Sperimentale **79**, H. **6**, 1003 bis 1012.

Banzet: Angiome de l'urètre. Assoc. franç. Urol. **1902/03**, 228—230. — Beau: Note sur la dilatation variqueuse des résaux lymph. du prépuce. Rev. méd.-chir. Paris **1851**. — Berger: Chylurie durch Filariose. Lymphorrhoea urethrae. Ref. Zbl. Hautkrkh. **23**, 33 (1927). — Bonet: Varices et plaies de lymph. superf. Thèse de Paris **1858**. — Bornemann: Ein Fall von multipler Lymph- resp. Chylangiektasie mit Chylorrhoe. Arch. f. Dermat. **69**, 75 (1904).

Couriard: Ein Fall von urethraler Teleangiektasie. Petersburg. med. Z. **1872** (zit. nach Mulzer).

David: Essai sur des varices lymphatiques. Thèse de Paris **1866**. — Demel, R.: Zur Kasuistik einer seltenen Ursache von Harnröhrenblutung. Z. Urol. **20**, H. 2, 125 (1926). — MacDonagh: Case of syphilitic elephantiasis of the scrotum (Lymphangitis). Proc. roy. Soc. Med. **5**, Nr **3**, dermat. sect., 67—70 (1912). — Dopter: Etude des altérations histologiques des nerfs périphériques dans les oedèmes chroniques. Gaz. Hôp. **1905**, 39. — Du Castel: Elephantiasis des Penis. Soc. franç. Dermat., 10. Febr. 1898. Presse méd. **1898**, No 14. Ref. Mh. Dermat. **1898**. — Dufour: Bull. Soc. Anat. Paris **30**. Zit. nach Türk.

Fischer: Der Riesenwuchs. Dtsch. Z. Chir. **12**, 1 (1880). — Follin: Traité élémentaire de pathologie, 1865. — Forgue et Jeanbrau: Angiome de l'urètre. Assoc. franç. Urol. **1906/07**, 208—214. — Forst: Über kongenitale Varizen. Frankf. Z. Path. **17**, 137 (1915). — Fürbringer: Eulenburgs Real-Enzyklopädie, 1888.

Gans: Histologie der Hautkrankheiten, Bd. 2, S. 174f. Berlin: Julius Springer 1928. — Gohrbandt: Elephantiasis der äußeren männlichen Geschlechtsteile. Z. Urol. **20**, H. 10, 776—777 u. Arch. klin. Chir. **141**, H. 1, 44—50.

HEIDE: Ein Fall von linksseitigem kavernösen Angiom der Unterextremität, Regg. glutea, perinealis et pudendalis (Elephantiasis teleangiectodes). Arch. klin. Chir. **80**, 827. — HELLER: Diskussionsbemerkung zu GOHRBANDT. Z. Urol. **20**, H. 10, 777. — HUGUIER: Dilatations des vessaux lymphatiques du penis. Bull. Soc. Chir. Paris **1853**.

KALL: Elephantiasis nostras der Genitalien. Dermat. Wschr. **82**, 17, 580. — KARRENBERG: Ein Fall von eigentümlicher Erkrankung des Penis. Dermat. Wschr. **85**, Nr 34, 1179. — KAUFMANN, C.: Verletzungen und Erkrankungen der männlichen Harnröhre und des Penis. Dtsch. Chir. **50**a (1886). — KITAMURA: A case of elephantiasis papillaris non filariosa scroti et penis. Jap. J. of Dermat. **27**, Nr 5, 15. Ref. Zbl. Hautkrkh. **25**, 378 (1928). — KLOTZ: Endoscopic studies on vegetations polypi, angiome etc. N. Y. med. J. **1895**. — KOMAYA: Ein Fall von Elephantiasis penis und scroti, die isoliert entstanden sind. Jap. J. of Dermat. **29**, 24 (1929). — KONJETZNY: Über einen ungewöhnlichen Penistumor. Med. Klin. **28**, 1187 (1914). — KRAUSS: Über einen seltenen Fall von Hämaturie (Prostatahämorrhoiden). Wien. klin. Wschr. **1896**, Nr 28, 638.

LACROIX: Ref. Schmidts Jb. **10**, 50. — LEBERT: Krankheiten der Blut- und Lymphgefäße. Virchows Handbuch der speziellen Pathologie und Therapie, Bd. **5**. — LIPP: Elephantiasis penis et scroti. Zbl. Hautkrkh. **23**, H. 1/2, 37. — LONGO: Riforma med. **1895**. Zit. nach SEIFERT. — LUITHLEN: Elephantiasis. Mraceks Handbuch der Hautkrankheit, Bd. **3**. 1904.

MALGAIGNE: Rev. méd. et chir., Juli **1850**. — MANNHEIM, HANS: Ein Beitrag zur Elephantiasis des Penis und Präputiums. Zbl. Chir. **55**, 207—209 (1928). — MULZER: Allgemeine Angiomatose der Harnröhre als Ursache einer Hämaturie. Z. Urol. **11**, 321 (1917).

NÄGELSBACH, E.: Die Operation der Elephantiasis scroti et penis. Arch. Schiffs- u. Tropenhyg. **31**, 282—291 (1927). — NEGRONI u. ZOPPI: Über Elephantiasis lymphorrhoica des Penis und des Scrotums, infolge narbiger Unterbrechung der inguino-kruralen Lymphbahnen. Arch. klin. Chir. **77**, H. 1 (1905). — NEUBER: Filaria sanguinis hominis in Hajdunanas, Ungarn. Wien. klin. Wschr. **1929**, Nr 44, 1398. — NOBL: (a) Zur Kenntnis der erworbenen genitalen Lymphangiektasien. Wien. med. Wschr. **1901**, Nr 47 u. 48. (b) Erworbene genitale Lymphangiektasie. Wien. med. Wschr. **1906**.

OLIVER u. FINNERUD: A case of elephantiasis of the penis and scrotum. Arch. of Dermat. **15**, Nr 6, 741—742. — OREL: Beitrag zur Kasuistik der genuinen diffusen Phlebektasie. Z. Kinderheilk. **42**, H. 5/6 (1926).

RIEHL: Elephantiasis penis. Wien. klin. Wschr. **40**, Nr 15, 508. — RIVET: Varices de la muqueuse urétrale. Gaz. méd. Nantes **1908**, 1089. — RIZET: Arch. Méd. **2**, 746 (1868). Zit. nach KAUFMANN. — ROSENWALD: Syphilitic hyperplasia of penis and scrotum. J. amer. med. Assoc. **75**, Nr 4, 244 (1920).

SCHWANK, R.: Genitalelephantiasis auf luetischer Grundlage. Céska Dermat. **1**, H. 2, 33—39 (1920). — SEIFERT: Seltene Ursache von Blutungen aus der Urethra. Arch. f. Dermat. **97**, 19 (1909). — SHERWELL: Verh. amer. dermat. Assoc. **16**. Jverslg New London **1892**. Zit. nach LUITHLEN. — STRUNNIKOV, A.: Zur sporadischen Elephantiasis der äußeren männlichen Genitalien. Kuban. naučno-med. Ž. (russ.) **1928**, 168—182. Ref. Z. Urol. **26**, 304 (1928).

TAIURI, GIUSEPPE: Contributo all' etiopatogenesi dell' elefantiasi dei genitali. Ref. Z. Chir. **28**, 379 (1928). — TEICHMANN: Lymphgefäße bei Elephantiasis arabum (poln.). Krakau 1893. — THIEME, JUL.: Thrombophlebitis am Präputium. Dermat. Wschr. **1925**, 1083. — TRÉLAT: Varices lymphatiques du reseau superficial du dos de la verge et du scrotum, suite de contusion. Gaz. Hôp. **1864**, No 136. — TÜRK: Zur Kenntnis der idiopathischen genitalen Lymphangiektasien. Arch. f. Dermat. **1912**, Nr 19. — TUFFIER: Angiome de l'urètre. Ref. Z. Urol. **7**, 137 (1913).

ULTZMANN: Über Hämaturie. Wien. Klin. 1878. — UNNA: Die Histopathologie der Hautkrankheiten. Berlin 1894.

VERNEUIL: Bull. Soc. Anat. Paris **27**. — VIRCHOW: Krankhafte Geschwülste, Bd. 1. 1864.

WINIWARTER: Die chirurgischen Krankheiten der Haut. Stuttgart 1892. — WOLF: Angiom der Harnröhre als Ursache heftiger Blutung. Wien. klin. Wschr. **1913**, 1364.

ZUMBACO: Bull. Soc. Chir. **1853** (zit. nach TÜRK).

Priapismus.

ADAMS: Ein Fall von Leukämie und Priapismus. Inaug.-Diss. Bonn 1891. — ALLENBACH: Primäres Urethralkarzinom mit priapismusähnlichen Folgen. Dtsch. Z. Chir. **138**, 152 (1916).

BEGG, R., CAMPBELL: Persistent priapism due to secondary carcinoma in the corpora cavernosa. Brit. med. J. **1928**. — BLUM: Über Priapismus. Wien. klin. Wschr. **1906**, Nr 38, 1133. — v. BROICH: Über Priapismus. Arch. f. Dermat. **70**, 171.

CALLOMON: Sonstige Erkrankungen der Schwellkörper. Priapismus. Handbuch für Haut- und Geschlechtskrankheiten, Bd. 21/2. Berlin: Julius Springer 1927. — CATTANEO, LUIGI: Sul priapismo essenziale. Bull. de Clin. **39**, 353 (1922). Ref. Z. Hautkrkh. **8**, 89 (1923). — CHATEL: Aussprache zu PATEL. — CREITE: Peniskarzinom bei einem 2jährigen Kinde. Dtsch. Z. Chir. **79** (1905).

DELBANCO: Priapismus. Nordwestdtsch. dermat. Verigg, 14. Dez. 1924. Ref. Z. Hautkrkh. **19**, 15. — DRÈ-KOLIAS: Deux appendicites rares, ayant revètu l'un le priapisme, l'autre l'aréophagie orageuse. Grèce méd. **26**. Ref. Z. Hautkrkh. **16**, 936. — DUZEN, R. E. VAN: Priapism. With report of a case. J. of Urol. **1928**, 497—500.

EMÖDI: Funktionelle Störungen der Genitalien nach chronischer Bleivergiftung. Urologie **1906**, Nr 55. Ref. Kollmanns-Jacobys Jber. **1906**, 308. — EULENBURG: Sexuelle Neuropathie, 1895, S. 63.

FRONTZ, W. A. und E. P. ALYEA: Priapism of unusal etiology. J. of Urol. **20**, 135—141 (1928).

GOBBI: Contributo allo studio dei tumori endotheliali. Policlinico, sez. chir. **29** (1922). Ref. Zbl. Hautkrkh. **5**, 269. — GOEBEL: Über idiopathischen protrahierten Priapsimus. Mitt. Grenzgeb. Med. u. Chir. **13**, H. 4/5 (1904). — GRAVES, ROGER C.: Acute corpora cavernositis. An unusual lesion of the penis. Boston med. J. **196**, 1043—1045.

IMBERT: Un nouveau cas de priapisme prolongé rebelle au traitement médical, guéri par l'incision des corps caverneux. Soc. nat. Méd. et Sci. méd. Lyon **1926**. Lyon méd. **138**, 565—568 (1926). Ref. Z. urol. Chir. **22**, 313 (1927).

KAPOSI: Pathologie und Therapie der Syphilis, S. 285. Stuttgart 1891. KAST: Über den leukämischen Priapismus. Z. klin. Med. **48** (1895). — KAUDERS: Über Priapismus und Kavernitis. Wien. med. Jb. **1882**. — KAUFMANN: Lehrbuch der speziellen pathologischen Anatomie, 7. u. 8. Aufl., Bd. 2, S. 1201. — KLEMET: Diskussionsbemerkung. Berl. klin. Wschr. **1908**, Nr 18, 896. — KOCHER: Die Läsionen des Rückenmarkes bei Verletzungen der Wirbelsäule. Mitt. Grenzgeb. Med. u. Chir. **1** (1896). — KRAMER: Ein Fall von langdauerndem Priapismus. Z. Urol. **12**, H. 9 (1918).

LAEMMLE: Ein Fall von protrahiertem Priapismus. Dtsch. med. Wschr. **51**, H. 20, 827 (1925).

MATRONOLA: Su un caso di priapismo prolongato. Policlinico, sez. chir., **32**, 53—65 (1925). — MOURE, PAUL u. RAYMOND LEIBOVICI: Le priapisme leucemique. J. d'Urol. **19**, Nr 2 (1925). — MÜHSAM: Über Priapismus. Arch. klin. Chir. **1928**, 556—562. — MÜLLER: Über Priapismus. Bruns' Beitr. **128**, H. 3 (1923).

NEUMANN: Über Priapismus und Kavernitis. Wien. med. Jb. **1882**. — NUCKOLS: Cong. syph. Priapismus. Louisville News. Cincinnati clinic. 1876. Arch. f. Dermat. **1877**, 187.

PATEL: Priapisme traité per l'incision dorsale des corps cav. Lyon chir. **1929**, No 26. PERUTZ: Ein Fall von Priapismus, bedingt durch myelogene Leukämie. Z. Urol. **10**, H. 9 (1916).

ROKITANSKY: Lehrbuch der pathologischen Anatomie, Bd. 3, S. 407. — ROSENTHAL: Über postappendizitischen Priapismus. Berl. klin. Wschr. **1910**, Nr 4.

SALZER: Ein Fall von langdauerndem Priapismus nebst Bemerkungen über die Beziehungen desselben zur Leukämie. Berl. klin. Wschr. **1879**, 152. — SCHEUER: Über Priapismus. Arch. f. Dermat. **109**, 449. — SMITH-KIELY: Priapism from cord lesion presumably luetic. Amer. J. Syph. **8**, 738—743 (1924). Ref. Zbl. Hautkrkh. **16**, 716. — STANJEK, F.: Über Priapismus bei Leukämie. Leipzig 1909. — STEELE-BAILEY: Schußverletzungen des 2. Brustwirbels. Ref. Schmitts Jb. **197**, 166.

WEIGELDT: Ein Fall von Priapismus. Dtsch. Z. Nervenheilk. **66**, H. 4/6, 247—249 (1920). — WILSON, GEORGE u. J. P. MAUS: Priapism. The report of a case of forty-five days duration due to a lesion of the conus. Z. urol. Chir. **20**, 164. — WRIGHT and KNAPP: A note on the causation and treatment of thrombosis in connection with typhoid fever. Lancet **1902**

Urethritis gonorrhoica.

AUDRY: Sur la structure de la lymphite blennorrhagique. Ann. de Dermat. **1911**, 557. — AOCHI, M.: Über die anatomischen Veränderungen und die bakteriologischen Befunde bei Urethritis gonorrhoica. Kioto-Ikadaigaku-Zasshi (jap.) **2**, H. 2, 87—596.

BALEH: Un cas d'urétrite papillomateuse. Ann. gén. Urin. **1900**, **555**. — BARABAN: Rev. méd. est., 15. Juni 1890. Sur les modif. épithelial. de l'urèthre d'après la blennorrhagie. Ref. Arch. f. Dermat. **1892**, 24. — BIRNBAUM: Gonorrhoische Erkrankung der Lymphgefäße und -drüsen. Handbuch für Haut- und Geschlechtskrankheiten, Bd. 20, 2. Berlin: Julius Springer 1930. — BRUCK, C.: (a) Die spezifischen Immunkörper gegen Gonokokken. Dtsch. med. Wschr. **1906**, Nr 54. (b) Immunität bei Gonokokkeninfektionen. Handbuch der pathogenen Mikroorganismen, 3. Aufl., Bd. 4/2, herausgeg. von KOLLE, KRAUS, UHLENHUTH. (c) Pathologie der Gonorrhöe. Erg. Path. **16**, 134 (1912). — BUMM: Die gonorrhoischen Erkrankungen der weiblichen Harn- und Geschlechtsorgane, S. 87. Wiesbaden: J. F. Bergmann 1885.

CASPER: Lehrbuch der Urologie. Wien: Urban & Schwarzenberg 1923. — CEDERKREUTZ: Zur Kenntnis der Topographie des Plattenepithels der männlichen Urethra im normalen und pathologischen Zustande. Arch. f. Dermat. **79** (1906). — CHRISTELLER-JACOBY: Die pathologische Anatomie der Gonorrhöe der männlichen Urogenitalorgane im Lehrbuch der Gonorrhöe, von BUSCHKE-LANGER. Berlin: Julius Springer 1926. — COHN, P.: Ein Fall von paraurethraler Gonorrhöe. Dtsch. med. Wschr. **1908**, Nr 1, 24. — COHN u. GRAEFENBERG: Die Bedeutung der Komplementfixationsmethode für die Diagnose der Gonorrhöe. Z. Hyg. **104** (1925).

DINKLER: Über den bakteriologischen Befund und die anatomischen Veränderungen bei der Urethritis gonorrhoica des Mannes. Arch. f. Dermat. **26**, 195—216 (1894).

FAUCONNIER: Contribution à l'étude de l'urétrite chronique simple chez l'homme, considéré surtout au point de vue anatomo-pathologique. Thèse de Paris 1877. — FINGER, E.: Die Blennorrhöe der Sexualorgane und ihre Komplikationen. Leipzig-Wien: Franz Deuticke 1905.

GLINGAR: Gonorrhoea urethrae haemorrhagica. Z. Urol. **13** (1919).

HERXHEIMER: Über die Darstellung von Gonokokken in Gewebsschnitten. Arch. f. Dermat. **130**, 322. — HÜBNER: Histologie der normalen Urethra und der chronischen Urethritis. Frankf. Z. Path. **2**, H. 4.

JADASSOHN: (a) Zur pathologischen Anatomie und allgemeinen Pathologie des gonorrhoischen Prozesses. Verh. dermat. Ges. Breslau **1894**. (b) Gonorrhoe. Handbuch der Geschlechtskrankheiten von FINGER, JADASSOHN, EHRMANN u. GROSS. Wien: Alfred Hölder 1910. — JESIONNEK: Zur Histologie der Gonorrhöe. Arch. f. Dermat. Orig. **130**, 392—404 (1921).

KARVONEN: Über Urethritis petrificans und Steine der Harnröhre. Dermat. Zbl. **6**, H. 1 (1903). — KAUFMANN: Lehrbuch der speziellen pathologischen Anatomie, 7. u. 8. Aufl., Bd. 2, S. 1136. — KOCH, J. u. A. COHN: Gonokokkeninfektionen. Handbuch der pathogenen Mikroorganismen von KOLLE-KRAUS-UHLENHUTH, 3. Aufl., Bd. 4/2.

LENARTOWICZ: Über den praktischen Wert der Komplementbindungsmethode bei gonorrhoischen Erkrankungen. Dermat. Wschr. **1912**, 38. — LOHNSTEIN: Beiträge zur pathologischen Anatomie der chronischen Gonorrhöe. Mber. Urol. **11** (1906).

MASSALO, O.: Die Verumontanitis als Ursache der Urogenitalneurasthenie. Ref. Z. Chir. **22**, 311 (1927). — MÜLLER, R. u. OPPENHEIM: Über den Nachweis von Antikörpern im Serum eines an Arthritis gonorrhoica Erkrankten mittels Komplementablenkung. Wien. klin. Wschr. **1906**, Nr 29. — MYSING, H.: Ein Fall eines intrapräputial gelegenen gonorrhoischen Lymphtumors. Inaug.-Diss. Kiel 1900.

NEELSEN: Über einige histologische Veränderungen in der chronisch entzündlichen männlichen Harnröhre. Vjschr. Dermat. **1887**. — NOBL: Pathologie der blennorhoischen venerischen Lymphgefäßerkrankungen. Leipzig u. Wien: Franz Deuticke 1901.

OBERLÄNDER-KOLLMANN: Die chronische Gonorrhöe der männlichen Harnröhre und ihre Komplikationen. Leipzig: Georg Thieme 1910. — OELZE-RHEINBOLDT: Über die Zahl der extra- und intraleukozytären Gonokokken. Zbl. Bakter. Orig. **86**, 29 (1921).

PAPPENHEIM: Über das Vorkommen einkerniger Zellen im gonorrhoischen Urethralsekret. Virchows Arch. **164**, 72 (1901). — PETERS: Beiträge zur biologischen Diagnose der Gonorrhöe. Arch. f. Dermat. **131** (1921). — PEZZOLI: Zur Histologie des gonorrhoischen Eiters. Arch. f. Dermat. **34** (1896). — PICARD: Über blennorrhoische und syphilitische Entzündungen der Lymphstränge. Inaug.-Diss. Toulouse 1911. Ref. Dermat. Wschr. **55**, 1273 (1912).

ROBINSON, W. W.: Congenital hypertrophy of the verumontanum as a cause of urinary retention. Dep. of pathol. Rush. med. coll. Chicago. J. of Urol. **17**, 381—390 (1927). — ROKITANSKY: Lehrbuch der pathologischen Anatomie, 3. Aufl., Bd. **3**, S. 376. 1861. — RÒNA: Kruppöse gonorrhoische Urethritis, 1884. — ROST, G.: Beiträge zur Pathologie der Gonorrhöe des männlichen Urogenitalkanals und seiner Adnexe. Z. Urol. **4**, 321—352 (1910).

SAIGRAJEFF, M. A. u. E. I. LIND: Inkubationsperiode bei Gonorrhöe. Dermat. Wschr. **86**, Nr 21, 695—703 (1928). — SCHAEFFER: Pathologie der Gonorrhöe. Erg. Path. **7** (1900/01). — SIMMONDS: Männlicher Geschlechtsapparat. Aschoffs Lehrbuch der speziellen pathologischen Anatomie, 3. Aufl., Bd 2. 1913.

TEAGUE and TORREY: A study of gonococcus. J. med. Res. **17**, 329 (1907/08). — TORREY: Agglutinins and precipitins in antigon. serum. J. med. Res. **16**, 329 (1907). — TULLOCH: Serological examination of 100 strains of the Gonococcus. J. of Path. **25**, **346** (1922).

VAJDA: Über einige seltene Befunde bei der chronischen Blennorrhöe der männlichen Harnröhre. Wien. med. Wschr. **1882**. — VERRIOTIS, TH. et ALDO DEFRISE: Sur les néoformations enflammatoires de l'urètre postérieur au cours de la blennorrhagie chronique. J. d'Urol. **22**, 273—303.

WERTHEIM: Zur Frage der Rezidive und Übertragbarkeit der Gonorrhöe. Wien. klin. Wschr. **1894**; Kongr. dtsch. dermat. Ges. **1894**. — WILE: The leucocytes in gonorrhoea. Amer. J. med. Sci., Juni **1906**. — WOSSIDLO: Die Gonorrhöe des Mannes und ihre Komplikationen. Leipzig: Georg Thieme 1908.

v. ZEISSL: Die venerischen Erkrankungen der Harnröhre. Handbuch der Urologie von FRISCH-ZUCKERKANDL. Wien: Alfred Hölder 1906.

Komplikationen der Urethritis gonorrhoica.

Allgemeines, Follikulitis und Perifollikulitis, Periurethritis und Kavernitis.

ASCH: Gonorrhoische Membran- und Faltenbildung. Fol. urol. 4 (1910).

BRACK, ERICH: Anatomische Beiträge und Überlegungen zur Genese und zur heutigen Therapie der Harnröhrenstrikturen. Virchows Arch. **241**, 372—384 (1923). — BUMM: Der Mikroorganismus der gonorrhoischen Schleimhauterkrankungen: Gonokokkus Neisser. Wiesbaden: J. F. Bergmann 1885. — BURCKHARDT: Die Verletzungen und chirurgischen Erkrankungen der Harnröhre. Handbuch der Urologie von FRISCH u. ZUCKERKANDL. — BUSCHKE-LANGER: Über die Beziehungen der Gonokokken zur Amyloidentartung. Berl. klin. Wschr. **1921**, Nr 38, 1136—1137.

CASPER: Lehrbuch der Urologie. Wien: Urban & Schwarzenberg 1923. — CHRISTELLER-JACOBY: (a) Die pathologische Anatomie der Gonorrhöe der männlichen Sexualorgane. Lehrbuch der Gonorrhöe von BUSCHKE-LANGER. Berlin: Julius Springer 1926. (b) Referat über die pathologische Anatomie der Harnröhrenstrikturen. 8. Kongr. Urol. Berlin **1928**. Verh. dtsch. Ges. Urol. Leipzig: Georg Thieme 1929. Sonderband der Zeitschrift für Urologie.

DITTEL: Die Strikturen der Harnröhre. Pitha-Billroths Handbuch der allgemeinen und speziellen Chirurgie, Bd. 3. Stuttgart: Ferdinand Enke 1871—1875.

FINGER: Die Blennorhöe der Sexualorgane. Leipzig-Wien: Franz Deuticke 1905.

GREENBERG, GEZA: Glandular and periglandular gonococcal urethritis. Urologic Rev. **32**, 34—36 (1928). — GROSZ: (a) Folliculitis, Perifolliculitis und Cavernitis gonorrhoica. Handbuch der Haut- und Geschlechtskrankheiten von FINGER, JADASSOHN, EHRMANN, GROSS, S. 693—696. Wien-Leipzig: Alfred Hölder 1910. (b) Ein Beitrag zur Kenntnis der Cavernitis gonorrhoica. Mh. Dermat. **37**, 112 (1903).

HELLER-SPRINZ: Beiträge zur vergleichenden und pathologischen Anatomie des Colliculus seminalis. Z. urol. Chir. **7** (1921).

JADASSOHN: Über die Gonorrhöe der paraurethralen und präputialen Drüsengänge. Dtsch. med. Wschr. **1890**.

KAUFMANN: Lehrbuch der speziellen pathologischen Anatomie, 7. u. 8. Aufl., S. 1136.

MATLAKOWSKI: The providence med J., 1. Febr. **1890**. Ref. Med. Rec., 15. März **1890**. — MÖLLER: Gonorrhöebeobachtungen bei Männern. Arch. f. Dermat. **71** (1904). — MOTO: Über die Beständigkeit des Gonokokkus in der Prostata und die klinischen Folgen der Gonorrhöe. Bruns' Beitr. **71** (1911).

NEELSEN: Über einige histologische Veränderungen in der chronisch entzündeten männlichen Harnröhre. Vjschr. Dermat. **1887**. — NOGUÈS: Urétrite chronique. Encyclopédie franç. Urol. **5**, Kap. IV. Paris: Gaston Dion 1922.

OBERLÄNDER-KOLLMANN: Die chronische Gonorrhöe der männlichen Harnröhre und ihre Komplikationen. Leipzig: Georg Thieme 1910. — OELZE: Die Gonorrhöe der männlichen Urethra und ihre Behandlung. Lehrbuch der Gonorrhöe von BUSCHKE-LANGER. Berlin: Julius Springer 1926. — ORTH: Diskussion zum Vortrag DAVIDSOHN. Verh. dtsch. path. Ges. **7**, 51 (1904).

ROTHSCHILD: Lehrbuch der Urologie und der Krankheiten der männlichen Sexualorgane. Leipzig: W. Klinkhardt 1911.

SIMMONDS: Männlicher Geschlechtsapparat. Aschoffs Lehrbuch, 3. Aufl., Bd. 2. 1913.

THOMPSON: The diseases of the prostate, their pathology and treatment. London: John Chunchill 1861.

VINTICI: L'urétrorrhagie grave consécutive aux dilations de l'urètre. J. d'Urol. **26** (1928). — LI VIRGHI: Les retrécissements inflammatoires de l'urètre prostatique. Ann. gén. Urin. **2** (1910).

WASSERMANN u. HALLÉ: (a) Beitrag zur pathologischen Anatomie der Harnröhrenstrikturen. Ann. Mal. génito-urin., März/Mai 1890. Ref. Mh. Dermat. **14** (1892). (b) Urethritis chronica und Verengerungen. Ann. Mal. génito-urin. **1894**, Nr 5. Ref. Mh. Dermat. **29** (1894). — WERTHEIM: Die aszendierende Gonorrhöe beim Weibe. Arch. Gynäk. **42** (1892). — WOLFF u. MULZER: Lehrbuch der Haut- und Geschlechtskrankheiten. Stuttgart: Ferdinand Enke 1914.

Lymphangitis gonorrhoica.

AUDRY: Sur la structure de la lymphite blennorrhagique. Ann. de Dermat. **1911**, 557.

BUSCHKE: Über gonorrhoisches Skrotalödem. Arch. f. Dermat. **100** (1910).

CASPER: Lehrbuch der Urologie. Wien: Urban & Schwarzenberg 1923. — COLOMBINI: Bakteriologische und experimentelle Untersuchungen über einen merkwürdigen Fall von allgemeiner gonorrhoischer Infektion. Zbl. Bakter. **24** (1898).

DREYER: Gonokokken in Lymphgefäßen. Arch. f. Dermat. **60** (1902).

GOUGEROT, BURNIER et BLUM: Un cas de chancre blennorrhagique. Bull. Soc. Dermat. **1928**, 808—809.

HANSTEEN: (a) Vereiterung der Leistendrüsen durch den Gonokokkus. Arch. f. Dermat. **38** (1897). (b) Gonokokken in suppurierenden Bubonen. Norsk Mag. Laegevidensk., Febr. **1897**. Ref. Mh. Dermat. **26** (1898). — HOFFMANN: Vortäuschung primärer Syphilis durch gonorrhoische Lymphangitis (gonorrhoischer Pseudoprimäraffekt). Münch. med. Wschr. **1923**, Nr 37, 1167.

JADASSOHN: Lymphangitis blennorrhoica dorsalis penis. Korresp.bl. Schweiz. Ärzte **1899**, Nr 5.

MATZENAUER: Lehrbuch der venerischen Erkrankungen. Wien: Moritz Perles 1904. — MAZZA: Über die Lymphangitis blennorrhoica ulcerosa. Ref. Mh. Dermat. **1910**, 50. — MYSING, H.: Ein Fall eines intrapräputial gelegenen gonorrhoischen Lymphtumors. Inaug.-Diss. Kiel 1900.

NOBL: Pathologie der blennorrhoischen venerischen Lymphgefäßerkrankungen. Wien-Leipzig: Franz Deuticke 1901.

OPPENHEIM: Bubo inguinalis mit gonokokkenführendem Eiter usw. Ref. Zbl. Hautkrkh. **6**, 501 (1922).

PICARD: Über blennorrhoische und syphilitische Entzündungen der Lymphstränge. Diss. Toulouse 1911. Ref. Dermat. Wschr. **1912**, Nr 55.

REMENOWSKY: Zur Frage der gonorrhoischen Lymphangitis. Arch. f. Dermat. **146** (1924).

SCHOLTZ: (a) Gonorrhoea acuta et chronica anterior et posterior. Handbuch der Haut- und Geschlechtskrankheiten von FINGER, JADASSOHN, EHRMANN, GROSS. Wien- Leipzig: Alfred Hölder 1910. (b) Gonorrhoische Lymphangitis und Gonokokkenmetastasen ohne nachweisbare Schleimhautgonorrhoe. Dtsch. med. Wschr. **1906**.

WOSSIDLO: Die Gonorrhöe des Mannes und ihre Komplikationen. Leipzig: Georg Thieme 1908.

v. ZEISSL: Die venerischen Erkrankungen der Harnröhre. In FRISCH-ZUCKERKANDL. Wien: Alfred Hölder 1906.

Phlebitis gonorrhoica.

BATUT: Phlébite blennorrhagique, gangrène partielle du gland, des corps caverneux et de l'urètre. Gaz. Sci. med. Lyon **1900**, No 54, 640.

HELLER: Über Phlebitis gonorrhoica. Berl. klin. Wschr. **1904**, H. 23.

JACOULET: Über gonorrhoische Thrombophlebitis der Venen des Penis. Progrès méd. **1910**, No 2.

MASSINI: Über Gonokokkensepsis. Z. klin. Med. **83**, H. 1/2 (1916).

PAYENNEVILLE: De la phlébite et thrombophlébite blennorrhagique des veines de la verge. Ann. Mal. génito-urin. **1**, H. 8 (1908). Ref. Mh. Dermat. **46** (1908).

SASSERATH: Phlebitis gornorrhoica. Inaug.-Diss. Berlin **1904**.

VOSS: Thrombophlebitis gonorrhoica. Dermat. Z. **12** (1905).

WERTHEIM: Über Cystitis gonorrhoica. Z. Geburtsh. **35**.

Periurethrale Gänge.

ABBUTIN et DRUELLE: Infection gonococcique d'une cyste de la verge avec uréthrite blennorrhagique. Progrès méd. **1903**, No 4. — ALDOR: Über paraurethrale Gänge als Ursache chronischer Gonorrhöe. Wien. med. Wschr. **1892**, Nr 48.

BALZER: Traité de médicine (Blennorrhagie). — BALZER et SOUPLET: Ann. de Dermat. **1892**. — BASTIAN: Über einen Fall von Gonorrhöe eines präputialen Ganges. Inaug.- Diss. Freiburg 1895. — BÄUMER: Gonokokkeninfektion eines paraurethralen Ganges bei Freibleiben der Urethra. Ref. Mh. Dermat. **36** (1903). — BECKER: Isolierte primäre Gonorrhöe eines akzessorischen Ganges des Präputiums. Dermat. Wschr. **1924**, Nr 13, 371. — BORETTI, CESARE: Contributo allo studio delle anomalie dell' uretra. Atti Soc. ital. Urol. **1927**, 321—327. — BRACK, ERICH: Über eine seltene Harnröhrenmißbildung und über perineale Phlegmonen. Z. urol. Chir. **17**, H. 5/6 (1925). — BUKOWSKY: Gonorrhoea externa. Čas. lék. česk. **1908**.

CHIAUDANO, CARLO: Dotto paraurethrale dell' uretra posteriore con dilatazione cistica. Arch. ital. Chir. **13** (1925). — COHN, P.: Ein Fall von paraurethraler Gonorrhöe. Dtsch. med. Wschr. **1907**, Nr 4.

DIDAY: De la blennorrhagie des follicules muqueux du méat de l'urètre chez l'homme. Gaz. Méd. et Chir. **1860**.

EHRMANN: Entstehung der anomalen paraurethralen Gänge. Wien. klin. Wschr. **1896**, Nr 47.

FABRY: Zur Frage der Gonorrhöe der paraurethralen und präputialen Gänge. Mh. Dermat. **12** (1891). — FEIT: Über isolierten gonorrhoischen Abszeß eines akzessorischen Ganges usw. Med. Klin. **16**, Nr 40, 1036—37 (1920). — FELEKI: Die Urethritis externa bei Männern im Anschluß an 3 Fälle. Pester med.-chir. Presse **1892**. — FICK: Über präputiale Schleimhautgänge mit LITTRÉschen Schleimdrüsen und deren blennorrhoische Erkrankung. Dermat. Z. **9** (1902). — FINGER: Die Blennorrhöe der Sexualorgane, S. 59f. Leipzig-Wien: Franz Deuticke 1905.

GROSS: Über eine seltene Komplikation der chronischen Gonorrhöe nebst Beiträgen zur pathologischen Anatomie der männlichen Urethra. Mber. Urol. **7**, H. 11 (1902). — GRÜNFELD: Isolierte Gonorrhöe in einem paraurethralen Gange. Wien. klin. Wschr. **1910**, 1093. — GUTMANN: Über die gonorrhoische Infektion und die Genese der akzessorischen Gänge am Penis. Z. Urol. **1910**, H. 8, 575—597.

HÄNLEIN: Über Gonorrhöe der paraurethralen Gänge. Inaug.-Diss. Bonn 1894. — HAERING: Über gonorrhoische Infektion paraurethraler Gänge und Zysten des Penis nebst Mitteilung eines Falles. Inaug.-Diss. Leipzig 1907. — HEBERLE: Über isolierte gonorrhoische Infektion präputialer und paraurethraler Gänge. Inaug.-Diss. Leipzig 1903. — HENSEL: Akzessorische Gänge des Penis. Arch. f. Dermat. **100** (1910). — HORVATH: Die isolierte primäre Gonorrhöe der paraurethralen Gänge. Arch. f. Dermat. **48** (1898). — HÜBNER: Über die akzessorischen Gänge am Penis und ihre gonorrhoische Erkrankung. Berl. klin. Wschr. **1913**, Nr 16.

JADASSOHN: Über die Gonorrhöe der paraurethralen und präputialen Drüsengänge. Dtsch. med. Wschr. **1890**, Nr 25 u. 26, S. 542—544 u. 569—572. — JAMIN: Des fistules urethrales du méat comme cause de persistance de la blennorrhoe. Ann. Mal. génito-urin. **1886**. — JESIONEK: Klinische Studie über die Gonorrhöe der präputialen Drüsengänge. Ann. städt. Krankenhaus Münster **1895**.

LANG: Über gonorrhoische Paraurethritis. Wien. klin. Wschr. **1891**, Nr 7. — LANZ: Über gonorrhoische Infektion präputialer Gänge. Arch. f. Dermat. **55** (1901). — LEJARS: Des canaux accessoires de l'urètre. Ann. Mal. génito-urin. Paris **1888**. — LENARTOWITZ: Ein Fall von isolierter primärer Gonorrhöe eines akzessorischen Ganges am Penis. Dermat. Wschr. **56**, 97 (1913). — v. LICHTENBERG: (a) Herkunft der paraurethralen Gänge des Mannes. Münch. med. Wschr. **1905**, 25, 26. (b) Morphologische Beiträge zur Kenntnis des männlichen Urogenitalapparates. Mber. Urol. **11** (1906). (c) Beiträge zur Histologie, mikroskopische Anatomie und Entwicklungsgeschichte des Urogenitalkanals des Mannes und seiner Drüsen. Anat. H. **31**. Göttingen 1906. (d) Über die Entwicklungsgeschichte der akzessorischen Gänge am Penis. Bruns' Beitr. **48** (1906).

NEUBERGER: Klinische Beiträge zur paraurethralen und präputialen Blennorrhöe. Festschrift zur Feier des 50jährigen Bestandes des ärztlichen Vereines Nürnberg, 1902.

OEDMANSSON: Om urethritis externa särskildt hos mannen och om cystabilningar a forhuden. Nord. med. Ark. (schwed.) **17**, Nr 5 (1885).

PASCHKIS: Zur Kenntnis der akzessorischen Gänge am Penis (sog. paraurethrale Gänge). Arch. f. Dermat. **60** (1902). — PICK: Über einen Fall von Folliculitis präputialis gonorrhoica. 1. dermat. Kongr. **1889**. — POSNER u. SCHWYZER: Ein Fall von angeborener Penisfistel. Berl. klin. Wschr. **1893**, 844—847.

REICHMANN: Zwei Fälle isolierter gonorrhoischer Erkrankung paraurethraler Gänge. Arch. f. Dermat. **49** (1899). — RÒNA: Die Genese der paraurethralen Gänge mit besonderer Berücksichtigung auch der gonorrhoischen Erkrankung derselben. Arch. f. Dermat. **1897**, H. 1. — RUGGLES, WOOD: Congenital abnormalities of the penis and their influence upon the acquisition and course of gonorrhoea. Med. Rec. **75**, 49 (1909).

SAALFELD: Über die TYSONschen Drüsen. Arch. mikrosk. Anat. u. Entw.gesch. **53** (1898). — SCHÖNHOF, SIEGMUND: (a) Chronische Gonorrhöe mit multiplen Harnfisteln. Fortschr. Röntgenstr. **35**, H. 1, 116—117 (1926). (b) Gonorrhoische Infektion akzessorischer Gänge des Penis und Skrotum. Arch. f. Dermat. **153**, 132—144 (1927). — SELLAI: Über die gonorrhoische Erkrankung der Paraurethralgänge. Mh. Dermat. **36** (1903). — STIEDA: Die akzessorischen Gänge am Penis. Arch. klin. Chir. **77** (1905). — SZATHMARY, SEBESTYÉN: Isolierte gonorrhoische Infektion der Penis- und Skrotalhaut. Orv. Hetil. (ung.) **71**, 345 bis 348 (1927). Ref. Zbl. Chir. **24**, 104.

TANDLER-DÖMENY: Über TYSONsche Drüsen. Wien. klin. Wschr. **1898**, 555—557. — TEDESCHI, N.: Infezione gonococcica isolata di un canalicolo del rafe del pene. Ref. Z. urol. Chir. **26**, 96 (1929). — THOELE: Angeborene Zysten der Genitoperinealraphe. Bruns' Beitr. **20**. — TOUTON: (a) Über Folliculitis präputialis et paraurethralis gonorrhoica. Arch. f. Dermat. **21** (1889). (b) Weitere Beiträge zur Lehre der gonorrhoischen Erkrankungen der Talgdrüsen am Penis. Berl. klin. Wschr. **1892**, Nr 51, 1303—1307.

VÖRNER: Über goncrrhoische Infektion von Raphezysten des Penis. Fol. urol. **1**, 648—650 (1908). — VOSS: Ein Fall von isolierter Gonorrhöeaffektion eines paraurethralen Ganges. Zbl. Krkh. Harn- u. Sexualorg. **15** (1904).

WECHSELMANN: Über Dermoidzysten und paraurethrale Gänge der Genitoperineal-raphe. Arch. f. Dermat. **68** (1903). — WINKLER: Beiträge zur Frage der paraurethralen gonorrhoischen Erkrankungen. Mber. Urol. **9** (1902).

Cowperitis.

E. BRACK: Anatomische Beiträge und Überlegungen zur Genese und zur heutigen Therapie der Harnröhrenstrikturen. Virchows Arch. **241** (1923).

CHRISTELLER-JACOBY: Pathologische Anatomie der Gonorrhöe. Buschke-Langers Lehrbuch der Gonorrhöe. Berlin: Julius Springer 1927. — CHRYPOW u. ETINGOF: Ein Fall von Gonotoxämie. Venerol. (russ.) **1929**, Nr 1, 57—60, 60 (deutsch). — COMMA: Über Cowperitis gonorrhoica speziell über ihren Ausgang in akute Abszedierung. Jap. Z. Urol. **1912**. Ref. Arch. f. Dermat. **112** (1912). — COUILLARD: Contribution à l'étude des affections des glandes bulbo-urétrales, cit. nach NOGUÈS, VI. cap. Encyclopédie française d'urologie. Doin. édit., Tome 5. Paris 1922.

DESPRÈS: Chirurgie journalière, 1876, p. 416. Zit. nach ENGLISCH. — v. DITTEL: Eine Fistel der Glandula Cowperi. Wien. klin. Wschr. **1895**, 780. — DUFOUR: Zit. nach WAELSCH.

ENGLISCH: (a) Über Entzündungen der COWPERschen Drüsen. Wien. med. Presse **1883**. (b) Über Obliteration und Erweiterung der Ausführungsgänge der COWPERschen Drüsen. Med. Jb. **1883**. (c) Über Fisteln der COWPERschen Drüsen. Wien. med. Wschr. **1886**. (d) Zur Behandlung der chronischen Entzündung und der Fisteln der COWPERschen Drüsen. Wien. klin. Wschr. **1895**. (e) Über angeborene Zysten in der Raphe der äußeren Geschlechtsorgane. Zbl. Krkh. Harn- u. Sexualorg. **13**.

FINGER: Die Blennorrhöe der Sexualorgane. Leipzig u. Wien: Franz Deuticke 1905. — FÜRBRINGER: Die Krankheiten der Harn- und Geschlechtsorgane. Braunschweig 1884.

GUBLER: Sur les glands de Méry (vulgairement glandes de Cowper) et leurs maladies chez l'homme. Thèse de Paris **1849**.

HAMONIC: La bulbite urétrale. Assoc. franç. Urol. **1909**, 371.

LANE: Cowperitis. Zit. nach WAELSCH. — LAQUIÈRE, MARCEL et RENÉ BOUCHARD: Cowpérite calculeuse. J. d'Urol. **22**, Nr 1, 47 (1926). — LEBRETON: Contribution à l'étude des glandes bulbo-urétrales et de leurs maladies. Thèse de Paris **1904**. — LIENHARDT: Über die Entzündung der COWPERschen Drüsen. Z. Ges. Ärzte Wien **1850**.

MOTZ et BARTRINA: Contribution à l'étude des abscès périnéaux et des phlegmons diffus d'origine urétrale. Ann. Mal. génito-urin. Paris **1903**. — MÜLLER, ACHILLES: Urethralstenose durch Zyste einer COWPERschen Drüse. Verh. dtsch. Ges. Urol. **1926**, 425—426. Ref. Z. urol. Chir. **24**, 149.

NICOLLE: De la cowpérite. Thèse de Paris **1873**. — NOGUÈS: Inflammation des glandes des l'urètre: Cowpéritis. Encyclopédie francaise d'urol., Tome 5, chap. VI. Dion. éd. Paris 1922.

PASTEAU: Pourquoi et comment il faut rechercher les cowpérites dans l'urétrite chronique. 10. Session Assoc. franç. Urol. Paris **1906**. — PICKER: Die topische Diagnose der chronischen Gonorrhöe. Berlin: Oskar Coblentz 1909.

RÉLIQUET: Fistules urethrales non urinaires. Gaz. Hôp. **1884**. — ROTHSCHILD, A.: Über einen Fall von Cowperitis gonorrhoica mit Abszeßbildung und durch den Ausführungskanal der Cowperdrüsen gehender Harnfistel. Z. Urol. **13**, H. 6 (1919).

SIEDNER: Multiple Abszesse bei chronischer Gonorrhöe. Z. Urol. **17** (1923). — SKLARZ: Über chronische Cowperitis gonorrhoica. Dermat. Wschr. **1928 II**, 1380—1382.

WAELSCH: Cowperitis gonorrhoica. Handbuch der Geschlechtskrankheiten von FINGER-JADASSOHN-EHRMANN-GROSS, Bd. 1. Wien-Leipzig: Alfred Hölder 1910.

Bakterienflora der normalen Harnröhre.

FRANZ: Über die Bakterien der normalen männlichen Urethra und deren Einfluß auf den Keimgehalt des normalen Harns. Wien. klin. Wschr. **1896**.

HOFMEISTER: Über Mikroorganismen im Urin gesunder Menschen. Fortschr. Med. **1893**, Nr 16.

LUSTGARTEN u. MANNABERG: Über die Mikroorganismen der normalen männlichen Urethra und des normalen Harns mit Bemerkungen über Mikroorganismen im Harn bei Morbus Brighti acutus. Vjschr. Dermat. **1887**, 905.

PETIT u. WASSERMANN: Sur les microorganismes de l'urètre normal de l'homme. Ann. des Mal. génito-urin. **9**, 6, 378 (1891). — PFEIFFER: Über die Bakterienflora der normalen männlichen Harnröhre. Arch. f. Dermat. **69** (1904). — POSNER u. LEWIN: Untersuchungen über die Infektion der Harnwege. Zbl. Harn- u. Sexualorg. **1896**, 501.

ROVSING: Die Blasenentzündung und ihre Ätiologie. Bern 1890.

STEINSCHNEIDER-GALEWSKI: Zur Differenzierung der Gonokokken. Berl. klin. Wschr. **1890**, Nr 24 und zusammen mit GALEWSKY Verh. dtsch. dermat. Ges. **1889**, 159.

WAHL, v.: Die Bakterien der normalen männlichen Harnröhre. Z. Urol. **1901**, H. 3.

Unspezifische Urethritis.

ACHARD u. HARTMANN: Über einen Fall von Urethralfieber. Semaine méd. **1892**, No 4. — ASCH: Die Einwirkung der Sublimatinjektion auf die Schleimhaut der Harnröhre und ihre Gefahren. Münch. med. Wschr. **1905**, 1197—99.

BACIGALUEO, JUAN: Treponema Urethritidis (eine neue Gattung). Sémana méd. **33**, 1567—1569 (1926). — BALLENGER: Retrécissement urétral suite de brulûre par l'yperite. J. d'Urol. **19** (1925). — BARLOW: Urethritis non gonorrhoica. Arch. klin. Med. **66** (1899). — BASSEWITZ: Urethritis leprosa. Dermat. Wschr. **1928 II**, 1709—1713. — BATTLE: Verhandlungen der pathologischen Gesellschaft zu London. Ref. Z. Bakter. **5**, 956. — VON DER BECKE, ALFONSO: Totale Elimination der Urethralschleimhaut nach Verwendung von Heydisan. Ref. 236 Z. urol. Chir. **25** (1928). — BILAND: Über einen Fall von Staphylohämie mit Urethritis, Epididymitis und Exanthem. Korresp.bl. Schweiz. Ärzte **1905**. — BJÖRLING, E.: Ist die primäre, nicht gonorrhoische Urethritis (von Fällen chemischen oder mechanischen Ursprungs abgesehen) eine häufige Erkrankung? Acta dermato-vener. (Stockh.) **4**, H. 2 (1923). — BOCKHARDT: Über pseudogonorrhoische Entzündung der Harnröhre und des Nebenhodens. Mh. Dermat. **1886** V. — BRÜNAUER, ST.: Zur Ätiologie der Urethritis non gonorrhoica. Münch. med. Wschr. **77**, Nr 35 (1927). — BURCKHARDT: Verletzungen und chirurgische Erkrankungen der Harnröhre. Handbuch der Urologie, S. 255.

CALLOMON: Urethritis et epididymitis non gonorrhoica. Zbl. Hautkrkh, **19**, 577. — CANDELA ORTELS: Urethritis herpetica. Ref. Zbl. Hautkrkh. **2**, 122. — CAPEK: Flagellaten Urethritis des Mannes. Med. Klin. **32**, 1535—1539 (1927). — COHN: Eine primäre, nicht gonorrhoische Urethritis mit auffallend reichlichen Influenzabazillen. Dtsch. med. Wschr. **29** (1905). — COLOMBINO: Uretritis chronica da pneumococco. Patologica (Genova) **1914**.

DASDIDAR: Trichomonasinfektion in urine. Ref. Zbl. Hautkrkh. **19**, 181. — DAVIS, E.: Urethral injection of sodium hydroxyd through error. J. amer. med. Assoc. **84**, 1116—1117. — DREYER: Über Enterokokkenurethritis. Mber. Urol. **11**, H. 7 (1904). — DRISCOLL: A urethral discharge due to the symbiosis of a spirillum and vibrio. Urologic. Rev. **1921**, 734.

ERDMANN: (a) A case of micrococcus tetragenus infection of the urethra. Urologic Rev. **33**, 181 (1929). (b) Non specific urethritis. Case reports, including a previously unreported case. Urologic Rev. **32**, 646—648 (1928).

FINGER: Arch. f. Dermat., Disk. zu Vortrag GROSS, 78 (1906). — FREI, H.: Urethritis posterior chronica mycotica. Dermat. Wschr. **1925**, 411. — FRITSCH, HOFSTÄTTER und LINDNER: Experimentelle Studien zur Trachomfrage. GRAEFES Arch. **76**, H. 3, (1910). — FRÜHWALD: Pseudogonorrhöe. Handbuch der Haut- und Geschlechtskrankheiten, Bd. 21. Berlin: Julius Springer 1927.

GAWALOWSKY: Urethritis non gonorrhoica. Tschecho slov. dermat. Ges. Prag, 4. Nov. 1928. — GIRARD: Trois cas d'urétrite due à l'oidium albicans. J. d'Urol. **14**, 324 (1922). — GLINGAR: Über Urethritis non gonorrhoica. Wien. med. Wschr. **1914**, 591. — GOLDBERG: Akute primäre Streptokokkenurethritis. Arch. f. Dermat. 58, 135—144 (1901). — GROSS: Über nicht gonorrhoische Urethritis. Arch. f. Dermat. **75** (1905).

HALBERSTÄDTER u. PROWAZEK: Über Chlamydozoenbefunde bei Blennorhoea neonatorum non gonorrhoica. Berl. klin. Wschr. **1909**, Nr 44. — HECHT, H.: Urethritis abacteritica infectiosa. Dermat. Wschr. **84**, 146—147 (1927). — HELL: Soorerkrankung der hinteren Harnröhre usw. Dermat. Wschr. **23**, 641—649 (1916). — HOFFMANN: Akute Prostatitis from bac. coli invasion. Urologic Rev. **1920**, 375. — HUSSAIN-IBRAHIM: Urétrite et entérocoque. Bull. Acad. Méd. **98**, No 39 (1927).

JANCKE: Zelleinschlüsse bei Harnröhrengonorrhöe. Dtsch. med. Wschr. **1910**, Nr 21. — JOHNSTON: Non gonorrhoical urethritis. J. cutan. genito-urin. Dis. **1902**, 433. — JOSEPH: Urethritis simplex nach Diathermie. Dtsch. med. Wschr. **1929 I**, 1002. — JOSIPOVICE: Ein Fall von Urethritis, verursacht durch Bacterium coli commun. Z. Harn- u. Sexualorg. **1896**, 633.

KANSIN: Zur Frage der bakteriellen Flora der männlichen Harnröhre bei chronischer Urethritis. Venerol. (russ.) **1928**, Nr 12, 1549—1553. — KATSUNUMA, S.: Présence de Trichomonas vaginalis dans l'urine d'un jeune garçon. Bull. Soc. Path. exot. Paris **17**, No 3 (1924). — KAUFMANN: Verletzungen und Krankheiten der männlichen Harnröhre und des Penis. Dtsch. Chir. **1886**. — KLAUSNER: (a) Herpes urethrae. Arch. f. Dermat. **130** (1921). (b) Über eine noch nicht beobachtete Infektion der Schleimhaut des Urogenitalsystems (durch Hefepilze?). Urethritis, Cystitis, Vesiculitis haemorrhagica. Dermat. Wschr. 78 (1924). — KLOTZ, HERMANN: Herpes urethrae als Ursache nicht gonorrhoischer Urethritis, ohne Bakterienbefund. Dermat. Wschr. **58**, 649 (1914). — KÖNIGSFELD u. SALZMANN: Diplococcus crassus als Erreger von Urethritis und Epididymitis. Arch. f. Dermat. **120** (1914).

LAVENANT: Sekundärinfektion der Urethra und Enterokokkenurethritiden. J. of Urol. **11**, 2, 109 (1921). Ref. Z. Urol. **16**, 29 (1922); Z. urol. Chir. **7**, 229 (1921). — LINDNER: (a) Übertragungsversuche von gonokokkenfreier Blennorrhoe neonatorum auf Affen. Wien. klin. Wschr. **1909**, 1555. (b) Zur Ätiologie der gonokokkenfreien Urethritis. Wien. klin. Wschr. **1910**, Nr 8. — LUDWIG u. HERXHEIMER (zit. nach FRÜHWALD): Pseudogonorrhöe. Handbuch der Haut- und Geschlechtskrankheiten. Berlin: Julius Springer 1927. — LUORI, TITO: Contributo allo studio della uretrite erpetica. Arch. ital. Urol. **4**, H. 5, 397—411.

MARTIN, JEAN et MARC ROMIEU: Sur les inclusions des cellules épithéliales pavimenteuses de l'urèthre. C. r. Soc. Biol. Paris **92**, 29—31 (1925). — MÜLLER-ASPEGREN: Uretrite et cystite à saccharomyces avec pneumaturie. Ref. Zbl. Hautkrkh. **4**, 228.

NEGRONI, PABLO: Mikrobenflora der chronischen Urethritiden, 1926. Ref. Z. urol. Chir. **24**, 209. — NICOLAS, J., J. GATÉ et G. PAPACOSTAS: Herpès urétral et urétrite herpétique. J. Méd. Lyon. **4**, No 81, 291—298 (1923). — NOBL, G.: Arch. f. Dermat. **78** (1906). Diskuss. Vortr. GROSS. — NOGUER- MORÉ: Zur Urethritis herpetica und dem Urethralherpes. Rev. españ. Urol. **26**, Nr 301 (1924).

OBERLÄNDER: Masturbation als Ursache unspezifischer Urethritiden. Vjschr. Dermat. **1887**. — OEKONOMOS: L'urétrite chronique d'emblée. Ref. Zbl. Hautkrkh. **3**, **414**. — ORSOS: Erkrankungen des Penis bei Typhus. Verh. path. Ges. 17. Tagg, S. 576.

PANNICKI: Contributo alla studio delle uretrite non blennorrhagiche. Giorn. ital. Mal. vener. Pelle **1914**, 501. — PAPADOPOULO, J. P.: Pasteurellose uréthrale. C. r. Soc. Biol. Paris **93**, No 32, 1139—1140. Ref. Zbl. Chir. **20**, 161. — PEREWODSCHIKOW, L.: Die Bakteriologie der Urethritis pseudo-gonorrhoica. Russk. Vestn. Dermat. **3**, Nr **3** (1925). — PETZETAKIS: (a) Cystitis amibiennes. Cystite amibienne à entamoeba polymorpha. Ya-t-il une urétrite amibienne? Ref. Zbl. Hautkrkh. **16**, 746. (b) L'uréthrite à pasteurella. Y a-t-il une pasteurellose maladie générale? Bull. Soc. méd. Hôp. Paris **44**, 1715—1717; Bull. Soc. Path. exot. Paris **21**, 839—841; J. d'Urol. **26**, 334—336 (1928). (c) L'urethrite à Pasteurelle. Arch. ital. Sci. med. colon. **9**, 342—345 (1928). — PICKER, R.: (a) Der Pneumokokkus Fraenkel als Krankheitserreger in den Harn- und Geschlechtsorganen, Zbl. f. Harn- u. Sexualorg. **1905**, 123. (b) Staphylokokkeninfektion in den Harnorganen des Mannes. Verh. dtsch. Ges. Urol. 3. Kongr. Wien **1911—1912**, 342. — PIERANGELI: Di un caso di uretrite da oidium albicans. Rinasc. med. **1925**, 135. — VAN DER PLUYM u. TER LAAG: Der Bacillus coli communis als Ursache einer Urethritis. Z. Bakter. **1**, 233 (1895). — PORGES: Über nicht gornorrhoische metastasierende Urethritis. Prag. med. Wschr. **1903**, Nr 53. — PREIS, KARL u. ANDREAS FORRO: Urethritis saccharomycotica? Wien. klin. Wschr. **41**, Nr 7 (1928). — REICHMANN: Zur Behandlung der chronischen, nicht gonorrhoischen Urethritis (WAELSCH). Prag. med. Wschr. **1902**, Nr 9. — REITER: Über eine bisher unbekannte Spirochäteninfektion. Dtsch. med. Wschr. **1916**, 1535—1536. — ROBINSON, W. J.: Acute urethritis of chemical origin with report of three cases. Med. Rec. **79**, 623 (1911). — ROCEK, JOSEF: Streptothrix urethritidis als Ursache chronischer Urogenitalerkrankungen. Čas. lék. česk. **59**, Nr 18, 306—309; Nr 19, 327—330. — ROKITANSKY: Lehrbuch der pathologischen Anatomie, 3. Aufl. Bd. 3, S. 379. Wien: Wilhelm Braumüller 1861. — RUGE: Bemerkungen zu der Arbeit von FRÜHWALD: Spirochaetosis arthritica in Bd. 51 d. Ztschr. Dermat. Z. **54**, 98—99 (1928).

SAINZ DE AJA, ALVAREZ: Ein Fall von Pneumokokkenurethritis. Actas dermo-sifiliogr. **4**, 1 (1911). Ref. Dermat. Wschr. **55**, 862 (1922). — SAPHIER: Urethritis acuta typhosa. Wien. klin. Wschr. **1916**, Nr 48. — SCHEFFER: Beiträge zur Kenntnis der nicht gonorrhoischen Urethritis beim Manne. Diss. Straßburg 1914. — SCHMITZ, HANS: Über Einschlüsse in den Harnröhrenepithelien bei chronischer Urethritis. Dermat. Z. **52**, H. 2, 116—118. — SCHRADER: Über Urethritis bei chronischer Bleivergiftung. Dtsch. med. Wschr. **1892**, Nr 9. — SEGRE, GIULIO: Uretrite maschile da streptococco di Schottmüller. Giorn. Batter. **3**, 24—25 (1928). — SINGER: Seltener Fall von Urethritis durch Pneumobazillen mit Metastase. Gyógyászet (ung.) **1929 I**, 410. — SITER, E. H.: Infection of genito-urinary tract by micrococcus catarrhalis. N. Y. med. J. **97**, 503 (1913). — STERN, R.: Infektion der Harnorgane bei Typhus. Med. Sekt. schles. Ges. vaterländ. Kultur Breslau, 21. Jan. 1910. Ref. Berl. klin. Wschr. **47**, 365 (1910). — STERNBERG: Ein neuer Tierparasit in der menschlichen Harnröhre. Dermat. Wschr. **1926**. — STRAUB, M.: Amoebiasis penis (venerica!). Geneesk. Tijdschr. Nederl. Indie **64**, H. 6 (1924). — SYNGHELLAKIS: Deux cas d'urétrite ayant comme agent exclusif de l'infection. Ann. Mal. vénér. **20**, No 10 (1925).

TAKAGI: Über Ätiologie von akuter Urethrozystitis im Kindesalter. Jap. Z. Dermat. **22**, 813 (1923). Ref. Zbl. Hautkrkh. **8**, 203 (1923). — THIM: (a) Über Urethritis protozoica und den Erreger der PROWAZEKschen Körperchen. Leipzig u. Wien: Jos. Safar 1922. (b) Urethritis protozoica und Erreger der Einschlußkörperchen. Arch. f. Hyg. **104**, H. 3 (1925). — TRIFUS, V.: L'urétrite enterococcique. Bull. Soc. Chir. Bucarest **1**, 118 (1927). — TSCHUMALLOW: Ein Fall von chronischer Diplokokkenurethritis. Russ. Z. Haut- u. vener. Krkh. **26** (1913). Ref. Dermat. Wschr. **58**, 248 (1914).

Waelsch: Über chronische nicht gonorrhoische Urethritis. Arch. f. Dermat. **123** (1916). — v. Wahl: (a) Die Erreger der chronischen Urethritis. Dtsch. med. Wschr. **1911**, 1118. (b) Die Bakterien der normalen menschlichen Harnröhre. Z. f. Urol. **1901**, Nr 3. — Wassiljew: Ref. Dermat. Wschr. **1926**, 1778. — Weinberger-Windholz: Allgemeininfektion durch Sproßpilze usw. Wien. med. Wschr. **1930**, Nr 21.

Parasiten der Urethra und des Penis.

Ando, Akira: Presentation of specimen of Eustrongylus gigas. (Demonstration eines Exemplars von Eustrongylus gigas.) Jap. J. of Dermat. **27**, Nr 2 (1927). Ref. Zbl. Hautkrkh. **24**, 149 (1927).

Capek, Alfred: Die Flagellaten-Urethritis des Mannes (vorl. Mitt.). Med. Klin. **23**, Nr 40 (1927). Ref. Zbl. Hautkrkh. **26**, 212 (1928).

Dastidar, S. K. Ghosh: Trichomonas infection in the urine. (Urininfektion mit Trichomonas.) Indian med. Gaz. **60**, Nr 4 (1925). Ref. Zbl. Hautkrkh. **19**, 181 (1926).

Ezickson, William J.: A case of larvae in the male urethra. (Larven in der männlichen Harnröhre.) Proc. path. Soc. Philad. **25** (1923). Ref. Zbl. Hautkrkh. **17**, 925 (1925).

Fischer, W.: Tierische Parasiten der Leber und Gallenblase. Handbuch der speziellen und pathologischen Anatomie und Histologie von Henke-Lubarsch, Bd. 5, S. 1. Berlin: Julius Springer 1930.

Goebel: (a) Zur Pathologie der Bilharziakrankheit. Arch. Schiffs- u. Tropenhyg. **10** (1906). (b) Pathologisch-anatomische und klinische Bemerkungen über die Bilharziakrankheit. Arch. Schiffs- u. Tropenhyg. **7** (1903). (c) Chirurgie der heißen Länder. Erg. Chir. **1911**. (d) Die pathologische Anatomie der Bilharziakrankheit. Berl. klin. Wschr. **1909**, 1245. (e) Diskussionsbemerkung zu Hirt (zum Kapitel der Harnröhrenstrikturen). Z. Chir. **54**, 1387 (1927).

Hermann: Schmidts Jb. **1846**, 41. Zit. nach C. Kaufmann. Dtsch. Chir. **50**a (1886).

Katsunuma: Présence de Trichomonas vaginalis dans l'urine d'un jeune garçon. Bull. Soc. Path. exot. Paris **17**, No 3 (1924).

Leon, N.: La parasitologie humaine en Roumanie. (Die Parasitologie von Rumänien.) J. Méd. Lyon. **1922**, No 71.

Madden: Bilharziosis. London 1907. Mitra, P. N.: A case of hirudiniasis of the male urethra. (Ein Fall von Blutegeleinwanderung in die männliche Harnröhre.) Indian med. Gaz. **61**, Nr 1, 22 (1928).

Pfister: (a) Die Tropenkrankheiten. Handbuch der Urologie von Lichtenberg-Voelcker-Wildbolz, Bd. 4. Berlin: Julius Springer 1927. (b) Die Stenosen der Harnröhre bei Bilharzia. Verh. dtsch. Ges. Urol. 3. Kongr. Wien **1911**, 234.

Reischauer: Über die Ätiologie der sog. Kallusgeschwülste der männlichen Harnröhre. Bruns' Beitr. **138**, 695—714 (1927).

Scheube: Die Krankheiten der warmen Länder. — Sorour: The significance of the polymorphnuclear eosinophile cells and the association of bilharziosis and tuberculosis. J. egypt. med. Assoc. **13**, Nr 3 (1930). — Sternberg, Hugo: (a) Ein Tierparasit in der männlichen Harnröhre. Klin. Wschr. **5**, 229—230 (1926). (b) Ein neuer Tierparasit in der männlichen Harnröhre. Dermat. Wschr. **82**, Nr 8 (1926).

Wakabayashi, T.: Fall, bei dem sich ein seltener Parasit (Eustrongylus gigas) aus der Harnröhre entleerte. Acta dermat. (Kioto), **7**, H. 6, 769 (1926).

Entzündungen der Schwellkörper des Gliedes und Folgezustände derselben.

Brack: (a) Anatomische Beiträge und Überlegungen zur Genese und zur heutigen Therapie der Harnröhrenstrikturen. Virchows Arch. **261** (1923). (b) Ein Beitrag zur Kenntnis der paraurethralen Phlegmonen. Z. Urol. **15**, H. 3 (1921). — Bratrud, Edw.: Streptokokkusinfektion of penis. Report of a case. Minnesota med. **11**, 326—327. Ref. Z. urol. Chir. **25**, 296. — Bussa-Lay: Stenosi multipla induramento e fistola perineale ramificata di antica data. Policlinico, sez. chir., **29**, 415, 481 (1922). Ref. Z. urol. Chir. **11**, H. 1/2, 108; H. 5/6, 398.

Callomon: Sonstige Erkrankungen der Schwellkörper. Priapismus. Handbuch der Haut- und Geschlechtskrankheiten, Bd. 21, S. 2. Berlin: Julius Springer 1927. — Christeller-Jacoby: Pathologische Anatomie der Gonorrhöe. Buschke-Langers Lehrbuch der Gonorrhöe. Berlin: Julius Springer 1927.

Fišer: Ein seltener Fall von kolibazillärer Kavernitis. Dermat. Wschr. **78**, Nr 26 (1924). — Fouseca: Considérations sur les fistules urinaires, uretroperinéales. J. d'Urol. **13**, No 4, 249 (1922). Ref. Z. urol. Chir. **11**, H. 3/4, 232. — Friesleben, Martin: Vom Penis ausgehende Septikopyämie (penigene Septikopyämie) als Folge unspezifischer geschlechtlicher Infektion. Dermat. Wschr. **1923**, Nr 9, 192. — FRUCHAND-BRIN: Infiltration d'urine et cellulite pelvienne diffuse d'origine urétrale. Ref. Z. urol. Chir. **11**, H. 3 (1922).

MALIS: Zur Kasuistik der Fractura penis. Arch. klin. Chir. **129**, H. 3.

ORSOS: Erkrankungen des Penis bei Typhus. Verh. dtsch. path. Ges. 17. Tagg **1914**, 576.

PFITZNER: Die Regeneration der Harnröhre. Zbl. Chir. **55**, Nr 9 (1928).

VERLIAC u. CHARRIER J.: Phlegmon diffus de l'espace pelvi-rectal supérieur et perirectite d'origine urétrale. Soc. franç. Urol. Paris, 14. Febr. 1921. J. d'Urol. **11**, No 3, 246 (1921). Ref. Z. urol. Chir. **7**, 230 (1921).

WALLENSTEIN, SIDNEY: Urinary extravasation at varying levels. Med. J. a. Rep. **127**., 525—530, 592—595 (1928). — WHITE, EDW. and OTIS RITCH: Urinary extravasation in relationship to the pelvic and perineal fascia. Report of cases. J. amer. med. Assoc. **87**, 910—912. — WILDBOLZ: Lehrbuch der Urologie, S. 526f. Berlin 1924.

Induratio penis plastica.

BROHL: Eine Graviditas tubaria und ein Os penis im Röntgenbilde. Fortschr. Röntgenstr. **7**, 127. — VAN BURENS u. KEYES: Referat über chronisch umschriebene Entzündung des Corpus cavernosum penis. Ref. Arch. f. Dermat. **6**, 572 (1874).

CALLOMON, F.: (a) Induratio penis plastica. Handbuch der Haut- und Geschlechtskrankheiten, Bd. 2, S. 145. 1927 (Lit.). (b) Induratio penis plastica. Med. Klin. **1910**, Nr 46. (c) Induratio penis plastica. Berl. klin. Wschr. **1920**, Nr 46. (d) Die nicht venerischen Genitalerkrankungen. Ein Lehrbuch für Ärzte, S. 107f. Leipzig: Georg Thieme 1924. — CHATWOOD: Ein Fall von Induration eines Corpus cavernosum. J. of cutan genito-urin. Dis., Mai **1899**. — CHRISTELLER: Verknöcherungen im menschlichen Penis. Ges. Chir. Berlin, Sitzg 12. Mai 1924. Zbl. Chir. **51**, Nr 29, 1575. — CLAUDE: Sitzungsbericht der anatomischen Gesellschaft zu Paris. Ref. Z. Path. **7**, 332. — CLELLAN: Nouv. J. Sci. méd. März **1828**. — COENEN: Die DUPUYTRENsche Fingerkontraktur. Erg. Chir. **10**, 1187.

DELBANCO: (a) Fall von plastischer Induration der Corpora cavernosa penis. Ärztl. Ver. Hamburg, Sitzg 27. März 1917. Ref. Münch. med. Wschr. **1917**, Nr 15. (b) Zur Kasuistik der plastischen Induration des Penis. Dermat. Wschr. **62**, Nr 25 (1918).— DELLABORDE: De l'induration plastique des corps caverneux. Thèse de Paris, **23**. Dez. **1887**. — DEMARQUAY: Traité des maladies chirurgicales du penis. Paris 1876, Publié par Voelker u. I. Cyr.

ERCOLI: Sulla etiologia della induratio penis plastica. Soc. ital. Dermat. Roma **1922**; Giorn. ital. Mal. vener. Pelle **64**, 710 (1923). Ref. Zbl. Hautkrkh. **10**, 480.

FINGER: (a) Die Blennorrhöe der Sexualorgane, S. 258. Wien: Franz Deuticke 1896. (b) Demonstration eines Falles von plastischer Induration des Corpus cavernosum penis. Wien. dermat. Ges., Sitzg 22. Mai 1901. Ref. Arch. f. Dermat. **58**, 274. — FRANGENHEIM: Über Knochenveränderungen im menschlichen Penis. Dtsch. Z. Chir. **90**, 480 (1907). — FURUTA, SH.: Über den Faszienknochen der Tunica albuginea penis, das sog. Os penis. Virchows Arch. **252**, H. 2/3, 427f (1924).

GALEWSKY u. HÜBNER: Demonstration zweier Fälle von plastischer Induration. Verh. 79. Verslg dtsch. Naturforsch. Dresden **1907**. Ref. Arch. f. Dermat. **88**, 338. — v. GAZA: Hyperplasie mesenchymaler Gewebe als chirurgische Erkrankung. 30. Tagg nordwestdtsch. Chir. Göttingen, Sitzg 3. u. 4. Juli 1925. Zbl. Chir. **52**, Nr 49, 2784, 2788 (1925). — GERSTNER and MANDELBAUM: On the formation of bone in the human penis. Ann. Surg. **1913**. Ref. Zbl. ges. Chir. **2**, 753 (1913). — GIRGOLAFF: Das Os penis beim Menschen. Ref. Zbl. ges. Chir. **2**, 393 (1913). — GRAUHAN: Zur Frage der sog. Kallusgeschwülste der männlichen Harnröhre. Dtsch. Z. Chir. **165**, 154 (1921).

HEDGES, CH. E.: The relation of gout and rheumatisme to Dupuytren contraction of palmar fascia. St. Barth. Hosp. Rep. **32**, 118. London 1897. — HOROWITZ: Über Cavernitis und Lymphangitis penis. Wien. med. Presse **1900**, Nr 10. — HUITFELD: Induratio penis plastica. Ref. Zbl. Chir. **1910**, Nr 12, 452.

JACOBY, MAX: Über das sog. Os penis. Z. urol. Chir. **12**, 102f. Ref. Zbl. Hautkrkh. **15**, 142. — JADASSOHN: Die Entzündungen der Corpora cavernosa. Epsteins u. Schwalbes Handbuch der praktischen Medizin, Bd. 3; I. Teil, S. 834. — JANSSEN: Zur Lehre von der DUPUYTRENschen Fingerkontraktur, usw. Arch. klin. Chir. **67**, 761.

KIRBY: On an unusual affection of the penis. Dublin. med. Presse **22**, 210 (1849). Ref. Gaz. Méd. Paris **1850**, 676. — KROGIUS: (a) Studien und Betrachtungen über die Pathogenese der DUPUYTRENschen Fingerkontraktur. Acta chir. scand. (Stockh.) **54**, 33f. (1921). (b) Neue Gesichtspunkte zur Ätiologie der DUPUYTRENschen Fingerkontraktur. Zbl. Chir. **47**, Nr 30, 914.

LANGHANS: Zit bei JANSSEN. — LAVENANT et ZISLIN: L'induration plastique des corps caverneux. Ann. Mal. genito-urin. **1911**. — LENHOSSEK: Knorpelähnliche und wahre Knochenbildung im männlichen Glied eines Erwachsenen. Virchows Arch. **60**, 1.

MAC CLELLAN: Observation sur une ossification de la cloison des corps caverneux du penis. J. Univ. Sci. méd. **49**, 340 (1828). — MARTENSTEIN: (a) Induratio penis plastica und DUPUYTRENsche Kontraktur. Med. Klin. **16**, Nr 8 (1920). (b) Induratio penis plastica und DUPUYTRENsche Kontraktur. Med. Klin. **17**, 44 (1921). — MERLE: Contribution à l'étude de l'induration des corps caverneux et des os du penis. Thèse. Ref. Ann. de Dermat. **10**, No 11, 1016 (1899).

NEUMARK: (a) Plastische Induration des Penis. Inaug.-Diss. Leipzig 1906. (b) Plastische Induration des Penis. Berl. klin. Wschr. **1906**, Nr 46, 1483.

PEYRONIE: Sur quelques obstacles qui s'opposent à l'éjaculation de la semence. Mém. de Acad. de Chir. **1**, 423 (1845). — POLKEY, H. J.: Induratio penis plastica. Urologic Rev. **32**, Nr 5, 287—308 (1928). Ref. Zbl. Hautkrkh. **28**, 223 (1929). — POSNER: (a) Ein Fall von Plaque indurée am Penis, Krankenvorweisung. Berl. dermat. Ges., Sitzg 10. Jan. 1899. Ref. Arch. f. Dermat. **48**, 133. (b) Ein Fall von Plaque indurée am Penis. Berl. klin. Wschr. **1899**, Nr 24, 526.

RICORD: Gaz. Hóp. **1847**. — RIEDINGER: Zit. bei KROGIUS. — RITTER: Diskussion zu von GAZAS Vortrag. — ROBINEAU: Calcification des corps caverneux. Bull. Soc. Anat. Paris **1897**, 186. — ROKITANSKY: Lehrbuch der pathologischen Anatomie, Bd. 3, S. 407. — ROTHSCHILD: (a) Induratio penis plastica. Inaug.-Diss. Frankfurt a. M. 1920. (b) Induratio penis plastica. Z. Urol. **16**, 490f.

SACHS, OTTO: (a) Vier Fälle von sog. plastischer Induration der Corpora cavernosa penis nebst Berücksichtigung der übrigen im Corpus cavernosum vorkommenden Verhärtungen. Wien. klin. Wschr. **1901**, Nr 5. (b) Beiträge zur Pathologie der Induratio penis plastica. Arch. f. Dermat. **85**, 53. (c) Plastische Induration der Corpora cavernosa penis. Handbuch der Geschlechtskrankheiten, herausgeg. von FINGER-JADASSOHN-EHRMANN-GROSS, S. 576—612. Wien: Alfred Hölder 1911. (d) Cavernitis traumatica als Folgezustand einer Schußverletzung des Penis. 5. Kongr. dtsch. Ges. Urol. Wien, Sitzg 29. Sept. bis 1. Okt. 1921. Ref. Zbl. Hautkrkh. **7**, 443 (1922). — SCHAEFFER: Diskussionsbemerkung. Ref. Arch. f. Dermat. **86**, 310. — SCHULTZE: Ein großer, paraurethraler, entzündlicher Bindegewebstumor. Arch. klin. Chir. **119**, 406 (1922). — SMEND: Knochenbildung im menschlichen Penis, mit doppelseitiger DUPUYTRENscher Kontraktur. Inaug.-Diss. Leipzig 1911. — SONNTAG: (a) Beitrag zur Induratio penis plastica. Ref. Zbl. Chir. **1914**, Nr 38, 1501. (b) Über Induratio penis plastica nebst einem Beitrag zu ihrer operativen Behandlung. Arch. klin. Chir. **117**, H. 4, 612 (1921). — SPROGIS: Beitrag zur Lehre von der Vererbung der DUPUYTRENschen Fingerkontraktur. Dtsch. Z. Chir. **194**, H. 3/4, 259 (1926). — STOPCZANSKI: Über plastische Induration des Penis. Wien. klin. Wschr. **1908**, Nr 10. — SWINBURNE: Fibrosclerotic plaque of the corpora cavernosa. N. Y. sect. of genito-urol. Surg., Jan. **1901**. Ref. Z. Krkh. Harn- u. Sexualorg. **1901**, 495.

TAYLOR: Fibroide sclerose of corpora cavernosa. J. cutan. genito-urin. Dis., April **1897**. — TUFFIER: Sur l'induration des corps caverneux. Ann. Mal. génito-urin. **1885**, 401. — TUFFIER et CLAUDE: Chondrome des corps caverneux. Exstirpation. Ann. Mal. génito-urin. **1894**, 898.

VERNEUIL: De l'induration des corps caverneux de la verge et de ses rapports avec glycosurie. Ref. Virchow-Hirschs Jber. **2**, 246 (1883).

WAELSCH: Über die Induratio penis plastica. Münch. med. Wschr. **1906**, Nr 41, 2007. — WIEDHOPF: Zur Histologie der Induratio plastica. Bruns' Beitr. **121**, 712f. (1921).

ZUR VERTH u. SCHEELE: Induratio penis plastica. Dtsch. Z. Chir. **121**, 298 (1913).

Entzündungen im Bereiche des Vorhautsackes (Balanoposthitis).

BAILEY: Diphtheria of the penis. Report of a case. Urologic Rev. **32**, 741 (1928). — BANG: Le bacille de la nécrose. Maanedskrift for Dyrlaeger **1871**. — BATAILLE et BERDAL: Sur une espèce de balano-posthite, la balanoposthite contagieuse. C. r. Soc. Biol. Paris **1889**. — BEAUVAIS: De la balanoposthite des diabétiques. Gaz. Hôp. **1874**. — BENEDEK, T.: (a) Über isolierte Vulvoaginitis oidiomycotica und Balanoposthitis oidomycotica als konjugale Infektion bei gesundem Ehepaar. Dermat. Wschr. **80**, Nr 12, 435/442. (b) Leucoceratosis glandis penis verrucosa et simplex. Dermat. Wschr. **81**, 1135. — BERDAL: Traité des maladies vén. Paris 1897. — BERDAL et BATAILLE: La balanoposthite érosive circinée. Med. mod. **1891**. BOHAC: Über Leukoplakie und Kraurosis der Schleimhaut und Haut. Arch. f. Dermat. **105**, 179 (1910). — BÒKAI: Krankheiten der männlichen Sexualorgane. Gerhardts Handbuch der Kinderkrankheiten, Bd. 4, Abt. 3, S. 325. Tübingen 1878. — BÒKAI, v. J. jun.: Ulcus orificii urethrae. Jb. Kinderheilk. **99**, H. 6, 303. — BRAINE: Ann. de ther. Dermat. **2**, No 23. — BRAMS, J. and J. PILOT: A study of erosive and gangraenous balanitis. Ref. Arch. f. Dermat. **7**, Nr 4, 429. — BRANDWEINER: Leukoplakie der Glans penis. Wien. dermat. Ges., 21. Febr. **1906**.

CALLOMON: Die nicht venerischen Genitalerkrankungen. Leipzig: Georg Thieme 1928. — CASOLI: Über Balanoposthitis. Giorn. ital. Mal. vener. Pelle **1900**. — COCHRANE: Zit. nach

SCHERBER, Balanitis. Handbuch der Haut- und Geschlechtskrankheiten von JADASSOHN, Bd. 21. 1927. — CORBUS, B. C.: Balanitis erosiva und gangraenosa, die 4. Geschlechtskrankheit. J. amer. med. Assoc., 7. Juni **1913**, 1769. — CORDIER: Sur une variété de balanite. C. r. Soc. Sci. méd. Lyon, 5. Jan. **1890**. — CROSS, J. B. u. R. ZEVALKINK: Gangraenous balanitis, the fourth venereal disease. Urologic Rev. **27**, Nr 9, 1561 bis 1563. — ČUČELOV, N.: Ein Fall von Streptokokkenbubonulus bei Balanitis (russ.). Ref. Zbl. Hautkrkh. **20**, H. 5/6, 377.

DELBANCO, E.: (a) Drei Fälle von Kraurosis glandis et praeputii. Verh. dtsch. dermat. Ges. Frankfurt **1908**, 384. (b) Kraurosis glandis et praeputii penis. Verh. dtsch. dermat. Ges. 10. Kongr., 384. Berlin: Julius Springer 1908. (c) Kraurosis glandis et praeputii penis (DELBANCO), zugleich ein Beitrag zur Kraurosis vulvae (BREISKY). Abh. Geb. Auslandskde, Hamburg. Univ. **26**, Reihe D. Medizin 2 (Festschrift NOCHT), 69 (1928). — DUCA: Giorn. ital. Mal. vener. Pelle. **1906**, H. 4.

ENGLISCH: Über Erkrankungen der Vorhaut bei Diabetes. Wien. med. Bl. **1883**, Nr **5**, **149**.

FINGER, E.: (a) Balanitis im Lehrbuch der Syphilis. Wien 1896. (b) Die Blennorrhöe der Sexualorgane und ihre Komplikationen, 1905. — FOURNIER: (a) Gangrène foudroyante de la verge. Semaine méd. **1883**, 345. (b) Diabéthides génitales de l'homme. France méd., 15. Aug. **1897**. (c) Dictionnaire de méd. et chir. prat. Artikel: Balanitis. — FRANQUÉ: Zit. nach KRAUS. — FREUND, H.: Beitrag zur Kenntnis der Balanitis erosiva circinata. Dermat. Z. **49**, H. 6, 406 (1927). — FRIEDRICH: Über das konstante Vorkommen von Pilzen bei Diabetischen. Virchows Arch. **1864**, **476**. — FUCHS, B.: Zur Kenntnis der Leukoplakia penis. Arch. f. Dermat. **91**, 91 (1908). — FUKAI, A.: Leukokeratosis glandis et praeputii penis. Acta dermat. (Kyoto) **11**, 505—528 u. deutsche Zusammenfassung 528—530 (1928).

GALEWSKY: Leukokeratosis glandis et praeputii. Arch. f. Dermat. **100**. — GIERTMÜHLEN: Arch. Kinderheilk. **77**, 303. — GRÜBLER: Zit. nach SCHERBER, Balanitis. Handbuch der Haut- und Geschlechtskrankheiten von JADASSOHN, Bd. 21. 1927. — GRÜNDAHL: Ein Fall von Keratosis der Glans penis. Diss. Greifswald 1894.

HELLER: Leukoplakia praeputii. Dermat. Z. 18, 666 (1911). — HÉRARD: Zit. nach SCHERBER, Balanitis. Handbuch der Haut- und Geschlechtskrankheiten von JADASSOHN, Bd. 21. 1927.

IWASAKI: Leukoplakia penis mit karzinomatöser Umwandlung. Dtsch. Z. Chir. **119**, H. 1/2, 127—143 (1912).

JEFFERSON: Zit. nach SCHERBER. — JENSEN: Zit. nach SCHERBER, Balanitis. Handbuch der Haut- und Geschlechtskrankheiten von JADASSOHN, Bd. 21. 1927.

KAUFMANN, C.: Verletzungen und Erkrankungen der männlichen Harnröhre und des Gliedes. Dtsch. Chir. Lief. **50**a, 1886. — KRAUS, A.: Über Leukoplakie, Leukokeratosis penis. Arch. f. Dermat. **86**. — KOPP: Zur Frage der Natur und Behandlung der Leukoplakie der Schleimhaut. Arch. f. Dermat. **1906**.

LEUCHERT: Über Phimosis diabetica. Inaug.-Diss. Berlin 1884. — LEVY-BING u. GERBAY: Balanite ulcéreuse. Ann. Méd. vét. **19**, Nr 11, 807 (1924). — LOUSTE, CAILLAUD et MARASSI: Un cas d'érythroplasie génitale d'apparence chancriforme avec épithelioma. Bull. Soc. franç. Dermat. **32**, No 5 (1925).

MATLACHOWSKI: Periurethritis dissecans as a complication of gonorrhoea. Prov. med. J., 1. Febr. **1890**. — MATZENAUER: (a) Zur Klinik und Ätiologie des Hospitalbrandes. Arch. f. Dermat. **55**, H. 1. (b) Noma und Nosokomialgangrän. Arch. f. Dermat. **55**, H. 3. — MAZZA: Leukokeratosis balano-praeputialis idiopathica. Soc. ital. Dermat., 19. Sept. **1906**. — MÜLLER u. SCHERBER: (a) Zur Ätiologie und Klinik der Balanitis erosiva. Arch. f. Dermat. **77**, H. 1. (b) Weitere Mitteilungen über die Balanitis. Wien. klin. Wschr. **1906**, Nr 21.

NANDER, NIELS: Sur l'étiologie du chancre gangrèneuse. Förh. nord. dermat. För. (schwed)., Juni **1921**. — NEUMANN, J.: (a) Lehrbuch der Syphilis. Wien 1888. (b) Aussprache BRANDWEINER. — NOBL: Leukokeratose und Karzinom. Wien. dermat. Ges. **1910**.

PAUTRIER, L. M. u. RIETMANN: La balanite pustulo-ulcéreuse de du Castel. Ann. Mal. vénér. **19**, No 7, 481. — PERRIN: Posthite chronique d'aspect leuocplasique. Ann. de Dermat. **1892**, 22. — PEYRI, J.: (a) Venerische Krankheiten außer den drei bekannten. Rev. méd. Barcelona **1**, No 4, 320. Ref. Zbl. Dermat. **15**, **113**. (b) Die reine weiße und rote Kraurosis der Gegend der Eichel und Präputium (spanisch). Rev. españ. Urol. Sondernummer **11**, 123—126 (1926). — PFLANZ, VIKTOR: Über idiopathische Schleimhautleukoplakien mit besonderer Berücksichtigung der Leukoplakia penis. Dermat. Z. **16**, H. 10, 619—633 (1909). — PICCARDI, G.: (a) Verhandlungen des internationalen Kongresses, Rom. Arch. f. Dermat. **112**, H. 7, 956. (b) Giorn. ital. Mal. vener. Pelle **1905**, 599. — PRINZING: Diphtheria of the penis. J. amer. med. Assoc. **90**, Nr 20, 1620 (1928).

QUEYRAT: Balano-posthite pustulo-ulcéreuse avec bacilles fusiformes et longs spirilles. Gaz. Hôp. **1905**, 15.

RHENZO, GHIGI: Contributio clinico-istologico allo studio della gangrena del prepuzio. Arch. ital. Dermat. **2**, H. 3 (1927). — RIEHL, G.: Aussprache BRANDWEINER. — ROFFO, A. H.: Erythroplasie der Eichel (span.). Rev. españ. Urol. Sondernummer **11**, 315—321 (1926). — RÒNA: 9. Kongr. dermat. Ges., Bern **1906**.

SCHERBER: (a) Balanitis. Handbuch der Haut- und Geschlechtskrankheiten, herausgeg. von JADASSOHN, Bd. 21, S. 265. 1927 (Lit.). (b) Verh. dtsch. dermat. Ges. 9. Kongr. Bern **1906**. (c) Balanitis. Handbuch der Geschlechtskrankheiten, Bd. 1. (d) Arch. f. Dermat. **127**, H. 2 (1920). (e) Dermat. Ges. **121**, 593. Demonstration in der Wiener dermatologischen Gesellschaft (Reinkultur der vibrioförmigen Bazillen). (f) Die erosive und gangänöse Balanitis und Vulvitis usw. Wien. med. Wschr. **1923**, 9, 17, 21—29, 30, 31. (g) Die Verhütung von Karzinomen bestimmter Lokalisation. Med. Klin. **1924**, Nr 49/50. (h) Neuere bakteriologische Befunde bei der Balanitis gangraenosa. Wien. klin. Wschr. **1926**, Nr 28. — SCHMIDT, A.: Wunddiphtherie am Penis und Hodensack. Dtsch. Z. Chir. **215**, 125—129 (1929). — SCHUCHARDT: Zit. nach SCHERBER — SIMON: Of balano-posthomykosis. Internat. med. Kongr. London, 5. März **1881**. — STÜHMER, A.: Balanitis xerotica (post operationem) und ihre Beziehungen zur „Kraurosis glandis et praeputii penis". Arch. f. Dermat. **156**, H. 3, 613 (1928).

TARNOWSKY: Vorträge über venerische Erkrankungen, S. 111 u. 388. Berlin 1872. — TIÈCHE, M.: Chronische und ulzeröse hypertrophierende Balanitis. Schweiz. med. Wschr. **51**, 136 (1921). Ref. Zbl. Hautkrkh. **1**, 93. — TOMMASOLI: Studi della Balanoposthite riccorente con un contributo alla flora dermatologica. Giorn. ital. Mal. vener. Pelle **1888**. Ref. Zbl. Bakter. **5**, 254; Vjschr. Dermat. **1889**, 304. —

VAQUEZ: Gangrène de la verge chez un diabéthique. Ann. d. Dermat. 8, 557 (1887). — VASILE: Difteria primitiva del prepuzio. Pediatr. riv. **36**, H. 11, 595—601 (1928).

Gangraena penis.

BATUT: Phlébite blennorrhagique gangrène partielle du gland, des corps caverneux et de l'urètre. Gaz. Sci. méd. Lyon **1900**, No 54, 640. — BELITZKI: Über Gangrän der Geschlechtsteile nach Fleckfieber. Perm. med. Ž. **2**, 53—62. Ref. Z. urol. Chir. **23**, 453. — BITSCHAI: Spontane (infektiöse) Gangrän am Skrotum und Penis. Z. Urol. **1925**, 837. — BONNET et BERARD: Gangrène de la verge occasionnée par un chancre syphilitique. Soc. nat. méd. Lyon **1907**, 24. — BORKOWSKI: Zur Kasuistik der Penisverletzungen. Z. Chir. **1929**, 390—391. — BOYER: Recherches étiologiques sur la gangrène de la verge. Thèse de Paris **1881**. — BRIQUET: Gangrène des org. génit. de l'homme. Thèse de Paris **1904**.

CAMPBELL: Surg. etc. **1922**, **34**. — CLEVELAND: Penis strangulation and gangrene. Lancet **1908**, 4422. Ref. Jber. Chir. **14**, 949. — COENEN: Allg. med. Ztg **1909**, Nr 16. Ref. COENEN-PRZEDBORSKI, S. 145. — COENEN-PRZEDBORSKI: Die Gangrän des Penis und Skrotum. Beitr. klin. Chir. **75**, H. 1/2, 136 (1911). — CONCHERELLI: Gangrèna della verga. Ref. Jber. Chir. **14**, 949.

DASSEL: Trockene Gangrän der Glans penis im Kindesalter unter den Erscheinungen einer Spontanamputation. Zbl. Chir. **209**, 110—117. — DEVRIENT: Gangraena scroti post influenzam. Petersburg. med. Wschr. **1892**, 211. — DIEULAFOY: Gangrène foudroyante de la verge. Clin. de Hotel Dieu **1905/06 V**. — DROUELLE et NICOLAU: Gangrène foudroyante spontan. des org. gén. ext. de l'homme avec lymphangite et phlegmon de la paroi abdominale. Med. mod. **1903**, No 20. Ref. Zbl. Chir. **1903**, 910. — DUBS: Über foudroyante infektiöse Penis- und Skrotalgangrän. Schweiz. med. Rdsch. **1920**, Nr 31, 489—493.

ESCAT: Complications périuretrales des rétrétissements de l'urètre. Encyclopédie française d'urologie, Tome 5, chapitre VII. Paris: Gaston Dion 1922.

FOURNIER: Gangrène spont. de la verge. Ann. de Dermat. **1896**, 1275. — FOURRÉ: Lymphangite gangrèneux du scrotum en particulier chez le nouveauné. Thèse de Paris **1899**.

GALIAN: Ein seltener Fall von sekundärer Gangrän der Vorhaut. Rev. med. (rum.) Nr 41, 652. — GATÉ et ROUSSET: Contribution a l'étude de la gangrène des organes génitaux. Ann. de Dermat. **10**, 151—160. (1929), — GAY: Gangren of the entire corpora cavernosa and spongiosa penis, probably from thrombosis of iliac vein consequent upon rheumatic phlebitis. Trans. path. Soc. **30**, 323. — GEIGER: Nekrotischer Zerfall des Skrotums und Präputiums infolge von Anthrax. Wien. med. Wschr. **1902**, Nr 44. — GHIGI: Contributo clinico-istologico allo studio della gangraena del prepuzio. Arch. ital. Dermat. **2** (1927). Ref. Dermat. Wschr. **2**, 1483 (1928). — GLÜCK: Totale Gangrän des Penis durch fusiforme Bazillen erzeugt. Pest. med.-chir. Presse **1907 II**. — GRIFFON et DU CASTELL: Sphacèle de la verge consecutive à un chancre. Ann. de Dermat. **1905**, 988.

HELM: Typhus Gangraen des penis. Österr. Z. prakt. Heilk. **1857**, Nr 4/5.

JAUMÀS: Gangrène du prépuce de la verge. Montpellier méd. **1874**, No 4.

KAUFMANN: Krankheiten des Penis. Dtsch. Chir. **1886**, Lief. 50a. — KEYES: Zwei Fälle von foudroyanter Gangrän der Genitalien. Z. urol. Chir. 8, 22, 564. — KOCHER: Krankheiten der männlichen Geschlechtsorgane. Dtsch. Chir. **50**b (1887). — KÖRTE: Gangraena penis mit nachfolgender Plastik. Arch. klin. Chir. **46**, 230 (1893).

LALLEMAND: De la gangrene foudroyante des org. gén. de l'homme. Thèse de Paris 1884. — LEGUEU et CHARRIER: Gangrène spontanée de la verge et atherome arteriel. J. d'Urol. 14, H. 1, 47.

MANNHEIM: Gangrän des Gliedes und des Hodensackes. Vrač. Gaz. 1927, 1180—1183. Ref. Z. urol. Chir. 24, 423. — MATZENAUER: Nosokomialgangrän durch Bacterium fusiform. Wien. klin. Wschr. 1908, Nr 37, 1315. — MENZELOWA: Ref. Dtsch. Chir. 50b, 30. MILAN et PERIN: Gangrène foudroyante des org. génit., reproduction chéz le lapin. Bull. Soc. méd. Hôp. Paris 37, No 24 (1921). Ref. Zbl. Chir. 1921. — MILIAN: Erysipel de la verge. Rev. franç. Dermat. 1929, 28—31.

NICOLAS-LEBEUF-FROMENT: Un cas de gangrène localisée de la verge à colibacilles. Bull. Soc. franc. Dermat. 1929, 703. — NOWAKOWSKY: Aussprache zu SZPER.

ORLOWSKI: Gangraena penis accutissima. Gaz. lek. 1885, Nr 32. — ORPHANIDÈS: Un cas de gangrène syphilitique de la verge. Ann. Mal. vénér. 17, 516 (1922). — ORSOS: Erkrankungen des Penis bei Typhus. Verh. dtsch. path. Ges. 17. Tagg, 576.

PITHA: Krankheiten der männlichen Geschlechtsorgane in Virchows Handbuch der speziellen Pathologie und Therapie, 1869. — POUSSON: Lymphangite gangrèneuse du fourreau de la verge. J. Méd. Bordeaux 1895, 14. — PUZEY: Ein Fall von trockener Gangrän des Penis. Brit. med. J. 1874. Ref. Schmidts Jber. 156, 163.

RECLUS: Traité de chirurgie 1892, Tome 8, p. 268. — RICHET: Ref. Schmidts Jb. 33, 319. — RÒNA: Primäres gangränöses Erysipel des Penis. Arch. f. Dermat. 34, 397 (1896). — ROSTAN: Gaz. Hôp. 1853. Zit. nach COENEN u. PRZEDBORSKI. — ROUCHET: Gangrène foudroyante des organes génit. J. Méd. Bordeaux 1909, No 52.

SCHÖNBAUER: Zwei Fälle von Spontangangrän des Hodensackes. Wien. klin. Wschr. 1921, Nr 9, 96. — SCHULZ: Zwei Fälle von primärem Erysipelas gangraen. penis et scroti. Inaug.-Diss. Berlin 1903. — SIMNITZKI: Ein Fall von spontaner Gangrän der männlichen Geschlechtsteile. Vrač. Delo (russ.) 1928, 1698—1699. — SORGO: Über spontane akute Gangrän der Haut des Penis und des Skrotums und über plastischen Ersatz der ganzen Penishaut. Wien. klin. Wschr. 1898, Nr 49, 1117. — STIRLING u. CALHOUN: Case of gangren of scrotum and penis (Fall von Gangrän des Skrotums und Penis). J. amer. med. Assoc. 80, Nr 9, 622 (1923). — SZPER: Beitrag zur Ätiologie der Gangrän des Penis. Polski Przegl. chir. 3, H. 1 (1924).

TELTSCHER: Spontangangrän des äußeren Genitales. Wien. klin. Wschr. 39, Nr 40, 1177 (1926). — THOMSEN: Gangren of scrotum og penis som Folge ot et incarceret stort Scrotalhernie. Hosp.tid. (dän.) Nr 8. Kopenhagen 1901. Ref. Jber. Chir. 7. — TRAJAN: Periurethritis und Periproktitis mit ausgebreiteter Nekrose, hervorgerufen durch den Bacillus oedematis maligni. Z. urol. Chir. 24, H. 3/4 (1928).

VENTURI: Sopra un caso di gangraena acuta dei genitali seguita da morte. Giorn. ital. Dermat. 70, 470—471 (1929). — VOLTERRA: Gangrène partiel du prépuce et de la gaine de la verge (zit. nach EMERY: Gangrène foudroyante spontanée des org. gén. externes de l'homme). Thèse de Paris 1896.

WEIGAND: Zwei Fälle von Gangrän der Geschlechtsteile. Berl. klin. Wschr. 1875, Nr 10, 123. — WHITING: Gangrene of scrotum. Ann. Surg. 1905, Nr 6. — WIETING: Darm- und Penisgangrän auf allgemein angiospastischer Grundlage. Z. urol. Chir. 8, 22, 457.

Ulcus molle.

AMSTAD, R.: Ulcus molle mit Metastasenbildung und Septikopyämie. Dermat. Wschr. 74, 441 (1922). — AUDRY, CH.: Das Vorhandensein des DUCREY-UNNAschen Bazillus im Bubo des Ulcus simplex vor Auftreten des Eiters. Mh. Dermat. 20, 266 (1895).

BESANÇON, F. V. GRIFFON et L. LE SOURD: Recherches sur la culture du bacille de Ducrey. Ann. de Dermat. 1901, 1.

CHEINISSE: Contribution a l'étude bactériologique du chancre mou. Ann. de Dermat. 1894, 277. — COLOMBINI: (a) Über die Pathogenese des venerischen Bubo. Dermat. Z. 8, 653 (1901). (b) Bakteriologische Untersuchungen über die nach Ulcus molle auftretende Lymphangoitis. Arch. f. Dermat. 87, 47 (1907).

MCDONAGH, J. E. R.: (a) Ulcus molle serpiginosum. Brit. J. Dermat., Dez. 1913. (b) Ulcus molle serpiginosum. Brit. J. Dermat., Jan. 1914. — DUCREY, A.: (a) Recherches expérimentales sur la nature intime du principe contagieux du chancre mou. Congr. internat. Dermat. Paris 1889, 229. (b) Experimentelle Untersuchungen über den Ansteckungsstoff des weichen Schankers und über die Bubonen. Mh. Dermat. 9, 387 (1889). (c) Noch einige Worte über das Wesen des einfachen kontagiösen Geschwürs. Mh. Dermat. 21, 57 (1895). — ELIASBERG, J.: Ein Beitrag zur pathologischen Anatomie der Bubonen. Inaug.-Diss. Dorpat 1894.

FARRARI, P.: Le bacille du chancre mou. Ann. de Dermat. 1885, 759. — FASANI-VOLARELLI, F.: Sull' ulcera serpiginosa di origine venerea. Giorn. ital. Mal. vener. Pelle 62, 436 (1921). Ref. Zbl. Hautkrkh. 3, 196 (1922). — FINGER, E.: (a) Über die Natur des weichen Schankers. 58. Verslg dtsch. Naturforsch. Straßburg **1885**. Ref. Arch. f. Dermat. **12**, 670 (1885). (b) Sulla etiologia dell' ulcera molle. Internat. med. Kongr. Rom **1894**. Dermatologie, Bd. 5, S. 140. (c) Verh. 5. dermat. Kongr. Graz **1895**, **573**. (d) Die Syphilis und die venerischen Krankheiten, S. 235. Leipzig-Wien 1896. (e) Ulcus molle und Syphilis. Wien. klin. Wschr. **1902**, 36. — Fiocco, G. B.: Ulcera serpiginosa venerea. Giorn. ital. Mal. vener. Pelle **1895**, 511. — Frei, W.: (a) Ulcus molle. Bakteriologie, Pathologie, Anatomie, Experimentelles. Handbuch der Haut- und Geschlechtskrankheiten, Bd. 21, S. 1. Berlin: Julius Springer 1927 (Lit.). (b) Zur Bakteriologie des Ulcus molle-Erregers. Arch. f. Dermat. **156**, 604 (1928).

Gaymard, Louis: (a) Des adénites iliaques chancrelleuses et de leur traitement opératoire. Thèse de Paris **1913**. — Gennerich, W.: Die Beziehungen zwischen Ulcus serpiginosum und Granuloma venereum. Dermat. Wschr. **57**, Nr 42, 1196 (1913). — Gougerot et P. Blum: Bubon aigue chancrelleux. Ann. de Mal. vénér. **1923**, 287. Ref. Zbl. Hautkrkh. **9**, 261 (1924). — Gross, M.: Zur Kasuistik des Ulcus molle serpiginosum. Dermat. Wschr. **80**, 205 (1925).

Kogoj, Fr.: Über Lymphgefäßinfarkte bei Hauterkrankungen. Arch. f. Dermat. **150**, H. 2, 324 (1926). — Krefting, R.: (a) Über die für Ulcus molle spezifische Mikrobe. Arch. f. Dermat. **24 II**, 41 (1892). (b) Sur le microbe du chancre mou. Ann. de Dermat. **1893**, 836. — Kruse, W.: Bacillus ulceris cancrosi, in Flügge: Die Mikroorganismen, 3. Aufl., II, S. 456. Leipzig 1896.

Lenglet, E.: (a) Culture pure du bacille de Ducrey. Bull. méd., 13. Nov. **1898**, 1051. (b) Note sur le bacille de Ducrey et sur les milieux „humanisés". Ann. de Dermat. **1901**, 209. — Lennhoff, C.: (a) Über einen Fall von knotigen vereiternden hämatogenen Metastasen an den Unterschenkeln bei weichem Schanker. Arch. f. Dermat. **131**, 86 (1921). (b) Magdeburger Dermat.-Verigg, Sitzg 2. Dez. 1924. Ref. Zbl. Hautkrkh. **16**, 379 (1925). — Lipschütz, B.: (a) Klinische und bakteriologische Untersuchungen über das Ulcus venereum. Arch. f. Dermat. **76**, 209 (1905). (b) Beitrag zur Pathogenese der venerischen Bubonen Arch. f. Dermat. **77**, 191 (1905).

Mannino, L.: Nouvelles recherches sur la pathogénie du bubon qui accompagne le chancre mou. Ann. de Dermat. **1885**, 486. — Miekley, J.: Statistische Beiträge zur Lehre des auf Ulcus molle folgenden Bubo inguinalis. Dermat. Z. **3**, 497 (1896). — Montillier: Der weiche Schanker und seine Behandlung. Thèse de Paris **1889**. Ref. Arch. f. Dermat. **23**, 718. — Montpellier et Benzecri E.: Les formes cliniques de la chancrelle chez l'indigène algérien. Ann. Mal. vénér. **1924**, 514. Ref. Zbl. Hautkrkh. **16**, 932 (1925).

Nicolle, Ch.: (a) Recherches sur le chancre mou. Thèse de Paris **1893**. (b) Nouvelles recherches sur le chancre mou. Reproduction expérimentale du chancre mou chez le singe. C. r. Soc. Biol. Paris, 7. Okt. **1889**. (c) Isolement, culture et conservation dans les laboratoires du streptobacille du chancre mou. C. r. Soc. Biol. Paris 88, 871 (1923). Ref. Zbl. Hautkrkh. **12**, 85 (1924). (d) Isolement, culture et conservation dans les laboratoires du streptobacille du chancre mou. Acta dermato-vener. (Stockh.) **4**, 353 (1923). Ref. Zbl. Hautkrkh. **12**, 420 (1924). — Nobl, G.: Pathologie der blennorrhoischen und venerischen Lymphgefäßerkrankungen. Wien 1901.

Petersen, W.: Über Bazillenbefunde beim Ulcus molle. Z. Bakter. **13**, 743 (1893). — Petzold, A.: Über Komplikationen bei Ulcus molle. Inaug.-Diss. Würzburg 1889. Ref. Arch. f. Dermat. **23**, 815.

Simon, R.: Untersuchungen über die Ätiologie des Ulcus molle nebst Beitrag zur Therapie. Inaug.- Diss. Leipzig 1894. — Storp: Über Leistenbubonen nach Ulcus molle und deren Behandlung. Ver.-Beil. dtsch. med. Wschr. **34** (1898). — Strache: Ulcus molle mit hämatogenen Metastasen. Magdeburg. Dermat.-Verigg, Sitzg **12**. Dez. 1924. Ref. Zbl. Hautkrkh. **16**, 378 (1925). — Stümpke, G.: Ulcus molle. Symptomatologie, Diagnose, Prognose, Therapie. Epidemiologie. Handbuch der Haut- und Geschlechtskrankheiten, herausgeg. von Jadassohn, Bd. **21**, S. 75. Berlin: Julius Springer 1927 (Lit.).

Tomasczewski, E.: (a) Bakteriologische Untersuchungen über den Erreger des Ulcus molle. Z. Hyg. **42**, 327 (1903). (b) Über die Ätiologie der nach Ulcus molle auftretenden Bubonen und Bubonuli. Arch. f. Dermat. **71**, 113 (1904). (c) Ulcus molle, Lymphangitis und Lymphadenitis ex ulcere molli. Handbuch der Geschlechtskrankheiten, Bd. 2, S. 613. Wien-Leipzig 1912. — Tuccio, G.: Due casi di ulcera serpiginosa consecutiva a ulcere molli. Giorn. ital. Mal. vener. Pelle **1908**.

Unna, P.: (a) Die Färbung der Mikroorganismen im Horngewebe. Mh. Dermat. **13**, 225 (1891). (b) Über Plasmazellen, insbesondere beim Lupus. Mh. Dermat. **12**, 296 (1891). (c) Der Streptobazillus des weichen Schankers. Mh. Dermat. **14**, 485 (1892). (d) Die Histopathologie der Hautkrankheiten. Berlin 1894. (e) Die verschiedenen Phasen des Streptobacillus ulceris mollis. Mh. Dermat. **21**, 61 (1895). (f) Färbung der Mikroorganismen der Haut. Mh. Dermat. **21**, 533 (1895). (g) Eine Modifikation der Pappenheimschen Färbung auf Granoplasma. Mh. prakt. Dermat. **35**, 76 (1902). (h) Eine verbesserte Darstellung des Streptobazillus des weichen Schankers. Dermat. Wschr. **69**, 683 (1919).

VÖRNER, H.: Über Ulcus molle miliare, sog. Follikularschanker. Arch. f. Dermat. **65**, 417 (1903).

WELANDER, E.: Versuche einer Abortivbehandlung der Bubonen. Arch. f. Dermat. **1891**, **43**. — WOLFF, A. u. P. MULZER: Lehrbuch der Geschlechtskrankheiten, 2. Aufl. Stuttgart 1914.

ZURHELLE, E.: Über den Anteil feinster Bindegewebsfibrillen, der sog. Gitterfasern, am Aufbau syphilitischer und anderer Hauteffloreszenzen. Dermat. Z. **35**, 251 (1922).

Tuberculosis urethrae et penis.

AHRENS: Die Tuberkulose der Harnröhre. Bruns' Beitr. **8**, 312 (1892). — ASAI: Ein Fall von Penistuberkulose. Acta dermat. (Kioto) **4**, 113 (1924). Ref. Zbl. Hautkrkh. **16**, 798 (1925). — ASCH: Die tuberkulösen Strikturen der Harnröhre. Verh. dtsch. Ges. Urol. **1909**, 174.

BAKLER: Primary tuberculosis of the glans penis. Ann. Surg. **1913**. — BARANOWSKI: Zwei Fälle von tuberkulöser Infektion von Neugeborenen bei der Beschneidung. Warszaw. Czas. lek. 5 (1928). — BARBET: De la tuberculose de la verge. Thèse de Lyon **1893**. — BOECKEL, ANDRÉ et CH. OBERLING: Un cas de tuberculose de l'urètre. J. d'Urol. **19**, No 2 (1925). — BRANDWEINER: Heilung eines Lupus vulgaris an der Glans penis nach Entfernung einer tuberkulösen Niere. Wien. med. Wschr. **1913**, 58. — BURCKHARDT: Die Tuberkulose der Harnröhre. Handbuch der Urologie, Bd. 3, S. 254. Wien 1906. — BUZZI: Tuberkulose der Corpora cavernosa. Rev. med. Sevilla **43**, No 3. Ref. Zbl. Hautkrkh. **16**, 629.

CHOLZOFF: Zur pathologischen Anatomie und Pathogenese der Tuberkulose der männlichen Geschlechtsorgane. Fol. urol. **3**, Nr 7, 725 (1909). — CHRISTELLER, ERWIN: Über Tuberkulose des Penis. Med. Klin. **23**, Nr 40 (1927). — CONSTANTINESCU: Un cas de retrécissement tuberculeux de l'urètre. Ann. Mal. génito-urin. **2**, 22.

DAVIDS: Beiträge zur Urogenitaltuberkulose. Inaug.-Diss. Göttingen 1908. —DOBROWITZ: Pester med.-chir. Presse **1899**. — DUVERGEY, J.: Tuberculose de l'urètre avec retrécissement tuberculeux. 12. Sess. ann. Assoc. franç. Urol. Paris, 4.—7. Okt. 1922. J. d'Urol. **14**, 326 (1922). Ref. Zbl. Hautkrkh. **7**, 444 (1923).

EBERS: A case of tuberculosis miliaris ulcerosa genitalis. Jap. J. of Dermat. **27**, 22 (1927). — EHRMANN: (a) Zur Kasuistik der tuberkulösen Geschwüre des äußeren Genitales, Wien. med. Presse **1901**, Nr 5. (b) Tuberkulöse Geschwüre an der Glans penis. Wien. med. Bl. **1899**, Nr 16. — ENGLISCH: (a) Über tuberkulöse Periurethritis. Med. Jb. Ges. Ärzte Wien **1883**, 307. (b) Handbuch der Harn- und Sexualorgane. (c) Allg. Wien, med. Ztg 1891. — ERTZBISCHOFF: Tuberculose de l'urètre. Encyclopédie française d'urologie, Tome 5, Chap. XII. Paris: Gaston Dion 1922.

FEDDERS: Ein 5 Jahre beobachteter Fall von Zirkumzisionstuberkulose. Mschr. Kinderheilk. **38**, 537 (1928). — FRANCK: (a) Die Tuberkulose der männlichen Geschlechtsorgane. Handbuch der Tuberkulose von BRAUER-SCHRÖDER-BLUMENFELDT, Bd. 4. Leipzig 1922. (b) Die Tuberkulose des männlichen Gliedes. Inaug.-Diss. Straßburg 1897.

GIORDANO, DAVIDE: Osservazione di tuberculoma stenosante l'uretra con secondaria metaplasia epitheliale. Riforma med. **43**, Nr 28 (1927). — GROSSMANN: Tuberkulöse Infektion nach ritueller Zirkumzision. Mschr. prakt. Med. **1911**, Nr 52.

HAGIWARA: Über die Tuberkulose der männlichen Harnröhre (11. ann. Sci. sess., Tokyo, 1.—3. April 1921). Trans. jap. path. Soc. **11**, 101/2 (1921). Ref. Z. urol. Chir. **13**, H. 3/4 (1923). — HALLÉ u. MOTZ: Contribution à l'anatomie pathologique de la tuberculose de l'appareil urinaire. Ann. Mal. génito-urin. **1** u. **2** (1902). — HARTMANN u. LECÈNE: Association française d'urologie. 6. Session, 1902. — HASLINGER: Obduktionspräparat von Urethral- und Penistuberkulose. Z. urol. Chir. **7**, 106 (1921). — HOLT: Tuberculosis acquired trough ritual circumcision. J. amer. med. Assoc. **12**. Juli **1913**. — HOSOYA: A case of penis tuberculosis. Jap. J. of Dermat. **25**, 25 (1926). — HUETER: Über die Ausbreitung der Tuberkulose im männlichen Urogenitalsystem. Beitr. path. Anat. **1904**, 35.

KAUFMANN: Lehrbuch der speziellen pathologischen Anatomie, 7. u. 8. Aufl., Bd. 2. 1922. — KINZEL: Lupus des Penis. Zbl. Chir. **55**, 1572 (1928). Bruns' Beitr. **144**, 309—310 (1928). — KONSCHEGG: Gefäßveränderungen bei käsiger Pneumonie. Virchows Arch. **260**, H. 1, 140 (1926). — KRASKE: Über einen Fall von tuberkulöser Erkrankung der Glans penis mit Bemerkungen über die Übertragbarkeit der Tuberkulose durch den Geschlechtsverkehr. Z. B. **10**, 204. — KRAUS: Lupus der Glans penis. Dermat. Wschr. **58**, 249 (1914). — KRZYWICKI: 29 Fälle von Urogenitaltuberkulose, darunter ein Fall von Tuberkulose der Ovarien. Beitr. path. Anat. **1888**, Nr **3**, **313**. — KUDLICH: Zur Tuberkulose der Urethra. Z. Tbk. **48**, H. 2 (1927).

LAVAL: Un cas de rétrécissement tuberculeux de l'urètre. J. d'Urol. **26**, 259—261 (1928). — LEGUEU: (a) La tuberculose génitale. J. des Pract. **1907**. (b) Traité chirurgicale d'urologie. Paris: Alcan 1921. — LEHMANN: Über einen Modus der Impftuberkulose usw. Dtsch. med. Wschr. **1886**, Nr 9—13. — LEWINSKI: Beiträge zur Tuberkulose des Penis. Dermat. Z. **20**, 692 (1913). — LINDEMANN: In KOSSEL-WEBER-HEUSS. Tuberk. Arb. ksl.

Ges.amt **1904** u. **1905**. — LOUSTE, CAILLAUD et DARQUIER: Chancre tuberculeux du sillon balanopréputial. Bull. Soc. franç. Dermat. **32**, Nr 1 (1925). Ref. Zbl. Hautkrkh. **17**, 359 (1925). — LOWSLEY u. KIRWIN: A Textbook of Urology. Philadelphia u. New York 1926.

MICHAUT: Bull. Soc. Anat. Paris **1887**, **103**. — MINET: Ref. Tagg Assoc. franç. Urol. **1910**. — MONÒN: Traité d'urologie. Paris 1921.

NEUMANN: Zur Übertragung der Tuberkulose durch die rituelle Zirkumzision. Wien. med. Presse **1900**, 569. — NODA: Ein Fall von Tuberkulid am Penis. Acta dermat. (Kioto) 8, 867 (1926). Ref. Zbl. Hautkrkh. **23** (1927). — NOECKHER: Über Tuberkulose der Urethra. Inaug.-Diss. Bonn 1896.

OKAYASU: A case of penis tuberculosis. Jap. J. of Dermat. **26**, Nr 1 (1926). — Ref. Zbl. Hautkrkh. **20**, **377** (1926).

PAPIN et VAFIADIS: Tuberculose primitive de la glande de Cowper. J. d'Urol **1922**. — PERGE: Contribution à l'étude des retrécissements de l'urètre. Thèse de Lyon **1902**. — PETERS: (a) Über Tuberkulose der männlichen Geschlechtsorgane. Bruns' Beitr. **118** (1919). (b) Die Tuberkulose des Penis. Bruns' Beitr. **122**, 647—655 (1919). — PILONZO: New growths of the prostatic urethra in relation to tuberculosis. N. Y. med. J., 6. Okt. **1915**. — PONCET: La tuberculose inflammatoire de l'appareil génital de l'homme. Art. r. Soc. Chir. Paris **1912**, 505.

RICHTER, SÖLVE: Zur Kenntnis der Harnröhrentuberkulose, insbesonders ihrer strikturierenden Form. Acta chir. scand. (Stockh.) **59**, H. 3, 237—252 (1925). — RIEBEN: Über drei Fälle von isolierter Tuberkulose im Bereiche der Urethra. Z. urol. Chir. **23**, 176 (1927). — RÒNA: Ein Fall von Inokulation der Tuberkulose bei ritueller Zirkumzision. Z. Harn- u. Sexualorg. **15** (1904). — ROSE: Über Tuberkulose des Penis. Beitr. klin. Chir. **72**, 152 (1912).

SABRAZÈS et MURATET: Une forme nouvelle de la tuberculose nodulaire du prépuce. Semaine méd. **1901**, 305. — SAWAMURA: (a) Experimentelle und literarische Studien über die Verbreitungswege und -weise der Urogenitaltuberkulose. Dtsch. Z. Chir. **103**, 1910. (b) Über tuberkulöse Strikturen der Harnröhre. Fol. urol. **1910**, Nr 8, 683. — SCHAEFER: Ein Beitrag zur Tuberkulose der Harnröhre. Dermat. Wschr. **70**, Nr 9, 137—143 (1920)., — SCHICK: Ein Fall von Beschneidungstuberkulose. Wien. klin. Wschr. **1917**, Nr 51. — SCHUCHARDT: Die Übertragung der Tuberkulose auf dem Wege des geschlechtlichen Verkehres. Arch. klin. Chir. **44**, 448 (1892) — SIMMONDS: (a) Über Tuberkulose des männlichen Genitalsystems. Dtsch. med. Wschr. **1915**. (b) Über die Tuberkulose des männlichen Genitalsystems. Bruns' Beitr. **33**, 35 (1915). — SKALISTSCHEFF: Ein Fall von tuberkulöser Erkrankung des männlichen Gliedes. Z. B. **15**, **375**. — STEFFEN: Über tuberkulöse Strikturen der Harnröhre. J. urol. Chir. **4**, 136. — STILLIANS and OLIVIER: Lupus vulgaris of the glans penis. Arch. of Dermat. **11**, 414 (1925).

TAKAYASHI: A case of tuberculid of the penis. Jap. J. of Dermat. **24**, Nr 10, 59 (1924). — TEUTSCHLÄNDER: Die Samenblasentuberkulose und ihre Beziehungen zur Tuberkulose der übrigen Urogenitalorgane. Beitr. Klin. Tbk. **3**, 215 (1905). — THIELMANN: Über einen Fall eines primären tuberkulösen Hautgeschwürs am Penis. Arch. f. Dermat. **1901**, 55.— TSCHLENOFF: Über einen Fall eines primären tuberkulösen Hautgeschwürs am Penis. Arch. f. Dermat. **1901**, **55**.

WALLART: Über einen Fall von Tuberkulose des Skrotums und Penis. Arch. f. Dermat. **1903**, H. 66, 1. — WALTHARD: Die Tuberkulose der männlichen Geschlechtsorgane. Handbuch der Urologie von LICHTENBERG-VOELCKER-WILDBOLZ. Berlin: Julius Springer 1928. — WEITZEL: Zbl. Chir. **1910**, Nr 29. — WILDBOLZ: Lehrbuch der Urologie. Berlin: Julius Springer 1924. — WILSON u. WHARTIN: Primary tuberculosis of the penis. Ann. Surg. **230**, 305—313 (1912). — WOLFF: Über Zirkumzisionstuberkulose. Berl. klin. Wschr. **52**, 1531 (1921).

YAMAMOTO: Die Tuberkulose des Penis. Ikonogr. dermat. (Kioto) **1928**, Nr 6, Tab. 42. — YOKOHATA, TOKUMA: Über hämatogene Tuberkulose des Penis und über die Arteriitis tuberculosa. Z. Urol. **21**, H. 6 (1927). Ref. Z. B. **26**, 429 (1928).

Lymphogranulom des Penis.

BARUCH: Über Fehldiagnosen des Peniskarzinoms mit spezieller Berücksichtigung des „Akanthoma callosum“. Bruns' Beitr. **95**, 221f. (1915).

Syphilis.

ABASCAL, H.: Primäraffekt mit langer Inkubation bei Malaria. Actas dermo-sifiliogr. **20**, No 2, 191—192 (1928). — ADRIAN: Über syphilitische Harnröhrenstrikturen beim Manne. Mschr. f. Harnkrkh. **1904**, 101. — ALBARRAN: Retrécissement syphilitique de l'urètre. Semaine méd. **1894**. — ARTUS: Note sur le retrécissement congenital de l'urètre. Presse méd. **1917**.

BASSEREAU: Traité des maladies syphilitiques. — BELLET: Chancre syphilitique de l'urètre. Thèse de Paris 1898. — BÉLOOUSSOV, A.: Karzinom des Penis bei einem Syphilitiker. Russk. Vestn. Dermat. **6**, 386—390 u. französische Zusammenfassung 290 (1928). — BERBLINGER: Männlicher Geschlechtsapparat. Aschoffs Lehrbuch der allgemeinen und speziellen pathologischen Anatomie, 7. Aufl., Bd. 2, S. 559. 1928. — BERNSTEIN: Intraurethral chancre. Urologic Rev. **31**, Nr **11**, 715—717. — BIESIADECKI: Beiträge zur pathologischen Anatomie der Haut. Sitzgsber. ksl. Akad. Wiss. II, 1867, Juni-H. — BLASCHKO: Spirochätenbefunde im syphilitisch erkrankten Gewebe. Med. Klin. **1906**, Nr 13. — BUSCHKE: (a) Phagedänischer Primäraffekt im Anfangsteil der Urethra. Dermat. Wschr. 1928 **II**, 1036. (b) Syphilis. Rieckes Lehrbuch der Haut- und Geschlechtskrankheiten, 5. Aufl. Jena: Gustav Fischer 1920. — BUSCHKE-JACOBSOHN: Die Generalisierung der Syphilis. Handbuch der Haut- und Geschlechtskrankheiten von JADASSOHN, Bd. 15, S. 2. Berlin: Julius Springer 1929.

CASOLI: Il sifilome del meato dell'uretra maschula e la sue conseguanze tardive per le stenose del medesimo. Giorn. ital. Mal. vener. Pelle **1896**. — CHRISTELLER: Die pathologische Anatomie der Harnröhrenstrikturen. Ref. 8. Kongr. dtsch. Ges. Urol. Berlin **1928**. Als Sonderband der Zeitschrift für Urologie. Leipzig: Georg Thieme 1929. — CLAUDE et DRUELLE: Gomme gangraeneuse précoce periurethrale. La Syphilis **1905**.

DELBANCO: Diffuses oberflächliches Spätsyphilid der Glans penis unter dem Bilde mehrjähriger hartnäckiger erosiver Balanitis. Dermat. Wschr. **83**, 1475—1481 (1926). — DEUTSCH, v.: Ein seltsamer Befund in der hinteren Harnröhre bei Enuresis. Z. Urol. **20**, 1—5 (1926). — DRUELLE: Syphilis de l'urètre. In Encyclopédie franç. d'urol. Tome 5, chap. XIV. Paris: Gaston Dion 1922.

EHRMANN: (a) Initialaffekt, genitale, perigenitale, extragenitale Lokalisation, Proruptionsstadium, Syphilis der Haut, Haare, Nägel, Leukoderma. Finger-Jadassohn-Ehrmann-Großs Handbuch der Geschlechtskrankheiten. Wien: Alfred Hölder 1910. (b) Zur Pathologie der syphilitischen Initialsklerose des Penis. Arch. f. Dermat. **68**, H. 1/2 (1904).

FOURNIER: (a) Diagnostique du chancre syphilitique. Méd. mod. **1893**. (b) Des erreurs de surprise dans le diagnostique du chancre syphilitique. Gaz. Hôp. Paris **1888**. (c) Traité de la syphilis, 1901, 2 Bände. — FREYLICH: Die Verengerungen des Orificium externum der männlichen Harnröhre. Z. Urol. **17**, 218 (1923). — FRIEDLÄNDER: Über das Vorkommen der Spirochäta pallida in der männlichen Harnröhre bei primärer und sekundärer Syphilis. Berl. klin. Wschr. **58**, Nr 48.

GANS: Histologie der Hautkrankheiten, Bd. 1. Berlin: Julius Springer 1925. — GARRIGA: Zylindroides Syphilom der Urethra. Actas dermo-sifiliogr. **20**, 258—261. — GAUCHER et DRUELLE: Syphilome tertiaire de l'urètre. Soc. franç. Dermat. **1909**. — GHIGI: Contributo clinico-istologico allo studio della gangraena del prepuzio. Arch. ital. Dermat. **2** (1927). Ref. Dermat. Wschr. **2**, 1483 (1928). — GIBSON and WILEY: A case of gummata of the urethra. Med. J. Austral. Ref. Z. urol. Chir. **21**, 77. — GIELMANN: Ein Fall von spontaner vollkommener Amputation des Penis nach Gumma (russ.). Ref. Zbl. Hautkrkh. **27**, 93 (1928). — GIRARD: Syphilis primaire du meat et de l'urètre. J. d'Urol. **14** (1922). — GLANTENAY: Syphilome diffus de la verge. Assoc. franç. Urol **1897**. GLINGAR: Die Endoskopie der männlichen Harnröhre. Wien.: Julius Springer 1924. — GOLAY: (a) La pathologie de la syphilis primaire. Rev. méd. Suisse rom. **41**, No 4 (1921). (b) La pathologie générale de la syphilis. Paris: Viget frè res 1926.

HAMONIC: Syphilomes péniens et rétrécissements syphiliques de l'urètre. 14. Session Assoc. franç. Urol. **1910**. Paris: Dion fils 1911. — HASEGAWA: A case of penis gumma appeared within a year after infection. Jap. J. of Dermat. **1924**, Nr 4, 19. — HASLUND: Über den extragenitalen Schanker, die Häufigkeit und die Bedeutung desselben für den Verlauf der Syphilis. Hosp.tid. (dän.) **7**, Nr 3 (1899). — HOENENS: Syphilides papuleuses suintantes dans l'urètre. Fol. urol. **1907**. — HOFFMANN: Die Ätiologie der Syphilis. Berlin 1908 u. Dermat. Z. **16** (1909).

ISRAEL: Die Syphilis der Harn- und Geschlechtsorgane. Handbuch der Urologie von LICHTENBERG-VOELCKER-WILDBOLZ, Bd. 4. Berlin: Julius Springer 1927.

JAMAIN: Sur un cas de syphilome primaire de l'urètre. Ann. Mal. vénér. **20**, No 8, 561—565. — JULLIEN: Traité pratique des maladies vénériennes. Paris 1890.

KAUFMANN: Lehrbuch der speziellen pathologischen Anatomie, 7. u. 8. Aufl., Bd. 2. 1922. — KOCH: Bubonuli syphilitici. Arch. f. Dermat. **1895**. — KOYASU: (a) Ein Fall von gummösem Geschwür am Penis. Lues (jap.) **4**, 28, 2 (1929). (b) Ein Fall von Gumma penis. Acta dermat. (Kioto) **10**, H. 6, 620 (1927). — KREFTING: Extragenitale Syphilisinfektion (539 Fälle). Arch. f. Dermat. **26**, 167 (1894). — KREIBIG: Lues gummosa penis. Sitzg d. deutsch. derm. Ges. in der tschecho-slovakischen Republik. Ref. Zbl. Hautkrkh. **27**, 578 (1928). — KRYSTALOWICZ: Die histologischen Merkmale der syphilitischen Exantheme im Vergleich mit den klinisch ähnlichen Dermatosen. Dermat. Wschr. **1901**, 205. — KYRLE: Vorlesungen über Histobiologie der menschlichen Haut und ihrer Erkrankungen, Bd. 2. Wien-Berlin: Julius Springer 1927.

LANG: Vorlesungen usw. Wiesbaden: J. F. Bergmann 1896. — LANGER: Gummöse Zerstörung des Penis. Dermat. Wschr. **80**, Nr 20, 717. Dermat. Z. **44**, H. 6, 341. — LASCH: Wann wird die Syphilis konstitutionell? Arch. f. Dermat. **1891**. — LESSER: Lehrbuch der Haut- und Geschlechtskrankheiten. Berlin 1914. — LETZEL: Zit. nach KRYSTALOWICZ. — LEVADITI u. MANUÉLIAN: (a) Histologie path. du chancre syphil. du singe dans ses rapports avec le spir. pall. C. r. Soc. Biol. Paris **2**, 529 (1905). (b) Histologie path. des accidents primaires et sec. chez l'homme dans ses rapports avec le spir. pall. C. r. Soc. Biol. Paris **1905 II**, 527. — LÖHE: Primäre gummöse Kavernitis. Verh. Berl. dermat. Ges., Sitzg 10. Nov. 1925. Ref. Zbl. Hautkrkh. **18**, 826. — LUECKE: Bericht aus der chirurgischen Klinik in Bern von Ostern 1865 bis Ostern 1872. Dtsch. Z. Chir. **2**, 362 (1873).

MASIA: Grave stenosi uretrale da infiltratione diffusa sifilitica. Giorn. ital. Dermat. **67**, 845—846 (1926). — MAURIAC: (a) Du bubon d'emblée. Gaz. Hôp. **1878**. (b) Syphilis tertiaire et syphilis héréditaire. Paris: Baillière 1890. — LA MENSA: Ancora un caso di gomma sifilitica autoctona dell'uretra. Fol. urol. **3**, No 1 (1908). — MICHON: (a) Chancre syphilitique de la fosse naviculaire. Presse méd. **1928 I**, 504. (b) Syphilis tertiaire de l'urètre et fistules urethrales. Rec. Urol. méd. et chir. **1911**. — MINET: Des retrécissements de l'urètre en dehors de la blennorhagie et du traumatisme. Raport XIV session de l'association française d'urologie. 1010. Page 1, Paris: Doin fils 1911. — MRACEK: Wien. dermat. Ges., Sitzg 20. Nov. 1901. Ref. Arch. f. Dermat. **60**.

NEUMANN: Syphilis. 2 Bände. XXIII. Bd. der speziellen Pathologie und Therapie von NOTHNAGEL. Wien: Alfred Hölder 1896. — NOBL: Pathologie der blennorrhagischen und venerischen Lymphgefäßerkrankungen. Wien-Leipzig 1901.

OPPENHEIM: Gumma der Urethra. Wien. klin. Wschr. **1911**, 473. — OZENNE: Des gommes de la verge. Rev. de Chir. **1883**, No 7.

PAROUNAGIAN: Complete destruction of penis in a syphilitic patient. Arch. of Dermat. **1924**, H. 9, 792—793, 6. Ref. Zbl. Hautkrkh. **14**, 465 (1924). — PAWLOW: Zur Frage der Prophylaxe der extragenitalen Syphilisinfektion in der aktiven Mannschaft des Moskauer Militärbezirkes. Med. Obozr. Nižn. Povolzja (russ.) **1902**, Nr 11. Ref. Arch. f. Dermat. **66**. — PICOT: Un cas de syphilis vésicale et urétrale. J. d'Urol. **1912**. — PIRILÄ: (a) Zur Kenntnis der luetischen Primäraffekte mit besonderer Berücksichtigung der dabei auftretenden Zellformen und der Spir. pall. Arb. path. Inst. Helsingfors **2**, 187 (1919). (b) Zur Kenntnis der luetischen Primäraffekte. Jena 1914.

RENAULT: Syphilome tertiaire cylindroide de l'urètre. Soc. franç. Dermat. **1903**. — RICORD: Leçons sur le chancre, redigées et publiées par Fournier, p. 94. Paris 1858. — RIEDER: Histologische Untersuchungen im Primärstadium der Syphilis. Dtsch. med. Wschr. **1898**, 142. — SACK: Über die Multiplizität des syphilitischen Primäraffektes. Berl. klin. Wschr. **1897**, Nr 20, 425. — SAINT-HILAIRE: Fistules urétro-péniennes consécutives au chancre simplex et à la syphilis. Thèse de Paris **1898**. — SCHNABL: Gumma penis. Sitzg d. dtsch. derm. Ges. in der tschechoslovakischen Republik. Ref. Zbl. Hautkrkh. **1928**, 581. — SILBERG: Zur Kasuistik des harten Schankers der Harnröhre (russ.). Ref. Zbl. Hautkrkh. **19**, 892 (1926). — SOCIN: Jber. chir. Abt. Spital Basel **1880**, 67 u. **1881**, 65. — SPITZER: Ulcera gummosa penis et scroti. Dermat. Wschr. **1928 I**, 647. — STREMPEL u. ANNUZZI: Experimentelle Untersuchungen über die erste Ansiedlung und Verbreitung der Syphilisspirochäte beim Kaninchen. Arch. f. Dermat. **151**; Dermat. Z. **46**, 267 (1926). — STROMINGER: Syphilome primaire de l'urètre. J. d'Urol. **19**, 326—327 (1925).

TENDELOO: Allgemeine Pathologie. Berlin 1919. — THIBIÈRGE: Dauer der Inkubation bei Syphilis, hauptsächlich vom forensischen Standpunkt aus betrachtet. Ann. de Dermat. **1915**. Ref. Dermat. Wschr. **62**, 278. — THOMPSON: Syphilis of the genital organs of the male and the urinary organs. V. Penis urethra, ureter. Amer. J. Syph. **5**, 573f. (1921). — TIÈCHE: Untersuchungen über die Spirochaete pallida im Gewebe bei primärer und sekundärer Syphilis. Arch. f. Dermat. **111**, 223 (1912).

URBACH: Über das Vorkommen von Fibrin in syphilitischen Prozessen. Arch. f. Dermat. **134** (1921).

VALVÈRDE: Un cas de gomme ulcérée primitive de l'urètre. Manifestations d'herédosyphilis tardive. Ann. Mal. vénér. **18**, No 8, 614—618 (1923).

WATANABE: (a) Über die Lymphangitis dorsalis penis. Acta dermat. (Kioto) **8**, H. 1, 67 (1926). (b) Über die histologische Untersuchung der Primärsklerose. Acta dermat. **7**, H. 5, 565—643 (1926). (c) Über die Verteilung der Spirochäten in der Primärsklerose. Acta dermat. (Kioto) 7, H. 6, 701 (1926). — WINTERNITZ: Positiver Spirochätenbefund in einem intraurethralen Infiltrat. Ref. Zbl. Hautkrkh. **9**, 86 (1924).

ZEISSL: (a) Kasuistische Beiträge zur Erkrankung des Urogenitalapparates. Wien. med. Presse **1882**, 37 u. 39. (b) Lehrbuch ......, 4. Aufl. Stuttgart: Ferdinand Enke 1882. — ZIELER: Lehrbuch und Atlas der Haut- und Geschlechtskrankheiten. Berlin 1924. — ZOLLSCHAN, JOSEF: Primärsklerose in der männlichen Urethra. Z. Urol. **22**, H. 6, 483 bis 485 (1928). — ZURHELLE: (a) Die Syphilis der Lymphgefäße und der Lymphdrüsen. Handbuch der Haut- und Geschlechtskrankheiten, Bd. 17, S. 3. Herausgeg. von JADAS-

SOHN. Berlin 1928. (b) Über den Anteil der feinsten Bindegewebsfibrillen, der sog. Gitterfasern am Aufbau syphilitischer und anderer Hautaffektionen, gleichzeitig ein Beitrag zu ihrer Konsistenz, insbesonders zur Härte des Primäraffektes. Dermat. Z. **35**, 251 (1921).

Aktinomykose.

BERBLINGER: Im Lehrbuch der allgemeinen und speziellen Pathologie. Herausgeg. von L. ASCHOFF, Bd. 2, 1928.

LEGER: Un cas d'actinomykose du gland. Ann. Mal. génito-urin. **1900**, No 5. — LUTZ: Demonstr. 7. Kongr. schweiz. Ges. Dermat. **23** u. Venerol. Lugano. Ref. Zbl. Hautkrkh. **15**, 36.

PAGLIERE, L. E.: Seltene Affektionen der Eichel, Tuberkulose und Aktinomykose. Rev. Soc. argent. Urol. **1**, No 6 (1925). Zbl. Hautkrkh. **23**, 460 (1927).

RAUBER, ARNOLD: Zur Kenntnis der primären Aktinomykose der Haut, insbesondere der Genitalgegend. Acta dermato-vener. (Stockh.) **6**, 493—504 (1926). — ROSENSTEIN: Aktinomykose der Harnorgane in Handbuch der Urologie von LICHTENBERG-VOELCKER-WILDBOLZ, Bd. 4. Berlin: Julius Springer 1928.

SMITH, KARL: Primary actinomycosis of the penis. Report of case. Urologic Rev. **29**, 576—577 (1925). Ref. Zbl. Hautkrkh. **19**, 669.

Lepra, Mycosis fungoides und Rotz.

Eine ausführliche Literaturzusammenstellung über Lepra des männlichen Genitales aus jüngster Zeit findet sich bei V. KLINGMÜLLER: Die Lepra, in Handbuch der Haut- und Geschlechtskrankheiten, Bd. 102, herausgeg. von JADASSOHN. Berlin: Julius Springer 1930.

BASSEWITZ, v.: Urethritis leprosa. Dermat. Wschr. **1928**, 1709—1713. — BRUCHET: Demonstration auf der 8. Sitzung der Réunion clinique hebdomaire des médecins de l'hôpital de Saint-Louis, 4. April 1889. Ann. de Dermat. **1889**, 579.

HERXHEIMER u. MARTINI: Mycosis fungoides in Handbuch der Haut- und Geschlechtskrankheiten Bd. 8, 1 von JADASSOHN. Berlin: Julius Springer 1929.

NEISSER: Die chronischen Infektionskrankheiten der Haut. Ziemssens Handbuch der speziellen Pathologie und Therapie, Bd. 14, 1. Hälfte, S. 622. 1883.

PAIS: Lebbra genitale. Arch. ital. Dermat. **2**, H. 4 (1927). — PALTAUF: Mycosis fungoides in MRACEKS Handbuch der Hautkrankheiten. Wien: Alfred Hölder 1907.

Lymphogranulomatosis inguinalis.

DE BELLA: Lymphogranulomatose inguinale de Nicolas et Favre. Pathologica (Genova) **1924**. Ref. Ann. de Dermat. **1925**. — DE BELLARD: Subacute inguinale poradenitis, or climatic bubo. J. trop. Med. **29** (1926). — BORY: Sur la signification des corpuscules dans les lésions du micro-chancre poradenique. Maladie de Nicolas-Favre. Bull. Soc. franç. Dermat. **32** (1925). — BRAULT: Note à propos des bubons climatériques. Bull. Soc. Chir. Paris **1907**.

CADDY: Climatic buboes. Indian med. Gaz. **1902**. — CANTLIE: Climatic bubo. Brit. med. J. **1896**. — CANTLIE u. HEWLETT: Bacteriology of climatic bubo. Brit. med. J. **1904**. — CEDERKREUTZ: Om lymphogranulomatosis inguinalis .... Finska Läk.sällsk. Hdl. **70** (1928). — CHASSEIGNAC: Traité pratique de la suppurative et du drainage chirurgical, 1889. — CHEVALIER et BARREAU: Adenopathies inguinales vénériennes non suppurées avec généralisation transoire à des groupes ganglionnaires (forme non suppurée et extensive de la maladie de Nicolas et Durand). Bull. Soc. franç. Dermat. **1925**, 4. — CLAUDE: Contribution à l'étude de la lymphogranulomatose inguinale subaigue à foyers purulents intraganglionnaires d'origine génitale probable, peut-être vénérienne. Thèse de Lyon **1913**. — COVISA, BEJARANO und PRIETO: Zwei Fälle von subakuter inguinaler Lymphogranulomatose. Actas dermo-sifiliogr. **19**, 26—37 (1926).

DANTE: Sul considetto bubbone climatico. Ann. Med. nav. e colon. **2**, 9 (1903). — DESTÉFANO u. VACCAREZZA: Subakute inguinale Poradenitis. Semana méd. **30**, 6 (1923). Ref. Zbl. Hautkrkh. **9** (1923). — MACDONAGH: Case of poradénolamphite or lymphogranulomatose inguinale subaigue. Proc. roy. Soc. Med. **18**, Nr 5 (1925). — DURAND-NICOLAS-FAVRE: (a) Lymphogranulomatose inguinale subaigue d'origine génitale probable peut-être vénérienne. Bull. Soc. méd. Hôp. Paris **2**, 6 (1913). (b) Province méd. **2**, 8 (1913).

FAGARASANU: Subacute benigne inguinale Lymphogranulomatose. Spital (rum.) **48**, Nr 5, 177—182 (1928). — FAVRE: Sur l'étiologie de la lymphogranulomatose subaigue à propos de la communication de M. Carlo Gamna. Presse méd. **1924**, 62. — FISCHER: Über eine Hautreaktion bei klimatischen Bubonen. Klin. Wschr. **1926**, 6. — FISCHL: Lymphogranulomatosis inguinalis. Handbuch der Haut- und Geschlechtskrankheiten von JADASSOHN. Berlin: Julius Springer 1927. — FLEISCHNER: Über klimatische Bubonen. Arch.

Schiffs- u. Tropenhyg. **13** (1909). — FONTOGNENT: Les bubons climatériques. Semaine méd. **1907**. — FREI u. HOFFMANN: Experimentelles und Klinisches zum Lymphogranuloma inguinale. Arch. f. Dermat. **153** (1927). — FUHS: Lymphadenitis inguinalis chronica unklarer Ätiologie. Dermat. Sitzg Wien. dermat. Ges. **1927**. Ref. Zbl. Hautkrkh. **26** (1928).

GAMNA: (a) Sull'étiologia del limfogranuloma inguinale. Nuove osservazione cliniche e ricerche sperimentale. Arch. Pat. e Clin. med. **3** (1924). (b) Sur l'étiologie de la lymphogranulomatose subaigue. Presse méd. **32** (1924). (c) Sulla linfogranulomatosi inguinale. Ricerche cliniche ed etiologiche. Arch. Sci. med. **1923**. (d) La linfogranulomatosi inguinale subacuta (linfogranuloma venereo). Bull. clin. **30** (1923). — GASTINEL-REILLY: Adénopathie inguinale subaigue à suppuration intraganglionnaire (Lymphogranulomatose inguinale). Bull. méd. **36**, 577 (1922). — GATÉ: Lymphogranulomatose inguinale subaigue à foyers purulentes intraganglionnaires d'origine génital probable, peut-étre vénéerien. Thèse de Lyon **1913**. — GAY, PRIETO u. ANTONIO JOSÉ: Zum Studium der subakuten inguinalen Lymphogranulomatose. Actas dermo-sifiliogr. **20** (1928). Ref. Zbl. Hautkrkh. **28** (1929). — GEISLER: Zur Diagnose des Lymphogranuloma inguinale. Klin. Wschr. **1928**, Nr 11. — GORCAKOV: Ein Fall von Lymphogranulomatosis inguinalis Nicolas-Favre. Russk. Vestn. Dermat. **6**, 832—842. Deutsche Zusammenfassung 1928, S. 843. — GULDBERG: Lymphadenitis inguinalis granulomatosa subacuta. Norsk. Mag. Laegevidensk. **1928**.

HANNS u. WEISS: Ulcère vénérien adénogène. Bull. Soc. franç. Dermat. **6** (1922). 77, — HANSMANN: Non tuberculous granulomatous lymphadenitis. Surg. etc. **39**, Nr 7 (1924). — HASHIMOTO: Über einen besondere Art von Bubonen (sog. klimatischen Bubonen). Jap. J. Dermat. **26**, Nr 3, 179. — HATIGEANU: Über subakute Leistendrüsenerkrankung (NICOLAS-FAVRE). Clin. med. Cluj, Cluj med. (rum.) **3**, Nr 11/12 (1922). — HELLERSTRÖM: (a) Über das Lymphogranuloma inguinale und sein Vorkommen in Stockholm. Acta chir. scand. (Stockh.) **62**, 576 (1927). Ref. Zbl. Hautkrkh. **26**, 130, 775, 776 (1928). (b) A contribution to the kowledge of Lymphogranuloma inguinale (ausführliches Literaturverzeichnis) Acta dermato-vener. (Stockh.) Suppl. **1** (1929). — HERMANS: Klimatische Bubonen und Lymphogranuloma inguinale. Klin. Wschr. **1928** II, 2436—37. — HOFFMANN, W. H.: Lymphogranulomatosis venerea und klimatischer Bubo. Rev. médica Hamb. **3**, No 11, 323/324 (1922).

KITSCHEWATZ u. KITSCHEWATZ-PETROVITCH: (a) Contribution à l'étiologie de la maladie de Nicolas-Favre. Etude bacteriologique et réaction de fixation du complément. Bull. Soc. franc. Dermat. **34** (1927). (b) Recherches bacteriologiques et serologiques dans la poradénite. Bull. Soc. franc. Dermat. **35** (1928). — KLOTZ: Über die Entwicklung der sog. strumösen Bubonen und die Indikationen für die frühzeitige Entfernung derselben. Berl. klin. Wschr. **1890**. — KOPPEL: Lymphogranuloma inguinale mit akuten rheumatischen Erscheinungen. Klin. Wschr. **1927**, Nr 52. — KRISTIANSEN: (a) Om Lymphogranulomatosis inguinalis subacuta. Hosp.tid. (dän.) **1925**, 68. (b) Un cas de poradéno-lymphite. Ann. de Dermat. **7** (1926). Ref. Zbl. Hautkrkh. **21** (1927).

HILLSMAN, WILSHUSEN and ZIMMERMANN: Lymphogranulomatosis inguinalis. Report of a case of twenty months duration with autopsy observations. Arch. of Dermat. **18**, 383, 392 (1928).

LANG: Das venerische Geschwür, 1882. S. 34. — LEJARS: Le bubon strumeux de l'aine. Presse méd. **1894**. — LETULLE et NATTAN LERRIER: Etude histologique du bubon climatérique. Bull. Soc. Path. exo. Paris **70** (1910). — LOBO: Lymphogranulomatose aguda inguinal bilateral. Med. Ges. Hosp. Recife **1926**. Brazil. med. **2**, No 8. — LUTZ: Lymphogranulome inguinale subaigue. Schweiz. med. Wschr. **55**, Nr 16 (1925).

MAIMONE: Sulla linfogranulomatosi inguinale subacuta di Nicolas e Favre. Giorn. Med. mil. **76**, H. 7, 362—371 (1928). — MONTEMARTINI: (a) La linfoadenite inguinale subacuta (Linfogranuloma venereo inguinale). Bull. Soc. med.-chir. Pavia **36** (1924). (b) Richerce sierologische sul isolato in due casi di linfoadenitis inguinale subacuta. Boll. Ist. sieroter. Milan. **3** (1924). — MÜLLER u. JUSTI: Beitrag zur Kenntnis der klimatischen Bubonen. Arch. Schiffs- u. Tropenhyg. **18**, Beih. 8 (1914). — MUSGER: Zur Ätiologie der NICOLAS-DURAND-FAVREschen Krankheit, der sog. Lymphogranulomatosis inguinalis. Beitr. path. Anat. **80**, 257 (1928).

NÉLATON: De l'adénite inguinale subaigue simple à foyers purulents intraganglionnaires. Semaine méd. **1890**.

PHYLACTOS: Lymphogranulomatose des ganglions inguinaux. Thèse de Lyon **1922**.

RAMEL: Beiträge zur Kenntnis der Lymphogranulomatosis inguinalis. Dermat.-Z. **1928**, Nr 53. — RAVAUT: Le traitement de l'affection dite „lymphogranulomatose inguinale" par les injections d'émétine. Bull. Soc. méd. Hôp. Paris **1921**. — RAVAUT, BOULIN et RABEAU: Etude sur la Poradénolymphite. Ann. de Dermat. **1922**, Nr 2. — RAVAUT u. SCHEIKOVITCH: Lymphogranulomatose des ganglions de l'aîne. Fréquence de cette affection. Soc. méd. Hôp. Paris, 4. März **1921**. — RUGE: Die der Zanzibarküste eigentümlichen klimatischen Leistendrüsenentzündungen. Arch. f. Dermat. **36** (1896).

SAINZ DE AJA: Eine ungewöhnliche Form der Leistendrüsenentzündung. Actas dermosifiliogr. **15** (1923). Ref. Zbl. Hautkrkh. **15** (1925). — Dos SANTOS: Emetin bei inguinaler Poradenolymphitis. Med. mod. Nr 372. — SCHAUMANN: Sur la nature du lymphogranulomatosis. Acta dermato-vener. (Stockh.) **1922**. — SHIGEMOTO SEI: Über die histologischen Veränderungen in den sog. klimatischen Bubonen unter besonderer Berücksichtigung der Gitterfasern. Arch. Schiff- u. Tropenhyg. **1923**, 27. — SPILLMANN: Les idées nouvelles sur les adénites inguinales. Rév. méd. est. **1922**. Ref. Zbl. Hautkrkh. **8** (1923).

TEISSIER, P., P. GASTINEL et J. REILLY: A propos de la polyadénite inguinale subaigue désignée sous le nom de lymphogranulomatose (1. Congr. dermat. de langue franç. Paris, 6.—8. Juni 1922). Presse méd. **30**, No 52, 572 (1922). Ref. Zbl. Hautkrkh. **9**, 262 (1924). — THOMSEN: Ein Vergleich zwischen den bei Lymphogranuloma inguinale und bei Dubois Thymusabszeß bei angeborener Syphilis wahrgenommenen histologischen Veränderungen. Acta path. scand. (København.) **6**, 379 (1929). — TODD: Poradenitis or subacute lymphogranulomatosis. Lancet **211**, 700 (1926). — TOMMASI: Alcuni reperti in un caso di linfogranulome venereo. Giorn. ital. Dermat. **66** (1925). Ref. Zbl. Hautkrkh. **17** (1925).

VELPEAU: „Adénite" in Dictionnaire encyclopédique des sciences médicales de RAIGE-DELORME et A. DECHAMBRE. — VIRGILLO: (a) Sopra alcuni casi di linfogranuloma inguinale subacuto. Ann. Med. nav. e colon. **1**, 1—16 (1925). (b) Nota riproducione sperimentale del linfogranuloma inguinale subacuto. Ann. Med. nav. e colon. **1**, 268—271 (1925). Ref. Zbl. Hautkrkh. **19** (1926).

WERNICH: Über Poroadenolymphitis oder Lymphogranulomatosis inguinalis subacuta Nicolas-Favre. Przegl. dermat. **21** (1926). Ref. Zbl. Hautkrkh. **24** (1927). — WILMOTH: Subacute inguinal lymphogranulomatosis. Report of thirty cases. J. trop. Med. **31**, Nr 13, 153—156 (1928).

ZEISSL: Lehrbuch der Syphilis, 4. Aufl. 1882. — ZUR VERTH: Beobachtungen über klimatische Bubonen. Arch. Schiffs- u. Tropenhyg. **7** (1903).

Granuloma venereum.

Ein ausführliches Verzeichnis der bis zum Jahre 1927 erschienenen einschlägigen Veröffentlichungen findet sich, wobei auch das ausländische Schrifttum eingehend berücksichtigt ist, bei MAYER und ROCHA-LIMA: Venerisches Granulom im Handbuch der Haut- und Geschlechtskrankheiten, herausgeg. von JADASSOHN. Berlin: Julius Springer 1927. Hier sind auch die klinischen Arbeiten weitgehend angeführt.

ARAGAO u. VIANNA: Sobre o „granuloma venereum" e o seu microbio. Brazil. med. **1912**, Nr 28.

DELAMARE et GATTI: Spirochaetes et Treponèmes d'un granulome vénérien. C. r. Acad. Sci. Paris **188**, 885—887 (1929). — DONOVAN: Medical cases from Madras general hospital. Indian med. Gaz. **1905**, 414.

FISCHER u. v. GUSNAR: Zur Kenntnis des venerischen Granuloms. Beitr. path. Anat. **81**, 309—322 (1928). — FLU: Die Ätiologie des Granuloma venereum. Arch. Schiffs- u. Tropenhyg. **15**, 481 (1911).

GALLOWAY: Ulcerating Granuloma of pudendum. Brit. J. Dermat. **9**, 133 (1897). — GOLDZIEHER-PECK: (a) Granuloma venereum (inguinale). Proc. N. Y. path. Soc. **25** (1926). (b) Das venerische Granulom. Virchows Arch. **259**, 795 (1926).

KUHN: Pathologische Anatomie, Befund bei 7 Fällen von venerischem Granulom, in Neu-Guinea. Charité-Ann. **30**, 427 (1906).

MACLEOD: (a) Ulcerating granuloma of the pudenda. J. trop. Med. **1899**, 175. (b) Granuloma pudendi tropicum. Indian med. Gaz. **1882**, 122. — MAYER-ROCHA-LIMA: Venerisches Granulom. Handbuch der Haut- und Geschlechtskrankheiten von JADASSOHN, Bd. 21. Berlin: Julius Springer 1927. — MC INTOSH, J. A.: The etiology of granuloma inguinale. J. amer. med. Assoc. **87**, 996—1002.

RANDALL, SMALL and BELK: Tropical inguinal granuloma in the eastern United States. Monthly Bull. dep. publ. Health **1922**, 6.

SIEBERT: (a) Zur Ätiologie des venerischen Granuloms. Arch. Schiffs- u. Tropenhyg. **11**, 379 (1907). (b) Zur Ätiologie des infektiösen oder venerischen Granuloms. Arch. Schiffs- u. Tropenhyg. **16**, 255 (1912).

THIERFELDER: Beiträge zur Kenntnis des venerischen Granuloms. Arch. Schiffs- u. Tropenhyg. **29**, 690 (1925). — THIERFELDER-THILLOT: Studien über das venerische Granulom. Arch. Schiffs- u. Tropenhyg. **1924**, 221.

Spitze Condylome.

DE AMICIS: Giorn. ital. Mal. vener. Pelle. **1867**.

BACIGALUPO, JUAN: Sur l'importance des spirochètes en pathologie humaine. C. r. Soc. Biol. Paris **99**, 1622—1625 (1928). — BRANDES: Über die Beziehungen der Verucca vulgaris und dem Condyloma acuminatum. Dermat. Wschr. **81**, Nr 44 u. 45 (1925). — BREUNING: Condylomata acuminata bei Kindern. Z. Urol. **12**, H. 8 (1918). — BUMM: Münch. med. Wschr. **1886**, Nr 27.

CATHCART: J. of Path. **1896**. — COOPER: Zit. nach v. ZEISSL.

DIDAY: Exposition critique et pratique sur la syphilis, p. 231. — DJORDJÈVITCH: Condylomes géants de la verge. Strasbourg méd. 88, No 5 (1928). — DREYER: Über Spirochätenbefunde in spitzen Kondylomen. Dtsch. med. Wschr. **1907**, Nr 18. — DUCREY et ORO: Contribuzione all' istologia patologica, etioloica e patogenesi di condiloma acuminata. 2. internat. dermat. Kongr. Wien **1892**.

FABRIS-FIOCCO: Gazz. Osp. **1892**. — FONTANA e SAN GIORGI: Alteriori ricerche sugli spironemi dei condilomi acuminati. Patologica (Genova) **13**, 218 (1921). — FREI, E.: Zur Frage der ätiologischen Beziehungen der Warzen und Spitzenkondylome. Schweiz. med. Wschr. **54**, 215—239.

GÜNTZ: Über die Frage der Kontagiosität der sog. spitzen Kondylome. Berl. klin. Wschr. **1876**, 560.

HECHT: Untersuchungen über den Zusammenhang zwischen spitzen Kondylomen und Spirochäten. Arch. f. Dermat. **90**, H. 1/2. — HELLER: Spitze Feigwarzen auf nicht gonorrhoischer Basis bei Ehegatten. Verh. Berl. dermat. Ges., März **1921**.

JARISCH: Hautkrankheiten. Nothnagels Handbuch 1900. — JULIUSBERG: Spirochäten beim spitzen Kondylom. Arch. f. Dermat. **84**, 319.

KRAUS: Mitteilungen über Spirochätenuntersuchungen. Prag. med. Wschr. **1906**, Nr 27—28. — KYRLE: Histobiologie der Haut, Bd. 1. Wien-Berlin: Julius Springer 1927.

LICHTENSTEIN: Beitrag zur Frage der Kontagiosität des Condyloma acuminatum. Münch. med. Wschr. **69**, H. 8. — LIPSCHÜTZ: Über Chlamydozoa-Strongyloplasmen. IX. Mitt. Zytologische Untersuchungen über das Condyloma acuminatum. Arch. f. Dermat. **146**, 427 (1924). — LÖWENBERG: Über Spirochätenbefunde und deren ätiologische Bedeutung bei spitzen Kondylomen, Balanitis ulcerosa und Ulcus gangraenosum. Dermat. Z., Jan. **1911**. — LOMBARDO: Sulla dimonstrazione di spirocheti nei condilomi acuminati (Soc. ital. Dermat. Roma, 14.—16. Dez. 1922). Giorn. ital. Mal. vener. Pelle, **64**, 715—719 (1923).

MOROSOW: Spirochaeta refringens und Condyloma acuminatum. Russ. J. Hautkrkh. **1909**, H. 1/3, Nr 7.

NEUMANN: Syphilis, 1888.

PARFENENKO: Nachweis von Spirochaeta refringens in spitzen Kondylomen. Russ. J. Hautkrkh. **1910**, H. 1/4, Nr 14. — PETERS: Zur Frage der Ansteckungsfähigkeit der Vegetationen oder des spitzen Kondyloms. Arch. Dermat. **7** (1875).

RASCH: Nosologische Bemerkungen über Kondylome. Dermat. Zbl. **1900**, Nr 6.

SCHERBER: Balanitis, Condyloma acuminatum, Molluscum contagiosum, Herpes genitalis. Handbuch von EHRMANN-FINGER-JADASSOHN-GROSS. Wien 1910. — SCHOLTZ: Über Spirochätennachweis bei Syphilis. Dtsch. med. Wschr. **1905**. — SÉGUIN, P. et M. GUÉRIN: L'infection profonde de végétations génitales par spirochètes. Une hypothèse sur la rôle de ces organismes. — SERRA: Studi sul virus della verruca, del papilloma, del condiloma acuminato. Giorn. ital Mal. vener. Pelle **65**, 1808 (1924).

ULLMANN: Versuche, Kehlkopfpapillome auf Haut und Schleimhaut usw. zu übertragen. Wien. klin. Wschr. **34**, 599 (1921). — UNKOVSKY: Mikroorganismen der spitzen Kondylome. Wratsch (russ.) **1885**, Nr 14 u. 46. — UNNA: Hautkrankheiten. Orths Lehrbuch der speziellen Anatomie.

VELPEAU: Gaz. méd. Paris **1852**. — VOLLMER: Arch. f. Dermat. **30**.

WAELSCH: Beitrag zur Übertragbarkeit des spitzen Kondyloms. Med. Klin. **19**, 529. — WAELSCH u. HABERMANN: Über Warzen und spitze Kondylome. Arch. f. Dermat. **147**, 144 (1924). — WOLTERS: Über die bei Syphilis gefundenen Spirochäten. Med. Klin. **1905**, 38.

v. ZEISSL: Lehrbuch der Syphilis. Stuttgart: Ferdinand Enke 1882. — ZIEGLER: Übertragungsversuche mit spitzen Kondylomen. Schles. dermat. Ges. Breslau, 29. Juni 1921.

Zysten.

ANDO: Three cases of congenital cysts in the penis. Jap. J. of Dermat. **26**, 15 (1926). Ref. Zbl. Hautkrkh. **21**, 114 (1927).

BÜRGER u. OPPENHEIM: Cyst of the prostatic urethra. Ann. Surg., Nov. **1909**. Ref. Z. Urol. **1910**, 303.

COUILLARD: Contribution à l'étude des affections des glandes bulbo-urétrales. Paris 1876.

ELBOGEN: Zur Kenntnis der Zystenbildung an den Ausführungsgängen der COWPERschen Drüsen. Z. Heilk. **7**. Prag 1886. — ENGLISCH: Über Obliteration und Erweiterung der Ausführungsgänge der COWPERschen Drüsen. Med. Jb. **1883**, 289—308.

FANTL: Über kongenitale Zysten an der Raphe penis. Z. Urol. 8 (1914).

HAJOS: Zylinderepithelzyste am Penis. Dtsch. med. Wschr. 52, 151 (1926). Ref. Zbl. Hautkrkh. **21**, 115 (1926). — HARTMANN et LECÈNE: La tuberculose de la glande de Cowper. Travaux de chir. anex. chir. Paris 1903. — HOGENAUER: Über eine Zyste am Penis eines einmonatigen Kindes. Virchows Arch. **250** (1924).

KAUFMANN: Lehrbuch der speziellen pathologischen Anatomie, 7. u. 8. Aufl., Bd. 2, S. 1205. 1922. — KOENIG: Ein Epidermoid am Penis. Arch. klin. Chir. **113**, H. 2, 341 bis 352 (1920).

LEBRETON: Contribution à l'étude des glandes bulbo-uréthrales et de leurs maladies. Thèse de Paris **1903/04**. — LUYS: Traité de cystoscopie et d'urétrescopie, 1910.

MENSCH: Beitrag zu den zystischen Geschwülsten am Penis. Dtsch. med. Wschr. **52**, Nr 32, 1341 (1926). Ref. Zbl. Hautkrkh. **22**, 137 (1927). — MÜLLER: Urethralstenose durch Zyste einer COWPERschen Drüse. Verh. dtsch. Ges. Urol. **1927**, 425—426.

OHNE: Über die kongenitalen Zysten an den äußeren Genitalien des Mannes. Jap. J. of Dermat. **23**, Nr 1, 40—41 (1923). Ref. Zbl. Hautkrkh. **10**, 312 (1924).

ROELLO: Cisti epiteliale congenita del prepuzio. Policlinico, sez. chir. **30**, H. 4 (1923). Ref. Zbl. Hautkrkh. **11**, 274 (1924).

SALOMON: Zur Kenntnis der Epithelzysten der Haut. Arch. f. Dermat. Orig. **135**, 345—346 (1921). — SCHEWERIN: Zbl. Krkh. Harn- u. Sexualorg. **1902**. Zit. nach IMBERT, Encyclopédie française d'urol., Tome 5. Paris: Gaston Doin 1922.

UNDERBILL: Etudes des cystes de l'urètre prostatique. J. amer. med. Assoc., 26. Jan. 1914. Zit. nach IMBERT, Encyclopédie française d'urologie, Tome 5. Paris: Gaston Doin 1922.

WESSON: Cyste of the prostate and urethra. J. of Urol. **13**, 605—632 (1925).

Geschwülste der Harnröhre.

AGRIFOGLIO: Epithelioma primitivo dell'uretra maschile. Patologica (Genova) **21**, 92—98 (1929). — ALBARRAN: Épithéliome primitive de l'urètre. Ann. Mal. génito-urin. **1895**. — ALBERT: Lehrbuch der Chirurgie und Operationslehre, Bd. 4. 1895. — ALBRECHT: Ein Naevus papillaris pigmentosus der Pars prostatica der Urethra mit sarko-karzinomatösen Metastasen. Verh. path. Ges. **14**. Tagg, 253 (1910). — ALLENBACH: Primäres Urethralkarzinom mit priapismusähnlichen Folgen. Dtsch. Z. Chir. **138**, 152 (1916). — ARBUTHNOT LANE: Ein papilläres Karzinom der Urethra. Verh. path. Ges. Lond. Ref. Z. f. Path. **55**, 956. — ASCHOFF: Ein Beitrag zur normalen und pathologischen Anatomie der Schleimhaut der Harnwege und ihrer drüsigen Anhänge. Virchows Arch. **138**, 119—161 u. 195—220. — AUVRAY: Epithéliome de l'urètre. Soc. Anat. **1904**, 841 (zit. nach IMBERT).

BANZET: Angiome de l'urètre. Assoc. franç. Urol. **1902/03**, 228—230. — BARABINO, AMADEO: Primäres Epitheliom der männlichen Harnröhre. Semana méd. **28** (1921). Ref. Zbl. Hautkrkh. **2**, 399 (1921). — BECK: A case of a primary squamous carcinoma of the bulbous portion of the urethra. Internat. Clin. II. s. **2** (1892). — BERBLINGER: Männlicher Geschlechtsapparat. Aschoffs Lehrbuch der pathologischen Anatomie, 7. Aufl. 1928. — BERNADET: Papillomes intra-urethraux. J. d'Urol. **19**, No 2, 134. — BEYRAM: Polypes de l'urètre chez l'homme avec perforation de ce canal. Union méd. **96** (1862). — BIERBAUM: Über das primäre Karzinom der männlichen Harnröhre. Inaug.-Diss. Leipzig 1912. — BINAUD et CHAVANNAZ: Sur une forme singulière de cancer de l'urètre. Assoc. franç. Urol. Paris **1897**. — BOBBIO: Sopra un caso di epitelioma dell' uretra maschile. Policlinico **1903**, H. 8. — BOSSE: Über das primäre Karzinom der Urethra. Inaug. Diss. Göttingen 1897. — BROWN: Tumor of the urethra. Lancet **1891**. — BUDAY: Beitrag zur Kenntnis der Penisgeschwülste. Arch. klin. Chir. **49**. — BURCKHARDT: Erkrankungen der Harnröhre. Handbuch der Urologie von FRISCH und ZUCKERKANDL. Wien 1906.

CABOT: Case of cancer of the urethra. N. Y. med. J., Aug. **1895**. — CARCY: De l'épithéliome primitif de l'urètre prémembraneux. Thèse de Paris **1895**. — CEDERKREUTZ: Zur Kenntnis der Topographie des Plattenepithels in der männlichen Urethra im normalen und pathologischen Zustande. Arch. f. Dermat. **79** (1906). — CHELIUS: Handbuch der Chirurgie, Bd. 2, S. 83. — CHEVEREAU: Un cas d'épithéliome primitif de l'urètre. Gaz. Hôp. **1895**, No 26. — CHRISTEN: Etudes sur le cancer primitif de l'urètre chez l'homme. J. d'Urol. **1925**, 304. Ref. Zbl. Hautkrkh. **18**, 924 (1926). — CONFORTI: Del carcinoma primitivo dell'urethra maschile. Clin. chir. **1908**, No 2, 315. — CORNIL: Epitheliome de l'urètre. Soc. d'Anat, 9. Juli 1904. (zit. nach IMBERT). — CULVER, HARRY and N. K. FORSTER: Primary carcinoma of the urethra. Surg. etc. **36**, No 4, 473—479 (1923). Zbl. Hautkrkh. **10**, 131 (1924).

DAVIS, EDW.: Papilloma of posterior urethra. The cause of profuse haemorrhage and urinary retention. Surg. etc. **37**, Nr 2 (1923). Ref. Zbl. Hautkrkh. **10**, 481 (1924). — DELBANCO: Primäres Urethralkarzinom. Sitzgsber. 74. Verslg dtsch. Naturforsch. **1902**. —

Diehl: Primäres Urethralkarzinom des Mannes. Virchows Arch. **256**, 666—673 (1925). Ref. Zbl. Hautkrkh. 18, 637 (1926). — Durante: Epithéliome de la verge généralisé. Bull. Soc. Anat. Paris **1903**.

Englisch: Das Epitheliom der männlichen Harnröhre. Fol. urol. **1907**, 38.

Fain: Über Angiome der Harnröhre. Urologija **4**, 61—65. Ref. Zbl. Chir. **24**, **423**. — Finger: Die Blennorrhöe der Sexualorgane. Wien 1905. — Fischer: Melanosarkom des Penis. Dtsch. Z. Chir. **25**, 313 (1887). — Flamm: Zur Kasuistik der primären Karzinome der männlichen Harnröhre. Z. urol. Chir. **27**, 13—19 (1929). — Fluss: Beitrag zur Klinik ausgebreiteter papillärer Geschwülste der Harnröhre. Wien. klin. Wschr. **1907**, H. 40, 1225. — Forgue et Jeanbrau: Angiome de l'urètre. Congr. d'Urol. **1906**, 208. — Frank, E. R. W.: (a) Über die Beziehungen der papillomatösen Wucherungen des Blasenhalses und der hinteren Harnröhre zum Mechanismus der Harnentleerung und zur sexuellen Neurasthenie. Z. Urol. **2**, 922 (1908). (b) Ein Fall von ausgedehnter Papillomatose der Harnröhrenschleimhaut. Z. Urol. **16**, 462—464 (1922). — Fukai: (a) Das primäre Urethralkarzinom. Ikonogr. dermat. (Kioto) **1927**, H. 1, Taf. 7 und deutsche Zusammenfassung 1927. Ref. Zbl. Hautkrkh. **26**, 432 (1928). (b) Über das primäre Karzinom der männlichen Urethra. Acta dermat. (Kioto) **11**, H. 1, 1—39 u. deutsche Zusammenfassung 1928, S. 40 bis 44. — Fukai u. Yoshida: Zwei Fälle von primärem Urethralkarzinom. Acta dermat. (Kioto) **9**, 233 (1927) (deutsch 239). Ref. Zbl. Hautkrkh. **24**, 717 (1927). — Fuller: A case of cancer of the urethra. J. cutan. genito-urin. Dis. **1895**. — Le Fur: Des polypes d'urètre chez l'homme. Congr. d'Urol. **1911**, 332.

Galimberti: Papillomes uretraux produits par la syphilis, la tuberculose etc. Ann. Mal. génito-urin. **1907**, 703 (zit. nach Imbert). — Gautier: Quatre formes différentes de polypes et de papillomes urétraux. J. d'Urol. **22**, 314—320 (1926). — Gayet: Cancer de l'urètre. Lyon. méd. **1901**, Nr 14. — Goldenberg: Polypes of the male urethra. N. Y. med. J. **1891**. — Goodman: Intraurethral cancroids. Report of a case. J. of Urol. **15**, Nr 4, 403—405. — Gottfried: Zysten, Polypen und Papillome der Urethra. Z. urol. Chir. **2**, H. 6, 451 (1922). — Grauhan: Zur Frage der sog. Kallusgeschwülste der männlichen Harnröhre. Dtsch. Z. Chir. **165**, 154 (1921). — Griffiths: Epithelioma of the male urethra. Trans. path. Soc. Lond. **40** (1888/89). — Grünfeld: (a) Dtsch. Chir., Lief. 51a. (b) Kondylome und Polypen der Harnröhre. Vjschr. Dermat. **1876**, 213f. — Guiard: Transf. en epith. à marche rapide. Ann. Mal. génito-urin. **8/9** (1883).

Hanser: Kongenitales gestieltes Angiom der männlichen Harnröhre. Virchows Arch. **226** (1919). — Hottinger: (a) Über das primäre Karzinom der Harnröhre. Korresp.bl. schweiz. Ärzte **1897**, Nr 17/18. (b) Über einen Fall von primärem Urethralkarzinom. Z. Krkh. Harn- u. Sexualorg. **11**, **449** (1900). — Hutchinson: Epith. cancer of the muc. membrane of the urethra. Trans. path. Soc. Lond. **1861**, 62.

Ilijinskij: Zur Kasuistik der ausgedehnten Polypose der männlichen Harnröhre. Urologija **4**, 7—10. Ref. Z. urol. Chir. **24**, **423**. — Imbert: Neoplasmes de l'urètre. Encyclopedie française d'Urol. Tome **5**, chap. XIII. Paris: Gaston Dion 1922.

Jäger: Amputatio penis galvanocaustica. Inaug.-Diss. Tübingen 1878. — Janet: Polypes d'urètre chez l'homme. Congr. d'Urol. **1897**, 402. — Joly: Case of carcinoma of the urethra. Proc. roy. Soc. Med. **18**, Nr 6 (sect. urol., 27. Nov. 1924), 12 (1925). Ref. Zbl. Hautkrkh. **17**, 927 (1925).

Kapsammer: Lymphosarcoma bulbi urethrae von einer gonorrhoischen Striktur ausgehend. Wien. klin. Wschr. **1903**, Nr 10, 282. — Kaufmann: Lehrbuch der speziellen pathologischen Anatomie, 7. u. 8. Aufl., Bd. 2. 1922. — Kaufmann-Kocher: In Verletzungen und Krankheiten der männlichen Harnröhre und des Penis. Dtsch. Chir. **50**a, 164 (1886). — Klotz: Endoskopic studies on vegetations polypi, angioma etc. N. Y. med. J. **1895**. — König: Kankroid des Bulbus und der Pars nuda urethrae. Mber. Urol. **6**. — Kretschmer: Primary carcinoma of the male urethra. Arch. Surg. **6**, Nr **3**, 830—836 (1923). Ref. Zbl. Hautkrkh. **10**, 132 (1924). — Kroll: Zwei seltene Lokalisationen von Hämangiomen. Med. Klin. 18, 552 (1922).

Lavenant: Epithélioma de l'urètre. Soc. Anat., 21. Dez. 1904. — Legueu: Cancer de l'urètre. Méd. mod. **1904**, 313. — Lerouelle: Epithéliome de l'urètre. Thèse de Montpellier **1904**. Zit. nach Imbert. — Lewin: Zur Diagnostik und Therapie der Tumoren der hinteren Harnröhre. Z. Urol. **1908**, 320. — Linhart: Med. Jb. **19** (1863). Zit. nach Grünfeld. — Lipman-Wulf: (a) Beitrag zur Pathologie der Polypen der hinteren Harnröhre. Arch. f. Dermat. **113**, 719. (b) Über Harnröhrenfistel und -krebs. Berl. klin. Wschr. **1903**, Nr 3. — Loumeau: Tumeur de l'urètre pénien. Ann. génito-urin. **1909**, 672. — Loumeau et Brandéis: Long polype de l'urètre bulbaire. J. d'Urol. **1914**. — Lutz, G.: Proliferationen der Schleimhaut in der männlichen hinteren Harnröhre. Mschr. Harnrkh. 2, H. 3, 71—76 (1928). — Luys: Traité de Cystoscopie et d'urétroscopie.

Di Maio: Cancro primitivo della glandola Cowper. Gazz. Osp. **1928 II**, 1012—1017. — Malaussène: Epithéliome primitif de l'urètre. Thèse de Montpellier **1904** (zit. nach Imbert). — Mariachess: Mitt. Congr. d'Urol. **1897**. — Mark: Primary sarcoma of the male urethra. Ann. Surg. **1912**, 416. — Marsalek: Fibrome der Pars prostatica der Harnröhre. Bratislav. lék. Listy. **5**, Nr 6, 426 (1926). Ref. Z. urol. Chir. **21**, 121 (1927). — Marsan: Schwere Blutung infolge eines Papilloms der Harnröhre. Z. urol. Chir. 8, 296 (1922). — Martin: Epithéliome de l'uretre avec envahissement des corps caverneus. J. d'Urol. **22**, Nr 6, 516. — Ménard: Cancer primitif de l'urètre pénien. Soc. d'Anat., 10. April 1910. — Michon: (a) Cancer primitif de l'urètre balanique. Congr. d'Urol. **1910**. (b) Epithéliome primitif de l'urètre. Congr. d'Urol. **1920**. — Montgomery: Primary epithelioma of the bulbous urethra. Med. cronic. **1901**, 190 (zit. nach Imbert). — Moreau: Polype de l'urètre chez l'homme. Académie de méd. Bruxelles. Ann. Mal. génito-urin. **1890**, 58. — Morrow: Neubildungen in der Harnröhre des Mannes. N. Y. a. Philad. med. J. **10**, **3** (1903). Ref. Mh. prakt. Dermat. **38**, 110. — Müller: Kankroid der Urethra. Schweiz. med. Wschr. **51**, **213** (1921).

Oberländer: (a) Beitrag zur Lehre von primärem Carcinoma urethrae. Z. Krkh. Harn- u. Sexualorg. **4** (1893). (b) Weitere Beiträge zum Carcinoma urethrae. Z. Krkh. Harn- u. Sexualorg. **11**. — Olivier et Clunet: Epithéliome de l'urètre. Bull. Soc. Anat. Paris **1907** (s. 13. XII.). — O'Neil: Primary carcinoma of the male and female urethra. J. of Urol. **5**, **325—343** (1921). Ref. Z. urol. Chir. **8**, **297**. — Ottow: Ein primäres Urethralkarzinom der Fossa navicularis. Z. Urol. **7**, **31** (1913).

Paquet et S. Herrmann: Sur un cas d'épithéliome de la glande de Cowper. J. Anat. et Physiol. **1884**. — Paton: A case of carcinoma of the urethra in a youth. Indian med. Gaz. **59**, 461 (1924). Ref. Zbl. Hautkrkh. **16**, **145** (1925). — Payenneville: (a) Vegetations de l'urètre antérieur. Congr. d'Urol. **1911**, 328. (b) Volumineux papillome prostatique. Congr. d'Urol. **1913**, 514. — Peacock: Primary epithelioma of penile urethra. Brit. med. J. **15**, 2559 (1910). Ref. Z. Urol. **1910**. — Peters: Primary epidermoid carcinoma of the male urethra. New England J. Med. **199**, 269—270 (1928). — Pietrzikowsky: Ein Fall von primärem Karzinom der Cowperschen Drüsen. Z. Heilk. Prag. **1885**. — Platt: A case of primary epithelioma of the urethra. Med. chron. **1906**, **94**. — Poncet: Cancer profond de la verge. Zit. nach Imbert. — Preiswerk: Über das Karzinom der männlichen Urethra. Z. Urol. **1907**. Nr 4.

Randall: Polypes bénins de l'urètre masc. Surg. etc. **17** (1913). Zit. nach Imbert. Rizzi: Ein Fall von primärem Karzinom der männlichen Urethra. Z. urol. Chir. **7**, 1 (1921). — Robb: Cancer of the male urethra: A report of two cases with a short survey of the subject. Brit. J. Surg. **15**, 605—611 (1928). — Roger: Note sur les végétations epithéliales obstruantes la plus grande partie de l'urètre. Ann. Soc. anat.-path. Bruxelles **1860**. — Rokitansky: Lehrbuch der pathologischen Anatomie, Bd. **3**, **3**. Aufl., S. 380. Wien 1861. Romano: L'épithélioma primitive dell'uretra maschile. Riforma med. **1921**, 957. — Rupprecht: Die Heilbarkeit des frühzeitig erkannten Harnröhrenkrebses beim Manne. Zbl. Chir. **1894**, Nr 46.

Sachs: Zur Frage der Papillomatose der männlichen Harnröhre. Venerol. (russ.) **5**, **775—778** (1928). — Sallerass: Papillomatose des Penisteiles der Urethra. Semana méd. **1924**, 1265. Ref. Z. urol. Chir. **17**, 133 (1925). — de Sard: Papillome de l'urètre chez l'homme. Congr. d'Urol. **1903**, 461. — Schlenzka: Zur Bedeutung der Harnröhrenpolypen. Fol. urol. **4**, H. 10 (1910). — Schustler: Über einen Fall von Epithelkarzinom. Münch. med. Wschr. **1881**, Nr 5. — Seifert: Seltene Ursache von Blutungen aus der Urethra. Arch. f. Dermat. **97**, 19 (1909). — Shattock: Primary Carcinoma of the male urethra. Lancet **1906**, Nr 8, British med. J. **1906**, 441. Ref. C. f. Path. **17**, 441 — Soubeyran: (a) Epithéliome primitive de la portion pénien de l'urètre. Bull. Soc. Anat. Paris **1902**. (b) Epithéliome primitive de l'urètre chez l'homme. Gaz. Hôp. **1903**, 1181. — Sprecher: Zit. bei Pelletier und sek. bei Imbert.

Tansini-Bonzani: Fol. urol. **1906** (zit. nach Bierbaum). — Tanton: L'épithéliome primitive de l'urètre chez l'homme et chez la femme. Gaz. des Hôp. **1910**, 1251. — Tarnowsky: Vorträge über venerische Krankheiten, S. 157. Berlin 1872. — Thaler: Über die in der Heidelberger Klinik 1889—1899 behandelten Fälle von Carcinoma penis. Salzungen 1901. — Thiersch: Der Epithelkrebs namentlich der Haut, 1865. — Tizon: Cancer primitif du méat urétral chez l'homme. Thèse de Paris **1913**. — Trzebicki: Ein Fall von primärem Krebs der männlichen Harnröhre. Wien. med. Wschr. **1884**. — Tuffier: Angiome de l'urètre guéri par le radium. Soc. de Chir. **1909**, 836; **1912**, 488.

Uchida: A rare case of primary cancer of the urethra associated with urinous infiltration. Jap. J. of Dermat. **24**, 65 (1924). Ref. Zbl. Hautkrkh. **16**, 930 (1925). — Ullmann: (a) Demonstr. Ver.igg path. Anat. Wien, Sitzg 19. Dez. 1921. Z. Ohrenheilk. **1921**, H. 12.

(b) Versuche, Kehlkopfpapillome auf Haut und Schleimhaut zu übertragen. Wien. klin. Wschr. **34**, 599 (1921). — UTEAU et SAINT MARTIN: Polypen der Urethra. J. d'Urol. **3** (1913). Ref. Dermat. Wschr. **57**, 840 (1913).

VERRIOTIS u. DEFRISE: Über einen adenomatösen Polypen der hinteren Harnröhre nicht entzündlicher Ursache. Z. Urol. **21**, H. 6 (1927). — VILLEMIN: (a) Polypes de l'urètre postérieur. J. d'Urol. **16**, Nr 5 (1923). Ref. Zbl. Hautkrkh. **12**, 222 (1924). (b) Enorme papillome urétro-vésical déterminant des crises douloureuses de retention d'urine. J. d'Urol. **16**, 463 (1923). Ref. Zbl. Hautkrkh. **15**, 272 (1925).

WASSERMANN: Epithéliome primitive de l'urètre. Thèse de Paris **1895**. — WECHSELMANN: Multiple Polypenbildung in der hinteren Harnröhre. Arch. f. Dermat. **91**, 191. — WITZENHAUSER: Das primäre Karzinom der Urethra. Bruns' Beitr. klin. Chir. **7**. — WOLF: Angiom der Harnröhre als Ursache heftiger Blutung. Wien. klin. Wschr. **1913**, Nr 34, 1364. — WOSSIDLO: Die Erkrankungen des Colliculus seminalis und ihre Beziehungen zu nervösen und anderweitigen Störungen in der Urogenitalsphäre und zur sexuellen Neurasthenie. Z. Urol. **2**, 243 (1908). — WURMSER: L'épithéliome primitif de l'urètre périnéal chez l'homme. J. d'Urol. **24**, Nr 6, 497—521. Ref. Z. urol. Chir. **25**, 296 (1928).

YOSHIDA: Fall von Karzinoma am Orificium urethrae. Acta dermat. (Kioto) **8**, H. 6 (1926). Ref. Zbl. Hautkrkh. **23**, 460 (1927).

Gutartige epitheliale Geschwülste des Penis.

ASMUS: Über Cornu cutaneum, insbesondere dessen Vorkommen an der Glans penis. Inaug.-Diss. Bonn 1888.

BALDWIN: Ref. Canstatts Jber. **1887 II**, 388. — BERNUCCI: Epitheliomatosi papuloerosiva papillomatosa diffusa del glande e del prepuzio. Il Dermo-silfilogr. **1**, 72—77 (1926). — BOEKHOLT, H.: Über einen Fall von Angioceratoma naeviforme. Dermat. Wschr. **1922**, Nr 46, 1132. — BOHAC: Arch. f. Dermat. **105**, 179 (1910). — BONIOLLI: Zit. nach GRÜNDAHL. — BRESCHET: Zit. bei RICHOND-DESBRUS. — BRINTON: Ref. Cannstatts Jber. **1877 II**. — BUSCH: 23 Atherome auf der Glans penis. Petersburg. med. Wschr. **1879**, 238.

CALDANI: Osserv. anat. pathol. Oss. XIII. in mem. della soc. ital. Vol. 16, p. 124. — CARRON: Bulletins de la société anatomique, Tome 24, p. 235. — CHIARI: Z. Heilk. **1891**, H. 12. — CLARKE: Large sebaccous tumor of the prepuce. Trans. path. Soc. Lond. **20**, 247.

DEMARQUAY: Bull. Soc. Anat. Paris **1854**, 235. Zit. nach KAUFMANN.

FROSICH: Zit. nach GRÜNDAHL. — FUHS: Papillomatöser Tumor des Penis. Wien. dermat. Ges., Sitzg 9. Febr. **1922**, 490. — FUKAI: Ein Fall von Porokeratosis Mibelli an Zunge, Glans und Präputialinnenblatt. Acta dermat. (Kioto) **8**, 611—618 (1926). Ref. Z. urol. Chir. **22**, 474 (1927).

GALEWSKY: Demonstration des mikroskopischen Bildes einer verukösen Hyperkeratose am Penis. Arch. f. Dermat. **151**, 368 (1926). — GRÜNDAHL: Ein Fall von Keratosis der Glans penis. Inaug.-Diss. Greifswald 1894. — GUTMANN: Über die Papillen der Glans penis. Dermat. Zbl. **13**, Nr 10, 290—298 (1910, Juli).

HEBRA-KAPOSI: Lehrbuch der Hautkrankheiten, Bd. 2, S. 27. Stuttgart 1876. — HELLER: Demonstration zur Pathologie des Penis, insbesonders der karzinomähnlichen Neubildungen. Z. Urol. **22**, 715—717 (1928).

JEWETT: N. Y. med. tim., Dez. **1853**. Zit. nach KAUFMANN.

KAUFMANN, C.: Verletzungen und Krankheiten der männlichen Harnröhre und des Penis. Dtsch. Chir. Lief. 50a (1886). — KAUFMANN, E.: Lehrbuch der speziellen pathologischen Anatomie, 7. u. 8. Aufl., Bd. 2. 1922. — KISMAN, M.: Ein Fall von Hauthorn (Cornu cutaneum) am Penis. Nederl. Tijdschr. Geneesk. **71 I**, Nr 9 (1927). Ref. Zbl. Hautkrkh. **24**, 714 (1927).

MÜLLER, C. A.: De cornibus cutaneis. Inaug. Diss. Gryphiae 1861.

v. ORLOFF: Russk. Med. **1887**, Nr 24, 408. — ORSOS: Cornua cutanea penis. Sitzg ärztl. Ver. Debreczen, März **1928**. Klin. Wschr. **1928**, 1155. — OTTO: Seltene Beobachtungen usw., S. 109. Breslau 1816.

PARMENTER: Massive papilloma of the penis resembling carcinoma. Bull. Buffalo gen. Hosp. **4**, Nr 2, 49—50. — PEARCE-GOULD: Ref. Cannstatts Jber. **1887 II**, 322. — PICK: Zur Kenntnis der Keratosen. Vjschr. Dermat. **2**, 315. Wien 1875.

RHEGELLINI, GIANO: Zit. nach GRÜNDAHL. — RICHOND-DESBRUS: Arch. gén. Méd. **15**, 128 (1827).

SAALFELD: Über die TYSONschen Drüsen. Arch. mikrosk. Anat. **53** (1899). — SAWICKA: Demonstr. Lemberg. dermat. Ges., Sitzg 2. April **1925**. Ref. Zbl. Hautkrkh. **18**, 747 (1926). — SCHABUS: Zit. nach GRÜNDAHL. — SIEBOLD: Ephemerides naturae curiosorum. Zit. nach GRÜNDAHL.

UNNA: Hautkrankheiten. Orths Lehrbuch der speziellen pathologischen Anatomie.

ZIELEWICZ: Über die Amputation des Penis mit der galvanokaustischen Schneideschlinge. Arch. klin. Chir. **12**, 580 (1870).

Gutartige bindegewebige Geschwülste des Penis.

ASPINALL and KEITH: Haemangio-lymphangioma of the abdominal wall and external genitals in a child. Med. J. Austral. **2**. Ref. Z. urol. Chir. **22** (1927).

DESGOUTTES: Fibrome du gland. Lyon méd. **4**, 145 (1913). — DUBREUIL-CHAMBARDEL: Naevi vasculaire du gland. Presse méd. **32**, 362 (1924).

FANO: Des kystes sébacés sous-préputiaux. Gaz. Hôp. Paris **1867**, 123. Ref. Virchow-Hirsch' Jber. **2**, 190 (1867).

GERSTEIN: Naevus flammeus. Essen. dermat. Ges., Sitzg 7. Febr. **1925**. Ref. Zbl. Hautkrkh. **16**, 641 (1925). — GIBSON: Angioma of glans penis. Report of a case. J. of Urol. **20**, 501—503 (1928).

KNAPPER: Über das Chylangiom und die Chylusfisteln der unteren Gliedmassen und der äußeren Geschlechtsorgane. Dtsch. Z. Chir. **150**, 502 (1928). — KROLL: Zwei seltene Lokalisationen von Hämangiomen. Med. Klin. **18**, 564 (1922).

LEBERT: Über Keratose und ihre Behandlung. Breslau 1864. — LEMOINE: Un cas de néurome des organes génitaux externes. Arch. franco-belg. Chir. **25**, Nr 1 (1921).

MARTINEZ: Naevus vasculosus lymphaticus am Penis mit Endotheliom. Med. Niñ. **24**, 291 (1923). Ref. Zbl. Hautkrkh. **13**, 220 (1924). — MIANI: Osservazioni su di un tumore del pene. Arch. ital. Urol. **1**, 275 (1924). Ref. Zbl. Hautkrkh. **16**, 629 (1925). — MILIAN, PÉRIN u. SOLEUTE: Lymphadenom de la verge. Bull. Soc. franç. Dermat. **31**, 496 (1924). Ref. Zbl. Hautkrkh. **22**, 453 (1927).

SELIGMANN: Kavernöse Angiome des Penis. Köln. dermat. Ges., Sitzg 27. Jan. 1928. Ref. Zbl. Hautkrkh. **1928**, 33. — STAVIANICZEK: Multiple Myome des Penis. Z. Urol. **7**, 635.

Krebs des Gliedes.

ASAHI, K.: On praecancerous dermatosis. Jap. J. of Dermat. **27**, Nr 6 (1927). Ref. Zbl. Hautkrkh. **25**, 379 (1928).

BARABINO, A., SANTIAGO: Peniskarzinom. Prensa méd. argent. **11**, No 17 (1924). — BARRES, A., LE ROY DE et P. HEYMANN: Le cancer de la verge au Tonkin. J. Radiol. et Electrol. **11**, 89—100. Ref. Zbl. Chir. **23**, 308 (1927). — BARRINGER, B. S. and A. L. DEAN jr.: Epithelioma of the penis. J. of Urol. **11**, Nr 5 (1924). — BARUCH: Über Fehldiagnosen des Peniskarzinoms mit spezieller Berücksichtigung des „Acanthoma callosum". Bruns' Beitr. **95**, 221f. (1915). — BERGERET: Cancers sec.... Arch. Urol. Paris **27**, 321 (1919). — BIEBL, M.: Seltene Form von Peniskrebs. (Papilläres, zylindromatöses Karzinom. Beteiligung eines paraurethralen Ganges. Ursprünglich spitze Kondylome.) Bruns' Beitr. **137**, 228 (1926). — BILLROTH, TH.: Chir. Klin. **1871—1876**. — BLUMBERG: 45. Verh. Ges. Chir. Berlin **1921**. — BRUCE: Epithelioma of the penis. Trans. path. Soc. Lond. **19**, 288. — BRÜNING: Beitrag zur Prognose des Carcinoma penis. Diss. Greifswald 1892. — BUSCHKE: Spitze Kondylome am Penis. Tumorartiges Wachstum. Karzinom? Berl. dermat. Ges., Sitzg **3**. Juli **1923**. Originalbericht. Ref. Zbl. Hautkrkh. **10**, 11 (1924). — BUSCHKE u. LÖWENSTEIN: Klin. Wschr. **4**, Nr 36, 1726.

CALEF: Tre casi di epithelioma del pene. Riv. osp. **1925**. Ref. Zbl. Chir. **53**, 1665 (1926). — CORUZZI: Su un caso di carcinoma del pene (Considerazioni clin. ed etiologiche). Policlinico, sez. prat., **33**, 1285 (1926). Ref. Zbl. Hautkrkh. **23**, 143 (1927). — COUTTS: Algunas consideraciones sobre epitheliomas del pene y su tratamiento. Bol. Soc. Chir. Chile **3**, No 16, 290. Ref. Zbl. Chir. **53**, 1988 (1926). — COVISA, F.: Penisepitheliom. Rev. españ. Cir. y Urol. **10**, 525 (1928). — CUBERO: Epitheliom der Glans über einer Leukoplakie. Actas dermo-sifiliogr. **16**, 84 (1924).

DAYAL, S.: A case of epithelioma of the penis. Indian med. Gaz. **59**, Nr 2 (1924). — DEMARQUAY: Maladies chirurgicales du penis. Paris 1877. — DON, A.: Cancer of the penis and its extirpation. Edinburgh med. J. **3**, Nr 1, 14 (1909). — DRESCHER: Peniskarzinom. Schles. dermat. Ges., Sitzg **14**. Febr. 1925. Ref. Zbl. Hautkrkh. **17**, 270 (1925). — DUPUYTREN: Zit. nach C. KAUFMANN.

EBERTH: Zit. nach KAUFMANN. — ENGLISCH: Zum Peniskarzinom. Wien. klin. Wschr. **1902**, 430.

FÖDERL, V.: Zur Klinik und Statistik des Peniskarzinoms. Dtsch. Z. Chir. **198**, 207 (1926). — FRIEDRICH, W.: Ein Fall von Peniskarzinom. Diss. München 1910. — FUKAMACHI, R.: A case of ulcus proliferans papillaris in resembling appearence of Penis cancer (Nagasaki dermato-urol. Soc., 28. Sept. 1922). Jap. J. of Dermat. **23**, Nr 5, 18 (1923).

GILLIAM: Carcinoma of the penis with report of two cases. Urologic Rev. **28**, 390 (1924). — GOHRBANDT: Aussprache zu ISRAEL. Z. Urol. **22**, H. 5, 395 (1928). — GREEN, L.: Three cases of squamous cell carcinoma of the penis. J. of Urol. **13**, Nr 6 (1925). — GUIBAL:

Bull. Soc. Chir. Paris 55, 16, 8. Mai 1929. — Guibal et Pavie: Deux cas de metastase cancéreuse rapide et massive dans l'appareil génital éréctile d'un homme et d'une femme après curietherapie. Bull. Soc. nat. Chir. Paris 55 (1929). — Gussenbauer: Prag. Z. Heilk. 2 (1881).

Heigel: Ein Beitrag zu den Tumoren des Penis. Z. Urol. 9, H. 4, 134 (1915). — Holmes: A case of cancerous infiltration of the penis etc. Med.-chir. Trans. 19. London 1864. — Horowitz u. Zeissel: Ein Beitrag zur Anatomie der Lymphgefäße der männlichen Geschlechtsorgane. Verh. dtsch. dermat. Ges. Prag 1889, 98.

Israel, W.: Zur Kenntnis der atypischen Condylomata acuminata des Penis. Z. Urol. 22, H. 5, 395 (1928). — Iwasaki: Dtsch. Z. Chir. 119 (1912).

Jacoby: Aussprache zu Israel l. c.

Kaufmann, C.: Verletzungen und Krankheiten der männlichen Harnröhre und des Penis. Dtsch. Chir. Lief. 50a (1886). — Keller: Beitr. klin. Chir. 4, 254. — Klebs: Handbuch der pathologischen Anatomie, S. 1146. — Krompecher: Der Basalzellenkrebs. Monographie, Jena: Gustav Fischer 1903. — Küttner: Über das Peniskarzinom und seine Verbreitung auf dem Lymphwege. Bruns' Beitr. 26 (1900).

Langenbeck: Arch. klin. Chir. 1, 36. — Lebert: Zit. nach C. Kaufmann. — Lenz: Peniskarzinom. Münch. dermat. Ges., 19. Nov. 1923. Ref. Zbl. Hautkrkh. 11, 399 (1924). — Louis: Bull. Soc. Anat. Paris 1830, 99. — Louste, Caillaud et Marassi: Un cas d'erythroplasie genitale d'apparence chancriforme avec epithelioma. Bull. Soc. franç. Dermat. 32, 227 (1925).

Majanz: Über karzinomähnliche Erkrankungen des Penis. Z. Urol. 22, 620 (1928). — Mannteufel: Ein Beitrag zur Statistik des Peniskarzinoms. Diss. Breslau 1901. — Marchant: Bull. Soc. Anat. Paris 1889. — Mendelson u. Aller: Cancer as a public health problem in Siam. J. trop. Med. 27, 274 (1924). Ref. Zbl. Hautkrkh. 18, 544 (1925).

Neumann: Priapismus und Kavernitis. Med. Jb. Ges. Ärzte Wien 1882, 143. — Nobuji, Hino: Carcinoma penis. Inaug.-Diss. München 1909.

Oppenheim, M.: Krebsentwicklung des Präputiums bei einem Metallschleifer, wahrscheinlich durch Schmieröl bedingt. Wien. klin. Wschr. 1929, 249. — Orsos: Cornua cutanea penis. Sitzg ärztl. Ver. Debreczen, März 1928. Klin. Wschr. 1, 1155 (1928).

Partsch: Das Karzinom und seine operative Behandlung. München 1884. — Peters: Zur Prognose des Peniskarzinoms. Z. urol. Chir. 15, H. 10, 410 (1921). — Peyri: Die reine weiße und rote Kraurose der Gegend von Eichel und Präputium. Rev. dermat. 11, Sondernummer 123 (1926). Ref. Zbl. Hautkrkh. 23, 383 (1927).

Ricaud: Contribution à l'étude de la verge. Thèse de Paris 1929. — Ricord: Arch. gén. méd. 1, 560 (1864). — Roffo, A. H.: Erythroplasie der Eichel. Rev. dermat. 11, Sondernummer (1926).

Sainz de Aja, A.: Praecancerose des Penis. Actas dermo-sifiliogr. 18, No 4 (1926). Ref. Zbl. Hautkrkh. 22, 137 (1927). — Sampoerno: Peniskarzinom und Beschneidung. Dtsch. Z. Chir. 201, 282 (1927). — Schick: Zur galvanokaustischen Amputation des Penis. Beitr. klin. Chir. 9. — Schmidt: Zur Ätiologie des Carcinoma penis. Diss. Erlangen 1889. — Schuchardt: Beitrag zur Entstehung des Karzinoms aus chronisch entzündlichen Zuständen der Schleimhäute und Hautdecken. Slg klin. Vortr. Nr 257. — Scomazzoni, T.: Contributo alla conoscenza del morbe di Bowen del Glande. Giorn. ital. Dermat. 68, H. 6 (1927). Ref. Zbl. Hautkrkh. 26, 863 (1928). — Susman, M. P.: Pagets disease of the glans penis. Brit. J. Surg. 15, 635—640 (1928). — Szatmary: Morbus Bowen genitalis. Ungar. dermat. Ges., 4. Mai 1928. Ref. Zbl. Hautkrkh. 28 (1929).

Taegtmeyer: Ein Beitrag zur Lehre vom Carcinoma penis. Inaug.-Diss. Göttingen 1904. — Theodorescu, M. u. Dumitrescu Th.: Hypertrophisches Peniskarzinom. Spital. (rum.) 47, Nr 6 (1927). Ref. Zbl. Hautkrkh. 25, 264 (1928). — Thomson: Brit. med. J. 2 (1897). — Travers: Observations on the local diseases termed malignant. Medi. chir. Trans. 17. London 1832.

Villier: Zit. nach Englisch: Eulenburgs Realenzyklopädie, Bd. 15, p. 317 1888.

Waldeyer: Arch. klin. Chir. 12, 851. — Winiwarter: Beiträge zur Statistik der Karzinome. Stuttgart 1893. — Wolbarst: Is circumcision a prophylactic against penis Cancer? Cancer 3, 301. Ref. Zbl. Chir. 21, 278 (1927).

Yoshida, S.: Ein dritter Fall von Pagetscher Krankheit am Penis. Acta dermat. (Kioto) 8, H. 6 (1926). Ref. Zbl. Hautkrkh. 23, 460 (1927).

Zielewicz: Zit. nach C. Kaufmann, S. 281.

Sarcoma penis.

Alexander u. Dunham: The journal of cutan. and genito-urinary diseases, 1897.

Balog u. Cerqua: Endotheliom der Corpora cavernosa penis. Arch. Dermat. 161, H. 1. 86 (1930). — Borrman: Sarkom und Endotheliom, Lubarsch u. Ostertag. Erg. Path. 7 (1902). — Borrmann: Zum Wachstum und zur Nomenklatur der Blutgefäßgeschwülste. Virchows Arch. 157, 297 (1899).

COLMERS: Über Sarkome und Endotheliome des Penis, im Anschluß an die Beobachtung eines Blutgefäßendothelioms der Corpora cavernosa. Z. B. **34**, H. 3 (1903). — CREITE: Peniskarzinom bei einem zweijährigen Kinde. Dtsch. Z. Chir. **79** (1905).

GOBBI: Contributo allo studio dei tumori endoteliali. Z. urol. Chir. H. 3 (1922).

HILDEBRANDT: Über Resektion des Penis wegen eines Endothelioma intravasculare. Dtsch. Z. Chir. **48**, 209—222 (1898).

KAUFMANN, C.: Verletzungen und Krankheiten der männlichen Harnröhre und des Penis. Dtsch. Chir. **1886**. — KEY, E.: Fall von pigmentiertem Penissarkom. Hygiea (Stockh.) **2**, 589 (1903).

LIMACHER: Über Blutgefäßendotheliome der Struma. Virchows Arch. **151**, Suppl., 113 (1898).

MAURER: Über einen eigentümlichen Fall von Angiosarkom. Endothelioma intravasculare penis. Inaug.-Diss. Halle **1887**.

SCHULTZE, W. H.: Männliche Geschlechtsorgane. Handbuch der Pathologie des Kindesalters. BRÜNING-SCHWALBE **1913**.

TRIPKE: Ein seltener Fall von sarkomatöser Degeneration der Corpora cavernosa penis. Inaug.-Diss. Würzburg **1897**.

VOLKMANN: Über endotheliale Geschwülste usw. Dtsch. Z. Chir. **41**, 1 (1895). — VOPEL: Über Sarkom des Penis. Inaug.-Diss. Halle 1896.

Fremdkörper der Harnröhre.

BONNET et SIMMONET: Un corps étranger peu banal de l'urètre. Tige de poireau de campagne. Bull. Soc. méd. et biol. Montpellier et Languedoc méditerr. **7**, 299—300. — BURCKHARDT: Verletzungen und chirurgische Erkrankungen der Harnröhre. Handbuch der Urologie, S. 255.

CHAVANNEZ et LEFÈVRE: Bull. Soc. Méd. et Chir. Bordeaux **1912**.

DELABASTAILLE: Rétention d'urine due à le présence d'un fragment osseux dans le canal de l'urèthr. Ann. Soc. méd.-chir. Liège **1881**, 14—18. — DOPTER: Archive de médicine expérimentale et d'anatomie pathologique, Tome **19**, p. 587. 1907 (Abb.).

ENGLISCH: Über Fremdkörper der männlichen Harnröhre und Blase. Dtsch. Z. Chir. **79**, 127 (1905).

GAYET: Des migrations dans la vessie et dans l'urètre des sequestres inflammatoires d'origine pelvienne. Arch. prov. de Chir. Paris **1895**. — GLINGAR: (a) Fremdkörper in der Harnröhre. Z. urol. Chir. **17**, 243—244. (b) Ein Knochenstück aus der Urethra entfernt. Med. Klin. **23**, 421 (1927). — GÖTZSCHE, P.: Fremdkörper (Priem) in der Urethra. Ungeskr. Laeg. (dän.) **87**, Nr 17 (1925).

HASLINGER: Ein Blumendraht in der Urethralöffnung. Z. urol. Chir. **19**, 237. — HÄUER: Ein seltener Fremdkörper in der männlichen Harnröhre. Münch. med. Wschr. **1913**, Nr 10. — HERMANS, A. G. J.: Etwas über Fremdkörper in Urethra und Blase. Nederl. Tijdschr. Geneesk. **70**, 2322—2327.

JAMAMOTO: Ein Fall von Fremdkörper (Nähnadel) in der Urethra. Acta dermat. (Kioto) **8**, H. 6, 869.

KOCH: Über Fremdkörper der Blase und Harnröhre. Inaug.-Diss. Köln 1924.

LOPEZ-QUINTANA: Fremdkörper in der Urethra während 20 Jahren (Spanisch). Rev. Especial. méd. **1**, 125—129. Buenos Aires.

MICHON: Corps étrangers de l'urètre. Presse méd. **35**, 1000.

ORAISON: Corps étrangers de l'urètre chez l'homme. Encyclopédie franç. d'urol., Tome 5, chap. X.

PFISTER: Z. Urol. **12** (1913). — POMEROY: Foreign bodies in the urethra. J. of Urol. 18, 667—670. — POULET: Traité des corps étrangers en chirurgie. Paris 1879.

ROUTIERS: Zit. nach ORAISON.

SKLARZ: Grashalme in Blase und Urethra. Z. Urol. **19**, 270. — STILLER: Fremdkörper in der Urethra. Orv. Hetil. (ung.) **69**, 1100. — SULTAN: Abgebrochene Injektionsnadel im Penis. Dtsch. med. Wschr. **52**, Nr 51, 2185.

TIERNY: Corps étranger de l'urètre. J. d'Urol. **24**, 177—178.

UNGERER: Über Knochenfragmente als Fremdkörper in den Harnwegen. Inaug.-Diss. Straßburg 1881.

WEBER: Kleine diagnostische und therapeutische Mitteilungen. I. Fremdkörper in der Harnröhre. Schweiz. med. Wschr. **57**, Nr 3, 65.

Steinbildungen im Bereiche des Gliedes. Urethral- und Präputialsteine.

ABRIN, S. G.: Zur Kasuistik der Präputialsteine. Zbl. Chir. **55**, 24 (1928). — ADRIAN: Einige Konkretionen der unteren Harnwege. Z. Urol. **1910**.

Benoit: China med. J. **1927**. Zit. nach Christeller l. c. — Boeminghaus, Hans: Harnröhrendivertikelstein. Z. f. Urol. **17**, H. 9 (1923). — Boger, J. W.: Multiple urethral calculi. Report of a case. J. of Urol. **16**, Nr 3 (1926). — Bormacher: Über Harnröhrensteine unter besonderer Berücksichtigung der bei ihrer Bildung in Betracht kommenden formgebenden Momente. Z. urol. Chir. **9**, H. 3, 367 (1922). — Boullet: Enorme calcul de l'urètre spongieux. J. d'Urol. **15**, Nr 2 (1923). — Britnew: Zur Kenntnis der Harnröhrensteine. Dtsch. Z. Chir. **118**, 558. — Bronnikoff, M.: Zur Kasuistik der Harnröhrensteine. Zbl. Chir. **1928**, 2056 bis 2058.

Castano, E. and A. Astraldi: Ein Fall von Urethralstein. Rev. Especial. méd. **2**, No 1 (1927). — Chamberlin, H.: Report of a case of urethral calculus in a child. Boston med. J. **194**, Nr 8, 347 (1926). — Chevassu: Poche urineuse congenitale de la portion antérieure de l'urètre renfermant trois calculs volumineux et hypospadie pénienne. Bull. Soc. Chir. Paris **1905**. — Christeller: Die pathologische Anatomie der Harnröhrenstrikturen. Z. Urol. **1929**. — Christeller-Jacoby: Pathologische Anatomie der Gonorrhöe. Buschke-Langers Lehrbuch der Gonorrhöe. Berlin: Julius Springer 1927. — Civiale: Arrêt, séjour et développement des calculs dans l'urètre. Mon. Hôp. Paris **1855**. — Clay, J.: Urethral stone of unusual size. Lancet **1924**, Nr 8. Ref. Z. Urol. **19**, 468 (1925).

Delore, Comte et R. Labry: Gros calcul de l'urètre antérieur. Tolérance parfaite pendant vingt ans. Lyon méd. **137**, No 3 (1926). — Dupraz: Incrustation du canal de l'urètre par des sels de chaux. Arch. prov. de Chir. **1900**, No 6. — Durand: Poche divert. cong. de l'urètre pénien. Soc. Chir. Lyon **13** (1900).

Englisch: Über eingesackte Harnröhrensteine, Steine des prostatischen Teiles der Harnröhre. Z. Krkh. Harn- u. Sexualorg. **1904**.

Fabre: Enuresie. Distension de la vessie et retention d'urine occasioné par la présence d'un calcul enclavé dans le canal urétral. Rev. prat. Mal. génito-urin. **1913**, 21. — Finsterer: Ein Beitrag zur Kenntnis der Harnröhrensteine. Dtsch. Z. Chir. **81** (1906). — Franco, C. D. Urethrolithiasis. J. Philippine Islands med Assoc.. **7**, Nr 1 (1927). — Franco, Marchini: Voluminoso calcolo urethrale rimasto in sede quattro anni. Arch. ital. Urol. **4**, H. 3, 275—279.

Gardini: Demonstr. 2. Kongr. Soc. ital. Urol., Okt. **1923**. — Gies: Über einen Fall von Harnröhrensteinen. Münch. med. Wschr. **1915**, Nr 24. — Gies-Diedenhofer-Beauregard: Über einen Fall von Harnröhrensteinen. Z. Urol. **10**, H. 3, 119 (1916). — Münch. med. Wschr. **1915**, Nr 24. — Girgolaw: Kongenitale Divertikel der männlichen Harnröhre. Russk. Wratsch **1907**, Nr **33/34**. — Giuliani: Volumineux calcul de l'urètre. Lyon méd. **137**, Nr 17, 489 (1926). — Givel: Harnröhrenstein. Rev. méd. Suisse rom., 20. Nov. **1897**. — Güterbock: Die chirurgischen Krankheiten der Harn- und männlichen Geschlechtsorgane, Steine, Bd. 1—3. 1894.

Hahn, Deszö: Über Urethralsteine auf Grund eines seltenen Falles. Therapia **2**, Nr 8 (1925). (Budapest). Ref. Z. urol. Chir. **19**, 284—285 (1926). — Hall u. Milton Tharp: Report of a case of impacted urethral calculis causing extravasation of urine. Z. urol. Chir. **9**, H. 3, 367 (1922). — Halperstein: Angeborene Harnröhrendivertikel. Z. urol. Chir. **1926**, 79. — Heymann, A.: Präputialsteine ohne Phimose. Z. Urol. **21** (1927). — Hinterstoisser: Beitrag zur Kasuistik der Harnröhrensteine. Z. Urol. **14**, H. 5 (1920). — Hirsch, Ch.: A case of urethral calculus of fifty-three years duration. J. amer. med. Assoc. **78**, No 20 (1922). — Hottinger: Die Steinkrankheit der Harnblase und Harnröhre. Handbuch der Urologie von Lichtenberg-Völker-Wildbolz. Berlin: Julius Springer 1927. — Huddy: Urethral and peri-urethral calculi. Brit. J. Surg. **15**, Nr 58 (1927). — Hull and Parnell: Note on a urethral calculus of unusual size. Lancet **1928 II** 1023,.

Iljin, G.: Zur Kenntnis der Divertikelsteine der männlichen Urethra. Ref. Z. urol. Chir. **20**, 161. — Israel, S.: A propos d'un cas de calcul de l'urètre prostatique. J. d'Urol. **17**, 475 (1924). Ref. Z. urol. Chir. **17**, 131 (1925).

Karvonen: Über Urethritis petrificans und Steine der Harnröhre. Dermat. Zbl. **6**, 2 (1903). — Kaufmann: Verletzungen und Krankheiten der männlichen Harnröhre und des Penis. Stuttgart: Ferdinand Enke 1886. — Keersmaeker: Un diverticle de l'urètre int. de l'homme. Ann. Mal. génito-urin. **16**, 561 (1898). Zit. nach Schneider. — Kielleuthner: Demonstr. 6. Tagg dtsch. urol. Ges. Z. urol. Chir. **16**, 224. — Koch, Heinrich: Über Harnröhrensteine. Zbl. Chir. **54**, Nr 5 (1927).

Lai, Daniel: Diverticular calculi in the Urethra. China med. J. **42**, Nr 4 (1928). Ref. Zbl. Hautkrkh. **28** (1929). — Laquière et Bouchard: Cowpérite calculeuse. J. d'Urol. **22**, Nr 1, 47 (1926). — Lefèvre: Volumineux calcul du prépuce. J. d'Urol. **19**, Nr 1, 72 bis 73. — Lemperg, Fritz: Harnröhrensteine. Zbl. Chir. **53**, Nr 4 (1926). — Lessing: Perineale Harnröhrendivertikel. Dtsch. med. Wschr. **1904**, 971; Mber. Urol. **9**, 478 (1904). — Levin: Calcul de la region membraneuse de l'urètre à la suite de contusions sur le périnée. Ann. Soc. Chir. **1893**, 2. — Lieblein: Zur Kasuistik der Harnröhrensteine und speziell der Divertikelsteine der Harnröhre. Beitr. klin. Chir. **17**, H. 1. — LISTON: Uretral calculus formed upon a brassring. Edinbourg Meandr, S. 1823. — LOKUMOWITSCH: Zur Kasuistik der Urethralsteine. Wratsch Gaz. **1909**, Nr 37. Ref. Z. Urol. **4** (1910). — LOUMEAU et DARLAN: Volumineux calcul de l'urètre. J. Méd. Bordeaux **1893**. — LYDSTON: Ann. Surg. **1904**, Nr **3**.

MAJOCCHI: Über die smegmogenen Konkretionen des Präputialsackes, „Smegmolithen" und über die Analogie zwischen diesen und anderen Epidermiskonkretionen des Menschen und einiger Säugetiere. Arch. f. Dermat. **59**, 2 (1902). — MAPES, CH.: Urethrolithiasis. Urologic Rev. **28**, Nr 9 (1924). — MARIACHESS: Von ORAISON veröffentlicht und abgebildet. MOHRMANN, B.: Fall eines Präputialsteines von ungewöhnlicher Größe. Dermat. Wschr. **1928 II**, 1185—1188. — MÜSSIG, R.: Ein Fall von Präputialsteinen. Münch. med. Wschr. **75**, Nr 7, 314 (1928).

NEUGEBAUER: (a) Über ein angeborenes Divertikel der Harnröhre mit Steinen. Bruns' Beitr. **132**, 719. (b) Über Harnröhrensteine. Dtsch. med. Wschr. **46**, Nr 20, 546 (1920). — NOBRE, ADHEMAR: Steinbildung in einem Divertikel der Harnröhre. Brasil. med. **1**, No 6 (1924).

OELZE: Ein Fall von Präputialstein bei einem Erwachsenen. Dermat. Wschr. **1923**, Nr 1. — ORAISON: Calculs de l'urètre. Encyclopédie française d'Urol, Tome 5, Chap. X.

PEAKOCK, A. H.: Diverticulum of the urethra containing a large calculus. Frequency of diverticuli in the prostatic urethra. Tendency towards calculus fromation in the presence of staphylococcus albus. Diagnosis and operation. Surg. Clin. N. Amer. **4**, Nr 5. — PFISTER: Ein Harnröhrenstein bei Bilharziakrankheit. Z. Urol. **7**, 97. — PHILIPPE: Calculs urinaires multiples du poids de 50 grammes extrait du prépuce d'un jeune arabe agé de 7 à 8 ans. Rec. Méd. mil. Paris **4** (1813).

RATHBUN, N. P.: An unusal case of urethral calculus. J. of Urol. **14**, 59—61 (1925). — ROITH: Großer Divertikelstein der Harnröhre. Bruns' Beitr. **46**, 97 (1893).

SALLERAS, J. u. G. VILAR: Lithiasis in Harnröhrendivertikeln. Semana méd. **2**, 150 bis 151 (1928). — SCHNEIDER: Die Mißbildungen der männlichen Geschlechtsorgane. Handbuch der Urologie von LICHTENBERG-VOELKER-WILDBOLZ. Berlin: Julius Springer 1928. — SCHULTZ, W. H.: Geschwülste der Prostata im Kindesalter. BRÜNING-SCHWALBE, II. 1913. — SIWON, P.: Über Harnröhrensteine. Bruns' Beitr. **142**, H. **3**, 499—516 (1928). — SMIRNOFF: Arb. ksl. Mil.-Akad. Petersburg, Aug. **1913**. Ref. Zbl. ges. Chir. 4, 460. Zit. nach SIWON. — SOIKA: Analyse eines ungewöhnlich großen Präputialsteines. Arch. Pharmaz. **267**, 465 (1929). — STEVENS: Internat. J. Surg. **33**, Nr 4, 119—120 (1920). Zit. nach SIWON. — SUTCLIFFE: Proc. roy. Soc. Med. **16**, Nr 7 (1923). Zit. nach SIWON. — SUTER: Über einen autochthonen Paraurethralstein aus phosphorsaurer Ammoniakmagnesia. Dtsch. Z. Chir. **1904**.

THÉVENOT, LÉON: Lithiase urétrale et lithiase vésicale chez un ancien rétréci de l'urètre. Lyon chir. **23**, 227—230 (1926). — THOMSEN: Urinary calculus at the canton hospital. Surg. etc. **32** (1921). — TJUMENEV, S.: Harnröhrensteine und die Ursachen ihrer Entstehung (russ.). Ref. Z. urol. Chir. **23**, 144 (1927).

VANZETTI: Calcul de poids de 224 g entre les deux feuillets du prépuce, précédée de quelques réflexions pratiques sur les calculs de l'urètre chez les enfants. Bull. Soc. Anat. Paris **1844**.

WAKIMOTO: Über einen sehr seltenen Fall von primären Präputialstein. Jap. J. of Dermat. **26**, Nr 7, 665 und deutsche Zusammenfassung 1926. S. 40. — WEHNER, E.: Beitrag zur Klinik und Operation der prostatischen Harnröhrensteine und ein Fall von Spontanperforation eines Riesenharnröhrensteines. Z. urol. Chir. **10**, 204 (1922). — WILFORD, E. C.: Remarcable preputial calculus. China med. J. **39**, Nr 8, 712 (1925). — WOSKRESSENSKIJ: Zur Kasuistik der seltenen Formen von Urethralsteinen. Ref. Z. urol. Chir. **20** (1926). — WU, F. Y. and E. R. WHEELER: Multiple urethral calculi. China med. J. **41**, Nr 12 (1927). — WULSTER: Zit. nach CHRISTELLER. Die pathologische Anatomie der Harnröhrenstrikturen. Z. Urol. **1929**.

ZAHN: Über Präputialsteine. Virchows Arch. **62** (1875).

Verstümmelungen und Zusammenhangstrennungen der Harnröhre.

ANDRÉ: Traumatismes de l'urètre. Encyclopédie française d'urol., Tome 5, Chap. II. Paris: Gaston Doin 1922.

BAILEY, HAMILTON: Ruptur of the urethra. Brit. J. Surg. **15**, 370—384. — BATZENDORFF, ERWIN: Selbstemaskulation. Bruns' Beitr. **139**, 205—206 (1927). — BONNAIN: Cas singulier de cicatrisation vicieux à la suite d'une blessure du scrotum et de la verge. Union méd. **1853**, **54**. — BORKOWSKI, I.: Zur Kasuistik der Penisverletzungen. Zbl. Chir. **1929**, 310—391.

CASPER: Lehrbuch der Urologie, 1921. — CLAUSEN, GEORG: Eine seltene Genitalverletzung. Hosp.tid. (dän.) **70** (1927). Ref. Zbl. Chir. **22**, 472 (1927). — CLEVELAND: Penis strangulation and gangrène. Lancet **1908**. — COLSTON: Observations on gunshot of the urethra. J. of Urol. **1920**, Nr 2, 185—193.

ESCAT: De la séparation uréthro-perineale spontanée après les interventions sans suture. 16. Congr. Assoc. franç. Urol. **1912**.

FARRINGTON: Accidental electro coagulation of the male genitalia. J. amer. med. Assoc. **94**, 11, 792 (1930). — FICHTENMACHER, C.: Isolierte Ruptur der männlichen Harnröhre intra coitum. Z. Urol. **15**, H. 3 (1921). — FRANKENTHAL, L.: Ruptur der Urethra im Corpus spongiosum durch Rückstoß auf den Sattelknopf des Motorrades. Zbl. Chir. **52**, 1598 bis 1600 (1925). — v. FRISCH: Demonstr. Ges. Ärzte Wien, Sitzg 14. April **1905**. Wien. klin. Wschr. **1905**, 418.

GEBELE: Verletzungen der Harn- und Geschlechtsorgane. Handbuch der Urologie von LICHTENBERG-VOELKER-WILDBOLZ, 1928. — GIELMANN: Ein Fall von spontaner vollkommener Amputation des Penis nach Gumma (russ.). Ref. Zbl. Hautkrkh. **27**, **93** (1928).

HELLER: Seltene Koitusverletzungen des Mannes. Ärztl. Sachverst.ztg **32**, Nr 5, 57—59 (1926). — HOFMANN-HABERDA: Lehrbuch der gerichtlichen Medizin. 11. Aufl. Wien: Urban & Schwarzenberg 1927.

KAUFMANN, C.: Verletzungen und Krankheiten der männlichen Harnröhre und des Penis. Dtsch. Chir. **50**a (1886). — KAUFMANN, E.: Lehrbuch der speziellen pathologischen Anatomie, 7. u. 8. Aufl., Bd. 2, S. 1139.

LENNANDER: Über die Behandlung der Ruptur der hinteren Harnröhre. Arch. klin. Chir. **1897**.

MALIS: Zur Kasuistik der Fraktura penis. Arch. klin. Chir. **129**, H. 3. Ref. Zbl. Hautkrkh. **14**, 127. — MARESCH: Ein Fall von jahrelanger Einschnürung des Penis durch einen Fingerring. Wien. klin. Wschr. **1920**, Nr 5, 106. — MAUCLAIRE: A propos de la ligature de la verge. Ann. méd. lég. etc. **9**, 23—24 (1929). — MCKAY, ROBERT W.: Foreign bodies encircling the penis. (Abschnürungen des Penis durch Fremdkörper). South. med. J. **21**, 943—948 (1928). — MOLDENHAUER: Berl. klin. Wschr. **1874**, Nr. 45, 568.

NÉLATON: Elemen. de path. chir., Tome 5, p. 668. 1859. — NOGUÈS: De la reparation de l'urètre perineale. Thèse de Paris **1892**.

PAROUNAGIAN: Complete destruction of penis in a syphilitic patient. Arch. of Dermat. **9**, 792 (1924). — POUCET: Note sur le siège précis des ruptures de l'urètre. Lyon-méd. **142**, No 28, 41—44 (1928).

RAYNARD: Un cas de rupture traumatique de l'urèthre périnobulbaire traité par l'urethrorrhaphie circulaire. Lyon méd. **142**, No 28, 41—44 (1928). — REDI: Un cas de fracture du penis. J. d'Urol. **22**, No 1 (1926). — RUMPEL: Verletzungen der unteren Harnwege und der Geschlechtsorgane. Schjernings Handbuch der ärztlichen Erfahrungen im Weltkriege, 1922, II. Teil.

SACHS: Cavernitis traumatica infolge Schußverletzung des Penis. Verh. Ges. Urol. **1921**, **163**. — SALLERAS, JUAN: Unpassierbare Striktur der hinteren Urethra durch Bruch des knöchernen Beckens. Semana méd. **1928**, 350—352. — STEINBERG: Ein seltener Fall von erworbener Penisverstümmelung. Ref. Zbl. Chir. **21**, 279—280 (1927). — STOLPER: Die Beckenbrüche. Mit Bemerkungen über Harnröhren- und Harnblasenzerreißungen. Dtsch. Z. Chir. **77**, 498—580 (1905). — SZKOTNICZKY, PAL: Zwei Fälle von genitaler Selbstverstümmelung. Gyógyászat (ung.) **68**, Nr 15, 341—342.

TERILLON: Des ruptures de l'urètre. Thèse d'agrégation des Paris **1878**. — THIERFELDER: Siehe Literaturverzeichnis bei „Granuloma venereum". — VALERIO, AMERIKO: Ein Fall von Luxation des Penis. Ref. Zbl. Chir. **19**, (1926). — VERMOOTEN, VINCENT: Strangulation of the penis, A report of a case produced by a cast iron bushing. J. of. Urol. **15**, **333—339**.

WASILIEW: Die Traumen der männlichen Harnröhre. Berlin: August Hirschwald 1899—1901. — WEINLECHNER: Strangulation des Penis durch eine eiserne Mutterschraube. Wien. klin. Wschr. **1896**, 531. — WEISZ, EMIL: Urethralruptur durch hochgradige Beckenfraktur kompliziert. Bratislav. lék. Listy **7**, 525—527.

3. Die inneren männlichen Geschlechtsorgane.

Von

S. Oberndorfer-München.

Mit 245 Abbildungen.

Entwicklungsgeschichte des männlichen Genitalapparates.

Als Exkretionsorgane bilden sich im Verlauf der embryonalen Entwicklung hintereinander 3 Organe: Vorniere, Urniere, bleibende Niere, von denen die letztere bestehen bleibt, während die beiden anderen Organe zum größten Teil verschwinden; nur kleine Abschnitte von ihnen gehen in den Geschlechtsapparat als Bestandteile des Ausführungsgangsystems über. Die Entwicklung und Rückbildung dieses embryonalen Exkretionssystems geht nicht allmählich, sondern sprungweise vor sich.

Das ganze Exkretionssystem ist mesodermalen Ursprungs. Die keilförmige Mesodermplatte differenziert sich in 3 Teile: In die Ursegmente im engeren Sinne, in die Ursegmentstiele und in die Seitenplatte; die Ursegmentstiele bilden sich durch Einfaltung der lateralen Teile der Ursegmente; sie stellen dann die Verbindung zwischen Seitenplatten und sekundärem Ursegment dar. Das Ursegment löst sich vom Ursegmentstiel allmählich vollständig ab. Aus dem Ursegmentstiel differenzieren sich die Kanälchen aller 3 Harnorgane, die also ursprünglich ebenfalls segmentale Anordnung haben. Die Ursegmentstiele der kranialen Zone werden zu Vornierenkanälchen, die der mittleren zu Urnierenkanälchen, die der hinteren zu Nachnierenkanälchen. Beim Menschen bleibt die Anlage der Vorniere eine unvollständige, rudimentäre, die sich rückbildenden Teile lösen sich im Mesenchymgewebe auf. Die Kanälchenanlagen des nephrogenen Stranges, also der Gesamtheit der aus dem Mesoderm herausgeschnittenen Ursegmentstiele verbinden sich durch Vorwachsen bis zum nachfolgenden Ursegmentstiel miteinander, und bilden so einen Sammelgang, den primären Harnleiter oder WOLFFschen Gang, der zuerst solid, erst später einen kanalisierten Zellstrang darstellt. Er endet kaudal am Ektoderm. Die Urniere entsteht entlang der hinteren Wand der Leibeshöhle; bei ihrer weiteren Entwicklung stülpt sie die Zölomwand faltenförmig in die Leibeshöhle vor (Urnierenfalte oder WOLFFscher Körper). Diese Falte nimmt später noch den MÜLLERschen Gang und die Keimdrüse auf (Plica urogenitalis). Diese Urogenitalfalte beginnt im 4. Zervikalsegment, schreitet dann allmählich gegen das kaudale Leibeshöhlenende bis ungefähr zum 4. Lumbalsegment vor. Mit der kaudalen Ausbildung setzt die kraniale Rückbildung ein (beim 9,5 mm langen Embryo ist dieses kaudale Wachstum der Falte bereits abgeschlossen).

Die Urogenitalfalte wird durch 2 Furchen in 2 Teile geteilt: In die Plica mesonephridica und in die Plica genitalis. Letztere Stelle hat vor dieser Faltenbildung die Anlage der Keimdrüse aufgenommen; zwischen den beiden, die Keimdrüsenanlage ausgrabenden Furchen bleibt ein Rest ungespaltener Urogenitalfurche, aus dem sich der Stiel der Genitaldrüse, das Mesogenitale, beim Manne das Mesorchium, entwickelt. An der Urnierenfalte bilden sich weitere Teile: der Tubenabschnitt des MÜLLERschen Ganges, der Harnleiter, das Konvolut der Nierenkanälchen, beginnend in Form einer rinnenartigen Einsenkung des Zölomepithels am kranialen Urnierenende; die Rinne schließt sich dann allmählich zum Hohlkanal.

Im kaudalen Teil der Urogenitalfalte kommen sich die beiderseitigen Urnierenfalten entgegen und verwachsen miteinander. Durch diese Verwachsung wird eine frontal gestellte Scheidewand gebildet, die so eine ventrale und eine dorsale Hälfte des primitiven Beckens voneinander trennt. Diese frontale Scheidewand stellt den Genitalstrang = Tractus genitalis dar; er verschmilzt mit dem Boden der Leibeshöhle. Zwischen dem Genitalstrang und der Blase bildet sich beim weiblichen Embryo frühzeitig die Excavatio vesico-uterina aus, während sich beim männlichen Embryo die der Mittellinie sich nähernden Urnierenfalten sofort innig mit der hinteren Blasenwand vereinigen. Der nephrogene Strang lockert sich im Bereich des 26. und 27. Ursegmentes, die Zellen treten auseinander und unterscheiden sich nicht mehr von denen der Umgebung. Durch diese Lockerung wird der nephrogene Strang in 2 ungleiche Teile, den langen kranialen Urnierenteil und den kurzen Nachnieren = metanephrogenen Teil geteilt.

Durch die Entwicklung der Nebennieren und der Nachniere rücken die Urnieren immer weiter auseinander; dadurch wird der Bogen des primären Harnleiters immer stärker, die entsprechenden kaudalen Urnierenkanälchen werden zusammengedrängt, mehrere Kanälchen münden in einen Canalis collectivus, auch mehrere Kollektivi vereinigen sich. Die Knäuel dieser Bezirke entfernen sich vom Harnleiter; durch diese Verschiebungen erfolgt eine Zweiteilung der Urniere in einen kranialen und einen kaudalen Abschnitt. Der obere Teil verbindet sich später mit der Keimdrüse und wird zum Geschlechtsabschnitt der Urniere (Epigenitalis = beim Manne: Epididymis), der untere Teil bildet sich bei Tieren mit Nachniere zurück und wird zur Paragenitalis (beim Manne: Paradidymis = GIRALDÈSsches Organ). Die Vereinigung mehrerer Canales collectivi der Paragenitalis zu einem gemeinsamen Mündungsabschnitt in den Harnleiter führt schließlich zu einem einzigen Ausführungsgang, der als Ductulus aberrans Halleri = Ductulus collectivus paradidymidis persistiert. Die Epigenitaliskanälchen entsprechen dem 58.—69., die Paragenitaliskanälchen dem 70. bis 83. Urnierenkanälchen. Tubuli secretorii und MALPIGHIsche Körperchen dieser Kanälchen verschwinden dabei.

Das Endstück des primären Harnleiters wird in die definitive Blase einbezogen; die beiden primären Harnleitermündungen rücken bei weiterem Wachstum mehr und mehr kaudalwärts vom definitiven Ureter ab und springen mit ihren Mündungsgebieten, die nebeneinander liegen, kugelförmig in die Lichtung der Harnröhre vor (MÜLLERscher Hügel).

Nach neueren sorgfältigen Untersuchungen CHWALLAS ist die bisher nach KEIBELS und FELIX' Feststellungen allgemein anerkannte Lehre von dem Aufgehen des Harnleiterendes in die Blasenwand durch Ausweitung des untersten Urnierenganges zum Kloakenhorn und durch Einbeziehung dieses Kloakenhorns in den basalen Harnblasenabschnitt nicht richtig.

Nach CHWALLA (ich folge hier G. B. GRUBERS übersichtlicher Darstellung) wölbt sich dem ursprünglich blind unter dem Ektoderm neben der Kloake endenden kaudalen Urnierengang eine trichterartige Ausbuchtung der Kloake entgegen; das Kloakenhorn bildet sich also aus der Kloake und nicht aus dem WOLFFschen Gang; in dieser Ausstülpung öffnet sich dann der WOLFFsche Gang; Atresien des Ductus ejaculatorius sind also, wenn angeboren, Persistenzen dieses ursprünglichen blinden Endes des WOLFFschen Ganges, oder Folgen einer an dem Mündungsgebiet sich entwickelnden epithelialen Randleiste zwischen mesodermalem Urnierengang- und entodermalem Kloakenepithel). Aus dem Endabschnitt des Urnierenganges entsteht als Ausbuchtung der bleibende Harnleiter, der sich aber nicht nur durch Vergrößerung der Ausbuchtung, sondern sich auch durch die Bildung einer von kranialer Seite her in diesen Spalt vorwölbenden Furche mehr und mehr vom WOLFFschen Gang absetzt. Durch die Vereinigung dieses Gewebesporns mit dem lateralen Saum der oben genannten Epithelleiste wird der vom WOLFFschen Gang getrennte Harnleiter gegen die Kloakenlichtung hin verschlossen, gleichzeitig im weiteren Verlauf der Entwicklung der Harnblasen-Harnröhrenanlage die Mündungsstelle des WOLFFschen Ganges in kaudaler und medialer Richtung vom Harnleitermund entfernt.

Wie oben erwähnt, bildet sich an der Kuppe der Urnierenfalte, aus einer Einstülpung des Zölomepithels der MÜLLERsche Gang, bzw. das Ostium abdominale tubae, aus dem sich durch weitere Einstülpung die ganze Tube entwickelt. Eine Verbindung mit dem primären Harnleiter oder gar eine Abspaltung von ihm, wie dies früher angenommen wurde, besteht nicht. Dieser MÜLLERsche Gang liegt zuerst ventrolateral, dann ventralwärts, zuletzt mit seinen kaudalen Partien medialwärts vom primären Harnleiter, und läuft durch den ganzen Genitalstrang. An der dorsalen Wand des Sinus urogenitalis angelangt (bei etwa 28 mm langen Embryonen), verschmelzen die blinden Enden der MÜLLERschen Gänge (einfacher Uterovaginalkanal), aber zuerst nur äußerlich durch gemeinsame Außenmuskulatur); die unvereinigten Abschnitte persistieren beim Weib als Tuben. Beim Mann persistieren sie auch nach TOLDT und BROMAN in ungefähr einem Drittel der Fälle; sie finden sich dann am kranialen Testispol fixiert als sog. ungestielte Hydatide (Appendix testis = MORGAGNIsche Hydatide). Ihre Abkunft aus dem kranialen Eileiter beweist sie auch späterhin durch ihre Bedeckung mit Flimmerepithel und öfters auch durch ein von zentralem Flimmerepithel ausgekleidetes Kanälchen (s. Abb. 1).

Beim Mann bildet sich der untere horizontale Tubenabschnitt, überhaupt der größte Teil der MÜLLERschen Gänge, vollkommen zurück. Nur der unterste Teil des Uterovaginalkanals, etwa der Vaginalanlage des weiblichen Embryo entsprechend, bleibt. Dieser Teil öffnet sich später in den Sinus urogenitalis, am MÜLLERschen Hügel (= Colliculus seminalis) und wird durch die starke Entwicklung der Prostata ganz in diese eingeschlossen. (Vesicula prostatica oder Vagina masculina oder Sinus prostaticus oder Uterus masculinus.)

Ehe wir nun die Weiterentwicklung der Ausführungsgänge des männlichen Genitalapparates besprechen, muß das Werden der Keimdrüse selbst erörtert werden:

Wie erwähnt entsteht gegen Ende des ersten Embryonalmonats an der medioventralen Seite der Urniere eine epitheliale Verdickung, die ursprünglich vom mehrschichtigen Zölomepithel gebildet wird. Diese Verdickung wird zur langen schmalen, über die ganze Länge der Urniere ziehenden Genitalleiste (BROMAN). Der kaudale Pol dieser Genitalleiste liegt nach der Beendigung des kaudalen Wachstums so tief oder tiefer als beim Erwachsenen (3. Kreuzsegment). Ein sogenannter innerer Deszensus des Hodens kommt demnach nicht vor, das sogenannte innere Herabsteigen des Hodens wird vorgetäuscht durch Verkürzung der ganzen Genitalleiste infolge Rückbildung der kranialen Teile. Die eigentlichen Geschlechtszellen wurden früher von den Zölomwandzellen abgeleitet. Man nimmt nun an, daß die primären Genitalzellen direkt von den Furchungszellen abstammen, ihr Weg führt aus dem Mesenchym zwischen Darmwand und parietalem Mesoblast in die Radix mesenterii und von hier in die Urogenitalfalte, in deren Bindegewebe und dann in deren Epithelüberzug sie hineinwandern. Man unterscheidet regionäre Genitalzellen und versteht darunter solche, die zwischen den Epithelzellen der Genitalfalte liegen, und extraregionäre, die ihre endliche Lage noch nicht gefunden haben, also noch auf der Wanderung begriffen sind. Auf dieser Wanderung stehen bleibende oder sich verirrende primäre Genitalzellen werden für extratestikuläre teratoide Tumorentstehung verantwortlich gemacht. Neben den primären Genitalzellen unterscheidet man sekundäre, die nicht der Keimbahn entstammen, sondern sich aus dem Epithelüberzug der Keimleiste, also aus dem Zölomepithel differenzieren. Zu bemerken ist noch, daß die Differenzierung von Genitalzellen nur der mittleren Partie der Genitalleiste zukommt; kaudale wie kraniale Genitalleistenpartie bilden sich zurück, aus dem kaudalen Teil wird das Ligamentum testis (BROMAN).

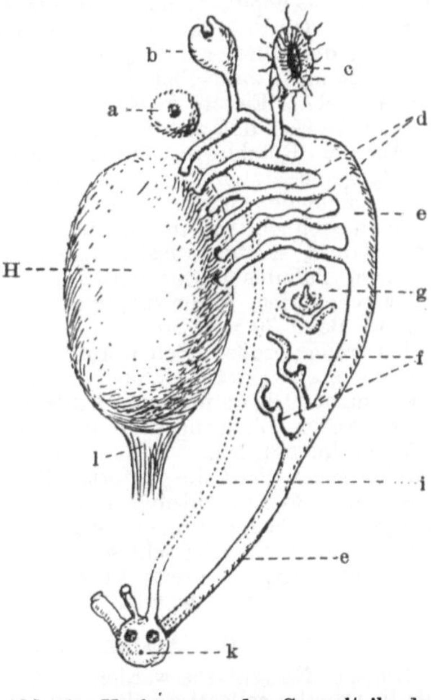

Abb. 1. Umformung des Sexualteils der Urnieren in den Nebenhoden. H Hoden. a Appendix testis (Morgagni), ungestielte Hydatide, Rest des MÜLLERschen Ganges. b Appendix epididymidis, gestielte Hydatide (WOLFFscher Gang). c Persistierender Trichter. d Ductuli efferentes (restierende Urnierenkanälchen). e Ductus epididymidis (WOLFFscher Gang). f Aberrierende Kanälchen (Urnierenreste). g GIRALDÈS Organ (Paradidymis, verkümmerte Urnierenreste). i MÜLLERscher Gang. k Prostataanlage mit Utriculus prostaticus. l Gubernaculum Hunteri. (Aus KOLLMANN: Handatlas der Entwicklungsgeschichte Bd. 2, Fig. 506.)

Der Form nach lassen sich primäre und sekundäre Genitalzellen vielfach nicht unterscheiden, auch nicht von dem übrigen Genitalleistenepithel. Wenn die Genitalzellen in die Keimfalte eingewandert sind, wird die Gesamtmasse primärer und sekundärer im Zölomepithel liegender Genitalzellen als Keimepithel bezeichnet. Es lokalisiert sich auf die mittlere Partie der Genitalleiste. Wir wollen nicht verfehlen, darauf hinzuweisen, daß in allerneuester Zeit diese Lehre von der Keimbahn direkt als falsch bezeichnet wird. Hat schon BEHRENBERG-GOSSLER betont, daß bei den Sauropsiden von einer Keimbahn nicht die Rede sein kann, auch kein Grund vorliege, die entodermalen Wanderzellen mit der Keimbahn in Verbindung zu bringen, so lassen die STIEVEschen Untersuchungen kaum mehr einen Zweifel übrig, daß auch beim Säugetier und beim Menschen Beweise für den Zusammenhang der Furchungszellen des Eies mit den entodermalen Wanderzellen, und dieser mit den Keimzellen nicht zu erbringen sind. Die großen Zellen sind nur entodermale Wanderzellen, keine Geschlechtszellen, ihr Verbleib und ihre Bedeutung sind nach STIEVE heute noch unklar. Mit diesen Feststellungen ist natürlich auch die Ableitung der teratoiden Geschwülste aus derartigen sich verirrenden Wanderzellen morphogenetisch mehr als problematisch geworden.

Das Keimepithel wird vielschichtig, wächst in die Keimdrüsenfalte unter Zusammenschieben des Mesenchyms hinein. Die ursprünglich einheitliche Epithelmasse scheidet sich in ein Oberflächenepithel und einen Epithelkern, die zwischen sich eine scharfe Grenze erkennen lassen. Die Differenzierung der männlichen Keimdrüse erfolgt früher als die der weiblichen und wird bereits bei Embryonen von 13 mm Länge beobachtet. Der Epithelkern ist dabei die allein aktive Schicht, er bildet unter paralleler dichter Lagerung seiner peripheren Zellagen, die bindegewebigen Charakter annehmen, die Tunica albuginea, die Hodenkanälchen sowie das Rete testis, das Oberflächenepithel selbst bleibt passiv, wird einschichtig und verliert seine genitaloiden Zellen. Im Genitalkern zeigt sich beim Mann im Anfang der Differenzierung eine Lockerung des Gewebes, rasch treten die Hodenstränge auf, die an ihrem inneren dem Mesorchium zugekehrten Ende zu einer dichtgedrängten Epithelmasse zusammenfließen, dem Reteblastem. In diesem bilden sich zuerst solide Zellkugeln, die durch gerade Stränge miteinander in Verbindung treten und so zu einem soliden Netz führen. Die außerhalb der Zellkugeln bleibenden bald spindelförmige Gestalt annehmenden Zellen werden zum Mediastinum testis (FELIX, BROMAN, KOLLMANN).

In neueren Untersuchungen kommt im Gegensatz zu diesen Beschreibungen STIEVE zu der Überzeugung, daß von einem ursprünglich undifferenzierten Genitalkern, der erst sekundär Stränge bilde, nicht die Rede sein könne. Das Oberflächenepithel wuchert nach starker Vermehrung seiner Zellen von vornherein zapfenförmig in die Tiefe gegen das Mesenchym vor, die Zapfen werden zu Strängen, isolieren sich vom Oberflächenepithel und zeigen Trennung voneinander durch außerordentlich spärliches Mesenchym. Auch ist die Umbildung des Oberflächenepithels in die Albuginea nach STIEVE unrichtig, diese ist rein mesenchymalen Ursprungs, das Produkt mesenchymaler unter dem Epithel angesiedelter Zellen.

Auch die Differenzierung des Rete aus dem „Keimepithel“ ist nach neueren Untersuchungen nicht wahrscheinlich; so sahen RÖSSLE und WALLART in einem Fall von angeborenem Mangel der Eierstöcke ein stark entwickeltes Rete bei restierendem Urnierengewebe, also auch ein Beweis, daß sich das Rete ohne Keimplatte aus der Urniere entwickeln kann.

Aus dem Reteblastem entwickeln sich die Retekanälchen. Ausläufer des Rete wachsen in entgegengesetzter Richtung durch das Mesorchium den die Anlage des Nebenhodenkopfes bildenden persistenten Urnierenkanälchen entgegen. Die Hodenstränge anastomosieren vielfach, vor ihrem Eintritt ins Rete vereinigen sie sich öfters zu 2—3 zu einem gemeinsamen Ausführungskanälchen, das sich verdünnt, nur indifferente Zellen enthält und zum Tubulus rectus wird.

Zwischen den Hodensträngen sind die Zwischenstränge aus spindeligen Zellen aufgebaut. Beim 70 mm langen Embryo treten im ursprünglich indifferenten Epithel der Hodenstränge größere Zellen auf, die genitaloiden Zellen. Morphologisch nimmt ihre Zahl vom 5. Monat an stetig ab, nach der Geburt sind sie als besonders gebaute Zellen nicht mehr zu erkennen. Die definitiven Genitalzellen bilden sich erst in der Pubertät.

Die ersten Lichtungen in den ursprünglich soliden Hodensträngen treten vereinzelt im 7. Fetalmonat, zuerst in den äußeren Teilen der Hodenstränge auf; die Lichtungsbildung schreitet gegen den Hilus zu fort, teils durch Auswandern, teils durch Resorption der inneren Zellen; eine zweite Lichtungsbildung schreitet vom Tubulus rectus der peripher entstandenen entgegen; beide Lichtungen vereinigen sich; beim Eintritt der Geburt ist die Lichtungsbildung noch nicht abgeschlossen.

Die ursprünglich breite Verbindung der Hodenanlage mit dem Urnierenteil wird allmählich dünner, und wandelt sich so zum mesenteriumähnlichen Mesorchium um.

Der Ausführungsapparat der männlichen Keimdrüse.

Die zur Epigenitalis werdenden 58. bis 69. Urnierenkanälchen werden wie erwähnt, bis auf die Canales collectivi vollständig zurückgebildet; die blinden Kollektivusenden werden vom Epithelkern der indifferenten Keimdrüse, spezieller dem Reteblastem umwachsen. Beide Kanälchenapparate verbinden sich (beim Embryo von 60 mm Kopf-Fuß-Länge). Die Kollektivi werden so zu den Ductuli efferentes testis. Sie wachsen weiter, schlängeln sich im 4.—5. Fetalmonat an ihrem Ende gegen den primären Harnleiter zu und bekommen so keilförmige Gestalt. Die Spitze der Keile entspricht dem gestreckt bleibenden Reteblastemanteil der Epigenitaliskanälchen, die vor ihrer Vereinigung mit den Retekanälchen sich z. T. selbst untereinander verbinden können. Auch kann es dabei zu einem Unterbleiben der Verbindung einzelner Koni mit dem Rete kommen. Die Windungen jedes Kanals bilden ein System für sich, das sich mit Bindegewebe umgibt: Coni vasculosi Halleri sive Lobuli epididimydis. In ihrer Gesamtheit bilden sie den Kopf des Nebenhodens.

Die Ductuli efferentes testis verbinden sich zu einem Kanal, Ductus epididimydis, der nach stärkst geschlängeltem Verlauf in das Vas deferens übergeht. Ductus epididymidis und Vas deferens entsprechen dem persistierenden primären Harnleiter, dem WOLFFschen Gang. Dieser Kanal verläuft ebenfalls stark geschlängelt, erweitert sich distal am Beginn des horizontalen Stückes; aus dieser Erweiterung geht die Vesicula seminalis hervor. Die in den MÜLLERschen Hügel einmündenden primären Harnleiter werden zu den Ductus ejaculatorii. Konzentrische Parenchymschichten legen sich um den primären Harnleiter und geben ihm nach geweblicher Differenzierung seinen Muskelbindegewebsmantel. Das Flimmerepithel ist schon beim Embryo von 70 mm Kopf-Fuß-Länge zu erkennen.

Die Entwicklung der Prostata und des Penis

mit der Harnröhre setzt eine Besprechung der Entwicklungsgeschichte der Sinus urogenitalis voraus.

Der Sinus urogenitalis entsteht durch Dreiteilung der Kloake in frontaler Richtung: Die erste Teilung scheidet das Rektum ab, die zweite trennt den Kloakenrest in Harnblasen-

Harnröhrenanlage und die Pars pelvina einerseits, Pars phallica des Sinus urogenitalis andererseits. In den Sinus urogenitalis münden die Urnierengänge, aus deren Endstück dicht an der Einmündung in die Allantois der endliche Harnleiter aussproßt; Uretermündung und primäre Harnleiter rücken dann immer weiter auseinander, indem die zwischen ihnen liegende Harnblasenwand sich immer mehr ausdehnt. Das Ostium urogenitale primitivum, das durch Anseinanderweichen der Epithelzellen der Verschlußplatte entsteht, reicht bis zum Sulcus coronarius glandis. Die Pars pelvina des Sinus urogenitalis vergrößert sich. Pars phallica, Ostium urogenitale primitivum und Urethralplatte werden dabei nach vorwärts geschoben. Dieses Ostium urogenitale primitivum verschließt sich wieder; es bildet sich ein neues aus der Urethralplatte des glandaren Abschnittes des Sinus. Die Urethralplatte spaltet sich, wandelt sich zur Urethralrinne um, die sich von hinten nach vorne allmählich schließt und so zu einem Rohr umwandelt. Das neue Ostium wandert bis zum Gipfel der Glans, dem äußersten Teil des Geschlechtshöckers.

Die ursprünglich schmale Scheidewand zwischen Sinus urogenitalis und Mastdarm verdickt sich immer mehr und wird zum Damm. Der Geschlechtshöcker wird durch starkes Längenwachstum zum Penis. Äquivalent des ursprünglichen Sinus urogenitalis ist dann Harnröhre und Pars prostatica mit den Mündungen der Geschlechtsgänge. Die um den Geschlechtshöcker sich seitlich anschließenden Geschlechtswülste legen sich um den Penis, verwachsen in der Mittellinie; so entsteht das Skrotum und die Raphe scroti.

Entwicklung der Prostata.

Oberhalb wie unterhalb der Mündung der primären Harnleiter, also der Ductus ejaculatorii in den Sinus urogenitalis, also in der ganzen Peripherie des Sinus (der späteren Pars prostatica urethrae) sprossen einzelne voneinander unabhängige Drüsen (3. Embryonalmonat) in das umgebende Mesenchym. Diese Drüsensprossung soll nach VAN DEEN abhängig sein von der Anlage des Uterus masculinus; fehlt dieser oder bildet er sich zurück, unterbleibt die Bildung der Prostata: Mißbildungen scheinen diese Ansicht zu bestätigen (LENTZE). Die Sprossenbildung der Prostatadrüsen ist dorsal stärker als ventral. Die ventralen Drüsen bleiben unverzweigt und bilden sich meist zurück, die dorsalen hingegen vergrößern und verästeln sich stark; im umgebenden Mesenchym bilden sich reichlich Muskelfasern und derbes Bindegewebe aus, das ganze Drüsengebiet grenzt sich gegen die Umgebung ab. Die Zahl der die definitive Prostata bildenden Drüsen soll nach FELIX 26 betragen.

Ebenso wie die Prostata sind auch die COWPERschen Drüsen wahrscheinlich rein entodermalen Ursprungs. Bei einzelnen niederen Tieren sind sie allerdings ektodermal (Echidna BRAUS); sie gehen aus der Pars pelvina des Sinus urogenitalis hervor, zuerst als solide paarige Epithelzapfen und liegen dem Muttergewebe des Corpus cavernosum urethrae eng an. Durch den Mesenchymmantel dieses wachsen sie hindurch und entfalten sich zwischen Rektum und Sinus. (Beim Weib entsprechen ihnen die BARTHOLINIschen Drüsen.) Deshalb haben ihre Ausführungsgänge, die aber ebenfalls sezernierendes Epithel tragen, beträchtliche Länge (nach BRAUS bis 6 cm).

Entwicklung der Hodenhüllen, Hodenbänder. Descensus testiculorum.

Der progonale und epigonale Teil der indifferenten Keimdrüse bildet sich, wie oben ausgeführt, zurück, nur der mittlere Teil wird zur definitiven Keimdrüse. Der epigonale, also der untere Teil, verdichtet sich und wird zum mesenchymalen Strang (Ligamentum testis [beim Weib ligamentum ovarii proprium] = Pars mesorchica des Gubernakulum), ebenso wird zum bindegewebigen Band der kaudale Teil der Urniere (Pars mesonephridica des Gubernakulum) = Leistenband der Urniere. Beide Ligamente verbinden sich und werden zum Hauptteil des Gubernaculum testis (HUNTERI), das vom unteren Hodenpol bis zum POUPARTschen Band reicht, sich hier noch mit dem Ligamentum scroti vereinigt und zur Haut und Basis des Genitalhöckers ziehend, so den Hoden mit der Haut des Leistenkanals verbindet. Die Bauchmuskulatur wächst um diese Chorda herum (Leistenkanalbildung); an der Stelle des Durchtritts des HUNTERschen Bandes durch die Bauchwand bildet sich eine Ausstülpung des Bauchfells, der Scheidenfortsatz oder Processus vaginalis des Bauchfells, in die bereits ausgebildete Skrotalhälfte. Ein eigentlicher Deszensus, also ein aktives Herabsteigen des Hodens aus der Lumbalgegend oder ein passiver Zug durch das Gubernakulum findet nicht statt. Die bei weiterem Wachstum der dorsalen Körperwand einsetzende Atrophie der kaudalwärts am stärksten befestigten Urnieren, die Vergrößerung der Nachniere und der Nebenniere, die die Urnieren lateralwärts verschieben, die Verschmelzung der beiden Urogenitalfalten zum Genitalstrang bedingen eine Schiefstellung und schließlich eine Querstellung der ursprünglich longitudinal gestellten Keimdrüsen, gleichzeitig eine Verlagerung derselben ins große Becken, so daß sie an den Anulus inguinalis internus zu liegen kommen (3. Embryonalmonat).

Auch bei der definitiven Lagerung des Hodens in den Hodensack spielen neben atrophierenden, vielleicht durch Muskeleinlagerungen auch Zugwirkung ausübenden Faktoren weitere Wachstumsprozesse die Hauptrolle. Auch kommt vielleicht dem intraabdominalen

Druck und dem Druck der Bauchorgane eine gewisse Bedeutung zu,; insbesondere wird hier das Gewicht der mit Mekonium gefüllten Flexura sigmoidea-Schlinge bei der definitiven Verlagerung des Hodens in den Hodensack nicht unbedeutend mitwirken. Mit der Geburtsreife ist der Deszensus gewöhnlich beendet, der Processus vaginalis peritonei fängt auch um diese Zeit in seinem oberen Teil zu obliterieren an (BROMAN).

COWPERsche Drüsen.

Die COWPERschen Drüsen sind entodermalen Ursprungs und gehen aus der Pars pelvina des Sinus urogenitalis hervor (s. vorne). Sie liegen am Anfangsteil der Corpora cavernosa zu beiden Seiten des Bulbus (Glandulae bulbourethrales). Manchmal sind sie stark aufgeteilt und liegen dann zersprengt in den Bündeln des Musculus transversus perinei profundus; ist dies nicht der Fall, so sind sie makroskopisch als erbsengroße, graugelbliche bis bräunliche, rundliche Körper, von derbem Bindegewebe und glatten Muskelfasern umgeben und durchsetzt, wohl zu erkennen. Die Drüsenläppchen senden kleinere Gänge zu einem großen, 3—6 cm langen Ausführungsgang, der aber ebenfalls sezernierendes Epithel trägt; dieser durchbohrt schräg das Schwammgewebe des Corpus cavernosum und mündet am Boden der Pars cavernosa der Harnröhre.

Am besten sind die COWPERschen Drüsen zu finden, wenn man beide Schambeinäste rechts und links von der Symphyse durchtrennt, sorgfältig mit Prostata den hinteren Teil des Penis entfernt, dann vom distalen Rand der Prostata aus parallele quere Schnitte durch Pars membranacea und Anfangsteil der Parspendula legt.

Die COWPERschen Drüsen sind tubulo-alveoläre Drüsen von wechselnder Weite vom Charakter der Schleimdrüsen, ähneln am meisten den BARTHOLINIschen Drüsen des Weibes. Ihre Endteile stellen Bläschen oder Schläuche dar und sind nach SCHAFFER wechselnd von hohen Zylinderzellen, kubischen und in den ampullären Teilen auch abgeplatteten Zellen ausgekleidet. Die Zellkerne sind basal gestellt, das Protoplasma durch Muzigenkörnchen trüb. Bemerkenswert sind eigenartige spindelförmige Gebilde, die in den Zellen liegen (Attraktosomen: SCHAFFER), die sich mit den üblichen Bindegewebsfärbemitteln (MALLORY: starke Blaufärbung) spezifisch färben, und die sich dem Schleim beimischen. Weiterhin lassen sich am Rand und an der Oberfläche der Zellen oxyphile Körnchen darstellen. Das Sekret ist ein fadenziehendes schleimiges, das mit Essigsäure nicht fällbar sein soll.

Es soll nach STILLING mit seiner alkalischen Reaktion die etwa in der Harnröhre noch vorhandenen Säurereste neutralisieren, ehe es zur Ejakulation kommt. Produkt der COWPERschen Drüsen ist das spärliche schleimige Sekret, das vor der Ejakulation aus der Harnröhrenmündung tritt. Ganz zweifellos ist aber auch, daß Absonderung und Entleerung des Sekrets der COWPERschen Drüsen nicht ausschließlich mit dem Geschlechtsakt zusammenhängt; sonst könnten die oft nicht unbeträchtlichen Retentionszysten der Ausführungsgänge, von denen unten die Rede sein wird, nicht auch im fetalen und Kindesalter beobachtet werden. Vielleicht dient in kleinen Mengen dauernd in die Harnröhre entleertes Sekret zur Aufrechthaltung der Feuchtigkeit dieser Schleimhaut. Es soll nach SCHAFFER aus 3 Stoffen zusammengesetzt sein; Aus einem schleimigen Sekret, den vorhin erwähnten Attraktomosen und einem kolloiden Stoff, der in Form von Kügelchen und größeren Kugeln aus den sezernierenden Zellen tritt.

Mißbildungen der COWPERschen Drüsen.

Von Mißbildungen der COWPERschen Drüsen ist wenig bekannt. Nach DITTEL sollen beide Drüsen gelegentlich auf einer Seite liegen. Derartige Verhältnisse traf H. DIECKMANN bei einer Totgeburt mit Verschluß der Harnröhre

Beide Ductus Cowperi liefen auf derselben Seite, beide verloren ihre Lichtung vor dem Eintritt in die Harnröhre. Die Drüsen waren normal ausgebildet, die Atresie war nach DIECKMANN wohl eine sekundäre, durch Überdehnung der Harnröhre veranlaßt. R. MEYER sah eine ähnliche Abschnürung des einen der Duktus kurz vor seiner Einmündung in die Harnröhre. Der blind endende Gang war zystisch erweitert. Bei Kastraten sollen die Drüsen veröden.

Zystenbildungen der COWPERschen Drüsen.

Erweiterungen des Lumens der großen und kleineren sog. Ausführungsgänge sind nicht selten. Zum großen Teil sind sie als physiologisch anzusehen, da die Sekretion in den COWPERschen Drüsen offenbar dauernd vor sich geht, das Sekret sich also zum Teil ansammeln kann; Faltenbildungen, Verklebungen können hier eine Rolle spielen.

Daneben kommen echte Retentionszysten, die zu beträchtlicher Größe anschwellen können, vor (HAMPERL). Sie gehen größtenteils von den Ausführungsgängen aus, können ein- und doppelseitig sein. ENGLISCH beschreibt einen Fall mit großen nebeneinander liegenden Zysten beider Gänge, die durch eine dünne Scheidewand voneinander getrennt waren, und eine Tiefe von fast 2 cm hatten. Sie enthielten dünnen schleimigen Inhalt und waren von geschichtetem Plattenepithel ausgekleidet. Auch hier werden fetale Verklebungen Ursache des Zustandekommens der Zysten gewesen sein. Kleinere Zysten sind nicht selten. Bei einer systematischen Durchsuchung von 645 männlichen Leichen fand ELBOGEN 15 derartige Fälle, also 2,3%. In seltenen Fällen können diese Zysten sogar zu Harnstauungen beträchtlicher Schwere führen. Bemerkenswert ist in dieser Hinsicht ein von ELBOGEN mitgeteilter Fall eines $4^1/_2$ Monate alten Kindes, bei dem offenbar ausschließlich durch eine solche Zyste der COWPERschen Drüsen bedingt, eine starke Hypertrophie der Blasenmuskulatur, Hydroureter und beträchtliche Hydronephrose entstanden war.

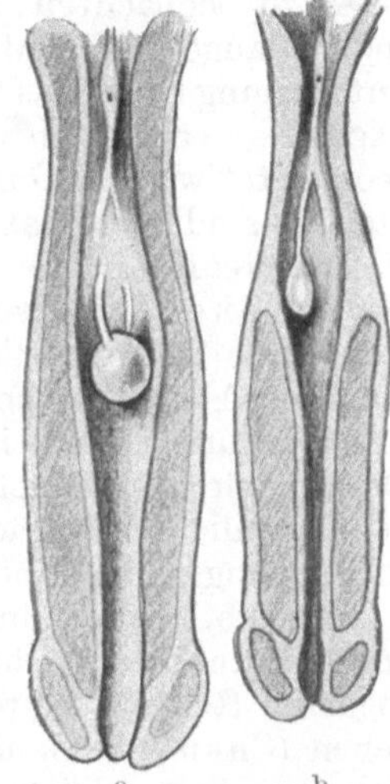

Abb. 2. Zystenbildung am Ausführungsgang der COWPERschen Drüsen. a 11 Wochen alter Knabe. Erweiterung beider Ausführungsgänge besonders des rechten; Mündung beider Gänge in die Medianzyste. b 7 Tage alter Knabe. Laterale Zyste. Erweiterung des rechten Ausführungsganges. (Aus ELBOGEN.)

In einem weiteren Falle von ELBOGEN war der ganze sogenannte Ausführungsgang der rechten Cowperdrüse in 6,5 cm Länge erweitert, der erweiterte Kanal zeigte aber weiter noch vielfach Ausbuchtungen und sogar polypöse Auswüchse. In solchen Fällen, die Mündung war noch sondierbar, muß weniger an Verklebungen als Ursache der Zystenbildung als an geschwulstähnliche Fehlbildungen gedacht werden. Es ist selbstverständlich, daß Zystenbildungen bei Erwachsenen auch Folge verengernder und verödender Entzündungen der Ausführungsgänge sein können.

Werden die Zysten sehr groß, so können sie sogar das Perineum vorwölben. COILLARD beschreibt einen derartigen Fall bei einem 51jährigen Mann, bei dem sich innerhalb mehrerer Jahre eine derartige zystische Vorwölbung immer stärker ausbildete, die sich dann in regelmäßigen Zwischenräumen (20—25 Tage) durch Durchbruch nach außen entleerte. Die Anschwellung stellte sich immer in verstärktem Maße nach Koitus ein.

Entleerung oder Vereiterung derartiger Retentionszysten in die Urethra kann auch zur Bildung von Taschenbildungen der Urethralschleimhaut Veranlassung geben.

Wir haben oben schon in dem Falle von ENGLISCH die gelegentliche Auskleidung von Retentionszysten mit Plattenepithel beschrieben. Derartige

Umwandlungen des Drüsenepithels in Plattenepithel, selbst mit Verhornung, kommen ab und zu vor. Auch sie können zur Verengerung und damit zur Stauung führen, das zurückgehaltene Sekret kann dann durch Beimischung mit abgeschuppten verhornten Epithelien eiterähnlichen Charakter annehmen. In solchen Fällen kann in der Umgebung der erweiterten Kanäle stärkere Rundzelleninfiltration, selbst Lymphfollikelbildung gefunden werden.

Andere Erkrankungen der COWPERschen Drüsen.

Nach klinischer Angabe beteiligen sich die bulbo-urethralen Drüsen häufig an der gonorrhoeischen Erkrankung der hinteren Harnröhre; denn knötchenartige Verdickungen, die den Drüsen entsprechen müssen, sind dabei nicht selten zu beobachten; sie können sich ganz zurückbilden, aber auch indurieren und so lange Zeit fühlbar bleiben; stärkere Schwellungen treten auf, wenn die Entzündung auf das periglanduläre Gewebe übergreift. CHRISTELLER und JACOBY sprechen von walnußgroßen und birnförmigen Pseudotumoren, die hier beobachtet werden können; autoptische und histologische Bilder dieser akuteren Stadien sind, der Natur der Sache nach, wenig bekannt.

Bessere Kenntnisse hat man durch BRACK über das histologische Bild der chronischen, insbesondere der abszedierenden Eiterungen, die sehr häufig Gonorrhöe als Grundlage haben. Hierbei können die Drüsen in ausgedehnte buchtige Abszeßhöhlen umgewandelt sein, ihre Umgebung ist dann gewöhnlich stark induriert und infiltriert. Diese eitrige Erkrankung der COWPERschen Drüsen wird in manchen Fällen Ursache von Röhrenstrikturen sein, die sich ja tatsächlich hauptsächlich in der Gegend der COWPERschen Drüsen und ihrer Ausführungsgänge finden.

Die Abszesse können sowohl nach innen in die Harnröhre, als auch nach außen durchbrechen und zu Fistelbildung am Skrotum, am Damm, am Penis, sogar im Rektum führen und hier Anlaß zur Entstehung einer Rektalgonorrhöe geben (CHRISTELLER und JACOBY). In einem Fall von ROTHSCHILD entleerte sich aus einer solchen Dammfistel Harn, ohne daß urethroskopisch eine Ulzeration in der Harnröhre nachgewiesen werden konnte. Offenbar floß hier Harn durch die selbst nicht veränderten Ausführungsgänge der COWPERschen Drüsen — Stauung war durch eine Striktur möglich — in die Fistel ab.

Das Karzinom der COWPERschen Drüsen soll sich von dem mehr diffus infiltrierenden Karzinom der Urethralwand durch die mehr zirkumskripte, von Prostata und Urethra bei der Präparation abgrenzbare Geschwulstbildung unterscheiden. Auch histologisch sind Verschiedenheiten zu erwarten und in den wenigen beschriebenen Fällen auch angegeben. Während der Urethralkrebs hauptsächlich ein Plattenepithelkarzinom ist, oft Verhornung zeigt, bietet der Krebs der COWPERschen Drüsen mehr Zylinderepithelkrebsformen. KAUFMANN beobachtete in dem von ihm mitgeteilten, von LANGHANS histologisch untersuchten Fall zylindromatösen Habitus der Geschwulst, d. h. hyaline Einlagerungen in den zelligen Massen bei netzförmiger Anordnung der Epithelien, mit kleinen Lumenbildungen, die lichtbrechenden Inhalt aufwiesen. Ein ähnlicher Befund scheint in dem Fall von PAQUET und HERRMANN vorgelegen zu haben. In diesem Falle war auch der klinische Befund eigenartig: Innerhalb zweier Jahre bildete sich eine besonders beim Niedersitzen störende Anschwellung am Perineum aus, im KOCHERschen Falle war das Gewächs vom Rektum aus als unregelmäßige spitzhöckerige harte Schwellung der unteren Prostata auf die Pars membranacea übergreifend zu fühlen. In letzterem Fall soll vielleicht Mitveranlassung der Geschwulstentstehung ein Trauma gewesen sein, das die Dammgegend getroffen und vorübergehend zu blutigem Harn geführt hatte. Beide Fälle scheinen nicht zu den besonders bösartigen Krebsen gehört zu haben, denn von beiden wird Heilung durch die operative Behandlung berichtet. In einem Falle von PIETRZIKOWSKI war bei dem 19jährigen Geschwulstträger die Geschwulst sehr gewachsen und erreichte die beträchtliche Größe von 12 : 6 : $8^1/_2$ cm. Dieser Fall führte auch zu ausgedehnten Metastasen.

Prostata.

Anatomie und Physiologie der Prostata.

Die Prostata besteht aus 30—50 Drüsenläppchen, die 15—30, also zu 2 bzw. 3 vereint, selbständige Ausführungsgänge haben; die Ausführungsgänge münden als makroskopisch sichtbare kleinste Lücken zu beiden Seiten des Colliculus seminalis. Da die Drüsen bei ihrer Entwicklung in die ringförmige muskuläre Wand der Harnröhre (Fissosphinkter) einwuchern, sind sie durch ein Gerüst von Bindegewebe und glatter Muskulatur, das die Räume zwischen ihnen ausfüllt, zusammengeschlossen. So entsteht das einheitliche kastanienförmige Organ, das mit einem dünnen vorderen und dicken hinteren Teil die

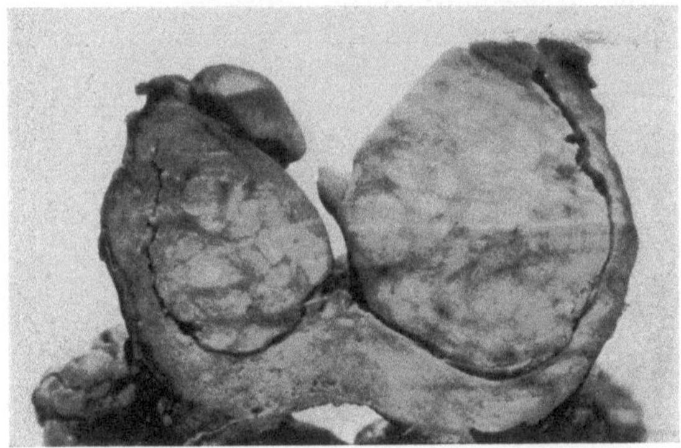

Abb. 3. S. 546/26, Mann, 83 Jahre. Prostatahypertrophie (bei makroskopisch nicht diagnostizierbarem Karzinom, von der Außendrüse ausgehend). Pathologische Übertreibung der Unterscheidung in Außendruse und ausschälbare Innendruse.

Pars prostatica der Harnröhre umschließt. Durch den hinteren Teil zu den seitlichen Partien des Colliculus seminalis ziehen leicht bogenförmig die beiden Ductus ejaculatorii, so einen oberhalb ihrer blasenwärts gelegenen oberen und einen blasenfern gelegenen unteren Teil voneinander abgrenzend. Ein typischer Mittellappen als dritter Lappen neben den seitlichen Hauptmassen kommt als normale Bildung nicht vor.

Die Drüse selbst ist also keine Einheit, sondern ein Konvolut von Drüsen. Das Verhältnis von Bindegewebe und Muskulatur zu den Drüsen wechselt beim Erwachsenen in weiten Grenzen. Am besten geht dies aus den von BRAUS ermittelten Verhältniszahlen 5 : 1, 3 : 1, 2 : 1 hervor. Es gibt also im Bereich des Normalen drüsenarme und drüsenreiche Vorsteherdrüsen. Dieses wechselnde Verhältnis bedingt auch Wechsel der Konsistenz des Organs. Den Hauptteil des Organs bilden die seitlichen und hinteren Drüsen, während die Drüsen gegen die Symphyse zu kurz und ampullär sind. Über die Anordnung der Drüsen findet sich Genaueres im Abschnitt der sog. „Prostatahypertrophie".

So unterscheiden LOESCHCKE und ADRION bei der normalen Prostata eine Innen- und Außendrüse, die sich im normalen Organ, noch besser im hypertrophischen leicht voneinander trennen lassen (Abb. 3). Eine bogenförmig verlaufende schmale Schicht glatter Muskelfasern (Sphincter interprostaticus) deutet häufig diese Grenze an. Die drüsigen Elemente der beiden Lappen zeigen zwar dieselbe histologische Struktur, doch zeichnet sich der Innenlappen (Innendrüse) durch größeren Reichtum und dichtere Anordnung von glatten Muskelfasern aus (Sphinktermuskulatur), ebenso sollen nach ADRION die Drüsen des Innenkerns von reichlichen elastischen Fasern umsponnen werden, während diese in der Außenschale fehlen sollen, welch letztere Beobachtung wir nicht bestätigen (Abb. 4 u. 5). Aber jedenfalls sind die Muskelfasern der Außendrüse lockerer angeordnet und im ganzen spärlicher. Innen- und Außendrüse sollen nach LOESCHCKE und ADRION auch verschiedene Gefäßversorgung haben. Beide Gefäßgebiete stehen aber in anastomotischer Verbindung miteinander. Die genaueren Verhältnisse werden wir bei der Prostatahypertrophie besprechen, da sie in der kausalen Genese der Prostatahypertrophie eine große Rolle spielen.

Die Drüsen sind verzweigte tubo-alveoläre Gänge, deren Lumen das sich ansammelnde Prostatasekret bis zur nächsten Samenentleerung aufbewahrt. Sie münden einzeln rechts und links vom Colliculus seminalis in die Urethra, aber auch hier ergeben sich individuelle Verschiedenheiten: sie ergießen sich zum Teil auch in den Uterus masculinus oder münden neben den Ductus ejaculatorii

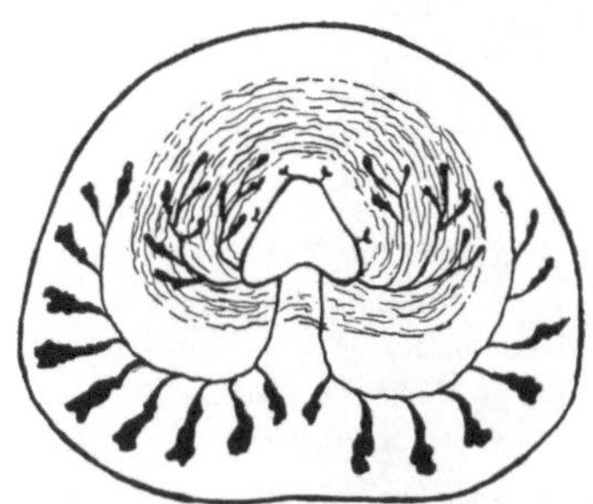

Abb. 4. Schematische Darstellung der normalen Prostata. Schnitt senkrecht zur Urethra. Die Innendrüse verzweigt sich innerhalb der Muskulatur, die Außendrüsen außerhalb derselben. In der Schleimhaut selbst liegen die kleinen periurethralen Drüsen. [Aus ADRION: Beitr. path. Anat. 70 I, 191 (1922).]

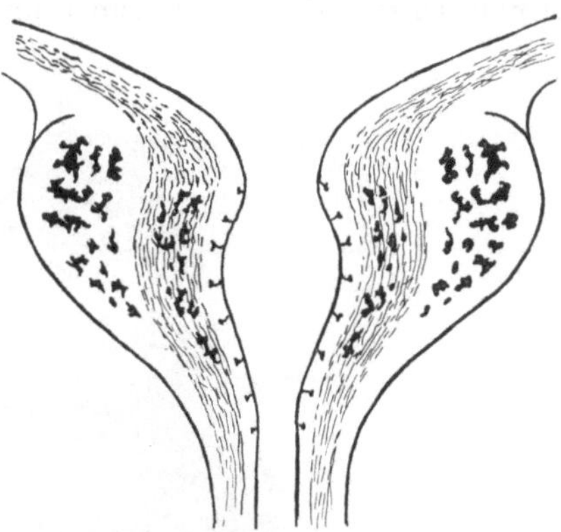

Abb. 5. Schematische Darstellung der normalen Prostata. Schnitt in Längsrichtung der Urethra zeigt die Lage der Innendrüse zwischen der Muskulatur und der Außendrüse außerhalb derselben. In der Schleimhaut selbst die kleinen stiftförmigen Periurethraldrüsen. [Aus ADRION: Beitr. path. Anat. 70 I, 191 (1922).]

im Bereich des Kollikulus. Ihr Epithel ist zylindrisch, einreihig, manchmal zweireihig. Zottenartige und faltenartige Erhebungen können echte Zottenbildung vortäuschen, doch sind auch diese Bilder außerordentlich wechselnd. Neben Prostatae mit fast zylindrischen Drüsen kommen solche mit stärkster zierlichster Papillenbildung in wechselnd weiten Gängen vor. Die Basalmembran ist im allgemeinen nicht zu erkennen, nach BRAUS ist sie vorhanden, aber sehr dünn. Die Drüsen werden von elastischen Fasernetzen umsponnen. Auch deren Ausbildung, die ihre Reife erst zur Zeit der Geschlechtsreife erfahren, obwohl auch in der Kinderzeit, allerdings ebenfalls in weiten Ausschlägen wechselnd, elastische Fasern vorkommen, ist eine individuell verschiedenartige, sowohl im ganzen als sogar in der Zirkumferenz der einzelnen Drüsen. Sehr groß ist die Masse der elastischen Fasern in der Umgebung der Drüsenmündungen neben dem Kollikulus. Es gibt Drüsen, die sehr reich, und andere, die sehr arm an elastischen Fasern sind.

Die glatte Muskulatur der Prostata, die deutlich eine Scheidung von längs- und querverlaufenden Fasern um die Drüsen erkennen läßt, dient wohl hauptsächlich mit zur Entleerung des Sekrets während der Ejakulation. Nach

BRAUS soll die Muskulatur während der Ejakulation deutlich gestrafft sein; die Menge des zwischen ihr liegenden Bindegewebes wechselt ebenfalls, sie nimmt im Alter auf Kosten der Muskulatur wesentlich zu. Neben glatten Muskelfasern kommen in einzelnen Prostatae auch quergestreifte Fasern, manchmal in großer Ausdehnung, das ganze Organ durchsetzend, vor; normalerweise finden sie sich stets in den äußersten Schichten; so steht die glatte Muskulatur des Organs mit der benachbarten quergestreiften in engster funktioneller Beziehung. Daß dank der mächtigen Muskulatur die Prostata sich stark kontrahieren kann, was wahrscheinlich bei der Ejakulation vorkommt, bedarf kaum der Erwähnung. Die Prostata ist reich an Nervenfasern, ihre Umgebung reich an Ganglienzellhaufen. TIMOFEEWS hat in ihr zahlreiche, den Tastkolben ähnliche Gebilde nachgewiesen.

Die Prostata ist während der Kinderzeit klein, entwickelt sich in der Reifezeit rasch, wächst aber noch langsam bis zum 30. Lebensjahr; sie hängt in ihrer Größe und Drüsenausbildung eng mit der Funktion der Keimdrüsen zusammen; bei Eunuchen und frühen Kastraten ist die Drüse klein, ihre Drüsenepithelien sind nieder, vielfach abgeschuppt, Corpora amylacea fehlen dabei gewöhnlich. Bei Winterschläfern (Maulwurf, Igel usw.) nimmt die Größe des Organs während des Winterschlafes stark ab, zur Zeit der Brunst wird es groß und saftig (JOSEPH).

Die Epithelien der Drüsen enthalten lipoide und Eiweißkörnchen, die während der Ejakulation ausgestoßen werden. Dadurch entsteht das milchige Aussehen des Prostatasaftes. Reiner Prostatasaft tritt häufig in Tropfenform vor der Defäkation aus der Harnröhre, ist auch nicht selten in größerer Menge bei der Leiche durch Druck auf die Prostatagegend zum Austritt aus der Harnröhre zu bringen. Bei manchen Leichen kommt es auch spontan zum Austritt dieser Flüssigkeit, die oft mit Samen verwechselt wird. Die Epithelien enthalten dann ferner auch noch normalerweise gelbe Pigmentkörnchen, die an Lipoide gebunden sind. Auf sie werden wir später einzugehen haben.

Nach ROMEIS löst sich das gallertige Sekret der Samenblasen im Prostatasekret nicht, nötig ist hierzu anscheinend das Sekret der Nebenhoden. Ob die Corpora amylacea normales eingetrocknetes Sekret der Prostata sind (BRAUS), steht noch dahin. Wahrscheinlich handelt es sich hier nur um ein Teilprodukt des Sekretes. Der charakteristische Geruch des Spermas ist Eigenschaft des Prostatasaftes.

Das milchige Prostatasekret ist nach ROMEIS dünnflüssig, milchig, im frischen Zustand leicht alkalisch, in der Leiche leicht sauer. Es enthält 97,6% Wasser und 2,4% Trockenrückstand, in dem ein Nukleoproteid und eine muzinähnliche Substanz festzustellen ist. Über die Bedeutung der Lipoide, die in zahlreichen lichtbrechenden Kügelchen im Prostatasekret vorhanden sind, ist nach ROMEIS nichts bekannt. Im ausgedrückten Prostatasekret lassen sich nach STRASSBERG (ROMEIS) folgende Gebilde nachweisen: Vereinzelte Epithelzellen, Corpora amylacea, Leukozyten in geringer Zahl; dann 4 verschiedene Körnchenarten:

1. blaß konturierte homogene Körnchen,
2. doppeltlichtbrechende Lipoidkörnchen, solid oder halbmond- oder ringförmig,
3. basophile Körnchen, im Methylenazur färbbar, den Sekretkugeln WESKYS entsprechend,
4. granulierte Körnchen, die sich stark mit Eisenhämatoxylin färben.

Im erkalteten Prostatasaft bilden sich die BÖTTCHERschen Kristalle, die eigentlichen Spermakristalle, die die SCHREINERsche Basis enthalten. Sie sind die Träger der charakteristischen Geruchsubstanz (basische Salze des Spermin).

Auch auf sie werden wir im Zusammenhang mit den anderen Kristallbildungen im männlichen Genitalapparat noch zu sprechen kommen.

Das Prostatasekret eilt nach BRÖSICKE (nach ROMEIS) bei der Samenentleerung dem Sperma voraus, die Anordnung der Drüsenmündungen zum Kollikulus läßt eher aber an eine innige Mischung von Samen und Prostatasekret bei der Ejakulation denken. Ob seine Bedeutung mit darin liegt, die noch vorhandenen sauren Harnreste zu neutralisieren, steht noch dahin (ROMEIS), wahrscheinlicher liegt seine Bedeutung neben seinem Vermögen, die Bewegungsfähigkeit der Spermien zu aktivieren (WALKER, FÜRBRINGER), z. T. wohl auch in seinem Vermögen, eine Abstumpfung der sauren Reaktion des Scheidensekrets (ABDERHALDEN) zu veranlassen.

Lipoide und Pigment der Prostata.

Kindliche Prostatae zeigen nur ausnahmsweise vereinzelte Lipoidkörnchen; in der Reifezeit, ungefähr von 16.—18. Jahre an nehmen sie aber mit starken individuellen Verschiedenheiten zu, vom 50. (KINOSHITA), nach PLENGE vom 60. Lebensjahr ab sollen sie an Zahl wieder abnehmen. ISHIHARA allerdings findet sie, im Gegensatz zu dieser Auffassung, an Zahl und Größe bei zunehmendem Alter stets vermehrt. Zur Zeit der größten Aktivität des Genitalapparates sind sie sicher nicht wesentlich vermehrt, wenn auch das hohe Epithel und die starke Granulierung des Protoplasmas auf die erhöhte Zelltätigkeit hinweisen. Benachbarte Drüsen können sich durch den Lipoidgehalt des Epithels wesentlich voneinander unterscheiden, selbst in ein und derselben Drüse können lipoidreiche Zellgruppen mit fettkörnchenfreien oder -armen Zellreihen abwechseln. Besonders reichern sich nach KINOSHITA die Leisten und Vorsprünge der Drüsenepithelauskleidung mit Fettkörnchen an. Nach KINOSHITA treten die Lipoidkörnchen zuerst in den Drüsen des Kollikulus und in den großen Ausführungsgängen auf, von hier aus soll die Fettanreicherung ziemlich gleichmäßig peripher fortschreiten. Im Alter sollen es nach KINOSHITA wieder die Drüsen des Kollikulus und der großen Ausführungsgänge sein, die zuerst Abnahme ihrer Fettkörnchen erkennen lassen.

Bei Prostatahypertrophien wird in den Drüsen der Knoten derselbe Wechsel im Lipoidgehalt der Zellen beobachtet wie in der normalen Drüse; atrophisches Epithel bei starker Drüsenektasie, z. B. durch angehäufte Prostatakörperchen, zeigt im allgemeinen starke Verminderung der Fetttröpfchen.

Auch die Form der Lipoidkörnchen ist eine verschiedene: runde, halbmondförmige, ringförmige, polygonale, Hufeisenformen kommen vor. Ihr Farbton wechselt zwischen fast farblos, hellgelb und bräunlichgelb, er ist im Durchschnitt weniger intensiv als der des Samenblasenepithelpigmentes; die Körnchen sitzen gewöhnlich im basalen Teil der Zellen unterhalb des Kernes, die gegen die Lichtung zugeneigte Epithelfläche ist nicht selten völlig frei von Fettkörnchen. Ebenso fehlen Lipoidkörnchen nicht in den abgestoßenen Zellen des Lumens oder im freien Sekret des Innenraumes. Mikrochemisch geben die Körnchen z. T. die Reaktionen des sogenannten braunen Pigmentes, des Abnützungs- oder Lipofuszinpigmentes. So färben sie sich mit Sudan, Scharlach, Osmium; mit Nilblau blaurot, rötlichblau, meist aber tiefblau oder schwarzblau, nach CIACCIO nur zum Teil orangegelb, nach SMITH-DIETRICH blauschwarz, ebenso nach FISCHLER, alles aber in wechselnder Stärke. Wenn man nach diesen Reaktionen zu einer Klassifikation der Körnchen ihrem chemischen Zustande nach das Recht hätte (die Bedeutung all dieser Reaktionen in dieser Hinsicht wird ja in letzter Zeit mit Recht sehr angezweifelt), so müßte man die

Fettkörnchen den Phosphatiden, Zerebrosiden, Cholesterinfettsäuregemischen, freien Fettsäuren oder Seifen zurechnen. Ihre Bedeutung, ob sie spezifisches Sekretionsprodukt der Prostatadrüsen oder Stoffwechselprodukte sind, steht noch dahin. RAPOPORT, FÜRBRINGER, POSNER, PLENGE sehen sie als wesentliches Sekretionsprodukt der Drüsen an, PLENGE denkt daran, daß sie vielleicht zur Erhaltung der Lebensfähigkeit, vielleicht sogar als Nahrungsmittel der Spermatozoen in Betracht kommen können; BJÖRLING sieht in ihnen ein Zerfallsprodukt von durchwandernden Leukozyten, eine Annahme, die sicher unhaltbar ist, denn trotz reichlichen Lipoidgehaltes der Zellen und des Sekretes können Leukozyten völlig fehlen. Unserer Ansicht nach liegt ein degenerativer Vorgang der Bildung der Körnchen sicher nicht zugrunde, dagegen spricht eindeutig schon das Auftreten der Körnchen im Epithel zur Zeit der Geschlechtsreife, ihre Abnahme, zumindestens das Fehlen ihrer Zunahme, im Alter.

Andererseits hat DE BONIS beobachtet, wie in der Hundeprostata Granula und Plasmosomen gegen den freien Rand der Zellen vorrücken, auch zu sehen geglaubt, daß durch Aufbrechen des freien Saumes die Körnchen ins Drüsenlumen übertreten. Wenn auch DE BONIS nur von azidophilen Sekretkörnchen spricht, bei denen solches Geschehen eintritt, so ist wohl das gleiche auch von den lipoiden Körnchen anzunehmen. Sollte diese Annahme unrichtig sein, so müßte für die Körnchen des Sekretes der Zerfall der lipoidkörnchenhaltigen Zellen Voraussetzung sein; zugrunde gehende Zellen finden sich tatsächlich in jeder Prostata.

Neben den gewöhnlichen nach der Pubertät vielfach lipoide Körnchen haltenden Epithelien sollen nach KINOSHITA in der Basalschicht dieser Drüsen weitere große runde oder ovale Zellen vorkommen, die mit gröberen Lipoidkörnchen gefüllt sind. Besonders reichlich soll man sie in den Kollikulusdrüsen vorfinden, zum Teil sollen diese Zellen auch im subepithelialen Bindegewebe liegen. Ihre Natur sei nicht ganz klar. Entweder gehörten sie zu den Epithelien oder, und das ist nach KINOSHITA nicht unmöglich, seien es subepitheliale Bindegewebszellen, die sich als Makrophagen mit den Zerfallsprodukten zugrunde gehender Epithelien beladen. Das weitere Schicksal und die Bedeutung dieser Zellen (innersekretorische Funktion, an die man gedacht hat, ist mehr als fraglich) ist nicht geklärt.

Doppellichtbrechende Körnchen: Diese sind nach den Untersuchungen KINOSHITAS in den Prostatadrüsenzellen jugendlicher Individuen spärlich. Auch sie treten zuerst ebenfalls in den Drüsen neben den Ausführungsgängen und in den Ausführungsgängen selbst, also dort, wo überhaupt die ersten Fettkörnchen sichtbar werden, auf. Die doppellichtbrechenden Körnchen sollen etwas größer erscheinen als die übrigen Fettkörnchen. Vom 40. Lebensjahr sollen sie an Zahl und auch an Größe zunehmen und schließlich fast in jeder Zelle nachweisbar werden, in der Greisenprostata nehmen sie vielleicht auch etwas ab. Bei Prostatahypertrophie sollen sie sich wie die anderen Lipoidkörnchen verhalten. Schwache Doppellichtbrechung weisen manchmal auch die Corpora amylacea auf, was wahrscheinlich auf feinste Diffusion des Fettkörpers im Körperchen schließen läßt.

Bei manchen pathologischen Prozessen, so bei manchen kleinadenomatösen Drüsenwucherungen, manchen Prostatahypertrophien, bei chronischen Entzündungen und vor allem bei sich abkapselnden eitrigen Entzündungen können die doppellichtbrechenden Massen sehr stark zunehmen. Allerdings sind es jetzt nicht mehr Epithelien, die Träger dieser Fettkörper sind, sondern Bindegewebsabkömmlinge, Pseudoxanthomzellen, die diese Infiltrate bilden.

Die Pigmentkörnchen der Prostataepithelien sind großenteils identisch mit den Fettkörnchen, die Träger des Pigmentes sein können. Auch zur Bildung des Pigments kommt es der Hauptsache nach erst in der Pubertät, die Menge der Pigmente erreicht nie die der Epithelien der Samenblase. Aber auch hier bestehen individuelle Verschiedenheiten. Zwischen Alter und Pigmentablagerung bestehen, was auch PLENGE annimmt, Abhängigkeitsbeziehungen nicht, auch Krankheiten sind ohne Einfluß auf die Menge der Pigmentkörnchen. Die Pigmentierung der Muskelfasern der Prostata hält sich in engen Grenzen, ist mit der Menge der in manchen Samenblasen vorkommenden Pigmentmuskelzellen auch nicht annähernd zu vergleichen.

Die Pigmente selbst, frei von ihren Fettträgern, gehören, wie wohl alle Abnützungspigmente, zu den proteinogenen Pigmenten, die den Melaninen nahestehen.

Corpora amylacea. Prostatasteine.

Die Corpora amylacea wurden von MORGAGNI zuerst in der Prostata beschrieben (1723), von VIRCHOW wurde ihr eigenartiges Verhalten gegen Jod entdeckt, der Ausdruck „Corpora amylacea" stammt von PURKINJE. Als gleichbedeutend mit ihm wird vielfach die Bezeichnung „Corpora amyloidea" für alle Prostatakonkretionen gebraucht: unrichtigerweise, weil die Amyloidreaktion, deren positiver Ausfall bei der Bezeichnung „Corpora amyloidea" ihnen als untrennbare Eigenschaft zugesprochen wird, keineswegs etwas Beständiges ist, und es ist deshalb (ASCHOFF) nur die Bezeichnung „Corpora amylacea" ethymologisch richtig, wenn man darunter Körperchen versteht, die stärkeähnliche Struktur haben. Über die chemische Beschaffenheit will aber auch diese Bezeichnung nichts ausdrücken. Es empfiehlt sich vielleicht deshalb, diese Bezeichnungen völlig fallen zu lassen und von „Corpora prostatae" (ASCHOFF) oder besser von Corpuscula oder Granula prostatica zu sprechen.

In diese Bezeichnung ordnen sich auch die verkalkten Körperchen ein, die zwar aus den Corpora amylacea hervorgehen, selbst aber, und dies gilt insbesondere von den größeren Konkrementen, nicht einmal mehr regelmäßige konzentrische Schichten aufweisen müssen.

Die Körperchen lassen sich in geringer Anzahl schon in der kindlichen Prostata nachweisen, nehmen von der Pubertät an an Zahl und Größe zu. Von dieser Zeit an sind sie ein regelmäßiger Befund der Prostata, ihre Zahl kann in manchen Fällen so beträchtlich sein, daß kaum die Lichtung einer Prostatadrüse eines oder einer Vielzahl dieser Körnchen ermangelt. Beim Kind sind die Konkretionen klein, blaß, meist rund, ohne deutliche Schichtung, matt glänzend. Dasselbe Verhalten zeigen die kleinsten mikroskopisch sichtbaren Granula auch im späteren Alter. Mit zunehmender Größe ändert sich Form und Farbe (Abb. 6): Die konzentrische Schichtung wird deutlicher, die Breite der einzelnen Ringschichten wechselt dabei stark, bei einer nicht kleinen Zahl der Konkremente läßt sich auch eine radiäre Struktur neben der konzentrischen erkennen; die Form unterliegt den größten Schwankungen, runde, ovale, dreieckige, vieleckige, ganz unregelmäßig gestaltete wechseln miteinander ab; ihre Form ist bedingt teils durch die Form der Drüsenlichtung, teils durch den Druck der Schwesterkonkremente in der gleichen Drüse. Auch ist es nicht selten, bei größeren Konkretionen sogar die Regel, daß äußere umfassende Schichten mehrere oft sogar viele kleinere Konkremente umfassen. Die Farbe der Konkremente schwankt zwischen hellgelb, braungelb, rotbraun, dunkel mahagonibraun bis schwarz; von der dunklen Färbung rührt auch der alte und treffende Vergleich her, die Schnittfläche einer an dunklen Prostatakörperchen reichen Prostata erscheine wie mit Schnupftabak bestreut (MORGAGNI).

Die größeren Konkremente liegen besonders in der Umgebung der größeren Ausführungsgänge der Drüsen, also in der Umgebung des Colliculus prostaticus; sie sind regelmäßig verkalkt. Die Mündungen der Gänge können durch die in sie eingeklemmten Steine erweitert werden, die Steine werden dann in der Pars prostatica urethrae sichtbar. Auch können sich die Steine durch Druckusur der Urethralschleimhaut einen Weg in das Urethrallumen bahnen. In anderen Fällen bevorzugen sie unter zystischer Dehnung und starker Abplattung der Drüsen die peripheren Teile, liegen manchmal in großen Nestern

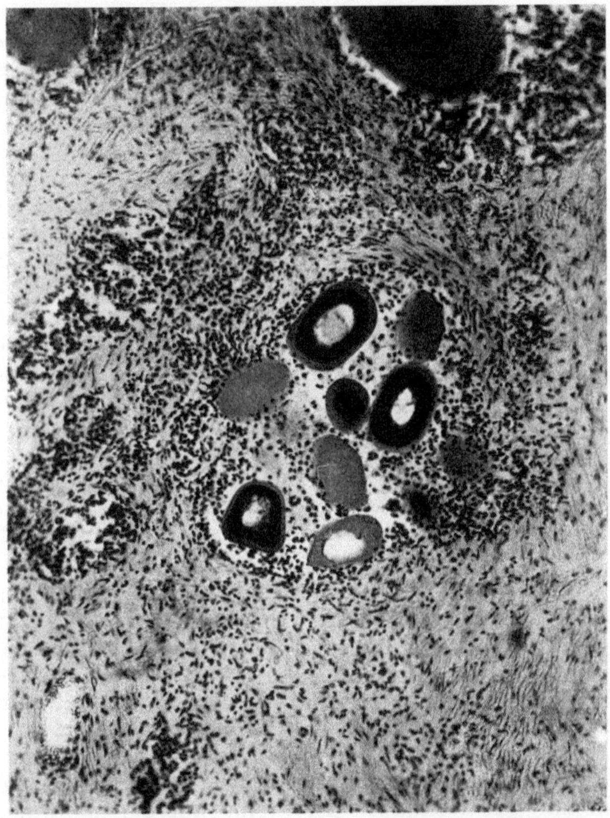

Abb. 6. S. 283/26, Mann, 72 Jahre. Verkalkte Prostatasteine bei völliger Zerstörung der ursprünglichen Kanalwand; vereinzelte Riesenzellen im umgebenden Granulom.

beisammen. So liegen sie in Abb. 7 in großen Massen vereinigt in Spalträumen, die sich zwischen Außen- und Innendrüse gebildet haben. Die Menge der Steine kann eine ganz beträchtliche sein, so zählte Cholzow in einer hypertrophischen Prostata 130 Konkremente von Hirsekorn- bis Erbsengröße, in einem ähnlichen Fall von Golding Bird erreichten die ebenso zahlreichen Steine Pflaumenkern- und Haselnußgröße. Ferreri berichtet von einem Konkrement von 102 g Gewicht. Daß solche gewaltigen Steinansammlungen bei der rektalen Palpation fühlbar sind, daß sie, wenn eine Verbackung fehlt, bei starkem Pressen Krepitation fühlen lassen, daß sie im Röntgenbild zu starken Schattenbildungen Anlaß geben, nimmt nicht wunder. Im Röntgenbild können sie zu Verwechslungen mit Blasensteinen, wenn sie nicht groß und in kleiner Anzahl vorhanden sind, auch mit den Phlebolithen des periprostatischen Plexus Anlaß geben.

Die in Gruppen nebeneinander liegenden Steine sind manchmal in getrennten Drüsen entstanden, erst zur Aneinanderlagerung durch Druckschwund der trennenden dünnen Zystenwände gekommen. In manchen Fällen kommt es durch eine sekundäre Zusammenbackung dieser Steine zu größeren Konkrementen; ein gutes Beispiel hierfür ist ein von BERTHER mitgeteilter Fall, bei dem das 2,1 : 5,5 cm große mosaikähnliche facettierte Konglomerat aus der Verbackung vieler stecknadelkopfgroßer Steine entstanden war.

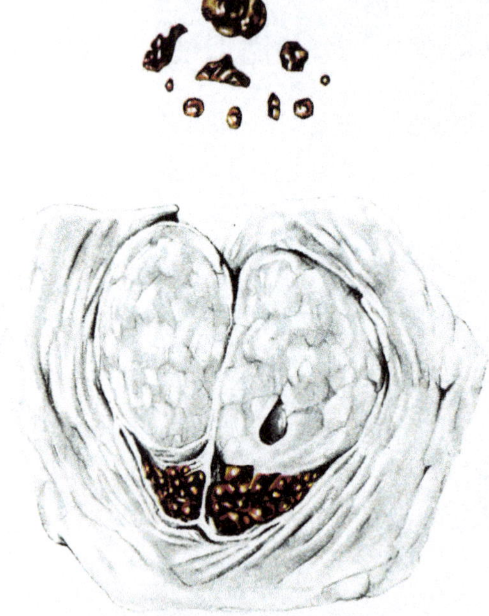

Abb. 7. S. 662/25, Mann, 82 Jahre. Prostatasteine. Große Prostatakonkremente in Spalträumen zwischen Außen- und Innendrüse. Oben isolierte Steine desselben Falles. (Natürl. Größe und Farbe.)

Die Kalkverbindungen, die sich in den Prostatasteinen und Konglomeraten finden, unterscheiden sich nicht von denen anderer Drüsensteine: Man findet in ihnen basisch phosphorsauren, kohlensauren Kalk, Kalziumtripelphosphat und oxalsauren Kalk. In Ausnahmefällen können sich in die Harnröhre ragende Prostatasteine durch Anlagerung von Harnsalzen stark vergrößern und so hemdenknopfartig teils in der Prostata, teils in der Harnröhre liegen. In ganz seltenen Fällen können sich käsige Zerstörungen und Sequestrierungen der Prostata, die nicht zu Ausstoßung der Zerfallsmassen geführt haben, sekundär kalkig inkrustieren und so zur Bildung steinähnlicher Gebilde von beträchtlicher Größe führen (MARWEDEL). Auf die Verwechslung von Prostatasteinen mit in der Pars prostatica urethrae steckengebliebenen Harnsteinen (ein großer Teil der Oxalatsteine der Prostata gehört hierher) sei nur hingewiesen, ausführlichere Angaben aus dem älteren Schrifttum gibt SOCIN-BURCKHARDT.

Ehe wir nun auf die Wirkungen der Steine auf das umliegende Prostatagewebe näher eingehen, müssen wir Entstehung und chemische Beschaffenheit der nicht verkalkten jugendlichen Konkremente näher besprechen: Wir haben oben schon angedeutet, daß die amyloide Reaktion, die den Körperchen den Namen gab, nicht eine allen Körperchen zukommende Eigenschaft ist, und ebenso sind die Anschauungen geteilt über den Mechanismus der ersten Entstehung der geschichteten Körperchen; die eine Ansicht (VIRCHOW, STILLING) geht dahin, daß sich aus degenerierenden und zerfallenden Prostataepithelien das Medium, aus dem die Konkremente gebildet werden, formt; die andere sieht in den Konkrementen wie in anderen Steinen Ausfällungen aus dem Sekret der Drüsen (von älteren Autoren schon HALLER und MORGAGNI). STILLING beschreibt das Auftreten kleinster hyaliner Kugeln schon in den Vorsteherdrüsen kleinster Kinder, die sich bei dem Zerfall der ursprünglich soliden Drüsensprossen, die die Lumenbildung einleitet, bilden, und so in das Lumen zu liegen kommen, die sich aber auch unmittelbar aus degenerierenden abgestorbenen Zellen bilden können und um die sich im Lumen dann neue Schichten anlagern. Dieselbe epitheliale Entstehung nimmt POSNER an, der die amyloide Reaktion aus dem Gehalt der Prostatakörnchen an Lezithinen ableitet, die er auch für die nicht allzu selten zu treffende radiäre Struktur der Konkremente verantwortlich macht. Einen Schritt weiter führten die Untersuchungen SIEGERTS, der die direkte Umwandlung der Epithelien für die Mehrzahl der Prostatakörnchen bestritt, die Möglichkeit aber offen ließ, daß aus degenerierenden Epithelien gewisse Substanzen frei würden, die in Verbindung mit veränderten Drüsensekreten erst die Bildung der Corpora amylacea ermöglichten.

Der wesentlichste Fortschritt in der Lehre von den Corpora prostatica wurde durch SIEGERT dadurch herbeigeführt, daß er zwei voneinander scharf zu trennende Gruppen von Prostatakörnchen unterschied: Die Corpora versicolorata, die nie aus direkter Umwandlung von degenerierenden Zellen entstehen, die niemals zu kalkigen Inkrustationen Anlaß geben, die bei Zusatz von Jodlösungen metachromatische Reaktion geben sollten und die Corpora flava, bei denen er eine direkte Umwandlung aus degenerierenden Zellen für nicht ganz unmöglich hielt, die sich auszeichnen sollten durch das häufige Fehlen konzentrischer Schichten, bei denen niemals radiäre Streifung nachweisbar sei, die sich auch gegen Jod immer refraktär verhielten; beide Arten von Konkrementen gäben aber hyaline und kolloide Reaktionen.

SIEGERT lehnte die Beimengung von Lipoiden zu den die Bildung der Konkremente bedingenden Grundsubstanzen ab; diese Annahme ist sicher unrichtig, im Gegenteil wird in den Lipoiden ein wichtiger, auch die Färbung der Konkremente mitbestimmender Faktor zu erblicken sein; müssen doch bei Zerfall von Epithelien und wohl auch bei der normalen Sekretion massenhaft lipoide Körnchen, die normale Protoplasmaeinlagerung sind, freiwerden. STÜRMER geht doch sogar so weit, in den Prostatakonkrementen der Hauptsache nach Lipoidgemische, denen Kohlehydrate und Eiweiße beigemengt sind, zu sehen (KAWAMURA).

Zur Unterscheidung der Corpora versicolorata und der Corpora flava empfiehlt SIEGERT folgende immer gute Resultate gebende Methode:

1. Färben der in Wasser ausgewaschenen Schnitte in starker Jodjodkalilösung, bis sie tiefbraun sind.
2. Entfärben in absolutem Alkohol, bis sie farblos sind.
3. Einlegen in 10% Salzsäure, bis sich die Corpora amylacea als dunkle Punkte bemerkbar machen.
4. Ausziehen der Säure durch kurzes Wässern der Schnitte.
5. Entwässern in absolutem Alkohol, dem auf 4 Teile 1 Teil offizinelle Jodtinktur zugesetzt ist.
6. Einschließen und Untersuchen in Origanumöl.

Die Corpora versicolorata sind dunkelbraun, das Gewebe ist nicht gefärbt.

Nach KUDO lassen die Konkremente ungefähr bis zum 40. Jahre die gewöhnliche Methylviolettreaktion vermissen, mit ein Beweis dafür, daß die die Amyloid- bzw. Jodreaktion gebenden Substanzen erst später zu dem Substrat des Konkrementes hinzutreten; die Corpora flava wären also nach diesen unseren Feststellungen Frühstadien der Konkremente. Die Beteiligung der Epithelien bzw. ihrer Zerfallsprodukte an der Bildung der Prostatakonkremente schien uns auch aus den Bildern, die KUDO zeigen konnte, eindeutig hervorzugehen. Man sieht nämlich in den abgeschuppten Drüsenepithelien, die sich in größerer Menge bereits um die Mitte des dritten Jahrzehnts vorfinden, bei Anwendung der Berlinerblaureaktion, die eine einfache und praktische Färbung zur Darstellung der ersten chemischen Veränderungen der Epithelien darstellt, im Zelleib das Auftreten heller blauer Flecken, die mit abnehmender

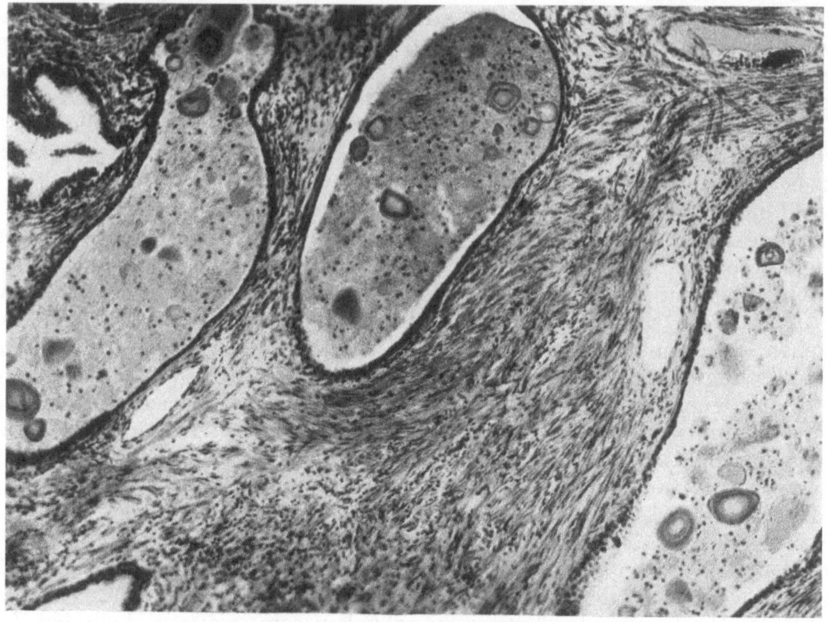

Abb. 8. E. 1246/28, Mann, 55 Jahre. Beginnende Ausfällung des Konkrementes (schwache Konkrementschatten neben fertigen Konkrementen) im kolloiden Kanalinhalt bei chronischer Prostatitis. Erweiterung und Katarrh einiger Drüsen.

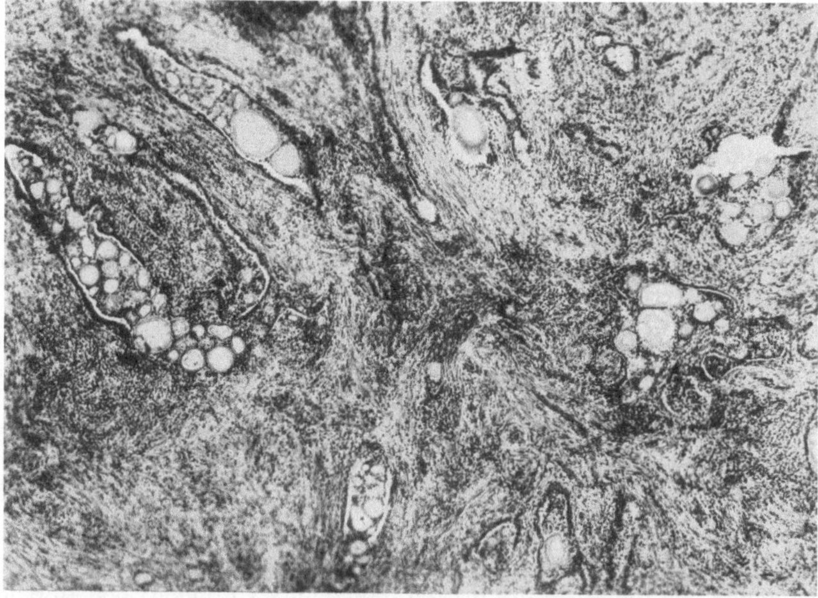

Abb. 9. E. 1246/28, Mann, 55 Jahre. Herdförmige chronische Prostatitis bei Prostatahypertrophie mit starker Konkrementbildung. Teilweiser Schwund des Epithelbelags der konkrementgefüllten Kanälchenwand; Konkremente liegen zum Teil nackt im Stroma in rundzellig durchsetzter Umgebung.

Berlinerblaufärbung mehr Affinität zur Parakarminfarbe zeigen. (Die Methode KUDOs sei hier wiedergegeben: Entparaffinierte Schnitte in Aqua destillata, Färbung mit essigsaurem Berlinerblau bis 10 Minuten, Auswaschen in destilliertem Wasser, Nachfärben mit Parakarmin 25—30 Minuten, Entwässern, Xylol, Kanadabalsam.) Diese Flecken vergrößern sich, bis schließlich die ganze Zelle schwach rötlich gefärbt erscheint. Gleichzeitig löst sich der Kern auf. Das Protoplasma der Zellen zerfällt, fließt gleichsam mit dem benachbarter

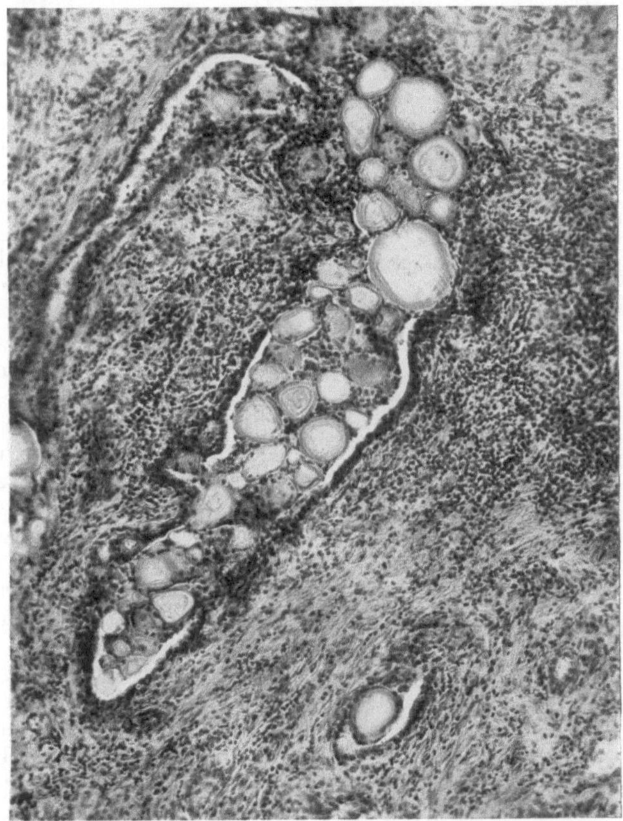

Abb. 10. E. 1246/28, Mann, 55 Jahre. Herdförmige chronische Prostatitis bei Prostatahypertrophie. Starke Konkrementbildung. Konkremente liegen zum Teil direkt im Stroma nach Zerstörung der Kanälchenwand. (Vergrößerung von Abb. 9.)

Zellen zusammen, mischt sich mit dem spärlichen Prostatasekret, bildet so eine bald homogene, bald feinstkörnig erscheinende Masse, die Berlinerblaufarbe nicht mehr annimmt, die gleichzeitig Lipoidkörnchen in gleicher Form wie die Zelle einschließt. Die Bildung der Konkremente scheint so vor sich zu gehen, daß sich um Teile dieser Massen homogene gürtelartige Zonen bilden, die so die ursprünglich homogene Masse zerlegen. Ist ein derartig geschlossener Körper einmal vorhanden, so erfolgt die Vergrößerung des Gebildes durch Apposition weiterer Ringe (Abb. 8).

Die Amyloidreaktion tritt nun, wenn sie überhaupt eintritt, nicht nur erst in den fertigen Körperchen, sondern auch in den Körnchen und Tröpfchen auf, die den Zerfall der Zellen einleiten. Häufiger allerdings scheint sie erst in den fertigen Konkretionen einzusetzen, und zwar ist es wahrscheinlich, daß sich die Amyloidreaktion allmählich von dem Zentrum der Konkretionen zur Peripherie derselben ausdehnt. Das Fortschreiten der reagierenden Teile ist kein kontinuierliches, sondern erfolgt schichtweise und oft diskontinuierlich, und nicht selten bleiben zwischen amyloid reagierenden Schichten solche ohne Reaktion eingeschlossen. Es ist anzunehmen, daß die vollständig amyloid reagierenden Körperchen, in denen also die amyloide Umwandlung beendet erscheint, auch die ältesten sind, doch wird dieser Punkt als noch nicht ganz über jeden Zweifel erhaben zu betrachten sein.

Diese schichtweise Imprägnierung mit amyloiden Substanzen ist sehr hübsch auch an zusammengesetzten Körperchen zu ersehen, in denen die umfassenden Schichten, die auch wieder verschieden reagieren können, mehrfache verschieden reagierende Körperchen einschließen können.

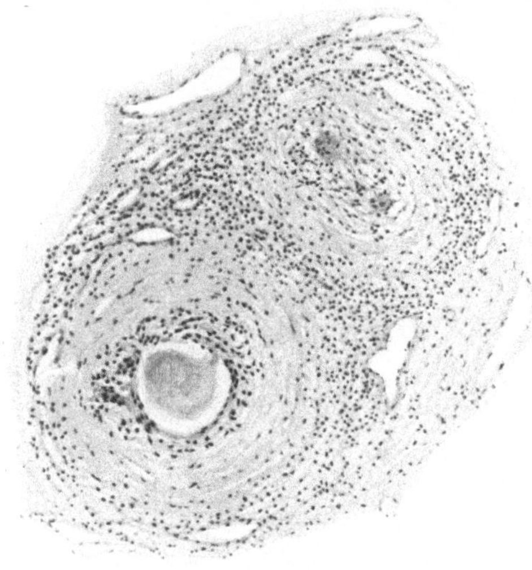

Abb. 11. E. 686/21. Prostatakonkrement mit Pseudotuberkelbildung; oben rechts reiner Pseudotuberkel nach Konkrementauflösung.

Obwohl die Mehrzahl der Prostatakörperchen harmlose Gebilde darstellen, sind sie doch auch nicht selten Ursache größerer geweblicher Veränderungen. Wir haben oben schon darauf hingewiesen, daß die unter der Schleimhaut der Pars prostatica urethrae liegenden größeren und gar noch verkalkten Konkremente zu Druckusuren der Schleimhaut und so zu entzündlichen Veränderungen Anlaß geben können. Diese Entzündungen verstärken sich, wenn eine andersartige Infektion der Prostata hinzutritt. Auf diese Weise kann es zu größeren entzündlichen Reaktionen der ganzen Umgebung der Steine kommen, die mit der Abstoßung der Steine in die Urethra enden. Aber selbst wenn wir von diesen seltenen Vorkommnissen absehen, trifft man auf der Schnittfläche der Prostata oft Bilder, die, entzündlicher und nicht entzündlicher Natur, sicher Folgen der Konkremente sind. Das häufigste Vorkommnis sind die Dehnungen der Drüsen, sei es, daß Konkremente die Ausführungsgänge verlegen und so die ganze Drüse unter stärkeren Sekretdruck setzen, sei es, daß das Konkrement selbst durch seine Größenzunahme die Drüsenwandung auseinander treibt. Das Epithel wird dadurch abgeflacht und kann schließlich ganz verschwinden (Abb. 9). In solchen Fällen liegt dann das Konkrement der Basalmembran der Drüsen, soweit eine solche vorhanden ist, sie ist kein regelmäßiger Befund (Abb. 10), direkt auf. Rundzellinfiltration, auch auf die weitere Umgebung der Drüse übergreifend, tritt ein. Bilder ergeben sich, die von andersartiger chronischer Prostatitis nicht abzugrenzen sind. Nicht selten ist die Fremdkörperwirkung des Konkrementes noch ausgesprochener; es setzt eine Granulationswucherung der epithelentblößten Wand ein, die dann oft als Puffer vielkernige protoplasmareiche Riesenzellen zwischen sich und das Konkrement schiebt. Man sieht diese dann schalenartig Segmente der Steine umhüllen (Abb. 11 u. 12). In manchen Fällen kommt es so zu Strukturen, die außerordentlich tuberkelähnlich sind und deren Zentrum Prostatakörperchen darstellen. Es scheinen unter dem Einfluß dieser bindegewebigen Reaktion die Konkremente zur Auflösung kommen zu können, denn man kann ab und zu angenagte, blasse, auch in Trümmer zerfallende Konkremente, deren Teile wieder von Riesenzellen umflossen sein können, beobachten, und sieht manchmal auch Pseudotuberkel ohne Konkremente, deren Nachbarschaft die eben beschriebene Genese unschwer erkennen läßt (Abb. 11 u. 12).

Daß Konkremente, die die Ausführungsgänge verschließen oder verengern, auch desquamativ katarrhalische Veränderungen auslösen können, daß die Konkremente dann mitten in den Epithelmassen, die abgeschuppt sind, gefunden werden, daß diese abgeschuppten Epithelien und ihre Zerfallsmassen

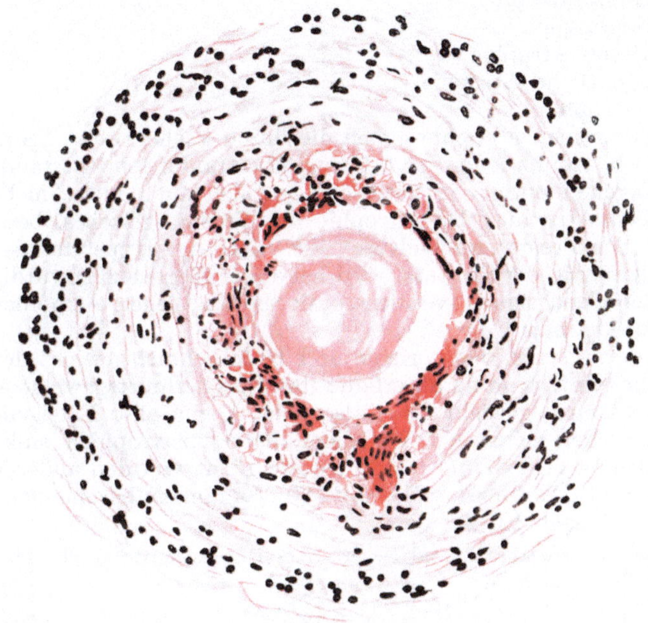

Abb. 12. E. 686/21. Prostatakonkrement mit Pseudotuberkelbildung der Umgebung; schalenartig angeordnete Riesenzellen in der unmittelbaren Konkrementumgebung (stärkere Vergrößerung zu Abb. 12).

wieder Entstehungsbedingungen für neue Konkremente liefern, sei ebenfalls erwähnt. Dehnt sich der Vorgang über die ganze Prostata aus, können sich alle Drüsen zystisch erweitern, die Prostata kleinzystisches, grobwabiges Aussehen gewinnen und dadurch eine Größe erreichen, die der beträchtlichen Prostatahypertrophie nichts nachgibt.

Mißbildungen der Prostata. Atrophie der Prostata. Prostatisme sans prostate (Starre des inneren Blasenmuskels).

Man unterscheidet die angeborene und die erworbene Prostataatrophie. Völliges Fehlen der Prostata findet sich nur bei reinen Mißbildungen und Defekten der ganzen Kloakenanlage und der Harnröhre; ebenso selten ist halbseitiges Fehlen des Organs; einen derartigen Fall (auch der Samenhügel fehlte hier) teilt BÉRAUD mit (nach v. FRISCH). Ferner SOCIN: einen Fall von angeborener Monorchidie, mit auffallender Kleinheit des Penis verbunden, dann THOMPSON und LAUNOIS bei einseitiger kongenitaler Hodenatrophie und Fehlen der entsprechenden Samenblase und des Vas deferens sowie der Epididymis (Abbildung bei SOCIN-BURCKHARDT); LISSER hat in 14 Fällen von präadoleszentem Hypopituitarismus überhaupt keine (?), in 5 Fällen eine winzige Prostata gefunden. Jedenfalls bedürfen solche merkwürdige Beobachtungen sehr der Nachprüfung.

Die erworbene Prostataatrophie wieder gliedert BURCKHARDT in folgende Unterformen:

a) entzündliche Atrophie,
b) kachektische Atrophie,
c) Kompressionsatrophie,
d) Kastrationsatrophie,
e) traumatische Atrophie,
f) senile eigentliche Atrophie,
g) Röntgenatrophie.

Von der erworbenen Atrophie haben die durch kachektische Erkrankungen, ferner die durch Kompression und Röntgenbestrahlungen entstandenen kein besonderes Eingehen nötig; sie unterscheiden sich auch meist nicht von der einfachen senilen Atrophie. Die Atrophie des Prostatagewebes, besser gesagt, die „Atrophie der Prostataaußendrüse“ bei der sog. Hypertrophie, also der Adenomyombildung in der Prostata, wird bei dieser eingehend gewürdigt werden. Größere Berücksichtigung verdienen die entzündlichen Atrophien und die einfache senile Atrophie.

Nach SIMMONDS steigt das normale und Durchschnittsgewicht der Prostata bis zum 6. Jahrzehnt. Von da ab erfährt das Durchschnittsgewicht eine rasche Steigerung, das Normalgewicht aber, also nach Abzug aller Fälle, die pathologische Veränderungen bieten, also vor allem aller Hypertrophien, sinkt langsam. Somit unterscheidet sich die normale Prostata nicht von den anderen Organen im Altersabbau des Gewebes. Die auf 500 Wägungen beruhenden Gewichte der Prostata sind nach SIMMONDS:

20.—30.	Lebensjahr	Normalgewicht	15 g,	Durchschnittsgewicht	15 g,
30.—40.	„	„	16 g,	„	16 g,
41.—50.	„	„	17 g,	„	17 g,
51.—60.	„	„	18 g,	„	20 g,
61.—70.	„	„	16 g,	„	23 g,
71.—80.	„	„	15 g,	„	40 g.

Makroskopisch hat die altersatrophische Prostata ebenso wie die jugendliche normale Drüse glatte Schnittfläche. Knollige Einlagerungen müssen selbstverständlich fehlen. Die Urethralichtung kann sich dabei erweitert erweisen, der Kollikulus ist abgestumpft (s. Abb. 13, von einem 92jährigen Mann stammend); die elastischen Fasermassen, die in der Prostata des Mannesalters besonders in der Umgebung des Utrikulus stark entwickelt sind, sind nun in der ganzen Drüse anscheinend stark vermehrt, umrahmen in dichten Zügen die einzelnen Drüsen, die Muskelbündel aber sind entsprechend vermindert; die Drüsen selbst sind durchweg verkleinert und spärlicher geworden, ihr Epithel ist vielfach abgeschuppt, ihre schmale Lichtung ist von den abgeschuppten Zellen oft dicht ausgefüllt. Corpora amylacea sind entschieden spärlicher als in früheren Jahrzehnten. Die atrophischen periurethralen Drüsen zeigen vielfach stärkere Basalzellwucherung bis zur völligen Ausfüllung der Drüsenlichtung.

Dem Gewichte nach sind als rein atrophische Drüsen solche anzusprechen, deren Gewicht sich wesentlich unter 15 g hält. Kleinere Ausschläge sind zu vernachlässigen, können auf Kleinheit des ganzen Körpers, können auf konsumierende Erkrankungen zu beziehen sein. THOMPSON sieht nur Prostatadrüsen von weniger als 12,6 g als wirklich atrophisch an. An der unteren Grenze steht wohl ein auch von THOMPSON beobachtetes Gewicht von 7,68 g. Geringere Gewichtszahlen, wie sie bei jugendlichen Phthisikern unter 25 Jahren gefunden wurden, gehören nicht hierher; solche Fälle sind wohl ausnahmslos Unterentwicklungen des Organs, wie sie auch z. B. bei den übrigen Sexualorganen jugendlicher Phthisiker nicht selten zu beobachten sind.

Wesentlich bedeutungsvoller als die angeborene Prostataatrophie ist jene Form, die als stenosierende Atrophie (DUBS), als „Prostatisme sans prostate“ (MORAN, MOTZ und ARRESE), als präsenile Prostataatrophie beschrieben und so der einfachen senilen Atrophie gegenübergestellt wird. Hierbei handelt es sich überhaupt nicht um primäre Atrophien. Die Erkrankung tritt auch insofern in Gegensatz zur einfachen senilen Atrophie, als sie meist zu schwereren Erscheinungen Anlaß gibt, als sie gewöhnlich schon um das 50. Lebensjahr herum einsetzt, also der Zeit des Einsetzens des nicht seltenen

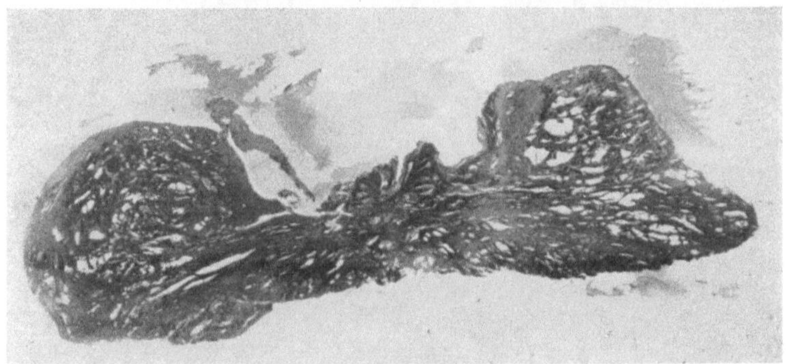

Abb. 13. S. 581/23. Prostataatrophie im hohen Greisenalter. Mann, 92 Jahre. ($2^1/_2$mal vergr., Breite 3,7 cm, Höhe 1,0 cm.) Gleichmäßige Atrophie der Außen- und Innendruse (trotz teilweiser Drusenerweiterung).

männlichen Klimakteriums, in einer Zeit, in der auch die sog. Prostatahypertrophie zum ersten Male in Erscheinung tritt. Unter 9 Fällen, die SHEN SHUPAO aufzählt, waren schon 6 im 50. Lebensjahr vorhanden, unter 30 Fällen von CHWALLA standen 4 im 4., 4 im 5., 13 im 6. Jahrzehnt.

Die klinischen Erscheinungen können denen, die die Prostatahypertrophie auslösen, recht ähnlich sein. Harnverhaltung geringen bis höchsten Grades charakterisiert auch sie. Die rektale Untersuchung ergibt dabei entweder Kleinheit des Organs oder vollständig normale Verhältnisse; unter den 30 Fällen CHWALLAS fehlte eine Vergrößerung 21mal, 7mal erschien die Prostata leicht vergrößert, nur 3mal verkleinert; in einem unserer autoptischen Fälle (Mann, 50 Jahre) war die Prostata trotz jahrelangen Bestehens der Störungen ohne alle sichtbaren Veränderungen. Bei geöffneter Blase erscheint gewöhnlich der Blasenhals normal, beim Lebenden begegnet der sich vom Blasenschnitt gegen die Urethra vorschiebende Finger starrem Widerstand in Form eines fühlbaren starren Ringes; umgekehrt begegnet die Einführung eines Katheters in die Blase selten Schwierigkeiten.

Nach dem zystoskopischen Befund, der in gewissem Sinne auch dem anatomischen entsprechen wird, lassen sich nach CHWALLA 4 Gruppen, die durch Übergänge miteinander verbunden sind, aufstellen: a) der dorsale Teil der Übergangsfalte ist etwas gehoben, stellt also eine leichte Barriere dar, das Blasenviereck fällt nach hinten steil ab, b) die Barre ist ausgesprochen („bartyp“), der Rezessus hinter dem Anulus urethralis stärker ausgebildet; er kann leicht vorspringen oder mit seinem besonders hinten verdickten Teil lippenförmig in die Blase vorspringen, c) neben der Barre und dem ausgesprochenen Rezessus finden sich an der verdickten Übergangsfalte radiär gestellte Einkerbungen, die Übergangsfalte ist dadurch gezähnelt, d) an der Übergangsfalte treten durch ausgesprochene Einkerbungen zahlreiche konvexe Vorwölbungen

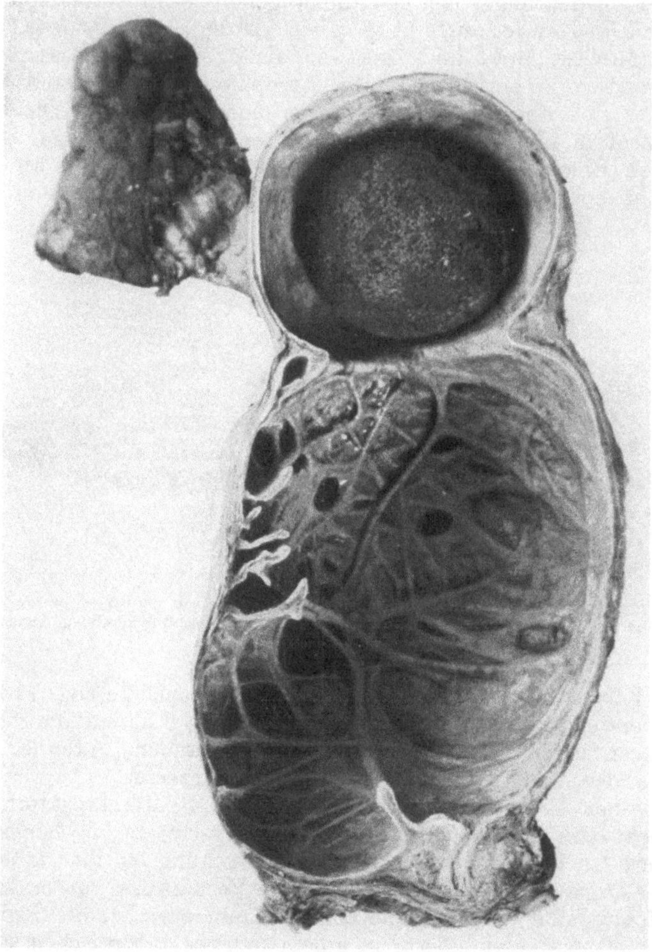

Abb. 14. S. 473/30, Mann, 74 Jahre. Prostataatrophie mit Balkenblase und steinhaltigem Spitzendivertikel (pyelonephritische Schrumpfniere links) (Bar-typ). Gest. an Pyelonephritis. Klinisch: Erscheinungen schwerer Prostatahypertrophie.

und Buckel hervor, so daß der Blasenhals Ähnlichkeit mit dem eingeschnürten Teil eines Tabakbeutels hat.

Auffallenderweise zeigt die Harnblase bei diesen Fällen nicht immer die erwartete Hypertrophie der Muskulatur; ja diese kann in manchen Fällen vollkommen fehlen; so war auch in einem unserer Fälle trotz jahrelangen Restharns und dauernden Zwanges zum Katheterismus die Harnblasenmuskulatur in keiner Weise hypertrophisch. Nierenschädigung bleibt gewöhnlich länger als bei Prostatahypertrophie aus. In einem anderen Falle allerdings (Abb. 14) war die Balkenblase um so ausgesprochener, gab in nichts extremen Formen bei Prostatahypertrophie nach, führte selbst zu großen Blasendivertikeln.

Bei diesem „Prostatisme sans prostate" handelt es sich in der Regel um eine primäre funktionelle Sphinkterstörung auf konstitutioneller Grundlage; Beweis dafür ist, daß vielfach die ersten Erscheinungen schon in jungen Jahren auftreten, ja daß von der Kindheit an die Harnentleerung eine schwache, gestörte ist; diese Sphinkterstörung liegt wahrscheinlich in einer Hypertonie seiner Muskulatur, die zur Starre führt. Beweis dafür ist, daß die keilförmige Exzision des Sphinkters die Operation der Wahl ist; Entfernung des ganzen Sphinkters muß bei der innigen Verflechtung desselben mit der Prostata eine äußerst blutige

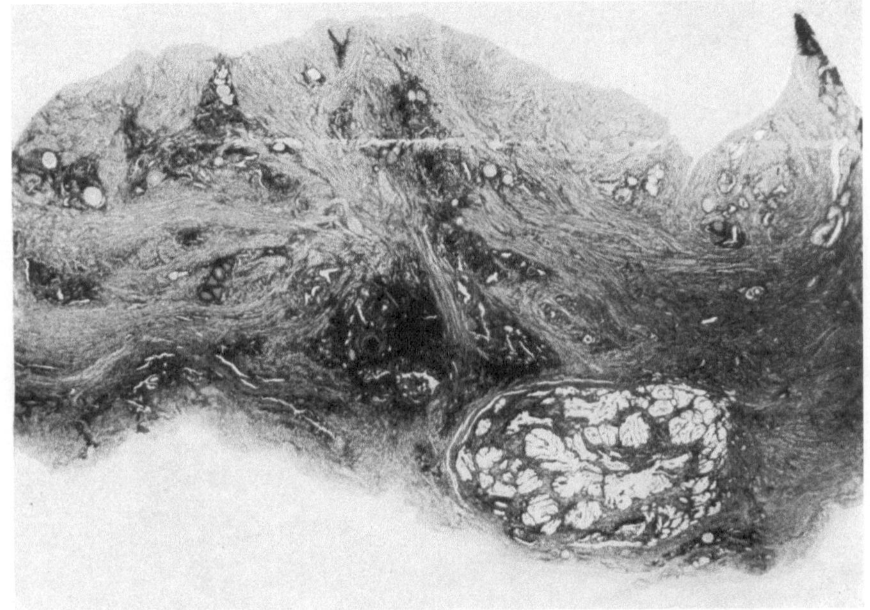

Abb. 15. E. 200/13, Mann 60 Jahre. Chronisch atrophierende Prostatitis (klinisch: „Prostatisme sans prostate"); stärkste Atrophie der Drüsen. Die Prostatakonkremente liegen nach Verlust des Epithels unmittelbar im chronisch entzündeten periglandulären Narbengewebe. Übersichtsbild. Vergrößerung 12 ×.

Operation sein (Voelcker); neben rein hypertonischen Zuständen der Sphinktermuskulatur können entzündliche Prozesse das Bild komplizieren (Rubritius) (Abb. 15). Primäre Entzündungen am Blasenhals aber sind wohl selten Ursache, sonst müßte das ganze Krankheitsbild viel häufiger in Erscheinung treten; auch außerhalb des Sphinkters liegende Ursachen (präsenile rasche Atrophie der Prostata Perthes) mit Senkung des Blasenbodens und Pseudoklappenbildung am Blasenhals spielen wahrscheinlich eine ganz geringe Rolle.

Diese Klappenbildung am Orificium internum entsteht nach Fritsch und Zuckerkandl dadurch, daß durch Schwund des Prostataparenchyms in der Sphinktergegend, der Drüsen sowohl wie der Muskulatur eine bindegewebige epithelbedeckte Schleimhautfalte zurückbleibt. Es geht dies auch daraus hervor, daß diese Faltenbildungen nur bei den schwersten Formen der Atrophie vorkommen. Ebensowenig sind bisher in derartigen Fällen nachweisbare Veränderungen im Rückenmark gefunden worden.

Die mikroskopische Untersuchung solcher Fälle, die besonders gründlich von CHWALLA ausgeführt worden ist, ergab vor allem eine starke Verdickung und Ödematisierung der Schleimhaut des Blasenhalses mit starker Verzweigung der Krypten und reichliche Bildung BRUNScher Zellnester. Die Muskulatur des Sphinkter erwies sich häufig verdickt; in unserem Falle fehlte eine Hypertrophie der Sphinktermuskulatur, wie sie BOUILLIE annimmt, ebenso eine fibröse Umwandlung des Sphinkters. Entzündliche Zelleinlagerungen können in wechselnder

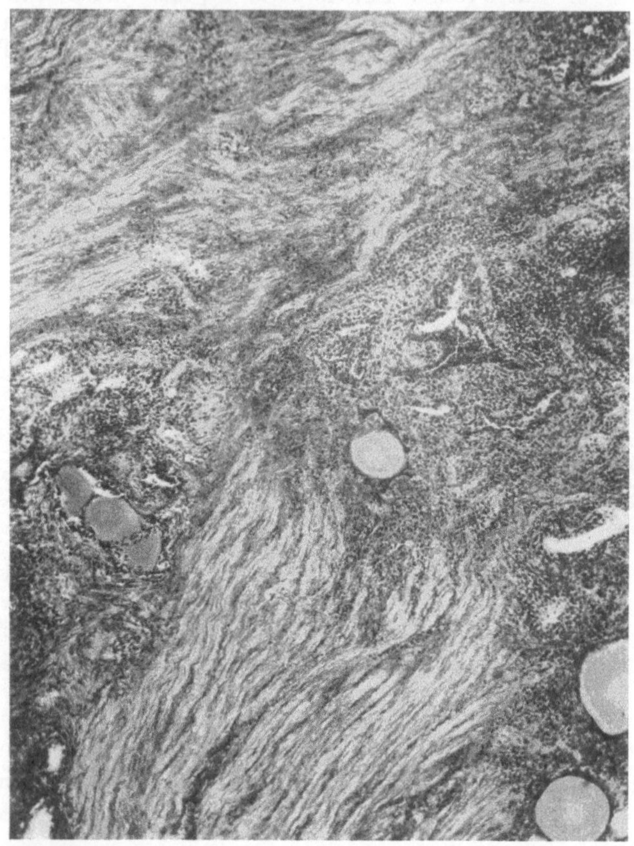

Abb. 16. E. 200/13, Mann, 60 Jahre. Chronisch atrophierende Prostatitis (klinisch: „Prostatisme sans prostate"). Detailbild. Fast völlige Zerstörung der Drüsen; die Konkremente liegen im chronisch entzündeten periglandulären Narbengewebe. Vergr. 86 ×.

Menge vorhanden sein, in der Schleimhaut und unter ihr sogar zu Lymphfollikelbildung führen. In unserem Falle, in dem die ganze Dicke des Organs auf dem Querschnitt nicht mehr als $^1/_2$ cm betrug, war die entzündliche Infiltration eine hochgradige, die Drüsen waren nahezu vollständig verschwunden, an ihrer Stelle fanden sich vielfach nur mehr Krümel und zopfartige Geflechte von elastischen Fasern. Bemerkenswert war noch, daß inmitten der entzündlichen Infiltrationen die Corpora amylacea nackt lagen (Abb. 15 u. 16). Die Entzündungen sind nicht zwangsläufig mit der „Sphinkterstarre" verbunden; CHWALLA vermißte derartige entzündliche Reaktionen in mehreren Fällen vollständig. Sie sind wohl auch nicht allzuselten Folgen der jahrelang fortgesetzten Katheterisierungen.

Erwähnung bedarf noch die Prostataatrophie nach Kastration (Burckhardt); wie die artefizielle Kastration kann auch Vereiterung des Hodens wirken. Die Angaben stimmen darin überein, daß wirkliche Kastrationsatrophie nur bei solchen Individuen vorkommt, bei denen die Kastration vor der Geschlechtsreife vorgenommen wurde; es handelt sich hierbei also mehr, da die Vorpubertätsprostata sehr klein ist, um ein Stehenbleiben auf infantiler Größe, denn um einen Abbau des Organs; die Atrophie der Prostata des kastrierten Erwachsenen entspricht mehr der einer senilen Atrophie, zeichnet sich durch Kleinheit der Drüsen, niederes Epithel, Vermehrung des Bindegewebes auf Kosten der Muskulatur aus.

Prostatitis, Prostataabszesse.

Die Entstehung der akuten Prostatitis kann auf 4 Wegen erfolgen: der häufigste ist der des Fortschreitens eines entzündlichen Prozesses der Blase bzw. der Harnröhre auf die Prostata. Kommt es doch wahrscheinlich auch in der Prostata zu einer gewissen Antiperistaltik, vielleicht auch zu einem Ansaugen des Urethralinhaltes. Manche Tierexperimente sprechen dafür. Gerade bei den gonorrhoischen und sicher bei sehr vielen Koliprostatitiden (Suter) ist die Infektion von der Urethra her wohl die Regel. Traumen, insbesondere der Katheterismus, werden auf das Zustandekommen der Infektion der Drüse großen Einfluß haben können. Daneben können chemische (Verätzungen) und thermische (Spülungen der Urethra) Traumen ebenfalls entzündliche Veränderungen der Drüse zur Folge haben. Socin-Burckhardt rechnen, daß von 100 Prostataentzündungen 90 durch Gonorrhöe, also durch urethrale Infektion verursacht sind; derselbe Infektionsmodus kann auch für manche durch Koli verursachte Entzündungen infolge unreinen Katheterismus in Betracht kommen.

Die Infektion der Prostata auf dem Lymphweg vom Rektum her wird nicht selten behauptet, wird aber schwer zu beweisen sein. Einwandfrei scheinen jene Fälle, in denen infizierte Lymphstränge vom Rektum zur Prostata ziehen und autoptisch oder klinisch nachgewiesen worden sind (Cronqüist).

Eine zweite Art der Ausbreitung der Entzündung ist die von den Samenblasen fortgeleitete, sei es, daß diese sich, wie es bei der Gonorrhöe der Fall sein kann, stark an der Entzündung beteiligten, ohne daß die von den Bakterien zuerst durchwanderte Prostata von Anfang an stärker in Mitleidenschaft gezogen worden wäre, sei es, daß die Entzündung der Samenblase, metastatisch auf dem Blutwege entstanden, dann den Entzündungsprozeß auf die Prostata weiterleitet.

So fanden wir bei einem 62jährigen Diabetiker mit Furunkulose die linke Samenblase metastatisch völlig vereitert (im Eiter Staphylokokken!), Samenblase, perivesikuläres und periprostatisches Gewebe waren stark entzündlich durchsetzt, die Randteile der Prostata, und zwar die der linken Hälfte stärker als die der rechten, waren von zahlreichen konfluierenden bis erbsengroßen Abszessen durchsetzt, während die zentralen periurethralen Teile der Drüse stärkere Entzündung oder größere Einschmelzungsbezirke nicht zeigten (P.S. 32/27); ähnlich Abb. 238.

Neben dem direkten Weg der Infektion von der Harnröhre aus, wird die Prostata häufig der Infektion durch den Blutweg unterliegen; das ist vor allem der Fall bei den Typhus- und Paratyphusinfektionen (Pick), bei denen es zur Daueransiedlung der Erreger in der Prostata kommen kann; manche Fälle von Dauertyphusbazillenausscheidern sind auf Ansiedlung der Bazillen in den verzweigten Drüsen der Prostata zurückzuführen. Möglicherweise kommt es in der Prostata sogar, wie dies für die Samenblasen ziemlich sicher nachgewiesen ist (PICK, E. FRÄNCKEL) zu einer Ausscheidung der Bazillen durch die intakte nicht entzündete Schleimhaut. Neben den Typhusbazillen wurden als Ursachen akuter Prostatitiden Staphylokokken (SZENKIER: Staphylokokken nach Typhus), Streptokokken, Pneumokokken, Proteus, Koli, Influenzaba illen, selbst Streptothrix usw. beschrieben. Primäre Erkrankungen waren hierbei Panaritien, Anginen, Pneumonien, Osteomyelitiden (SCHWARTZ und CANCIK, Parotitis, Appendizitis (MEISEZAHL).

Die akute Prostatitis kann eine herdförmige oder eine diffuse sein. Bei der diffusen Form ist das ganze Organ vergrößert, hyperämisch, saftreich; auf Druck entleert sich aus den Poren der Ausführungsgänge neben dem Kollikulus reichlich graugelbliches, manchmal sogar rahmiges oder selbst eitriges Sekret

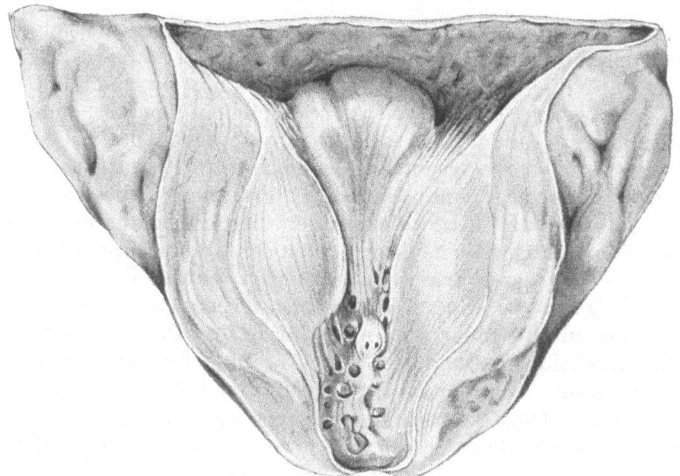

Abb. 17. S. 95/27, Mann, 70 Jahre. Prostatitis purulenta bei Prostataabszeß, der ein stenosierendes Rektumkarzinom vortäuschte. Entleerung des Eiters durch die erweiterten Prostatadrüsen-Ausführungsgänge.

(Abb. 17). Dasselbe fließt von der Schnittfläche ab, ohne daß nach Abspülen des Sekretes Einschmelzungsherde sichtbar würden.

Das mikroskopische Bild der akuten Prostatitis ist ein wechselndes, je nachdem Parenchym oder Zwischengewebe sich stärker an der Entzündung beteiligen. Man darf wohl mit Recht annehmen, daß in der überwiegend größeren Zahl der Fälle der Entzündungsbeginn in den Drüsenräumen vor sich geht. Das Bild ist zuerst das der rein katarrhalischen Entzündung (katarrhalische Prostatitis) mit starker Desquamation des Epithels, das die ganzen Drüsenräume, die sich dabei erweitern können, ausfüllt. Das Wandepithel wird dabei nieder, unregelmäßig, locker, pigmentarm oder frei von Pigment. Dieser rein desquamativen Entzündung gesellen sich in anderen Fällen Leukozyten in wechselnder Zahl, oder die Epithelien treten ganz zurück zugunsten der Leukozyten (follikuläre Prostatitis). Gerade in solchen Fällen mit starker Abstoßung und Exsudation in das Innere der Drüsenräume ist das Abströmen des Exsudates von der Schnittfläche besonders deutlich; die alte Bezeichnung von ROKITANSKY „milchende Prostata", wenn sie ROKITANSKY vielleicht auch anders gemeint hat, bezeichnet treffend den Befund. Es bedarf nicht der Erwähnung, daß die starken katarrhalischen Prozesse auch viele Fälle von chronischer Prostatitis begleiten.

Ist die Entzündung stärker, so wird bald das Interstitium in Mitleidenschaft gezogen, das aber auch die erste Lokalisation der Entzündung in der Drüse sein kann. Von leukozytärer Entzündung geringen Grades bis zur miliaren Abszeßbildung und von da zu großen Abszessen gibt es alle Übergänge. Die Abszesse können sich in die Ausführungsgänge entleeren, diese können durch die entzündlichen Prozesse ebenfalls erweitert werden, die ganze Pars prostatica urethrae kann so groblöcheriges Aussehen gewinnen. Aus den Löchern quillt beim Aufschneiden der Urethra dicker Eiter (Abb. 17). Weitere Steigerung des entzündlichen Prozesses führt zu ausgedehnter Abszedierung (Abb. 18), die ganze Lappen, gegebenenfalls auch die ganze Prostata zur Einschmelzung bringen kann (Vorblasenbildung: BOEMINGHAUS) Es kommt dann zu ausgedehnten Abszeßhöhlen mit breitem Durchbruch in die Urethra, Übergreifen auf das periprostatische Gewebe; Durchbrüche in Rektum und Damm, ins Cavum ischiorectale, ins Cavum Retzii, Foramen obturatorium, Leistengegend, in die Corpora cavernosa können sich einstellen, wenn nicht vorher

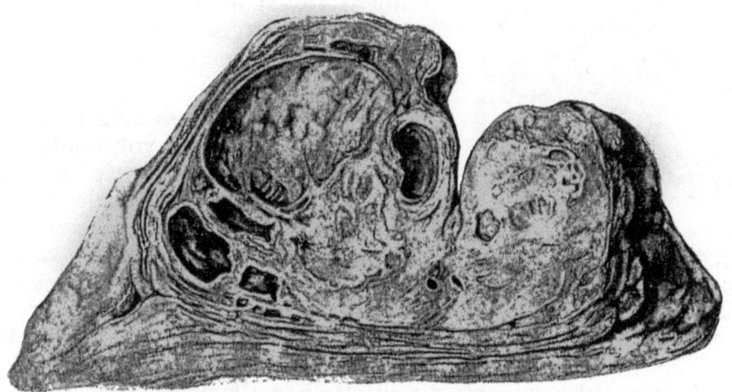

Abb. 18. S. 57/27, Mann, 48 Jahre. Primärer Prostataabszeß (Staphylokokken) als Ursache einer foudroyant verlaufenden Pyämie.

durch septikämisch pyämische anderweitig lokalisierte Prozesse, deren Teilerscheinung die Prostatitis abscedens war, der Tod eintritt (HEMPEL).

Man unterscheidet nach AVERSENQ und DIEULAFÉ:

1. Vordere periprostatische Abszesse; der Abszeß erstreckt sich hier bis ins Cavum Retzii,
2. seitliche periprostatische Abszesse,
3. hintere periprostatische Abszesse, die sich wieder in retroprostatische und retrovesikuläre (hinter den Samenblasen gelegene) Abszesse trennen lassen,
4. vordere extraprostatische Eiterungen im Cavum Retzii (idiopathische [?] Eiterungen),
5. laterale extraprostatische Phlegmonen (Phlebitis [?], Lymphangitis [?]),
6. hintere extraprostatische Phlegmonen, die ins Rektum durchbrechen können (prärektale Phlegmonen).

Im großen und ganzen ist die eitrig einschmelzende Prostatitis wenigstens am Sektionstisch nicht allzu häufig, sie kommt fast nur bei Erwachsenen vor, eitrige Prostatitiden bei Kindern sind extreme Ausnahmen (SCHMIDT); kleinere Abszeßbildung ist dagegen nicht selten auch als Nebenbefund zu erheben. Wesentlich öfter sind es embolische Erkrankungen, die die ausgedehnteren Abszeßbildungen der Prostata herbeiführen, als Infektionen der Prostata von der

Umgebung her. So fand HEMPEL unter 14 Prostataabszessen 8 metastatische, hämatogene, 2 lymphogene.

Die Quellen der metastatischen Abszesse waren in einem Falle lymphangitische Abszesse nach Verbrennung, in einem anderen solche nach Fingerverletzung; ferner wurden sie beobachtet nach Otitis media, nach Lungenentzündung, nach Osteomyelitis tibiae, nach Furunkulosis, nach Angina (BETTAZZI), nach Gelenkeiterungen, nach epidemischer Parotitis (GOSSELIN), nach Variola (PASTUREAU). SZENKIER beschreibt einen typhösen Spätabszeß bei einem $2^1/_2$jährigen Kinde; bei Diabetikern haben wir wiederholt derartige Prostataabszesse gesehen.

Bei den heftigen, offenbar in dem prostatischen Gewebe rasch zur Einschmelzung führenden akuten Entzündungen spielen Streptokokken und vor allem Staphylokokken die Hauptrolle; FAUQUIAU fand unter 32 Abszessen 26mal Staphylokokken. Alle anderen Eitererreger, die bei der nicht ausgedehnt abszedierenden akuten Entzündung gefunden werden, treten hiergegen an Bedeutung zurück, so die Erreger der Typhus- und Paratyphusgruppe, die Pneumokokken, die Gonokokken u. a.

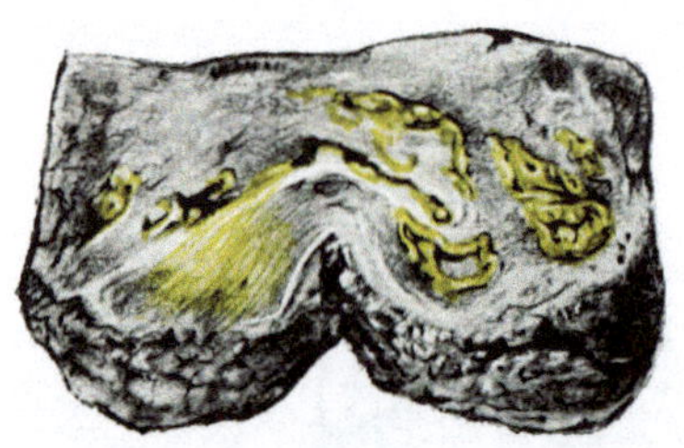

Abb. 19. S. 3/27, Mann, 70 Jahre. Alte entleerte Prostataabszesse mit zusammengefallener Abszeßkapsel und Pseudoxanthomzellinfiltration der Abszeßwand (metastatische Streptokokkenabszesse bei Sepsis nach komplizierter Malleolarfraktur).

Dauern die Abszesse längere Zeit an oder entleeren sie sich nicht vollständig, so finden sich manchmal in der Umgebung der Einschmelzungsherde breite Infiltrate gelblicher lipoidtröpfchenreicher Pseudoxanthomzellen, die als dicke gelbe Säume die zackigen Zerfallshöhlen umgeben. Das Bild kann so an Durchschnitte eines an Corpora lutea reichen Ovars erinnern (Abb. 19). Wie bei jeder eitrigen Entzündung gehen auch in der Prostata die glatten Muskelfasern, die elastischen Elemente zum Teil zugrunde. Diese partielle Gewebszerstörung, im Verein mit der Zerstörung von mehr oder minder großen Teilen des Drüsenkörpers kann zu wesentlichen Verkleinerungen der ganzen Drüse führen, und manche Bilder der sog. Prostataatrophie sind Folgen der Ausheilungsprozesse entzündlicher Veränderungen. Das mikroskopische Bild zeigt dann eine hochgradige Rarefizierung der Drüsen, die einzelnen Drüsenläppchen sind klein, eng, entbehren scheinbar manchmal der Lichtung vollständig; es fiel uns in solchen Fällen auch das fast völlige Fehlen der Prostatakonkremente auf. Größere Bezirke des Gesichtsfeldes können ganz drüsenleer sein. Das Epithel der noch erhaltenen Drüsen ist dabei meist auch atrophisch, nieder, sein Pigment ist gewöhnlich stark vermindert oder nicht mehr nachzuweisen.

Von der Rarefizierung der glatten Muskelfasern haben wir schon gesprochen; die elastischen Fasern, die sich auch vielfach aufgelöst haben, scheinen aber an anderen Stellen an Masse zunehmen zu können, denn um die restierenden Drüsen finden sich nicht selten wesentlich dichtere Netze als sonst. Das mag vielleicht aber auch mit der Verkleinerung der Drüsen und der dadurch bedingten Zusammenklumpung der elastischen Fasern zusammenhängen. Ins vermehrte Bindegewebe sind mehr oder minder zahlreiche Lymphozyten, denen in wechselnder Zahl Plasmazellen beigemengt sind, eingestreut, und Bezirke stärkerer Ablagerung eisenhaltigen braunen teils intrazellulären, teils extrazellulären körnigen Pigmentes sind Hinweise auf im Gefolge der akuten Entzündung aufgetretene Blutaustritte.

In seltenen Fällen kommt es zur Verödung der Drüsen, und die Bilder, die dann resultieren, können große Ähnlichkeit mit Bildern der karnifizierenden Pneumonie haben. Das subepitheliale innerhalb der elastischen Netze gelegene Bindegewebe nimmt dabei an Masse zu, die Lumenlichtung engt sich ein, etwaige papilläre oder balkige Vorsprünge werden plump; dazu kommt, daß sich auch in das Lumen bindegewebige Züge vorschieben, die dasselbe vollständig ausfüllen, so daß in Endfällen nur Elastin- und VAN GIESON-Färbung die Umrisse der früheren Drüsen erkennen lassen. Alle Übergänge von beginnenden obliterierenden Prozessen bis zur vollständigen Verödung konnten wir so an einzelnen Fällen beobachten.

Auf Epithelmetaplasien, die im Gefolge der Prostataentzündungen nicht selten auftreten, kommen wir später zu sprechen.

Geringgradige chronische entzündliche Prozesse sind in der Prostata des älteren Individuums nicht selten; bei Greisen, insbesondere in Fällen von Prostatahypertrophie ist ihr Fehlen geradezu Ausnahme; es handelt sich hierbei meist um kleine umschriebene, gewöhnlich periglandulär gelagerte Rundzellenherde, denen nur selten Plasmazellen beigemengt sind. Sie finden sich häufig neben katarrhalischen Vorgängen in der benachbarten Drüsenlichtung, und sind wahrscheinlich vielfach weniger Folge einer bakteriellen Infektion als resorptiver Vorgänge. Auch starke Ansammlung von Prostatakonkrementen, die manchmal bis zur höchstgradigen Atrophie und schließlich zum Schwund des Drüsenepithels an dieser oder jener Stelle führen können, werden manchmal Ursachen derartiger Rundzellanhäufungen sein können: ,,Fremdkörperriesenzellen" schieben sich dabei sehr häufig als Puffer zwischen Konkremente und bindegewebige Drüsenumhüllung ein (Abb. 9, 10, 11 u. 12).

Gutartige Basalzell- und Plattenepithelwucherungen der Prostata.

Abgesehen von den einfacheren Veränderungen des Epithels der Prostata, die mit dem jeweiligen Funktionszustande, mit Involutions- und Regenerationsprozessen zusammenhängen, kommen weitergehende Veränderungen mit stärkeren Umwandlungen des Epithels nicht zu selten vor. KROMPECHER fand sie unter 51 Fällen 23mal, also in 45% aller Fälle. Am häufigsten beobachtet man die Mehrschichtigkeit. Sie tritt häufiger bei alten Leuten auf, doch konnten wir sie auch schon bei Individuen gegen Ende des 3. Jahrzehnts beobachten. Die Änderung im Epithelcharakter der Drüsenauskleidung ist dabei immer stark begrenzt; meist sind es nur einzelne Drüsen, die an Stelle des normalen kubischen Epithels, unter dem sich normalerweise in nicht ganz gleichmäßiger Ausbreitung eine Schicht platter basaler Zellen nachweisen läßt (LANGERHANS, KROMPECHER), eine Vielzeiligkeit spindeliger, also radiär zum Lumen gestellter, Zellen zeigen, die bei stärkerer Mächtigkeit zu einer wesentlichen Verengerung der Lichtung führen kann, in manchen Fällen selbst das Lumen zum Verschwinden bringt. Dabei kann die zentralste Zellreihe die ursprüngliche kubische bzw. kleinzylindrische Form beibehalten, so daß es den Eindruck erweckt, als ob die Zylinderepithelschicht durch Wucherung darunter liegender Zellen in die Höhe geschoben worden ist. Die Veränderungen können in allen Teilen der Prostata vorkommen, bevorzugt sind mehr die dem Kollikulus benachbarten Drüsen. Die Veränderungen können sich sogar nur auf Teile der Drüsen beschränken, so daß in einem Hohlraum neben ruhendem kubischen Epithel ein Zellsegment vielschichtigen Charakter haben kann. Meist zeigt die Umgebung derartiger Hyperplasien Zeichen chronischer Reizung, so insbesondere bald stärkere, bald schwächere Rundzellinfiltrationen.

Nach Krompecher sollen es vorwiegend verengerte, spaltförmig zusammengepreßte Drüsenlichtungen sein, in denen das Epithel zu wuchern beginnt. Davon konnten wir uns nicht überzeugen. Die befallenen Drüsen unterscheiden sich von anderen gewöhnlich nicht.

Besonders Krompecher hat sich mit dieser regeneratorischen Basalzellenhyperplasie beschäftigt. Die Bezeichnung besagt schon, daß Krompecher die ganze Wucherung von den platten basalen Zellen ableitet, die, wie oben erwähnt, zu den normalen Bestandteilen der Drüsenauskleidung gehören. Ob diese Anschauung tatsächlich zu Recht besteht, steht noch dahin. Denn es besteht keine Schwierigkeit, die ganze Zellwucherung auch den eigentlichen Drüsenzellen zuzuschreiben, die bei lebhaften Wucherungen wohl allmählichen Veränderungen oder sprunghaften Mutationen unterliegen können.

Die Mehrzeiligkeit und Vielzeiligkeit des Epithels geht manchmal in Vielschichtigkeit über. Die Zellen verlieren dabei ihren Zylindercharakter, nähern sich mehr der abgeplatteten oder runden Form, und weiter kommen alle Übergänge zu plattenepithelialen Schichtungen, selbst mit Stachel- und Riffelbildungen vor. Auch Verhornung fehlt bei diesen Epithelverwandlungen nicht.

Im Gegensatz zu den regeneratorisch hyperplastischen Wucherungen nennt Krompecher diese weitergehenden Bilder regeneratorische Dysplasien.

Stärkere Ausbildungen dieser geschichteten Plattenepithelbildungen in den Drüsen sind im allgemeinen viel seltener als die einfacheren Zylinderzellwucherungen. Krompecher beschreibt in einem Falle von eitriger Prostatitis, wie das Zylinderepithel der Prostatadrüsen auf weite Strecken hin durch Pflasterepithel ersetzt wurde, das zum Teil die Drüsenlichtungen vollständig ausfüllte, zum Teil im Zentrum liegende Prostatakörperchen umschloß. Auch wir haben einen ähnlichen Fall gesehen, bei dem das Stroma der ausgedehnten Plattenepithelnester stark entzündlich verändert war. Entzündliche Faktoren scheinen also bei diesen Umwandlungen mit im Spiele zu sein. Wir werden auf unseren Fall im Anschluß an die Plattenepithelkarzinome der Prostata zu sprechen kommen, da er sich nicht mit aller Sicherheit als nicht bösartig beurteilen ließ.

Eigentliche Gewebsmißbildungen sind diese Hyperplasien und Heteroplasien nicht. Aschoff, Schlachta, Schridde, Robert Meyer haben dargelegt, daß von der Mitte des 8. Fetalmonats ab, an Stelle des ursprünglichen Zylinderepithels in zahlreichen Drüsen der Prostata, besonders der Umgebung des Utrikulus, Pflasterepithelien auftreten, die zu starker Desquamation besonders in das Innere der Drüsen führen; diese Epitheländerung bleibt aber nur kurze Zeit bestehen und wird gewöhnlich nach dem zweiten postembryonalen Monat wieder durch Zylinderepithel ersetzt.

Diese Potenz, anderes Epithel zu bilden, ist also eine Eigenschaft der Prostatadrüsenepithelien, und zwar besonders der in der Umgebung des Utrikulus gelegenen Epithellagen. Es ist derselbe Vorgang, der auch in anderen Organepithelien zu beobachten ist; wir erinnern an derartige Änderungen der Schleimdrüsenausführungsgänge im Ösophagus, in der Trachea bei Grippe, nach Kampfgasverätzungen, nach Bestrahlungen, wobei auch hier entzündliche Veränderungen des Epithelbettes nicht fehlen. Es ist also nicht die Annahme einer Persistenz fetaler Formen zur Deutung dieser Epithelbildungen nötig, ebensowenig wie die Anwendung des sehr schwankenden Begriffes der indirekten Metaplasie.

Von den Grenzfällen, die wahrscheinlich noch nicht ins Maligne übergeschlagen sind, verdienen besondere Erwähnung solche, bei denen die Änderung im Epithelcharakter schon makroskopisch in Erscheinung tritt. So sah man in einem Fall von I. E. SCHMIDT auf dem Schnitt der Prostata eine Anzahl leicht hervorragender, leicht verästelter weißlicher Stellen, die von der Schleimhaut der Pars prostatica urethrae radiär in den Drüsenkörper ausstrahlten. Zwischen Prostata, Blase und Rektum fand sich eine mit gelbgrünlichen eiterartigen Massen ausgefüllte Höhle, die mit dem Rektum durch 2 Fisteln in Verbindung stand. Während nun die peripheren und unteren Teile der Drüse normale, dem Alter entsprechende Drüsenstrukturen aufwiesen, die gewöhnliche Zylinderepithelauskleidung hatten, auch stellenweise Gänge vorkamen, die geschichtetes Epithel nach Art der oben beschriebenen Prosoplasien bei normalem Durchmesser der Drüsen besaßen, fanden sich andere mehr urethranahe Drüsen mit geschichtetem, in ausgesprochenes Plattenepithel übergehendem Belag überzogen. Die basalen Zellen dieser Zellreihen nahmen Stachel- und Riffelzellbildung an, gegen das Lumen zu platteten sich die Zellagen ab und verhornten zunehmend. Die Weite dieser so umgewandelten Kanälchen stieg bis zu 1 mm Durchmesser, für kindliche Prostatadrüsen ein ganz ungewöhnliches Maß. Vielfach waren durch die Wucherungen die Kanäle völlig verschlossen, hier wurden dann auch Zellkugelbildungen gesehen. Wie diese Prostatadrüsen, war auch der Utrikulus von geschichtetem Plattenepithel mit Epidermischarakter ausgekleidet, dieses Epithel griff auch auf die Urethra über und setzte sich blasenwärts bis zum Trigonum fort. Mit dem pararektalen Abszeß kommunizierten große Drüsengänge, die ebenfalls mit verhornendem Plattenepithel ausgekleidet waren.

In einem zweiten Falle fand SCHMIDT ganz ähnliche Verhältnisse (53jähriger Mann); auch hier lagen nebeneinander Drüsen mit Plattenepithel und solche mit kubischer Epithelauskleidung. Hier fehlten aber im Gegensatz zu obigem Fall und der Mehrzahl der Fälle mit diesen Epitheländerungen entzündliche Prozesse, ein Hinweis darauf, daß diese nicht notwendiger ätiologischer Faktor der Umänderung sein müssen.

Von diesen Epithelwucherungen ohne Drüsenvermehrung, bei denen also sich nur der Charakter des Epithels in mehr oder minder zahlreichen Drüsen ändert, sind zu unterscheiden kleindrüsige und solide Epithelwucherungen, die sich manchmal in kleinen umschriebenen Teilen der Prostata finden, manchmal aber auch große Teile der ganzen Prostata durchsetzen; diese Veränderungen finden sich sowohl in nicht knotig veränderten, also normalen Drüsen, als auch in sog. „hypertrophischen". Sie sind es, die die Differentialdiagnose gegen das Karzinom außerordentlich erschweren, mit jenem völlig identische Teilbilder geben können, so daß auch der Histologe in manchen Fällen nur aus dem Fehlen des Übergreifens der Wucherung auf Prostataumgebung und Samenblase, aus dem leichten Auslösen so veränderter Knoten aus der „chirurgischen Prostatakapsel" den Wahrscheinlichkeitsschluß auf gutartige Wucherung ziehen kann.

Die Veränderungen sind insbesondere in höherem Alter nicht selten. NELLER und NEUBÜRGER haben in wahllos untersuchten 40 aufeinander folgenden Fällen von Prostaten über 30 Jahre alter Männer, bei denen weder klinisch noch makroskopisch Verdacht auf Bösartigkeit bestand, 7mal, also in 17,5%, aller Fälle derartige atypische Epithelwucherungen gefunden. Sämtliche Fälle betrafen Männer über 50 Jahre. Wir führen kurz diese in unserem Institut ausgeführten Untersuchungsergebnisse an, da sie am besten ein Bild dieser Epithelwucherungen geben:

1. Fall: Mann, 60 Jahre, an Magenkrebs gestorben. Die Prostata war nicht vergrößert. Ein umschriebener Herd zeigte dicht gelagerte solide Epithelstränge, in weiterer Umgebung fand sich eine unscharf abgegrenzte kleindrüsige Wucherung, die zwischen das Drüsengewebe eingelagert war. Die Kerne dieser Epithelien waren zum Teil kubisch, zum Teil rund, auch atypisch lappige Kernformen kamen vor; ebenso waren vereinzelt Mitosen zu sehen. Das umgebende Stroma war etwas zellreicher als die Umgebung.

2. Fall: Mann, 74 Jahre, an Kolonkarzinom gestorben. Hier lag eine „knollige Prostatahypertrophie“ vor. Innerhalb eines Adenomknotens, dessen Grenzen überschreitend, waren zellreiche kleindrüsige Epithelwucherungen mit Übergang zu soliden Strangbildungen zu sehen.

3. Fall: 75jähriger Mann, an Nephrosklerose und ihren Folgen gestorben. Hier war makroskopisch die Prostata nicht vergrößert. Das mikroskopische Bild war ähnlich wie bei 2., nur war die Drüsenwucherung noch dichter, die Epithelzellkerne waren mehr unregelmäßig, vielfach gelappt, atypische Mitosen waren eingelagert. Das Grundgewebe war sehr zellreich.

4. Fall: 73jähriger, an Apoplexie gestorbener Mann. Die Prostata war nicht vergrößert, derb. Der Befund war ebenfalls dem bei 2 und 3 erhobenen ähnlich, auch hier war das Wachstum der meist soliden Stränge ein mehr infiltratives.

5. Fall: 71jähriger, an Aortenlues gestorbener Mann. Die Prostata war nur wenig vergrößert. Die kleindrüsige Epithelwucherung war wenig ausgedehnt, auch hier im Epithel Atypien und vereinzelte Mitosen. Das Stroma erwies sich als leicht rundzellig infiltriert.

6. Fall: 71jähriger, an Urosepsis bei Penisphlegmone gestorbener Mann. Die Prostata war vor allem durch entzündliche, selbst abszedierende Entzündung vergrößert. Im Bereiche eines stärkeren entzündlichen Infiltrates waren Wucherungen kleiner solider Epithelzüge zu sehen, die zum Teil Übergang in Plattenepithel wiesen. Der Herd war klein und ganz umschrieben.

7. Fall: 65jähriger, an Lungen- und Bauchfelltuberkulose gestorbener Mann. Auch hier war makroskopisch die Prostata nicht verändert. Im mikroskopischen Bild aber war die kleinsträngige, meist solide, nur selten lumenbildende Epithelwucherung ausgedehnt infiltrierend.

Fälle der Art könnten beliebig viele gefunden werden, wenn man sich die Mühe macht, systematisch die Vorsteherdrüsen alter Leute zu untersuchen, und die Behauptung ist nicht zu gewagt, daß auf lückenloser Serienuntersuchung alter Drüsen jede hier oder dort derartige ganz atypische Wucherungen aufweisen würde. Die Zusammenstellung zeigt auch, daß die Drüsenwucherung bei der sog. „Prostatahypertrophie“ nicht Voraussetzung dieser Wucherungen ist. Sie finden sich eher in Prostaten, die normale Größenverhältnisse und nicht knotigen Charakter aufweisen. Ihr karzinomähnliches Bild geht ohne weiteres aus obiger Beschreibung hervor.

Darf man sie als beginnende Karzinome bezeichnen? Ich glaube nicht, es müßte sonst schließlich jede alte Prostata als karzinomatös angesehen werden. Histologisch geben kleine Ausschnittsbilder von Karzinom nicht unterscheidbare Strukturen. Bekanntlich zeigen Strumen, zeigen Mammae, letztere bei dem proteusartig wechselnden Bild der polyzystischen Degeneration ebenfalls ähnliche Bilder, die den Ungeübten immer wieder verleiten, von beginnendem Karzinom oder präkarzinomatösen Prozessen zu sprechen. Auch das letztere ist wohl nicht erlaubt, da man von einem präkarzinomatösen Herd erwarten müßte, daß er zwangsmäßig bei längerer Dauer in Karzinom übergeht, davon kann hier keine Rede sein. Maßgebend für die Diagnose des echten Prostatakarzinoms bleibt demnach nur die Überschreitung der Organgrenzen durch das epitheliale Wachstum, das sich beim Karzinom meist früh zeigt. Natürlich sprechen wir hier nicht von ganz atpyischen Zellwucherungen, die, wenn auch interglandulär gelegen, auf den ersten Blick durch ihr hochgradig von der normalen Drüsenstruktur abweichendes Bild sich als Karzinome manifestieren.

TIETZE hat auf diese Epithelwucherungen in der Prostata schon vor Jahren aufmerksam gemacht; er leitet diese Epithelwucherungen nicht von den vorhandenen regulären Drüsen ab, sondern von undifferenzierten Epithelhaufen, die er schon in der Prostata kleiner Kinder nachgewiesen hat, die nicht in Zusammenhang mit den Drüsen stehen sollten, sondern gewissermaßen undifferenzierte Keimzentren darstellten, aus denen bei geignetem Reiz diese Wucherungen hervorgehen. Von denselben Zellhaufen leitet TIETZE auch die Prostatahypertrophien und ebenso das echte Karzinom ab, eine Auffassung, der wir uns, wie unten dargelegt ist, nicht anschließen können.

Derartige Zellgruppen, wie sie TIETZE beschreibt, sind sicher nicht isolierte Zellhaufen, sondern stehen, wie Serienschnitte zeigen, immer in Zusammenhang mit den Drüsen. Es ist hier wohl TIETZE ein Fehler unterlaufen, indem Anschnitte der Kuppen von Drüsen derartige isolierte Zellkomplexe vorgetäuscht haben. Wir wenigstens konnten uns von dem Vorhandensein dieser TIETZEschen Zellinseln nie überzeugen.

Adenomyome und Myome der Prostata, sog. Prostatahypertrophie.

Schon aus der obigen statistischen Zusammenstellung von SIMMONDS geht hervor, daß die Altersprostata trotz der Atrophie ihres eigentlichen Gewebes gewöhnlich vergrößert ist. Diese Vergrößerung kann eine ganz beträchtliche sein, wir haben verschiedentlich derartige Drüsen von 120 bis 200 g gesehen, BORZA teilt ein Gewicht von 216 g, FULLERTON eines von 481 g mit. Faustgroße Drüsen sind nicht selten, DAMSKI und REINHARDT sprechen von kindskopfgroßen Drüsen.

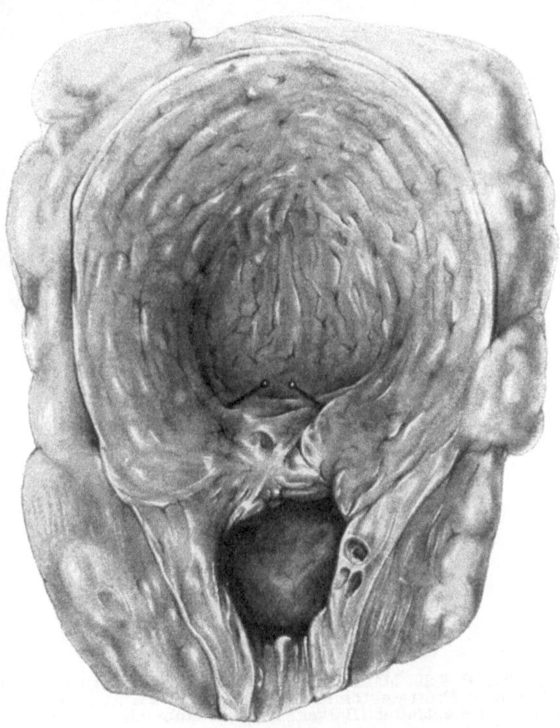

Abb. 20. P.S. 21. 11. 20., Mann, 64 Jahre. Status nach frischer Prostatektomie. Große Wundhöhle, dem ausgeschalten Tumor entsprechend; am unteren Rand der Höhle ist der Colliculus seminalis deutlich.

Das Bild dieser „hypertrophischen Drüsen", wie wir sie vorläufig unter Vorbehalt nennen wollen, ist verschieden. In manchen Fällen scheint die Vergrößerung eine gleichmäßige zu sein. Das sind insbesondere solche Organe, bei denen alle Drüsen gleichmäßig kleinzystisch erweitert erscheinen.

Allerdings erkennt man bei mikroskopischer Untersuchung, insbesondere bei Anwendung der elastischen oder VAN GIESON - Faserfärbung, daß auch hier Knollenbildung nicht fehlt, daß also auch diese Fälle nicht Ausdruck einer gleichmäßigen Hypertrophie des Organs sind. Für das Vorkommen einer reinen Hypertrophie des Organs haben wir niemals Anhaltspunkte gefunden. TANDLER und ZUCKERKANDL sind wohl im Rechte, wenn sie das Aufkommen des Märchens der reinen Prostatahypertrophie auf die gewöhnliche Sektionsmethode zurückführen: wird wie gewöhnlich die Harnröhre von vorne aufgeschnitten, so wölben sich die vergrößerten Seitenlappen stark vor und machen den Eindruck einer einheitlichen Größenzunahme des ganzen Organs. Das Bild ändert sich sofort, wenn Querschnitte oder Längsschnitte des Organs, die den Kollikulus treffen, angelegt werden. Hier kann dann die ungleichmäßige

Vergrößerung der einzelnen Organteile nicht übersehen werden. Bei den anscheinend gleichmäßig vergrößerten Drüsen finden sich nur die vom Kollikulus blasenwärts gelegenen Teile der Drüse vergrößert, während der periphere, vom Kollikulus distal gelegene Teil des Organs an der Vergrößerung auch solcher Drüsen nie Anteil nimmt.

Genauere anatomische Untersuchungen haben hier zu einer weitgehenden Änderung der früheren Ansichten von der „Prostatahypertrophie" geführt (WALLACE, FREUDENBERG, TANDLER und ZUCKERKANDL). Eine Prostatahypertrophie in der eigentlichen Bedeutung des Wortes gibt es nicht und ebenso wenig konnte mit Recht von einer totalen Entfernung der Prostata auf operativem Wege gesprochen werden; denn bei der Prostataoperation werden Colliculus seminalis und Ductus ejaculatorii nie mit entfernt (Abb. 20, 21, 22), von der Schleimhaut der Harnröhre bleibt der distal vom Kollikulus gelegene Teil immer erhalten und schon daraus müßte a priori der Schluß zu ziehen sein, daß bei dieser typischen Operation Teile der Prostata zurückbleiben müssen, da die Ausführungsgänge der Drüse neben dem Kollikulus und distal vom Kollikulus münden. Dies geht deutlich aus Abb. 21 hervor. Weiterhin ist einige Monate nach einer ohne Verwicklungen verlaufenen sogenannten Prostataexstirpation zu beobachten, daß sich das Organ fast ganz regeneriert hat, die ursprüngliche große Wundhöhle fast ganz von Organgewebe ausgefüllt ist (Abb. 21 u. 22). Denn bekanntlich besitzt die Prostata eine das Organ umscheidende Kapsel nicht; die von den Chirurgen zurückgelassene Kapsel ist, wie jeder Schnitt durch diese zeigt, zusammengepreßtes Prostatagewebe. Manchmal ist diese Prostatadrüsenstruktur der Kapsel sogar makroskopisch sichtbar, und zwar in solchen schon vorhin erwähnten Fällen, in denen die Drüsen der „Kapsel" an der Erweiterung ihrer Lichtungen teilnehmen (Abb. 23).

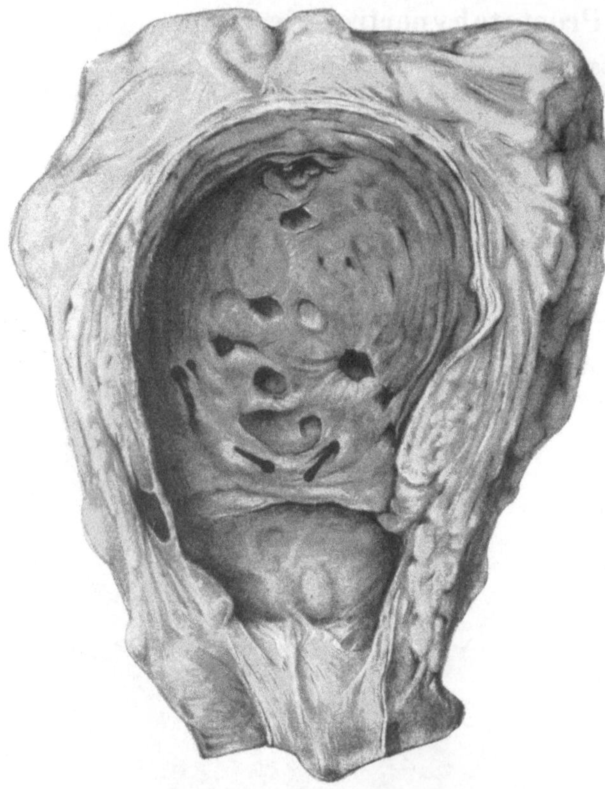

Abb. 21. P. 5/26, Mann, 60 Jahre. Abflachung, der Operationshöhle nach Prostatektomie vor 4 Monaten: die Außendrüse hat sich wieder entfaltet (Balkenblase mit zahlreichen Divertikeln).

Wir kehren nun zu dem Bild der hypertrophischen Prostata zurück: Ein Längsschnitt zeigt, daß die Vergrößerung keine homogene ist, daß sich vielmehr periurethral und blasenwärts, also vom Kollikulus aufwärts, in der Drüse umschriebene Knoten gebildet haben, bald einzeln, bald in der Mehrzahl, die von

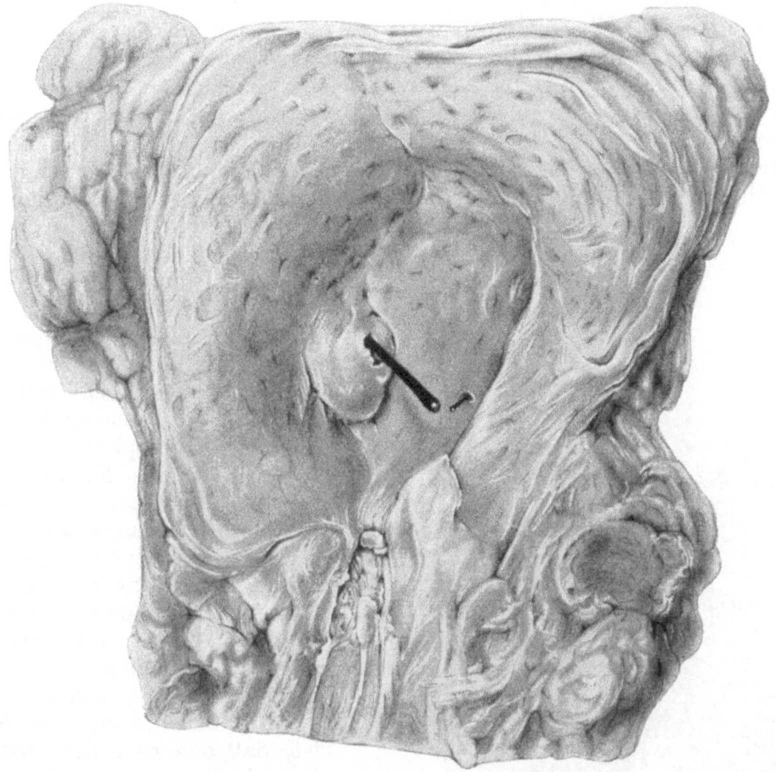

Abb. 22. P. 13. 6. 21. Mann, 55 Jahre. Vollständige Ausfüllung der Operationshöhle nach Prostatektomie vor 1 Jahr. Narbenbildungen in der Pars prostatica urethrae, in der Umgebung des Kolliculus (Stein in der rechten Urethralmündung.)

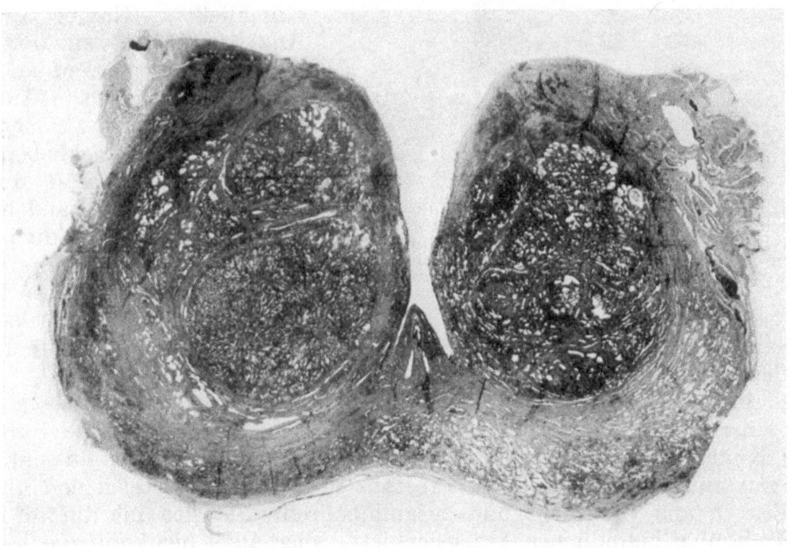

Abb. 23. Prostatahypertrophie. Querschnitt. Die Abgrenzung der vergrößerten Innendrüse von der komprimierten Außendrüse (chirurgische Prostatakapsel) ist deutlich. 3fache Vergrößerung.

umfassenden faserigen Zügen umgeben sind. Von solchen kleineren Knoten sind die großen ausschälbaren Knollen zusammengesetzt.

Auch für diese knolligen Gebilde ist die Frage zu entscheiden, ob es sich dabei um einfache Vergrößerungen eines Teiles der Drüsen handelt oder ob Geschwulstbildung vorliegt.

Aus der Betrachtung der operativ oder am Leichenpräparat ausgeschälten Knoten geht hervor, daß die Knollen in innigster Beziehung zur Schleimhaut der mitentfernten Harnröhre stehen. Diese innige Beziehung der Knotenbildung zur Schleimhaut ergibt sich auch aus Bildern, die nicht vergrößerte präsenile und auch greise Vorsteherdrüsen bieten. Hier sind nicht selten in unmittelbarer Nähe der Schleimhaut makroskopisch hanfkorn- bis erbsengroße Knötchen zu sehen, die scharf umschrieben wohl als Anfangsstadien der späteren Knollenbildungen aufgefaßt werden dürfen. Sie sind nie einzeln, sondern immer in größerer Anzahl und immer in nächster Umgebung der Urethralschleimhaut gelegen. Ein weiterer bemerkenswerter Punkt ist, daß das nach der Ausschälung kleiner und großer Knoten zurückbleibende mehr oder minder zusammengepreßte Prostatagewebe weitere Knoten nie einschließt. Entgegengesetzte Angaben (HEDINGER, LUMPERT) sind wohl nur so zu erklären, daß der Chirurg beim Ausschälen der Knoten in zu oberflächlicher Schicht geblieben ist, Teile der Innendrüse zurückgelassen hat; es handelt sich also nicht um Rezidive, entstanden aus dem Gewebe der Außendrüse. Wir haben jedenfalls niemals Bilder gesehen, die auf eine Möglichkeit der Entstehung von Knoten in den die sogenannte Kapsel bildenden Schichten hingedeutet hätten.

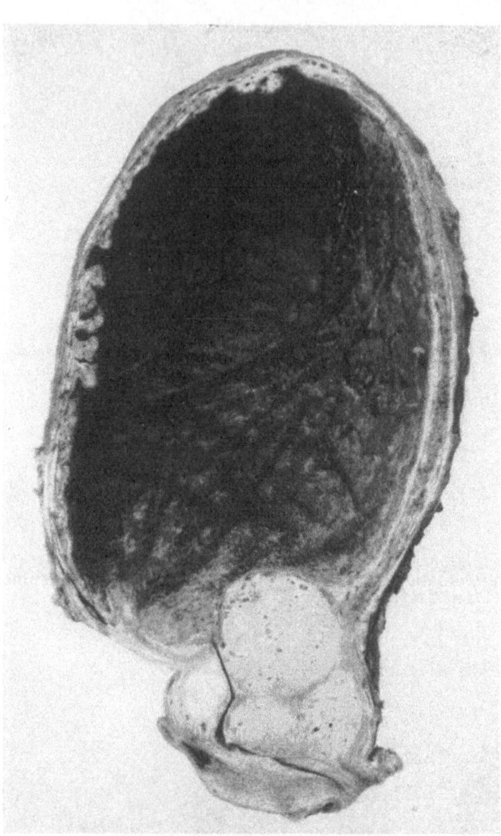

Abb. 24. S. 825/28. Mann, 71 Jahre. Episphinkterische Prostatahypertrophie. Typus I nach TANDLER-ZUCKERKANDL. Balkenblase. Der episphinkterische Knoten ist von den unteren und hinteren Knoten durch eigene Kapsel (Sphinkterfasern) scharf abgegrenzt. $^3/_4$ der natürl. Größe.

Aus diesen Beschreibungen läßt sich also schon folgern, daß es sich bei der sogenannten „Prostatahypertrophie" um eine multizentrische, aber zu großen Knäueln sich vereinigende Wucherung handeln muß, die ausschließlich im oberen und vorderen Teil der Prostata sitzt, die die distalen und hinteren Teile des Organs verschiebt und zusammenpreßt, die sich nie auf die distal vom Kollikulus befindlichen Drüsengebiete, aber auch nicht auf die hinteren ausdehnt, auch die eigentlichen Kollikulusdrüsen und die des Utrikulus sicher nicht in Mitleidenschaft zieht.

Formen der „Prostatahypertrophie“.

Ehe wir weitere Schlußfolgerungen ziehen, müssen noch andere anatomische Beziehungen der Knotenbildungen zu ihrer Umgebung erörtert werden, auf die vor allem die Untersuchungen von TANDLER und ZUCKERKANDL aufmerksam gemacht haben. Diese unterscheiden 2 Typen der „Prostatahypertrophie“: beim ersten Typus betrifft die Veränderung hauptsächlich den Blasenhals: in die vesikale Harnröhrenmündung wölben sich knotige Ausläufer der Prostata vor, bald in Form kleiner Knötchen, die manchmal in Mehrzahl vorhanden sind, bald als bis faustgroße Knoten, die in besonderen Fällen nahezu die ganze Blase ausfüllen können. Die Form dieser Knoten kann eine ganz verschiedene sein: bald sind sie dünn gestielt, bald sitzen sie mit breiter Basis auf (Abb. 24 u. 25). Die dünner gestielten polypös in die Blase hineinragenden Knoten, die nahezu ausschließlich an der hinteren Wand der Blasenhalsteile ihren Sitz haben, können sich klappenartig über die Harnröhrenmündung legen und diese bei Druck im Innern der Blase verschließen. Neben diesen solitären polypösen Wucherungen der hinteren Wand des Blasenhalses kommen knotige Verdickungen vor, die halbkranz- oder hufeisenförmig die Harnröhrenmündung umgeben, in selteneren Fällen schließt sich der Kranz. Daß diese Verdickungen am Blasenhals die Harnblasenentleerung wesentlich hindern können, ist bekannt; auf die Harnblasenveränderungen, die sich daraus ergeben, kommen wir später zu sprechen.

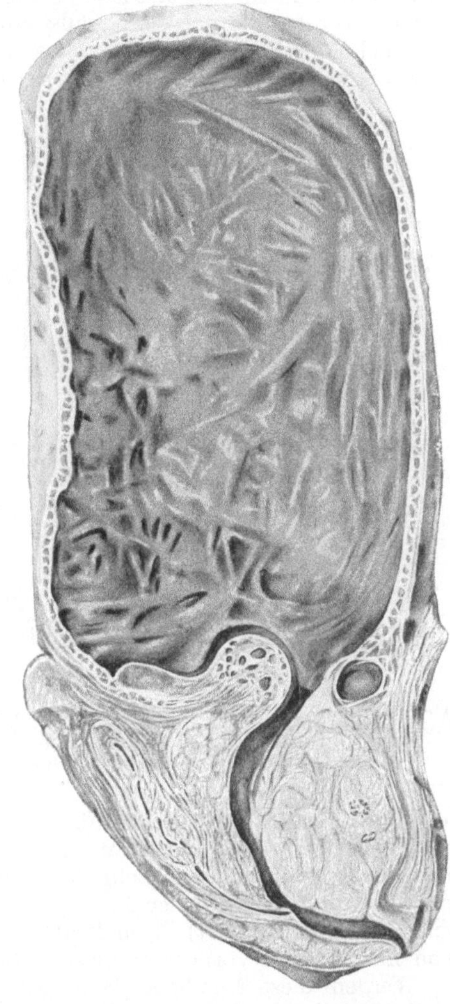

Abb. 25. S. 652/25. Mann, 68 Jahre. Episphinkterische Prostatahypertrophie. Typus I nach TANDLER-ZUCKERKANDL, mit Durchbrechung des Sphinkters. Bildung des sog. Mittellappens. $^3/_4$ der natürl. Größe.

Diese knotigen Verdickungen sind nun nicht, wie die oberflächliche Betrachtung insbesondere der gestielten Knoten vermuten lassen könnte, an Ort und Stelle entstanden, sondern setzen sich immer in das Prostatagewebe fort, sind nahezu regelmäßig mit einer beträchtlichen Vergrößerung der sog. Seitenlappen der Prostata verbunden. Die Blasenteile der „Prostatahypertrophie“ sind also nie selbständige Bildungen, wenn auch verschiedentlich das Gegenteil behauptet worden ist (RIBBERT).

Ebensowenig wie die in den Blasenhals vorspringenden Knoten sind auch die die Harnröhre mehr oder minder umrahmenden Massen immer symmetrisch. Von größter Bedeutung ist ihr Verhalten zum Musculus sphincter vesicalis. Betrachtet man derartige im ganzen aus der Prostata herausgeschälte Knotenbildungen, die knotige Fortsätze in die Blase vorgetrieben haben, so ist ohne weiteres eine Art Schnürring zu bemerken, der den Blasenteil von dem Hauptteil abgrenzt und so dem ganzen Gebilde eine Art Birnform aufzwängt. Eine Präparation des Sphinkter — im übrigen ist dieses Verhalten in den meisten Fällen auch ohne Präparation bei Längsschnitten durch das Organ sichtbar (Abb. 24 u. 25) — zeigt, daß er durch die in die Blase sich vorwölbenden Fortsätze durchbrochen wird, daß also die Blasenteile der Geschwulst unmittelbar unter der Schleimhaut liegen, also nicht durch eine von Muskelfasern gebildete Kapsel sich von der Schleimhaut abgrenzen. Umgekehrt wird der einschnürende aber von der wuchernden Prostata durchbrochene Ring des Sphinkter die Stielung der in die Blase hineinragenden Teile bedingen müssen. Die Dehnung des Sphinkters wird aber auch die Form des Blasenausgangs verändern, an Stelle des normalen Grübchens wird sie spaltförmig oder zum klaffenden Krater werden müssen (TANDLER, ZUCKERKANDL).

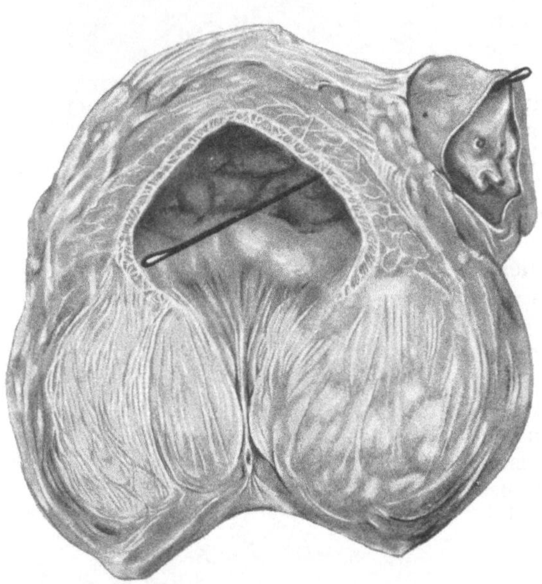

Abb. 26. S. 150/13. Mann, 87 Jahre. Subsphinkterische Prostatahypertrophie. Typus II. TANDLER-ZUCKERKANDL. Schrumpfblase mit seitlicher Divertikelbildung; hier Oxalatstein. $^3/_4$ der natürl. Größe.

Mit der blasenwärts vordringenden Vergrößerung der Prostata wird nicht nur die Harnröhre verlängert (Abb. 25), sondern der ganze Blasenboden stark gehoben. In Fällen von TANDLER und ZUCKERKANDL hat man so bis 8 cm Unterschied gegen die Norm beobachten können. Mit dem Wachstum der Knoten nach den Seiten hin ist ferner eine Dehnung der Harnröhrenwand verbunden und so entsteht die bei größeren Prostatahypertrophien nie fehlende dorsoventrale, schlitzförmige Gestalt der Harnröhre, die im Kollikulusteil eine lambdaähnliche Form annimmt. Auch wird dadurch die Richtung der Harnröhre geändert; an Stelle der normalen, bogenförmigen Krümmung kann sie sich am Übergang der Pars pendula zur Pars prostatica spitzwinklig abknicken (Abb. 24 u. 27); vom Kollikulus aus gesehen, geht der Verlauf schräg von hinten nach vorne zur Blase (Abb. 25)

Werden diese knolligen Wucherungen der Vorsteherdrüse ausgeschält, so bleibt bei dieser Form der Knotenbildungen ein becherförmiger oder mehr flaschenkürbisähnlicher Hohlraum, der nach oben breit klafft. Das breite Klaffen ist bedingt durch das Fehlen des deckenden Sphinkterringes, der, mehr distal liegend und gedehnt, die Einschnürung des Flaschenhalses bedingt.

Der zweite Typus der „Prostatahypertrophie" nach TANDLER-ZUCKERKANDL läßt eine Wucherung in die Blase hinein im Gegensatz zur ersten Form vermissen. Die ganze Vergrößerung bleibt unterhalb des Blasenhalses. In diesen Fällen wird demzufolge der ganze Blasengrund gehoben (Abb. 26, 27 u. 29); zu knolligen Verdickungen in der Umrahmung der Harnröhrenmündung, wie sie für die erste Form so charakteristisch sind, kommt es hier nicht.

Für diesen zweiten Typus ist kennzeichnend das Verhalten des Schließmuskels: während er bei Typus I so ziemlich an normaler Stelle bleibt, von den Knoten der Drüse nur gedehnt, durchbrochen bzw. durchwachsen wird und demnach nach außen verschoben wird, bleibt er hier unter der Schleimhaut des Blasengrundes liegen (Abb. 27). Die Knoten entwickeln sich unter ihm, auch unter den dem trigonalen Teile der Blasenwand anliegenden Prostatagewebsteilen. Es muß sich demzufolge die sich entwickelnde Geschwulst nach oben nicht nur von Blasenschleimhaut und Sphinkter, sondern neben dem Orificium internum auch noch von einer mehr oder minder gedehnten und atrophischen Schicht von Prostatadrüsengewebe umgeben darstellen. Die Geschwulst liegt demzufolge in einem kugelförmigen, nur durch das Orificium internum oben geöffneten, schalenartigen Hohlraum, der also nicht wie bei Typus I Becher- oder Flaschenkürbisform hat. Die prostatische Harnröhre wird hier wie bei Typus I gedehnt werden und auch hier ist es selbstverständlich der blasenwärts vom Kollikulus gelegene Teil, der allein an dieser Dehnung beteiligt ist (Abb. 27).

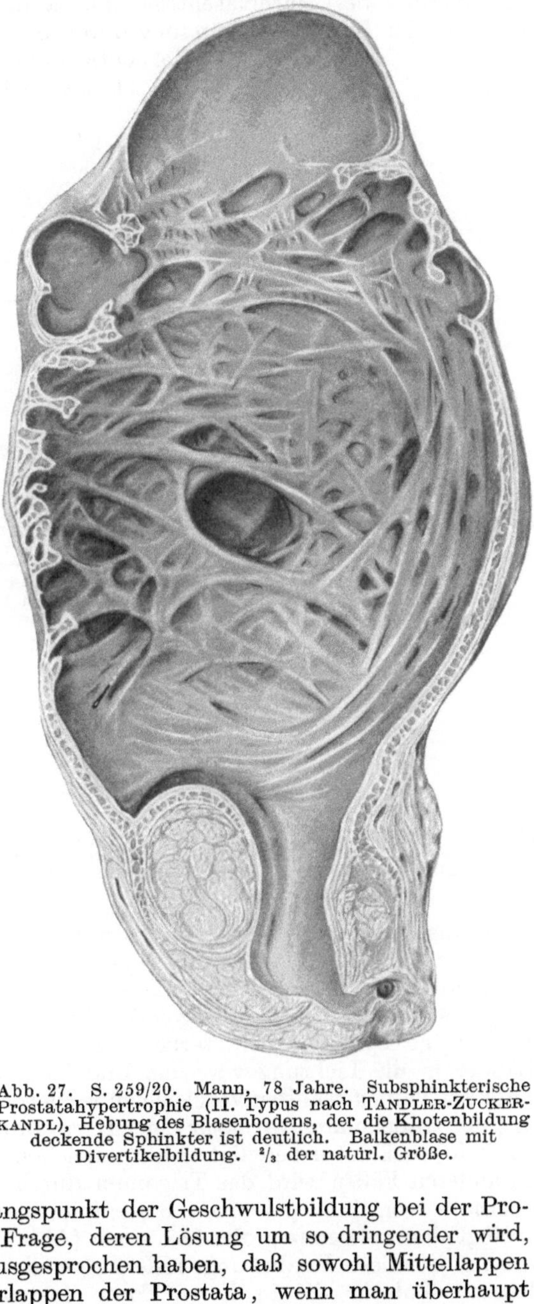

Abb. 27. S. 259/20. Mann, 78 Jahre. Subsphinkterische Prostatahypertrophie (II. Typus nach TANDLER-ZUCKERKANDL), Hebung des Blasenbodens, der die Knotenbildung deckende Sphinkter ist deutlich. Balkenblase mit Divertikelbildung. $^{2}/_{3}$ der natürl. Größe.

Typus I der Prostatahypertrophie, die „Pseudomittellappenknotenbildung" ist hauptsächlich im höheren Alter zu finden, erreicht seine Maximalzahl im 9. Jahrzehnt, während die „Seitenlappenhypertrophie" früher auftritt, Ende des 5. Jahrzehnts in 91% der Fälle gesehen wird; Ende des 6. Jahrzehnts trifft man meist auf Verbindung von „Mittel"- und „Seitenlappenknoten"bildung (FLAMM und HOCHMILLER).

Ehe wir nun auf die fundamentale Frage nach dem Ausgangspunkt der Geschwulstbildung bei der Prostatahypertrophie eingehen, eine Frage, deren Lösung um so dringender wird, als wir vorwegnehmend schon ausgesprochen haben, daß sowohl Mittellappen als Seitenlappen oder gar Hinterlappen der Prostata, wenn man überhaupt von Lappenbildung sprechen will, als ganze bei der Knotenbildung in der

Drüse nicht in Betracht kommen, sollen doch noch zuvor die Folgen der Prostatahypertrophie auf die Harnblase und deren Nachbarorgane berücksichtigt werden:

Die Vergrößerung der Prostata, der winklige Verlauf der Harnröhre, die Vergrößerung des Harnblasentrichters, ja der vielfach eintretende Klappenverschluß der Harnblasenmündung durch in sie vordringende Knotenbildungen müssen eine Erschwerung der Harnentleerung, damit eine Mehrarbeit der Harnblasenmuskulatur zur Folge haben. Tatsächlich findet sich kaum eine Harnblase

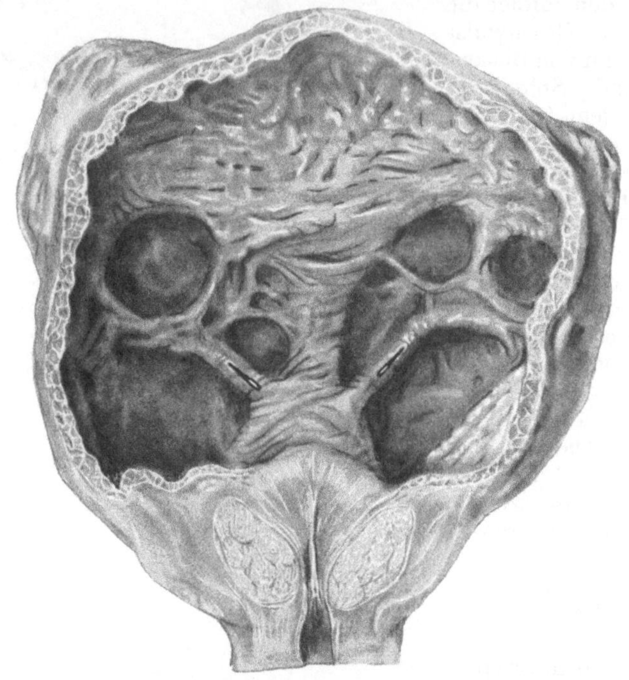

Abb. 28. S. 490/27. Mann, 64 Jahre. Subsphinkterische Prostatahypertrophie (Typus II. TANDLER-ZUCKERKANDL). Starke Hypertrophie der Muskulatur des Torus und der supratrigonalen Teile der Blase. Symmetrische Divertikelbildungen der Harnblase. ($^2/_3$ der natürl. Größe.)

bei etwas stärkeren Graden von Prostatahypertrophie, die nicht gedehnt, oder vielmehr in ihrer Muskulatur hypertrophisch wäre. Es bildet sich nahezu regelmäßig die Balkenblase aus. Am stärksten nimmt an der Hypertrophie der Muskulatur der supratrigonale Teil der Harnblasenrückwand teil. Die Muskelzüge springen bei stärkerer Muskelverdickung als dicke zylindrische Bänder in die Lichtung vor; das Bild kann so, um einen von TANDLER und ZUCKERKANDL gewählten Vergleich zu wiederholen, tatsächlich große Ähnlichkeit mit der trabekulären Struktur einer Herzkammer gewinnen (Abb. 27). Auch die Dreiecksmuskulatur beteiligt sich in manchen Fällen an der Blasenhypertrophie. In anderen Fällen wird das Trigonum durch die Vertiefung der seitlichen und oberhalb von ihm gelegenen Blasenteile besonders stark vorgeschoben und springt dann als ganz grobe Leiste vor (Abb. 28). Nach TANDLER und ZUCKERKANDL ist diese Verdickung teils Folge der gesteigerten Arbeit der Harnleitermuskulatur, die in diesen Torus einstrahlt bzw. ihn bildet, teils Hypertrophie des Musculus interuretericus, der oberen Begrenzung des Trigonums, der, auch von der Harnleitermuskulatur ausgehend, die Entfernungen der Harnleitermündungen voneinander regelt.

Blasendivertikel bei Prostatahypertrophie.

Zwischen den stark verdickten Muskelbalken dehnt sich divertikelartig die Harnblasenschleimhaut aus. Diese oft sehr zahlreichen Grübchen (Divertikel) wölben sich zwischen den Muskelbalken immer mehr nach außen vor. Die Vorwölbungen werden so an der Außenseite der Blase und auch hier wieder besonders an den hinteren Teilen der Blase sichtbar. Ausstülpungen zwischen dicht nebeneinander liegenden, sich kreuzenden Muskelbalken können bei beträchtlicher Größe ganz enge, halsartige Verbindung mit der Blasenhöhle haben und bei gewöhnlicher Besichtigung der Blaseninnenwand so der Feststellung vollständig entgehen.

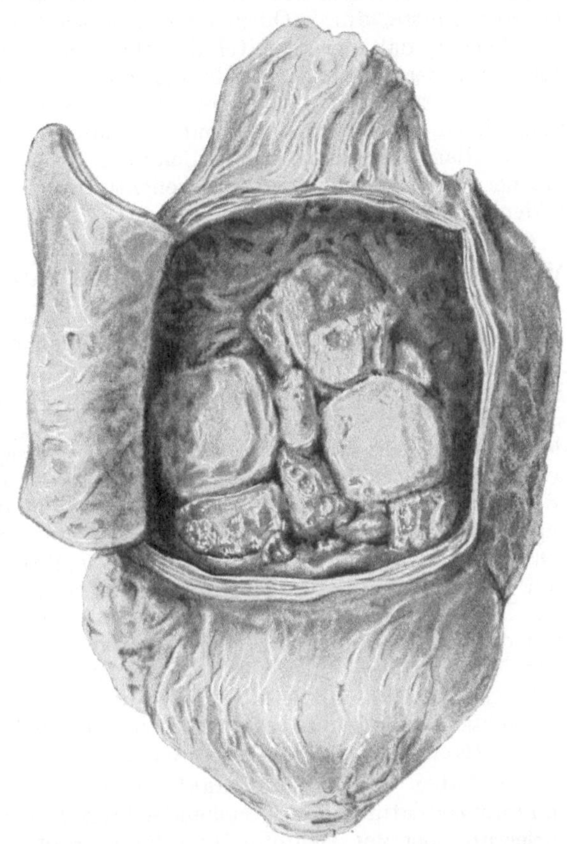

Abb. 29. S. 27/14. Mann, 76 Jahre. Subsphinkterische Prostatahypertrophie mit starker Hebung des Blasenbodens. Balkenblase. Facettierte Phosphatsteine in der Blase. $^3/_4$ der natürl. Größe.

Neben den meist zahlreichen kleinen Grübchen kommen nicht selten auch ganz große Ausstülpungen vor, selbst solche, die die Blase an Größe übertreffen können. Sie liegen entweder in der Mittellinie der hinteren Wand, direkt oberhalb des Trigonum, oder seitlich von diesem, manchmal symmetrisch auf beiden Seiten. Ihre lochartige Verbindung mit der Blase ist meist scharf umrandet, kreisrund, dickwandig (Abb. 28). Die Innenfläche der Divertikel ist, da sie der Muskulatur völlig entbehren, glatt. In dem Fehlen kontraktiler Elemente in ihnen, in der mehr oder minder engen Verbindung der sackartigen Ausstülpung mit der Blase liegt auch der Grund der schädlichen Folgen, die diese Divertikel wiederum bedingen: sie müssen immer Restharn enthalten und werden bei der einmal doch auftretenden Zystitis eine Behandlung erschweren und eine Aushielung nicht oder schwer zustande kommen lassen. In der mit stagnierenden Harnmassen ausgefüllten entzündeten Divertikelhöhle sind damit mehr noch als in der entzündeten Harnblase (Abb. 14, 26 u. 29) auch alle Bedingungen zur Steinbildung gegeben.

Weitere Folgen akuterer Entzündungen in Divertikeln können in dem Übergreifen der Entzündung auf das perivesikale Gewebe, in starker Verhärtung desselben, in intramuraler, perivesikaler Abszeßbildung bestehen, schließlich kann es auch zu umschriebener Peritonitis des serösen Blasenüberzugs und zum Durchbruch der Divertikel in die Bauchhöhle kommen. Die Divertikel bilden auch eine Gefahr für den Katheterismus. Wir haben 2 Fälle gesehen, in denen bei Prostatahypertrophie durch den eingeschobenen Metallkatheter eine dünne und morsche Divertikelwand durchbrochen wurde.

Die anatomischen Verhältnisse in der Balkenblase mit ihren Divertikeln bei der Prostatahypertrophie lassen sich am besten darstellen, wenn die geschlossene Harnblase von der Harnröhre aus mit Formalin fixiert wird und dann durch Fensterschnitte, durch Quer- oder Längsschnitte eröffnet wird. Es geht dann klar hervor, daß der Scheitel der Harnblase, ebenso wie ihre Vorderwand an der Vergrößerung der Muskelbalken nur sehr geringen Anteil haben. Ich muß hier TANDLER und ZUCKERKANDL widersprechen, die gerade die Blasenscheitelmuskulatur neben der Rückwand der Blase am stärksten hypertrophisch finden. Diese Blasenscheitelmuskelverdickungen werden vielmehr besonders häufig bei nervösen Störungen der Blasenentleerung, insbesondere bei Rückenmarksleiden, bei Tabikern gesehen.

Wirkung der Prostatahypertrophie auf die umgebenden Organe.

Die starke Vergrößerung der Prostata und vor allem ihres oberhalb des Kollikulus gelegenen Teiles, ihre starke Ausbuchtung nach dem Mastdarm zu müssen sowohl zu einer Verlagerung des Verlaufes der Samenleiter als auch der Samenblasen führen. Die Samenleiter und die Samenblasen, die normalerweise spitzwinklig zur Sagittalebene und spitzwinklig zu den symmetrischen Organen der anderen Seite verlaufen, werden durch die gegen den Blasenhals und sakralwärts sich vorwölbenden Organmasse abgedrängt und auseinander gedrängt, so daß die Ampullen der Vasa deferentia und die Samenblasen aus der mehr sagittalen Lage in die fast horizontale geschoben werden. Ja in extremen Fällen sehr starker knotiger Vergrößerung der Prostata können die Samenblasen von der Unterwand der Harnblase ganz abgedrängt werden; sie liegen dann der hinteren Konvexität der Prostatageschwulst auf. Mit dieser Dehnung und der Vergrößerung der Prostata werden auch die Ductus ejaculatorii sehr stark gedehnt und ebenso die Vasa deferentia stark gespannt. Hierdurch entstehen weitere schädliche Folgen auf den Ureter (TANDLER und ZUCKERKANDL). Tatsächlich findet man bei Prostatahypertrophie nicht allzuselten Erweiterung der Ureteren, mit der ihr folgenden Erweiterung der Nierenbecken.

Wir haben oben schon darauf hingewiesen, daß die Hypertrophie der Trigonummuskulatur ein ausgleichender Prozeß gegen die Erschwerung der Ureterentleerung bei der Dehnung und Hypertrophie der Blase sein kann. Nimmt die Dehnung der Blase zu, so steigt auch die Entleerungsschwierigkeit für den Ureter, der intramurale Teil des Harnleiters muß an der Dehnung der ihn einbettenden Harnblasenmuskulatur teilnehmen, seine Muskulatur muß sich also, will sie der beanspruchten Funktion genügen, auch ihrerseits verstärken. Die gewöhnliche Erklärung für diese Ureterenerweiterung, der Rückstau von der Harnblase aus, genügt aber nicht völlig; denn tatsächlich sind die Ureterenmündungen auch bei starken Blasenerweiterungen durch Prostatavergrößerungen, nie klaffend und erscheinen nie weiter als gewöhnlich, ganz abgesehen davon, daß es am herausgenommenen Präparat nie gelingt, von der Blase aus die Ureteren zu füllen. TANDLER zeigt in wundervollen Präparaten, daß tatsächlich auch eine Erweiterung der Ureteren in ihrem in der Harnblasenwand verlaufenden Teil nicht nachzuweisen ist, daß vielmehr diese Erweiterung erst oberhalb der Kreuzung des Ureters durch das Vas deferens plötzlich beginnt; es geht daraus ohne weiteres hervor, daß die Ursache dieser Stenose nur der Zug des gespannten Vas deferens auf den Harnleiter sein kann, der geknickt und schließlich ganz zusammengepreßt werden kann.

Statistik des Alters der Prostatiker.

In einer alten Zusammenstellung aus 300 Autopsien von Männern über 36 Jahre (SOCIN-BURCKHARDT) findet man 101mal die Prostata vergrößert; das wäre über 30%; die Zahl ist entschieden viel zu hoch; den tatsächlichen Verhältnissen näher kommen folgende Angaben von FLAMM und HOCHMILLER aus der BARTELschen Schule:

Hier werden unter 931 Männern, die dem Alter zwischen 5. und 9. Jahrzehnt angehören, 165 Hypertrophien gezählt; das entspricht einer Prozentzahl von 17,7%; demnach ist jeder 6. Mann nach dem 41. Lebensjahr Prostatiker.

Auf die einzelnen Jahrzehnte verteilen sich die Fälle:

im 5. Jahrzehnt	5,7%	der männlichen Leichen im Alter zwischen 5. und 9. Jahrzehnt.
„ 6. „	13,7%	
„ 7. „	24,2%	
„ 8. „	27,2%	
„ 9. „	64,8%	

Unter den Prostatikern fallen

auf das 5. Jahrzehnt	7,3%	der Fälle.
„ „ 6. „	25,4%	
„ „ 7. „	41,8%	
„ „ 8. „	18,8%	
„ „ 9. „	6,7%	

Jedenfalls ist sicher, daß die die Prostatahypertrophie bedingenden Knoten ziemlich plötzlich am Ende des 5. Jahrzehnts auftreten und auch hier sei auf die bemerkenswerte Analogie zu dem im gleichen Alter stattfindenden gehäuften Auftreten der Uterusmyome hingewiesen.

Entstehungsursachen der „Prostatahypertrophie“.

Wir können bei der knotigen Vergrößerung der Prostata eine formale und eine kausale Entstehung wie bei allen Gewächsen, und daß es sich um solche handelt, ist ja schon vorgreifend als feststehend angenommen worden, unterscheiden: allerdings, wenn man die Fülle der Arbeiten der letzten Jahre und Jahrzehnte übersieht, die sich meistens weitgehend widersprechen, könnte man versucht sein, mit REISCHAUER ein ehrliches „nescimus“ der Fülle der Hypothesen vorzuziehen. Tatsächlich ist das Problem der Entstehung der Prostatahypertrophie identisch mit dem der Tumorentstehung. Mit diesen Fragen haben sich vornehmlich beschäftigt VIRCHOW, RIBBERT, KLEBS, BIRCH-HIRSCHFELD, RINDFLEISCH, ORTH, JORES, SOCIN, RUNGE, SIMMONDS, COHNHEIM, WALLACE, CHIARI, TIETZE, LANGHANS, BILLROTH, CASPER, YOUNG, TSUNODA, LISSAUER, ROTHSCHILD, GUYON, ADRION, LOESCHCKE, NIEMEYER, ASCHOFF, REISCHAUER, CIECHANOWSKY.

Fest steht, daß die Knotenerkrankung der Prostata fast ausschließlich eine Erkrankung der absteigenden Lebensperiode ist, frühestens Ende des 5. Jahrzehnts beginnt. So findet HADA die Veränderungen in 30% aller männlichen Individuen über 50 Jahre, in 50—60% aller über 60 Jahre.

Kehren wir zur Entstehungsursache zurück. Man kann hier 5 Gruppen ursächlicher Erklärungen unterscheiden.

1. die arteriosklerotische Theorie: ihre Vertreter sind vor allem GUYON, LOESCHCKE, ADRION, KAUSCH.

2. die entzündliche Theorie: CIECHANOWSKY, ROTHSCHILD, GREEN und BROOKS,
3. die Gewächstheorie,
4. die funktionelle Theorie: GUYON, RAKAI, VESZPREMI, SIMMONDS,
5. die konstitutionelle Theorie: FLAMM und HOCHMILLER, OPPENHEIMER, BLATT, WALKER, KENNETH, PFISTER, LARBEAU (nach VIRCHOW).

Formale Genese.

Die gewebliche (formale) Bildung der Prostatahypertrophie wird entweder mit Wucherungen gesonderter Drüsengruppen (so spielen z. B. eine große Rolle in dem Schrifttum die Trigonumgruppe sowie die paraurethralen Drüsen der oberen prostatischen Harnröhre überhaupt), oder mit primären Wucherungen des muskulären paraurethralen Stratums in Zusammenhang gebracht, in das erst später die Drüsen einwuchern und so das Bild des Adenomyoms entstehen lassen sollen. Im folgenden sind Entstehungsursache und Formentstehung nicht scharf getrennt behandelt, da sich auch einzelne kausale Theorien gleichzeitig eingehend mit der formalen Genese befassen.

Die sogenannte Prostatahypertrophie ist unserer Meinung nach den echten Geschwulstbildungen beizuzählen. Sie baut sich vornehmlich aus 2 Gewebsteilen auf, einem Stroma, das arm an elastischen Teilen, reich an glatten Muskelfasern ist und einem Drüsenparenchym, das sich in seinen Einzelheiten von dem Drüsencharakter der Prostatadrüsen und in seinem Epithel von dem Prostatadrüsenepithel nicht grundsätzlich unterscheiden läßt. Neben diesen drüsenhaltigen Knotenbildungen kommen aber auch, wenn auch selten, Geschwülste vor, die der drüsigen Einlagerungen völlig entbehren, nur aus glatter Muskulatur bestehen.

Diese Geschwülste der Prostata trifft man, wie wir schon öfters erwähnt haben, nur in den vom Colliculus seminalis nach aufwärts gelegenen Prostatateilen. Die Pars posterior der Prostata und das Harnröhrendach, das ebenfalls kleine Drüsen enthalten kann, kommen somit als Ausgangspunkt für die Wucherungen nicht in Frage. Es bleiben somit die die Hauptmassen der Prostata bildenden Seitenlappen oder die gewöhnlich mit dem eigentlichen Prostatagewebe nicht gleichen oberflächlichen Drüsen der Pars prostatica urethrae als Ausgangspunkte der Wucherungen.

Was nun diese betrifft, so unterscheidet man neben solchen der eigentlichen Prostata, die sich also peripher vom Sphincter vesicae internus entwickelt haben:

a) Schleimdrüsen, die, von der Harnröhre ausgehend, gleich sind den LITTRÉschen Drüsen oder MORGAGNIschen Lakunen in den peripheren Teilen der Harnröhre. Diese Drüsen sind an Zahl und Form individuell verschieden, sie erreichen im kräftigsten Mannesalter den Höhepunkt ihrer Ausbildung, während sie im Kindesalter spärlich sind. Im hohen Alter nehmen sie wieder an Zahl ab, die Schleimhaut der Harnröhre gewinnt dadurch glatte Oberfläche. Diese Drüsen sind im ganzen klein, sie stellen vielfach nichts anderes als Einbuchtungen des Epithels dar. Ihr Epithel kann dem Harnröhrenepithel gleich sein, ist in anderen Fällen aber zweizeiliges Zylinderepithel. Dasselbe wie diese Schleimdrüsen sind die akzessorischen Drüsen von RIBBERT, die Urethraldrüsen von IVERSEN.

b) submuköse, paraprostatische Drüsen; von ihnen wird von den meisten Untersuchern die knotige Prostataerkrankung abgeleitet.

Diese Drüsen begleiten vom Trigonum an in den einzelnen Fällen in außerordentlich wechselndem Maße die Harnröhre. Sie sind dasselbe wie die akzessorischen Drüsen von LENDORF, die Zentraldrüsen von MOTZ und PERARNEAU, die submukösen paraprostatischen Drüsen von HORN und ORATOR, die periurethralen Drüsen von KRINENKO, die urethralen Drüsen von RIBBERT, die Innendrüse von ADRION, LOESCHCKE, KAUSCH.

Da sich diese Drüsen an mehreren Stellen häufen, werden sie in verschiedene Gruppen eingeteilt, und zwar unterscheidet man:

1. Die proximale- oder die Trigonumgruppe, gleichbedeutend mit der JORESschen Drüsengruppe, der proximalen paraprostatischen Gruppe von HORN und ORATOR, der Kollumgruppe von JACOBY, da ihre Drüsen nicht nur an der dorsalen Seite des Blasenhalses, also in der Gegend des Trigonums, sondern auch bauchwärts und seitlich vorkommen können.

2. Die mediale oder Kollikulusgruppe: ihre Drüsen münden zum größten Teil in die seitlichen Buchten des Kollikulus; sie sollen so im Gegensatz zu den echten Kollikulusdrüsen, die im Kollikulus oder dessen Abhängen münden (HORN und ORATOR), stehen, können aber wie JACOBY nachweist, mit diesen auch nicht allzuselten gemeinsame Ausführungsgänge haben.

3. Die distale oder Urethraldachgruppe — distale parurethrale Gruppe — Vordergruppe ASCHOFF; die Drüsen liegen ventrolateral und ventromedial.

Von dem Gesamtgebiet dieser akzessorischen in der oberen prostatischen Harnröhre gelegenen Drüsen werden nun von der Mehrzahl der Bearbeiter die knolligen Wucherungen der Prostata abgeleitet, die uns hier beschäftigen. Besonders sollen die proximale Trigonumgruppe und die mediale Kollikulusgruppe in Betracht kommen. Doch können sich die Wucherungen beider Gruppen auch vereinigen, wie ja eine scharfe Trennung der Gruppen überhaupt etwas sehr Problematisches hat, da sich die Gruppen meist berühren. Die eigentliche Prostata kommt nach der Mehrzahl der Untersucher der neueren Zeit als Ausgangspunkt der Geschwulstwucherungen nicht in Betracht. Die beste Stütze für diese Ansicht bildet der Nachweis, der vor allem TANDLER und ZUCKERKANDL gelungen ist, daß der Hauptteil der Prostata trotz seiner starken Atrophie bei der Knollenbildung erhalten bleibt (Abb. 20, 21, 22 u. 23).

Der Mittellappen, der früher eine große Rolle als Ausgangspunkt der Vergrößerung gespiegelt hat, eine Rolle, die ihm selbst TANDLER in früheren Arbeiten noch zugesprochen hat, ist dieser Bedeutung heute völlig entkleidet, TANDLER und ZUCKERKANDL haben sich damit zu der früheren Ansicht von RIBBERT bekehrt. Denn der Mittellappen (Lobus tertius, HOMEscher Lappen) ist ein krankhaftes Gebilde; HOME selbst verstand unter ihm einen bei Prostatahypertrophie in die Blase vorspringenden mehr oder minder gestielten Lappen und sah ihn als normalen Bestandteil der Prostata an. DITTEL hat bereits nachgewiesen, daß er vor dem Sphinkter liegt, was bei den Teilen der normalen Prostata nie der Fall sein kann. Der Mittellappen der anderen Forscher, die also nicht das gleiche unter ihm verstehen, wie HOME, ist ebenfalls kein besonderer umschriebener Teil der Prostata, sondern nichts als eine Substanzbrücke, eine Kommissur, ein Teil der Prostata, zwischen den beiden Samenleitern gelegen, der die beiden Seitenlappen verbindet. An dieser Auffassung ändern auch MIJRBERGs vergleichend-anatomische Untersuchungen nichts; er legt dar, daß beim Affen ein unabhängiger Mittellappen der Prostata vorhanden sei, dessen rudimentäres Äquivalent die paraurethralen Drüsen beim Menschen (ALBARRAN) seien, die unter bestimmten Umständen zu derselben selbständigen Bildung wie bei der Affenprostata führen könnten.

Die Form der Prostatavergrößerung ergibt sich aus dem Verhältnis der Drüsengruppen zum Sphinkter, denn die in die Blase hineinragenden Teile mancher Formen der Knotenbildung sind nicht, wie andere (RIBBERT) dies vertreten haben, an Ort und Stelle aus hier liegenden Drüsengruppen entstanden, sondern sie setzen sich immer in die Harnröhre fort, bzw. stellen nichts anderes als Ausläufer von Geschwülsten dar, die in den Kollikulus nahen Teilen des Organs ihren Sitz haben. Mit der Beobachtung, daß auch der polypös vorspringende Mittellappen von den suprakollikularen Teilen der Prostata ausgeht, ist die Trigonumgruppe ihrer Bedeutung für die Entstehung der Knotenbildung entkleidet.

Wie wir schon bei der makroskopischen Beschreibung betont haben, rückt die Knotenbildung der kollikularen Teile gegen den Sphinkter vor, dehnt ihn oder durchbricht ihn; allerdings ist es vielleicht nicht ganz berechtigt, diesen Durchbruch sich in dem Worte entsprechender Weise vorzustellen, denn die

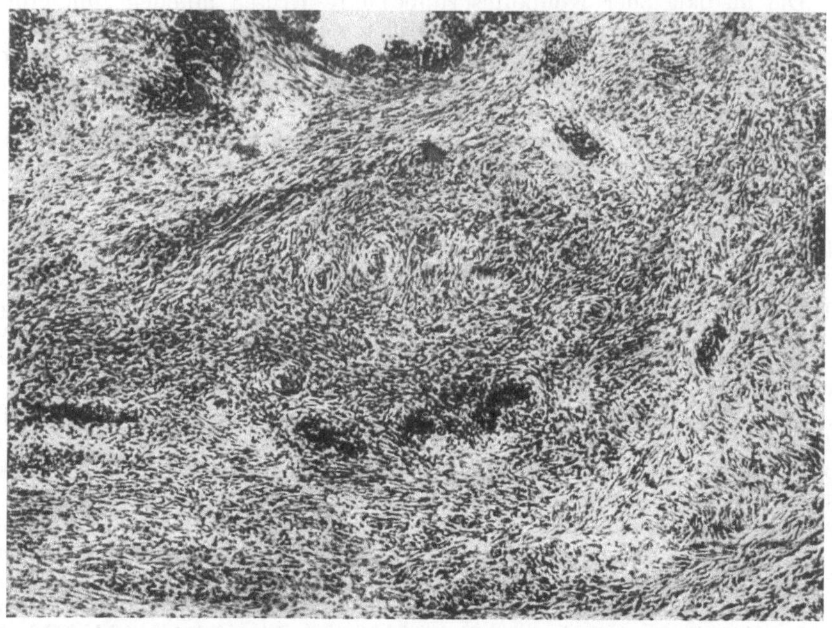

Abb. 30. S. 539/28. Mann, 48 Jahre. Beginnende perivaskuläre Muskelzellwucherung als Anfang der Adenomyombildungen (REISCHAUER-GRASSMANN) bei „Prostatahypertrophie". [Aus GRASSMANN: Prostatahypertrophie. Virchows Arch. **270** (1928).]

paraurethralen submukösen Drüsen, aus deren Gebiet wir uns die Knotenbildung entstanden denken, reichen vielfach in den Sphinkter und zwischen die Sphinkterfasern herein, drängen also gewissermaßen schon unter normalen Verhältnissen die Sphinkterfasern auseinander. Die Bildung des sogenannten Mittellappens, der ventilartig in die Blase hineinragt, stellt nur eine quantitative Vergrößerung dieser normalen Verhältnisse dar. Bei der zweiten TANDLER-ZUCKERKANDLschen Form ist die Anlage von Drüsen zwischen den Sphinkterfasern nicht vorhanden, die Wucherung hält sich in diesen Fällen also unterhalb des Sphinkters, schiebt diesen wie den ganzen Blasenboden in die Höhe.

Wir nehmen also an, daß das ganze Gebiet der oberhalb und neben dem Kollikulus gelegenen Schleimhaut Sitz der Knotenbildungen werden kann, die im allgemeinen als Adenome bzw. Adenomyome bezeichnet werden, wobei die führende Stellung in der Knotenbildung der Wucherung gewöhnlich den epithelialen Anteil zugesprochen wird. REISCHAUER hat nun in letzter Zeit eine andere Entstehungsweise zu begründen gesucht, die unseres Erachtens nicht unberechtigt ist, jedenfalls ernstlich an großem Material nachgeprüft werden muß.

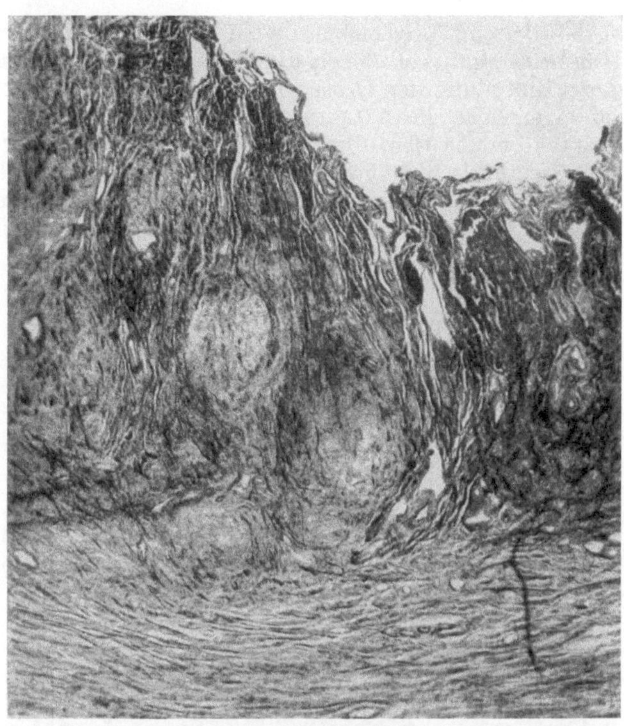

Abb. 31. S. 734/27. Mann, 63 Jahre. Beginnende Prostatahypertrophie, kleine drüsenlose Muskelwucherungen in der Umgebung der Harnröhre. [WEIGERTS Elastinfarbung. Abb. 1 von GRASSMANN: Prostatahypertrophie. Virchows Arch. **270** (1928).]

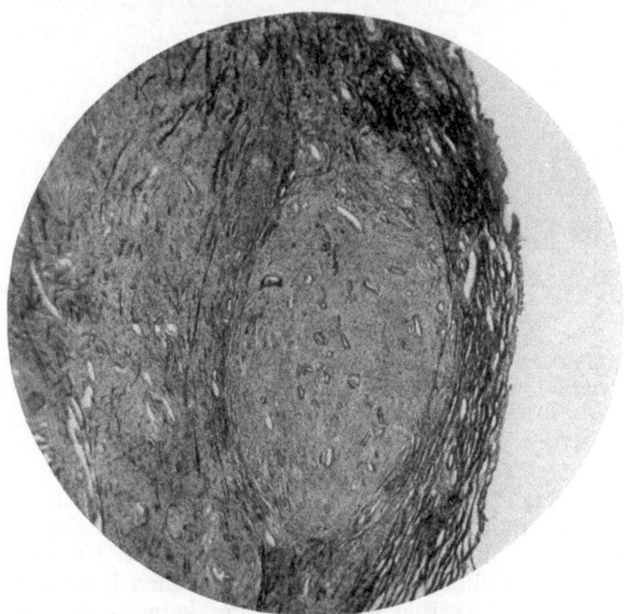

Abb. 32. S. 734/27. Mann, 63 Jahre. Beginnende Prostatahypertrophie. Derselbe Fall wie Abb. 31. Bei starker Vergrößerung: drüsenlose Myofibrome (Elastikafärbung). (Aus Virchows Arch. **270**, 526, Abb. 2.)

Eine Schwäche der im allgemeinen wohl geltenden Annahme, daß die submukösen Drüsen es sind, von denen die Wucherung ihren Ausgang nimmt, ist, daß die ganze Einteilung der Drüsen im Bereiche der Prostata in muköse, submuköse und eigentliche Prostatadrüsen gekünstelt erscheint. Wenn man von den reinen mukösen Drüsen, die tatsächlich nicht viel mehr als Epitheleinsenkungen der Urethralschleimhaut darstellen, absieht, so sind histologisch wenigstens und auch topographisch submuköse und eigentliche Prostatadrüsen

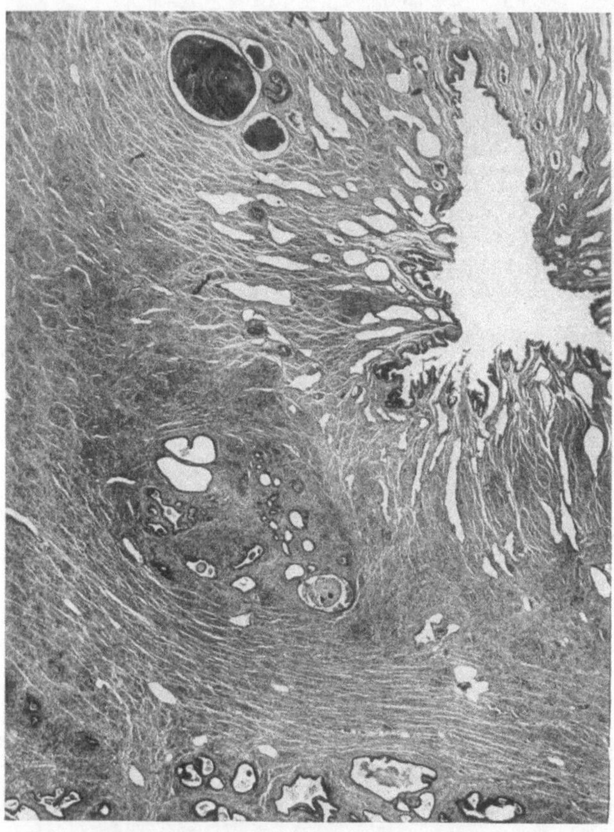

Abb. 33. S. 812/27. Mann, 56 Jahre. Drüsenhaltiges kleinstes Fibromyom der Prostata. [Aus GRASSMANN: Prostatahypertrophie. Virchows Arch. 270 (1928).]

nicht immer sicher zu unterscheiden. Sie haben beide dasselbe Epithel, bei beiden können bei lebhafter Tätigkeit der Drüse die gleichen papillären Wucherungen im Innern der Räume auftreten, beide können zur gleichen Konkrementbildung Anlaß geben. Andererseits begegnen sich alle Arbeiten, mögen sie von dieser oder jener Drüsengruppe die Entstehung der Knoten ableiten, in der Annahme, daß topographisch die unmittelbare Nähe der Harnröhrenschleimhaut des para- und präkollikulären Teiles der Prostata als Entstehungsort der Knotenbildung in Betracht kommt. Ebenso unbestritten ist die Beobachtung, daß die großen Knotenbildungen aus zahlreichen kleinen Knoten und Knötchen zusammengesetzt sind. Das Bild entspricht hier keineswegs dem der Uterusmyome, bei denen jedes einzelne auch noch so große Myom ein einheitliches Gebilde darstellt, mit Fasermassen, die durch die ganze Geschwulst ziehen.

Bei der mikroskopischen Betrachtung von Frühstadien der Prostataknotenbildungen sind meistenteils viele Wucherungsmittelpunkte nachzuweisen, es ist also von vornherein die Prostataknotenbildung eine multizentrische und da sie auf beiden Seiten der Prostata ziemlich gleichmäßig einsetzt, auch meist eine symmetrische.

Weiter fällt auf, daß neben umschriebenen drüsenreichen Knoten die von umfassenden glatten Muskelfasern umgeben sind, auch Knoten, meist kleineren Kalibers vorkommen, die nur aus glatten Muskelfasern aufgebaut sind. Ihr Zentrum bildet nicht selten ein Knäuel verhältnismäßig dicker, präkapillarer Gefäße (Abb. 30 u. 31), um die sich die glatten Muskelfasern derartiger Myome gruppieren. Man kann weiterhin sehen, und hier bestätigen wir ebenfalls auf Grund zahlreicher Untersuchungen, mit denen sich in unserem Institut GRASSMANN besonders beschäftigt hat, die Angaben REISCHAUERS, daß gerade diese der Drüsen entbehrenden myomatösen Knoten dicht unter der urethralen Schleimhaut liegen (Abb. 32). Allerdings fehlen neben ihnen drüsenhaltige Knoten nahezu niemals (Abb. 33); diese sind aber dann durchwegs größer als jene, liegen immer außerhalb der Zone der kleinen Muskelknoten.

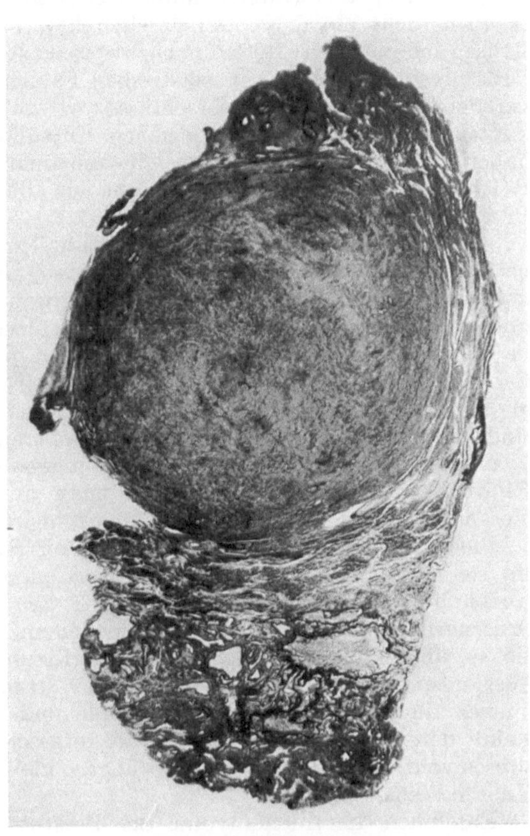

Abb. 34. E. 1368/29. Mann, 60 Jahre. 5,5mal. Vergrößerung. 26. 3. 30. Fibromyom der Prostata ohne Drüsen; die kleinen, elastingefarbten Spalten im Myom sind obliterierte Gefäße, keine verödeten Drüsen; oben außerhalb des Myoms größere obliterierte Gefäße.

Doch kommen, wie wir gleich bemerken wollen, allerdings in seltenen Fällen, auch größere und ganz große, rein myomatöse Knoten vor, die wie ausgesprochene Myome zu weitgehender Vergrößerung des ganzen Organs Anlaß geben können. Sie unterscheiden sich schon makroskopisch durch ihre meist kugelige Form, ihre weiße Farbe, ihre besonders feste Konsistenz, von den überwiegenden Adenomyomen. Einen derartigen Fall bilden wir ab (Abb. 34); beschrieben sind solche reine Muskelgeschwülste, um nur einige aus dem jüngeren Schrifttum anzuführen, von DAMSKY, KORNITZER und ZENGER, REINHARDT, welcher ein kindskopfgroßes Myom bei einem 19jährigen Mann schildert, das als kongenitales angesprochen wird. Einen ähnlichen über mannsfaustgroßen myomatösen knolligen Tumor, der wie ein Tannenzapfen 6 cm weit in die Harnröhre vorsprang und sich noch zwischen Blase und Mastdarm vorschob (bei einem 70 Jahre alten Mann), beschreibt RUBRITIUS. Unter den kleinen Myomen lassen sich weiterhin solche beobachten, in denen sich Drüsen nur in einem Abschnitt der sonst kugeligen

Geschwulst finden und weiterhin finden sich Bilder, in denen die Drüsen schalenartig Segmente oder den ganzen Rand der Knoten umsäumen.

Diese drüsenfreien Knoten, ebenso die Knoten mit wenigen peripheren Drüsen sind anderen Beobachtern vor REISCHAUER nicht entgangen; diese führten aber (RIBBERT, TSUNODA, NIEMEYER, KAUSCH) diese Drüsenfreiheit auf Zugrundegehen der Drüsen, deren muskulöses Stroma dann allein zurückbleibt, zurück. REISCHAUER aber hebt hervor, und auch hier glauben wir uns ihm nach den Untersuchungen GRASSMANNS anschließen zu müssen, daß er auch nicht einen Knoten gesehen hat, in denen tatsächlich atrophierende Drüsen oder deren Reste nachzuweisen gewesen wären. Die geschilderten Drüsenreste, umrahmt von elastischen Fasern, sind auch unserer Meinung nach verödete Gefäße. Drüsenverschlüsse, wie solche in der Schale der Prostataknoten, noch mehr bei chronischen Entzündungen der Prostata vorkommen, haben ganz anderes Aussehen, sie zeichnen sich durch einen viel größeren Reichtum an elastischen Fasern aus als die Gebilde, die man in drüsenlosen Prostataknötchen findet.

Aus diesen Beobachtungen zieht nun REISCHAUER den Schluß, daß es sich bei den Knoten der „Prostatahypertrophie" primär überhaupt nicht um Adenomyome handelt, Drüsen oder Drüsengruppen primär also als Wucherungen überhaupt nicht in Betracht kommen, sondern daß sich primär Myome bilden, in die erst sekundär, und zwar in deren jugendlichem Stadium die Drüsen der Umgebung einwuchern. Diese jüngsten Stadien treten besonders deutlich als helle Stellen bei der Elastinfaserfärbung hervor; im gewöhnlichen Präparat sind sie von anderen durch ihren größeren Zellreichtum zu unterscheiden, kennzeichnen sich also auch durch jugendliches Gewebe. Als Ursache der Einwucherung der Drüsen könnte man an eine Wirkung des jugendlichen Mesenchyms der Knoten auf das benachbarte Epithel denken.

Vieles spricht für diese Erklärung von REISCHAUER und wir stehen nicht an, sie auf Grund unserer Beobachtungen, die durch GRASSMANN Ausdruck fanden, für wohl begründet zu halten; damit wurde die Unterscheidung der Drüsengruppen, aus denen die Myoadenome hervorgegangen sein sollen und die so übermäßig ausführlich im Schrifttum erörtert worden sind, für den Ausgangspunkt der Adenomyome der Prostata in Wegfall kommen. Die Keimzentren für diese Myome sind multiple und es bilden sich, wie auch JACOBY meint, deren immer neue, da man in vorgeschrittenen Fällen neben den großen älteren zentralen Gruppen immer jüngere kleine unter der Schleimhaut gelegene Knoten sieht.

Entstehen die Adenomyome der Prostata primär als kleine Muskelwucherungen, dann wird die Analogie der Prostataknoten zu den Myomen des Uterus, die ebenfalls großenteils erst im alternden Organ auftreten, noch größer. Wir erinnern hier auch daran, daß für die Entstehung der Uterusmyome vielfach auch die perivaskuläre Entstehung vertreten worden ist, die nach dem häufigen Fund von zentralen Gefäßen in den jugendlichen Myomen der Prostata auch hier die wahrscheinlichste ist.

Allerdings eine schwerwiegende Stütze der Lehre der primären Wucherung der Drüsen als Grundlage der Knotenbildungen der Prostata hat in allerjüngster Zeit KAUSCH aus dem LOESCHCKEschen Institut geliefert. KAUSCH hat, was vor ihm nicht geschehen ist und was eine große Unterlassung war, den Aufbau der einzelnen Läppchen und den Verlauf der Ausführungsgänge von Prostataknoten eines 68jährigen Mannes plastisch rekonstruiert und dabei gefunden, daß es die ursprünglichen Drüsen des Innenkerns der Prostata sind, die in Wucherung geraten, die die Muskelbündel des die Innendrüsen umgebenden Muskelfasernetzes auseinandertreiben; daß die diesem Muskelspalt benachbarten Drüsen nun auch in Wucherung geraten, sich regelmäßig dichotomisch in ihren einzelnen Läppchen teilen, und so eine vergrößerte Form der ursprünglichen Drüse bilden; natürlich können sich dabei benachbarte Drüsen gegeneinander verschieben und sich weiterhin Verdrängungen durch retentions-zystisch erweiterte Drüsenteile z. B. bei Verstopfung von Ausführungsgängen einzelner ergeben. Diese Drüsenwucherungen sollen bei fortschreitender Atherosklerose der Gefäße der Innendrüse und dem Schwinden des Funktionsreizes, der vom Hoden ausgeht, der regressiven Metamorphose verfallen können, schwinden und schließlich nur noch als Narben kenntlich sein.

So gewissenhaften Untersuchern, wie es LOESCHKE-KAUSCH sind, gegenüber ist man nicht berechtigt, die Exaktheit ihrer Untersuchungen zu bezweifeln. Trotzdem scheinen uns die Schlüsse, die gegen die Geschwulstnatur der Knoten gerichtet sind, nicht ganz ohne Widerspruch bleiben zu dürfen: Vor allem handelt es sich bei der KAUSCHschen Rekonstruktion um die Knoten eines 68jährigen, also alten Mannes, bei dem die ersten und maßgebenden Stadien der Wucherungen im Muskeldrüsenkörper der Prostata lange zurückliegen; der Beginn der ganzen Veränderung, der zu der fertigen Drüse im KAUSCHschen Rekonstruktionsbild geführt hat, könnte deshalb im Sinne von REISCHAUER-GRASSMANN erfolgt sein. Jüngere Stadien der „Prostatahypertrophie“ sind aber zur Untersuchung wichtiger als die von alten Individuen; für die Richtigkeit der REISCHAUER-GRASSMANNschen Anschauungen und gegen die passive Rolle, die KAUSCH dem Muskelfasernetz zuspricht, scheint uns vor allem auch der Muskelzellreichtum, das jugendliche Gepräge der Muskulatur in GRASSMANNS Anfangsfällen zu sprechen.

Die Ansichten über das formale Geschehen bei der „Prostatahypertrophie“ laufen also noch ganz auseinander, so daß weitere Untersuchungen, insbesondere plastische Rekonstruktionen des paraurethralen Drüsenteils bei jüngeren Individuen zur entgiltige Klärung unbedingt notwendig sind.

Kausale Genese.

Ebenso unklar wie die formale Genese ist die kausale Genese der knotigen Prostatahypertrophie.

Die älteren Autoren sahen in der Arteriosklerose der Gefäße der Prostata das ausschlaggebende primäre Moment für die Entstehung der Knoten. LAUNOIS und GUYON sind die Hauptvertreter dieser Ansicht („tous les prostatiques sont athéromateux“ [GUYON]). In neuerer Zeit schließen sich ihnen ADRION und LOESCHKE und in allerletzter Zeit LOESCHKE und KAUSCH an. LAUNOIS und GUYON finden nicht nur in den prostatischen, sondern auch in den periprostatischen Gefäßerkrankungen die Ursache einer beträchtlichen Bindegewebsvermehrung zwischen den Drüsen und dem Stroma der Prostata, die allein für sich zu einer Vergrößerung der Prostata, aber auch ohne diese zu einer funktionellen Störung der Prostata, zum Prostatismus führen könne. Tatsächlich zeigt die Prostata, mehr noch ihre Umgebung, insbesondere, wenn man das lockere Bindegewebe, in das Samenblasen, Ampullen und Samenleiter, sowie der obere Teil der Prostata eingebettet sind, auf Serienschnitten genau prüft, außerordentlich häufig frühzeitig auftretende schwerste Erkrankung der Gefäße, der Arterien, sowohl, als auch der Venen. Es findet sich kaum eine Prostata bei einem Individuum über 40 Jahre, in der nicht zahlreiche thrombosierte Venen oder Organisationen von Thromben, oder bindegewebige Verbindung von Venen auffallen, und die Arterien dieses Gebietes zeigen ebenso ganz zweifellos frühzeitiger als in anderen Gefäßgebieten schwere arteriosklerotische und oft zu Verschlüssen der Gefäße führende

Veränderungen. Zahlen beweisen auch hier mehr als Worte: in einer Zusammenstellung von 211 Fällen vom 17.—82. Lebensjahr fand Kausch 144 mal Sklerose der Prostatagefäße (82 mal Sklerose der Gefäße der Außen- und Innendrüse, 59 mal Sklerose nur der der Außendrüse. Unter diesen 144 Fällen finden sich 4 bis zum Beginn des 4., 12 bis zum Beginn des 5., 32 bis zum Beginn des 6. Jahrzehnts.

Wir haben schon vor Jahren darauf hingewiesen, daß gerade diese periprostatischen Gefäße das beste Material für das Studium der Arteriosklerose der kleinen Gefäße vom elastischen Typus, das beste Material für die Analyse der Phlebosklerose darstellen, da diese Veränderungen hier eben außerordentlich häufig sind, außerordentlich frühzeitig auftreten, außerordentlich starke Grade annehmen; ich habe diese frühzeitige Abnützung mit der stoßweise einsetzenden, häufigen und außerordentlich intensiven Blutfüllung, also der besonderen Beanspruchung gerade dieser Gefäße in dem Alter stärkster Potenz erklärt. Schon dieser Befund weist darauf hin, daß die Atherosklerose nicht der ausschlaggebende Faktor für die Entstehung der Prostatageschwülste sein kann, denn sonst müßte diese eine noch wesentlich häufigere Erkrankung sein, während tatsächlich doch nur ein Teil der Vorsteherdrüsen jenseits des 50. Lebensjahres diese geschwulstartigen Veränderungen aufweist. Auch beruhen die knotigen Verdickungen der Prostata nicht auf einem Zurücktreten des Parenchyms zugunsten anspruchsloseren Stromagewebes, denn in den ausgebildeten Knoten herrscht zweifellos die Drüsenwucherung, oft eine ganz außerordentlich starke Drüsenwucherung mit starker Oberflächenvergrößerung der Drüsen durch Papillenbildung vor; diese übertriebenen Wucherungsvorgänge des Parenchyms widersprechen ebenfalls einer Theorie, deren ausschlaggebendes Moment doch in der Einengung der Ernährung des betreffenden Organes liegen müßte. Ein Analogon zu ähnlichen Parenchymwucherungen durch Gefäßerkrankungen läßt sich auch in keinem anderen Organ feststellen.

Loeschcke und Adrion, die die Knoten der Prostata aus der Innendrüse hervorgehen lassen, unter der sie das zwischen den periurethralen Drüsen und der Außenschalendrüse gelegene Drüsengebiet verstehen, also einen Bezirk, der gleich ist dem der submukösen paraurethralen Drüsen anderer Verfasser, sehen als Ursache der Vergrößerung der Innendrüse die besonderen Gefäßverhältnisse dieser an. Nach ihren Injektionsversuchen teilt sich die Arteria prostatica in 2 Äste, einen vorderen und einen hinteren. Der vordere geht zur Innendrüse, der hintere zur Außendrüse. Diese Gefäßgebiete lassen sich durch die Injektion gut voneinander abgrenzen. Wird der Stamm der Arteria prostatica injiziert, so färben sich Innen- und Außendrüse. Die Injektion der Innendrüse ist aber im allgemeinen stärker. Die Arterien der Innendrüse haben regelmäßig stärkere Anastomosen zu den Arterien der Blase und der Harnröhre, während die Außendrüse nur kapillare Anastomosen mit der Umgebung haben soll.

Größere Anastomosen zwischen den Verzweigungen der Arterien der Innen- und der Außendrüse sollen vollständig fehlen. Die arteriosklerotischen Veränderungen sollen nun überhaupt und in den Fällen von Prostatageschwulst besonders in den Arterien der Außendrüse viel stärker ausgebildet sein als in denen der Innendrüse. Umgekehrt soll in Fällen von stärkerer Sklerose der Innendrüse (Loeschcke, Kausch) nie eine Hypertrophie dieser Innendrüse beobachtet worden sein. Die geringere Ausbildung atherosklerotischer Prozesse in den Gefäßen der Innendrüse soll aus der sie umgebenden Muskulatur zu erklären sein, die selbst eine bessere Gefäßanlage hat und so auch die Ernährung der Innendrüse besser gestaltet als die der Außendrüse. Die schlechter ernährte Außendrüse hingegen atrophiere. Folge dieser Atrophie wieder soll eine kompensatorische Hypertrophie der Drüsen der Innendrüse sein, die sich zu dem an und für sich gut erhaltenen Organteil addiert. Und schließlich sollen hyperplastische Prozesse überhaupt nicht allein die Vergrößerung der Innendrüse ausmachen, sondern die Substanzvermehrung soll zum Teil auch vorgetäuscht werden durch Drüsenerweiterungen infolge von Zusammenpressung der Ausführungsgänge der Innendrüse, die zur Sekretstauung führt (ähnliche Einflüsse verwertet CIECHANOWSKY [s. unten]). Weitere Folgen der arteriosklerotischen Erkrankung sollen schließlich in Innen- und Außendrüse partielle bindegewebige Verödungsbezirke sein, vor allem im Bereich der hypertrophischen Knotenbildungen.

LOESCHCKE und ADRIONS Lehre stellt also zweifellos ein Fortschritt gegenüber den Anschauungen von LAUNOIS und GUYON dar, denn sie erklärten, warum die in der Umgebung der Harnröhre gelegenen Drüsenteile ausschließlicher Sitz der Veränderungen sind, während die äußeren Teile der Drüse sich an diesen progressiven Veränderungen nicht nur nicht beteiligen, sondern vielmehr ausgesprochene Atrophien aufweisen.

LOESCHCKE und ADRION, und LOESCHCKES Schüler KAUSCH sehen die drüsenfreien Myome der Prostata als degenerierte Adenomyome an. Ganz abgesehen davon, daß sich für diese Auffassung genügende Beweise wohl kaum ergeben, denn mit Drüsenverlust einhergehende atrophierende Veränderungen sind in den Knoten tatsächlich sehr selten zu finden, und wenn ja, ist ihre Entstehung als Folge von Entzündungen wahrscheinlicher, so erklärt diese Annahme auch nicht, warum gerade kleinste Knoten so häufig drüsenlos gefunden werden und große Knoten nur in ganz großen Ausnahmen rein myomatöse Bau haben. Wir haben (GRASSMANN) eine große Reihe von Vorsteherdrüsen untersucht, dabei alle die Drüsen mit starker Knollenbildung ausgeschhlossen, uns auch hauptsächlich auf die Altersstufen in unseren Untersuchungen beschränkt, in denen die zur Knollenbildung führenden Veränderungen beginnen müssen (40.—55. Lebensjahr); wir haben dabei in einer großen Anzahl von Fällen in der Umgebung der Urethra Bezirke gefunden, die nicht anders denn als beginnende Wucherungen des Zwischengewebes zu deuten waren (Abb. 30, 31, 32, 33, 34); es waren entweder paraurethral oder in kurzer Entfernung von der Harnröhre gelegene zellreiche, sich deutlich von der Umgebung abhebende Herdchen, die durch ihre reichlich entwickelten Gefäßchen auffielen; diese zellreichen offenbar jüngeren Wucherungen wiesen oft deutliche wirbelförmige oder konzentrische Schichtung um die Gefäße auf. Elastische Fasern fehlten innerhalb dieser Herdchen völlig; es fehlten aber auch alle Anhaltspunkte dafür, derartige Bildungen für alte, durch Degeneration der Drüsen drüsenfrei gewordene „Myome“ anzusprechen.

Auch ist nicht einzusehen, warum bei Atherosklerose der prostatischen Gefäße überhaupt, bei der doch die Blutversorgung der ganzen Prostata wohl zweifellos gegen die Norm eingeschränkt sein wird, gerade ein besonderer Wachstumsvorgang in der Innendrüse sich einstellen soll, warum bei dieser Altersrückbildung die größeren Verzweigungen der Drüse plötzlich eine starke Wucherung des Parenchyms, also den Ausdruck einer besseren Ernährung, erleben sollten. Auch würde, wie REISCHAUER betont, diese Erklärung besserer Ernährung der Innendrüse keineswegs die Multiplizität der knotigen Wucherungen der Innendrüse erklären, glaubhafter wäre da doch eine diffuse Vergrößerung der Innendrüse. JAKOBY wendet ein, daß man in den Knoten (also in der Innendrüse) nicht allzuselten recht beträchtliche atherosklerotische Veränderung findet, was sich mit besonders guter Ernährung dieser Gebilde auch kaum vereinen lasse.

Nach ADRION sollen ferner auch Fälle vorkommen, in denen die Außendrüse besser ernährt wird und dann sich selbst vergrößert. Nun kann man wohl in der Außendrüse nicht allzuselten stärkere Erweiterung der Drüsenräume sehen, so daß sich ein schwammiger Aufbau des Durchschnittes ergibt Abb. 23), Hypertrophien der Außendrüse aber in Form von Knoten wie in der Innendrüse sind unbekannt; also auch diese Beobachtung richtet sich gegen Adrions Erklärung. Auch scheinen nach Jacoby Knotenbildungen der Prostata vorzukommen, bei denen nennenswerte Atherosklerose der Drüsengefäße überhaupt vermißt wird.

Schließlich bestreitet Cammeratt auf Grund von zahlreichen Injektionen überhaupt die Richtigkeit der Angaben von Loeschcke und Adrion über die Gefäßversorgung der Prostata, die Teilung einer Arteria prostatica in Äste für eine Außen- und Innendrüse, ja er bestreitet, daß überhaupt eine Arteria prostatica im Sinne von Adrion festzustellen sei. Bei Injektion von der Arteria hypogastrica aus weisen nach ihm die in die Prostata eintretenden Arterien vor ihrem Eintritt in das Organ reichliche Verbindungen untereinander auf. Die normale Prostata zeigt dabei gleichmäßige Füllung ihrer Teile, die hypertrophische weist wohl Verschiedenheiten der Gefäßverteilung auf, aber nur in dem Sinne, daß die Knoten selbst gefäßärmer sind, in der Außendrüse hat Cammeratt sogar bei Knotenbildung der Innendrüse die Gefäße stärker entwickelt gefunden, als im inneren Teil; auch Cammeratt hat im Einklang mit Jacoby, dessen Beobachtung auch wir bestätigen, Fälle gesehen von starker Atherosklerose sämtlicher Gefäße der Prostata, ohne daß die Prostata selbst irgendwie vergrößert gewesen wäre.

Ob die Angaben Cammeratts allerdings beweiskräftig genug sind, steht noch dahin, denn erneute und ausgedehnte Untersuchungen von Loeschcke und Kausch, deren Exaktheit bei einem Forscher wie Loeschcke nicht bezweifelt werden kann, kommen wieder zu dem Schluß, daß Außen- und Innendrüse der Prostata vollständig getrennt verlaufende Gefäße hätten, wobei die Gefäßversorgung der Innendrüse durch die Arteria prostatica interna und die Arteria vesico-urethralis eine wesentlich bessere sei als die der nur von der Arteria prostatica externa versorgten Außendrüse; Kausch lehnt Cammeratts Schlüsse völlig ab.

Entzündliche Entstehung der Prostatahypertrophie.

Ciechanowsky ist der Hauptvertreter der Theorie von der entzündlichen Entstehung der Prostatahypertrophie. Gewisse Formen der Prostataatrophie sollten dieselbe Entstehung haben wie die „Hypertrophie". Gegen Neubildung spricht ihm, daß in keinem Falle die Drüsenmenge vermehrt sei, die Zunahme der Tubuli sei nur eine scheinbare, vorgetäuscht durch die Erweiterung ihres Lumens; um eine Neubildung könne es sich demzufolge nicht handeln.

Die Veränderungen beginnen nach Ciechanowsky immer mit herdförmigen subepithelialen Wucherungsvorgängen, die je nach dem Alter verschiedene Organisation zeigen, d. h. sich allmählich in narbig-schrumpfendes Gewebe umbilden. Wenn nun der Sitz dieser produktiven Entzündung die Umgebung der Ausführungsgänge der Prostatadrüsen ist, so veranlaßt ihre Schrumpfung eine Verengerung und schließlich einen Verschluß der Kanäle, wodurch hinwiederum in den peripheren Drüsenabschnitten Stauung des Sekretes und Erweiterung infolge der Sekretanhäufung eintreten muß. Da nun gleichzeitig auch Entzündungen intraglandulär vorkommen, diese sogar vielleicht das Primäre und damit auch die Ursache der subepithelialen interstitiellen Bindegewebsneubildung darstellen, wird auch das Epithel wuchern und abgestoßen werden und hierdurch die durch die Verengung des Lumens der Ausführungsgänge an und für sich bedingte Anhäufung des normalen Sekretes wesentlich verstärken. Diese intraglandulären entzündlich-katarrhalischen Veränderungen können auch Steigerung zu Eiterungen erfahren.

Setzt im Gegensatz zu der obigen Lokalisation die entzündliche Wucherung aber in der Umgebung der peripheren Drüsenabschnitte ein, so hat die Schrumpfung des Gewebes hier den entgegengesetzten Erfolg wie bei der Lokalisation in der Umgebung der Ausführungsgänge: Sekretstauung und Erweiterung der Drüsen werden ausbleiben, dagegen werden die Endverästelungen zusammengepreßt und schrumpfen; das Organ muß sich also verkleinern, infolge der Atrophie seiner wesentlichsten Bestandteile. Diese Verkleinerung wird um so stärker sein, je weniger ausgeprägt, wieder im Gegensatz zu oben, die entzündlichen intraglandulären Verhältnisse sind. Vereinen sich beide Erkrankungen an der Peripherie wie an den Ausführungsgängen, so kann trotz großer histologischer Veränderung das Organ durch die Atrophie einerseits, die Hypertrophie andererseits sein ursprüngliches Volumen bewahren, oder bei Störung des Gleichgewichtes ein dem Vorherrschen des einen Vorganges entsprechendes Bild bieten.

Rotschild schließt sich vollkommen den Ciechanowskyschen Schlüssen an. Auch er sieht den gemeinsamen Ausgangspunkt der Prostatahypertrophie und gewisser Formen der Prostataatrophie in chronisch-entzündlichen Wucherungsvorgängen im Bindegewebe. Er gibt an, daß er unter 30 Fällen 27 mal Rundzellansammlungen im Stroma der Prostata gefunden habe, die er wie Ciechanowsky mit schließlichen Schrumpfungsprozessen in der Umgebung der Ausführungsgänge der Prostata in Verbindung bringt. Für diese entzündlichen Prozesse macht Ciechanowsky auch die Gonorrhöe verantwortlich, was lange vor Ciechanowsky schon Finger behauptet hat.

Nun ist die Beobachtung von Ciechanowsky und Rotschild richtig: sowohl in der hypertrophischen als in der normalen und in der atrophischen Prostata älterer Individuen finden sich Rundzelleinlagerungen im Stroma außerordentlich häufig. Ihre Ausdehnung ist meistenteils nicht groß, sie bestehen fast immer aus Lymphzellen. Aber ihre Lokalisation zeigt keineswegs eine Bevorzugung der Umgebung der Ausführungsgänge, wenn auch zugegeben wird, daß die Rundzelldurchsetzung in der Umgebung der Harnröhrenschleimhaut häufiger ist, als in den peripheren Abschnitten der Drüse. Derartige Rundzellanhäufungen können manchmal sogar lymphknötchenähnlichen Bau besitzen wie dies Simmonds gezeigt hat; er fand sie in allen Teilen der Prostata und in jedem Alter, selbst bei Kindern und ist von ihrem entzündlichen Ursprung nicht überzeugt. Dieser Annahme Simmonds können wir uns allerdings nicht anschließen, der entzündliche Charakter derartiger Rundzelleinlagerungen ist wohl nicht zu bestreiten und Lymphknötchenbildung spricht nicht gegen ihn, da sich diese ganz zweifellos bei chronischen Entzündungen so ziemlich in allen Organen einstellen kann; wir erinnern nur an die nicht seltenen Lymphknötchenbildungen in den tiefen Narbenschichten schwieliger Magengeschwüre oder in Muskularis und Subserosa chronischer Appendizitiden. Aber jedenfalls ist diese Häufigkeit entzündlicher Zellansammlungen schon ein wesentlicher Einwand gegen ihre mitbestimmende Rolle bei der Entstehung der sogenannten Prostatahypertrophie.

Wesentlich näherliegend ist es doch, diese entzündlichen Rundzelleinlagerungen als Folge der Prostatavergrößerung und der von ihr ausgelösten Störungen anzusehen. Fehlt doch bei nennenswerten Graden von Prostatahypertrophie vorübergehende oder dauernde Zystitis fast nie, gibt doch bei der Prostatavergrößerung die fast regelmäßig notwendige Katheterisierung auch Anlaß genug zu oberflächlichen Verletzungen der Schleimhautengen der Harnröhre, besonders im Gebiete der Prostata, die ebenfalls Entzündungen auslösen werden (Kornitzer und Zenger); daß Gonorrhöe als einziger ursächlicher Faktor hier nicht in Betracht kommen kann, bedarf weiterer Erörterung nicht.

Die katarrhalisch-desquamativen Vorgänge in den Drüsen sind zum Teil sicher entzündlicher Natur; sie allein aber als Ursache der peritubulären Entzündung anzusehen, und so einen Circulus vitiosus: „peritubuläre Entzündung, desquamative intratubuläre Entzündung, verstärkte peritubuläre Entzündung" zu konstruieren, ist unberechtigt. Die Abschuppungsvorgänge sind vielfach auch reine Folge der Drüsenwucherung, der Vergrößerungen der Epitheloberfläche bei ungenügender Entleerung der Prostata; kommen doch dieselben Abstoßungsvorgänge Prozesse sicher ohne entzündliche Auslösung in anderen Organen mit fehlenden Ausführungsgängen vor; man denke an Epithelabschuppungen in den Zysten der Mastopathia cystica, an solche in Kolloidstrumen; dabei sehen wir ganz davon ab, daß es eine Reihe von Prostatavergrößerungen gibt, in denen nennenswerte Abschuppungsvorgänge und nennenswerte Rundzelleinlagerungen vollkommen fehlen.

Ein Einwand, der gegen Ciechanowsky erhoben worden ist, daß die Prostatahypertrophie hauptsächlich in einem Alter auftritt, in dem Gelegenheit zu entzündlichen Erkrankungen der Harnröhre weniger gegeben ist — und es kommt hier besonders die Gonorrhöe in Betracht — ist nicht stichhaltig, auch nicht der, daß nach Ciechanowsky eher im kräftigen Mannesalter das Auftreten der Prostatahypertrophie zu beobachten sein müßte. Denn es könnte die Prostatahypertrophie ja erst in einem ganz späten Stadium der chronischen Entzündung einsetzen. Der wesentlichste Einwand aber gegen Ciechanowsky ist, daß in Stenosen der Drüsenmündungen die Ursache der beträchtlichen Größenzunahme der Prostatadrüsen unmöglich bestehen kann. Es kann nicht bestritten werden, daß die Erweiterung der Drüsen bei der Vergrößerung der Knoten eine Rolle spielt, aber diese Dehnung der Drüsen genügt keineswegs die oft mächtige Knollenbildung zu erklären. Man betrachte nur die Sprossenbildungen im Innern der Drüsen, die Unregelmäßigkeiten der Drüsen, das Vorkommen von reinen Myomknoten, das Vorkommen gut erhaltener, keineswegs atrophischer Drüsen in der Peripherie von Myomknoten, um die Unmöglichkeit einer Theorie einzusehen, die die ganze Geschwulstbildung der Prostata auf passive Drüsenerweiterung zurückführen will. So ist denn heute die Ciechanowskysche entzündliche Theorie ausnahmslos abgelehnt (Green und Brooks, Griffith, Tsunoda).

Die Gewächstheorie ist also unserer Anschauung nach trotz aller Einwände, die ihr entgegengestellt werden, vorläufig noch die am besten begründete. Auch hier kehren wir zu Virchow zurück, der von vornherein die Vergrößerung der Prostata als echte Neubildung angesprochen hat, und das in ganz moderner Weise, denn er unterschied bereits wie die jüngsten Autoren zwischen Fibromen, Myomen und Adenomen. Auch die Einwände Kauschs gegen die Geschwulstbezeichnung der Knotenbildungen in der Prostata erscheinen uns nicht ganz stichhaltig. Ähnliches wie es bei den Wucherungsvorgängen der Prostata der Fall ist, geschieht bei der Entstehung der Adenofibrome der Mamma, die ursprünglich auch aus einem in Wucherung geratenen Ausführungsgang-Drüsenanhangkomplex hervorgehen; die weitere Umwandlung, die Änderung des Epithel- und Stromacharakters sind rein sekundärer Natur, ihr Fehlen kann weder für noch gegen die Berechtigung ihrer Bezeichnung als Tumoren sprechen; trotzdem ist ihre Benennung als Fibroadenome allgemein angenommen worden.

Beruhen die Gründe, die für die arteriosklerotische Theorie, für die entzündliche, für die Geschwulsttheorie gegeben wurden, auf anatomischen Befunden, so greifen andere Theorien über das Organ hinaus auf hereditäre oder konstitutionelle Verhältnisse des Körpers und das Zusammenspiel der Funktionen seiner Organe.

Die funktionelle Theorie sieht in sexuellen Schädlichkeiten (Coitus interruptus, Onanie, unbefriedigte Libido, in Arbeitshypertrophie der Prostatamuskulatur bei geschlechtlichen Übererregungen) den Ausgangspunkt des geschwulstbildenden Faktors (GUYON, RAKAI, VESZPREMI). Die Schwäche all dieser Gründe liegt in ihrer schweren Beweisbarkeit; auch darin, daß alle obigen Momente in einer Zeit gegeben sind, bei denen Prostatahypertrophie nicht auftritt, oder die umgekehrt im Entstehungsalter der Prostatahypertrophie keine große Rolle mehr spielen. Es fehlen im übrigen auch nicht Angaben, die in geschlechtlicher Enthaltsamkeit die Ursache der Entartung sehen (BROMINGER).

Auch in den oben erwähnten vergleichend-anatomischen Untersuchungen von MIJSBERG kann keine Stütze der „Kompensationstheorie" gesehen werden; nach MIJSBERG soll die Menschenprostata der Affenprostata mit ihrem physiologischen Mittellappen ähnlich werden, wenn die auf den angelegten Mittellappen hemmend wirkende Hodenfunktion mit dem Schwinden der hormonalen Hodenwirkung im Präsenium und Senium wegfällt.

Der Haupteinwand gegen alle derartige Annahmen ist der, daß im Beginn der Prostatavergrößerung ganz sicher nicht atrophische Vorgänge stehen, ganz abgesehen davon, daß es reine Atrophien der Prostata gibt, ohne Spur von Knotenbildungen. Auch kann die Theorie der ausgleichenden Wucherung ganz und gar nicht Anwendung finden auf die kleinen beginnenden Myome in den Anfangsstadien der Erkrankung oder gar auf die, wenn auch selten vorkommenden, großen reinen Myome.

Von anderen Organen, die durch Fernwirkung auf die Entstehung der Prostatavergrößerung Einfluß haben sollen, wird hauptsächlich nur der Hoden erwähnt. Seine Minderfunktion im höheren Alter (erhöhte Samenaufsaugung?) soll innersekretorisch auf das Prostatagewebe wucherungsfördernd wirken. Ebenso problematisch ist die Erklärung der Prostatahypertrophie durch Einwirkung eines sekretorischen Nerven, der im Vas deferens verläuft, und dessen Durchschneidung bei Samenblasendurchtrennung die Prostatahypertrophie zur Rückbildung veranlassen soll (LANDAU); im übrigen ist die „Samenleiterdurchtrennung" als Behandlungsmethode der Prostatahypertrophie heute wohl ziemlich verlassen.

Was die konstitutionelle Disposition betrifft, so sind es nach BLATT besonders mittelgroße, kräftige, untersetzte, leicht verfettete Personen mit großem, rundem Kopf, derbem Gesicht, breitem Unterkiefer, kräftig entwickelter Kaumuskulatur, also Individuen vom digestiven Typus (SIGAUD) oder pyknischen Typus nach KRETSCHMER, die zur Prostatavergrößerung neigen. Diese Individuen sollen auch mangelhafte Behaarung des Stammes, auffallend zarte, glatte, weiche Haut die gern zu Ekzemen neigt, als charakteristische Merkmale haben. 83% der Fälle von BLATT zeigten derartige konstitutionelle Eigentümlichkeiten. Nach FLAMM und HOCHMILLER soll der Prostatiker geringe Neigung zur Tuberkulose zeigen, was wohl mit der geringen Neigung der Pykniker zur Tuberkulose überhaupt übereinstimmt. Diabetes soll bei Prostatikern ebenfalls sehr selten sein (BLATT). Atherosklerose, Gallensteine, Bildungsfehler und Geschwülste sollen umgekehrt bei Prostatikern häufiger beobachtet werden.

Was die geographische und ethnologische Ausbreitung der Prostatavergrößerung anlangt, so soll sie nach PFISTER am häufigsten in Europa gefunden werden. In Ägypten, Japan, Südchina, Indien, auf den Philippinen soll sie selten sein. Die Neger Amerikas sollen häufiger an ihr erkranken als die Afrikas. Auch WALKER-KENNETH betont die geringe Neigung semitischer, arabischer und indischer Völker zu der Erkrankung, die auch bei den Mongolen sehr selten sein soll.

Nach Kenneth soll üppige Lebensweise auf die Entstehung der Prostatavergrößerung von Einfluß sein. Oppenheimer stellt fest, daß die körperlich arbeitenden Klassen weniger als die Angehörigen gehobener Gesellschaftsklassen der Gefahr der Erkrankung ausgesetzt sind.

Vererbung soll eine Rolle spielen. Blatt gibt an, daß unter 72 sicheren „Prostatahypertrophiefällen" 22 erblich belastet waren; in einem Falle waren 5 Brüder des Erkrankten ebenfalls Prostatiker.

Karzinom der Prostata.

Statistisches. Die Feststellung der Häufigkeit des Prostatakarzinoms hängt mehr als die jedes anderen Krebses von der Genauigkeit der Untersuchung ab, denn vielfach kann die krebsige Umwandlung der Drüse erst durch eingehende mikroskopische Untersuchung festgestellt werden. Wir verzichten deshalb auf Angaben des Schrifttums über die Häufigkeit des Prostatakarzinoms, und führen neben einer Zusammenstellung von Courvoisier und Willan nur unsere Zahlen an, die deutlich genug die Abhängigkeit der Größe der gefundenen Zahlen von der Genauigkeit der Untersuchung darlegen. Wir fanden (Pürckhauer) unter 11000 Sektionen in den Jahren 1910—1926 makroskopisch erkennbare Karzinome in 49 Fällen, das sind 0,45% aller Autopsien; Gebele findet ähnliche Zahlen: unter 5777 Sektionen 29 makroskopisch diagnostizierbare Gewächse. Im Jahre 1925, in dem jede nur irgendwie verdächtige Drüse genau mikroskopisch untersucht wurde (Neller und Neubürger), fanden wir unter 851 Gesamtsektionen 15 sichere Fälle von Karzinom, das sind 1,11%. Werden diese von der Zahl der Sektionen in der obigen Zusammenstellung abgezogen, so finden sich bei gewöhnlicher autoptischer Untersuchung durchschnittlich auf 622 Jahressektionen nur 2,25 Karzinome der Prostata, was einem Prozentsatz von 0,37 entspricht gegen 1,11% bei mikroskopischer Prüfung, also dreimal weniger. Werden allerdings nur bei Prostatahypertrophie operativ entfernte Knoten der Untersuchung zugrunde gelegt, steigt die Zahl der Karzinome stark an: so finden sich im Zuckerkandlschen Operationsmaterial 10—20% aller „Hypertrophien" als bösartig. Ungefähr dieselben Zahlen finden wir in unserem nicht kleinen Material; Zahlen, wie sie Moulin (25%) oder Rochet (32%) geben, sind sicher stark übertrieben. Es sind immerhin Ausnahmen, wenn die hypertrophische Drüse dem Karzinom verfällt.

Unsere Krebse der Vorsteherdrüse verteilen sich folgendermaßen auf die verschiedenen Altersklassen (46 Fälle):

Vor dem 45. Lebensjahr kein Fall			
zwischen 45. und 50. Lebensjahr	1 Fall	=	2,2%
„ 51. „ 55. „	2 Fälle	=	4,4%
„ 56. „ 60. „	3 „	=	6,6%
„ 61. „ 65. „	11 „	=	24 %
„ 66. „ 70. „	9 „	=	19,8%
„ 71. „ 75. „	11 „	=	24 %
„ 76. „ 80. „	5 „	=	11 %
nach dem 82. Lebensjahr	4 „	=	8 %.

Nach Courvoisier und Willan ergeben sich folgende Zahlen:

Courvoisier 95 Fälle			Willan 33 Fälle
0—39 Jahre	0 Fall		1 = 2,8%
40—50 „	8 Fälle	= 8,4 %	1 = 2,8%
51—60 „	28 „	= 29,4 %	7 = 21,7%
61—70 „	36 „	= 37,8 %	15 = 45,5%
71—80 „	21 „	= 22,05%	9 = 27,3%.
81—90 „	2 „	= 2,1 %.	

Der Prostatakrebs ist also ein ausgesprochener Alterskrebs, er wird erst vom 6.—7. Jahrzehnt an häufiger; nach WILLAN ist das Durchschnittsalter das 61., nach BUMPUS das 65. Jahr; über die Hälfte der 1000 von letzterem beobachteten Fälle betraf das 7. Jahrzehnt.

Dasselbe geht aus den sehr lehrreichen Kurven von C. PIRQUET hervor (Abb. 35). Zum Vergleich beachte man auch die Kurve der Krankheiten der Prostata überhaupt (Abb. 36), bei denen die sog. Hypertrophien und die Karzinome absolut im Vordergrund stehen; die große Ähnlichkeit dieser Kurve mit der

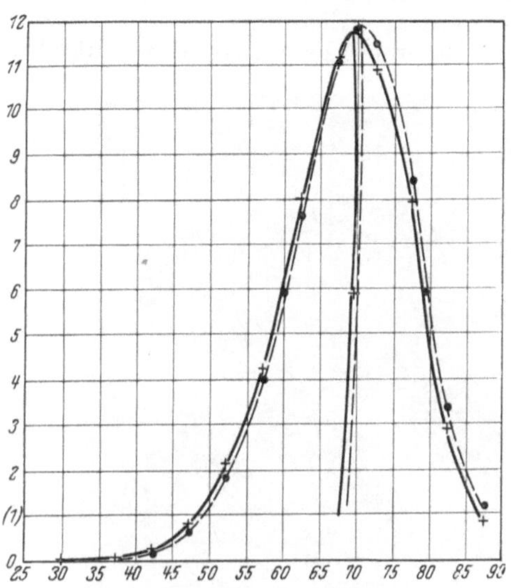

Abb. 35. Bösartige Neubildungen der Vorsteherdrüse (nach Abb. 73 in CL. PIRQUET: Allergie des Lebensalters. 1930). Die Kurve stellte einen steilen Kegel dar, mit intensivem Anstieg nach dem 50. Lebensjahr, scharfem Gipfel im 69. Lebensjahr, dann scharfer Abfall. Die letzte Altersperiode zeigt nur mehr 18—24‰ Todesfälle. 1 Viereck = 4‰.

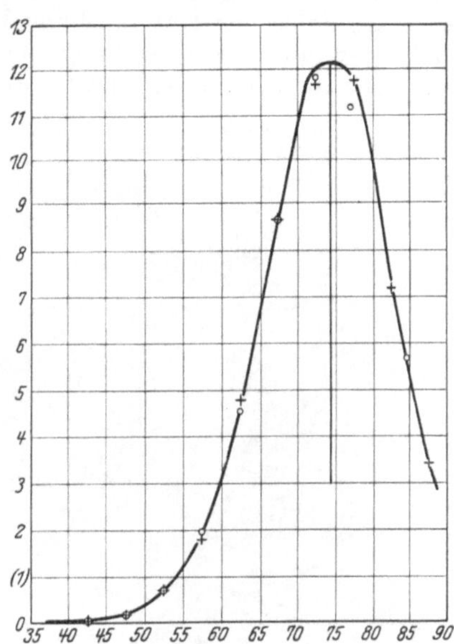

Abb. 36. Krankheiten der Vorsteherdruse (Statistik über 30 636 Männer). Die Kurve steigt erst im Alter von über 60 Jahren und erreicht zwischen dem 70. und 79. Jahr eine ungeheure Konzentration. Die Kurve hat größte Ähnlichkeit mit der Kurve der bösartigen Neubildungen der Prostata. (1 Viereck = 4‰.) (Nach Abb. 101 in CL. PIRQUET: Allergie des Lebensalters. 1930.)

ersten geht ohne weiteres hervor; man vergleiche damit auch die ganz anders verlaufende Kurve bei den bösartigen Hodenneubildungen (S. 762).

Karzinome der Prostata bei Jugendlichen haben wir nie gesehen; sie stellen große Ausnahmen dar. GARDNER und CUMMIS beschreiben ein ausgedehntes, das ganze Becken ausfüllendes, rapid wachsendes Karzinom bei einem 17jährigen Mann, WEINERT ein kindskopfgroßes Karzinom bei einem 37jährigen, WILLAN einen Fall bei einem 29jährigen. Die vor der Zeit exakter histologischer Diagnosenstellung mitgeteilten Fälle von jugendlichen Prostatakrebsen halten einer strengen Kritik nicht stand.

Formen der Prostatakrebse.

Bei dem Prostatakarzinom kann man bei grober Betrachtung 2 Hauptformen unterscheiden, die eine, bei der das Organ äußerlich kaum verändert erscheint, die andere, bei der es vergrößert ist und sich unscharf gegen die Umgebung abgrenzt.

Die erste Form ist fast häufiger zu finden. Es handelt sich dabei eher um auffallend kleine sehr harte Drüsen, die sich auch auf ihrer Schnittfläche kaum von der normaler Drüse unterscheiden lassen und die auch, makroskopisch betrachtet, nicht als Karzinome erkannt werden, wenn nicht Metastasen, insbesondere osteoplastische Metastasen, im Skelet auf eine krebsige Erkrankung der Prostata hinweisen. Nur ab und zu ist Verwaschung der Zeichnung ein Merkmal von Umbauvorgängen und Einlagerungen im Organ. In solchen Fällen kann sich trotzdem das Organ scharf von seiner Umgebung abgrenzen, Samenblasen und ampulläre Teile der Vasa deferentia brauchen keine festere Verbindung als gewöhnlich mit dem Organ aufzuweisen. Auch bei der mikroskopischen Untersuchung kann hier ein Übergreifen der epithelialen Wucherung auf die Umgebung vermißt werden. Allerdings ist dies selten, wenn auch die Angabe von Bahringer, der unter 145 Fällen von Prostatakrebs

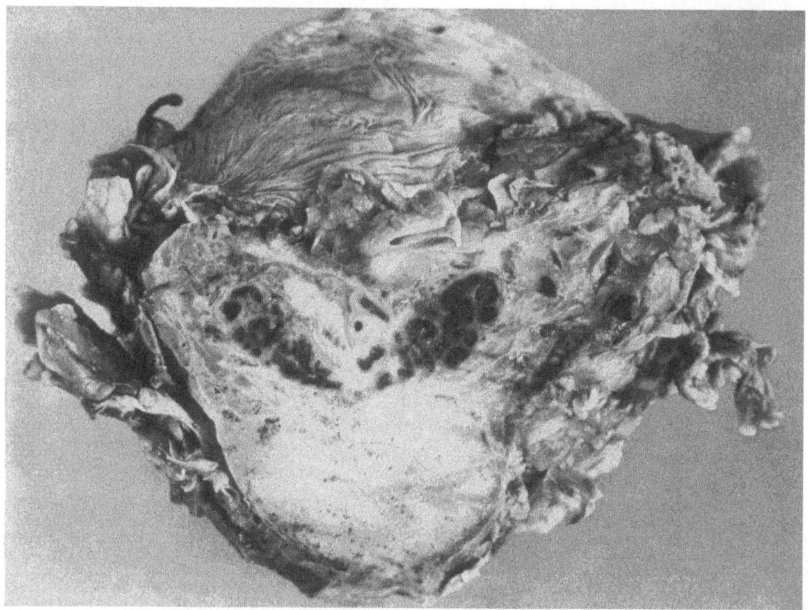

Abb. 37. S. 139/30, Mann, 60 Jahre. Prostatakarzinom, Samenblasen und Ampullen des Vas deferens einmauernd und infiltrierend. Prostata selbst nicht vergrößert.

nur dreimal die Neubildung auf das Organ selbst beschränkt gefunden haben will, stärkstem Zweifel begegnen muß. In der Mehrzahl der Fälle sind aber derartige kleine karzinomatöse Drüsen mit der Umgebung stärker verwachsen, die Drüse fühlt sich von außen höckrig an, weißliche Stränge vereinen sie fest mit der Umgebung, insbesondere mit der Samenblase und den Samenleiterampullen und durchsetzen das lockere Gewebe zwischen Prostata, Mastdarm und Bauchfell (Abb. 37).

Sehr selten wird die Harnröhre in Mitleidenschaft gezogen, die in diesen Ausnahmsfällen wulstige Verdickungen und Unregelmäßigkeiten zeigen kann, diese Verdickungen können auch auf das Lumen verengernd wirken (eigener Fall, Buchal) (Abb. 38). Selten ist auch das Übergreifen auf die Blase, wenn in ihrer Wand auch ab und zu kleinere Herdchen getroffen werden. Courvoisier unterscheidet hier 6 verschiedene Lokalisationen der Ausbreitung des Krebses: diffuse Infiltrationen der hinteren Blasenwand ohne Ulzeration der Schleimhaut, subseröse Knötchen der hinteren Blasenwand, submuköse Knötchen ohne Ulzeration der Schleimhaut, größere Knoten, in die Blasenwand hineinragend ohne Schleimhautulzeration, blumenkohlartige Geschwülste, in die Blase hineinragend, geschwürige, die Blasenwand durchsetzende Geschwülste. Der Schleimhautzerfall ist im ganzen bei diesen auf die Blasenwand übergreifenden Krebsen sehr selten. Von all den vorliegenden Ausbreitungsformen sind am häufigsten die kleinen submukösen, dann die subserösen Knötchen zu finden; mit aberrierten Prostatadrüsen stehen sie nicht in Verbindung. Diffuse Infiltrationen der Blasenmuskulatur, besonders ihres Halsteiles und ihrer Rückwand haben wir mehrfach gesehen; die Blasenwand kann dabei beträchtliche

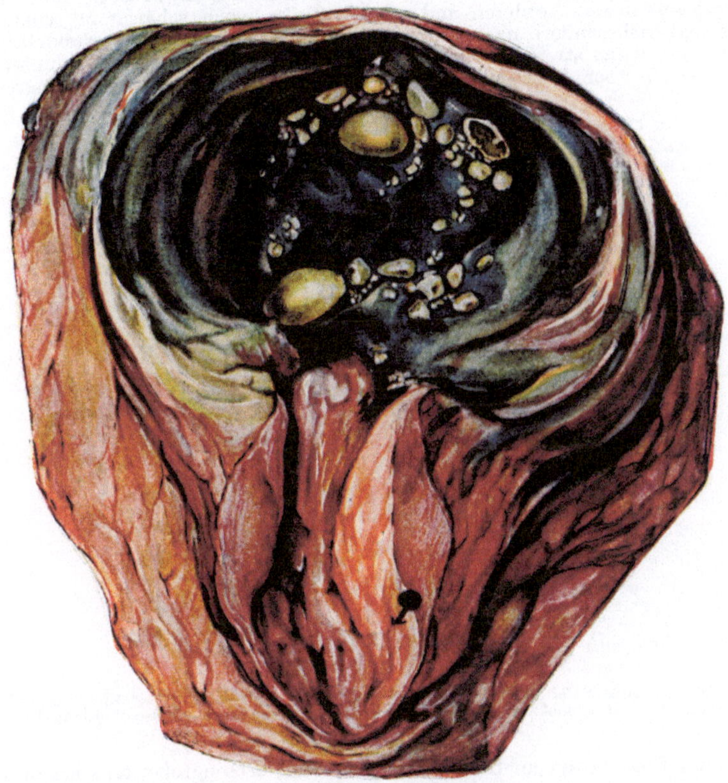

Abb. 38. S. 812/26. Mann, 61 Jahre. Scirrhöser Krebs der Prostata mit Übergreifen auf Blasenboden und Harnröhre; wulstige Verdickung der Pars prostatica urethrae. Chronische Zystitis mit Blasensteinbildung.

Dicke erlangen, sieht dabei auf der Schnittfläche weiß aus (Abb. 39, 41 u. 43). Die Schleimhaut kann in die Infiltration einbezogen sein und erscheint dann in der meist geschrumpften Blase in derben Falten aufgeworfen. In großen Ausnahmefällen verbindet ein derbes Narbengewebe die Drüse mit dem Beckenring selbst und wuchert zerstörend in den Knochen ein (Guyon: Carcinose prostatapelvienne diffuse).

Die krebsige Durchsetzung des Blasenbodens, ebenso das Übergreifen der Wucherung auf die Samenblasen und den unteren Teil des Samenleiters führt auch zu Ummauerungen des unteren Teiles des Harnleiters, wobei derselbe bald unverändert innerhalb der Krebsmassen liegt, bald von Krebszügen durchsetzt wird; in extremen Fällen kann die ganze Muskulatur des Harnleiters hierbei, ähnlich wie bei dem häufigen Übergreifen eines Uteruskarzinoms auf den Ureter, vollständig zugrunde gehen. In solchen Fällen, die seltene Verwicklungen beim Prostatakarzinom sind, sahen wir hydronephrotische Schrumpfnieren und diese können schließlich bei Infektion unter dem Bilde eitriger Pyelonephritis den tödlichen Ausgang veranlassen.

Einwucherung bis in den benachbarten Mastdarm und in dessen Schleimhaut sind sehr selten. Wir haben nur einige derartige Fälle gesehen; das Bild ist dabei ähnlich dem folgenden:

Bei einem 77jährigen Mann (S. 649/27), bei dem das Leiden 6 Monate vor dem Tode mit plötzlicher Stuhl- und Harnverhaltung begann, fand sich die Prostata mit ihrer Umgebung in eine nur in den vorderen und unteren Teilen noch schärfer begrenzte, gegen Blasengrund und insbesondere nach hinten unscharfe Wucherung umgewandelt, die von weißer Farbe und etwas streifiger Zeichnung war. Die Wucherung griff ununterbrochen auf den Blasenboden über; hier waren von der Urethralmündung und der ihr angrenzenden

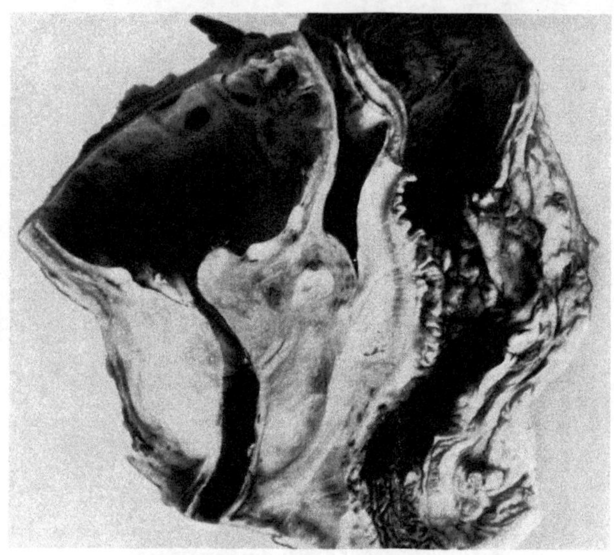

Abb. 39. 469/27. Mann, 77 Jahre. Prostatakrebs diffus auf Umgebung übergreifend mit Einwucherung und Durchsetzung der ganzen Mastdarmwand. Polypöse Rektumstenose.

unteren vorderen Blasenwand an bis zum Trigonum bis erbsengroße, teils erhabene, teils flache Erhebungen vorhanden, die kontinuierlich in die Geschwulstmasse der Prostata übergingen. In gleicher Weise war es zu einer Wulstung und flachwarzigen Einbruchswucherung im prostatischen Teile der Harnröhre gekommen. Die Samenblasen und ihre Ampullen waren ebenfalls in der Wucherung aufgegangen, aber zum Teil noch durch die Reste ihrer Muskulatur abgegrenzt (Abb. 39). Das prostatorektale Bindegewebe war ebenfalls von Geschwulstzügen durchsetzt. Die Mastdarmschleimhaut war in einer Ausdehnung von 6 cm wulstig aufgeworfen, die weißlichen Stränge der Geschwulst splitterten die hypertrophische ringförmige Muskulatur des Mastdarms auf. Die Schleim- und Unterschleimhaut waren ebenfalls weißlich durchsetzt, doch war der Schleimhautüberzug nicht durchbrochen. Durch diese von außen her vordringende Wucherung wurde die Lichtung des Mastdarms hochgradig verengert. S romanum und oberes Rektum zeigten deutliche Hypertrophie.

Es ist begreiflich, daß in solchen Fällen die Mastdarmverengerung klinisch als primäre aufgefaßt werden kann, wie uns ein vor kurzer Zeit beobachteter Fall lehrte, in dem die Rektumstenose, die als primärer inoperabler Krebs angesehen wurde, erfolgreich mit Bougierung erweitert wurde.

Ganz vereinzelt greift der Prostatakrebs auf die Corpora cavernosa über (TEILHEFER, KAUFMANN). Zu einer diffusen Infiltration der Bluträume der Corpora cavernosa wie bei manchen Peniskrebsen scheint es aber dabei nie zu kommen; die Infiltration bleibt hier meist umschrieben.

Dieselbe Ausbreitung, wie wir sie oben geschildert haben, kann auch bei der 2. Form des Prostatakarzinoms gefunden werden. Bei ihr, die mit Vergrößerung des Organs einhergeht, liegt klinisch wie grob-anatomisch am häufigsten das Bild des knolligen hypertrophischen Prostatatumors, auf dessen Boden sich der Krebs entwickelt hat, vor. Auch auf der Schnittfläche kann das Bild vollständig dem der gutartigen Prostataadenomyome entsprechen, ja, die Ausschälung der Knoten des suprakollikulären Teiles der Prostata

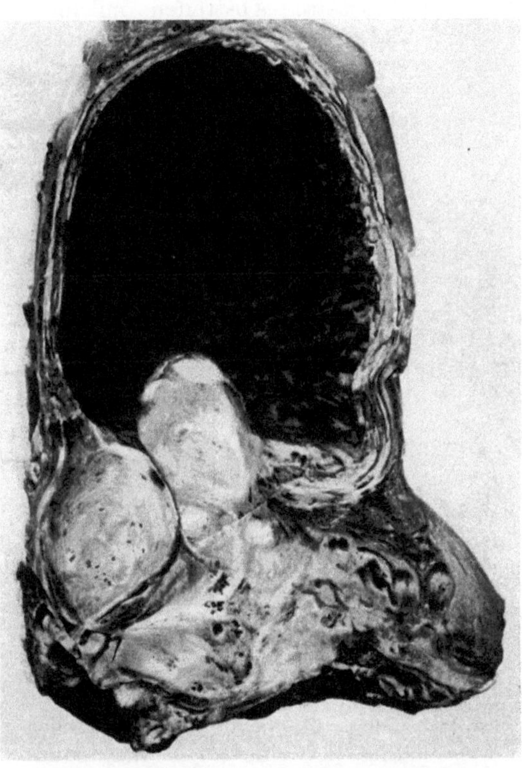

Abb. 40. S. 783/27. Mann, 77 Jahre. Prostatakarzinom bei Prostatahypertrophie. Die hypertrophischen Partien sind frei von Karzinom. Das Karzinom hat sich in den unteren hinteren restierenden Teilen der Prostata entwickelt.

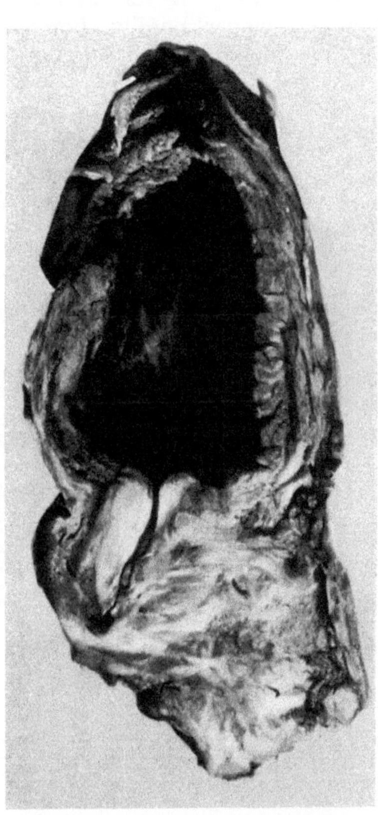

Abb. 41. S. 761/27. Mann, 66 Jahre. Prostatakarzinom. Infiltration der ganzen hypertrophischen Prostata. Karzinomatöse Infiltration der hypertrophischen Blasenwand.

kann in solchen Fällen wie beim gewöhnlichen Prostataadenom mühelos gelingen (Abb. 40). In anderen Fällen allerdings, und das ist die Mehrzahl, begegnet die Ausschälung der Knoten infolge ihrer festen Vereinigung mit der sogenannten Kapsel erhöhten Schwierigkeiten; bei der Operation wird die sonst leicht zu findende Grenzschicht zwischen Knoten und sogenannter Kapsel schwer gefunden, die Blutung kann eine stärkere sein und in nicht seltenen Fällen hängt an dem entfernten Knoten ein Stück Samenblase, die sonst bei der gewöhnlichen Prostataknollenektomie überhaupt nicht zu Gesicht kommen darf (Abb. 41). Doch kommen auch Fälle vor, bei denen die Prostataadenome selbst keinerlei krebsiger Entartung verfallen sind, bei denen nur das Kapselgewebe, also die zusammengepreßte Restdrüse, diese aufweist.

In anderen Fällen wieder sind die Adenomyomknoten der Prostata scharf von dem karzinomatös degenerierten Teil getrennt: so sahen wir in einem Falle den suprakollikulären Teil der Drüse von großen Knollen eingenommen, während der infrakollikuläre Teil allein Sitz des Krebses war, der sich in Form eines kleinkinderfaustgroßen strahlig auslaufenden derben Tumors nach hinten und unten in das perineale und perirektale Gewebe erstreckte (Abb. 40.)

Meistenteils ist die Schnittfläche derartiger karzinomatöser vergrößerter Drüsen weniger knollig, homogener, streifiger, derber, manchmal viel härter als die der einfach knollig vergrößerten Prostata. Abstreifen milchigen Saftes, der der Schnittfläche der sogenannten hypertrophischen Prostata oft in großen Mengen entströmt, tritt beim Karzinom wesentlich zurück, weil eben hier große Drüsenräume meistenteils fehlen. Tatsächlich handelt es sich hierbei auch um karzinomatöse Umwandlungen adenomyomatöser Knoten; das primäre Karzinom der nicht vergrößerten Drüse führt nie zur umschriebenen Knollenbildung.

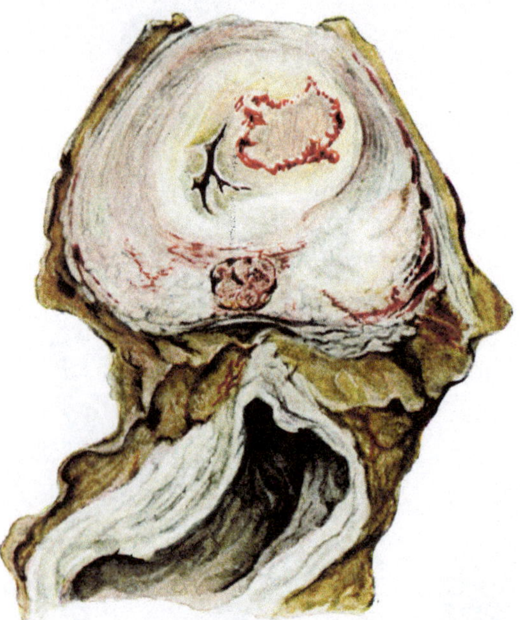

Abb. 42. S. 490/19. Mann, 69 Jahre. Prostatakarzinom der Innen- und Außendrüse mit infarktähnlicher zentraler Nekrose. (Verschiebung des Urethralspaltes!)

Histologisch zeigt sich in solchen Fällen nicht selten das gewöhnliche Adenombild, das nur an einzelnen Stellen, häufig am Rand, manchmal in recht geringer Ausdehnung, in das ganz atypische und destruierende Wachstum übergeht. Auf die schwere und in den Anfangsstadien oft unmögliche Abgrenzung derartiger kleiner Karzinome von atypischen Epithelwucherungen haben wir bei jenen schon hingewiesen. Allerdings ist eine solche karzinomatöse Wucherung knotiger Hypertrophien immerhin selten, und Angaben von YOUNG, der unter 250 vergrößerten und enukleierten Drüsen 68 mal Krebse gefunden haben will, können nur auf Verwechslung der häufigen atypischen Wucherungen mit Karzinomen beruhen; unser großes Untersuchungsmaterial ausgeschälter Adenomyome läßt höchstens 10% Krebse unter ihnen erkennen.

In Ausnahmefällen weist die Schnittfläche der karzinomatös veränderten Prostata gelbliche Farbe auf. In einem derartigen von KINOSHITA mitgeteilten Falle war der besonders stark gewulstete und knollige, nicht scharf abgrenzbare Tumor mit der Blase verwachsen und griff zum Teil auch auf deren Schleimhaut über. Die Samenblasen waren im Geschwulstgewebe aufgegangen, die seitlichen Lappen waren stark vergrößert, die Schnittfläche des Organes war schwefelgelb verfärbt, auch die Harnröhrenschleimhaut im Bereiche der Prostata war in schwefelgelben derben Falten und Lappen aufgeworfen. Bei diesen gelblich verfärbten Geschwülsten handelt es sich um sogenannte xanthomatöse Krebse, wie sie auch von SCHLAGENHAUFER u. a. beobachtet worden sind. Auf die Histologie wird unten eingegangen.

Makroskopische Nekrosen in Prostatakrebsen sind selten. Wir sahen einmal eine umschriebene infarktähnliche Nekrose mit ausgesprochener hyperämischer Abgrenzungslinie (Abb. 42). Auch erweichende Prostatakarzinome gehören zu den großen Seltenheiten, so ein Fall von GROSGLICK, bei dem ein zystisch erweichendes Carcinoma solidum, das Scham- und Sitzbein usurierte, zu mächtiger Zystenbildung Anlaß gab, die wiederholt, manchmal tagtägliche Punktionen, die bis 300 ccm gelblich-blutiger Flüssigkeit ergaben, notwendig machte, und ebenso selten sind in Blase oder Urethra durchbrechende Erweichungen, die dann zu großen Blasenhals- oder urethralen Zerstörungshöhlenbildungen führen können (BURCKHARDT-KAUFMANN). Ab und zu weisen Prostatakrebse stärkeren hämorrhagischen Charakter auf. Es sind meistenteils medulläre Krebse, mit zentralen Erweichungen, die Blutungen erfolgen in die erweichenden Massen. Das Bild kann so Ähnlichkeit mit Chorionepitheliommetastasen in der Prostata bei primärem Chorionepitheliom des Hodens gewinnen.

Die mikroskopische Diagnose: „Prostatakarzinom" an aus dem Organ entnommenen Stückchen kann den größten Schwierigkeiten begegnen, weil wir, wie wir bei den atypischen Epithelwucherungen der Prostata dargelegt haben, Drüsenwucherungen, die von normalen Drüsenstrukturen stark abweichen, die schmalzügig, ja sogar solid werden können und sich zwischen unveränderte Drüsen einschieben können, in größerem oder geringerem Grade fast in jeder senilen Prostata nachweisen können, so daß man fast von einem normalen Befund bei älteren Leuten sprechen könnte (NELLER und NEUBÜRGER). Die Diagnose „Karzinom" ist deshalb, wenn das Bild nicht ein ganz ausgesprochen krebsiges, das ursprüngliche Gewebe ersetzendes ist, nur dann berechtigt, wenn der infiltrierende Charakter die unscharfe Begrenzung der Wucherung feststellen läßt, wenn diese Wucherungen die Grenzen der hypertrophischen Knollen überschreiten, vor allem aber wenn die normale Grenze des Organs überschritten wird, wenn die bindegewebige Umgebung, die Harnblase, die Samenblase usw. mit erkrankt sind. Es ist also gewisse Vorsicht in der Diagnose des Prostatakarzinoms bei der Betrachtung der operativ entfernten Knollen geboten.

Nach ihrem histologischen Bild teilt KROMPECHER die Prostatakarzinome ein in:

Adenokarzinome: Unterabteilungen: Carcinoma basocellulare. — Carcinoma rotundocellulare. — Carcinoma cylindrocellulare. — Carcinoma adenocellulare.

Carcinoma solidum: Unterabteilungen: Carcinoma basocellulare. — Carcinoma rotundocellulare. — Carcinoma spinocellulare bzw. spinosum.

Diese KROMPECHERsche Einteilung leidet daran, daß die Prostatakarzinome nur außerordentlich selten ein einheitliches Bild geben: es ist fast die Regel, daß der Geschwulstcharakter ein vielseitiger ist; man trifft häufig auf Bilder, bei denen die einen Schnitte reinen Adenokarzinom-Charakter mit hohem, zylindrischem Epithel, die anderen solidsträngige Epithelzüge zeigen mit zunehmender Abnahme der Größe der Zellen und mit Entdifferenzierung der Form, so daß schließlich ein kleinzelliges, undifferenziertes, skirrhöses Karzinombild resultieren kann.

Am besten erhalten noch ihren ursprünglichen Typus die seltenen Plattenepithelkarzinome und die großnestrigen Carcinoma simplex-Formen und die ganz seltenen reinen Zylinderkrebse. Die häufigste Form ist das Carcinoma solidum scirrhosum rotundocellulare. Es scheint uns daher, daß folgende Einteilung der Prostatakarzinome der KROMPECHERschen Einteilung vorzuziehen sei:

1. Adenokarzinome:
   reine Adenokarzinome (Kolloidkrebse: BOYD S., KLIMEROW),
   Zylinderzellkarzinome.

2. Carcinoma solidum:
   reine Basalzellkarzinome,
   Plattenepithelkarzinome und Kankroide,
   entdifferenzierte Karzinome: rundzellige — skirrhöse — medulläre — xanthomatöse.

So häufig Epithelumwandlungen in der normalen und der chronisch entzündeten Prostata mit Basalzellwucherungen, ja mit Übergang in Platten-

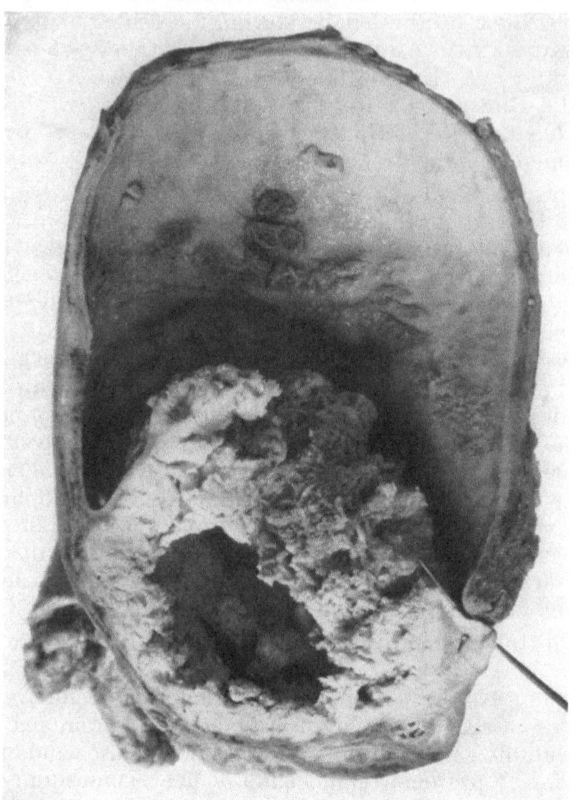

Abb. 43. S. 357/29. Mann, 63 Jahre. Kankroid der Prostata mit ausgedehntem Zerfall (Zerfallshöhle). Multiple Implantationsmetastasen in der Schleimhaut der übrigen Blase.

epithelwucherung und Verhornung gefunden werden, so selten sind Plattenepithelkrebse oder Kankroide der Prostata. In unserem abgebildeten Falle (Abb. 43) war die ganze untere Hälfte der Harnblase von einem über kinderfaustgroßen weißlichen Tumor von markiger Beschaffenheit eingenommen; zentral zeigte die Geschwulst ausgedehnten Zerfall; die fast pflaumengroße Zerfallshöhle kommunizierte breit mit dem Blaseninnenraum. Die Geschwulst hob die hintere Wand der Blasenschleimhaut faltenartig ab, war an den Randteilen noch von Schleimhaut umgeben, am Rand des Geschwulstkraters ersetzten warzige Vorwucherungen der Geschwulstmassen die Blasenschleimhaut; der vordere Teil der Geschwulstmasse entbehrte völlig des Blasenschleimhautüberzuges; die Vorderwand des Blasenhalsteiles war unverändert, dagegen fanden sich im Scheitelteil der Blasenschleimhaut zahlreiche kleinpapilläre flache Wucherungen, zweifellos Implantationsgeschwülste der Blasenhalsgeschwulst.

Diese ging sicher von der Prostata aus, deren über dem Ductus ejaculatorius gelegener Teil in der Geschwulst aufgegangen war, während der untere Prostatateil sich halbschalenartig ziemlich scharf von der Geschwulst abhob; auf die Samenblasen griff die Geschwulst nicht über.

Mikroskopisch lag ein in Netzsträngen wucherndes Plattenepithelkarzinom vor, das im Innern seiner zum Teil polymorpher und polymorph-großkerniger Epithelnester konzentrische Schichtungen mit Hornbildung in großer Zahl aufwies.

Dem ganzen Bild nach schien das Karzinom von einer Knotenbildung des suprakollikulären Teils der Vorsteherdrüse ausgegangen zu sein.

Häufiger sind es nur Teile der bösartigen Prostatageschwulst, die diesen Hornkrebscharakter zeigen. So sahen wir in einem Fall von Adenokarzinom der Prostata neben den großen hochzelligen Drüsenwucherungen Drüsen mit partieller Plattenepithelauskleidung oder totaler Plattenepithelausfüllung und verhornenden Schichtungskugeln der zentralen Partien bei chronischer Entzündung des umgebenden Gewebes. In LUBARSCHs Falle trug auch nur ein Teil des Adenokarzinoms den Charakter des Kankroids; in dem aus der letzten Zeit stammenden Kankroid von WALTHARD scheint das ganze Karzinom den gleichmäßig differenzierten Charakter getragen zu haben. Auch wird eine der Karzinombildung vorangegangene chronische Prostatitis erwähnt; auch hier fehlten Metastasen, ebenso wie in unserem Fall; das Kankroid der Prostata scheint also eine gutartigere Form der Prostatakrebse darzustellen.

Das Carcinoma xanthomatosum bedarf besonderer Erwähnung: bei der Besprechung der chronischen Entzündung der Prostata wurde schon darauf hingewiesen, daß hier gelbliche Infiltrationen, gelbliche Umrahmungen älterer Abszesse, oder gelblich gefärbte Narbenbildungen entleerter Abszesse nicht allzu selten vorkommen. Das mikroskopische Bild zeigt dann, daß es sich um Granulationswucherungen handelt, deren Zellen aus großen runden vakuolisierten Gebilden bestehen, die mit doppellichtbrechenden Stoffen beladen sind (Pseudoxanthomzellen). Bei oberflächlicher Betrachtung könnte man sie, wenn diese Zellen in Zügen angeordnet sind, für lipoid infiltrierte Drüsenepithelien halten. Die Bilder sind aber hier dieselben, wie sie bei manchen chronischen Entzündungen in anderen Organen, in der Brustdrüse, in der Haut (besonders bei Diabetikern), in Mesenteriallipomen, mit Vorliebe in der Wand aktinomykotischer Abszesse, schließlich auch in den mit dem Namen Xanthomen ausgezeichneten geschwulstartigen Wucherungen vorkommen. Beim xanthomatösen Krebs aber handelt es sich um Ablagerungen lipoider Massen in den Epithelien der Geschwulst, also um ähnliche Ablagerungen in Epithelien, wie sie bei den eigenartigen Karzinoiden des Dünndarms und des Wurmfortsatzes vorkommen, wenn hier auch nie der Reichtum an lipoiden Massen besteht wie bei solchen Prostatakarzinomen.

Auch diese Lipoidablagerungen in Epithelien mancher Arten von Prostatakrebsen stellen nur eine Vermehrung normaler Bildungen der Prostataepithelien dar. Bekanntlich kommen in den Epithelien der geschlechtsreifen Drüse Fetttröpfchen, lipoide und Neutralfette normalerweise vor; ihre Menge ist im allgemeinen nicht groß, auch zeigen nicht alle Zellen gleichmäßigen Fettgehalt; er kann auch, und zwar recht häufig, völlig fehlen. Bei den Epithelien der Xanthokarzinome aber ist die Lipoidmenge eine sehr reichliche, die Zellen sind nach Extraktion der Lipoide stark vakuolisiert, den Zellen der Nebennierenrinde ähnlich, enthalten über den ganzen Zelleib ausgestreut kleine bis mittelgroße Fetttröpfchen und zeigen besonders an dem formolfixierten Gefrierschnitt reichlich doppellichtbrechende Nadeln (Kristalle [KINOSHITA]). Die Zellkerne büßen dabei an ihrer Färbbarkeit nichts ein; es erübrigt sich zu bemerken, daß ein degenerativer Prozeß nicht vorliegt. Nach KINOSHITA färbt sich nach FISCHLER nur ein Teil der lipoiden Körnchen schwarzblau, bei Färbung nach SMITH mit Neutralrot färben sich die Tropfen zum Teil blaßrot. Chemisch handelt es sich nach PANZER nicht um Cholesterinester. Die DIETRICH-Färbung fällt meist negativ aus. Dem histologischen Aufbau nach scheinen es der Hauptsache nach Karzinome mit soliden Zellsträngen zu sein, die diese Lipoidinfiltration bieten.

Neben diesen xanthomatösen Krebsen, die wegen ihres Reichtums an Lipoiden die besondere Bezeichnung verdienen, kommen nicht zu selten Karzinome der Prostata vor, die vermehrte Lipoidtröpfchen in ihren Zellen aufweisen; eine besondere Bedeutung kommt diesen geringgradigen Fettinfiltrationen nicht zu. SCHLAGENHAUFER hat innerhalb kurzer Zeit 6 derartige Tumoren beobachtet; er erwähnt auch, daß Metastasen solcher Karzinome ebenfalls erhöhten Lipoidgehalt in ihren Zellen aufweisen können.

Kolloidkrebse gehören zu den außerordentlichen Seltenheiten; wir haben unter zahlreichen untersuchten Prostatakrebsen nie einen derartigen Fall gesehen; ebenso arm an Beschreibungen solcher Fälle ist das Schrifttum. Neben BOYDS Fall fanden wir nur den eingehend beschriebenen Krebs von KLISSUROW: hier war die Schleimbildung nur auf den einen Lappen der im ganzen von Karzinom durchsetzten Drüse beschränkt; schon makroskopisch schien dieser Teil von verschiedenen bis erbsengroßen mit schleimigen Massen gefüllten Zysten durchsetzt; mikroskopisch ließ sich nachweisen, daß die Schleimproduktion in Form kleiner Tröpfchen im Innern der Geschwulstzellen begann; das Stroma war an der Schleimbildung unbeteiligt. Da nach SCHLACHTA Schleimdrüsen in der Prostata vorkommen sollen, lassen sich vielleicht gelatinöse Karzinome dieses Organs auf sie zurückführen.

Metastasen bei Prostatakrebsen.

Der Prostatakrebs ist früher als selten metastasierende Geschwulst angesehen worden. Tatsächlich metastasiert er häufig, und da das Karzinom im Organ selbst nur sehr selten beträchtlichere Größe erreicht, gehorcht es dem alten Gesetz, daß desto leichter Metastasen entstehen, je kleiner das primäre Karzinom bleibt. BUMPUS fand bei 1000 sicheren Fällen von Prostatakarzinom 243mal Metastasen. Merkwürdig ist, daß die Knochenmetastasen, die doch zu den Eigentümlichkeiten des Prostatakarzinoms gehören, so daß der Nachweis ausgedehnter Knochenmetastasen bei Männern fast untrüglich auf die Prostata als Ausgangspunkt des Karzinoms hinweist, eigentlich bis zu v. RECKLINGHAUSENS grundlegender Arbeit der Beachtung fast ganz entgangen sind. Das mag mit daran liegen, daß erst seit v. RECKLINGHAUSEN der Untersuchung des Skeletes, insbesondere der Wirbelsäule an Längssägeschnitten, bei der Vornahme der Sektionen größere Beachtung geschenkt wird. Einzelne Mitteilungen über Knochenkarzinosen bei Prostatakarzinomen aus der Zeit vor v. RECKLINGHAUSEN stammen von SILCOCK, THOMPSON, JULLIEN, FÖRSTER.

Von der Häufigkeit der Prostatakarzinommetastasen im Skelet mag eine Zusammenstellung aus unserem Material einen Begriff geben. Wir fanden unter 55 Fällen 30mal Knochenmetastasen, was einer Häufigkeit von 54,5% entspricht. Unter den 39 Prostatakrebsen, die ohne mikroskopische Untersuchung als solche sicher zu diagnostizieren waren, hatten 28 Knochenmetastasen (71,8%) und dabei ist zu bedenken, daß es sich bei dieser Zusammenstellung um makroskopisch deutlich sichtbare Tochtergeschwülste nur in Wirbelsäule, Schädeldach, Oberschenkel handelt, da das übrige Skelet nicht regelmäßig durchsucht worden ist. (PÜRCKHAUER.) Zu ähnlich hohen Zahlen kommt KAUFMANN, der unter 22 Fällen (Zusammenstellung von COURVOISIER) 16 mal Knochenmetastasen fand (72,7%). Aus diesen Zahlen geht zur Genüge hervor, wie sehr KAUFMANN recht hat mit seiner Bemerkung, „kein anderes Karzinom könne sich an Häufigkeit der Skeletmetastasen, und wie wir noch hinzufügen können, kein anderes kann sich an Großartigkeit der Skeletmetastasen mit dem Prostatakarzinom messen".

Weitere Zusammenstellungen über die Häufigkeit der Prostatakarzinommetastasen im Skelet erübrigen sich, da die Verschiedenheiten der Zahlen ausschließlich von der Art und der Genauigkeit der autoptischen Technik abhängen.

Über die Häufigkeit der Lokalisationen der Metastasen in den einzelnen Skeletteilen gibt folgende Zusammenstellung KAUFMANNS Anhaltspunkte:

Unter 34 Fällen war Sitz der Tochtergeschwülste:

Wirbelsäule:	Halsteil	8 mal
	Brustteil	19 „
	Lendenteil	27 „
	Kreuzteil	10 „
	Schwanzteil	2 „
Becken:	Os ilei	21 „
	Os pubis	7 „
	Os ischii	5 „
Femur		23 „
Rippen		19 „
Humerus		14 „
Sternum		12 „
Schädel:	platte Knochen	11 „
	Gesichtsknochen	1 „
Tibia		6 „
Skapula		4 „
Fibula		2 „
Vorderarm		1 „

In unserem Material fanden wir folgende Reihenfolge:

Wirbelsäule	25 mal erkrankt
Oberschenkel	11 „ „
Becken	7 „ „
Platte Schädelknochen	5 „ „
Rippen	4 „ „
Sternum	3 „ „
Humerus	je 1 „ „
Tibia	je 1 „ „
Keilbein	1 „ „

Es ist hier allerdings einzufügen, daß bei uns nur Wirbelsäule, Becken, Sternum, Schädelkapsel, Oberschenkel regelmäßig untersucht werden, während gewöhnlich die anderen Skeletteile ununtersucht bleiben. Aber auch aus unserem Material geht das unbedingte Überwiegen von Wirbelsäule mit Becken und Oberschenkel als Sitz der Tochteransiedlungen des Prostatakarzinoms hervor.

Aus der KAUFMANNschen Zusammenstellung erhellt ferner, daß von der Wirbelsäule der Lendenteil, vom Femur der obere Teil am häufigsten und am stärksten von Krebs betroffen werden, eine Beobachtung, auf die schon PAGET aufmerksam gemacht hat (nach E. KAUFMANN). Auch wir bestätigen mit KAUFMANN und KOLISKO die Vorliebe der Tochtergeschwülste für die oberen Teile des Femur: dasselbe gesetzmäßige topische Verhalten, besonders was den Femur anlangt, beobachtet man bei dem Aufflackern normaler und pathologischer Blutbildung nach größeren Blutverlusten bei primären und schweren sekundären Anämien, bei der Leukämie. Es müssen besondere Vaskularisationsbedingungen in dem Markfettgewebe dieser stammnahen Teile der Oberschenkel bestehen. Ob die von KOLISKO hervorgehobene Tatsache, daß die Arteriae nutritiae der oberen Hälfte der Oberschenkeldiaphyse von der in der Mitte des Knochens eintretenden Stammärterie ab aufwärts steigen müssen, während für die unteren Teile der Diaphyse die Arterie ihre Richtung nicht verändern muß, von irgendwelcher Bedeutung für die Vorliebe der Ansiedlung der Krebszellen gerade in den oberen Teilen der Diaphyse ist, möchten wir in wohl sehr berechtigten Zweifel ziehen.

Besondere Vorliebe haben die Metastasen für die normal rauhen Stellen der Knochenoberflächen. So finden sich starke und frühzeitige periostale Metastasen, z. B. an der Crista iliaca, an der Linea intertrochanterica, an der Linea aspera. Besonders deutlich geht dies an mazerierten Knochen hervor. Bei ausgedehnten Knochenwucherungen geht diese Bevorzugung in der allgemein starken Knochenwucherung unter (Abb. 44). Ursache für die Prädilektion der rauhen Stellen für die Krebsansiedelung mag die stärkere Zugwirkung, die gerade an diesen Stellen durch Muskeln und Sehnen einsetzt, sein, also eine dauernde funktionelle Reizwirkung auf diese Stellen.

In extremen Fällen ist das ganze Skelet von Scheitel bis zu den Endphalangen der Zehen in gleicher Weise krebsig durchsetzt. Bei diesen ausgedehntesten osteoplastischen Karzinosen kann es trotz stärkster Abmagerung, trotz Fehlens von Ödemen zu starken Gewichtszunahmen eben infolge der Knochenneubildung kommen; diese Beobachtung kann in manchen Fällen bei fehlendem Lokalbefund der Prostata auf die Diagnose führen.

Metastasen in den Weichteilen treten an Häufigkeit und an Ausdehnung gegen die Skeletmetastasen stark zurück. Kommen sie mit Knochenmetastasen gemeinsam vor, so sind die Parenchymmetastasen fast regelmäßig sehr klein und spärlich und umgekehrt treten in den wenigen Fällen, in denen Organmetastasen das Bild beherrschen, die Knochenmetastasen ganz oder fast ganz zurück.

Was die Häufigkeit der einzelnen Organe, die Lieblingssitze der Metastasen des Prostatakarzinoms sind, anlangt, so gibt unser Material wohl das durchschnittliche Bild: Wir fanden unter 36 Fällen von Prostatakarzinomen erkrankt:

Becken- und periaortische Lymphknoten	13 mal
Leistenlymphknoten	1 ,,
Gekröse- und perigastrische Knoten	2 ,,
Nacken-, Bifurkations-, supraklavikulare Lymphknoten	2 ,,
Herz	1 ,,
Nebennieren	2 ,,
Leber	5 ,,
Lungen und Lungenrippenfell	7 ,,
Gehirnhaut	4 ,,

ESAU sah bei einem kleineren Prostatakarzinom eine hühnereigroße Metastase im Pankreas, die durch Einschnürung des Ductus choledochus zu schwerem Ikterus geführt hatte; die Erscheinungen von seiten dieser Metastase traten 7 Monate vor der Feststellung des primären Prostatakrebses in Erscheinung.

Am häufigsten sind also von den Weichteilen die benachbarten Drüsen ergriffen; nach ihnen am häufigsten Pleura und Lungen.

BUMPUS konnte unter seinen 243 metastasierenden Fällen in 44% die regionären Lymphknoten erkrankt nachweisen. Zu den Ausnahmen gehören auf die Lymphknoten beschränkte ausgedehnte Metastasierungen. So waren in einem Falle von v. BAUMGARTEN die trachealen, bronchialen, jugularen, submaxillaren, die retroperitonealen und Beckenlymphknoten in kirschgroße bis pflaumengroße Knoten umgewandelt; im histologischen Bild war das normale Lymphknotengewebe mehr oder weniger ersetzt durch solide Haufen und Stränge kleiner heller atypischer Epithelien. Das Skeletsystem war vollständig frei, nur die Lungen zeigten noch ganz vereinzelt subpleurale hirse- bis linsengroße Knötchen. Es ist bemerkenswert, daß in diesem Falle der Patient erst 53 Jahre alt war, also einer Altersperiode angehörte, in der Prostatakarzinome noch zu den größten Seltenheiten gehören; auch in Fall 6 von

COURVOISIER mit massenhaften Metastasen in inneren Organen handelt es sich um einen 48jährigen Mann. Es mag dieses verhältnismäßig frühe Alter auch die Ursache der massigen Parenchymmetastasierung, die sicher wesentlich rascher als die osteoplastische Knochenmetastasierung vor sich geht, gewesen sein.

Metastasen in anderen Gewächsen sind wie auch sonst so auch hier äußerste Seltenheiten: RÖDER berichtet von Prostatakrebsmetastasen in einem Nebennierenadenom; doch geht aus der Beschreibung nicht einwandfrei hervor, ob es sich wirklich um einen primären Prostatatumor gehandelt hat.

Kehren wir zu den Metastasen im Skeletsystem zurück: Als charakteristisches Beispiel diene folgender Fall unserer Beobachtung, dessen Krankengeschichte manche zu beachtende Besonderheiten bietet; er zeigte tatsächlich alle Formen der metastatischen Skeleterkrankung, so daß dieser eine Fall über die möglichen Veränderungen im Skelet durch das Prostatakarzinom vollständig genügend aufklärt:

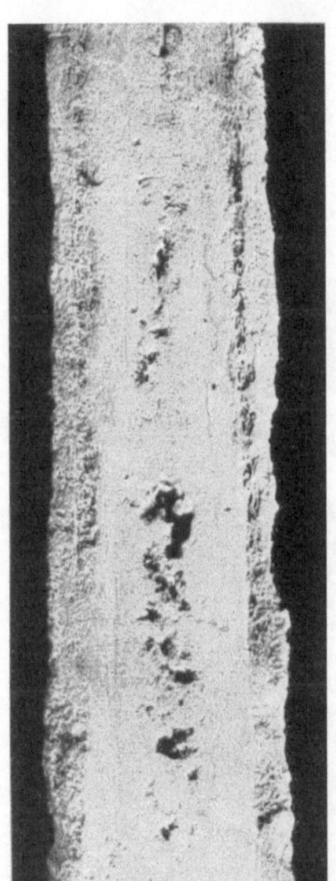

Abb. 44. S. 23/24. Mann, 84 Jahre. Osteoplastische Karzinose des Femur bei I. Prostatakarzinom. (Periostale und endostale Knochenneubildung.)

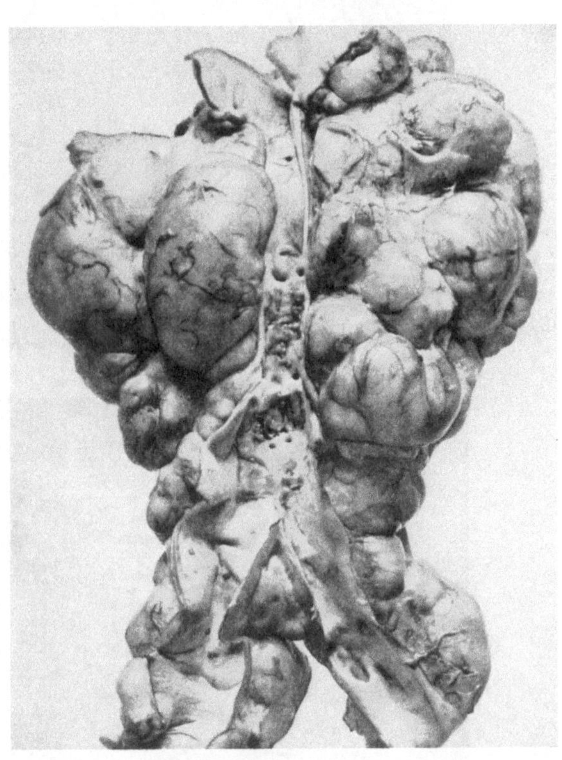

Abb. 45. S. 812/25. Lymphknotenmetastasen bei Prostatakrebs.

Es handelte sich um einen 60jährigen Mann, früher schweren Potator (bis 25 Liter Bier täglich), der 3 Jahre vor seinem Tode die ersten Anzeichen der Erkrankung in Form stärkeren Harndranges verspürte. Nach einiger Zeit traten Schmerzen im Kreuz, Gehbeschwerden hinzu; die Schmerzen insbesondere in der Gegend des rechten Hüftbeines steigerten sich stark, die Schmerzen setzten sich auf das andere Bein fort, die Oberschenkelmuskulatur wurde hochgradig empfindlich. Fieber von ganz eigenartigem Typus trat auf: regelmäßig periodisch mit 14tägigen Intervallen. Während dieser Fieberanfälle war häufig Auftreibung umschriebener Art an verschiedenen Knochen zu beobachten. Regelmäßig gingen den Temperatursteigerungen verstärkte Schmerzanfälle voraus. Derartig akut einsetzende Knochenauftreibungen wurden am Knie, an verschiedenen Stellen des

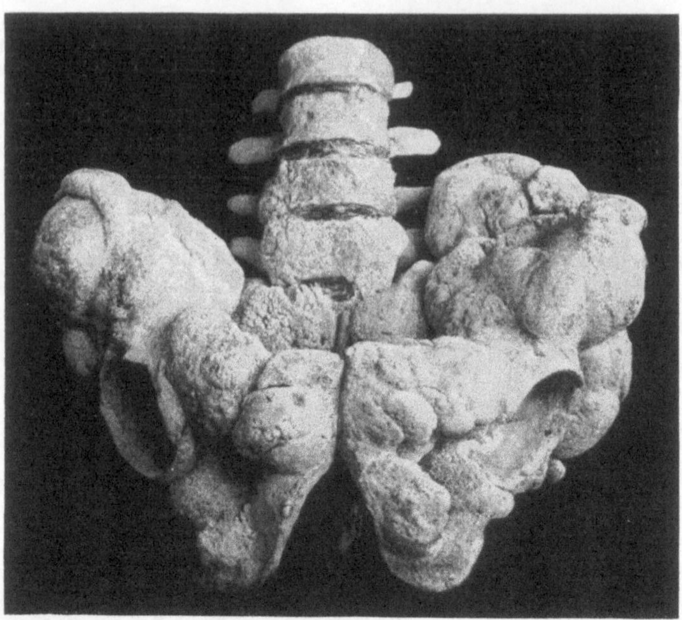

Abb. 46. S. 259/26. Mann, 60 Jahre. Hyperostotische osteoplastische metastatische Karzinose des Beckens (Gewicht des mazerierten Beckens 2650 g) bei I. Prostatakarzinom.

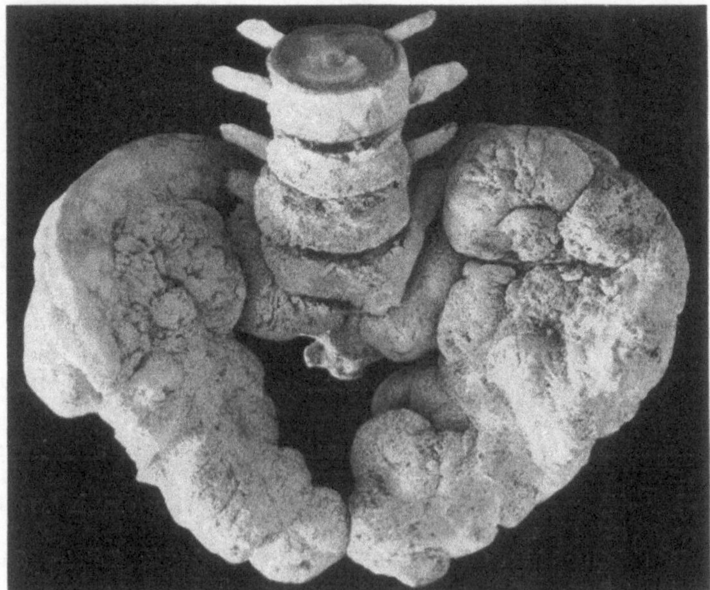

Abb. 47. S. 259/26. Mann, 60 Jahre. Osteoplastische Karzinose des Beckens bei I. Prostatakarzinom. Innenansicht des Beckens.

Schädels, am Oberschenkel gesehen. Die Schwellungen gingen zum Teil in wenigen Tagen wieder ganz oder fast ganz zurück, blieben an anderen Stellen bestehen und führten so allmählich zu starken Knochenauftreibungen. Ein Jahr vor dem Tode war eine Peroneuslähmung hinzugetreten. Die klinische Diagnose blieb trotz des ausgedehnten Knochen-

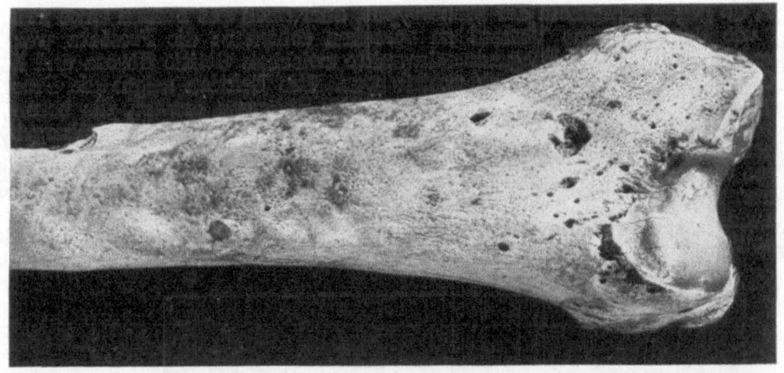

Abb. 50. S. 259/26. Mann, 60 Jahre. Osteoplastisches Karzinom des Femur, untere Hälfte; oben: moosartige osteoplastische Karzinose. Knochengeschwur nahe dem oberen Querschnitt. Unten: Osteoporose.

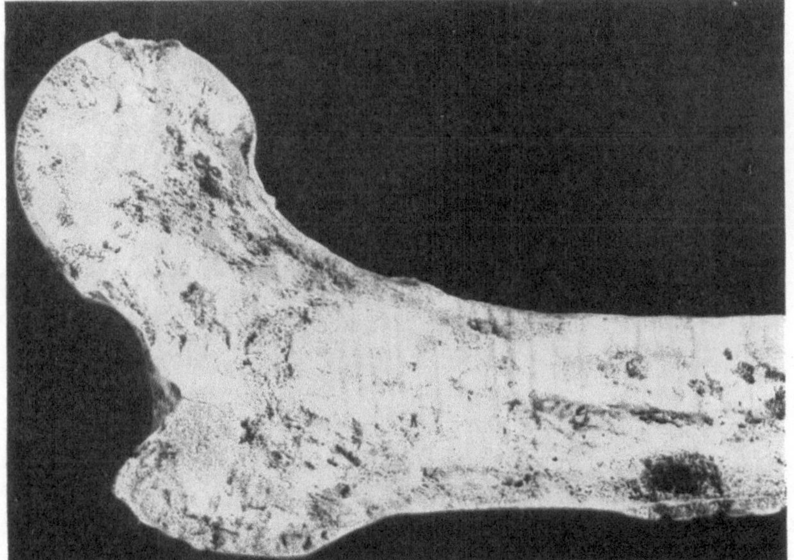

Abb. 49. S. 259/26. Mann, 60 Jahre. Osteoplast. Karzinom des Femur, obere Hälfte bei I. Prostatakarzinom (Längsschnitt).

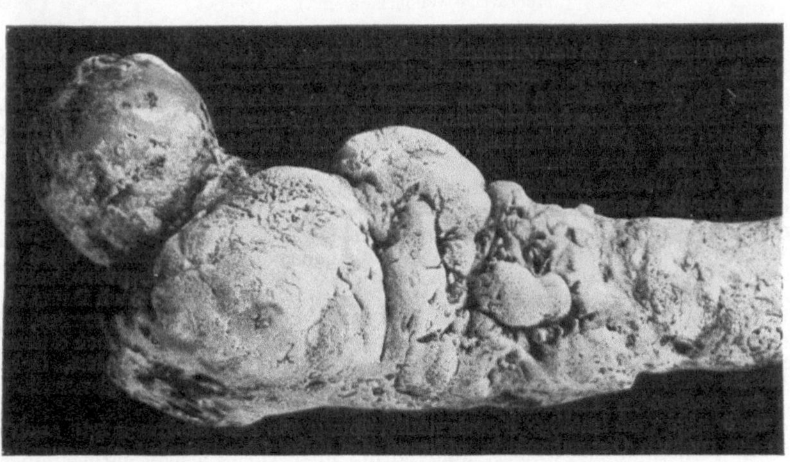

Abb. 48. S. 259/26. Mann, 60 Jahre. Osteoplast. Karzinom des Femur der oberen Hälfte bei I. Prostatakarzinom, mazeriert. Gew. 880 g.

befundes unklar, da gegen Karzinom der Fiebertypus, aber auch das Fehlen eines Primärtumors sowohl wie der langsame Verlauf zu sprechen schienen: die Prostata war nie vergrößert befunden worden. Die Diagnose schwankte zwischen Ostitis fibrosa und Lues, da die SACHS-GEORGIsche Reaktion stark positiv war. Die Sektion zeigte die Prostata zwar nicht vergrößert, aber ihre Zeichnung von weißen Strängen ersetzt, die besonders ausgeprägt in den hinteren Teilen waren und von hier auf die Samenblasen übergriffen.

Die Veränderungen am Skelet waren ungeheure: So wog das mazerierte Becken 2650 g (Abb. 46 u. 47); es war mit dem Kreuzbein unförmig knollig aufgetrieben, von breiten pilzförmigen Knoten durchsetzt und in allen seinen Teilen hochgradig verdickt; seine Durchmesser waren in allen Richtungen hochgradig verengert, so daß Mastdarm und Blase zwischen den knolligen Vortreibungen eingeklemmt erschienen. Die Auftreibungen zeigten bei

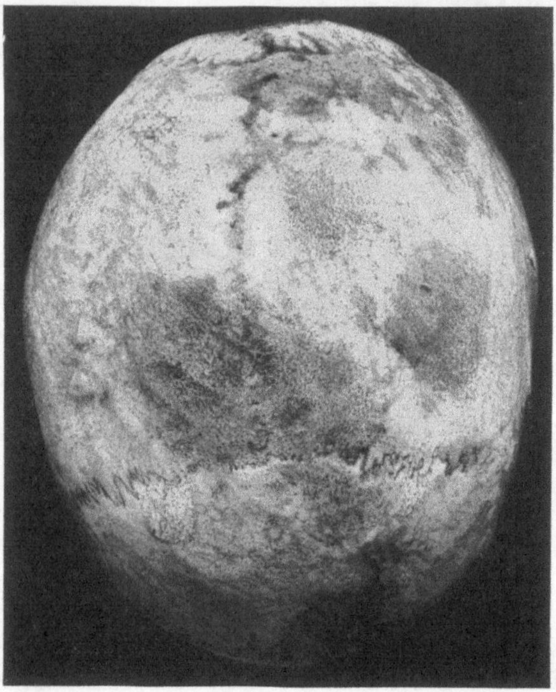

Abb. 51. S. 259/26. Mann 60 Jahre. Osteoplastische Karzinose des Schädels bei I. Prostatakarzinom. („Moosartige Wucherungen".)

genauester Betrachtung feinste schwammartige Gliederung, an anderen Stellen war die Gliederung eine mehr fein papilläre, stalaktitenähnliche, seltener waren gröbere papilläre Exostosen zu sehen, an wieder anderen Stellen herrschte bimssteinartiger Charakter der Oberfläche vor. Die mächtigen Knochenwucherungen trieben an einzelnen Stellen das Darmbein bis zu 12 cm Dicke auf. Die Wucherungen des Kreuzbeins führten zu einer Überlagerung der Sakrallöcher, nach oben setzten sie sich auf die untersten Lendenwirbel fort, doch nahm der Prozeß den oberen Lendenwirbeln zu an Ausdehnung wesentlich ab, die Wirbelkörper verloren hier ihr plumpes Aussehen, die aufgetriebenen Fortsätze wurden schlanker, ohne unregelmäßige Verdickungen. Die Wirbelgelenke waren nirgends von Geschwulstherden durchsetzt, auch die Zwischenwirbelscheiben blieben überall erhalten, wenn auch stark verdünnt; doch waren einzelne Knochenspangen, die die Zwischenwirbelscheiben überbrückten und offenbar Produkte älterer Spondylitis deformans waren, nach ihrem bimssteinartigen Aussehen ebenfalls von dem knochenbildenden Geschwulstgewebe ersetzt. Auch die von mächtigen Knochenwülsten überwölbten iliosakralen Gelenke zeigen noch durchweg den erhaltenen Gelenkspalt; die Hüftgelenke waren ziemlich normal gestaltet, Gelenkkopf und Pfanne waren noch von Knorpel ausgekleidet, nur das Labrum glenoidale war stellenweise von polypösen Knochenwucherungen durchsetzt.

Dieselbe unförmige und knollige Knochenauftreibung wie das Becken zeigte auch die obere Hälfte des rechten Oberschenkels, während der linke Oberschenkel geringgradigere

Deformierung aufwies. Der rechte Oberschenkelkopf hatte zwar anscheinend normale Form, doch war Breiten- und Dickendurchmesser beträchtlich vergrößert. Schenkelhals, Trochanterengegend und die ganze obere Diaphysenhälfte erwiesen sich, ganz ähnlich wie das Becken, von mächtigen bald pilz-, bald stalaktitenähnlichen Wucherungen, die wieder von tiefen Rillen durchsetzt waren, eingenommen. Die Oberfläche dieser Wucherungen zeigte dieselben Eigenschaften wie die des Beckens (Abb. 48 u. 49). Die untere Diaphysenhälfte zeichnete sich hingegen nur durch geringgradige bimssteinartige Rauhigkeiten ihrer Oberfläche aus; sie war zweifellos eher leichter als normal, am mazerierten Knochen brach die stark verdünnte Kortikalis an den verschiedensten Stellen lochartig ein (Abb. 50). An der Grenze von oberer und unterer Diaphysenhälfte fanden sich, und zwar merkwürdigerweise rechts und links an fast symmetrischen Stellen und in gleicher Form und Ausdehnung

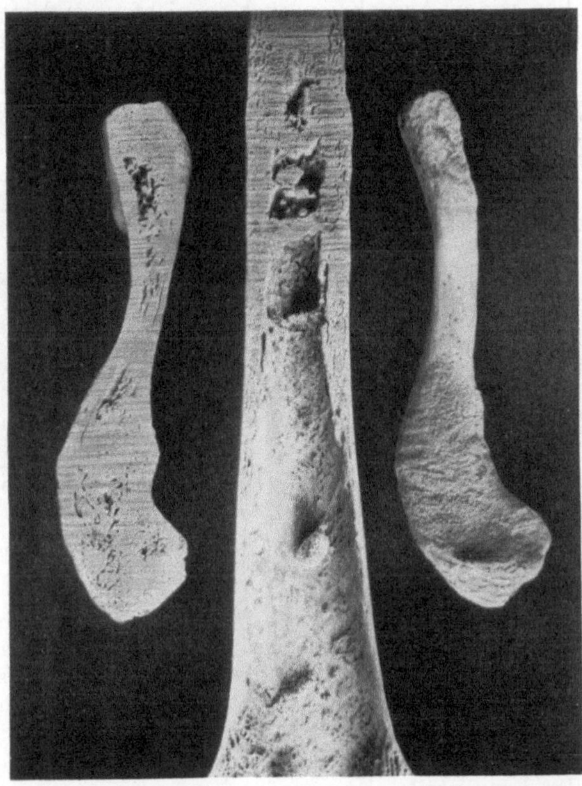

Abb. 52. S. 165/13. Osteoplastische Karzinose des Schlüsselbeins und des Oberschenkels; in letzterem distale Osteoporose und osteoplastische karzinomatöse Knochenpapillome.

tiefgreifende Knochengeschwüre, also mitten in den osteoplastischen Wucherungen ausgesprochen knochenzerstörende Prozesse. (Abb. 50.)

Auf der Längssägefläche waren beide Oberschenkel, auch der äußerlich weniger deformierte und aufgetriebene linke, von teils elfenbeinartigen, teils bimssteinartigen soliden Knochenwucherungen durchsetzt, die die Spongiosa und Markräume fast völlig ausfüllten, nur hier und da kleinere Lücken frei ließen (Abb. 49). Die unteren Diaphysenteile, deren auffallend dünne Kortikalis wir schon erwähnt haben, waren aber fast völlig frei von Knochenveränderungen oder Wucherungen, im Gegenteil waren ihre Spongiosabälkchen deutlich atrophisch, ihre Spongiosaräume weit, ihre Markhöhle ebenfalls erweitert.

Das Schädeldach entbehrte stärker vortretender größerer Knochenwucherungen; im frischen Zustande erschien es vielfach rötlich gefleckt, die rötlichen bis dreimarkstückgroßen Flecken waren von weißem Knochensaum umgeben. Diese rötlichen Flecken zeigten am mazerierten Knochen bimssteinartigen Charakter, waren also ebenfalls Herde pathologischer Knochenbildung (Abb. 51). Das ganze Schädeldach war verdickt, seine Diploe sklerosiert, weiß.

Von den Rippen wiesen einzelne diffuse Auftreibung, andere knollige Wucherungen und Verdickungen auf. Bemerkenswert erschien, daß die perichondralen Knochenscheiden der Rippenknorpel ebenfalls bimssteinartiges eigenartig höckeriges Aussehen hatten, also sicher ebenfalls krankhaft, d. h. blastomatös verändert waren. (Ähnlich wie Abb. 53.)

Ist in diesem Falle auch die Knochenwucherung eine gigantische gewesen, so zeigen andere Fälle doch im großen und ganzen dieselbe Art und auch dieselbe Lokalisation der Knochenumwandlung.

Häufig allerdings weist am nicht durchschnittenen Knochen nichts auf die Ansiedlung der Metastasen hin. Die äußere Formänderung ist immerhin die Ausnahme. Die diffuse Sklerosierung beherrscht meist das Bild der Schnittfläche. Doch sahen wir in Ausnahmen auch in nicht veränderten Markhöhlen vereinzelte knollige bis kugelige, karzinomatöse Knochenwucherungen (Abb. 52) von Erbsen- bis Kirschkerngröße auftreten.

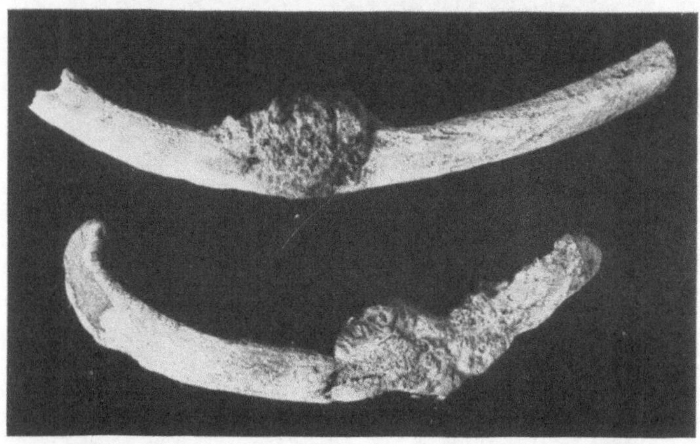

Abb. 53. S. 544/09. Hyperostotische osteoplastische Karzinose der Rippe nach vorangehender Zerstörung und Spontanfraktur bei I. Prostatakarzinom.

Was die Reihenfolge der Erkrankung betrifft, so ist immer wieder festzustellen, daß zuerst untere Lendenwirbelsäule und Becken, dann der Oberschenkel in seiner oberen Hälfte, erst dann obere Wirbelsäule, Schädel, periphere Extremitätenknochen ergriffen werden. Der Prozeß schreitet anscheinend gesetzmäßig von den unteren Stammteilen zur Peripherie fort. M. B. Schmidt nennt folgende Reihenfolge:

1. Wirbelsäule: Lendenteil,
2. Femur, Becken,
3. Rippen, Brustbein,
4. Humerus,
5. platte Schädelknochen,
6. Unterschenkel, Vorderarm.

Trotz der vorwiegenden osteoplastischen verhärtenden Knochenkarzinose sind Spontanfrakturen an solchen Knochen nicht ausgeschlossen. So zeigten z. B. auch gerade die Oberschenkel des oben eingehender beschriebenen Falles unmittelbar neben stärksten osteoplastischen Prozessen tiefe Einschmelzungsbezirke; es können eben neben den knochenaufbauenden auch zirkumskript knochenzerstörende Umbauvorgänge im Knochen einsetzen; die Frakturstellen können aber später wieder der osteoplastischen Umwandlung unterliegen, so daß späterhin nichts an der Frakturstelle auf den ursprünglichen Rarefizierungsprozeß hinzuweisen braucht (Abb. 53). Selbstverständlich kann es auch zu

Einknickungen und Frakturen an den Stellen stärkster nicht blastomatöser Kalkverarmung und Knochenrarefizierung kommen.

Eine eigenartige Knochenveränderung am Schädel ist manchmal längs der Längsblutleiter an der Tabula vitrea zu sehen: in derem Bereich kann die schon oben erwähnte moosartige Knochenumwandlung als breites Längsband erscheinen, das nicht selten durch ähnliche senkrecht auf ihm stehende, also quere, der Arteria meningea media folgende gleichartige Veränderungen zum Kreuzbild wird. Die an und für sich an dieser Stelle vorkommenden stärkeren Umbauprozesse physiologischer Art scheinen auch den karzinomatösen Knochenumbau und seine Lokalisation zu erleichtern.

Durch diese ausgedehnten Knochenanbauprozesse wird nicht nur die Markhöhle der langen Röhrenknochen zum größten Teil ausgeschaltet, sondern es veröden die Spongiosaräume der kurzen Knochen, insbesondere der Wirbelkörper und diese sind es in erster Linie, die mit der physiologischen Hämatopoese betraut sind. Auch die kompensatorische Blutbildung ist durch die Markverödung der langen Röhrenknochen unmöglich gemacht.

Es ist demnach selbstverständlich, daß sich schwere Veränderungen in der Blutbildung und damit schwere Veränderungen in der Zusammensetzung des Blutes und im Aufbau des Blutbildes im Gefolge dieser Knochenkarzinosen ergeben müssen. Tatsächlich bildet sich in solchen Fällen das Bild der schwersten aplastischen Anämie mit starker Reduktion der Zahl der weißen Blutkörperchen neben der starken Veränderung der roten aus; daneben treten unreife weiße Zellen mehr und mehr in den Vordergrund.

Im obigen Falle, der mit den periodischen Fiebersteigerungen einherging, wurde beobachtet:

		Leukozyten:	
verringerte Polychromasie,		stabkernige	2
spärliche Normoblasten,		segmentkernige	39,5
zahlreiche atypische Blutplättchen		Lymphozyten	18,5
stark verminderte weiße Blutzellen,		große Monozyten	2
Myelozyten	1	Atypische große Monozyten	11
Jugendformen	5	„ kleine „	6
		darunter viele Myelo- und Promyelozytoblasten	

Auf derartige atypische perniziöse Anämien im Verlauf des Prostatakarzinoms hat schon 1896 Ludwig Braun hingewiesen. Wie bei der perniziösen Anämie, so kommt es auch bei diesen atypischen aplastischen Anämien manchmal zu kompensatorischen Blutbildungen in sonst postfetal für die Blutbildung nicht beanspruchten Organen, so in der Leber, Milz usw.; doch stellen derartige Befunde im Gegensatz zu den extramedullären Blutbildungen der genuinen perniziösen Anämie Ausnahmen dar.

Die in diesem und in einem anderen unserer Fälle beobachtete Periodizität des Fiebers, unter dem oder unmittelbar vor dessen starken Steigerungen manchmal Knochenschwellungen auch nur vorübergehender Art aufgetreten waren (in dem ersten Fall wurden auch plötzliche Lymphknotenschwellungen gesehen), müssen mit periodisch einsetzenden Überschwemmungen des Körpers mit Krebszellen, und deren teilweisen Auflösungen, vielleicht auf periodisch einsetzende Ansiedlungsvorgänge der Krebszellen im Gewebe hinweisen. Auf die Ähnlichkeit solcher Erscheinungen mit denen mancher chronisch-septischer Zustände braucht kaum hingewiesen zu werden. Die Beobachtung der zurückgehenden Schwellungen zeigt auch deutlich, daß Metastasen selbst im Knochen labil sein können, und sich unter geänderten Abwehrwirkungen des Körpers auch wieder völlig zurückbilden können.

Das histologische Bild dieser osteoplastischen Karzinommetastasen ist ein ziemlich eintöniges: Nach der wohl richtigen allgemeinen Annahme geht der Prozeß von kleinsten steckengebliebenen Geschwulstzellthromben in kleinen Venen bzw. Kapillaren aus, die dann rasch die Gefäßwand durchsetzen und in das umgebende Gewebe einwuchern. Tatsächlich sieht man manchmal in kleinen zum Teil noch blutgefüllten Venen derartige kleine Geschwulstzellzylinder.

Die Form der Krebszellzüge im Mark ist meist die ganz schmaler Zellreihen, die sich rasch mit derbem faserreichen Gewebe umgeben. Durch diese Stromaentwicklung geht das ursprüngliche Knochengewebe entweder direkt durch Entkalkung oder Resorption zugrunde, auch größere Nekrosen sind in der Umgebung dieser Krebsherde im alten Knochen nicht ganz selten, offenbar durch Verödung ihrer ernährenden Gefäße durch Krebseinwucherungen veranlaßt. Zum Teil erfolgt auch der Abbau des alten Knochengewebes durch vermehrte Tätigkeit von gehäuft auftretenden Osteoklasten und Annagung des Knochens durch sie in den Howshipschen Lakunen. Das außerordentlich derbe faserreiche Stroma kann direkt in Osteoid und durch Kalkaufnahme in neue Knochensubstanz übergehen. In Ausnahmefällen geht der Knochenneubildung auch in Knochenmetastasen ein knorpeliges Stadium voraus; Knorpelgewebe erscheint dann im karzinomdurchsetzten Umbildungsherd in Form unregelmäßig kleiner Inseln und Stränge.

Das Periost kann selbst bei ausgedehnten Umbildungsvorgängen im Knochen ganz unbeteiligt bleiben, die Knochenumbildung sich ausschließlich auf die Bezirke des Endostes, auf die Spongiosa und auf die Ausfüllung der Markhöhle beschränken. In solchen Fällen bleibt die Kortikalis ganz glatt; in anderen Fällen beteiligt sich das Periost sehr stark an der metaplastischen Knochenbildung, dicke Knochenschalen legen sich dann um die mehr oder weniger veränderte Knochenrindenschicht, der mazerierte Knochen zeigt dann die starke Aufrauhung dieser Stellen, die sich schon dadurch bei makroskopischer Betrachtung krebserkrankt erweist. (Abb. 44.)

Die Ursache der Vorliebe der Prostatakarzinome für die Ansiedlung ihrer Tochterkolonien im Knochen und die Neigung des Karzinomstromas zur metaplastischen Knochenbildung ist heute noch dunkel, trotz der vielen Erklärungs- und Deutungsversuche; v. Recklinghausen sah an der Starre der kleinen Knochenvenen, die in knöcherne Kanäle eingemauert sind und so nicht zusammenfallen können, die Ursache der Festsetzung der Geschwulstzellen in ihnen; er dachte also an ein besonders enges Sieb, das elektiv die Geschwulstzellen abfange. Diese Erklärung ist deshalb unhaltbar, ebenso wie eine ähnliche von Lubarsch, weil die Prostatakrebse sich keineswegs durch besonders große Zellen auszeichnen, das Steckenbleiben der Krebszellen also auch bei anderen Karzinomen viel häufiger sein müßte. Wenn auch andere Krebse sicher nicht selten auch im Knochen metastasieren, sind doch so ausgedehnte Knochenkrebse wie sie beim Prostatakarzinom häufig sind, bei jenen die Ausnahme. Neusser glaubte, daß gerade die Krebse zur Metastasierung und zur Knochenneubildung in ihren Metastasen neigen, die gewissermaßen zu einem System gehören: ein derartiges System solle z. B. Prostata, Thyreoidea, Mamma umfassen. Bei allen drei kommen tatsächlich knochenbildende Metastasen häufiger als bei anderen Organen vor; Beziehungen untereinander aber könnte man höchstens insofern in diesen Organen konstruieren, als alle drei Organe vielleicht besonders große Vorliebe für skirrhöse Formen der Karzinome zeigen; für die Schilddrüse stimmt das nicht völlig, denn in ihr sind die hämorrhagisch-medullären und die Adenokarzinome mindestens gerade so häufig. Mit der Neusserschen Erklärung ist also gar nichts anzufangen. Von der Vorliebe der Prostatakarzinommetastasen für ein Organsystem könnte man eher in einem Falle von ASKANAZY sprechen, bei dem die Metastasierung fast ausschließlich in Knochenmark, Milz und Leber erfolgte, also fast ausschließlich hämatopoetische Organe ergriff.

Das Wesentliche muß die in ihren Gründen ganz unklare Affinität der Krebszellen zu den Knochenkapillarendothelien sein. Die knochenbildende Kraft des Krebsstromas ist eher zu erfassen: hier mag die schlechte Ernährung, der stark verlangsamte Blutumlauf, die hochgradige kapilläre Stauung im derben Stroma tatsächlich von ausschlaggebender Bedeutung sein.

Skirrhöse Karzinome sind es tatsächlich, die fast ausschließlich osteoplastische Metastasen setzen. Doch ist nicht zu vergessen, daß es nur ein Bruchteil der skirrhösen Krebse ist, bei denen es tatsächlich zu Knochenmetastasen in etwas größerer Ausdehnung kommt. Wir stehen hier vor einer ganz ungelösten Frage des Geschehens bei der Krebsbildung, und die Frage ist gerade so ungelöst, wie die, warum es in den einen Krebsfällen nur zu Lymphknotenmetastasen und in anderen Fällen wiederum z. B. nur zu einer ausgedehnten Lymphangitis der Lungen kommt. Organaffinitäten und organimmunisatorische Prozesse (atreptische Immunitätsvorgänge?) spielen hier sicher die ausschlaggebende Rolle.

Ganz aus dem Rahmen der Krebsmetastasen bei primärem Prostatakarzinom fällt ein von SCHMORL (REICHMANN) beobachteter Fall: hier waren die osteoplastischen Karzinomherde im Knochen durchwuchert von ausgesprochenem osteochondrosarkomatösen Gewebe; das Chondrosarkom machte aber auch isolierte Metastasen, so z. B. in den Lungen, ebenso wie auch reine Krebsmetastasen vorhanden waren. Ob es hier wirklich, wie REICHMANN meint, zu einer besonders malignen Degeneration des osteoplastischen Krebsstromas in den Metastasen gekommen ist — metaplastisches Knorpelgewebe innerhalb derartiger Knochenmetastasen, aber auch in anderen Metastasen, kommt ja ab und zu vor — mag dahingestellt bleiben. Die Bildung derartiger Mesenchymmetaplasien hat erst jüngst HEIDENHAIN in einem metastasierenden Autolysatgewächs (Bd. 2 seiner experimentellen Untersuchungen S. 20) prachtvoll dargestellt.

Sarkome der Prostata und Mischgeschwülste der Prostata.

Im großen und ganzen ist die Zahl der Sarkome der Prostata, wenn man bedenkt, daß hier im Vergleich zu den sehr häufigen Karzinomen die Einzelfälle eher zur Niederlegung im Schrifttum Anlaß geben, gering. Auffallend ist die starke Beteiligung des kindlichen Alters, die aber absolut genommen wohl die des Alters nicht überschreiten wird, weil auch hier das jugendliche Alter des Geschwulstträgers mehr zur Veröffentlichung reizt.

Nach SALLERAS und GERARD O VILAN treffen

50% der im Schrifttum mitgeteilten Fälle auf das Alter bis zu 10 Jahren
25% „ „ „ „ „ „ „ „ von 10—30 „
5% „ „ „ „ „ „ „ „ „ 30—50 „
20% „ „ „ „ „ „ „ „ über 50 „

Nach BETTONIS Zusammenstellung von 49 Fällen beteiligen sich die Altersperioden

von 0—10	Jahren	mit	34%
„ 10—20	„	„	8,5%
„ 20—30	„	„	9,5%
„ 30—40	„	„	17%
„ 40—50	„	„	14%
über 50	„	„	17%

Die kindlichen Sarkome verteilen sich wie folgt auf die einzelnen Lebensjahre (SYSAK):

Nr.	Alter des Kindes	Autor	Veröffentlichungsjahr
1	6 Monate	ROSE	1901
2	8 „	SOCIN	1875
3	$8^1/_2$ „	TOULUS	1854
4	9 „	KAUFMANN	1902
5	9 „	MC CONNEL	1904
6	9 „	SYSAK	1923
6a	9 „	LAQUIÈRE u. BOUCHARD	1926
7	10 „	FRAENKEL	1906
8	1 Jahr	EDINGTON	1909
9	$1^1/_2$ Jahre	KAUFMANN	1902
10	2 „	BIRCH-HIRSCHFELD	1895
11	$2^1/_2$ „	ROSE	1901
12	$2^1/_2$ „	NICHOLSON	1919
13	$3^1/_2$ „	SCHALEK	1899
14	4 „	KAUFMANN	1902
15	4 „	RIEDL	1903
16	4 „	LEVY	1903
17	4 „	STERN	1902
18	4 „	GREIG	1908
19	$5^1/_2$ „	WIND	1888
20	$6^1/_2$ „	SPANTON	1882
21	7 „	BRONGERSMA	1919
22	$8^1/_2$ „	ISAMBERT	1858
23	9 „	WELTI	1898

Nach BETTONI sollen bekannt sein:

18 Rundzellensarkome der Prostata,
9 Spindelzellensarkome,
6 Myxosarkome,
3 polymorphzellige Sarkome,
3 Rhabdomyosarkome,
2 Lymphosarkome (Fall von BETTONI und eigener Fall),
2 Angiosarkome
2 Chondrosarkome,
1 Leiomyosarkom,
1 Adenosarkom.

Es sind verschiedene Formen des Prostatasarkoms beschrieben worden. Am häufigsten sind die undifferenzierten Sarkome, die rund- bzw. lymphozytären Sarkome und die Spindelzellsarkome (37 Fälle des englischen und französischen Schrifttums von TOWSEND zusammengestellt). Seltener sind die Fibrosarkome (WELTI).

Das Wachstum der Sarkome ist im allgemeinen ein sehr rasches; deshalb zeigt das Schrifttum auch überwiegend große Gewächse; nach BETTONIS Zusammenstellung von 42 Fällen erreichten

Haselnußgröße	1	Tumor
Hühnereigröße	2	Tumoren
Apfelgröße	5	„
Männerfaustgröße	21	„
2 Männerfaustgröße	5	„
Kindskopfgröße	8	„

Kleine Geschwülste brauchen das Organ kaum zu verändern; so war in einem von BETTONI mitgeteilten Fall die Prostata kaum vergrößert, in ihrer Form erhalten, nur in ihrer Mitte enthielt sie einen unscharf begrenzten haselnußgroßen Knoten, mit kleineren Knoten der Umgebung, die zum Teil die Organkapsel durchbohrten und gegen das Blasentrigonum vorbrachen.

In anderen Fällen wird das Organ durch das Gewächs stark aufgetrieben und vergrößert, wobei ab und zu eine Prostatahypertrophie vorgetäuscht wird, oder das Sarkom ist knollig, wobei sich die Knollen auch gegen den Mastdarm oder die Blase vorwölben können; bei SYSAK lag eine eiförmige Geschwulst von

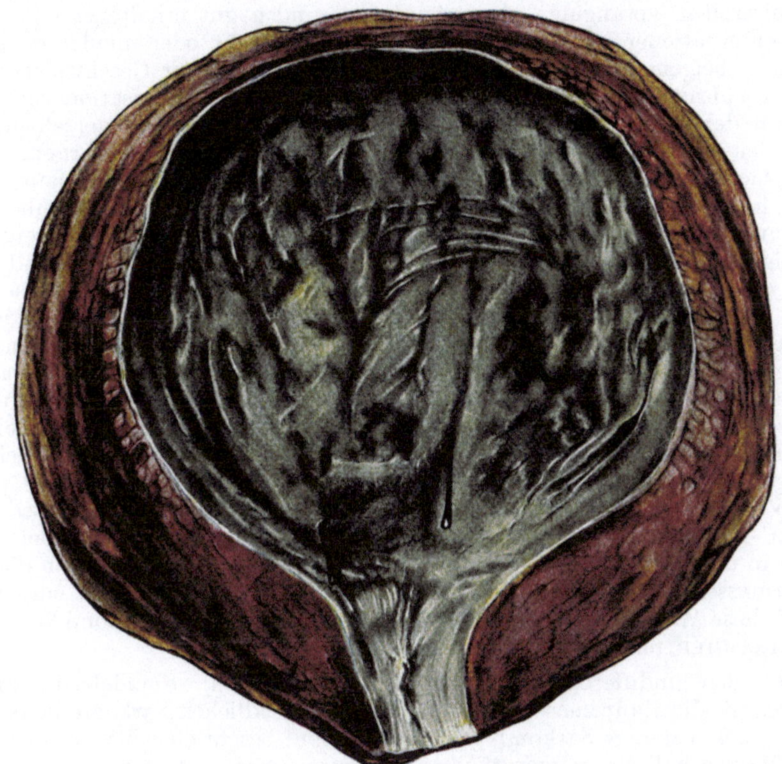

Abb. 54. S. 391/26. Mann, 70 Jahre. Rundzellsarkom der Prostata, diffus die Blase einmauernd. (Fall SCHULER.)

66:40 mm Größe in der rechten Hälfte des kleinen Beckens zwischen rechtem Prostatalappen und Mastdarm, von der Umgebung scharf abgegrenzt und, wenn auch mit Mühe, ausschälbar; nur histologisch war die ausgedehntere Erkrankung der Prostata erkennbar. Die Prostata geht entweder ganz im Gewächs auf, so daß in extremen Fällen ein ungeheurer Tumor nicht nur kleines Becken und Samenblasen einmauert, sondern die ganze Blase umhüllt, selbst fast die ganze Bauchhöhle ausfüllt (WELTI). Dabei kann es zu starker Zusammenpressung des Mastdarms kommen. In anderen Fällen wieder wird ein Gewächs der Blasenwand vorgetäuscht (Fall SCHULER) (Abb. 54). In diesem von uns beobachteten Falle war die Blase sehr stark vergrößert, reichte über den Nabel, war äußerst dickwandig, anscheinend diffus infiltriert, ihre Muskulatur war fast ganz in dem graurötlichen homogenen Tumor aufgegangen, ohne daß aber die Serosa an irgendeiner Stelle durchbrochen worden wäre. Gegen die Prostata schien die Geschwulst gut abgegrenzt zu sein, und erst die mikroskopische Untersuchung zeigte, daß ein Teil der Prostata diffus von Geschwulstzellen durchsetzt war, ja daß der Tumor hier größere Partien des Drüsengewebes zerstört hatte. Mit Elastinfärbung konnte man noch die Drüsenumrisse erkennen, deren Epithel und Innenraum durch die Rundzellen völlig ersetzt war. Einige Lücken im elastischen Faserring ließen noch die Einbruchstellen der Geschwulst ins Drüseninnere feststellen. In der Nachbarschaft waren partielle Einbrüche zu bemerken. Auch war in diesem Falle erwähnenswert, daß dem kompakten Einwuchern des Geschwulstgewebes ins Drüseninnere scheinbar eine Einwanderung mobiler Geschwulstzellen voranging, denn im Lumen noch gut erhaltener oder teilweise noch erhaltener Drüsen fanden sich, vielfach mehr oder minder reichlich dem Sekret beigemengt, freie Rundzellen vom Charakter der Geschwulstzellen. Der Fall ist übrigens der gleiche, in dem die ausgedehnten Organisationsvorgänge im Innern der Drüsen mit schließlicher vollständiger Verödung derselben, die wir bei der chronischen Prostatitis beschrieben haben, gesehen wurden.

Einbrüche der Gewächse in die Blase, in die Harnröhre, in den Damm, ins Rektum in Form massiger knolliger Geschwülste (LEVY), oder blumenkohlartiger Wucherungen (BARTH) sind wiederholt beschrieben worden. Wir führen hier nur einige bemerkenswerte Fälle an: So fand sich in dem einen Fall von SOCIN, den auch KAUFMANN ausführlich wiedergibt, in der Blase eine gestielte, mehr als hühnereigroße Geschwulst, deren basaler Teil ausgedehnt verkalkt war, und der so klinisch zur Verwechslung mit einem Blasenstein Anlaß gab. Histologisch war die Geschwulst ein ungewöhnlich stark vaskularisiertes großzelliges Rundzellensarkom. Gewöhnlicher ist das derbe Infiltrat der Blasenschleimhaut, das sich dann in derben plumpen Wülsten und Leisten in das Innere der Blase vorwölbt (SOCIN-BURCKHARDT-KAUFMANN bei einem 24jährigen Mann). Manchmal kommt es dabei sogar zu ausgedehnten polypösen Wucherungen ins Blaseninnere, die selbst Zottenkrebse der Blase vortäuschen können (VEIL: Spindelsarkom; WELTI: Fibrosarkom). Bei Einbrüchen in die Harnröhre und Verjauchung der Geschwulst können sich die Geschwulstmassen sogar größtenteils durch die Urethra abstoßen: so entleerten sich auf diese Weise 58 ccm Geschwulstgewebe (kleinzelliges Sarkom) in einem von KAPSAMMER mitgeteilten Fall.

Neben den undifferenzierten Rundzell- (RUBRITIUS), Spindelzell-, Fibrosarkomen, die die Hauptmasse insbesonders der jugendlichen Sarkomfälle bilden, kommen auch seltenere Sarkombilder vor. So sind beschrieben Myxosarkome (LEVY, BACH: Fall 2); myxosarkomatöse Degeneration ist übrigens ein nicht seltenes Vorkommnis bei Rund- und Spindelzellsarkomen (KAUFMANN); Riesenzellsarkome (in einem enukleierten Knoten: KAHLSTORF); Peritheliome, Angiosarkome (KAUFMANN, PLESCHNER); ob diese mitgeteilten Fälle wirklich besondere Sarkomformen darstellen, ist mehr als zweifelhaft. Auch können sarkomatöse Gewächse der Prostata sich von krebsigen Formen nicht immer mit Sicherheit abgrenzen lassen, ohne daß deshalb Mischtumoren vorliegen müssen; so wurde in einem Spindelzellsarkom (LICHTSCHLAG), das zum Teil auch in Schleimgewebe überging, stellenweise strangförmiges Wachstum mit Zurücktreten der Interzellularsubstanz (also Bilder von endotheliomatösem [?], karzinomatösem [?] Habitus) beobachtet.

Größere Bedeutung kommt den Rhabdomyosarkomen (GIANI, KAUFMANN, SYSAK) und den Chondrosarkomen zu (BACH: Fall 1, SCHÖPPLER, KINOSHITA, ARZT und LINNERT).

E. KAUFMANN beschreibt allein 3 Rhabdomyosarkome: 2 bei Kindern, 1 bei einem 26jährigen Mann. Im ersten Falle, bei einem $^{3}/_{4}$jährigen Knaben, war die Prostata in einen rundlich ovalen Knoten von teils derbelastischer, teils weich pseudofluktuierender Konsistenz umgewandelt, der den Mastdarm stark zusammendrückte und so Stuhlverhaltung veranlaßte; im 2. Falle bei einem 4jährigen Knaben war die Prostata zweifaustgroß, Samenblasen und Ampullen waren in dem Tumor aufgegangen, in das Innere der Harnblase ragte die Geschwulst mit walnußgroßen, unregelmäßigen, lappigen Höckern vor; das Gewächs war auf dem Schnitt gelblich gallertig bis graurot weißglasig; in dem Falle des Erwachsenen war die Prostata faustgroß, derb, knollig faserig, füllte das Becken aus und griff sogar auf die Beckenknochen über; in Blasenhals und Mastdarm wölbten sich erbsen- bis kirschgroße Knoten vor; ausgedehnte Metastasen und, was hervorzuheben ist, auch Kalkmetastasen in den Lungen waren vorzufinden; bei SYSAK war die Geschwulst eiförmig, lag hinter der Harnblase und ließ sich zum größten Teil aus der Prostata schälen. Sie hatte sulziges Aussehen und war gefäßreich.

Das mikroskopische Bild bei diesen Rhabdomyosarkomen ist ein wechselndes gewesen. Ich gebe hier auszugsweise die immer noch klassische Beschreibung KAUFMANNs wieder: bei schwachen Vergrößerungen bot sich das Bild eines Spindelzellsarkoms, andere Stellen hatten mehr myxomatöses Aussehen, hatten anastomosierende Zellausläufer, zwischen ihnen lagen weite Blutgefäße. Die Größe der Spindelzellen und ihrer Kerne war verschieden, an anderen Stellen waren wieder mehr rundliche Zellformen zu sehen. Bei stärkerer Vergrößerung sah KAUFMANN, daß die Rundzellen sowohl außerordentlich polymorph waren, als auch Übergänge zu größeren, birn- oder keulenförmigen, zum Teil längsstreifigen Zellen sowie zu unregelmäßigen Protoplasmaklumpen zeigten; des weiteren waren längere spindlig angeschwollene, doppelkonturierte Röhren mit Kernen im Innern nachzuweisen. Noch größer war der Formenreichtum der spindelzelligen Stellen: so sah man mehrfache Anschwellungen im Verlauf langer Fasern, birn- und keulenförmige Zellen mit verschieden langem, oft gekrümmtem oder geknicktem Protoplasmafortsatz und homogenem, zum Teil in der Umgebung des Kernes quergestreiftem Protoplasma, ferner ovale oder plump sichelförmige Zellen mit abgestumpften Ecken. Auch röhrenartige Gebilde mit kettenartig aneinander angereihten Kernen, so daß man von Kernschläuchen sprechen konnte, und plumpe Muskelzellen, mit teils vom Kern nach verschiedenen Richtungen hin ausstrahlender Querstreifung, auch solche mit konzentrischer Streifung werden beschrieben. In dem zweiten KAUFMANNschen Falle werden neben ähnlichen Bildern, wie sie soeben geschildert wurden, auch noch große rundliche oder eckige Protoplasmaklumpen, teils kernlos, geschildert, die ganze Nester bildeten und alle Übergänge zu den muskulären Röhren, Bändern und Fasern, mit teils deutlicher Längs-, teils auch Querstreifung boten. Im dritten Falle beschreibt KAUFMANN auch Bilder von Geschwulstmuskelzellen, die an wachsartige Degeneration der Muskelfasern erinnerten. Im Falle SYSAKs, in dem es sich der Hauptsache nach um ein kleinspindelzelliges Sarkom handelte, hatte nur ein kirschkerngroßer Herd in der Prostata diese so charakteristische Polymorphie großer Zellen mit bandförmigen oder walzenförmigen, exzentrisch liegenden Kernen, ferner wies er schlauchartige Gebilde, leeren Sarkomschläuchen ähnlich, auf die, trotzdem Querstreifung nicht mit Sicherheit nachzuweisen war, ihrer Form wegen als myogene Elemente angesprochen werden dürfen; dasselbe gilt wohl auch von VEILs Fall, in dessen Spindelzellsarkom an umschriebener Stelle ein Haufen großer, oft mehrkerniger Protoplasmakörper, allerdings auch ohne Querstreifung eingelagert war.

Es ist die Frage erörtert worden, ob es sich hier nicht um Mischgeschwülste handelte, deren Ausgangszellen, vielleicht vom Urnierenmesenchym stammend, mit den sich entwickelnden Müllerschen Gängen in das prostatogene Gewebe verlagert worden wären. Die Frage wird sich wohl nicht endgültig entscheiden lassen; man darf aber nicht vergessen, daß in die normale Prostata außerordentlich häufig quergestreifte Muskelfasern aus der Umgebung einstrahlen, aus deren Ursprungstellen wohl auch Tumoren abgeleitet werden könnten.

Zu den Rhabdomyosarkomen gehört vielleicht auch ein „Riesenzellsarkom" KAHLSTORFs, das, wenn es zu quergestreiften Muskelfasern überhaupt in Beziehung steht, jedenfalls eine ganz undifferenzierte Form eines Rhabdosarkoms darstellen würde.

Von den chondrosarkomatösen Geschwülsten, besser gesagt, den Geschwülsten der Prostata mit Knorpeleinlagerungen oder -abkömmlingen wollen wir nur die Fälle von BACH, KINOSHITA, sowie ARZT und LINNERT anführen. Es handelt sich in all diesen Fällen um zum Teil kompliziertere Wucherungen, die wohl mehr den Mischgeschwülsten zugerechnet werden müssen. Ein reines Chondrosarkom der Prostata ist nicht bekannt. Im Falle BACH (1.) fanden sich in dem kleinzelligen Spindelzellsarkom hyaline Knorpelinseln, ohne weitere Polymorphie der Zellen; ganz ähnliche Verhältnisse bot ein Fall KAPSAMMERs.

Die Bilder erinnern an die Knorpelinseln, die nicht allzuselten mitten in sonst nicht veränderter Uterusmukosa gefunden werden. In dem Falle von ARZT und LINNERT ist das Bild insofern ein komplizierteres, als hier zwar auch, wie im Falle BACH, im spindelzelligen Stroma ruhende hyaline Knorpelgewebsinseln vorhanden waren, um die sich aber drüsenartige Epithelwucherungen konzentrisch lagerten. Die Drüsen sollen dabei nicht ausgesprochen Prostatadrüsencharakter geboten haben. Noch stärker ist der Mischgeschwulstcharakter im Falle KINOSHITA ausgesprochen: Hier hatte das Gewächs stellenweise karzinomatöses Aussehen, die Krebsstränge waren zum Teil solid, zum Teil schlauchförmig, mit kubischem oder zylindrischem Epithel ausgekleidet, an anderen Stellen herrschte wieder mehr der Bau eines vielgestaltigzelligen Sarkoms vor, mit hyalinen, scharf begrenzten Knorpeleinlagerungen; auch osteoplastisches Gewebe war vorhanden; an anderen Stellen war wieder das Gewebe mehr myxomatös. Krebsige und sarkomatöse Teile waren zum Teil innig miteinander gemischt. Umgekehrt bestand im Falle REICHMANN-SCHMORL, bei einem primären reinen Karzinom der Prostata, in den Knochenmetastasen eine Durchmischung des Karzinoms mit Bilder osteochondrosarkomatösen Gepräges; der Verfasser denkt hier an sekundäre Umwandlung des Stromas des metastatischen Krebses in selbständiges bösartiges Wachstum.

Diese knorpelhaltigen Geschwülste gehören wohl zu den ortsfremden Mischgeschwülsten. Auch hier ist Versprengung oder Mitreißen von Keimen des Mesenchyms der Urnierenumgebung bei der Bildung der WOLFFschen und MÜLLERschen Gänge anzunehmen. Bemerkenswert ist, daß das Knorpelgewebe in all den mitgeteilten Fällen voll ausgereiften Eindruck macht.

Metastasenbildung scheint bei den Prostatasarkomen des kindlichen Alters sehr selten (KAUFMANN, WELTI), bei denen des Erwachsenen sehr häufig und häufig sehr ausgedehnt zu sein. So findet, um nur einige Fälle herauszugreifen, TASCHIRO bei einem rundspindelzelligen Sarkom Tochtergeschwülste in der Milz, Lymphknoten, Knochenmark, in den Lungen, Pleura, im Darm, auf dem Epikard. WELTI fand solche im Netz, im Mesenterium; bei SCHULER waren insbesondere die periaortischen Lymphknoten und die Leistenlymphknoten in mächtige Geschwulstinfiltrate umgewandelt; in einem Lymphosarkom KAUFMANNs werden ausgedehnte Metastasen in Pleuren, Nieren, Pankreas, Dura, Lymphknoten des Halses, in Femur, Tibia und Schädeldach genannt. Von den drei Rhabdomyosarkomen KAUFMANNs metastasierte nur der 3. Fall in Form kleiner Knoten in Leber, Lungen, Pleura, Magenschleimhaut, Schilddrüse, Dura und ausgedehnt im Knochen. Hier war auch makroskopisch schon knolliger Einbruch der Geschwulstmassen in Venen nachzuweisen. Von den Metastasen zeigte nur eine der Dura dieselben plumpen, klumpigen, vielkernigen Protoplasten wie das Ursprungsgewächs; die meisten anderen waren nicht weiter differenziert. Große oberflächliche Metastasen können bei der oft staunenerregenden langen Symptomlosigkeit des Prostatasarkoms primäre Geschwülste vortäuschen: ein gutes Beispiel hiefür ist der Fall von DUPRAZ (Fall 1), bei dem die Schultermetastase als primäres Leiden angesprochen wurde, die schon 2 Jahre vor dem Tode bestand und Ursache der plötzlich eintretenden Spontansubluxation des Humerus war.

Metastasen bilden die Prostatasarkome in ungefähr der Hälfte der Fälle (nach BETTONI in 47%). Sitz der Metastasen war in der BETTONIschen Zusammenstellung:

in 55% die Harnblase,	in 12% die Lymphknoten,
42% die Harnröhre,	6% die Leber,
20% das Rektum,	6% die Milz,
16% die Lungen,	4% der Pankreas,
12% die Knochen,	25% andere Organe.

Über auslösende oder wachstumbeschleunigende Umstände ist nicht viel bekannt; einer Gewalteinwirkung als auslösendem Faktor wird man hier wie ganz allgemein bei der Unfallbegutachtung der Gewächse mißtrauisch gegenüberstehen; im Falle SCHÖPPLERS scheint aber ein derartiger Zusammenhang bestanden zu haben: hier soll glaubhaft einen Monat vor dem Beginn der Erscheinung eines reißend wachsenden Sarkoms ein Aufprallen auf die Dammgegend durch einen Sturz erfolgt sein, der so heftig war, daß er Ohnmachtsanfall zur Folge hatte. Da der Tod schon 2 Monate nach dem Trauma eintrat, ist zeitlicher und örtlicher Zusammenhang zwischen der Geschwulst und der Traumaeinwirkung gegeben. Ähnlich scheint die Sachlage in dem Falle von GRÜBER und MEIER gewesen zu sein; in einem Fall von TOWSEND folgte auf ein Trauma, das wahrscheinlich die Kapsel eines kleinen Sarkoms durchriß, rapides und schrankenloses Wachstum; MEIER verhält sich in der Frage des Zusammenhanges von Trauma und Sarkomentstehung ablehnend, hält aber Wachstumsbeschleunigung durch Trauma für möglich.

Ehe wir auf die Tuberkulose der Prostata eingehen, müssen, um Wiederholungen zu vermeiden, die Wege der Tuberkuloseinfektion im männlichen Genitalapparat im Zusammenhang besprochen werden. Ebenso ist es zweckmäßig, die allgemeine Statistik der Tuberkulose des männlichen Genitalapparates hier einzuschieben.

Wege der Tuberkuloseinfektion im männlichen Geschlechtsapparat.

Die Entstehung der Tuberkulose der männlichen Geschlechtsorgane kann auf verschiedene Weise erfolgen:

1. Als primäre exogene Infektion.
2. Als sekundäre (endogene) Infektion. Hier ist wieder zu unterscheiden nach Art des Infektionsweges:

die hämatogene,
die lymphogene,
die Nachbarschaftsinfektion, also die Infektion durch Kontinuität,
die spermiogene Infektion,
die urinogene Infektion durch Vermittlung des Harnweges, bei der wieder eine kontinuierliche und diskontinuierliche Form unterschieden werden kann (YOKOHATA).

1. Die primäre exogene Infektion.

Die Infektion von außen muß als Infektion der Glans penis oder des Penisanfanges beginnen. Eine gewisse Rolle spielt im Schrifttum die Infektion durch Geschlechtsverkehr mit einer genitaltuberkulösen Frau.

In der vorzugsweisen Erkrankung des kräftigen Mannesalters an Genitaltuberkulose gegenüber der seltenen Tuberkulose des Kindesalters einen Beweis für ihren Zusammenhang mit dem Geschlechtsverkehr sehen zu wollen, wie dies verschiedene Autoren versuchen, ist unhaltbar. Das kräftige Mannesalter ist auch das Alter, das der schnell fortschreitenden Tuberkulose größten Zoll zahlt, die Häufigkeit auch sekundärer Tuberkulosen muß also auch in diesem Alter am stärksten sein. Auch mag in diesem Alter die stärkere Blutfüllung des Genitalapparates ein Haften im Blute kreisender Bazillen leichter ermöglichen. Im übrigen ist die Tuberkulose des Genitalapparates auch beim Kleinkind nicht übertrieben selten, und auch hier können regelmäßig, wenn von den Beschneidungstuberkulosen abgesehen wird, im Körper ältere Herde nachgewiesen werden.

Kommen tatsächlich einmal Tuberkulosen als Folge des Geschlechtsverkehrs vor, so müssen sie als extreme Ausnahmen angesehen werden.

Auch Infektion durch tuberkulösen Speichel (Coitus per os) könnte in Betracht kommen (Christeller, Seifert); ebenso wird die Möglichkeit der Infektion durch infizierte Kleidungsstücke erwogen. Sichere Fälle sind kaum bekannt, denn auch die Mitteilungen von Mester und Pinaud sowie von Tedenat sind nicht sichere primäre Erkrankungen. Um die Fälle mit Sicherheit als primäre erklären zu können, müßte eine genaue, nach dem Tode vorgenommene Untersuchung ältere tuberkulöse Prozesse im Körper ausschließen können, eine Forderung, der die mitgeteilten Fälle nicht entsprechen. Auch müßte in solchen Fällen primärer Infektion der Glans in erster Linie deren regionärer Lymphdrüsenapparat, also die Leistenlymphdrüsen erkranken, die Ausbreitung auf den Genitalapparat könnte erst in zweiter Linie kommen (Krämer). Zur direkten Infektion des Genitales könnte auch die manuelle Inokulation durch Kratzen (Seifert) oder schließlich auch unreiner Katheterismus (Voigt) führen. Wahrscheinlicher ist in solchen Fällen die Annahme, daß eine Urogenitaltuberkulose bestanden hat und vielleicht durch die wiederholten Traumen beim Katheterismus zu besonderer Lokalisation in der Harnröhre gezwungen worden ist.

Eine größere Rolle spielt bei Neugeborenen und Säuglingen die **tuberkulöse Primärinfektion der Beschneidungswunde**, wenn, wie dies als Teilgewohnheit östlicher Beschneider erwähnt wird, die Zirkumzisionswunde zur besseren Blutstillung von einem zufällig phthisischen Beschneider ausgesaugt wird (Lindemann, Lehmann, Elsenberg, Hofmokl, Löwenstein, Bernhardt [Auftreten 14 Jahre nach der Beschneidung]).

Tatsächlich sind alle diese sog. primären Tuberkulosen des äußeren Geschlechtsapparates selten und dürfen nur nach Ausschluß aller anderen Wege der Infektion als tatsächlich primäre Tuberkulosen anerkannt werden.

Die Formen der Penistuberkulose sind verschieden, je nach der Infektionsart, die wir oben eingehend besprochen haben (Englisch, Christeller, Tokohata).

Die exogene oberflächliche Form zeigt käsig buchtige Geschwüre, das Präputium ist dabei in erster Linie geschwürig zerfallen (Dobrovits), in ganz seltenen Fällen kann auch ohne oberflächliche Ulzeration oder bei ganz oberflächlicher Erosion das Bild des Hautlupus an der Penishaut erscheinen. Die Geschwürsbildung der Glans kann kontinuierlich auf die Urethralmündung und so auf die Urethra übergreifen. Charakteristisch für diese Formen primärer Tuberkulose des Penis ist die schon erwähnte frühzeitige Erkrankung der regionären Lymphdrüsen, also vor allem der Leistenlymphknoten (Dobrovits). Ihre Erkrankung tritt gewöhnlich eher ein als der Erkrankungsprozeß weitere Teile der Urethra ergriffen hat.

Die urinogene tuberkulöse Erkrankung des Penis ist die Fortsetzung der tuberkulösen Urethritis auf die Umgebung der Mündung der Urethra. In ausgesprochenen Fällen ist diese Peniserkrankung der Schlußpunkt einer käsigen Entzündung, die in den kleinen Nierenkelchen beginnt und kontinuierlich von hier aus über Ureteren, Harnblase, bis zum Präputium fortschreitet, alle Schleimhäute mit dicken käsigen Auflagerungen austapezierend. Der geschwürige Zerfall hält sich dabei meist in mäßigen Grenzen, oberflächliche Geschwüre werden durch die Käsemassen auch völlig verdeckt. Merkwürdig ist, daß in solchen Fällen die klinischen Erscheinungen außerordentlich gering sein können; wir haben auf dem Sektionstisch einen Fall mit ausgebreitetster, bis zur Penisspitze vorgedrungener Verkäsung des Harnapparates gesehen, deren Träger bis wenige Tage vor seinem Tode vollen Felddienst geleistet hatte.

Bei der urinogenen Form der Penistuberkulose kann das Corpus cavernosum urethrae in den Erkrankungsprozeß mit einbezogen sein. Stärkere Erkrankung desselben ist nach Christeller zu beobachten, wenn die Cowperschen Drüsen ihrerseits tuberkulös verändert sind.

Ausgedehnte tumorartige Infiltration der Corpora cavernosa durch tuberkulöses Gewebe ist selten. Der Penis wird dabei wie bei den nicht häufigen Formen des Übergreifens eines Peniskarzinoms auf die Schwellkörper starr und dauernd erigiert, die Schnittfläche der Corpora cavernosa kann dabei völlig verkäst sein, und somit ihre Struktur verlieren; in anderen Fällen füllen die käsigen Massen die noch wohl erkennbaren Maschenräume des Schwellkörpernetzwerkes aus. Nach Yocohata tritt diese Schwellkörperverkäsung besonders bei der hämatogenen Infektion der Schwellkörper auf, kann aber auch bei primärer Glanstuberkulose gesehen werden (KRASKE, THIELMANN, ROSE, KUDLICH). In einem Fall von CHRISTELLER und YOCOHATA waren die Arteria dorsalis penis und die ihr entsprechenden Venen in ausgedehntem Maße tuberkulös verändert, alle Schichten der Arterie waren stark rundzellig infiltriert, Lymphozyten, Plasmazellen, Leukozyten, Fibroplasten durchsetzten in wechselndem Maße die Gefäßschichten, die Intima war bis zur Obliteration gewuchert, die Media stellenweise stark nekrotisch, so daß die Bilder große Ähnlichkeit mit denen bei Periarteriitis nodosa gewannen. In den Venen waren die Veränderungen ähnlich, aber schwächer.

2. Die sekundäre Infektion.

Hieher gehört die überwiegende Zahl der genitalen Tuberkulosen; der primäre Herd ist dabei eine Tuberkulose in den Organen, die Lieblingssitz der ersten Offenbarung der tuberkulösen Infektion im Körper sind; von ihm aus erfolgt gewöhnlich auf dem Wege der Blutbahn die Infektion der Geschlechtsorgane.

In der überwiegenden Mehrzahl der Fälle wird der Sitz dieser Primäraffekte in der Lunge sein; neben ihm kann in seltenen Fällen der Darm als Sitz des primären Herdes in Betracht kommen. Der Primäraffekt muß nicht unmittelbare Quelle der Infektion des Genitalapparates, er wird dies vielmehr nur in Ausnahmsfällen sein; gewöhnlich werden andere Etappen der Ausbreitung der Tuberkulose der Infektion des Genitalapparates vorangehen; der exakte Nachweis, welcher Körperherd als unmittelbarer Mutterherd der Genitaltuberkulose in Betracht kommt, wird meistens sehr schwer oder überhaupt unmöglich sein. Andererseits ist es bekannt, und kann hier schon erwähnt werden, daß die Genitaltuberkulose ihrerseits häufig Ursache weiterer tuberkulöser Dissemination im Körper ist.

Von großer Bedeutung ist die Frage, welcher Teil des männlichen Genitalapparates am häufigsten genito-primärer tuberkulöser Herd ist (TEUTSCHLÄNDER).

Die Erörterung dieser Frage ist nicht zu trennen von der nach der Ausbreitungsart der Tuberkulose im männlichen Genitalkanalsystem. Hier haben die Begriffe der „Aszension" und der „Deszension" große Verwirrung geschaffen. So wurde das Fortschreiten der Tuberkulose stromabwärts, also vom Hoden zur Prostata, als aszendierend bezeichnet, weil der Sekretstrom aus dem tiefergelegenen Hoden zur Prostata aufsteigen müsse, das Fortschreiten von der Prostata zum Hoden als deszendierend. Schon TEUTSCHLÄNDER macht auf die Unhaltbarkeit einer solchen Auffassung aufmerksam, denn im benachbarten Harnsystem wurde von jeher der Begriff Aszension im Sinne eines Aufsteigens des Prozesses von der Blase zur Niere, also stromentgegengesetzt gebraucht; schon dieses spräche gegen eine Anwendung derselben Bezeichnung im entgegengesetzten Sinne im Genitalapparat, ganz abgesehen davon, daß der Hoden nur gewissermaßen zufällig und sekundär die tiefe Stelle einnimmt, seine Lage vor der Geburt höher als die der prostatanahen Samenwege ist. Verwendet man also die Begriffe Aszension und Deszension, so dürfen sie nur im Sinne der Richtung des Sekretstroms verwendet werden, darf also unter Aszension nur die Richtung Prostata-Hoden, unter Deszension nur die Richtung Hoden-Prostata verstanden werden. Dabei werden normale Stromverhältnisse vorausgesetzt. Wir werden später noch zu beschreiben haben, daß unter pathologischen Verhältnissen die Strömung ganz aufhört, ja unter bestimmten Verhältnissen sogar umgekehrt werden kann.

Noch unzweckmäßiger als die Begriffe aszendierend und deszendierend sind die Bezeichnungen „zentripetal" und „zentrifugal" (VERCHÈRE); es wird darunter meist eine nach dem Hoden gerichtete Ausbreitung als zentripetale, eine vom Hoden sich entfernende als zentrifugale verstanden. Das Unsinnige dieser Bezeichnungen liegt darin, daß ebensogut wie der Hoden auch die Prostata als Zentrum angesehen werden könnte.

Einwandfrei sind die Bezeichnungen „marche prostato-epididymiaire“ oder „marche epididymiaire-prostatienne“ (Guelliot). Besser, weil kürzer, sind die von Teutschländer vorgeschlagenen Bezeichnungen testipetal, testifugal, urethrapetal, urethrafugal, die vollkommen eindeutig sind; wir werden im nachstehenden diese von Teutschländer geprägten Begriffe verwenden, ebenso den treffenden Ausdruck des genitoprimären Herdes. Für die Unterscheidung der verschiedenen Teile des Vas deferens werden wir aber im Gegensatz zu Teutschländers Vorschlag nicht von oberem oder unterem Teil des Vas deferens, sondern von Nebenhodenteil und Samenblasenteil sprechen.

Bei der Besprechung der Frage des genitoprimären Herdes, ob also das eine oder andere Organ des Geschlechtsapparates eine besondere Disposition für die Tuberkulose aufweist, dürfen nur die Fälle berücksichtigt werden, bei denen autoptisch nur das eine Organ erkrankt gefunden wird; auszuschalten sind alle Mitteilungen über nur klinische oder am operativ gewonnenen Material erhobene Beobachtungen, weil hier Erkrankungen anderer Organe, selbst beträchtlicher Ausdehnung, unbeobachtet bleiben können. Auszuschließen sind auch alle Fälle, bei denen mehrere Organe des Geschlechtsapparates erkrankt gefunden werden, und nur aus ihrer Größe ein Schluß auf das verschiedene Alter der Veränderungen gezogen wird. Denn die Größe der tuberkulösen Erkrankung eines Organes läßt nicht immer einen richtigen Schluß auf das Alter des Prozesses im Organ zu; kann sich doch bei gleichem Alter die Tuberkulose in dem einen Organ rasch ausbreiten und so z. B. in Nebenhoden, in den Samenblasen in kürzester Zeit außerordentlich starke Verkäsungen und Einschmelzungen hervorrufen, während andere gleichzeitig erkrankte Organe, z. B. Hoden, Prostata nur kleine derbe Knoten aufweisen können. So können z. B. die meisten Fälle, die Teutschländer als primäre Samenblasentuberkulosen benennt, einer Kritik nicht standhalten, weil in den meisten Fällen andere Organe des Geschlechtsapparates mit erkrankt gefunden wurden.

Hier mag auch eingeschaltet werden, daß bei der Samenblasentuberkulose nahezu immer auch die Ampulle des Vas deferens, und zwar in gleicher Ausdehnung erkrankt gefunden wird, daß es also hier völlig unmöglich ist, von einem Altersunterschied in der Erkrankung beider Teile zu sprechen.

Von einer Reihe von Forschern, so vor allem von Simmonds und Nakarai, neuerdings von Hübschmann, wurde behauptet, daß Phthisiker mit gesundem Genitalapparat Tuberkelbazillen zur Ausscheidung bringen können, ohne daß der Genitalapparat dabei krankhafte Veränderungen zu zeigen braucht; als Hauptausscheidungsorgan wurden vor allem die Samenblasen angesehen. Auch lassen sich zweifellos im Inhalt unverändert erscheinender Samenblasen, ebenso in den Hoden (Nakarai) und Nebenhoden (Simmonds) Tuberkelbazillen nachweisen. Die ganze Frage hat insofern eine größere Bedeutung, als sie mit der Frage der germinativen Übertragung der Tuberkulose auf das innigste zusammenhängt. Aber die Behauptung von der Ausscheidung der Tuberkelbazillen durch unversehrte Schleimhäute oder Kanäle könnte nur dann als erwiesen gelten, wenn die betreffenden Organe lückenlos in Serienschnitten untersucht und völlig frei von tuberkulösen Vorgängen gefunden worden sind. Diese Forderung hat keine der bisherigen Arbeiten erfüllt. Es müßte ferner auch nachgewiesen werden, daß die Tuberkelbazillen auch nicht von anderen Abschnitten des Apparates in die betreffenden Organe haben kommen können, welche Forderung gleichbedeutend wäre mit der einer Serienschnittuntersuchung des ganzen Genitalapparates. Es würde nicht einmal das Freisein von tuberkulösen Prozessen genügen, um die Möglichkeit der reinen Ausscheidungstuberkulose anerkennen zu können, denn es ist bekannt, daß insbesondere im Nebenhoden, aber auch in den Samenblasen, die tuberkulöse Entzündung histologisch ganz unspezifisch sein kann, sich nur in geringgradiger Rundzellinfiltration zu äußern braucht. So lehnen wir denn das Vorkommen einer Ausscheidungstuberkulose durch völlig unversehrte Schleimhaut ab, zu dem wir selbst in Nebenhoden und Samenblasen von Phthisikern ohne makroskopischen Tuberkulosegenitalbefund zufälliger Weise nicht allzuselten kleinste Schleimhauttuberkel unter unverletztem Epithel gefunden haben, die ohne Serienschnittuntersuchung der ganzen Organe bei bazillenhaltigem Inhalt wahrscheinlich nicht entdeckt worden wären. Zu den gleichen Schlüssen kommt in einer neueren Arbeit auch SUSSIG und ähnlich ablehnend verhält sich BERBLINGER.

Das Organ, das genitoprimäre Erkrankung am häufigsten zeigen soll, ist anscheinend der Nebenhoden, ganz abgesehen davon, daß klinisch die Nebenhodentuberkulose die wesentlichste Rolle in der tuberkulösen Erkrankung des männlichen Geschlechtsapparates spielt; auch abgesehen davon, daß autoptisch die Nebenhodentuberkulose häufig isoliert gefunden wird, scheint auch der Erfolg der Kastration oder der Nebenhodenresektion für diese Ansicht zu sprechen. Einer Zusammenstellung von SIMMONDS nach blieben nach Kastration von 93 Erkrankten 54 frei von Tuberkulose; die Heilung trat, wenn man die an interkurrenten Erkrankungen Gestorbenen abzieht, in 66% der Fälle ein. Noch besser ist die Statistik von NEGRO. NEGRO berichtete von 102 Nebenhoden-Hodentuberkulosen, die mit Kastration oder Epididymektomie einseitig oder doppelseitig behandelt wurden; von 80 Epididymektomien, in denen also sogar noch der Hoden erhalten blieb, sollen alle bis auf einen Fall dauernd geheilt geblieben sein. Ein ähnliches Ergebnis zeigt eine Zusammenstellung BRANDES: von 30 Semikastrationen wegen Tuberkulose waren 82% nach 4 Jahren klinisch ausgeheilt. Ein derartiger Prozentsatz, selbst wenn er bei optimistischer Beurteilung gefunden wurde, wäre nur möglich, wenn tatsächlich die Epididymis der allein erkrankte Teil geblieben ist, wenn man auch zugeben mag, daß die Unterbrechung des Sekretstromes, der allerdings bei Epididymiserkrankung etwas sehr Problematisches ist, ferner daß innersekretorische Änderungen auch die prostatawärts gelegenen, schon tuberkulös erkrankten Teile des Genitales günstig beeinflussen könnten.

Der Hoden tritt als genitoprimärer Herd gegenüber dem Nebenhoden und allen anderen inneren Geschlechtsorganen weit zurück. Das gewöhnliche Bild ist dieses, daß bei weiter vorgeschrittener Tuberkulose des Nebenhodens im Hoden einzelne kleinere oder größere Tuberkel nachzuweisen sind, die in teilweise ununterbrochenem Zusammenhang mit der Nebenhodenerkrankung stehen. Der Ausbreitungsweg vom Nebenhoden zum Hoden ist entweder der der Kontinuität oder der Lymphweg, doch ist auch der kanalikuläre, also stromentgegengesetzte Weg nicht ganz unmöglich. Wir haben allerdings derart Beweisendes nie gesehen.

Je älter die Nebenhodentuberkulose ist, desto häufiger trifft man auf Miterkrankung des Hodens. Wirklich genitoprimäre Hodentuberkulosen sind äußerst selten. So findet sich in einer Statistik bei Nebenhodenerkrankungen, die länger als ein halbes Jahr bestehen, der Hoden in 58,8%, bei Nebenhodentuberkulosen, in Fällen, die nur 2 Monate dauern, der Hoden in nur 18,2% der Fälle miterkrankt.

Das Vas deferens ist fast nie genitoprimär erkrankt. Wir haben nie einen derartigen Fall gesehen. Die Erkrankung wird meist Folge einer Nebenhodentuberkulose sein: die Erkrankung des Vas deferens ist entweder eine kontinuierliche kanalikuläre, oder es sind die einzelnen Herde, die in Form knotiger Verdickungen auftreten, durch größere oder kleinere unveränderte Kanalpartien getrennt.

Nur einmal sahen wir eine wahrscheinlich genitoprimäre Tuberkulose im Samenstrang ohne Beteiligung des Vas deferens oder des Hodens und Nebenhodens; allerdings lag hier nur ein Operationsprodukt vor; klinisch bestand bei dem sonst gesunden, kräftigen, etwa 50jährigen Mann kein Anhaltspunkt für Samenblasen- oder Prostatatuberkulose. Das haselnußgroße Tuberkulom saß mitten zwischen den Gefäßbündeln des Samenstranges, wies nur hie und

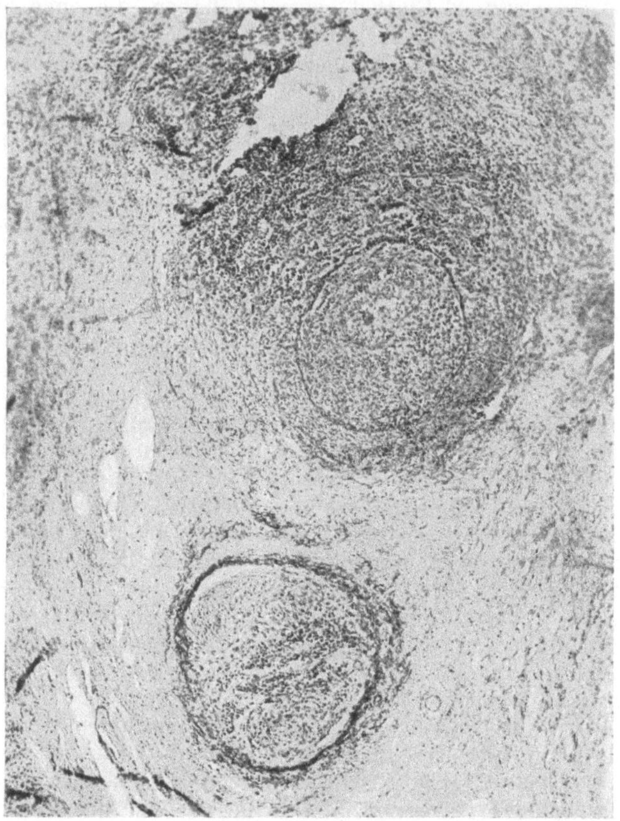

Abb. 55. E. 1103/29. Mann, 50 Jahre. Panvasculitis tuberculosa bei hämatogener Tuberkulose des Vas deferens (im oberen gefäßausfüllenden Granulationsgewebe eine Riesenzelle).

da geringe Verkäsung der fibrösen konfluierenden Tuberkel auf, das benachbarte Vas deferens bot völlig normale Verhältnisse. Auffallend und für die hämatogene Genese sprach auch die außerordentliche Veränderung der Samenstranggefäße, der Art. deferentialis sowie der Venen (Abb. 55): ausgedehnte Intimawucherungen, Durchbrechungen der Media und der elastischen Grenzmembranen, starke Rundzellinfiltrationen, hie und da bei erhaltener Media auch Tuberkelknötchen und typische tuberkulöse Infiltrate in der Intima gaben ein Bild, wie es bei Nebenhoden- und Vas deferens-Tuberkulose kanalikulären Ursprungs nahezu nie, bei Meningitis tuberculosa, wenn auch kaum je in dieser ausgedehnten Weise, in größeren Meningealgefäßen ab und zu zur Beobachtung kommt.

Ein Beweis dafür, daß die Vas deferens-Tuberkulose der Hauptsache nach ihre Quelle im Nebenhoden hat, ist die Beobachtung, daß die Herde im Vas deferens mit zunehmender Entfernung vom Nebenhoden meist kleiner werden.

Eine genitoprimäre Erkrankung des Vas deferens könnte nur insofern vielleicht in Betracht kommen, als in Ausnahmefällen einmal eine Tuberkulose eines benachbarten Lymphknotens, eine tuberkulöse Caries des Schambeins auf das Vas deferens übergreifen könnte (François Dainvolle). Sichere Fälle sind nicht bekannt.

Den Samenblasen kommt größere Bedeutung als genitoprimärer Herd zu; sie stehen aber ganz zweifellos dem Nebenhoden in dieser Beziehung weit nach. Die Frage, warum sie mit ihrem System von Falten und Gruben, innerhalb welcher sich wieder neue Fältchen und Grübchen bilden, nicht viel öfter die Tuberkulose zu allererst ansiedeln lassen, ist vielfach erörtert worden (Teutschländer). Nach ihm ist hier vielleicht die geschützte Lage der Samenblasen ausschlaggebend, die sie, im Gegensatz zum Hoden und Nebenhoden, vor Traumen schützt; ferner können die häufigen Stauungen in ihrem Venensystem, deren Ausdruck die häufigen und zahlreichen Phlebolithen der Samenblasenumgebung sind, hier auch schützend in Betracht kommen.

Über die Frage der Ausscheidungstuberkulose in den Samenblasen ist oben schon gesprochen worden. Jedenfalls ist die hämatogene Infektionsart wesentlich besser begründet, aber auch sie tritt an Bedeutung stark zurück gegenüber der Infektion der Samenblasen (und wir können hier die Prostata gleich mit einbegreifen), von der Harnröhre und damit von den Harnwegen aus. Jede Sektionsstatistik beweist, daß beim Manne im Gegensatz zur Frau, die Vergesellschaftung von Tuberkulose des Harn- und des Geschlechtsapparates überaus häufig ist und gerade die Häufigkeit dieses Zusammenvorkommens ist gleichzeitig auch ein Hinweis auf die Möglichkeit der Infektion des einen Systems durch das andere. So findet Teutschländer bei 18 Fällen weiblicher Harnorgantuberkulose 4 mal solche mit gleichzeitiger Genitaltuberkulose, beim Manne aber unter 47 Fällen von Harnorgantuberkulose 31 mit gleichzeitiger Genitaltuberkulose, das entspricht 66% beim Mann und 22% beim Weib. Diese Zahlen beim Weib scheinen uns nach unseren Erfahrungen noch zu hoch gegriffen.

Auch Tierversuche sprechen für den innigen Zusammenhang zwischen männlicher Harnröhren- und Genitalinfektion. Hansen hat nach Einspritzung von Tuberkelbazillen in die Niere bei männlichen Kaninchen unter 12 Versuchen 9mal Genitalveränderungen gesehen, so besonders im Utriculus prostaticus, dann aber auch, wenn auch seltener, in Prostata, Samenblasen und Hoden.

Ein unmittelbares Übergreifen der Tuberkulose der Pars prostatica urethrae auf die benachbarte Prostata ist ohne weiteres begreiflich; wer je einen Fall mit vollständiger Verkäsung der Schleimhaut der ganzen Harnröhre bei ausgedehnter Blasen-Nierentuberkulose gesehen hat, wird keinen Zweifel darein setzen können, daß eine Kontinuitätsinfektion der zahlreichen Ausführungsgänge der Prostata, der Mündung des Utriculus masculinus, der Mündungen der Ductus ejaculatorii erfolgen kann. Da in solchen Fällen durch die käsigen Auflagerungen Verklebungen und Verstopfungen dieser Ausführungsgänge nicht fehlen werden, ist von vornherein Retention vor allem in den Prostatadrüsen mit der dann nie fehlenden Abschuppung des Epithels zu erwarten; in diesen stagnierenden Massen müssen Tuberkelbazillen den besten Nährboden finden. Erleichtert wird dieses Übergreifen der Infektion auf die Prostata wohl zweifellos durch Erhöhung des Druckes in der Harnröhre, der durch tuberkulöse Verengerungen und Geschwürsbildungen hervorgerufen sein kann; hierdurch kann sogar ein Einpressen der Tuberkelbazillen in die Ausführungsgänge ermöglicht werden. Auch ist der Übertritt virushaltigen Materials aus der Harnröhre in die Geschlechtsorganöffnungen durch eine gewisse Ansaugung des Inhaltes in Prostata und Ductus ejaculatorius nicht ganz ausgeschlossen (LOMMELS Versuche bei entzündetem Colliculus seminalis der Kaninchen). OPPENHEIM und Löw haben das Vorkommen derartiger Ansaugungen im Tierversuch zu erhärten gesucht. Durch Antiperistaltik oder vielleicht auch durch die gewöhnliche Peristaltik sollen Keime von der Harnröhre bzw. dem Kollikulus intrakanalikulär und hodenwärts vordringen können.

Wir sind mit diesen Erörterungen schon mitten in der Frage, ob die Ausbreitung der männlichen Genitaltuberkulose ausschließlich mit dem Saftstrom erfolgt, oder ob, wenn vielleicht auch nur ausnahmsweise, eine Ausbreitung auch gegen den Strom erfolgen kann, eine Frage, die eine außerordentlich große Debatte hervorgerufen hat und längere Zeit nach v. BAUMGARTENS und KRÄMERS Untersuchungen in dem Sinne entschieden zu sein schien, daß die Tuberkuloseinfektion der Geschlechtsorgane sich nur auf dem Wege des Saftstromes, also ganz im Gegensatz zu der Gonorrhöe ausbreiten könne.

Die Auffassung, daß der Nebenhoden das genitoprimär am häufigsten erkrankende Partialorgan des Genitalsystems sei, eine Auffassung, die gleichbedeutend mit der Annahme der Entstehung dieser Tuberkulose auf dem Blutweg ist, wird aber durchaus nicht allseitig geteilt; wir werden unten Erfahrungen von Chirurgen sprechen lassen, die den oben erwähnten entgegengesetzt lauten, und ein Forscher wie BENDA bestreitet wieder den testifugalen Verlauf der Genitaltuberkulose, wie ihn das BAUMGARTENsche Gesetz verlangt, überhaupt. BENDA betont, daß Hoden und Nebenhoden bei hämatogenen Tuberkulosen (Miliartuberkulosen) fast stets frei von Erkrankung bleiben, was gegen eine besondere Neigung des Hodens und Nebenhodens für Tuberkulose spricht; eine Ausscheidungstuberkulose im Sinne SIMMONDS' erkennt er im Hoden-Nebenhoden ebensowenig an; er behauptet, nie einen isolierten tuberkulösen Herd im Nebenhoden allein gesehen zu haben, wohl aber Tuberkulose der testifugalen Teile ohne Beteiligung von Hoden und Nebenhoden; er spricht sich ganz gegen v. BAUMGARTEN aus und behauptet, daß der theoretisch gegebene und vorwiegend beobachtete Ausbreitungsweg der von Prostata und Samenblase testipetal führende sei, der testifugale aber Ausnahme sei.

Die Frage ist wohl auch nicht in dem Sinne zu entscheiden, daß nur der eine oder der andere Weg der Ausbreitung vorkommt. Sicher sind beide Ausbreitungswege möglich. Von einem Saftstrom ist ja bei tuberkulösen Erkrankungen des Genitalapparates wegen der häufigen Degeneration des samenbereitenden Parenchyms und damit der Aufhebung der Sekretproduktion vielfach keine Rede mehr, und dann sind die Erfahrungen der Chirurgen doch nicht so eindeutig, wie dies aus der Zusammenstellung SIMMONDS' (s. o.) hervorgehen könnte; denn BRUNS findet unter den einseitig Kastrierten 23% spätere Erkrankungen der anderen Seite. Nach ANSCHÜTZ erkranken selbst bei frühzeitiger Kastration 50—75% auch an Tuberkulose des 2. Hodens.

Die Erfahrung lehrt aber auch weiterhin, daß bei vorgeschrittener Tuberkulose des Nebenhodens, besonders seines Körperteils, der Hoden sich an der Erkrankung beteiligt. Diese Krankheitserscheinungen sind aber hier nahezu regelmäßig wesentlich jünger und wesentlich weniger stark vorgeschritten als die des Nebenhodens. In Anfangsfällen der Nebenhodentuberkulose kann Heilung noch nach einfacher Epididymektomie eintreten. Wir haben hier also schon mehrfach begründete chirurgische Erfahrungen, die neben der testifugalen Ausbreitung der Tuberkulose eindeutig auch für eine testipetale sprechen. Ebenso haben wir oben schon von der Kontinuitätstuberkulose gesprochen, die sich ganz entgegengesetzt dem Saftstrom im Genitalapparat von der Harnröhre zur Prostata und den Ductus ejaculatorii ausbreiten kann. Ebenso kann man manchmal bei genitoprimärer Samenblasentuberkulose (ED. KAUFMANN erwähnt einen derartigen Fall in seinem Lehrbuch) die Ausbreitung des Prozesses auf die Ductus ejaculatorii als auch auf die testipetalen Teile des Vas deferens beobachten; wir haben ähnliche Fälle gesehen.

Man muß sich eben immer vergegenwärtigen, daß bei derartigen Erkrankungen (und bei der Tuberkulose mit ihrem dicken Exsudat ist das fast immer der Fall) eine Verengerung, eine Verstopfung, eine Verödung des Kanalsystems an irgend einer Stelle eintreten kann, so daß die Strömung unterbrochen wird (Reinecke). Dann ist höchstens noch eine stockende Flüssigkeitssäule vorhanden, in der Wellenbewegungen, durch irgend eine mechanische Einwirkung hervorgerufen, zu einer testipetalen wie testifugalen Verschiebung der aufgeschwemmten Teile führen können. Antiperistaltik, wie sie anscheinend im männlichen Genitalsystem vorkommt, wird in demselben Sinne wirken.

Diese Infektionen gegen den Strom bei der Tuberkulose sind im Harnsystem, obwohl früher auch energisch bestritten, längst als Tatsachen bekannt. Hier ist z. B. die Erkrankung der Kelche bzw. des Nierenbeckens, da hier die Ausscheidungstuberkulose wohl als sicher bewiesen angesehen werden kann, meistens das Organprimäre, das Fortschreiten erfolgt aber in erster Linie im gleichen Sinne wie die bei jeder anderen Pyelonephritis, also stromaufwärts, zum großen Teil in den Sammelkanälchen, wenn auch lymphangitisches Fortschreiten der Infektion gegen die Nierenrinde zu dabei keine unwesentliche Rolle spielt. Und ebenso ist nicht selten bei ursprünglich einseitiger Nierentuberkulose das Fortschreiten des Prozesses über die Harnblase ureteraufwärts in die andere Niere (Rovsing).

Es bedarf für das Fortschreiten der männlichen Genitaltuberkulose gegen den Saftstrom also kaum noch experimenteller Beweise. Nicolt unterband das Vas deferens des Kaninchens am Blasenhals und brachte in das testipetale Stück des Vas deferens durch einen kleinen Einschnitt ein Bröckel einer Tuberkelbazillenreinkultur; an der Impfstelle bildete sich ein großer Perlsuchtknoten aus, von dem sich bis zur Epididymis ein käsiger Strang erstreckte; auch die Epididymis war Sitz von Tuberkeln. Zu derartigen Stromunterbrechungen wie hier im Experiment durch die Ligatur kommt es im Verlauf der Tuberkulose in dem engen Kanalsystem sicher außerordentlich häufig.

Unberücksichtigt haben wir bisher die Ausbreitung der Genitaltuberkulose auf dem Lymphwege gelassen. Er spielt auch tatsächlich nur eine ganz nebensächliche Rolle.

Ein Teil der scheinbaren Kontinuitätstuberkulosen vom Nebenhoden auf den Hoden gehört aber sicher hierher, worauf Simmonds schon in einer sehr frühen Arbeit die Aufmerksamkeit lenkte; Prostatatuberkulose führt zur Samenblasentuberkulose wohl auch in einem Teil der Fälle über den Lymphweg. Daß aber auf dem Lymphwege die Nebenhodentuberkulose zur Vas deferenstuberkulose führt, oder Samenblasen und Prostata erkranken läßt, ist sicher größte Ausnahme, wenn nicht unwahrscheinlich; das gleiche gilt für lymphogene Erkrankung des Hodens oder Nebenhodens vom Samenstrangende her (Lommel, Teutschländer). Krämer beschreibt wohl ein erkranktes perlschnurartiges Lymphgefäß, das den Samenstrang eine Strecke weit begleitete und zu den Sakrallymphknoten zog, auch Kocher schildert eine vielleicht auf Lymphgefäßbeteiligung zurückführbare Infiltration des Gefäßbündels des Samenstranges bei Nebenhodentuberkulose.

Nur Benda will der Ausbreitung der Tuberkulose im männlichen Genitalapparat auf dem Lymphwege größere Bedeutung beimessen; bei Annahme dieser Ausbreitungsart spielt die Stromrichtung natürlich eine kaum nennenswerte Rolle.

Schließlich könnte hierher noch die von der Peritonealhöhle fortgeleitete Tuberkulose der Scheidenhaut des Hodens gezählt werden, die vor allem bei Offenbleiben des Processus vaginalis peritonei ermöglicht ist. Die Lokalisation der Tuberkulose in einer derartigen, mit der Bauchhöhle noch in Verbindung stehenden Tasche kann in manchen Fällen stärker und manchmal auch früher in Erscheinung treten als in der Bauchhöhle selbst, da der offene Processus vaginalis auch in gewissem Sinne einen Schlammfang des Peritonealsackes darstellt, in dem sich die Keime ansammeln und vielleicht auch, da sie der schützenden Wirkung des großen Netzes hier entzogen sind, länger erhalten können. Von einer derartigen Tuberkulose der Scheidenhaut kann in seltenen Fällen auch die Tuberkulose auf Hoden und Nebenhoden übergreifen (PERON, ÖHLER). Häufiger ist bei allgemeiner Miliartuberkulose die Beteiligung des Processus vaginalis peritonei.

Einiges über allgemeine Statistik der Tuberkulose der Geschlechtsorgane.

Bei 10% aller Phthisiker findet sich eine urogenitale Tuberkulose (TSUDA 10,1% unter 940 tuberkulösen Männern). Eine größere Zusammenstellung über die Häufigkeit der Genitaltuberkulose nach dem Sektionsmaterial, den verschiedenen Altersperioden entsprechend eingeteilt, verdanken wir SIMMONDS. Unter 200 männlichen und 200 weiblichen Genitaltuberkulosen trafen auf das Alter von

0—10	Jahren	5	Männer	28	Frauen
11—20	,,	18	,,	38	,,
21—30	,,	51	,,	48	,,
31—40	,,	43	,,	35	,,
41—50	,,	38	,,	15	,,
51—60	,,	27	,,	12	,,
61—70	,,	11	,,	12	,,
71—80	,,	7	,,	12	,,

Eine Zusammenstellung aus unserem Sektionsmaterial, das 70 männliche und 70 weibliche Genitaltuberkulosen umfaßt, ergibt folgende Gruppierung in den verschiedenen Altersstufen:

1—10	Jahren	3	Männer	2	Frauen
11—20	,,	4	,,	7	,,
21—30	,,	13	,,	18	,,
31—40	,,	21	,,	15	,,
41—50	,,	15	,,	10	,,
51—60	,,	9	,,	6	,,
61—70	,,	5	,,	5	,,
71—80	,,			7	,,

In der SIMMONDSschen Zusammenstellung zeigt sich, daß im ersten und zweiten Jahrzehnt die Erkrankungszahl der Mädchen die der Knaben wesentlich übertrifft, daß im dritten Jahrzehnt sich beide Geschlechter ziemlich gleich verhalten, dann bis zum 60. Jahr die männliche Genitaltuberkulose die weibliche an Häufigkeit wesentlich übertrifft, bis das höhere Alter die weibliche Kurve wieder ansteigen läßt. Unsere Zahlen sind, wenn wir von der Kinderzeit absehen, aus der uns nur spärliches Material vorliegt, den SIMMONDSschen ähnlich.

Die Prädilektion des Mannesalters für die Lokalisation der Tuberkulose im Genitalapparat (sie geht mit der Erkrankungshäufigkeit dieser Periode an Tuberkulose ziemlich parallel) geht auch aus einer der EISELSBERGschen Klinik entstammenden Statistik von DEMEL hervor:

Von 53 Fällen von Hoden- und Nebenhodentuberkulose trafen auf das Alter von

0—10	Jahren	1 Fall
11—20	,, ...	7 Fälle
20—40	,, ...	30 ,,
über 40	,, ...	15 ,,

Auffallend erscheint in einer Statistik von KANTOROWICZ über Hodentuberkulosen im Kindesalter die Bevorzugung der ersten drei Jahre. KANTOROWICZ findet 52 Fälle folgendermaßen verteilt:

1 Jahr	9 Fälle
2 Jahre	12 „
3 „	8 „
4 „	4 „
5 „	1 Fall
6 „	5 Fälle
7 „	1 Fall
8 „	3 Fälle
9 „	1 Fall
10 „	0 Fälle
11 „	1 Fall
12 „	1 „
13 „	4 Fälle
14—17 „	2 „

Bei den kleinen Zahlen lassen sich allgemeinere Schlüsse wohl kaum ziehen. Im ersten Lebensjahr verteilten sich die Hodentuberkulosen nahezu gleichmäßig auf die einzelnen Monate (KANTOROWICZ). Wenn KANTOROWICZ weiter ausführte, daß in seinen Fällen nur 5 mal die Erkrankung als sekundäre angesprochen werden konnte, gilt heute eine solche Meinung als irrig und ist zu verwerfen. Jede Hodentuberkulose ist eine sekundäre, wenn man von unbewiesenen Fällen angeborener Tuberkulose absieht.

Todesursachen waren in 200 von SIMMONDS zusammengestellten Fällen von Genitaltuberkulose:

53% Phthisen,
34% Meningitis tuberculosa,
5% Nierentuberkulose,
4% Knochentuberkulose,
2% Brustbauchfelltuberkulose,
2% verschiedene andere Todesursachen.

Unter den 34% an Meningitis tuberculosa gestorbenen fanden sich allein 52 Männer, d. h. in 26% aller männlichen Genitaltuberkulosen trat die tödliche Komplikation durch Meningitis tuberculosa auf. Der Einbruch des tuberkulösen Materials in Venen erfolgt also offenbar viel leichter vom Geschlechtsapparat des Mannes aus als dem der Frau; ob die Ursache hierfür in näherer Beziehung der großen Venen des Plexus pampiniformis zu Nebenhoden und Hoden als den entsprechenden Venen der Frau zu Tube, Ovar und Uterus liegt, müssen wir dahingestellt lassen.

Beim Manne ist die Kombination der Tuberkulose des Genitalapparates mit Tuberkulose der Harnorgane etwas sehr Häufiges, bei der Frau ist Erkrankung des gesamten Urogenitalapparates selten. SIMMONDS findet beim Mann 52%, bei der Frau nur 9% Urogenitaltuberkulosen.

TEUTSCHLÄNDER sieht bei 18 Fällen von Harntuberkulose des Weibes nur 4mal gleichzeitige Genitaltuberkulose, unter 47 Fällen männlicher Harntuberkulose dagegen 31 Fälle gleichzeitiger Genitaltuberkulose.

Aus unserem Material ergibt eine Zusammenstellung von 92 Fällen von Erkrankungen der Männer an Harnorgan- und Genitaltuberkulose: 21=22,8% Urotuberkulose, 45=48,9% Genitaltuberkulose, 26=28,3% Urogenitaltuberkulose. 90 Frauen mit Erkrankungen der Harn- oder der Geschlechtsorgane oder beider Organerkrankungen zusammen verteilen sich folgendermaßen: 20=22,2% Urotuberkulose, 62=68,9% Genitaltuberkulose, 8=8,9% urogenitale Tuberkulose. Aus den Zahlen geht hervor, daß reine Tuberkulosen des Harnapparates, d. h. hauptsächlich reine Nierentuberkulosen, bei Mann und Frau ziemlich gleich häufig sind, daß bei der Frau etwas mehr reine Genitaltuberkulose als beim Mann getroffen wird, daß die Kombinationsform, die Urogenitaltuberkulose, bei der Frau nur $^1/_2$mal so häufig ist als beim Mann.

Nehmen wir Harnorgan- und Urogenitaltuberkulosen zusammen, dann ist beim Manne in über 50% der Nierenerkrankungen das Genitale mit erkrankt, beim Weib zeigt kaum $^1/_3$ der Fälle der Erkrankungen des Harnapparates Beteiligung der Geschlechtsorgane an der Erkrankung. Die Zahlen sind ein wesentlicher Stützpunkt für die Entscheidung der Frage nach dem testipetalen oder testifugalen Ausbreitungsmodus der Tuberkulose.

Sehr selten trifft man nur einzelne Organe des Geschlechtsapparates erkrankt. Meistens sind mehrere Organe der gleichen Seite erkrankt. So findet SIMMONDS bei 72 Nebenhodentuberkulosen:

36mal einseitige Samenblasentuberkulose 50%
17mal doppelseitige Samenblasentuberkulose . . . 24%
43mal Prostatatuberkulose 60%

Bei 36 doppelseitigen Nebenhodentuberkulosen fand sich

1mal einseitige Samenblasentuberkulose 3%
28mal doppelseitige Samenblasentuberkulose . . . 78%
29mal Prostatatuberkulose 81%

zusammen bei 108 Nebenhodentuberkulosen

82mal . . . . . 78% Samenblasentuberkulosen,
72mal . . . . . 67% Prostatatuberkulosen.

Die Zusammenstellung macht es scheinbar unbegreiflich, warum der Chirurg doch in nicht seltenen Fällen ein wesentliches Zurückgehen, ja ein Ausheilen der Genitaltuberkulose nach einseitiger, selbst doppelseitiger Kastration beobachtet. Man muß dabei bedenken, daß die SIMMONDSschen Zahlen dem Sektionsmaterial entstammen, also die vorgeschrittenen Fälle erfassen, während dem Messer des Chirurgen nur die aussichtsreichen und nicht ausgedehnten Frühfälle verfallen.

SUSSIG fand in 70% die Samenblasen,
50% Nebenhoden und Prostata,
30% Hoden

tuberkulös erkrankt.

E. R. W. FRANCK zählt bei einer Zusammenstellung von 577 Genital- und Urogenitaltuberkulosen 424 Samenblasentuberkulosen, also = 73,5%.

Tuberkulose der Prostata.

Die Prostata wird vom ganzen Geschlechtsapparat am häufigsten tuberkulös erkrankt gefunden, sehr selten allein, meist kombiniert mit tuberkulösen Erkrankungen anderer Genitalorgane. Das geht aus statistischen Zusammenstellungen, wie sie HESSE und GÖTZL geben, ohne weiteres hervor:

SIMMONDS	findet	sie	beteiligt	in	74—86%	aller	tuberkulösen	Genitalerkrankungen
KRZYWICKI	,,	,,	,,	,,	93%	,,	,,	,,
COLLINET	,,	,,	,,	,,	63%	,,	,,	,,
STEINTHAL	,,	,,	,,	,,	47%	,,	,,	,,
HUETER	,,	,,	,,	,,	100%	,,	,,	,,
SOCIN BURCKHARDT	,,	,,	,,	,,	85%	,,	,,	,,
JULLIEN	,,	,,	,,	,,	56%	,,	,,	,,
HALLÉ und MOZ . .	,,	,,	,,	,,	82%	,,	,,	,,
CRAWDEN	,,	,,	,,	,,	72%	,,	,,	,,
RAUTBERD	,,	,,	,,	,,	83%	,,	,,	,,
HESSE	,,	,,	,,	,,	56%	,,	,,	,,
GUISY	,,	,,	,,	,,	48%	,,	,,	,,
OPPENHEIM	,,	,,	,,	,,	66%	,,	,,	,,
SEJI TSUDO	,,	,,	,,	,,	77,8%	,,	,,	,,

Wir fanden in einer Zusammenstellung von 40 Genitaltuberkulosen 24 mal die Prostata erkrankt, was 60% entspricht.

201 von HESSE zusammengestellte Fälle verteilen sich auf die einzelnen Altersklassen folgendermaßen:

0—10 Jahre	2 Fälle = 1%		
10—20 „	18 „ = 9%		
20—40 „	118 „ = 58,7%	} = 83%	
40—60 „	49 „ = 24,3%		
60—70 „	12 „ = 6%		
70—80 „	1 Fall = 0,5%		
über 80 „	1 „ = 0,5%		

TSUDO SEJI findet 74 Fälle von Prostatatuberkulose verteilt

auf das 1. bis 10. Jahr . . .	1 = 1,3%[1]	
„ „ 2. Jahrzehnt	2 = 2,7%	
„ „ 3. „	19 = 25,6%	} = 78,2%
„ „ 4. „	20 = 27,0%	
„ „ 5. „	19 = 25,6%	
„ „ 6. „	7 = 9,4%	
„ „ 7. „	4 = 5,4%	
„ „ 8. „	2 = 2,7%	

Ungefähr $^4/_5$ aller Fälle betreffen also das Mannesalter, bei Kleinkindern ist die Prostatatuberkulose sehr selten, selten auch im späteren Kindesalter.

Die Erkrankung ist nie eine primäre; bei allen Fällen älterer Verfasser, die als primär angesprochen wurden, ist offenbar aus technischen Gründen der tatsächlich primäre Herd übersehen worden (SOCIN und BURCKHARDT, KAPSAMMER). Auch die Fälle sind selten, in denen die Prostata allein erkranktes (genitoprimäres) Organ des ganzen Genitalapparates ist (GÖTZL, COLLINET, WUNSCHHEIM, SIMMONDS, eigene Beobachtungen). SEJI TSUDO fand unter 74 Fällen von Genitaltuberkulosen mit Prostatatuberkulose nur 7 Fälle, bei denen die Prostata allein erkrankt war = 9,4%, SIMMONDS bei 132 Prostatatuberkulosen nur 11 Fälle = 8,33%. In diesen Fällen fehlt aber eine mehr oder minder ausgedehnte Ausscheidungstuberkulose der Nieren nahezu nie. Wir sahen derartige einseitige genitoprimäre und genitosolitäre Herde der Prostata besonders in den lateralen peripheren Teilen der Drüse liegen.

Die Tuberkulose der Prostata ist entweder eine hämatogene, oder eine kanalikuläre oder eine von Samenblase oder Harnröhre her fortgeleitete oder entsteht per continuitatem aus der Umgebung (Blasen-, Mastdarmtuberkulose). Über die Ausbreitung der Tuberkulose vom übrigen Genitalapparat auf die Prostata und von der Prostata auf den übrigen Genitalapparat, wobei neben ununterbrochener Ausbreitung die früher immer bestrittene testipetale, durch rückläufige Peristaltik bedingte eine immer mehr gewürdigte Rolle spielt, haben wir ausführlich im allgemeinen Kapitel der Ausbreitung der Tuberkulose im Genitalapparat gesprochen.

Bei der von den Samenblasen auf die Prostata übergreifenden Tuberkulose ist anfänglich der Ductus ejaculatorius bis zu seiner Mündung allein erkrankt. Die elastisch bindegewebige Hülle, die die Duktus umspinnt, schützt verhältnismäßig lange die übrige Prostata vor der Erkrankung. Ein schmaler käsiger Strang durchzieht dann, dem Duktus entsprechend, die Prostata. In anderen Fällen ist es der Utriculus prostatae, der isolierte Erkrankung aufweist. Gerade solche Fälle sind oft von der Harnröhre her infiziert (HALLÉ und MOZ, SCHEWKUNENKO).

Man kann eine miliare Tuberkulose, eine Konglomerattuberkulose und eine ulzerös-kavernöse Form der Prostatatuberkulose unter-

[1] Die Zahlen sind gegenüber TSUDO korrigiert, der das 1. Jahrzehnt doppelt anführt.

scheiden. Miliare Tuberkulose als Teilerscheinung einer allgemeinen Miliartuberkulose ist sehr selten. Sehr selten kommen auch Bilder vor, die als schwielig indurierte, also als Ausheilungsformen angesprochen werden müssen. Wir haben bei nicht kleinem Material bisher noch keinen derartigen Fall gesehen. Nach GÖTZL, MARWEDEL soll es in solchen Fällen auch zu ausgedehnten Verkreidungen und Verkalkungen kommen können, häufiger ist ausgedehnter kavernöser Zerfall der käsig degenerierten Prostata. In seltenen Fällen kann dabei die ganze Prostata, manchmal nur die Prostatainnendrüse zugrunde gehen und durch Verflüssigung oder in Bröckeln abgestoßen werden. Derartige Zerstörungen ergeben dann eine mehr oder minder große Höhlung vor der Blase,

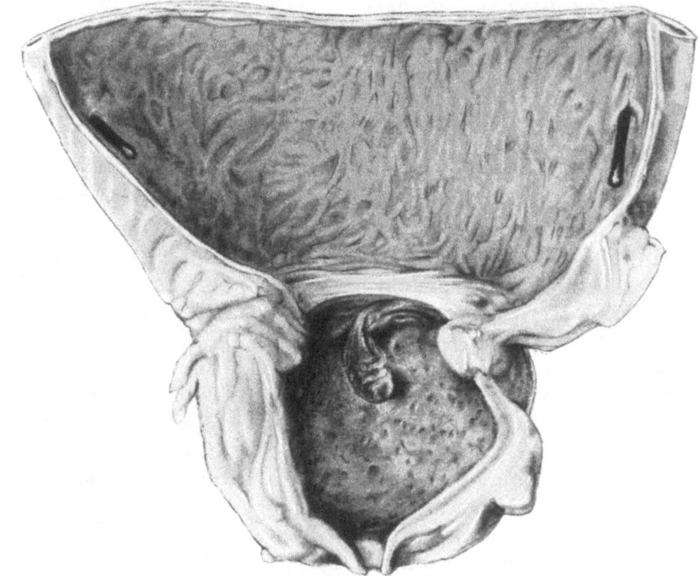

Abb. 56. S. 297/25. Mann, 21 Jahre. „Vorblase" nach tuberkulöser Zerstörung und Abstoßung der ganzen Prostata. Inselartig erhebt sich aus der Kaverne der Kollikulus. (Fall KIELLEUTHNER.)

für die die Bezeichnung „Vorblase" nicht schlecht gewählt ist (ALBARRAN, THOMPSON, BOND und WINDLE, GÖTZL, TEUTSCHLÄNDER, KIELLEUTHNER, eigene Beobachtungen, BOEMINGHAUS). Durch Abstoßung der ganzen Drüse kann dabei die Höhle glatte Wandung erhalten, so daß ein Fehlen der Drüse vorgetäuscht werden kann (s. Abb. 56); in anderen, und das ist die Mehrzahl der Fälle, hat die Höhle zerfressene fetzige Wandungen, durch Übergreifen auf die Umgebung können große Kavernen, die 30—60 ccm fassen, entstehen (ALBARRAN, THOMPSON); durch Einbeziehen der in solchen Fällen wohl regelmäßig miterkrankten Samenblasen kann die Höhlung auf die ganze Rückwand der Blase übergreifen; breite Fistelbildungen in die Blase, ins Rektum, in die Dammgegend sind dabei nicht selten beobachtet worden. Bei vollständigen Sequestrationen der tuberkulösen Prostata kann es in Ausnahmefällen auch zur kalkigen Inkrustation des Sequesters kommen und zu bindegewebigen Verhärtungen der Einschmelzungshöhlenwand: so ist wohl ein Fall von MAC KINZIE zu deuten, wo sich an Stelle der Prostata in einer Höhle ein hühnereigroßer 26 g schwerer Stein fand, der zu 46% aus organischen, zu 54% aus anorganischen Massen bestand und chemisch Kalzium, Magnesium, Natrium und Kaliumphosphate nachweisen ließ. Bemerkenswert ist, daß erweichende und kavernöse Prostatatuberkulosen klinisch außerordentlich geringe Erscheinungen machen können (KIELLEUTHNER, BOEMINGHAUS). Der Blasenverschluß kann ungestört bleiben

Wie in den Samenblasen, spielt auch hier die rein exsudative Tuberkulose, die aber in der subepithelialen Schicht ihren Ausgang hat, in den Anfangsstadien der Erkrankung eine nicht unbedeutende Rolle; eine ganz isolierte, rein intratubuläre Tuberkulose, also ein initialer bazillärer Katarrh ist nicht bewiesen. Die Kanälchen sind in solchen Fällen vollgestopft mit abgeschuppten Epithelien und Exsudatzellen, auch epithelialen Riesenzellen als Folge von lebhafteren Wucherungsvorgängen im Kanälchenepithel (Abb. 57). Sind Prostatakörperchen vorhanden, so werden sie allseitig von diesen Zellmassen umgeben, oft sind sie dabei ganz oder teilweise von Riesenzellen umflossen; das Wandepithel geht allmählich zugrunde, die Zellen zerfallen, die Amyloidkörperchen

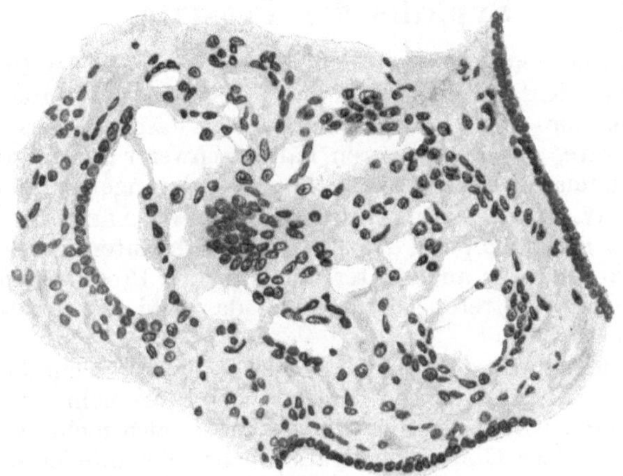

Abb. 57. S. 568/29. Mann, 45 Jahre. Intrakanalikuläre Riesenzellen im epithelialen Synzytium bei Prostatatuberkulose.

verlieren ihre konzentrische Schichtung, werden unscharf umrissen und lassen sich schließlich nicht mehr von den nekrotischen Inhaltsmassen unterscheiden. In anderen Fällen setzt direkt unter dem Epithel eine dünne Epitheloidzellwucherung ein, mit spärlichen kleinen Riesenzellen, die das Epithel gegen das Innere des Kanälchens vorschiebt, bis auch hier das Epithel zugrunde geht.

In solchen Fällen können die Prostatakonkremente mitten im Granulom liegen, und es können die so entstehenden Bilder eine nicht geringe Ähnlichkeit mit Pseudotuberkeln der Prostata aufweisen, die als Fremdkörpergranulationswucherung nach Verlust des Epithels bei nichttuberkulösen Entzündungen und Reizwirkungen der Konkremente auf die nackte Kanälchenwand entstehen (WILKE) (s. Abb. 11 u. 12). So können also in bestimmten Fällen LANGHANSsche Riesenzellen, epitheliale Riesenzellen und Fremdkörperriesenzellen nebeneinander gesehen werden.

Die im Zwischengewebe aufschießenden Tuberkel bedürfen keiner weiteren Beschreibung, ebenso auch nicht die lympho- und leukozytäre Infiltration, die alle Formen und Stadien des Vorganges komplizieren kann; kleine Narben können dauernde Reste kleiner Tuberkel, die ausheilten, sein.

Die elastischen Fasern der Prostata, die überhaupt nicht in allen Teilen gleichmäßig ausgebildet sind, widerstehen bei den subepithelial beginnenden Formen länger als bei den im Zwischengewebe einsetzenden; besonders widerstandsfähig sind die den Ductus ejaculatorius umspinnenden Fasern, die sich manchmal trotz totaler Verkäsung der Innenwand durch die Färbung als gut erhalten nachweisen lassen. Diese Widerstandsfähigkeit der elastischen Fasern ist auch der Grund, warum manches Mal bei ausgedehnt ulzeröser Tuberkulose der Prostata der Colliculus seminalis inselartig erhalten aus der Geschwürsfläche herausragt.

Tuberkelbazillen können besonders massenhaft in den Randinfiltrationen der Verkäsungen nachzuweisen sein; zu Verwechslung mit ihnen kann bei der Ziehlfärbung mitgefärbtes Epithelpigment führen.

Die Möglichkeit dieser Verwechslung beeinträchtigt auch den Wert von Beobachtungen vereinzelter Tuberkelbazillen in den gesunden Geschlechtsorganen von Phthisikern (JANI, NAKARAI, BENDA).

Syphilis der Prostata.

Die pathologisch-anatomischen Angaben über Syphilis der Prostata sind im Gegensatz zu den nicht seltenen klinischen Angaben außerordentlich spärlich. Wir selbst haben nie einen Fall gesehen, dessen luische Genese uns einwandfrei erschienen wäre, auch in unseren Fällen schwerer gummöser Orchitis war die Prostata regelmäßig ohne wesentliche Veränderungen frischerer Art.

Nach COHN, WARTHIN ALDRED SCOTT, STARRY ALLEN soll die luisch erkrankte Prostata makroskopisch das Bild einer subakuten bis chronischen Prostatitis zeigen, könne aber auch unter dem Bild der Prostatahypertrophie oder des Prostatakrebses auftreten, biete bald das Bild der knotigen, bald das der diffusen Infiltration.

Im histologischen Bild soll sich fast regelmäßig starke entzündliche Kapselverdickung und Infiltration finden, das Parenchym erscheine stark vermindert; in der Umgebung der Kapillaren und kleinen Venen, also nicht in der Umgebung der Drüsen wie bei der Gonorrhöe, träten mehr oder minder starke Rundzelleinlagerungen auf, unter denen die Plasmazellen an Zahl besonders reichlich sein sollen. Bindegewebswucherung mit Bildung gruppenweise gelagerter Gefäße werden sichtbar, Gefäße, Venen wie Arterien, zeigten starke entzündliche Infiltration auch der inneren Schichten, Gefäßverödungen seien nicht selten; manchmal sollen sich auch kleine Granulome bilden. Verkäsungen sind bisher nicht gesehen worden, können aber wohl ebenfalls einsetzen. Manchmal wurde auch das Auftreten von Riesenzellen beobachtet. STARRY ALLEN und WARTHIN SCOTT gelang auch der Nachweis von Spirochäten, die in Nestern gelagert waren.

In einem von WASSILJEV mitgeteilten Fall bedingte die entzündliche Infiltration der Prostata, die sich geschwulstartig ohne Schmerzhaftigkeit in ganz kurzer Zeit entwickelte (die Schmerzlosigkeit wird von den Beobachtern nicht selten hervorgehoben), eine starke Vorwölbung der hinteren Blasenwand, desgleichen, offenbar durch Übergreifen auf das Rektum, eine vollständige Sperrung des Rektum.

Colliculus seminalis.

(Synonym: Samenhügel, Schnepfenkopf, MÜLLERscher Hügel, Veru montanum, Caput gallinaginis, Colliculus prostaticus.)

Der Samenhügel bildet in der dorsalen Wand der Pars prostatica urethrae eine ungefähr haferkorngroße, längsgestellte, spindlige Vorwölbung, in deren Mitte ein kleinster Längsspalt und neben diesem zwei mit freiem Auge eben noch erkennbare feinste punktförmige Öffnungen sichtbar sind: die erstere entspricht der Mündung des Utriculus prostaticus, die letzteren denen der beiden Ductus ejaculatorii. Seitlich vom Hügel sind die feinen Öffnungen der Prostatadrüsen zu erkennen. Bei Eiterungen, bei Steinbildungen in diesen Ausführungsgängen können diese Mündungen stark erweitert sein, der Kollikulus erscheint dann als Vorsprung einer kleinen siebartig durchlöcherten Platte (Abb. 17). Nach oben zum Blasenhals ziehen vom Kollikulus die oberen Cristae urethrales, ähnliche Leisten mit distalem Verlauf schließen sich an den unteren Pol des Samenhügels an.

Der Schleimhautüberzug des Samenhügels wird in der Mehrzahl der Fälle von dem gleichen Epithel wie die umgebende Harnröhre gebildet, also von mehrschichtigem Pflasterepithel, in einigen Fällen überwiegt das mehrschichtige Übergangsepithel, manchmal mit basal liegender querer Zellschicht. Ab und zu bleibt hier auch noch längere Zeit nach der Geburt hohes einzeiliges Zylinderepithel erhalten.

Die Oberfläche des Kollikulus selbst ist meist stark gegliedert, von feinsten Einsenkungen des Epithels unterbrochen, wodurch die ganze Oberfläche feinzottigen Charakter erhalten kann. Nur in Ausnahmefällen findet sich völlige Glätte der Schleimhaut. Die Gliederung scheint mit dem Alter zuzunehmen, wenigstens sahen wir bei alten Leuten ausnahmslos starke Oberflächengliederung der Schleimhaut.

Auf der Schnittfläche zeigt der Samenhügel neben dem verschieden gestalteten Utrikulus und den Schnitten der Ductus ejaculatorii im allgemeinen eine reiche Gefäßentwicklung, die nicht selten den Eindruck kavernösen Gewebes macht; diese erweiterten sinuösen Kapillaren (nach STIEVE: venöse Wundernetze) umsäumen das subepitheliale Gewebe der Kuppe des Hügels; da sie in der Mehrzahl der Fälle nachzuweisen sind, ist die Meinung derer begründet, die dem Kollikulus gewisse erektile Eigenschaften zusprechen (RÜDINGER, STIEVE), wenn auch von anderen das Zustandekommen einer richtigen Erektion des Kollikulus bezweifelt wird. Ebenso unsicher ist heute auch die von STIEVE behauptete, von WALKER bestrittene Annahme, daß eine Erektion des Kollikulus den Abschluß der Pars prostatica urethrae während der Samenentleerung vom Blasenhals bedinge, ein Rückströmen des Samens in die Blase also verhindere. Nach STIEVE erleichtert auch das nachgiebige Polster dieser venösen Wundernetze die schließliche Entleerung des hinter dem Kollikulus angestauten Samens.

Seitlich von dem median gelegenen Utrikulus ziehen im Samenhügel die beiden Ductus ejaculatorii. Sie nähern sich entsprechend dem spitz zulaufenden Kamme des Kollikulus in ihren Mündungsgebieten und münden nach hakenbzw. S-förmiger Krümmung ihres Endteiles. Nach POROSZ, der auf diese eigenartige Krümmung zuerst aufmerksam gemacht hat, erleichtert sie die Sperre der Ejaculatorii durch eigene ringförmig sie umgebende Muskelteile der Prostata. Das Vorkommen eines eigenen selbständigen Musculus sphincter spermaticus wird von HELLER und SPRINZ nicht als gesichert angenommen; auch wir haben an zahlreichen Samenhügeln nie einen Befund erheben können, der berechtigt hätte, ein Muskelbündel um die Mündungsstellen der Ductus ejaculatorii aus dem Komplex der übrigen Prostatamuskulatur zu unterscheiden. Eher ist anzunehmen, daß die mächtige Prostatamuskulatur im ganzen mit ihren vielfach sich querenden, die Samengänge umspinnenden Fasern diese Sperrvorrichtung liefert.

Die Wirkung der Muskelpressung auf die Duktus wird verstärkt durch die Massen elastischer Faserbündel, die besonders die Mündungsteile der Duktus dicht umfassen.

Entsprechen die Ductus ejaculatorii den Mündungsteilen der WOLFFschen Gänge, so ist nach allgemeiner Ansicht der Utriculus prostaticus als das vereinigte Ende der beiden MÜLLERschen Gänge anzusprechen. (Synonyme für Utrikulus: Vagina masculina, Uterus masculinus, Sinus prostatae, Alveus urogenitalis, WEBERsches Organ, Vesicula spermatica spuria, Sinus pocularis, Vesicula prostatica.) Allerdings begegnet auch diese Meinung einigem Widerspruch: so sieht EBERTH den Utrikulus als Sinus genitalis an, PERNA sieht in ihm das Produkt einer oder mehrerer Einstülpungen des Epithels des MÜLLERschen Hügels, gewissermaßen also Urethraldrüsen, während die MÜLLERschen Gänge nach der Meinung des letzten Autors lateral von dieser Ausstülpung zu suchen wären. Nach ROBERT MEYERs gründlichen Untersuchungen wird aber die Annahme der Bildung des Utrikulus aus den MÜLLERschen Gängen nicht zu bestreiten sein.

Dagegen steht fest, daß vom Utrikulus tatsächlich Drüsen vom Charakter der tubuloazinösen Drüsen der Prostata ausgehen können, die sich in keiner Weise von den Prostatadrüsen der Umgebung, weder in Form noch anscheinend auch in Funktion, unterscheiden; so können sie dieselben Konkremente, dieselben Zellabschuppungen, dieselben Pigmentierungen wie jene zeigen. Ihre Übereinstimmung mit den echten Prostatadrüsen führt ROBERT MEYER darauf zurück, daß nach der Geburt Urethralepithel in den Utrikulus vordringt und das Epithel der ursprünglichen MÜLLERschen Gänge verdrängt. Bei jüngeren Feten ist das Epithel der Prostatadrüsen und damit auch der Urethra von dem der MÜLLERschen Endgänge noch zu unterscheiden.

Nicht selten findet sich eine scharfe Abgrenzung des Utrikulus und der von ihm ausgehenden Drüsen von der Umgebung, auch von den Ductus ejaculatorii durch eine breite Umrahmung, die aus elastischen Fasern gebildet ist.

Die Form der Vagina prostatica, eine Bezeichnung, die dem Utrikulus vorzuziehen wäre, denn von einem Äquivalent des Uterus femininus kann nicht die Rede sein, ist außerordentlich verschieden, individuell sowohl wie nach dem Alter; verschieden ist auch die Form des Gebildes je nach Lage des Schnittes. Man beobachtet muldenförmige Spalträume, die quergestellt sind, in anderen Fällen Längsspalten, in wieder anderen hat der Durchschnitt Kreuzform, und hier kann ebenso wie in den Prostatadrüsen die auskleidende Wand durch zahlreiche zierliche papilläre Epithelerhebungen reich gegliedert sein.

Mißbildungen des Kollikulus.

Fehlen des Utrikulus scheint sehr selten zu sein; LENTZE beschreibt dies bei einer fast reifen Frucht mit rudimentärer Prostata und anderen urogenitalen Mißbildungen.

Wie erwähnt, wird die Vagina masculina von den kaudalen Teilen der MÜLLERschen Gänge gebildet und entspricht so der Vagina des Weibes. Einen Beweis dafür bilden Beobachtungen an weiblichen Scheinzwittern (FIBIGER): In drei Fällen konnten hier an Stelle des Colliculus seminalis Spalten nachgewiesen werden (in einem dieser hatte der Spaltraum gar eine Länge von 12 mm), die sich in eine mehr oder minder lange echte Vagina fortsetzten (in einem Falle 7,5 cm lange Vagina), der sich nach hinten und oben, hinter Blase und Prostata, ein mehr oder minder ausgebildeter Uterus anschloß.

Vielleicht ist als Folge fehlender Verschmelzung der Endteile der MÜLLERschen Gänge eine von ENGLISCH bei einem älteren Mann beobachtete Spaltbildung der hinteren Harnröhrenwand unmittelbar oberhalb des Kollikulus aufzufassen, die sich in die Prostata, zystisch sich erweiternd, einwölbte, während der Utrikulus selbst ebenfalls erweitert war. Es scheint in diesem Falle, wenn die Deutung richtig ist, neben der Persistenz der getrennten MÜLLERschen Gänge auch eine Verschiebung derselben in sagittaler Richtung eingetreten zu sein.

Stärker ausgebildeten Scheidenanlagen, also rudimentären hermaphroditischen Bildungen entsprechen auch zum Teil die Beschreibungen größerer Zystenbildungen in der Vagina masculina: so wölbte sich in einem Fall von HELLER und SPRINZ eine fast pflaumengroße zystische Geschwulst, die im Kollikulus mit dünnem Hals ansetzte, hinter der Blase in den Raum zwischen den beiden Ampullen der Vasa deferentia vor. Ähnliche Fälle sahen ENGLISCH, TOLMATSCHEW. In anderen Fällen aber sind die Zystenbildungen an Stelle des Utrikulus nichts anderes als Retentionsbildungen, verursacht entweder durch fetale oder entzündliche Verklebungen der Mündungsränder des Utrikulus, wie sie bei leichteren Entzündungen, z. B. Gonorrhöe vorkommen können (SPRINGER); diese Verklebungen sind durch Druck leicht zur Öffnung zu bringen.

Die fetalen Verklebungen und die ihnen folgenden Zystenbildungen des Utrikulus können durch Vorwölben in die Harnröhre ein Hindernis für die Harnentleerung des Neugeborenen bilden. Nach WILCKENS sprengt einfacher Katheterismus diese ganz dünnwandigen Zysten und macht den Harnweg frei. Sie scheinen überhaupt nicht allzu selten zu sein, ENGLISCH sah unter 70 Neugeborenen 5mal ähnliche Zystenbildungen des Utrikulus. Entzündlichen Verschlüssen entsprechen nach SPRINGER die Fälle mit derber, bindegewebiger Platte unter dem Harnröhrenepithel.

Auch Hymenbildungen sind in der Umgebung des Kollikulus beobachtet worden: So fand SCHMINCKE bei einem 23jährigen Mann mit Pseudohermaphroditismus masculinus externus neben hochgradiger Hypoplasie der Geschlechtsorgane (kleinbohnengroße Hoden im rudimentären Hodensack, 3 cm langer dünner Penis) an Stelle des Kollikulus eine myrtenblattgroße polsterartige Erhebung mit zentraler trichterförmiger Mulde, die in eine kleine Vagina führte. Unter der polsterartigen Erhebung war eine rudimentäre Prostata nachzuweisen; sie selbst war von einer kapuzenförmigen Hautplatte überdacht, deren Konkavität nach vorne gerichtet war. Die Falte war von geschichtetem Plattenepithel überzogen. Es bestand also hier eine dem weiblichen Hymen vollständig gleichartige Bildung: denn das Hymen entwickelt sich bekanntermaßen an dem unteren Ende der Vagina aus dem MÜLLERschen Hügel durch scheibenförmige Abplattung nach Verschmelzung des Epithels seines kaudalen Abschnittes mit dem Epithel des Sinus urogenitalis (SCHMINCKE).

Häufiger sind Fälle mit rudimentären Hymenbildungen. Sie erscheinen in Form von gezackten Rändern bei weiter geöffneten Utrikulusostien (SCHMORL) oder als lippenartig verdickte Falten an der gleichen Stelle (FIBIGER). Eine Andeutung von Hymenbildung scheint auch die normale Öffnung des Utrikulus zu zeigen. Denn nach PERNA ist diese Spalte sichelförmig mit nach unten gerichteter Konkavität. Die Öffnung wird von oben durch eine feine segelartige Schleimhautfalte klappenförmig überdeckt, nach PERNA soll manchmal dieser Rand verdickt und wulstförmig überhängend sein. Faltenbildungen mit einer blasenhalsgerichteten Konkavität im obern oder untern Teil des Kollikulus, die zu wahren Diaphragmen mit kleinster Öffnung werden können (LINDEMANN, BURCKHARDT, SCHLAGENHAUFER, HELLER und SPRINZ, ENGLISCH, LEDERER, WILCKENS, W. SCHULTZE, zitiert nach HELLER und SPRINZ), haben mit diesen Mißbildungen nichts zu tun. Sie stellen wahrscheinlich Hypertrophien der normalen Faltenbildungen oberhalb und unterhalb des Kollikulus dar, hängen aber möglicherweise doch mit Erhaltenbleiben der Kloakenmembran zusammen.

Pathologische Veränderungen des Kollikulus.

Von pathologischen Veränderungen des Kollikulus und seiner Bestandteile ist nicht viel Besonderes bekannt. Das wenige im Schrifttum Niedergelegte ist von HELLER und SPRINZ zusammengestellt worden. Hier werden Fälle von Beteiligung des Kollikulus an akuten und chronischen Entzündungen mitgeteilt; meist sind sie gonorrhoischer Natur. Im Gefolge dieser Infektion kann es zu eitrigen Einschmelzungen der Oberfläche, oder zu leukozytären Infiltrationen der Tiefe kommen, aber auch zu eitrigen Zerstörungen der Vagina masculina und ihrer Drüsen, schließlich auch der Mündungsgebiete der beiden Ductus ejaculatorii.

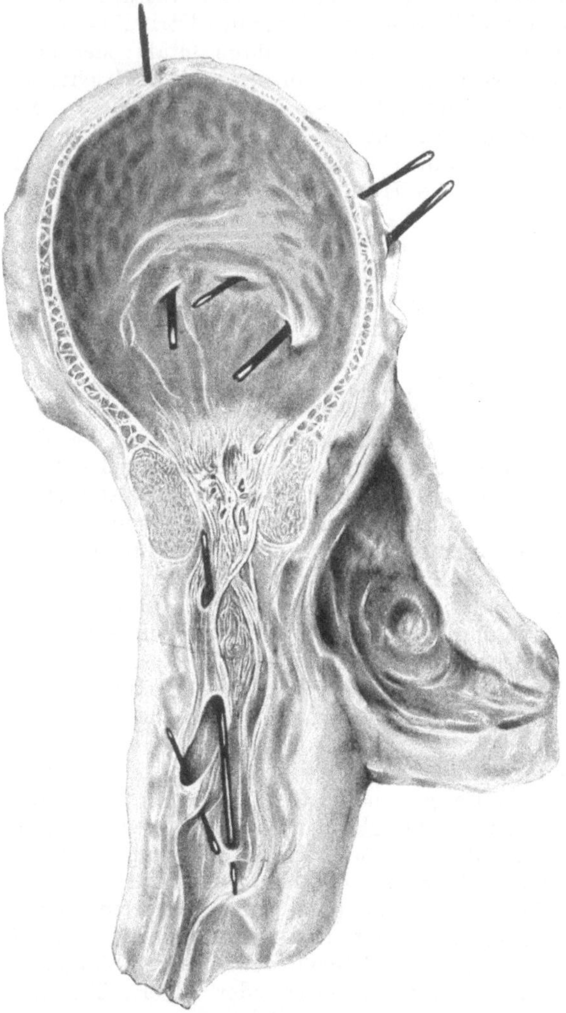

Abb. 58. S. 700/24. Mann, 63 Jahre. Narbige Verziehung des Kollikulus bei chronischer fistulöser und verengender Harnröhrenentzündung mit falschen Wegen. ³/₄ natürl. Größe.

Bei Keratosis der Harnröhre, besonders der Pars prostatica urethrae, findet sich auch der Kollikulus von geschichtetem und verhornendem Plattenepithel überzogen, das weiterhin in die Utrikulusmündung vorgeschoben wird, das das Zylinderepithel verdrängt und mit seinen abschilfernden verhornenden Massen die ganze Lichtung zum Verschwinden bringen kann. Zylinderepithelknospen können dabei zwischen dem Epithel bestehen bleiben. J. E. SCHMIDT hat in einem derartigen Fall auch kleine Kalkkonkremente im Lumen gesehen. Umgekehrt kann auch eine verhornende Plattenepithelwucherung, die im Utrikulus oder den utrikularen Drüsen beginnt, auf das Nachbargebiet der Urethra übergreifen. An gewebliche Mißbildungen ist hierbei nicht zu denken, da der Utrikulus als Homologon zur weiblichen Vagina an und für sich das Vermögen, Plattenepithel mit Verhornung zu bilden (vgl. Bilder bei Prolaps des Uterus!) besitzt. In einem zweiten Fall von SCHMIDT war die Epithelverdickung mehr fleckweise angeordnet. Den basalen kubischen Zellen mit tieffärbbarem Kern waren größere polygonale Zellen aufgelagert, denen wiederei ne Epithellage folgte, die dem normalen Auskleidungsepithel ähnlich war. Stärker als im Utrikulus war die Epithelveränderung in den utrikularen Drüsen und den dem Utrikulus benachbarten Prostatadrüsen ausgesprochen.

Andererseits sind auch die gerade an den Mündungen der Duktus sich findenden Stenosen und die sehr seltenen Obliterationen zweifellos Folgen vorangegangener entzündlicher Prozesse.

Bei Strikturen und Stenosen der Pars prostatica urethrae wird der Samenhügel verzogen und kann in die narbige Induration der Umgebung einbezogen werden (Wossidlo, Heller und Sprinz) (Abb. 58). Ebenso greift regelmäßig die Tuberkulose der Urethra auf den Samenhügel über, und umgekehrt führt die Tuberkulose der Prostata und vor allem die der Ductus ejaculatorii regelmäßig zu einer bald stärkeren, bald schwächeren Beteiligung der übrigen Teile des Samenhügels. Doch sind andererseits auch Fälle nicht selten, bei denen trotz schwerer tuberkulöser Erkrankung der Prostata der Kollikulus und besonders sein utrikularer Teil nahezu vollständig verschont bleiben, wie wir das in einem Fall gesehen haben; vielleicht spielt hier eine schützende Rolle der Ringwall elastischer umfassender Lamellen, von denen wir oben schon gesprochen haben.

Alle diese Veränderungen konnten wir an eigenem Material bestätigt sehen. Erwähnenswert ist vielleicht noch, daß wir besonders bei sehr alten Leuten nahezu regelmäßig mononukleäre Rundzelleninfiltration in den den Utrikulus deckenden gefäßreichen Schichten gefunden haben.

Die Konkremente des Utrikulus unterscheiden sich gewöhnlich von denen der Prostata nicht, doch kommen auch Fälle von reicher Konkrementbildung der Prostata vor, in denen sich die utrikularen Drüsen an der Konkrementbildung gar nicht beteiligen. Andererseits treten im Kollikulus allein, offenbar auch vom Utrikulus ausgehend, größere Konkremente auf (Perna fand unter 11 Fällen von Steinbildungen der Samenwege 3mal solche nur im Utrikulus; sie sollen nie Schattenbildung im Röntgenbild geben, also nie verkalkt sein). Heller und Sprinz beschreiben ein derartiges Konkrement von ungefähr Hanfkorngröße.

Bei der üblichen Entfernung der hypertrophischen Knoten der Prostata wird im allgemeinen der Colliculus seminalis geschont; er liegt dann am unteren Rand der großen Wundhöhle; auch hier kommt es zu ausgedehnten Narbenverziehungen bei der Verheilung der Wundhöhle (s. Abb. 22). Kastration scheint auf den Utrikulus atrophierenden Einfluß zu üben. Dafür sprechen eindeutig die eingehenden vergleichend anatomischen Untersuchungen von Sprinz und Heller, die bei Tieren diese Beobachtung immer wieder bestätigt fanden. Dabei soll das Schwellkörpergewebe des Kollikulus ebenso wie seine Kanäle an der Abnahme in gleicher Weise beteiligt sein; die ursprünglich oft gegliederte Oberfläche des Kollikulus wird dabei oft geglättet gefunden. Bei menschlichen Kastraten scheinen eingehendere Untersuchungen darüber bis jetzt nicht vorzuliegen.

Primäre Neubildungen des Kollikulus sind selten; ein kleinerbsengroßes gestieltes Papillom, das der Schleimhaut des Kollikulus aufsaß, bilden Heller und Sprinz ab. An der Grenze von Hyperplasie und Neubildung steht ein Fall von adenomatöser Wucherung der Utrikulardrüsen bei einem Neugeborenen (Robert Meyer); die stark gegliederten Drüsenschläuche gingen hier hauptsächlich vom unteren Teil des Utrikulus aus; auch Prostata und Ductus ejaculatorii zeichneten sich im gleichen Fall durch besonders reiche Ausbildung ihrer Drüsen aus. Der Komplex der utrikularen Drüsen wurde hier durch Muskelbindegewebsringe scharf von der Umgebung abgesondert.

Verriotis und Defrise entfernten operativ bei einem 30jährigen Mann ein vom Kollikulus ausgehendes und das Ostium des Utrikulus überdachendes polypös-adenomatöses Geschwülstchen, dessen zierliche Drüsenräume und Papillen von hohem Zylinderepithel mit basal gestellten Kernen ausgekleidet waren; Blut im Sperma und Verringerung der Potenz wurden als Folgen des Geschwülstchens angesprochen.

Karzinome der Nachbarschaft können auf den Kollikulus übergreifen; das gilt von den seltenen Harnröhrenkrebsen ebenso wie von den häufigen Prostatakarzinomen; so sahen wir bei einem infiltrierend wachsenden Karzinom, besonders der hinteren Teile der Prostata, die seitlichen Teile des Kollikulus in geringer Tiefe durchsetzt von schmalen Strängen kleiner dicht stehender Epithelien mit zellreichem Stroma. Die übrigen Teile des Kollikulus, insbesonders seine Kanäle, waren unverändert, ebenso auch die benachbarten Teile der Prostata.

Samenblasen.

Der prostatanahe Teil der Vasa deferentia bildet die durch ihre höckrige Oberfläche ausgezeichnete Ampulle, die außerordentlich verschiedene Größe und Dicke aufweisen kann, und die bei beträchtlicher Größe, was Ausdehnung anlangt, großen Samenblasen völlig gleichkommen kann. Die Ampulle zieht bogenförmig um die mediale Seite der Samenblasenkuppe und senkt sich unter beträchtlicher Verdünnung, die innere Samenblasenwand begleitend, nachdem der dünne Ausführungskanal der Samenblase sich mit ihr vereinigte (Sinus ejaculatorius) als Ductus ejaculatorius in die Prostata ein. Die Pars ampullaris des Vas deferens und der Samenblasenhals sind direkt vor ihrer Vereinigung durch eine spornförmige Schleimhautfalte von einander getrennt. Manche nehmen einen eigenen Schließmuskel sowohl für Ampullenende wie für Samenblasenhals an, einen Compressor ductuum seminalium (Musculus interampullaris). Tatsächlich muß auch eine gewisse Sperre vor dem Übergang der Samenblasenausführungsgänge in den Ductus ejaculatorius bestehen, denn bei Injektion von Flüssigkeit in das Vas deferens füllt sich regelmäßig zuerst die Samenblase (REIGNIER DE GRAAF), ehe die Flüssigkeit aus den beiden punktförmigen Öffnungen am Colliculus seminalis austritt. BRAUS nimmt an, daß zu diesem Verschluß nicht ein eigener Muskel nötig ist, sondern daß der Tonus der Prostatamuskulatur genügt, im Verein mit der Spannung der reichlichst entwickelten Muskulatur eine Sperrung zu veranlassen.

Die Prostata wird von den Ductus ejaculatorii in schiefer Richtung durchbohrt, beide Duktus münden dicht nebeneinander, von dichten Zügen elastischer Fasern umsponnen, am Colliculus seminalis als feine, eben noch sichtbare Öffnungen. Der Utriculus masculinus wird so von beiden Ductus ejaculatorii umrahmt.

Samenblasen und Vas deferens in seinem ampullären Teil werden von einer dünnen straffen, an elastischen und Muskelfasern reichen Platte überzogen, die eine Art Kapsel (GUÉLLIOT spricht von einer bourse séreuse retrovésiculaire) bildet (Aponeurosis prostatico-vesicularis, fascia Denouvilliers = verklebte Peritonealblätter ? ?). Ihre Muskelfasern werden von manchen als Kompressions- und Expressionshilfsmuskeln der Samenblasen angesehen. Zwischen Aponeurose und Mastdarm liegt lockeres Bindegewebe, das sich leicht abpräparieren läßt; in ihm kann, worauf schon die oben erwähnte Bezeichnung von GUÉLLIOT hindeutet, eine seröse Ansammlung in Spalträumen (Pseudozysten) gefunden werden. Nur die obere Hälfte der Samenblasen ist vom Bauchfell bedeckt, das nur locker und verschieblich fixiert ist. Die Höhe des Peritonealüberzugs ist keine konstante, die Verschiebung tritt je nach dem Füllungszustand der Harnblase ein. Doch kommen auch Fälle vor, in denen das Bauchfell die ganzen Samenblasen überzieht, andererseits können bei stark gefüllter Harnblase beide Samenblasen retroperitoneal liegen. Der untere Teil der Samenblasen schiebt sich zum Teil unter die Prostata, die so teilweise auf den Samenblasen ruht. Die nahen Beziehungen der Samenblasen zum Bauchfell können von folgenschwerer Bedeutung bei eitriger Samenblasenentzündung werden, insbesondere bei Punktionen der Samenblase vom Mastdarm aus, ein Eingriff, der allerdings heute ziemlich verlassen ist.

Der unterste Teil der Harnleiter vor deren Eintritt in die Blasenmuskulatur wird häufig von der Kuppe der Samenblasen gekreuzt, doch kommen auch Fälle vor, in denen die Samenblasen in ihrer ganzen Ausdehnung kaudal vom Ureter liegen. Auch hier schiebt sich lockeres Bindegewebe zwischen beide Kanäle. Samenblasen und Pars ampullaris des Vas deferens lassen sich bei der Sektion leicht darstellen, wenn man zuerst den Mastdarm abtrennt, dann unter scharfer Abpräparierung der Aponeurose die durchscheinenden Organe aus dem lockeren Fettbindegewebe auslöst.

Die Größe der Samenblasen ist eine sehr stark wechselnde: Guélliot gibt als Mittelmaße an: 49 mm Länge, 18,5 mm Breite, 10 mm Dicke. Kurowna findet (rechte Seite bei 20—30jährigen Männern) 53 mm Länge, 16,8 mm Breite, also ähnliche Zahlen. Die rechte Samenblase ist meist etwas umfangreicher als die linke; doch können nicht zu selten starke Verschiedenheiten der beiden Seiten beobachtet werden. Neben obigen Durchschnittsmaßen kommen fingergliedlange und bleistiftdünne, daumendicke und zeigefingerlange Blasen vor. Ebenso wechselnd wie die Größe ist auch die Form: von einfachen, fast zylindrischen Schläuchen bis Gebilden mit zahlreichsten ampullären Auftreibungen, so daß das ganze Organ an eine abgeplattete Traube erinnert, kommen alle Übergänge vor.

Picker unterscheidet 5 Formen:

a) einfache gerade Röhren, als Längsdivertikel dem Samenstrang anliegend;

b) dicke gewundene Schläuche ohne oder mit sehr kleinen Divertikeln;

c) dünne gewundene Röhren ohne oder mit kleinen Divertikeln;

d) gerader gewundener Hauptgang mit größeren traubig aufsitzenden Divertikeln;

e) kurzer Hauptgang mit größeren verästelten unregelmäßigen Nebengängen.

Einfacher ist die Einteilung von Pallin. Er unterscheidet:

1. Samenblasen mit schwach gewundenem Hauptgang, dabei

a) kurze gleichförmig entwickelte Divertikel,

b) ungleichförmige, teilweise stark entwickelte, mehrfach verzweigte oder gewundene Divertikel;

2. Samenblasen mit stark gewundenem Hauptgang,

a) gleichförmig entwickelte Divertikel,

b) einzelne sehr stark entwickelte und verzweigte Divertikel.

Ebenso starke Mannigfaltigkeiten weist die Ampulle des Vas deferens auf. Auch hier unterscheidet Picker gerade Röhren, Röhren mit geschlängeltem Verlauf, Ampullen, die kolbig verdickt sind und kleine knospenartig aufsitzende Divertikel tragen und schließlich solche, bei denen sie größer und symmetrisch angeordnet sind und so der Ampulle gefiedertes Aussehen geben. Diese Divertikel können ihrerseits wieder verschieden gegliedert sein; ab und zu kommt ein eigenes Corpus diverticulare neben dem Hauptgang vor, das wieder alle Formen der Verzweigung aufweisen kann.

Man unterscheidet an der Samenblasenwand drei Schichten: die Schleimhaut, die Muskularis, die Adventitia. Die Muskularis setzt sich aus zwei Schichten zusammen, einer äußeren Längs- und einer inneren Ringschicht; eine innerste Längsschicht wie im Vas deferens fehlt gewöhnlich. Die Muskelzellen der Samenblasen zeichnen sich vor allen anderen glatten Muskelfasern durch ihre außergewöhnliche Länge und Dicke aus. Deshalb gibt auch die später zu besprechende braune Atrophie der Muskelfasern hier besonders deutliche Bilder.

Das zwischen den Muskelbündeln liegende fibrilläre Bindegewebe tritt im Kindesalter und kräftigen Mannesalter ganz zurück, nimmt im Alter manchmal auf Kosten der Muskulatur beträchtlich zu. Im fibrillären Bindegewebe verlaufen die zahlreichen Gefäße und Nerven. Auch fehlen hier größere und kleinere Haufen von sympathischen Ganglien nicht, und ab und zu wird man von einem PACCINIschen Körperchen im Schnitt überrascht.

Teilt man die Samenblase durch einen Längsschnitt, so sieht man verschiedene, im Durchschnitt ungefähr 8—10 voneinander anscheinend getrennte Kammern, deren Scheidewände dünne Septen sind. Diese Kammern sind aber nur vorgetäuscht durch die Faltung des schlauchförmigen Organs; denn es gelingt durch sorgfältiges Präparieren und Lösung der festen Verwachsungen, ein einheitliches schlauchförmiges Gebilde darzustellen. Der so entfaltete Kanal soll nach CRUVEILHIER bis 32 cm Länge aufweisen können. Das distale Stück dieses Längsschlauches kann sich umbiegen, sich mit dem proximalen, dieses in seiner ganzen Ausdehnung begleitend, fest verbinden und so die Zahl der scheinbaren Kammern auf dem Durchschnitt vervielfachen.

Die Innenfläche der Samenblasenkammern zeigt netzförmige erhabene Zeichnung, durch Anlage zahlreicher Falten, die sich winklig kreuzen; diese Falten sind dünn, nieder, ziehen manchmal auch brückenartig über kleine Schleimhautflächen hinweg, Herztrabekeln nicht unähnlich, wie dies GUÉLLIOT treffend bemerkt. Dasselbe Bild ergibt sich im ampullären Teil des Vas deferens, doch können in anderen Fällen diese Falten auch ganz fehlen. Der Ductus ejaculatorius hat wechselnde Weite, manchmal geht die Pars ampullaris unter leichter spindelförmiger Erweiterung in ihn über, seine Innenwand ist aber immer glatt.

Ihrer ganzen Struktur nach sind Vas deferens bis zur Ampulle und der Ductus ejaculatorius reine Ausführungsgänge, erst das Mündungsgebiet der Ductus ejaculatorii zeigt wieder reichlich Ausstülpung kleiner azinöser Drüsen, die von demselben dichten Elastikanetz wie der Hauptgang umsponnen werden.

Das Epithel der Samenblasen und der Ampulle aber hat alle Eigenschaften des sekretorischen Epithels: es ist ein niederes kubisches, und enthält beim Erwachsenen (nur Eunuchen sollen davon eine Ausnahme machen), staubförmiges gelbliches Pigment. Auf dieses eigenartige Pigment wird später eingehend zurückzukommen sein. Das Epithel überkleidet alle Falten und Buchten, ebenso auch die divertikulären Ausstülpungen der Schleimhaut. Echte in die Schleimhaut eingesprengte Drüsen scheinen nach unseren Beobachtungen nicht vorzukommen, denn die Epithelstruktur in den Ausbuchtungen unterscheidet sich in keiner Weise von denen der übrigen Oberflächen; doch ist wohl die ganze Samenblase als drüsiges Organ aufzufassen, dessen Ausbuchtungen eben die gewaltige Ausdehnung der Oberfläche bedingen. Zum Teil gleichen sich diese Falten auch bei starkem Füllungsgrad der Samenblase aus.

Altersunterschiede im Bau der Samenblasen.

In den verschiedenen Altersperioden sind die Unterschiede im Aufbau der Schleimhaut der Samenblasen — von den Atrophien der Muskulatur, ihrer Pigmentierung, ihres Ersatzes durch Bindegewebe mit zunehmendem Alter sehen wir hier ganz ab — so große, daß man bei Betrachtung der Einzelbilder im Zweifel sein könnte, ob sie demselben Organ entstammen; auch sind daneben die individuellen Unterschiede außerordentlich große, was die Beurteilung weiterhin erschwert. Immerhin lassen sich gewisse Typen darstellen, die KUROSAWA kürzlich genau präzisiert hat.

Im Kindesalter bis ungefähr zum 10. Lebensjahr ist das Lumen eng, die Muskelwand kräftig, geschlossen, bindegewebsarm, die Schleimhautfalten sind schlank, die ganze Gliederung eine nicht sehr reichliche. Mit der Reifezeit beginnt die Differenzierung der Schleimhaut, die nun trotz Erweiterung des Lumens außerordentlich zierlich gestaltet erscheint, die Schleimhauteinbuchtungen verästeln sich vielfach. Pigment ist noch ganz spärlich, aber meist vorhanden, was wir im Gegensatz zu KUROSAWA ausdrücklich betonen wollen. Beim kräftigen Mann ist die Innenarchitektonik der Samenblase eine viel differenziertere als beim Jüngling. Die Muskulatur ist noch geschlossen, bindegewebsarm, Muskelpigment findet sich nur bei stark abgemagerten, chronisch Kranken. Diese Bilder können ungefähr bis zum 40. Lebensjahr getroffen werden. Die Größe und Breite der Samenblasen ändert sich von nun an kaum mehr; die Veränderungen betreffen nur den Wandaufbau. Von da ab setzt die Rückbildung ein. Die Papillen und Leisten verdichten sich etwas, die Buchten werden tiefer, Durchbrechungen der elastischen Grenzschicht der Muskulatur setzen ein und Divertikelbildungen, über die wir gesondert berichten, treten allmählich auf. Das Epithel wird dabei vielleicht etwas niedriger, sein Pigmentgehalt steigt, ebenso wird selten völlig pigmentfreie Muskulatur getroffen. Diese verliert auch ihre straffe Anordnung; das zwischen die Fasern und Faserbündel sich einschiebende Bindegewebe nimmt zu.

Man kann solche Bilder bei 60jährigen noch häufig sehen; in höherem Alter und in jüngeren Jahren bei zehrenden Erkrankungen erreicht der zur Atrophie führende Zustand noch höhere Grade: Die Wandung wird, was schon makroskopisch auffällt, papierdünn, die Leisten flachen sich ab. Leisten und Gliederung der Schleimhaut nehmen weiterhin stark ab, die Wand wird manchmal auf größere Strecken hin ganz glatt, das Pigment des Epithels scheint in diesen zehrenden atrophischen Zuständen eher abzunehmen, dagegen werden divertikuläre Ausstülpungen der Schleimhaut oft in beträchtlicher Menge und Ausdehnung gefunden. Der Muskelschwund kann hohe Grade erreichen, die braune Pigmentierung der Fasern wird kaum in einer Zelle vermißt, die bindegewebige Ersatzwucherung kann schließlich bis zum völligen Schwund der Muskulatur fortschreiten; der Inhalt derartiger Samenblasen ist meist eine dicke braune Gallerte; bei höchstgradigem Bindegewebsersatz kann es zu ausgedehnten Hyalinbildungen in der Wand, zum Schwund der Kerne, zur Nekrose, zur Verkalkung der Wand kommen. Welche Rolle hierbei entzündliche Vorgänge spielen, läßt sich in der einzelnen Greisensamenblase kaum mehr beurteilen.

Dem Epithel folgt eine dünne Bindegewebsschicht, die beim Erwachsenen reich an elastischen Fasern ist. Diese elastischen Fasern begleiten alle Vorsprünge und Leisten der Schleimhaut, verdicken sich vielfach an den Faltenkuppen und Vorsprüngen. Die Menge der elastischen Fasern ist nicht überall die gleiche, auch können beide Seiten verschiedene Ausbildung der Fasern zeigen. Die elastischen Fasern stellen auch keine ununterbrochene Schicht dar, sie weisen vielmehr zahlreiche kleinere und größere Lücken auf, durch die die zur Schleimhaut ziehenden Gefäße, aber auch die später auftretenden Ausstülpungen der Schleimhaut, die Divertikel ziehen.

Die Arterien der Samenblasen entstammen der Arteria hypogastrica, und zwar der Arteria haemorrhoidalis media, der Arteria deferentialis und der Arteria vesicalis inferior. Letztere übernimmt den Hauptteil der Blutversorgung (nach M. FRÄNKEL: Arteria vesico-prostatico-seminalis). Die Gefäße anastomosieren in ausgedehnter Weise; charakteristisch für sie ist ihr stark geschlängelter Verlauf, der vielleicht Folge des stark wechselnden Volumens der Samenblasen, aber auch der stark wechselnden Blutmenge ist. Die Ampulle des Vas deferens wird von der Arteria deferentialis und der Arteria haemorrhoidalis inferior versorgt. Haupteintrittsstelle der Gefäße ist nach FRÄNKELS instruktiven Injektionspräparaten der obere und äußere Rand der Samenblasen.

Die Venen der Samenblasen sind ebenfalls reichlichst entwickelt. Sie stehen mit dem Plexus pampiniformis des Samenstranges und mit dem Plexus vesicalis in Zusammenhang (Plexus venosus seminalis). Sie zeigen, wie auch die Arterien der Samenblasen auffallend frühe degenerative Veränderungen im Sinne der Athero- und Phlebosklerose, so daß man nach dem 30. Lebensjahr kaum in einem Falle vollständig normale Gefäße nachweisen kann. Phlebosklerosen, Thromben, alle Arten der Organisation der Thromben, Phlebolithen in allen Größen fehlen in fast keinem Präparat eines älteren Mannes.

Die schon erwähnten außerordentlich reich entwickelten Nerven und Ganglienzellhaufen gehören dem Gebiet des Plexus sympathicus inferior an.

Die Ganglienzellen zeigen Besonderheiten. WATZKA macht darauf aufmerksam, daß in jeder Altersstufe in den Samenblasen-Prostataganglien mehrkernige Ganglienzellen getroffen werden; ihre Kernzahl kann bis zu 14 gehen; diese Ganglienriesenzellen — sie stellen bis 20% aller Ganglienzellen dar — zeichnen sich trotz der Vielheit der Kerne nicht durch entsprechende Zellgröße aus.

In den Gangliengeflechten der Samenblasen sind nach WATZKA auch bis zum 4. Lebensjahr regelmäßig 2—3 gut begrenzte selbständige chromaffine Körper (Paraganglien) nachzuweisen; sie gehen wahrscheinlich später zugrunde. Chromaffine Zellen innerhalb der Ganglien finden sich aber bis zum Alter ziemlich regelmäßig.

Physiologie der Samenblasen.

Das Sekret der Samenblasen wird bei der Mehrzahl der Autopsien leicht milchig getrübt gefunden. In anderen Fällen ist es schleimig, aber wasserklar, in wieder anderen rein milchig, in anderen rahmig, wie mit Eiter gemischt, ohne daß Leukozyten in größerer Zahl beigemengt wären. Eine Beziehung der verschiedenen Beschaffenheit des Sekretes mit dem Alter oder mit bestimmten Krankheiten ist nicht festzustellen. Nur die kolloidähnlichen, klaren, eingedickten Inhaltsmassen finden sich vorwiegend bei alten Leuten.

Auch das mikroskopische Bild des Inhaltes ist ein sehr wechselndes: Manchmal scheint der Saft aus reinem Sperma zu bestehen; dicht gedrängt liegen dann die Spermien nebeneinander, meist sind sie bewegungslos, doch haben wir sie in einzelnen Fällen in voller Bewegung gesehen. In anderen Fällen fehlen Spermien im Inhalt vollständig. Der rahmige Charakter des Sekretes wird durch oft in ungeheuerer Menge vorhandene, abgeschuppte Samenblasenepithelien bedingt, die durch ihr gelbliches Pigment die Farbe des Sekretes leicht gelblich tönen können. Auch freies, feinkörniges Pigment fehlt fast nie. Fast regelmäßig sind den Zellmassen die sogenannten Sympexions (ROBIN) beigemengt, ovoide oder wetzsteinförmige Gebilde verschiedener Größe, die charakteristisch für das Samenblasensekret sind, wahrscheinlich aus dem Sekret ausgefallene Gele darstellen. Sie sind dasselbe wie die LALLEMAND-TROUSSEAUschen Körperchen; sie lösen sich in Essigsäure; bei dichterer Konsistenz und beträchtlicherer Größe sind sie in Essigsäure und auch in Kalilauge unlöslich.

Den Samenblasen wird eine dreifache Funktion zugeschrieben: die als Samenbehälter, als Sekretions- und als Resorptionsorgan.

Für ihre Bedeutung als Samenbehälter wird allgemein als beweisend angesehen, daß beim geschlechtsreifen Mann nahezu regelmäßig Spermien im Inhalt der Samenblase, oft in sehr großer Menge, enthalten sind. Nur wenn die samenbildende Tätigkeit des Hodens längere Zeit aussetzt, bei chronischen und besonders akuten Infektionskrankheiten, bei Hunger, bei hochgradiger Kachexie, also bei allen Prozessen, die mit starker Atrophie des Hodengewebes vergesellschaftet sind, wird das Sekret oft rein glasig ohne zellige Bestandteile, vor allem ohne Spermien angetroffen. Beweisend für die Bedeutung als Samenbehälter wird auch von jeher der alte, oben schon erwähnte Versuch von REIGNIER DE GRAAF angesehen. Der DE GRAAFsche Versuch setzt scheinbar das Vorhandensein eines Schließmuskelapparates an der Mündungsstelle der Ampulle und des Samenblasenstieles voraus. Genauere Untersuchungen über diesen zuerst von KÖLLIKER angegebenen Muskel wären aber noch dringend notwendig. Vielleicht ist sein Spiel ein ähnliches wie das des LÜTKEschen Muskels am Zusammenfluß von Ductus hepaticus, cysticus und choledochus.

Weiterhin könnten für die Bedeutung der Samenblasen als Rezeptakula die seltenen Mißbildungen sprechen, in denen bei Vorhandensein der Samenblasen der Ductus ejaculatorius fehlt: in ihnen wird regelmäßig eine pralle Füllung der Samenblasen mit Sperma gefunden (ZIMMERMANN) (Abb. 63). Ein rein postmortales Übertreten der Samenflüssigkeit in die Samenblasen ist auszuschließen, schon die nicht unbeträchtliche Menge von Sperma, die oft in den Blasen gefunden wird, spricht dagegen.

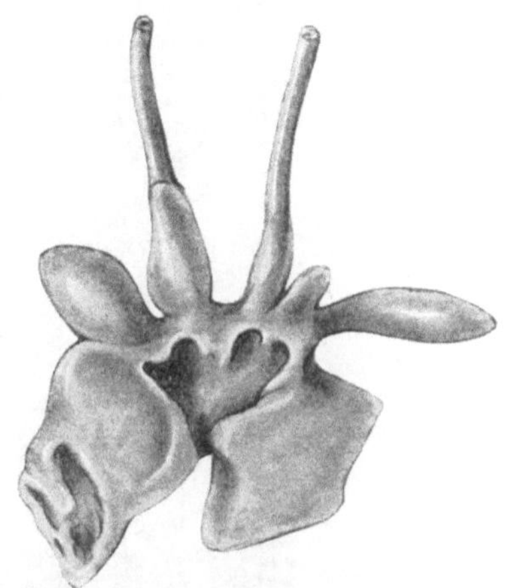

Abb. 59. S. 24/07. Mann, 30 Jahre. Mißbildung der Samenblasen und Samenstränge. Beide Vasa deferentia zeigen in ihrem ampullären Teil nur kolbige Auftreibung ohne weitere Gliederung der Lichtung; die beiden Samenblasen stellen einfache Blindsäcke dar. Ductus ejaculatorii und Ausführungsgänge der Samenblasen verlaufen getrennt durch die Prostata, vereinigen sich nur unmittelbar unter der Kollikulusschleimhaut. ($^{9}/_{10}$ der natürl. Größe.)

Gegen die Annahme, die Samenblasen seien hauptsächlichste Speicherorgane des Samens, gilt aber vor allem der Einwand, daß sehr viele Tiere, so die meisten unserer Haustiere, obwohl doch bei ihnen die Entwicklung der Samenblasen in gleicher Weise wie beim Menschen vor sich geht, getrennte Ausführungsgänge für Samenblasen und Vasa deferentia besitzen (ANSPRENGER). Auch beim Menschen kann ausnahmsweise eine derartig getrennte Mündung beider Gebilde beobachtet werden (ANGEL und WATRIN, ANSPRENGER) (Abb. 59). Weniger durchschlagend ist der Einwand, daß, wenn die Samenblasen Speicherorgane wären, Vasa deferentia, Prostata und Ampullen ebenfalls Spermien regelmäßig enthalten müßten; hier könnte die mächtige Muskulatur, über die diese Kanalabschnitte verfügen, einer Dauerfüllung wohl entgegenstehen. Wichtiger aber als diese Einwände sind die Forschungsergebnisse neuerer Zeit, die dartun, daß als hauptsächlichstes Receptaculum seminis die kaudalen Teile der Nebenhoden in Betracht kommen. Die Frage, ob die Samenblasen also Receptacula seminis sind oder nicht, ist also immer noch nicht vollständig geklärt und verlangt weitere Untersuchungen (Schrifttum bei TITUS VON LANZ).

Der ganze Aufbau der Samenblasen bei Rind, Schaf, Ziege, Schwein, Reh und Hirsch spricht für die starke sekretorische Tätigkeit der Samenblasen; denn sie sind hier ziemlich kompakte Organe im Gegensatz zu den blasigen Gebilden des Menschen. Weiterhin spricht im gleichen Sinn die außerordentliche Schrumpfung dieser Samenblasen nach der Kastration. So sind die entsprechenden Maße bei

	Länge	Breite	Dicke
Bulle . . .	10—12 cm	2—5 cm	2—2,5 cm
Ochse . .	5—5$^{1}/_{2}$ „	0,8—1,2 „	0,6—0,8 „

Dieser Schrumpfung des ganzen Organs entspricht auch ein gewaltiger Umbau der histologischen Struktur: So stellen die Samenblasen beim Stier (Abb. 60) ein System weiter zylindrischer Hohlräume dar, die dicht nebeneinander liegen, ihr Epithel ist hochzylindrisch, einzeilig, ihre Kerne sind basal gestellt. Umsponnen werden die einzelnen Drüsen von elastischen Faserzügen, denen wiederum eine schmale Bindegewebslage folgt. Das ganze Drüsenkonvolut wird außen von einer dichten Lage glatter Muskulatur umgeben. Das Bild der Samenblase des kastrierten Tieres weicht von diesem Bild so weit ab, daß der

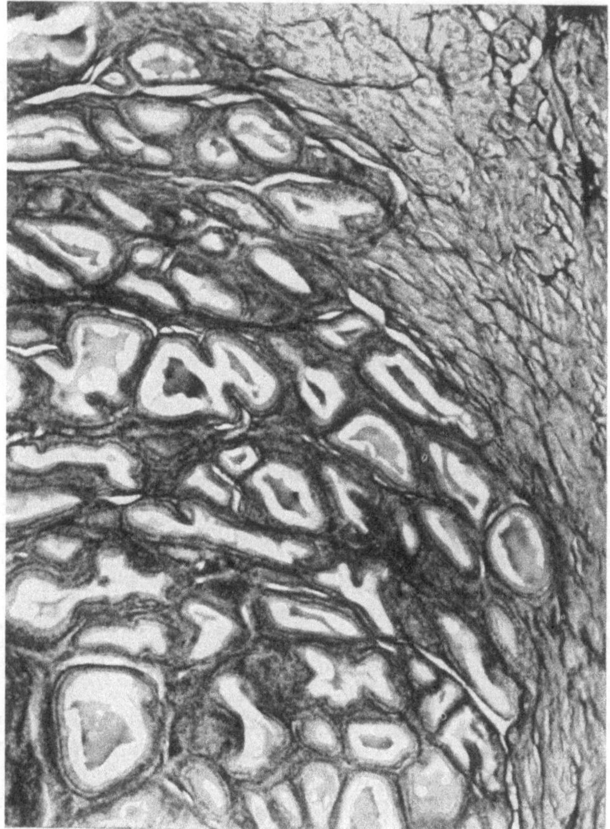

Abb. 60. Samenblase eines jungen Stieres: dichtgedrängter, großdrüsiger Bau (Planar 4,5 mm, Periplanat 4 ×, Balgl. 98 cm).

Betrachtung kaum das gleiche Organ vorzuliegen scheint (Abb. 61). Hat der Durchschnitt der Stiersamenblase Ähnlichkeit mit dem Durchschnitt des Nebenhoden, so könnte man hier nur von einer Ähnlichkeit mit drüsenarmer stromareicher Prostata sprechen, mit starker Ungleichheit der Drüsenräume. Die Oberfläche des stark geschrumpften harten Organs ist stark gelappt, der oberflächlichen Lappung entspricht eine starke Felderung des Drüsenkonvolute, die voneinander durch breite Züge eingewucherter glatter Muskulatur getrennt sind. An Stelle der großzylindrischen Hohlräume finden sich hier ganz unregelmäßige kleine, glatte oder gebuchtete Hohlräume, vielleicht $^1/_5$—$^1/_{10}$ so groß als wie in der Samenblase des Stieres; das Epithel der atrophischen Samenblase wird abgeflacht bis niedrig kubisch, die Inhaltsmassen weisen im Gegensatz zum homogenen Inhalt des Stierhodens oft konzentrische Schichtung auf. Faserreiches und zellreiches Stroma trennt die einzelnen Räume voneinander und zersprengt sie in ganz unregelmäßiger Weise. Nur die Ausführungsgänge zeigen noch etwas höheres Epithel, das aber auch auffallend hell und weniger dicht angeordnet ist als in den entsprechenden Kanälen der Stiersamenblase.

Von Bedeutung sind auch als Beweismaterial in der Frage der sekretorischen Bedeutung der Samenblase Untersuchungen von ARMITSTEAD am Epithel der

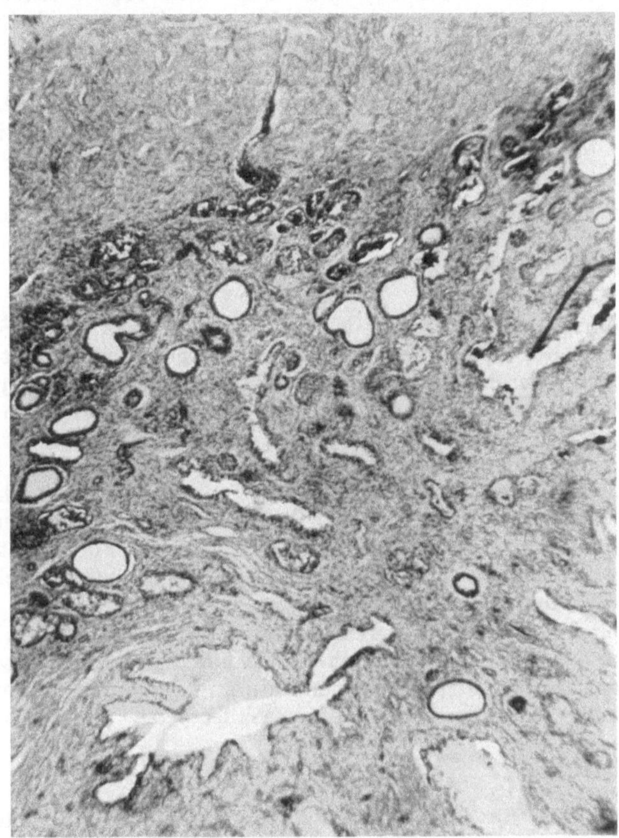

Abb. 61. Samenblasenatrophie des kastrierten Rindes (Ochse).

Meerschweinchensamenblase: hier lassen sich deutliche Veränderungen der Form, der Lage der Kerne, der Granulierung, des Zelleibes, der Zeichnung des Kernes nachweisen, je nachdem die Samenblasen vor der Paarung stark gefüllt oder unmittelbar nach der Paarung stark geleert oder einige Stunden nach der Entleerung (also in voller Absonderung) beobachtet wurden.

Für die sekretorische Tätigkeit der Samenblasen spricht ferner auch das eigenartige Epithel der menschlichen Samenblase, sein eigenartiger Reichtum an gelbem fettreichem Pigment, was auf große metabolische Funktion des Epithels schließen läßt. Beim Kastraten fehlt diese Eigenschaft des Epithels. Ferner ist Beweis für die sekretorische Tätigkeit der nicht spärliche Inhalt der Samenblasen bei Kastraten oder bei einseitiger Hodenentfernung auf der betreffenden Seite.

Es scheint auch, und dies ist ein weiterer Beweis für die sekretorische Bedeutung der Samenblasen, eine gewisse vikariierende Funktion von Prostata und Samenblase gegeben zu sein: denn Fleischfresser mit fehlenden Samenblasen haben große Prostata, Wiederkäuer mit großen Samenblasen kleine Prostata.

Beweise für die resorptive Tätigkeit der Samenblase sind nicht so zahlreich und schlagend wie die für sekretorische. Aber es drängt doch alles zu der Annahme einer derartigen nicht unbeträchtlichen Funktion. EXNER frägt mit Recht (nach PRIESEL), was mit dem Hodensekret, das nicht ejakuliert werde, geschehe, denn tatsächlich findet man beim normalen erwachsenen Mann doch fast regelmäßig große Mengen von Sperma in den Samenblasen. Recht skeptisch allerdings muß man der Verallgemeinerung einer Beobachtung von PRIESEL gegenüberstehen: In seinem Fall 3 beschreibt er in der Nachbarschaft des Ductus ejaculatorius Endothelräume, die zum Teil mit Blut, zum Teil mit Gerinnungsmasse — oder beides mit Spermien gemischt — angefüllt waren. In einem benachbarten Gefäß war ein mit Spermaköpfen beladener Phagozyt nachzuweisen. Auch außerhalb der Endothelräume, so unter dem Epithel, waren reichlich Samenfäden zu sehen. Die gleiche Vorsicht ist auch bei ähnlichen Beobachtungen von PRIESEL in Nebenhoden am Platze.

PRIESEL nimmt auch an, daß das fetthaltige Pigment der Samenblasenepithelien, ganz ebenso wie das Nebenhodenepithelpigment, mit dem es in seinen Reaktionen übereinstimmt, mit dieser physiologischen resorptiven Tätigkeit des Epithels in innigem Zusammenhang stehe. Deshalb fehle es auch bei Eunuchen, auch bei einseitiger Kastration in der betreffenden Samenblase. Es kann also, und da stimmen wir PRIESEL vollkommen bei, in dem Samenblasenepithelpigment kein Abnützungspigment vorliegen. Bemerkenswert ist, daß PRIESEL auch das in der Samenblasenmuskulatur auffallend reichlich vertretene braune Pigment, das sich durch Mangel des Fettgehaltes von dem Epithelpigment unterscheidet, mit dem Weitertransport dieses durch Resorption entstandenen Epithelpigmentes in Verbindung bringt.

Wahrscheinlich ist auch eine nicht unbeträchtliche Resorption von Flüssigkeit durch die Samenblasenschleimhaut. Anders wäre bei älteren Leuten oder bei solchen, bei denen die Spermabildung vorübergehend leidet, die oft starke Eindickung des Inhalts zur festen Gallerte der Samenblasenkammern nicht zu erklären.

Mißbildungen der Samenblasen und des Ductus ejaculatorius. Große Zystenbildungen. Zystadenome.

Fehlen beider Samenblasen ist äußerst selten. In einem Falle unserer Beobachtung fehlte die rechte Samenblase vollständig, der ampulläre Teil des Vas deferens zeigte rosenkranzförmige Auftreibungen; an Stelle der anderen Samenblase lag der Ampulle eine kleine eiförmige zystische Ausstülpung an, die mit kleiner Öffnung in die Ampulle mündete (Abb. 62). Die übrigen Genitalorgane waren nicht verändert. Meist kommen mit solchen Mißbildungen vereint je nach der Entwicklungsperiode, in die ihre Entstehung fällt, andere Mißbildungen oder Fehlbildungen im Urogenitalapparat vor. So wurde dabei Fehlen beider Hoden beobachtet (KRETSCHMAR, zitiert nach KOCHER, FRIESE), oder Kryptorchismus (MAYER, CORNELLI, PORTAL); im MAYERschen Fall war noch Atresia ani, Fehlen der Gallenblase, der Niere, Harnblase, Prostata festzustellen. Im Falle TENONS waren Hoden und Nebenhoden vollständig normal, die Vasa deferentia endeten aber blind; daneben bestand Blasenektopie; LENTZE sah dabei Hufeisenzystenniere, Blasendivertikel, Mißbildung des Sphinkter, weitgehende Unterentwicklung der Prostata, Fehlen eines Vas deferens, großen Rest des einen MÜLLERschen Ganges, Spina bifida.

Häufiger ist der Mangel einer Samenblase. Mit der Samenblase und dem Ductus ejaculatorius fehlt meist das Vas deferens, Nebenhodenkörper und Schwanz der gleichen Seite, während der Nebenhodenkopf und der Hoden selbst ausgebildet sein können; ebenso fehlt meist die Niere der entsprechenden Seite oder sie zeigt andere Anomalien wie Dystopie, Verwachsung mit der anderen Niere, oder bietet das Bild der angeborenen Zystenniere (WEIGERT). Die Fehlbildung wird viel häufiger links als rechts gefunden (GODART, CUSCO, PARISE, MAYOR, REVERDIN, MÜNCHMEYER, BRACK, DREYER, PRIESEL und GUIZETTI, Literaturzusammenstellung in Tabellenform bei SCHWARZWALD). Der Hoden selbst ist dabei meist völlig normal oder zeigt leicht atrophische Prozesse. Die Spermatogenese kann auch auf der Seite der fehlenden Abführwege vollständig erhalten bleiben, die Nebenhodenkanälchen können dann prall mit Spermien ausgefüllt sein. Auf die eigenartigen Resorptionsprozesse von Spermien in derartigen Nebenhodenkanälchen werden wir weiter unten zu sprechen kommen.

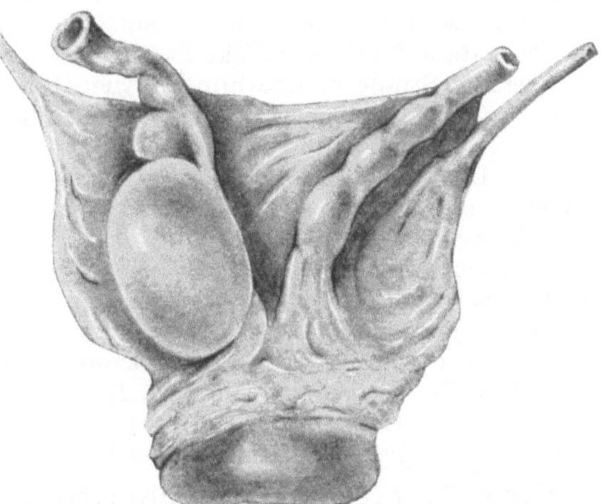

Abb. 62. Mißbildung der Samenblasen und der Ampullen. R.: Fehlen der Samenblase. Das Vas deferens ist in seinem ampullären Teil rosenkranzartig aufgetrieben. L.: Fehlen der Samenblase. An ihrer Stelle zystenartiges Divertikel am ampullären Teil des Vas deferens. (ANSPRENGER: Fall 3.)

Fehlt die Samenblase allein, was seltener ist als der eben geschilderte Befund, so kann das Vas deferens und der Ductus ejaculatorius vollständig ausgebildet sein, ja das Vas deferens gewissermaßen kompensatorische Erweiterungen zeigen (Abb. 62) (s. auch Abschnitt über „Mißbildungen des Nebenhodens und des Vas deferens").

Die Erklärung dieser Mißbildungen begegnet keinen großen Schwierigkeiten: entweder ist es, wenn Niere, Harnleiter, Vas deferens, Samenblase und Nebenhoden fehlen, überhaupt nicht zu einer Anlage des WOLFFschen Ganges gekommen, oder es ist, was wahrscheinlicher ist, da meist Rudimente dieses, wie Nebenhodenkopf oder ein Teil des Vas deferens vorhanden sind, der WOLFFsche Gang teilweisen Rückbildungsvorgängen unterworfen gewesen; beim WOLFFschen Gang trat also hier ähnliches ein wie dies normal beim Mann mit dem MÜLLERschen Gang geschieht. Nach LEMBERGER soll eine übergroße Anlage des Mesonephros Ursache dieser Unterentwicklung des WOLFFschen Ganges sein.

In seltenen Fällen kann es zu einer Verschmelzung beider Ductus ejaculatorii zu einem Gang (BERAUD, angeführt nach GODARD, WEIGERT Fall 1, RECH, CEELEN) kommen. Manchmal können dabei beide Schleimhautkanäle getrennt bleiben, während sie gemeinsame Muskulatur umhüllt.

Sehr selten ist auch die Verschmelzung beider Samenblasen zu einem Hohlraum (WEIGERT Fall 1, HUNTER). Im HUNTERschen Falle, der nicht sehr genau beschrieben ist, soll dieser gemeinsame Körper auf der linken Seite des Beckens gelegen sein, eine Verbindung mit der Urethra soll gefehlt haben, ein Septum soll innen doch eine völlige Teilung in zwei Kammern verursacht haben. Beide Vasa deferentia mündeten von oben her in die Samenblase. Ähnliches scheint auch im Falle STINELLI (große Samenblase mit Septumbildung, zwei Vasa deferentia mit gemeinsamer umfassender Muskulatur) vorgelegen zu haben.

Ebenso spärlich sind Mitteilungen von überzähligen Samenblasen. Spricht man von ihnen, muß man sicher sein, keine großen Divertikel der Samenblase vor sich zu haben. So liegt z. B. in ANSPRENGER Fall 2 (Abb. 59, rechte Seite) sicher eine derartige Divertikelbildung vor. Einwandfrei ist Fall BRACK: Hier fand sich neben dem rechten Vas deferens ein zweiter, wesentlich schmalerer Gang; dieser mündete in einen flachen samenblasenähnlichen Körper, der in der Mittellinie etwa 4 cm oberhalb der Peritonealumschlagstelle des Douglas lag und der mit der rechten Samenblase nicht in Verbindung stand. Das überzählige Vas deferens ging wie das normale vom Nebenhoden aus.

Noch charakteristischer ist ein von WINDHOLZ mitgeteilter Sektionsbefund bei einem 54jährigen Mann: Hier spaltete sich das Vas deferens 7 cm oberhalb der Prostata in 2 je 3 mm dicke Stränge, die parallel zum Leistenkanal verliefen; der mediale Strang endete blind in der Höhe des äußeren Leistenrings; dieser Stelle lag ein 1 cm dicker, etwas derberer Fettkörper auf, der kleine, mit homogenen Massen gefüllte Kanälchen mit zweireihigem Zylinderepithel enthielt, die als Ductuli aberrantes superiores des Nebenhodens angesehen wurden; vielleicht liegt hier aber auch ein rudimentärer Rest eines überzähligen Hodens vor. Ursache dieser Doppelbildungen könnte eine doppelte Anlage des einen WOLFFschen Ganges sein, entstanden durch doppelte Einsenkung des Zölomepithels bei der Bildung des WOLFFschen Ganges (BRACK). Die Annahme einer zugrundegegangenen Anlage eines Hodens gewinnt an Wahrscheinlichkeit, wenn man bedenkt, daß bei den kaudal wachsenden Strängen ein kranialer Reiz (doppelte Urnierenanlage bzw. Keimdrüsenanlage) zu einer distalen Verdopplung führen könnte (KERMAUNER). WINDHOLZ erwägt auch die Persistenz eines MÜLLERschen Ganges als Ursache dieser Vas deferens-Verdopplung.

Unterentwicklungen der Samenblasen sind nicht selten, sie werden sich aber schwer von der ersten Gruppe der PICKERschen Einteilung, von den Samenblasen mit einfachem geraden Rohr, ohne weitere Gliederung abgrenzen lassen (Fall 2 ANSPRENGER) (Abb. 59). Hier war auch, wenn auch nicht so ausgesprochen wie im Falle von ANGEL und WATRIN, Samenblasenstiel und Ductus ejaculatorius getrennt bis unmittelbar vor ihrer Mündung am Caput gallinaginis.

Größere Beachtung verdienen die Fälle, in denen der Ureter in unmittelbare Beziehung zum ableitenden Samenapparat tritt. Man kann hier folgende Unterabteilungen unterscheiden:

a) der Harnleiter mündet in die Samenblase,
b) der Harnleiter mündet in das Vas deferens,
c) der Harnleiter mündet in den Ductus ejaculatorius.

Als Beispiel für a) diene ein Fall unserer Beobachtung, den ZIMMERMANN eingehend beschrieben hat: Hier fehlte die linke Niere fast völlig, an ihrer Stelle fand sich ein kleiner bohnengroßer Körper, der histologisch zwei Gruppen drüsenartiger Hohlräume unterscheiden ließ, die einen waren von Zylinderepithel ausgekleidet, hatten muskuläre Wand, die anderen flaches Epithel, keine Muskularis. Die Räume der ersten Gruppe waren mit abgestoßenen Epithelien, zum größten Teil aber mit großen Massen von Spermien ausgefüllt, die anderen Hohlräume enthielten eine mit Eosin rot sich färbende Masse. Beide Zystensysteme standen in keiner Beziehung zu einander (Abb. 63).

Nach der heute wohl allgemein angenommenen Entwicklung der Niere aus zwei verschiedenen Teilen, aus dem Nierenblastemteil und aus den Harnleitersprossen, entsprechen offenbar die Kanäle der ersten Gruppe den Harnleiterabkömmlingen, die der zweiten dem nephrogenen Gewebe. Die pralle Füllung des Harnleitersprossensystems setzte sich im ZIMMERMANNschen Falle fort in den stark erweiterten Ureter, der sich durch zahlreiche Längsfalten auszeichnete, deren Zwischenräume sich haustrenartig ausbuchteten; durch einige Querfalten war das ganze System in mehrere Teile geteilt. Dieser prall mit Sperma gefüllte Harnleiter trat an die Rückwand der Blase, senkte sich aber nicht in diese ein, sondern mündete in ein großes eiförmiges zystisches Gebilde, in seinem Aussehen einer übergroßen Samenblase ähnlich. In den medialen Teil dieser Zyste mündete ein weiterer Gang, das nicht weiter veränderte Vas deferens. Die Zyste war mit lockerem Bindegewebe an die hintere Blasenwand angeheftet, stand aber mit der Prostata in keinem Zusammenhang. Ein Ductus ejaculatorius fehlte. Die ganze Zyste, ebenso wie der Ureter waren prall mit Sperma gefüllt. Auf der Innenseite der Harnblase fehlte der linke Teil des Trigonum, am Kollikulus die linke Ejakulatoriusmündung. Hoden und Nebenhoden der linken Seite waren nicht verändert. Im mikroskopischen Bild entsprach die Wand des linken Harnleiters der eines normalen Harnleiters, nur war die Muskulatur hypertrophisch; das zystische Gebilde hatte derbe Wand, einschichtiges, kubisches Epithel, das auf dichtem, von reichlichen elastischen Fasern durchflochtenem Bindegewebe aufsaß; nach außen folgte glatte Muskulatur in zwei Schichten; das Bild entsprach also völlig dem der Samenblase.

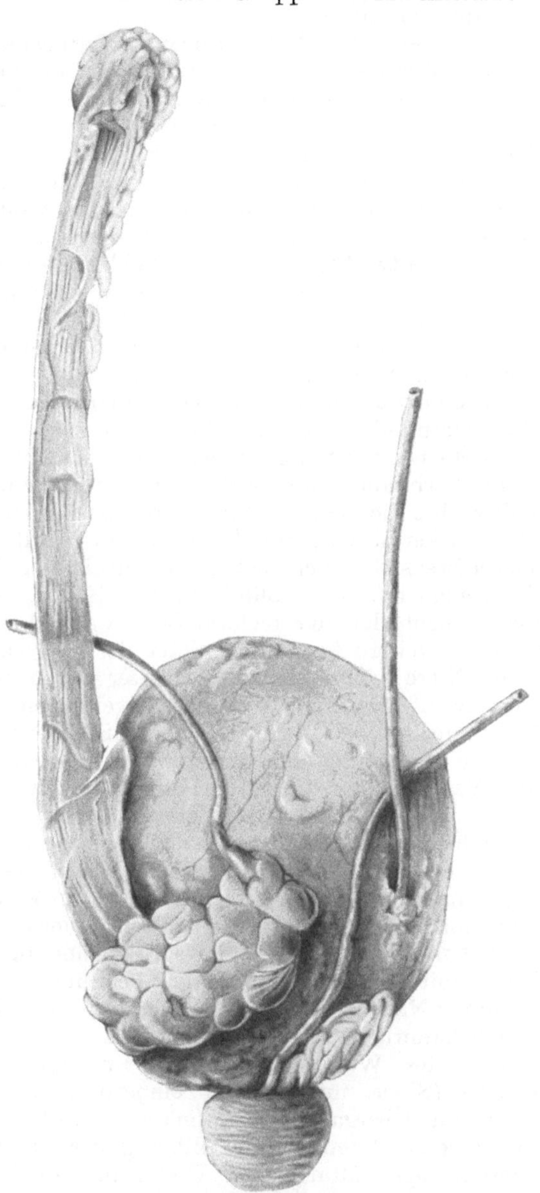

Abb. 63. S. 33/1920. Mann, 60 Jahre. Mündung des Harnleiters in die erweiterte linke Samenblase bei linkem Nierenrudiment und Fehlen des l. Ductus ejaculatorius (links oben: Nierenrudiment, linke Seite: erweiterter linker Ureter mit eigenartiger Haustrenbildung; den unteren Teil des linken Ureters kreuzend das sonst normale Vas deferens, das in die erweiterte und mißbildete linke Samenblase zieht. [ZIMMERMANN, H.: Veröffentlicht in Zbl. Path. **32**, 1 (1921)].

Offenbar hat hier trotz des Fehlens der Ausführungsgänge ein dauernder Spermatransport von der unveränderten Keimdrüse in das ableitende System und in den mit ihm zusammenhängenden Ureter stattgefunden und die pralle Ausfüllung mit Sperma bedingt. Die Spermien waren größtenteils gut erhalten, nur fehlten ihnen vielfach die Schwänze.

Ähnliche Fälle haben E. SCHMIDT, THIERSCH, BOSTROEM, WEIGERT, ECKARDT, PALMA, WITHFORD, P. FISCHER, W. GRUBER beschrieben. Im ersten Falle WEIGERTS setzte sich der in seinem unteren Teil kolbig aufgetriebene Harnleiter, der auch die Innenwand der Blase vorwölbte, auf ein flaches, birnförmiges, hinter der Blase gelegenes Hohlgebilde fort. Von diesem ging ein Stiel zu der Samenblase der rechten Seite, und von hier führte ein dünner Stiel in die Prostata, in der er blind endete (ähnlich Fall BACHRACH). Der Mündungsteil des Ductus ejaculatorius fehlte also. Alle obengenannten Fälle hatten das Gemeinsame der Unterentwicklung oder des Fehlens der rechten Niere.

In anderen Fällen war die Samenblase stärker verändert; so zogen in dem zweiten Fall von E. SCHMIDT von dem Nierenrudiment mehrere Stränge nach abwärts, die sich nach kurzem Verlauf vereinigten, dann aber in ein an Stelle der linken Samenblase gelegenes System miteinander kommunizierender Stränge einmündeten, in dessen medialen Teil sich auch der Samenleiter ergoß. Ein Ductus ejaculatorius fehlte auch hier.

Nicht nur die Niere, sondern auch der Harnleiter kann bei dieser pathologischen Verbindung mit der Samenblase rudimentär bleiben. In E. SCHMIDTS erstem Fall wölbte die kleinkirschgroße rechte Samenblase die rechte Seite des Trigonum stärker hervor, auf der dorsalen Seite ihrer kranialen Kuppe mündete das Vas deferens ein; dicht neben ihm lag ein 5 cm langer sich allmählich verjüngender, schlauchförmiger, blind endender Kanal, der dem Ureter entsprach. Hoden und Nebenhoden der rechten Seite waren hier deutlich kleiner als normal.

Eine weitere Ausnahme bildet der Fall 26 von GUIZETTI: Hier fehlte die rechte Niere; vom rechten Harnleiter waren nur Reste seines unteren, in der Blasenwand gelegenen Teiles nachzuweisen, eine Mündung des Ureters in die Blase fehlte; doch war an der betreffenden Stelle des Trigonum eine kleine grübchenförmige Vertiefung der Blasenwand vorhanden. Rechter Hoden, Nebenhoden und Vas deferens waren normal entwickelt. Die rechte Samenblase war ein quergestellter, zylindrischer, glatter Schlauch, der rechte Ductus ejaculatorius war sehr eng. Die rudimentäre Samenblase stand nun in Verbindung mit einem Kanal, der mit vier kleinen ovalen Mündungen mit der Blase (die Mündungen lagen unterhalb des Ureterengrübchens) in Verbindung stand. Der Kanal hatte Samenblasenwandcharakter (klinisch dauernde Spermatorrhöe).

ZIMMERMANN hat eine gute Erklärung für diese Verbindungen des Harnleiters mit den Samenwegen gegeben und damit auch das Vorkommen rudimentärer Nieren bei diesen Mißbildungen erklärt: Die Samenblase entwickelt sich bekanntlich als Ausstülpung des Vas deferens, d. h. des primären Harnleiters, des WOLFFschen Ganges, nachdem dessen Mündungsgebiet in die Kloake (Sinus urogenitalis) einbezogen worden ist. Da die Ureterknospe dicht am Übergang des primären Harnleiters in die ursprüngliche Allantois ansetzt, kommt diese Bildung der Samenblase höher zu liegen als die Ureterknospe. Mündet der Ureter nun in Samenblase oder in Vas deferens oder Ductus ejaculatorius (RECH), sind also die regionären Beziehungen zwischen Samenwegen und Ureter sehr nahe (vgl. auch die in der Einleitung besprochenen neuen Untersuchungsergebnisse CHWALLAS über die Entwicklung der Uretermündung), so muß die Ureterknospe mehr kranial als dies normal geschieht, aus dem primären Harnleiter abgegangen sein. Eine derartig hochansetzende Ureterknospe, die, oberhalb der Harnblase gelegen, sich nicht mehr vollständig vom primären Harnleiter abtrennt, wuchert nun auch in ein höheres Segment des nephrogenen Blastems als dies normal der Fall ist (normal 31. Segment); diese höheren Nierenblastemsegmente verfallen normalerweise der Atrophie, haben also nicht die Bildungsfähigkeit wie die tiefer liegenden Nierenblastemsegmente (s. auch Rech).

Die rudimentäre Niere bei diesen Ureter-Samenwegverbindungen ist damit hinreichend verständlich gemacht. Daß diese Erklärung stimmt, beweisen auch komplizierte Mißbildungen: Bestehen Doppelharnleiter mit Doppelniere, deren einer Teil rudimentär ist, und mündet einer dieser Ureteren in die Samenwege, so führt dieser auch zur hypoplastischen (Palma), meist oben gelegenen Niere. Im Fall Rech war die ganze Doppelniere hypoplastisch, von den beiden Ureteren mündete der eine in das Vas deferens, der andere in den Ductus ejaculatorius. Dieser vereinigte sich mit dem der andern Seite blind, am Samenhügel fand sich demnach nur eine Ejakulatoriusöffnung. Auch ist es begreiflich, daß manchmal derartig zu hoch angelegte Ureterenknospen (Schmidt Fall 11) überhaupt nicht das Nierenblastem erreichen und rudimentär bleiben.

Gegen die Beweiskraft der Zimmermannschen Erklärung können auch nicht Fälle angeführt werden, in denen trotz Kommunikation von Samenblase und Ureter die Niere der betreffenden Seite normale Ausbildung erfahren hat (Hoffmann 1 und 2, Reliquet ? [ungenaue Beschreibung!)].

Ähnlich ist ein Fall von Zimmer: hier fehlte anscheinend ebenfalls die rechte Niere. Der rechte Harnleiter ging als ursprünglich kielfederdicker, solider Strang von der Blase ab, verlor sich bald nach zunehmender Verjüngung im Fettbindegewebe. Die rechte Samenblase stand mit einem kinderfaustgroßen, die hintere Blasenwand stark vorwölbenden, zystischen Tumor in Verbindung, der blutig-kolloid-serösen Inhalt mit massenhaft unbeweglichen, zum Teil verkümmerten Spermien aufwies. Der rechte Ductus ejaculatorius war in seinem Mündungsgebiete atretisch, davon proximalwärts ebenfalls nicht mehr nachzuweisen. Das rechte Vas deferens mündete in die Zyste, bzw. die Samenblase, der rechte Prostatalappen war stark atrophisch. Es bestand also jedenfalls die Unmöglichkeit der Samenentleerung aus den rechten Samenwegen. Zimmer verlegt die Zeit der Mißbildung in den 3. Embryonalmonat, in dem sich die ersten Muskelfasern im Trigonum der Blase bilden; wahrscheinlich ist aber der Terminationspunkt wesentlich früher, in die Zeit der Nierenentwicklung zu verlegen; denn die zystische, der Blasenwand anliegende Geschwulst entspricht vielleicht doch der mißbildeten rechten Nierenanlage. Eine primäre Retentionszystenbildung der Samenblase allein infolge des Verschlusses des Ductus ejaculatorius liegt hier sicher nicht vor, hiergegen spricht die Vergesellschaftung der Zyste mit dem Fehlen der Niere und dem Fehlen der Muskulatur an der Blasenrückwand an der Stelle der Einlagerung des zystischen Tumors.

Anders ist ein von Francke mitgeteilter Fall zu beurteilen. Hier war bei einem 69jährigen Mann die Samenblase umgewandelt in 3 ziemlich senkrecht untereinander liegende zystische Hohlräume, von Hühnerei- bis Taubengröße, die miteinander durch bleistiftstarke Öffnungen in Verbindung standen. Der Ductus ejaculatorius war durchgängig, mündete sogar mit auffallend weiter Öffnung in den Kollikulus ein. Eine Stenose oder Steinbildung der ableitenden Samenwege fehlte. Die rechte Niere war vorhanden, nur ihr Nierenbecken erweitert, der rechte Ureter mündete an normaler Stelle. Die Zyste war hier mit wasserhellem Inhalt gefüllt, dem Spermien beigemengt waren.

Hier besteht kein Grund, schwerere kombinierte Mißbildungen des Urogenitalapparates anzunehmen; entweder handelt es sich um eine reine Exzeßbildung, oder doch um eine Retentionszyste, bei der das die Retention veranlassende Hemmnis nicht mehr nachweisbar war; gegen diese Annahme spricht nicht die auffallende Weite der Mündung des Ductus ejaculatorius.

Unklar ist auch in seiner Deutung ein von F. OEHLECKER kurz beschriebenes Zystadenom der linken Samenblase; bei einem Mann hatte sich in kurzer Zeit eine gewaltige, prall elastische vielzystische Geschwulst gebildet, die aus dem Becken herausragte; an der Samenblase selbst, die also anscheinend vom Tumor zu trennen war, soll Altersrückbildung gefehlt haben; ob hier eine echte Neubildung oder eine erst spät in Erscheinung getretene Fehlbildung vorliegt, bleibt bei der kurzen Mitteilung dunkel.

Das Kanalsystem an Stelle einer einheitlichen Samenblase in SCHMIDTs Fall 2 wird einer übertriebenen Divertikelbildung der Samenblase, also einer Mehrsprossung von Samenblasenknospen an Stelle einer einzigen aus dem primären Harnleiter entsprechen; der eigenartige Befund einer Vereinigung beider

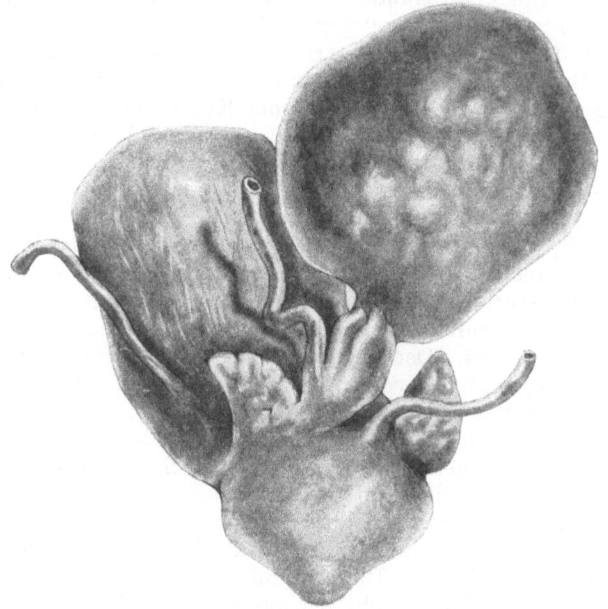

Abb. 64. Zystenbildung des linken Vas deferens. Von der medialen Seite der linken Ampulle geht ein daumendicker Kanal aus, der sich in eine faustgroße dickwandige Zyste fortsetzt. [EMMERICH, E.: Zbl. Path. 21, 673 (1910).]

Samenblasen durch einen engen Kanal wie in WEIGERTs Fall 1 mit nur einem Ductus ejaculatorius täuscht vielleicht nur eine doppelte Anlage vor, andererseits begegnet auch die Erklärung, daß hier eine partielle Verschmelzung der beiden WOLFFschen Gänge vorliegt, keinen besonderen Schwierigkeiten.

Die Fälle von Mündung des Ureters in das Vas deferens (ROTH, ECKARD, FRIEDLAND, RECH) sind auf gleiche Weise zu erklären wie die mit Einmündung des Harnleiters in die Samenblase. Vielleicht gehört hierher auch ein eigenartiger Fall von großer Zystenbildung am Vas deferens, den wir beobachtet haben (EMMERICH), denn es fehlte die rechte Niere (Abb. 64). In den linken Samenstrang mündete medial der Ausführungsgang einer straußeneigroßen zystischen Geschwulst, die mit bräunlichem, dünnem Inhalt gefüllt war. Beide Samenblasen waren normal ausgebildet. Das zystische Gebilde war nun entweder die tiefstehende zystisch umgewandelte Niere (das nimmt ROBERT MEYER an), dagegen sprach allerdings, daß ihr Stiel in den Samenleiter der entgegengesetzten Seite einmündete; nicht ganz ausgeschlossen allerdings war, daß es sich doch nur um eine allerdings gigantische Zystenbildung des Samenstranges ohne Zusammenhang mit dem Ureter handelte. Möglicherweise lagen auch zystische Reste des MÜLLERschen Ganges vor, woran die mediale Lage der Zyste denken ließ. An eine derartige Möglichkeit denkt auch BOEMMINGHAUS in einem allerdings nur klinisch beobachteten Fall von hühnereigroßer Samenblasenzyste, die sich bei Umbrenalinjektion vom Samenstrang aus prall füllen ließ.

Von den Fällen von Einmündungen des Harnleiters in den Ductus ejaculatorius erwähnen wir die von RELIQUET, RECH, EPPINGER.

Nicht selten sind auch Zystenbildungen zwischen den beiden Ductus deferentes an der Rückwand der Blase, meist in unmittelbarer Nähe der Prostata; sie stehen entweder bindegewebig, aber ohne festere Verbindung mit einem der Ductus deferentes in Zusammenhang; in anderen Fällen geht ein Strang von ihnen zur Prostata und tritt in Verbindung mit dem Utrikulus. In solchen Fällen liegen Reste und Abkömmlinge der MÜLLERschen Gänge vor, die in inniger Verwandtschaft mit zystischen Erweiterungen des Utrikulus und rudimentären Vaginal-Uterusanlagen, also pseudohermaphroditischen Bildungen stehen (ENGLISCH, SPRINGER, HELLER und SPRINZ, LÜKSCH).

Samenblasenpigmente.

1. Epithelpigment der Samenblasen.

Die Samenblasen Erwachsener zeichnen sich durch deutliche Gelb- bis Braunfärbung ihrer Schleimhaut aus. Grundlage dieser Färbung ist die Ablagerung reichlichen feinkörnigen und kleintropfigen gelben Pigmentes in den zylindrischen Epithelien der Samenblasen. Das Pigment ist seiner chemischen Struktur nach in die große Gruppe der sog. Abnützungspigmente, der Lipofuszine einzureihen, hat aber mit Abnützungsprozessen sicher nichts zu tun. Es ist an Fettsubstanzen gebunden, denn man findet an frischen Ausstrichen der Samenblasenschleimhaut Körnchen in allen Übergängen von reinen Fettkörnchen zu solchen mit leicht gelblicher Färbung. Die Fettkörnchen haben nicht ganz gleiche Größe, sie sind kleiner als die Träger des unten zu besprechenden Muskelpigmentes, ihre Form wechselt zwischen runden, halbmondförmigen, siegelringförmigen, rosettenförmigen Gebilden; nicht alle Zellen sind Träger des Pigmentes, das Pigment bevorzugt die lichtungsnahen Teile der Epithelien. In seinen Anfängen kommt es bereits bei Kindern vor; NAMBA fand es bereits bei Kindern von 2 Jahren, in etwas reichlicherer Menge bei Knaben von 6—9 Jahren, seine endliche Ausbildung erfährt es anscheinend erst in der Reifezeit. Offenbar werden auch erst in dieser Zeit die einzelnen Körnchen größer, nach NAMBA erfolgt dieses Wachstum der einzelnen Pigmentträger durch eine Art Apposition oder Verklumpung, weniger durch Vermehrung der Pigmentkörner.

Das Pigment hat alle Eigenschaften, die dem Abnützungspigment zugeschrieben werden. Es gibt keine Eisenreaktion, ist unlöslich in Säuren, wird auch von Alkalien nicht gelöst, sondern nur gelockert, ist in Fettlösungsmitteln etwas löslich, bleibt aber im fettextrahierten Präparat (Paraffinschnitt) noch gut nachweisbar; es wird von Bleichungsmitteln (Wasserstoffsuperoxyd) gebleicht; es gibt intensive Reaktion mit Fettfarbstoffen (Sudan, Scharlach, CIACCIO), färbt sich dunkelbraun mit Osmium, ist färbbar mit Neutralrot und Nilblau, also den basischen Farbstoffen, färbt sich mit FISCHLER-SMITH-DIETRICH und der Markscheidenfärbung von WEIGERT, gegen Silbernitrat ist es fast ganz negativ (OBERNDORFER, NAMBA). Nach H. GOLDMANN kommen im Epithel der Samenblasen auch Pigmentvorstufen vor: Kaliumpersulfatbehandlung läßt solche Vorstufen von Pigment deutlich werden, während derartige Vorstufen im Samenblasenmuskelpigment völlig fehlen; dieses wird wie jedes andere fertige Pigment durch Kaliumpersulfat gebleicht.

2. Samenblasenmuskelpigment.

Die Pigmentablagerung der Samenblasenmuskulatur weist außerordentliche Verschiedenheiten auf. In geringen Graden ist sie im allgemeinen nicht selten, in anderen Fällen übertrifft sie wesentlich an Stärke die braune Pigmentierung anderer glatter Muskelsysteme. Von der Pigmentierung befallen werden nie alle glatten Muskelfasern zusammen, es sind immer nur einzelne Zellen,

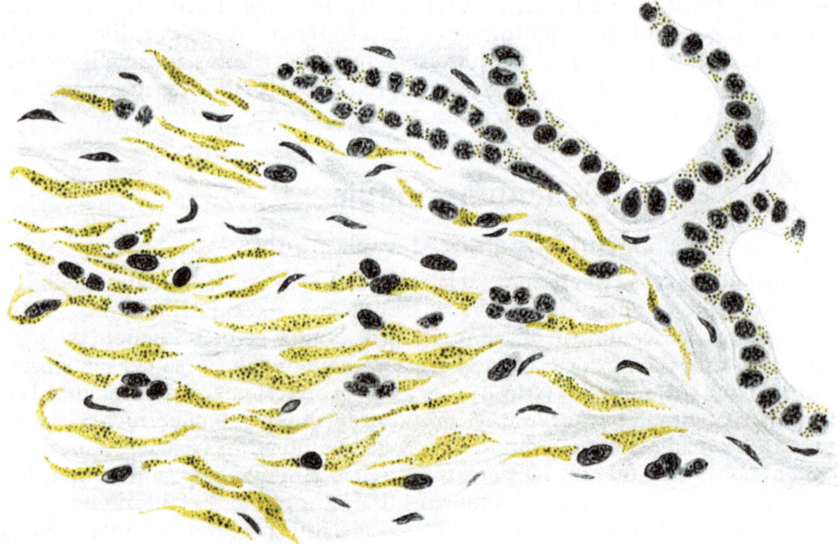

Abb. 65. S. 300/26. Mann, 58 Jahre. Muskel- und Epithelpigment der Samenblase. (Periplan 4, Apochrom. 3 mm.)

selten kleine Gruppen benachbarter Zellen. Die Pigmentierung ist am Stiel der Samenblasen meist etwas stärker ausgebildet als an der Kuppe; in der Ampulle des Vas deferens ist Pigment nur in Ausnahmefällen und nur in ganz geringem Maße zu finden. Es tritt fast nie vor der Geschlechtsreife auf, nimmt aber nicht zwangsmäßig mit dem Alter zu. Es kann im höchsten Alter sehr spärlich sein; auch kachektisierende Erkrankungen, chronische Infektionen sind sicher ohne Einfluß auf Reichhaltigkeit und Ausbildung des Pigmentes. Auch steht es nicht in irgendeinem Verhältnis zu der braunen Atrophie parenchymatöser Organe. Ebensowenig bestehen Beziehungen zwischen der Pigmentierung der Samenblasenmuskulatur mit ihrer bindegewebigen Durchsetzung, die im Alter zunimmt. Ich nahm früher an, daß die Pigmentierung der Samenblasenmuskulatur ein ausgesprochen degenerativer Vorgang wäre, der mit der Zerstörung, dem Zerfall der Muskelfasern ende, denn es wurden ab und zu Zellen beobachtet, in die Freßzellen eingedrungen waren und sich selbst mit Pigment beladen erwiesen. Lange Zeit fortgesetzte Untersuchungen zeigen aber, daß derartige Befunde etwas außerordentlich Seltenes sind, daß sie reine Zufallsbefunde darstellen und daß ihnen eine grundsätzliche Bedeutung nicht zukommt; ja, daß auch von einer Atrophie der pigmentierten Muskelfasern nicht gesprochen werden kann (Abb. 65).

Die Form der pigmentierten Muskelfaserzellen ist eine sehr verschiedene: Göbel hat zwei Arten pigmentierter Zellen unterschieden: solche bei denen die Form der Zellen gegenüber der in der Samenblase gewöhnlich vertretenen Form keine Änderung erfahren hat, bei denen das Pigment sich mehr an den Polen der Zellkerne, und dann wie in den Herzmuskelzellen in Helmform angesammelt findet. Die Menge des Pigmentes ist hiebei meist gering, die Zellen klein, schmal. In der zweiten Form sind die Zellen sehr viel stärker pigmentiert, das Pigment dehnt sich über das ganze Protoplasma der Zellen aus, die Zellen sind durchweg und oft ganz wesentlich vergrößert, verdickt, plump, aufgebläht, manchmal an den Polen kolbig aufgetrieben, manchmal sohlenartig in der Mitte eingeschnürt (Abb. 65); die Zellänge ist oft außerordentlich groß, die Enden der Zellen oft ausgefranzt, zerrissen aussehend. Ab und zu ist auch eine Vermehrung der Kerne zu sehen. Das Pigment selbst ist gelb bis gelbbraun, im allgemeinen grobkörniger als das Epithelpigment, auch die Größe der einzelnen Pigmentkörner schwankt in größeren Grenzen; es kommen tropfige und kristallähnliche Bildungen vor, die dem Epithelpigment zu fehlen scheinen; die Dichte der Körnchen ist ungleich, bald verdecken sie das Protoplasma vollständig, bald bilden sie nur eine leichte Granulierung desselben. Muscularis circularis und longitudinalis können beide Träger pigmenthaltiger Zellen sein, im allgemeinen aber sind die mukosanahen Teile der Muskularis, insbesondere wenn die Pigmentierung im ganzen schwach ist, reicher an Pigmentzellen als die mehr äußeren Teile.

Chemisch gehört das Pigment ebenso wie das Epithelpigment zu den sog. Abnützungspigmenten; es unterscheidet sich aber vom Epithelpigment durch das fast vollständige Zurücktreten der Fettreaktion. Vielleicht daß man bei Scharlach und Sudanfärbung von einer ganz leichten Gelbrottönung des Pigmentes reden darf, jedenfalls ist der Unterschied zwischen Epithel- und Muskelpigment bei Sudanfärbung ein ganz außerordentlicher. Gerade dieser Unterschied zwischen Samenblasenepithel- und Muskelpigment zeigt, wie wesentlich besser die Bezeichnung all dieser Pigmente als „Fuszine“ denn als „Lipofuszine“ wäre. In den übrigen Eigenschaften verhält sich aber wieder das Muskelpigment dem des Epithels gleich. Die neueren Auffassungen über die Natur dieser Pigmente gehen dahin, daß es vor allem mit dem Blutpigment nichts zu tun hat, die frühere Bezeichnung Hämofuszin ist deshalb mit Recht verworfen. Ob es den Charakter einer Fettsäure wirklich hat, ob es aus Zersetzungsstoffen lipoider Körper (Phosphatid, Zerebrosid) gebildet wird, steht noch dahin, ebenso, ob es mit Recht von den Melaninen abzugrenzen ist.

Bedeutungsvoller ist die Frage, ob Muskel- und Epithelpigment in innigerem Zusammenhang stehen. Strikte Beweise für eine derartige Auffassung sind heute noch nicht gegeben. Immerhin spricht manches für einen derartigen Zusammenhang, so die Beobachtung, daß Muskel- und Epithelpigment erst nach der Reifezeit auftreten, ohne daß man deswegen eine Abhängigkeit vom steigenden Alter anzunehmen braucht, ferner daß beide Pigmente bei Eunuchen und Kastraten fehlen. Dazu kommt noch, daß man bei genauester Beobachtung nicht selten feinkörniges Pigment frei zwischen den Muskelfasern, zwischen Epithelschicht und der unmittelbar anliegenden Bindegewebsschicht nachweisen kann.

Wenn auch in den Samenblasen Spermienvorkommen nicht gesetzmäßig ist und die Samenblasen auch sicher nicht Hauptorte der Samenaufsaugung sind, so muß doch bei dem häufigen Vorkommen von Spermien in diesen Organen, wenn es lange Zeit nicht zu Samenentleerungen kommt, eine Auflösung von Spermien hier statthaben; die Auflösungsprodukte müßten dann das umgebende Gewebe überfluten. Man denkt bei dem Pigmentreichtum dieses umgebenden Gewebes unwillkürlich auch an die Pigmente der Hodenzwischenzellen, deren Zusammenhang mit Spermaresorption, wie wir unten sehen werden, keinesfalls ausgeschlossen ist.

Die besonders starke Pigmentierung der Samenblasenmuskulatur, die gerade diesem muskulären Apparat eine Sonderstellung unter allen glatten Muskelsystemen einräumt, da Entartungsvorgänge gar nicht in Frage kommen können, in Zusammenhang mit der intensiven Epithelpigmentierung zu bringen, ist deshalb naheliegend; daß das Epithelpigment fetthaltig ist, das Muskelpigment dagegen nicht, ist kein Grund gegen diese Annahme des Zusammenhanges, ist doch das Fett wahrscheinlich nur der Träger des Pigmentes, ganz abgesehen davon, daß bei der Wanderung des Pigmentes chemische Strukturänderung nichts Unmögliches wäre.

Divertikel und Kleinzystenbildung der Samenblasen und der Ampullen.

Betrachtet man die ampullären Teile der Vasa deferentia und die den Ampullen nahe gelegenen Teile der Samenblasen, so fallen in ihnen, besonders bei älteren Leuten, unter der Schleimhaut gelegene kugelige, auf dem Schnitt runde Zystchen auf, daneben andere unregelmäßig gestaltete kleine Hohlräume, die entweder eine den Samenblasen gleiche Epithelauskleidung oder niederes flaches Epithel tragen (Abb. 67).

Es handelt sich bei diesen Gebilden um divertikuläre Ausstülpungen der Schleimhaut; ihre Genese wird klar, wenn man besonders an Präparaten mit Elastinfärbung den Bau der Samenblasenschleimhaut genauer betrachtet.

Wie wir einleitend schon kurz erwähnt haben, setzt sich die Schleimhaut der Samenblasen aus dem Epithel und einer dünnen subepithelialen bindegewebigen Schicht zusammen; dieses Bindegewebe ist ziemlich fest, fibrillär, und ist beim Erwachsenen außerordentlich reich an dichten Netzen elastischer Fasern; beim Kind vor der Pubertät finden sich nur spärlichste Fasern; es stellen also diese elastischen Netze auch ein Zeichen der Geschlechtsreife dar. Diese elastischen Fasernetze begleiten das Epithel, häufen sich in dichteren Lagen oft an den leistenartigen Vorsprüngen der Schleimhaut an; die elastische Faserschicht ist nicht kontinuierlich, sondern von zahlreichen kleinen Lücken unterbrochen, die den Durchtrittsstellen der kleinen Schleimhautgefäße entsprechen.

Durch diese Lücken kann sich nun die Schleimhaut vorstülpen, ganz ähnlich wie bei den Pulsionsdivertikeln des S romanum. Oft finden sich um diese beginnenden Ausstülpungen noch einzelne umfassende dünne elastische Fasern. Mit zunehmender Vergrößerung dieser Ausstülpungen schwinden diese mehr und mehr, der Verbindungskanal zwischen Ausstülpung und Schleimhaut wird immer enger, die Ausstülpung gewinnt allmählich Kugelform und in ausgesprochenen Fällen sieht man unter der Schleimhaut zahlreiche kleine kugelige Zysten liegen. Diese kleinen Divertikel, die wohl von den großen divertikulären Ausstülpungen der ganzen Schleimhaut mit ihren Falten und Leisten zu unterscheiden sind, sind zum Teil ausgefüllt mit kolloidem homogenem zell- und spermienfreien Inhalt. Selbst Konkremente nach Art der Prostatakonkremente mit Schichtung und Jodreaktion können hier gesehen werden. Die Verbindung solcher Zysten mit dem Hauptlumen ist anscheinend geringgradig, ein Übertritt der Inhaltsmassen der Hauptlichtung in diese Divertikel findet vielfach nicht mehr statt. Offenbar wirken die den engen Halsteil umspinnenden elastischen Fasern als Sperre. In solchen Zysten ist das Epithel meist auch niedrig, ohne Pigmentierung, ein weiterer Beweis dafür, daß hier neben geänderter Absonderung auch der vermehrte Inhaltsdruck das Epithel zur Atrophie gebracht hat. In kleineren Divertikeln, die vielfach noch nicht die Kugelform angenommen haben, kann das Epithel noch vollständig dem des Hauptlumens gleichen; derartige Ausstülpungen besitzen dann meist auch noch den gleichen Inhalt wie die Hauptlichtung.

Diese Divertikelbildungen sind nur durch die Annahme eines gelegentlich starken intravesikulären Druckes zu erklären. Vielleicht muß zu ihrem Entstehen noch eine gewisse bindegewebige Schwäche, eine stärkere Ausbildung der Lücken in der elastischen Umfassung der Samenblasenschleimhaut hinzukommen. Denn reine Alterserscheinungen liegen hier ganz bestimmt nicht vor, da man die Ausstülpungen nicht in jeder Greisensamenblase, umgekehrt nicht allzu selten bei Männern im mittleren Lebensalter findet. Auch die individuellen Druckverhältnisse in den Samenblasen sind hier von großer Bedeutung; sie sind sicher nicht in allen Fällen die gleichen.

Daß es zu starken Drucksteigerungen in den ableitenden Samenwegen kommen kann, beweist allein die auffallend starke Ausbildung der Muskellagen der Vasa deferentia: Da nun nach dem anatomischen Bau der Enden der Ampullen und bei dem wahrscheinlichen Fehlen jeglichen Verschlußapparates zwischen diesen und den Samenblasen möglicherweise vor der Entleerung der Samen aus den Vasa deferentia in die noch dazu in voller Sekretion stehenden Samenblasen eintritt (im Experiment erst nach praller Füllung der Samenblasen der Samen aus den Ductus ejaculatorii in die Urethra übertritt), so muß man bei gehäuften geschlechtlichen Erregungen, ohne daß es dabei zu Entleerungen des Samens kommt, gelegentlich starke Spannungen in den Samenblasen annehmen.

Im Anfang sind die Divertikel innerhalb der Muskellage gelegen. Mit weiterer Ausdehnung dringen sie gegen die Muskularis vor, buchten diese mehr und mehr ein, schließlich liegen sie vollständig in der Muskulatur. Allerdings kommen nie Fälle vor, wie z. B. bei den Graserschen Divertikeln des S romanum oder den Luschkaschen Gängen der Gallenblasen, in denen die ganze Muskularis durchbrochen wird und Schleimhautausbuchtungen an der äußeren bindegewebigen Umhüllung erscheinen.

Zystenbildungen mit engster Verbindung zur Hauptlichtung werden von den Verhältnissen im Hauptlumen ziemlich unabhängig. So müssen Fälle vorkommen, in denen das Hauptlumen Sitz stärkerer katarrhalischer und exsudativer Veränderungen ist, während die Divertikel ihren homogenen zellfreien Inhalt beibehalten; in anderen Fällen wiederum ist das Hauptlumen ziemlich frei von irgendwelchen Reizungserscheinungen, während die Divertikel alle Zeichen stärkerer Entzündung, Abstoßung des Epithels, selbst Epithelverlust und Ulzeration aufweisen können (Abb. 67). In einem unserer Fälle war das Hauptlumen infolge stärkerer gonorrhoischer Entzündung durch Granulationswucherung nahezu völlig verschlossen, während die zahlreichen Divertikel noch lückenloses Epithel und keinerlei zellige Beimengung zum homogenen Inhalt aufwiesen.

Daß in manchen Fällen nach Abklingen entzündlicher Veränderungen im Hauptlumen Aufflackern des Entzündungsprozesses von der noch bestehenden Entzündung in Divertikeln eintreten kann, ist nach den anatomischen Verhältnissen sicher; ebenso können Entzündungen der Divertikel dem Tiefergreifen entzündlicher Veränderungen starken Vorschub leisten, und manche gonorrhoische und tuberkulöse Erkrankung der ganzen Samenblasenwand, gegebenenfalls mit frühzeitigem Durchbruch in die Umgebung, wird auf Rechnung dieser Divertikel zu setzen sein.

Spermatozystitis. Samenblasenverkalkung. Vas deferens-Verkalkung.

Klinische Beobachtungen von Samenblasenentzündungen sind nicht selten; und wenn man Völkers Kapitel über die Klinik dieser Erkrankung liest, kommt man zu der Überzeugung, daß hier ein wohl umschriebenes Krankheitsbild vorliegt, das exakte klinische Diagnose gestattet. Gelingt es doch, durch geeignete Massage nicht nur die Samenblasen zu entleeren, sondern durch diese Eingriffe ganze Ausgüsse der Organe mit Lakunen und Divertikeln durch die Harnröhre zur Entleerung zu bringen (Picker, Junker). Junker empfiehlt zur mikroskopischen Untersuchung des so gewonnenen Sekretes auf Bakterien, die gallertigen Gebilde durch filtrierten Harn aufzulösen, die zurückbleibenden Fibrin- und Eiterflocken dann auszustreichen und zu färben, Collen die Ausgüsse einzubetten und Schnittpräparate anzulegen.

In einem gewissen Gegensatz zu den reicheren Erfahrungen der Klinik steht die Beobachtung am Sektionstisch. Akute Spermatozystitis wird hier nur ganz selten beobachtet und kann nach der Art der hauptsächlichsten Ursache der akuten Spermatozystitis, der Gonorrhöe (nach Collen), nur Zufallsbefund sein. Katarrhalische und chronisch entzündliche Veränderungen sind wieder häufiger, hier fehlen aber meist wieder die klinischen Erscheinungen. Als Infektionserreger der akuten Spermatozystitis steht in erster Linie der Gonokokkus. Hans Junker zieht aus seiner klinischen Erfahrung den Schluß, daß in 70% aller Erkrankungen der Pars posterior der Harnröhre die Samenblasen mit erkrankt sind. Neben dem Gonokokkus spielen alle möglichen anderen Infektionserreger beim Zustandekommen akut entzündlicher Veränderungen in den Samenblasen mit. Das Bacterium coli kann von der Prostata und vielleicht sogar unmittelbar durch Überwandern der Keime vom Mastdarm auf Lymphspalten zu den benachbarten Samenblasen deren Inhalt infizieren; wir selbst haben Eiterungen in den Samenblasen bei Meningitis cerebrospinalis (s. auch Pick, Eugen Fränkel), durch Streptokokken, durch den Friedländerschen Kapselbazillus, durch Gonokokken, durch Staphylokokken z. B. als solitäre Metastase nach einem Brustbeinfurunkel gesehen. Picker hat Pseudodiphtheriebazillen nachgewiesen. G. B. Gruber beschreibt einen Fall ausgedehnter Vereiterung der Samenblasen durch Staphylokokken (auch Rössle). Hier wie auch bei der Meningokokkeninfektion muß an Infektion durch Transport der Keime auf dem Blutweg gedacht werden, ebenso bei Pneumokokken (Rössle). Typhöse Infektion wieder (Belfield, Pick) wird eher auf prostatogene Infektion bei der fast nie fehlenden Bazillenausscheidung durch die Nieren im Verlauf der Erkrankung zurückzuführen sein. Sie ist nicht so sehr selten; Pick hat unter 18 männlichen Typhuskranken 2mal positive Bazillenbefunde in den eitrig erkrankten Samenblasen erheben können. Natürlich wird auch hier hämatogene Infektion nicht auszuschließen sein. Typhöse Erkrankung der Samenblasen kann als Ursache einer Dauerausscheidung von Typhusbazillen durch den Harn in Betracht kommen.

Infektion durch Ruhramöben wird wieder eher an Darminfektion denken lassen (Belfield). Neben dem Gonokokkus ist häufigster Infektionserreger der Tuberkelbazillus, der hämatogen, aber auch vom Hoden und von der Prostata her die Samenblasen erreichen kann. Hierüber wird später eingehend zu berichten sein.

Im Vordergrund des histologischen Bildes der katarrhalischen Entzündung der Samenblasen steht die starke Abstoßung der Epithelien. Die abgeschuppten vielfach gelblich pigmentierten Zellen der Samenblasen mischen sich mit dem schleimigen Inhalt, dem sie hiedurch gelbliche bis bräunliche Farbe geben können. Leukozyten und Sympexien vervollständigen den Inhalt, die Leukozyten erweisen sich dabei oft vollgestopft mit Spermienköpfchen. Bei diesen geringen Graden von Entzündung kann die subepitheliale Schicht in vollständiger Ruhe verharren. Selbst geringgradige Rundzellinfiltration kann hier vollständig fehlen, nur ab und zu weist ein durchtretender Leukozyt auf leichte Reizung auch des subepithelialen Gewebes hin. Stärkerer Grad der

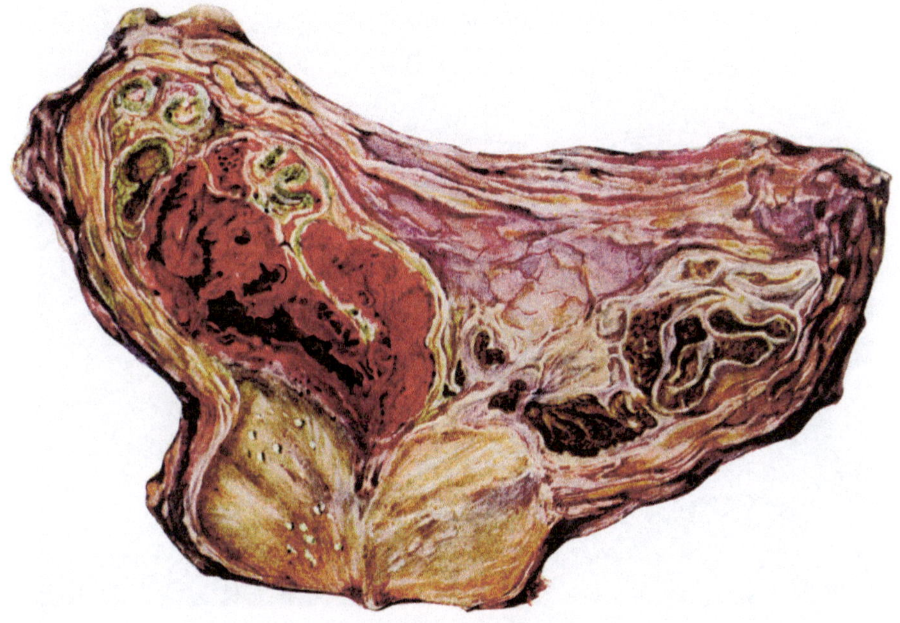

Abb. 66. S. 525/30. Mann, 46 Jahre. Akute hämorrhagische purulente metastatische Spermatozystitis (nach Angina) mit sekundaren miliaren Abszessen der einen Prostatahälfte.

Entzündung wird durch stärkere Leukozytenauswanderung charakterisiert; auch dabei kann die Wand noch recht reaktionslos sein. So zeigte z. B. in einem Fall Picks von Eiterung der Samenblasen durch Meningokokken, bei dem der Eiter von dem üblichen Frontalschnitt durch die Prostata aus beiden Ductus ejaculatorii in großer Menge ablief und beide Samenblasen in daumenlange und daumendicke blaurote schwappende Wülste umgewandelt waren, die Samenblasenwand keinerlei mikroskopischen Befund, nirgends in der Wand Rundzellinfiltration, nur Ödem und reichliche Blutfüllung in den subepithelialen Gefäßen. Pick beobachtete bei seinen typhösen Spermatozystitiden auch zahlreiche Plasmazellen, den Rundzellen beigemengt; das Epithel war nur in der Tiefe der Schleimhautbuchten noch gut erhalten, oberflächlich vielfach abgehoben, subepithelial waren stellenweise größere Typhusbazillennester eingelagert.

Von solchen Fällen, die doch sehr selten sind, ist es nicht weit zu Bildern mit stärkeren Entzündungserscheinungen; zu eitriger Exsudation kann Fibrinausscheidung treten, massenhaft Bakterien bevölkern den Inhalt und durchsetzen die Wand, die Leukozyteninfiltration kann sich bis zur phlegmonösen Entzündung steigern. Oberfläche und subepitheliale Schicht werden weiterhin mehr oder minder zerstört, die Schleimhautreste flottieren als Fetzen in dem eitrigen und oft hämorrhagischen Exsudat (Abb. 66) (oft bestehen diese Fetzen nur aus den Resten der elastischen Fasern und Lamellensysteme der Schleimhaut). Nekrosen können bis in die Muskularis hineinreichen. Die Entzündung kann die Grenzen der Samenblasen überschreiten, sich auf die Umgebung ausdehnen, zu einer Abszeßbildung im Beckenbindegewebe führen; die Abszeßbildungen können in ihrer Lage identisch mit den von der Prostata ausgegangenen sein, ja schließlich auf das Bauchfell übergreifen und so in Ausnahmefällen

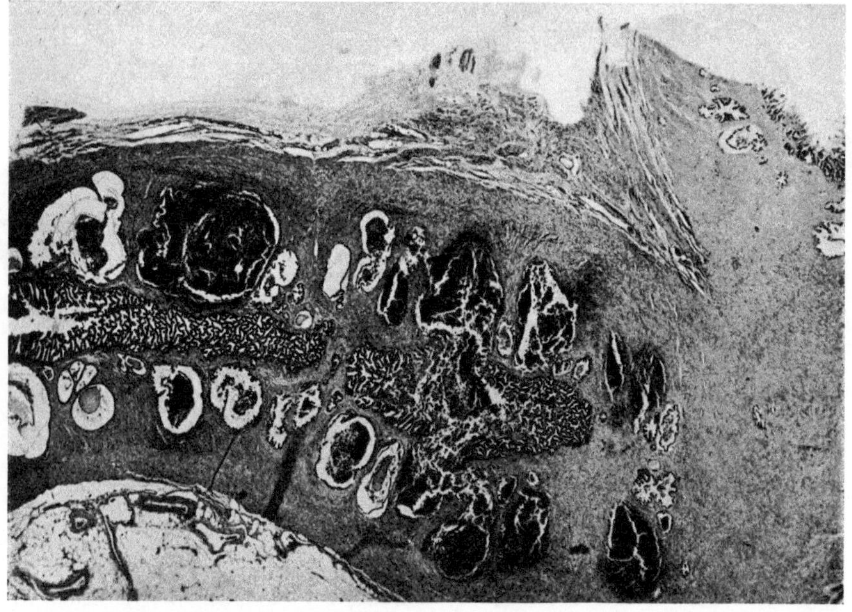

Abb. 67. Metastatisch vereiternde Erkrankung der Ampulle des Vas deferens (hauptsächlich Erkrankung der Divertikel!). (Zeiß Planar 1:4,5).

Anlaß einer eitrigen Peritonitis werden (KAUFMANN). Ebenso sind Perforationen der Abszesse in Blase und Mastdarm möglich (DREYER). Auch Pyämien können Folge derartiger Samenblasenentzündungen werden (GRUBER, Gonokokkensepsis von PROCHASKA, W. H. WYNN). Andererseits können nach Abheilung derartig akuter destruierender und perforierender Entzündungen der Samenblasen Dauerfisteln entstehen; so berichtet LALLEMAND von Samenentleerungen durch den Mastdarm nach gonorrhoischer Spermatozystitis, COVILLARD von Samenblasenfisteln am Damm und der Innenseite der Oberschenkel.

Die stark entzündeten Samenblasen erscheinen dabei blaurot bis schmutzig braunrot verfärbt, verdickt, vergrößert (Abb. 66). Meist sind nicht die Samenblasen allein, sondern in gleicher Weise auch die Ampullen erkrankt, ebenso greift der Prozeß meist auf das Vas deferens über, und nicht selten werden auch die Nebenhoden in den Entzündungsprozeß mit einbegriffen.

Ab und zu kann bei akut entzündlichen selbst metastatischen Erkrankungen der Samenblasen die entzündliche Veränderung der Schleimhautoberfläche äußerst gering sein, sich nur wie bei manchen Fällen von akuter Appendizitis auf einzelne kleine Schleimhautrezessus beschränken, während die stärksten Entzündungserscheinungen in den divertikulären Ausstülpungen vorhanden sind, von denen aus es dann zur Einschmelzung der benachbarten Muskulatur kommen kann. Derartige eigenartige Bilder sahen wir in einem Fall von metastatischer Staphylokokken-Spermatozystitis (Abb. 67).

In manchen Fällen bleibt trotz stärkster Veränderungen der Samenblasen die Prostata unverändert, nur der Ductus ejaculatorius und seine unmittelbare Umgebung sind dann entzündet. In anderen Fällen wiederum ist die Prostata Träger stärkster Veränderungen und sind Vas deferens und Nebenhoden intakt.

Wie überall, wo das Epithel nicht glatte Oberflächen auskleidet, sondern sich tiefer einbuchtet, wobei die Buchten durch ihren schmalen Halsteil nicht in breiter Verbindung mit dem Hauptlumen stehen, ist auch hier die Regenerationsfähigkeit des Epithels selbst bei ausgedehnten Zerstörungen eine hochgradige und nur so läßt es sich erklären, daß Verödungen der Samenblasen am Sektionstisch nicht viel häufiger beobachtet werden. Die Epithelialisierung erfolgt dann von den Resten des Epithels in den Krypten und Divertikeln. Sind die Falten und Schleimhautkämme durch die Entzündung zerstört worden, so entsteht nach der Epithelialisierung eine glatte Höhle, die gleichmäßige Auskleidung mit kubischem Epithel zeigt. Oft sind gerade in solchen Fällen, bei denen ausgedehnte und zerstörende entzündliche Vorgänge vorlagen, die Epithelien nicht mehr pigmentiert, haben also an Differenzierung verloren (Abb. 68). Auch Riesenkerne in vergrößerten Zellen und Zellen mit mehreren Kernen beobachtet man bei derartigen Regenerationen als Ausdruck lebhafter Wucherungskraft des Epithels. Greift der entzündliche Prozeß, ohne daß es deshalb zu Einschmelzungen kommen muß, auf die Muskularis über, so trifft man nach der Heilung diese nicht nur mehr oder minder von Bindegewebe durchsetzt, sondern nicht so sehr selten auch völlig von diesem ersetzt. Dieses Bindegewebe gewinnt mehr und mehr den Charakter des Narbengewebes, wird zellarm sklerosiert, und ab und zu kommt es zu Verkalkungen, teils herdförmig, teils aber auch in der ganzen Zirkumferenz der betreffenden Ampulle (Abb. 69).

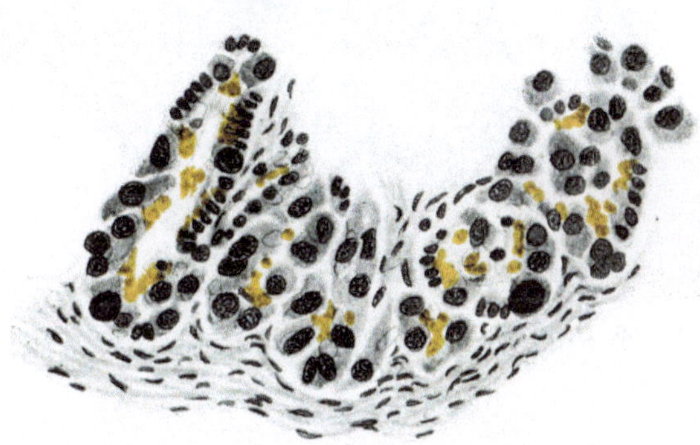

Abb. 68. PS. 39/29. Mann, 52 Jahre. Chronische, zum Teil obliterierende Spermatozystitis mit Hyperplasie der Samenblasenepithelien (Riesenkerne, Riesenzellen, Hyperchromasien. Unregelmäßige Pigmentverteilung). Komp. Ok. 6. Apochr. Obj. Zeiß 16 mm.

Diese Verkalkung erfolgt zuerst in der Form der Ablagerung feinen Staubes, erst später treten wolkige Formen auf; dabei kann die Struktur des bindegewebigen Substrates lange Zeit erhalten bleiben; selbst bei ganz alten und vorgeschrittenen Verkalkungen lassen sich nach der Entkalkung noch elastische Fasern, auch verdickte und obliterierte Arterien in der Wand nachweisen. Ab und zu beobachtet man insbesondere am Rande der Kalkablagerungen konzentrische Schichtungen (Abb. 71). Selten kommt es auch zu randständiger Knochenbildung, die aber immer in sehr beschränkten Grenzen bleibt. Ebenso finden sich am Rande der Verkalkungen manchmal noch Fremdkörperriesenzellen, wahrscheinlich nur in den Fällen, in denen die Kalkbildung noch frischeren Datums ist. Chiari, der sich

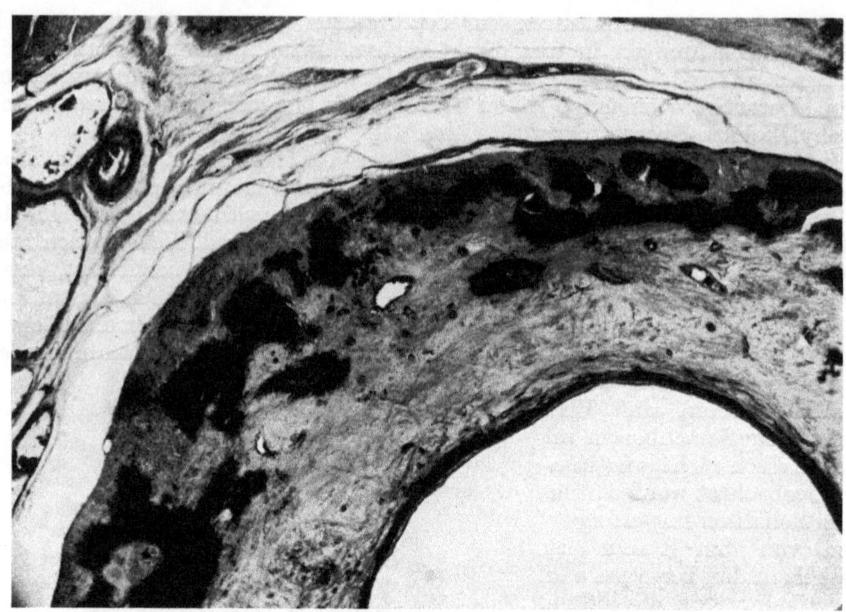

Abb. 69. I. S. 86/22. Mann, 58 Jahre. II. Samenblasenzyste mit bindegewebiger Umwandlung und Verkalkung der Wand. Planar 4,5 mm, Ok. Peripl. 4 ×, Balg. 81.

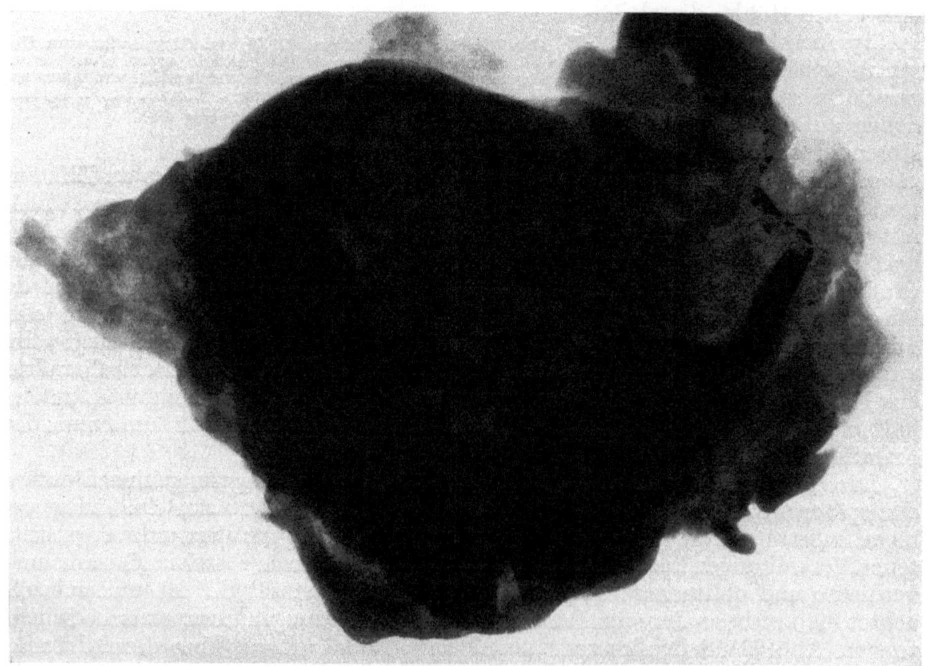

Abb. 70. S. 129/22. Mann, 56 Jahre. Verkalkung der Vasa deferentia, der Ampullen und einiger Teile der Samenblasen (Röntgenbild). † an Phthisis pulmonum.

mit diesen Kalkablagerungen beschäftigt hat, gibt an, daß diese Veränderungen gewöhnlich auf beiden Seiten symmetrisch sind. Das mag für die ampullären Teile des Vas deferens und die Vasa deferentia überhaupt zum Teil zutreffen, stimmt aber für die Mehrzahl der Samenblasenverkalkungen sicher nicht; wir haben diese ganz unregelmäßig verteilt gefunden.

CHIARI sieht ferner diese Verkalkungen der Hauptsache nach als Altersveränderungen an und will sie scharf trennen von denen, die auf entzündlicher Basis entstanden sind (Mitteilungen von KLEBS, ROKITANSKY, GUÉLLIOT, LALLEMAND, ORTH), beschreibt aber selbst in seinen Fällen als Substrat der Kalkablagerungen

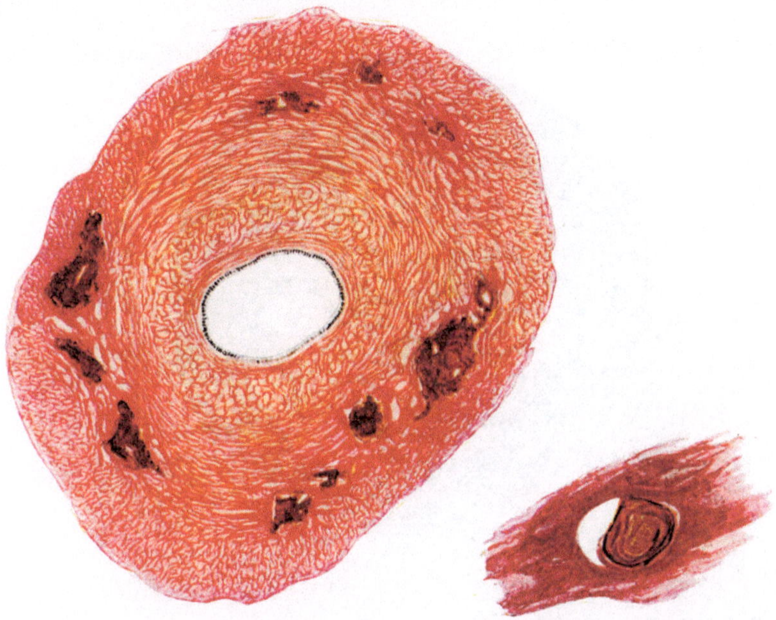

Abb. 71. S. 259/27. Mann, 65 Jahre. Verkalkung des Vas deferens (Kalkablagerungen in der großenteils bindegewebig ersetzten Muscularis circularis); daneben bei stärkerer Vergrößerung (Obj. Zeiß DD, comp. oc. 6) ein konzentrisch geschichteter Kalkkörper am Rand der Muskelverkalkung. († Pancarditis rheumatica, Aortenlues.)

sklerosiertes Bindegewebe. Da eine bindegewebige Sklerose der Samenblasenmuskulatur entweder in Form einzelner Schwielen oder als Ersatz der ganzen Muskulatur sicher nicht senile Erscheinung ist, und nur ausnahmsweise und dabei durchaus nicht vorwiegend im höheren Alter vorkommt, da die teilweisen Verkalkungen das gleiche Bild geben wie die vollständigen, kann es gar keinem Zweifel unterliegen, daß hier nichts weniger als ein physiologischer Altersprozeß vorliegt, sondern daß alle diese Fälle von Verkalkungen das Ergebnis chronisch entzündlicher Vorgänge sind. Eine Unterscheidung der Fälle in solche, die auf dem Boden der Entzündung und solche, die auf dem Boden seniler Involutionen entstanden sind, ist also nicht statthaft. Verkalkung der Samenblasenwand auch in beträchtlicher Ausdehnung ist nicht unvereinbar mit völligem Erhaltenbleiben des Epithels, und ebenso braucht dabei die Füllung der Samenblasen von der gewöhnlichen nicht abzuweichen; wir sahen verschiedene Fälle, in denen in derartigen Samenblasen noch zahlreiche Spermien dem sonstigen Inhalt beigemengt waren. Umfaßt die Verkalkung nur kleine Bezirke, so können diese sich wie kleine Zysten als weiße Gebilde von der übrigen Wand abheben.

Das gleiche wie für die Samenblasenverkalkung gilt auch für die Verkalkung der Vasa deferentia, die manchmal in ihrem ganzen Verlaufe diese kalkigen Inkrustationen zeigen. Prächtig sieht man ihre Ausdehnung an Röntgenbildern (Abb. 70). Auch hier sind es schwielige Substitutionen der Muskulatur, die die Kalkablagerungen umschließen. Auch hier ist die umgebende Muskulatur gewöhnlich hochgradig von Bindegewebe durchsetzt oder ersetzt. Wir haben aber stellenweise auch den Eindruck gehabt, als ob auch Muskelzellen selbst verkalken könnten. Die Kalkablagerung kann bei stärkster Ausdehnung zu ringförmigen oder netzartigen Umfassungen der Lichtung führen. Konzentrisch geschichtete Kalkkugeln am Rande der Kalkplatten wie sie CHIARI und DOPHEIDE

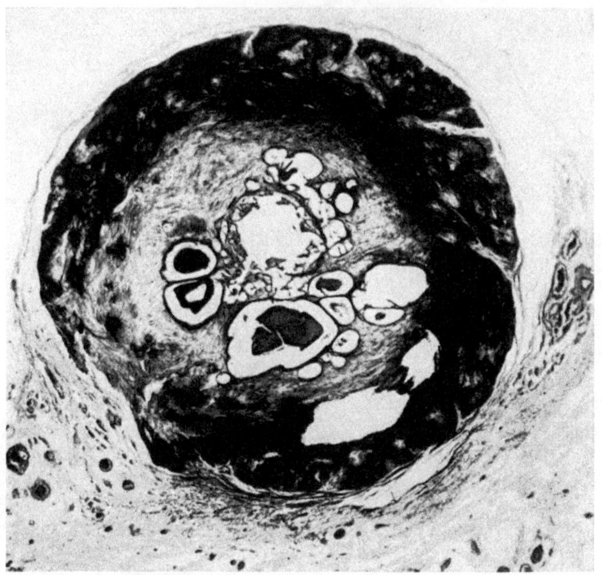

Abb. 72. S. 259/27. Mann, 65 Jahre. Ampulle des Vas deferens mit ausgedehnter Kalkablagerung in der bindegewebig ersetzten Muskularis: Verkalkung des Divertikelinhaltes. † Pancarditis rheumatica. Aortenlues (der gleiche Fall wie Abb. 71).

beschreiben, haben wir nur selten gesehen; ab und zu fehlt solchen konzentrisch geschichteten Gebilden ein Sektor oder ein unregelmäßiges Stück; die Lücke hat dann scharfe Grenzlinie (Abb. 71).

Vorwiegender Sitz der Kalkablagerungen ist die innere Muskelschicht, doch sahen wir sie auch auf die äußeren Schichten übergreifen (Abb. 72.)

Ebensowenig wie bei den Samenblasen ist es hier das hohe Greisenalter, in dem die Verkalkung in der Muskulatur auftritt (DOPHEIDE). In dem einen unserer Fälle handelt es sich um einen 65jährigen Mann mit Aortitis luica, kalkulöser Mitralstenose, im anderen um einen 56jährigen Mann mit doppelseitiger Verkalkung der Vasa deferentia, bei dem eine ausgedehnte tuberkulöse Verkäsung im rechten Nebenhoden, übergreifend auf den rechten Hoden, bestand. Im Bereiche der Verkalkung waren tuberkulöse Veränderungen nicht zu sehen, Verkalkungen derartiger Gewebsveränderungen kommen also nicht in Betracht. Das Bild entsprach mit seinen Schwieleneinlagerungen in der Muskulatur vollständig dem oben beschriebenen. Nichtsdestoweniger wird man hier an entzündliche Prozesse, die der Schwielenbildung vorangegangen sind, im ersten Fall vielleicht an luische, denken dürfen. Näher liegt es vielleicht, bei der großen Ähnlichkeit der Muskelverkalkung des Samenleiters mit den Kalkablagerungen in der Media peripherer Gefäße oder der Mediaverkalkung der Kaninchenaorta, z. B. bei Ergosterineinwirkung an schwere Zirkulationsstörungen, Stasen in den ernährenden Gefäßen der Muskulatur und ihnen folgende Nekrosen zu denken (RICKER), die einerseits zu Kalkablagerungen, andererseits zu schwieligen Veränderungen der Muskulatur führen müssen.

Chemisch handelt es sich bei diesen Kalkablagerungen der Hauptsache nach um kohlensauren Kalk.

Im Gefolge stärkerer akuter, vielleicht lang andauernder, von vornherein chronisch verlaufender Entzündungen, bei denen zwar das Epithel in seiner Kontinuität erhalten bleibt, kann es zu stärkeren bindegewebigen Wucherungen der Samenblasenmukosa, und zwar besonders ihrer subepithelialen Schicht kommen. In erster Linie vergröbern sich hierbei die Falten und Leisten; die elastischen Fasermassen, die sie begleiten, können an Masse stark zunehmen, die Muskulatur ist meist auch schon bindegewebig ersetzt und schließlich kann es, ganz ähnlich wie bei der chronischen Salpingitis, durch die zunehmende wulstartige Verdickung der Falten, durch die Schrumpfung der ganzen bindegewebigen Wucherung zu höchstgradigen Verengerungen des Lumens kommen, das schließlich nur mehr einen schmalen Spaltraum darstellt. Auch die Divertikel rücken zusammen, platten sich ab bis zur Berührung ihrer Wände. Vollständige Obliteration kommt nur vor, wenn das Epithel vorher zerstört ist. Die Bilder, die sich bei diesen Vorgängen ergeben, können so ganz ähnlich denen bei chronischer Appendizitis und bei Appendixobliteration werden.

Amyloid der Samenblasen.

Lehrbücher und auch das sonstige Schrifttum schwiegen sich bis vor kurzem über die Amyloidose der Samenblasen vollständig aus. Die Beteiligung der Samenblasen an der allgemeinen Amyloidose ist auch zweifellos gering; manche Fälle schwerster Amyloidose, besonders der Leber, Milz und der Nieren, ergaben in den Samenblasen entweder gar keinen Befund oder nur Amyloidablagerungen in den Gefäßwänden. Auf jeden Fall gehört also die Samenblase zu den Organen, die sich an der allgemeinen Amyloidose nicht in nennenswertem Maße beteiligen. Nur in Ausnahmefällen sahen wir bei schwerster allgemeiner Amyloidose ganz geringgradige Ablagerungen in der subepithelialen, an elastischen Fasern reichen Schicht, „der Grenzmembran zweier Kolloidsysteme" (ASKANAZY): die Methylviolettfärbung ergab hier schmalste rote kurze und längere Streifen, die dem Faltenverlauf folgten, die elastischen Fasern selbst waren dabei noch nachweisbar (Abb. 73). Die übrigen Schichten waren abgesehen von einigen kleinsten sich färbenden Gefäßwänden, frei von Amyloidablagerungen. Der Meinung LUBARSCHS, daß bei allgemeiner Amyloidose die Ablagerung sich in der Samenblasenwand hauptsächlich auf deren Blutgefäße beschränke, die subepitheliale Schicht aber gewöhnlich frei lasse, können wir uns demnach nicht anschließen.

Übergänge dieser geringgradigen Amyloidablagerung in den Samenblasen bei der gewöhnlichen allgemeinen Amyloidose zu der nachher zu besprechenden tumorartigen Amyloidose stellen Fälle dar, bei denen die Samenblasenamyloidosen Teilerscheinung einer systematisierten Amyloidablagerung sind. So beschreibt LUBARSCH 2 Fälle, in denen die Amyloidablagerung im ganzen Körper, hauptsächlich im Bereiche der quergestreiften und glatten Muskulatur stattfand, wobei aber nicht etwa diese selbst degeneriert waren, sondern die

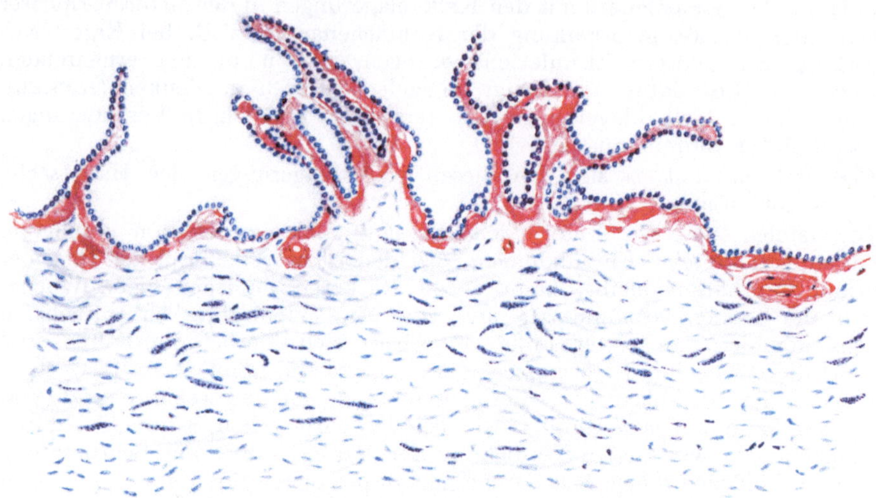

Abb. 73. S. 96/27. Geringgradiges Samenblasenamyloid (Methylviolettfärbung), Amyloid ist nur subepithelial in schmaler Schicht abgelagert.

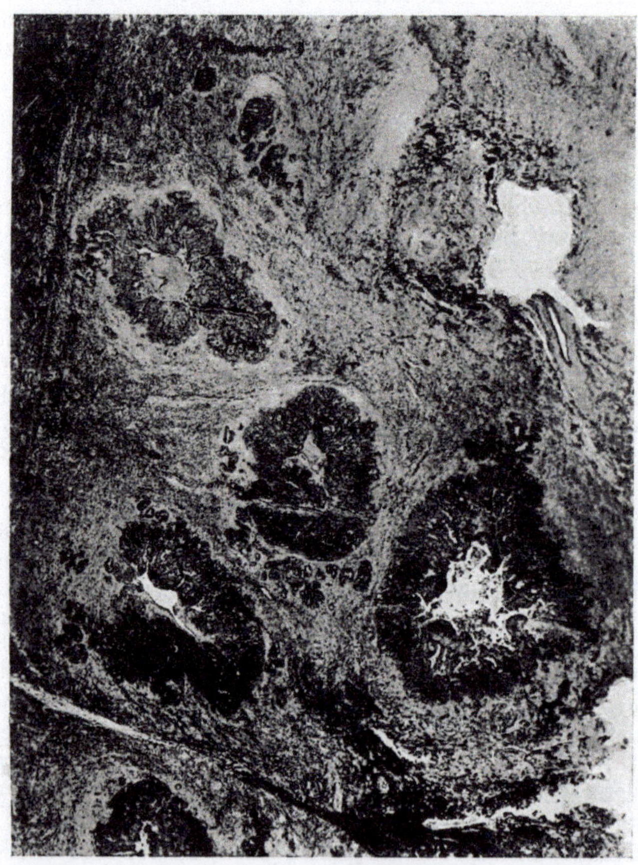

Abb. 74. S. 391/26. Mann, 70 Jahre. Örtlich abgelagertes Amyloid der Samenblasen (polychromes Methylenblau) bei Prostatasarkom. Übersichtsbild, hochgradige Verdickung, zum Teil Verödung der Samenblasenkammern. [Winklmann: Fall 2. Virchows Arch. **265**, 2 (1927)].

Ablagerung zwischen den atrophischen Muskelfasern erfolgte. Bemerkenswert ist, daß in dem einen Fall von LUBARSCH der bei seinem Tode 53 Jahre alte Mann viele Jahre vorher im Felde eine Verschüttung mit folgender ausgedehnter Schädigung und Nekrose der Muskulatur erlitten hatte; die Amyloidablagerung, die die großen Organe fast vollständig verschonte, wurde in diesem Falle auf die Resorption der nekrotischen Muskulatur zurückgeführt. In beiden Fällen LUBARSCHs war die Amyloidablagerung nahezu ausschließlich auf die Muskularis beschränkt, deren atrophische Balken von Amyloidablagerungen in großer Ausdehnung umgeben waren.

Etwas anders scheinen die Verhältnisse für die Ausbildung örtlichen bzw. örtlich beschränkten Amyloids zu liegen. Wir haben erst in letzter Zeit

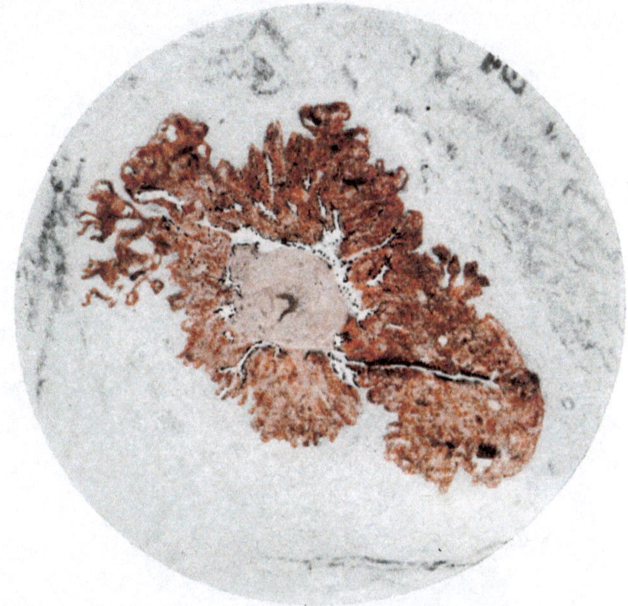

Abb. 75. S. 391/26. Mann, 70 Jahre. Örtliches Samenblasenamyloid, fast völlige Verodung der Lichtung (Amyloidfarbung mit Kongorot nach BENNHOLD). [WINKLMANN: Fall 2. Virchows Arch. **265**, 2 (1927)].

2 derartige Fälle auf die Samenblasen beschränkten Amyloids gesehen, das eine Mal in einem Fall von Prostatakrebs bei einem 60jährigen Mann mit ausgedehntester Knochenmetastasierung (WINKLMANN), das andere Mal in einem Falle von ausgedehntem Prostatasarkom bei einem 70jährigem Mann (SCHULER). Bei beiden ergab die Vorgeschichte bemerkenswerterweise Lues, bei beiden lag die Infektion Jahrzehnte zurück, doch waren die Serumreaktionen noch positiv. Makroskopisch war in beiden Fällen der Befund der gleiche, und er scheint typisch für das lokale Amyloid der Samenblasen zu sein: die Samenblasen, die in beiden Fällen von Geschwulstgewebe ummauert waren, und in deren Adventitia und Media die Geschwulststränge teilweise vordrangen, zeigten derbes weißes Aussehen, das Lumen schien wie durch weiße Narbenmassen verschlossen, oder zum mindesten stark verengt. Makroskopisch entsprach die Veränderung vollkommen der der verödenden Spermatozystitis, nur war die Dicke der Organe erheblicher als man dies bei den einfachen entzündlichen Verödungsvorgängen der Samenblasen erwartet (Abb. 74).

Bei der mikroskopischen Untersuchung war im ersten Falle die Muskularis durch Bindegewebe fast vollständig ersetzt, im zweiten Fall zum Teil noch erhalten, wenn auch durch das eindringende Sarkomgewebe stark verkümmert. Die Tunica mucosa erwies sich um das Vielfache verbreitert, ihre Abgrenzung gegen die Muskularis aber deutlich und meist scharf (Abb. 75); sie bot stellenweise das Bild der fast vollständigen Homogenisierung, die zum Teil noch

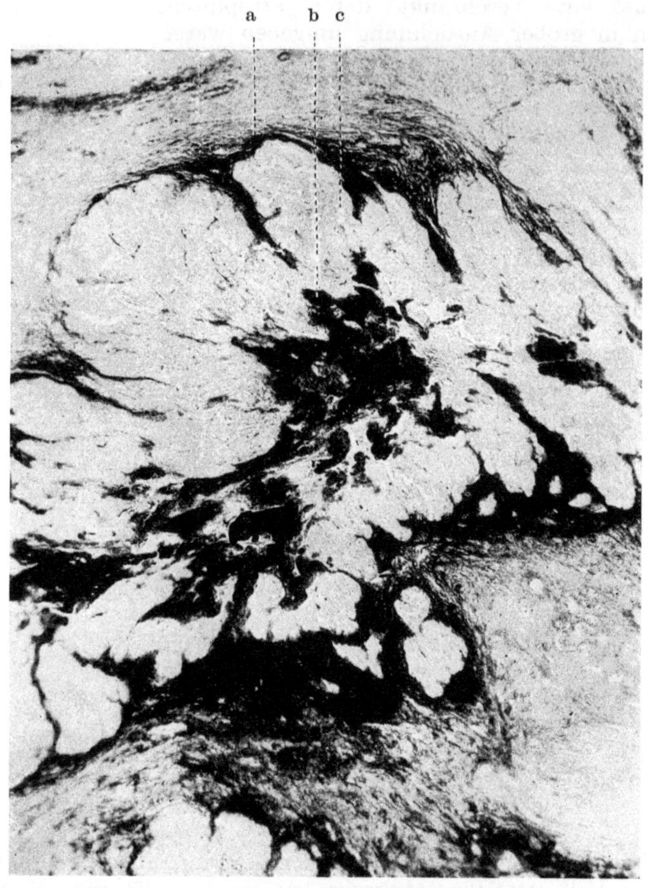

Abb. 76. S. 259/26. Mann, 60 Jahre. Örtlich abgelagertes Samenblasenamyloid (c) mit völliger Verödung der Samenblasenlichtung; zentral zum Teil zusammengeschnurrte (b), peripher zum Teil plumpe Knäuel elastischer Fasern (a). † Prostakarzinom (WINKLMANN: Fall 1. Virchows Arch. 265, 2 [1927]).

eine im ganzen geringgradige, strahlige, unregelmäßig gestaltete Spaltenbildung erkennen ließ. Diese Spalträume waren zum Teil noch von flachen Zellen ausgekleidet, offenbar atrophischen Epithelresten; also auch hier erfolgte die massige Amyloidablagerung in „Grenzmembranen". Die ursprüngliche Lichtung war entweder völlig verödet oder durch die homogenen Massen bis auf kleine und kleinste Reste beschränkt, der übrigbleibende Spalt war dann ebenfalls wie die radiären Spalten von niederen Zellen ausgekleidet. Sämtliche Amyloidfärbungsmittel ergaben mit diesen homogenen, die Schleimhaut ersetzenden Massen starke Reaktion.

Eigenartige Bilder gab die Färbung auf elastisches Gewebe: die äußere umfassende elastische Faserschicht zwischen Tunica mucosa und Muskularis war noch in ganzem Umfang erhalten; von ihr zogen vereinzelt dünne radiäre Faserzüge zur Schleimhaut, den Lichtungsspalten entsprechend. Bei vollständiger Verödung fanden sich aber im Zentralteil des Amyloidzylinders elastische Fasern in dicken Bündeln fast klumpenartig zusammengeballt, so daß die Bilder außerordentlich ähnlich denen verödeter Wurmfortsätze wurden, bei denen auch diese eigentümliche Zusammenschiebung der elastischen Fasern unter dem Einfluß der obliterierenden Entzündung zustande kommt (Abb. 76).

Bei nicht vollständiger Verlegung des Lumens durch die Amyloidmassen waren die noch übrig gebliebenen balkigen Vorsprünge der Samenblasenschleimhaut Sitz dieser vermehrten elastischen Massen. Entzündliche Prozesse, wie sie manchmal bei lokalem Amyloid gefunden werden und die die Amyloidmassen umrahmen, fehlten vollständig, ebenso auch Riesenzellen, die ebenfalls manchmal Begleiter stärkerer lokaler Amyloidansammlungen sind. Das sich bis zur Schleimhaut vorschiebende Geschwulstgewebe beider Fälle zeigte keinerlei räumliche Beziehung zur Amyloidablagerung.

Erwähnenswert ist noch das Verhalten der Muscularis propria: sie war, wie schon angegeben, im 1. Fall von Bindegewebe, im 2. Fall durch das Sarkom hochgradig durchsetzt und ersetzt. In beiden Fällen zeigten die Muskelfasern, wenn es auch des Suchens bedurfte, Ablagerung von körnigem, braunem Pigment; das sei deshalb betont, weil LUBARSCH in seinem Fall kein Pigment fand, und auch hierin ein eigentümliches Syndrom der lokalisierten Amyloidose sehen wollte.

Amyloid in anderen Organen war weder in dem einen noch in dem anderen Fall nachzuweisen. Es könnte naheliegend erscheinen, diese Amyloidablagerung mit dem Bestehen der bösartigen Geschwülste in unmittelbarer Nähe der Samenblasen in Zusammenhang zu bringen; man könnte aber vielleicht eher mit LETTERER annehmen, daß der Abbau des präexistenten Gewebes in der Umgebung der Samenblasen durch das Geschwulstgewebe zur vermehrten Abgabe von Globulinen, die für die Entstehung des Amyloids anscheinend nötig sind, geführt hat. Dagegen sprechen aber die Fälle von ERLACH (Schrumpfnieren und Pankreaskarzinom), der letzte Fall von LUBARSCH (chronische lymphatische Leukämie). Die Ursache der eigentümlichen solitären Amyloidmassenablagerung in den Samenblasen bleibt also ganz ungeklärt. Es mag für die elektive Amyloiderkrankung der Samenblasen auch in Betracht kommen, daß hier Oberflächen, unter denen sich besonders das lokale Amyloid gerne ablagert, in der buchtenreichen Samenblase in besonders ausgedehntem Maße zur Verfügung standen. Auch der alten Lues, die in unseren beiden Fällen vorlag, mag eine ursächliche Bedeutung für die Ablagerung des Amyloids nicht ganz abgesprochen werden.

In allerletzter Zeit berichteten ERLACH und LUBARSCH von starker Amyloidausscheidung der Samenblasen eines 35jährigen Mannes mit Schrumpfnieren, die selbst nur ein geringes Maß von Amyloid aufwiesen. Die Bilder stimmen mit den von uns beobachteten fast überein; noch stärker als in diesen Fällen ist die Amyloidose bei dem 2. Fall ERLACHs, einem 77jährigen an Karzinom des Pankreas gestorbenen Mann: hier war das Relief der Schleimhaut völlig verloren gegangen, die Lichtung war mit scholligen Amyloidmassen ausgefüllt; auch hier war das Amyloid auf die Samenblasen beschränkt. Ganz ähnlich ist auch der 3. Fall LUBARSCHs, bei dem trotz der riesigen subepithelialen Amyloidablagerungen die Samenblasengefäße selbst frei von Amyloid blieben.

Steinbildungen in den Samenblasen.

Steinbildungen in den Samenblasen sind sehr selten; wir haben wirkliche Konkremente der Samenblasen noch nie gesehen. Es ist auch vorwiegend das ältere Schrifttum, das solche Beobachtungen erwähnt. Die beschriebenen Konkremente sind meist klein, hirsekorn- bis höchstens erbsengroß, amorph oder kugelig oder ovoid, sandig, bräunlich oder weißlich gefärbt. Eine Ausnahme bilden Konkremente, die COLLARD beschreibt: er fand in einer Samenblase

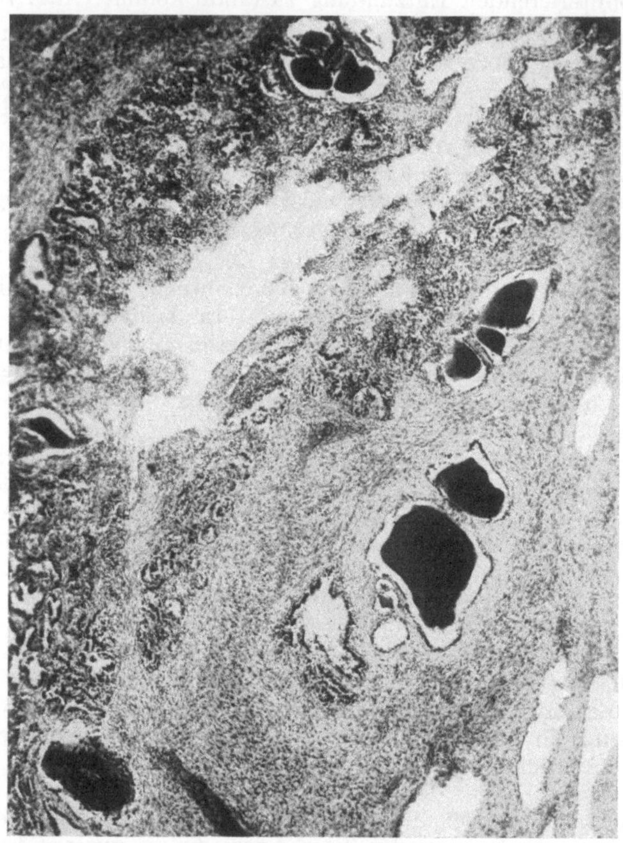

Abb. 77. P. S. 39/29. Mann, 50 Jahre. Chronische Spermatozystitis mit Wandverdickung und Divertikelbildungen. Konzentrisch geschichtete Konkremente (besonders deutlich links unten in den Divertikeln). Vergr. 40 ×.

7 pyramidenförmige polyedrische Gebilde; das größte war von Dodekaederform, sie waren bräunlich, halbdurchsichtig, brüchig; sie verkleinerten sich beim Trocknen und lösten sich in Kalilauge auf; sie waren reich an schleimigen Substanzen und enthielten Kalium und Calcium sulfuricum (?). ALBERS (nach KLEBS) will einmal in einer Samenblase 200 Steinchen von erdiger Beschaffenheit gefunden haben. Wie in den Samenblasen, so kommen auch Konkremente in den Ampullen vor. Ein Teil der Autoren hält die Steine in jeder Beziehung für übereinstimmend mit den Prostatasteinen, andere glauben wieder, daß es sich mehr um Inkrustationen von zusammengeballtem Schleim, von Sympexien, selbst von Spermienköpfen handelt.

Diese Konkremente entstehen der Hauptsache nach wohl nur, wenn eine Entleerung der Samenblasen nicht mehr erfolgt, wenn der Inhalt sich eindickt. Ihre Entstehungsweise kann man manchmal in dem eingedickten homogenen Inhalt von Samenblasendivertikeln verfolgen. Hier läßt sich ab und zu konzentrische Aufeinanderlagerung mehrerer Schichten, die sich durch verschiedene Färbbarkeit auszeichnen können, deutlich unterscheiden (Abb. 77). Meist sind es Schwerkranke gewesen, besonders Tuberkulöse, bei denen Konkremente nachgewiesen worden sind. Die Steinbildungen sind der Hauptsache nach nur Zufallsprodukte bei Autopsien gewesen. Immerhin können sie in Ausnahmefällen auch Anlaß zu Störungen geben. So nimmt GUÉLLIOT an, daß sie Samenblasenkoliken veranlassen können, wenn ihre Ausstoßung aus den Samenblasen größerem Widerstand begegnet.

Bei der Palpation vom Mastdarm aus oder bei Röntgenaufnahmen können die oft zahlreichen Phlebolithen in der Umgebung der Samenblasen Anlaß zur Verwechslung mit Samenblasensteinen geben.

Gutartige (nicht zystische) Geschwülste der Samenblasen. Myome.

VÖLCKER beschreibt als Myom der Samenblasen eine faustgroße Neubildung von weißlich glänzendem Aussehen, die in der Gegend der Samenblasen saß, mit der Harnblase leicht verwachsen war, und die unter einer 1—2 cm dicken bindegewebigen Wand einen glatten Hohlraum enthielt. Ihre Wand wies konzentrische Schichtung auf, eine Epithelauskleidung des Hohlraumes fehlte. Nach dem mikroskopischen Bild soll es sich um ein Myom gehandelt haben; es wird von Resten des MÜLLERschen Ganges abgeleitet und das Ganze als Hermaphroditismus spurius masculinus internus leichtesten Grades angesprochen. Eine ähnliche Deutung erfährt ein haselnußgroßes derbes Gebilde der hinteren Blasenwand, von LUKSCH beschrieben.

Nicht ganz ausgeschlossen ist auch diese Deutung für ein Fibromyom der Samenblasen, das CEELEN mitteilt, zumal hier auch eine Mißbildung der Vasa deferentia bestand; denn vor dem Eintritt in die Prostata vereinigte sich der Ductus ejaculatorius rechts mit dem der linken Seite. Die kindskopfgroße Geschwulst füllte hier den DOUGLASschen Raum völlig aus, war mit der einen Samenblase fest und unlösbar verwachsen, Teile derselben waren im Tumor aufgegangen; bemerkenswert war eine partielle, sonst in Myomen fehlende, hochgradige braune Pigmentierung der Muskelfasern dieses Gewächses, die ein Charakteristikum der Samenblasenmuskulatur des Erwachsenen genannt werden darf. Aber auch dieser Tumor besaß eine zentrale Höhle (Zerfallshöhle?), die mit graurötlicher Flüssigkeit gefüllt war.

Werden derartige Geschwülste vollständig nekrotisch, so können sie sich ähnlich wie gestielte Myome des Uterus von ihrem Muttergewebe völlig lösen; schon vorher geht die Struktur des Muskelgewebes zugrunde; in den äußeren Schichten ersetzt anspruchsloseres sich konzentrisch schichtendes Bindegewebe das ursprüngliche Substrat; die zentrale nekrotische Masse kann sich, solange noch eine Spur von Saftzirkulation besteht, mit Kalksalzen beladen, schließlich vollständig verkalken. Stößt sich der Körper in die Bauchhöhle ab, wobei sich der Stiel der Geschwulst stark verdünnt und abreißt, so bildet sich ein Corpus liberum aus, das seinem Gewicht nach im Douglas liegen bleibt, hier vielleicht sekundäre Verklebungen mit der neuen Umgebung eingeht. So gleicht ein Fall unserer Beobachtung auffallend der Beschreibung von CEELEN: Wir sahen als Nebenbefund, auf den niemals irgendwelche klinische Erscheinungen hingedeutet hatten, im Douglas eines älteren Mannes, eine billardkugelgroße mit der Umgebung verklebte, weiße, harte, kugelige Geschwulst, die leicht ausschälbar war, auf dem Schnitt ausgedehnte konzentrische Schichtung zeigte und die ausgedehnt verkalkt war. Mikroskopisch bestand sie aus hyalinen, sich nicht mehr färbenden Massen (MAILÄNDER). Bei solchen von dem Mutterboden völlig abgelösten Neubildungen ist die Herkunft nicht immer mit Sicherheit festzustellen; so ist auch die Abstammung dieses Tumors keineswegs völlig klar gewesen; er konnte auch von einem abgeschnürten subserösen Lipom oder Myom des Darmes herrühren.

Eine Verwechslung derartiger, vielleicht von der Samenblase abstammender Corpora libera oder in der Samenblasengegend noch fixierter, kleinerer, verkalkter Körper mit den in dieser Gegend häufigen, manchmal verhältnismäßig großen Phlebolithen wird sich unschwer vermeiden lassen. Nur das Röntgenbild kann zu Täuschungen Anlaß geben.

Primäre bösartige Geschwülste der Samenblasen.

Die Samenblasen gehören zu den Organen, die überhaupt selten Sitz primärer Gewächse sind; bösartige gehören aber hier zu den größten Ausnahmen. Die wenigen Fälle des Schrifttums sind zudem meist noch ungenügend beschrieben oder lassen eine andere Deutung ihres Ursprungsortes wahrscheinlicher erscheinen.

Aus der Gruppe der Sarkome ist ein Fall von F. W. ZAHN zu erwähnen. Es handelt sich um ein Lymphosarkom mit Lokalisationen im Darm und anderen Organen. Der untere Teil der Samenblase war in den weißlichen Tumormassen aufgegangen. Ein Spindelzellsarkom, als welches der Fall manchmal bezeichnet wird, kann nach der mikroskopischen Beschreibung: „Vorherrschen der Rundzellen, Einstreuung von Spindelzellen“, nicht vorgelegen haben. Es erscheint wahrscheinlich, daß das Gewächs der Samenblase ein metastatisches war, daß eine Lymphosarkomatose, vielleicht vom Darm ausgehend, vorlag.

Dieselben kritischen Bedenken löst die Durchsicht der als primär beschriebenen Karzinome der Samenblasen aus. Es ist keine Frage, daß die Mehrzahl von ihnen, wenn nicht alle, primäre Prostatakarzinome waren; denn fast ausnahmslos wird von deren Übergreifen auf die Prostata gesprochen, kein Fall ist auf die Samenblase beschränkt gewesen, und gerade diese scharfe Abgrenzung gegen die Umgebung wäre unbedingtes Erfordernis, will man von einem sicheren primären Samenblasenkarzinom sprechen. So liegt im Falle von WALTER, im Falle von TEUBNER sicher ein primäres Prostatakarzinom vor; gerade die Beschreibung, die der letztere Autor von seinem Falle gibt, könnte ohne weiteres auf nicht wenige sicher primäre Prostatakarzinome angewendet werden. Er schreibt: „Die obere Hälfte der einen Samenblase ist bis zur völligen Zerstörung der Septen und Hohlräume von Tumormassen infiltriert, die basalen Teile sind strangförmig infiltriert, die Infiltration hängt mit den gleichfalls infiltrierten hinteren und oberen Teilen der Prostata zusammen, die derb sind, während die übrigen Teile der Prostata sich durch weiche Konsistenz auszeichnen“. Ganz ähnlich ist die Beschreibung KUDLICHS, in dessen Fall beide Samenblasen in einer weißlich-markigen, knollig-lappigen, wulstartig quergestellten Geschwulstbildung aufgegangen waren; orangefarbene Pigmentierung dieser die Samenblasen ersetzenden Geschwulst rührte sicher von Resten des Samenblasenepithels her. Aber auch diese Samenblasengeschwulst stand mit der Prostatageschwulst in Zusammenhang, auch der tubulär-papilläre Charakter des Karzinoms spricht nicht eindeutig für die Genese aus dem Samenblasenepithel.

Primäre Prostatakarzinome sind sicher auch die Fälle von P. BERGER, FENWICK, COURVOISIER, ROCHET, wahrscheinlich auch der von KAUFMANN. Die von einigen beschriebenen vom Epithel der Samenblasen in die Tiefe sich einsenkenden Stränge, die dann in den äußeren Schichten in größere Nester übergehen, die in der Prostata ein differenziertes Aussehen haben, lassen ohne weiteres betreff des Weges der Infiltration auch die umgekehrte Deutung zu; es ist eben an und für sich etwas sehr Mißliches, an vorgeschrittenen Karzinomen, die von mehreren benachbarten Organen ausgehen können, mit Sicherheit den Ausgangspunkt feststellen zu wollen. Die wenigen einer Kritik überhaupt standhaltenden Fälle sind: Der von GUÉLLIOT, in dessen Fall die eine Samenblase in eine grobhöckerige Geschwulst umgewandelt war; leider schließt die mangelhafte mikroskopische Beschreibung der Prostata auch hier einen primären Tumor dieses Organs nicht vollkommen aus; ferner der von LYONS (solides polygonalzelliges Karzinom, 2 Fälle von BRACK (hühnereigroße Tumoren, histologisch „Adenokarzinome"), dann noch der 1. Fall, den SCHWARZWALD schildert (kleinapfelgroßer, die Samenblasen ersetzende derbe Neubildung), während der 2. als primäres Samenblasenkarzinom gedeutete Fall wieder zu weit vorgeschritten war, um jeden anderen Ursprung auszuschließen.

Schließlich sei im Anschluß an die Geschwülste der Samenblasen noch erwähnt, daß es BADILE anscheinend gelungen ist, durch Teereinspritzung in die Samenblasen von Ratten Epithelmetaplasien, in einem Falle sogar angeblich ein Basalzellkarzinom hervorzurufen.

Tuberkulose der Samenblasen.

Die Samenblasentuberkulose ist nach der gonorrhoischen Erkrankung des Organs, und diese ist nur selten mit Sicherheit im histologischen Bild nachzuweisen, die häufigste und ganz zweifellos auch die wichtigste Samenblasenerkrankung überhaupt. Sie findet sich fast nie als Einzelerkrankung, sondern meist als Teil einer ausgedehnteren Tuberkulose des Urogenitalapparates, so daß in der Mehrzahl der Fälle von Samenblasentuberkulose tuberkulöse Veränderungen von Nieren, Harnleitern, Blase, Hoden, Nebenhoden und Prostata nicht vermißt werden. So sah TEUTSCHLÄNDER in 57 Fällen von Urogenitaltuberkulose die Samenblasen 31 mal mit erkrankt, und wenn von der Gesamtzahl die Fälle mit reinen Tuberkulosen des Harnapparates abgezogen werden, so ergeben sich 40 Fälle, unter denen also 31mal die Samenblasen Beteiligung am tuberkulösen Prozeß boten. Das sind rund 77 %. Aus einer Zusammenstellung einer größeren Anzahl reiner Genitaltuberkulosen durch andere Verfasser errechnete TEUTSCHLÄNDER eine Beteiligung der Samenblasen in 91 %, so daß also der Schluß gezogen werden darf, daß in fast allen Fällen von Genitaltuberkulose, d. h. Tuberkulose der inneren Geschlechtsteile, die Samenblasen mit erkrankt sind (s. auch Abschnitt über Statistik). Diese Ergebnisse beziehen sich allerdings nur auf Sektionsmaterial, in dem allein auch geringfügige Erkrankungen der Samenblasen konstatiert werden können. Der Schluß wäre nicht erlaubt, nach dieser Statistik TEUTSCHLÄNDERS in jedem klinisch beobachteten Fall von Hoden- oder Nebenhodentuberkulose nun auch eine Samenblasentuberkulose vorauszusetzen und sich in der Therapie nach den Ergebnissen dieser Zusammenstellung zu richten.

Häufig finden sich beide Samenblasen erkrankt, wenn auch nicht in gleicher Intensität. Das Verhältnis der Häufigkeit der Erkrankung beider Samenblasen zu einseitiger Erkrankung ist ungefähr 2 : 1. Nach TEUTSCHLÄNDER ist bei einseitiger Erkrankung die rechte Samenblase wesentlich häufiger betroffen als die linke, auch scheint bei doppelseitiger, aber nicht gleichalter Samenblasentuberkulose die rechte häufiger als die linke der Sitz der älteren Veränderungen zu sein.

Das gewöhnliche Bild, das die Samenblasentuberkulose bei der Sektion bietet, ist das der vollständigen Verkäsung. Die Samenblasen erscheinen dabei meist stark verdickt, können bis apfelgroße Geschwülste darstellen, scheinen durch das Bauchfell oder die deckende bindegewebig-muskulöse Kapsel als gelbrötliche Gebilde durch, fühlen sich derber als gewöhnlich an. In nicht seltenen Fällen ist die Kapsel der Samenblasen hierbei beträchtlich verdickt und schwer von den Samenblasen abzutrennen; in anderen wieder wird die Wandung mitzerstört und so kann es gelegentlich auch zu einem Zusammenfließen der beiderseitigen Käsemassen kommen (Abb. 79).

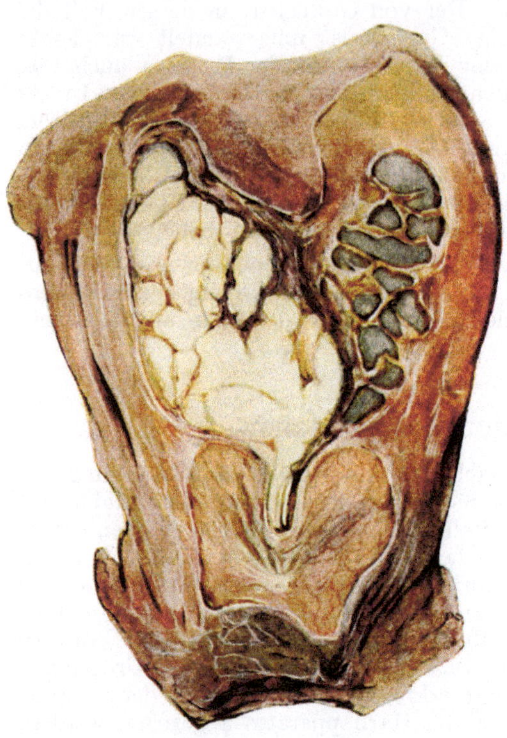

Abb. 78. S. 31/27. Mann, 56 Jahre. Einseitige Samenblasentuberkulose mit Tuberkulose des Ductus ejaculatorius.

Selten ist das Bauchfell beteiligt, wenn auch in vorgeschrittenen Fällen eine Aussaat von Knötchen in der Excavatio rectovesicalis auf die Erkrankung der Samenblasen hindeuten kann. Schneidet man die Samenblasen, die obiges Bild geben, ein, so sieht man die einzelnen Kammern wohl meist noch erhalten, aber alles ist ausgekleidet von dicken käsigen gelben Membranen und ausgefüllt von mehr oder minder eingedicktem käsigen Inhalt. Die Ampullen der Vasa deferentia sind fast ausnahmslos bei Samenblasenerkrankungen mit ergriffen und ihre Veränderungen meist auch gleich weit vorgeschritten wie die der Samenblasen (Abb. 78 u. 79). Ebenso sind meist auch die Ductus ejaculatorii erkrankt, manchmal isoliert verkäst in der umgebenden noch gesunden Prostata (Abb. 78). Neben dieser häufigsten Form der Samenblasentuberkulose kommen auch knotige Tuberkulosen, größere und kleinere verkäste Tuberkel von Hirse- bis Hanfkorngröße, einzeln oder dichter stehend, vor. Ganz selten sieht man kleinste miliare Knötchen die Schleimhaut durchsetzen.

Wenn nicht vollständige Verkäsung der Wände der Samenblasen eingetreten ist, kann der Inhalt noch dünnflüssig, trüb sein. Nach VÖLCKER beginnt klinisch die Tuberkulose der Samenblasen oft mit starker gonorrhöeähnlicher Sekretion. Doch kommen auch hier Fälle vor, wo ausgedehnte Verkäsung des Inhalts mit sehr geringer Veränderung der Schleimhaut, die oft nur stärkere Rötung und größeren Saftreichtum aufweist, in Widerspruch zu stehen scheint, Befunde wie sie auch in der Tube bekannt sind.

Neben diesen Erkrankungen, die sich alle durch Bildung tuberkulösen Gewebes auszeichnen, denn auch bei der letzten geschilderten Form zeigt das Mikroskop eine wenn auch geringe und die Oberfläche kaum zerstörende subepitheliale tuberkulöse Wucherung, kommen nun auch Fälle vor, in denen anscheinend auch eifriges Suchen tuberkulöse Veränderungen nicht ersehen läßt, der trübe Inhalt aber Tuberkelbazillen, manchmal schon im einfachen Ausstrich in großen Mengen, öfters im Tierversuch nachweisen läßt (SIMMONDS, NAKARAI). Das würde als Beweis für ein Ausscheiden von Tuberkelbazillen durch die unveränderte Schleimhaut angesehen werden können, welche Möglichkeit auch für Niere, Gallenblase, Eileiter von manchen zugegeben wird. Wir sind darauf

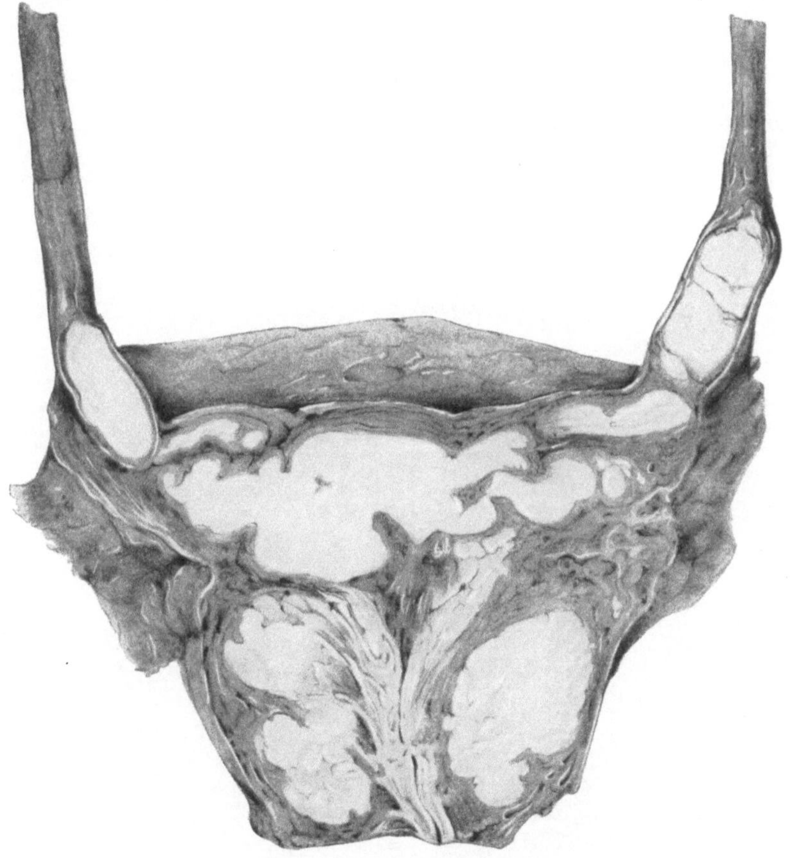

Abb. 79. S. 35/27. Mann, 56 Jahre. Ausgedehnte Prostata-, Samenleiter-, Samenblasen- und Ductus ejaculatorius-Tuberkulose. Konfluenz beider Samenblasen durch tuberkulöse Zerstörung der Scheidewände.

bei der Erörterung der Infektionswege der Tuberkulose im männlichen Geschlechtsapparat zu sprechen gekommen und betonen nochmals, daß man von einer Ausscheidungstuberkulose ohne anatomische, auf Tuberkulose deutende Veränderungen nur dann sprechen darf, wenn das betreffende Organ lückenlos durchuntersucht ist; eine derartige Forderung ist bei keiner der vorliegenden Arbeiten erfüllt; es ist SUSSIG vollständig beizustimmen, daß der Begriff der Ausscheidungstuberkulose einer strengen pathologisch-anatomischen Kritik nicht Stand hält, daß exakte Untersuchung in jedem Fall histologische Veränderungen, wenn im Inhalt Tuberkelbazillen enthalten sind, ergeben wird; neuere Untersuchungen von BERBLINGER unterstreichen diese Bedenken SUSSIGs gegen die Annahme einer reinen Ausscheidungstuberkulose, wenn auch HÜBSCHMANN in seiner zusammenfassenden Darstellung der Tuberkulose wieder für sie eintritt. Zu welchen Hilfsannahmen die Lehre von der Ausscheidungstuberkulose in den Samenblasen führt, zeigt TEUTSCHLÄNDER: nach ihm genügt Ausscheidung der Tuberkelbazillen in den Samenblasen nicht, um Tuberkulose derselben zu erzeugen, frühere gonorrhoische oder andersartige Entzündung muß den Boden für den Angriff der Tuberkelbazillen erst vorbereiten.

Zerstört der tuberkulöse Prozeß die Samenblasenwand, so kann es zu ausgedehnten Abszeßbildungen zwischen Prostata, Blase und Mastdarm kommen,

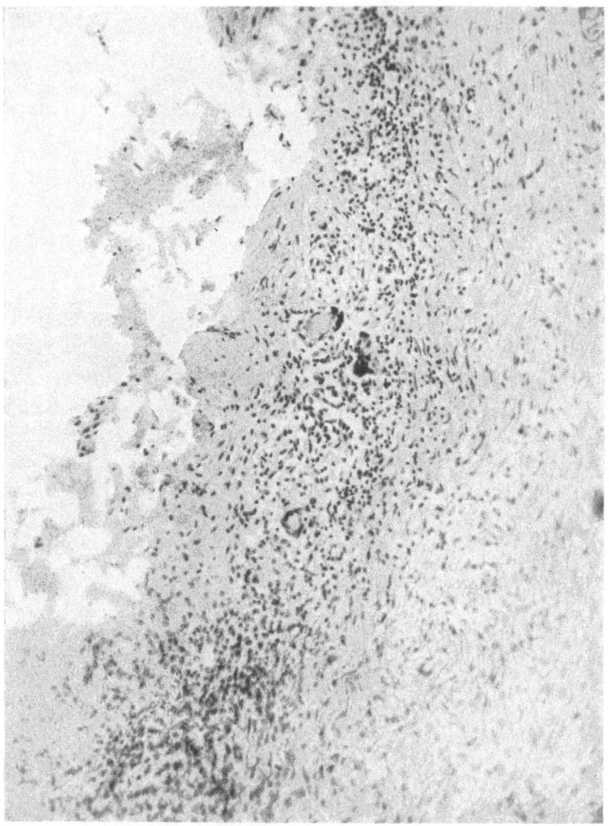

Abb. 80. S. 85/26. Mann, 32 Jahre. Samenblasentuberkulose. Geringe tuberkulöse Granulationsbildung mit Riesenzellen, geringe Verkäsung. Peripl. 4, Apochrom. 16 mm, Balg 60.

und wenn die Prostata gar in den Zerstörungsprozeß mit einbezogen wird, können derartige verkäste Höhlen ganz beträchtliche Größe erreichen. Daß es von hier aus dann zu fistulösen Durchbrüchen in die benachbarten Organe, in Blase, Mastdarm, in den Damm kommen kann, bedarf weiterer Erörterung nicht.

Im histologischen Bild hat die beginnende Samenblasentuberkulose größte Ähnlichkeit mit der Tubentuberkulose (Abb. 80). Auch in ihr ist im großen und ganzen das tuberkulöse Granulationsgewebe nur gering ausgebildet, gewöhnlich schiebt sich nur eine dünne Schicht tuberkulösen Gewebes zwischen Epithel und elastische Faserschicht ein; das Epithel wird allmählich zerstört, denn auch hier beginnt der Prozeß zweifellos subepithelial; vereinzelte interstitielle kleinste Tuberkel können so leicht der Beobachtung entgehen, vollständige Epithelzerstörung tritt aber verhältnismäßig erst spät ein. Reste des Epithels sind oft noch in vorgeschrittenen Fällen zu sehen. Die Rundzellenansammlung in der Umgebung der tuberkulösen Gewebemassen bleibt auch meist in sehr bescheidenen Grenzen. Die elastischen Fasern werden großenteils bald zerstört; an anderen Stellen aber bleiben öfters größere Reste erhalten, die sich zusammenklumpen können. Derartige grobe Züge elastischer Fasern finden sich dann besonders deutlich auf den Resten der Leisten des Samenblaseninnern. Bei chronischer Tuberkulose tritt starke, die Muskulatur ersetzende bindegewebige Umwandlung und Durchsetzung der Samenblasenmuskulatur auf.

Die Divertikel, die sich in die tieferen Schichten der Samenblasen einstülpen, bleiben anfänglich frei von den im Hauptlumen sich abspielenden Veränderungen, erst später werden sie in den Entzündungsvorgang mit einbezogen. Die ersten Anfänge der Erkrankung dieser drücken sich auch hier hauptsächlich in desquamativem Katarrh aus.

Die Heilungsneigung dieser Samenblasentuberkulosen ist meist eine sehr geringe, zumal da der Prozeß häufig ein Teil einer über den ganzen Geschlechtsapparat ausgedehnten Erkrankung ist. In isolierten Erkrankungen kann es aber zu Abkapselungen mit starker Schrumpfung des umgebenden Gewebes (Perispermangoitis fibrosa), zu Abkapselungen und narbigen Schrumpfungen, höchstgradigen Verengerungen des Lumens und schließlich zur kalkigen Inkrustation kommen (Teutschländer, Orth), insbesondere wenn Kastration oder Semikastration vorangegangen ist.

Syphilis der Samenblasen.

Beobachtungen syphilitischer Veränderungen der Samenblasen scheinen größte Seltenheiten zu sein. Es findet sich im ganzen Schrifttum kein einziger einwandfreier Fall. Saleeby hat 21 Samenblasen von sicheren Syphilitikern untersucht, aber in keinem Fall Spirochäten nachgewiesen; in keinem Fall unterschieden sich Epithel oder Muskulatur wesentlich von normalen oder nicht luischen Organen; nur in zwei Fällen fanden sich in perivesikulären Gefäßen Plasmazellen und Lymphozytenanhäufungen der Adventitia, Wucherungsvorgänge der Media, die aber auch nicht mit Sicherheit als spezifische angesprochen werden konnten.

Doch darf daraus nicht der Schluß gezogen werden, daß die Samenblase sich völlig ablehnend gegen die Lues verhält; denn es liegen einwandfreie klinische Beobachtungen vor, wo bei Luikern die Samenblasen verdickt, verhärtet erschienen, Hämospermie längere Zeit bestand, und wo sich unter dem Einfluß antiluischer Kuren (Franck, Keve) der ganze Symptomenkomplex rasch zurückbildete; es wird wohl mit der Zeit auch gelingen, gelegentlich das anatomische Bild der luischen Spermatozystitis vor Augen zu bekommen.

Hoden und Nebenhoden.

Mißbildungen des Hodens.

Die in dem Schrifttum früherer Jahre niedergelegten Fälle von Hodenmangel (Anorchidie) sind nach Tandler und Gross nicht einwandfrei, da die allein ausschlaggebende mikroskopische Prüfung der Befunde in diesen früheren Mitteilungen fehlt. Wir verzichten deshalb auf die Aufzählung dieser Fälle (Zusammenstellung der Fälle bei Gruber [1860]). Einwandfrei unter den neueren Fällen ist die Beschreibung des vollständigen Hodenmangels eines 27 cm langen

Fetus durch ROBERT MEYER: hier waren nicht nur im Hodensack keine Hoden, solche konnten auch bei genauester mikroskopischer Untersuchung der ganzen Hodenstraße nicht, auch nicht in Spuren nachgewiesen werden. Neben den Hoden fehlten auch die Samenleiter, die Nebenhoden, Nieren und Harnleiter. Die Prostata war vorhanden, schloß eine Zyste ein (Rest eines MÜLLERschen Ganges?), der Penis war ausgebildet. Nach ROBERT MEYER ist auch in solchen Fällen vollständigen Hodenmangels bei Früchten die Annahme nicht unbedingt zwingend, daß es dabei überhaupt nicht zur Ausbildung von Geschlechtszellen gekommen ist, wie dies KERMAUNER annimmt. Denn zu der Zeit der Anlage der indifferenten Keimdrüse sind die primären Geschlechtszellen nicht mehr nachweisbar, wenn wohl auch nicht vollständig verschwunden, so doch an Zahl zum mindesten verringert; dieser physiologische Zustand der Verringerung braucht sich nur zu steigern, um zu dem tatsächlich völligen Mangel der Geschlechtszellen zu führen. Nach MEYER muß dieser Schwund auch nicht in der ersten Entwicklung einsetzen, sondern kann in den früheren oder späteren Zeiten des fetalen Lebens, vielleicht sogar nach der Geburt noch erfolgen oder sich vervollständigen. Keimdrüsenmangel ist also nicht einmal in allen Fällen als unbedingt angeborene Mißbildung anzusehen. Im MEYERschen Fall ist die Entwicklungshemmung in die Zeit vor der Anlage der Ureterknospen zu setzen. Bisher ist nach ROBERT MEYER kein Fall bekannt, bei dem lebensfähige Individuen sicher angeborenen Mangel beider Keimdrüsen hatten. Keimdrüsenmangel bei Erwachsenen ist also wahrscheinlich immer Folge der Rückbildung der Organe. Bemerkenswert ist, daß in dem Falle von ROBERT MEYER Penis, Skrotum, Prostata vorhanden waren, die also offenbar ganz unabhängig von der übrigen Urogenitalanlage, wahrscheinlich auch der Geschlechtszellen, ihre Entwicklung nehmen.

Die gleiche Sorgfalt in dem Suchen nach Resten der Geschlechtsanlage wie in den Fällen der Anorchidie muß nach R. MEYER auch in den Fällen von einseitigem Hodenmangel angewendet werden. Auch hier darf nur dann von echter Monorchidie gesprochen werden, wenn auch die genaueste Untersuchung aller Knötchen, Verdickungen, Leisten aller in Betracht kommenden Stellen, so im Hodensack, im Processus vaginalis, am Leistenband und im Leistenkanal auch nicht die geringste Spur von Hodengewebe nachweisen ließ. Auch hier gilt, gerade so wie bei den Fällen von Anorchidie, die Wahrscheinlichkeit, daß der fehlende Hoden wohl angelegt, aber zur völligen Rückbildung gekommen ist. Auch in dieser Gruppe ist völlig einwandfrei ein von R. MEYER genauestens untersuchter 7 monatlicher Fetus:

Rechts fehlte jede Spur von Hodengewebe. Der Nebenhoden aber war vorhanden, (leider ist auch trotz der sonst genauen Beschreibung über seine Lage nichts angegeben). Samenstrang, Prostata, Ureter, Niere der rechten Seite waren ebenfalls vorhanden. Links waren die Verhältnisse ebenfalls normal, Hoden und Nebenhoden lagen am inneren Leistenring. Der Penis war ebenfalls normal bis auf ein größeres Divertikel der oberen Harnröhrenwand, Hodensack und Andeutung von Geschlechtswülsten fehlten wieder vollkommen.

Auch dies ist besonders bemerkenswert und zeigt insbesondere im Vergleich zu MEYERS obigem Fall von völligem Hodenmangel, wie jeder Fall wieder sein Besonderes hat und wie gewagt es ist, aus den Verhältnissen eines Falles allgemeine Schlüsse über die Beziehungen der Organe zueinander zu ziehen. Auch in diesem Fall ist wie bei MEYERS Anorchidie die Wahrscheinlichkeit gegeben, daß der Hoden wohl angelegt war, aber wieder zur völligen Rückbildung gekommen ist.

Aus dem neueren Schrifttum erwähnen wir nur den Fall von HANCOCK, bei dem aber die MEYERschen Forderungen keineswegs erfüllt sind. Hier scheinen linker Hoden und Samenstrang völlig gefehlt zu haben; wir weisen auf die Fälle von E. ALTMANN mit Eunuchoidismus hin, besonders auch auf die dort niedergelegten eingehenden Beschreibungen etwaiger Hodenreste, der Vasa deferentia, der Samenblasen und Prostata, gehen aber auf diese Mißbildungen nicht weiter ein, da sie in eigenem Abschnitt dieses Handbuches behandelt werden.

Mißbildungen des Nebenhodens und des Samenstranges.

Fehlen des ganzen Nebenhodens ist äußerst selten. Ich finde nur wenige Fälle, so einen von PRIESEL, bei dem auch die ganze linke Niere und der Harnleiter fehlte, ebenso Vas deferens und linke Samenblase. Der Hoden selbst war

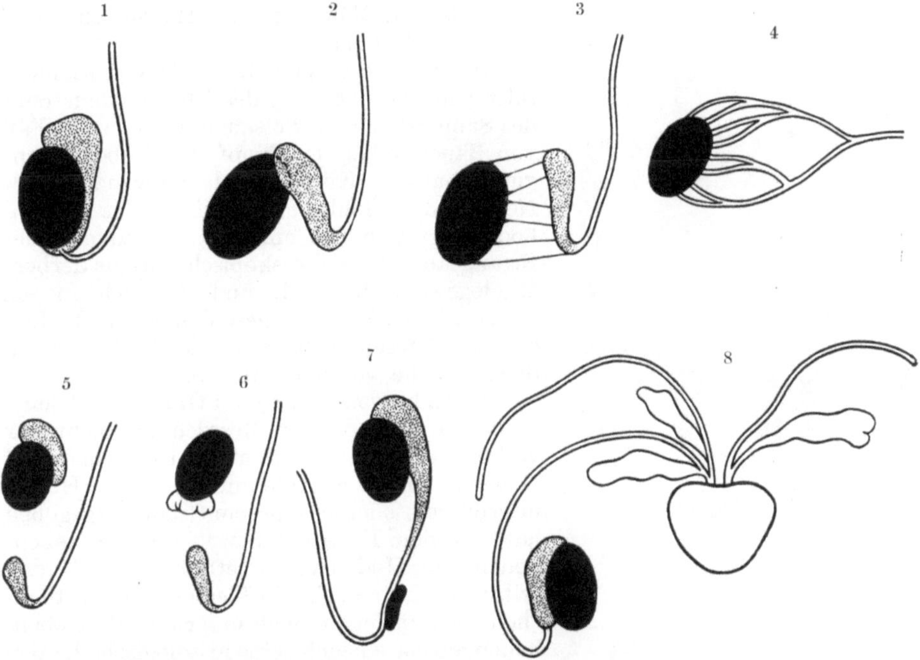

Abb. 81. Schematische Darstellung der Anomalien des Nebenhodens. 1. Normal. 2. Nebenhoden nur mit dem Kopfteil am Hoden fixiert (POLYA). 3. Diastase des Nebenhodens: Verbindung stellen die stark verlangerten Ductuli efferentes dar (ZIPPER, OBERNDORFER, s. Abb. 83). 4. Nebenhoden nicht ausgebildet; die Ductuli efferentes vereinigen sich und bilden das Vas deferens (RIEDER). 5. Fehlen des Nebenhodenkorpers (WINDHOLZ I). 6. Fehlen des Nebenhodenkopfes und Nebenhodenkörpers (uncharakteristisches Anhängsel am Hoden: rudimentarer Nebenhodenkopf?) (SIMON). 7. Überzahliger Nebenhoden am Schwanzteil der Epididymis (KREINER). 8. Doppelbildung der Samenblase und des Vas deferens, Fehlen von Hoden und Nebenhoden an dem überzähligen Vas deferens (WINDHOLZ II).

völlig normal und zeigte auch noch entsprechende Samenbildung; ferner einen diesem fast identischen Fall von KRISCHNER; in diesen Fällen ist offenbar weder Urniere noch primärer Harnleiter angelegt gewesen. Häufiger ist der Nebenhodenkopf erhalten, während aber Nebenhodenkörper und sein Schwanzteil, eventuell das Vas deferens und die Samenblase fehlen. So zählt PRIESEL allein 5 Fälle seiner Beobachtung auf, in denen diese Anomalie bestand. In manchen dieser Fälle war auch der Ductus ejaculatorius nicht zur Ausbildung gekommen. Auch in diesen Fällen war die Samenbildung im Hoden meist nicht wesentlich beeinträchtigt, ein Beweis, welch starker Spermaresorption der Hoden allein oder der Hoden mit seinem Nebenhodenkopf fähig sein kann. Dabei braucht es nicht einmal zu einer starken Samenstauung in den erhaltenen Nebenhodenkanälchen oder gar in den Hodenkanälchen zu kommen. In anderen Fällen allerdings, und PRIESEL beschreibt diese Verhältnisse sehr genau (sie sind übrigens identisch mit den Veränderungen, die wir im Abschnitt: Spermiophagie und Spermaresorption des näheren dargelegt haben), sind die Kanäle mit Spermien oder deren Zerfallsprodukten, Cholesterinkristallen usw. ausgefüllt. Ähnliche Fälle beschreiben ANSPRENGER (Fall 1), VEROCAY, BRACK. Fehlen des ganzen Vas deferens der einen und der Samenblase beider Seiten bei gut ausgebildeten Hoden sah bei einer ausgedehnten Mißbildung des Harngeschlechtsapparates LEUTZE.

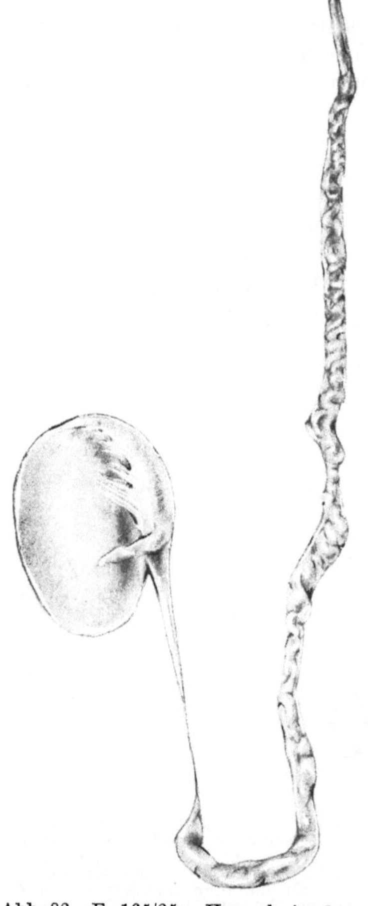

Abb. 82. E. 165/25. Hypoplasie des Nebenhodenkörpers, seines Schwanzteiles und Anfangsteiles des Vas deferens; übertriebene Schlängelung des Mittelstücks.

Äußerst selten sind die Fälle von segmentaler Unterentwicklung des Nebenhodens oder des Samenstranges. So sahen wir in einem Fall von Bauchhoden den Kopf des Nebenhodens gut erhalten, Körper und Schwanzteil des Nebenhodens fehlte, vom Kopf des Nebenhodens ging ein 6 cm langer, fadendünner Strang aus, der mikroskopisch nur aus derbem Bindegewebe bestand, und der sich in ein außerordentlich stark geschlängelt verlaufendes Vas deferens fortsetzte; der Hoden war in diesem Falle verödet (Abb. 82).

Mißbildungen geringeren Grades sind jene, in denen entweder ein Mesorchium nicht zur vollen Ausbildung gekommen ist, wobei der Nebenhoden seine Anlehnung an den Hoden in größerem oder geringerem Grade aufgegeben hat. In dem Falle von SIMON war der Nebenhoden vom Hoden völlig getrennt. Am Hoden selbst lag zwar noch ein kleines Gewebsstückchen, das vielleicht doch ursprünglich Nebenhodengewebe enthielt; eine histologische Untersuchung über dessen geweblichen Aufbau scheint nicht vorgenommen worden zu sein. War das am Hodenpol hängende Gewebsstückchen Nebenhodengewebe, lag also nur eine Lücke im Nebenhodenverlauf vor, so war die Kontinuitätstrennung des Nebenhodens wahrscheinlich eine sekundäre. Ähnlich liegen die Verhältnisse wohl auch in einem von WINDHOLZ berichteten Fall, in dem Hoden und Nebenhodenkopf in der Gegend des äußeren Leistenringes lagen, allerdings mit sehr starker fibröser Atrophie des Parenchyms, welcher Befund im Hoden aber in den Fällen von Ektopie nichts Ungewöhnliches darstellt. Der Nebenhodenschwanz und das Vas deferens hatten den Deszensus normal durchgeführt; auch dies ist bei derartigen Mißbildungen nichts Ungewöhnliches. Der Nebenhodenkörper fehlte (s. Abb. 81).

Wie in diesen beiden Fällen, so handelt es sich auch in den meisten anderen, die in diese Gruppe der Mißbildungen gehören, um ektopische bzw. Leistenhoden, oder um früher ektopische Hoden, die verspätet den Deszensus erlebt haben; das gleiche gilt auch von folgenden Mißbildungen:

Im Falle von ZIPPER liegen Hoden und Nebenhoden 4 cm voneinander getrennt; ein dünnes mesenteriumartiges Mesorchium verbindet sie, in dem anscheinend feinste langgestreckte Ductuli efferentes die Verbindung zwischen beiden Gebilden darstellen; ähnlich, wenn auch nicht so ausgesprochen, sind die Verhältnisse in unserem in Abb. 83 wiedergegebenen Fall. Diese Trennung des Nebenhodens im ganzen oder seiner distalen Teile vom Hoden kann so weit gehen, daß der Hoden und vielleicht auch der Nebenhodenkopf am Leistenring liegen, der Nebenhodenkörper und Schwanz aber den Deszensus vollendet haben und im Skrotum liegen können; dann sind entweder die Ductuli efferentes stark gedehnt, oder der Canalis epididymidis aufgefasert und in die Länge gezogen (FOLLIN und GODARD). In wieder anderen Fällen ist der Nebenhoden als geschlossener Körper nicht zur Ausbildung gelangt: An seine Stelle treten dann aufgefaserte Gänge, die in den Kopf des sonst normalen Hodens übergehen, fest verlötet mit dem Processus vaginalis in dessen Wand verlaufen und sich dann mehr oder weniger weit entfernt vom Hoden im Vas deferens vereinigen (RIEDER, Fall 1). Es ist klar, daß gerade derartige lockere Verbindungen zwischen Hoden und Nebenhoden die Möglichkeit der Torsion des Hodens erhöhen (s. Abb. 81).

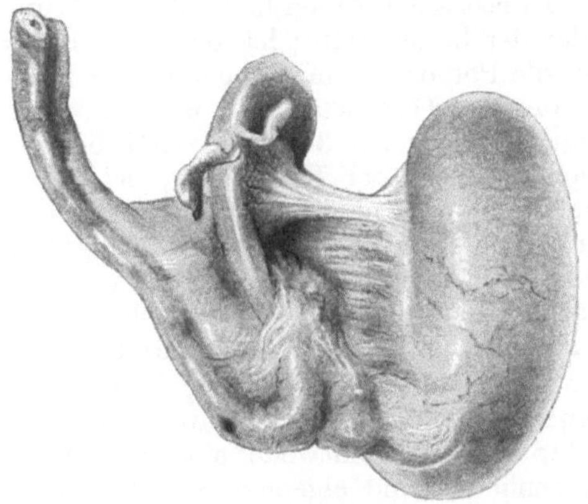

Abb. 83. S. 344/26. Mann, 28 Jahre. Diastase des Nebenhodens vom Hoden (in die Breite gezogenes Mesorchium).

Ein ganz rudimentäres Stadium stellt der 2. Fall von RIEDER dar. Hier gingen vom Hoden 4 dicke Kanäle ab, deren Röhren stark gewundenen Verlauf hatten (ihre braungelbe Farbe erinnerte zuerst an versprengte Nebennierenkeime); je zwei dieser Kanäle vereinigten sich zuerst, nach kurzem Verlauf bildete sich aus diesen ein einheitliches Vas deferens, das aber auch unterhalb des Leistenbandes blind endete. Hier muß die Entwicklungsstörung in die Zeit verlegt werden, in der sich die Kanälchen der Epigenitalis, d. h. die Urnierenkanälchen des 58. bis 69. Segmentes ausbilden und ihre Verbindung mit der Genitalleiste aufnehmen.

Mißbildungen geringsten Grades sind die, bei denen nur der Kopfteil des Nebenhodens dem Hoden anliegt, der Nebenhodenkörper mehr oder minder frei winklig vom Hoden absteht (POLYA) (s. Abb. 81). Verdopplung des Nebenhodens ohne Doppelanlage des Hodens ist vielleicht in dem Falle von KREINER vorgelegen, wenn auch aus der Befundbeschreibung nicht mit aller Sicherheit das Vorhandensein eines überzähligen rudimentären zu dem 2. Nebenhoden gehörigen Hodens auszuschließen ist. Nach KREINER ging von dem inneren Leistenhoden und Nebenhoden ein Strang bis zum Skrotum, verdickte sich an dessen Grund, um dann in das Vas deferens überzugehen; ob es sich nach diesem Befund, wenn Polyorchie auszuschließen ist, um eine tatsächliche doppelte Anlage des Nebenhodens handelt, ist mehr als fraglich; KREINER selbst denkt auch an eine Zerteilung des ursprünglich einheitlichen Nebenhodens durch Strangbildung.

Zum Schluß erwähnen wir noch als Beispiel der sehr seltenen Fälle von Verdopplung des Vas deferens ohne Doppelhoden oder Nebenhoden den Fall von Windholz: hier waren bei Verdopplung der Samenblase der rechten Seite zwei Samenleiter ausgebildet, deren einer zum Skrotumhoden zog, während der andere in der Höhe des äußeren Leistenringes blind endete.

Verdopplungen des Hodens und Hodenmehrfachbildungen. Mißbildungen des Samenstranges.

Im Gegensatz zu den sehr seltenen Fällen, in denen beide Hoden völlig fehlen, sind die Fälle, in denen die Hodenanlage sich verdoppelt hat, etwas häufiger zur Beobachtung gekommen. Allerdings, die Zahl der anatomisch sichergestellten Fälle ist auch hier gering (s. Tabelle S. 581); die klinische Beobachtung allein ist, wenn auch alle Wahrscheinlichkeit für die richtige Deutung der Untersuchungsbefunde sprechen mag, nicht einwandfrei.

In fast allen Fällen handelt es sich um einen überzähligen Hoden der rechten oder der linken Seite; häufig liegen Bauch- oder Leistenhoden vor, sehr häufig ist die Polyorchie mit angeborenen Brüchen vergesellschaftet. Eine Ausnahme ist der Fall Oudendal mit einer an einer Dünndarmschlinge liegenden Hodenanlage. Mehr als 3 Hoden sind bisher beim Menschen nicht mit Sicherheit nachgewiesen; der Fall Kern, bei dem eine Tetrorchie bestanden haben soll, ist nur klinisch beobachtet, also nicht einwandfrei. Im Fall Pok handelt es sich um einen Akardius, also eine Mißbildung, mit 5 Hodenanlagen; ein Unikum stellt der allerdings aus der Tierpathologie stammende Fall von Nieberle dar, bei dem die ganze Bauchhöhle von Hodenanlagen übersät war. Wir gehen auf diese besonderen Fälle unten noch ein (Abb. 84).

Die gewöhnlichen Fälle von Triorchie, bei denen also der überzählige Hoden in räumlich naher Beziehung zum richtig gelegenen Hoden steht, lassen eine gewisse Gruppierung zu: entweder sind beide Hoden der gleichen Seite mit selbständigem Nebenhoden und eigenem Samenstrang ausgestattet; die Trennung kann sich auch auf die Samenblase erstrecken, die dann ebenfalls doppelt ist; oder beide Vasa deferentia münden in eine übergroße Samenblase oder vereinigen sich kurz vor ihrem Eintritt in die einheitliche Samenblase (Haas?, Holder, Marsh). In anderen Fällen ist das Vas deferens sehr klein, hängt stielartig an dem Haupt-Vas deferens (Lane). In wieder anderen Fällen verbindet ein breiter Nebenhoden beide nebeneinander liegende Hoden, aus ihm können sich dann wieder 2 Vasa deferentia ableiten (Widhalm). Eine weitere Reduktion stellen dann jene Fälle dar, in denen ein Nebenhoden sich unter starker Dehnung über beide Hoden nacheinander lagert (Meckel, Edington, Lerat); in solchen Fällen müssen im unteren Hoden zum mindesten die Ductus efferentes ausgebildet sein. Die rudimentärste Form stellen schließlich jene Fälle dar, in denen der überzählige Hoden keine oder nur ganz unentwickelte Anlage von Nebenhoden aufweist und mit dem anderen Hoden überhaupt nicht in Verbindung steht (Perona, Mariotti) (Abb. 84).

Wir erwähnen aus dem neueren Schrifttum noch folgende Fälle, die uns einwandfrei erscheinen: Lossen fand bei einem 28jährigen Mann auf der Innenseite einer rechtsseitigen Hydrozele zwei bohnengroße rundliche Gebilde, deren einer in die Lichtung hineinhing, während der andere in einer häutigen Vertiefung der Scheidenhaut eingebettet war. Beide Knoten hatten das Aussehen von kleinen aber sonst wohl geformten Hoden. Dem oberen Hoden saß ein gut ausgebildeter Nebenhoden auf, der sich in einem 8 cm langen nach abwärts führenden Strang fortsetzte und sich mit dem auf der Unterseite des unteren Hodens ansetzenden Nebenhoden dieses zweiten Gebildes verband (Abb. 85). Vom zweiten Nebenhoden ging das Vas deferens aus. Der linke Hoden war normal. Im mikroskopischen Bild war der obere Hoden ganz normal mit reichlicher Samenbildung, viele Zwischenzellen waren vorhanden, seine Nebenhodenkanälchen waren erweitert und mit Spermien, Phagozyten, desquamierten Epithelien gefüllt. Der Verbindungsgang zwischen beiden Nebenhoden soll aus einer großen Anzahl kleiner Kanälchen bestanden haben. Es geht nicht aus der Beschreibung hervor, ob dieser Befund

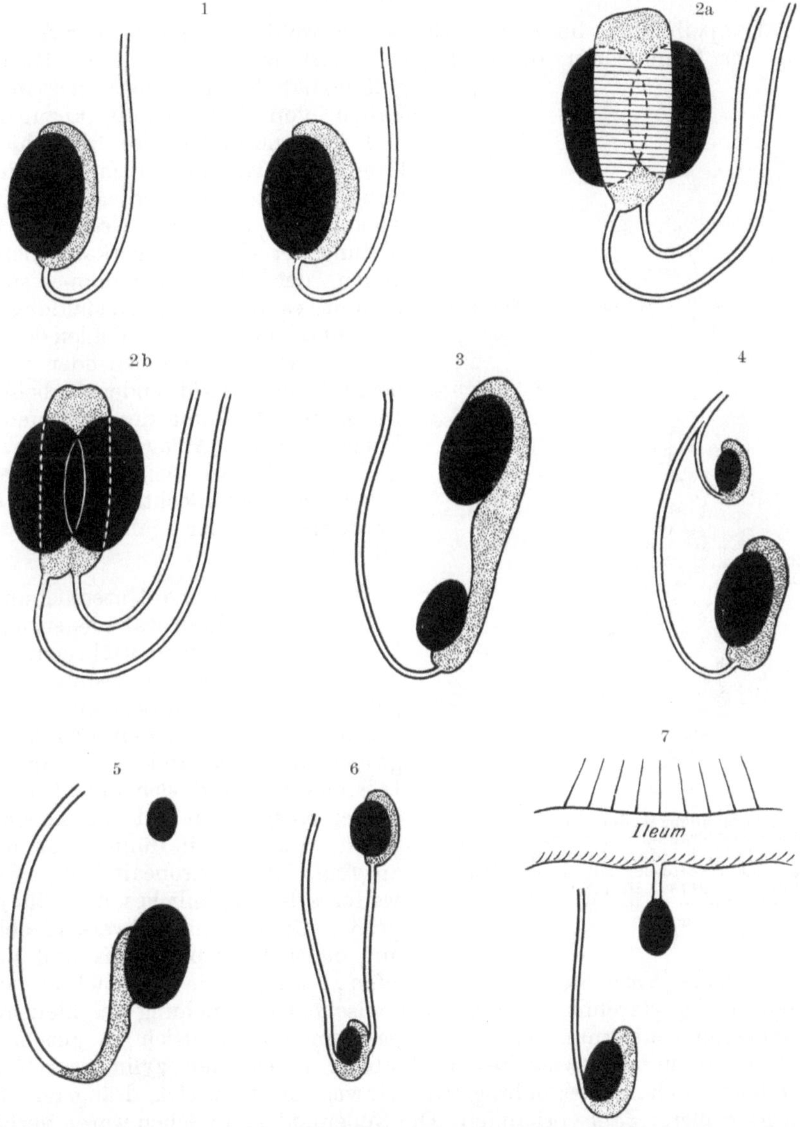

Abb. 84. Schematische Darstellung der einseitigen Doppelhodenbildungen; 1. einfache Biorchie mit doppeltem Nebenhoden und doppeltem Samenstrang. 2. Doppelhoden, gemeinsamer Nebenhoden, doppelte Vasa deferentia (WIDHALM). a Vorder-, b Rückseite (WIDHALM). 3. Dem in die Länge gezogenen Schwanzteil des Nebenhodens des oberen Hodens liegt ein kleinerer unterer Hoden an; einfaches Vas deferens (MECKEL, EDINGTON, LERAT, SCHLEIMER). 4. Der überzählige kleine Hoden und Nebenhoden bildet ein kleines Vas deferens, das stielartig am Haupt-Vas deferens hängt (TURNER). 5. Überzähliger kleiner Hoden ohne Nebenhoden und Samenstrang (PERONA). 6. Doppelhoden. Doppelnebenhoden. Vas deferens des oberen Hodens vereinigt sich mit dem Nebenhoden des unteren; ein endgültiger Samenstrang (LOSSEN). 7. Gestielter seröser Hoden am Ileum hängend. Sonst normale Hodenanlage im Skrotum (OUDENDAL).

einen Durchschnitt durch den zusammengeknäuelten Strang des einheitlichen Nebenhodenganges bedeuten soll, eine Vielheit von Kanälchen also durch den Schnitt des Knäuels nur vorgetäuscht wurde, oder ob tatsächlich, was eine schwer deutbare Mißbildung darstellen würde, eine Vielheit von Kanälchen den oberen und unteren Nebenhoden verband (Ductuli efferentes?). Mit dem Leitband des Hodens war nur der untere Hoden verbunden.

Die Doppelbildung findet ihre Erklärung wohl in einer primären Doppelbildung der Keimdrüsen, die auch zur Persistenz zweier primärer Harnleiter geführt hat. Nach SCHLEIMER ist in diesen Fällen von Polyorchidie anzunehmen, daß die normalerweise atrophierende kraniale Hodenanlage nicht zur Rückbildung gelangte, sondern sich weiter entwickelte; je nach dem Grade der Rückbildung der Urnierenquerkanälchen, aus denen der Nebenhodenkopf stammt, kommt es dann zur Ausbildung eines Nebenhodenkopfes oder Fehlen desselben, also zu zwei Nebenhoden oder zu einem beide Hoden berührenden Nebenhoden. Die Mehrfachbildung des Vas deferens ist Folge doppelter Anlage des WOLFFschen Ganges, die bei gleichzeitiger Doppelanlage der Geschlechtsdrüse zu völliger Verdoppelung der ganzen Genitalseite führen muß.

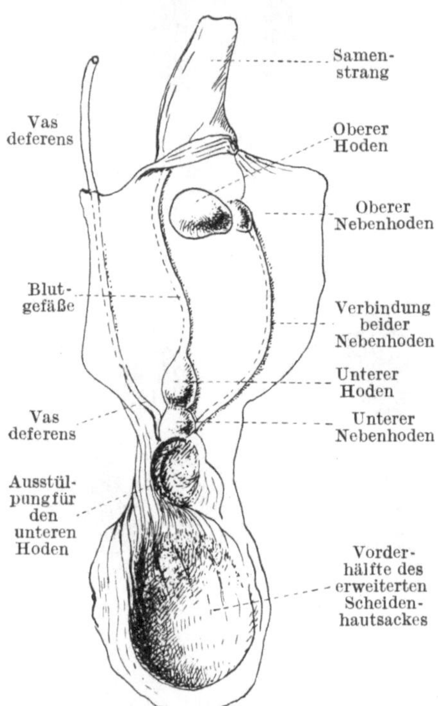

Abb. 85 Überzähliger Hoden (nach H. LOSSEN: Festschrift des Krankenhauses Dresden-Friedrichstadt, 1899, S. 443). (Rechtsseitige Hydrozele: der Hydrozelensack frontal aufgeschnitten, die hintere Hälfte mit den beiden hypoplastischen Hoden ist nach oben geklappt.)

Die anatomische Untersuchung des Falles von A. HAAS war uns ermöglicht: Hier bestand bei einem 9jährigen Knaben doppelseitiger Kryptorchismus bei doppeltem angeborenem Leistenbruch. Dem rechten Bruchsack lag ein kleinhaselnußgroßer kugeliger Hoden an, im linken Leistenkanal fand sich ein über erbsengroßer Körper von hodenähnlichem Aussehen, von dem ein dünnes Vas deferens ausging. Im Peritonealtrichter war ein weiteres, hodenähnliches, ungefähr gleichgroßes Gebilde nachzuweisen, ebenfalls mit deutlicher Epididymis und Vas deferens. Beide Vasa deferentia verliefen, soweit sie beobachtet werden konnten, völlig getrennt. Die mikroskopische Untersuchung des kleineren bei der Operation entfernten Gebildes ergab ein im Vergleich zu gleichaltrigen Hoden etwas unterentwickeltes Hodenbild: neben den zylindrischen Zellen der hodenähnlichen Auskleidung waren zwischen diese sich drängende blasige Zellen in größerer Zahl vorhanden. Die Nebenhodenkanälchen waren verhältnismäßig dickwandig und weit, die Vasa deferentia entsprachen mit ihrem niederen Epithel wieder ziemlich normalen Bildern. Nach dem Verhalten der beiden getrennten Vasa deferentia bis zum inneren Leistenring ist anzunehmen, daß auch doppelte Samenblasen vorhanden waren, die distalen Verhältnisse des Samenleiters also dem Bild entsprachen, das in dem obigen Schema des zweiten Falles von WINDHOLZ gegeben ist.

Tabelle 1. Polyorchidie (einwandfreie Fälle).

Nr.	Jahr	Autor	Alter	Seite	Hoden	Nebenhoden	Samenstrang	Bemerkungen
1	1895	LANE	17	R	2 gleich groß	1	1	Samenstrang des kleinen Hodens geht in den des größeren über (Leistenbruch)
2	1896	PERONA	29	R	2 versch. groß	0	0	kleiner überzähliger Hoden anscheinend ohne Vas deferens
3	1899	LOSSEN	28	R	2 gleich groß	1	1	Nebenhoden des oberen Hodens setzt sich nach freiem Verlauf in den Nebenhoden des unteren Hodens fort.
4	1900	TURNER	$3^1/_2$	R	2 versch. groß	2	2	Vereinigung des oberen Vas deferens mit dem unteren
5	1900	TURNER	17	R	2 versch. groß	2	2	wie 4.
6	1902	MERKEL	40	R	2 gleich groß	1	1	wie 3. Nebenhoden des oberen Hodens setzt sich auf Nebenhoden des unteren fort.
7	1904	LÉCÈNE	33	R	2 gleich groß	?	?	Leistenbruch
8	1907	POTARCA	21	L	2 gleich groß	2 (sehr klein)	2	Hydrozele
9	1907	MARIOTTI	28	L	2 gleich groß	1	1	Leistenbruch, überzähliger Hoden anscheinend ohne Nebenhoden, an solidem Strang hängend
10	1910	DEFRANCESCHI	18	L	2 gleich groß	2	2	Leistenhoden, Samenstrang des inneren Hodens zieht zu dem des äußeren und verliert sich
11	1910	MARSH	3	L	2 gleich groß	2	2	Leistenbruch: beide Hoden in einer Tunica vaginalis; Vasa deferentia vereinigen sich im Leistenkanal.
12	1910	LÉRAT	15	L	2 versch. groß	2	2	Vereinigung der Vasa deferentia im Leistenkanal.
13	1911	WIDHALM	47	L	2 gleich groß	1	2	Leistenbruch
14	1913	DRANSFELD	54	R	2 gleich groß	2	2	Leistenbruch
15	1922	OUDENDAL	?		gestielt am Ileum sitzender Hoden ohne Nebenhoden u. Vas deferens			
16	1922	HAAS	9	L	2 gleich groß	2	2	Bauchhoden
17	1923	JEANNINE et DELATRE	?	L	2 ungleich groß	1	1	Nebenhoden in die Länge gezogen, beiden Hoden gemeinsam
18	1925	HOLDER	45	L	2 ungleich groß	2	2	Leistenhoden
19	1928	EDINGTON	16	L	2 ungleich groß	1	1	Nebenhoden beiden Hoden gemeinsam
20	1928	SCHLEIMER	33	L	2 ungleich groß	1	1	

8 mal war die rechte, 11 mal die linke Seite betroffen.

Einen anderen Typus scheint der von SCHLEIMER berichtete Fall darzustellen: hier scheinen die in gemeinsamer linksseitiger Tunica vaginalis und nebeneinander gelegenen ziemlich gleich großen, im ganzen aber kleinen Hoden des 35 jährigen Mannes einen gemeinsamen Nebenhoden gehabt zu haben, dessen Kopf, der allein Ductuli efferentes enthielt, dem größeren, dessen Schwanzteil, nur aus dem Ductus epididymidis aufgebaut, dem kleineren Hoden angehörte, während der Nebenhodenkörper zwischen beiden Hoden frei verlief. Das Vas deferens war dem einheitlichen Nebenhoden entsprechend auch einfach. Der größere Hoden war histologisch normal, der kleinere zum größten Teil unterentwickelt mit fehlender oder verengerter Lichung der Kanälchen. Einen gemeinsamen Nebenhoden scheinen auch die beiden nebeneinander liegenden gleich großen, in einer Kammer einer mehrzystischen Hydrozele liegenden Hoden in dem von Widhalm mitgeteilten Fall gehabt zu haben. Allerdings gingen hier von dem breiten Nebenhoden zwei Vasa deferentia aus.

Kurz erwähnen wir noch den ungenau beschriebenen Fall von Lécène, bei dem der überzählige rechte Hoden in einem Leistenbruchsack saß; er war klein, nur olivengroß und war histologisch atrophisch wie es gewöhnlich der kryptorche Hoden ist; er war aber reich an Zwischenzellen. Die beiden anderen im Skrotum liegenden Hoden sollen normale Größe gehabt haben. Über die Verhältnisse des Nebenhodens und des Samenstranges des überzähligen Hodens fehlen hier Angaben.

Ebenso unvollständig geschildert sind die Fälle von Jeannin und Delatre, sowie der von Holder Holl. Im ersten Fall, bei einem 21 jährigen Mann war der überzählige linke Hoden mandelgroß und lag oberhalb des normalen Hodens. Histologisch soll auch der überzählige Hoden in voller Samenbildung gestanden haben, Zwischenzellen waren auch hier reichlich vorhanden. Nebenhoden und Samenstrang wurden nicht gesehen. Bei Holder war der überzählige Hoden im Leistenkanal gelegen, besaß differenziertes Parenchym und soll eigenen Nebenhoden und Samenstrang gehabt haben. Die im Skrotum liegenden beiden Hoden sollen auch hier normal gewesen sein.

Die meisten anderen Fälle des Schrifttums sind nur klinisch, also auch nicht in vivo autoptisch gesehen worden. Sie sind deshalb keineswegs gesichert, denn andere Körper im Hodensack oder Leistenkanal können überzählige Hoden vortäuschen. Wir nennen folgende Fälle: Kern: Doppelhoden, je 2 auf jeder Seite, Tanaka: überzähliger Hoden im Leistenring, Fischer: überzähliger Leistenhoden der rechten Seite, Le Dentu, Dohi: dieser Fall wäre sehr bemerkenswert, weil hier von 3 Hoden im linken Skrotumabschnitt die Rede (Dystopia transversa?) ist. Ayyer erwähnt linken Doppelhoden mit eigenem Nebenhoden und Vas deferens.

Ganz vereinzelt in der Kasuistik der menschlichen Hodenmißbildungen ist ein von Oudendal mitgeteilter Fall: Hier wurde am Ileum etwa 30 cm oberhalb der Ileozökalklappe, also ungefähr der Gegend des Meckelschen Divertikels entsprechend, ein an 4,5 cm langem Stiel hängender taubeneigroßer ovoider mit glatter Kapsel versehener Körper gefunden, der auf dem Durchschnitt Hodengewebe völlig glich und auch histologisch aus einem, Hodenkanälchen außerordentlich ähnlichem Gewebe bestand; Samenbildung war nicht vorhanden, ebenso fehlten auch Nebenhodenkanälchen, während wieder zwischenzellenähnliche Gebilde im Interstitium eingestreut waren.

Der Fall Oudendal ist wahrscheinlich ähnlich zu deuten wie ein merkwürdiges Beispiel aus der Tierpathologie, das Nieberle gibt: Dieser fand bei einem 9 Monate alten kastrierten Schwein über das ganze parietale und viszerale Bauchfell ausgestreut eine große Menge verschieden großer und gestalteter Knötchen und Knoten von Linsen- bis Walnuß-, ja bis Hühnereigröße, die graubraune Farbe hatten. Die größten Knoten lagen im Mesenterium des Dickdarmes und besonders des Mastdarmes, während die Verteilung der übrigen Herde unregelmäßig war. Bis zu 100 Knoten wurden auf dem parietalen Peritoneum, die übrigen zahlreichen Gebilde am Netz, am Gekröse und serösen Überzug der Milz, des Dünndarmes gefunden. Das mikroskopische Bild ergab auch hier überall ein aus zahlreichen Kanälchen aufgebautes Gewebe; die Kanälchen besaßen wie die Hodenkanälchen eigene Membrana propria, waren ausgekleidet von einer einschichtigen Lage von Zellen mit großem bläschenförmigen Kern, die Zellen waren vielfach abgeschilfert und füllten zum Teil die Lichtung aus., NIEBERLE denkt hier an Sertolizellen, denen aber auch Ursamenzellen (dunkle eingestreute Zellen) beigemengt zu sein schienen. Zwischenzellähnliche Gebilde im Interstitium fehlten auch nicht.

Wenn hier eine etwa bei der Kastration erfolgte Zerquetschung der Hoden und Einpflanzung mit Regeneration der Trümmer in der Bauchhöhle auszuschließen ist, und eine derartige Erklärung hat sehr wenig Wahrscheinlichkeit für sich, so kann man sich die Entstehung dieser außerordentlichen Vielheit von Geschlechtsdrüsen im ganzen Bauchfell nur aus einer besonderen Fähigkeit des ganzen ursprünglichen Zölomepithels zur Geschlechtsdrüsenentwicklung erklären.

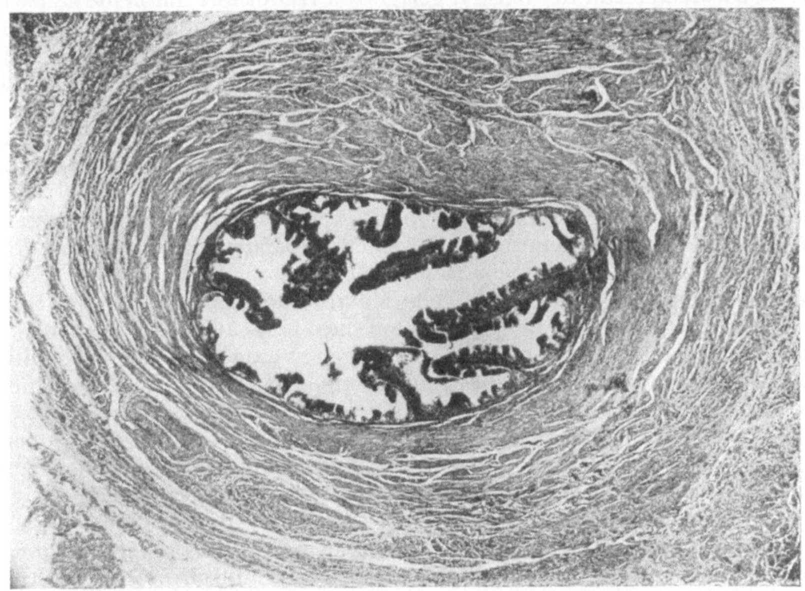

Abb. 86. E. 771/29. 16 Jahre. Blind endendes Vas deferens (auffallende Schleimhautfaltenbildung mit Papillen), in einer Hernia labialis bei Pseudohermaphroditismus masculinus gelegen.

Eine derartige geschlechtsdrüsenbildende Potenz des Zölomepithels muß wohl auch bei der Erklärung der Polyorchie im Falle POCK angenommen werden.

Unter den Mißbildungen des Samenstranges erwähnen wir noch das eigetümliche Bild, das ein blind endendes Vas deferens in einem Falle von Pseudohermaphroditismus masculinus bot. Der Strang, der in einer Hernia labialis lag, zeichnete sich durch hochgradige, papillär-polypöse Gliederung seiner Schleimhaut aus, die ihr fast tubenähnliches Aussehen gab, hätte nicht das niedere Epithel und die stark entwickelte Muskularis vor der Verwechslung geschützt (Abb. 86).

Versprengung von Milzgewebe in Hoden und Samenwegumgebung.

Wie bei den Beizwischennierenverlagerungen in die Umgebung der ableitenden Harnwege handelt es sich auch bei den im Vergleich zu jenen selten vorkommenden Nebenmilzen in der Nachbarschaft von Hoden, Nebenhoden, Samenstrang, in der Mehrzahl der Fälle um Absprengungen, die zeitlich auf die ersten Embryonalmonate zurückgehen. Auch hier sind es räumliche Beziehungen zwischen der Urniere und der in der Höhe des dorsalen Blattes des Omentum minus aus dem Mesenchym sich bildenden Milz, die die Verlagerung verständlich machen. Dazu kommt, daß die Milz an und für sich leicht zu Mehrfachbildungen bzw. zu ungenügenden Vereinigungen mehrfacher ursprünglich benachbarter Anlagen neigt; Nebenmilzen nennt LUBARSCH einen nahezu normalen Befund, Versprengungen in ungeheurem Ausmaße über die ganze Bauchhöhle sind bekannt (400 Nebenmilzen, ausgestreut über das ganze Peritoneum in einem Falle ALBRECHTS).

Die verlagerten Nebenmilzen, hier die im Bereich des Geschlechtsapparates halten manchmal ihre Beziehungen zum Hauptorgan aufrecht. So soll in einem Falle von SKWORZOFF von der normal gelagerten Hauptmilz durch die ganze linke Hälfte der Bauchhöhle ein zum inneren Leistenring ziehender Strang gefunden worden sein, der im oberen Teil Kleinfingerdicke erreichte und hier ganz aus Milzgewebe bestanden haben soll, der sich dann in eine bindegewebige Schnur fortsetzte, die sich mit dem Samenstrang vereinigte und ihn nebst Hoden und Nebenhoden mit einer eigenen Bindegewebskapsel umhüllte. Bei SNEATH soll eine einen 3. Hoden vortäuschende Nebenmilz stielartig mit dem Hauptorgan verbunden gewesen sein (beide Fälle zit. nach TALMAN).

Diese versprengten Milzanlagen können bei krankhaften mit Milzschwellungen verbundenen Erscheinungen dieselben Veränderungen wie das Hauptorgan erleiden und so eigenartige Bilder geben. So schwoll in dem Fall von TALMAN der Hodensack anläßlich einer Malariainfektion bis zu Gänseeigröße an; mit dem Zurückgehen des Malariaanfalles ging auch der Hoden wieder zur ursprünglichen Größe zurück. Die wegen Verdachtes auf Nebenhodentuberkulose später vorgenommene Entfernung von Hoden und Nebenhoden ergab den überraschenden Befund einer indurierten, haselnußgroßen, braunroten Nebenmilz im Nebenhoden; neben diesem größeren Körper fand sich oben am Samenstrang noch ein zweiter gelbbraun gefärbter, spindliger, orangenkerngroßer Körper, der bei seiner starken Induration und seinem reichlichen Blutpigment mehr das Bild eines organisierten hämorrhagischen Infarktes der Milz bot. Die Induration und Pigmentablagerung (eisenhaltige „myzelähnliche" Pigmente!) werden auf mechanische Schädigungen dieser Nebenmilzen zurückgeführt.

Gehören diese Versprengungen zu den atavistisch stammes- bzw. keimesgeschichtlichen Hemmungs- oder Mißbildungen, so sind Versprengungen auf traumatischer Basis ebenfalls denkbar. Angaben hierüber fehlen aber im Schrifttum.

Akzessorische Nebennieren am Genitalapparat.

Bei der Nachbarschaft der Keimanlage der Nebennierenrinde und der Urniere, bzw. deren Ausführungsapparates, des WOLFFschen Ganges, ist Verlagerung von Teilen der Nebenniere in die unmittelbare Nachbarschaft des Hodens begreiflich, zudem die Nebenniere ein Organ ist, bei dem Absprengung von Teilen fast zur Regel gehört.

So kommen denn auch verhältnismäßig häufig im ganzen Verlauf des WOLFFschen Ganges, im und am Hoden, im Nebenhodengebiet und entlang des ganzen Samenleiters aus Nebennierenrindengewebe bestehende Knötchen vor. Systematische Untersuchungen an 15 Paaren von Hoden Neugeborener durch WIESEL ergaben 23 mal, also in 76,5% akzessorische Nebennieren; die rechte Seite scheint bevorzugt zu sein. Der Sitz der Knötchen ist gewöhnlich das lockere Bindegewebe, das die ableitenden Hodenwege umgibt: die Mehrzahl von ihnen liegt in der Nähe des Nebenhodenschwanzes, sie können aber auch im ganzen Verlauf des Vas deferens getroffen werden (ESAU, AIUTOLO, SCHMORL,

ULRICH). Selten werden sie zwischen den Kanälchen des Nebenhodenkopfes getroffen (FRIEDLAND, DAGONET, WIESEL). Ihre Größe schwankt von Nadelspitz- bis zu Hanfkorngröße. Selten wurde auch ihre Lage im Rete testis festgestellt (ROTH, WIESEL, R. MEYER). Eine Ausnahme stellt ein Fall R. MEYERS dar, der ein Nebennierenrindenknötchen fand, das bei unvollständigem Deszensus unter der Albuginea des Hodens eines Neugeborenen zum Teil noch zwischen Hodenkanälchen lag.

Beim Erwachsenen werden diese Knötchen selten gefunden. Ursache mag dafür ein bei ihrer gewöhnlich minimalen Größe begreifliches Übersehen sein. Ein völliges Verschwinden dieser Gebilde ist allerdings auch nicht ganz auszuschließen, wenn man bedenkt, daß der physiologische Abbau der Nebennierenrinde, der vom Mark her erfolgt, bei der Geburt noch nicht beendet ist. Für die Möglichkeit dieses späteren Abbaues trotz des Fehlens von Nebennierenmark könnte der Bau dieser Beizwischennieren sprechen. Man findet am besten die Säulenzone, vielfach auch die Zona glomerulosa ausgebildet, während die labile Zona reticularis meistenteils fehlt. In dieser setzen bekanntlich die physiologischen Abbauvorgänge am stärksten ein.

Eine Verwechslung mit Zwischenzellen, wie sie von KYRLE u. a., auch von uns im Rete testis und im Nebenhoden gefunden wurden, kommt kaum in Betracht; diese Zwischenzellen liegen einzeln oder in kleinen Zügen im Gewebe, die akzessorischen Nebennieren sind im Gegensatz hierzu umschriebene kleine, bindegewebig gut abgegrenzte Organe.

In letzter Zeit beschreibt Z. SHIOSAWA bindegewebig abgegrenzte kleinste Knötchen, die im Rete testis oder im Bereich der Coni vasculosi des Kaninchens in ungefähr 25% aller Fälle vorkommen; es handelt sich dabei um 45—1100 μ große Gebilde, die aus protoplasmaarmen, rundlichen, häufig vieleckigen Zellen mit chromatinreichem rundem Kern bestehen und die durch kapillarenführende Bindegewebszüge in kleine Häufchen geteilt werden und dadurch drüsenähnliches Aussehen gewinnen; sie geben keinerlei Lipoid-, Chrom- oder Adrenalin- oder Oxydasereaktion; ihre Natur ist unklar, ihr innersekretorischer Charakter ist wahrscheinlich; histologisch stehen sie, abgesehen von ihrem anderen chemischen Verhalten, den phaeochromen Zellen am nächsten; beim Menschen ist ähnliches bisher nicht beschrieben worden.

Hodenunterentwicklung (Hypoplasie des kindlichen Hodens).

Die Größe und das Gewicht der Hoden steigt von der Geburt bis gegen das Ende des 1. Dezenniums nur sehr langsam an (s. Tabelle 3); erst mit dem Einsetzen der ersten Erscheinungen der Pubertät steigen Größe und Gewicht, um ungefähr mit dem 20. Lebensjahr die definitiven Maße zu erreichen.

Tabelle 3. Größe der kindlichen Hoden (nach MITA).

Jahresalter	Länge	Breite	Dicke	Umfang	Gewicht mit Nebenhoden
Neugeborener	1,10	0,66	0,55	2,3	0,50
1. Lebensjahr	1,27	0,77	0,65	2,7	0,70
2. „	1,50	0,90	0,83	3,1	1,00
5. „	1,51	0,94	0,76	3,1	1,10
6. „	1,60	0,95	0,80	3,2	1,23
12. „	1,92	1,10	1,00	3,7	1,90
13. „	2,90	1,50	1,50	5,6	4,50
15. „	3,10	2,00	1,80	6,5	11,00
17. „	3,90	2,10	2,20	8,0	16,00
18. „	4,00	2,30	2,20	9,0	17,00

Untersucht man eine große Reihe von Hoden Neugeborener, Kinder und Jugendlicher bis ungefähr zum 20. Lebensjahr, so ist man über die überaus wechselnden Bilder des mikroskopischen Aufbaues, des Verhältnisses der Kanälchen zum Zwischengewebe, der Ausbildung der Kanälchen selbst in gleichen Lebensjahren überrascht. Schon die Hoden von Neugeborenen zeigen untereinander bemerkenswerte Unterschiede. So sieht man unter ihnen bald Bilder, bei denen Kanälchen dicht neben Kanälchen liegt, bei denen die Kanälchen deutlich kleine Lichtungen haben, bei denen das Epithel der Kanälchen aus dicht gelagerten mehrzeiligen

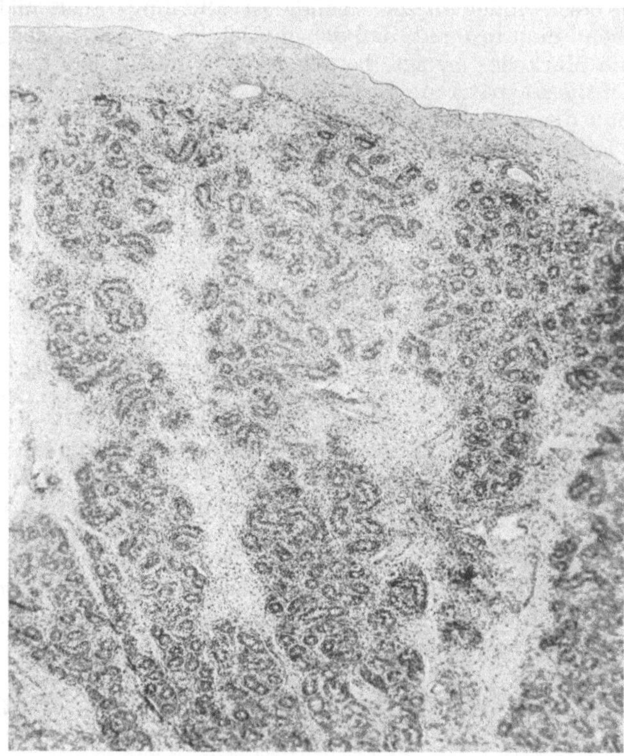

Abb. 87. S. 312/26. E 9 Monate. Erbsengroße Hoden. Hodenhypoplasie mit ödematösem vermehrtem Zwischengewebe, auch um die einzelnen Kanälchen. † an Bronchopneumonie, Rachitis. Okular Zeiß Homal II, Obj. Zeiß 5, Balgl. 52 cm.

dunklen Zylinderzellen besteht, zwischen die sich größere lichtere Zellen mit hellerem Kern (Spermiogonien?) regelmäßig in geringer Zahl einschieben, bei denen das Zwischengewebe nur aus wenigen kleinen spindligen Zellen besteht, die deutlich meist nur in den Knotenpunkten der Kanälchen, also wo eine gewisse Entfernung der Kanälchen voneinander bestehen muß, sichtbar werden, und unter denen größere, als LEYDIGsche Zellen ansprechbare Gebilde kaum nachweisbar sind; dann trifft man wieder auf Hoden, bei denen das Zwischengewebe wesentlich stärker entwickelt ist, bei denen die spindligen interstitiellen Zellen sehr zahlreich auftreten, die Kanälchen dadurch zum Auseinanderrücken gezwungen sind, so daß eine Berührung der Kanälchen, wenn sie auch nicht überall vollkommen aufgehoben ist, so doch größtenteils nicht mehr zustande kommt. In anderen Fällen wieder ist dieses Zwischengewebe durch stärkeren, dem Alter des Hodens keineswegs entsprechenden Faserreichtum ausgezeichnet; selbst die Membrana propria der Kanälchen wird hierbei oft stark verdichtet gefunden, so daß die Kanälchen von korbgeflechtartig angeordneten, oft nach VAN GIESON färbbaren Fasern umgeben liegen; in Ausnahmefällen kann man selbst bei Kindern Hodenkanälchen in großer Anzahl finden, bei denen die Membrana propria stark verdickt ist und hyaline Quellung ihrer inneren Schichten zeigt, wie dies sonst nur bei höheren Graden der Hodenatrophie des Erwachsenen zu sehen ist (Abb. 87).

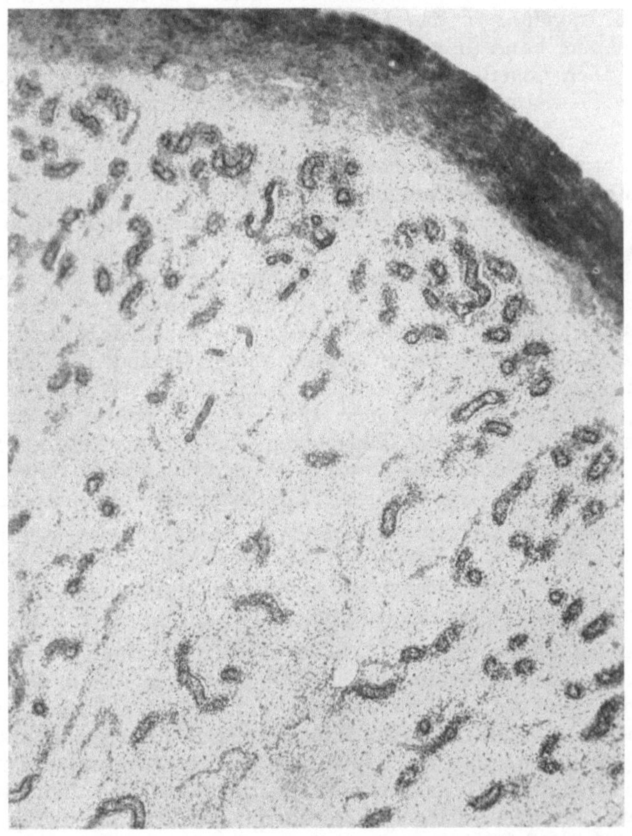

Abb. 88. S. 365/29. $9^1/_2$ Jahre. Hochgradigste Hodenhypoplasie. Große Leerbezirke. Verbreitete Septula. Kleine Kanälchen mit angedeuteter Lichtung. † langsam fortschreitende Lungentuberkulose. Hochgradige chronisch-ulzeröse Darmtuberkulose, Nierentuberkulose, tuberkulöse Basalmeningitis. Körpergewicht 15 kg, Körperlänge 120 cm. Zeiß-Okul. Homal II, Obj. 5, Balg 52 cm.

In wieder anderen Fällen tritt Zell- und Faserreichtum des Zwischengewebes ganz zurück gegenüber starker Auflockerung desselben; die spindligen Zellen oder vielmehr ihre Kerne (denn ihr Zelleib ist kaum zu erkennen) treten stark auseinander und das protoplasmatische dünne Retikulum scheint schaumigen Bau zu besitzen. In Steigerung solcher Bilder kommt es dann im Hodenschnitt zu größeren Lichtungsherden (Abb. 88), in deren Bereich Hodenkanälchen vollkommen fehlen, oder in denen nur hie und da ein Kanälchendurchschnitt eingelagert erscheint. Manchmal sind derartige Veränderungen auch nur abschnittsweise im sonst weniger veränderten Hoden zu sehen. Die Kanälchen solcher, große Leerbezirke aufweisender Hoden sind gewöhnlich auffallend eng und dünn, wesentlich kleiner als die oben beschriebenen Durchschnitte; ein Lumen ist vielfach nicht mehr erkennbar, und ebenso fehlt gewöhnlich eine Differenzierung der die Kanälchen auskleidenden Zellen in zahlreichere dunkle zylindrische und spärliche hellere größere Zellen völlig; auch ist das Epithel vielfach in deutlich einreihiger Form angeordnet.

Ebenso wie die Hoden Neugeborener können Hoden im ganzen Kindesalter diese wesentlich voneinander verschiedenen Bilder zeigen, auch noch in den ersten Reifungsstadien des Hodens, deren Beginn wir in unseren Breitegraden im allgemeinen ungefähr in das 14. Lebensjahr setzen dürfen; ja bis zum 20. und 22. Lebensjahr kann dieselbe Verschiedenheit der Bilder, an deren einem Ende der an Lichtungen reiche ganz unentwickelte und an deren anderem Ende der in voller Samenbereitung stehende Hoden zu setzen ist, beobachtet werden.

Betrachten wir nun unter Berücksichtigung dieser Verschiedenheiten wahllos gesammelte 50 Hoden vom Neugeborenen bis zum 22jährigen Mann, so geht aus ihrer Reihung hervor, daß Hoden mit dicht stehenden Kanälchen und sehr geringem Zwischengewebe, wie wir sie eingangs dieses Abschnittes geschildert haben, zu den Ausnahmen gehören: wir finden sie unter unseren 50 Fällen nur 12 mal, was 24°/$_0$ entspricht, TOBECK unter 77 Fällen von Säuglingshoden nur 16 mal (20,8 °/$_0$). KYRLE, der die Scheidung der einzelnen Entwicklungsformen des Hodens noch schärfer vornimmt, findet unter 110 Hoden 24, die diesem Bild wenigstens zum Teil entsprechen, also 21,8°/$_0$; DIAMANTOPOULOS unter 67 Hoden 21 = 31,3°/$_0$; VOSS unter 130 Hoden 19 = 15°/$_0$. KYRLE schränkt bei noch schärferer Trennung die Zahl der dem obigen Bild entsprechenden Hoden später gar auf 10°/$_0$ ein, und schließlich kommt er zu dem Schluß, daß unter seinem großen Material nur ein Hoden dieser Beschreibung voll entspricht.

Das Bild, das wir als erstes eingangs dieses Kapitels geschildert haben, soll nach KYRLE das des normalen Hodens sein; alle anderen Bilder, die man gewöhnlich auch bei Neugeborenen zu sehen bekommt, sind nach KYRLE Ausdruck der Unterentwicklung des Organs.

Eine derartige Lehre, die 99°/$_0$ aller kindlichen Hoden als anormal, als unterentwickelt bezeichnet, muß zu großen Bedenken Anlaß geben, und von vornherein wird man sie in ihrer letzten und schärfsten Präzisierung, die ihr KYRLE gegeben hat, auch als unhaltbar bezeichnen müssen, denn dann gäbe es praktisch genommen, normale Hoden im Kindesalter und sogar beim Neugeborenen überhaupt nicht; der Hoden würde damit aus dem Rahmen aller anderen Organe, bei denen das normale das gewöhnliche ist, völlig herausfallen und eine außerordentliche Ausnahmestellung einnehmen. Aber selbst wenn man den an unserem Material errechneten Prozentsatz der Beurteilung zugrunde legt, oder wenn man sogar eine gewisse Variabilität der Bindegewebsentwicklung dem normalen Hoden zurechnet und so auf 50°/$_0$ der Unterentwicklung herunter gehen würde, müßte diese Häufigkeit überraschen.

Tabelle 2.
Zwischengewebe, Kanälchen, Lichtungsgrößen der Kanälchen, Zwischenzellen und Spermiogoniendifferenzierung im jugendlichen Hoden.

Nr.	Fälle	Tötliche Krankheit	Zwischengewebe	Kanälchen	Lichtungen	Differenzierte Zwischenzellen	Differenzierung des Kanälchenepithels, spermiogonienartige Zellen
1	Untergewichtiger (1800 g) ausgetragener Zwilling E 1044/25		spärlich, Blutungen Ödem	auseinanderstehend, keine Berührung	angedeutet	Ø	Ø
2	Frühgeburt 1750 g S 500/25		Ödem, Blutungen	dgl.	dgl.	Ø	Ø
3	$^1/_2$ Monat P 45/14	Pyelonephritis. Nierenmißbildung	breites Zwischengewebe, faserreich, locker, entzündliches Ödem? Hyperämie	auseinanderstehend	dgl.	Ø	Ø
4	2 Monate 311/26	Bronchopneumonie Pertussis	spärlich interstitielle Blutungen	Berührung der dichtstehenden verhältnismäßig weiten Kanälchen	angedeutet	Ø	+
5	2 Monate 300/29	Lues cong. Meningitis	spärlich	dgl.	dgl.	Ø	+
6	4 Monate 85/14	?	spärliche Blutungen, Hyperämie	dgl.	angedeutet	Ø	+
7	$4^1/_2$ Monate 149/14	aliment Intoxikat.	Hyperämie	dicht stehend	dgl.	pigmentiert. ZZ	Ø
8	$4^1/_2$ Monate 114/29	Lues cong. Lebergummen	stark vermehrtes Zell- u. faserreiches Zwischengewebe „entzündlich"?	unregelmäßige Lichtungsbezirke	dgl.	Ø	+
9	5 Monate	?	starke Vermehrung breite Septula, faserreiches derbes Gewebe, entzündlich?	keine Berührung zum Teil größere Lichtungsbezirke	dgl.	Ø	Ø
10	6 Monate 264/26 (große Hoden, haselnußkerngroß!)	Pneumonie, äußere Mißbildungen	mäßig vermehrt, reichlich elastische Fasen im Interstitium	teilweise Berührung	auffallend groß	Ø	+
11	6 Monate 115/27	kong. Lues weiße Pneumonie	mäßig vermehrt, zellreich (keine elastischen Fasern)	partielle Berührung	deutlich	Ø	Ø
12	7 Monate 314/26 (auffallend große Hoden)	Nierenmißbildung, Hydronephr.	diffus vermehrt, faserreich, reichl. elast. Fasern, breite Septula	auseinanderstehend, aber keine größeren Lichtungsbezirke	weite große Kanälchen, aber unregelmäßig, daneben enge kleinste Kanälchen	Ø	Ø

Tabelle 2 (Fortsetzung).

Nr.	Fälle	Tötliche Krankheit	Zwischengewebe	Kanälchen	Lichtungen	Differenzierte Zwischenzellen	Differenzierung des Kanälchenepithels, spermiogonienartige Zellen
13	7 Monate 358/26 auffallend kleine Hoden (klein erbsengroß)	Pertussis Pädatrophie	spärlich	dichtstehend, aber keine Berührung	keine Lichtung	Ø	Ø
14	7 Monate 324/26	Hydronephrose	spärlich	Berührung	klein	Ø	Ø
15	8 Monate 765/25	Osteomyelit. Sepsis	vermehrt	keine Berührung	weit	Ø	Ø
16	9 Monate (568/21)	höchstgradig. Hydrozephal.	stark vermehrt, faserreich.	keine Berührung	klein	Ø	+
17	9 Monate 312/26	Rachitis Bronchopn.	nur stellenweise locker (Ödem?); verbreiterte Septula	periphere Rarefizierung; Lichtungsbezirke	klein	Ø	Ø
18	9 Monate 274/26	Rachitis Pertussis	leicht vermehrt, zellreiches lockeres Bindegewebe, breite Septula, Ödem	keine Berührung	deutlich	Ø	Ø
19	$10^1/_2$ Monate 60/26	chylöser Aszites. Defekt d. Cysterna chyli	wenig Zwischengewebe	Berührung	klein	Ø	Ø
20	1 Jahr 257/26	Bronchopneumonie. Askariden.	ganz leicht vermehrt: Ödem	dgl.	dgl.	angedeutet	+
21	$1^1/_4$ Jahre 327/26 Hoden haselnußgroß	tuberkul. Primärkomplex	reichlich interkanalikul. Bindegewebe; elast. Fasern angedeutet	keine Berührung	dgl.	Ø	+
22	$1^1/_2$ Jahre 325/13	lymphat. Leukämie	stark vermehrt (faserreich)	keine Berührung	keine (sehr kleine Kanälchen)	Ø	Ø
23	$1^3/_4$ Jahre 667/25	?	vermehrt zellreich	keine Berührung	angedeutet	Ø	Ø
24	$1^3/_4$ Jahre 307/29	Grippe Meningitis	vermehrt	dgl.	dgl.	Ø	Ø
25	$2^1/_4$ Jahre 369/23	Pertussis. Bronchopneumonie	leicht vermehrt, Ödem!	1 Sektor mit stärkerer Diastase der Kanälchen	dgl.	+	Ø
26	$2^3/_4$ Jahre 132/26	Empyema pleurae	spärlich	Berührung	dgl.	Ø	Ø
27	4 Jahre 657/26	Verbrennung; akuter Tod	wenig Bindegewebe verbreiterte Septula	dgl.	dgl.	Ø	Ø
28	$5^1/_4$ Jahre 206/20	Diphtherie	faserreich leicht. Ödem	teilweise Diastase teils Berührung	dgl.	Ø	+

Tabelle 2 (Fortsetzung).

Nr.	Fälle	Tötliche Krankheit	Zwischengewebe	Kanälchen	Lichtungen	Differenzierte Zwischenzellen	Differenzierung des Kanälchenepithels, spermiogonienartige Zellen
29	$7^1/_2$ Jahre 317/29	Grippe Meningitis	verbreiterte Septula, wenig Bindegewebe	Berührung	angedeutet	Ø	Ø
30	9 Jahre 286/20	tuberkulöse Karies; Amyloid	verbreitert; reichlich besonders peripher	keine Berührung, kleine Leerbezirke peripher	dgl.	Ø	+
31	9 Jahre 118/14	Appendizit.	reichlich Bindegewebe	keine Berührung große Diastasen sehr kleine Kanälchen	keine	Ø	Ø
32	$9^1/_2$ Jahre 365/29	Tuberkulose (Darm, Nieren, Lunge)	reichlich zellreich	große Leerbezirke bes. peripher; sehr kleine enge Kanälchen	angedeutet	Ø	+
33	10 Jahre 49/22	Post-scarlatin. Endokarditis	wenig Bindegewebe Ödem; Blutungen; Blutüberfüllung	teils Berührung teils Diastase	weites Lumen	Ø	Ø
34	10 Jahre 752/26	Tuberculosis urogenitalis	stark vermehrt	keine Berührung; großfeldrige Leerbezirke, „entzündliche“?	keine	Ø	+
35	10 Jahre 320/13?	?	stark vermehrt	keine Berührung; großfeldrige Leerbezirke, zugrunde gehende Kanälchen!!	keine	Ø	Ø
36	12 Jahre 472/26 haselnußgroße Hoden	akuter Tod. Autounfall	vermehrt, faserreich	weite Zwischenräume	kleine Kanälchen, deutliche Lichtung	Ø	+
37	13 Jahre 644/25	Pankarditis. Streptococcus viridans	leicht vermehrt („reifender“ Hoden, elast. Tunica propria ausgebildet)	teilweise Berührung	weite Kanälchen, vielzeiliges Epithel	+	Ø
38	14 Jahre 324/26	Tetanus	vermehrt; reifender Hoden, leichtes Ödem, elast. Fasern reichl.	keine Berührung	große Kanälchen, kleine Lichtung. vielzeiliges Epithel	+	+
39	$14^1/_2$ Jahre 353/25	Kleinhirntumor	leicht vermehrt daneben „Ödem“	teils Berührung teils größere Leerstellen	klein (beginnende Reifung, größer werdende Kanälchen)	Ø	+
40	15 Jahre 116/14	Tuberkulose	stark vermehrt, zellreich, faserreich, locker (entzündlich?)	keine Berührung	keine (kleine Kanälchen ohne Epitheldifferenzierung	Ø	Ø

Tabelle 2 (Fortsetzung).

Nr.	Fälle	Tötliche Krankheit	Zwischengewebe	Kanälchen	Lichtungen	Differenzierte Zwischenzellen	Differenzierung des Kanälchenepithels, spermiogonienartige Zellen
41	15 Jahre E 831/24	operativ entfernt. Hoden, wahrscheinl. Kryptorch.	vermehrt, sehr locker „Ödem“	keine Berührung; periphere Diastase	etwas vergrößert; beginnende Reifung	Ø	+
42	15 Jahre 779/26 walnußgroßer Hoden	Schußverletzung	spärliches Bindegewebe	Berührung	große Kanälchen (Reifung) Spermienbildung	++	++
43	15 Jahre Eglfing 43/28 walnußgroßer Hoden	Pankarditis (Orchitis chron.?)	reichlich, zellreich, Gefäße verdickt „Orchitis fibrosa“	keine Berührung. Tunica propria stark verdickt (beginnende Reifung)	erweitert; große weite Kanälchen	++	+ ++
44	15 Jahre 36/24	Appendizitis	vermehrt	keine Berührung „bindegewebige Umrahmung der Kanälchen“	klein	Ø	++
45	16 Jahre 60/18	?	starke fibröse Verdickung des Interstitium; verdickte Tunica fibrosa	„Fibrosis testis“	groß, Mehrzeiligkeit, keine Differenzierung	Ø	Ø
46	16 Jahre 540/25	Pankarditis	beträchtlich vermehrt, verdickte „Tunica propria“, „Entzündung“!	teilweise Berührung beginnende „Reifung“	große Lichtungen Mehrzeiligkeit	Ø	++
47	17 Jahre 276/23	obliterierende Epididymitis!	leicht vermehrt	Atrophie des reifen Hoden, Ödem der Kanälchen	groß	++	++
48	18 Jahre 754/25 kleinerbsengroße Hoden	perniziöse Anämie	nicht vermehrt	dichtstehend, Berührung	kleinste unentwickelte Kanälchen	Ø	Ø
49	19 Jahre 514/25	chirurg. Tuberkulose	vermehrt, „atrophischer Hoden“, „Fibrosis“	stark verdickte Tunica propria, Kanälchen klein	angedeutet; keine Epitheldifferenzierung	Ø	Ø
50	22 Jahre P 19/6/27	Hebephrenie	vermehrt, starke zellreiche Verdickung der Tunica propria (sek. Atrophie?)	keine Berührung starke Diastase		Ø	Ø

Der Gedanke liegt nahe, daß die Verdichtung und Vermehrung des Stromas, die bis zur Ausbildung korbartiger Geflechte, selbst hyaliner Ringe um die atrophischen Kanälchen geht, zum Teil der normalen Variationsbreite der interstitiellen Bindegewebsentwicklung entspricht, zum Teil ihr Analogon in der beim Erwachsenen nicht selten zu findenden fibrösen Atrophie, die nach schweren Parenchymschädigungen und entzündlichen Veränderungen auftritt, hat.

Nun sind entzündliche Veränderungen im Hoden vor dessen Reife außerordentlich selten; selbst in Fällen von eitriger Epididymitis oder tuberkulöser Erkrankung des Nebenhodens, die beide im Kindesalter auch große Seltenheiten darstellen, können die Hoden jeder entzündlichen oder degenerativen Veränderung völlig bar sein, wirklich stärkere Entzündungen bei Infektionskrankheiten beobachtet man nur ausnahmsweise; so sahen wir einmal bei einem 2jährigen Kind mit Variola schwere interstitielle entzündliche Zelleinlagerungen, Ödeme, Nekrosen; ebenso kann ab und zu die angeborene Lues

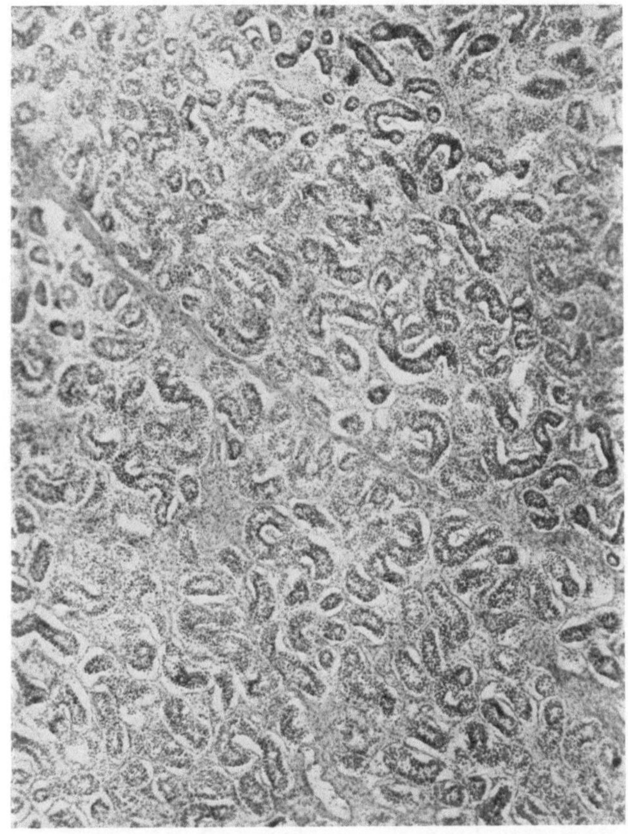

Abb. 89. S. 314/26. 7 Monate. Hoden mit starker intrakanalikulärer Bindegewebsvermehrung; van Gieson positiv; verdickte Septula; reichliche elastische Fasern; breite Diastase der Kanälchen, große Kanälchen mit deutlicher Lichtung (Tabelle 2/12). † an linker Hydronephrose (spitzwinkliger hoher Ansatz des Ureters, Tabelle 12). Rechts höchstgradige Nierenhypoplasie über haselnußgroße Hoden. Zeiß Obj. 5. Okul. Homal II, Balgauszug 52 cm.

im ersten Kindesalter wie in anderen Organen auch ausnahmsweise im Hoden entzündliche Wucherungen und damit starke Verbreiterungen des Zwischengewebes mit späteren Narbenbildungen setzen. Wenn also entzündliche Veränderungen im Hoden des Kindesalters Ursache dieser Bindegewebsvermehrung sein können, wird man an derartige Entstehung vor allem bei solchen kindlichen Hoden denken, in denen sich über das ganze Organ ausgedehnt oder an umschriebenen Stellen faserreiches, derbes Bindegewebe gebildet hat und die Kanälchen auseinanderdrängt. Ihre Zahl ist nicht ganz klein. Wir finden mehrere derselben auch in unserer Zusammenstellung (Abb. 89 und 90). Für die Mehrzahl der Bindegewebsvermehrung und starke Auseinanderlagerung der Kanälchen zeigenden Hoden, die in solchen Fällen fast regelmäßig stark verkleinert, in ihrem Epithel vereinfacht erscheinen, ist aber die Annahme einer entzündlichen Natur sicher nicht statthaft.

Dazu kommt noch, worauf besonders KYRLE hinweist, daß die gewöhnliche Fibrosis des Hodens des Erwachsenen nicht durch primäre, interstitiell entzündliche Veränderungen zustande kommt, vielmehr in weitaus der überwiegenden Zahl der Fälle eine Folge primärer Parenchymschädigung, also

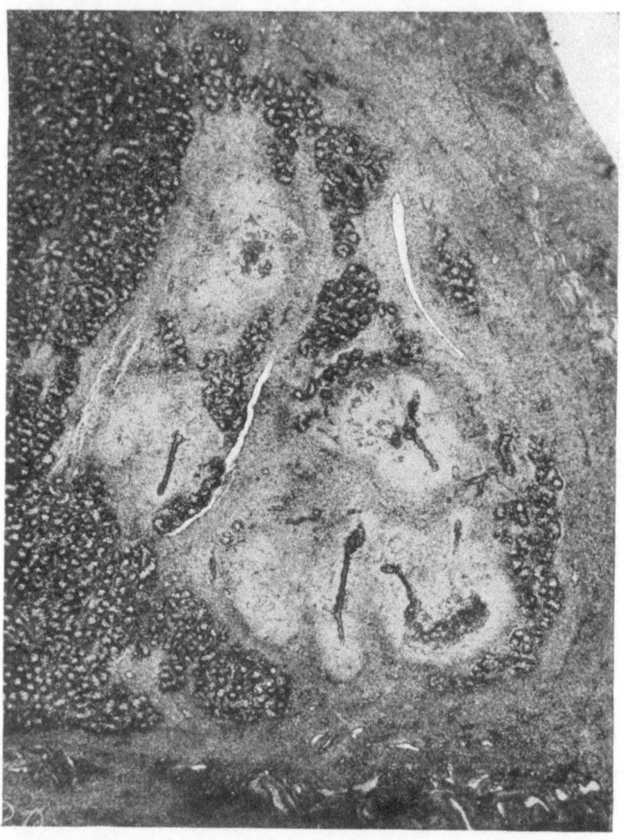

Abb. 90. E. 243/29. $1^1/_2$ Jahre. Entzündlicher Narbenherd im kindlichen Hoden, mit starker hyaliner Degeneration (spärlich degenerierende Kanälchen im Narbenherd). Periorchitis purulenta parasitica (oxyurica).

Schädigung des empfindlichen, Samen bereitenden Apparates ist, der, mit fortschreitender Entvölkerung seines vielzeiligen Epithels, erst eine allmähliche Wandverdickung der Membrana propria, verbunden mit Schrumpfung der Kanälchen, dann eine Vermehrung und Verdickung des Zwischenbindegewebes folgt. Beim Kind vor der Geschlechtsreife kommt diese primäre Parenchymschädigung des samenbildenden Apparates als Ursache dieser reaktiven Vermehrungen des Stützgewebes nur ganz ausnahmsweise in Betracht. Denn die ganz undifferenzierten Epithelien der Samenkanälchen nehmen an allgemeinen Schädigungen, wie sie beim Erwachsenen im Gefolge von Infektionskrankheiten, Kachexien usw. so häufig auftreten, selten teil. Vorkommen einzelner degenerierender Zellen in der Lichtung kindlicher Hodenkanälchen bei derartigen allgemeinen Schädigungen spricht nicht gegen eine solche Auffassung, da derartige Zellabschuppungen auch im Hoden gesunder Kinder gefunden werden. Selbst schwerste Allgemeinerkrankungen, wie Typhus, chronische Tuberkulose, mit hohem Fieber einhergehende Infektionskrankheiten, die beim Erwachsenen nie spurlos am Hoden vorübergehen, können am kindlichen Hoden ohne jeden nachweisbaren Einfluß sein; aber das Fehlen des Nachweises bedeutet nicht Ausgeschlossensein parenchymatöser Schädigungen. Es ist vielmehr

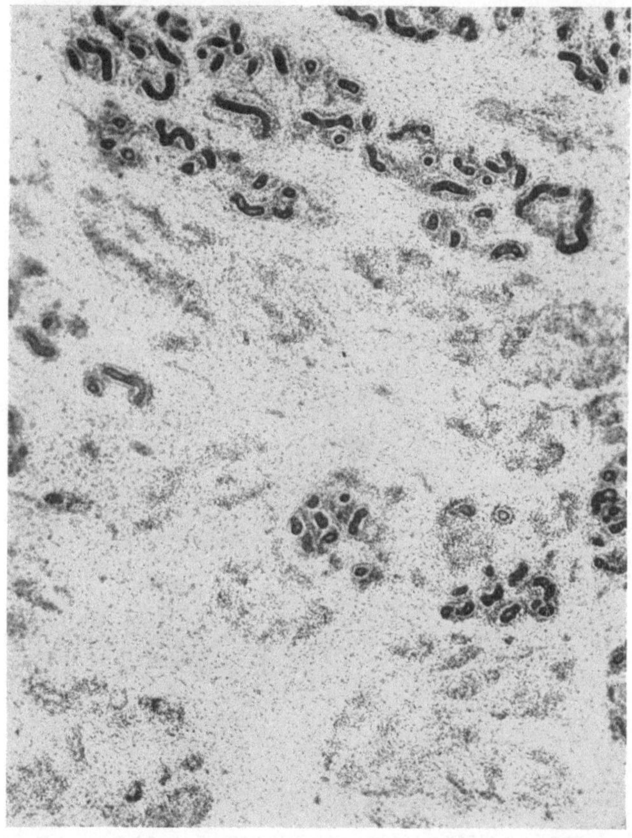

Abb. 91. S. 320/13 ? 10 Jahre. Hochgradige Hypoplasie des Hodens; große Leerbezirke (anscheinend noch nicht lange zurückliegende partielle Auflösung von Kanälchen; zellreiches Zwischengewebe, zum Teil in gleicher Gruppenanordnung wie die Kanälchen; Anamnese völlig negativ). (Tabelle 2/35) Zeiß Okular Homal II, Obj. 5, Balgl. 52 cm.

nicht unwahrscheinlich, daß schwerere Krankheiten des Kindesalters trotz des fehlenden Nachweises akuterer Schädigungen auf die Dauer doch Parenchymschädigung und Bindegewebsreizung hervorrufen können. So wird man in jenen Fällen an vorangegangene schwerste vielleicht auch durch Entzündung hervorgerufene Parenchymschädigungen, denken müssen, in deren lockeren bindegewebigen Lichtungsbezirken, ohne daß eine stärkere Bindegewebsvermehrung festzustellen wäre, zellreichere Stränge und Inseln gruppiert nach Art der Hodenkanälchen liegen, die man kaum anders als Reste der Kanälchenwände nach vollständigem Verlust des Epithels auffassen kann. Das sind aber, wie gesagt, Ausnahmen (Abb. 91).

Man könnte auch daran denken, worauf MITA besonderes Gewicht legt, daß die Vermehrung des Zwischengewebes, die größeren Leerbezirke, die man im kindlichen Hoden bei den in Rede stehenden Fällen nicht allzuselten zu sehen Gelegenheit hat, Folgen lokaler und allgemeiner Stauung, von Blutungen und Ödembildungen im Hoden sind. Tatsächlich lassen sich im Hoden von Neugeborenen, so nach langdauerndem Geburtsakt, bei schweren Asphyxien, besonders bei Steißgeburten häufig ödematöse Schwellungen und Blutungen

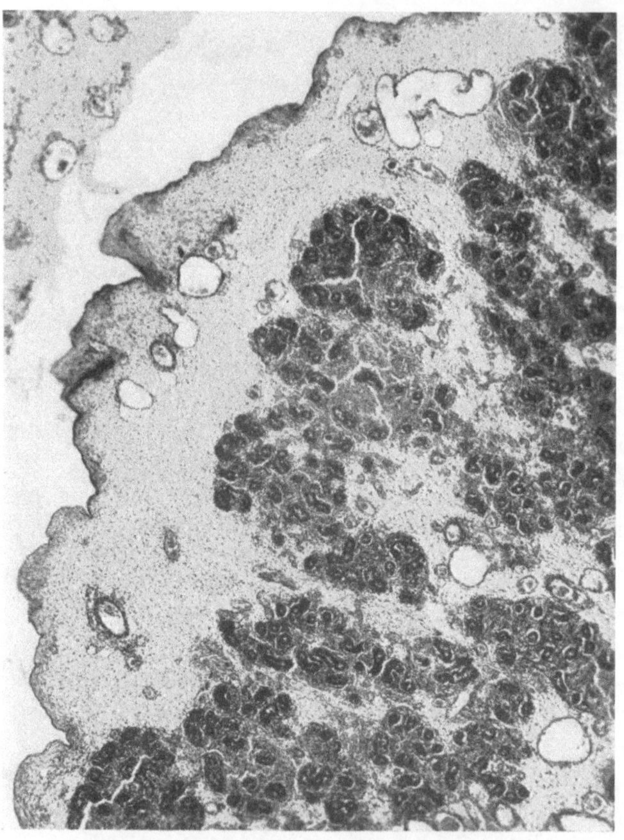

Abb. 92. S. 500/25. Frühgeburt, 1750 g schwer. Ausgedehnte Hodenblutungen (dunkle perikanaliküläre Partien), venöse Hyperämie (erweiterte Gefäße), Ödem des Zwischengewebes, Diastase der Kanälchen, ödematöse gefäßreiche Albuginea, kleine Kanälchenlichtungen (Tabelle 2/2). Zeiß Okul. Homal II, Obj. 5, Balgl. 52 cm.

des Skrotums und seines Inhaltes nachweisen, so daß der Hoden auf dem Schnitt sulziges Aussehen bekommt.

Auf die Häufigkeit der Blutungen im Hoden Neugeborener sind wir in dem den Blutungen gewidmeten Abschnitt näher eingegangen; wir erwähnen hier noch, daß sie bei Feten der mittleren Fetalmonate regelmäßig, der späteren Fetalmonate fast immer zu treffen sind (Abb. 92). Diese Blutungen allein vermögen die Kanälchen wohl voneinander abzudrängen und je nach der Stärke der Blutung kann die Diastase der Kanälchen dabei eine sehr beträchtliche werden. Es ist auch keine Frage, daß stärkere Stauung mit stärkeren Blutungen infolge der zunehmenden Spannung der Albuginea im Inneren des

Hodens wesentliche Parenchymschädigungen, partielle Nekrosen, ja in besonderen Fällen Absterben aller Hodenkanälchen in infarktähnlicher Weise hervorrufen kann. Derartige schwerste Schädigungen müssen, wenn sie zur Ausheilung kommen, stärkste bindegewebige Ersatzbildungen im Hoden zeigen. MITA und SCHULTZE teilen einen derartigen Fall mit. Das sind aber Ausnahmen. Gewöhnlich werden die intratestikulären Blutungen restlos aufgesaugt, das Ödem geht

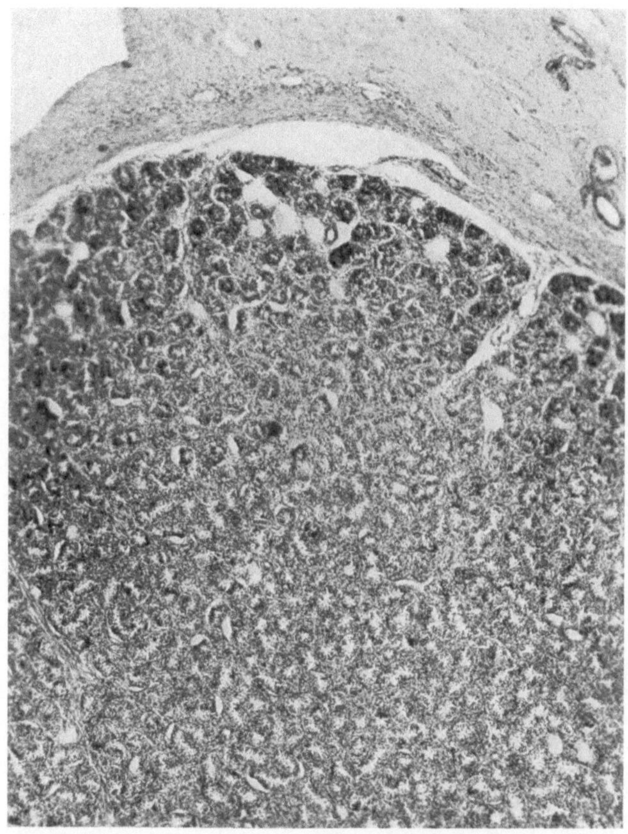

Abb. 93. S. 754/25. 18 Jahre. Hochstgradige Hodenhypoplasie (Hodengröße: erbsengroß). Bild des „normalen neugeborenen Hoden“, dichtstehende sich berührende Kanalchen, fast kein Zwischengewebe. Kleinste Kanälchen mit Lichtung, keine Andeutung von Reifung (Tabelle 2/48). Tod an perniziöser Anämie. Infantiler Habitus. Körperlänge 128 cm, Körpergewicht 22 kg. Zeiß Okular Homal II, Obj. 5, Balgl. 52 cm.

gewöhnlich sehr rasch zurück und von den Blutungen bleibt als einziger Rest manchmal noch monatelang etwas meist intrazellulär gelagertes Blutpigment im Hodenzwischengewebe zurück.

Wenn wir auch auf Grund unserer Präparate nicht so weit in der Ablehnung des Einflusses von Ödem und Blutungen auf sekundäre interstitielle Wucherungen wie KYRLE gehen, glauben wir doch, daß Blutungen und Ödem bei der Bindegewebsvermehrung im Hoden Neugeborener und Jugendlicher eine sehr geringe Rolle spielen, zumal das vermehrte Gewebe bei den sog. hypoplastischen Hoden verhältnismäßig zellreich, faserarm, außerordentlich locker aufgebaut ist, während man bei der Annahme jener Stauungseinflüsse an dichteres Bindegewebe denken müßte.

So drängt manches zu dem Schluß, daß KYRLE, wenigstens in der Auffassung die er zuerst von der angeborenen Hypoplasie des Hodens hatte, Recht hat, daß ein Teil der Kinder (ungefähr 20%) mit unterentwickelten Hoden zur Welt kommt. In der Mehrzahl der sog. „Hodenhypoplasien handelt es sich aber sicher um Variationen des normalen Habitus". Die Fälle mit tatsächlicher Unterentwicklung sind aber nicht so zu deuten, daß hier nur eine

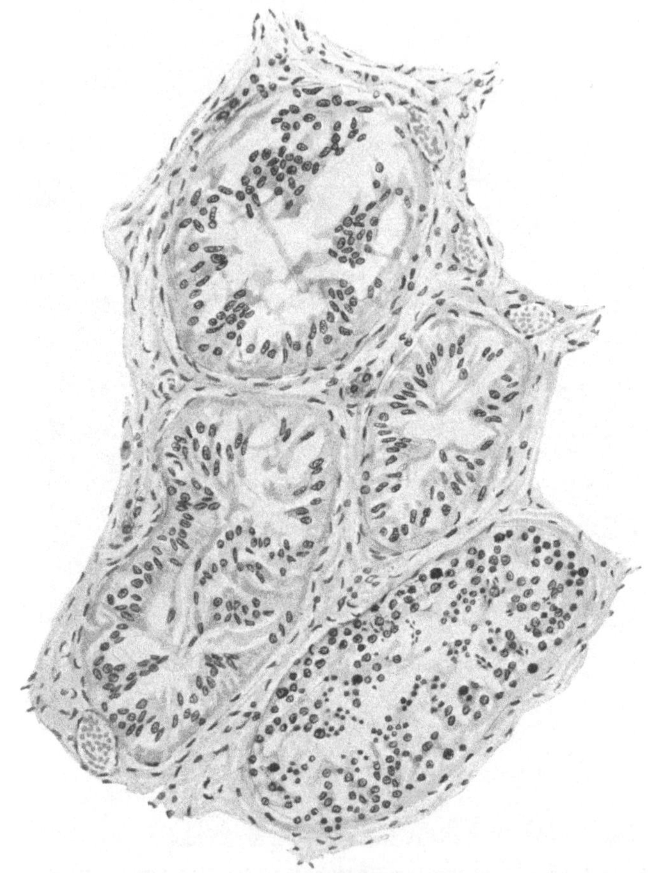

Abb. 94. S. 607/25. Mann, 24 Jahre. Traumatischer Tod. Hoden in noch nicht vollständiger Reifung. Obere Kanälchen zeigen nur Sertolizellen, untere Spermiogenese mäßigen Grades. Zeiß Okul. 2, Obj. DD.

Verzögerung der normalen Entwicklung statthat, aus ihr der Normalzustand durch Nachholen der Verspätung wieder erreicht werden kann; das Wesentliche ist vielmehr nach KYRLE die von vornherein ungenügende Zahl der angelegten Kanälchen, die primäre Vermehrung des Bindegewebes. Diese Hoden sind nach KYRLE vor allem, was die Menge des Kanälchenapparates anlangt, unterwertig.

Allerdings, eines darf man bei Untersuchungen der Art, die sich vor allem mit der Lage der Kanälchen und der Menge und Form des Bindegewebes zwischen ihnen beschäftigen, nicht außer Acht lassen. Es ist bekannt, daß aus aufgeschnittenen frischen Hoden die Kanälchen vorquellen, ein Beweis, welcher Druck, durch die straffe Albuginea erzeugt, im Innern des Hodens herrscht; schneidet man solche im Vorquellungsbezirk gelegene Teile, so wird ein Abstand der Kanälchen vorgetäuscht, der tatsächlich nicht besteht. Gilt dies auch der Hauptsache nach für den Hoden des Erwachsenen, so dürfen solche Umstände beim kindlichen nicht ganz außer acht gelassen werden. Ein zweiter zu berücksichtigender Punkt ist die Einwirkung und Art des Fixationsmittels: Nach SCHINZ und SLOTOPOLSKY ist Formalin, das gebräuchlichste Fixierungsmittel, für den Hoden auch das schlechteste, denn es fixiert ungleichmäßig, verzerrt die Kanalform, bringt die einen Organteile zum Quellen, wirkt schrumpfend auf andere und erzeugt künstlich ödemartige homogene Ablagerungen zwischen Kanälchen, die mit echtem Ödem nichts zu tun haben; schon aus dieser Aufzählung geht hervor, wie Bindegewebsvermehrung, Nichtberührung der Kanäle usw. künstlich

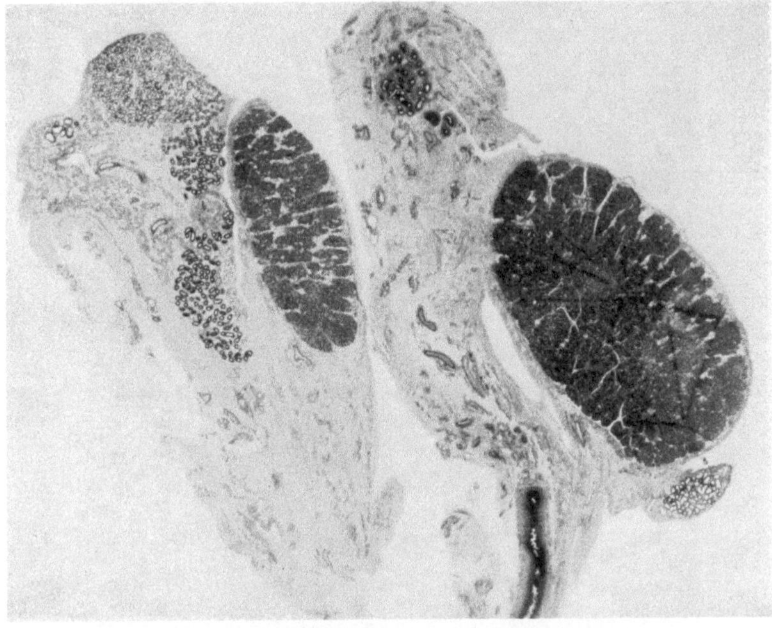

Abb. 95. S. 315/29. Ungleichmäßige Unterentwicklung beider Hoden bei 8jährigem Idioten bei einseitigem Kryptorchismus. Der linksseitige und Bauchhoden ist wesentlich kleiner und mit breiteren bindegewebigen Septen versetzt als der rechte Skrotalhoden (Vergr. 3,5 ×).

vorgetäuscht werden können. Gerade beim weichen kindlichen Hoden ist auf derartige Artefakte bisher zu wenig geachtet worden.

Neue Untersuchungen müßten deshalb auf gleichmäßige und gute Fixierung der Hoden besonderes Gewicht legen; vielleicht würde sich hier ALLENS Methode vorzüglich eignen, bei der mit genau geregeltem Druck von der Aorta aus die Fixierungsflüssigkeit in die Hodengefäße getrieben wird.

Neben den angeborenen Unterentwicklungen des Hodens, deren Vorkommen in beschränkter Zahl wir also zugeben, kommen echte postnatale Unterentwicklungen vor, worunter wir einen Stillstand auf einem Stadium der Unreife verstehen, das einem früheren Entwicklungszustand vollständig entspricht. Ein deutliches Beispiel hierfür ist unser Fall 48 (Tabelle 2), wo bei einem 18jährigen, allerdings stark unterentwickelten Jüngling, der an perniziöser Anämie zugrunde gegangen war, Hoden von Erbsengröße gefunden wurden, die also in ihrer Größe dem Hoden Neugeborener entsprachen; hier waren aber die Kanälchen gerade so wie bei einem normalen Neugeborenenhoden dicht gelagert, ihr

Epithel hatte ganz das Aussehen des oben als normal geschilderten Kanälchenepithels des Neugeborenen, das Zwischengewebe fehlte nahezu vollständig; hier also war tatsächlich ein Stehenbleiben auf dem Entwicklungszustande nach der Geburt zu konstatieren (Abb. 93).

Unterentwicklungen einzelner Kanälchen bei vollständiger Reife benachbarter Kanälchen bei sonst vollständig gesunden und kräftigen jungen Männern gehören nicht zu den Ausnahmen. Die Reifung der einzelnen Kanälchenabschnitte geht anscheinend in vielen Fällen ganz unregelmäßig vor sich und so

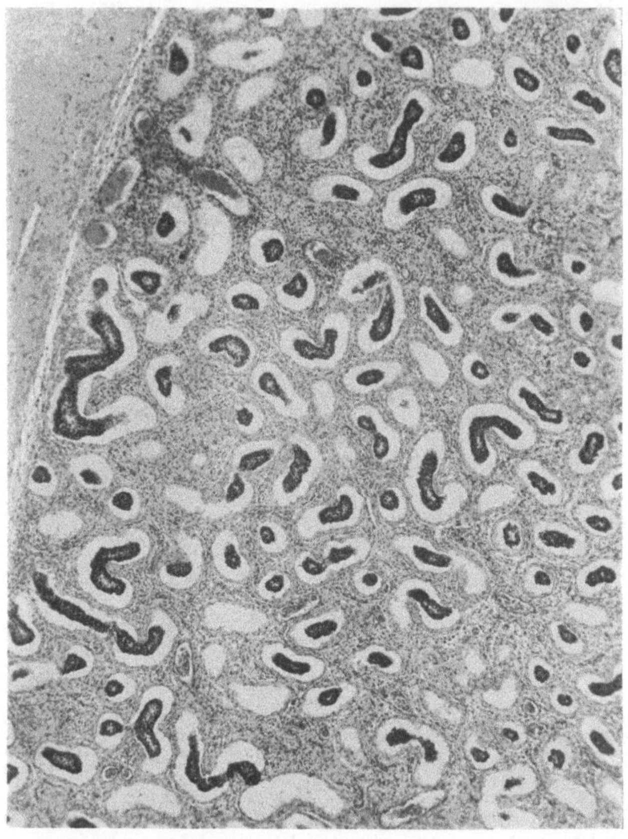

Abb. 96. Mann, 22 Jahre. Starke Hodenhypoplasie, völlige Unentwicklung der Kanälchen, kleinste Lichtung, starke Vermehrung faserreichen Zwischengewebes, starke Diastase der Kanälchen (Tabelle 2/50). † Hebephrenie. Status hypoplasticus. Zeiß Okul. Homal II, Obj. 5, Balgl. 52 cm.

kann man, wie in Abb. 94 zu sehen ist, zwischen den reichlich Spermien tragenden Kanälchen einzelne finden, bei denen gerade eine Wucherung der Sertolizellen einsetzt, eine weitere Differenzierung und Reifung vollständig fehlen.

Hodenverkleinerungen und Bindegewebsvermehrung bei Kryptorchien gehören nicht hierher. Hier sind die Veränderungen meistens sekundäre und enden mit völliger Atrophie des Kanälchenapparates. Bei der Geburt haben derartige Hoden völlig normales Aussehen.

Die Ursache der schon in der fetalen Zeit vorkommenden Hodenunterentwicklung ist ebenfalls unklar. Eine Beeinflussung durch ungenügende oder falsch gesteuerte innere Sekretion der hier in Betracht kommenden Organe ist nicht ausgeschlossen, aber nicht bewiesen. Beträchtliche Hodenunterentwicklung könnte bei Idiotie und bei Hebephrenie in diesem Sinne gedeutet werden (Abb. 95 u. 96). LEUPOLD führt die Unterwertigkeit der Hoden auf pathologische Thymusrückbildung zurück. Man muß aber gerade bei der Feststellung von Beziehungen zwischen dem jeweiligen Thymuszustand bei der Sektion und dem Zustand anderer Organe außerordentlich vorsichtig sein, da der Thymus bekanntlich ein besonders hinfälliges Organ darstellt, das bei bestimmten Schädigungen, so z. B. bei Magen-Darmstörungen, wie sie im Kindesalter unter den Todesursachen eine große Rolle spielen, bei stark fieberhaft verlaufenden Infektionskrankheiten, die ebenfalls eine Domäne des Kindesalters sind, in kurzer Zeit beträchtlichen Schwund seines Parenchyms erleben kann. Mit vollem Recht betont MITA, daß man dann bei solchen Krankheiten regelmäßig Unterentwicklung des Hodens sehen müßte, was durchaus nicht der Fall ist, und andererseits müßte man bei plötzlichen, ohne vorangegangene Krankheit erfolgten Todesfällen von Kindern, bei denen hyperplastische Thymen bekanntlich nicht selten gefunden werden, oft gut entwickelte Hoden sehen, was auch nicht zutrifft. Denn auch hier sieht man in gleicher Häufigkeit dieselben Bilder der Hypoplasien wie bei an Krankheiten zugrunde gegangenen Kindern.

Ebenso sind die Beziehungen des Ausbildungszustandes des Nebennierenmarkes zu dem Entwicklungszustand des Hodens im Kindesalter heute noch nicht genügend geklärt (LEUPOLD).

KYRLE nimmt an, daß Individuen aller Lebensstufen mit solchen rudimentär entwickelten Geschlechtsdrüsen gegenüber solchen mit normalen Organen minderwertig sind. Er glaubt, daß die Sterblichkeit von Kindern mit stärker hypoplastischen Hoden größer ist, als die mit normalen Hoden. Im besonderen glaubt er, daß Kinder mit unterentwickeltem Hoden besonders zu Erkrankungen der Haut veranlagt sind (Psoriasis, Prurigo). Auch diese Schlüsse sind noch nicht genügend gestützt, viel eher ist anzunehmen, daß sich mit der Geschlechtsreife diese bisher dahin bestehende Minderentwicklung ausgleicht und normalen Verhältnissen Platz macht; wohl gibt es auch beim Erwachsenen eine Reihe auffallend kleiner Hoden; aber die Zahl derartiger hypoplastischer Organe erreicht auch nicht annähernd die Höhe der Zahlen, die KYRLE für die Unterentwicklungen des Hoden des Kindesalters angenommen hat.

Konkremente in den Hodenkanälchen.

Konkremente in den Hodenkanälchen sind nicht so sehr selten (OIYE, BLUMENSAAT, ALTMANN). OIYE fand sie unter 265 Paaren menschlicher Hoden zwar nur 6 mal, die Träger der Hoden waren zwischen 22 und 55 Jahre alt und litten an schweren chronischen Erkrankungen. Sie sind aber sicher nicht nur eine Erscheinung im reifen Hoden, kommen vielmehr im Knabenalter, selbst im Kleinkindalter häufiger als beim Erwachsenen vor. KREIBIG sah sie in Leistenhoden von Knaben im Alter von 6—12 Jahren, im Hoden eines 38 jährigen hypophysären Zwerges, im Hoden eines Zwitters. Bei den Erwachsenen war schwere Hodenatrophie vorhanden.

Im Kinderhoden sind Erkrankungen des Hodens oder Atrophie des Hodenparenchyms sicher nicht Voraussetzung ihrer Bildung. Wir sahen sie bei Kleinkindern im ersten Lebensjahr verhältnismäßig häufig, auch BLUMENSAAT betont dieses häufigere Vorkommen bei kleinen Kindern. Ein Zusammenhang mit Hirnerkrankungen, Hirndruckerscheinungen usw., an den BLUMENSAAT auf Grund seines Materials denkt, besteht sicher nicht, keiner unserer Fälle hatte irgendwelche Hirnerscheinungen.

Die Konkremente haben ungefähr die Größe einer reifen Spermatogonie, sind aber manchmal auch wesentlich größer, sind meist rundlich oder oval, selten gezackt. Entweder sind sie homogen, oder deutlich konzentrisch geschichtet. Sie können verkalkt sein (Abb. 98), auch Spuren von Eisen hat KREIBIG in ihnen nachgewiesen; dies ist aber kein regelmäßiger Befund (ALTMANN); häufig sind sie kalkfrei. Bemerkenswert ist, daß die Kanälchen, in denen sich Konkremente, die in einem Querschnitt nie in Mehrzahl vorkommen, finden, sich durch eine eigenartige Zweireihigkeit des Epithels mit basaler

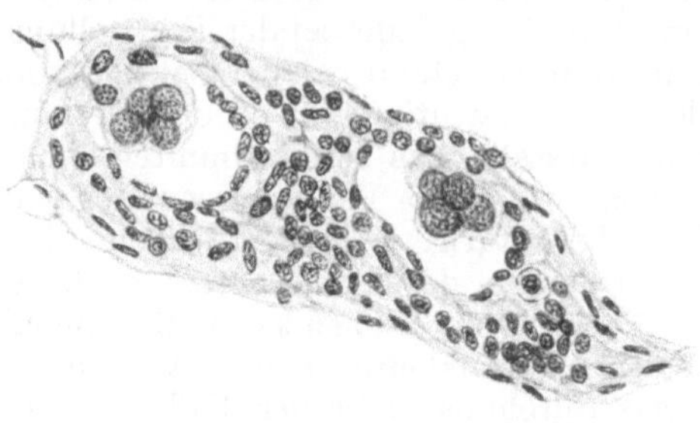

Abb. 97. S. 752/26. Mann, 10 Jahre. Mehrkernige Riesenzellen (abortive Spermiogonien?) in der Kanälchenlichtung. Comp. Ok. 6. Apochromobj. 4 mm.

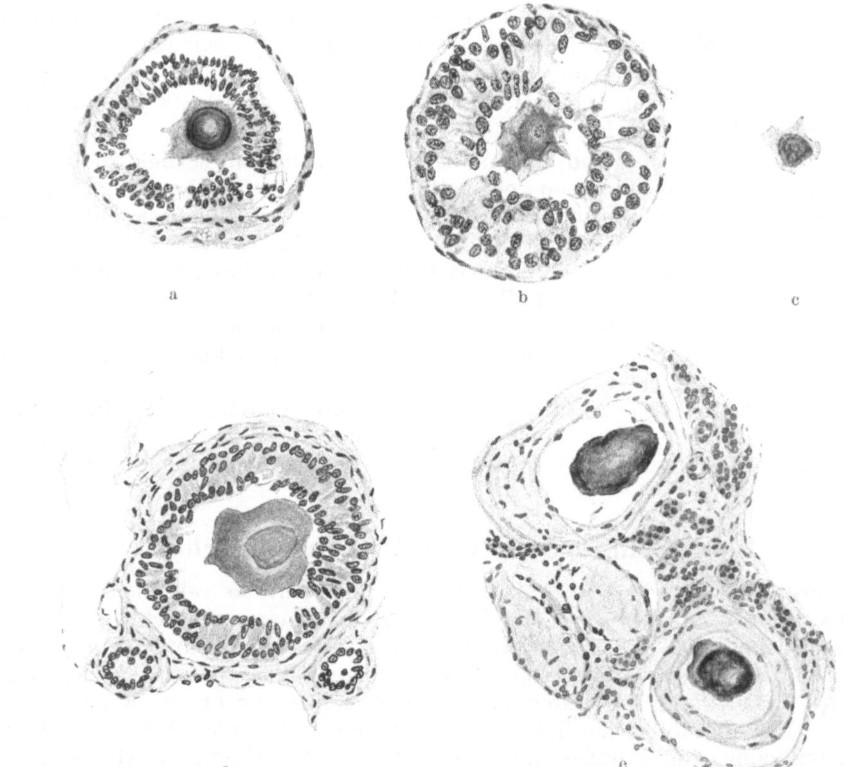

Abb. 98a—e. S. 49/22. Mann, 10 Jahre. „Hodensteinchen" in Hodenkanälchen. In a und b deutlich die zweireihige Anordnung des Epithels. In a und c konzentrische Schichtung des Steins. In b Zackenform des Steinzentrums. Bei e vollständige hyaline Verödung des Kanälchens mit dem unförmigen zentralen Steinchen. Comp. Ok. 6. Apochromobj. 4 mm. † chronische Endokarditis.

Stellung der Kerne der Außenschicht und lumenwärts gerichteter Stellung der Kerne der Innenschicht auszeichnen. Diese Beobachtung, auf die KREIBIG zuerst aufmerksam gemacht hat, konnten wir immer wieder bestätigen (Abb. 98a u. d).

Die Entstehung der Konkremente ist noch nicht ganz klar. BLUMENSAAT leitet sie von degenerierenden Spermatogonien, die in das Lumen der Hodenkanälchen abgestoßen werden, ab. Er schlägt deswegen für sie den Namen „Spermatogonienkörperchen" vor. Nun sieht man tatsächlich in solchen Hoden, in denen Konkremente vorkommen, nicht selten derartige degenerierende, abgestoßene Spermatogonien, öfters auch mehrkernige Spermatogonien-Riesenzellen oder Spermatogonien mit Riesenkernen (Abb. 97 u. 99), oft in allen Stadien des Zerfalles bis zum feinkörnigen Detritus, und man könnte Übergangsbilder wohl konstruieren. Wir sahen auch ab und zu in solchen Konkrementen noch stark färbbare Körnchen, die an Chromatinbröckel erinnern. So glauben wir, daß zerfallende Zellen wohl die Zentren für die ausfallenden Kolloide bilden können, nehmen aber an, daß in der Mehrzahl der Fälle die Konkremente auch ohne derartigen Zellzerfall durch reine Ausfällung entstehen können. Da also die Spermatogonienabstammung dieser Konkremente nicht gesichert, nach der Entstehungsweise anderer ähnlicher Konkremente in der Prostata, oder im Rete testis, wo wir sie ebenfalls öfters in großer Menge gesehen haben, unwahrscheinlich ist, ist die Bezeichnung „Spermatogonienkörperchen" abzulehnen, ebenso aber auch die Bezeichnung „Hodensteinchen" (OIYE), da sie wohl meist keine besondere Fertigkeit haben. Wir halten deswegen

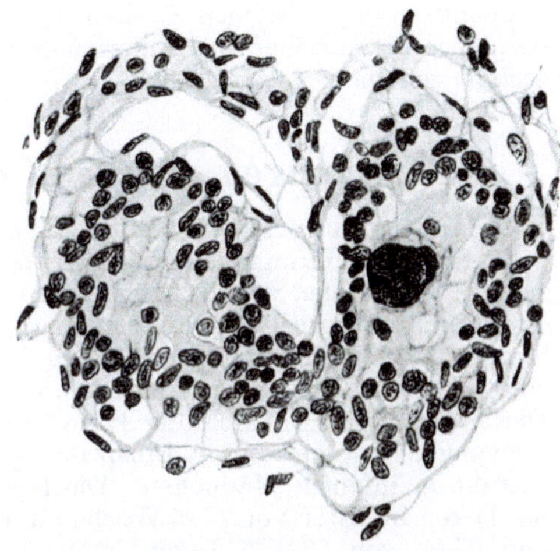

Abb. 99. S. 324/26. Mann, 14 Jahre. Hoden im ersten Beginn der Pubertätsentwicklung. Riesenkern mit Riesenzelle (Spermiogonien) in der Lichtung. Comp. Okul. 6. Zeiß Obj. DD.

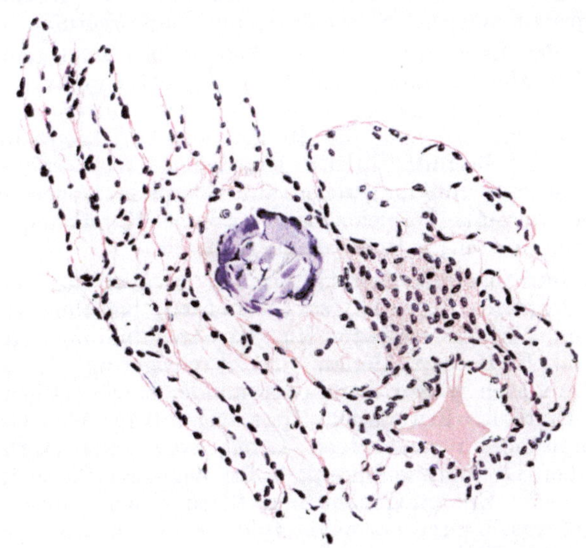

Abb. 100. E 210/25. Mann, 50 Jahre. Kalkherd (konzentrisch geschichteter Körper) in einem obliterierten Hodenkanälchen (Atrophie bei Hodenseminom.). Comp. Ok. 4. Apochromobj. 16 mm.

den nichts vorwegnehmenden Namen „Hodenkanälchenkonkremente" für zweckmäßiger.

Ab und zu findet man in vollständig verödeten Hodenkanälchen Kalkkonkremente in verschiedenen Stadien des Zerfalls. Ob sie in ihrer Entstehung mit den oben beschriebenen Konkrementen gleichartig sind, müssen wir dahingestellt sein lassen (Abb. 100).

Beziehungen zwischen Hypophyse und Hoden.

Von Bedeutung für die Entwicklung des Hodens und für das Einsetzen der Geschlechtsreifung scheint die Hypophyse und besonders ihr Vorderlappen zu sein. Versuche von Steinach und Kun, dann von Schultze, Rhonhof und Nidental sprechen in diesem Sinn. Nach jenen setzt bei Ratten sprunghaft in der 9.—10. Woche die Entwicklung der Geschlechtsorgane und ihrer Funktion ein. Das Plötzliche dieser Entwicklung läßt an einen hormonalen Stoß denken. Diese stürmische Entwicklung kann nun experimentell zu verfrühtem Eintritt gezwungen werden durch Einspritzung von Rinderhypophysenvorderlappenextrakt in infantile Männchen. Die Injektionen setzen die Entwicklung bereits bei Tieren im Alter von 4—5 Wochen in Gang, der Deszensus vollzieht sich rasch und Tiere von 38—45 Tagen können so nach 10—12 Einspritzungen bereits Vollentwicklung der Geschlechtsteile und Funktionstüchtigkeit aufweisen, die sonst erst Tieren im Alter von 95—100 Tagen zukommt. Wenn die Einspritzungen vorzeitig abgebrochen werden, so bilden sich die verfrühten Reifungserscheinungen wieder zurück. Wie sie bei kindlichen Tieren die Entwicklung der Reife beschleunigen, so können Vorderlappenextrakte bei eunuchoiden Tieren die Ausfallserscheinungen beseitigen und ebenso kann bei greisenhaften Tieren durch die Einspritzungen die Steinachwirkung hervorgerufen werden.

Entsprechend den Beobachtungen am lebenden Tier zeigt auch die Morphologie des infantilen Hodens unter dem Einfluß der Hypophysenvorderlappeneinspritzungen (Pituitrin) ausgesprochene Reifeerscheinungen im spermiogenen Apparat (Belawenetz); so sind die Hoden eines 37 Tage alten injizierten Männchens stark blutüberfüllt; in den Kanälchen treten zahlreiche Mitosen und alle Arten von Samenbildungszellen auf, Spermien fangen sich zu bilden an, während das normale Vergleichstier nur enge Kanälchen mit Spermiogonien und Spermatozyten in voller Ruhe aufweist.

Diese die Reifung beschleunigende Wirkung ist aber nur bei Einspritzung kleiner Mengen Pituitrins (0,1—0,3) zu beobachten; bei Mengen von 0,5—0,8 tritt die Reife um Wochen verspätet ein, die Samenbildung erfolgt erst nach 3 Monaten (normal: Ende des 2. Monats) und ist sehr gering, die Tiere erscheinen impotent, die Kanälchen zeigen mehr oder minder starke Degenerationen des samenbildenden Epithels. Erwachsene Tiere zeigen bei großen Gaben ebenfalls Entwicklungshemmung im generativen Anteil, zwar keine stärkeren Zerfallserscheinungen, aber die Spermienbildung selbst bleibt aus; manchmal zeigt das Kanälchen nur mehr Spermiogonien und Sertolizellen. Aussetzen der Einspritzungen führt rasch zum normalen Bild; Pituitrin wirkt nicht auf alle Männchen in gleicher Weise.

Die Einwirkung des Hypophysenvorderlappenhormons (Hypophysenvorderlappenreifungshormons = Prolan) auf raschere Reifung des generativen Hodenanteils bei jugendlichen Mäusen, deren Keimdrüsen sich noch im unreifen oder reifenden Zustand befinden (Spermienbildung bei Mäusen gewöhnlich erst vom 35. Tag ab), bestätigen auch Untersuchungen von Borst, Doederlein und Gostimirovic. Durch das in größeren Dosen zugeführte Hormon entsteht durchschnittlich binnen 100 Stunden nach der Hormonzufuhr Unruhe und Unregelmäßigkeit im Gesamtbild des generativen Epithels, Spermatogonien und Spermatozyten zeigen reichlichst Mitosen, allerdings zu vorzeitiger Ausbildung von Spermien scheint es dabei nie zu kommen; häufig zu beobachtende Symplasmenbildungen im spermiogenen Epithel sind wohl ebenso als Schädigungen wie in den oben erwähnten ähnlichen Beobachtungen von BELAWENETZ zu deuten.

Das erwachsene Männchen reagiert auf die Hypophysenvorderlappenhormone in geringem Grade und degenerativem Sinne. Bemerkenswert ist noch, daß Prolan bei jugendlichen Tieren auch eine auffällige Vergrößerung der Samenblasen auslöst, was als hormonaler Test dienen kann. Wir fügen hier auch an, daß Hodenextrakte bei kastrierten Mäusen auf die Samenblasen in dem Sinne einwirken können, daß die der Kastration folgende Samenblasenatrophie stark verzögert wird (MARTIUS, THALES und ROCHA E SILVA).

Aus den Versuchen von SCHULTZE, BONHOFF und NIEDENTHAL geht hervor, daß auch die Hypophyse des infantilen Tieres derartig wirkende Hormone zu bilden imstande ist, ja daß selbst beim Fetus derartige Inkrete schon gegeben sind, die aber hier, wie wahrscheinlich auch in der Altersrückbildung, an Menge zu gering sind, um die entsprechende hormonale Wirkung auf die Keimdrüsen auszuüben. Selbstverständlich schließt der Nachweis des Vorkommens derartiger Hormone in Zeiten der physiologischen Unterentwicklung nicht Mitwirkung oder Hemmungswirkung anderer hormonaler Organe aus.

Histologisch scheinen greifbare Veränderungen der Hypophyse bei Störungen der Keimdrüsentätigkeit nicht mit Sicherheit nachweisbar zu sein. KRAUS, einer der besten Kenner der Hypophyse, hat bei seinen Untersuchungen an Katern, deren Hoden röntgenbestrahlt (künstliche Erotisierung) oder verlagert wurden oder bei denen die Vasa deferentia unterbunden wurden oder Hoden teilweise reseziert wurden, selbst wenn die Hoden dabei schwerste Veränderungen erlitten, die Zwischenzellen an Zahl stark zugenommen hatten und das funktionierende Parenchym stark atrophisch geworden war, keine Veränderungen wahrgenommen, die nicht auch bei normalen Tieren mit normalen Hoden nachzuweisen gewesen wären.

Bei vollständigem Ausfall der Keimdrüsen allerdings scheinen doch ziemlich ständige Veränderungen in Zellformen der Hypophyse zu beobachten zu sein; so fielen ALTMANN bei 13 Fällen von ausgesprochenem Eunuchoidismus 9 mal vermehrte große Zellen in den vorderen Abschnitten und der Oberfläche des Hypophysenvorderlappens auf, die nach Färbung und Kern wohl den Hauptzellen beizuzählen waren, die großen, schaumigen, vakuolären, feinkörnigen geblähten Protoplasmaleib hatten, die aber vielfach auch in Zerfall begriffen gesehen wurden, wobei der Kern pyknotisch und geschrumpft war. ALTMANN kommt zu dem Schlusse, daß wenn auch derartige hypertrophische Zellen normalerweise ab und zu gefunden werden, ihr auffallend häufiges Vorkommen bei Eunuchoidie mit Keimdrüsenausfall dafür spricht, daß sie eine Folge des Keimdrüsenausfalles sind, gleichgültig zu welchem Zeitpunkt auch dieser Ausfall eintritt.

Vielleicht wird der Stoß, den die Hypophyse bei Schädigung des Hodens auszuhalten hätte, gewissermaßen aufgefangen durch die Zwischenzellen, die nach KRAUS möglicherweise ein der Hypophyse bzw. dem Hypophysenzwischenhirnsystem untergeordnetes, dem Keimgewebe vorgeschaltetes Organ darstellen.

Degenerative Prozesse in den Hodenkanälchenepithelien.

Ehe wir uns mit den degenerativen Prozessen im Hodenepithel beschäftigen, müssen wir darlegen, wie wir die verschiedenen Reifungsstadien der samenbildenden Epithelien benennen wollen; denn es bestehen hier bei den verschiedenen Verfassern weitgehende Verschiedenheiten, und es ist nicht immer ganz leicht, bei den verschiedenen Bezeichnungen immer im klaren darüber zu sein, welche Zellformen jeweils verstanden sind.

Eine verwickelte, zu sehr kleine Verschiedenheiten berücksichtigende Bezeichnung bringen LENHOSSEK-EBNER; mit kleinen Verschiedenheiten schließen sich ihr im großen und ganzen SCHINZ und SLOTOPOLSKY an; sie unterscheiden:

a) Reservespermatogonien = Spermatogonies croutelleuses,
b) aktive Spermatogonien,
c) Spermatogonien in Synapsisstellung = bedingt durch Verklumpung und Reaktion des Chromatins an einem Kernpol,
d) Spermiozyten (im Spiremstadium),
e) Präspermiden,
f) junge Spermiden,
g) ausgewachsene Spermiden,
h) Spermien.

Hierzu ist zu bemerken, daß Synonyme mit Spermiogonie = Spermatogonie, für Spermiozyten = Spermatozyten oder Spermiozyten erster Ordnung, für Präspermiden = Präspermatiden, für ausgewachsene Spermiden = Spermatiden oder Spermiozyten zweiter Ordnung (zwischen Spermiozyten und Präspermiden einerseits, Präspermiden und jungen Spermiden andererseits liegen die beiden Reifungsteilungen), für Spermien = Spermatozoen sind.

Die Einteilung ist für pathologisch-anatomische Untersuchungen im allgemeinen zu verwickelt, schon deshalb, weil das zu untersuchende Material meist nicht so rasch konserviert werden kann, um später noch alle Unterscheidungen zu erlauben. Wir werden uns deshalb im folgenden hauptsächlich der einfacheren Einteilungen bedienen, so z. B. der BRAUSschen. BRAUS unterscheidet:

a) Sertolizellen,
b) Spermatogonien,
c) Spermatozyten (Reifungsteilung),
d) Präspermatiden (Reifungsteilung),
e) Spermatiden,
f) Spermien.

Voraussetzen wollen wir weiterhin, daß nach den Untersuchungen von ROMEIS und STIEVE, denen sich auf Grund ihrer gründlichen Untersuchungen auch SCHINZ und SLOTOPOLSKY angeschlossen haben, ein histogenetischer Unterschied zwischen Sertolizellen und Samenbildungszellen nicht anzunehmen ist, daß auch die Sertolizellen in ein indifferentes Stadium übergehen können, aus dem sich dann Spermienvorstufen entwickeln. Nach STIEVE stellen die Sertolizellen nur einen besonderen Zustand der Samenbildungszellen, nach ROMEIS eine Funktionsphase der indifferenten Hodenzelle dar: wir werden in der weiteren Besprechung auf die große Bedeutung dieser Stellungnahme in der Frage der innersekretorischen Natur der Zwischenzellen hinweisen müssen. Angefügt mag hier auch werden, daß nach neueren Untersuchungen von NEMILOFF und RICHTER das Stratum Sertoli bei genaueren Untersuchungen die Unterscheidung in einzelne Zellen als eine fiktive erscheinen läßt, daß das Stratum Sertoli vielmehr synzytialen Bau hat, und daß in dieses Synzytium die samenbildenden Zellen eingebettet sind, daß Änderungen in der Kolloidstruktur dieses Synzytiums das Haftvermögen des spermiogenen Epithels an dieser Sertolischicht wesentlich beeinflussen.

In den Sertolizellen, deren vakuolisiertes Protoplasma von längsverlaufenden sog. Adenofibrillen durchzogen wird, kommen mit Eisenhämatoxylin oder Safranin am besten zu färbende kristalloide Einlagerungen vor: größere 15—18 μ lange, bis 0,7 μ breite zugespitzte, an den Enden etwas gekrümmte Gebilde, „LUBARSCHsche Kristalle“ („crystalloide Sertolien“), und kleinere 2,5—3 μ lang gerade Stäbchen (SPANGAROsche Kristalle) vor, die im Gegensatz zu jenen größeren in Essigsäure unlöslich sind und in Alkalien quellen (B. ROMEIS) (Abb. 101).

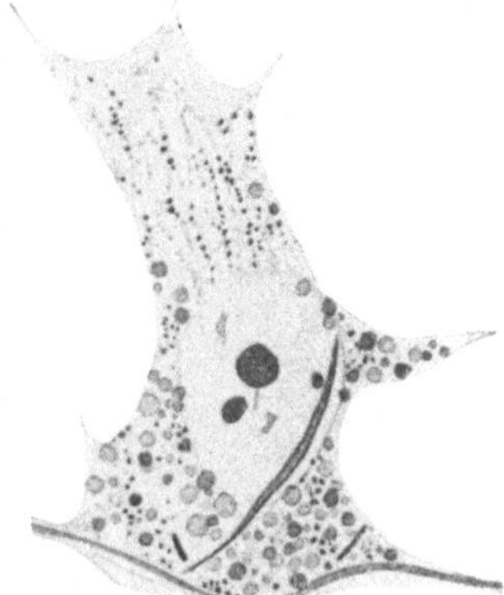

Abb. 101. Voll ausgebildete SERTOLIsche Zellen aus dem menschlichen Hoden. Es sind in der SERTOLIschenZelle außer der großen Kristalloidnadel (LUBARSCH) noch zwei kleine stäbchenförmigeKristalloide (SPANGAROsche) sichtbar. (Nach v. WINIWARTER 1912.) (Aus Handbuch der normalen und pathologischen Physiologie, Bd. 14, 1, B. ROMEIS.)

Jegliche Hodenschädigung, ob sie unter dem Einfluß von Infektionskrankheiten oder Alkohol (WEICHSELBAUM) oder großen Strapazen (Krieg), durch Krankenlager allein (LUBARSCH) oder durch Hunger (STEFKO) entstanden ist, ob Unterbindung des Vas deferens oder der Epididymis, ob Hitzeeinwirkung (STIEVE, v. LANZ) oder Einwirkung von Strahlen (Röntgen, Radium, Mesothorium [KYRLE, WEICHSELBAUM, SCHINZ und SLOTOPOLSKY]) in Betracht kommt oder ob eine Verlagerung des Hodens in die Bauchhöhle vorliegt, wobei der Hoden dauernd höherer, schädlicher Temperatur ausgesetzt wird, verläuft mit ausgedehnter verschiedentlich abgestufter, aber wie wir gleich hinzufügen wollen, in vielen Fällen reversibler Degeneration des Samenepithels. Ist doch der Hoden des Erwachsenen, wenn wir den Thymus bei Jugendlichen außer acht lassen, vielleicht das empfindlichste, auf Schädigungen am schnellsten reagierende Organ des Körpers (KYRLE).

Veränderungen atrophischer Art in sonst normalen Hoden normaler Individuen sind so überaus häufig, daß man fast von einer physiologischen partiellen Atrophie des Hodenparenchyms sprechen kann. Uns fiel in fast jedem der untersuchten

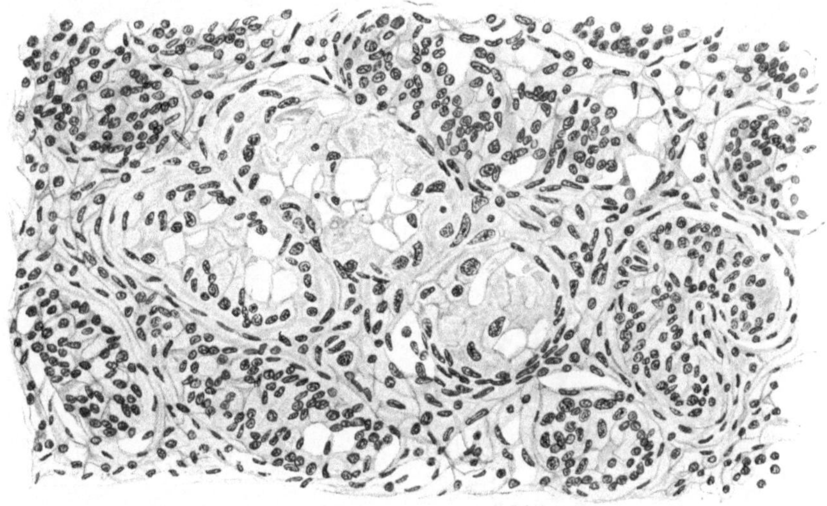

Abb. 102. S. 132/26. Kind, $2^3/_4$ Jahre. Hodenkanälchen mit etwas vermehrtem Zwischengewebe; zentral einige Kanälchenquerschnitte in vakuolärer Degeneration des Epithels, starker Quellung und hyaliner Degeneration der Wand.

normalen Hoden, auch solcher des Kindesalters, wenn wir zahlreiche Schnitte durchmusterten, auf, daß hie und da ein Kanälchen mitten unter den andern unreifen Kanälchen beim Kind (Abb. 102) oder mitten unter den in vollster

Spermienbereitung stehenden beim gesunden Jüngling entweder Spermienbildung vermissen ließ — Unregelmäßigkeiten in der Quantität der Spermienbereitung in verschiedenen Kanälchen gehören übrigens zur Regel — oder alle

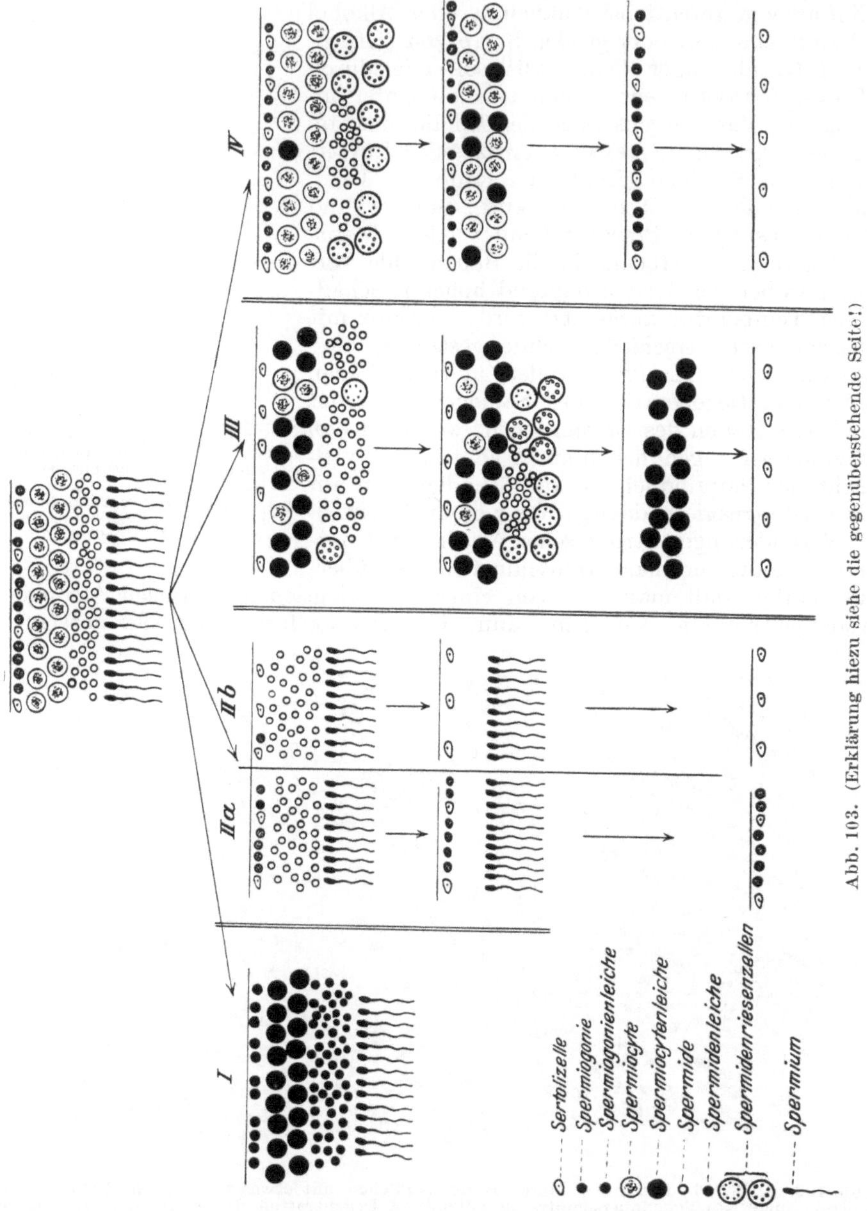

Abb. 103. (Erklärung hiezu siehe die gegenüberstehende Seite!)

Grade der Atrophie aufwies. LOHMÜLLER hat diese unsere Beobachtungen mit den von ihm näher dargestellten eigenartigen Sperreinrichtungen im Rete testis in Zusammenhang gebracht und sich vorgestellt, daß die Spermienbereitung physiologisch unregelmäßig oder besser gesagt in Abwechslung vor sich gehe und bei der Samenentleerung vielleicht eine Auswahl der sich öffnenden Tubuli recti vorgenommen werde.

Aber das ist noch recht hypothetisch. Daß aber Atrophien einzelner Kanälchen des Hodens fast „physiologische" zu nennen sind, bestätigen erneut die Untersuchungen von NEMILOFF und RICHTER an zahlreichen und verschiedenartigsten Tierhoden, die regelmäßig eine derartige Folge „arbeitender und nichtarbeitender Teile" also ruhende sog. atrophische Kanälchen, die aber sicher rasch auch wieder in die Samenbildung eingeschaltet werden können, gesehen haben.

Unsere Beobachtungen widersprechen da denen von BERBERICH und JAFFÉ, die bei jugendlichen, an akuten Krankheiten Gestorbenen nur selten eine Schädigung der Samenbildung sahen (dagegen eine Zwischenzellvermehrung beobachtet haben wollen); wir sahen bei akuten Infektionskrankheiten Jugendlicher — besonders eindrucksvoll waren hier die Hodenuntersuchungen der massenhaft der Grippepidemie erlegenen jugendlichen Soldaten im Jahre 1918 — fast ausnahmslos Störungen der Samenbildung, meist nicht ausgedehnt, oft nur auf Kanälchengruppen beschränkt, aber fast nie Hoden mit völlig ungestörter Spermiogenese. Wir geben aber BERBERICH und JAFFÉ darin recht, daß die Hoden älterer Personen, also jenseits des 40. Lebensjahres unter dem Einfluß akuter Infektionskrankheiten durchweg stärkere und ausgedehntere Veränderungen als die Jugendlicher zeigen. Ebenso und oft wesentlich weitgehender schädigen chronische Erkrankungen den spermiogenen Apparat, so z. B. Tuberkulose, Diabetes, perniziöse Anämie, Leukämie.

Doch steht die Degeneration, insbesonders die bei infektiösen und zehrenden Erkrankungen, auch in weitgehender Abhängigkeit vom jeweiligen Ernährungszustand (CORDES, LEUPOLD, GOETTE).

In der Mehrzahl der einwirkenden Schädigungen ist der Ablauf ein typischer, Mensch und. Versuchstier unterscheiden sich hier kaum. Nur bei der Strahleneinwirkung, vor allem bei Röntgenbestrahlung (SCHINZ und SLOTOPOLSKY) ist der Verlauf ein grundsätzlich verschiedener (Abb. 103).

Erklärung zu Abb. 103 (S. 608).

(Verlauf und Endzustände bei den verschiedenen Hodenhypobiosen sind dargestellt).

Ganz oben in der Mitte ein Sektor aus einem normalen Samenkanälchen. Er enthält von der Membrana propria angefangen bis an das Lumen: Sertolizellen (Se), Spermiogonien (Spg), Spermiozyten (Spz), Spermiden (Spd), Spermien (Sp). Spz als ganze Zellen gezeichnet, Se, Spg und Spd bloß durch ihre Kerne repräsentiert. Unter I ist die Hodennekrose dargestellt. Sie beruht auf einer mehr oder weniger plötzlichen Degeneration aller Elemente des Samenepithels — Koagulation oder Auflösung — in loco. II, III und IV stellen die Hodenatrophie dar, die durch eine allmähliche stadienweise Leerung der Samenkanälchen charakterisiert wird. II ist die typische Verlaufsweise der Röntgenatrophie des Hodens, bei der nekrobiotische Vorgänge am Samenepithel ganz in den Hintergrund treten bzw. allein auf die Spg beschränkt sind. III und IV ist die atypische Verlaufsweise der Röntgenatrophie und die „normale" Verlaufsweise der übrigen Hodenatrophien (infolge von Ernährungsstörungen, nach Vasoligatur usw.), wobei nekrobiotische Vorgänge am Samenepithel in großem Umfange das Bild beherrschen. Charakteristisch für die Röntgenatrophie (III) ist aber, daß auch hier von Anfang an die Spg fehlen, die als die empfindlichsten Elemente des Samenepithels zuerst zugrunde gehen, während sie sich bei den übrigen Formen der Hodenatrophie (IV) umgekehrt am längsten erhalten. Die erste Kolonne von IIa und IIb zeigt, wie durch die Röntgenbestrahlung die Spg entweder gelähmt (IIa) oder getötet worden sind (IIb) und wie infolgedessen eine Neubildung von Spz nicht mehr stattgefunden hat, die zur Zeit der Bestrahlung vorhanden gewesenen Spz sich inzwischen in Spd umgewandelt haben. Die zur Bestrahlungszeit vorhanden gewesenen Sp sind nebenhodenwärts fortgeschwommen. Die damaligen Spd haben sich in eine neue Generation Sp umgewandelt. In der zweiten Kolonne von IIa und IIb sind auch diese Sp nicht mehr vorhanden. Die hier anwesenden Sp sind aus den Spd der ersten Kolonne von IIa und IIb hervorgegangen. Neue Spd sind natürlich keine gebildet worden. In der dritten Kolonne von IIa und IIb ist auch die letzte seit der Bestrahlung noch gebildete (dritte) Spermiengeneration nebenhodenwärts fortgeschwommen, und nun sind die Samenkanälchen ganz leer von Sp. Der Ablauf der Erscheinungen ist bei III und IV ein ganz anderer. Die erste Kolonne von III zeigt die Spg allesamt getötet und resorbiert. Die Spz zeigen vorgeschrittene, die Spd beginnende Degeneration, nämlich Riesenzellbildung und das Unvermögen der Spermiohistogenese. Die zu Beginn vorhandenen Sp sind nebenhodenwärts fortgeschwemmt. Eine Neubildung hat nicht stattgefunden. Die zweite Kolonne von III zeigt Zunahme der nekrobiotischen Prozesse, die dritte Kolonne von III zeigt das Zugrundegehen der Sp in loco, während die Spd unter Desquamation ins Lumen abgestoßen und fortgeschwemmt sind. IV zeigt die gerade umgekehrte Reihenfolge des Unterganges der einzelnen Kategorien des Samenepithels gegenüber III. Die vier Kolonnen von IV stellen die vier Stadien der Hodenatrophie bei Ernährungsstörungen und verwandten Schädlichkeiten dar. (Aus Handbuch der biologischen Arbeitsmethoden von ABDERHALDEN, Abt. IV, Bd. 3. 1927. H. R. SCHINZ u. BRUNO SLOTOPOLSKY: Methodik der Hodenuntersuchungen.)

In Anlehnung an die Einteilungen von Goette, sowie Schinz und Slotopolsky unterscheiden wir 5 Stadien der Hodenatrophie: Die leichteste Schädigung drückt sich dadurch aus, daß die Präspermatiden oder Spermatiden an Zahl vermehrt zu sein scheinen. Nach Goette findet man hier auch einzelne Spermatidenkerne pyknotisch. Die scheinbare Vermehrung der Spermatiden wird von Goette wohl in richtiger Weise dadurch erklärt, daß sie sich als die empfindlichsten Gebilde unter dem Einfluß einer ganz leichten Schädigung nicht weiter entwickeln, oder abstoßen, ihre Stammzellen aber, also die Spermatozyten, die weniger geschädigt sind, weiter Spermatiden hervorbringen.

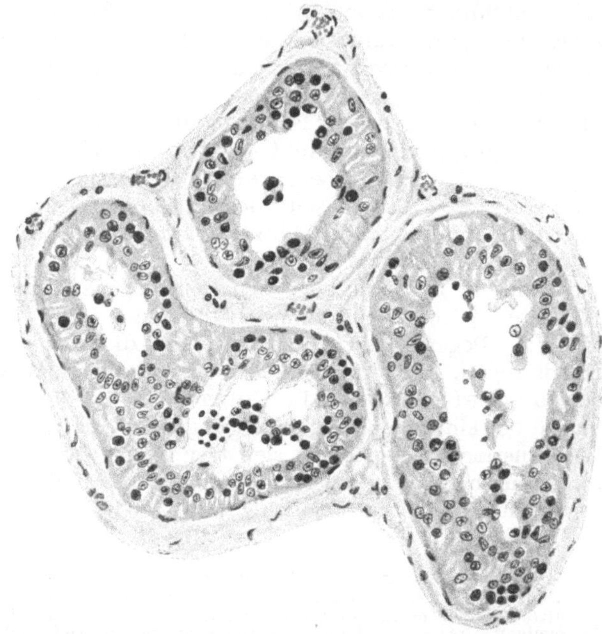

Abb. 104. S. 530/21. Mann, 48 Jahre. Hodenatrophie 2. Grades: Vermehrte Sertolizellen, spärliche Spermatogonien, vereinzelte Spermatozyten und Spermatiden (unten und seitlich). † an Pulmonalsklerose, Lungenemphysem. Comp. Oc. 6. Obj. Zeiß DD.

Im 2. Stadium ist die Schädigung der Spermatiden und Präspermatiden eine stärkere, wenn von den widerstandsfähigen Spermien selbst abgesehen wird. Spermatiden und Präspermatiden (Abb. 104) stoßen sich bald einzeln, bald in größeren Mengen ab, verkleben vielfach miteinander und können manchmal dadurch großartige Symplasmen bilden, große Riesenzellformen mit vielen Kernen, die, sei es durch aktive Einwirkung, sei es durch Einbeziehung bzw. Umfließen durch ihre Grundsubstanz massenhaft Spermienköpfe enthalten können.

Es ist auf diese Riesenzellbilder im Abschnitt über Spermaagglutination, bzw. Spermiophagie näher eingegangen. Sie finden sich bei allen Arten der Degeneration, auch bei Röntgenbestrahlungen (Herxheimer, Kraus, Schinz und Slotopolsky). Der Schädigungsvorgang kann hierbei sein Bewenden haben. Die abgestoßenen Zellen selbst verfallen meist der fettigen Degeneration oder lösen sich allmählich auf; dieser Zerstörungsprozeß kann auch in den abführenden Samenwegen vor sich gehen, ist aber in den Schwanzteilen des Nebenhodens gewöhnlich erledigt. Trotz Abstoßung der Spermiden können die Spermien längere Zeit im Kanälchen noch erhalten bleiben, können sogar manchmal noch an den SERTOLIschen Zellen fixiert gefunden werden. Als Ausdruck einer gewissen Schädigung der Spermien mag aber in solchen Fällen ihre oft zu beobachtende Neigung zu selbständigen Zusammenklumpungen, Kugelbildungen sein; auch auf diese Bilder sind wir in dem oben erwähnten Abschnitte des näheren eingegangen.

Im 3. Stadium werden in den Degenerationsvorgang auch die Spermiozyten 1. Ordnung, bzw. Spermatiden einbezogen. Auch sie werden abgestoßen, können ebenfalls zu Verklumpungen Anlaß geben, also auch dieselben Bilder aufweisen wie ihre degenerierenden Tochterzellen. Im 4. Stadium verschwinden auch die Spermiozyten, der Zerfallsvorgang schreitet gegen die Spermamutterzellen, die Spermatogonien, fort; Kernzertrümmerung und Pyknose tritt in diesen auf; ihre gleichmäßige Randstellung wird aufgegeben, sie vermindern sich an Zahl, schließlich bleiben nur die Sertolizellen übrig als große, spindelige, ungleichmäßige, schmale, etwas vielgestaltige, der Wand mit ihrem schmalen Fuß aufsitzende Gebilde.

Bei der fortschreitenden Atrophie nimmt im allgemeinen auch der Durchmesser der Kanälchen ab, die Membrana propria faltet sich leicht, quillt auf und wird hyalin, die elastischen Fasern der Kanälchenwand bleiben dabei ziemlich unverändert.

Im 5. Stadium der Degeneration verschwinden nacheinander auch die Sertolizellen. Die verkleinerte Lichtung wird durch die Quellung der Membrana propria und ihre hyaline Degeneration mehr und mehr eingeengt und schließlich ganz verschlossen.

In jedem der erwähnten Stadien kann der Vorgang stehen bleiben, bzw. einer die ursprünglichen Verhältnisse wieder herstellenden Regeneration Platz machen. Ebenso sind nicht alle Teile des Kanälchenapparates, selbst nicht alle Teile ein und desselben Kanälchens immer im gleichen Entartungszustand; darauf hat schon KYRLE hingewiesen; man sieht nicht selten Kanälchen mit ungestörter Samenbildung neben Kanälchen liegen, die den 2. bis 3. Grad der Atrophie aufweisen; in manchen Fällen fiel es uns auf, daß die dem Rete testis näher liegenden Kanälchen stärkere Degeneration als alle die peripher liegenden zeigten. Ob hier immer degenerative Prozesse vorliegen, wenn nicht in allen Kanälchen ganz gleichmäßige Spermiogenese getroffen wird, müssen wir in Hinblick auf die oben erwähnten Untersuchungen LOHMÜLLERS als zweifelhaft ansehen; auch ROMEIS spricht von dem Vorkommen „spermatogenetisch untätiger“ erschöpfter Hodenkanälchen zwischen normalen Kanälchen, die dann nur Auskleidung von hohen längsfibrillierten zylindrischen oder kubischen Zellformen aufweisen.

Hier mag auch erwähnt werden, daß wir auch im unreifen kindlichen Hoden ab und zu Kanälchen gesehen haben, die sich durch starke vakuoläre Degeneration ihrer Epithelien, dadurch Quellung des ganzen Kanälchendurchmessers, scharf von der Umgebung abhoben. (Abb. 102.)

Der zeitliche Ablauf der verschiedenen Stadien ist ein außerordentlich verschiedener, jedenfalls können die ersten Stadien der Schädigung schon in ganz kurzer Zeit nach dem Einsetzen der Schädlichkeit, also in wenigen Stunden, zu beobachten sein. In anderen Fällen äußert sich die Degeneration mehr in einer Verlangsamung der Kernteilung (Amitosen) und des Reifungsprozesses. SCHINZ und SLOTOPOLSKY, ebenso auch früher schon KYRLE, weisen mit Recht darauf hin, daß gerade die Stadien, in denen nur Spermatiden oder Spermatogonien gefunden werden, beim Versuchstiere manchmal wochen- und monatelang beobachtet werden können, was doch nur erklärlich ist, wenn man eine Schädigung annimmt, die die Weiterentwicklung dieser Zellen zwar hemmt, sie selbst aber in ihrer Lebensfähigkeit nicht wesentlich beeinträchtigt. Diese Bilder von

Hodenkanälchen, die nur mehr Spermatogonien und Spermatozyten erster Ordnung enthalten, sind auch beim Menschen häufig zu beobachten; für den Menschen gelten also sicher auch dieselben Bedingungen wie für das Versuchstier.

Im folgenden gehen wir auf Schädigungsvorgänge bei den einzelnen Erkrankungen nur insoweit ein, als sie besondere Verhältnisse bieten. Während bei der gewöhnlichen Atrophie des Hodens die Abbauprozesse in den reifsten, in der Samenbildung am weitesten vorgeschrittenen Zellen, den Spermatiden beginnen und schließlich bis zu den verhältnismäßig widerstandsfähigen Spermatogonien und dann bis zu den Sertolizellen fortschreiten, eine Atrophie, die mit Ernährungsstörungen zusammenhängen mag, bei der die von der Membrana propria am weitesten entfernten Zellen, eben die reifsten, am ersten geschädigt werden müssen, zeigt die nach Röntgenbestrahlung einsetzende Atrophie, wie dies HERXHEIMER und HOFFMANN schon vor Jahren angedeutet und in den letzten Jahren die gründlichen Untersuchungen von SCHINZ und SLOTOPOLSKY bewiesen haben, ein grundsätzlich anderes Verhalten. Hier werden bei gleicher Einwirkung auf alle Zellen des Samenbildungsapparates die empfindlichsten Zellen am ersten und stärksten betroffen; dieses sind die Spermatogonien. Demzufolge verläuft hier der ganze atrophierende Prozeß in umgekehrter Reihenfolge, doch ist seine Stärke, seine Ausdehnung, die den Veränderungen vorangehende Latenzperiode, seine Wiederherstellungsfähigkeit abhängig von der Bestrahlungsdosis.

Schon bei den geringsten Mengen mit 10% HED läßt sich eine vorübergehende elektive Aufhebung der Teilungsfähigkeit der Spermatogonien beobachten, bei 45% HED ist die Hälfte der Spermatogonien abgetötet, bei stärkeren Mengen (1—2—3 HED) sind nahezu alle Spermatogonien tot zu finden, dabei können die übrigen Reifungsstadien noch ziemlich unversehrt sein, vielleicht nur in ihrer Teilungsgeschwindigkeit Einbuße erlitten haben. Die Formen der Degenerationen der Zellen unterscheiden sich von den durch andere Faktoren verursachten Degenerationen kaum; das Protoplasma, also hier in erster Linie das der Spermatogonien, degeneriert fettig, vakuolisiert sich, der Kern zerfällt, Kerntrümmer, Fetttröpfchen sind nachzuweisen; in anderen Fällen treten auch Verklumpungen der Zellen, Agglutinationen auf, es finden sich Riesenzellbildungen meist in unregelmäßiger Form und unregelmäßiger Anordnung der Kerne, doch kommen (HERXHEIMER und HOFFMANN) auch Riesenzellen vom LANGHANSschen Typus vor.

Steigt die Bestrahlungsdosis weiter an, so z. B. bis auf 15 HED, gehen die Spermatogonien sehr rasch zugrunde; die bei geringeren Dosen Stunden währende Latenzzeit ist auf ganz kurze Zeit verringert, nach 2 Stunden zeigen schon alle Spermatogonien völlige Nekrobiose, bei weiteren Steigerungen der Dosis treten in den Zerstörungsprozeß nun auch die Spermatozyten ein. Bei der Steigerung bis auf 50 HED wird die ganze Dicke der Samenbildungsschicht abgetötet, alle Zellen stoßen sich ins Innere ab und werden geronnen gefunden, alles scheint „in loco erstarrt."

Wir gehen auf die Frage der Regeneration des durch die Bestrahlung schwere atrophische Zustände zeigenden Hodenparenchyms hier nicht näher ein, aber das eine wollen wir hier hervorheben, daß nach SCHINZ und SLOTOPOLSKY völlige Regeneration bei Bestrahlungsdosen bis zu 4 HED beobachtet werden kann. Steigt die Dosis, so setzt die Regeneration aus, der Hoden geht der völligen Verödung entgegen, auch die bis zuletzt erhalten bleibenden Sertolizellen verschwinden.

Jedenfalls geht aus diesen Untersuchungen, die die Schlüsse von KYRLE in manchen wesentlichen Beziehungen ändern, hervor, daß bei der Bestrahlung die Atrophie damit einsetzt, daß der Zufluß der Epithelien von den basalen

Schichten durch die Schädigung der Spermatogonien unterbleibt; die oberen Schichten brauchen dabei in ihrem Reifungsprozeß nicht unterbrochen werden, sind also widerstandsfähiger; am widerstandsfähigsten scheinen die Spermatiden zu sein, wie es merkwürdigerweise überhaupt scheint, als ob die in der Kernteilungsphase begriffenen Zellen besonders widerstandsfähig wären.

Beim Menschen sind die Zeiten der einsetzenden Degeneration andere, wesentlich längere. SCHINZ und SLOTOPOLSKY haben bei Männern, die doppelseitig kastriert werden mußten, 12—90 Stunden vor der Operation mit 100—150% HED den einen Hoden bestrahlt. Der Vergleich des bestrahlten mit dem unbestrahlten Hoden ergab im allgemeinen nach diesen Zeiten, in denen beim Kaninchenhoden schon wesentliche degenerative Veränderungen erkennbar sind, keine histologischen Unterschiede, obwohl erfahrungsgemäß diese Dosis genügt, vollständige und wahrscheinlich dauernde Azoospermie hervorzurufen. Es ist der Schluß gerechtfertigt, daß vielleicht durch die Bestrahlung die im Augenblick vorhandenen Spermiogonien nicht geschädigt werden, die Auswirkung der Bestrahlung sich erst in den ihnen folgenden Generationen äußert.

Mesothorium scheint nach einer kurzen Mitteilung SIMMONDS, wenn hier auch die Anfangsstadien der Degeneration genauere Beachtung nicht fanden, ebenso wie die Röntgenstrahlen schädigend auf die Keimzellen zu wirken.

Bei der Atrophie des Hodens nach Röntgenbestrahlung tritt das Zwischengewebe stark in den Vordergrund und scheint stark hypertrophiert zu sein; diese starke Hypertrophie ist aber eine scheinbare; nach den gründlichen Feststellungen von SCHINZ und SLOTOPOLSKY nimmt das Zwischengewebe im Kaninchenhoden 5% des Gesamtvolums, im röntgenatrophischen Kaninchenhoden 30—60% ein; die relative Vermehrung des Zwischengewebes beträgt demnach das 6—12fache, die absolute aber, die den mächtigen Abbau des generativen Anteils berücksichtigt, kommt auf eine Vermehrung von höchstens $1^1/_4$—$1^1/_2$ mal; die wohl nicht zu leugnende, wenn auch geringgradige absolute Vermehrung des Zwischenzellgewebes fassen SCHINZ und SLOTOPOLSKY als „raumfüllende" Hypertrophie e vacuo auf, die zum Teil durch den nach dem Untergang des Samenepithels bestehenden Überschuß des dem Hoden zugeführten Nährmateriales gefördert wird.

Die Hodenatrophie (Fibrosis testis).

Haben wir im vorhergehenden die Degenerationen des Samenepithels beschrieben, die zur vollständigen „Entvölkerung", zur Entleerung der Hodenkanälchen führt, ein Vorgang, der mit völliger Verödung des Kanälchens endet, so müssen wir uns nun mit den Atrophien im allgemeinen beschäftigen, bei denen die abgeschlossene Verödung der Kanälchen das Bild beherrscht. Diese Atrophien können nun angeboren oder im unterentwickelten Hoden entstanden oder erworben sein; die erworbenen Atrophien gliedern sich wieder in entzündliche und nichtentzündliche. Wir haben oben gesehen, daß die der Verödung vorangehende Veränderung die Degeneration des Samenepithels war. Das war auch früher bekannt. Daneben spielte aber eine sehr große Rolle die Frage, ob nicht in der Mehrzahl der Fälle die Atrophien des Kanälchenapparates entzündlichen Ursprungs wären, sei es, daß die Entzündung in den Samenkanälchen selbst ihren Sitz habe, „Spermangoitis obliterans fibrosa" (FRÄNKEL), oder daß diese „Orchitis fibrosa" vom Zwischengewebe ausgehe. Wir weisen hier auf den Abschnitt „Syphilis des Hodens" hin, in dem wir diese Frage näher besprochen haben; hat es doch eine Zeit gegeben, in der alle Hodenschwielen als Folge der luischen Hodenerkrankung angesehen wurden. Bei der

Lues können, wie wir dort sagen werden, interstitiell entzündliche Veränderungen die Kanälchenwand durchbrechen und zu wirklichen entzündlichen Wucherungen im Kanälcheninnern selbst führen; ähnliche Bilder kommen aber auch bei jeder stärkeren Orchitis, besonders bei der eitrigen vor, auch dann, wenn es zu Einschmelzungen des Kanälchenapparates nicht kommt; dasselbe Bild kann bei langsam verlaufenden proliferierenden Tuberkulosen beobachtet werden. Hier wird niemand bestreiten, daß der Vorgang im Zwischengewebe seinen Ausgang genommen hat, daß er der Hauptsache nach ein produktiver ist, und die Kanälchenepithelien anscheinend sekundär, also erst durch die auf das Kanälchen übergreifende Entzündung in Mitleidenschaft gezogen werden. Wir sagen allerdings mit Absicht „anscheinend sekundär", denn die genauere Betrachtung zeigt, daß der Vorgang auch hier doch etwas anders verläuft, daß, ehe die Entzündung in das Innere der Kanälchen ihren Fortgang genommen hat, der empfindliche Epithelapparat längst dem Untergang anheim gefallen ist. Also, wenn wir es genauer nehmen wollen, ist mit diesen anscheinend primär entzündlichen extrakanalikulären Vorgängen doch auch ein degenerativer Vorgang im Kanälcheninnern verbunden.

Man könnte noch eine 3. Form der Verödungsursachen der Kanälchen in den Bereich der Möglichkeiten ziehen: SIMMONDS hat die Anschauung vertreten, daß bei einer primären, ohne stärkere entzündliche Infiltrationen des Hodeninterstitiums verlaufenden Schrumpfung (Altersatrophie) eine allmählich einsetzende Verdickung der Kanälchenwand das samenbildende Gewebe allmählich zum Schwund bringt und erdrückt und so ebenfalls die Verödung des Kanälchens herbeiführen kann. Nach wohl heute allgemein geltender Auffassung, die wir auf Grund ausgedehnter Untersuchungen nur bestätigen können, kommt ein derartiger, vom schrumpfenden Zwischengewebe ausgehender Schwund des Kanälchenapparates überhaupt nicht in Betracht. Der Verdickung der Kanälchenwand geht immer der Schwund des samenbildenden Gewebes voraus. Somit hat die weitere Entwicklung der Frage EUGEN FRÄNKEL recht gegeben, der schon im Jahre 1910 in der Aussprache zu SIMMONDS Ansichten die Anschauung vertreten hat, daß in dem Verhältnis, in dem das Epithel nach und nach dem Untergang verfällt, sich die Verdickung der Wandbestandteile, vor allem der Tunica fibrosa ausbildet. Ähnliches hatte CHIARI schon bei der großen „Orchitis syphilitica-Debatte" 10 Jahre vorher vertreten.

Die Fibrosis testis ist ein überaus häufiger Befund; systematische Untersuchungen lassen bei Hoden jeden Lebensalters, die Reifezeit nicht ausgeschlossen, diese Veränderungen sehen; sie sind bald klein-streifenförmig, bald ergreifen sie den ganzen Hoden, bald sind sie so klein, daß man sie kaum makroskopisch erkennen kann, bald grobstreifenförmig; die Streifen sind vielfach in der Richtung der Septula testis angeordnet; es sind also öfters Teile von Hodenkeilen oder ganze Keile, die diese Degenerationen aufweisen. Die Vorstadien der Fibrosis, die beginnenden Verdickungen der Kanälchenkapsel, lassen sich durch die festere Verankerung der Kanälchen in ihrem Zwischengewebe, die Unmöglichkeit, die Kanälchen als freie Fädchen von der Hodenschnittfläche auszuziehen, bei der Autopsie ohne weiteres erkennen.

Im histologischen Bild findet sich bei der Fibrosis testis neben den hier nicht zu berücksichtigenden Veränderungen im samenbildenden Epithel eine Aufquellung und Verbreiterung der Tunica propria der Kanälchen. Ihre inneren Schichten verbreitern sich, verlieren mehr und mehr ihre Kerne, werden homogen, die äußeren Schichten lassen längere Zeit korbgeflechtartige Zellreihen erkennen, die allmählich auch in den Homogenisierungsvorgang einbezogen werden. Die elastischen Fasern, die normalerweise in dünner, ziemlich festgefügter Schicht die Kanälchen umrahmen, fasern sich bei der Quellung der Tunika ebenfalls auf, scheinen sich anfangs sogar zu vermehren, so daß sie manchesmal als gegen die Norm breiteres Ringband erscheinen: allerdings ist zu bedenken, daß diese Vermehrung der Fasern auch vorgetäuscht sein kann durch ihre Zusammenziehung bei der mit der Fibrosis einhergehenden Schrumpfung und Verkleinerung der Kanälchen. Immerhin ist es bemerkenswert, daß in nicht zu seltenen Fällen die elastischen Fasern die ganze Breite der hyalinen Schicht einzunehmen scheinen. Die Verödung des Kanälchens setzt ein, wenn die letzten Reste der Nachhut des Hodenepithels, die Sertolizellen, völlig geschwunden sind.

Mit der Kernverarmung und dem Zellschwund in der Kanälchenwand geht meist eine Verminderung der Zellen des Zwischengewebes Hand in Hand. Wir sprechen hier nicht von den Leydigschen Zellen, auf deren nicht selten zu beobachtende scheinbare oder wirkliche Vermehrung bei der Hodenparenchymschrumpfung wir hier nicht eingehen wollen, sondern von dem gewöhnlichen bindegewebigen Gerüst, das allmählich auch in den Hyalinisierungsprozeß einbezogen wird. Allerdings sind die Bilder hier auch recht verschieden; es kommen daneben auch schleimige und schwielige Veränderungen im bindegewebigen Gerüstwerk vor. Jedenfalls sind die Fälle nicht selten, in denen in der anscheinend homogenen Hodenschwiele die Kanälchen in dem umgebenden gleichartigen Bindegewebe nur durch die Elastinfärbung noch zur Darstellung gebracht werden können. Es ist auch zu erwähnen, daß Fälle vorkommen, bei denen vor dem vollkommenen Hyalinisierungsvorgang Teile der Kanälchenwand diese Hyalinisierung besonders vorgeschritten zeigen, und daß sie Zusammenfließen ihrer hyalinen Massen mit den gleichartig veränderten benachbarten Stromamassen aufweisen können, so daß sich die Umrisse des Kanälchens an diesen Stellen plötzlich aufzulösen scheinen. Wir haben solche, Teile der Kanälchen ergreifende Hyalinablagerungen selbst in Fällen gesehen, in denen der benachbarte Kanälchenabschnitt sogar noch Sertolizellen als mehr oder minder zusammenhängenden Belag aufwies.

Die elastischen Fasern, die außerordentlich große Widerstandskraft haben, können schließlich bei Schrumpfungsvorgängen, bei denen der Hoden bis zur Größe eines Haselnußkerns schwinden kann, an Zahl und Dicke abnehmen und schließlich auch ganz verschwinden. Doch sind das Ausnahmen. Der Erörterung bedarf es nicht, daß Narbenbildungen in und um die Kanälchen, die tuberkulösen oder eitrig einschmelzenden und dann ausheilenden Veränderungen ihre Entstehung verdanken, der elastischen Fasern, dem ursprünglichen Zerstörungsvorgang der Kanälchen entsprechend, von vornherein entbehren.

Fassen wir alle die Ursachen zusammen, die zum Bilde der Verödung der Kanälchen, der Fibrosis testis führen, so kommen wir in Erweiterung der von Simmonds ausgeführten Gründe zu folgender Einteilung:

Hodenatrophie im Alter und durch Kreislaufsstörungen.

Tatsächlich nimmt die Zahl der Beobachtungen von Kanälchenverödungen, seien sie ausgedehnt oder umschrieben, mit dem Alter und der Zunahme seiner zirkulatorischen Schwäche oft zu. Man findet bei älteren Leuten kaum einen Hoden, der nicht zum mindesten hier und da derartige Verödungen der Kanälchen aufweist. Wenn Simmonds unter 80 Fällen von Hodenverödungen, geringgradigen oder ausgedehnten, über 50% bei Trägern jenseits des 50. Lebensjahres gesehen hat, so entsprechen diese Zahlen den tatsächlichen Verhältnissen kaum, sie müßten unbedingt viel höher sein. Selbstverständlich ist damit nicht gesagt, daß die Samenbildung deshalb starke Einbuße erfahren haben muß. Neben verödeten Kanälchen können solche in voller Tätigkeit vorhanden sein. Gerade im hohen Greisenalter sieht man manchmal die verschiedensten Grade von schwerster Atrophie bis zur vollen spermiogenen Tätigkeit im Hodenkanälchen dicht nebeneinander (Abb. 105). Dasselbe gilt für Hoden bei chronischen Kreislaufstörungen. Den Beginn des Prozesses sieht SIMMONDS in gleichzeitiger Umwandlung der Kanälchenwand und des Kanälchenepithels. Wir glauben auch hier, daß das führende Moment die Schädigung des empfindlichen Epithels ist, die langsam und schleichend einsetzt, und der dann erst die Veränderung der Basalschicht folgt; denn in

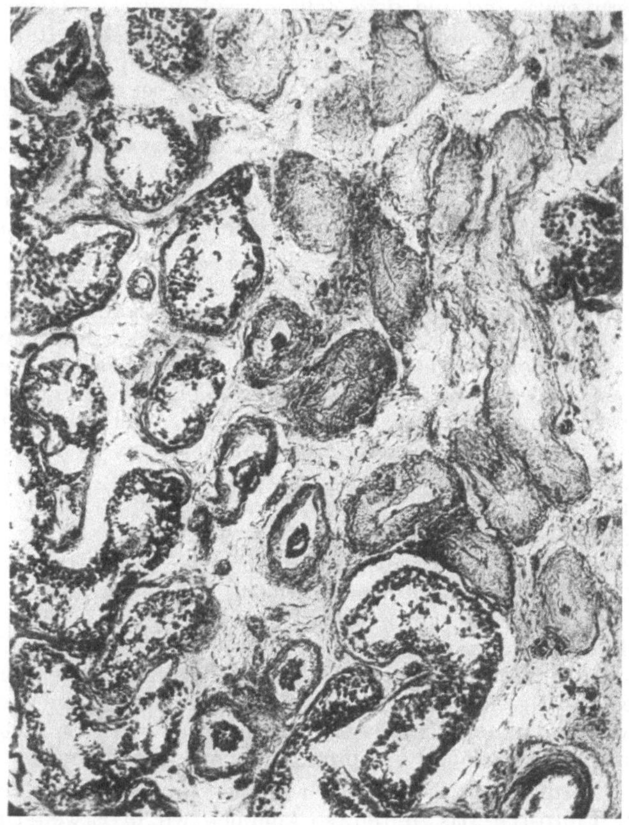

Abb. 105. 533/25. Mann, 80 Jahre. Seniler Hoden in verschiedenen Stadien der Kanälchenatrophie. Neben völliger Verödung noch spermientragende Kanälchen (linke Seite); sehr wenig Zwischenzellen. Obj. Zeiß 5. Okul. Periplan 8 ×. 57 cm Balgl.

Kanälchen mit selbst ganz geringgradigen Verdickungen und Hyalinisierungen der Kanälchenkapsel läßt sich kaum je wirklich normales funktionstüchtiges Epithel nachweisen, meist sind die atrophischen Veränderungen hier wesentlich weiter vorgeschritten als es dem Grade der Kapselverdickung entspricht. Ganz stimmt auch die Beobachtung von SIMMONDS nicht, daß bei atherosklerotischen Kreislaufsstörungen die Verödungen von Hodenkanälchen sich hauptsächlich in den peripheren, der Albuginea anliegenden Teilen des Hodens fänden. Wir haben bei der Durchsicht der Präparate nach diesem Gesichtspunkt irgendeine Benachteiligung bestimmter Hodenabschnitte nicht feststellen können. Die Verödungsbezirke liegen auch bei der durch Einflüsse des Blutumlaufes veranlaßten Atrophie ganz unregelmäßig.

Die Konsistenz der verödeten Stellen ist meist eine weiche, wohl deshalb, weil hier eine wirklich beträchtlichere Zunahme des interstitiellen Bindegewebes nicht erfolgt, wie sie bei entzündlichen Schwielen und Narben einsetzt. Derbe Hodenschwielen bei Atherosklerotikern kommen aber auch vor. Sie sind dann aber die Folge schwerster rasch einsetzender Blutumlaufsstörungen, so von Infarzierungen, sei es nach Torsionen oder nach embolischen Verschlüssen der Samenstranggefäße; in solchen Fällen fehlt auch nie die beträchtliche Verkleinerung des verhärteten Organs, eine Substanzabnahme, die bei den reinen Atrophien auf der Grundlage schlechter Ernährungsverhältnisse in ganz engen Schranken bleibt.

Hodenatrophie durch gonorrhoische Infektion (nach Epididymitis).

Der wesentliche Grund der Atrophie liegt hier weniger in dem Übergreifen entzündlicher Vorgänge auf den Hoden selbst, als in der Sperrung des Abflusses des Hodensekretes durch die besonders die Nebenhodenkanälchen befallenden akut entzündlichen Erscheinungen der Gonorrhöe. Der Vorgang ist in seinen Ursachen also übereinstimmend mit den Verödungsprozessen im Hoden, die man nach Abbindung des Samenstranges oder nach Durchtrennung der Verbindung von Hoden und Nebenhoden (STEINACHsche Operation) allerdings nicht regelmäßig im Hoden trifft.

Derartige Fibrosen nach Gonorrhöe werden zu einer stärkeren Bindegewebsentwicklung im Hodeninterstitium nicht führen, werden also zu den weichen Hodenatrophien zu zählen sein. Wir werden also bei derartigen Hodenatrophien, wenn wir sie als Folgen einer gonorrhoischen Infektion ansprechen wollen, auf den Nachweis von Veränderungen im Nebenhoden nicht verzichten dürfen.

Es kann natürlich im Gefolge der Gonorrhöe auch zu derben Narbenbildungen im Hoden kommen; in derartigen allerdings nur ausnahmsweise zu treffenden Veränderungen ist der akut entzündliche Vorgang des Nebenhodens, sei es unmittelbar oder von dem Kanälchenweg aus oder, was häufiger der Fall sein wird, auf dem Lymphweg auf den Hoden übergegangen; die Folgen derartiger Hodenentzündungen unterscheiden sich von den Narbenbildungen nach anderen Hodeninfektionen nicht.

Hodenatrophie im ektopischen Hoden.

Es ist bekannt, daß der ektopische Hoden nach der Reifezeit zunehmende Atrophie seines samenbereitenden Epithels zeigt, daß bei doppelseitiger Ektopie Unfruchtbarkeit die Regel ist. Es ist weiter bekannt, daß in einer Reihe von Fällen die ektopischen Hoden stark verkleinert gefunden werden. Dies ist vor allem der Fall bei im Leistenkanal und am Leistenring gelegenen Hoden, während die intraperitoneal gelegenen reinen Bauchhoden im großen und ganzen in ihrer Größe den normalen Hoden kaum nachstehen. Die kleinen Hoden zeichnen sich häufig durch besondere Härte ihres Gewebes aus, wieder im Gegensatz zu den Bauchhoden, die auch in ihrer Konsistenz kaum Unterschiede vom normalen Hoden aufzuweisen brauchen.

Auch hier ist die Konsistenzverschiedenheit abhängig von der Menge des entwickelten Bindegewebes. Die reine Atrophie des Hodenparenchyms geht auch hier wohl mit einer Verdickung, Hyalinisierung der Tunica propria der Kanälchen, Verödung der Kanälchenlichtung einher, das Zwischengewebe selbst braucht sich aber hierbei in keiner Weise zu vermehren; eine etwaige Verkleinerung des Organs, die bei der, wenn auch nicht sehr bedeutenden Verkleinerung der Kanälchen eintreten müßte, wird häufig durch eine Quellung des Zwischengewebes, durch Ödem ausgeglichen. Manchmal nimmt dieses quellende Zwischengewebe sogar Schleimgewebscharakter an. Bei den ektopischen Hoden, die verkleinert sind und sich durch besonders starke Härte auszeichnen, ist im Gegensatz zu den reinen Atrophien das Zwischengewebe stark vermehrt, faserreich, narbig.

Auf die bei den Atrophien des ektopischen Hodens nicht selten zu treffenden anscheinend starken Vermehrungen der Zwischenzellen, die an der manchmal auffallend starken braunen Verfärbung derartiger ektopischer Hoden schuld sind, gehen wir hier, wo uns hauptsächlich die Atrophien des Parenchyms näher beschäftigen, nicht ein und verweisen auf die zusammenhängende Darstellung der Zwischenzellen.

Die Ursache der Parenchymdegenerationen im ektopischen Hoden könnte in Entwicklungsstörungen begründet sein. Schon Simmonds hat gegen diese Annahme den Einwand erhoben, daß Entwicklungsstörungen mehr ein Zurückbleiben des Hodens auf kindlicher Stufe bewirken müßten; bei derartigen unentwickelten infantilen Hoden des Erwachsenen, die man manchmal antrifft, werden aber Hodenfibrosen nicht gefunden; auch die gute Ausbildung des elastischen Gewebes, die elastischen Ringbildungen der Tunica propria, die bei der Hodenfibrosis des ektopischen Hodens nie fehlt, spricht gegen die Atrophie eines unentwickelten Hodens, da sich kindliche Hodenkanälchen durch völligen Mangel oder durch ganz zarte Beschaffenheit ihrer umfassenden elastischen Fasern auszeichnen. Näher läge es, Kreislaufsstörungen im zurückgehaltenen Hoden als Ursachen der parenchymatösen Atrophien anzusprechen. Man könnte sich vorstellen, daß sich nach der Lage ektopischer Hoden im Leistenkanal oder am äußeren Rand des Leistenkanales Gefäßzusammenpressungen und damit Ernährungsstörungen des Hodens leicht einstellen könnten. Derartige Vorstellungen wären aber unberechtigt beim reinen Bauchhoden, da hier kein Grund vorliegt, irgendwelche schlechtere Ernährungsbedingungen anzunehmen.

In neuerer Zeit wird den Temperatureinflüssen der Umgebung, denen der skrotale und andererseits der ektopische Hoden unterliegt, größeres Gewicht beigelegt. Tatsächlich ist der skrotale Hoden um einige Grade kühler als der ektopische Leisten- oder Bauchhoden. Tierversuche sprechen für diese Annahme. Hart hat schon vor Jahren bei Hitzetieren, die bei 32—40^0 gehalten wurden, stärkeren Schwund des samenbildenden Apparates beobachtet, dabei ausgedehnte Riesenzellbildungen gesehen, wie sie im Kanälcheninnern durch Agglutination von Spermatiden, Spermiozyten, Spermatogonien entstehen, und konnte die Ausbreitung dieser Degenerationen selbst auf die Sertolizellen beobachten. Dasselbe sahen Stieve und seine Schüler und die experimentellen Untersuchungen von v. Oordt und v. d. Heyde, die in subkutan, intramuskulär und intraperitoneal verlagerten Hoden dieselben Atrophien auftreten sahen, sprechen ebenfalls für die schädliche Rolle der höheren Temperatur auf den samenbildenden Apparat des Hodens. Umgekehrt darf auch als Beweis für diese Auffassung angesehen werden, daß Atrophie ausbleibt bzw. beginnend atrophische ektopische Hoden sich weitgehend erholen und zeugungsfähig werden können, wenn es gelingt, sie dauernd in den Hodensack zu verlagern. Man denkt hier auch an die Verhältnisse bei den Tieren, bei denen der Hoden erst in der Brunstzeit, in der die Samenbildung mächtig einsetzt, die Bauchhöhle verläßt und in den Hodensack, der sonst leer ist, herabsteigt.

Wir haben oben von den stärker verkleinerten, derben, narbig veränderten ektopischen Hoden gesprochen und erwähnt, daß derartige Veränderungen weniger an reinen Bauchhoden als in Leisten- oder Leistenringhoden gefunden werden. Es liegt nahe, hierin die Einwirkung von Traumen zu sehen, denen derartig gelagerte Hoden besonders leicht ausgesetzt sind. Auch das Tragen von Bruchbändern, die bei derartigen nicht selten fälschlich für Leistenbrüche angesehenen verlagerten Hoden getragen werden und die dann dauernd auf das verlagerte Organ drücken, können Ursache der chronischen Reizung und damit der durch sie im Hoden einsetzenden chronischen produktiven Entzündung sein, die Induration und Schrumpfung des Organs nach sich zieht.

In das Gebiet teils traumatischer Schädigungen, teils durch Blutumlaufsstörungen bedingter, gehören auch die Hodenatrophien, die bei chronischen Hydrozelen, bei größeren Skrotalhernien gefunden werden. Doch dürfen die bei solchen Veränderungen in dem Processus vaginalis nicht selten zu sehenden starken Verdickungen der Albuginea testis nicht zu dem Schlusse verleiten, daß die scheinbar zusammengedrückten Hoden auch starke Atrophien ihres Parenchyms unbedingt zeigen müssen. Man findet überraschenderweise nicht selten in solchen gewissermaßen in die Wand der Hodenserosa eingemauerten Hoden auffallend gut erhaltenes Parenchym und nahezu ungestörte Samenbildung.

Hodenatrophie bei Phthisis pulmonum und anderen abzehrenden Erkrankungen.

Bei erwachsenen Tuberkulösen wird nicht selten fibröse Atrophie des Hodens in wechselndem Ausmaße gefunden. Wir sehen hier ab von kleinen derben Narben im Hodengewebe, die aus derbem mehr oder minder hyalinem Bindegewebe bestehen und in deren Bereich die Hodenkanälchen, manchmal auch Teile von ihnen einschließlich ihrer elastischen Fasern restlos verschwunden sind. Derartige derbe Narben sind ausschließlich als fibrös geheilte miliare Tuberkel (Spermangoitis tuberculosa obliterans) aufzufassen. Gerade das Vorkommen mehrfacher derartiger Defektnarben beweist, daß unter gewissen Umständen auch eine miliare Ausbreitung der Tuberkulose im Hoden ausheilen kann. Wir sehen hier auch ab von den Unterentwicklungen des Hodens, die man bei Tuberkulösen bis zum 30. Lebensjahr nicht selten findet, bei denen der Hoden sein kindliches Gepräge erhalten hat und in denen manchmal breite Interstitien mit entsprechender Kanälchenarmut auffallen. Wir sind auf diese Bilder der Hodenhypoplasie, die keineswegs ausschließlich bei Tuberkulösen gefunden werden, bei der Besprechung der jugendlichen Unterentwicklung zu sprechen gekommen.

Die Hodenatrophie des Phthisikers entbehrt des Spezifischen. Man kann dieselben Veränderungen bei jeder abzehrenden mit langdauernder Hinfälligkeit einhergehenden chronischen Erkrankung sehen. Alle Arten der Atrophie des Hodenparenchyms sind hier zu beobachten, von Abschuppung der Spermatiden und dem Stillstand der Samenbildung angefangen bis zu den vollständigsten Entvölkerungen der Kanälchen einschließlich der Sertolizellen (Abb. 106); von leichten Verdickungen der Kanälchenkapsel bis zur völligen hyalinen Verödung der Kanälchen. Allerdings ist bei der auch ausgedehnten chronischen Lungentuberkulose die Kanälchenatrophie sehr selten eine ausgedehnte, den größten Teil der Hodenkanälchen umfassende. Im Gegenteil fehlt gerade bei Tuberkulösen teilweise Samenbildung fast nie. Auch bei schwerster Atrophie finden sich hie und da noch Kanälchen mit vollständigen Reifungsbildern im unveränderten samenbildenden Epithel. Zahlen beweisen hier nicht viel, immerhin sei vermerkt, daß Brack in 150 untersuchten Phthisikerhoden 32 mal fibröse Atrophien gefunden hat.

Charakteristisch soll beim Phthisikerhoden nach Brack dessen Lipoidarmut in Leydigzellen sowohl wie im samenbildenden Epithel sein. Brack führt diesen Lipoidmangel auf die außerordentliche Lipoidablagerung in den tuberkulös veränderten Lungen zurück. Die erkrankten Lungen sollen dem Hoden das für seine Leistung notwendige Lipoid entziehen. Somit sollen die Keimdrüsenveränderungen als Folge der Lungenschwindsucht ihr auch zeitlich aufs Genaueste parallel verlaufen.

Die geminderte Hodenfunktion, die Folge der anatomischen Veränderungen des Hodens, soll nach BRACK auch von prognostischer Bedeutung für den Verlauf der Phthise sein. Sie soll sich im Gehalt der Samenblasen an Spermien

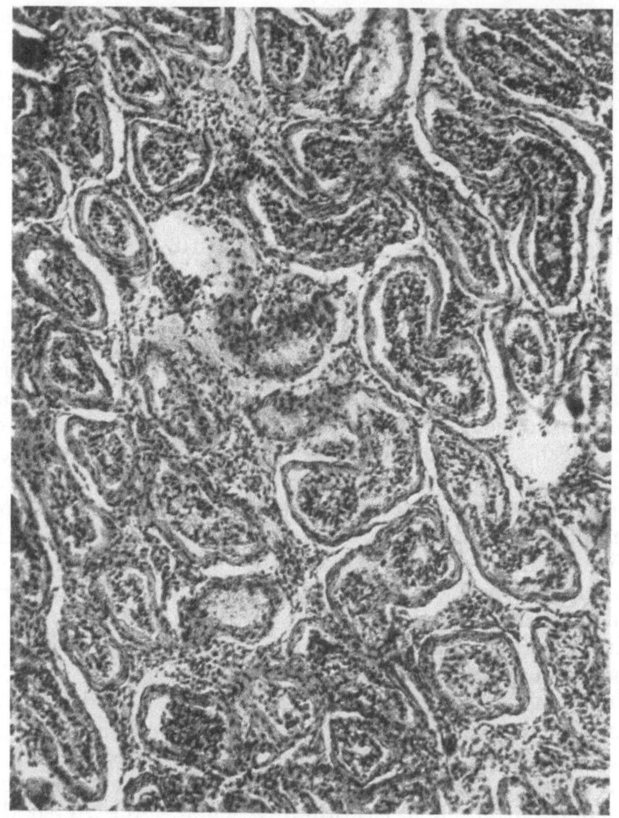

Abb. 106. 247/26. Mann, 44 Jahre. Hodenatrophie bei chronischer Phthise.

einerseits, Spermiophagen (die normalerweise nicht bis in die peripheren Teile der Samenwege gelangen, sondern im Nebenhoden meist schon aufgelöst werden) und Sympexien andererseits ausdrücken; jene sollen in schwereren Fällen vermindert, diese vermehrt sein.

Die Anschauungen von BRACK über den Lipoidgehalt des Phthisikerhodens finden in den Untersuchungen von BERBERICH und JAFFÉ keine Stütze. Jedenfalls stellten diese Forscher an ihrem Material fest, daß der Lipoidgehalt der Zwischenzellen bei chronisch kachektisierenden Erkrankungen, die Phthise eingeschlossen, nur selten beeinflußt wird.

Nach BERBERICH und JAFFÉ soll vielmehr die Fettrandzone der Kanälchen, hauptsächlich veranlaßt durch den Lipoidgehalt der Sertolizellen, in annähernd umgekehrtem Verhältnis zum Lipoidgehalt der Zwischenzellen stehen.

Hodenatrophie bei Hunger, bei Ödemkrankheit.

Die schwersten Atrophien des Hodengewebes haben wir bei länger dauerndem Hunger gesehen, vor allem in zahlreichen Fällen von Ödemkrankheit. Der ganze Hoden erschien hier aufgequollen, fast schleimig; im mikroskopischen Bild war das Bindegewebe überall verbreitert, ödematös, die Kanälchen durchweg stark verkleinert, weit auseinander stehend (Abb. 107). Die bindegewebige Kanälchenwand selbst war ebenfalls ödematös, dadurch stark verbreitert, das samenbildende Epithel war vielfach im ganzen, offenbar infolge des Ödems der

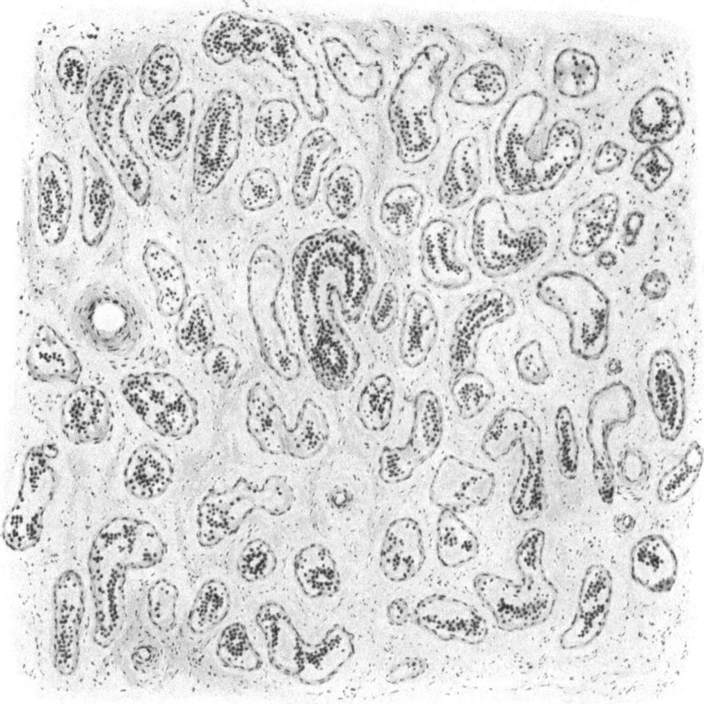

Abb. 107. Feld S. 841/17. Mann, 20 Jahre. Hodenatrophie bei Ödemkrankheit. Starkes Ödem des Interstitiums. Ödem der intrakanalikulären Fibrosis. Okular 0. Leitz Lupe 42 mm.

Wand, abgehoben, die Lichtung der Kanälchen durch das Zusammenschieben des Epithels meist aufgehoben, eine Differenzierung der einzelnen Reifungsstadien des Epithels war meist unmöglich, die ganzen Zellmassen hatten gleich aussehende Elemente, kleine Zellen mit kleinem, vielfach pyknotischem Kern; Kernteilungsfiguren waren nirgends zu sehen, Spermien fehlten völlig, eine Unterscheidung von Sertolizellen und Spermatogonien, Spermatozyten oder Spermatiden war ebenfalls ganz ausgeschlossen (Abb. 108). In dem gequollenen Zwischengewebe waren in vielen Fällen Leydigzellen im einfach gefärbten Präparat nicht unterscheidbar; nur an ganz wenigen Stellen sah man einzelne größere Zellen, die vielleicht den Zwischenzellen angehörten, aber durch ihren Pigmentgehalt sich von den übrigen, meist weit auseinander stehenden Zellen des Zwischengewebes nicht unterschieden.

Auch die etwas verdickt erscheinenden Gefäße des Zwischengewebes schienen in ihrer äußeren Wand in den Aufquellungsvorgang einbezogen.

Der Fettgehalt der Zwischenzellen im Hungerhoden schwankt in weiten Grenzen; in manchen Fällen ist man bei der Sudanfärbung überrascht durch die scheinbar große Zahl der gespeicherten Fetttröpfchen in Zellen des Zwischengewebes, in anderen wieder fehlt der Fettgehalt in diesen Zellen ganz. Da dies Fälle sind, in denen die Atrophie des samenbildenden Epithels besonders vorgeschritten ist, ist man versucht, auch hier in der Fettarmut der Zwischenzellen die Folge des beendeten Abtransportes des zerfallenen

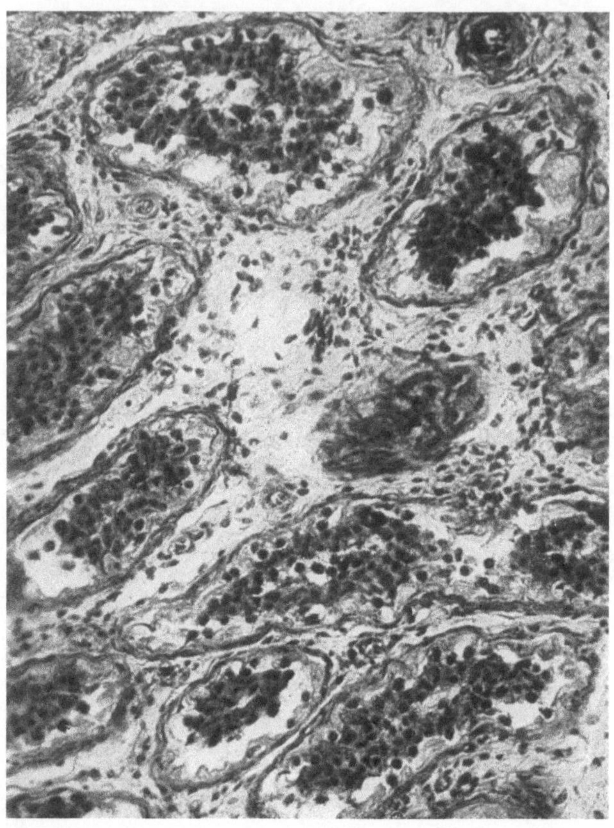

Abb. 108. Feld 841/17. Hodenatrophie bei Ödemkrankheit. Ödem und Quellung der Membrana propria und des Zwischengewebes. Degeneration und Abstoßung des Kanälchenepithels (Spermiogonien, Spermatozyten, Sertolizellen). Obj. Zeiß Apochrom 16. Okul. Homal I. Stärkere Vergrößerung zu Abb. 107.

Parenchyms zu sehen. Der Fettgehalt der Zellen der Hodenkanälchen selbst, der stärker und schwächer atrophischen, ist in allen untersuchten Fällen gering gewesen, ging über leicht staubförmige sudangefärbte Granulierung nicht hinaus.

Diese Beobachtungen stimmen gut überein mit den experimentellen Untersuchungen SALLERS an Hungermäusen: auch hier wurde festgestellt, daß das Gewicht des Zwischengewebes beim Hunger viel beträchtlicher abnimmt als das des Gesamtkörpers sowohl wie das des Gesamthodens und des Keimgewebes. Die Menge des Zwischengewebes reagiert nach SALLER auf die Einwirkung länger dauernden Hungers besonders stark; im Tierversuch zeigt sich auch, was sich im menschlichen Hungerhoden ebenfalls bestätigen läßt, daß die Schädigung des Hodengewebes durch Hunger nicht in allen Hodenteilen gleichmäßig ist.

Die Angaben von STEFKO über das Verhalten des Hodens bei Hunger decken sich größtenteils mit den eben beschriebenen Veränderungen, soweit sie die hochgradige Atrophie des samenbildenden Epithels, die Vermehrung des Zwischengewebes und der Kanälchenwand betreffen. Allerdings wollen wir auch hier hervorheben, daß die Vermehrung des Zwischengewebes zum großen Teil vorgetäuscht wird durch die Atrophie der Kanälchen, und daß sie verstärkt erscheint, wenn das zusammenrückende Zwischengewebe noch ödematös wird. Allerdings Bilder mit völligem Zerfall des Hodenkanälchenepithels, bei denen also das Kanälchen nur mehr amorphe Zerfallsmassen, hie und da mit Kerntrümmern enthielt, haben wir nicht gesehen, vielleicht war in den von uns beobachteten Fällen der Hunger nicht so hochgradig wie in den STEFKOschen. Ebenso können wir die Beobachtung STEFKOS, daß es ein charakteristisches Phänomen im Hungerhoden sei, daß die Sertolizellen stark phagozytäre Wirkung auf die Spermien ausübten, keineswegs bestätigen. STEFKO sah allerdings diese Phagozytose nur bei Jugendlichen im Entwicklungsalter bis zum 30. Lebensjahre; später nicht mehr. Wir konnten bei Hungernden der 20er Jahre derartige Beobachtungen nie machen. Allerdings standen uns Hungerhoden in den Pubertätsjahren nicht zur Verfügung. Es erscheint uns wahrscheinlicher, daß STEFKO die nicht seltenen Bilder der Samenagglutination vorgelegen haben, die man in vielen Fällen etwas stürmischeren Hodenabbaues beobachten kann. Bei diesen ist von einer besonderen dahin gerichteten phagozytierenden Fähigkeit der Sertolizellen nichts bekannt.

Auch die Beobachtung STEFKOS, daß die Leydigzellen sich bei der Hungeratrophie vermehren, können wir nicht bestätigen. Wir sahen wie erwähnt bei ausgesprochenen Fällen von Hungerödem nur ganz spärliche Leydigzellen, ja vielfach waren sie als besondere Zellart überhaupt nicht zu erkennen. Es mag sein, daß in unseren Fällen das Ödem, das in den STEFKOschen Fällen anscheinend nicht in gleicher Ausdehnung bestand, die Bilder etwas verwischte, und daß umgekehrt in den STEFKOschen Fällen die nicht durch Ödem verdeckte Atrophie die vorhandenen Leydigzellen mehr zusammenrücken ließ und so eine Vermehrung vortäuschte.

Von Bedeutung ist die Beobachtung STEFKOS, daß hungernde Knaben im Alter von 12—13 Jahren in großer Anzahl erworbene Kryptorchie aufwiesen, d. h. der Hoden war bei ihnen infolge des Hungers, nach STEFKO veranlaßt durch die dabei eintretenden Veränderungen im Leistenkanal, in den Leistenkanal sekundär verlagert. Im übrigen waren die Veränderungen des Knabenhodens beim Hunger unabhängig von diesem Kryptorchismus, der allein auch Parenchymatrophien hervorruft. Die Veränderungen des Knabenhungerhodens bestanden wie beim Erwachsenen in höchstgradiger Atrophie und Schwund des samenbildenden Parenchyms.

Hodenatrophie bei geschlechtlicher Enthaltsamkeit.

Einwirkungen über die Folgen geschlechtlicher Enthaltsamkeit werden im allgemeinen sehr schwer der morphologischen Beweisführung zugänglich sein, im Einzelfall können autistische erotische Reize, auch onanistische Samenentleerungen Äquivalente normaler sexueller Funktionen sein. Auch beweisen Einzelfälle nichts; immerhin konnte die Untersuchung von Hoden gefallener Feldzugssoldaten, die rasch zugrunde gingen, und von denen andererseits bekannt war, daß sie seit vielen Monaten Schützengrabendienst hatten, hier vielleicht ein einigermaßen verwertbares Ergebnis haben. Wir haben eine Reihe von Hoden einer Gasvergiftung rasch erlegener Männer von 20—32 Jahren untersuchen können.

Die histologischen Bilder sind hiebei außerordentlich wechselnd: im großen und ganzen waren aber doch anscheinend Abweichungen vom Bau in voller Funktion stehender Hoden jüngerer, in der Heimat rasch traumatisch zugrunde gegangener Männer festzustellen. Die Anzahl der reifen Spermien im Hodenkanälchen schien durchweg wesentlich vermindert zu sein. In einer größeren Anzahl von Kanälchen fehlten Spermien vollständig, öfters fiel eine Vermehrung von Spermatiden auf, in anderen Kanälchen waren auch diese spärlich, nur Spermatozyten, Spermatogonien und Sertolizellen in dünner Schicht vorhanden. Kernteilungsfiguren schienen durchweg vermindert zu sein. Auffallend war in der Mehrzahl der untersuchten Hoden das Vorkommen einzelner Kanälchen mit ausschließlicher Sertolizellauskleidung, also Auskleidung von hohen zylindrischen längsgestreiften Zellen. Entweder handelt es sich hier um fehlende Regeneration im spermatogenetisch untätigen erschöpften Hodenkanälchen, es ist aber auch nicht ausgeschlossen, daß diese Bilder Unterentwicklungen einzelner Kanälchen darstellen. Im ersten Falle könnte man an eine Folge im Sinne der Inaktivitätsatrophie denken.

In allen untersuchten Hoden schienen besonders die Zwischenzellen deutlicher hervorzutreten, weniger aber eine Vermehrung ihrer Zahl vorhanden zu sein. In dem großen Protoplasmakörper dieser Zellen waren die in ihnen vorhandenen Fettröpfchen an Zahl vermehrt. Man denkt auch hier unwillkürlich an vermehrte Speicherung in diesen Zellen infolge des Abbaues des samenbildenden Epithels.

Hodenatrophie bei Alkoholismus und bei Leberzirrhose.

Durch chronischen starken Alkoholismus werden die Hoden allmählich, wenigstens in der Mehrzahl der Fälle, in Mitleidenschaft gezogen. Bekanntlich erkaltet allmählich die Potentia generandi beim schweren Alkoholiker. Allerdings ist es fraglich, was hier immer auf Rechnung des Alkohols oder der durch den chronischen Alkoholismus oft bedingten Kreislaufstörungen zu setzen sein wird. Die Veränderungen im Hoden sind selten sehr hochgradige und sehr ausgedehnte, auch nicht zwangsmäßig mit dem Alkoholismus verbunden. So finden sich auch manchmal bei ganz schweren Alkoholikern Hoden mit völlig normalen Verhältnissen.

BERBERICH und JAFFÉ heben den normalen Hodenbefund bei einem ganz schweren Alkoholiker hervor, bei dem noch schädigender Einfluß auf den Hoden durch die bestehende schwere atrophische Leberzirrhose zu erwarten war; denn die atrophische Leberzirrhose allein kann, wie Untersuchungen immer wieder zeigen, die Samenbildung im Hoden stark schädigen; wir brauchen hierbei nicht hervorzuheben, daß die Leberzirrhose durchaus nicht immer auf alkoholischer Grundlage entstanden zu denken ist. Tritt Leberzirrhose zum Alkoholismus, werden durchweg stärkere Hodenschädigungen gefunden (WEICHSELBAUM und KYRLE) (Abb. 109).

Zahlen besagen auch bei der Beurteilung des schädigenden Einflusses des Alkohols auf die Samenbildung des Hodens nicht viel. Immerhin ist es bemerkenswert, daß BERTHOLÉT bei 39 Trinkern 37 mal atrophische Veränderungen in den Samenkanälchen fand, dabei auch eine Vermehrung des interstitiellen Bindegewebes im Hoden gesehen hat; er erwähnt auch Rundzelleinlagerungen im Zwischengewebe des Alkoholikerhodens, sicher ein zufälliger Befund, den andere Untersucher nicht gesehen haben, auch wir bei Prüfung unseres Materials vermißt haben. WEICHSELBAUM und KYRLE untersuchten 67 Alkoholikerhoden, die ausnahmslos atrophische Veränderungen im Hoden aufwiesen, dem Grade nach von leichter Störung der Samenbildung bis zur Verödung der Kanälchen und hyaliner Entartung der verdickten Wand schwankten. Die Veränderungen erstreckten sich niemals gleichmäßig über den ganzen Hoden, traten vielmehr immer herdförmig auf, auch die verschiedenen Herde zeigten wechselnde Grade der Atrophie in den einzelnen Kanälchen. KYRLE und WEICHSELBAUM schließen daraus, daß nicht alle Hodenkanälchen der Schädlichkeit gegenüber die gleiche Widerstandsfähigkeit aufweisen. Möglicherweise sind eine Reihe von Kanälchen, wie man dies auch tatsächlich oft beweisen kann, unterentwickelt und dadurch vielleicht weniger widerstandsfähig gegen schädigende Reize, zum andern Teil mag die Verschiedenheit der Bilder auch auf wechselnden Graden der Regeneration des geschädigten samenbildenden Epithels bestehen, denn hier wie bei vielen schädigenden Einflüssen auf den Hoden wird gewissermaßen wellenförmig stärkere Schädigung mit stärkerer Regeneration abwechseln. Unwillkürlich drängt sich hier manchmal der Vergleich der Hodenatrophien mit den auch mit wechselnden Parenchymdegenerationen und Regenerationen verlaufenden Leberzirrhosen auf.

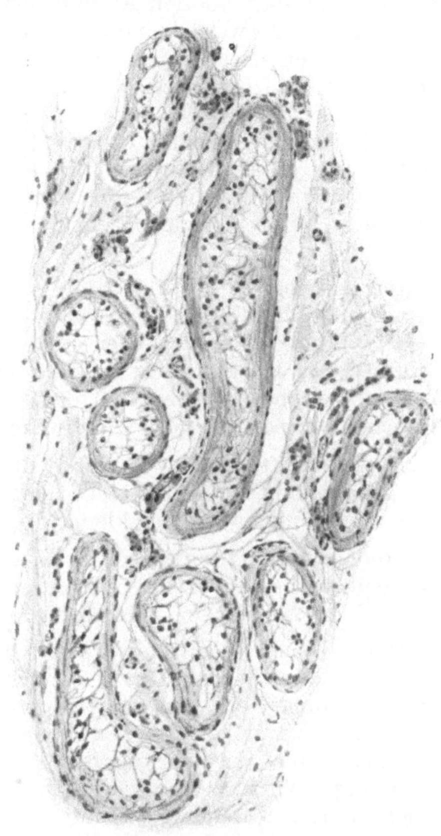

Abb. 109. E 249/20. Mann, 53 Jahre. Hochgradige Hodenatrophie (4. Grades) mit Ödem des Zwischengewebes (keine Zwischenzellvermehrung) bei Pigmentzirrhose der Leber.

Wir erwähnen hier noch, daß WEICHSELBAUM und KYRLE im Alkoholikerhoden auch manchmal stärkere fast adenomatöse Wucherungen im Rete testis gesehen haben, die sie als vergebliche Regenerationsversuche des Hodens ansehen. Wir werden bei der Besprechung der Veränderungen des Rete testis sehen, daß derartige Bilder bei allen möglichen Hodenschädigungen auftreten können, sie entbehren ebenso wie die Hodenparenchymatrophien der Spezifität.

Hodenatrophie bei Geisteskranken und bei Sexualverbrechern.

Das bisher untersuchte Material ist sehr gering, die Untersucher nur einige wenige, und die Deutung der Veränderungen in ihren Beziehungen zur Psychose scheint unüberwindlichen Schwierigkeiten zu begegnen. Am ersten versprechen hier die Untersuchungen an Schizophrenen Erfolge, bei welcher Krankheit die Wahrscheinlichkeit einer psychischen Heredodegeneration, die Möglichkeit einer innersekretorischen Störung und mit ihr einer Giftwirkung auf die Keimdrüsen besteht. Auf diesem Gebiet liegen auch die einzigen verwertbaren Untersuchungen vor; so hat F. WITTE an seinem Material, das 134 Hoden

Schizophrener umfaßt, zu deren Vergleich 100 Hoden Paralytiker und Altersblödsinniger verwendet wurden, recht bemerkenswerte Feststellungen gemacht: So fand er in 60% des ganzen Materials stark untergewichtige Hoden (unter 25 g Gewicht), während nur 26% Paralytikerhoden und 45% Hoden Altersblödsinniger die gleichen Mindergewichte aufwiesen; dabei spielt das Alter der Schizophrenen, das selbstverständlich bei den Altersblödsinnigen von ausschlaggebender Bedeutung ist, merkwürdigerweise keine Rolle. Es fanden sich die gleichen Prozentsätze sehr kleiner Hoden in allen Altersklassen. Ein häufiges Vorkommen sehr kleiner Hoden bei Schizophrenen, allerdings an klinischem Material haben BERINGER und DÜSER festgestellt. Sie fanden Hoden von unter Kirschkerngröße bis Kirschkerngröße in 3,5%, Hoden unter Durchschnittsgröße in 8% der Fälle. Bei dieser Kleinheit der Hoden spielt nach F. WITTE die Kryptorchie keine Rolle, die er nur sehr selten fand, BERINGER und DÜSER wollen diese in 2% ihrer Schizophrenen gesehen haben, aber das können reine Zufallsbefunde sein.

Im histologischen Bild fand WITTE im Hoden Schizophrener, auch hier gleichmäßig über alle Altersstufen verteilt, häufig fehlende oder mangelhafte Samenbildung; die Form der Atrophie scheint ihm mehr auf hypoplastische Grundlage zu deuten; große Ausfälle von Hodenkanälchenbezirken im vermehrten Zwischengewebe sprechen ihm dafür; allerdings liegt auch hierin kein strikter Ausschließungsgrund gegen innersekretorisch toxische Einflüsse.

In der Hälfte der Fälle waren die Zwischenzellen abnorm stark vermehrt; das gleiche Bild im gleichen Prozentsatz will WITTE bei Paralytikern gesehen haben; eine ungewöhnlich kleine Menge von Zwischenzellen fand sich in 20%.

Hoden von Idioten, die wir in verschiedenen Exemplaren zu untersuchen Gelegenheit hatten, zeigten wechselnde Verhältnisse. Im allgemeinen überwogen hier die starken atrophischen Veränderungen.

Hoden von Sexualverbrechern (Hypersexuelle, Exhibitionisten, Homosexuelle, Notzüchter) haben verwertbare Ergebnisse nicht geliefert. Die meisten Untersuchungen ergaben ein völlig normales Bild (SCHINZ und SLOTOPOLSKY). Insbesondere trat, was in bezug auf die STEINACHsche Theorie von Bedeutung sein mag, eine Vermehrung der Zwischenzellen keineswegs besonders in Erscheinung. Wir haben allerdings im Hoden eines stadtbekannten Roués neben ausgedehnten Kanälchendegenerationen eine uns gewaltig erscheinende Vermehrung der Zwischenzellen gesehen, die das Hodenschnittgesichtsfeld beherrschte; wir glauben aber auch hier, daß die Vermehrung der Zwischenzellen mehr mit der Atrophie der Kanälchen als mit innersekretorisch gesteigerten Vorgängen etwas zu tun hatte.

Glykogen im Hoden.

Über den Glykogengehalt der Hodenepithelien bzw. seine Abhängigkeit von Allgemeinerkrankungen liegen nur wenige Arbeiten vor. Neuere Untersuchungen von DIAMANTOPOULOS ergeben, daß beim Neugeborenen Glykogen im Hoden nicht vorkommt; auch beim Erwachsenen scheint Glykogen im Hoden nur bei schwereren Erkrankungen zu finden zu sein; Träger der Glykogenkörnchen können Sertolizellen und spermiogene Epithelien sein. Als Erkrankungen, bei denen sich derartige Befunde ergaben, seien erwähnt: Meningitis tuberculosa, Scharlach, Diabetes mellitus, alimentäre Intoxikationen, Diphtherie, septische Erkrankungen usw., also Erscheinungen, bei denen ab und zu Hyperglykämien vorkommen (DIAMANTOPOULOS, KLEESTADT, ARNDT).

Regenerationsvorgänge im Hoden.

SCHINZ und SLOTOPOLSKY halten den Hoden, ganz ähnlich wie die Epidermis, deren Sekret der Hauptsache nach die eigenen Zellen sind, für eine holokrine Drüse, in der ständige Degenerationen und Regenerationen physiologische Erscheinungen sind, in der ein ständiges Verschwinden von hochdifferenzierten Elementen und das Vorhandensein einer ständig leistungsfähigen und ununterbrochen in Teilung begriffenen Keimschicht anatomisches Charakteristika sind. Die ständige Degeneration besteht im Hoden in dem Verlust der Teilungsfähigkeit der hochdifferenzierten und der Abstoßung verfallenen Spermien, der Teilungsunfähigkeit der Spermatiden. SCHINZ und SLOTOPOLSKY wollen in all den Fällen von Atrophien des keimbildenden Gewebes, in denen nur noch die Spermatogonien und die Sertolizellen erhalten sind (Atrophien 3.—4. Grades) nicht von einer Hodendegeneration und nicht von einer dieser folgenden Neubildung (Regeneration) zugrundegegangenen Gewebes sprechen, sondern sehen in letzterem Falle mehr eine Wiederaufnahme der normalen Funktion. Entsprechend der vorangehenden Entvölkerung setze dann eine Wiederbevölkerung ein, eine echte Regeneration liegt nach SCHINZ und SLOTOPOLSKY hier also nicht vor.

Diese würde nach den beiden Verfassern aber dann gegeben sein, wenn im atrophierenden Stadium des Prozesses auch die Reservespermatogonien zugrunde gegangen sind und lediglich die Sertolizellen eine neue Keimschicht schaffen. Da aber die Unterscheidung zwischen dieser echten Regeneration und der Repopulation eine schwierige sei, schlagen sie statt Regeneration und Repopulation den neutraleren Ausdruck: Restitution vor. Wir meinen, daß man hier ruhig von Regeneration sprechen sollte, denn ganz zweifellos bauen Mutterzellen hier neues Gewebe auf. Der Unterschied zwischen diesen Erneuerungsprozessen im Hoden und dem Neuaufbau des Epithels des Kanälchensystems des Nebenhodens, von dem wir unten sprechen werden, ist kein grundlegender, die Unterscheidung von echter und falscher Regeneration, die Unterscheidung einer Repopulation und einer Regeneration scheint uns eine gekünstelte. Ist es doch bekannt, und die Untersuchungen von ROMEIS, STIEVE und nicht zuletzt die von SCHINZ und SLOTOPOLSKY selbst sprechen doch unbedingt dafür, daß die Sertolizellen nur eine „Funktionsphase“ der indifferenten Hodenzellen darstellen, aus denen sich die ganze spermienbereitende Schicht der Hodenkanälchen wieder aufbauen kann.

Die Regeneration des samenbildenden Epithels nach einmaligen Schädigungen (traumatischen) kann sehr rasch einsetzen. MAXIMOW beobachtete schon vom 2. Tage an nach dem Trauma derartige Wiederherstellungsvorgänge.

Neben diesen regenerativen Vorgängen bei erhaltener Mutterzellengrundschicht kommt in bescheidenen Grenzen allerdings eine echte Regeneration in verödeten und verödenden Kanälchen des Hodens in der Weise vor, daß sich aus besser erhaltenen Nachbarabschnitten eines Kanälchens in einen epithelentblößten Abschnitt Sertolizellen und Spermatogonien vorschieben und so eine neue Keimschicht bilden. Einen Beweis des Vorkommens dieser Neuepithelialisierungen sieht MAXIMOW auf Grund seiner Untersuchungen an Hodenwunden darin, daß längere Zeit nach Hodenverletzungen die Zahl der verödeten Kanälchen merklich kleiner erscheint als in früheren Perioden.

Die Regenerationsfähigkeit des Hodenepithels, die Repopulation nach degenerierenden Einflüssen auf das Keimgewebe ist eine sehr hohe. Wir haben das bei den Hodenatrophien bereits eingehend geschildert. Wir erinnern hier nur an die ausgedehnten Degenerationsvorgänge im Hodenepithel, wie sie kaum je bei einer schwereren Infektionskrankheit vermißt werden, und wie diese schweren Parenchymschädigungen später nahezu immer restlos ausgeglichen werden und normalen Verhältnissen Platz machen. Wir erinnern hier auch an die dort geschilderten häufig zu beobachtenden abortiven Regenerationen, die Amitosen, die Riesenkern- und Riesenzellformen, wie sie bei Regenerationsversuchen im samenbildenden Epithel nicht selten zur Beobachtung gelangen,

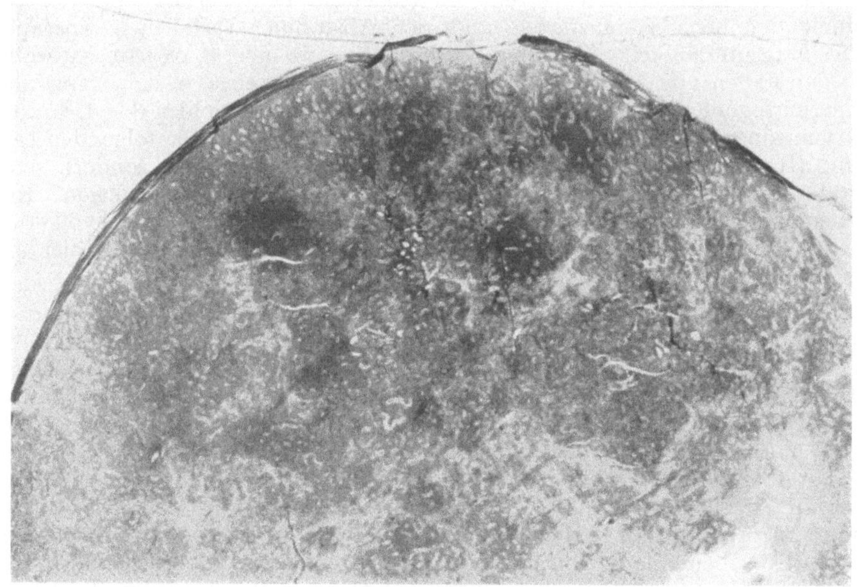

Abb. 110. S. 276/28. Mann 42 Jahre. Leukämische Infiltrationen des Hodens bei akuter lymphatischer Leukämie.
Übersichtsbild. Vergr. 3,5 ×.

Zellformen, die zugrunde gehen, oder nach Abstoßung im Nebenhoden aufgesaugt werden.

Eine Neubildung von Samenkanälchen, ein Vorsprießen von Samenkanälchen in Narben, also Vorgänge, wie sie im Rete testis nicht allzuselten zu beobachten sind, wie sie auch im Nebenhoden und vor allem in dessen Körper- und Schwanzteil zu sehen sind, kommen entgegen einer früheren Ansicht von SANFELICE nicht vor. Positive Beobachtungen derart, wie sie an Kaltblütern (Fröschen) nach GRIFFINI vorkommen sollen, dürfen nicht ohne weiteres auch auf den Säugetierhoden bezogen werden. Auch eine sekundäre Vereinigung traumatisch getrennter Samenkanälchen kommt, wie auch die Untersuchungen von MAXIMOW gezeigt haben, nicht in Betracht.

Etwas anders ist es mit der Wiederherstellung der Kanälchenwand in ihrer ursprünglichen Form. Wie wir geschildert haben, erleidet die Kanälchenwand auch bei geringfügigen Degenerationen des samenbereitenden Epithels, wie sie im Gefolge von Infektionskrankheiten nahezu regelmäßig beobachtet werden, Veränderungen in ihrem Aufbau, Quellungen, Verdickungen. Diese Veränderungen sind zum Teil umkehrbare. Die Quellungen, mäßige Hyalinisierungen können sich wieder zurückbilden, wenn auch genaue Beobachtungen dieses Vorganges fehlen; aber man darf mit Sicherheit darauf schließen, weil Hoden bald nach überstandenen schweren Infektionskrankheiten, in deren Gefolge nach Vergleichsfällen Veränderungen der Kanälchenwand eingetreten sind, wieder ein vollständig normales Bild bieten können. Stärkere Hyalinisierungen, Verödungen der Kanälchenlichtung, das Zugrundegehen des Epithels, Vermehrungen der elastischen Fasern sind aber wohl unausgleichbar.

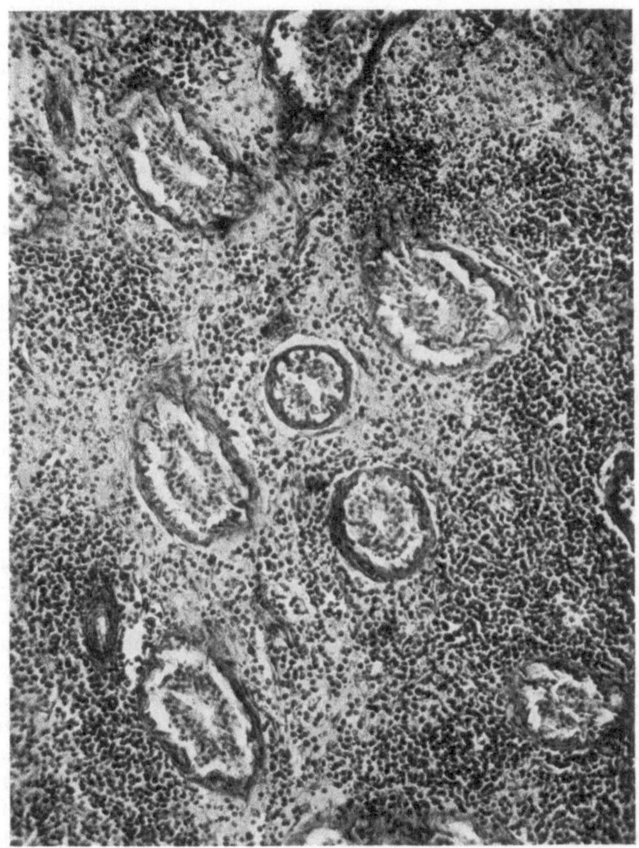

Abb. 111. S. 276/28. Mann, 42 Jahre. Leukämische Hodeninfiltration bei akuter lymphatischer Leukämie. Atrophie der Hodenkanälchen. Vergr. 86 ×. (S. Übersichtsbild Abb. 110.)

Über Regenerationen der Zwischenzellen siehe im Abschnitt der „Zwischenzellen".

Hoden bei Blutkrankheiten.

Bei perniziösen Anämien, bei aplastischen Anämien, bei Polyzythämien, bei Leukämien der verschiedensten Art wird der Hoden nahezu regelmäßig in Mitleidenschaft gezogen. Begreiflich sind bei den schweren, mit diesen Krankheiten immer verbundenen Kreislaufs- und Ernährungsstörungen Atrophien des Hodenparenchyms verschiedensten Grades. In einem Fall von perniziöser aplastischer Anämie bei einem 20jährigen Mann war das sehr breite und bindegewebsreiche Interstitium zwischen den hochgradig atrophischen Kanälchen von Plasmazellen, Myeloblasten und kleineren indifferenten Rundzellen hochgradig durchsetzt, so daß man an Blutbildung im Hodenzwischengewebe denken mußte. Daneben war Blutpigment in dessen spindeligen Zellen in sehr großen Mengen abgelagert.

Die Beteiligung des Hodens an leukämischen Infiltrationen ist eine außerordentlich wechselnde. So begegnet man Hoden, in denen man schon makroskopisch die starke leukämische Infiltration des Gewebes, die sich in einer völligen Verwaschung der Zeichnung des vergrößerten Hodens auszeichnet, erkennen kann (Abb. 110 u. 111). In anderen Fällen beschränkt sich die leukämische Infiltration nur auf die Umgebung der im Zwischengewebe verlaufenden Gefäße, und manchmal weist nur die leukämische Füllung der Blutgefäße im Hoden auf die Blutkrankheit hin, ohne daß das Hodengewebe irgendwie daran beteiligt wäre.

Die Torsion des Hodens. Hodeninfarkte, Hodennekrosen, Hodenblutungen.

Beim normalen Hoden sind der vordere Rand, die beiden Seitenflächen, der obere und manchmal auch der untere Pol allseitig von der Serosa der Tunica vaginalis propria überzogen; nur der hintere Rand ist mit Nebenhoden und Samenstrang fixiert, da mit dem beendeten Deszensus das Mesorchium mit dem parietalen Blatt der Tunica vaginalis vereinigt wird; an dieser Fixationsfläche treten auch in breitem Band die Gefäße und Nerven in den Hoden ein. Die Beweglichkeit des so breit fixierten normalen Hodens ist demnach eine beschränkte, er hat nur die Möglichkeit geringer Exkursionen nach rechts oder links. Nun lehrt die klinische Erfahrung, daß der normale Hoden in selteneren, der Leistenhoden in häufigen Fällen über große Beweglichkeit verfügt. So tritt bei vielen Tieren in der Brunstzeit der Bauchhoden aus dem Leistenkanal aus; beim Menschen ist die Beobachtung nicht selten gemacht worden, daß der Leistenhoden leicht aus seinem Kanal tritt, ja in manchen Fällen genügte die aufrechte Körperhaltung, genügte leichte Anstrengung, um dieses Sichtbarwerden des Leistenhodens zu veranlassen. Diese besondere Beweglichkeit setzt voraus, daß der betreffende Hoden weniger fixiert, nicht so fest mit dem Processus vaginalis verankert ist wie der normale Hoden, daß die Länge und Dünne seines Mesorchiums größer als normal sein muß. Dies kann dadurch noch verstärkt werden, daß die Umschlagstelle des parietalen serösen Blattes der Tunica vaginalis wesentlich höher gelagert ist als normal, so daß die Anheftung des Mesorchiums den Nebenhoden zum großen Teil frei läßt. Dies ist in der Mehrzahl der Fälle der Befund bei torquierten Leistenhoden.

In weniger zahlreichen Fällen kann aber auch die vermehrte Beweglichkeit Folge eines stärkeren Auseinanderrückens von Hoden und Nebenhoden sein: also Folge des Erhaltenbleibens eines fetalen Zustandes, in dem der Hoden wie mit einem Stiel am Nebenhoden befestigt ist; auch hier hängt dann der Hoden an einem dünnen vom Nebenhoden ausgehenden Mesenterium, in dem die dünnen in die Länge gezogenen Vasa efferentia verlaufen. Die Entfernung von Hoden und Nebenhoden kann in solchen Fällen bis über 1 cm betragen. Dabei kann auch einmal eine Torsion des Hodens oder des Nebenhodens allein stattfinden (Dreibholz) (s. Abb. 83).

Diese erhöhte Beweglichkeit des Hodens, dieses freie Aufgehängtsein des Organs an dünnem, schmalem Band ist Voraussetzung für die Entstehung der

Hodentorsion und dieser Entstehungsweise entsprechend wird man die Torsion auch häufiger beim Leistenhoden und dem nicht ganz herabgestiegenen Hoden erwarten dürfen; sie setzt gewöhnlich ganz plötzlich mit rasendem Schmerz und rasch einsetzender Schwellung des Hodens bzw. des Hodensackes ein. Im allgemeinen treten diese Erscheinungen besonders bei jugendlichen Individuen auf.

So beobachtete die Hodentorsion FELDSTEIN bei einem 8 monatigem Kind, LANG bei einem $2^3/_4$ jährigen, GRUNERT bei einem $5^1/_2$ jährigen, GERVAIS bei einem 4 jährigen, SAUERBREY bei einem 11 jährigen, LANG bei einem 13 jährigen, VOLMANN bei einem 15 jährigen Kind, DREIBHOLZ bei einem 18 jährigen, CAHEN bei einem 21 jährigen Mann. Nach DREIBHOLZ fallen $70^0/_0$ aller Beobachtungen auf das Alter zwischen dem 15. und 25. Jahr. Die jenseits des 25. Lebensjahres beobachteten Fälle verteilen sich auf alle folgenden Lebensabschnitte, so sah sie MICHAEL bei einem 32 jährigen, SASSE bei einem 48 jährigen, ENDERLEN bei einem 49 jährigen, LEXER bei einem 60 jährigen, NICOLADONI bei einem 62 jährigen Mann.

Fast regelmäßig ist es ein besonderer Anlaß, der als auslösendes Moment der Torsion in Betracht kommt. Die betreffenden Traumen sind meist sehr geringfügiger Art. So gibt CAHEN: Sprung über einen Graben, NICOLADONI: schwere Arbeit, DREIBHOLZ: Aufschlagen des Hodens auf einen harten Gegenstand, BÖMINGHAUS: Tritt auf das Skrotum, MICHAEL: einen Fall, andere Fußballspielen, einfaches Bücken usw. an.

Nach DREIBHOLZ ist die Torsion des Hodens nur eine Übertreibung seiner physiologischen Drehung, denn bei seiner Wanderung verschiebt sich der ursprünglich lateralwärts vom Hoden liegende Nebenhoden hinter den Hoden (diese physiologische Drehung beträgt 90^0).

Eine begünstigende Rolle sollen nach den einen auch selbst leichte Grade von Flüssigkeitsansammlung im serösen Umhüllungssack des Hodens spielen (MOHR); andere wieder sehen gerade in der eng anliegenden Tunica vaginalis propria insofern einen begünstigenden Umstand, als durch ihn stattgefundene Drehungen des Hodens an der Rückdrehung verhindert werden. Erwähnt sei auch noch eine Auffassung CAHENS, der entsprechend der PAYERschen Erklärung der Netztorsion als ursächliches Moment der Hodendrehung, Blutdruckerhöhung in den dünnwandigen Venen, die nach physikalischen Gesetzen zu einer Verlängerung und spiraligen Drehung derselben und des mit denselben verbundenen Organes führen muß, ansieht. Die Annahme scheint eine gesuchte, da weitaus in der Mehrzahl der Fälle die Hodentorsion in unmittelbarstem Anschluß an ein Trauma erfolgt; SCHAETZ meint, daß bei ruckartigen Drehungen des Körpers bewegliche Organe die Drehung nicht in gleicher Schnelligkeit mitmachen und so zurückbleiben oder gar nach der entgegengesetzten Seite gedreht werden; wesentlich wahrscheinlicher ist also die direkte Verschiebung des Hodens durch das Trauma. Einen begünstigenden Umstand stellt anscheinend auch das Wachstum und die Gewichtszunahme des Hodens in der Pubertät dar, denn die Häufung der Fälle gerade in diesen Altersperioden ist auffallend. Auf die entwicklungsgeschichtlichen Störungen, die mangelhafte Rückbildung des Mesorchium haben wir oben schon aufmerksam gemacht; ihre große Rolle beweist auch die Häufigkeit der Torsion des Leistenhodens, ferner gerade das häufige Auftreten der Erkrankung im Kindesalter und der Reifezeit (GRUNERT, DARDEL).

Für Störungen in der Entwicklung der Hodenwurzel spricht auch die nicht selten und vor allem bei Leistenhoden zu beobachtende Zweiteilung des Samenstranges derartig torquierter Hoden. Man findet hierbei die Vasa spermatica interna nebst den Nerven am oberen hinteren Teil des Hodens, während Vas deferens mit Arteria deferentialis und Venen am unteren Teil des Hodens aussetzen (DREIBHOLZ, NICOLADONI, CAHEN, ENDERLEN u. a.). Zweifellos befördert diese getrennte Insertion der Hodengefäße auch seine Beweglichkeit und damit seine Neigung zur Torsion.

Die Torsion, die gewöhnlich am Ansatz des Nebenhodens am Samenstrang, selten wie oben erwähnt, zwischen Nebenhoden und Hoden einsetzt (LEXER), ist eine verschieden starke: die Drehungen bewegen sich zwischen 180 und 540°, die Drehungen liegen gewöhnlich dicht aufeinander gepreßt, der Hodenstiel wird durch die Drehung stark zusammengeschnürt. Die Torsion wird wesentlich häufiger auf der rechten Seite als auf der linken beobachtet, die des rechten Hodens erfolgt immer im Sinne des Uhrzeigers, also von innen nach außen (Abb. 112 a und b). Die Angaben über die Torsionsrichtung des linken Hodens schwanken. In der überwiegenden Zahl der Fälle ist es der ektopische Hoden, der der Drehung unterliegt, in einem guten Teile der den normal gelagerten Hoden betreffenden Fälle war vor der Torsion schon die besondere Beweglichkeit des Hodens beobachtet worden. Eine Ausnahmestellung nimmt der Fall ENDERLEN ein: hier war der torquierte Hoden bösartig entartet.

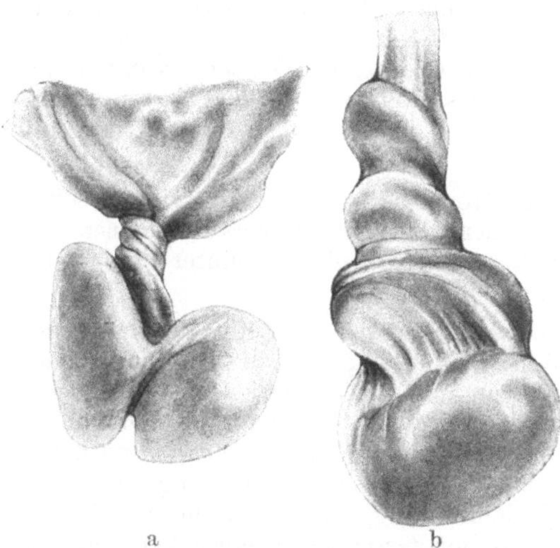

Abb. 112 a u. b. Hodentorsionen, Drehung im Sinne des Uhrzeigers (entnommen ?).

Durch die Drehung werden die Blutgefäße gedrosselt, die Blutversorgung aufgehoben. Das Organ schwillt an, wird blaurot, hängt wie eine dunkle Frucht an dünnem Stiel in den Processus vaginalis hinein, der nicht selten mit der Exsudation hämorrhagischer Flüssigkeit antwortet. Gewöhnlich erfüllt sich das Geschick des Hodens rasch nach dem Einsetzen der Drosselung, die die Torsion lösende Operation kann meist den Hoden nicht mehr vor der Nekrose schützen; geht doch auch aus ENDERLENS Versuchen mit Unterbindungen an den Samenstranggefäßen hervor, daß über 16 Stunden dauernde Gefäßsperren vom Hoden nicht mehr überwunden werden können. Der Nebenhoden ist widerstandsfähiger; er geht nur zugrunde, wenn Arteria spermatica und Arteria deferentialis unterbrochen sind. Kommt es nicht zur operativen Entfernung des Hodens, bleibt sich der Hoden selbst überlassen, so folgt, wenn der Prozeß aseptisch bleibt, also sekundäre Infektion nicht hinzutritt, der meist anämischen Infarzierung allmählich die Organisation des toten Materials durch Bindegewebe, das schwieligen Charakter annimmt. In diesen derben Schwielen, die Hoden mit Tunica vaginalis und Hodenhüllen vereinigen, lassen sich manchmal noch nekrotische Hodenreste nach längerer Zeit nachweisen (BÖMINGHAUS).

Eine Reihe der Fälle, die als spontane Hodennekrosen, Hodeninfarkte beschrieben werden, gehören sicher ursächlich zu den Torsionen, so wahrscheinlich die Fälle von KÜTTNER, REICHE, ESAU: in letzterem schwoll bei einem in der Mitte der 20er Jahre stehenden Mann der Hoden langsam an, fühlte sich teigig an; der freigelegte Hoden war gelbrötlich, blutete beim Einschneiden nicht. Mikroskopisch war der Hoden völlig nekrotisch. Ein Embolus war nicht nachzuweisen. In den beiden Fällen von KÜTTNER, die einen 14- und einen 27jährigen Mann betreffen, war je 3 Jahre vor dem Auftreten der Hodennekrose Schmerzhaftigkeit am Hoden beobachtet worden; es ist anzunehmen, daß damals schon eine Hodengefäßdrosselung einsetzte, die dann, vielleicht durch ein kaum bemerkenswertes Trauma aufgefrischt, rasch zum Organuntergang führte. Die Entstehungsursache ist eben nur dann klar, wenn unmittelbar nach dem Anfall die Freilegung des Hodens Überblick über die Gefäßverhältnisse gestattet. Später verhindern die eintretenden Verwachsungen Klärung des Sachverhaltes (Fälle von VOLKMANN, BÖMINGHAUS).

Daneben kommen wohl auch Fälle echter anämischer Infarzierung (MICHAEL) vor (Abb. 112c). Die Infarkte können herdförmig, keilförmig, mit und ohne Blutungen verbunden sein (MASCHKE), häufiger ergreifen sie den ganzen Hoden. Geht doch aus den Injektionspräparaten und Untersuchungen MIFLETS und M. RICHARDS hervor, daß von den drei den Hoden versorgenden Arterien, der Arteria spermatica interna, Arteria spermatica externa und Arteria deferentialis der Arteria spermatica interna die Hauptbedeutung zukommt, daß sie die Bedeutung einer Endarterie im COHNHEIMschen Sinn hat, und daß im Alter die Anastomosen zwischen den verschiedenen Gefäßen stark eingeschränkt, vielfach gar nicht mehr durchgängig sind. Das letztere ist manchmal besonders bei alten Leuten der Fall; die einsetzende Hodennekrose führt meist unter Erweichung zur Abstoßung des ganzen Hodens.

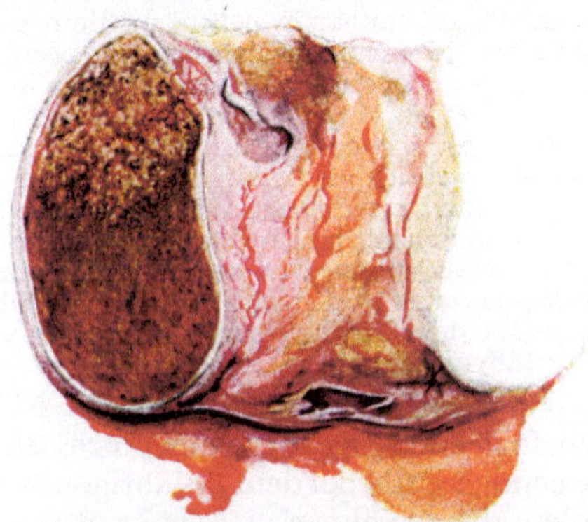

Abb. 112c. S. 469/25. Mann, 62 Jahre. Frischer anämisch hämorrhagischer Infarkt des oberen Poles des linken Hodens bei Aortitis luica und ausgedehnter Thrombose aller Beckenvenen.

Verschließende Thromben in den spermatischen Arterien allerdings sind kaum je gesehen worden. Man könnte bei derartigen anscheinend ohne Gefäßverschlüsse auftretenden Nekrosen älterer Leute auch an die Möglichkeit von gefäßstrangulierenden Spasmen denken. Manche führen Hodeninfarkte auf Thrombosen des Plexus pampiniformis zurück oder Thromben im Corpus Highmori (MASCHKE, MIFLET), die öfters beobachtet werden können; auch Endarteriitis obliterans (organisierte Thromben?) kann als Ursache der Hodeninfarkte in Betracht kommen.

Einer sehr seltenen Ursache der Hodennekrose sei noch Erwähnung getan: das ist die Strangulation des Hodens durch eine zu lange, an ihrem Ende sich fixierende MORGAGNIsche Hydatide, die die Blutzufuhr zum Hoden völlig unterbinden kann (SPIELMANN); ist die Strangulation keine vollständige, so können durch die Ernährungsstörung autochthone Orchitiden vorgetäuscht werden (MOUCHET). Ursache der Hodeninfarzierung kann schließlich auch die Hodeneinklemmung, unvollständige oder vollständige Schnürung des Leistenkanalhodens durch den Leistenring sein (LAUENSTEIN, DE QUERVAIN, FLESCH); in solchen Fällen tritt manchmal eine deutliche Schnürfurche zwischen freiem und intrakanalikulärem Teil des Hodens auf, die den dunkelroten hämorrhagisch infiltrierten Teil vom gesunden Teil trennt (DARDEL).

Das histologische Bild einer nicht mehr ganz frischen Hodeninfarzierung entspricht im allgemeinen dem, das wir bei einem 35jährigen Mann gesehen haben.

Die Schnittfläche des verkleinerten und eingetrockneten, stark mit der Umgebung verwachsenen Hodens war ziemlich homogen, von gelben zur Hodenwurzel konzentrisch ziehenden Streifen durchsetzt.

Im mikroskopischen Bild war der Hoden vollständig nekrotisch, nicht eine Hodenkanälchenzelle war noch mit Kern versehen, wenn auch streckenweise die Form der Epithelien noch gut erkennbar war; auch die Kanälchenform war noch gut erhalten, besonders deutlich traten die Umrisse bei Elastinfärbung hervor. Doch wies gerade auch die Elastinfärbung deutlich verschiedene Zonen auf: In den einen waren die Kanälchen kleiner, die elastischen, die Kanälchen umspinnenden Fasern waren kräftig färbbar, die Kontur der Kanälchen war nicht mehr kreisförmig, sondern gewellt; in anderen Kanälchen war die Scheibenform der Kanälchendurchschnitte besser erhalten, die Fasern aber weniger stark gefärbt. Die gelbliche makroskopisch erkennbare Septenfärbung war durch massig abgelagertes braunes Blutpigment hervorgerufen, das stellenweise auch im Innern der nekrotischen Kanälchen lag, hier manchmal neben Cholesterinkristallen. Besonders auffallende Bilder gab die Fettfärbung: Hier waren deutlich in den besser erhaltenen, also erst frisch der Nekrose verfallenen Teilen der Hodenkanälchen die basalen Teile der meist in ihren Schatten noch erkennbaren einreihigen, also zweifellos vor Eintritt der Nekrose schon atrophischen Hodenepithelien Sitz ganz regelmäßig abgelagerter feinster Fetttröpfchen; ungeheuer aber war die Fettansammlung im Zwischengewebe, und zwar hier noch deutlich erkennbar in Zellen, die ihrer ganzen Lagerung und Struktur nach unbedingt als gewucherte Zwischenzellen aufgefaßt werden mußten. Nur in den Teilen, in denen die Zeichnung der Hodenkanälchen und ihrer Zellen verwaschen war, in denen also der Absterbeprozeß etwas länger zurücklag, war fast kein Fett in den Resten der Epithelien, auch keine Fetttropfen in den Zwischenzellen, deren Schatten sich noch deutlich abhoben.

Von der verdickten Albuginea traten in der ganze Zirkumferenz Gefäße mit jugendlichem, ab und zu rundzellig infiltriertem Bindegewebe in die nekrotischen Massen über, so deren Rand in schmaler Zone organisierend. Die in den äußeren Schichten liegenden größeren Gefäße waren durchweg stark verdickt, insbesondere die Arterien wiesen starke Intimawucherung, die vielfach bis zur völligen Verödung ging, auf. Vaskularisation gröberer Art der die Arterienlichtungen ausfüllenden Organisationsmassen ließ auf organisierte gefäßverschließende Thrombusmassen schließen.

Wenn auch derartige Bilder bei Nekrosen durch Hodentorsionen und den diesen folgenden Organisationsprozessen vorkommen können, sprachen doch im vorliegenden Falle bei dem 35jährigen Mann ganz ähnliche Bilder in myokardialen Gefäßen, die zu schweren Ernährungsstörungen des Myokard, zu später organisierten Infarkten Anlaß gegeben hatten, für primäre arterielle Veränderungen. Allerdings, ob diese Veränderungen primär embolischer Natur waren oder vielleicht auf in den verschiedensten Organen zu verschiedener Zeit auftretenden arteriitischen Erkrankungen im Sinne der Bürgerschen Thrombangitis oder gar auf Periarteriitis nodosa-ähnlichen Erkrankungen beruhten, läßt sich bei festgewordenen Narbenprozessen nicht mehr mit Sicherheit unterscheiden. Ebensowenig wie sich, was wir schon erwähnten, Torsionen des Hodens als Ursache dieser ganzen Abbau- und Organisationsprozesse ganz ausschließen lassen.

In ganz seltenen Fällen kann es in Hodennekrosen zu ausgedehnten Verkalkungen und sogar teilweisen Verknöcherungen der nekrotischen Massen kommen; selbst in solchen Fällen können im Hodenstiel Zwischenzellherde beobachtet werden. Altmann, der einen derartigen seltenen Fall bei einem 55jährigen Mann beschreibt, führt, da alle Anhaltspunkte für Strangtorsionen, Embolien usw. fehlten, die alte Totalnekrose der Hoden auf Kreislaufstörungen zurück, denen der „Eunuchoide im Gefolge einer Blatternerkrankung", die in seinem 4. Lebensjahr auftrat, ausgesetzt war.

Hodenblutungen bei Neugeborenen.

Wir haben eingangs die auf Kreislaufstörungen zurückführbaren Blutungen im Hoden besprochen, haben dabei auch die traumatischen Hodenblutungen berührt; ihnen sind nun noch die Blutungen anzureihen, die bei Neugeborenen häufig getroffen werden, so häufig, daß sie Simmonds den Zeichen der Asphyxie beizählt. Hoden von Frühgeburten der letzten Fetalmonate zeigen nahezu ausnahmslos dieselben ausgedehnten interstitiellen Blutungen neben strotzend gefüllten Gefäßen. Makroskopisch können dabei die Hoden dunkelblau verfärbt erscheinen, Blutungen und das häufig sie begleitende Ödem vergrößern manchmal den Hoden beträchtlich. SIMMONDS konnte sie in einem Drittel aller während der Geburt gestorbenen Früchte sehen, KYRLE betont ebenfalls die Häufigkeit dieser Blutungen; auch wir finden sie sehr häufig. Sie sind bisweilen in ihren Resten in Form von interstitiellen Blutpigmentschollen noch bei Tage und Wochen alten Säuglingen nachzuweisen. Sie sind meist wenig ausgedehnt, können aber in Ausnahmefällen, vorwiegend bei starken Skrotalstauungen besonders bei Beckenendlagen den ganzen Hoden ergreifen. Gewöhnlich werden sie restlos resorbiert, ohne größere Narben im Parenchym zu veranlassen; in Ausnahmefällen (SCHULTZE, MITA) kann der Hoden durch besonders ausgedehnte Blutung zugrunde gehen und später das Bild der starken fibrösen, schwieligen Degeneration zeigen.

Bei der mikroskopischen Untersuchung können dabei die Hodenkanälchen weit voneinander entfernt sein; durch die manchmal beträchtliche Spannung, die zweifellos in derartigen stark von Blut durchsetzten Hoden herrschen kann, werden die Lichtungen zusammengepreßt; es ergibt sich ein Bild, das dem der „Hodenhypoplasie KYRLES" ähnlich ist, und zweifellos sind eine Reihe dieser „Hoden"-Hypoplasien auf derartige Geburtsblutungen zurückzuführen (Abb. 92).

Neben diesen zu den traumatischen Blutungen gehörenden Blutaustritten im Hoden sind endlich noch die seltenen bei hämorrhagischen Diathesen auftretenden zu erwähnen, so die bei Skorbut, bei Hämophilie, bei Morbus maculosus; Gefäßveränderungen finden sich bei solchen Fällen nicht. W. H. SCHULTZE hat ausgedehnte Blutungen dieser Art bei Diphtherie eines 14jährigen Knaben, wohl als Folge der Toxinüberladung, gesehen. Auf die Blutungen im Gefolge entzündlicher Veränderungen im Hoden ist im folgenden Abschnitt eingegangen.

Orchitis acuta. Orchitis et Epididymitis traumatica. Kanalikulär fortgeleitete Orchitis, metastatische Orchitis.

Bei der akuten Orchitis ist der Hoden vergrößert, geschwollen, schmerzhaft, härter als normal anzufühlen, bei älteren Leuten kommen allerdings auch schmerzlos entstehende, auf Hodentuberkulose oder Hodengewächse fälschlich hindeutende Entzündungen vor (GRÜNBAUM). Die Tunica vaginalis ist bei akuten Entzündungen immer am Entzündungsvorgang beteiligt, ihr Sekret kann leicht vermehrt sein, trübt sich mit steigender Entzündung, Fibrinausscheidung tritt auf, die Albuginea zeigt stärkere Gefäßfüllung. Je stärker die Entzündung wird, desto mehr kann, muß aber nicht, auch die Hodenserosa in Mitleidenschaft gezogen werden; in manchen Fällen überrascht trotz hochgradiger Entzündungserscheinungen im Hoden der spiegelnde Glanz der Hodenoberfläche (HALL). In letzter Linie kann es zu Empyemen, schließlich zu Durchbrüchen des Eiters durch die Haut des Skrotums kommen.

Der Hoden selbst kann alle Stadien von ödematöser Durchtränkung und Durchsetzung mit kleinen Blutungen, kleinen miliaren Eiterherden (Abb. 113) bis zur phlegmonösen Eiterstraßenbildung, bis zur Bildung kleiner und schließlich größerer Abszesse durchlaufen, welche, wenn sie ausgedehnt sind, den Hoden in ein System größerer und kleinerer mit Eiter gefüllter Kavernen umwandeln (Abb. 114). Schließlich kann es in seltenen Fällen zu sekundärer Gefäßthrombose bei akuter Orchitis und damit sekundär zur hämorrhagischen Infarzierung des ganzen Hodens kommen. (REUSCHER). Die Ausheilungsbilder der Orchitis werden den verschiedenartigen Bildern der allgemeinen fibrösen Atrophie und der Narbenbildungen im Hoden gleich sein; denn selbst abszedierende Orchitiden können schließlich von selbst unter starker Narbenbildung ausheilen. Daß es hierbei gleichzeitig zu ausgedehnten Verwachsungen beider Serosablätter des Hodens, zu hochgradigen schwartigen Verdickungen der Tunica vaginalis kommen kann, daß die Schwartenmassen hierbei die Dicke des atrophisch gewordenen Hodens weit übersteigen können, bedarf weiterer Erwähnung nicht.

Wie bei der Epididymitis können wir auch bei der Orchitis 3 Entstehungsformen unterscheiden: 1. die auf dem Blutwege, als häufigste Form, hier sieht man manchmal ungeheure Bakterien-Embolisierungen der kleinsten Gefäße; 2. die von den Abfuhrwegen, in letzter Linie von der Harnröhre aus fortgeleitete Infektion, also die kanalikuläre: Zu dieser gehört die sog. traumatische Orchitis; 3. die ununterbrochen von der Epididymis auf dem Lymphweg fortgeleitete Form; sie spielt fast nur bei der Tuberkulose eine gewisse Rolle.

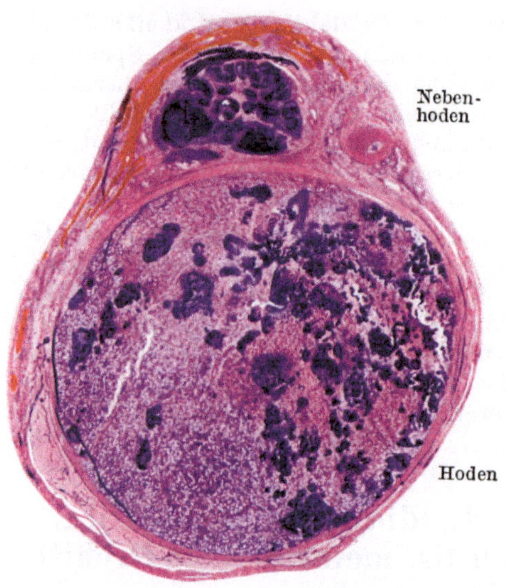

Abb. 113. S. 919/29. Mann, 56 Jahre. Miliare, abszedierende embolische Orchitis und Epididymitis bei diabetischer Sepsis (Übersichtsbild, 2fache Vergrößerung). Farbenphotographie des Schnittes.

Das Entstehen einer Hodenentzündung im gesunden Hoden durch ein Trauma, durch Stoß, Schlag, Fußtritt, Druck von Sattelknopf, Anstrengung („Orchitis par effort") usw. wird vielfach behauptet, ist aber im großen ganzen nicht wahrscheinlich. Traumen können zu Zerreißungen, Quetschungen, Torsionen, Einklemmungen, Stauungen Anlaß geben, damit zu Blutungen in kleinfleckiger oder großfleckiger Form; diese ergreifen manchmal den ganzen Hoden im Sinne einer hämorrhagischen Infarzierung; Ödeme, Schwellungen der Hodenumgebung können hinzutreten (MASCHKE), damit ist ihre primäre Wirkung aber auch erschöpft, mögen diese Veränderungen auch mit Fieber und lokalen Temperatursteigerungen sowie Schwellungen des ganzen Hodens einhergehen (DE CORTES). Eine primäre Entzündung als erste Äußerung des Traumas kommt nicht in Betracht. Selbst wenn man die Möglichkeit zugibt, daß ein Trauma, das auf den Hoden wirkt, rückläufige Peristaltik im Vas deferens auslösen (FREY bestreitet die Möglichkeit der Antiperistaltik des Vas deferens [s. „Nebenhodenentzündungen"]) und so Bakterien aus der Harnröhre bis zum Nebenhoden gelangen lassen kann, so ist dies doch nicht gleichbedeutend mit einer Einpressung von Bakterien auf diesem Wege in den Hoden selbst. Denn die Ductus efferentes, oder gar das Rete testis, mit ihren schmalen Engpässen setzen wahrscheinlich dieser Art des Infektionsweges unübersteigliche Schwierigkeiten entgegen. Wir kommen auf Grund eigener Beobachtungen, die ganz gegen ein ununterbrochenes Weiterwachsen und Weiterwandern der Keime selbst bei schwerer infektiöser Epididymitis sprechen, hierauf unten noch genauer zurück.

Die traumatische Orchitis („Orchite par effort") ist wohl nichts anderes als das Aufflackern eines älteren entzündlichen Herdes im Hoden oder Nebenhoden nach Trauma. Gewöhnlich wird der klinischen Diagnose der traumatischen

Orchitis nur eine Epididymitis zugrunde liegen; ist dabei der Hoden wirklich selbst in den Entzündungsbereich einbezogen, so kann seine Infektion wohl nur auf dem Lymphwege, nicht auf dem kanalikulären Wege erfolgt sein. Als Infektionserreger werden neben Gonokokken in den mitgeteilten Fällen hauptsächlich Tuberkelbazillen angeschuldigt. Eine rein traumatische, nicht bakterielle Orchitis des bis dahin vollständig gesunden Hodens gehört in das Reich der Fabel (CORDES). Sorgfältige Analyse der als traumatisch entstanden gedeuteten Orchitiden bekräftigt die negative Einstellung zu dieser Frage. Es mag von

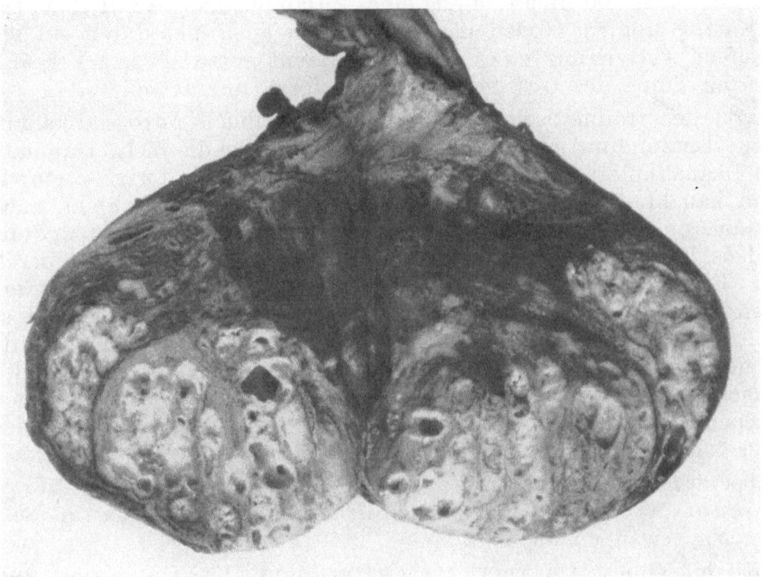

Abb. 114. E. 488/28. Mann, 54 Jahre. Eitrige Orchitis und Epididymitis bei Prostataabszeß, ins Rektum durchbrechend. Hoden und Nebenhoden über gänseeigroß, kavernös abszedierende Einschmelzungen. „Gramnegative Diplokokken".

Interesse sein, hier eine Zusammenstellung von 70 Fällen derartiger ursprünglich unter der Diagnose: „traumatische Orchitis" segelnder Fälle zu geben (WESSON):

Von den 70 Fällen betrafen:

den rechten Hoden	31,
den linken Hoden	29,
beide zusammen	10.

Die Art des Traumas war angeblich:

ein direktes in	29 Fällen
ein Trauma der Leistengegend in	11 „
Überanstrengung (Heben)	30 „

Die Analyse dieser Fälle aber ergab:

eine gonorrhoische Epididymitis mit Urethritis in	3 Fällen
eine venerische Epididymitis (Samenblasenentzündung) wahrscheinlich auf gonorrhoischer Grundlage	10 „
nicht venerische Epididymitis (mit Samenblasenentzündung), Gonorrhöe nicht sicher nachgewiesen	36 „
tuberkulöse Epididymitis	14 „
Hämatozele	2 „
Torsion des Samenstranges	1 Fall
Gumma	3 Fällen
Seminoma	1 Fall
Orchitis (primär traumatisch entstanden)	0 „

Wesson macht hierbei auch darauf aufmerksam, daß amerikanische Studenten, die viel Athletik treiben, bei denen Traumen auf den Hodensack häufig einwirken, bei denen aber umgekehrt eine Unfallrente oder -entschädigung nicht in Betracht kommen kann, nie eine traumatische Orchitis gemeldet haben, wohl aber Epididymitiden, die auf ein Aufflackern älterer Entzündung durch das Trauma hindeuten. De Cortes kommt zu denselben Schlüssen.

Die Tatsache, daß der normale Hoden durch Einwirken eines einmaligen Traumas nicht in Entzündungszustand versetzt werden kann, schließt aber in Begutachtungsfällen die Anerkennung eines Zusammenhanges zwischen Trauma und der Entzündung im Hoden nicht aus; denn auch eine durch ein Trauma hervorgerufene Aktivierung eines bis dahin latent entzündlichen Vorgangs im Hoden ist im Sinne des Gesetzes als Unfallsfolge aufzufassen.

Was von der traumatischen Orchitis als angeblich retrograd-kanalikulär entstandene Entzündung gilt, gilt in gleicher Weise für die nicht traumatische, angeblich kanalikuläre, vom erkrankten Nebenhoden fortgeleitete Form. Gegen die kanalikuläre Fortleitung vom Nebenhoden aus spricht auch die Beobachtung, daß das Rete testis außerordentlich selten bei Entzündung des Nebenhodens in Mitleidenschaft gezogen wird. Ebenso schwierig ist der Übergang der Entzündung von den ausnahmsweise einmal stark entzündlich erkrankten Rete testis-Kammern auf den Kanälchenapparat des Hodens selbst. Wir sahen in einem derartigen Fall scharfe Grenze zwischen den entzündeten Retekammern und den nicht veränderten Ductuli recti. Offenbar stellen die verschlungenen Engpässe des Rete und die von May und Lohmüller genauer beschriebenen Knospenbildungen in den Ductuli recti vollfunktionierende Schranken gegen rückläufigen Transport von der Epididymis her dar.

Die überwiegende Zahl der akuten Orchitiden ist metastatischer, d. h. hämatogener Art. Alle möglichen Infektionen können hier in Betracht kommen. Wir erwähnen folgende:

Parotitis epidemica: Chatrin, Hall, Reuscher, Kovacs, Ferrand.
Typhus abdominalis: Tavel, Pick, Fränkel, Fox, Bergonnioux, Mallory, Girod.
Friedländerpneumokokken: Speck.
Pneumokokken: Schober, Speck, Mills.
Paratyphus: Saito, Webb, Baruch.
Micrococcus melitensis: Lambard und Béguet, Jaffé.
Polyarthritis rheumatica: Fulci, Lubarsch, E. Fränkel.
Endocarditis lenta: Lubarsch.
Variola: Chiari, E. Fränkel.
Fleckfieber: Aschoff, Dawydowski, Morgenstern.
Varizellen: Sabracès, Rivers.
Lepra: Babès, Virchow.
Grippe: Mendel, Duboucher.
Maltafieber (Febris undulans Bang?): Jaffé, Lombard und Béguet.
Periarteriitis nodosa: Watanabe, Wohlwill.
Bilharzia: Pfister.

Bei all diesen hämatogenen Hodeninfektionen wird gewöhnlich der Kanälchenapparat in stärkerem oder geringerem Grade in Mitleidenschaft gezogen; die Samenbildung hört auf, der Epithelbelag zeigt gewöhnlich mehr oder minder weitgehende Epitheldegenerationen, auf die wir bei den Atrophien des spermiogenen Apparates näher eingegangen sind. Es ist deshalb die Frage müßig, ob interstitiell oder intratubulär die Erkrankung beginnt; beide Prozesse sind nicht voneinander zu trennen. Wir wollen aber auch hier erwähnen, daß in

Ausnahmefällen trotz starker interstitieller Entzündung der samenbildende Apparat und die Spermienbereitung nahezu vollständig unversehrt bleiben können. Wir haben einige derartige Beobachtungen gemacht, vor allem bei Jugendlichen, bei denen das Stadium der Spermienreifung erst ganz jungen Datums war; ja manche Bilder lassen die Annahme nicht als ganz unberechtigt erscheinen, daß durch die Entzündung des Hodens die Spermienreife beschleunigt wurde. KUNTZEN erwähnt ebenfalls diese Möglichkeit.

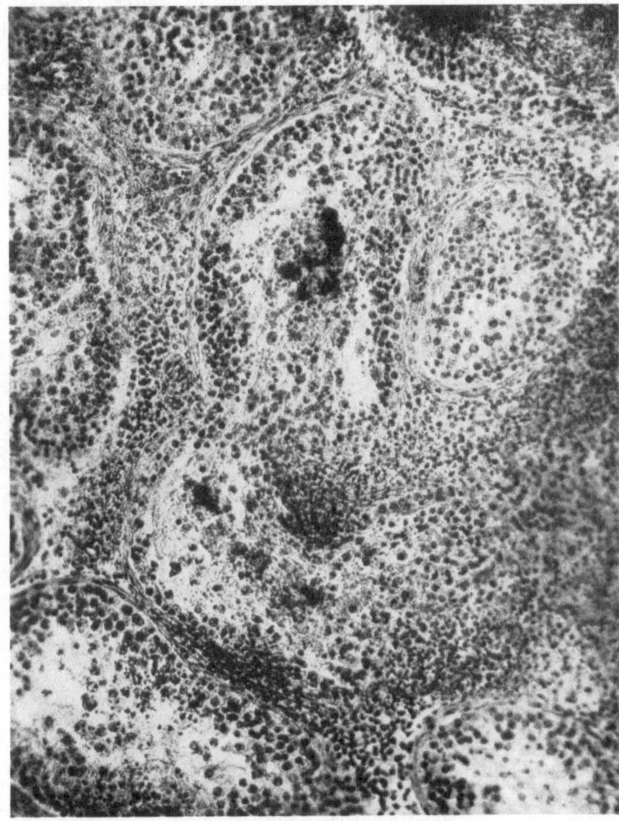

Abb. 115. S. 919/29. Mann, 56 Jahre. Hoden mit metastatischen Abszessen bei Diabetessepsis. Bakterienpfröpfe in den Kanälchen und interstitielle in die Kanälchen einbrechende Herde. Unversehrte Samenbildung. Vergr. 108 ×. (S. Abb. 113.)

Bei nahezu allen schwereren Infektionskrankheiten zeigt das Zwischengewebe des Hodens die ersten entzündlichen Reaktionen. FRÄNKEL und HARTWICH haben das in systematischen Untersuchungen nachgewiesen. Die Veränderungen im Zwischengewebe können dabei ganz geringe sein, können sich in leichten entzündlichen Ödem, in Erweiterung der Kapillaren, in kleinen Rundzellansammlungen mit kleinen Blutungen und ohne solche, in sehr geringen Leukozytenansammlungen mit Ausbildung kleiner Abszesse erschöpfen. Frühzeitig erfolgt dann aber auch der Einbruch in das Innere der Kanälchen, so daß man gelegentlich auf Bilder stößt, in denen die eine Wand des Kanälchens leukozytär eingeschmolzen ist, die Kanälchenlichtung von Leukozyten und Bakterien erfüllt ist, daneben aber in den unversehrten Wandteilen die Samenbildung wenig gestört erscheint (Abb. 115).

Die Infektionserreger sind bei systematischen Untersuchungen im anscheinend nicht wesentlich veränderten Hoden bei Infektionskrankheiten häufig nachzuweisen. FRÄNKEL und HARTWICH konnten sie z. B. bei Streptokokkeninfektionen in allen Fällen, ebenso bei Staphylokokken- und Typhusinfektionen in allen Fällen nachweisen, unter 38 Pneumonien waren 21 mal Pneumokokken im Hoden zu finden.

Orchitiden stärkeren Grades sind als Begleiterscheinungen bei den meisten Infektionskrankheiten selten. Die Unterschiede gegen die Veränderungen leichteren Grades, wie wir sie oben kurz geschildert haben, sind dabei rein gradmäßige. Die Leukozytenzahl des Zwischengewebes mit und ohne Plasmazellbeteiligung nimmt in schwereren Fällen zu, die Kanälchen werden mehr und mehr

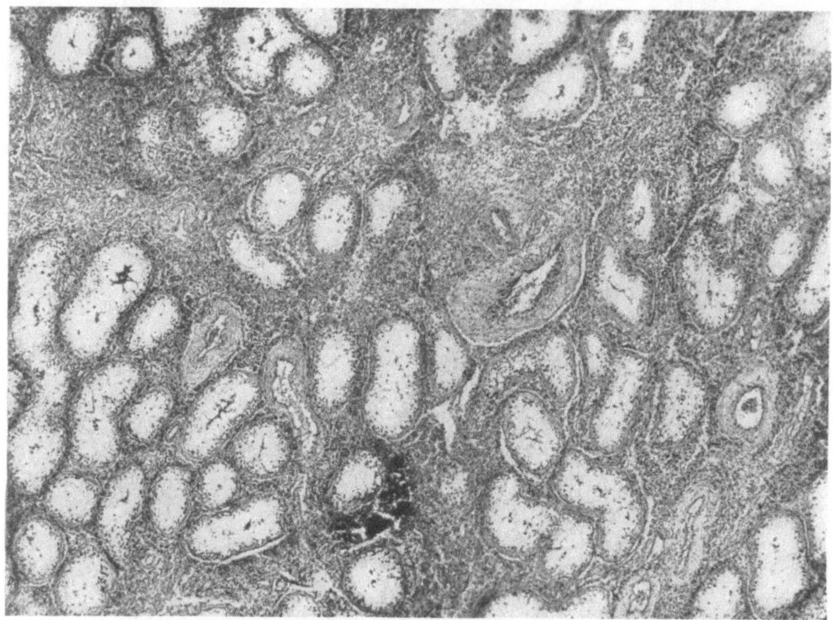

Abb. 116. E. 151/14. Mann, 72 Jahre. Eitrige hämorrhagische Orchitis bei Atrophie der Hodenkanälchen. Ödem, Leukozyten und Blutungen im verbreiterten Zwischengewebe. Dichtere Stelle in der Mitte, unten: Lymphozytenherd; starke Gefäßverdickung mit Intimawucherung. Zeiß Obj. 5. Ok. Homal II. Balgl. 45 cm.

auseinandergedrängt und beteiligen sich mit ihrem Epithelapparat an den mit der Entzündung verbundenen regressiven Erscheinungen; ödematöse Durchtränkung des Zwischengewebes und fleckweise auftretende Blutungen stärkeren Grades, Fibrinausscheidungen im Zwischengewebe beherrschen das Bild (Abb. 116 u. 117). Hiezu tritt eine Mitbeteiligung des histiozytären Apparates, dessen wuchernde Zellen mehr oder minder starke phagozytierende Wirkung ausüben; Zerfall von Blut drückt sich in reichlicher Eisenspeicherung (besonders in perivaskulären Infiltraten) dieser Zellen aus (LUBARSCH). Je nach der Art und der Schwere der Infektion können Nekrosen wechselnder Ausdehnung das Bild verwickeln und gerade bei Orchitis variolosa, bei Orchitis parotitica, bei Orchitis typhosa können derartige Nekrosen häufig und ausgedehnt werden. Dabei wird auch der benachbarte Kanälchenapparat in die Nekrose mit einbezogen.

Besonders deutlich und ausgesprochen ist diese Neigung zur Nekrotisierung bei den Pocken (FRÄNKEL), die aber nicht primär die Kanälchen und diese

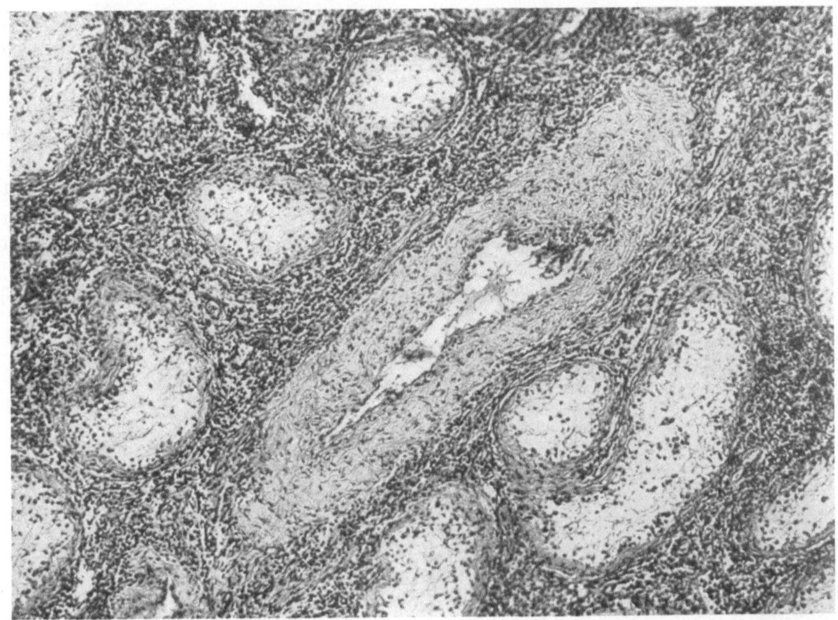

Abb. 117. E. 151/14. Mann, 72 Jahre. Eitrig hämorrhagische Orchitis bei Atrophie der Hodenkanälchen. Gefäßverdickung und fibrinös zelluläre Polsterbildungen in der Arterienintima. (Vergrößerung zu Abb. 116). (Zeiß Obj. 5. Okul. Homal I. Balgauszug 42 cm.)

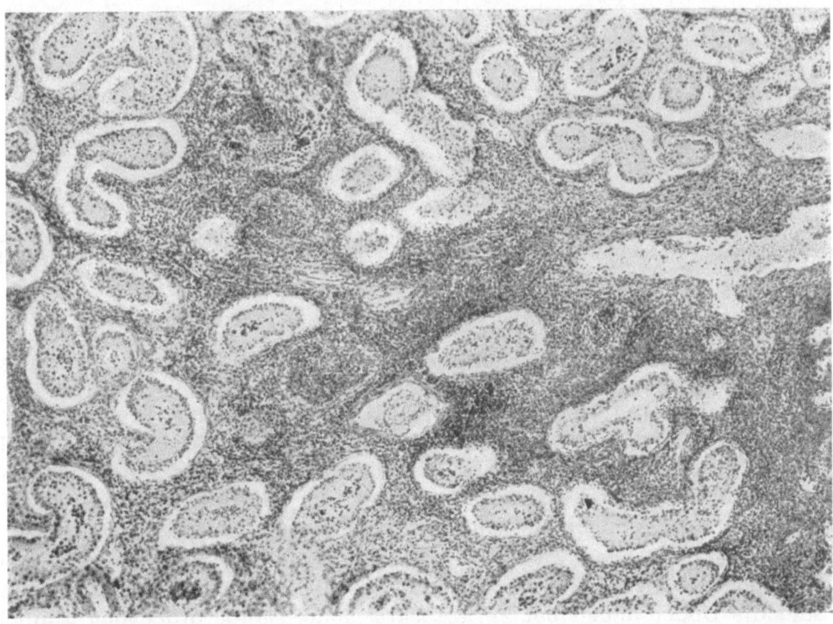

Abb. 118. Orchitis variolosa beim Erwachsenen. Reduktion des samenbildenden Apparates (Kanälchenauskleidung: Sertolizellen und Spermatogonien, abgeschuppte Zellen im Lumen). Wechselnd starke fibrinöse, leukozytäre und histiozytare Infiltration im Interstitium; Beginn miliarer Nekrosen im infiltrierten Zwischengewebe. (Zeiß Obj. 5. Ok. Homal II. Balgauszug 74 cm.)

ausschließlich betrifft, sondern sich auch zuerst in kleinsten Herden im Zwischengewebe zeigen kann (PAASCHEN); hier setzt sie verhältnismäßig frühzeitig ein, ohne daß Eiterung vorhergegangen sein muß (Äquivalent der Pusteln nach CHIARI) (Abb. 118). Das starke Infiltrat zerfällt, ausgedehnte Kernzertrümmerung und Kernauflösung tritt ein. Die Fibrinausscheidung kann hierbei größere Ausmaße annehmen. Auch die im Entzündungsbereiche liegenden Gefäße werden in die Entzündung und die Nekrose miteinbezogen; wir sahen rundzellige und leukozytäre, herdförmige und diffuse Infiltrate der Gefäßwand, Histiozyteneinwucherung in sie und Auflösung ihrer Wandstruktur, ferner ausgedehnte Thrombose in den kleinen Gefäßen, so daß Bilder entstanden, die der Periarteriitis nodosa außerordentlich ähnlich wurden. Der kindliche Hoden kann bei der Variola

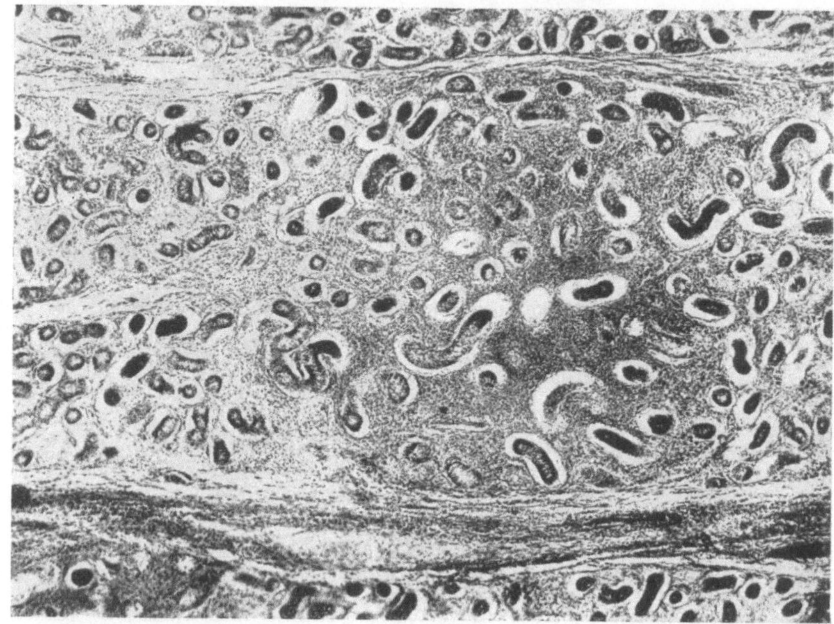

Abb. 119. S. 288/17. Orchitis variolosa beim 2jährigen Kind. Kanälchenapparat ziemlich unverändert, vielleicht in leichter Reifungsreizung. Wechselnd starke, fibrinös leukozytäre und histiozytäre Infiltration im Zwischengewebe. (Zeiß. Obj. 5. Ok. Homal II. Balgauszug 56 cm.)

dieselben Veränderungen, wenn auch nicht so ausgedehnt, aufweisen (Abb. 119). Auch hier können Nekrosen frühzeitig einsetzen, wie wir das in dem Hoden eines 2jährigen Knaben beobachtet haben. Bemerkenswert war hier, daß im Bereich der stärksten entzündlichen Veränderungen die Hodenkanälchen weiter als die der Umgebung waren und ihr Epithel eher differenzierter, mehrzeiliger erschien als das der weniger beteiligten Kanälchen, so daß man an eine gewisse vorzeitige Reifung ihrer Epithelien unter dem Einfluß der akuten herdförmigen Erkrankung denken konnte (s. S. 639).

Ähnlich wie bei Pocken, nur daß die Beteiligung der Gefäße eine noch stärkere ist, kann sich der Hoden bei den Fleckfieberinfektionen verhalten. Auch hier sind die Bilder denen bei Periarteriitis nodosa außerordentlich ähnlich.

DAWIDOWSKI unterscheidet 3 Typen der Hodengefäßveränderungen bei Flecktyphus: Die erste sog. primitive Form zeigt Endothelschädigungen, mit nachfolgender Fibrinausscheidung am Ort der stärksten Endothelschädigung. So entstehen Wärzchenbildungen der Gefäße, die sich rasch von der Umgebung her wieder mit Endothelbelag überziehen (Endovasculitis verrucosa). Diese initialen Gefäßveränderungen sollen sich in allen Flecktyphushoden nachweisen lassen. An die Warzenbildung können sich Thromben anschließen, die Warzenbildungen selbst können sehr dicht stehen und so rosenkranzartige Auskleidungen des Intimazylinders hervorrufen.

Im 2. Stadium (Thrombovasculitis destructiva) werden neben den Endothelien auch die übrigen Gefäßwandbestandteile in Mitleidenschaft gezogen; in schwersten Fällen kann es dabei zu einem Zerfall der ganzen Gefäßwand kommen, das Lumen thrombosiert, ausgedehnte Fibrinausscheidung kann alles in einen Fibrinmantel hüllen. Aber auch hier dehnt sich der Prozeß selten auf größere Gefäßabschnitte aus. An die destruierenden Vorgänge schließen sich proliferative an. An der Proliferation beteiligen sich endotheliale und adventitielle Zellen, das etwa noch restierende Lumen wird durch wuchernde Endothelien ausgefüllt, schließlich finden sich an Stelle der Gefäße knötchenartige Granulome.

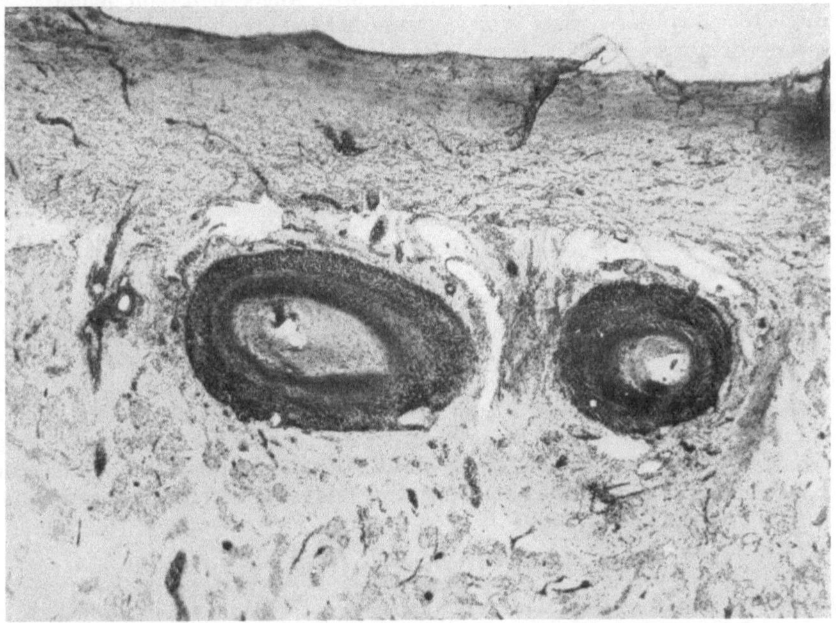

Abb. 120. S. 756/27. Mann, 77 Jahre. Chronische Entzündung und Vaskularisation der Albuginea bei höchstgradiger Hodenatrophie. Panarteriitis chronica in der Hodenrinde mit starker Gefäßverdickung (Rundzellen- und Leukozyteneinlagerung in allen Schichten). († höchstgradige Atherosklerose, Prostataatrophie, Zystitis.) Vergr. 39 ×.

Die 3. Form der Gefäßveränderung gibt der Periarteriitis nodosa noch ähnlichere Bilder als die beiden vorhergenannten Stadien. Zellinfiltrationen, Fibrinausscheidungen in der Intima, multiple Zerstörungen der Elastica interna, Vordringen der exsudativen und produktiven Prozesse in die Media, vereint mit stärkerer Fibrinausscheidung, starke Wucherung der adventitiellen Zellen unter Bildung perivaskulärer Granulome, die häufig reich an Plasmazellen sind, beherrschen in weit höherem Grade als in den ersten beiden Stadien das Bild; dabei können benachbarte Gefäßteile Veränderungen geringeren Grades zeigen. Auch Makrophagen beteiligen sich an der Zellulation, die Zwischenzellen scheinen aber hierbei ruhig zu verharren, unberührt von den lebhaften Vorgängen ihrer Umgebung liegen zu bleiben (dieses ist übrigens auch bei anderen Fällen akuter Orchitis zu beobachten).

Aus diesen Beschreibungen geht schon die große Ähnlichkeit dieser Bilder mit denen bei Periarteriitis nodosa hervor, und es hieße Wiederholung, wollten wir die Veränderungen bei dieser Erkrankung, die Wohlwill und Watanabe eingehend beschrieben haben, hier eigens nochmal anfügen. Nur Granulombildungen, wie sie bei Flecktyphus zu den häufigen Befunden gehören, fehlen selbstverständlich bei der Periarteriitis nodosa. Auch hier kann es zur vollständigen Gefäßzerstörung kommen, auch hier können Veränderungen schwersten

Grades neben nicht veränderten oder nur leicht erkrankten Gefäßabschnitten stehen. Die Venen können bei Flecktyphus sowohl wie bei der Periarteriitis nodosa ähnliche Gefäßwandveränderungen erleiden.

Sehr starke, fast ausschließliche entzündliche Veränderungen am Gefäßapparat kann man manchmal auch bei Entzündungen in vollständig hyalin degenerierten atrophischen Hoden beobachten. So sahen wir bei einem 77 Jahre alten Mann die stark vaskularisierte Albuginea von Leukozyten durchsetzt, darunterliegende größere Gefäße mit allen Veränderungen, die für die akute Panarteriitis charakteristisch sind: Bis zur Verödung gehende Intimaverdickung, leukozytäre und lymphozytäre Durchsetzung der verdickten Media und Adventitia. Das umgebende atrophische Hodengewebe war, abgesehen von leichter Vermehrung der Kapillaren frei von entzündlichen Veränderungen (Abb. 120).

Zu den Erkrankungen, in deren Gefolge neben Eiterungen Granulome im Hoden auftreten können, scheint nach neueren Untersuchungen von JAFFÉ, LOMBARD und BÉGUET auch das Maltafieber (Bacillus mellitensis) und vielleicht dessen nächster, neuerdings auch beim Menschen öfters sich findender Verwandter, der Bacillus Bang, der Erreger der Febris undulans zu gehören. Die Granulome sollen reich an Riesen- und mehrkernigen Zellen sein; ihre Ausheilung soll unter Narbenbildung im Hoden erfolgen.

Von den parasitären Erkrankungen, die Entzündungen im Hoden veranlassen können, steht die Bilharziosis obenan; hier finden sich oft Hydrozelen, können auch Epididymitiden als Folge des Eindringens der Eier des Distomum haematobium auftreten; im Hoden sowohl wie im Nebenhoden werden dabei gelblich knotige Verdickungen gefunden, Granulome, in deren Innern die oft zahlreichen Eier liegen. Von dieser echten Bilharziosis des Hodens und Nebenhodens sind als Pseudobilharziosis des Hodens jene Erkrankungen zu unterscheiden, bei denen die entzündlichen Veränderungen Folgen aufsteigender Mischinfektion sind, die ihren Ausgang nimmt von vereiternder Bilharziosis der Prostata oder des Blasengrundes (PFISTER, COTE-MADDEN).

Hodentuberkulose.

Das makroskopische Bild der Hodentuberkulose ist ein außerordentlich verschiedenes. Sehr selten ist die Miliartuberkulose: Die Durchsetzung des Hodenparenchyms mit kleinsten Knötchen. Häufiger finden sich submiliare, hirsekorn- bis hanfkorngroße Knötchen, die bei dieser Größe meist schon gelb verfärbt, verkäst sind. Diese Knötchen können einzeln sein, kommen aber auch in Vielzahl vor, meist dann unregelmäßig das Hodenparenchym durchsetzend. Durch Zusammenfließen benachbarter Knötchen oder Anlagerung neuer Tuberkel an die ursprünglichen können sich größere Konglomerattuberkel bilden, die dann als kirschgroße Käseknoten im Hodengewebe liegen (ASCHOFF). Das Bild ist dann ganz ähnlich dem der gummösen Orchitis und kann von ihr makroskopisch, wenn nicht miliare Knötchen in der Umgebung liegen, kaum abgegrenzt werden. Gewöhnlich sind die tuberkulösen Verkäsungen trocken, nur selten treten ausgedehntere Erweichungen und Zerfall ein.

Häufiger als die sehr seltene, isolierte, genitoprimäre, wohl immer hämatogene Tuberkulose des Hodens ist die vom Nebenhoden auf den Hoden fortgeleitete Tuberkulose (Abb. 121) (BERBLINGER konnte unter 29 Fällen käsiger Genitaltuberkulose nie eine isolierte Hodentuberkulose sehen, BENDA will unter 129 Fällen von Genitaltuberkulose nur 4, TEUTSCHLÄNDER unter 57 Fällen nur eine einzige gefunden haben); K. BRANDES ist nach seinem chirurgischen Material der Ansicht, daß nach 6 monatigem Bestehen einer Nebenhodentuberkulose in 50% der Fälle der Hoden mitergriffen wird.

Bei chronischerem Verlauf, wie er insbesondere bei dieser übergeleiteten Tuberkulose die Regel ist — HÜBSCHMANN denkt hier an lokale Allergie des Hodens, verursacht durch die Nebenhodentuberkulose —, kann das anatomische Bild ein außerordentlich buntes werden. In der Umgebung der verkästen Herde können sich einerseits Schwielenbildungen zeigen in Form weißgrauer Streifen, andere Stellen des Parenchyms erscheinen durch diffuse, nicht verkäste tuberkulöse Infiltration grauglasig, verkäste Partien können von stärker injizierten Höfen umgeben sein und so rote Ränder aufweisen. Ebenso kann noch übrigbleibendes erhaltenes Hodengewebe zu dem ganzen durch seine braune Grundfarbe in weiterem Farbengegensatz stehen. Weiterhin führt ausgedehnt konfluierte großherdige Tuberkulose, und zwar sind es vorwiegend hier die rasch sich vergrößernden Knoten, ab und zu auch zur Einschmelzung; dann bilden sich kavernenähnliche Hohlräume, mit dicken käsigen Wänden ausgestattet, die sich durch Fistelbildung in das benachbarte Gewebe entleeren. (Abb. 123.) Daß Fisteln in der ganzen Umgebung in der Scheidenhaut, im Skrotum, am Damm usw. auftreten können, bedarf weiterer Erörterung nicht, ebenso nicht, daß aus diesen Fisteln pilzförmig fungöse Massen vorquellen können.

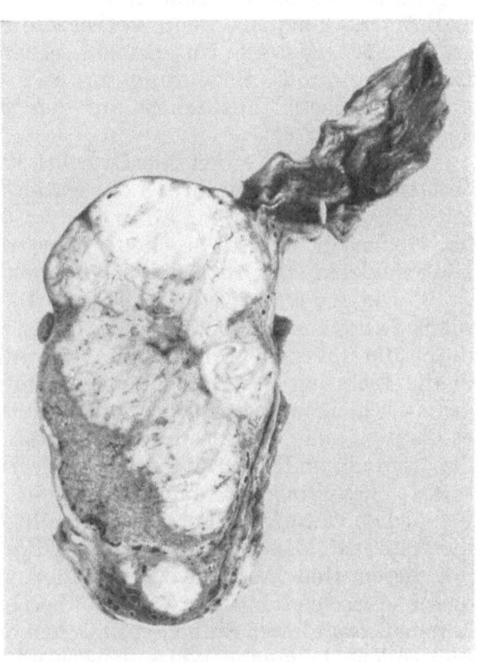

Abb. 121. S. 165/30. Mann, 56 Jahre. Chronische verkasende knollige Epididymitis tuberculosa, kasiger Knoten im Nebenhodenschwanz. Breites Ubergreifen der Nebenhodentuberkulose auf das Hodenparenchym.

FEDERMANN unterscheidet 6 Formen der Hodentuberkulose:

1. Als Anfangsstadium den zelligen Tuberkel als umschriebene Form oder die zellige Tuberkulose als diffuse Form. Hieher wäre die Miliartuberkulose, aber auch die disseminierte kleinherdige kanalikuläre Tuberkulose zu rechnen. Auf diese letztere Form wird unten noch eingegangen werden müssen.
2. Den typischen zentral verkästen submiliaren Tuberkel.
3. Den großen völlig verkästen Konglomerattuberkel.
4. Den erweichten Tuberkel.
5. Den vereiterten Tuberkel.
6. Den fibrös umgebildeten Tuberkel.

Die Abgrenzung der einzelnen Formen wird sich nicht immer ohne weiteres durchführen lassen, da hier, wie fast bei jeder chronischeren Organtuberkulose, die verschiedensten Prozesse nebeneinander vorkommen.

Die Entstehung der Hodentuberkulose, die wir vorhin schon kurz berührt haben, kann auf verschiedene Weise erfolgen. Man könnte hier vielleicht 5 Arten unterscheiden:

1. Die hämatogene Tuberkulose: Sie ist selten; sie kommt entweder bei disseminierter allgemeiner Miliartuberkulose vor oder in der Form der auch seltenen größer herdigen isolierten Tuberkulosen des Hodens. Auch

Einbruch tuberkulöser Massen des Nebenhodens in ein Gefäß könnte einmal zur herdförmigen hämatogenen Hodentuberkulose führen. Denn Stromumkehr in Venen kann bei ausgedehnterer Tuberkulose des Nebenhodens, die die Venen zur entzündlichen Verödung bringt, nichts Ungewöhnliches sein. Die hämatogenen Tuberkel werden im Zwischengewebe liegen, müssen sich hier ausbreiten und erst allmählich auf die Kanälchen übergreifen.

2. Die lymphogene Tuberkulose. Dieser Weg wird als ein häufig begangener anzusehen sein und in den meisten Fällen von Hodentuberkulose in Betracht kommen, wenn vorher die Nebenhodentuberkulose in Erscheinung getreten ist. Fast alle Untersucher, neuerdings insbesonders BENDA, weisen dem Lymphweg große Bedeutung zu und einzelne gehen so weit, ihn als den hauptsächlichsten anzusehen, auf dem die Ausbreitung vom Nebenhoden auf den Hoden erfolgt.

Die Tuberkel werden hier wie bei Fall 1 ausschließlich im Zwischengewebe entstehen, sich also in ihrer Lokalisation von den hämatogenen Tuberkeln nicht unterscheiden. Man kann ab und zu kettenförmig aneinander gereihte Knötchen im Hoden in ununterbrochener Ausstrahlung von tuberkulösen Herden der Nebenhodenknoten zu sehen bekommen.

3. Die Ausscheidungstuberkulosen: Unter dieser Form dürften nur solche Fälle verstanden werden, bei denen es zur Ausscheidung von Tuberkelbazillen durch die unversehrte Hodenkanälchenwand, durch das Hodenkanälchenepithel in die Lichtung des Kanälchens kommt, also ohne vorhergehende Erkrankung des Zwischengewebes oder der subepithelialen Schicht. Erst vom Lumen aus dürfte es dann zu einer Infektion und zu Veränderungen der Kanälchenwand kommen, die, wie von anderen Autoren, so in letzter Zeit wieder besonders von HÜBSCHMANN, beschrieben, ursprünglich eine rein exsudative Entzündung in der Kanälchenlichtung zur Folge haben müßte (Leukozyten, abgeschuppte Epithelien); die erste histologische Veränderung wäre dann ein kleinster Kanälchenabschnitt mit diesem Bild. Mit BENDA bestreiten wir auf das energischste das Vorkommen dieser Ausscheidungstuberkulose überhaupt. Nach BENDA ist auch das Vorkommen säurefester Stäbchen zwischen den Epithelien, die öfter gesehen worden sein sollen, in keiner Weise beweisend für die Ausscheidungstuberkulose, da Täuschungen durch säureresistente fuchsinfärbbare Lipochrome der Hodenzellen hervorgerufen werden können. Wir konnten uns bei genauer Durchsicht zahlreicher Hoden von Tuberkulösen von dem Vorkommen eines derartigen bazillären exsudativen Katarrhs im Hodenkanälchen als Anfangsstadium der Tuberkulose nicht überzeugen. Wohl sieht man auf Schnitten derartige Bilder, überzeugt sich aber in der Serie, daß in ihrer Nachbarschaft vorgeschrittenere Tuberkel liegen.

4. Die kanalikuläre Tuberkulose, bei der tuberkulöses Material vom tuberkulösen Nebenhoden aus durch das Corpus testis und die Tubuli recti durch Druck oder retrograde Peristaltik in die Hodenkanälchen gelangen solle. Wer den außerordentlich komplizierten Verlauf dieser kanalikulären Verbindung kennt, wer nur einen Blick auf die LOHMÜLLERschen Rekonstruktionen geworfen hat, wird die Bedeutung dieses Weges sicher nicht sehr hoch einschätzen. (s. Abb. 148.)

5. Die Kontinuitätstuberkulose durch fortschreitendes Übergreifen der Nebenhodentuberkulose, durch Apposition neuer Tuberkel an die alten Herde des Nebenhodens in der Richtung zum Hoden zu, bei der das kanalikuläre Gewebe verdrängt, auf die Seite geschoben oder vernichtet wird.

Als erste makroskopische Erscheinung der stattgefundenen Erkrankung der Hodenkanälchen können nach SIMMONDS kleinste weißliche Verfärbungen der

Hodenkanälchen angesehen werden. Auch können kleinste Tuberkel durch kolbige Auftreibung an Hodenkanälchen, die mit der Pinzette herausgezogen werden, auffallen. Derartige Frühstadien sind aber sehr selten zu beobachten.

Gewöhnlich wird eine intrakanalikuläre und eine extrakanalikuläre Tuberkulose unterschieden. BENDA behauptet zwar, daß auch die sog. intrakanalikuläre Tuberkulose sich stets außerhalb des Epithelrohres entwickle; seine Anschauung steht aber ziemlich allein, wird sich auch wohl nicht mit aller Sicherheit behaupten lassen, da derartige ganz beginnende Tuberkulosen, also Veränderungen der ersten Stadien recht selten sind; auch spricht die Analogie zu anderen Organen des Genitalapparates, z. B. Samenblasen, doch dafür, daß intrakanalikuläre, aber, wohl verstanden, subepithelial oder interepithelial beginnende Tuberkel wohl denkbar sind. Jedenfalls aber kann man, wenn der Prozeß etwas weiter vorgeschritten ist, eine vorwiegend intrakanalikuläre und eine vorwiegend extrakanalikuläre Form unterscheiden. Auch hier soll aus diesen Gründen die Unterscheidung in intra- und extrakanalikuläre Form beibehalten werden.

A. Kanalikuläre Form der Hodentuberkulose.

Auch hier wie in jedem von Schleimhaut ausgekleideten Kanal ist anzunehmen, daß die Tuberkelbazillen als erste Reaktion Veränderungen unmittelbar unter dem Epithel und dann im Epithel selbst hervorrufen. Die subepithelialen, aber innerhalb der Membrana propria sich einstellenden Veränderungen können dabei ganz geringe sein, sich auf wenige Rundzellen beschränken, sie sind zuerst rein exsudativer, keineswegs charakteristischer Natur. Bald treten Wucherungen der Bindegewebszellen hinzu, die Wucherung und Infiltration wird allmählich eine zirkuläre und kann dann den ganzen Epithelzylinder zusammenschieben, so daß sich die Lichtung stark verengert. Die Spermatogenese kann hiebei noch einige Zeit erhalten bleiben. Beherrscht wird aber nach den anfänglichen subepithelial sich abspielenden Prozessen in der Mehrzahl der Fälle das Bild durch exsudative und degenerative, vor allem aber durch desquamative Vorgänge. Die Spermienbildung ist bald nicht mehr zu sehen. die Kernteilung in den unteren spermiogenen Schichten hört auf, Atypien der samenbildenden Epithelien treten auf und schließlich füllen solche abgeschuppte Zellen die Kanälchenlichtungen; Rundzellen, auch Leukozyten mengen sich dem Inhalt bei oder was häufig der Fall ist, es dringt schließlich Granulationsgewebe auch gegen das Innere des Kanälchens vor; in diesem Stadium kann Verkäsung einsetzen und der ganze Zellinhalt des Kanälchens absterben. Das Epithel, das zuerst von unten abgehoben wird, wird mehr und mehr zerstört, dabei sind nicht allzu selten neben echten LANGHANSschen Riesenzellen mehrkernige, direkt an noch erhaltenes Epithel angrenzende oder aus dem Epithel hervorgegangene Zellen zu beobachten, deren Unterscheidung von den LANGHANSschen Riesenzellen vielfach kaum möglich ist. LOTSCH meint, daß man ihre epitheliale Herkunft durch den Nachweis von Liprochromen, die echten Riesenzellen fehlen, wohl aber charakteristisch für die Hodenepithelien sind, erschließen kann. Wir glauben, daß auch dieses Kriterium nicht zur Unterscheidung genügt. Wenn auch die am Rande der Verkäsung häufigeren echten Riesenzellen ihre Entstehung aus endothelialen Protoplasten, aus Kapillarsprossen, nicht allzu selten ersehen lassen, denn auf unmittelbare Zusammenhänge dieser Protoplasten mit blutführenden Kapillaren trifft man ab und zu, kann doch die Form der epithelialen Riesenzellen in allen Kleinigkeiten ihnen so gleichen, daß man einen Unterschied hier nur mit Voreingenommenheit feststellen könnte.

Die tuberkulöse Entzündung wird längere Zeit durch die umfassenden elastischen Lamellen der Basalschicht der Kanälchen gewissermaßen in Schranken gehalten. Selbst bei stärker vorgeschrittener Verkäsung des Zentrums kann die elastische Schicht noch eine deutlich erkennbare Grenze bilden. Allmählich wird auch sie in den Zerstörungsbereich gezogen und verschwindet, insbesondere wenn die Verkäsungszone sie erreicht.

B. Interstitielle Form der Hodentuberkulose.

Sie ist die häufigere Form der initialen tuberkulösen Erkrankung. Die Kanälchen können hier längere Zeit erhalten bleiben, selbst die Samenbildung kann einige Zeit ungestört weitergehen, während sich im Zwischengewebe umschriebene Knötchen, nicht allzuselten auch eine diffuse tuberkulöse Infiltration einstellt.

Die Kanälchen werden durch diese Wucherungsvorgänge im Zwischengewebe auseinandergedrängt und dabei zusammengepreßt. Auch hier kann der histologische Charakter des entzündlichen Geschehens ein dem Grade nach verschiedener sein, je nachdem die exsudative oder die produktive Komponente überwiegt. So wird in dem einen Fall das zellreiche Gewebe rasch ausgedehnter Verkäsung anheimfallen, im anderen Falle das tuberkulöse zellarme Knötchen sich mehr und mehr von Bindegewebszellen einscheiden lassen, sich fibrös umgestalten, oder es kann zentral langsam verkäsen und sich langsam durch Anlagerung weiterer Knötchen vergrößern. Im ersteren Fall kann auch Heilung durch Vernarbung eintreten und manche miliare Hodennarbe mag auf ausgeheilte Tuberkel zurückzuführen sein. Die Zwischenzellen spielen bei diesen Prozessen keine wesentliche Rolle. Sie vermehren sich sicher nicht, lassen sich eine Zeitlang noch im tuberkulösen Gewebe durch ihren Pigment- und Lipoidgehalt erkennen, bis sie vollständig verschwinden. Allmählich werden auch bei dieser Form der Hodentuberkulose die Kanälchen in den Zerstörungsvorgang mit einbezogen.

Einen zeitlichen Anhaltspunkt über die Schnelligkeit des Vordringens von Tuberkelbazillen in die Kanälchen bei interstitieller Tuberkulose geben Versuche von v. BAUMGARTEN und KRÄMER am Kaninchen; nach 3—4 Wochen erst gelang diesen Untersuchern der intrakanalikuläre Bazillennachweis. Zu dieser Zeit aber waren auch die Spermatidenbildungen verschwunden, an Stelle der Epithelien waren vielfach schon konzentrisch geschichtete platte Granulationszellen nachweisbar. Auch diese Untersuchungen sprechen gegen das Durchdringen der unversehrten epithelialen Kanälchenwand durch Tuberkelbazillen, also gegen die Annahme einer reinen Ausscheidungstuberkulose.

Charakteristisch für die Tuberkulose des Hodens ist das Verhalten der elastischen Fasern. Es ist eine alte Erfahrung, daß das tuberkulöse Gewebe, das schnell das ursprüngliche Gewebe ersetzt, auch die elastischen Fasern nicht verschont, sie vielmehr rasch vernichtet; neben der lytischen Eigenschaft des Granulationsgewebes wirken bei diesem Schwund der elastischen Fasern vielleicht mechanische Momente mit. So denkt FEDERMANN an Überdehnungen der elastischen Wände der Kanälchen durch den sie auftreibenden entzündlichen Prozeß. Wahrscheinlich ist der Einfluß des mechanischen Momentes nicht groß, denn auch in den Lungen usw., wo von Überdehnungen der elastischen Fasern durch entzündliche, im Gefolge der Tuberkulose auftretende Prozesse nicht die Rede sein kann, ist in gleicher Weise dieser Schwund zu beobachten. Auch eine etwaige Wirkung von Toxinen darf nicht überwertet werden, denn gerade bei rasch einsetzender Verkäsung, bei der doch eine höhergradige Toxinwirkung anzunehmen ist, bleiben oft die elastischen Fasern auffallend lange Zeit erhalten, ganz ähnlich wie bei der käsigen Pneumonie, bei der trotz vollständigen Gewebstodes durch sie die ursprüngliche Alveolarstruktur lange markiert bleibt. Bei Einschmelzungsprozessen hingegen schmelzen die elastischen Fasern ebenfalls rasch ein.

Das Verhalten der elastischen Fasern ist von großer differentialdiagnostischer Bedeutung in der Abgrenzung der Tuberkulose von der Syphilis, insbesondere von der gummösen Syphilis des Hodens; bei der letzteren erhalten sich die elastischen Fasern trotz ausgedehnter Zerstörung und Nekrose des präexistenten Gewebes lange Zeit fast völlig unverändert. Die gummöse Nekrose ähnelt in dieser Beziehung infarzierenden Vorgängen. Darauf werden wir in dem betreffenden Abschnitt näher eingehen.

Der Abschnitt über die Tuberkulose des Hodens muß ergänzt werden durch Beschreibung der Veränderungen, die sich fast regelmäßig im Hoden von Phthisikern finden, ohne daß diese Veränderungen auch das Auftreten tuberkulösen Gewebes im Hoden zur Voraussetzung hätten.

Das Gewöhnliche ist, daß in den Hoden schwerer Phthisiker die Samenbildung wesentlich beeinträchtigt gefunden wird. Das samenbildende Epithel schwindet mehr und mehr, schließlich bleiben nur die SERTOLIschen Zellen übrig; gleichzeitig verdickt sich die Basalmembran, der Schwund des Parenchyms kann bis zur völligen Verödung der Kanälchen gehen. Doch sind diese atrophierenden Vorgänge meistens herdförmige, nie diffuse. Neben diesen oft vorgeschritten atrophischen Kanälchen können in unmittelbarer Nachbarschaft von ihnen andere noch in voller Spermiogenese stehen. Nach BERBERICH und JAFFÉ lassen sich zwischen jugendlichen und älteren Phthisikern im nichttuberkulösen Hoden kennzeichnende Unterschiede feststellen: die Spermiogenese ist bei älteren Phthisikern meist wesentlich stärker geschädigt als bei jugendlichen, bei denen der tuberkulöse Lungenprozeß die gleiche Form und Ausbreitung hat. Ebenso sollen auch bei jugendlichen Phthisikern die Zwischenzellen mehr zur Wucherung neigen als bei älteren. Alle diese Veränderungen sind aber in keiner Weise nur an vorgeschrittene Lungentuberkulosen gebunden, sie können bei jeder konsumierenden Erkrankung in gleicher Weise zur Beobachtung kommen.

Diese Veränderungen können völlig unspezifisch sein und in rein interstitiellen entzündlichen Prozessen oder auch nur in Atrophien bestehen, die das charakteristische Gepräge der tuberkulösen Granulation weder aufweisen noch je aufgewiesen haben. Man kann dasselbe Bild auch in intakten Hoden Jugendlicher vor der Pubertät sehen. Man darf daran denken, daß auch hier allgemeine allergische Reaktionen ohne Anwesenheit von Tuberkelbazillen beim sensibilisierten Körper ebenso wie in anderen Organen, so z. B. der Niere, solche Bilder hervorrufen können. LONG hat in Versuchen an Meerschweinchen gezeigt, daß, wenn eine geringe Menge von Tuberkulin in den Hoden eines tuberkulösen Meerschweinchens eingeführt wird, rasch eine akute Entzündung einsetzt, mit starker Hyperämie und Austritt von Plasma und Leukozyten in das Hodenzwischengewebe; eine Schädigung der samenbildenden Zellen, besonders der Spermatozyten folgt. Diese Veränderungen bilden sich innerhalb 24 Stunden schon aus, gehen beim Meerschweinchen aber nach einiger Zeit wieder vollständig zurück; nur eine leichte Verdickung des interstitiellen Gewebes kann bestehen bleiben. Es ist nicht unwahrscheinlich, daß beim Menschen ähnliche allergische Prozesse weniger rasch verlaufen und weniger vollständige Ausheilungen erfahren.

Tuberkulose des Nebenhodens.

Die Nebenhodentuberkulose, wie die Genitaltuberkulose überhaupt, kommt nur sehr selten vor der Pubertät vor; ausgedehnte Verkäsungen des Nebenhodens bei Kindern, von denen wir ein charakteristisches Beispiel in Abb. 122 geben, sind sehr selten.

Die Nebenhodentuberkulose kann genitoprimär sein, wir haben einwandfreie Fälle der Art gesehen; hier ist dann die Infektion auf dem Blutweg erfolgt. Prognostisch sind derartige Fälle günstig, da testifugale und auch testipetale Ausbreitung meistens erst viele Monate nach dem ersten Manifestwerden der Tuberkulose erfolgt; Resektionen der Epididymis ohne Kastration sind also hier angezeigt und werden vielfach auch mit Dauererfolg vorgenommen. In vielen Fällen wird sich bei den weiter vorgeschrittenen Fällen schwer entscheiden lassen, ob die Prostata- oder Samenblasen- oder Nebenhodentuberkulose, die sich dann häufig nebeneinander finden, älter ist. Zweifellos ist wohl, daß bei genitosekundären Tuberkulosen des Nebenhodens der Transport der Bazillen in den Nebenhoden gewöhnlich auf kanalikulärem Wege vor sich geht. Davon und den anderen Ausbreitungswegen haben wir ausführlich bei den „Wegen der tuberkulösen Infektion" gesprochen.

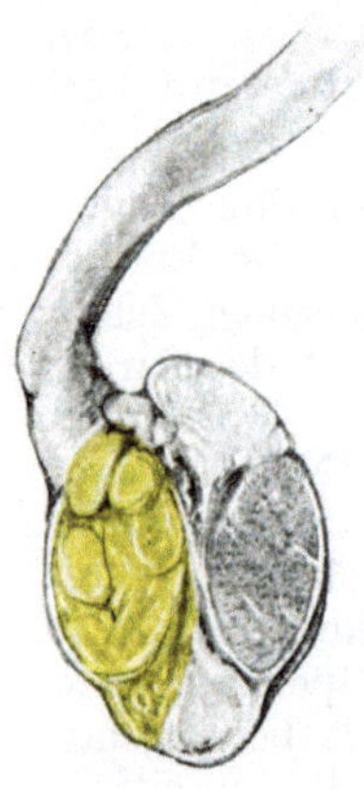

Abb. 122. S. 752/26. Knabe 10 Jahre. Eintrocknende tuberkul. Verkäsung des Nebenhodenschwanzteiles (Ödem d. Nebenhodenkopfes bei Genitaltuberkulose). [Tuberkulose der Nebenhoden, des Samenstranges, der Samenblasen, der Prostata.] † an Lungentuberkulose.

Eine vom Hoden auf den Nebenhoden übertretende Tuberkulose gehört zu den größten Seltenheiten. Bemerkenswert ist, daß im Tierversuch ein Übergreifen der Hodentuberkulose durch die Kanäle des Rete testis auf den Nebenhoden fast nie erzielt werden kann (BENDA, LOTSCH), daß also der kanalikuläre Weg dabei eine große Rolle nicht spielt. Auch hier stehen die außerordentlich verwickelten Kanalverhältnisse des Rete testis der Ausbreitung hindernd im Wege; dasselbe ist, wie unsere Erfahrung lehrt, beim Menschen der Fall.

Die Nebenhodentuberkulose fängt gewöhnlich im Schwanzteil an, Kopfteilanfänge sind seltener, doch haben wir einzelne Fälle alter verkreidender und verkalkter Herde im Nebenhodenkopf gesehen, ohne jede frische oder ältere tuberkulöse Erscheinung oder Narbenbildung im übrigen Nebenhoden; was die Ursache dieser Vorliebe für den Schwanzteil des Nebenhodens ist, müssen wir dahingestellt sein lassen; vielleicht sind es die vielen blinden Kanälchen des Schwanzteiles, die stärkere Exposition desselben, Traumen gegenüber und die physiologische Stauung des Sekretes im Schwanzteil, die hier begünstigend wirken. Die beginnende Nebenhodentuberkulose ist fast regelmäßig einseitig; doppelseitige, sich gleichzeitig offenbarende Nebenhodentuberkulose ist selten; im Sektionsmaterial mit seinen ganz chronischen Fällen aber ist doppelseitige Nebenhodentuberkulose häufiger zu finden.

Wie im Hoden so kennzeichnen sich auch im Nebenhoden die ersten Stadien makroskopisch durch pralle weißliche Füllung der Kanälchen (SIMMONDS). Daß dieses Aussehen, wie wir es später beschreiben, durch desquamativ exsudativen Katarrh der Nebenhodenkanälchen bedingt ist, könnte im Sinne der „Ausscheidungstuberkulose" gedeutet werden. Wir sahen Fälle, in denen bei geringer Knötchenbildung im Nebenhoden, Rete und Hoden der desquamative und exsudative Katarrh unbedingt im Vordergrund des Bildes stand; die Inhaltsmassen gingen dann mitsamt der Kanälchenwand in Verkäsung über. In den späteren Stadien ist wieder das Bild ein wechselndes, je nachdem produktive oder regressive, verkäsende, erweichende Veränderungen die Überhand gewinnen.

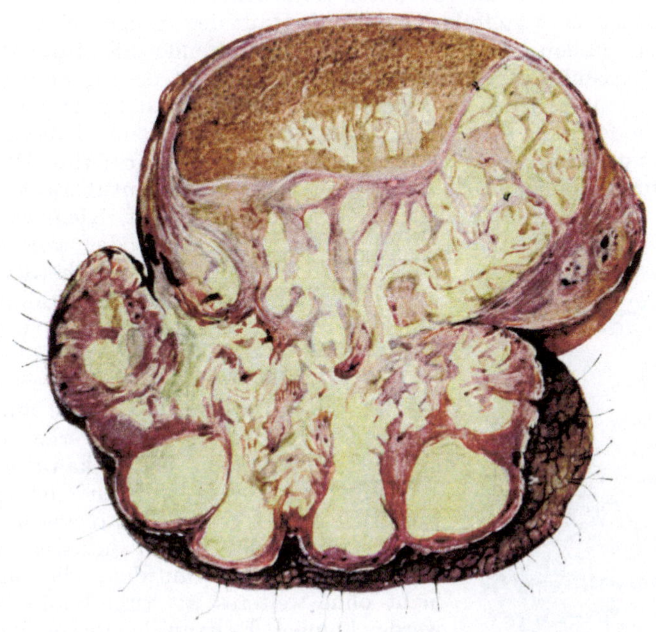

Abb. 123. E. 525/30. Nebenhodentuberkulose in ausgedehnter Erweichung, in Hodenhüllen und Skrotalhaut durchbrechend, geringer Einbruch in den Hoden selbst.

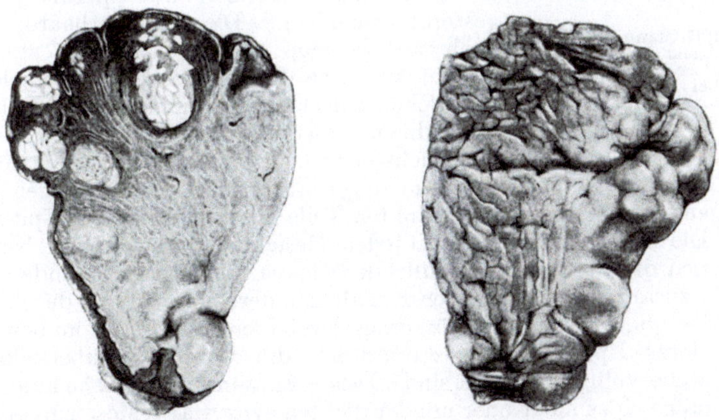

Abb. 124. E. 59/28. Reste alter tuberkulöser Hoden- und Skrotalabszesse; Kreideberde mit Verkalkung der subkutanen Herde. Links Skrotumschnittflache (Hoden und Nebenhoden fehlen). Rechts Skrotumoberfläche. 4/5 der natürlichen Größe.

Bald ist der ganze Nebenhoden in einen trockenen, gelben, käsigen, kleinfingerdicken, halbmondförmigen Körper umgewandelt, in dem gleich gelben Fäden die in die Verkäsung einbezogenen Kanälchen liegen, bald fließt von der Schnittfläche des schwappenden aufgetriebenen Körpers dünnflüssiger, weißgelblicher Eiter oder dickere rahmartige Flüssigkeit ab. Gerade in solchen Fällen mit dünnflüssiger Einschmelzung der verkästen Massen kommt es manchmal zu frühzeitigen und ausgedehnten Einbrüchen des Eiters in die Hodenhüllen und zu zahlreichen Fistelbildungen in die Haut des Hodensackes (Abb. 123). In ausheilenden Fällen derart kann die betreffende Skrotumhälfte in einen runzligen Narbenkörper umgewandelt werden, auf dessen Schnittfläche wohl noch hie und da trockene, kreidige Einlagerungen sichtbar sind, von Hoden und Nebenhoden aber Reste fehlen, da die einschmelzende Tuberkulose zu einer völligen Zerstörung dieser Organe geführt haben kann (Abb. 124). Bei langsam fortschreitender oder sich abkapselnder Nebenhodentuberkulose findet man nur Kopf oder Schwanzteil des Nebenhodens bis auf Kleinkirschgröße aufgetrieben, von derben Schwartenmassen umgeben, oder von einzelnen bis erbsengroßen, trockenen Käseherden durchsetzt, die wieder einzeln von derbem Bindegewebe umscheidet werden (Abb. 125). In wieder anderen Fällen fehlt die Verkäsung vollständig, ist der Nebenhoden verdickt, derb, rot, seine Zeichnung in dem diffus fleischigen Gewebe aufgegangen.

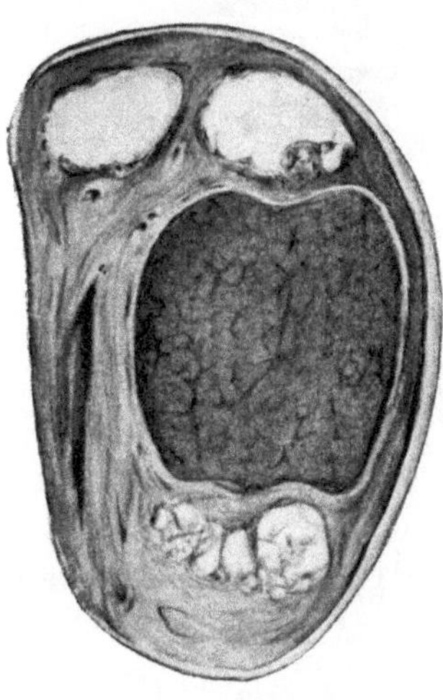

Abb. 125. S. 31/27. Mann, 56 Jahre. Chronische abgekapselte Nebenhodentuberkulose mit adhäsiver Periorchitis bei Genitaltuberkulose (Samenblasen s. Abb. 78). † Lungentuberkulose.

Die knötchenreiche, rasch verkäsende Tuberkulose des Nebenhodens bedarf kaum genauerer Beschreibung, da sie besonderen Gepräges entbehrt. Bemerkenswerter sind die histologischen Bilder jener wenig verkäsenden, mehr infiltrierenden Formen tuberkulöser Epididymitiden, die makroskopisch nicht ohne weiteres als tuberkulöse angesprochen werden können. Es kann sich hierbei folgendes histologische Bild ergeben: Die Ductus epididymidis sind erweitert, ihr Zylinderepithel ist, soweit es erhalten ist, abgeflacht niedrig, kubisch. Diese erhaltenen Kanälchen können mit Sperma prall ausgestopft erscheinen. Die Flimmerhaare sind nur noch an wenigen Stellen sichtbar, stellenweise schiebt sich eine dünne Granulationsschicht in die Kanälchen zwischen Basalmembran und Epithel und bricht hie und da die Lichtung durch. Die derartigen Einbruchstellen benachbarten Epithelien sind dann manchmal vakuolär aufgetrieben und zeigen auch sonst Erscheinungen des Zerfalles. Gegen die am meisten erkrankten Teile hin schwindet das Epithel mehr und mehr. Die Bilder können hier mit jedem Gesichtsfeld wechseln. Neben Kanälchen, in denen die das Lumen ausfüllenden Massen sich aus zerfallenden nekrotischen Zellen zusammensetzen, neben Kanälchen, deren Muskularis durch lockeres faserbildendes jugendliches Entzündungsgewebe ersetzt ist, kommen Kanälchen vor, deren Epithel völlig zerstört ist, die durch das tuberkulöse Entzündungsgewebe völlig ausgefüllt sind. Dieses Entzündungsgewebe kann manchmal das Gepräge eines mehr oder minder dichten synzytialen Mesenchyms tragen. In dieses Synzytium können an Zahl wechselnd Leukozyten und umschriebene Protoplasten riesenzelliger Form mit vielen randständigen Kernen und in voller phagozytotischer Tätigkeit eingesponnen sein. An anderen Stellen ist das Epithel sektorartig noch erhalten, ja selbst Zilien lassen sich manchmal hier noch sehen, und wie bei Bronchiolitis obliterans schiebt sich das Entzündungsgewebe knospenartig in den Hohlraum des Kanälchens vor. Die Basalmembran, auch die elastischen umspinnenden Fasern können hierbei lange erhalten bleiben, während sie sich bei den stärker entzündlichen und zur raschen Verkäsung neigenden Tuberkulosen im Nebenhoden ähnlich wenig widerstandsfähig verhalten wie bei gleichartigen Vorgängen im Hoden.

In anderen Fällen verläuft der Prozeß von Anfang an mehr außerhalb der Kanälchen im Zwischengewebe, drängt die Kanälchen nur sehr stark auseinander. Die Verkäsung kann auch bei dieser stärker interstitiell gelagerten Tuberkulose minimal sein, Knötchenbildung kann gegenüber der diffusen Infiltration ganz zurücktreten, auch Riesenzellbildung hält sich bei diesen produktiven infiltrierenden Formen mehr zurück.

Bei diesen von vornherein produktiven Formen und den Formen, bei denen, ohne daß stärkere Verkäsungen oder Einschmelzungen vorangegangen sind, der Prozeß sich abkapselt, vernarbend heilt, kann das Vernarbungsbild mehr und mehr des Spezifischen verlustig gehen; wenn auch bei solchen fibrösen Tuberkulosen Riesenzellen oft lange die einzigen noch beweisenden Zeugen der früheren floriden Tuberkulose sind, so können auch diese allmählich schwinden; es bleibt dann ein mehr oder minder sklerotisches Narbengewebe, in das noch die nicht zerstörten Teile des Nebenhodenkanals eingemauert sein können, das sich histologisch von Epididymitiden gonorrhoischen oder sonstigen entzündlichen Ursprungs nicht unterscheiden wird.

Tuberkulose des Vas deferens.

Auch hier ist eine mehr produktive und eine mehr erweichende Form zu unterscheiden. Während bei jener der Durchschnitt durch das Vas deferens bindegewebige Verödung vortäuscht, erweist sich bei der zweiten Form der Mukosazylinder als verkäst. Der Vorgang greift seltener und verhältnismäßig spät auf die mächtige Muscularis propria des Vas deferens über, und wenn überhaupt, schreitet er fast nie über deren innere Schichten hinaus. Daß das Vas deferens durch tuberkulöse Arrodierung und damit durch Verdünnung der Wand infolge des sich ansammelnden verkäsenden Exsudates zylindrisch aufgetrieben wird, gehört zu den größten Seltenheiten.

Bei vorgeschritteneren Veränderungen sind die elastischen, die Schleimhaut umgebenden Fasern fast völlig zerstört, in den früheren Stadien sind sie verhältnismäßig lange nachweisbar. In der Ampulle des Vas deferens mit ihren zahlreichen Divertikeln und Zysten, die außerhalb des elastischen Lamellensystems gelegen sind, kann man ab und zu auf isolierte tuberkulöse Veränderungen in einem Divertikel stoßen, ohne daß das Hauptlumen bereits irgendwelche Anfangsstadien der Erkrankung zu zeigen braucht. Auf diese bedingte Unabhängigkeit der Divertikel und Zystenbildungen von entzündlichen Prozessen in der Hauptlichtung sind wir bei Besprechung dieser Ausstülpungen in den Samenblasen schon eingegangen.

Ganz selten sind tuberkulöse Erkrankungen im Samenstrang, ohne Beteiligung der kanalikulären Samenwege, also des Nebenhodens, Hodens, Vas deferens; wir beschrieben oben ein derartiges Tuberkulom von Haselnußgröße des Samenstranges in Hodennähe; genaue Untersuchung von Hoden, Nebenhoden, Vas deferens ergab völlig normale Verhältnisse; hier ist nur Entstehung auf dem Blutweg möglich gewesen (s. unsern Fall S. 518).

Die Tuberkulose des Vas deferens ist also kaum je eine genitoprimäre, meist fortgeleitet von Nebenhoden oder Samenblasentuberkulose, bei welcher nahezu ausnahmslos die Ampulle des Vas deferens in stärkste Mitleidenschaft gezogen wird; diese sekundäre, also fortgeleitete Erkrankung führt zu der sich immer wieder bestätigenden Beobachtung, daß die Größe der Vas deferens-Tuberkulome mit der Entfernung von dem die Verbreitung auslösenden genitoprimären Herd abnimmt (BÜNGNER); so beobachtet man denn manchmal rosenkranzartige Verdickungen des Vas deferens mit freien Internodien (die Erkrankung ist häufiger eine diskontinuierliche als eine kontinuierliche), bei denen die Größe der Knoten allmählich steigt oder fällt. Im Anfangsstadium kann die Erkrankung rein auf die Schleimhaut beschränkt sein; unter dem mehr oder minder geschädigten Epithel findet sich die meist an Riesenzellen reiche tuberkulöse Granulation; in schwereren Fällen, bei denen die Verkäsung meist bedeutend ist, wird die Muskularis in Mitleidenschaft gezogen; sehr selten ist die Grenze der Vas deferens muscularis gegen die Umgebung vom tuberkulösen Herd durchbrochen; die Vas deferens-Tuberkulose kann auch ausheilen, besonders nach Ausheilung oder Entfernung des genitoprimären Herdes; ausgedehnte Verkalkung der zentralen Partien oder bindegewebige Verödungen, also Bilder, die ganz ähnlich denen bei verödender Harnleiterentzündung bei alter Nierentuberkulose sind, trifft man nicht selten.

Syphilis des Hodens und Nebenhodens.

Man unterscheidet bei der Hodenlues zwei Hauptformen, die frischere interstitielle, aber auch intrakanalikulär verlaufende luische Orchitis, deren chronischere und Ausheilungsformen das Bild der Fibrosis des Hodens geben, dann die gummöse Orchitis. Besonders die letztere ist charakteristisch, sie gestattet ziemlich sicher die makroskopische Diagnose zu stellen. Die frischere Orchitis und gar die Hodenfibrose ermangeln des besonderen Gepräges und können nur im Zusammenhang mit anderen Veränderungen oder durch den Nachweis von Spirochäten im Gewebe als luischer Natur erkannt werden.

Interstitielle und intrakanalikuläre syphilitische Orchitis: Makroskopisch kann hierbei der Hoden ziemlich unverändert aussehen, doch ist seine Konsistenz etwas vermehrt, die Kanälchen lassen ihre Ausziehbarkeit vermissen, in schwereren Fällen können grauweißliche fleckige Verfärbungen auf besondere im Gewebe sich abspielende Veränderungen hinweisen.

Das histologische Bild kennzeichnet sich in erster Linie durch das Auftreten stärkerer oder schwächerer meist mehr herdförmiger interstitieller Rundzelleninfiltration, die sich manchmal besonders stark, vielleicht von Anfang an in der Umgebung der intratestikulären Gefäße, besonders der septalen und hier wieder besonders der septalen Venen bemerkbar macht. Doch kommt es selten zu ganz isolierten stärkeren phlebitischen und perivaskulären Veränderungen, wie sie im Gefolge der Syphilis in anderen Organen nicht selten zu sehen sind: der Befund ist hier in den Anfangsstadien ein wenig ausgesprochener. Der Rundzelleninfiltration schließt sich bald Wucherung gefäßreicheren jugendlichen Bindegewebes an. Durch diese Infiltration und durch die Zellwucherung werden die Kanälchen auseinandergedrängt. Wohl weniger durch diese mechanischen Verhältnisse veranlaßt, als durch den ganzen Krankheitsvorgang bedingt, treten in seinem Bereich frühzeitig degenerative Veränderungen im Kanälchenepithel auf. Die Samenbildung hört auf, die Epithellagen der Samenkanälchen verringern sich, schließlich bleiben nur Zellen vom Aussehen der Sertolizellen zurück, Detritusmassen und abgeschuppte Zellen können das erweiterte Lumen ausfüllen. Die elastischen Fasern der Wand bleiben aber zum großen Teil von Abbauprozessen verschont; auch ist hervorzuheben, daß gerade bei derartigen luischen Veränderungen nicht zu selten mitten im Bereich stärkster Infiltrationen zwischen schwer degenerierten Kanälchen noch gut erhaltene mit vollständig persistierender Spermiogenese gesehen werden können (FEDERMANN).

Bei Fortschreiten des Prozesses gewinnt die Wucherung des jugendlichen Bindegewebes das Übergewicht (Abb. 126); sie greift dann gewöhnlich, wie uns ein ausgesprochener Fall von luischer Orchitis bei einem 23jährigen Individuum zeigte, auch auf die Kanälchen über, und kann in ihnen auch über die Grenzen des umgebenden Infiltrates hinaus seinen Fortgang nehmen. Durch die granulomartige Wucherung im Innern der Kanälchen hört die Samenbildung rasch und vollständig auf. Die Kanälchen füllen sich mit den Granulationsmassen aus, ihre Durchsetzung mit Rundzellen bleibt dabei meist in sehr

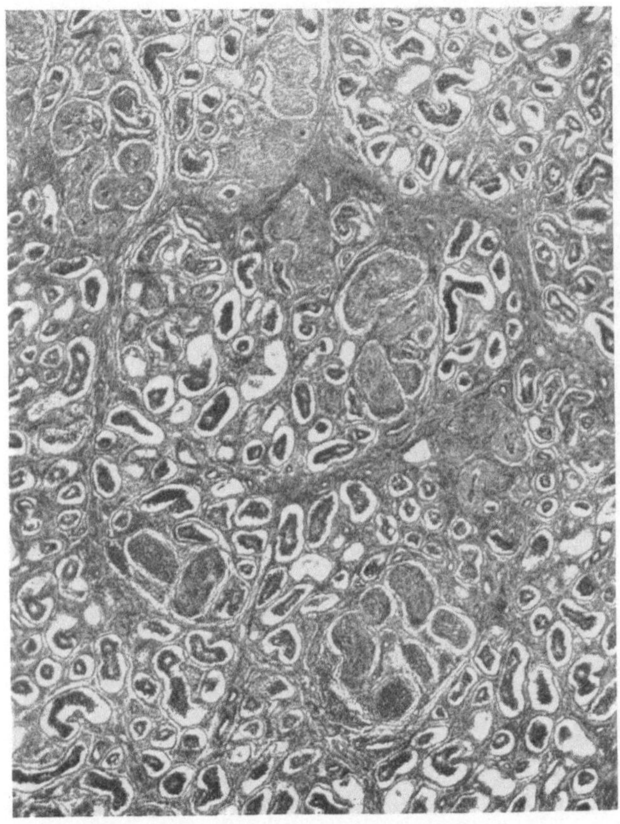

Abb. 126. S. 790/25. Mann, 23 Jahre. Miliare gummöse Orchitis. Kleine Gummen innerhalb der Kanalchen. Starke Atrophie der Kanälchen und interstitielle Orchitis der Umgebung. † diffuse tertiäre Lues, Lues cerebri, Aortitis luica.

bescheidenen Grenzen. Durch die Zellwucherungsvorgänge, die sich im Innern der Kanälchen abspielen, werden die Kanälchen unregelmäßig aufgetrieben, sie erreichen so oft die Dicke des 2—3fachen normaler Kanälchen. Mit dem Fortschreiten des Prozesses verliert sich allmählich die scharfe Abgrenzung der Kanälchenwand von der Umgebung: Riesenzellen fehlen gewöhnlich in diesem Stadium, das Granulationsgewebe unterscheidet sich von dem bekannteren bei Tuberkulose durch seine dichtere Anordnung, durch die Kleinheit seiner Zellen; wir werden auf die Differentialdiagnose gegenüber der Tuberkulose noch gesondert zu sprechen kommen. Doch soll hier schon erwähnt werden, daß die bei tuberkulösen Prozessen ähnlichen Stadiums nicht vermißten zentralen Nekrosen und Verkäsungen hier gewöhnlich noch ganz fehlen oder nur in Anfängen zu beobachten sind (Abb. 127).

Heilt die Erkrankung nach solchen geweblichen Umwandlungen aus, muß es zu Narbenbildungen mehr oder minder ausgedehnten Grades kommen (SIMMONDS), manchmal zu vielfachen kleinen, nur mikroskopisch erkennbaren miliaren Narben. manchmal, bei größerer Ausdehnung, zu der makroskopisch sichtbaren Schwielenbildung. Diese drückt sich bei der autoptischen Besichtigung durch Einlagerung bläulich weißer Stränge im braunen Hodengewebe aus. Die Narbenstränge

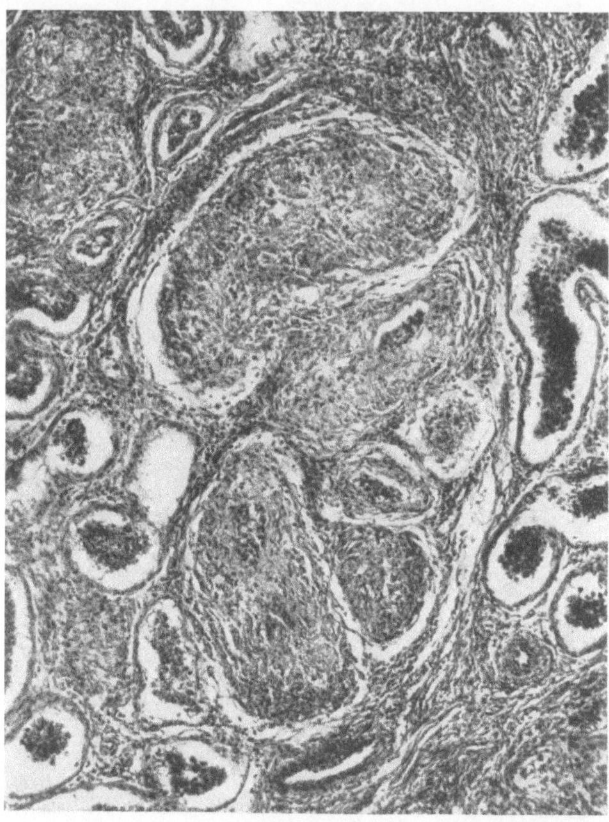

Abb. 127. 790/25. Mann, 23 Jahre. Miliargummöse Orchitis. Durchbruch einer Kanälchenwand. † diffuser tertiärer Lues, Lues cerebri, Aortitis luica. (Vergrößerung aus Abb. 126.) Zeiß Obj. 5. Ok. Homal I. 1.

strahlen manchmal vom Corpus Highmori fächerförmig in den Hoden, in der Mehrzahl der Fälle sind sie ganz unregelmäßig ins Hodenparenchym eingelagert, die normale Granulierung des Hodenschnittes fehlt in ihrem Bereich.

Im mikroskopischen Bild beherrscht in diesen Narben die vollkommene Verödung und hyaline Umwandlung der Kanälchen das Bild. Diese Degeneration beginnt in den äußeren Schichten der Kanälchen, die bindegewebige Wand verdickt sich mehr und mehr, die Fasern homogenisieren sich, die zentralen Gewebsschichten werden mehr und mehr zusammengeschoben, werden in die Hyalinablagerung einbezogen, und wenn, wie gewöhnlich dies der Fall ist, das Zwischengewebe die gleiche Umwandlung erfahren hat, ist bei Abschluß der sklerosierenden Umwandlung in gewöhnlich gefärbten

Präparaten das ursprüngliche Kanälchen kaum mehr von der Umgebung zu unterscheiden. Nur die Färbung auf elastische Fasern läßt auch in den vorgeschrittensten Degenerationsbildern die Kanälchenumrisse wieder erstehen, die verödeten Kanälchen erscheinen dabei stark verschmälert, zusammengedrückt, oft ihre äußere Umrahmung etwas ausgefranst. Oft scheint es, als wären die elastischen Fasern gegen die Norm eher etwas vermehrt.

Die luische Natur dieser Hodenschwielen galt früher fast als Axiom. v. HANSEMANN sprach von einer erlösenden Tat, als CHIARI die beherrschende Rolle der Syphilis unter den Ursachen der Hodenschwielen verneinte. Tatsächlich lassen sich auch die auf luischer Basis entstandenen Hodenschwielen nur sehr schwer von den nicht wenigen anderer Herkunft unterscheiden: andere ätio-

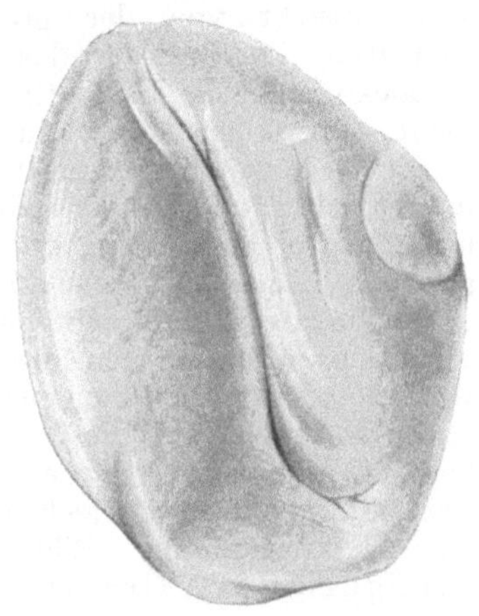

Abb. 128. E. 512/12. Gummöse Orchitis und Epididymitis. Oberfläche (links Nebenhoden, rechts Hoden).

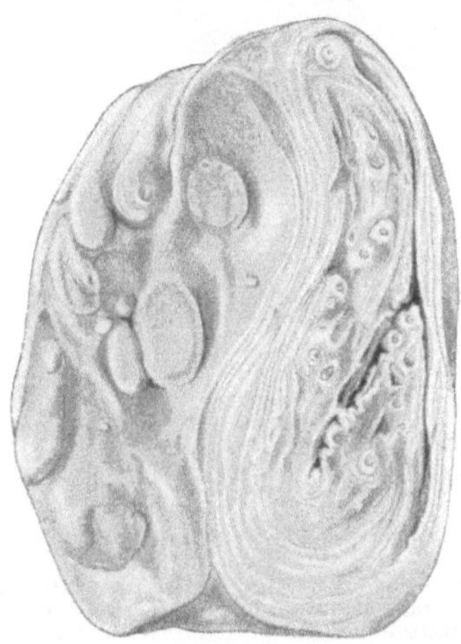

Abb. 129. E. 512/12. Gummöse Orchitis und Epididymitis. Schnittfläche (links Hoden, rechts Nebenhoden).

logische Faktoren, so alle atrophischen Parenchymprozesse, akute und chronisch entzündliche Erkrankungen, besonders auch tuberkulöse Veränderungen in ihren Ausheilungsstadien, selbst blastomatöse können zu denselben Bildern führen. Es fragt sich nun, in welcher Häufigkeit die Lues in der Herkunft der Hodenschwielen vertreten ist. M. FRÄNKEL fand unter 15 Fällen von Hodenschwielen nur 1mal Lues in der Vorgeschichte, einmal andere luische Veränderungen, in den 13 anderen Fällen nichts, was auf Lues hingewiesen hätte. Allerdings stammt diese Zusammenstellung aus der Zeit, in der die Wassermann-Reaktion als Prüfstein noch nicht zur Verfügung stand. Tatsächlich brachten auch spätere Zusammenstellungen andere Ergebnisse: LÖHLEINS, SCHLIMPERTS, SIMMONDS' Fälle ergeben einen Satz von 64% für die Luesgenese. In einer Zusammenstellung von SIMMONDS fanden sich unter 1000 Männersektionen 48 mit wahrscheinlicher Lues. Von diesen hatten 15, das ist 31%, Fibrosis testis, von den 952 nicht nachweisbar syphilitischen hatten nur 25 Hodenschwielen, was im Gegensatz zu der hohen Hundertzahl der Luiker nur 3% ausmacht. In einer weiteren Zusammenstellung von SIMMONDS von 300 Männersektionen hatten 40% der Luiker gegenüber 8% der Nichtsyphilitiker Hodenschwielen.

Nach SIMMONDS findet sich bei Luikern die doppelseitige Fibrosis testis auffallend häufig; diese Doppelseitigkeit der Schwielen spricht also von vorneherein für Lues. Im histologischen Bild ist vielleicht die stärkere Diastase der Hodenkanälchenreste bei der Lues, das stärkere In -Erscheinung- Treten von rundzelligen Infiltraten neben den verödeten Kanälchen, von größerer Bedeutung und findet sich weniger ausgesprochen bei Schwielen anderen Ursprungs. Auch der besonders derbe Charakter der Fibrosis, die häufige Nichtbeteiligung des Nebenhodens an der Erkrankung kann in gleicher Weise für die Lues ins Feld geführt werden. Man wird also nach all diesen neueren Feststellungen die alte VIRCHOWsche Ansicht von der großen Bedeutung der Lues für das Zustandekommen der Hodenfibrosis nicht ganz fallen lassen dürfen.

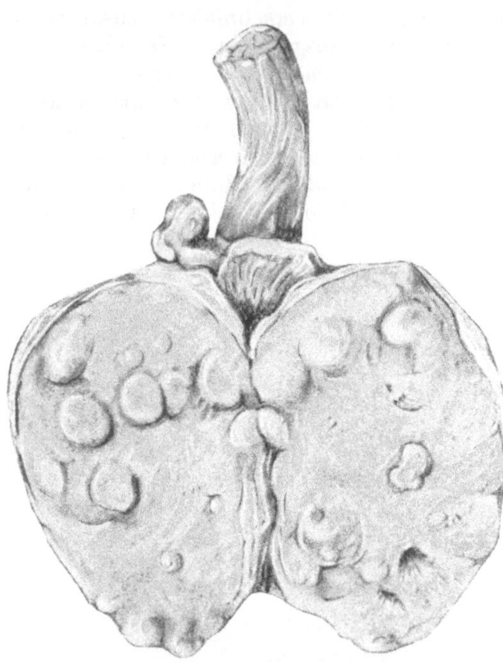

Abb. 130. E 37/13. Mann, 42 Jahre. Hodenlues mit ausgedehnten verkäsenden Gummenbildungen und diffuser chronischer Entzündung des übrigenParenchyms.

Eine scharfe Abgrenzung dieser interstitiellen und intrakanalikulären luischen Entzündung von der gummösen läßt sich nicht durchführen. Schon die obige Beschreibung der umschriebenen luischen Granulome mit ihren kleinen zentralen Nekrosen läßt die Unmöglichkeit erkennen, sie von miliaren Gummen zu unterscheiden. Das makroskopische Bild der großgummösen Orchitis dagegen ist recht charakteristisch:

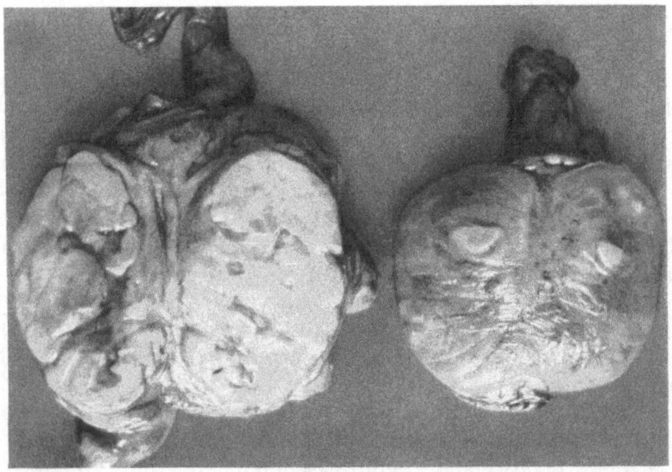

Abb. 131. S. 393/25. Mann 62 Jahre. Ausgedehnte, zum Teil knotige, zum Teil diffus gummöse und verkäsende Lues beider Hoden. Nebenbefund bei † Carcinoma thyreoidea und Aortenlues.

Der Hoden ist meist stark vergrößert, derb, der Nebenhoden, der im Gegensatz zur akuteren Hodenlues sich an der Erkrankung nicht selten beteiligt (eine gegenteilige Angabe von BARKER und WARD, die von einer relativen

Immunität des Nebenhodens gegenüber gummösen Erkrankungen sprechen, ist unrichtig), umrahmt dann als breiter plumper, fast halbschalenartiger Körper die eine Hodenlängsseite; die Albuginea ist gewöhnlich verdickt, oft besteht eine serös hämorrhagische oder fibrinöse Periorchitis, mit mehr oder minder starken Belägen auf der Tunica vaginalis (Abb. 128 u. 129). Schon bei der Betastung des geschlossenen Organs lassen sich meist knollenartige Einlagerungen durchfühlen. Auf der Schnittfläche ist, soweit nicht Gummen das Gewebe ersetzt haben, das Hodenparenchym homogenisiert, rötlich fleckig, auch oft von

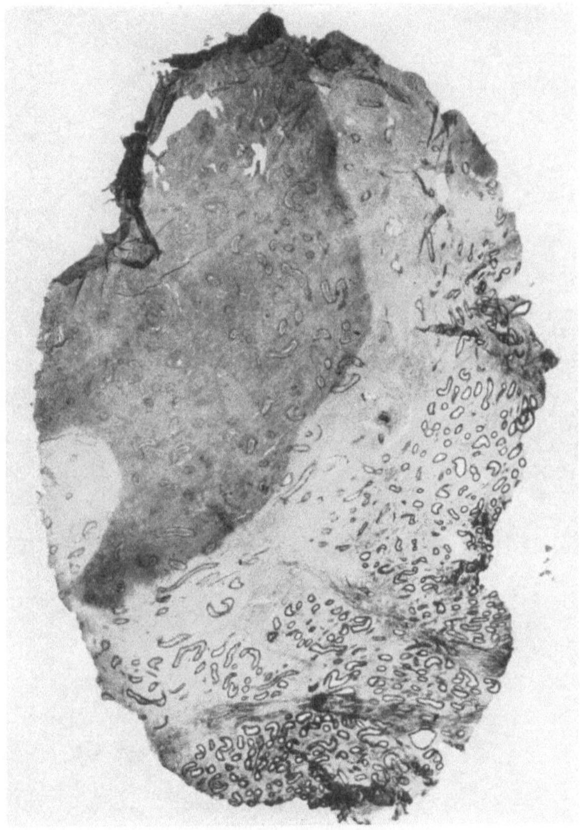

Abb. 132. E. 535. Hodengumma mit konzentrisch übereinander geschichteten Nekrosegürteln (die innerste älteste Schicht zeigt die elastischen Hodenkanälchenumrahmungen am undeutlichsten.) Zeiß Planar 1:4,5.

kleineren Schwielen durchsetzt. Aus diesen narbigen, oft fleischähnlichen Massen quellen nun derbe, graugelblichweiße, rundliche oder ausgezackte Knoten von Erbsen- bis Haselnußgröße oder noch größer vor (Abb. 130). Ihre Konsistenz ist stark erhöht, tatsächlich fast kautschukartig, ihr Aussehen trocken; auch gelbliche Töne weisen sie bei einsetzender Nekrose auf, doch ist die Farbe der Verkäsung kaum je so gelblich wie die bei tuberkulösen Verkäsungen. Seltener wird der ganze Hoden in die Verkäsung einbezogen (Abb. 131). Erweichungsvorgänge fehlen in diesen Knoten gewöhnlich. Beteiligt sich der Nebenhoden an der Erkrankung, (sein Kopfteil wird dabei meist stärker ergriffen), so sieht man seine Kanäle, die selten im Granulom aufgehen, in derbes schwieliges

Gewebe eingebettet; knotenartige Gummen kommen im Nebenhoden ebenfalls vor, wir haben sie in unseren Fällen nie gesehen.

Weicht schon das makroskopische Verhalten dieser Veränderungen von den ihnen am nächsten kommenden verkäsenden tuberkulösen Prozessen wesentlich ab, nicht zum wenigsten auch durch das meist zu beobachtende Fehlen kleiner, miliarer, knötchenförmiger Granulome an der Peripherie der großen Knoten, die bei Tuberkulomen doch kaum je fehlen, so ist das mikroskopische Verhalten noch charakteristischer und meist auch ohne den Nachweis von

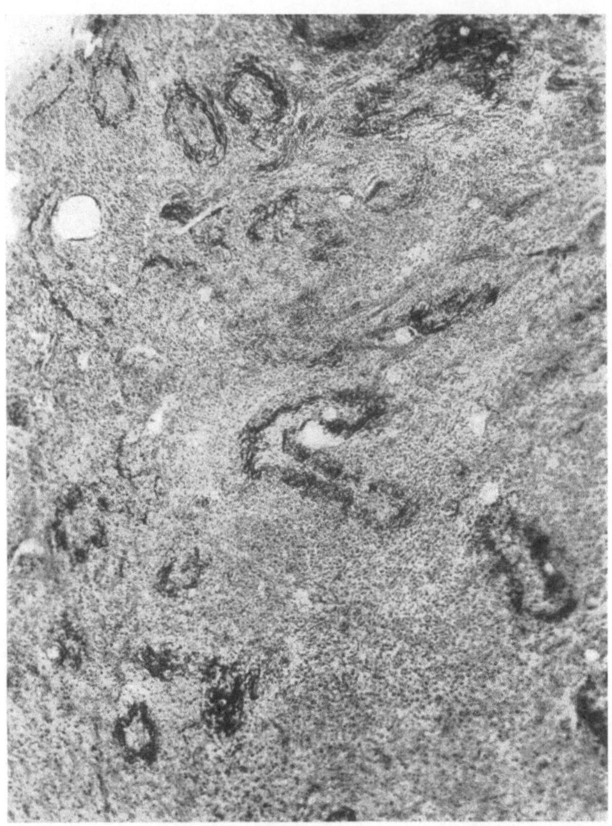

Abb. 133. S. 393/25. Mann, 63 Jahre. Orchitis gummosa (WEIGERTs Elastikafärbung). Im zum Teil nekrotischen Granulom treten die elastischen Fasernetze der infiltrierten Kanälchen noch deutlich hervor. Vergr. 58 ×. Zeiß Okular 5. Homal II. (Makroskopisches Bild Abb. 131.)

Spirochäten oder das Vorhandensein anderer luischer Veränderungen im Körper eindeutig.

Im großen und ganzen ist das Bild fast identisch mit dem oben gezeichneten der interstitiellen und intrakanalikulären luischen Erkrankung, nur wesentlich ausgedehnter. Die Kanälchen, die oben nur fleckweise und nur mit Teilstücken am Krankheitsprozeß beteiligt sind, werden hier in größerer Ausdehnung mitergriffen, und scheinen im zellreichen dicht gefügten Granulationsgewebe aufzugehen. Im Zwischengewebe treten neben den Granulomen umschriebene größere und kleinere Lymphzelleinlagerungen auf. Riesenzellen fehlen für gewöhnlich, doch haben wir verschiedene Fälle gesehen, in denen mitten in

Granulomen, auch manchmal mitten in infiltrierten Kanälchen, große Riesenzellen mit wandständigen Kernen vorhanden waren. Immerhin gehört aber ihr Vorkommen zu den Ausnahmen.

Man kann mit FEDERMANN 5 Formen der gummösen Orchitis unterscheiden: 1. die zellige, der eben beschriebenen Form gleich, 2. die harte, trockene, nekrotische Form: sie ist das häufigste Bild, das bei der gummösen Orchitis getroffen wird. Die Nekrose ist besonders charakteristisch. Sie setzt offenbar in größeren Bezirken auf einmal und gleichmäßig ein, so daß sich das nekrotische Gewebe mit scharfer Grenze gegen die noch im Granulationszustand begriffene Umgebung absetzt (Abb. 132). Nicht so sehr selten finden sich mehrere fast konzentrisch ineinanderliegende Nekrosezonen, in deren innerster die Nekrose am weitesten vorgeschritten ist, die ursprüngliche Zeichnung des Gewebes und des Granuloms am undeutlichsten erscheint. Die Grenzen der einzelnen Zonen gegeneinander können dabei so scharf sein, daß die Grenzlinie manchmal mitten durch ein Kanälchen geht (Abb. 132). Erscheint die Nekrose im gewöhnlichen Schnitt fast homogen, so läßt die Färbung auf elastische Fasern selbst in den Teilen, in denen die Nekrose als sehr alt angesprochen werden kann, noch die elastische Faserumrahmung der Hodenkanälchen erkennen (Abb. 133), die zwar um so verwaschener ist, je älter die Nekrose ist, aber kaum je ganz verschwindet. Aber vielleicht sind plumpe elastische Faserkrümel, die man ab und zu zwischen anderen noch erkennbaren Kanälchen findet, Reste zugrunde gegangener Kanälchen. Die im Bereich der Nekrose noch nachzuweisenden elastischen Umrahmungen der Kanälchen zeigen neben Verminderung der Fasermenge gegen die Norm häufig auch Aufsplitterung und Auffaserung der einzelnen Züge (MALASSEZ und RECLUS).

Diese Nekrosen der Hodengummen — für die Gummen in anderen Geweben und Organen gilt übrigens dasselbe —, haben mit ihrer scharfen Umschriebenheit größte Ähnlichkeit mit anämischen Infarzierungen. Es liegt hier wie dort offenbar eine en-bloc-Nekrotisierung vor, wie sie sonst nur bei völliger Aufhebung der Ernährung zu beobachten ist; die Verhältnisse sind hier also ganz andere wie bei der tuberkulösen Verkäsung, die allmählich von den zentralen Teilen auf die Peripherie fortschreitet. Immerhin spricht aber gegen plötzliche Kreislaufshemmungen wieder der oben erwähnte eigenartige Befund, daß die Nekrosegrenze manchmal mitten durch Kanälchen geht. Das läßt doch wieder daran denken, daß es nicht sowohl Gefäßverschlüsse, wie sie bei Gummen sicher vorkommen, als vielmehr toxische Einflüsse sein müssen, die dieses plötzliche Absterben der gummösen Massen bedingen. Stärkere Rundzellenansammlungen am Rand der Nekrosen, radiäre Strukturen des Granulationsgewebes gegen die Nekrose zu, wie bei Tuberkulomen, kommen kaum vor. Meist schließt an die Nekrose von der Nekrose noch nicht ergriffenes luisches Granulom an.

Die anderen der von FEDERMANN aufgestellten Formen der gummösen Orchitis, 3. das erweichte Gummi, 4. das vereiterte Gummi und 5. das abgekapselte Gummi bedürfen weiterer eingehender Beschreibung nicht. Diese Formen, vielleicht abgesehen von der ab und zu anzutreffenden Form des abgekapselten Gummi, sind im allgemeinen sehr selten, es ist selbstverständlich, daß bei Vereiterungen und Erweichungen die Struktur des ursprünglichen Gewebes sowohl wie die des Granuloms vollständig zugrunde geht, daß auch die widerstandsfähigen elastischen Fasern dabei verschwinden.

Bei Erweichungen und Vereiterungen von Gummiknoten kommt es leicht zum Durchbruch der erweichten Massen nach außen; durch Fisteln können die luischen Granulationsmassen auf die Außenseite des Skrotums vordringen und hier blaurote schwammähnliche Wucherungen bilden (Fungus benignus syphiliticus). Durch die Fisteln kann sich in seltenen Fällen auch der ganze nekrotische Hoden abstoßen.

Über Erscheinungen der angeborenen Syphilis im Hoden ist nicht viel bekannt. Nach Simmonds verhält sich das unentwickelte Hodengewebe widerstandsfähiger gegenüber den infiltrierenden Rundzellen des die Kanälchen umspinnenden Granulationsgewebes, das auch hier von mehr oder minder reichlichen Lymphozyten durchsetzt sein kann (Abb. 134, angeborene Lues bei einem $4^1/_2$ Monate alten Kinde), als das reife Hodenparenchym. Die Kanälchen werden kaum in Mitleidenschaft gezogen. Nach Ausheilung des Prozesses können sich Bilder ergeben, in denen breiteres Zwischengewebe Hypoplasie des Parenchyms vortäuscht.

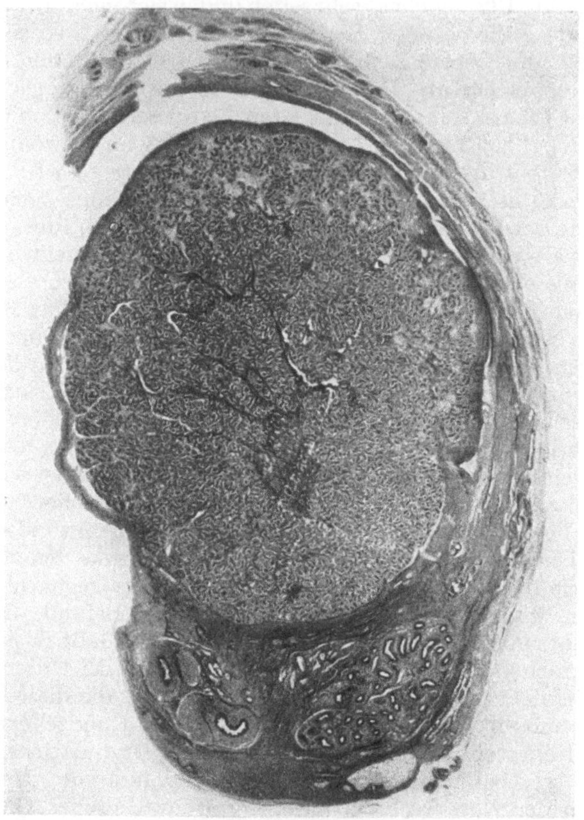

Abb. 134. PS. Knabe, $4^1/_2$ Monate. Hoden bei angeborener Lues. Starke zentrale interstitielle Entzündung (zellreiches Stroma) im Gegensatz zu den weniger erkrankten dem Nebenhoden gegenüberliegenden Hodenteilen, die mehr das Bild der lichtungsreichen „Hypoplasie" bieten.

Problematisch sind Deutungen von Hodengummen im höheren Alter als Folgen angeborener Lues; Pinard berichtet von einem derartigen Spätgumma auf kongenitaler Luesbasis bei einem 73jährigen Mann.

Differentialdiagnose zwischen Lues und Tuberkulose im Hoden und Nebenhoden.

Die gummöse Form der Lues und die verkäsende Form der Tuberkulose makroskopisch voneinander zu unterscheiden, ist nicht allzu schwer. Ebenso sind die mikroskopischen Bilder doch bei aller oberflächlichen Ähnlichkeit so verschieden, daß sich der Geübte wohl selten, auch ohne die Stütze des gelungenen Nachweises der betreffenden Erreger, bestimmte und sichere Stellungsnahme nicht gestatten kann. Wir fassen wegen der Wichtigkeit der ganzen Frage nochmals die Unterscheidungsmerkmale zusammen:

Die Tuberkulose lokalisiert sich hauptsächlich im Nebenhoden und greift von hier in einer nicht allzu kleinen Zahl der Fälle auf den Hoden über. Vielfach bleibt sie aber streng auf den Nebenhoden lokalisiert. Sie geht in vorgeschritteneren Fällen mit starker Verkäsung einher: helmartig liegt dann die dem Verlauf des Nebenhodens entsprechende gelbe homogene oder krümelige oder erweichte Kappe dem Hoden auf. Greift der Prozeß auf den Hoden über, so beginnt dieses Vorwärtsschreiten mit dem Vorschieben miliarer Knötchen durch das Corpus Highmori in die Hodensubstanz, die bei rascherem Verlauf dann bald käsige Stränge, die vom Nebenhoden in den Hoden einstrahlen, bilden. Bei der Lues ist der Nebenhoden selten erkrankt; wenn er erkrankt ist, beherrschen in ihm derbe Verhärtungen das Bild, Verkäsungen im Nebenhoden bei Lues treten ganz zurück. Ist die Hodentuberkulose meist vom Nebenhoden fortgeleitet, so gibt der Hoden der Lues offenbar besonders günstige Entwicklungsbedingungen. Miliare Tuberkulosen des Hodens sind selten, miliare gummöse Veränderungen etwas häufiger. Die miliaren Gummen treten aber nicht im unveränderten Gewebe auf, sondern mehr als Konzentrationspunkte einer diffusen luischen Entzündung, während bei miliaren Tuberkeln im Hoden die unmittelbarste Umgebung der Knötchen ganz unverändert sein kann.

Die diffuse interstitielle luische Orchitis hat kein Analogon in tuberkulösen Veränderungen im Hoden.

Die knotigen gummösen Infiltrate im Hoden unterscheiden sich durch ihre derbe Beschaffenheit, ihre eigentümliche umschriebene Form, durch die graue oder graugelbe Farbe der Nekrose, durch ihre äußerst geringe Neigung zur Erweichung, durch die nie neben ihnen fehlende starke schwielige Induration der Umgebung von den verkäsenden Knoten der Tuberkulose, bei denen die Nekrose ausgesprochen gelb, die Neigung zur Erweichung groß, die Grenze eine mehr zackige ist, bei denen, wie erwähnt, miliare Knötchen in der Umgebung nie fehlen, bei denen, wenn man von den alten Verhärtungen absieht, narbige Veränderungen in der Umgebung der Knoten kaum vorkommen.

Ebenso stark sind die Verschiedenheiten der Veränderungen im mikroskopischen Bild: Im allgemeinen ist der Charakter des Granulationsgewebes bei der Lues ein viel dichterer, zellärmerer, faserreicherer; die Zellen sind durchweg kleiner, protoplasmaärmer, man möchte sagen reifer als bei der tuberkulösen Granulation. Die Nekrose, die beim Tuberkel, wenn er Hanfkorngröße erreicht hat, meist schon vorhanden ist, setzt bei dem wesentlich weniger hinfälligen Granulationsgewebe der luischen Veränderung wesentlich später ein, in einem Stadium, in dem das entzündliche Gewebe schon gefestigt erscheint. Eine radiäre Stellung der Granulationszellen zu dem nekrotischen Zentrum, die beim tuberkulösen Knötchen die Regel ist, läßt sich beim miliaren und ebenso auch beim größeren Gumma kaum je beobachten; die stärkere Rundzellinfiltration in der Umgebung der erweichenden Knoten, die bei der Tuberkulose kaum je fehlt, hält sich bei der Lues in bescheideneren Grenzen, und tritt selten in der ganzen Umgebung dieser, sondern meist nur herdförmig auf, lokalisiert sich des öfteren nur in der Umgebung der Gefäße.

Riesenzellen, von denen BAUMGARTEN noch behauptete, daß sie bei der Lues überhaupt nicht vorkämen, sind jedenfalls viel seltener als bei der Tuberkulose; eine Unterscheidbarkeit ihrer Form von den LANGHANSschen Riesenzellen liegt aber gewöhnlich nicht vor. Unbedingte differentialdiagnostische Bedeutung geht ihnen jedenfalls ab. In einem Fall von gummöser Orchitis sahen wir, entfernt von den größeren Infiltraten, ein kleineres Knötchen mit zahlreichen nebeneinanderliegenden typischen LANGHANSschen Riesenzellen.

Eine große, die Differenzierung ermöglichende Bedeutung in der Diagnose luischer und tuberkulöser Granulome und ihrer Nekrosen scheint nach CORONINI der BIELSCHOWSKY-MARESCHschen Gitterfaserdarstellung zuzukommen; nach CORONINI sind in der luischen Nekrose ungeheuere Mengen von neugebildeten Silberfasern in ungewöhnlicher Dichte neben den alten nachzuweisen, so daß die Kanälchenwände im Silberpräparat nicht mehr zur Darstellung zu bringen sind.

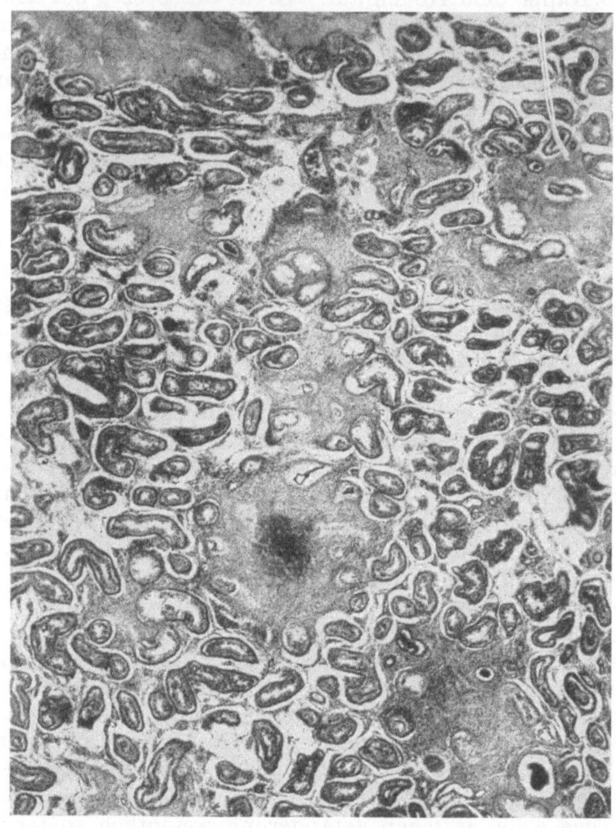

Abb. 135. S. 700/24. Mann, 63 Jahre († an Beckenphlegmone). Eigenartige Granulombildung und Fibrosis testis mit Blutungen in den Granulomen. Obj. Planar 35 mm. Balg 83 cm Länge.

Im tuberkulösen Nekroseherd fehlen zentral die Gitterfasern; hier kommt es im Gegensatz zur Lues zu keiner Vermehrung derselben, peripher kann stärkere Anreicherung derselben bestehen; so kann durch die bei der Gitterfaserfärbung deutlich zu erkennende Reihenfolge der Vorgänge im erkrankten Gewebe die Verschiedenheit der sonst nicht unähnlichen beiden Erkrankungen, der Tuberkulome und der Syphilome deutlich werden: beim Tuberkulom folgen sich Exsudation, Verkäsung, produktive Reaktion, bei der Lues Exsudation, produktive Reaktion, Verkäsung (HÜBSCHMANN). Bei der Lues wird die ursprüngliche Struktur im Gitterfaserpräparat durch die Faserneubildung stärker verwaschen als bei der Tuberkulose.

Das wesentlichste Unterscheidungsmerkmal ist das Verhalten des Granuloms gegenüber dem Hodenparenchym: Die tuberkulöse Granulation zerstört rasch das ursprüngliche Gewebe, vernichtet, mag sie interstitiell oder intrakanalikulär zuerst auftreten, vollständig den Kanälchenbau. Sehr bald schon verschwinden die elastischen, die Kanälchen umspinnenden Membranen. Bei der Lues hingegen berücksichtigt die Gewebswucherung längere Zeit die Gewebsgrenzen. Die Kanälchenform bleibt lange gut erkennbar, wenn sich auch dem interstitiellen Prozeß, der die Kanälchen auseinanderdrängt, intrakanalikuläre Wucherung

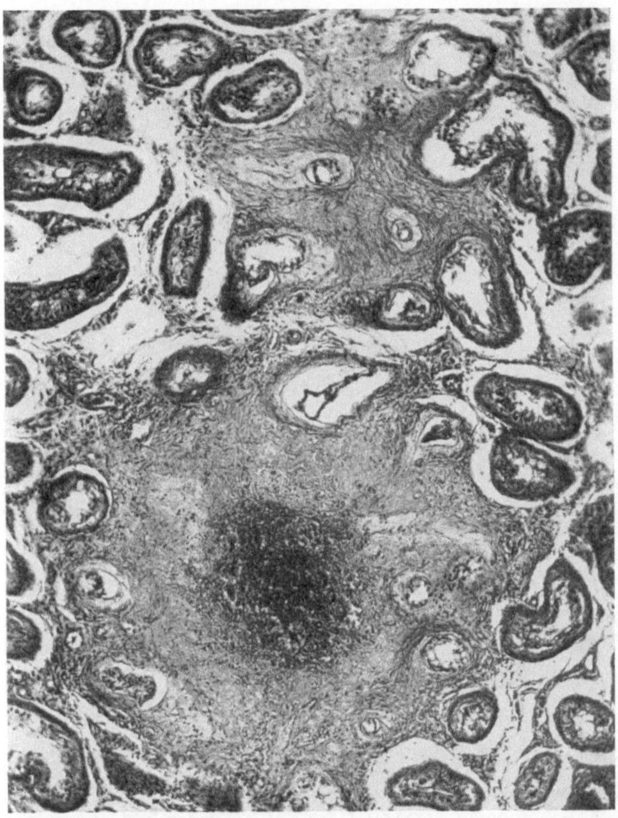

Abb. 136. S. 700/24. Mann, 63 Jahre († an Beckenphlegmone). Eigenartige Granulombildung mit Fibrosis testis. Zentrale Blutung in Granulom. Obj. Zeiß 5. Ok. Periplanat 8 ×. Balg 55 cm Länge. (Vergrößerung zu Abb. 135.)

mit raschem Zugrundegehen der Keimzellen anschließt. Die elastischen Fasern der Kanälchenwand leisten dem luischen Gewebe lange Widerstand, scheinen im Gegenteil eher an Masse noch zu gewinnen, wofür ihre auffallende größere Breite sprechen könnte, sind lange im nekrotischen Gewebe noch nachweisbar und schwinden in diesem erst ganz allmählich, am ersten in den Zentren der nekrotischen Herde. Nekrose bei der Tuberkulose beginnt kleinfleckig, den vielen Zentren der Konglomeratknötchen entsprechend, sie dehnt sich weiter aus, hauptsächlich durch Konfluenz der benachbarten Verkäsungen. Die luische Verkäsung, ein Spätprodukt des Granuloms, setzt demgegenüber mit breitem Schlage ein, ist infarktähnlich und hat mit dem Infarkt das Gemeinsame, daß die Organstruktur trotz des Gewebtodes lange Zeit erhalten bleibt, bis auch sie zu verschwinden und abzublassen beginnt. Die Tuberkulose führt bei sich selbst überlassenen Fällen zu einer Ausdehnung auf Samenstrang, Samenblasen, Prostata; die Lues bleibt lokalisiert, auf Samenstrang und Samenblasen greift die Erkrankung nicht über. Die tuberkulöse Orchitis und Epididymitis führt leichter zur Fistelbildung ins Skrotum als die gummöse. Chirurgische Teileingriffe werden bei Tuberkulose des öfteren von durchgreifendem Erfolg sein können, zurückbleibendes krankes Gewebe kann dann abgekapselt werden; bei der Lues ist von derartigen Teiloperationen nichts zu erwarten.

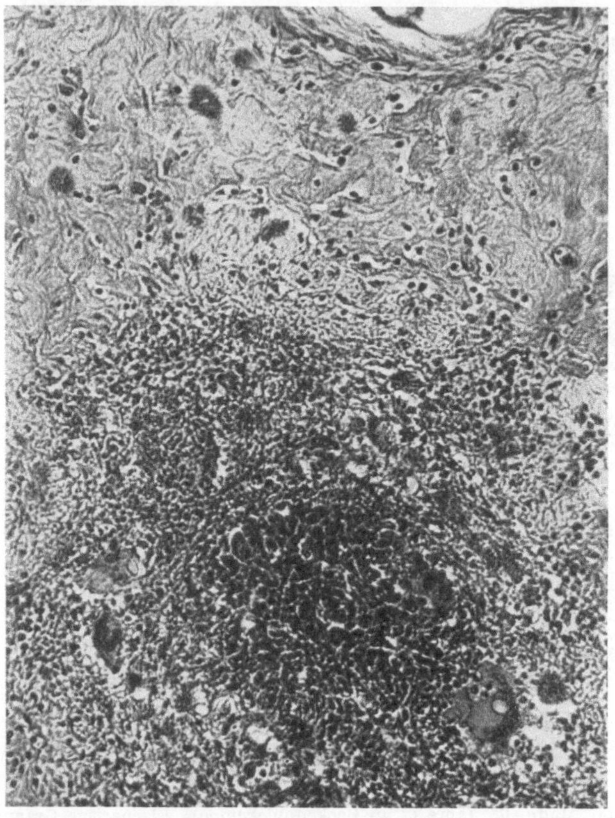

Abb. 137. S. 700/24. Mann, 63 Jahre († an Beckenphlegmone). Eigenartige Granulombildung und Fibrosis testis mit Blutungen. Im Granulom um die Blutung zahlreiche Riesenzellen (Ätiologie ?) Zeiß Apochrom. 16 mm. Ok. Homal I. (Vergrößerung zu Abb. 135 u. 136.)

Das letzte Wort spricht der positive oder negative Ausfall der Wassermann'schen Reaktion einerseits, der Ausfall der Tuberkelbazillenfärbung andererseits. Trotz aller Verschiedenheiten des tuberkulösen und des luischen Erkrankungsprozesses im Hoden sind Täuschungen nicht außer allem Bereich des möglichen. Die daraus zu ziehenden Folgerungen für das chirurgische Handeln liegen auf der Hand und bedürfen weiterer Erörterungen nicht.

Neben den tuberkulösen und luischen Granulomen kommen manchmal eigenartige Granulome im Hoden vor, die mit Tuberkulose und Lues sicher nichts zu tun haben, in ihrem Aussehen am meisten aber den miliaren Gummen ähneln. Wir geben die Bilder wieder, da sie besser als eingehende Beschreibung die Veränderungen verdeutlichen. Es handelte sich um einen 63jährigen Mann, der im Anschluß an eine alte wieder aufflackernde Gonorrhöe mit Harnröhrenstriktur an ausgedehnter Beckenphlegmone zugrunde ging. Wassermannsche Reaktion war dauernd negativ, auch fanden sich keine sonstigen für Lues oder Tuberkulose sprechenden klinischen und später anatomischen Veränderungen. Im Hoden waren umschriebene Knötchen aus derbem faserreichen Bindegewebe bestehend, meist scharf umschrieben, die in ihrem Bereich liegenden Kanälchen waren in den Verödungsvorgang einbezogen. Hie und da bildeten das Zentrum derartiger Herde kleine Blutungen, in deren Umgebung dann zahlreiche Riesenzellen lagen (Abb. 135, 136 u. 137).

Lepra des Hodens und des Nebenhodens (Orchitis, Epididymitis leprosa).

Die leprösen Veränderungen treten im Hoden schon bald nach dem Beginn der Erkrankung auf. Sie beginnt als interstitieller Prozeß; zuerst wird das Endothel und die ganze Wand der Blutgefäße, besonders der in den Septen verlaufenden, ergriffen. Hier sind die Bazillen zuerst nachzuweisen. Bald folgt eine stärkere Auftreibung der zwischen den Kanälchen gelegenen Räume durch Einlagerung großzelligen Gewebes, dessen Zellen bald klein wie Lymphozyten, bald groß und stark granuliert sind und sich durch starke Vakuolisierung auszeichnen. Unter diesen Zellen sind auch große Riesenzellen zu sehen, auf deren Vorkommen schon Virchow aufmerksam machte, wie überhaupt auch tuberkuloide Strukturen gerade in der Hodenlepra nicht zu selten zu beobachten sind (Unna). Die vakuolisierten Schaumzellen sind besonders Träger der Leprabazillen, die oft in ungeheuren Mengen, in Zigarrenbündelformen gruppiert, die Zellen ausfüllen. Die Blutgefäße umgeben sich mit breiten Mänteln rundzelliger Infiltrationen, die Rundzellen selbst beherbergen Bazillen nur in sehr geringem Maße.

Der Erkrankung des Interstitiums folgt bald die des Kanälchenapparates. Nach Babes hört die Samenbildung schon im ersten Jahre auf. Die Membrana propria der Kanälchen verdickt sich, nach Doutrelepont und Wolters durch Einwuchern spindliger flacher Zellen von außen. Auch diese Zellen enthalten schon massenhaft Leprabazillen. Das Lumen der Kanälchen verengt sich mehr und mehr, schließlich kommt es zu völliger Verlegung desselben, sei es durch die bazillenhaltige Zellwucherung, sei es durch Ausfüllung des Lumenspaltes durch Detritus, abgeschuppte Zellen, auch zahlreiche zum Teil freiliegende Leprabazillen. Insbesondere bei der Lepra tuberosa sind die Hodenkanälchen fast immer verödet (Kobayashi).

In chronisch verlaufenden und älteren Prozessen verdickt sich Tunica vaginalis und Albuginea; narbige Streifen durchziehen den bald vergrößerten, bald auch verkleinerten und narbig-geschrumpften Hoden. In wieder anderen Fällen beherrscht von Anfang an die knotige wulstige Verdickung des Organs das Bild; in wieder anderen Fällen erscheint der Hoden, wenn er auch ungeheuere Mengen von Leprabazillen beherbergt, klein, braun, nicht induriert, atrophisch. In vorgeschrittenen Fällen ist von Hodengewebe nichts mehr nachzuweisen. Das ganze Organ ist dann in ein derbes, gefäßhaltiges Narbengewebe umgewandelt, das nur im Corpus Highmori mehr knolligen Charakter hat. Bei Lepra tuberosa kann es zu steinharter Konsistenz kommen. Die Blutgefäße verdicken sich und können hyalinisiert werden. Amyloid hat Kobayashi nicht gesehen.

Der Nebenhoden ist nach Kobayashi immer, manchmal bis zum 3fachen der Norm vergrößert; er ist meist viel derber als normal; stärkere Verwachsungen mit Hoden und Tunica vaginalis sind die Regel; auf dem Schnitt können die Nebenhodenkanälchen im wuchernden Zwischengewebe völlig verschwinden.

Die Kanälchen des Nebenhodens bleiben länger als die des Hodens erhalten, wenn auch ihre Umgebung bereits stark narbig verändert oder infiltriert ist; sie sind aber, wenn der Hoden erkrankt ist, nie unverändert. Auch ihre Wand wird in hohem Grade von Leprazellen durchsetzt, massenhafte intrazelluläre und freiliegende Bazillen füllen die Kanälchenlichtungen aus, besonders bei der Lepra tuberosa, noch häufiger sind die Bazillen in den Infiltrationszellen des Interstitium.

Die Annahme ist naheliegend, daß in den Anfangsstadien der Erkrankung, solange die Samenbildung noch nicht ganz aufgehört hat, dem ejakulierten Sperma massenhaft Leprabazillen beigemengt sind. In den späteren Stadien der Lepra fehlen, wie im Hoden so auch in den Kanälen des Nebenhodens, Spermien.

Im Samenstrang soll die starke Erkrankung und die mächtige Durchsetzung mit Bazillen in den Venen des Plexus pampiniformis besonders auffallend sein.

Erwähnenswert ist noch, daß nach Kobayahsi in älteren Fällen tuberkulöse Veränderungen mit Tuberkelbazillen neben den leprösen Veränderungen nicht selten seien.

Zwischenzellen des Hodens.

Nach früherer Ansicht, die insbesondere auf die Untersuchungen von Felix an Embryonen zurückgeht, bildet das Keimepithel durch die von ihm ausgehenden Epithelstränge den sog. Epithelkern, aus dem sich dann Hodenkanälchen, Rete, Albuginea und Zwischengewebe differenzieren sollen. Auf die von dieser Lehre abweichenden Ansichten von Chwalla haben wir im Eingangsabschnitt hingewiesen. Die neueren Untersuchungen von Stieve lehren, daß die Keimzellen allein ausschließlich aus dem Keimepithel hervorgehen, daß aber die Grundmasse des Zwischengewebes nebst den Blutgefäßen und der Albuginea dem Mesenchym entstammt, das zwischen die Keimzellmasse eindringt und diese zu Keimsträngen abgrenzt. Aus diesem Zwischengewebe, das also mesodermalen Ursprungs ist, bilden sich die Zwischenzellen, zuerst nur im lockeren Gewebe zwischen den Keimsträngen, dann aber auch im Gebiet der späteren Albuginea. Dieee Zwischenzellen vermehren sich bis zur Geburt, und zwar durch Mitose. Eine entodermaler also epithelialer Ursprung, wofür sich Mita und auch Kitahara aussprechen, kommt nach Stieve für die Zwischenzellen nicht in Betracht. Die epithelähnliche Form und Gruppierung der Zwischenzellen vergleicht Stieve mit der ähnlichen Umwandlung der Stromazellen des Endometriums in Deziduazellen, mit der Umwandlung ovarialer Bindegewebszellen in Theka-Luteinzellen, deren bindegewebige Natur trotz epithelialer Form niemand bezweifelt. Diese Ähnlichkeit der Zwischenzellen mit Dezidua werden wir in der weiteren Ausführung noch öfters zu erwähnen haben.

Die Zwischenzellen sind in der zweiten Hälfte embryonaler Entwicklung immer deutlich als große protoplasmareiche, fein gekörnte Zellen, die in Haufen und Strängen liegen, zu erkennen. Schon in den letzten Embryonalmonaten wird ihr Protoplasmagehalt geringer, ihre Gestalt uncharakteristisch; bei der Geburt sind sie häufig nicht mehr deutlich von den übrigen Bindegewebszellen des Zwischengewebes zu unterscheiden, und in der ganzen Kinderzeit bis zum Eintritt der Reifezeit bleibt gewöhnlich eine besondere Differenzierung aus, so daß trotz andersseitiger Bemerkungen wir uns Lubarschs Erfahrung anschließen müssen, der ebenfalls Zwischenzellen vom übrigen Hodeninterstitium bis zum Eintritt der Reifezeit nicht zu unterscheiden vermag. Auch mit Fettfärbung, die nach der Pubertät die fetttröpfchenreichen Zwischenzellen deutlich hervortreten läßt, ist in der Vorpubertätszeit nicht viel zu erreichen. Vereinzelte fettkörnchenhaltige interstitielle Zellen, die man nicht selten bei atrophischen Säuglingen finden kann (Tobeck), unterscheiden sich in ihrer Form von anderen Bindegewebszellen nicht. Fettkörnchenanreicherung differenzierter interstitieller Zellen setzt erst in der Reifezeit ein, unseren Beobachtungen nach etwas vor dem Beginn der Samenbildung, jedenfalls vor stärkerer Fettspeicherung in den basalen Zellen des spermiogenen Apparates. Man kann so 3 Formen der Zwischenzellen unterscheiden, 1. die deutliche fetale Form, 2. die ganz undeutliche und uncharakteristische spindelige in der Kinderzeit, 3. die deutliche, reife Form in und nach der Pubertät.

Die Frage der Art der Vermehrung der Zwischenzellen beim Menschen nach der Reifezeit ist noch nicht einheitlich beantwortet worden. Es ist nun zweifellos und kann durch neue Beobachtungen immer wieder bestätigt werden, daß Zwischenzellen auch unter physiologischen Verhältnissen, oder besser gesagt nicht erkennbaren pathologischen Verhältnissen zugrunde gehen können. Dafür sprechen Beobachtungen von Kernpyknosen, Kernzerfall in Zwischenzellen, ohne besondere Veränderungen im spermiogenen Apparat, bindegewebige Umwandlungen (Altmann). Mitotische Vermehrung kommt sicher vor, ist aber sehr selten nachzuweisen gegenüber der relativen Leichtigkeit des Nachweises von Mitosen der Zwischenzellen im embryonalen Hoden; Amitosen scheinen häufig zu sein; ob sie wirklich zur Zellteilung führen können, ist fraglich, jedenfalls findet man häufig Zwischenzellen mit 2, auch 3 Kernen (Abb. 138). Bei der wahrscheinlich funktionell gleichen Bedeutung der Zwischenzellen in den verschiedenen Tierklassen mag es hier von Interesse sein, daß in „Zwischenzellgeschwülsten" (?) von Vogelmischlingen Mitosen der Zwischenzellen sehr häufig zu finden sind (Poll); Analogieschlüsse ließen annehmen, daß auch beim Menschen mitotische Teilung der Zwischenzellen nichts Besonderes wäre. Möglicherweise handelt es sich hier um den Ausdruck anormaler Reizungen; tatsächlich findet man auch diese mehrkernigen Zwischenzellen bei älteren Individuen wesentlich häufiger als bei jugendlicheren. Die mehrkernigen Zwischenzellen haben meist auch großen Protoplasmagehalt, dies spricht wiederum für die Möglichkeit auch der Zellteilung. Bemerkenswert ist hiefür die Feststellung Claras, der amitotische Zellteilungsvorgänge den Zwischenzellen zuerkennt; nach ihm erfolgt das Wachstum dieser Zellen nach dem Grundsatz der konstanten Proportionen (also Verdopplung bzw. Vervierfachung [nach Jacobi]); die mehrkernigen Zwischenzellen, deren Kernvermehrung ein der Mitose gleichwertiger Vorgang sei, hätten demzufolge auch entsprechend großen Protoplasmagehalt. Schinz und Slotopolsky allerdings sehen Amitosen in Zwischenzellen als degenerative Vorgänge in alten Zellen an. Andere Untersucher, so insbesondere Stieve, nehmen an, daß die Vermehrung der Zwischenzellen durch immer neue Differenzierung der Zellen aus dem Zwischengewebe erfolge, daß die Vermehrung nicht aus den typischen Zwischenzellen selbst hervorgehe, daß sich also die embryonale Differenzierung der Zwischenzellen aus dem Mesenchym im späteren Leben dauernd wiederhole.

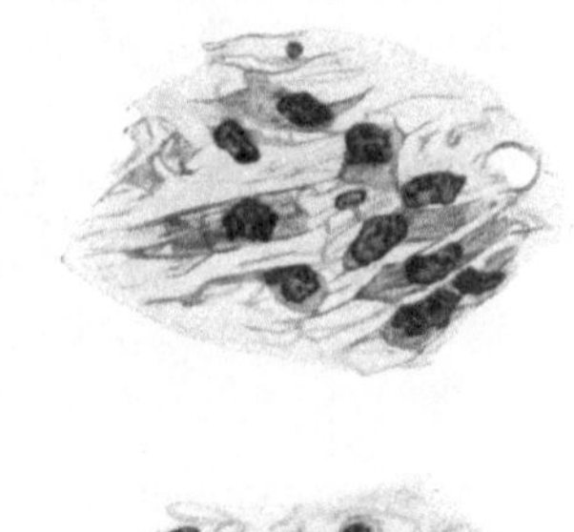

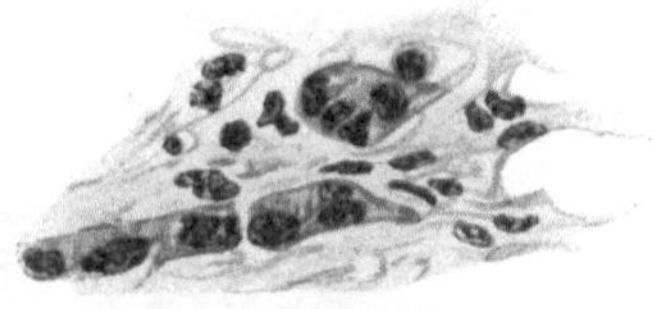

Abb. 138.
510/20. Mann, 30 Jahre. Zwischenzellwucherungen bei Hodenatrophie, Kernteilungen. (Amitosen?). Mehrkernige Zellen. Polymorphie der Zellen. Ok. 4. Immersion $^1/_{12}$.

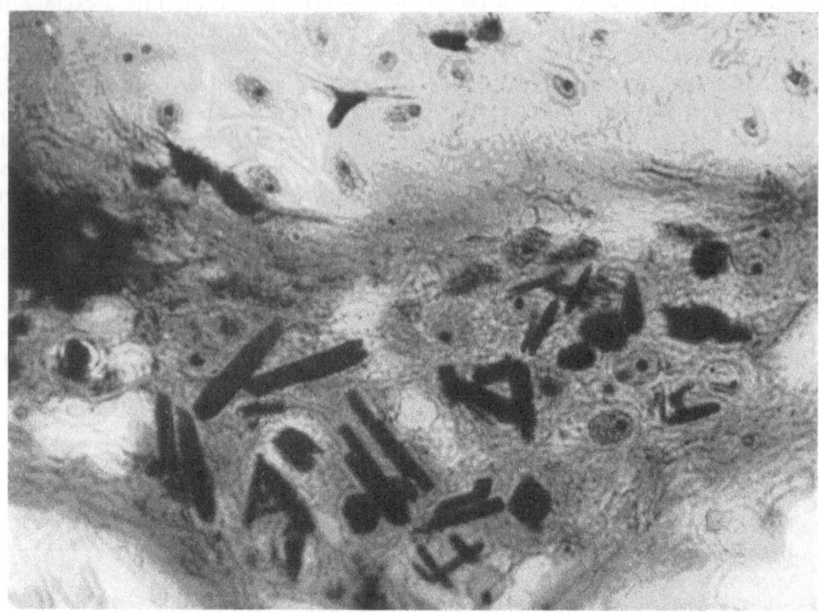

Abb. 139. Reincke-Kristalle in Zwischenzellen. (Präparat von Professor ROMEIS-München überlassen. Vergr. 740 ×.

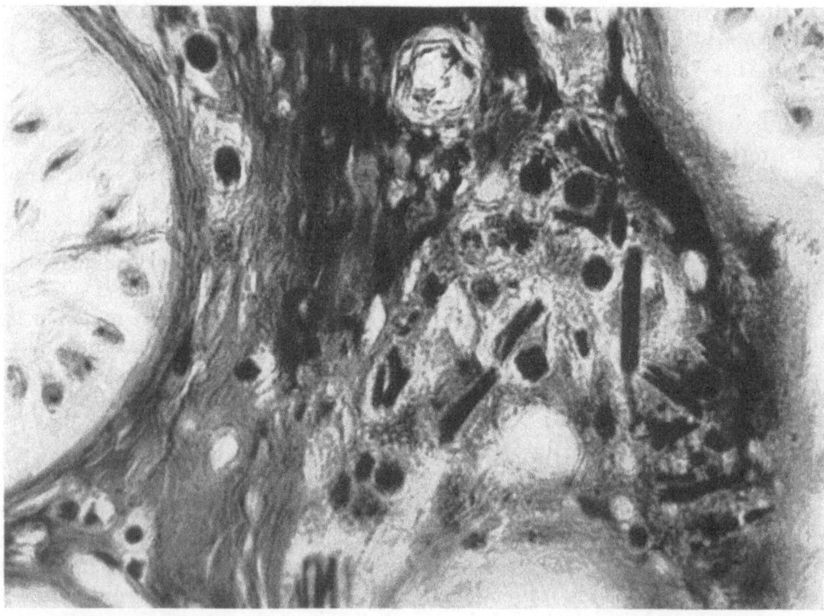

Abb. 140. Reincke-Kristalle in einer Zwischenzellgruppe zwischen Hodenkanälchen. Verschiedene Größe der Kristalle. (Präparat von Professor ROMEIS-München überlassen.) Vergr. 490 ×.

Die Form der Zwischenzellen, die LEYDIG 1850 zuerst gesehen und deren Fett- und Pigmentgehalt KÖLLIKER schon 1854 festgestellt hat, schwankt auch unter normalen Verhältnissen; die Zellen sind verhältnismäßig groß, oft vieleckig, sie liegen oft flächenförmig aneinander, in ihrer Umgebung finden sich regelmäßig Kapillaren. Bei größereren Zwischenzellansammlungen ist nahezu immer eine Gliederung derselben in kleine Nestergruppen zu sehen, die von Kapillaren umgrenzt werden. Die sich so ergebenden Bilder erinnern in jeder Beziehung an den Bau innersekretorischer Drüsen: an Parathyreoidea, an das Stratum glomerulosum der Nebenniere, vor allem an den Bau der Glandula carotica. Wir kommen auf die Bedeutung dieser Strukturen noch zurück. Die kugeligen Kerne haben meist ein deutliches Kernkörperchen, nicht selten aber auch zwei Nukleolen, deutliche Kernmembran und deutliches Chromatinnetzwerk, allerdings sind auch homogene Kerne nicht selten. Regelmäßig sollen nach STÖHR in den Zwischenzellen Sphären und Diplosomen gesehen werden.

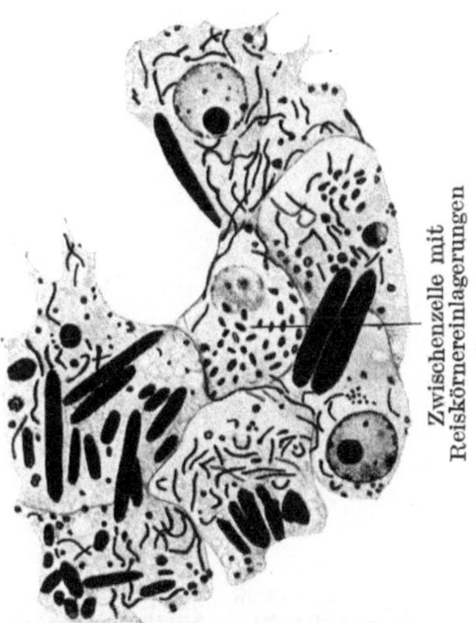

Abb. 141. Zwischenzellen. Das Protoplasma enthält außer Mitochondrien und Sekretkörnchen größere und kleinere REINCKEsche Kristalle. In einer Zelle sind reiskörnerartige Einlagerungen sichtbar. Fixierung nach REGAUD. Färbung mit Eisenhämatoxylin. (Aus Handbuch der normalen und pathologischen Physiologie, Bd. XIV/1, B. ROMEIS.)

Das Protoplasma der Zwischenzellen besitzt normalerweise azido- und basophile Granula, ferner feine Fettkörnchen und -tröpfchen, Neutralfette und Lipoide, auch Cholesterinester, braune Pigmentkörner, die vielfach auch Träger der lipoiden Reaktion sind. Die braune Pigmentierung kann so schon makroskopisch größere Ansammlungen von Zwischenzellen in Erscheinung treten lassen. Hämosiderin in den Zwischenzellen ist in den ersten Säuglingsmonaten regelmäßig, meist in geringer Menge, im Kindesalter sehr spärlich, nach der Reifezeit ab und zu nachzuweisen. Es hängt wohl mit Blutungen zusammen, wahrscheinlich ist dieser Zusammenhang im Säuglingshoden, in dem Blutungen häufig sind. TOBECK allerdings meint, daß das Eisen dem Hoden mit dem Blut zugeführt werde und Folge des starken Blutabbaues nach der Geburt sei.

Häufig, aber nicht in jeder Zelle, sind in den Zwischenzellen von der Pubertät an kristallähnliche Gebilde nachzuweisen, die sog. REINCKEschen Kristalle (Abb. 139, 140 u. 141). In einer Zelle können 1—3 und mehr dieser Gebilde zu sehen sein; sie haben verschiedene Formen: Nadel- und Stäbchenformen mit parallelen Flächen; an Größe können sie den Kern übertreffen (REINCKE, LUBARSCH). Ihre Beobachtung erweckte die ersten Vermutungen auf die innersekretorische Funktion der Zwischenzellen; ihre Bedeutung ist aber noch unklar, die Kristalle sind wahrscheinlich Eiweißkristalle. Doppellichtbrechung fehlt. In größeren Zwischenzellansammlungen sind diese Kristalle vielfach nicht anzutreffen. Nach ROMEIS quellen sie in 10% Natron- oder Kalilauge, lösen sich in Pepsinsalzsäure, sind dagegen unlöslich in 10% Salzsäure, Salpetersäure, Essigsäure, unlöslich in Äther, Alkohol, Chloroform, Xylol; sie sollen sich nach dem gleichen Autor damit ähnlich wie die sog. SPANGAROschen Kristalloide in den Sertolizellen verhalten, die immer paarweise oft unter Kreuzung in diesen Zellen liegen und die ebenfalls in Essigsäure unlöslich sind, in Alkalien quellen, während die LUBARSCHschen Kristalloide (crystalloides sertoliens) in

Alkalien unlöslich und in Essigsäure löslich sein sollen. Färbung dieser Kristalle gelingt nach BUKOFZER bei Formalinfixierung in Gelatinegefrierschnitten oder Paraffin- oder Zelloidinschnitten mit HEIDENHAINS Eisenhämatoxylinlack-methode.

Neben den REINCKEschen Kristallen sieht man im Protoplasma mancher Zwischenzellen noch die sog. „reiskornähnlichen Körperchen“ (WINIWARTER), die wahrscheinlich auch ein Produkt der Zwischenzellen sind (Abb. 141)

Unregelmäßig und an Menge wechselnd ist auch der Gehalt der Zwischenzellen an braunem Pigment. Man kann in einem und demselben Hoden Zwischenzellnester sehen, die farblos und solche, die stark pigmentiert sind. Ja selbst in einem und demselben Zwischenzellnest kann die Menge des intrazellulären Pigments außerordentlich wechseln. Das Vorherrschen von großen

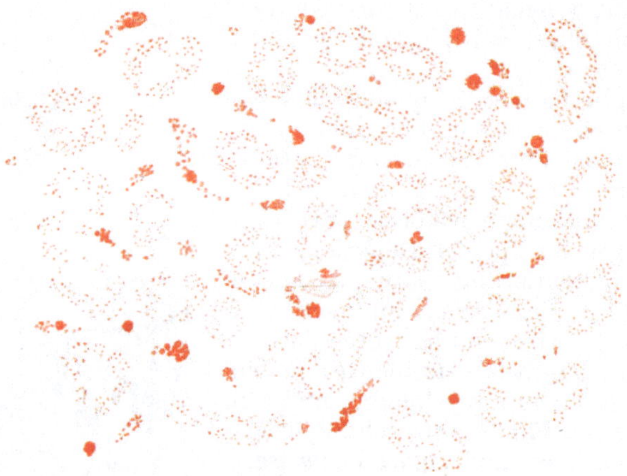

Abb. 142. S. 779/26. Knabe, 15 Jahre (plötzlicher Tod: Erschießen). Normaler Hoden eines 15jährigen Knaben. Mittlerer Reifungszustand. Nur in einzelnen Kanälchen Spermienbildung reichlich Fettkörnchen im spermiogenen Epithel, stärkere Fetttropfenansammlung in den Zwischenzellen. Ok. 2. Zeiß a a.

mehrkernigen Zwischenzellen in pigmentarmen Bezirken läßt den Schluß zu daß es jüngere Zellen sind, die pigmentarm sind, und daß mit dem zunehmenden Alter der Zellen der Pigmentreichtum steigt. Vital eingeführten Farbstoffen gegenüber verhält sich die Zwischenzelle nicht refraktär; sie nimmt Pyrrolblau rasch und stark auf und zeigt es in großtropfiger granulärer Form, bei Doppelinjektion mit Pyrrolblau und Karmin bleibt sie dem Karmin gegenüber völlig ablehnend (PHILIPSEN).

Wie bei dem Pigment, so ist auch bei dem Fettgehalt das Verhalten der Zellen außerordentlich wechselnd; chemisch handelt es sich bei diesen Fettkörpern der Hauptsache nach um Cholesterinester und Cholesterinfettsäuregemische (KAWAMOTO). Die Fetttröpfchengröße selbst schwankt in weiten Grenzen, zwischen lymphozytengroßen Fetttropfen und feinstem Fettstaub In manchen Fällen erscheinen die Zwischenzellen durch reichlichste Fetttropfenablagerung enorm aufgebläht und vakuolisiert. Auch der Grad der Sudanophilie der Fetttröpfchen in ein und derselben Zelle kann großen Schwankungen unterliegen; so sahen wir in einem Fall von mächtiger Zwischenzellwucherung bei Eunuchoidie neben stark gefärbtem Fettstaub und kugelförmigen Fetttröpfchen in riesigen Zwischenzellen ganz schwach gefärbte vakuolige Einlagerungen in gewöhnlich großen Zwischenzellen, so daß eine Farbenskala von dunkelrot gefärbten Tropfen bis zu schwächst gefärbten in ein und derselben Zellgruppe zu beobachten war.

Man hat aus diesen Befunden den Schluß gezogen, daß die Zwischenzellen entweder die Zufuhr lipoider Substanzen zum samenbildenden Apparat vermitteln (LEUPOLD u. a.) oder dessen lipoide Abbauprodukte (LEUPOLD) speichern. Gegen die Beweiskraft der zweiten Behauptung scheint vor allem zu sprechen, daß sich Fettreichtum der Zwischenzellen bereits in der Pubertät, vor der völligen Ingangsetzung der Samenbildung, nachweisen läßt (Abb. 142); gegen die erste, daß man im hohen Alter in völlig verödeten Hoden Zwischenzellgruppen finden kann, die noch reich an Fettstoffen sind.

Vor allem besteht keine nachweisbare feste Korrelation zwischen dem Fettgehalt der Zwischenzellen und dem Fettreichtum der basalen, insbesondere der Sertolizellen des samenbildenden Apparates im Hodenkanälchen (KAWAMOTO). Wenn man auch leicht den Eindruck gewinnen könnte, daß mit degenerativen Vorgängen im Hodenkanälchen eine Fettanreicherung in den Zwischenzellen zwangsmäßig verbunden ist, und wenn man bei der Betrachtung verödender (Abb. 143) und verödeter Hodenkanälchen in deren Umgebung auch häufig die Zwischenzellen mit Fetttropfen überladen findet und hieraus den Schluß ziehen möchte, daß diese Fettanreicherung nur durch Aufsaugung der zerfallenden Massen des Hodenkanälchens entstanden sein könnte (BERBERICH und JAFFÉ), so findet man doch andererseits auch so häufig Bilder starken Fettreichtums der Zwischenzellen bei anscheinend intaktem Hodenkanälchen und umgekehrt auch Fettreichtum von Zwischenzellgruppen zwischen Hodenkanälchen, die allem Anschein nach längst völlig verödet sind, daß man Resorptionsfähigkeit den Zwischenzellen wohl zubilligen will, den sicheren Beweis für eine solche Tätigkeit aber noch nicht erbracht sieht. Wahrscheinlich sind die ganzen Vorgänge und etwaige Wechselbeziehungen außerordentlich kompliziert und heute noch keineswegs zu durchschauen.

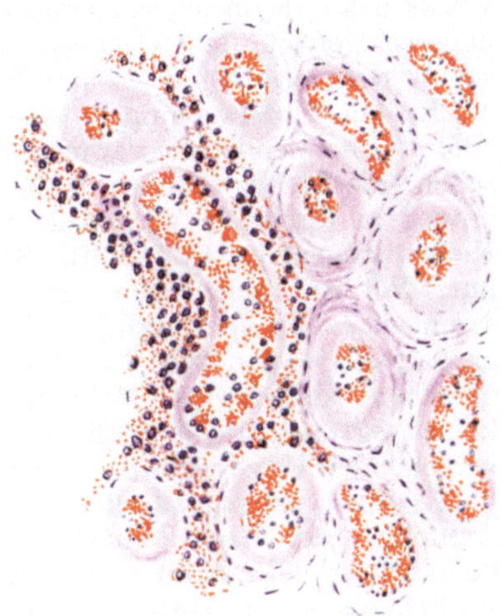

Abb. 143. S. 273/26. Mann, 60 Jahre. Atrophie des Hodens; verfettete Spermiogonien und Sertolizellen im Kanälchen. Hyalin verdickte Membrana propria in verschieden starker Mächtigkeit. Pseudovermehrung der Zwischenzellen mit Lipoidkörnchen. Hämatoxylin-Sudan. Ok. 2. Zeiß aa.

Es ist auch die Anschauung vertreten worden, daß die Zwischenzellenlipoide eine spezifische Sekretion der Zwischenzellen, also nicht nur das Produkt der Aufnahme lipoider Stoffe sind. Man müßte dann aber erwarten, daß dieses Sekret bei den verschiedenen Tierarten ziemlich gleichmäßige chemische Zusammensetzung hätte. Nun sind aber die Lipoide in den Keimdrüsen des Rindes ganz andere als die beim Menschen, und zwar fehlen beim Rinde alle histochemisch nachweisbaren Cholesterinester und Cholesterinfettsäuregemische, die beim Menschen vorhanden sind (SORG und JAFFÉ). Dieselben Unterschiede zeigen nach demselben Untersucher auch die Nebennieren von Rind und Mensch, die wohl allgemein als Speicherorgane der Lipoide angesehen werden. Diese Unterschiede weisen auf verschiedenen Allgemeinstoffwechsel, nicht aber auf das Vorliegen einer gleichartigen Sekretion hin. Bemerkenswert ist in diesem Zusammenhang, daß sich nach JAFFÉ die Fettsubstanzen des spermiogenen

Epithels chemisch anders als die der Zwischenzellen verhielten; hier herrschten Phosphatide und Zerebroside vor; im spermiogenen Epithel handele es sich auch wahrscheinlich nicht um Speicherungsprodukte, sondern um wirkliche Bausteine der Zellen. Wir wollen aber nicht unterlassen darauf aufmerksam zu machen, daß die Trennung der verschiedenen Lipoide auf histochemischem Wege heute noch keineswegs exakt ist.

Mit diesen auf chemischen Untersuchungen beruhenden Feststellungen könnte auch übereinstimmen, daß morphologische Beweise für eine Saftströmung von den Hodenepithelien zu den Zwischenzellen nicht gegeben sind, denn die von PLATO gesehenen feinsten Kanälchen zwischen Hodenkanälchen und Zwischenzellen hat keiner der folgenden Untersucher bestätigt.

Wenn man also den Fettgehalt der Zwischenzellen (die neueren Untersuchungen JAFFÉs und seiner Schüler stehen im Gegensatz zu LOEWENTHAL, VERSÉ u. a.) als Speicherungsfett anzusehen berechtigt ist, so ist doch der Schluß ungerechtfertigt, daß konstante und direkte Beziehungen zwischen dem Fettgehalt der Zwischenzellen und dem Fettgehalt des Blutes bestehen müßten. Nach den Untersuchungen von KAWAMOTO findet man zwar bei Hypercholesterinämien häufig vermehrte Ablagerung von Cholesterinen in den Zwischenzellen, die Menge ist aber außerordentlich verschieden und steht auch nicht immer in direktem Verhältnis zu der Ablagerung von Cholesterinen in der Nebennierenrinde (LEUPOLD). So beweist der Lipoidgehalt der Zwischenzellen nur, daß sie nach ihrem eigenen jeweiligen Bedarf Lipoide besonderer Zusammensetzung speichern, unabhängig von dem jeweiligen mehr oder minder großen Angebot durch das Blut (JAFFÉ). Doch sind die ganzen Beziehungen zwischen Keimdrüsen, Nebennieren und Gesamtcholesterinstoffwechsel noch keineswegs geklärt, so daß sichere Schlüsse aus all den vielfach sich widersprechenden Untersuchungen noch nicht gezogen werden können.

Es wird jedem auffallen, daß in vielen Fällen von nicht vollständigen Atrophien der Hodenkanälchen die Zahl der Zwischenzellen gehäuft erscheint; demnach ist die Annahme einer starken Zunahme der Zwischenzellen naheliegend. Es haben aber die Untersuchungen STIEVEs am normalen Tier gezeigt, daß man mit derartigen Schlüssen aus der Beobachtung von Schnittpräparaten allein sehr vorsichtig sein muß, und es ist erstaunlich, wie dies auch SCHINZ und SLOTOPOLSKY ausdrücken, daß man so lange gebraucht hat, um eine solche Vorsicht walten zu lassen.

Die Untersuchungen STIEVEs haben hier tatsächlich bahnbrechend gewirkt. STIEVE hat vor der Fixierung der Hoden sowohl Gesamtvolumen als auch Gewicht bestimmt, dann in Serienschnittpräparaten nach Konturenzeichnung auf Papier Gewicht und Volumen des Kanälchenapparates und des Zwischengewebes berechnet und im Verhältnis zu dem vorher berechneten Volumen und Gewicht des Hodens gebracht. Damit konnte das exakte Verhältnis des Gewichtes und des Volumens der einzelnen Bestandteile des Hodens errechnet werden. Ausführliches über diese nun bei allen derartigen Untersuchungen unerläßliche Methode findet sich in der Arbeit von SCHINZ und SLOTOPOLSKY im Handbuch für die biologischen Arbeitsmethoden. Neben dieser STIEVEschen Methode kann auch die Berechnung des Mengenverhältnisses zwischen generativem und intergenerativem Gewebe durch Bestimmung des Flächeninhaltes der Gewebskomponenten erfolgen (planimetrische Methode [SALLER, ROMEIS]). Die Ergebnisse beider Methoden sind ziemlich gleiche. STIEVE kommt auf Grund seiner Untersuchungen am Hoden der Dohle, dann aber auch am Hoden anderer Herkunft zu dem Schluß, daß gewöhnlich eine wirkliche Vermehrung der Zwischenzellen nicht vorkommt, selbst nicht im Ruhehoden winterschlafender Tiere, wie dies behauptet wurde (v. HANSEMANN), daß bei Atrophien des Hodens eine Vermehrung nur vorgetäuscht wird durch Zusammenrücken der ursprünglichen Zwischenzellen, entsprechend der Verkleinerung des Hodenkanälchenapparates. Dasselbe gilt zweifellos auch für viele Fälle menschlicher Hodenatrophie.

Man kann in Fällen von schweren Hodenatrophien auch schwerste bindegewebige Umwandlungen der ursprünglich vielleicht vermehrten Zwischenzellnester sehen. So waren in dem in Abb. 144 dargestellten Fall zwischen den verödeten Hodenkanälchen umschriebene bindegewebige Narbennester vorhanden, in denen ab und zu Pigmentkörnchenablagerung in einer Zelle an ursprüngliche Zwischenzellnester denken ließ.

Aber andererseits sprechen doch auch manche experimentelle Untersuchungen für eine echte Vermehrung der Zwischenzellen. So hat E. J. KRAUS

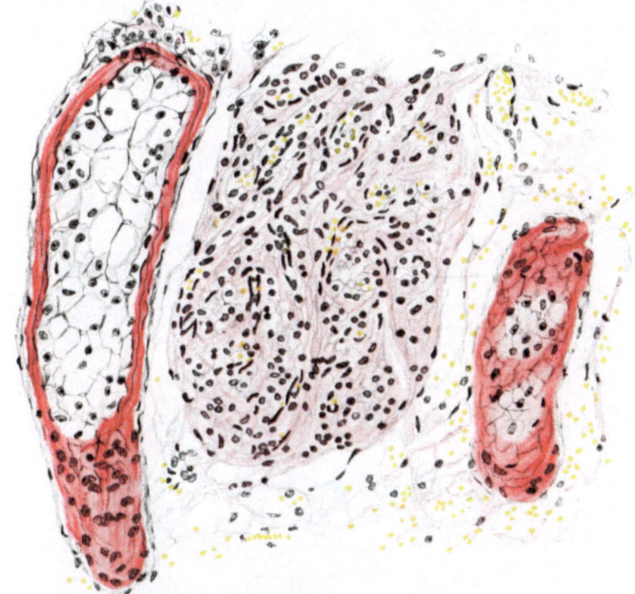

Abb. 144. S. 249/20. Mann, 53 Jahre. Bindegewebige Umwandlung von Zwischenzellnestern bei hochgradiger Hodenatrophie († Pigmentzirrhose).

bei bestrahlten, verlagerten, partiell resezierten Katerhoden eine deutliche Vermehrung und Vergrößerung der Zwischenzellen erzeugen können, und zwar um so stärker, je mehr von dem gesamten Gewebe z. B. durch operative Maßnahmen entfernt worden ist, allerdings unter der Voraussetzung, daß die Samenbildung nur behindert, nicht stärker geschädigt wurde und die Zwischenzellen eine Einbuße ihrer Vitalität nicht erlebten; es wurde dabei auch die Beobachtung gemacht, daß die Zwischenzellenvermehrung bei Drosselung der Samenbildung stärker ist, wenn es sich um geschlechtsreife Tiere handelt, die bereits in der Samenbildung stehen, als wenn die Operation vor der Samenreifung vorgenommen wurde.

Auch nach diesen Versuchen ist es unmöglich, eine Vermehrung der Zwischenzellen im menschlichen Hoden, und zwar eine Vermehrung in oft sehr beträchtlichem Maße, ganz in Abrede stellen zu wollen.

Aber es sprechen auch die Erfahrungen an krankhaft veränderten Hoden gegen die Berechtigung der Ablehnung einer Zwischenzellenwucherung. Gewiß kann auch in solchen Fällen, wie wir sie nachher anführen werden, die Gesamtmasse der Zwischenzellen vielleicht gleich, vielleicht sogar unter der Masse der Zwischenzellen im normalen Hoden liegen. Die herdförmig oft außerordentliche, oft makroskopisch sichtbare Anhäufung der Zwischenzellen bei hochgradig atrophischen Prozessen des Kanälchenapparates läßt aber gar keinen anderen Schluß zu, als daß hier wirklich eine Vermehrung, nicht nur Sammlung der Zwischenzellen stattgefunden hat. Man müßte denn als Erklärung für solche herdförmige Massenansammlung der Zwischenzellen zu der höchst unwahrscheinlichen Annahme kommen, daß die ursprünglichen Zwischenzellen großes

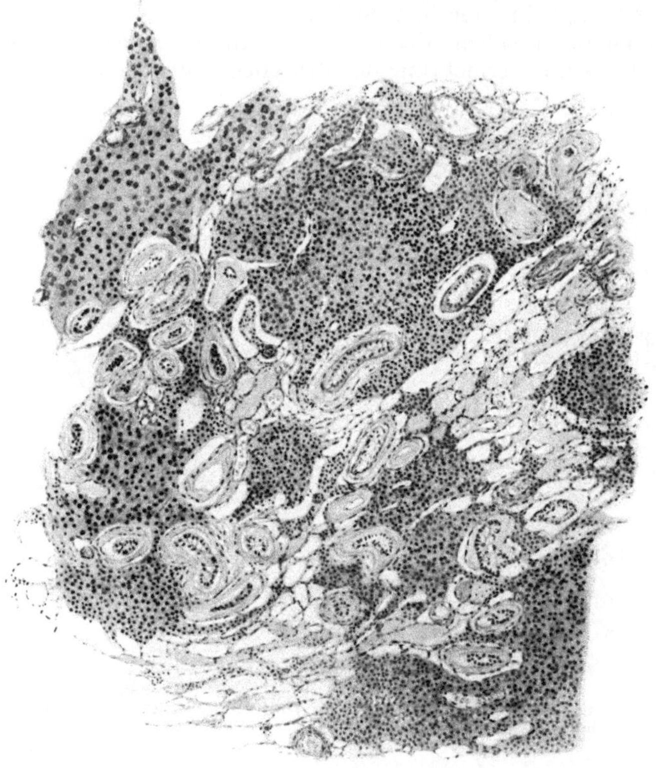

Abb. 145. S. 510/20. Mann, 33 Jahre. Tumorähnliche Zwischenzellwucherungen bei höchstgradiger Hodenatrophie. Starke Verschiedenheit in der Größe der einzelnen Zellen.

Wanderungsvermögen hätten, und in solchen Fällen, von irgendwelchen Kräften angezogen, von den verschiedensten Stellen des Hodens her zu dieser Gruppierung eilten. Da größere Ansammlungen von Zwischenzellen gewöhnlich auch ganz andere Gliederung der Zellmassen aufweisen, als den normal kleinen Häufchen der Zwischenzellen zukommt, müßte diese Sammlung der Zwischenzellen auch gleichzeitig zu einem Umbau der ursprünglichen Gruppierung führen. Auch das ist höchst unwahrscheinlich.

Wir wollen, ehe wir die Schlußfolgerungen ziehen, zuerst einige derartige Bilder von großen Gruppenbildungen der Zwischenzellen schildern:

1. 33jähriger Mann (S.-Nr. 510/20), gestorben an Adhäsionsileus. Es wird berichtet, daß sich der Mann durch besonders starke geschlechtliche Tätigkeit (starke Potenz) ausgezeichnet haben soll: Beide Hoden stark verkleinert, der rechte ungefähr pfirsichkerngroß, der linke etwas größer; beide hatten auf der Schnittfläche stark braune Farbe, die von

helleren Flecken unterbrochen war. Die Kanälchen nicht ausziehbar. Beide Vasa deferentia stellenweise durch ältere entzündliche Veränderungen verödet. Im mikroskopischen Bild: die Hodenkanälchen stark atrophisch, vielfach völlig verschlossen, nur ganz vereinzelte Kanälchen wiesen noch Spermiogonien und Sertolizellen oder bloß Sertolizellen auf. Bindegewebe zwischen den atrophischen Kanälchen im allgemeinen locker, zellarm; Zwischenzellen hier nicht nachweisbar. Dagegen bildeten die Zwischenzellen ganz große tumorartige Inseln in von Kanälchen freien Zonen, die offenbar durch Auseinanderrücken der Kanälchen entstanden waren; die einzelnen Zwischenzellen dieser Nester waren in ihrer Größe stark voneinander verschieden: Zellen von gewöhnlicher Form wechselten

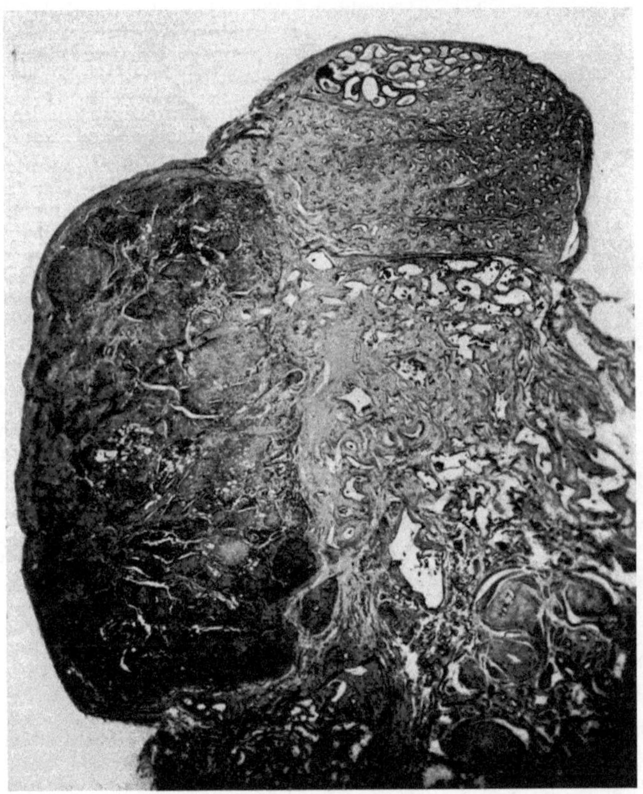

Abb. 146. PS. 13/25. Mann, 54 Jahre. Eunuchoid mit völliger Hodenatrophie, Ersatz des Hodengewebes durch Zwischenzellwucherung (links). Rechts oben ist der Nebenhoden. Rechts seitlich und unten das variköse Gewebe der Hodenumgebung zu sehen.

mit auffallend großen, dunkleren großkernigen, oft mit mehreren Kernen ausgestatteten Zellen ab (Abb. 145). Die nesterförmige Gruppierung und Gliederung der ganzen Zwischenzellmasse, die Umrahmung dieser kleinen Nester mit Kapillaren und Bindegewebsfasern war dagegen stark ausgeprägt; bemerkenswert ist auch, daß die massigen Zwischenzellzüge weit ins Rete hinein, also in ein Gebiet vordrangen, das normalerweise frei von Zwischenzellen ist.

2. P. 13/25, Mann, 54 Jahre. Hochwuchs, verkümmerter Bart, verkümmerte Achsel- und Schamhaare, kleiner Penis, kleines Skrotum, ausgesprochene Eunuchoidie. Tod an Endocarditis lenta. Starke Varikozelenbildung. Hoden stark verkleinert, kaum haselnußgroß, braun, derb, Kanälchen nicht ausziehbar. Hodenkanälchen an Zahl außerordentlich vermindert, ausnahmslos verödet, außerordentlich verkleinert. Hauptteil der Hoden von Zwischenzellmassen ersetzt, die von sie durchziehenden Gefäßen septiert und in kleinere Gruppen geteilt wurden (Abb. 146). Eine weitere Gruppierung war hervorgerufen durch das Rete testis, dessen Kammern in schlauchförmigen, zierlich gegliederten, schmaldrüsigen Verlängerungen in diese Zwischenzellmassen hineintauchten (s. Abb. 153). Die einzelnen kleinen Gruppen

der Zwischenzellen boten wieder ganz verschiedenartiges Gepräge, z. T. waren die Zellen dicht aneinandergelagert, ziemlich gleichmäßig, klein. Die Kapillaren traten hier zurück; in derartigen Zellgruppen erschien die Pigmentierung öfters stärker ausgesprochen. Andere Zellgruppen erinnerten in ihrer balkenartigen Anordnung an Lebergewebe: schmale, regelmäßig geordnete Zellreihen in gleichen Abständen angeordnet und von Kapillaren umspült; die Zellen waren größer, dunkler als die der eben erwahnten ersten Gruppe. Andere Stellen ließen sich wieder am besten mit dem Bau der Glandula carotica vergleichen; hier wurden kleine, mehr kugelige Zellansammlungen korbartig von Kapillaren umscheidet. Daneben kamen noch einzelne Herde von Zwischenzellen vor, in denen die Pigmentierung außerordentlich stark, grobkörnig war und diese Zellen von den anderen weniger oder nicht pigmentierten Zellgruppen scharf unterschied. Wir haben also im Fall 2 bei einem besonders Potenten, in Fall 3 bei einem Eunuchoiden fast genau die gleichen eigenartigen Hodenbilder.

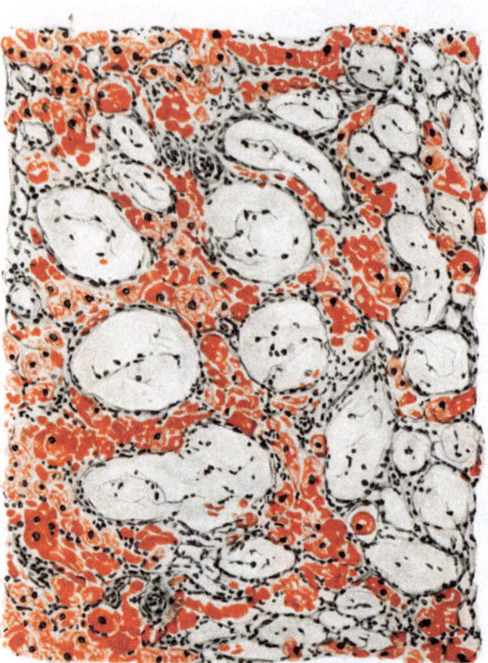

Abb. 147. H. 877/1921. Sudanfärbung. Hoden bei Eunuchoidismus. Starke Zwischenzellwucherung im atrophischen Hoden. Enorme Lipoidablagerung verschiedener Intensität in den einzelnen Zwischenzellen. Komp. Ok. 6. Obj. 16 mm.

3. Eunuchoidie (Präparat von G. B. GRUBER gütigst überlassen). Die stark verkleinerten Hoden zeigten großenteils stark verkleinerte, verödete und hyaline Kanälchen, nur ganz ausnahmsweise fanden sich noch Kanälchen mit schmalem Spalt und einigen Sertolizellen als Auskleidung. Zwischenzellen waren diffus vermehrt, sehr reich an abgelagerten Fettkörpern. Neben diesen interkanalikulären, an Mächtigkeit der Dicke eines verödeten Kanälchens gleichkommenden Zwischenzellansammlungen fanden sich auch große, Hanfkorngröße erreichende und demzufolge auch makroskopisch sichtbare Zwischenzellenherde (Abb. 147). Im Gegensatz zu den interkanalikulären Ansammlungen waren diese Herde fast völlig frei von Fettablagerungen. Hier waren die Zellen ziemlich gleichmäßig, ihre Anordnung und Form deziduaähnlich, durch Kapillaren in Felder geteilt. An einer Stelle wucherten derartige Zwischenzellen in schmaler Strangform unter Begleitung etwas größerer Gefäße in die Albuginea ein.

4. S.78/18, Mann, 18 Jahre, gestorben an eitriger Meningitis. Kräftiger Jüngling von Mittelgröße, männlichem Habitus: Das Hodenbild entsprach auch in Einzelheiten fast völlig dem unter 1. Geschilderten. Auch hier waren schon makroskopisch die bis hirsekorngroßen Zellnester erkennbar, deren Pigmentgehalt starke Unterschiede aufwies. Besonders stark war hier die Zwischenzellwucherung im Rete testis (wie in Fall 2).

5. S. 285/26, Mann, 81 Jahre, gestorben an Bronchopneumonie. Hoden klein, ihre Kanälchen nicht ausziehbar, in der ziemlich homogenen Hodensubstanz hirsekorngroße Herdeinlagerungen unterscheidbar. Hodenkanälchen nahezu alle verödet und homogen hyalinisiert, nur an wenigen Stellen Reste von Lichtungen mit Resten von Sertolizellen noch erhalten. Die knötchenförmigen Einlagerungen bestanden aus Zwischenzellen. Neben den größeren fanden sich im mikroskopischen Bild auch stecknadelkopf- und stecknadelspitzgroße, kleine Herde. Alle diese Herde hatten reine Kugelform. Außerhalb dieser Gruppen fehlten Zwischenzellen zwischen den verödeten Hodenkanälchen vollständig. Die Knötchen selbst setzen sich zusammen aus kleinen, kleinkernigen, gleichmäßigen, pigmentarmen Zellen, innerhalb der Knötchen nur spärliche Kapillaren zu sehen.

Wir fügen noch 2 Beschreibungen des mikroskopischen Befundes von Kryptorchien an.

6. E. 155/22, Mann, 20 Jahre, wegen kryptorchischer Beschwerden entfernter Hoden. Makroskopisch war der Hoden normal groß, die Kanälchen ausziehbar, ohne Besonderheiten. Im mikroskopischen Bild fiel vor allem die starke Entwicklung des Rete auf, das

das Aussehen stark gegliederter und gefalteter großer Ausführungsgänge bekam, das Hodeninterstitium war mäßig vermehrt. Die Hodenkanälchen waren in mittlerer Atrophie begriffen (2.—3. Grades), ihre Membrana propria war verdickt und etwas hyalin. Die Zwischenzellen bildeten zwischen den verödeten Kanälchen größere Gruppen, die reich an Lipoidsubstanzen waren.

7. E. 61/22, Mann, 25 Jahre, wegen Kryptorchismus entfernter Hoden. Der Hoden war etwas verkleinert, die Kanälchen im Zustand der Atrophie 3. Grades. Das Interstitium vermehrt und bindegewebsreich. Die Zwischenzellen waren zwischen den Kanälchen in unregelmäßig großen Gruppen gelagert, in Form von Strängen oder rundlichen Nestern, ihre Gliederung durch Kapillaren war in den verschiedenen Gruppen ganz verschieden, der Pigmentgehalt der einzelnen Gruppen wechselte stark.

Nach den Zwischenzellbildern in 1—6, insbesondere nach den Gruppenbildungen der Zwischenzellen erscheint der Schluß zwingend, daß tatsächlich eine starke Wucherung der Zwischenzellen stattgefunden haben muß, auch wenn in dem einen oder anderen Fall vielleicht die Gesamtzahl der Zwischenzellen gegen die Gesamtzahl dieser Zellen im normalen Hoden nicht vermehrt gewesen sein sollte. Daß sie aber wirklich, wenn auch ausnahmsweise, einmal vermehrt sein kann, scheint eine ziemlich exakte Mengenberechnung der Zwischenzellen im Vergleich zum übrigen Zwischengewebe zu beweisen, die Lundh in einem Fall von Kryptorchismus bei peniskrotaler Hypospadie angestellt hat: Wenn im normalen Hoden 1,1 g Zwischenzellen zu errechnen sind (gegenüber 5,5 g Zwischengewebe), betrug in dem kryptorchen Hoden ihre Masse 4,09 g, war also absolut gegen die Norm vermehrt.

Manchmal aber wird die Wucherung vielleicht nur stärkeren Ausfall decken, denn es geht aus Bildern von Hodenatrophien stärkeren Grades ebenso einwandfrei hervor, daß die Zwischenzellen entsprechend der Atrophie des Parenchyms auch an Zahl stark abnehmen können. Das beweist wieder, daß die Zwischenzellen keine Dauergebilde sein können, sondern verhältnismäßig hinfällige Elemente, die zugrunde gehen (Pyknose, Kernzerfallsbilder!), die sich aber auch ganz zweifellos vermehren können.

Wir wollen vorläufig die wahrscheinliche Rückbildungsmöglichkeit der Zwischenzellen zu einfachen interstitiellen Zellen und ihre bindegewebige Umwandlung (Altmann), auch die nicht unmögliche Differenzierung der Zwischenzellen aus Bindegewebszellen des Interstitiums im späteren Leben unberücksichtigt lassen (Stieve). Die Bilder an fertigen Zwischenzellen sprechen unseres Erachtens überzeugend dafür, daß den fertigen Zwischenzellen die Vermehrungsfähigkeit nicht abgesprochen werden darf, aber vielleicht gehen sie bei der Zellteilung in indifferente Formen über.

So behauptet Maximow 3 Tage nach scharfer Hodenverletzung eine Vergrößerung der Zwischenzellen gesehen zu haben: ihre Kerne werden chromatinreicher, dabei verarmen sie an Fettkörnchengehalt, Karyokinesen treten in ihnen auf, ihre epithelähnliche Verbindung mit Schwesterzellen soll dabei verlorengehen und schließlich sollen die vermehrten Zellen von den übrigen Zellen des besonders perikapillär sich lagernden Granulationsgewebes nicht mehr zu unterscheiden sein. Sie stellen also Bestandteile des Granulationsgewebes dar und im weiteren Verlauf soll dann wieder ihre Differenzierung zu Zwischenzellen durch Aufnahme von Fetttröpfchen erfolgen. Da nun aber an typischen Zwischenzellen Mitosen kaum je zu beobachten sind, was auch die Untersuchungen von Schinz und Slotopolsky erneut dargetan haben, ist die Deutung der Bilder von Maximow auch vielleicht in dem Sinne möglich, daß es nicht sich entdifferenzierende Zwischenzellen sind, die sich vermehren und an der Bildung des Granulationsgewebes beteiligen, sondern daß sich vielmehr aus dem Granulationsgewebe Zwischenzellen neu differenzieren; denn es ist doch immer der Gedanke festzuhalten, daß die Zwischenzellen Bindegewebszellen sind, die sich durch besondere Neigung zur Lipoidaufnahme auszeichnen, und daß ihre besondere Form z. T. auch durch Stoffwechselvorgänge im keimbereitenden Apparat des Hodens bedingt ist.

Wir glauben auch in einer Reihe von Fällen Mitosen in ihnen gesehen zu haben, allerdings verklumpte, wie sie in schlecht fixierten Präparaten, die reich an Kernteilungsfiguren sind, nicht selten sind. Wir betonen aber nochmals, daß sich SCHINZ und SLOTOPOLSKY Mitosen in Zwischenzellen gegenüber sehr skeptisch verhalten. Es sind hier eben nur Operationsprodukte verwertbar, die meist zu spät fixiert werden.

Unser Fall 1 und mehr noch Fall 2 gleichen fast vollständig den von STÄMMLER mitgeteilten Fällen, in denen ebenfalls außerordentliche Zwischenzellenwucherung in atrophischen Hoden bei völligem oder fast völligem Schwund des spermiogenen Epithels (spärlichste Reste von intrakanalikulären Sertolizellen dürfen unberücksichtigt bleiben) bestand; es scheint kaum einen stärkeren Beweis als solche Fälle gegen die Annahme, daß die Zwischenzellen in direkter funktioneller Abhängigkeit von den Samenepithelien stehen, zu geben.

Wir haben eingangs darauf hingewiesen, daß die Ausbildung und vor allem der Fettreichtum der Zwischenzellen, wenn wir von dessen ziemlich gleichmäßigem Auftreten in der Reifezeit mit der Entfaltung der Hodenkanälchen absehen, nicht in unmittelbar sichtbarem Zusammenhang mit Phasen der samenbildenden Funktion der Hodenkanälchen steht. Es geht schon daraus hervor, daß wir den Beweis einer ausgesprochen trophischen Funktion der Zwischenzellen für die Hodenepithelien, die PLATO zuerst angenommen hat, noch nicht gegeben sehen. Man beobachtet oft wohl bei atrophischen Zuständen des Hodens, scheinbar in unmittelbarer Nähe stärker abgebauter Kanälchen, besonders reichliche Zwischenzellen, mit reichlichen Fettkörnchen. Man beobachtet im vollständig verödeten Hoden häufig keine Spur von Zwischenzellen. Aber wenn das alles auch anscheinend für die Mehrzahl der Fälle gilt, kann man von einer Regel nicht sprechen; so sieht man, wie wir beschrieben haben, bei atrophierenden Vorgängen manchmal enorme Zwischenzellansammlungen, ohne jede Fetteinlagerung; man sieht bei Greisenhoden, mit vollständiger Verödung der Kanälchen manchmal beträchtlich große Zwischenzellnester, und beim Kryptorchismus, bei dem die Zwischenzellwucherung vielfach hohe Grade erreicht, steht keineswegs immer der Abbau der Kanälchen mit der Zahl der Zwischenzellen in irgendeinem erkennbaren regelmäßigeren Verhältnis. Man kann auch kryptorche Hoden sehen mit mäßigem Abbau der Kanälchen, ohne in die Augen fallende wesentlichere Vermehrung der Zwischenzellen. Man sieht hingegen aber auch wieder Zwischenzellwucherungen in der Epididymis und im Rete in Fällen von entzündlichen Vorgängen in diesen Organen. So sahen wir bei einem älteren Mann mit starken Spermaretentionen und Spermaverklumpungen in erweiterten, ihres Epithelsaums verlustig gegangenen Nebenhodenkanälchen in der unmittelbaren Umgebung der kugeligen Spermaagglutinationsmassen enorme, fast epithelial und bandförmig angeordnete Wucherungen großer stark pigmentierter Zellen, die nach ihrem ganzen Aussehen völlig den Zwischenzellen des Hodens entsprachen; auch ALTMANN sah Zwischenzellen im Gefäßstiel eines vollkommen nekrotischen Hodens.

Aber solche Bilder sind ganz vereinzelt; die Beobachtungen im ganzen sind so wenig übereinstimmend, daß man daraus sichere Schlüsse auf die Funktion der Zwischenzellen im Sinne eines die Ernährung vermittelnden Einflusses oder einer rein resorptiven Tätigkeit zu ziehen, vorläufig nicht berechtigt ist, trotz außerordentlich bestechend erscheinender Einzelbilder.

Der ungeheure Wechsel der Ausbildung der Zwischenzellen, ganz unabhängig von der jeweiligen Ausbildung des samenbildenden Apparates in pathologischen Verhältnissen, ganz unabhängig aber auch von der Potenz, spricht gegen eine wesentliche und regelmäßige trophische Bedeutung der Zwischenzellen für den spermiogenen Apparat.

Immerhin aber erscheint die Annahme einer trophischen Funktion der Zwischenzellen, sei sie ernährender oder resorbierender Art, noch wesentlich besser begründet zu sein, als die Annahme, daß eine innersekretorische Funktion der Zwischenzellen größte Bedeutung für den richtigen Gang der männlichen Geschlechtstätigkeit und des männlichen Geschlechtsempfindens habe. Das Schrifttum über diese Frage, die von STEINACH und LIPSCHÜTZ aufgeworfen wurde, ist ins ungeheure gestiegen. Von Morphologen haben sich mit ihr besonders HART, ROMEIS, STIEVE, SCHMINCKE, STERNBERG, E. J. KRAUS u. a. beschäftigt.

Wir glauben, daß die heute ziemlich übereinstimmende Anschauung über diese Frage, die mit der ganzen „Verjüngungsfrage" untrennbar verbunden ist, dahingeht, daß innersekretorische, auf die Ausbildung der männlichen Geschlechtscharaktere und Geschlechtsfunktionen wirkende Produkte nicht von den Zwischenzellen, sondern von dem samenbildenden Apparat ausgehen, und daß eine derartige innersekretorische Funktion diesem Apparat so lange zugesprochen werden muß, als die vollständige Verödung der Kanälchen noch aussteht, solange also noch Spermiogonien oder auch Sertolizellen in den Kanälchen vorhanden sind. Dasselbe gilt für die Ursache der Wirkung der Verjüngungsoperationen (STEINACH, LIPSCHÜTZ, VORONOFF), seien es Unterbindungen des Vas deferens oder der Tubuli recti, sei es Einpflanzung heteroplastischer oder homioplastischer Hoden: immer ist es die Aufsaugung von Material des spermiogenen Apparates, die Schuld an dem manchmal nicht zu bezweifelnden, ebenso sicher aber auch nicht beständigen „Verjüngungseffekt" ist. Selbst Beobachtungen an pseudohermaphroditischen Tieren, besonders Schweinen und Ziegen, die gewöhnlich ganz ausgesprochene männliche sekundäre Geschlechtsmerkmale tragen, sprechen trotz der häufigen, außerordentlich starken Zwischenzellwucherung in diesem Sinne, denn wenn es auch zur Samenbildung in diesen Fällen nie kommt, sind doch noch die Sertolizellen, also spezifische „genitale Zellen", in den Kanälchen vorhanden; und andererseits beobachtet man bei manchen Eunuchoiden, wie wir oben gezeigt haben, trotz des reichlichen Vorkommens von Zwischenzellen bei Fehlen der letzten Reste des spermiogenen Apparates gewöhnlich das Zurücktreten der geschlechtlichen Funktionen und Atrophien im Bereich der sekundären Geschlechtsmerkmale.

Wenn wir im allgemeinen den wesentlichen hormonalen Einfluß der Zwischenzellen auf die sekundären Geschlechtsmerkmale und ihre Tätigkeit ablehnen, lehnen wir auch die von STEINACH behauptete Unterscheidungsmöglichkeit männlicher und weiblicher Zwischenzellen (M- und F-Zellen) ab. Wir haben oben schon beschrieben, wie außerordentlich verschieden in demselben Hoden, bei vollständig normaler Hormonisierung, die einzelnen Zwischenzellen in Zwischenzellansammlungen sein können (z. B. in Fall 1), wie außerordentlich verschieden Form und Größe der Kerne sich dabei verhalten können. Es ist also keineswegs gestattet, besonders große Zellen unter den Zwischenzellen als F-Zellen zu bezeichnen, oder sie gar, wenn sie in größerer Anzahl vorkommen, als Ausdruck weiblicher Erotisierung beim Mann, als Ausdruck der Homosexualität zu bezeichnen. In dieser Ablehnung sind sich alle Untersucher, die sich mit dieser Frage näher beschäftigt haben, so SCHMINCKE, ROMEIS, HART, STIEVE, STERNBERG, SCHEUNIG, BAB u. a. einig.

Aber wenn wir auch die STEINACHsche Lehre von der Bildung spezifischer, die männlichen Geschlechtscharaktere beeinflussender Sekrete der Zwischenzellen ablehnen, wenn wir uns auch skeptisch verhalten gegenüber der Annahme einer ausschließlich trophischen Funktion des Zwischenzellgewebes (eine trophische Teilfunktion erkennen wir ihm zu), sind wir doch weit entfernt von der Annahme, daß die Zwischenzellen nur modifizierte Bindegewebszellen sind. Wir glauben vielmehr, daß ihnen eine innersekretorische Funktion (Entgiftung zugeführter Stoffe?, KOLMER, KITAHARA), wenn auch deren Bedeutung heute noch ganz dunkel ist, zukommen muß. ROMEIS weist auf die starke Ausbildung des mitochondralen Apparates in den Zwischenzellen hin, der absolut für die „Drüsentätigkeit dieser Zellen sprechen kann". Das Bedenken, daß gegen die Annahme einer innersekretorischen Funktion der Zwischenzellen ihre mesenchymale Abstammung spräche (ROMEIS und SCHMINCKE), teilen wir nicht; man denke doch an die mesenchymalen Deziduazellen, denen doch sicher innersekretorische Funktionen zugesprochen werden müssen. Auch die REINCKEschen Kristalle der Zwischenzellen sind vielleicht eine Stütze der Annahme inkretorischer Vorgänge und Beziehungen zwischen Sertolizellen und Zwischenzellen. Denn eine systematische Untersuchung über die Häufigkeit der REINCKEschen und der ihnen chemisch ähnlichen SPANGAROschen Kristalloide (BUKHOFZER) zeigt, daß sich die Häufigkeit der SPANGAROschen Kristalloide nach der der REINCKEschen Kristalle richtet; ein Reichtum an diesen war mit einem Reichtum kristallhaltiger Sertolizellen regelmäßig verbunden.

Den stärksten Beweis für diese Annahme der innersekretorischen Funktion der Zwischenzellen sehen wir vor allem in der Anordnung der Zwischenzellen, besonders wenn sie in größeren Verbänden liegen. Diese Anordnung entspricht vollkommen der der Zellen in innersekretorischen Organen. Die Lagerungsverhältnisse der Zellen sowie die Kapillaren sind nahezu völlig gleich den der Parathyreoidea oder der Glandula carotica. Man sieht vielfach sogar in kleinen, von Kapillaren umsponnenen Zellgruppen radiäre Anordnung der Zwischenzellen zu einem kleinen, manchmal tropfenähnlichen Zentrum. WAGNER will gar als spezifisches Sekret der Zwischenzellen sichelförmige Körper, die von den Zellen in die Lymphspalten ausgestoßen werden, gesehen haben. Jedenfalls sind derartige Befunde bisher nicht bestätigt worden. Vielleicht hat das Sekret der Zwischenzellen doch die Bedeutung, im Verein mit innersekretorischen Drüsen anderer Art, bremsend oder fördernd auf Ausbildung oder Rückgang der Produktion der spezifischen männlichen Sexualhormone zu wirken. STEINACH und KUN wollen so bei „verjüngten" Rattengreisen durch Einspritzung von Hypophysenvorderlappenhormon Vermehrung der Zwischenzellen veranlaßt haben. Stehen doch wohl alle innersekretorischen Organe im engen Zusammenhang. BIEDL modifiziert in diesem Sinne den alten VIRCHOWschen Satz: „propter ovarium solum mulier est quod est" in „propter functiones encodrinas mulier et vir sunt quod sunt"; nach ihm weist das gesamte endokrine System sexuelle Verschiedenheiten auf.

Ähnliche Gedankengänge vertreten auch BERBERICH und JAFFÉ. Auch J. F. KRAUS erscheint die Annahme möglich, daß die Zwischenzellen ein der Hypophyse bzw. dem Hypophysenzwischenhirnsystem untergeordnetes, dem Keimgewebe vorgeschaltetes Organ darstellen, auf die Funktion der Samenstammzellen durch besondere Inkrete wirken und sie so zur Vermehrung und Weiterdifferenzierung in reife Samenfäden veranlassen. Selbstverständlich müßten bei solcher Annahme die Inkrete der Zwischenzellen auf dem Umwege über die Blutbahn in die Hodenkanälchen gelangen.

Für ein derartiges Zusammenwirken der innersekretorischen Organe spricht uns, daß in der Mehrzahl der Fälle von Zwischenzellwucherungen Schädigungen des Keimgewebes nachweisbar sind. Vielleicht sind die Zwischenzellen mit ihrem Sekret Regulatoren der Blutversorgung des samenbildenden Apparates (R. SCHWEIZER).

Es wurde oben auf Beobachtungen hingewiesen, in denen Zwischenzellen an Stellen nachgewiesen worden sind, an denen sie normalerweise nicht vorkommen, so in der Albuginea, im Rete testis, im Nebenhoden. Wir haben auch Fälle mitgeteilt, in denen die Hodenkanälchen nur mehr in spärlichen Resten vorhanden waren und der Rest des Hodens nahezu vollständig von Zwischenzellen aufgebaut war. Derartige Zwischenzellwucherungen sind tumorähnlich. Darf man ihnen aber, selbst wenn sie sehr ausgedehnt sind, echte Geschwulsteigenschaft zuerkennen, wie dies DÜRCK, KAUFMANN, CHEVASSU taten („Zwischenzellgeschwülste", „Tumeurs des cellules interstitielles")? Wir werden bei den Hodengewächsen auf diese Frage noch besonders zu sprechen kommen. Hier sei nur so viel erwähnt, daß man nicht berechtigt ist, nach den seit jenen Veröffentlichungen zahlreich gemachten Befunden von echten Geschwulstbildungen zu sprechen, auch dann nicht, wenn Zwischenzellwucherungen in das Rete testis oder gar in die Epididymis vordringen. Es fehlt diesen Wucherungen die Autonomie, die destruierende Wucherungseigenschaft, der Nachweis der primären Zerstörung oder Verdrängung der normalen Organbestandteile. Ein Eindringen von Zwischenzellen in Hodenkanälchen selbst, das mehrfach behauptet worden ist (GOLDMANN), konnten wir nie bestätigen, konnte auch POLL bei den exzessiven Wucherungen der Zwischenzellen in Vogelmischlingshoden nicht nachweisen. Metastasenbildungen, Durchbrechen der Albuginea sind nie beobachtet worden, auch nicht in den Fällen von hermaphroditischen Schweinehoden, in denen die Zwischenzellwucherungen bucklige Vorwölbungen der Albuginea hervorrufen können (JOEST). Es liegt vorläufig die Annahme näher, in diesen Zwischenzellwucherungen den Ausdruck einer notwendig vermehrten Funktion eines in seiner Bedeutung heute noch ziemlich dunkeln Organes zu sehen, die Zwischenzellwucherung also als etwas Sekundäres mit der Schädigung oder falsch gesteuerten Funktion des spermiogenen Apparates irgendwie im Zusammenhang Stehendes, anzusprechen.

Es muß hier aber auch, und das ist für die Frage dieser „Zwischenzellpseudotumoren" sehr bedeutungsvoll, betont werden, daß auch derartig große Zwischenzellnester nicht etwas Dauerndes darstellen müssen, sondern wie die normalen Zwischenzellnester sich in Bindegewebe umwandeln können. Beobachtungen von ALTMANN, allerdings bei Eunuchoiden, sprechen unbedingt in diesem Sinne.

Rete testis.

Der Aufbau des Rete testis und der Übergang der Tubuli contorti des Hodens in seine Kammern ist außerordentlich kompliziert und noch nicht in all seinen Teilen, insbesondere was die Bedeutung derselben anlangt, bekannt. Einiges Licht hierüber haben die Untersuchungen von MAY und LOHMÜLLER aus unserm Institut gebracht (Abb. 148). Aus diesen Untersuchungen geht hervor; daß sich die Tubuli contorti nur ganz ausnahmsweise in wirkliche Tubuli recti fortsetzen, die sich dann in die Retekammern ergießen, daß vielmehr ein Schaltstück, dessen Auskleidung Sertolizellen liefern, nicht im Sinne einer End-zu-Endanastomose, sondern im Sinne einer End-zu-Seit-, oder Seit-zu-Seitanastomose die Verbindung mit den Retehohlräumen herstellt (Abb. 148). Durch diese Seit-zu-Seitanastomosen kommen sowohl blind endende Ausbuchtungen im Tubulus contortus bzw. dem Verbindungsstück als auch in den anliegenden Retekammern vor. In diesen Schaltstücken bzw. den unmittelbar anliegenden Retekammerteilen liegen nun vielfach ovoide oder spitzhaubenähnliche Gebilde, die ein kurzer Stiel mit der Wandung des Retekanals verbindet. Diese Körper zeichnen sich durch eine fettkörnchenreiche Haube aus, die einer starken Fettansammlung im lumenwärts gerichteten Teil der auskleidenden, auf dem Schnitt fächerförmig angeordneten Sertolizellen entspricht (MAYsche Pfröpfe, Abb. 149 u. 150).

Diese Pfröpfe scheinen nun sehr labile und nicht dauernde Gebilde zu sein, die sich sowohl zurückbilden und teilweise abstoßen, als auch neu entstehen können. Bei krankhaften Veränderungen des Hodens scheinen sie in erster Linie zu leiden; wir haben sie in solchen Fällen nur ausnahmsweise finden können. In der Umgebung dieser Teile des Rete hat LOHMÜLLER regelmäßig

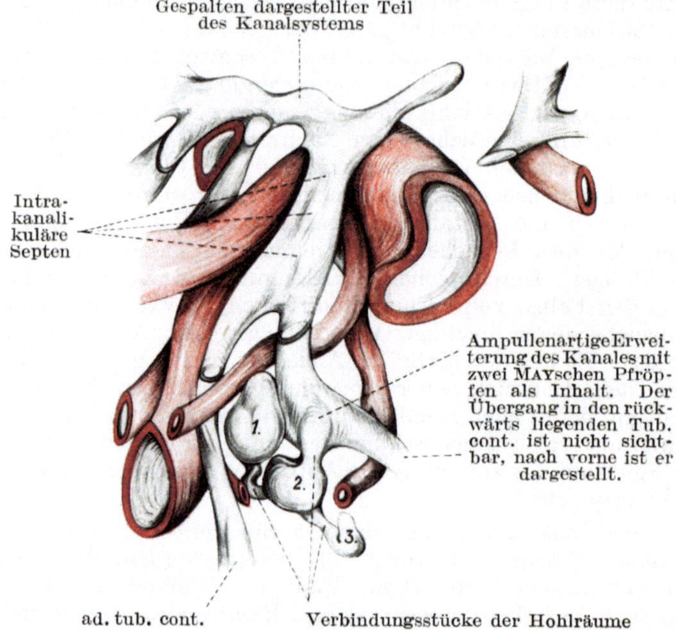

Abb. 148. Retekammern und MAYsche Pfröpfe in plastischer Rekonstruktion. Ein Teil der Retekanäle ist eröffnet, um die intrakanalikulären Verhältnisse deutlicher zu machen. Die roten Röhren stellen die Gefäße dar. 1 2 3 leere Hohlräume = Blindsäcke. Die Übergänge zu den Tubuli contorti sind nur angedeutet.

Zwischenzellen gefunden, die er in funktionelle Verbindung mit den MAYschen Pfröpfen setzt.

Was nun die Bedeutung dieser eigentümlichen Formationen anlangt, so nimmt MAY an, daß die Pfröpfe klappenartige Abschlußvorrichtungen darstellen, die eine Rückstauung des in das Rete abgeflossenen Hodensekrets in die Tubuli contorti verhindern sollen. LOHMÜLLER nimmt andererseits an, daß die Pfröpfe zu frühes und zu reichliches Ausfallen der Produkte der Tubuli contorti verhindern sollen und daß sie deshalb an den verschiedenen Stellen zu verschiedener Zeit in Funktion treten. Voraussetzung dafür ist die Ansicht LOHMÜLLERS, daß bei einer Samenentleerung nicht das Sperma aller Tubuli contorti restlos entleert wird, sondern daß es immer nur teilweise ausgeschüttet wird. Die reichliche Ablagerung von Fettsubstanzen in den MAYschen Pfröpfen sieht MAY als Bereitstellung eines Gleitmittels für den Samen in den Retekammern an; LOHMÜLLER hingegen hält es für möglich, daß die fetthaltigen Bestandteile der Knospenzellen in irgendwelcher Beziehung mit der Auflösung im Rete liegengebliebener Spermamassen zu tun haben.

Die hauptsächlichen Veränderungen, die im Rete gesehen werden, bestehen in Atrophien der Reteepithelien, Verkleinerungen der Retekammern, in Erweiterungen einzelner oder aller Reteräume. Eine große Rolle spielen auch Regenerationsvorgänge im Rete. Das Schrifttum bietet in der Frage der pathologischen Veränderung des Rete nur wenig Aufschlüsse, WEICHSELBAUM und KYRLE allein haben sich mehr mit diesen Veränderungen beschäftigt, wenn auch die von ihnen beschriebenen Bilder sich keineswegs auf Hodenatrophien bei Alkoholikern oder Kryptorchen beschränken, wie aus ihren Darstellungen hervorgehen könnte.

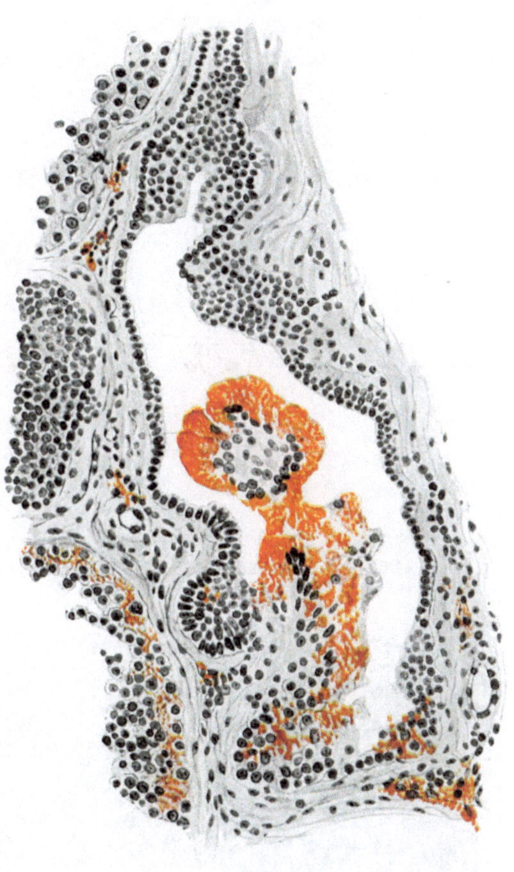

Abb. 149. MAYscher Pfropf im Übergangsstück bei Sudanfärbung.

Gesetzmäßige Beziehungen zwischen Parenchymentwicklung des Hodens und Reteentwicklung bestehen ebensowenig wie zwischen Atrophien des Hodenparenchyms und Atrophien im Rete. Wie KYRLE und MITA schon beobachtet haben, können bei gleichaltrigen Kindern mit gut entwickeltem Hodenparenchym die Retekanälchen bald weite Lichtungen haben, bald nur aus spärlichen soliden Epithelsträngen bestehen, und ebensowenig ist mit „Hodenparenchymhypoplasien“ im Kindesalter irgendwie ein hypoplastischer oder atrophischer Zustand in den Retekanälchen zwangsmäßig verbunden. Diese Unabhängigkeit von Rete und Hodenkanälchen voneinander ist heute nach der Meinung von MITA sowohl wie von RÖSSLE und WALLART begreiflicher, da nach diesen, was von vornherein wahrscheinlich erscheinen muß, Rete als Anfangsteil des ausführenden Systems und Hodenkanälchen getrennt entstehen, sich also nicht gemeinsam aus dem Epithelkern differenzieren, wie dies nach den früheren Untersuchungen von FELIX und BÜHLER anzunehmen war. Bei hohen Greisen mit Hodenatrophie kann allerdings die Weite und Wanddicke der Kammern, auch die Zahl der Kammern vermindert sein (Abb. 151); in manchen dieser Fälle mit höchstgradiger Hodenatrophie sahen wir an Stelle des Rete nur mehr schmale netzartig angeordnete, solid erscheinende Epithelleisten, und in extremen Fällen gingen auch diese verloren und ließen nur mehr aus der Anordnung des Bindegewebes der ursprünglichen Retekammern deren frühere Grenzen erkennen.

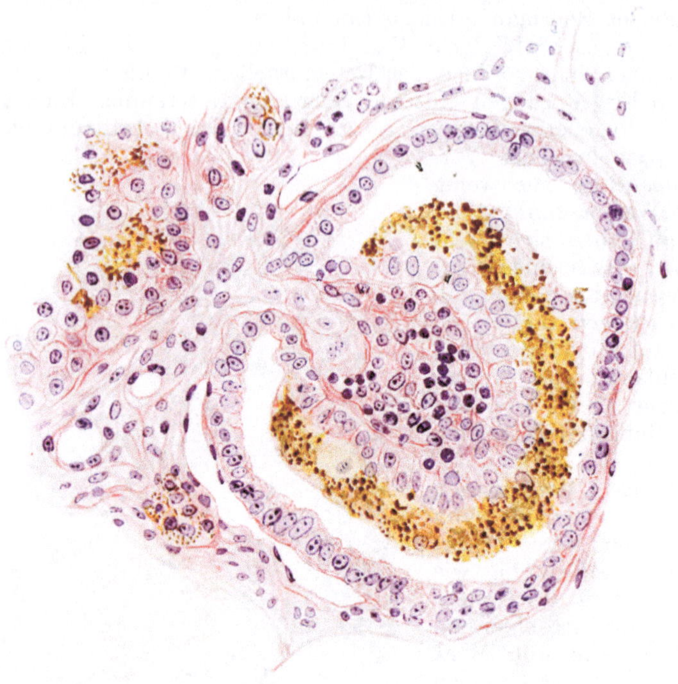

Abb. 150. MAYscher Pfropf bei Hämatoxylin Eosinfärbung. Querschnitt.

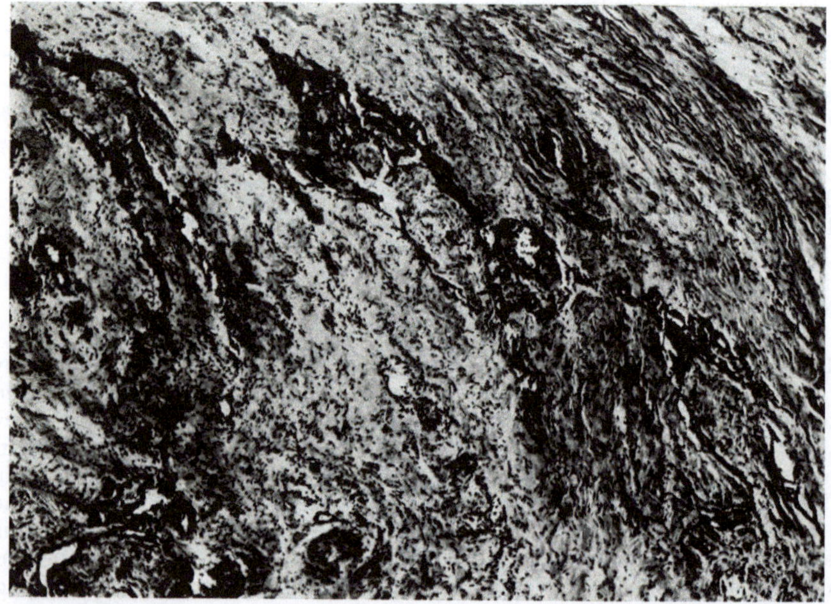

Abb. 151. S. 756/27. Mann, 77 Jahre. Atrophie und Narbenbildung im Rete testis: schmalste spärliche solide Retezüge (bei Prostataatrophie). Zeiß Obj. 5. Ok. 8 ×, Periplanat.

Das Muskelbindegewebe des Retes kann hierbei völlig homogen hyalinisiert werden (Abb. 152).

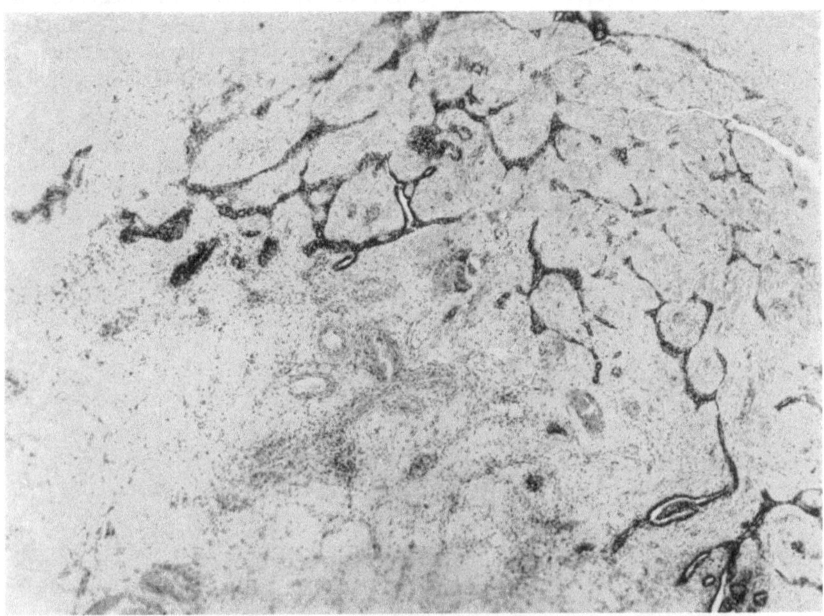

Abb. 152. S. 666/27. Mann, 90 Jahre. Hochgradige Hodenatrophie. Höchstgradige Atrophie und partielle Verödung des Rete testis. 5 Homal II.

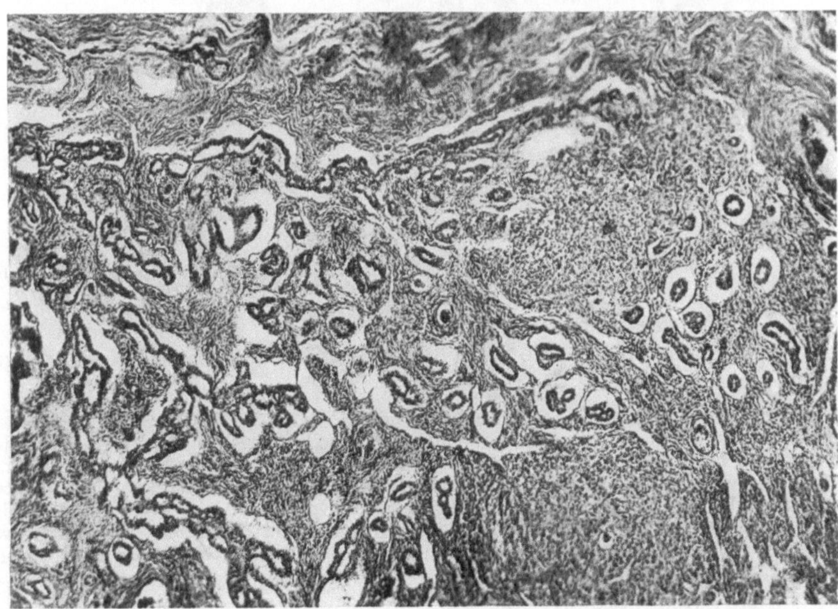

Abb. 153. PS. 13/25. Mann, 54 Jahre. Eunuchoidismus. † Endocarditis lenta. Retewucherung bei Hodenunterentwicklung (haselnußgroßer, brauner Hoden) mit enormer Zwischenzellwucherung (s. Übersichtsbild Abb. 146). 5 Homal II. Balg 76 cm Länge.

Neben diesen Atrophien des Reteepithels mit Verkleinerung und Schwund der Retekammern finden sich aber in anderen Fällen von Hodenatrophien, auch hier häufig bei Greisen, einzelne, selten alle Reteräume in ausgesprochener Wucherung: Es können so Bilder entstehen, die Randteilen eines Adenokarzinoms ähnlich werden, so sehr schieben sich die unregelmäßigen Drüsenräume, deren Epithel dann meist auch höher wird, gegen den atrophischen Hoden vor. Denn

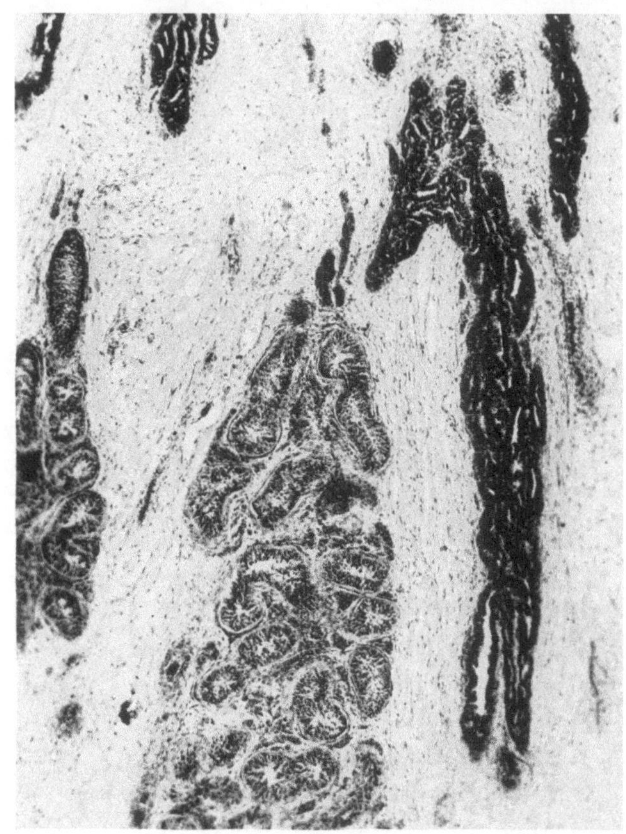

Abb. 154. Adenomatöse Wucherung des Rete testis bei Kryptorchismus. Atrophie von Hodenkanälchen (2.—3. Grades). Starke Verbreiterung des Zwischengewebes. 5 Homal II.

es sind gewöhnlich die hodennahen Räume, in denen diese Wucherungen vor sich gehen.

So sahen wir in einem Fall von Eunuchoidie bei einem 54jährigen Mann, bei dem der Kanälchenanteil des Hodens fast ganz bindegewebig verödet war und den Hauptteil des Hodenkörpers eine ungeheure Zwischenzellwucherung einnahm, das Rete in ein breites, dichtes Netzwerk (Abb. 153) von Kanälen umgewandelt, deren Lichtungen bald weiter, bald enger wurden und dann Verklebungen mit den Epithelien der gegenüberliegenden Seite eingingen; so ergaben sich durch die Rosenkranzform der Röhrchen Bilder, wie man sie nicht selten in den teilweise verödenden Kanälen des intrakanalikulären Fibroadenoms der Brustdrüse findet.

In anderen Fällen erscheint das Rete in Form außerordentlich reich gegliederter drüsiger Längsstränge, die in ihrer Form und ihrem Aussehen starken drüsigen Wucherungen in Milchgängen der Brustdrüse ähnlich werden können;

den stärksten Grad derartiger Wucherung sahen wir bei einem jugendlichen Kryptorchen, bei dem Hodenatrophie 2.—3. Grades ohne besondere Vermehrung der Zwischenzellen vorhanden war. Die Retestränge senkten sich hier tief in die atrophische Hodensubstanz hinein. Derartige Wucherungen können auch einige Ähnlichkeit mit Entfaltungsbildern des Rete haben, wie sie sich, aber offenbar in einem nur ganz beschränkten Zeitabschnitt der Hodenreifung in der Spätpubertät finden, nur daß hier die Masse der Kanälchen und der größere Zellreichtum des Stromas, auch die scharfe Abgrenzung der Wucherung auf das Retegebiet, von vornherein Verwechslung mit sekundären Wucherungen bei primäratrophischen Zuständen ausschließt (Abb. 154).

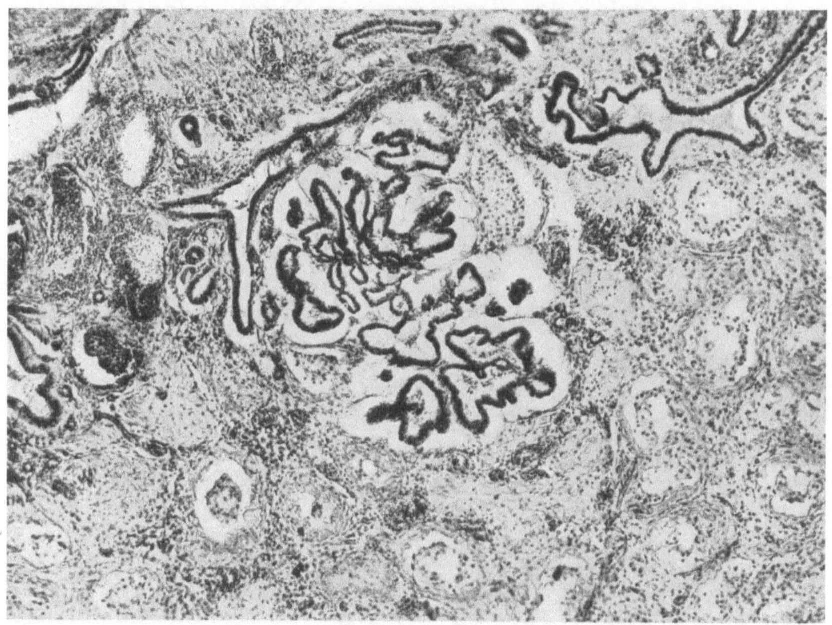

Abb. 155. S. 3/27. Mann, 70 Jahre. Papilläre Adenombildung im hodennahen Teil des Rete testis bei Atrophie des Hodens. Zeiß Obj. 5. Homal II. Balgauszug 74 cm.

Dieses Vordringen der Reteepithelwucherungen kann manchmal ein recht beträchtliches sein und in seltenen Fällen haben wir bis in die Mitte des Hodenparenchyms hinein derartige Retesprossen, durch ihr hohes Epithel ohne weiters von den hierbei immer atrophischen Hodenkanälchen unterscheidbar, nachweisen können. Dieses Vorschieben der Retesprossen erfolgt gewöhnlich zwischen den Hodenkanälchen; meist lehnen sie sich an die Septula des Hodens an. In seltenen Fällen, und darauf macht auch schon KYRLE aufmerksam, können aber sich diese Sprossen ununterbrochen in die verödenden Tubuli recti und contorti des Hodens selbst einzwängen, so daß ihre Wände dann von den hyalinen an elastischen Fasern reichen Grundmembranen der Hodenkanälchen umgeben werden. Dieses Einwuchern in die Hodenkanälchen ist aber meist auf nur ganz enge Grenzgebiete beschränkt.

Bei diesen Regenerationen sind auch adenomatöse Geschwulstbildungen geringen Ausmaßes nicht selten (Abb. 155). Wir haben sie bei Greisen, aber auch bei Jugendlicheren, auch hier fast immer bei stärkeren Hodenatrophien gefunden. Sie stellen dann kleine Knäuel unregelmäßig kalibrierter, häufig zottig gegliederter Stränge dar, die mitten zwischen den Retekammern liegen; das Epithel dieser umschriebenen, stärker drüsenartigen Wucherungen ist meist höher als das der Umgebung. Als adenomartige Fehlbildungen kommen übrigens ganz ähnliche Bilder bei der Reifung des Rete in der Pubertät zustande.

Abgesehen von diesen Papillenbildungen in Reteadenomen kommen auch Papillenbildungen in den Retekammern nicht selten vor; auch sie sind der Ausdruck einer Regeneration, der Neigung zur Oberflächenvergrößerung der Retekammern. Diese Tendenz zur Zottenbildung ist manchmal im ganzen Rete

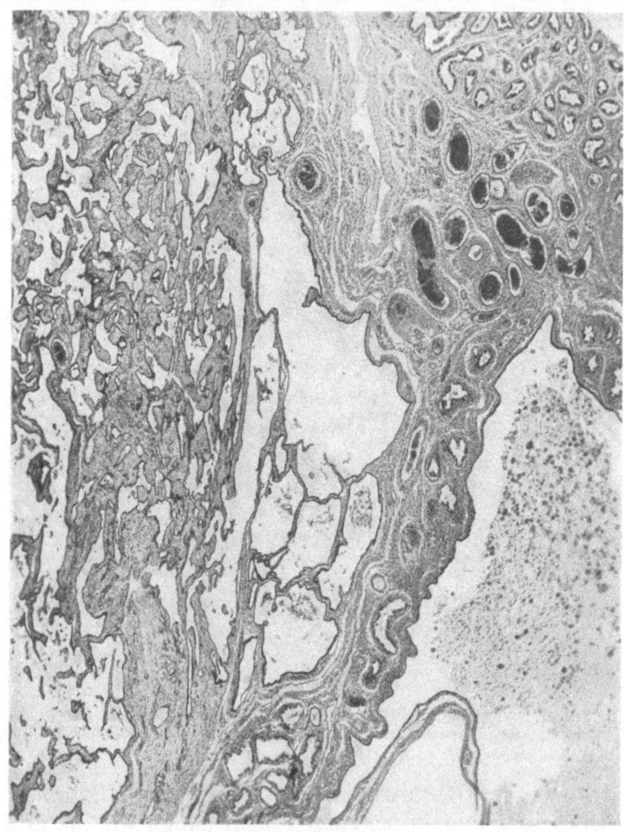

Abb. 156. S. 235/27a. Mann, 64 Jahre. Kavernose Erweiterung der dem Nebenhoden nahen Retekammern. Rechts oben: Spermaretention im Nebenhodenkopf, rechts unten: Spermatozele mit „Retekonkrementen". Zeiß Planar 35 mm. Balgauszug 53 cm.

zu beobachten, in anderen Fällen wieder nur auf einzelne Teile desselben beschränkt. Die Papillen selbst können in ihrer Größe außerordentlich verschieden sein, es kommen Fälle vor, wo man von intrakanalikulären Fibromen sprechen könnte. Derartige Knoten können kugelig, bis eiförmig werden, ihr bindegewebiges Stroma homogenisiert sich, und wie bei allen derartigen intrakanalikulären Fibrombildungen kann es auch hier durch Druck der Fibrome auf das Kammerepithel zu dessen Atrophie und schließlich zur Verödung des durch das Fibrom ausgefüllten Hohlraumes kommen.

Von derartigen Neubildungsvorgängen abzugrenzen sind knotige Bindegewebswucherungen, die wir als intrakanalikuläre Pseudofibrome in

Gegensatz zu den eben beschriebenen Wucherungen stellen. Ihre Entstehungsweise ist eine andere; so sahen wir in manchen Fällen entzündlicher Hodenveränderungen, so z. B. sehr deutlich in einem Fall von Orchitis typhosa oder bei entzündlichen Vorgängen im Nebenhoden in den Retekammern Fibrinzotten auftreten, die in ihrer Größe verschiedene Ausmaße erreicht und die alle Übergänge zur völligen Organisation und Hyalinisierung, die die fertigen Fibrome auszeichnen, infolge Einwuchern jugendlichen Bindegewebes in diese

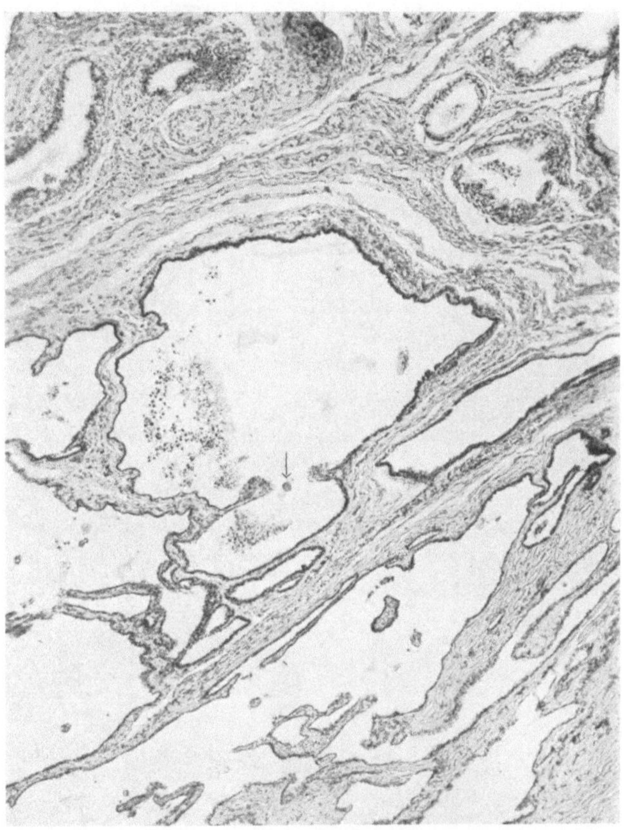

Abb. 157. S. 235/27b. Mann, 64 Jahre. Kavernöse Erweiterung des Rete testis mitPapillenbildung. Links oben: unveränderte Nebenhodenkopfkanälchen. Bei ↓ geschichtetes Retekonkrement. Zeiß Obj. 5. Ok. Homal II. Balg 74 cm.

Exsudatmassen zeigten. An der entzündlichen Entstehung dieser Pseudofibrome kann also nicht gezweifelt werden.

Wir haben oben erwähnt, daß in manchen Fällen von starken Hodenatrophien die dem Hoden benachbarten Retekammern sich erweitern und Wucherungsvorgänge zeigen können. Erweiterungen in den dem Nebenhoden benachbarten Reteteilen sind im Gegensatz dazu meist Folgen von Störungen im Ablauf des Spermas durch Hindernisse im Nebenhoden. Gewöhnlich beschränkt sich die Stauung und damit die Erweiterung der Retekammern auf die dem Nebenhodenkopf unmittelbar benachbarten Retekammern, während die hodennahen Reteteile völlig normale Verhältnisse aufweisen können (Abb. 156 u. 157). Nur in ganz wenigen Fällen haben wir bei derartigen Sekretstauungen das ganze Rete in ein System kavernös-erweiterter, unregelmäßiger, dünnwandiger Hohlräume umgewandelt gesehen, hier hatte sich also die Stauung auf das ganze Rete ausgedehnt. In solchen Ausnahmefällen kann dann auch die Speicherung der Sekretmassen, der Spermien und abgeschuppten Spermatogonien in den Retekammern eine beträchtliche werden.

Im allgemeinen allerdings werden größere Mengen von Sperma, auch in Fällen, in denen die Nebenhodenkanälchen mit Spermien prall gefüllt sind,

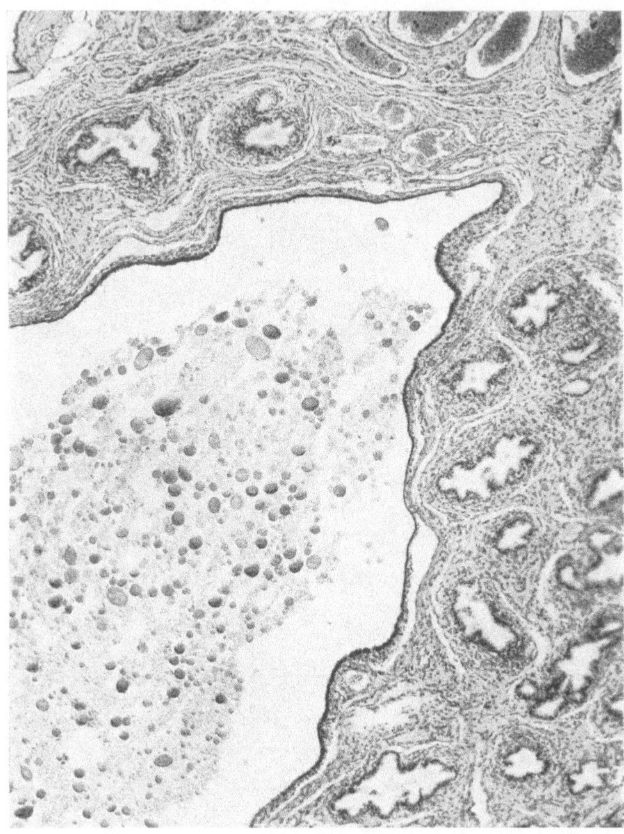

Abb. 158. S. 235/27c. Mann, 64 Jahre († Lungentuberkulose, Knochentuberkulose). Spermatozele des Rete mit kleinen Konkrementen bei Verödung des Schwanzteils des Nebenhodens. Zeiß Obj. 5. Homal II.

in den Retekammern kaum gefunden. Offenbar ist der Austreibungsmechanismus des Rete so stark, daß er in den meisten Fällen von Ablaufstörungen im Nebenhodengebiete seine Inhaltsmassen doch noch in die dehnbaren Nebenhodenkanälchen entleeren kann. Nur im hohen Greisenalter jenseits des 90. Lebensjahres, wenn die Samenbildung noch nicht vollständig erloschen war, sahen wir, offenbar als Ausdruck der Erschlaffung des Austreibungsapparates stärkere Spermienanhäufung mit reichlichen abgeschuppten Hodenepithelien in den Retekammern. Spermagglutinationen, sog. Spermiophagien können dabei auch, wenn auch meist in geringer Zahl, in den Retekammern gefunden werden. Eine Beteiligung der Reteepithelien an diesen Pseudospermiophagien haben wir nie gesehen.

Bei Stauungen in den Retekammern kann es auch zur Bildung konzentrisch geschichteter homogener, kleiner Konkremente kommen (Abb. 157). Ein Zusammenhang mit degenerierenden Zellen, wie er bei ähnlichen Konkrementbildungen im Hoden nicht unwahrscheinlich ist, ist hierbei aber kaum gegeben. Wir fanden solche Konkremente mehr bei zellfreien Stauungen, bei denen mehr oder minder homogene Massen die Retekammern ausfüllten. In demselben oben abgebildeten Falle sahen wir in einer isolierten zystisch-erweiterten Retekammer, die offenbar in ihrem Abfluß auf das stärkste beeinträchtigt

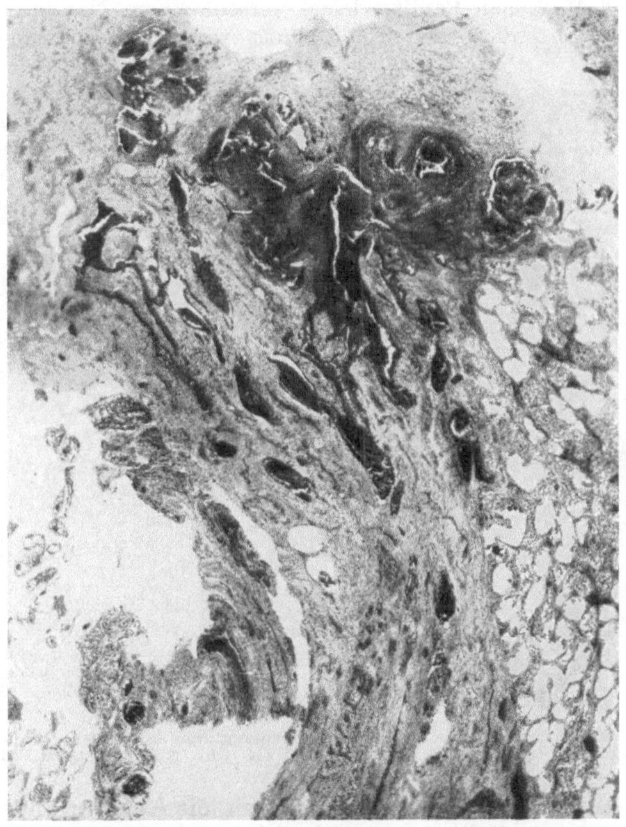

Abb. 159. E. 114/29. Mann, 28 Jahre. Eitrig nekrotisierende Entzündung des Rete testis; von den Retekammern aus auf das Interstitium übergreifend. Die Entzündung grenzt sich scharf gegen den Hodenkanälchenapparat ab. (Tod an Beckenbodenphlegmone.) (S. Abb. 161 eitrige Nebenhodenentzündung.)

war, massenhafte derartige eiförmige, bis kugelige, hyaline geschichtete Körperchen ungefähr von der Größe von Bandwurmeiern (Abb. 158). Kalkige Inkrustationen derartiger Schichtungskörper kommen vor.

Handelt es sich bei diesen kleinen Konkrementen wohl um reine Ausfällungen von Kolloiden, so kommt bei größeren, geschichteten, verkalkten Konkrementen in den Retekammern noch eine andere Entstehung in Betracht: Wir haben oben schon auf die aus Fibrinzotten hervorgehenden intrakanalikulären Pseudofibromknoten hingewiesen. In derartigen Pseudofibromen sahen wir ebenfalls konzentrische, verkalkte Konkrementbildungen, manchmal mehrere dicht nebeneinander, von organisierten Massen des Pseudofibroms umschlossen. Es ist naheliegend, sie auf Kalkablagerungen in den Fibrinmassen zurückzuführen.

Entzündliche Prozesse im Nebenhoden sowohl als auch im Hoden greifen nur ausnahmsweise auf das Rete selbst über; so sahen wir in Fällen, bei denen der ganze Nebenhoden von multiplen Abszessen ersetzt war, vollständig unversehrte Retekammern und ebenso erweist sich in den meisten Fällen von akuter, selbst abszedierender Orchitis das Rete vollständig unversehrt. Der intrakanalikuläre Weg vom Nebenhoden zum Rete ist offenbar durch den Sperrmechanismus der Tubuli efferentes, der vom Hoden zum Nebenhoden durch die eigenartigen MAYschen Papillen leicht verschließbar. Nur in einigen Fällen von pyämischer abszedierender Epididymitis waren die Retekanäle sämtlich

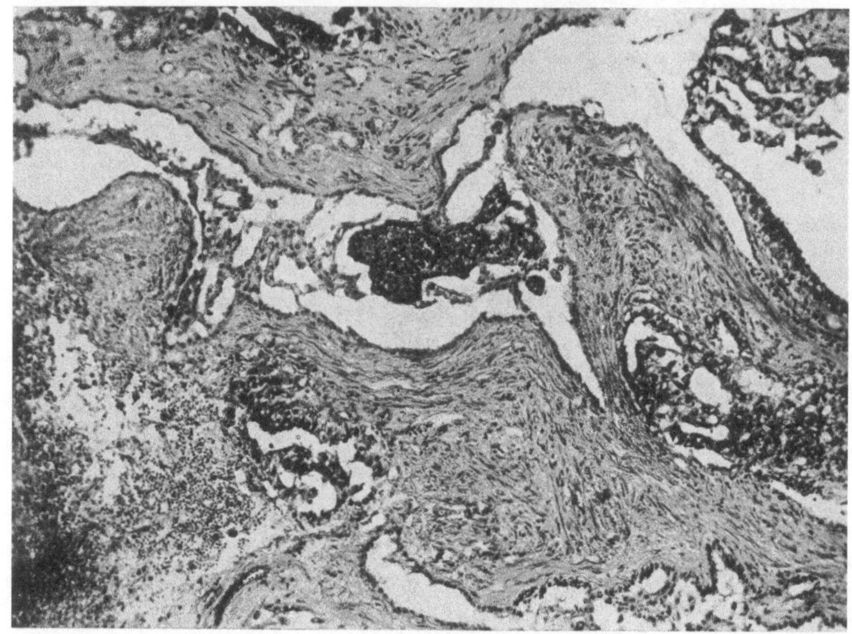

Abb. 160. S. 113/22. Mann, 34 Jahre. Papilläres Adenokarzinom des Hodens, in die Retekammern einbrechend. Vergr. 87 ×. Okular Homal II. Obj. Zeiß Apochrom. 16 mm.

stark entzündet, ihr Epithel teilweise nekrotisch, die Kammern mit Leukozyten und Zerfallsmassen ausgefüllt, wenn auch nicht stark gedehnt (Abb. 159). Auch in diesen Fällen griff die Erkrankung kaum auf die benachbarten Hodenkanälchen über. Die nächstgelegenen Kanälchen zeigten nur etwas stärkere Zellabschuppung und vereinzelte Leukozyten. Auffallend ist übrigens auch, daß trotz bakterienreicher Leukozytenüberfüllung der Retekammern bei solch pyämischen Vorgängen, bei denen Hoden sowohl wie Nebenhoden größere Neigung zur Einschmelzung zeigen, die Kammerwände des Rete lange Zeit völlig reaktionslos bleiben können. Die Entzündung grenzte sich scharf an der Retegrenze ab.

In seltenen Fällen beobachtet man innerhalb des Rete bald kleine, bald große und massige Zwischenzellwucherungen bzw. Zwischenzellansammlungen; wir haben solche Bilder im Abschnitt „Zwischenzellen“ in den Fällen 1 und 2 eingehend geschildert. Es sind hier zwei Formen zu unterscheiden: in dem einen Fall ist das Vordringen der Zwischenzellen in das Rete zweifellos: Die Retekammern werden von den in ihrem Zwischengewebe liegenden Zwischenzellen stark auseinandergedrängt; im zweiten Falle wuchern zweifellos in adenomartiger Weise die Retekammern in das Gebiet des Hodens hinein; die zwischen ihnen sich hier vorfindenden Zwischenzellansammlungen sind natürlich nicht durch Überschreitung der ihnen zukommenden Grenzen entstanden. Regelmäßig finden sich bei solchen Zwischenzellverlagerungen atrophische Vorgänge im Hodenkanälchenapparat, oder Sperrungen im Spermaablauf im Bereich des Nebenhodens, also Spermastauungen; in beiden Fällen liegen also den Abbau von Spermien oder spermiogenen Gewebes begünstigende Momente vor. Es gilt als Erklärung hierfür das, was wir in dem Zwischenzellabschnitt über die vermutliche Funktion der Zwischenzellen gesagt haben. Ein Ausdruck bösartiger blastomatöser Wucherung liegt hier ebensowenig vor wie in den Vogelmischlingshoden (Pfau ♂, Perlhenne, Poll), bei denen diese Durchsetzung des Rete mit Zwischenzellen außerordentliche Grade annehmen kann.

Primäre bösartige Geschwülste des Rete testis sind äußerst selten. Wir können uns an keine derartige sichere Beobachtung erinnern. Übergreifen von Hodengeschwülsten auf das Rete testis ist dagegen häufig, wie wir das bei der Besprechung der Hodentumoren öfters zu erwähnen haben werden; in seltenen Fällen füllt dabei die vordringende Wucherung die Retekammern nur aus, ohne sie selbst zu zerstören. Ein Beispiel dafür ist Abb. 160.

Hier erfüllen die zierlichen Wucherungen eines Adenokarzinoms die schmalen Räume, wobei das Reteepithel stellenweise sogar noch erhalten bleibt.

Die Epididymitis.

Die Ursache der Entzündung des Nebenhodens ist immer eine infektiöse. Unter den Infektionserregern kommt neben dem Tuberkelbazillus die größte Bedeutung dem Gonokokkus zu. Ferner wurden bei diesen Entzündungen als Erreger nachgewiesen: Bacterium coli (Reynolds, Müller, Vintici), Diplococcus crassus (Königsfeld, Salzmann) usw. Die Zahl der nichtgonorrhoischen Epididymitiden wird im allgemeinen unterschätzt.

Von Blastomykosen des Nebenhodens sprechen Haase, Hall und Marschall. Mischinfektionen sind ebenfalls nicht selten, sei es daß sich auf die tuberkulöse Infektion eine andere aufpfropft, oder daß sich auf der Grundlage einer alten gonorrhoischen Entzündung eine Tuberkulose entwickelt; häufig sind auch Mischinfektionen von Bacterium coli mit Gonokokken, ja Laveneant behauptet, daß nur bei Mischinfektion der Harnröhre überhaupt eine Epididymitis zustande kommen könne, eine Behauptung, die sicher in dieser Allgemeinheit nicht zu bestätigen ist. Unrichtig ist auch die Ansicht von Sowinski, daß es weniger Gonokokken als die Gonokokkengifte wären, die die Entzündung des Nebenhodens verursachten, daß also die Anwesenheit der Gonokokken selbst im Nebenhoden zur Einleitung der Entzündung nicht nötig sei. Es steht doch in einer Reihe von Fällen das Vorhandensein von Gonokokken im punktierten Eiter von Epididymitiden einwandfrei fest, wenn auch der Nachweis der Gonokokken nicht in allen Fällen und wenn, so meist nicht leicht und ohne weiteres gelingt, da er von dem Stadium der Entzündung außerordentlich stark abhängt (Gross, Collan, Witte, Bärmann, Salomon).

Die Entzündung des Nebenhodens ist entweder, und dies trifft für die Mehrzahl der Fälle zu, eine fortgeleitete, sog. urethrale (Iljinski), und zwar fortgeleitet von Harnröhre, Prostata, oder Samenblasen (die Entzündung setzt dann gewöhnlich in dem kaudalen Abschnitte der Epididymis ein), oder eine hämatogene (z. B. auch bei Generalisation der Gonorrhöe möglich). Dabei spricht die Nichtbeteiligung des Vas deferens an der Entzündung oder gar das Fehlen der Entzündung des Vas deferens vor der des Nebenhodens, wie dies häufig festzustellen ist, keineswegs gegen die kanalikuläre Ausbreitung: denn der Samenstrang wird wahrscheinlich von den Erregern rasch durchlaufen, erst der Schwanz des Nebenhodens schafft Sperrungen, die längeres Verweilen und damit starke Reizung durch die Infektionserreger ermöglichen.

Anatomisch drückt sich die Epididymitis durch starke Vergrößerung des Nebenhodens aus, die die Masse des Hodens übertreffen kann; in übertriebenen Fällen kommt es dabei zu wurstförmigen Verdickungen des ganzen Nebenhodens, der den Hoden dann ganz umwallen kann. In anderen Fällen, wenn der Vorgang ein umschriebener ist, ist bald der Kopfteil, wesentlich öfter der Schwanzteil stark geschwollen. Das Organ fühlt sich prall elastisch, ödematös an, erscheint stark gerötet, seine Gefäße sind stark gefüllt. Ist die Entzündung eine sehr starke, so kann es zu eitrigen Einschmelzungen kommen. Die Tunica vaginalis beteiligt sich bei stärkerer Epididymitis regelmäßig mit entzündlichem Erguß, nicht selten ist auch die Skrotalhaut in die Entzündung mit einbegriffen.

Über die besonderen Veränderungen bei der Tuberkulose des Nebenhodens ist im Zusammenhang mit der Tuberkulose des Hodens berichtet. Klinisch wie makroskopisch anatomisch können die Bilder der nicht tuberkulösen chronischen Epididymitis denen der tuberkulösen weitgehend ähnlich sein; hier wie dort kommt es zu starker Verdickung und Verhärtung des Nebenhodens in seiner ganzen Ausdehnung oder in seinen einzelnen Abschnitten, des Schwanzteiles oder des Kopfteiles; hier wie dort kann die Entzündung mit akuten Erscheinungen beginnen und in das chronische Stadium übergehen, hier wie dort können Eiterungen das Bild verwickeln; hier wie dort können andererseits akute Anfangsstadien vollständig fehlen, hier wie dort kann die Entzündung auf die Tunica vaginalis propria übergreifen und zur entzündlichen Hydrozele in all ihren Formen führen. Diese weitgehende klinische wie anatomische Ähnlichkeit beider infektiöser Erkrankungen führt zu mancher klinischen Fehldiagnose, und jedem erfahreneren pathologischen Anatomen werden, wie auch uns, Dutzende von Kastrationsfällen in Erinnerung sein, bei denen eingehende mikroskopische Untersuchung in dem vermeintlich tuberkulös erkrankten Organ keine Spur von Tuberkulose, sondern nur einfache entzündliche Veränderungen nachweisen ließ, bei denen also die Kastration unnötig war. Aber es ist zuzugeben, daß tatsächlich die mikroskopische Differentialdiagnose bei nicht ausgesprochenen Veränderungen zwischen Tuberkulose und gonorrhoischer Entzündung in manchen Fällen außerordentlich schwierig sein kann; denn auch bei der gewöhnlichen Entzündung der Epididymis kann das Granulationsgewebe, insbesondere, wenn es Kanälchen ersetzt, oberflächliche Ähnlichkeit mit umschriebenen Tuberkeln bekommen.

Auch Riesenzellen können in derartigen nicht tuberkulösen Granulationen auftreten, insbesondere dann, wenn mit Spermien gefüllte Kanälchen nach Verlust des Epithels in die Granulationen einbezogen werden. Es kann deswegen nicht genug auf die Bedeutung aller klinischen differentialdiagnostischen Merkmale hingewiesen werden, und die Bedeutung, die der Probepunktion und der bakteriologischen Untersuchung ihrer Produkte zukommt, nicht genug betont werden.

Die Infektion des Nebenhodens erfolgt entweder auf dem Blutwege oder, wie oben schon erwähnt wurde, auf dem kanalikulären Wege (von Harnröhre über Ductus ejaculatorii, bzw. Prostata, Samenblasen, Vas deferens); dafür spricht auch das meist erste Betroffenwerden des Schwanzteiles. Häufig bleibt im Schwanzteil der Prozeß dauernd lokalisiert; greift er auf Körper und Kopf des Nebenhodens über, so soll bei dieser Infektion der hodenwärts gelegenen Teile weniger der kanalikuläre als der interstitielle lymphatische Weg eingeschlagen werden. Denn nach RICHARDS Untersuchungen an Tier- und Menschenhoden gelingt es bei Einspritzungen von Farben und von infektiösem Material nicht, den Inhalt über den Schwanzteil des Nebenhodens hinaufzutreiben; ein eigenartiger Mechanismus verhindere dies: bei Injektionen vom Vas deferens aus trete Läppchenbildung im Nebenhodenschwanz auf; sämtliche im Läppchen zusammengefaßten Kanäle füllten sich gleichmäßig; bei stärkerer Füllung bedinge nun das die Kanälchen in Läppchen zusammenfassende Bindegewebe durch seine starke Spannung eine Abdrosselung der zum höher gelegenen Nebenhodenteil führenden Kanäle, die also leer blieben. Nach einigen Untersuchern (HOROVITZ, AUDRY, DALOUS, ZEISSL und SOCIN) wird noch ein anderer Lymphweg bei der Infektion eingeschlagen werden können: es soll ein das Vas deferens begleitendes Lymphgefäß die Infektion von den testipetalen Teilen des Geschlechtsapparates auf den Nebenhoden übertragen können. Eine größere Bedeutung kommt diesem Infektionsweg, wenn er überhaupt in Betracht kommt, sicher nicht zu (BAERMANN). Selten ist ferner die Infektion von der Tunica vaginalis propria aus, selbst bei offenem Processus vaginalis, noch seltener die Infektion durch unmittelbares Übergreifen von der Haut des Hodensackes oder seiner Umgebung aus.

Bei der kanalikulären Infektion durch Gonokokken wird von manchen Untersuchern ein rasenförmiges Wachstum dieser Keime im Kanalapparat von der Harnröhre aus bis zum Nebenhoden angenommen. Da aber die Epididymitis klinisch meist ziemlich plötzlich unter stärkeren Erscheinungen auftritt, wird mehr an die Fortbewegung der Gonokokken durch antiperistaltische Wellen, die aber gewöhnlich nur in großen Pausen erfolgen sollen (TZULUKIDZE und SIMKOW), im Vas deferens gedacht werden müssen. Diese Antiperistaltik ist auch durch OPPENHEIM und LÖW, AKUTSU u. a. bei elektrischer Reizung des Colliculus seminalis im Tierversuch sicher nachgewiesen: Betonen doch diese Verfasser die Möglichkeit, daß nach Ausscheiden des Samens am Colliculus seminalis in der Akme des Koitus in jenem Augenblick, in dem beim Wellenablauf eine urethral gelegene Kontraktion der hodenwärts gelegenen Erweiterung des Lumens Platz macht, Aspiration von infektiösem Urethralinhalt in die Ductus ejaculatorii erfolgen könne. Doch scheint auch bei dem Mechanismus der gewöhnlichen prostatawärts vor sich gehenden Peristaltik des Vas deferens ein Aszendieren eines etwaigen infektiösen Inhaltes des Vas deferens in den Nebenhoden möglich zu sein (RICHARD, LOMMEL, TZULUKIDZE und SIMKOW). Wir wollen nicht verschweigen, daß FREY nach neueren experimentellen Untersuchungen das Vorkommen von Antiperistaltik und damit die Möglichkeit des Transportes keimhaltigen Materials von der Harnröhre zum Nebenhoden bestimmt verneint. Gegen die überragende Bedeutung der rasenförmigen Ausbreitung der gonorrhoischen sowohl wie auch der Koliinfektion spricht die klinische Beobachtung, daß plötzlich nach Traumen, nach Erektionen, nach Katheterisierungen, nach Zystoskopien die infektiöse Erkrankung des Nebenhodens einsetzen kann (DEMEL).

Ob neben der infektiösen Epididymitis eine rein traumatische vorkommt, muß sehr dahingestellt bleiben. Traumen des Hodens oder des Nebenhodens allein führen in erster Linie zu Quetschungen oder partiellen Zerquetschungen des Organs, mit Blutungen, mit Ergüssen in die Tunica vaginalis propria, mit starken folgenden Blutüberfüllungen und den diesen Vorgängen folgenden Reparations- und Resorptionserscheinungen. Echte Entzündungen, die im Anschluß an Traumen nicht zu selten beobachtet werden, sind wohl, wenn nicht Infektion durch die eben erwähnte Retroperistaltik von der zufällig infizierten Harnröhre aus in Betracht kommt, ausnahmslos Aufflackerungen alter latenter infektiöser Prozesse im Nebenhoden selbst; daneben bietet das geschädigte Gewebe wie jedes andere geschädigte Gewebe wohl auch gelegentlich die Möglichkeit für zufällig im Körper kreisende Bakterien, sich hier niederzulassen. Es gilt hier dasselbe wie für die „traumatische Orchitis".

Nicht Stellung nehmen kann der pathologische Anatom zur Frage der „erotischen" Epididymitis, jener gelegentlich bei längerer Abstinenz und nach sexuellen Aufregungen auftretenden starken Schwellung und Schmerzhaftigkeit des Hodens: wahrscheinlich liegen hier weniger Entzündungen als reine Kreislaufsänderungen vor, starke Blutüberfüllung des Organs, die den Innendruck in ihm erhöhen. Eine histologische Analyse der hierbei einsetzendene Veränderungen ist kaum zu erhoffen.

Die hämatogene Infektion des Nebenhodens kommt hauptsächlich bei septischen Allgemeinerkrankungen vor; wir sahen sie in akutester Form bei Streptokokkensepsis, bei Staphylokokkensepsis, bei pyämischen Prozessen. Hämatogen ist auch die oft nicht unbeträchtliche entzündliche Erkrankung des Nebenhodens bei Pocken, bei Typhus meist im Gefolge einer Hodenentzündung. Doch kann bei Typhusbazillenträgern lange nach Ablauf der akuten Infektionskrankheit gelegentlich eine selbständige Epididymitis typhosa auftreten (GREENBERG). Auf die anatomischen Veränderungen dieser oft foudroyant verlaufenden, meist mit ausgedehnten Eiterungen und Abszedierungen einhergehenden Veränderungen werden wir unten noch eingehen.

Da die akute Epididymitis auch nach stürmischem Beginn und Verlauf von selbst zurückgehen kann, sind Beobachtungen des histologischen Bildes dieser akuten Veränderungen seltene und zufällige (BAERMANN, SOCIN). Aber da die Bilder bei den verschiedensten Infektionserkrankungen, soweit sie nur den Nebenhoden in stärkere Mitleidenschaft ziehen und kanalikuläre, testipetale und so ziemlich gleichartig sind, kann im ganzen ein Bild entworfen werden, das den tatsächlichen Verhältnissen der akuten gonorrhoischen Entzündung völlig entsprechen wird. Besonders günstiges Material liefern die Hoden, die unter dem Verdacht tuberkulöser Erkrankung entfernt wurden, bei denen aber die histologische Untersuchung eine unspezifische Entzündung feststellte.

Der makroskopische Befund der akuten Epididymitis äußert sich vor allem in der starken Vergrößerung, der Hyperämie, der Ödematisierung, entweder des Schwanzteiles allein, wie dies meist der Fall ist, oder des ganzen Nebenhodens, seltener seines Kopfteiles allein. Auf dem Schnitt ist das Gewebe stark verquollen, die Kanälchenstruktur kann ganz zurücktreten. Die Scheidenhaut des Hodens ist meist erweitert, mit trübem serösem oder eitrig fibrinösem Inhalt gefüllt, die wandständigen Fibrinmassen können in allerdings nicht häufigen Fällen dicke Auflagerungen auf der Hodenserosa bilden. In schwereren Fällen ist das Gewebe der Epididymis phlegmonös durchsetzt, ab und zu kommt es zu stärkeren Abszeßbildungen, in stärksten Fällen kann der ganze Nebenhoden in ein System mit Eiter gefüllter Höhlen umgewandelt sein, die nach allen Seiten Fisteln bilden können. Der Hoden ist in diesen schwereren Fällen regelmäßig miterkrankt, bald nur in Form einer Schädigung der Samenbildung, bald reagiert er mit stärkeren entzündlichen Veränderungen. Bei leichteren Epididymitiden, insbesondere solchen, die im Schwanzteil lokalisiert bleiben, können Hodenveränderungen völlig fehlen.

Da der infektiöse Stoff in der überwiegenden Mehrzahl der Fälle auf kanalikulärem Wege in den Nebenhoden gelangt, sind auch die Veränderungen im Nebenhoden zuerst in seinen Lichtungen lokalisiert. Insbesondere von BÄRMANN, SOCIN sind derartige Frühstadien beschrieben worden. Auf die Epithelveränderungen selbst, die dabei beobachtet werden, wollen wir später eingehen, hier zuerst mehr die subepithelialen Veränderungen, die exsudativen und produktiven erörtern.

Leukozyten können in Frühstadien im Kanälchen völlig fehlen; eine mäßige subepitheliale und perikanalikuläre Rundzelleinlagerung kann alleinige Reaktion des infektiösen Prozesses sein; in anderen Fällen zeigt das Kanälchenlumen schon in frühen Stadien rasch sich verstärkende leukozytäre Ausfüllung; Fibrin und schleimähnliche Massen können netzartig die Zellen umspinnen oder die eingeengte Lichtung noch völlig verstopfen. Die Leukozyten wandern von dem subepithelialen Gewebe ein, das Epithel dabei stark auflockernd und zum Teil auch abhebend. Bei gonorrhoischen Entzündungen sah BAERMANN in diesen Stadien reichlich Gonokokken in den intrakanalikulären Leukozyten, zum Teil aber auch schon subepithelial im Bereich der Basalmembran und auch außerhalb dieser.

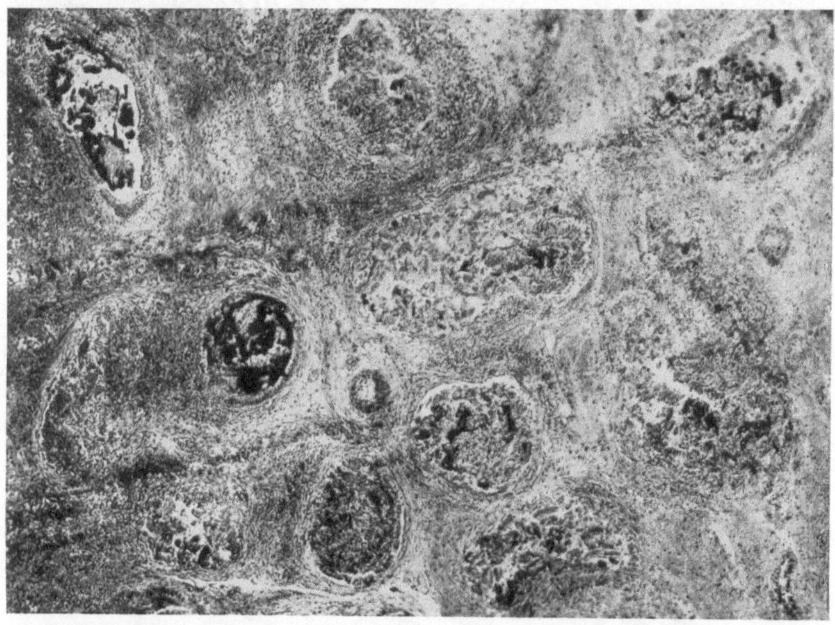

Abb. 161. E. 114/29. Mann, 28 Jahre (Tod innerhalb 3 Tagen unter septischen, vom Beckenboden ausgehenden Erscheinungen [primäre Prostatitis? Prostata?]). Eitrig nekrotisierende Epididymitis mit großen Bakterien. Rasenbildungen (Staphylokokken) in den Kanälchen. Phlegmonös nekrotisierende Entzündung des Interstitiums. Zeiß Okul. Homal II. Obj. 5. Balgauszug 74 cm. (s. Abb. 159 eitrige Reteentzündung.)

In anderen Fällen (SOCIN) sieht man nur Leukozyten im Kanälchenlumen oder in Durchwanderung begriffen, sowie in vermehrter Zahl in den die Kanälchen der Epididymis umspinnenden Kapillaren; subepithelial können Leukozyten in derartigen Frühstadien aber auch völlig fehlen. Die Infiltration bei stärkeren Entzündungen greift mehr und mehr auf die äußeren Schichten über, Mastzellen und Plasmazellen, die hier in wesentlich geringerem Grade als z. B. in der Tube bei gonorrhoischen Entzündungen auftreten, mengen sich den Exsudatzellen bei (SCHRIDDE und AMERSBACH).

Manchmal fehlen Plasmazellen im Infiltrat vollständig; so vermißte sie SOCIN in einem Fall von Gonokokkensepsis; er glaubt mit HÜBSCHMANN, daß sie mit immunisatorischen Vorgängen zusammenhängen, was ihr Fehlen bei den seltenen allgemeinen Gonokokkenerkrankungen (Gonokokkensepsis) in der Epididymis vielleicht erklären könnte.

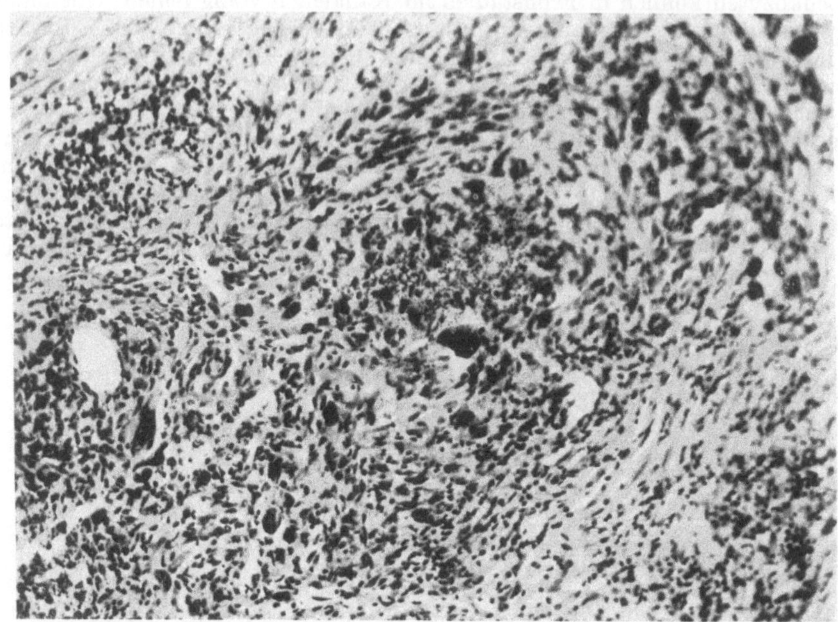

Abb. 162. S. 283/26. Mann 72 Jahre. Chronische Epididymitis mit Zerstörung der Kanälchenwand. Granulombildung: im Zentrum Spermiophagen, freie Spermienköpfe zwischen den Fibroblasten, Riesenzellen. Vergr. Okul. Leitz Periplanat 4×. Zeiß Apochrom. 16 mm. Balgl. 62 cm.

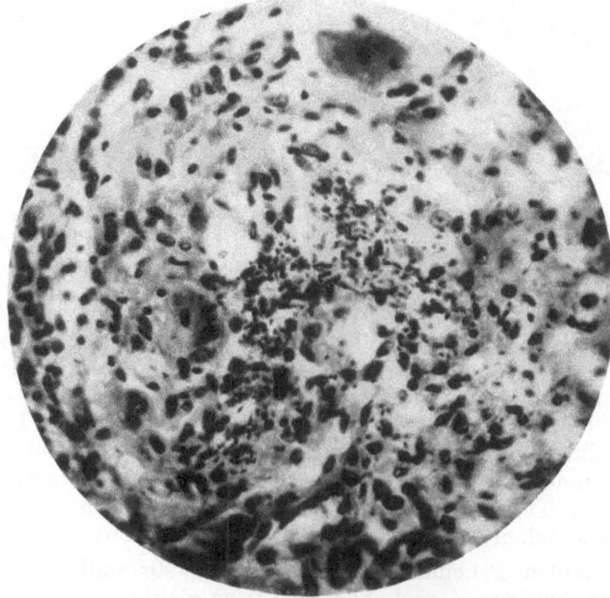

Abb. 163. S. 283/26. Mann, 72 Jahre. Chronische Epididymitis mit Zerstörung der Kanälchenwand. Im ersetzenden Granulom Fibroblasten, Riesenzellen, Spermiophagen und eingestreut zahlreiche Spermienköpfe. Stärkere Vergrößerung v. Abb. 162. Periplanat 4 ×. Apochrom. 8 mm. Balgl. 43 cm.

An den Stellen der stärksten Entzündung geht die Kanälchenwand bald verloren, die elastischen Fasern können zwar längere Zeit noch Widerstand leisten, auch das Epithel bleibt manchmal auffallend lange noch erkennbar, wenn auch nicht mehr im festen Verband der Zellen. In etwas weniger akuten Fällen können so bakterienwimmelnde Abszesse gesehen werden, die noch von elastischen Fasern umrahmt sind und deren Zentrum von einem Gemisch von Epithelien, Spermien, Leukozyten und Fibrin gebildet ist (Abb. 161, 162 u. 163).

Daß trotz dieser häufigen Zerstörung ganzer Kanälchenwandabschnitte funktionelle Heilung derartiger Epididymitiden eintreten kann, erklärt BAERMANN mit entzündlichen Fistelbildungen zwischen

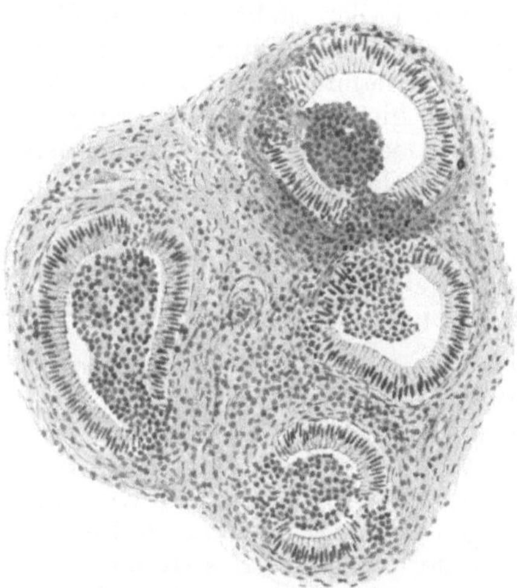

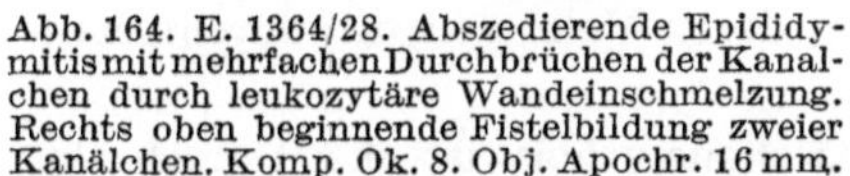

Abb. 164. E. 1364/28. Abszedierende Epididymitis mit mehrfachen Durchbrüchen der Kanalchen durch leukozytäre Wandeinschmelzung. Rechts oben beginnende Fistelbildung zweier Kanälchen. Komp. Ok. 8. Obj. Apochr. 16 mm.

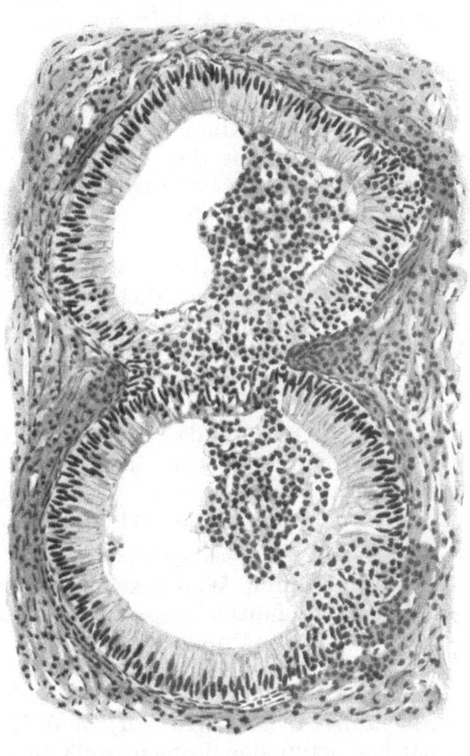

Abb. 165. E. 1364/28. Akute Epididymitis. Kopfteil. Partielle Zerstörung der Kanälchenwand durch intraleukozytäre epitheliale Abszesse; Vorstadien der Fistelbildung zwischen 2 Kanälchen. Okular 2. Obj. Zeiß DD.

den Kanälchen, die unter Umgehung des alten kanalikulären Weges neue Verbindungen zwischen hodennahen und hodenferneren Kanälchenteilen schaffen können; beginnende Einschmelzungen der sich berührenden Wände verschiedener Kanalabschnitte sind in Abb. 164 u. 165 dargestellt. Im übrigen ist die Regeneration und Rekanalisationskraft des Nebenhodenepithels eine sehr hohe, wie wir im Abschnitt „Regeneration" des genaueren darlegen werden.

Bei den von vorneherein im Zwischengewebe einsetzenden entzündlichen Prozessen, also vor allem bei den metastatischen, werden in kurzer Zeit die Kanälchen ebenfalls in Mitleidenschaft gezogen, das Bild wird so den von den Kanälchen selbst ausgehenden Entzündungsprozessen gleich.

Eine völlige Restitutio ad integrum kann nach solchen schweren Alterationen des zarten Kanälchenapparates des Nebenhodens nicht erwartet werden. Infiltrate bleiben im Zwischengewebe lange bestehen, Narben bleiben immer zurück, die im Verein mit den später zu besprechenden Epithelumwandlungen auf die früheren schweren Umbauvorgänge durch die Nebenhodenentzündung hinweisen.

Gehen wir nochmals auf jene Stadien der Entzündung zurück, in denen die leukozytäre Einwanderung in die Kanälchenlichtungen einsetzt, in denen manchmal das Epithel durch die innerhalb der Basalmembran sich ansammelnden Zellen von seiner Unterlage abgehoben und in die ursprüngliche Lichtung hineingeschoben wird:

Die Veränderungen, die das Epithel dabei erleidet, können sehr ausgesprochene, aber auch sehr mannigfaltige sein und bei gleichen exsudativen Bildern können die Epithelveränderungen sich außerordentlich stark voneinander unterscheiden. Bei leichtesten Alterationen erscheint das Epithel trüb geschwollen, die Wimperhaare stoßen sich ab, Vakuolen treten in den Zellen auf. Die basalen Zellreihen, die sonst kaum sichtbar werden, können schwellen, so daß in den Nebenhodenkanälchen, im Kopfteil sowohl als im Körper und Schwanzteil auf einer mehr oder minder kubischen Zellreihe sich die hochzylindrischen Zellen, die sonst allein das Bild beherrschen, aufbauen. Mehrkernige und vielkernige Riesenzellen, knospenartig in die Lichtung vorspringend, können dabei auftreten; in anderen Fällen geht der einzeilige Charakter des Zylinderepithels schon früh verloren. Das Epithel wird mehrzeilig bis vielzeilig, die Zellen schieben sich dicht aneinander; das Ganze ist der Ausdruck einer starken Zellvermehrung, wenn man hierbei auch selten Mitosen in größerer Anzahl findet. Das Protoplasma dieser sich aneinander drängenden Zellen wird heller, die Wimperhaare sind auch hier längst verloren gegangen. In wieder anderen Fällen ist die Zellvermehrung eine mehr lokalisierte: es bilden sich dann knospen- und pinselartige Büschel dichtstehender vielzeiliger zylindrischer Zellen, die in regelmäßigen Abständen liegen und von gleichgroßen Reihen einzeiliger Zylinderepithelien voneinander getrennt sind.

Stärkste Veränderungen im Epithel treten auf, wenn die Durchwanderung des Epithels durch Wanderzellen größere Ausdehnung annimmt. Dann wird das Epithel im ganzen aufgelockert, nimmt fast synzytialen Bau an; durch die Lücken des Synzytiums wandern die Leukozyten durch und so entstehen Bilder, die vollkommen den Durchwanderungsbildern des Epithels in den Krypten entzündeter Mandeln gleichen; bei höchstgradigen Exsudationen (auch Fibrinausscheidungen kommen vor) und Zellauswanderungen in das Innere der Kanälchen kann das Lumen vollkommen verschwinden und von einem Netzwerk synzytialer Massen ausgefüllt erscheinen, deren Vakuolen die durchtretenden Leukozyten ausfüllen.

Diese synzytiale Umwandlung des Kanälchenepithels ist meist auch das Vorstadium der nicht seltenen Metaplasie dieses Epithels in Plattenepithel: sie ist immer eine Erscheinung der späteren Entzündungsstadien, wenn der exsudative Anteil zurücktritt. Doch auch das ist nicht ausschließlich der Fall, denn man sieht diese Epithelumwandlung auch manchmal bei stärkster Leukozyteninfiltration der Kanälchenumgebung und Leukozytenausfüllung der Kanälchenlichtungen. Dabei schwindet mehr und mehr die Zylinderzellform der Epithelien und macht neuen Zellgenerationen Platz, die zuerst undifferenziertes mehrschichtiges Zylinderepithel, dem Übergangsepithel der Harnwege ähnlich, aufbauen, dann mehr und mehr plattenepithelartigen Charakter annehmen (Abb. 166). Auch hier können die inneren Epithelschichten die Abgrenzung einzelner Zellen verlieren, sich vakuolisieren und sich in synzytiale Gebilde umwandeln und so mit ihrem Netzwerk die Lichtung ausfüllen. Doch erscheinen die Synzytien hier dichter, gröber als in den oben beschriebenen Bildern bei akuteren Exsudationen. Auch diese Synzytien treten dann mit der zunehmenden Vermehrung und Schichtung des Epithels mehr und mehr zurück, bis die solide Ausfüllung des Kanälchens erzielt ist.

Auch damit ist der Vorgang noch nicht erledigt: der Epithelzylinder, dessen Zellen zuerst mehr den Basalzellwucherungen entsprechen, reift mehr und mehr dem Plattenepithelcharakter entgegen und bildet schließlich in seinen äußeren Schichten schöne Stachel- und Riffelzellen aus; mit diesen Umwandlungen des Epithels in den späteren Stadien der Entzündung geht die bindegewebige Induration des Zwischengewebes Hand in Hand. Und ebenso setzen bei lokalisiertem Auftreten der Veränderungen in den hodenwärts gelegenen Abschnitten alle die Veränderungen ein, die im Kanälchen

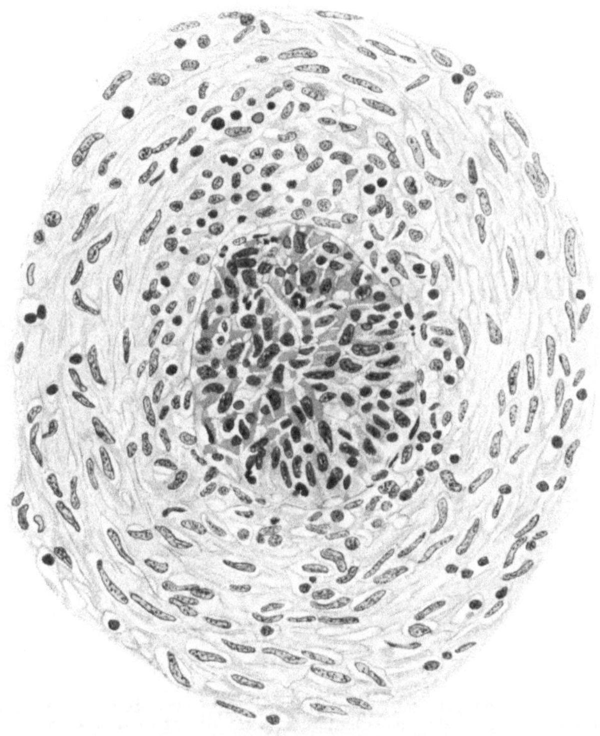

Abb. 166. E. 225/19. Epithelmetaplasie (Plattenepithelbildung) in einem Nebenhodenkanälchen mit Obliteration des Kanalchens. Chronische Epididymitis (perikanalikuläre chronische Entzündung). Komp. Ok. 4. Apochromat 8 mm.

bei Entleerungshinderung des Spermas durch Sperrung der abführenden Nebenhodenkanälchen einsetzen müssen: die hodennahen Kanälchen erweitern sich dabei oft in nicht unbeträchtlicher Weise, so daß man bei gewöhnlicher Betrachtung am Schnitt des Nebenhodens schon die über stecknadelkopfgroßen Kanälchenlichtungen erkennen kann. Im mikroskopischen Bild tritt dann manchmal Abstoßung des Epithels in stärkster Ausdehnung auf, die abgeschuppten Zellen können sich aufblähen, Kugelform annehmen und so Bilder erzeugen, die zellgefüllten Alveolen bei Desquamativpneumonie oder Schilddrüsenbläschen, die manchmal mit abgeschuppten, oft wie hier auch bräunlich pigmentierten Zellen gefüllt sind, gleichen. Auch hier kann sich das Epithel ändern, seine Wimpern verlieren, dunkler, starrer, bei Erhaltenbleiben der zylindrischen Form, erscheinen, bald jede Differenzierung verlieren und sich in niederes kubisches oder ganz flaches Epithel umwandeln. Auch völliges Zugrundegehen der ganzen Epithelauskleidung und Verkalkung mit dem Kanälcheninhalt kommt vor. In seltenen Fällen kann man dann diese verkalkten Zellskelete als kleine Kalkschollen die ursprünglichen Lichtungen auskleiden sehen. Auch in diesen von dem Entzündungsvorgang nicht unmittelbar betroffenen Teilen kann die Induration des die Kanälchen umgebenden Bindegewebes einsetzen: die elastischen Fasern nehmen zu, anscheinend können sich dabei auch die Muskelfasern vermehren; denn gerade nach alten Epididymitiden sieht man manchmal in der Umgebung der erhaltenen Kanälchen

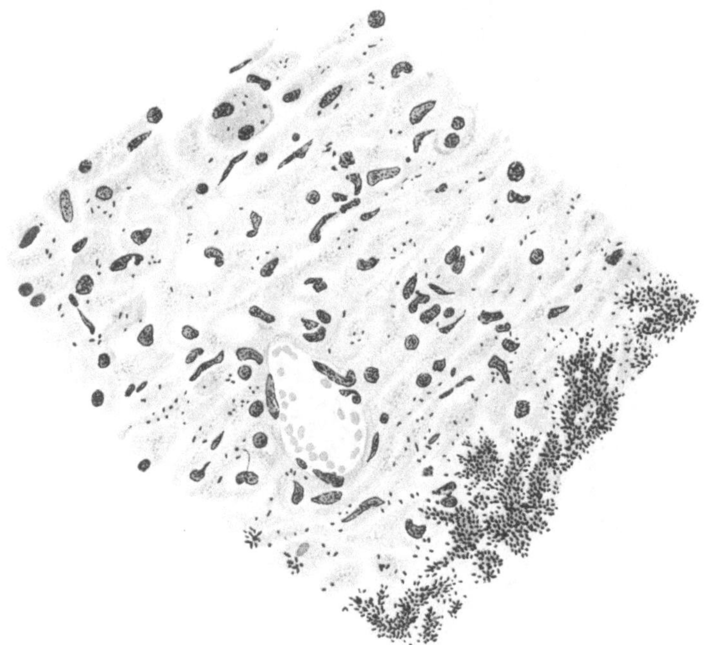

Abb. 167. S. 235/27. Mann, 64 Jahre. Wand einer alten Spermatozele eines Epididymiskanals, dessen Epithel verloren gegangen ist; Spermienköpfe liegen direkt dem Interstitium an. Ausbildung einer Kapsel aus Zwischenzellen mit Pigment um die Spermienmassen. Komp. Ok. 4. Ölimmersion Zeiß 1,2.

Muskelfasern in einer Menge und Dicke, wie sie unter normalen Verhältnissen nie beobachtet werden.

Wir müssen hier noch einen besonderen Befund erwähnen: Zwischenzellen sind im Nebenhoden schon früher von einzelnen Untersuchern gesehen worden; sie stellen im ganzen große Seltenheiten dar. KYRLE hat sie gehäuft bei einzelnen Hunden, denen Teile des Vas deferens reseziert wurden, beobachtet, auch bei einem jungen Hund getroffen, dem ein künstlicher Kryptorchismus geschaffen wurde, indem die Hoden in die Bauchhöhle verlagert worden waren (wir erinnern hier an die bekannte Tatsache, daß auch beim Menschen der kryptorche Hoden sich häufig durch die große Zahl seiner Zwischenzellen auszeichnet). Ähnliche Befunde wurden auch im Nebenhoden des Maulwurfs erhoben (REICHEL). Beim Menschen sah sie KYRLE einmal in einem Fall von stärkerer Hodenatrophie, ebenso PRIESEL bei einem 65jährigen Mann mit kaum haselnußgroßen Hoden, auch TIEDJE beschreibt sie als seltene Befunde bei Hodenatrophien. Wir sahen sie ebenso ab und zu bei Durchsicht unserer Nebenhodenpräparate.

Nur in einem Fall von schwerster Samenstauung, bei dem alle hodennahen Nebenhodenkanälchen gestopft voll von Spermien als Folge einer verödenden alten Entzündung gefunden wurden, bei dem auch einige Kanälchen zugrunde gegangen waren und die Spermieninhaltsmassen so in unmittelbarer Beziehung mit dem umgebenden Granulationsgewebe standen, fanden sich große Mengen großer, leicht pigmentierter, protoplasmareicher, dunkler Zellen im Zwischengewebe, die in jeder Beziehung den Hodenzwischenzellen glichen, die wie jene von Fettstäubchen durchsetzt waren (Abb. 167). Diese auffallenden Bilder und die eigentümliche Lokalisation dieser Zellen ausschließlich in unmittelbarer Umgebung der epithelentblößten spermienhaltigen Kanälchenreste bestärken die Vermutung, daß die Zwischenzellen auch des Hodens eine wichtige Rolle bei der Aufsaugung der Spermien spielen müssen.

Entzündliche Pseudotumoren des Nebenhodens.

In seltenen Fällen finden sich im Kopfteil des Nebenhodens derbe, kugelige, scharf umschriebene Knoten von Erbsen- bis Haselnuß-, ja bis Walnußgröße, die Chondromen oder harten Myomen an Härte nichts nachgeben (Abb. 168). Diese geschwulstartigen Gebilde sind von derber Kapsel umgeben, mit dem Rete testis fest verwachsen. Sie bestehen aus sehr derbem, oft hyalinem kernarmen Bindegewebe, das reichlich Muskelbündel, die von dem Bindegewebe eingesponnen werden, enthält. In manchen dieser Fälle wurden innerhalb der Fasermassen in verschiedener Zahl epithelausgekleidete, manchmal sogar zystisch erweiterte Hohlräume gesehen oder bei mikroskopischer Betrachtung Kanälchen in wechselnder Zahl beobachtet; der Kanälchencharakter ist der von Nebenhodenkanälchen, trotz stärkerer Atrophien und Entdifferenzierungen des Epithels. In anderen Fällen sind die derben Knoten kanälchenfrei, dagegen findet sich am Rand des Knotens das anscheinend in seinem Zusammenhang nicht getrennte Kanälchenkonglomerat des Nebenhodenkopfes in Form eines zweiten kleineren Knotens, der auch wieder von derbem Bindegewebe umrahmt wird (Abb. 169); in manchen dieser Geschwulstknoten finden sich kleinere oder größere Einlagen granulierenden Gewebes, auch körnchenförmiges Hämosiderin und hämosiderinhaltige Zellen werden ab und zu gesehen, ebenso Riesenzellen in den Granulationsmassen (G. B. Gruber).

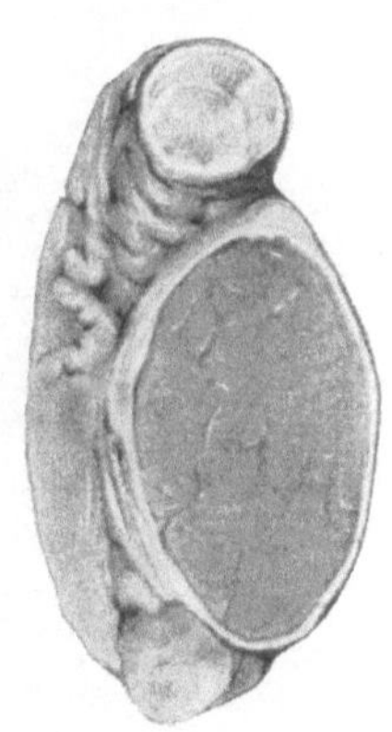

Abb. 168. Pseudofibrom (Fibrom) des Nebenhodenkopfes.

Anamnestisch ist in einer Reihe der im ganzen recht seltenen Fälle zu erheben gewesen, daß die Patienten meist vor langer Zeit an akuter Epididymitis oder Orchitis gelitten hatten, so im ersten Fall von Hericourt, in dem die Nebenhodenentzündung bei dem 34jährigen Manne 15 Jahre zurücklag. In anderen Fällen wieder, so bei Sakaguchi und in unseren beiden, fehlen Angaben überhaupt.

Derartige Knoten werden als Adenomyome oder Fibromyome des Nebenhodenkopfes beschrieben und von einzelnen, so von Sakaguchi, von Abkömmlingen bzw. erhaltengebliebenen Keimen des Wolffschen Ganges abgeleitet (Abb. 169).

Die Besprechung dieser Gebilde in diesem Kapitel läßt unseren Standpunkt zu der Frage ihrer Entstehung deutlich erkennen. Es ist tatsächlich wohl zweifellos, daß wir es hier mit keloidartigen Wucherungen des Nebenhodenstromas infolge entzündlicher Veränderungen im Nebenhoden zu tun haben.

Alle Übergänge von derben fibrösen Indurationen des Nebenhodens nach akuten Entzündungen mit ihren oben schon beschriebenen Wucherungen des Bindegewebes und auch ihrer glatten Muskelfasern zu diesen umschriebenen Bildungen sind mit geringer Mühe zusammenzustellen. Die Kanälchen oder Zysten im Innern oder am Rande dieser Knoten haben mit versprengtem „Epithel" des WOLFFschen Ganges nichts zu tun; sie sind die ursprünglichen, durch die Entzündung auseinandergesprengten Nebenhodenkanälchen. Das in den Knoten

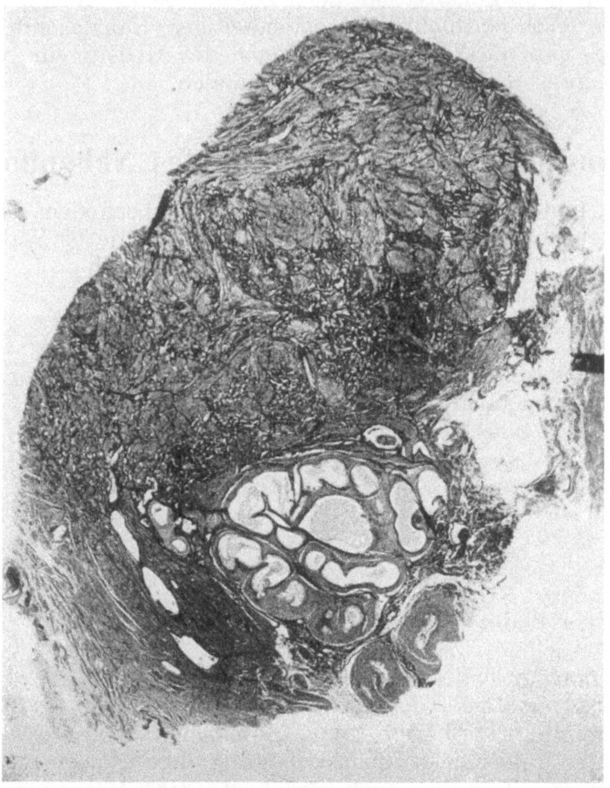

Abb. 169. Pseudofibrom des Nebenhodenkopfes, die Kanälchengruppe ummantelnd. (Präparat Dr. NEUBÜRGER-München-Eglfing.) Lupe: Zeiß Planar 1 : 4,5. F = 35 mm. Balglänge 58 cm.

vorkommende Granulationsgewebe, die Eisenpigmentablagerung, sprechen unbedingt für ihre entzündliche Herkunft. Vielleicht spielen auch traumatische Nebenhodenblutungen hier eine wesentlichere Rolle (G. B. GRUBER).

Erfolgen bei großen Exsudatmassen nicht derartig großartige Resorptionen und Organisationen, dann kann es zu Eindickungen der nicht resorbierten Massen, zu sekundären Verkalkungen in diesen kommen. Nur so sind wohl die nicht allzu selten, hauptsächlich im Kopf der Epididymis, anzutreffenden verkalkten Knoten, die größeren solitären Zysten mit verkalkter Wand und ohne Struktur im Innern zu erklären. Die Inhaltsmassen bei Gebilden der letzten Art können außerordentlich reich an Cholesterinkristallen und fettigem Detritus, auch Fettsäurenadeln sein (s. Abb. 189). Ursächlich kommen für diese Gebilde höchstens noch verhärtete Tuberkulome in Betracht.

Regeneration im Nebenhoden.

Wir haben bei der Besprechung der akuten Nebenhodenentzündung und ihrer Folgen bereits auf die Veränderung des Epithels hingewiesen, auf die Riesenzellbildungen, auf die Abschuppungen, die große Ausdehnung erreichen können, auf ihren raschen Ersatz besonders durch die basalen Zellen, die die eigentliche Keimschicht des Nebenhodenepithels sind; auf Umwandlung des hohen Zylinderepithels der Nebenhodenkanälchen in vielschichtiges Epithel und schließlich auf solide Zellausfüllungen vom Charakter des Plattenepithels oder auf synzytiale, epitheliale Netzbildungen, die ebenfalls zur vollständigen Verlegung der Nebenhodenkanallichtungen führen können; ebenso werden wir im Abschnitt über Samenresorption und Samenagglutination Bilder erwähnen, die im Verlaufe entzündlicher Veränderungen in mit gestautem Sperma gefüllten Hodenkanälchen gesehen werden, bei denen unregelmäßig wucherndes entdifferenziertes Epithel, Granulationsgewebe und Spermienköpfe in wirrem Durcheinander, aber anscheinend in festem Gefüge Austapezierungen der Kanälchenwände, oder solide Ausfüllung der Kanälchen bilden.

Damit sind die Veränderungen, die sich im Verlauf von Regenerationsvorgängen im Nebenhoden ergeben, nicht erschöpft. Wohl können die sich manchmal nach Abnahme akuter Entzündung einstellenden soliden Zellausfüllungen den Charakter des Plattenepithels als endgültige Veränderung beibehalten. In den meisten Fällen aber, in denen wir an der einen oder anderen Stelle solche solide epitheliale Metaplasien gesehen haben, waren an anderen Stellen Anfänge der Kanalisationen solcher Nester unverkennbar. So bilden sich zuerst Vakuolen zwischen den Plattenepithelien, die sich dann vergrößern; die anliegenden Zellen ordnen sich in strahliger Richtung an und so kommt es zu Kanalbildern, in denen die Wand von dicker Schicht platter Epithelien ausgekleidet wird, der innen ein Kranz kubischer bis zylindrischer, strahlig gestellter Zellen aufsitzt. In anderen Fällen ist diese Wiederherstellung einer Lichtung eine unregelmäßige; man kann dann z. B. auf der einen Wandseite eine 2—3schichtige undifferenzierte Epithellage sehen, während von der gegenüberliegenden Wand ein dicker Pfropf vielschichtigen Epithels sich nach Art intrakanalikulärer Fibrome in die Lichtung vorschiebt und eine schmale Lücke, vielleicht als Ausdruck neuer Hohlraumbildung übrig läßt. Auch derartige intrakanalikuläre Pfröpfe zeigen manchmal die oben schon erwähnte netzartige Anordnung sternförmiger, also gänzlich veränderter Epithelien, so daß die Bilder manchmal fast an Schleimgewebe bildendes Granulationsgewebe erinnern. Aber auch mitten im derartig veränderten Epithel können Anfänge von Lichtungsbildungen gesehen werden; manchmal sind die sich neu bildenden Lichtungen mehrfache; da Stauungserscheinungen in den Lichtungen gewöhnlich fehlen, darf man wohl annehmen, daß sie Anschluß an die peripheren, besser erhaltenen Kanäle gefunden haben. Die Bildung flimmerhaartragenden Epithels haben wir in derartigen Rekanalisationsvorgängen nicht gesehen.

Spielen sich diese Vorgänge alle innerhalb der Kanälchenwand ab, so kommt es in anderen Fällen, bei denen die bindegewebig elastisch-muskulöse Wand der Nebenhodenkanäle im Gefolge der Entzündung ganz oder abschnittsweise zerstört worden ist, auch zu Versprengungen des Epithels in die Nachbarschaft und zu Wucherungen dieses versprengten Epithels; denn nach all den Bildern, die man zu sehen bekommt, muß dieses versprengte Epithel hohe Widerstandskraft und starkes Regenerationsvermögen besitzen; so kann man zufällig Bilder treffen, bei denen im Entzündungsbereiche zahlreiche kleine Haufen undifferenzierter Epithelien ohne geordnete umgebende Stromabildung liegen, manchmal zwischen sie eingefügt zahlreiche Spermienköpfe. Von derartigen Epithelnestern gehen dann die selten zu beobachtenden, netzartigen, soliden, schmalsträngigen Epithelwucherungen aus, die ganz unregelmäßig in stark entzündlich durchsetztem Stroma liegen, so daß man bei flüchtiger Beobachtung fast an bösartige epitheliale Wucherungen denken kann. Auch in diesen netzartigen epithelialen Wucherungen, die oft an ähnliche Bilder in Speicheldrüsenmischgewächsen erinnern, treten Lichtungen auf und auch von hier aus kann eine Verbindung zu peripheren wegsamen Kanalabschnitten folgen.

Alle diese Veränderungen werden vorzugsweise im Körper- und Schwanzteile des Nebenhodens getroffen, im Kopfteile, also im Bereiche der Coni vasculosi haben wir sie nicht gesehen. Vielleicht liegt das an der Spärlichkeit des Materials, denn es ist Zufall derartige Bilder zu sehen. Wohl sieht man Erweiterungen der Kopfkanälchen, stärkere Papillenbildung ihres Epithels, Entdifferenzierung des Epithels, teilweisen Verlust an Pigmentkörnchen in den Epithelien, ab und zu auch größere Kernbildungen in einzelnen Zellen: damit erschöpfen sich aber auch die Regenerationsbilder, die wir gefunden haben. Es mag wohl eben auch hier zutreffen, daß dieses verhältnismäßig hochdifferenzierte Epithel der Nebenhodenkopfkanälchen, dem sicher starke sekretorische Funktion zukommt, geringere Regenerationskraft hat als das sekretorisch minder hoch differenzierte Epithel des Ductus epididymidis.

Daß die Schlüsse, die man aus momentanen Situationsbildern im Nebenhoden als Ausdruck der Regenerationsfähigkeit desselben zieht, richtige sind, darf man aus den Tierversuchen von Kyrle und Schopper nach Schnittverletzungen des Nebenhodens des Hundes ziehen: Auch sie beobachten immer wieder die hohe Wucherungskraft des Epithels, sahen im Tiernebenhoden die soliden Epithelwucherungen, die sich kanalisierten, sahen die plattenepithelialen Metaplasien, die Sprossungen und die netzartigen Epithelstränge in der Umgebung der Wunden. Allerdings betonen Kyrle und Schopper auch die Regenerationskraft der Nebenhodenkopfkanäle, die wir am menschlichen Material vermißten. Weitere Untersuchungen und Beobachtungen über Regenerationsvorgänge im Kopfteile des Nebenhodens des Menschen sind also noch nötig.

Regenerationsvorgänge im Vas deferens.

Dieselben Veränderungen wie im Nebenhodenkanal können auch im Anfangsteile des Vas deferens zur Beobachtung kommen; auch hier sieht man als Folge vorangegangener Entzündung ab und zu solide Epithelausfüllung der Lichtung vom Charakter des geschichteten Plattenepithels, sieht man Kanalisation dieses Epithels, sieht man Neubildungen einer oder mehrerer Lichtungen; Beobachtungen derart sind aber selten, die Schädigung scheint hier nicht so häufig denselben Grad zu erreichen wie im Nebenhodenkörper oder Schwanzteile; die Regenerationsfähigkeit des Epithels ist hier auch zweifellos etwas geringer als im Nebenhoden, denn Entdifferenzierung des Epithels, niederes kubisches Epithel als Auskleidung ist hier nicht so sehr selten zu sehen, während im Nebenhoden das hohe zylindrische Epithel doch nur in Ausnahmefällen als Auskleidung des Nebenhodenkanals vermißt wird.

Spermaretention, Spermaresorption, Spermiophagie, Spermaagglutination. Riesenzellbildungen in Hodenkanälchen und abführenden Samenwegen.

Das Schicksal der Spermien, die nicht zur Entlerrung gelangen, ist noch nicht in allen Teilen aufgeklärt. Von vorneherein ist es wahrscheinlich, daß dem Hoden selbst große resorptive Kraft zukommt; das muß der Fall sein bei Hoden, deren Ausführungsgänge fehlen, mag der Nebenhoden nicht angelegt sein, oder operativ entfernt sein, oder mag die Entleerung des Samens aus den Hodenkanälchen durch entzündliche Verödungsvorgänge im Rete testis oder in den Nebenhodenkanälchen verhindert werden. Ist es doch bekannt, daß mit Sperrung der Abfuhrwege nicht unbedingt ein Aufhören der Samenbildung verbunden sein muß; im Gegenteil kann man sie in solchen Fällen nahezu ungestört weiter verlaufen sehen, wahrscheinlich nach einer vorangegangenen Abbauperiode. Neben dem Hoden kommt sicher der Nebenhoden, in Ausnahmefällen vielleicht auch die Samenblase, als Resorptionsorgan in Betracht. Dieses müssen

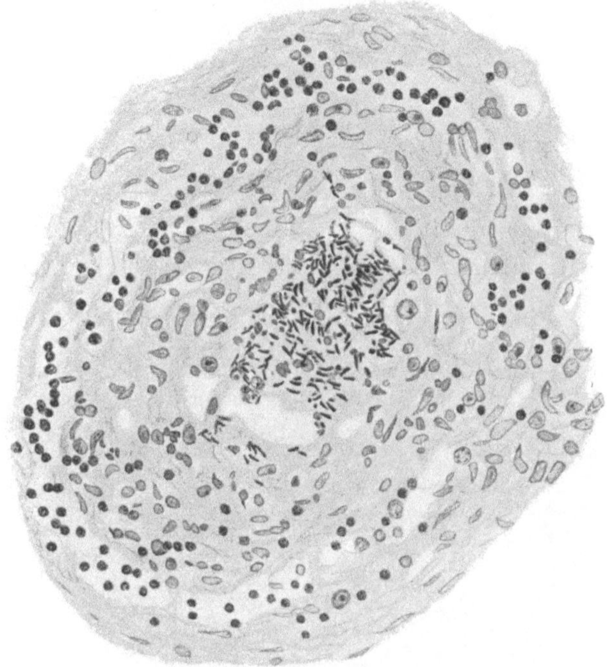

Abb. 170. In Verödung begriffene Nebenhodenkanalchen. Zerstörtes Epithel. Zentral Spermienköpfe, zum Teil im Granulationsgewebe.

wir in Fällen annehmen, in denen durch Defektbildung des Ductus ejaculatorius (Fall ZIMMERMANN) die Samenblasen als richtiges Receptaculum seminis aufs höchste erweitert und mit Spermien vollgestopft sind (siehe Abb. 63).

KÖNIGSTEIN gibt an, daß sich bei diesen Aufsaugungsvorgängen in den Samenblasen die Spermienköpfe zuerst blähen, ihre Kernfärbbarkeit verlieren, den Schwanz einbüßen. Die massenhaft in den Samenblasen vorkommenden, im Nativpräparat leicht gelb gefärbten Scheiben und Kugeln, die 2—4 μ groß sind, sollen solchen Degenerationsformen der Spermienköpfe entsprechen. Diese Kugeln sollen sich nach KÖNIGSTEIN auflösen; manchmal seien die Auflösungsprodukte Körnchen, die von Epithelien aufgenommen werden. Über die etwaigen Beziehungen dieser Aufsaugungen zu Zellpigmenten und Zwischenzellen siehe die betreffenden Ausführungen bei Rete, Nebenhoden, Samenblasen.

Manche Beobachtungen könnten auch in dem Sinne gedeutet werden, daß sogar unter normalen Verhältnissen ein Abfluß von Spermien durch direkten

Einbruch in Blut- und Lymphbahnen erfolge, in denen erst die Samenkörperchen zur völligen Auflösung gelangten. So sahen KYRLE und SCHOPPER bei einem Hund, dem der Nebenhodenkörper und der Nebenhodenschwanz reseziert wurde, im Nebenhodenkopf eine pralle Füllung der Kanälchen mit Spermien, daneben aber, ohne daß Epithellücken in den Kanälchen nachweisbar gewesen wären, ganz nach Art der entzündlichen Infiltrate, ungeheuere Massen von Spermien im Zwischengewebe, in einem Falle sogar starke Füllung benachbarter Arterien und Venen des Plexus pampiniformis mit anscheinend unveränderten Spermien.

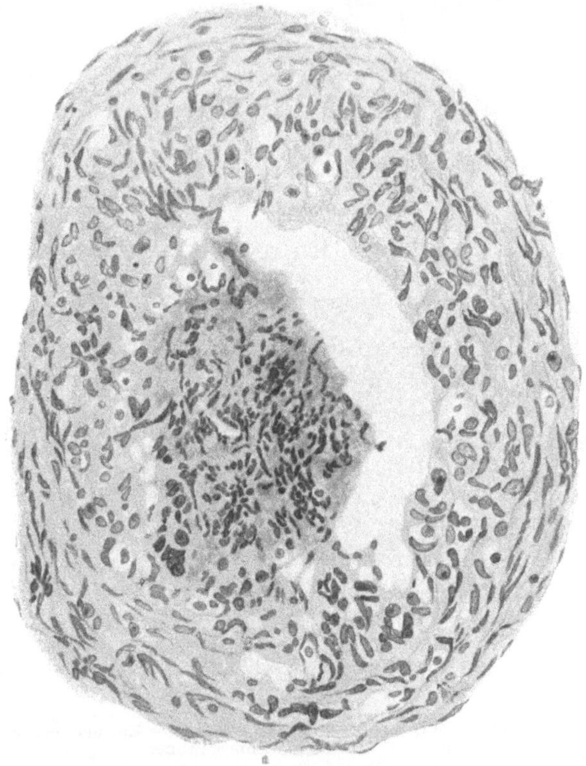

Abb. 171. Subakute Epididymitis mit Zerstörung des Kanälchenepithels und Granulationsbildung in der Kanälchenwand; die Spermienköpfe liegen reaktionslos im Granulom, beginnende Lichtungsbildung.

Bemerkenswert ist, daß GUYER einen derartigen Übertritt von Spermiogonien und Spermiozyten (Spermien werden nicht gebildet!) durch Einreißen von Hodenschläuchen im Zwischengewebe bei Vogelmischlingen (Haushuhn und Perlhuhn) fast regelmäßig nachweisen konnte; nach seiner Meinung können diese Spermiogonien und Spermiozyten sogar ihr Leben im Zwischengewebe des Hodens weiterführen (zitiert nach POLL).

KYRLE und SCHOPPER sehen hierin einen vitalen aktiven Vorgang. Die Seltenheit derartiger Beobachtungen läßt aber doch eher daran denken, daß hier eine Wirkung des seinerzeitigen operativen Eingriffes vorliegt. Wir selbst sahen in mehreren Fällen ablaufender akuter Nebenhodenentzündung, bei der es zur völligen oder teilweisen Zerstörung der Epithelien von Nebenhodenkanälchen gekommen war, und bei denen leukozytenreiches Granulationsgewebe entweder polsterartig in die Lichtung hineinragte, oder die ursprüngliche Lichtung ganz ausfüllte, mitten im intrakanalikulären Granulom, das doch schon einige Wochen alt war, gut erhaltene Spermienköpfe ohne Zeichen irgendwelcher Schädigung oder Auflösung (Abb. 170 u. 171); in andern Fällen außerhalb der mehr oder minder zerstörten Kanälchen neben freien, im Stroma liegenden Spermienmassen (Abb. 162), die von Entzündungszellen durchsetzt waren, auch von Endothel ausgekleidete Spalträume, die mit Spermien ausgefüllt waren. Auch hier fiel stellenweise eine Reaktionslosigkeit der Umgebung dieser eigenartig gefüllten Lymphspalten auf. In diesen unseren Beobachtungen wäre die Annahme aktiver Auswanderung der Spermien eine mehr als gezwungene. Unsere Bilder haben uns auch gezeigt, daß bei Entzündungen im Nebenhoden ganz umschriebene, kleinste Zerstörungen des Epithels vorkommen können, und daß durch diese so entstehenden entzündlichen Fisteln sehr wohl Inhaltsmassen der Kanälchen in die Umgebung gepreßt werden können (s. Abb. 164 u. 165). Bei der zweifellos außerordentlichen Regenationsfähigkeit des Nebenhodenepithels können sich solche Lücken im Epithelbelag rasch schließen und sich so, wenn der Inhalt längst in die Umgebung entleert ist, dem Nachweis entziehen.

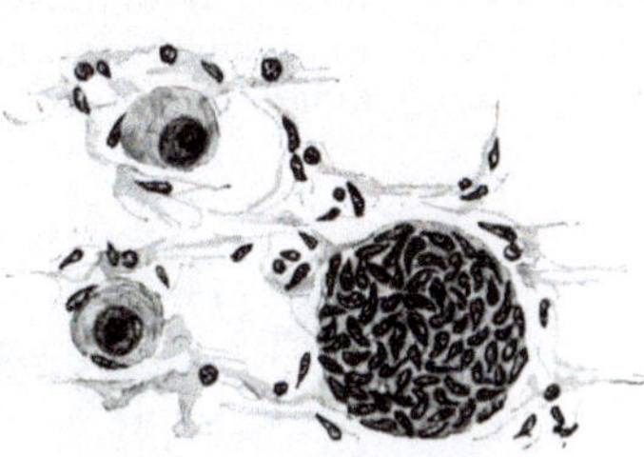

Abb. 172. PS. 26/27. Mann, 62 Jahre. Pseudospermiophagie: Spermaagglutination in einem Nebenhodenkopfkanälchen, daneben freie Spermienköpfe um 2 Spermiozyten.

Bei dem Zugrundegehen der ins Zwischengewebe gelangten Spermien kommen auch phagozytäre Prozesse in Betracht. Wir sahen in dem schon erwähnten

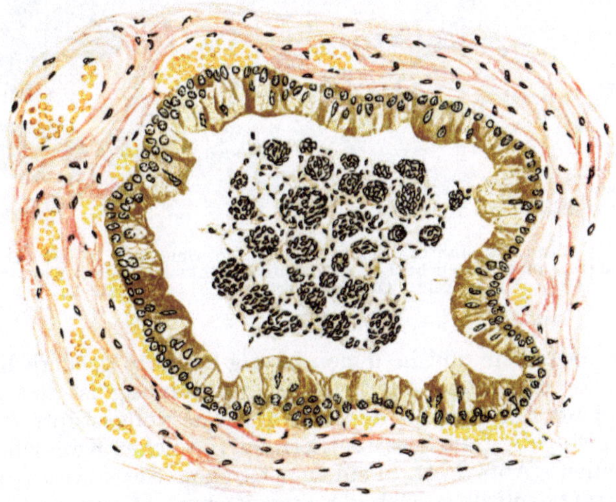

Abb. 173. PS. 26/27. Mann, 62 Jahre. Pseudospermiophagie. Spermaagglutination in einem Nebenhodenkopfkanälchen bei Spermastauung durch Verödungsprozesse im Nebenhodenschwanz. Degeneration des Epithels: Vakuolenbildung, unregelmäßige Pigmentierung der Zellen. Okul. Leitz 2. Obj. Zeiß DD.

Fall, indem es bei einer die Kanälchen perforierenden akuten Epididymitis zum massenhaften Austritt von Spermien in das umgebende Gewebe gekommen war, in dem sich hier bildenden lymphzellenreichen Granulationsgewebe auch zahlreiche Phagozyten, in deren Zelleib Spermienköpfe nachzuweisen waren. Es war daneben aber auch auffällig, wie nicht wenige Spermien, anscheinend ganz unverändert, selbst ab und zu noch mit Schwänzen ausgestattet, völlig frei im Granulationsgewebe lagen, das doch mindestens schon 1—2 Wochen alt war. Sie zeigen also eine bemerkenswerte Widerstandsfähigkeit gegen phagozytierende und lösende Einflüsse der Umgebung.

Als Ausdruck intrakanalikulärer Phagozytose werden Bilder beschrieben, die man besonders in den Nebenhodenkopfkanälchen bei Samenstauung nicht selten trifft; man sieht dann in den Kanälchen bald einzeln, bald in großer Menge kugelartige Gebilde (Abb. 172—176), die aus zusammengeballten

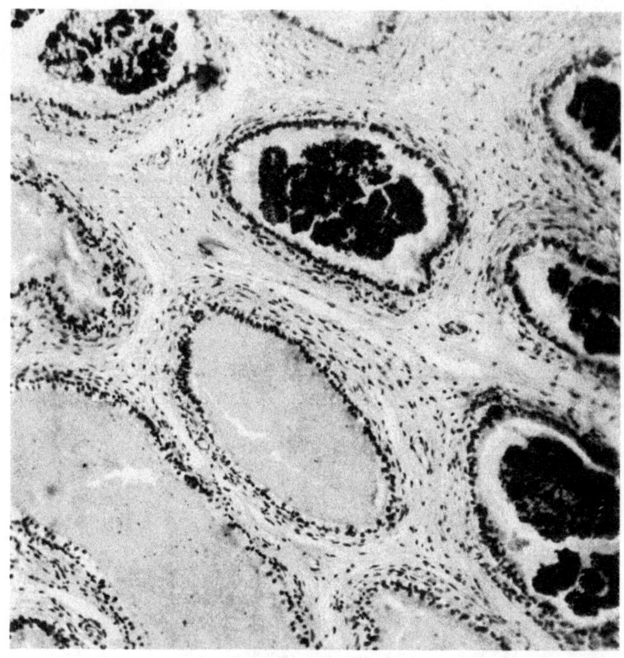

Abb. 174. S. 406/08. Mann, 40 Jahre. Agglutination von Spermien in den Ductuli efferentes, daneben zellose Sekretstauung in den benachbarten (unten links liegenden) Kanälchen. Apochrom. Obj. 16 mm Zeiß. Okular: Periplanat 14 ×. Balg 62.

Spermienköpfen bestehen und in denen häufig mehrere größere Kerne nachzuweisen sind. Ja in manchen Fällen von Spermastauung ist der ganze Nebenhoden vom Kopf bis zum Beginn des Vas deferens vollgestopft mit derartigen Spermienballungskugeln, freie Spermien können in solchen Kanälchenabschnitten vollkommen fehlen (Abb. 174). Früher ist schon SPANGARO, in letzter Zeit ausführlich WEGELIN auf diese Gebilde eingegangen. WEGELIN beschreibt diese mit Spermien beladenen Gebilde als 15—40 μ große Kugeln mit rundem oder ovalem oder nierenförmigem oder leicht abgeplattetem Kern, und hält sie für Epithelien der Ductuli efferentes, die aktiv die geschädigten schwanzlosen Spermien in sich aufgenommen hätten. Denn neben den spermienhaltigen Zellen fänden sich häufig auch spermienfreie mit gleichen Kernen in Nebenhodenkanälchen, ja manchmal seien diese mit solchen Gebilden geradezu ausgestopft. WEGELIN beschreibt ferner zwischen diesen Zell- und Spermienmassen liegende Chromatinbröckel, die als Zerfallsprodukte der Spermien angesehen werden.

Derartige Bilder, die als Ausdruck der Spermiophagie angesehen werden, sind nun, wie auch uns die Durchsicht unserer Präparate, die den Nebenhoden besonders älterer Männer entstammen, nicht allzu selten (Abb. 175). LEHNER hat sie auch im Rete testis und im Nebenhoden zahlreicher Säugetiere nachweisen können, eine Beobachtung, die im Gegensatz zu der WEGELINs steht; denn dieser verneint ihr Vorkommen bei Kaninchen, Meerschweinchen, Ratten. Ähnliche Bilder beim Menschen haben PRIESEL, MORGENSTERN, ORSOS gemacht.

Über die Natur der Zellen, die Spermien in sich aufnehmen, ferner über den in Betracht kommenden Vorgang selbst gehen die Ansichten heute noch

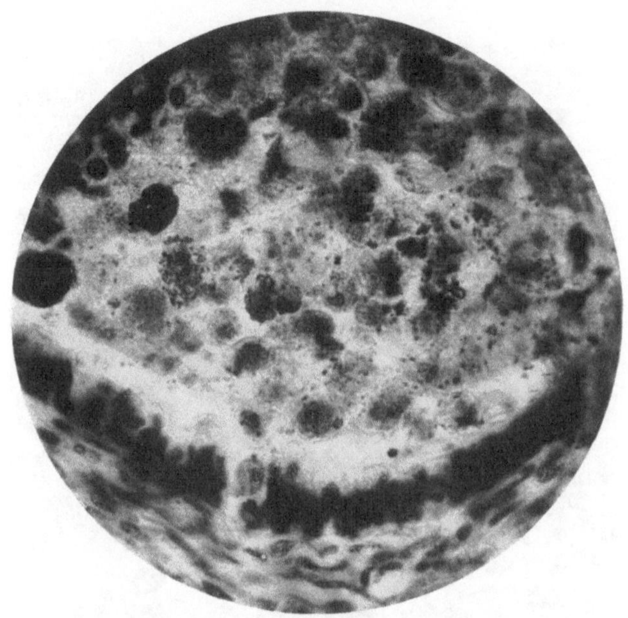

Abb. 175. S. 736/26. Mann, 93 Jahre. Ductus epididymidis mit gut erhaltenem Epithel. (Die blasigen Auftreibungen der kanalwärts gelegenen Epithelzellhalften sind deutlich.) Desquamativer Katarrh mit großen abgeschuppten Epithelien, zum Teil verkalkt. Zahlreiche Pseudospermiophagen, von Spermienköpfen vollgestopft, freie Spermienköpfe in geringer Anzahl. Obj. Zeiß Apochrom. 8 mm. Okul. Leitz Periplanat 4 ×. Balgl. 47 cm.

wesentlich auseinander. ORSOS und vor allem LEHNER nehmen ein aktives Einbohren der Spermien in die Zellen an; zur Stütze seiner Ansicht führt LEHNER an, daß man (das steht wieder im Gegensatz zu WEGELIN) nicht allzu selten in diesen Spermiophagen als Fortsetzung der eingebohrten Spermienköpfe Schwänze aus deren Zelleib hervorragen sieht.

Epithelien der Ductuli efferentes können die fressenden Zellen auf keinen Fall sein; denn dieselben Zellen und dieselben Gebilde kommen, wie wir uns oft überzeugt haben, auch im Rete testis und, was besonders STIEVE, BORST, KRAUS, SCHINZ und SLOTOPOLSKY hervorheben, auch in den Hodenkanälchen selbst vor. Sie müssen also wohl aus den Hodenkanälchen stammen. AKIYOSHI, LEHNER, und vor allem STIEVE, BIASI sehen sie demzufolge als Spermatiden oder Spermiozyten, die sich von den Hodenkanälchen bei irgendwelcher Störung der Samenbildung in Massen, manchmal in ganzen zusammenhängenden Reihen abstoßen und miteinander verschmelzen, an. Unvollständige Zellteilungen (Amitosen) als Ursachen ihrer häufigen Mehrkernigkeit sind nicht mit aller

Sicherheit auszuschließen (BIASI). Auch aus Spermatogonien können solche Riesenzellen entstehen (KRAUS). Die Kerne dieser „Phagozyten“ im Nebenhoden entsprechen im übrigen auch vollständig den Kernformen dieser Hodenzellen.

Neben den Spermatidenzellen kommen dann noch in selteneren Fällen Spermiogonien und selbst Sertolizellen als Ausgänge dieser mehrkernigen Zellformen in Betracht, und zwar sollen sich nach A. J. KRAUS Spermatogonien- und Spermatozytenriesenzellen bei schwereren Schädigungen des Hodengewebes (Vasoligatur, Röntgenstrahlen usw.), die Spermatidenriesenzellen sich besonders bei leichtesten Schädigungen (Atrophie ersten Grades, GOETTE) bilden. Eine Vermutung von PRIESEL, daß diese Phagozyten histiozytären Zellen entstammen

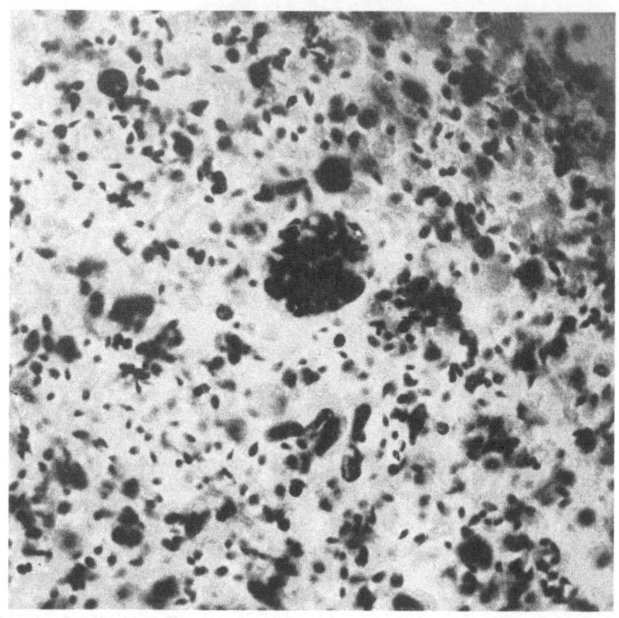

Abb. 176. S. 283/26. Mann, 72 Jahre. Ductulus epididymidis mit abgeschuppten Epithelien, Spermien und Spermiophagen (große dunkle Zelle in der Mitte). Okul. Leitz Periplanat 4×. Obj. Zeiß Apochrom. 8 mm. Balglänge 58 cm.

könnten, ist nicht genügend bewiesen; Histiozyten als Phagozyten kommen nur bei den extrakanalikulär gelegenen Spermien in Betracht.

Nun handelt es sich bei dem ganzen Vorgang wohl überhaupt nicht um Bilder, die den Namen der Phagozytose verdienen. Gegen diese Annahme spricht schon die Beobachtung, daß man in den Nebenhodenkanälchen nicht selten kugelige Konglomerate findet, die ausschließlich aus Spermienköpfen bestehen und in denen man auch auf Reihenschnitten Kerne, die einer ursprünglich phagozytierenden Zelle angehören könnten, nicht nachweisen kann (Abb. 172). Der Vorgang hat mit Phagozytose sicher nichts zu tun; das lehren die Beobachtungen MAXIMOWS, die experimentellen Untersuchungen von STIEVE an Mäusen, die in hohen Temperaturen gehalten wurden und bei denen der Samenapparat frühzeitig schwere Veränderungen erleidet, die Beobachtungen von BORST an Kaninchenhoden, die in das subkutane Bauchdeckengewebe verpflanzt wurden. Hier werden die Samenbildungszellen in großen Mengen abgestoßen, nach NEMILOFF und RICHTER infolge Verflüssigung des Protoplasmas des Sertolisynzytiums; die abgestoßenen Zellen bleiben entweder isoliert, können sogar noch in der Kanälchenlichtung oder im Rete oder sogar im Nebenhoden ihre Kernteilung fortsetzen (man sieht tatsächlich manchmal auch regelrechte Mitosen [NEMILOFF und RICHTER]) oder können im Inneren der Kanälchen zu großen vielkernigen Synzytien (BORSTS Symplasmen) schmelzen; in diese Verklumpungsvorgänge werden die reifen und unreifen Spermien, die in der Kanälchenlichtung liegen, einbezogen. Ganz ausgeschlossen ist hierbei nicht, daß gut erhaltene Spermien ab und zu aktiv in diese Protoplasmamassen eindringen. Dieselben Bilder sieht man bei allen anderen Schädigungen des Hodenparenchyms, die zu leichten Atrophien des samenbildenden Epithels führen (BIASI). Genau derselbe Vorgang liegt sicher auch in den Nebenhodenkanälchen vor, führt aber hier, da Samenbildungszellen nur einzeln, nicht in Verbänden, durch die engen Maschen des Rete testis und die Ductuli efferentes in den Nebenhoden übertreten können, natürlich nie zu den großen Zellverklumpungsbildern, den großen Symplasmen, wie sie im Hoden beobachtet werden können.

Die synzytialen Plasmakörper im Hoden unterliegen der fettigen Degeneration; mit ihnen zerfallen die eingeschlossenen Spermienköpfe, und schließlich tritt völlige Lösung ein; ab und zu sind noch Chromatintropfen als Reste zu sehen. Denselben Vorgang des Zerfalls und der Zytolyse müssen wir bei den Gebilden im Nebenhoden annehmen. Sicher erfolgt diese Auflösung in den oberen Teilen des Nebenhodens, denn im Schwanzteile haben weder wir noch andere Untersucher Spermatiden oder Zellagglutinationen sehen können. Ist es doch anscheinend auch eine Funktion des Nebenhodens, einen Teil der nicht zum Samen gehörenden Zellen abzufangen und zu vernichten.

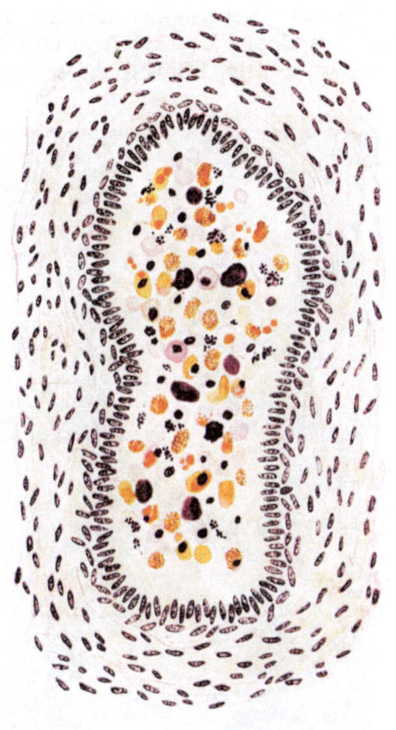

Abb. 177. S. 736/26. Mann, 93 Jahre. Ductus epididymidis, gefüllt mit desquamierten Zellen, pigmentierten Zellen, Spermiophagen mit verkalkten Spermienkopfresten, freien Kalkkörnchen und gröberen Kalkschollen.

Noch auf andere Weise kann es zu einer Vernichtung der Spermien im Nebenhodenkanalsystem kommen. Im hohen Greisenalter, in dem die Zellabschuppung aus Hoden, Rete und Nebenhodenkanälchen manchmal groteske Grade annehmen kann, kann es zu einfacher Nekrose der agglutinierten Spermienköpfe, zu ihrer Verkalkung und so zur Bildung unregelmäßiger Kalkkonkremente im Nebenhoden kommen. Ein Bild dieser bunten Kanalausfüllungen gibt Abb. 177.

Ob Veränderungen im Epithelbelag der Retekammern, die wir in manchen Fällen stärkerer Spermienverklumpung gesehen haben, mit den Resorptionen der sich auflösenden Spermienmassen zusammenhängen, müssen wir dahingestellt sein lassen. Wir haben in solchen Fällen im Rete testis, dessen Zellen normalerweise dünn, abgeplattet sind, ausgesprochene Wucherungen, manchmal sogar kleinpolypöser Natur getroffen, in anderen Fällen, allerdings bei einem 93jährigen Mann, großblasige Veränderung der Retezellen beobachtet. Diese großblasigen Zellen sprangen knospenartig, manchmal in Gruppen gelagert, aus dem Verband des Nachbarepithels vor. Ja an manchen Stellen waren in dem Epithelverband mehrkernige, riesenzellartige Gebilde zu sehen und wir glauben auch in derartig veränderten Wandepithelien ab und zu Spermienköpfe nachgewiesen zu haben. Diese Beobachtung ist allerdings vereinzelt, wir ziehen daraus keine Schlüsse, halten es aber danach doch nicht für ganz ausgeschlossen, daß neben Spermatiden auch Zellen des Rete testis Zentren für Spermaverklumpungen abgeben können. Eine größere Rolle spielen aber derartige Zellen bei der Agglutination sicher nicht.

Daß der Nebenhoden die Hauptstätte der Resorption des Spermas ist, geht auch aus Beobachtungen von VON MÖLLENDORF mit Wahrscheinlichkeit hervor; denn wenn die Ductuli efferentes unterbunden werden, setzt die sonst nie

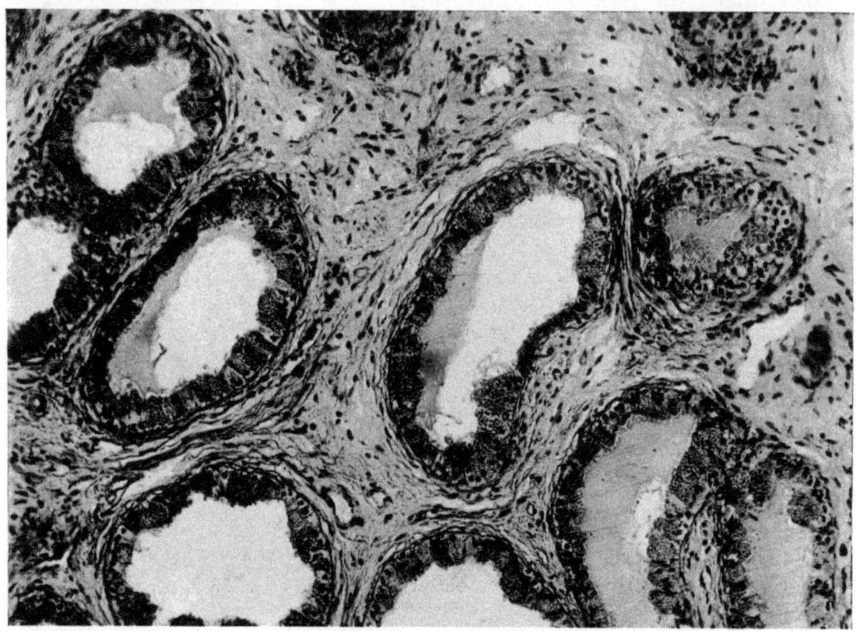

Abb. 178. S. 113/22. Mann, 34 Jahre. Stärkste, aber unregelmäßige Sekretkörnchenbildung in den Epithelien der Ductuli efferentes bei papillarem Adenokarzinom des Hodens und Einwuchern des Krebses in die Retekanälchen. Vergr. 117 ×. Okular: Homal II. Obj. Zeiß Apochrom. 16 mm.

fehlende Vitalfärbung der Epithelien im Nebenhoden aus; es muß also, wenn Spermaeintritt im Nebenhoden unmöglich ist, eine wesentliche, funktionelle Änderung des Epithels des Nebenhodens einsetzen; eine der Erklärungen hierfür wäre der Wegfall der resorptiven Tätigkeit. Auch REDENZ sieht im Nebenhoden die Stätte starker Resorption (Elektrolytresorption), wodurch die vorher beweglichen Spermien eingedickt werden und ihre Beweglichkeit aber ohne Beeinträchtigung der Bewegungsenergie einbüßen.

Wie sehr vorsichtig man aber in der Deutung derartiger Bilder sein muß, lehrt uns ein Schnitt aus dem Kopfteil eines Nebenhodens in einem Fall, wo durch ausgedehnten Ersatz des Hodens durch eine bösartige Geschwulst von Samenbildung keine Rede sein konnte. Hier waren die Mehrzahl der Epithelien in lebhaftester granulabildender Tätigkeit, wie wir sie sonst nie gesehen haben: Granula wurden aus den Zellen in großen Mengen ausgestoßen, dabei waren die granulierten Zellen deutlich größer als die untätigen zwischen ihnen liegenden, die sich auch durch ihre blasse Protoplasmafärbung auszeichneten (Abb. 178).

Wir haben oben erwähnt, daß diese Samenverklumpung bzw. Pseudospermiophagie besonders bei Spermastauungen zu sehen ist. Aber die Stauung scheint kein für das Zustandekommen der Spermiophagie unbedingt notwendiger Faktor zu sein; denn in Fällen von Verschluß des Vas deferens oder des Nebenhodenschwanzes durch verödende Tuberkulose, von entzündlichem Verschluß

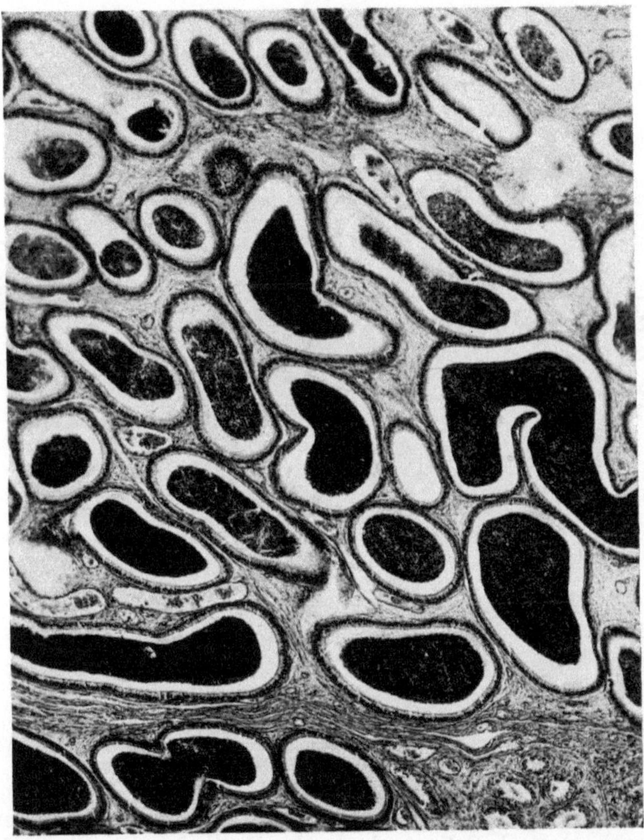

Abb. 179. PS. 26/27. Mann, 64 Jahre. Stärkste Samenstauung in erweiterten Nebenhodenkanälchen bei altem entzündlichen Verschluß der distalen Teile des Ductus epididymidis. Vergr. 30 ×.

der Ductus ejaculatorii, auch nach Prostataknotenausschälungen haben wir solche Bilder keineswegs regelmäßig gesehen. Man kann nicht selten Bilder beobachten, in denen alle Nebenhodenkanälchen im Höchstmaß erweitert sind und vollgefüllt sind von Spermienmassen (Abb. 179 u. 180), ohne daß man eine einzige Agglutinationskugel in den Hohlräumen findet. Ein bedeutender Faktor bei dem Zustandekommen dieser Pseudospermiophagie ist sicher die Beschaffenheit des Hodensekretes selbst.

Aus der ganzen Betrachtung geht also hervor, daß echte Spermiophagie im Kanalapparat des Hodens und seiner Abführwege nicht vorkommt, bzw. nicht bewiesen ist; echte Spermiophagie kommt nur bei dem im Zwischengewebe ausgetretenen Samen in Betracht und auch hier spielt sie, wie wir ausgeführt haben, keine sehr große Rolle.

Das Epithel der Nebenhodenkanälchen, in denen starke und lange Zeit anhaltende Spermaretention besteht, kann mancherlei Veränderungen zeigen; so sahen wir bald besonders starke Zilienausbildung, bald, besonders in den Nebenhodenkopfkanälchen, auffallend starke eosinophile Granulabildungen im Kanälchen epithel; es machte den Eindruck, als ob hier ein stärkerer granulärer Sekretionsprozeß in die Kanälchenlichtungen stattfinde. In wieder anderen Fällen traten in Nebenhodenkörper- und Schwanzkanälchen papilläre Auswüchse des

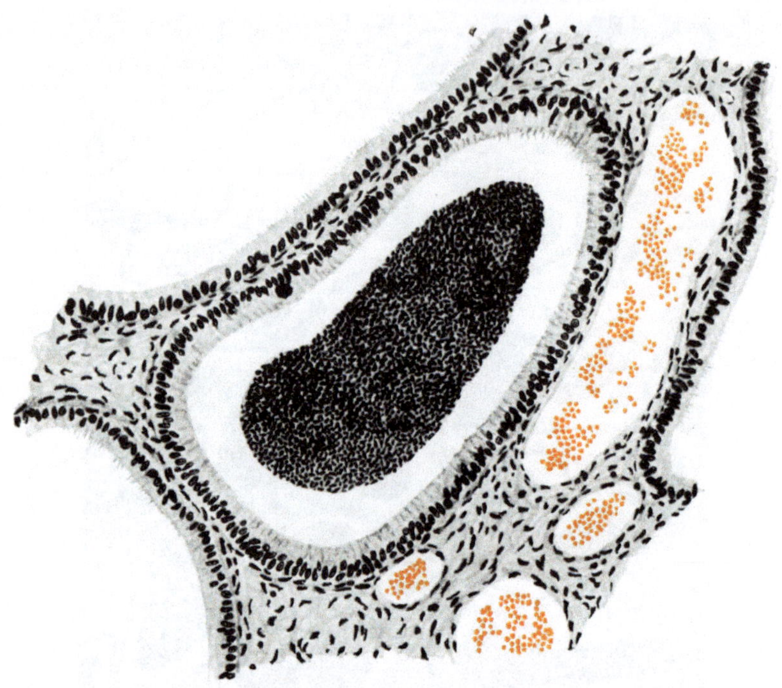

Abb. 180. PS. 26/27. Mann, 64 Jahre. Vergrößerung zu Abb. 179. Spermaretention in erweiterten Nebenhodenkanälchen; das Epithel hat stellenweise die Stereozilien verloren (deutlich noch sichtbar r. o.). Unregelmäßigkeit der Kerne im Epithel.

Epithels auf, öfters mit besonders hohem Zylinderepithel ausgestattet. Schließlich beobachteten wir auch Fälle, in denen das Epithel mehrzeilig, mehrschichtig, unregelmäßig wurde und kleine Hohlräume (Blasenbildungen sekretorischer oder degenerativer Art) einschloß.

Spermatozele (Kystoma epididymidis) (KOCHER).

Spermatozelen sind von den Samenwegen ausgehende, mit diesen in Verbindung stehende oder ehemals verbundene Zysten innerhalb des Hodensackes. Der Hauptsache nach sind es Retentionszysten. Den Inhalt müssen nicht unbedingt Spermien bilden, da, wie erwähnt, die ursprüngliche Verbindung mit den Samenwegen veröden kann, ursprünglich vorhandene Samenfäden sich auflösen können. Die Spermatozelen müssen sonach ihren Sitz am Hoden, am Nebenhoden oder am Beginn des Vas deferens haben. Am häufigsten gehen sie vom Nebenhoden aus (Abb. 181). Häufig sind auch derartige Zystenbildungen im Rete testis, sehr selten sind solche im Hoden selbst; hier sind die Zystchen meist klein und liegen gewöhnlich unmittelbar der Innenfläche der Albuginea an. Ihren Ausgangspunkt bilden wohl ausnahmslos abgeirrte Kanälchen oder Divertikel der Hodenkanälchen, die sich manchmal selbst in die Schichten der Albuginea einschieben.

Im Rete testis sind es einzelne Kammern, die sich zystisch ausdehnen können; weitaus am häufigsten gehen die Spermatozelen aber von den Ductuli efferentes des Nebenhodens aus. Die Abgrenzung, ob in dem einen oder anderen Fall die Zyste vom Rete oder von den Ductuli efferentes abstammt, ist nicht immer möglich. Die Nebenhodenzysten sind meist einkammerig, manchmal aber auch mehrkammerig, sie können die Größe von Haselnüssen (Abb. 182) und darüber erreichen und in Ausnahmefällen dem Hoden an Größe gleichkommen oder ihn übertreffen. Eine weitere Quelle der Spermatozelen am oberen Pol des Hodens oder des Nebenhodens können gestielte und ungestielte Hydatiden sein, die, wie wir uns in eigener Untersuchung überzeugt haben, häufig zentrale epithelausgekleidete Spalten besitzen, die in Verbindung mit Hodenkanälchen oder den Ductuli efferentes stehen, andererseits, und das gilt besonders für die ungestielten Hydatiden, auch offene Verbindung mit der Tunica vaginalis haben können (Abb. 183). Als weiterer Ausgangspunkt von Spermatozelen kommen Vasa aberrantia des Nebenhodens, die Paradydimis in Betracht.

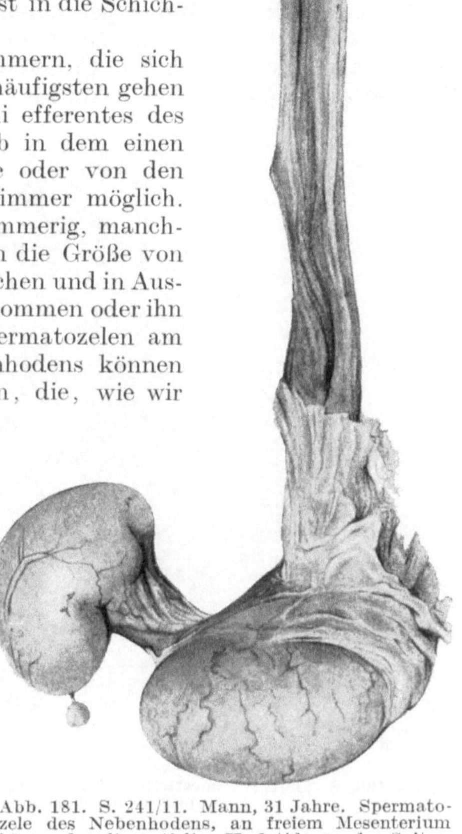

Abb. 181. S. 241/11. Mann, 31 Jahre. Spermatozele des Nebenhodens, an freiem Mesenterium hängend, mit gestielter Hydatide an der Spitze. Im Inhalt: Cholesterinkristalle, Spermien.

Wie erwähnt sind die Spermatozelen Retentionszysten, als solche hat sie auch schon Virchow aufgefaßt. Eine Gliederung der Spermatozelen in Dilatationszysten und Retentionszysten, wie dies Kocher haben will, ist unnötig, da auch die Retentionszysten schließlich Erweiterungszysten sind. Aber andererseits erschöpft der Begriff der Retentions- oder Dilatationszyste nicht das Gesamtbild der Spermatozelen, denn nicht nur Erweiterungen der Lichtung und Inhaltsstauungen bedingen die Form, in manchen Fällen ist auch eine aktive Beteiligung des Epithels der Zyste an der Oberflächenvergrößerung deutlich; so sahen wir in einem Fall von Nebenhodenkopfspermatozele von Erbsengröße eine keineswegs glatte Innenfläche, wie sie einer Retentionszyste entsprechen müßte, sondern zahlreiche feine polypöspapilläre Erhebungen (Abb. 184). Es bestehen also Beziehungen mancher Spermatozelen zu den echten Kystomen, was auch bei anderen häufig als Retentionsfolgen

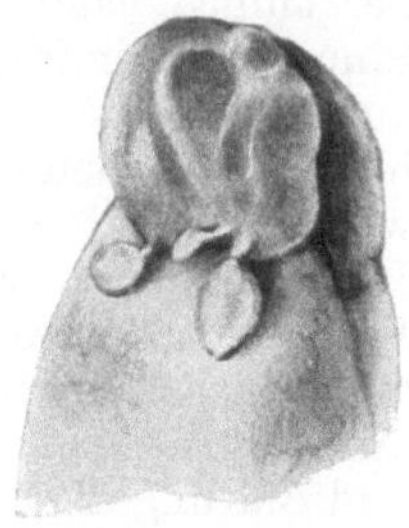

Abb. 182. S. 409/26. Mann, 74 Jahre. Große einkammerige Spermatozele am Nebenhodenkopf (auf ihr mehrere gestielte Hydatiden).

aufgefaßten Zysten, ich erinnere hier nur an die der angeborenen Zystenniere, der Fall sein kann.

Die Spermatozelen sind wie erwähnt meist einkammerig, selten vielkammerig, häufig finden sie sich in größerer Anzahl im ganzen Verlauf des Nebenhodens; so sehen wir in Abb. 185 zwei größere und eine kleinere Zyste im Spaltraum zwischen Hoden und Nebenhoden nebeneinander liegen, in Abb. 186 liegt eine große Anzahl kleiner Zysten perlschnurartig aneinandergereiht der hodenwärts gerichteten Fläche des ganzen Nebenhodens an. Es ist schwer und meist unmöglich, in all diesen Fällen mit Sicherheit zu unterscheiden, ob diese Zystchen Spermatozelen oder kleine sekundäre Hydrozelensäckchen darstellen, die als

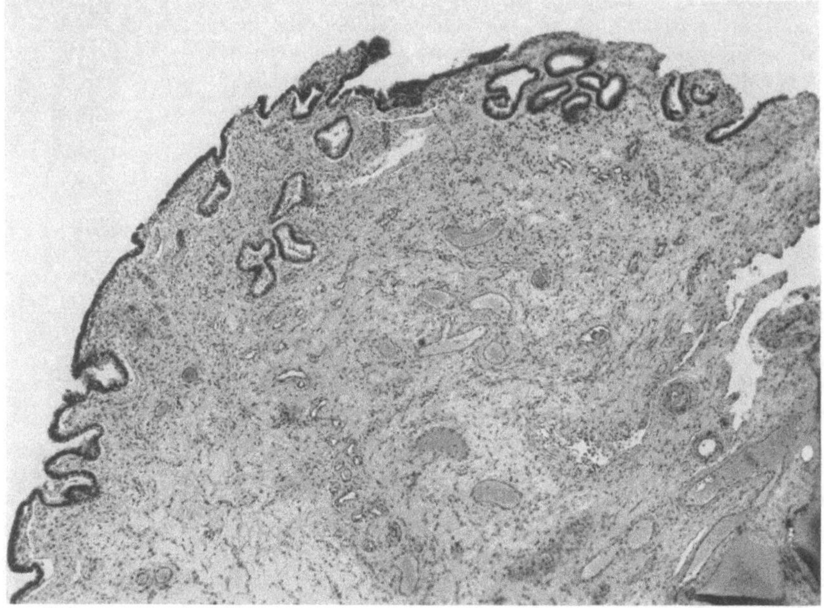

Abb. 183. S. 309/26. Ungestielte Hydatide mit hochzylindrischem, drüsenartige Einstülpungen bildendem Oberflächenepithel. Vergr. 30 ×.

Abschnürungszystchen des Serosaepithels bei vorangegangenen Entzündungen der Tunica vaginalis entstanden sind. Die Lage dieser multiplen Zystchen im Sinus epidydimidis könnte für diese Annahme sprechen. Das gleiche gilt übrigens auch für manche als Spermatozelen des Samenstranges angesprochene Zystenbildungen neben dem Samenstrang, entfernt vom Hoden; hier wird man immer, wenn die Zysten spermienlos getroffen werden, sie mit mehr Recht als kleine Hydrozelen des Samenstranges ansprechen dürfen, denn als aus abirrenden Kanälchen hervorgegangene echte Samenzysten. Ebenso schwer wird auch eine Unterscheidung der echten Spermatozelen von Zystenbildungen sein, die aus erweiterten subserösen Lymphgefäßen hervorgehen oder nach Resorptionen und Blutungen usw. in der Tunica vaginalis (nach HOCHENEGG) entstehen sollen.

Wir betonen, daß man in der Aufstellung einer solchen besonderen Art von Zystenbildungen besonders vorsichtig sein muß; Beweise für derartige Entstehungen werden sich kaum erbringen lassen; denn die Epithelauskleidung der Zysten besagt nichts für ihre Genese, können doch sowohl Spermatozelen wie Hydrozelenderivate und auch schließlich Resorptionshöhlen die verschiedenartigsten Zellauskleidungen vom flachen Endothelhäutchen an, bis zu einem Überzug mit geschichtetem Epithel zeigen.

POIRIER hat behauptet, daß seröse Zysten, also solche, die von dem Epithel der Tunica vaginalis ausgehen, sekundär mit dem Hoden- und Nebenhodenkanälchenapparat in Verbindung treten könnten, und so Spermatozelen primärer Art vortäuschen könnten. Eine derartige Annahme ist außerordentlich unwahrscheinlich und findet kaum ein Analogon in anderen kanälchenführenden Organen. Denn eine sich allmählich vergrößernde Zyste wird auf die umgebenden

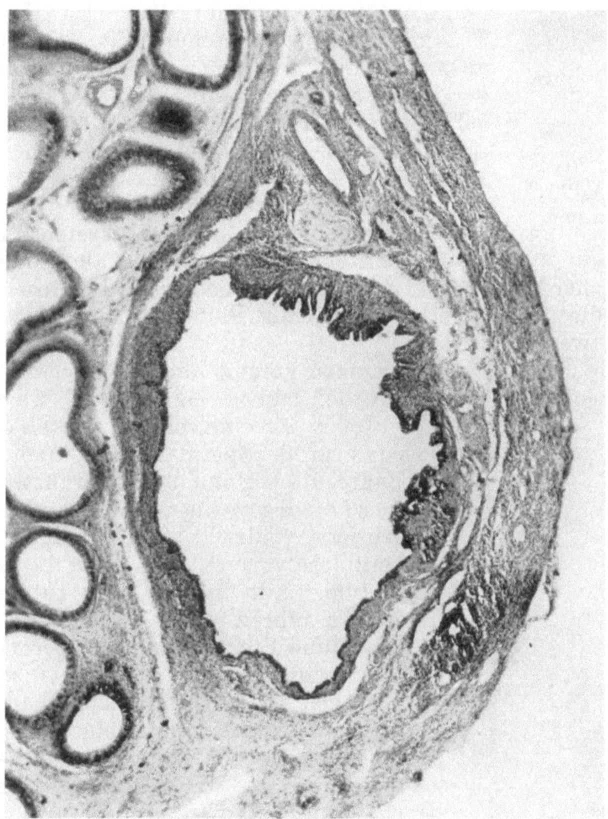

Abb. 184. E. 1372/27. Mann, 53 Jahre. Spermatozele am Nebenhodenkopf mit papillärer Gliederung der Wand.

Kanälchen wohl immer im Sinne einer Pressung wirken, benachbarte Kanälchen eher zur Verödung bringen, als sich in den benachbarten Kanälchenapparat eröffnen. Eine gewisse Stütze könnte für POIRIERs Anschauung in den Fällen gefunden werden, in denen eine Spermatozele siebartige, also mehrfache Verbindungen mit dem Hodenkanälchenapparat (STEUDENER) oder mit dem Rete testis (ROTH) gehabt haben soll. Entweder liegt hier, wie HANUSA meint, eine merkwürdige Mißbildung vor, oder was wir für wahrscheinlicher halten, beruhen diese alten, schon über 50 Jahre zurückliegenden Beobachtungen auf Artefakten. Wir haben in nicht wenigen auf mehrfache Verbindung untersuchten Spermatozelen niemals einen derartigen positiven Befund erheben können.

Was die Ursache der Spermatozelenbildung anlangt, so spielt das Trauma hier sicher eine nicht ganz unbedeutende Rolle. So sah man Spermatozelen auftreten nach Hydrozelenoperationen: vermutlich wurden hierbei Vasa efferentia geschädigt. In einem unserer Fälle (Abb. 187 u. 188) mit mehrfachen größeren Spermatozelen, dem ganzen Verlauf der Epidydimis entlang und kleinen spermahaltenden Zysten im Hoden unter der Albuginea, hat in der Jugend ein schweres Trauma den Hoden betroffen, das offenbar zu Berstungen von Kanälchen und Zerreißungen geführt hat. Die Häufigkeit eines Traumas bei der Entstehung der Spermatozelen geht auch aus einer Zusammenstellung von KREBS hervor, der in 15 Fällen 8 mal ein Trauma in der Vorgeschichte gefunden hat. HOFMANN erwähnt aus der HOCHENEGGschen Klinik 3 Fälle sicher traumatischer Entstehung. Nicht nur Zerreißungen von samenführenden Kanälchen, sondern auch Narbenbildungen nach Blutungen um die Kanälchen können zu zystenartigen Erweiterungen einzelner Ductuli oder abirrender Kanälchen führen. In gleicher Weise können auch Punktionen von Hydrozelensäcken, bei denen durch die Nadel Verletzungen mit Blutungen am Nebenhoden oder Hoden gesetzt werden, wirken.

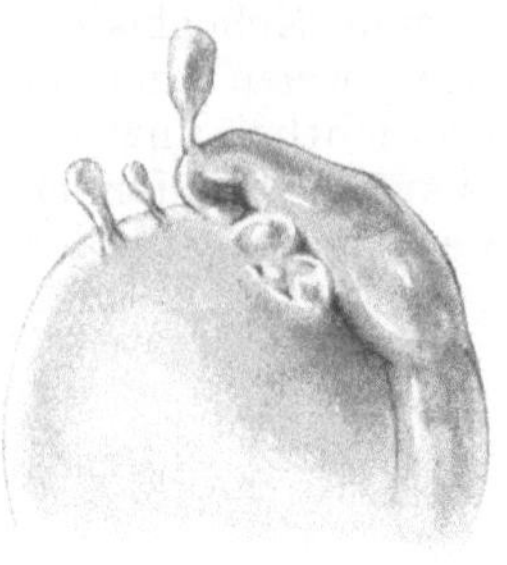

Abb. 185. S. 284/23. Hydatiden. Zysten an Hoden und Nebenhodenkopf sowie zwischen Hoden und Nebenhodenkopf.

Eine größere Rolle als den Traumen kommt aber sicher den Entzündungen im Nebenhoden, im Rete testis, in der Tunica vaginalis zu. So zeigen unsere Abb. 156 u. 158 eine von den Ductuli efferentes ausgehende große Spermatozele. Hier war bei dem 64 Jahre alten Mann der Schwanzteil des Nebenhodens bindegewebig verödet, also nicht mehr kanalisiert; vielleicht lag hier eine ausgeheilte, alte Tuberkulose vor. Ebenso kann die Gonorrhöe der Epididymis mit ihren Folgen zu Spermatozelenbildungen führen.

Spontane Entstehung von Spermatozelen ohne Trauma wird vielfach behauptet: so soll Sekretstauung bei starken geschlechtlichen Aufregungen sonst enthaltsamer Männer eine Rolle spielen. Die Abgrenzung solcher Fälle von solchen, in denen entzündliche und traumatische Vorgänge in Betracht kommen, wird schwer sein. Es ist aber durchaus vorstellbar, daß ein Vas aberrans oder eine mit den Samenwegen in enger Verbindung stehende Hydatide bei starkem Sekretdruck plötzlich gefüllt und so zum Anfang einer größeren zystischen Erweiterung wird.

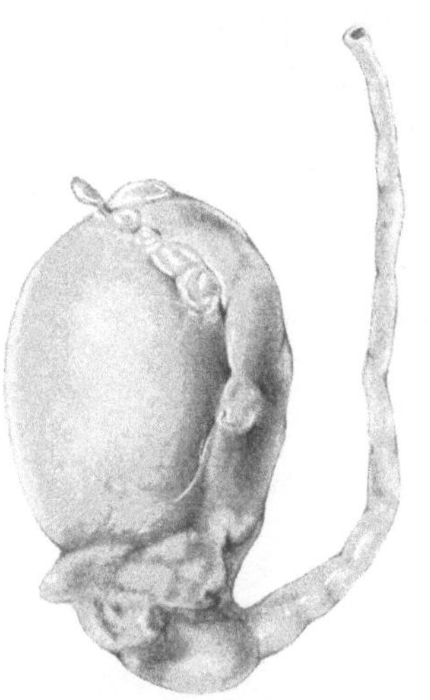

Abb. 186. S. 283/26. Mann, 72 Jahre. Zysten zwischen Nebenhoden und Hoden (daneben gestielte und ungestielte Hydatiden).

Daß Druckunterschiede im Kanalsystem überhaupt eine Rolle bei der Entstehung der Spermatozele haben, beweist auch die Vorliebe ihres Sitzes an den Übergangsstellen enger dickwandigerer in weite dünnwandigere Kanälchenabschnitte, wie sie am Übergang des Rete testis in die Ductuli efferentes, am Übergang der locker eingebetteten dünnwandigen Ductuli efferentes in die Coni vasculosi gegeben sind.

Die Wand der Spermatozelen ist meist sehr dünn, aus dünnen durchflochtenen bindegewebigen Fasern aufgebaut. Nach VAUDRIN sollen glatte Muskelfasern in ihren Wandungen vorkommen und diesem Vorkommen differentialdiagnostische Bedeutungen gegenüber Hydrozelenderivaten zukommen. Glatte Muskelfasern finden sich auch ab und zu in der Wand kleiner Spermatozelen, besonders solcher, die von den Ductuliefferentes abstammen. In größeren Zysten, ebenso auch in solchen, die von den Anhängen (Appendices) des Hodens und Nebenhodens ausgehen, haben wir sie nicht gesehen. Eine diagnostische Bedeutung kommt ihnen also nicht zu. Ebensowenig ist die Form des Epithels der Spermatozeleninnenwand irgendwie charakteristisch; seine große Variationsbreite haben wir oben bereits erwähnt.

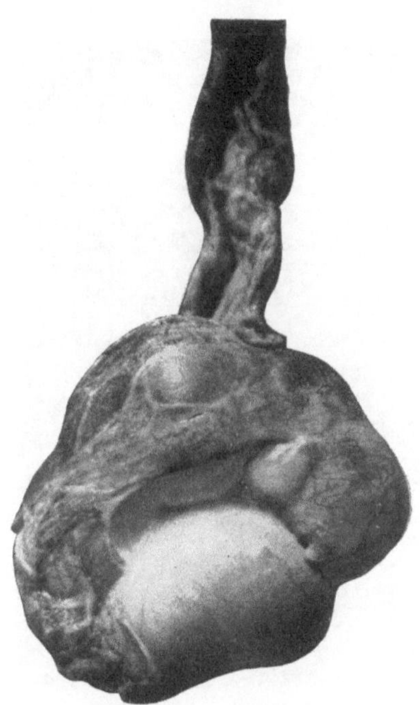

Abb. 187. Außensicht.

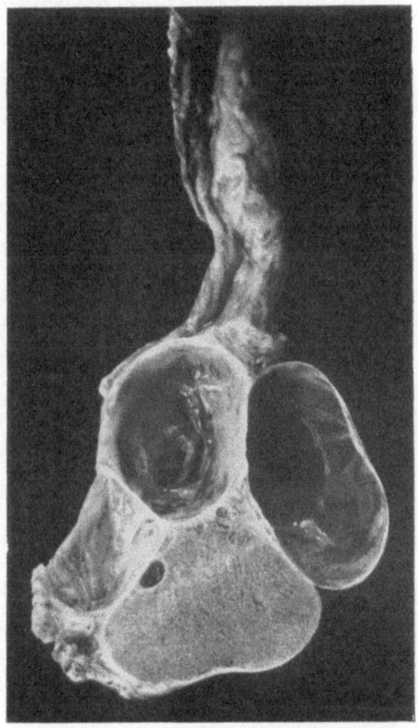

Abb. 188. Schnittfläche.

Abb. 187 u. 188. E. 812/24. Mann, 63 Jahre. Mehrfache Spermatozelen des Nebenhodens, kleine subalbuginäre testikuläre Spermatozele (Abb. 188). Hodenquetschung in der Jugend.

Spermatozelen können große Mengen von Spermien, manchmal auch bewegliche Spermien enthalten. Nicht selten fehlen Spermien oder Spermienköpfe. Auch Epithelien in mannigfaltiger Form, der Hauptsache nach wohl aus dem Hoden stammende Spermiogonien oder Spermatiden sind dem Zysteninhalt häufig beigemischt; ihre nicht seltene Mehrkernigkeit spricht für diese Ableitung. In einem unserer Fälle (Abb. 158) fanden sich in der samenfreien Spermatozele große Mengen kleinster geschichteter Körper, ähnlich solchen, die wir manchmal in den Kammern des Rete, hier allerdings in geringer Anzahl gefunden haben. In wieder anderen Fällen ist der Inhalt ein milchiger oder seifenartiger, bedingt durch Aufschwemmung großer Mengen kleinster Fetttröpfchen (Galaktozele). Daneben kommen aber auch Zystenbildungen vor, deren Flüssigkeit durch feinste helle Schüppchen glitzert (Cholesterinausfällung) oder bei denen die Inhaltsmasse eine perlmutterähnliche pastenartige ist. In dieser finden sich dann enorme Mengen von Cholesterintafeln und Fettsäurenadeln. In solchen Fällen ist die Wand regelmäßig stärker verdickt (Abb. 189).

Nach KOCHER und HOCHENEGG ist die Spermatozelenflüssigkeit gewöhnlich schwach alkalisch oder neutral, ihr spezifisches Gewicht schwankt zwischen 1002 und 1009, während, was differentialdiagnostisch von Bedeutung sein kann, die stark alkalisch reagierende Hydrozelenflüssigkeit ein spezifisches Gewicht von 1020 und darüber aufweisen soll. Auch der Eiweißgehalt der Spermatozelenflüssigkeit steht unter dem der Hydrozelenflüssigkeit (0,2—0,5 gegen 4,4—7 $^0/_0$), in gleicher Weise unterscheidet sich der Salzgehalt der Spermatozele mit 0,78—0,88 $^0/_0$ gegen 0,68 $^0/_0$ der Hydrozele.

Der Lage nach kann man die Spermatozelen einteilen, und diese Einteilung

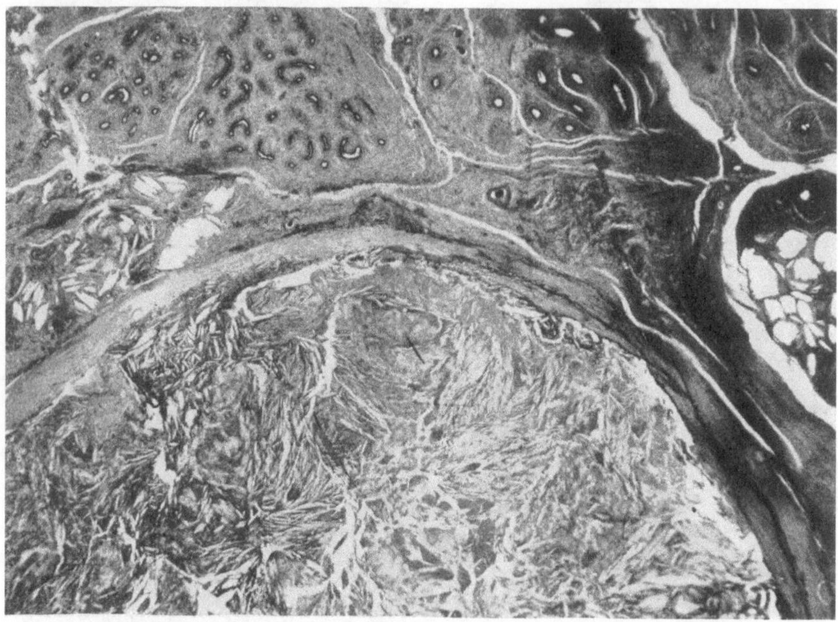

Abb. 189. S. 756/29. Mann, 77 Jahre. Epididymiskopfzyste mit Fettsäure- und Cholesterinkristallen im nekrotischen Inhalt; stark verdickte hyaline Bindegewebswand.

hat chirurgische Bedeutung, in extravaginale und intravaginale Spermatozelen, je nachdem sie sich in das Cavum vaginale hinein vorwölben, oder die Blätter des Hodenmesenteriums auseinandertreiben. Die extravaginalen Spermatozelen sind wesentlich häufiger. Auch überragen sie an Größe gewöhnlich weit die intravaginalen. Es sind hier Zystenbildungen von Mannsfaustgröße beschrieben worden (STANLEY, PITHA, ALBERT, HOCHENEGG).

Bei den extravaginalen Spermatozelen kann es zu einer starken Abdrängung des Nebenhodens vom Hoden kommen, wenn sich die Spermatozele zwischen den Körper des Nebenhodens und den des Hodens einschiebt. Dies wird besonders der Fall sein bei Spermatozelen, die aus Vasa aberrantia oder der Paradidymis des Nebenhodenkörpers hervorgehen. Auch von den Ductuli efferentes sich ableitende Spermatozelen können sich extravaginal entwickeln; sie erlangen, wenn sie sich in das lockere Gewebe des Samenstranges nach oben fortsetzen, Birnform, die gerade für diese Spermatozelen charakteristisch sein soll (HOCHENEGG). Bei zunehmender Größe der Spermatozelen, besonders der extravaginalen, erfährt der Hoden eine Abdrängung durch Verlagerung insofern, als seine Längsachse horizontal zu liegen kommt. Spermatozelen wirken hier in gleicher Weise wie invaginierte Hydrozelensäcke des Samenstranges auf die Hodenlage.

Scheidenhäute und Hodensack.

Die Erkrankungen der Scheidenhäute des Hodens. Periorchitis. Hydrozele.

Die Scheidenhaut des Hodens kann alle die Arten von Ergüssen und Entzündungsformen zeigen, die auf serösen Häuten vorkommen. Verhältnismäßig häufig sieht man fibrinöse Auflagerungen, teils in Form von Fibrinnetzen, teils polypösen warzigen Gebilden (Periorchitis serofibrinosa, Hydrocele acuta), besonders bei Entzündungen des Hodens und vor allem des Nebenhodens. Auch Traumen gehen derartigen Entzündungen nicht selten voraus; aber auch hier wird das Vorhandensein eines latenten, durch das Trauma aufgeflackerten entzündlichen Prozesses, vor allem im Nebenhoden Voraussetzung sein. Es muß aber auch betont werden, daß selbst stärkere entzündliche Vorgänge im Nebenhoden oder im Hoden die Scheidenhaut nicht unbedingt in den entzündlichen Zustand versetzen müssen. Man kann in solchen Fällen, selbst bei Abszeßbildung im Nebenhoden gelegentlich vollständig unversehrte, glatte Scheidenhaut beobachten. Bei der serofibrinösen Periorchitis findet sich gewöhnlich auch eine stärkere Injektion und Rötung der Scheidenhaut; die Fibrinauflagerung ist besonders stark in der Umgebung des Nebenhodens, der frühzeitig spangenartige Verklebungen mit den benachbarten Scheidenhautteilen zeigt.

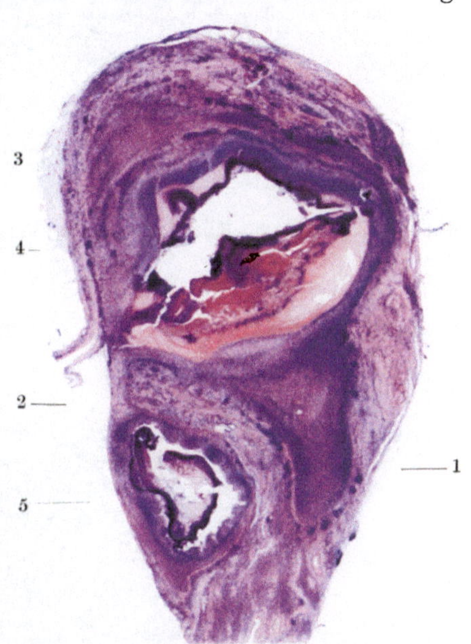

Abb. 190. E. 1243/29. Knabe, $1^1/_2$ Jahre. Parasitäre (Oxyuris!) abszedierende Periorchitis und Periepididymitis (Abszesse mit eosinophilen Leukozyten und CHARCOT-LEYDENschen Kristallen. 1 Eosinophilzelliges Granulom. 2 Nebenhodenkopf, 3 Nebenhodenkörper oder Schwanz, 4 u. 5 Enpyemresthöhlen der Scheidenhaut.

Die eitrige Periorchitis ist verhältnismäßig selten; sie kommt vor bei abszedierenden Orchitiden und Epididymitiden, nach Verletzungen der Hodenhüllen, ab und zu nach Punktionen von Hydrozelen. Eitrige Periorchitis kann auch durch Vereiterung einer Hämatozele entstehen. Abzutrennen von diesen Eiterungen der geschlossenen Scheidenhauthöhle sind jene bei offenem Processus vaginalis, wenn eine Bauchfellentzündung auf den Scheidenhautfortsatz übergreift. In derartigen Fällen kann die Eiterung in dem offenen Processus vaginalis stärker sein, als in den tieferen Teilen der Bauchhöhle selbst. Eiterungen in der Hoden-Vaginalhöhle kommen auch vor bei Nekrose des Hodens, nach dessen Torsionen, nach Embolie oder atherosklerotischem Verschluß der Samenstranggefäße. In ganz seltenen Fällen können Parasiten Ursache von eitriger Periorchitis werden (Abb. 190—195):

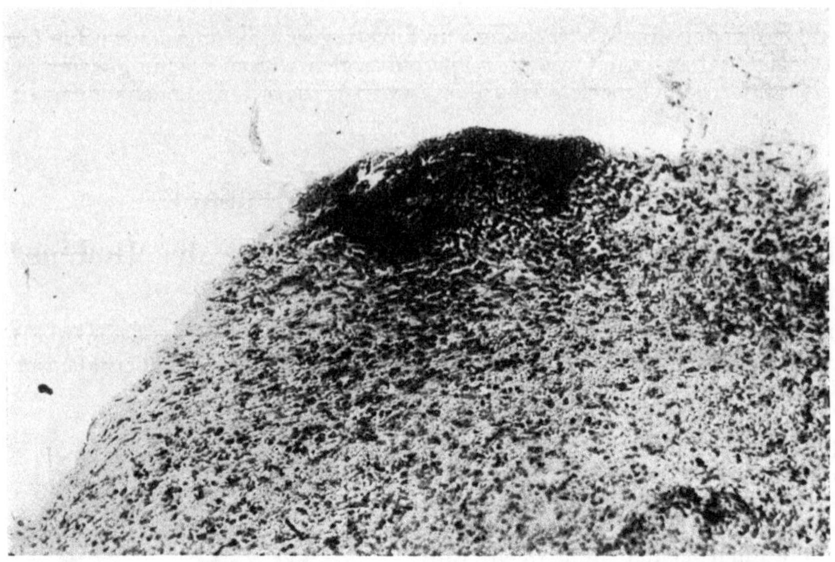

Abb. 191. E. 1243/29. Knabe, $1^1/_2$ Jahre. Fast völlig aufgelöste Oxyuris bei Periorchitis purulenta oxyurica.

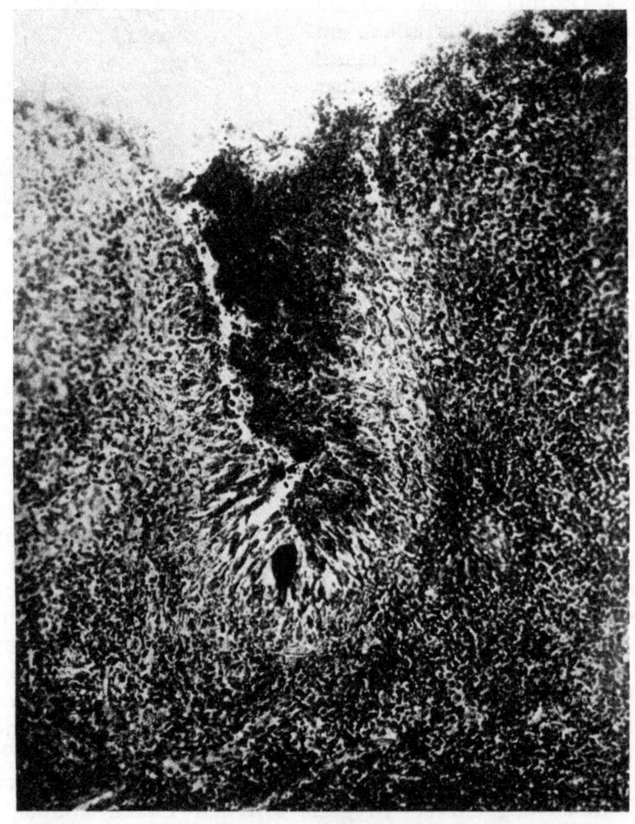

Abb. 192. E. 1243/29. Knabe, $1^1/_4$ Jahre. Granulationswucherung mit Riesenzellen am Rand einer Oxyurisperiorchitis.

So sahen wir bei einem $1^1/_2$ Jahre alten Kind (E. 1243/29) den Hoden mit seiner Scheidenhaut in eine fast hühnereigroße Geschwulst umgewandelt, die zentral der ursprünglichen Scheidenhöhle entsprechend, einen mandelkerngroßen Abszeß enthielt. Der Hoden selbst war nur stellenweise schwerer verändert; hier fanden sich dann ausgedehnte Narbenherde in größtenteils hyaliner Umwandlung (Abb. 90); im besser erhaltenen Gewebe der Umgebung dieser Narben sah man in einzelnen der Albuginea naheliegenden Kanälchen konzentrisch geschichtete Steinchen, bei charakteristischer Doppelzeiligkeit des betreffenden Kanälchenepithels. Die Albuginea testis war im Gegensatz zum Hoden etwas stärker entzündlich durchsetzt,

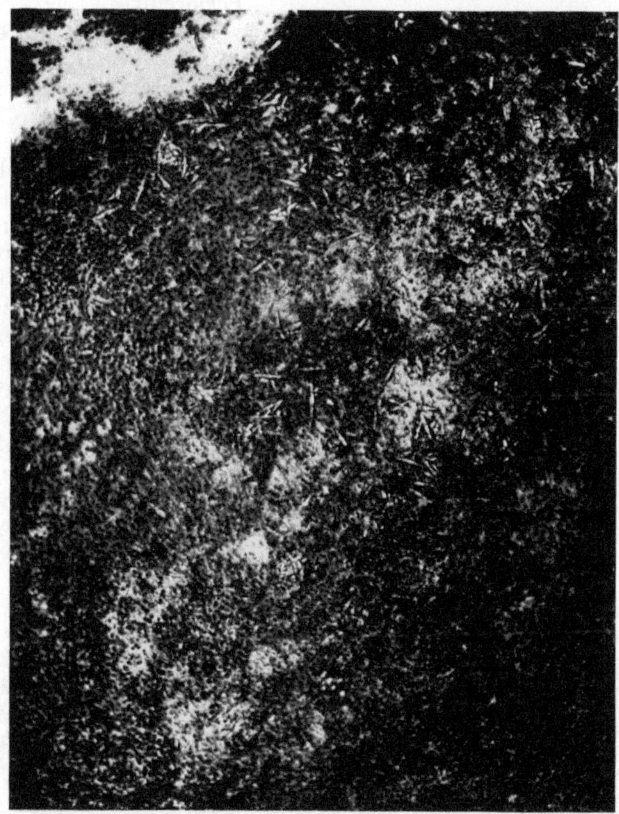

Abb. 193. E. 1243/29. Knabe, $1^1/_2$ Jahre. CHARCOT-LEYDENsche Kristalle im nekrotisierenden eosinophil-leukozytär-zelligen Exsudat bei Periorchitis purulenta oxyurica. (Stärkere Vergrößerung s. Abb. 194.)

Lymphzellen und vereinzelte eosinophile Zellen begleiteten die vermehrten zellreichen Gefäße. Der äußeren Albugineaschicht lag ein sehr kapillarreiches Granulationsgewebe auf, das von überaus zahlreichen eosinophilen Leukozyten durchsetzt war; ab und zu traf man auf nesterartig angeordnete Lymphozyten (Abb. 191). An der Grenze der Granulationsschicht der zentralen Exsudatmasse waren die Granulationszellen stellenweise besonders in schmalen Einbuchtungen der Granulationsschicht senkrecht zur Oberfläche angeordnet und erinnerten so an die Randstellung der Zellen des Granulationsgewebes um verkäsende Tuberkel (Abb. 192). Die Exsudatschicht, die verhältnismäßig fibrinarm war, bestand ausschließlich aus eosinophilen Leukozyten, war vielfach in beginnendem Zerfall. In diesen nekrotischen Leukozytenmassen waren CHARCOT-LEYDENsche Kristalle in ungeheuerer Menge abgelagert (Abb. 193 u. 194). Diese ungewöhnliche Ansammlung von eosinophilen Leukozyten ließ an Parasiten als Veranlassung dieser Art von Entzündung denken. Auf Serienschnitten konnten auch tatsächlich teils vollständig nekrotische, verkalkte, teils nekrotisierende, verkalkende, teils noch besser erhaltene, von Chitin überkleidete Zellschläuche gefunden werden, die vielfach umpolstert von Fremdkörperriesenzellen waren und die ihrem ganzen Verhalten nach Reste von Oxyuren sein mußten (Abb. 195). Derartige ausgewanderte Oxyuren findet man ja nicht selten auch an anderen Stellen, besonders in den tiefsten Teilen des Bauchfells abgelagert.

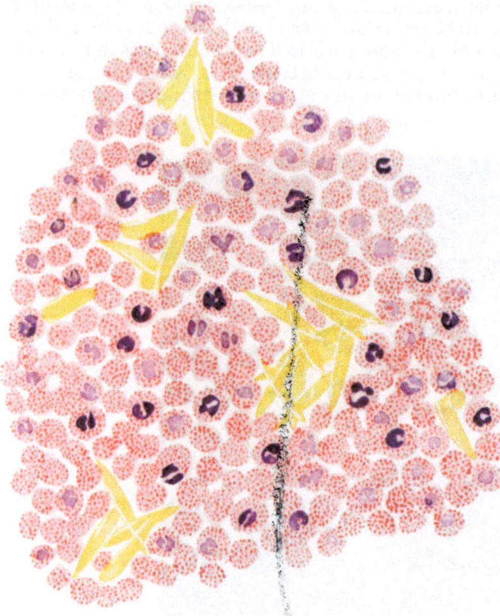

Abb. 194. E. 1243/29. Knabe, $1^1/_4$ Jahre. CHARCOT-LEYDENsche Kristalle im eosinophilen Eiter einer Periorchitis purulenta. Zeiß DD. Okul. 15×. Vergr. 600 fach.

Die Organisationsprozesse nach Ablauf dieser akuten Entzündungen besprechen wir unten im Anschluß an die hämorrhagische Periorchitis.

Häufig ist die akute seröse Periorchitis Vorstadium des chronischen Prozesses, der zur Hydrozele, der chronischen serösen Periorchitis führt. Es mag dahingestellt bleiben, ob wirklich in der Mehrzahl der Fälle der Beginn der Hydrozelenbildung ein entzündlicher ist. Allerdings, reine Stauungsergüsse, z. B. in Begleitung von starkem Aszites kommen außerordentlich selten zur Beobachtung. Die Tunica vaginalis propria verhält sich hier zweifellos selbständig und unabhängig von den Vorgängen in anderen serösen Höhlen, am allgemeinen Hydrops der serösen Höhlen nimmt sie gewöhnlich nicht teil. Auch örtliche Stauungen führen kaum je zur

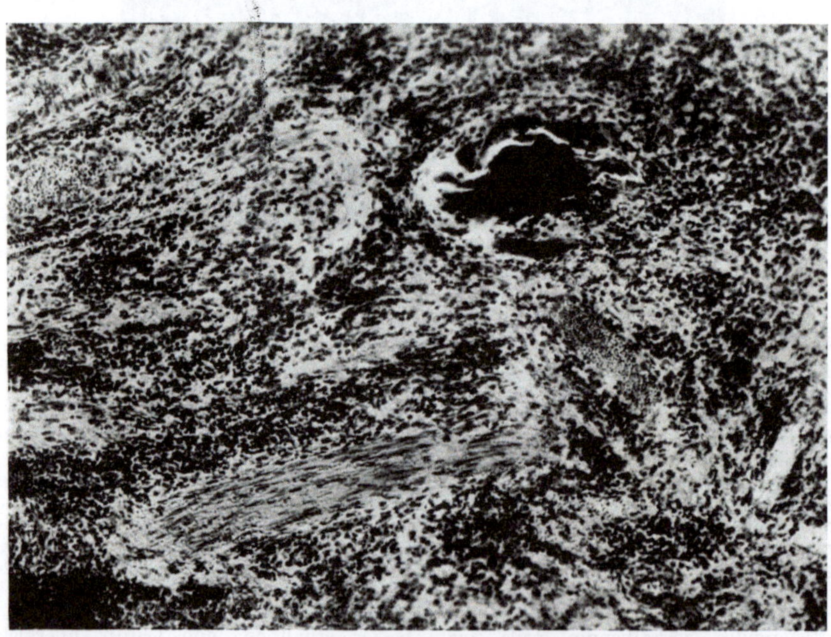

Abb. 195. E. 1243/29. Knabe, $1^1/_2$ Jahre. Zugrundegehende Oxyuris bei Periorchitis purulenta oxyurica (Fremdkörperriesenzellen).

Hydrozelenbildung stärkeren Grades; so weist schon KOCHER darauf hin, daß selbst bei stärksten Varikozelenbildungen Hydrozelen kaum je zur Beobachtung kommen. Das Trauma spielt zweifellos eine gewisse Rolle (angeborene Hydrozele als Folge des Geburtstraumas, Hydrozele der Reiter usw.). Es wird aber bei der Beurteilung des Zusammenhanges zwischen Trauma und Hydrozelenbildung nur dann in einem den Zusammenhang bejahenden Sinne entschieden werden dürfen, wenn unmittelbar oder kürzeste Zeit nach einer stärkeren, auf den Hodensack einwirkenden Gewalt (Quetschungszeichen an der Hodenhaut!) eine dünnwandige, pralle Zystenbildung an Stelle der Tunica vaginalis zu finden ist. Meist werden Traumen durch Aufflackern eines latenten chronisch - entzündlichen Prozesses im Nebenhoden die Hydrozelenbildung zur Auslösung bringen.

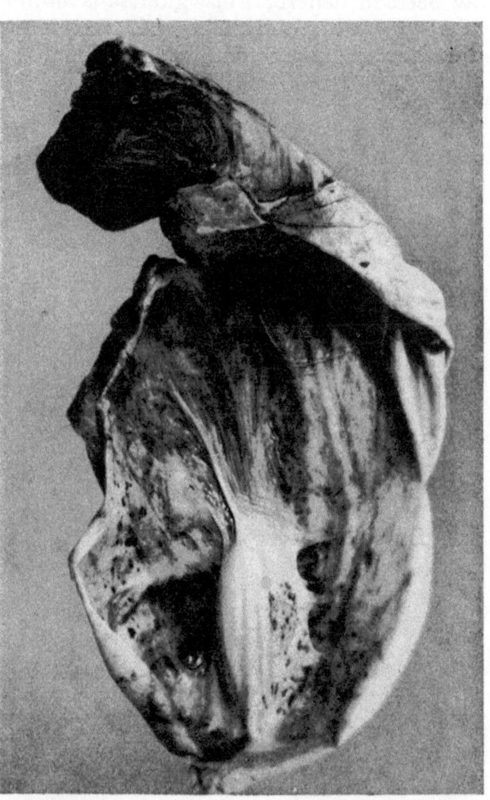

Abb. 196. S. 159/30. Mann, 57 Jahre. Chronische Hydrozele mit starker Kompression und Abplattung des Hodens, Adhäsionen zwischen Hoden und Hydrozelenwand. Samenstrang in der Hydrozelenwand aufgefasert. Vas deferens rechts neben dem Hoden als stricknadeldicker Langsstrang deutlich.

Eine besondere Form der Hydrozele ist die sog. symptomatische Hydrozele, die bei nicht offenbarer Tuberkulose, bei Lues, bei Gewächsen des Hodens oder des Nebenhodens allmählich zur Ausbildung gelangt.

Was die Gestalt der Hydrozelensäcke anlangt, so ist ein gewisser Unterschied zwischen Hydrozelen kindlicher und erwachsener Individuen festzustellen; während beim Erwachsenen gewöhnlich die Eiform vorherrscht, haben Kinder Wasserbrüche meist von Birnform, mit einer dem Leistenkanal zuliegenden Verjüngung, eine Form, die auf den embryonal offenen Processus vaginalis zurückgeht.

Die Größe der Ergüsse in der Scheidenhaut schwankt stark und kann ungeheure Grade erreichen. Es sind Fälle, besonders im älteren Schrifttum beschrieben, bei denen das Skrotum faßförmig aufgetrieben war und 30 Liter und mehr Flüssigkeit enthielt.

Die Wand nicht zu großer und nicht alter Hydrozelen ist gewöhnlich durchscheinend, arm an Gefäßen, innen glatt und glänzend, von niederem kubischen Epithel ausgekleidet, manchmal findet man auf ihr oft recht zahlreiche kleine derbe Knötchen, die Tuberkel vortäuschen können; sie sind harmlose Bindegewebsverdickungen, manchmal zentral verkalkt und gehen wohl aus einer Organisation umschriebener fibrinöser Niederschläge hervor. Hoden und Nebenhoden können eine Zeitlang ihre normale Gestalt behalten. Bei längerem Bestehen größerer Hydrozelen verdickt sich die Serosa; Hoden und Nebenhoden werden an die Wand gedrückt, der Hoden wird stark abgeplattet, der Nebenhoden kann vollständig in den Wandschichten der verdickten Vaginalis verschwinden, so daß es manchmal Mühe erfordert ihn aufzufinden und freizulegen (Abb. 196). Diese

Einbeziehung von Nebenhoden und Samenstrang in die Hydrozelenwand wird noch dadurch begünstigt, daß durch die entzündlichen Verwachsungen der Nebenhoden vom Hoden abgedrängt werden kann. Die Verwachsungen zwischen Hoden und Hydrozelenwand können strangförmige, oder diffuse sein. In extremen Fällen bildet der Hoden nur mehr eine schmale abgeplattete Verdickung meist am unteren Pol des Hydrozelensackes. Bei einfachen und chronischen Hydrozelen kann die Wand außerordentlich gefäßarm bleiben. Der Hoden kann lange Zeit trotz beträchtlicherer Flüssigkeitsansammlung in der Scheidenhaut unversehrt sein; ja trotz beträchtlicherer Zusammenpressung haben wir in solchen Fällen die Samenbildung noch nicht ganz unterbunden gefunden.

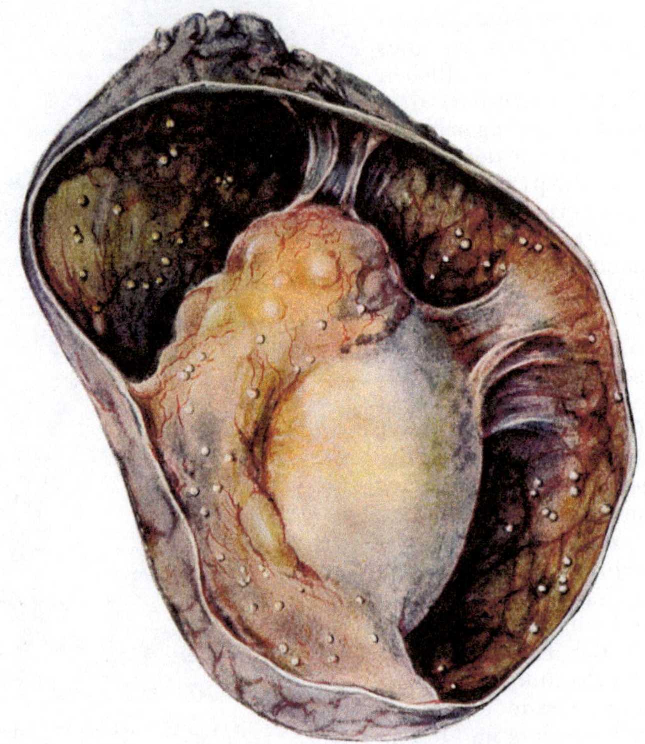

Abb. 197. E. 774/26. Tuberkulöse Erkrankung des Nebenhodens, übergreifend auf die Scheidenhaut. Miliare Knötchen auf der Scheidenhaut. Chronische adhäsive und exsudative Periorchitis. Natürliche Größe.

Bei den symptomatischen Hydrozelen, die auf Tuberkulose oder Lues der Nachbarschaft zurückzuführen sind, können spezifische Veränderungen in der Höhlenwand vollständig fehlen. In anderen Fällen kennzeichnen spärliche graue Knötchen auf der Innenwand der vermeintlichen, nicht entzündlichen Hydrozele den tuberkulösen Charakter (Periorchitis tuberculosa miliaris acuta und subacuta); alle Übergänge führen von diesen leichtesten tuberkulösen Entzündungen des Periorchiums zu den großknotigen und ausgedehnt verkäsenden Tuberkulosen der Scheidenhöhle, die man manchmal trifft. Bei der Lues treten produktive Veränderungen in der Scheidenhaut manchmal mehr in den Vordergrund, wenn die Erkrankung chronisch verläuft (STROMINGER); bei Säuglingen soll eine Hydrozele, wenn sie in der 6. Woche nach der Geburt nicht zurückgeht, Verdacht auf luische Natur erwecken (VAGLIO).

Hämatozele.

Blutige Ergüsse in die Scheidenhaut sind entweder rein traumatischer Natur **(Haematocele acuta)** oder sind Komplikationen anderer Entzündungsformen. Es kann hier auch, ähnlich wie bei der Pachymeningitis haemorrhagica interna eine primäre, z. B. traumatische Blutung bei ihrer Organisation durch gefäßreiches Granulationsgewebe zu erneuten Blutungen Anlaß geben („Orchidomeningitis haemorrhagica"), so daß der ursprünglich keineswegs entzündliche Vorgang durch die Organisationen, also produktive Veränderungen, zu tortenschichtenartigen, mehr oder minder organisierten Blutauflagerungen führen kann. Das Bild der hämorrhagischen Periorchitis ist dem eben geschilderten Bild außerordentlich ähnlich, nur daß von vornherein der entzündliche Anteil hierbei etwas mehr in den Vordergrund tritt. Die Wandverdickung der Tunica vaginalis ist bei der chronischen hämorrhagischen Periorchitis meist eine viel stärkere als bei der chronischen serofibrinösen und eitrigen Entzündung. In älteren Fällen, in denen die letzten Blutungen längere Zeit zurückliegen, die Organisationsvorgänge also weit vorgeschritten sind, kann die mehr oder minder geschrumpfte Wand glatt, glänzend, lederartig, durch abgelagertes Pigment rostbraun gefärbt erscheinen (Abb. 198). Die Fixierung des Hodens, seine Verwachsung mit der Umgebung ist hierbei gewöhnlich viel stärker als bei der chronischen Hydrozele, die Hodenatrophie hier meistenteils viel ausgesprochener. Häufiger als bei der fibrinösen Periorchitis kommt es durch Hohlraumbildung in den geronnenen Blutmassen und Organisation der diese Hohlräume und Spalträume umgebenden Gerinnungsmassen

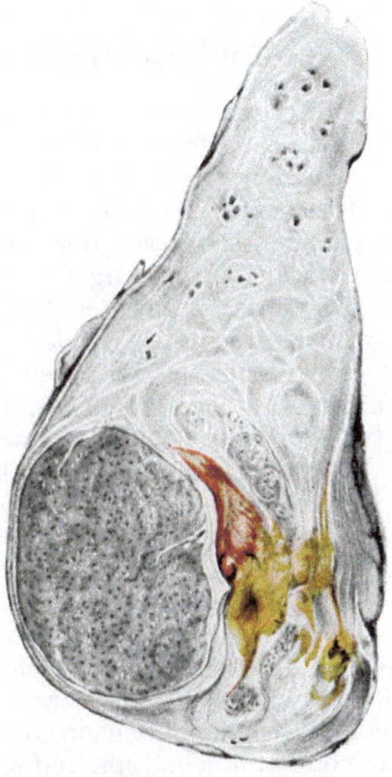

Abb. 198. E. 939/29. Mann, 68 Jahre. Chronische Periorchitis. Verödung des Cavum vaginale, Abdrängung des Nebenhodens vom Hoden durch Narbengewebe (rötlichgelb: Ablagerung von Blutpigment, hellgelb: Durchsetzung der Narbe mit lipoiden Schaumzellen).

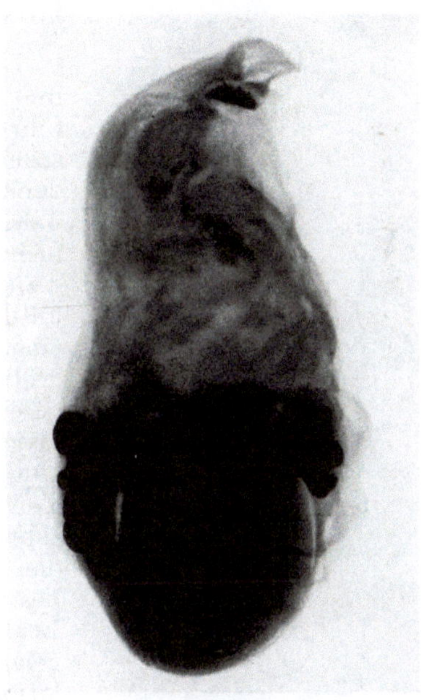

Abb. 199. Chronische Periorchitis mit Kalkablagerung (Röntgenaufnahme $^{9}/_{10}$ der nat. Größe).

zu mehrkammerigen oder stark septierten Hämatozelen. Wie in jedem älteren Blutsack, kann auch die nekrotische Blutmasse, die der Hämatozelenwand oft in dicker Schicht aufliegt, Veranlassung zur Kalksalzablagerung geben (Abb. 199). Echte Knochenbildung, in extremen Fällen Knochenbildung mit Knochenmarkräumen kommt hierbei vor. Die Kalkschale erreicht dabei manchmal in ihrer Dicke außerordentliche Grade, BARIGANIN sah eine 6 mm dicke Knochenschale, VON BRAMANN an Stelle der Tunica vaginalis eine straußeneigroße $^1/_2$ cm dicke Knochenzyste; ähnlich ist ein Fall von JOBST, COHN (Orchidomeningitis ossificans).

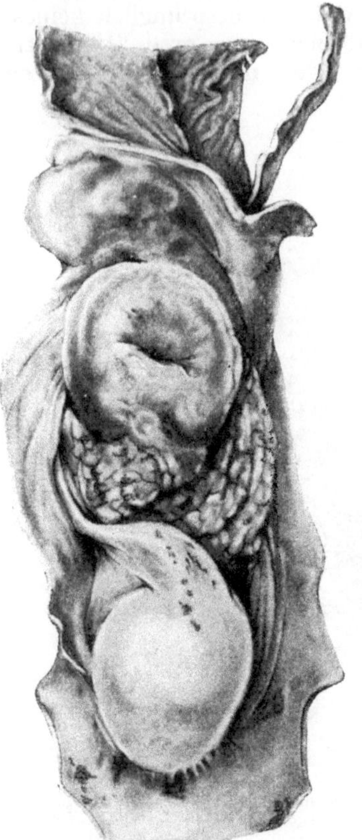

Abb. 200. E. 265/19. Mann, 40 Jahre Cholesteringranulom der Tunica Vaginalis propria testis. (Operativ entfernt durch San.-Rat Dr. HAAS.) [Veröffentlicht von Dr. WOLLHEIM: Z. urol. Chir. 26 (1928).]

Galaktozele. Pseudocholesteatome.

Der Zerfall der nicht organisierten Blutmassen in der Scheidenhöhle bei größeren Blutungen führt manchmal zu eigenartigen Bildern. So sahen wir in der stark verdickten Hodenscheidenhaut eines 40jährigen Mannes, der einige Jahre vor der operativen Entfernung des vermeintlichen Hodengewächses an akuter Appendizitis operiert worden war, den Hoden am unteren Pol der Scheidenhöhle bindegewebig eingemauert, über ihm fand sich eine über hodengroße, abgeplattete, einer Portio ähnliche, starke, geschwulstartige Wandverdickung, mit nabelartiger zentraler Einziehung (Abb. 200). In der Umgebung dieses Knollens war die Wand der Tunica vaginalis grobhöckerig granuliert. Mikroskopisch ergab sich ein eigentümliches Bild: das vermeintliche Gewächs der Scheidenhaut bestand aus einem zellreichen, an eosinophilen Leukozyten und Lymphzellen, sowie an abgelagertem, braunem Blutpigment reichen Granulationsgewebe, das von zahlreichen spindelförmigen, scharf gezeichneten Lücken durchsetzt war. Die direkte Umgebung dieser Lücken bildeten langgestreckte, der Lückenform sich anpassende, mehr- und vielkernige Riesenzellen (Fremdkörperriesenzellen) (Abb. 201). Wie sich schon nach diesen Lückenbildungen vermuten ließ, ergab die Untersuchung des Inhaltes dieser Lücken am frischen Präparat Cholesterinkristalle (WOLLHEIM). Es lag also ein Cholesteringranulom vor, entstanden aus der Durchwachsung der bei der Resorption der Blutmassen zurückbleibenden Cholesterindepots. Die Ursache der ursprünglichen, zu der ganzen Veränderung führenden Blutung war an dem Operationspräparat nicht mehr zu erkennen; vielleicht hat die vor einigen Jahren durchgeführte Appendektomie bei ursprünglich offenem Processus vaginalis zur Blutansammlung in der Hodenscheidehaut geführt.

Der Inhalt des Scheidenhautsackes war in diesem von uns untersuchten Fall trübgrau. In ähnlichen Fällen wurden manchmal milchartige, weiße, von glitzernden Schüppchen durchsetzte Flüssigkeitsansammlungen gefunden, bedingt durch Aufschwemmung feinster Fetttröpfchen oder Cholesterinkristalle in der Flüssigkeit (Galaktozele oder Liparozele, Lipozele); besonders ausführlich schildern KOCHER und GOULD derartige Verkommnisse in älteren Hämatozelensäcken; der Inhalt kann also dem älterer Spermatozelen sehr ähnlich sein.

Derartige auf Blutungen zurückführbare Scheingeschwülste sind in ihrem histologischen Aufbau außerordentlich ähnlich den sog. Paraffinomen, Granulationsgeschwülsten nach Paraffineinspritzungen oder Ölinjektionen wie sie teils zu kosmetischen Zwecken, teils zur Behandlung von Leistenbrüchen, teils um Verstümmelungen oder Erkrankungen vorzutäuschen, in den Hodensack

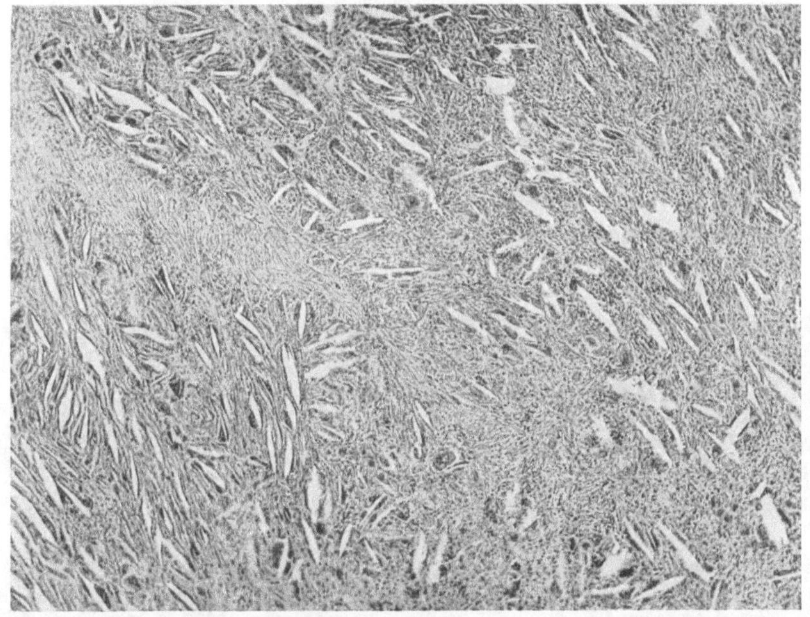

Abb. 201. E. 265/19. Cholesteringranulom. Die zahlreichen Matrizen der im Präparat gelösten Cholesterinkristalle sind von vielkernigen „Fremdkörperriesenzellen" umpolstert. Zellreiches Granulationsgewebe der Umgebung. Obj. 5. Okul. Leitz 4. [WOLLHEIM: Z. urol. Chir. **26**, 1/2 (1928), s. Abb. 200.]

gemacht wurden (WATSON, EISENSTÄDT, BIVONA). Die gleichen Pseudoparaffinome können zustande kommen durch Platzen einer Atheromzyste in einem Hodendermoid oder Teratom, wie solche Veränderungen in der Umgebung von Ovardermoiden und Teratomen beobachtet wurden. Das Vorkommen eines derartigen Falles in der Hodenscheidehaut ist mir allerdings nicht bekannt.

Periorchitis prolifera.

Nach dem Vorgang von VIRCHOW wird von den chronischen Hydrozelen und Hämatozelen und ihren Organisationsvorgängen als besondere Form die Periorchitis prolifera (Periorchitis deformans [KOCHER, KLEBS]) oder Periorchitis fibrosa (KOCHER) unterschieden. Bei dieser Form, die nichts anderes darstellt, als in ihrer Stärke gesteigerte Organisationsvorgänge, steht eine mächtige bindegewebige, schwielige Verdickung der Hodenscheidehaut im Vordergrund. Derbe schwielige Bindegewebsmassen, manchmal von mehreren

Zentimeter Dicke ummauern den Hoden; die Höhlung der Tunica vaginalis kann dabei völlig veröden, oder in einen kleinen, einige Tropfen klarer Flüssigkeit enthaltenden Spaltraum umgewandelt sein (Abb. 202). Der Nebenhoden wird von den Schwartenmassen umgeben, oder geht, wenn eitrige Entzündung in

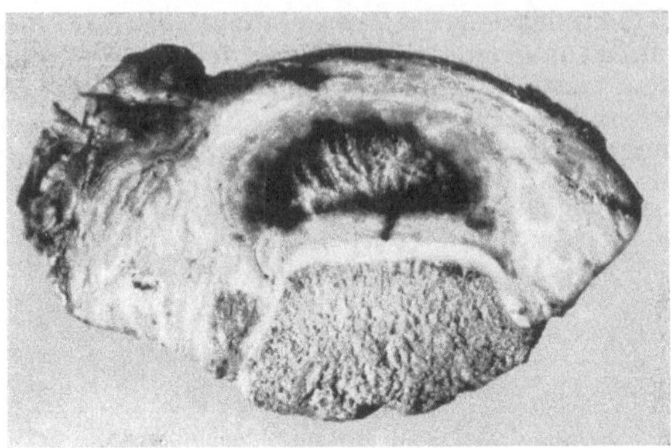

Abb. 202. E. 74/26. Periorchitis fibrosa, P. deformans, P. prolifera, mit schleimig hämorrhagischer zentraler Resthöhlenbildung. Natürl. Größe.

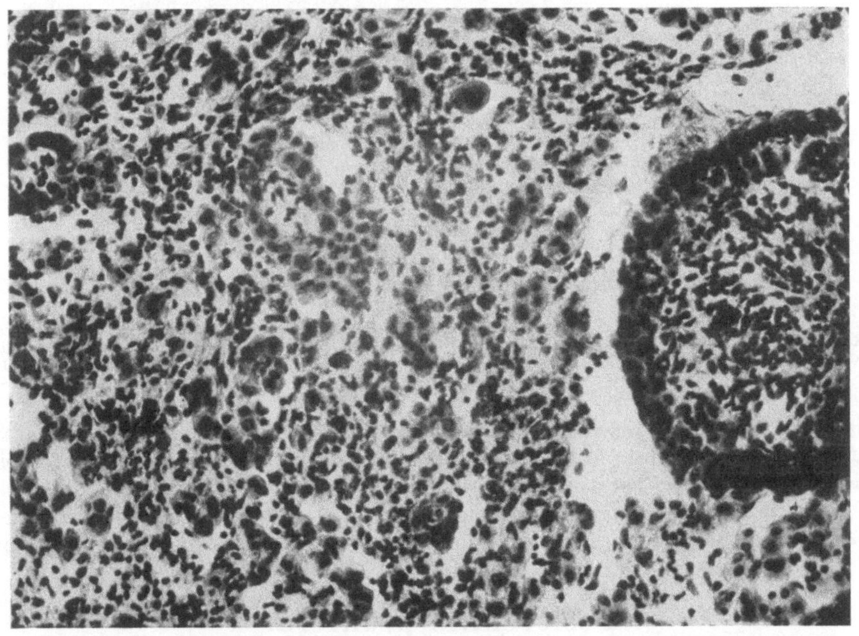

Abb. 203. E. 896/30. Mann, 52 Jahre. Periorchitis prolifera subchronica (Kastrationspräparat) mit starker Granulombildung und karzinomähnlicher Wucherung der verlagerten Serosaepithelien der Tunica vaginalis. Zeiß Okular Homal II. Obj. Apochrom. 8 mm. Vergr. 175 ×.

ihm die Ursache der Bindegewebswucherung war, in den Bindegewebsmassen vollständig auf. Trotz der Einmauerung des Hodens in die Schwartenmassen kann das Hodengewebe gut erhalten bleiben. In einem derartigen Falle sahen wir sogar noch Reste der Samenbildung.

Vom Serosaepithel ist in solchen ausgedehnten produktiven Veränderungen meist nichts mehr zu sehen. In einem einzigen Fall von sehr chronisch verlaufender, mit immer zunehmender Verdickung des Skrotums einhergehender proliferierender Periorchitis sahen wir rege Beteiligung des Serosaepithels an den Wucherungsvorgängen. Überall in den Granulationsmassen lagen bald einzelne, bald in Reihen angeordnete Epithelien, so daß das ganze Bild an manchen Stellen krebsähnliches Gepräge hatte; es war kein Zweifel, daß es sich nur um Vermehrung von Serosaepithel handelte, das durch den exsudativen primären Prozeß zersprengt bzw. überlagert wurde (Abb. 203).

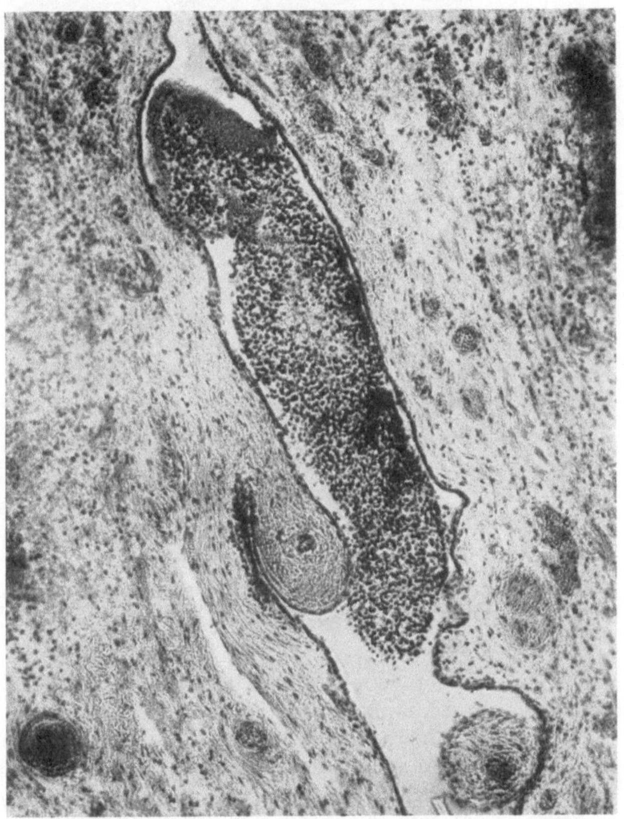

Abb. 204. S. 919/29. Mann, 56 Jahre. Fibrinös eitrige Periorchitis, eitrigfibrinöses Exsudat im Cavum vaginale testis. Bildung kleiner gestielter, zum Teil konzentrisch geschichteter Wandfibrome (Vorstadien der Corpora libera). Vergr. 97 ×.

Freie Körper in der Scheidenhaut.

Sowohl bei den fibrinösen eitrigen, hämorrhagischen wie auch den proliferativen Formen der Scheidenhautentzündungen kommt es nicht selten zu warzigen Erhebungen und Polypenbildungen, entweder fibrinöser, oder schließlich bindegewebiger Natur auf der Wandung der Scheidenhauthöhlen (Abb. 204). Diese Warzen und Polypen können breit aufsitzen oder gestielt sein, bei Verdünnung des Stiels können Torsionen, schließlich Abreißungen der warzenartigen Gebilde vorkommen (GLASS, RITTER). Die abgestoßenen Gebilde führen zu freien

Körpern in der Scheidenhaut. Eingehendst hat sich mit diesen Körperchen RITTER beschäftigt. Im ganzen sind sie, wenn man von allerkleinsten Körperchen absieht, selten. Wir haben sie bei systematischer Untersuchung nur ausnahmsweise zu Gesicht bekommen. Wie diese ursprünglich der Wand anhaftenden Gebilde können auch von vornherein freie Gerinnselbildungen der Scheidenhaut den Grundstock für die Konkremente abgeben (Abb. 205).

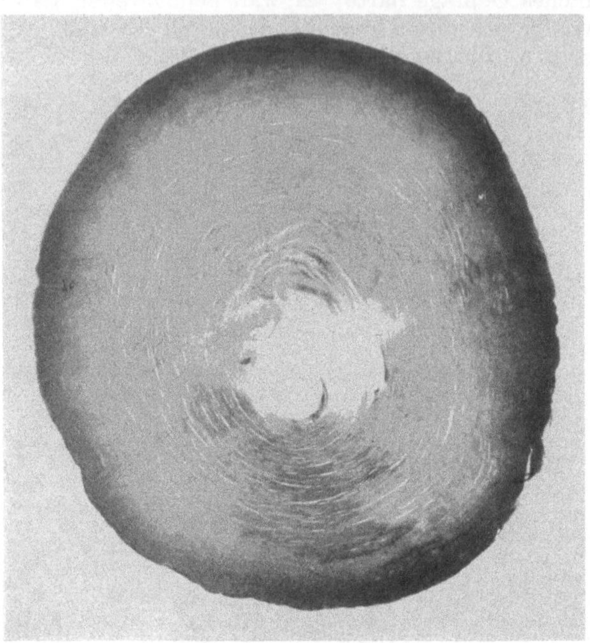

Abb. 205. E. 110/18. Mann, 41 Jahre. Durchschnitt durch ein Corpus liberum, mit mehreren gleich großen in einer Hydrozele schwimmend gefunden. Konzentrische Schichtung hyalin fibröser Lamellen. 12malige Vergrößerung.

Die freien Körperchen der Scheidenhaut können verschiedene Größe haben: von makroskopisch kaum erkennbaren führen zu hanfkorngroßen, erbsengroßen, pflaumengroßen Steinen alle Übergänge (Abb. 206). Wir bilden einen derartigen sehr großen Körper von scheibenartiger Gestalt, Markstückgröße und $^1/_2$ cm Dicke ab, den wir gelegentlich in einer Hydrozele gefunden haben. Er war von porzellanweißer Farbe, zeichnete sich durch seine glatte Oberfläche aus, sein Rand war etwas gekerbt, seine Konsistenz eine außerordentlich feste. Auf dem Schnitt erwies er sich zusammengesetzt aus konzentrisch geschichteten, derben, kernlosen, hyalinen Bindegewebsmassen, die knorpelartige Beschaffenheit hatten. Im übrigen kann es in diesen freien Körperchen auch tatsächlich zur Bildung von Knorpel oder knorpelähnlichem Gewebe kommen (DAMASCHINO, LAVÉNANT).

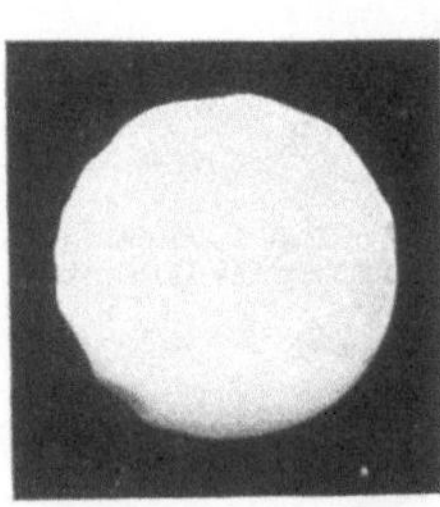

Abb. 206. Corpus liberum in einer Hydrozele. Nat. Größe. „Bemerkenswert der etwas gekerbte Rand"

Konzentrische Schichtung zeigen die Körperchen fast regelmäßig. Die konzentrischen Schichten können stellenweise noch Reste von Kapillaren zeigen und es ist bei ihnen wie bei den Gelenkkörperchen durchaus möglich, daß sie sich im freien Zustand in der

Flüssigkeit der Hydrozele noch vergrößern. RITTER u. a. beschreibt im Innern dieser Körperchen Höhlenbildungen, die Detritus, Fetttröpfchen, selbst Cholesterinkristalle enthielten. Auch Reste fibrinöser Massen bilden manchmal das Innere der außen organisierten Körper. Ebenso kommt es häufig zu Ablagerungen von Kalksalzen, selbst zur Bildung konzentrisch geschichteter Kalkperlen (LEBERT, A. W. MEYER). Ein besonders typisches Bild derartiger Kalkeinlagerung ist in Abb. 207 dargestellt; hier finden sich bald einzeln, bald in Gruppen gelagert große Mengen verschieden geformter, konzentrisch geschichteter Kalkkörperchen innerhalb der konzentrischen hyalinen Bindegewebsschichten; selbst in den umfassenden dichten Außenschichten treten noch ab und zu solche Körperchen auf.

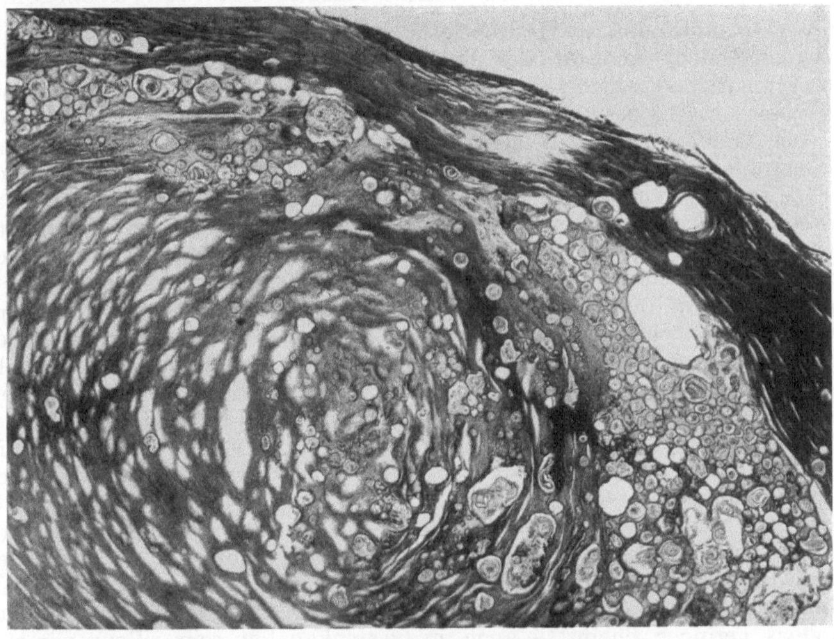

Abb. 207. E. 113/22. Mann, 54 Jahre. Corpus liberum einer Hydrozele (hanfkorngroß). Konzentrisch geschichtete kernlose hyaline Massen mit zahlreichen verschieden großen, konzentrisch geschichteten Kalkkorneinlagerungen. Vergr. 48 ×.

Wie erwähnt, ist die Entstehung der Mehrzahl dieser freien Körperchen eine entzündliche. Aber es ist noch eine zweite Entstehungsmöglichkeit gegeben. Es kommt nicht selten vor, und wir haben manche derartiger Fälle gesehen, daß feingestielte, großköpfige MORGAGNIsche Hydatiden sich abdrehen, hämorrhagisch infarziert werden und durch Nekrose des Stieles in die Hydrozelenhöhle fallen (A. W. MEYER). Den Chirurgen ist dieser, manchmal unter stürmischsten Erscheinungen einhergehende, mit starken entzündlichen Veränderungen in der Scheidenhöhle verbundene Volvulus der Hydatide gut bekannt. Die abgestoßene Hydatide kann dieselben regressiven und progressiven Bilder ergeben wie das aus Exsudatmassen sich bildende Körperchen. Daß die überwiegende Mehrzahl der freien Hydrozelenkörper aber von solchen abgedrehten Appendizes stammt, wie A. W. MEYER annimmt, ist sicher nicht richtig.

Von diesen freien Körpern im Hodenscheidensack sind die echten Harnsteine, die man in Höhlenbildungen des Skrotums ab und zu finden kann, wohl zu unterscheiden. Sie kommen nur bei Zerreißungen der Harnröhre, chronischen entzündlichen Urininfiltrationen und Eiterungen mit nachfolgender Fistelbildung vor, und unterscheiden sich in ihrer Form von den freien Körpern durch ihre unregelmäßige Gestalt, ihre zackige Form, ihr aus Granulationsmassen gebildetes Bett. Chemisch verhalten sie sich wie Blasensteine, der Hauptsache nach bestehen sie aus phosphorsaurem Kalk und Magnesia (LUKSCH); doch kommen auch Uratsteine vor.

Hydrozelen des Samenstranges.

Multilokuläre Hydrozelen. Entzündliche Pseudohydrozelen.

Die echte multilokuläre Hydrozele ist eine Hemmungsbildung, entstanden aus ungenügender Verödung des Processus vaginalis peritonei, der sich im 3. Embryonalmonat anlegt. Nach SACHS lassen sich vier Unterabteilungen des Processus vaginalis unterscheiden: Die Trichtergegend, die der Übergangsstelle vom Trichter in den Leistenkanal entspricht; der Leistenkanalteil; der Samenstrangteil; und schließlich die eigentliche Tunica vaginalis propria des Hodens. Diesen vier Teilen entsprechen vier typische Verengerungen des Sackes: die erste liegt vor dem Eintritt in den Leistenkanal, die zweite am inneren Leistenring, die dritte am äußeren Leistenring, die vierte am Übergang des Samenstrangteils in die eigentliche Tunica vaginalis. Die physiologische Verödung beginnt gewöhnlich an der Grenze der Tunica propria zum Samenstrangteil, setzt sich nach beendetem Deszensus nach oben weiter fort und ist bei der Geburt im allgemeinen abgeschlossen. Ist die Verödung nur eine partielle, vor allem an den Engen einsetzende, so können die zwischenliegenden Kanalteile entweder als zusammengefaltete Serosataschen, ohne in Erscheinung zu treten, weiterbestehen; bei stärkerer Absonderung in ihrer Lichtung bilden sich dann entweder die multilokulären Hydrozelen oder einzelne, dem Verlauf des Samenstranges anliegende Serosazysten. Die physiologische Verödung des Prozessus ist nicht als entzündlicher Vorgang aufzufassen, sondern als reiner Verklebungsprozeß, gleichsinnig mit den Verklebungsprozessen der Bauchfellserosa z. B. bei der Fixierung des auf- oder absteigenden Dickdarms. Die Verödungsneigung ist am geringsten im Bereich der späteren Tunica vaginalis des Hodens, geringer scheint sie auch im Leistenkanal zu sein. Wenn wir oben davon gesprochen haben, daß nicht verödete Teile erst durch sekundäre Flüssigkeitsansammlungen in Erscheinung treten, so ist das dahin zu erweitern, daß mit dem Wachstum des Körpers auch die nicht verödeten Serosasäcke wachsen und sich in die Länge dehnen, daß also der nicht verödete Sack seine Größe nicht nur durch die Flüssigkeitsansammlung, sondern auch durch eigenes Wachstum erhält.

Die Hydrocele multilocularis testis ist also nach dem Gesagten gewöhnlich eine Hydrozele des Hodens und des Samenstranges. Die Zahl der sich bildenden Säcke kann je nach der Menge der nicht verklebenden Abschnitte eine verschiedene sein. In extremen Fällen kann es zu rosenkranzartig nacheinander angeordneten größeren und kleineren Zysten kommen, in der Minderzahl der Fälle liegen die einzelnen Zysten nicht nacheinander, sondern überdecken sich teilweise oder liegen ganz nebeneinander, teils infolge verschiedenen Wachstums der einzelnen Zysten oder verschieden starker Füllung der einzelnen Zysten. Dieses geht z. B. klar aus einem von uns beobachteten Fall hervor (LÖWENECK). Die Beschreibung dieses Falles mag als Beispiel für eine häufiger zu beobachtende Form der multilokulären Hydrozele gelten (Abb. 208):

Bei einem 78jährigen Mann war der Hodensack bis auf Doppelmannsfaustgröße aufgetrieben; an Stelle der einheitlichen Vaginalhöhle fand sich rechts über dem etwas abgeplatteten am Grund des Skrotums liegenden Hoden ein hühnereigroßer Hohlraum, der der eigentlichen Tunica vaginalis entsprach; nach außen schloß sich dieser Hydrozele eine weitere etwas größere Zyste an; oberhalb dieser beiden Zysten, also im Bereich des Samenstranges, lagen nebeneinander 3 Zysten, und zwar zwei hühnereigroße, zwischen deren unteren Teilen sich noch eine haselnußgroße Zyste einschob. Es lagen also hier auf der rechten Seite 5 Zysten vor. Die linke Hodensackhälfte war noch stärker aufgetrieben als die rechte. Der Hoden lag hier am Rand eines über hühnereigroßen Hohlraumes; über

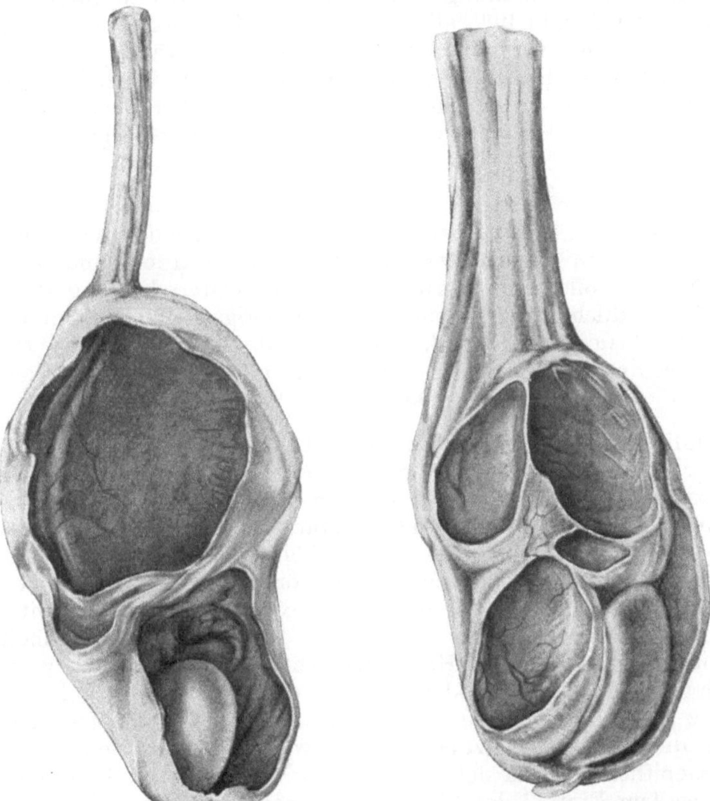

Abb. 208. S. 259/20. Mann, 78 Jahre. Multilokuläre Hydrozelen. Rechts: 5 zystische Säcke. Links: 3 zystische Säcke. $^1/_2$ natürl. Größe.

diesem, also im Bereich des Samenstranges, saß eine über gänseeigroße Zyste, zwischen beiden war eine weitere kleinkirschgroße Höhlung eingeschoben. Links saßen also 3 verschieden große Säcke übereinander. Auf beiden Seiten waren die Samenstranggefäße nach hinten abgedrängt und gleichsam fächerförmig in die äußeren Teile des Sackes eingelassen; die Scheidewände, wie die Zystenwände überhaupt waren überall dünn und zart, durchsichtig, glatt und wie die mikroskopische Untersuchung lehrte, von niederem kubischen Epithel ausgekleidet. Die Zystenwand selbst war aus einer dünnen Schicht von Bindegewebsfasern, die im ganzen von wenigen elastischen Fasern durchzogen wurden, aufgebaut. Ein Nebenbefund war, daß beiderseits vom Nebenhodenkopf ausgehende kleine Stränge in die eigentlichen Hydrozelenwände hineinliefen, die, wie ihr Spermieninhalt und ihre Zylinderepithelauskleidung zeigten, als Vasa aberrantia des Nebenhodens aufgefaßt werden mußten.

Von diesen aus mangelhaften Verklebungen entstandenen vielfächerigen Hydrozelen sind die nicht selten zur Beobachtung kommenden kleinen, ebenfalls mehrfachen Zysten wohl zu unterscheiden, die besonders in der Gegend des Nebenhodenkopfes und vor allem in der Falte zwischen Hoden und Nebenhoden vorkommen (Sinus epididymidis zwischen Ligamentum sup. et inf. epididymidis [REGNAULT]) und Haselnußgröße und darüber erreichen können. Sie sind, so weit sie nicht von Ektasien einzelner Coni vasculosi oder gar Retekanälchen herrühren, ausnahmslos entzündlicher Natur und haben mit entwicklungsgeschichtlichen Persistenzen serosaepithelialer Räume nichts zu tun. Ihre entzündliche Natur erweisen sie schon makroskopisch durch Verklebungen und Spangenbildungen der Tunica vaginalis in ihrer Umgebung. Nach REGNAULT sollen in 40% aller Hoden derartige Verklebungen nachweisbar sein, tatsächlich sahen wir sie auch sehr häufig. Die Wände derartiger Zysten und die benachbarte Hodenalbuginea sind meist beträchtlich verdickt und in der Vorgeschichte ist in der Mehrzahl der Fälle früher überstandene Gonorrhöe nachzuweisen. In manchen Fällen ist ein vorangegangenes Trauma erwähnt.

Durch fibrinöse Spangenbildung bei Periorchitis fibrinosa acuta und deren Organisation kann auch entfernt vom Sinus epididymidis der Hohlraum der Tunica vaginalis in Unterabteilungen getrennt werden und so mehrfach angeborene Zystenbildungen vortäuschen. Die Unterscheidung dieser multilokulären entzündlichen Zysten von mehrkammerigen angeborenen Hydrozelen ist durch die bedeutendere Dicke ihrer Wandung, durch Reste rundzelliger Einlagerungen in der Wandung der Säcke möglich. Serosaepitheliale Auskleidungen allerdings bekommen auch diese Pseudozysten.

Entzündlich entstandene Zysten wie mehrkammerige Serosapersistenzen im ganzen Verlauf des Processus vaginalis können durch plötzlich einsetzende starke Sekretion aus äußeren und inneren Anlässen erst in die Erscheinung treten. Auf Traumen, in deren Gefolge stärkere Flüssigkeitsansammlung auftritt, haben wir schon hingewiesen. Es können aber auch in ganz seltenen Fällen Kreislaufstörungen allgemeiner und örtlicher Natur dasselbe Ergebnis haben; so haben wir erst kürzlich einen exstirpierten Hoden mit mehreren Zystenbildungen in der Tunica vaginalis zu untersuchen Gelegenheit gehabt, bei dem im Anschluß an eine Hämoptoe bei Lungentuberkulose plötzlich eine starke Schwellung des Nebenhodens auftrat, die den Verdacht auf Nebenhodentuberkulose hervorrief. Deshalb die Kastration. Die mehrfachen Höhlenbildungen, die neben den entzündlichen Verwachsungen zu sehen waren, waren von Serosaepithel ausgekleidet, mußten also schon lange bestanden haben, bis sie unter dem Einfluß des Blutverlustes nach der Hämoptoe durch starke plötzliche Füllung in Erscheinung traten.

Mehrkammerige Hydrozelen können auch vorgetäuscht werden durch pathologische Persistenzen und Größenzunahmen einzelner Abschnitte des MÜLLERschen oder WOLFFschen Ganges; so durch Zystenbildung der Appendix testis Morgagni (MÜLLERscher Gang), der Appendix epididymidis oder des GIRALDÈSschen Organs (Paradydimis) (beide dem WOLFFschen Gang entstammend). Bei den außerordentlich seltenen größeren Zysten derartiger Entstehung wird es vielfach sehr schwer sein, ihren eigenartigen Ursprung mit Sicherheit festzustellen.

Die Unterscheidung der einzelnen Formen der Hydrozele hat mehr chirurgische als pathologisch-anatomische Bedeutung (Abb. 209):

So spricht man, wenn wir der Einteilung DEMELs folgen, bei totalem Offenbleiben des Processus vaginalis von einer Hydrocele communicans (Hydrocele congenita, die zur Hernia testicularis oder Hydrocele hernialis

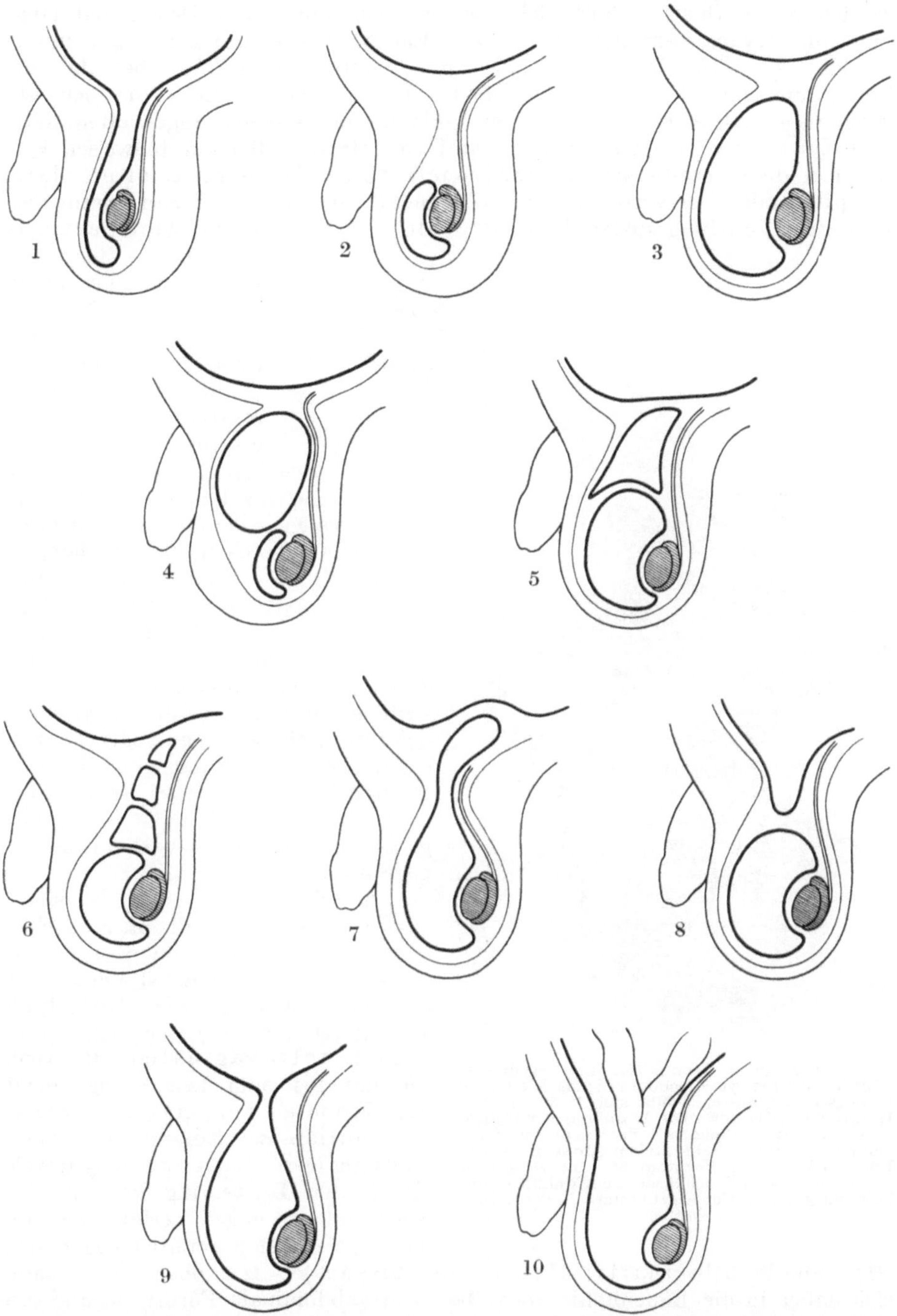

Abb. 209. Hydrozelenformen. (Erweiterung des Schemas von G. SULTAN (LEHMANNS Atlas 1910). 1. Offener Processus vaginalis (normaler foetaler Zustand). 2. Geschlossener Processus vaginalis (normaler postembryonaler Zustand). 3. Hydrocele testis. 4. Hydrocele funiculis permatici. 5. Hydrocele multilocularis (H. testis et funiculi spermatici). 6. Hydrocele multilocularis (H. testis et funiculi multilocularis). 7. Hydrocele bilocularis. 8. Hydrocele testis et Hydrocele funiculi communicans. 9. Hydrocele communicans. 10. Hydrocele hernialis.

werden kann [hierbei läßt sich, wenn auch nur unter Druck und langsam, die Hydrozelenflüssigkeit in die Bauchhöhle einpressen]) und unterscheidet sie von der Hydrocele processus vaginalis, bei der die Verbindung mit der Bauchhöhle fehlt. Ist die Hodenserosa für sich abgeschlossen, dagegen die Serosa im Verlaufe des Samenstranges offen, liegt eine Hydrocele funiculi spermatici totalis vor. Bei nur teilweisen Verödungen dieses ergibt sich die Hydrocele funiculi spermatici partialis simplex oder bei verschiedenen Höhlenbildungen durch Vorhandensein verschiedener Verödungsstellen die Hydrocele funiculi spermatici partialis multiplex. Bleibt die Verbindung der nichtverödenden Samenstrangserosa mit der Bauchhöhle offen, wird die Bezeichnung Hydrocele funiculi communicans angewendet. Bei Offenbleiben des Prozessus gegen die Bauchhöhle kommt es zu Hernien. Aber nicht jede Hydrocele communicans muß zur Hernia testiculi oder Hydrocele hernialis führen (KOCHER), denn bei Engbleiben des Verbindungskanals zwischen Bauchhöhle und Hydrozele muß es nicht zum Einsenken von Darmschlingen in den Ausstülpungstrichter des Bauchfells kommen, oder es tritt ein solcher erst sekundär ein. Bei der Hydrocele hernialis aber ist das Eingleiten von Darmschlingen in den angeborenen Bruchsack von vornherein gegeben.

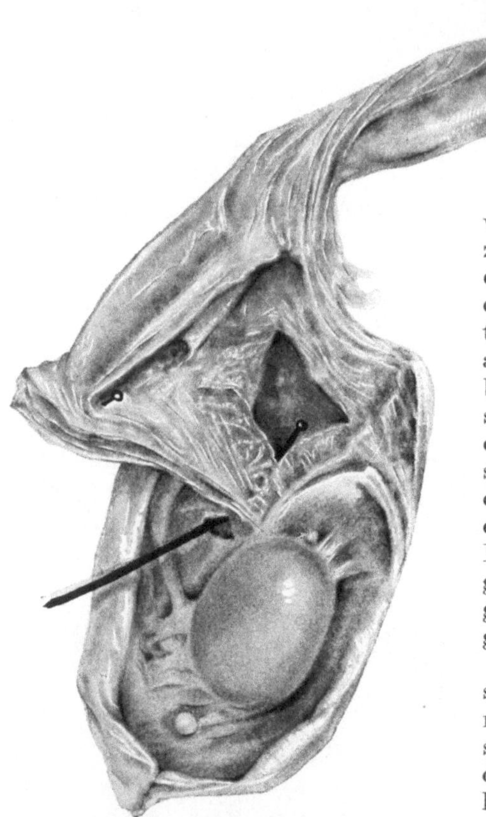

Abb. 210. S. 40/30. Mann, 76 Jahre. Hydrocele multilocularis(encystica)communicans. Die(obere) Samenstranghydrozele wölbt sich in die (untere) Hydrocele testis vor. Die Wandung der Hydrocele testis ist verdickt, die der Hydrocele funiculi äußerst dünn. Beide stehen durch eine kleine Lücke (Sonde) in Verbindung. Im Hydrocele testis-Sack oberhalb des Hodens ein kleines, unterhalb ein größeres Corpus liberum. $^2/_3$ der natürl. Größe.

Die Hydrozele des Samenstrangs kann ebenfalls in zwei Formen erscheinen, je nachdem sie, wenn sie keine vollständige ist, innerhalb des Leistenkanals zur Ausbildung kommt (Hydrocele funiculi spermatici intravaginalis) oder wenn sie nur bis zum Leistenring reicht (Hydrocele spermatici extravaginalis). Bei Einschnürung einer vollständigen Samenstranghydrozele durch den Leistenring können sich zwei nur in enger Verbindung stehende, also fast getrennte Säcke bilden (Hydrocele bilocularis, Hydrocele „bissac"). Der obere Sack kann sich dabei in die Bauchhöhle vorwölben (intraabdominale Form), in anderen Fällen zwischen den Faszien und Muskeln der Bauchwand liegen; bei der extraabdominalen Form kann man unterscheiden in Hydrocele bilocularis scrotalis, Hydrocele bilocularis inguinalis, Hydrocele bilocularis perinealis (KOCHER).

Wenn auch diese verschiedenen Hydrozelenformen im allgemeinen auf Hemmungsbildungen zurückzuführen sind, so ist doch in Ausnahmefällen ein späteres Entstehen, das zu gleichem Ergebnis führt, möglich. So betont BLASIUS das Vorkommen divertikulärer Ausstülpungen in den Resten der ursprünglichen Serosaausstülpung; diese Divertikel sollen nach der Geburt durch mehr oder minder weitgehende Abschnürung zu sekundären Hydrozelen führen können.

Nicht mit echten Hydrozelen zu verwechseln ist die von KOCHER und DEMEL beschriebene Form der Hydrocele diffusa; bei ihr handelt es sich nicht um Serosahöhlenbildung, vielmehr um einen Transsudationsvorgang in dem lockeren Gewebe des Samenstrangs, der herrühren kann vom Platzen einer Hydrocele testis oder Hydrocele funiculi spermatici. Derartige aus Hydrozelensäcken ausgetretene Flüssigkeitsansammlungen sollen sich nach KOCHER und DEMEL außerordentlich langsam resorbieren.

Als Hydrocele encystica (Abb. 210) wird von SULTAN und KURTZHALS, SULTAN und SCHOLLE, SCHIELE eine besondere Form der multilokulären Hydrozele beschrieben, bei der sich eine oder mehrfache Samenstranghydrozelen in die weiter unten liegenden Hydrozelensäcke einstülpen und so glockenförmige Eindellung in diesen bedingen. Als Hernia encystica werden dann bei Offenbleiben des Processus vaginalis Hernien bezeichnet, bei denen sich der Bruchsack ebenfalls in eine Hydrocele testis oder Funiculi spermatici einstülpt. Bei einer Bruchoperation kann man so die Überraschung erleben, daß man mehrere Serosasäcke eröffnen muß, bis man auf den Inhalt des Bruchsackes gelangt.

Der Vorgang bei dieser enzystierten Hydrozele oder enzystierten Hernie ist ein einfacher; es liegen, wie erwähnt, mehrkammerige Hydrozelen vor, deren Scheidewände äußerst dünn sind und bei denen die oberen Säcke durch stärkeren Füllungsgrad oder stärkeres Wachstum stärkeren Druck auf die unteren ausüben können. Es bedarf zur Erklärung der Hydrocele encystica nicht der Deutung LEDDERHOSEs, der in einer ursprünglich einheitlichen Hydrozelenwandung das Entstehen von schließlich zusammenfließenden, mit seröser Flüssigkeit gefüllten Spalträumen annimmt, die schließlich zu einer fast vollständigen Dissezierung und Zystenbildung in der Wand der Zyste führen sollten. Wenn auch bei derartigen Dissezierungsvorgängen die neu entstandenen Spalträume sich mit einem dem Serosaepithel gleichen Zellbelag auskleiden könnten (epithelialer Zellbelag spricht also nicht wie SULTAN-SCHOLLE und SCHIELE meinen, unbedingt gegen die Dissezierungstheorie LEDDERHOSEs), so sind doch andererseits die Dünne der Wandungen der verschiedenen ineinandertauchenden Zysten, das Fehlen entzündlicher oder bindegewebiger Reaktionen an den Trennungsstellen (LEDDERHOSEs gegenteilige Ansicht ist nicht unbestreitbar), ebenso das Vorkommen der Hydrocele encystica beim Weibe Tatsachen genug, die für eine angeborene Anlage auch dieser Hydrozelenform sprechen.

Entsprechend den verschiedenartigen Hydrozelenbildungen sind auch verschiedene Formen der Perispermatitis (?) zu unterscheiden, mögen diese nun akut entzündlicher, eitriger oder hämorrhagischer Natur sein. Daß diese in den Serosasäcken sich ausbildenden entzündlichen Vorgänge wohl zu unterscheiden sind von den Entzündungen oder Blutungen in den Samenstranghüllen, also ohne Beteiligung der Serosaspalten, bedarf weiterer Erörterung nicht.

Varikozele (Krampfaderbruch).

BENDA unterscheidet drei Arten von Venenerweiterungen: a) die diffuse gleichmäßige Erweiterung des Venenrohres, die sich nach Art der betreffenden Vene, der Ausdehnung der Veränderungen auf Stämmchen und Verzweigungen, als zylindrische, geschlängelte oder rankenförmige darstellen (Phlebektasien); b) diffuse ungleichmäßige Erweiterungen, meist verbunden mit umschriebenen ampullären Aussackungen: Varikositäten; c) Phlebektasien und Varikositäten lokaler Venengebiete, die durch Verdrängen der einbettenden Gewebe Geschwulstcharakter annehmen: venöse Angiome.

Nach dieser Begriffsbestimmung gehören die Erweiterungen der Venen des Samenstranges, die Varikozelen, zu den reinen Phlebektasien, denn alle Beschreiber und Beobachter sind sich darüber einig, daß von Geschwulstcharakter hierbei keine Rede sein kann, daß aber auch sackförmige Erweiterungen der Venen des Samenstranges selbst bei starker Varikozele nicht vorkommen; echte Varixknoten fehlen hier völlig (Abb. 211).

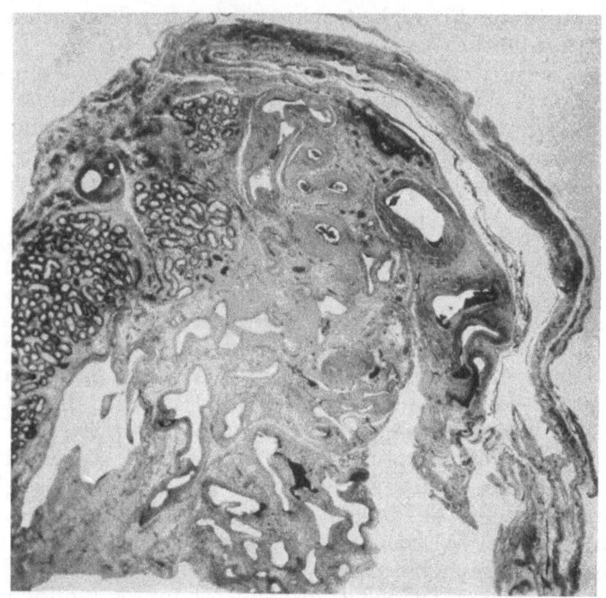

Abb. 211. S. 318/29. Mann, 48 Jahre. Varikozele (idiotischer Epileptiker). Rechts oben neben Epididymis verdicktes Vas deferens mit Spermaretention. Vergr. 4 ×.

Das Bild der Varikozele, die ihren Namen, wenn wir hier den klinischen Beschreibungen folgen (denn an der Leiche ist das Bild nicht charakteristisch), mit Unrecht trägt, wird vollkommen beherrscht von den wurmartigen oder vogeldarmartigen, durch die dünne runzlige Haut durchfühlbaren weiten, geschlängelten, auspreßbaren, bis rabenfederkieldicken Venensträngen, die im gefüllten Zustand die Haut als bläuliche Windungen vorwölben können. Das Venenkonvolut beginnt unmittelbar über dem Hoden, dessen Schnittfläche schon erweiterte Venenlichtungen erkennen läßt und an dessen Albugineainnenseite erweiterte Venen besonders deutlich auftreten; hier haben am und über dem Hoden auch die Venenerweiterungen das größte Ausmaß, der Hoden kann durch die ihn bedeckenden geschlängelten Venen völlig versteckt erscheinen und wird dadurch auch öfters nach abwärts gedrückt und dabei gedreht, so daß er horizontale Lage annimmt und mit seinem oberen Pol nach vorne schaut. Das in seinem Anfang manchmal zweidaumendicke Venenbündel verliert, je näher es dem Leistenkanal kommt, an Mächtigkeit, über den inneren Leistenring setzen sich die Venenerweiterungen fast nie fort. Neben dieser gewöhnlichsten Form kann man nach BENNET (angeführt nach DEMEL) zwei umschriebene Unterformen unterscheiden: die eine, die über dem Hoden in Form einer kugeligen Anschwellung auftritt und eine Hodengeschwulst vortäuschen kann, eine andere, die mehr in der Leistengegend in Erscheinung tritt und hier zu Verwechslungen (Varicoceles inguinaux) mit Hernien oder mit Fibromen des Samenstranges Anlaß geben kann (PETRIDIS).

Von den Venenerweiterungen wird hauptsächlich die linke Seite betroffen; darauf werden wir bei der Besprechung der Ursachen der Varikozele noch eingehen.

Histologische Befunde über die erweiterten Venen des Samenstranges liegen, scheint es, nur von ISTOMIN und LANGHANS (EBNER, KOCHER) vor. Das Bild bietet nichts Eigentümliches, von gewöhnlichen Venenerweiterungen sich unterscheidendes: Alle Schichten finden sich verbreitert; in der Intima, die unter ihrem Endothel eine mehr oder minder breite Bindegewebsschicht aufweist, fallen bucklige Verdickungen mit reichlichen neugebildeten elastischen Fasern auf; in der Media ist die Muskularis ebenfalls stellenweise verdickt, rein bindegewebige Substitutionen der Media aber finden sich nie, die elastischen Fasern der Media treten zurück; in der Adventitia, in der Längsmuskelbündel verlaufen, sind die elastischen Fasern wieder stark entwickelt, sklerotische hyaline Plaques der Intima sind ebenfalls ab und zu zu beobachten (ISTOMIN, EBNER).

Man unterscheidet bei den Venen des Samenstranges, den Samenstrangarterien entsprechend, Venae spermaticae internae und Venae deferentiales. Die Venae spermaticae internae begleiten meist in Mehrzahl die Arteria spermatica, bilden den Plexus pampiniformis, der nach Angabe der Anatomen manchmal auf der rechten Seite fehlen soll, vereinigen sich dann in zwei oder einen Stamm, der, Harnleiter und Arterie folgend, rechts in die untere Hohlvene, links gewöhnlich in die Nierenvene unter rechtem Winkel mündet. Die hintere kleinere Venengruppe begleitet die Arteria deferentialis und das Vas deferens, weiterhin Arteria und Vena spermatica externa und mündet demzufolge auch getrennt von der vorderen Gruppe in die Vena cruralis oder epigastrica; vordere und hintere Venengruppe lassen sich leicht voneinander trennen.

Der stärkeren Ausbildung der vorderen Venengruppe entsprechend wird auch der Hauptteil der Venenerweiterungen von den Stämmen der Venae spermaticae internae gebildet, die manchmal in Form von bis zu 6 dicken Strängen die meist nur in Zweizahl auftretenden dünneren Stämme der Vena deferentialis überdecken können. Zu erwähnen ist noch, daß wohl zwischen den Venen des Hodens, des Plexus pampiniformis (Venae spermaticae internae), den Venen der Samenstranghüllen (Venae spermaticae externae) und den Hautvenen des Hodensackes (Venae scrotales) Anastomosen bestehen, daß ihnen aber, was Entlastungsmöglichkeit der inneren Venen anlangt, größere Bedeutung nicht zukommt.

Für die Entstehung der Varikozelen werden verschiedene Umstände verantwortlich gemacht: ein begünstigender Umstand ist vor allem die große Länge der Hodenvenen bei engem Kaliber und damit das Gewicht der langen Blutsäule, ihr Druck auf die Gefäßwand, der bei Stauung, bei Husten, bei Arbeit verstärkt wird, ferner die von den Anatomen mehrfach behauptete Klappenarmut oder gar Klappenlosigkeit der Venae spermaticae. Die Venae deferentiales, die sich weniger an den Phlebektasien beteiligen, sollen hingegen Klappen besitzen. Diese Annahme ist aber nach Untersuchungen von v. HABERER und ISTOMIN dahin abzuändern, daß gewöhnlich Klappen an der Einmündungsstelle der Venae spermaticae internae in die Vena renalis, an der Vena cava inferior, manchmal aber auch Kläppchen auf der Höhe des inneren Leistenringes gefunden werden.

Wie erwähnt, ist es vor allem die linke Seite, die Sitz der Varikozelen ist. Es ist keine Frage, daß hier die eigenartigen Mündungsverhältnisse der Vene die Hauptrolle spielen müssen; denn die linke Vena spermatica mündet in rechtem Winkel in die Vena renalis; ihr Blut muß also schon deshalb Entleerungsschwierigkeiten begegnen. Kristenson macht noch auf weitere in dieser Mündungslage bedingte und im weiteren Verlauf der linken Vena renalis liegende erschwerende Punkte aufmerksam: die Vena renalis verläuft in dem spitzen Winkel zwischen Aorta und Arteria mesenterica superior von links nach rechts zur Vena cava inferior. Je spitzer dieser Winkel und je geringer der Abstand der Vene vom Scheitel dieses Winkels ist, desto größer ist die Möglichkeit der Faltenbildung der Vena renalis, ja wie Kristenson behauptet, auch die Möglichkeit partieller Verklebungen der Venenwand im Bereich dieser Falten durch Thrombenbildungen. Alle Einflüsse, die diesen Winkel noch spitzer machen, verstärken die Zusammenpressungsmöglichkeit der Vena renalis, so Lymphknoten an dieser Stelle, hochsitzende Lendenlordosen mit Vorpressung der Aorta, Spannungen des Mesenteriums und dadurch der Arteria mesenterica superior durch herabsinkenden oder eventuell durch starke Füllung des Magens herabgepreßten Dünndarm. Noch schädlicher wird in diesem Sinne der nicht allzu selten zu beobachtende Verlauf der Vena renalis sinistra hinter der Aorta sein. Für die Auffassung Kristensons spricht jedenfalls, daß nach seinen Beobachtungen Varikozelen sehr häufig mit orthotischer Albuminurie verbunden sind. Die Faltenbildung der Vena renalis will Kristenson unter 115 Fällen 24 mal, und zwar in den verschiedensten Altersabschnitten beobachtet haben.

Daß mechanische Einflüsse bei der Entstehung der Varikozelen unbedingt das Wesentlichste sein müssen, geht aus dem schon erwähnten außerordentlich starken Überwiegen der linken Seite als Sitz der Varikozelen hervor: So findet die Klinik v. Eiselsberg (Demel) in ihrem großen Material von Varikozelen 90,5% linksseitige, 7,2% beiderseitige und nur 2,3% rechtsseitige Venenerweiterungen; Ebner (Klinik Hochenegg) 91% linksseitige, 5% beiderseitige und 4% rechtsseitige; den oben erwähnten hydrodynamischen Einflüssen kommt sicher größere Bedeutung zu als den rein hydrostatischen infolge der großen Länge der Vena spermatica, die das Überwiegen der linken Seite allein nicht erklären könnte und ebensowenig darf als begünstigender Umstand die gewöhnlich zweifellos tiefere Lage des linken Hodens überbewertet werden; denn die dadurch bedingten Längenunterschiede der Venae spermaticae dextrae und sinistrae sind so geringe, daß sie vielleicht eine stärkere Ausbildung der Phlebektasien der linken Seite einigermaßen erklären, das völlige Freibleiben der rechten Seite aber nie begründen könnten. Zu den immer wieder angeführten und nicht sehr stichhaltigen weiteren hydrodynamisch wirkend gedachten Gründen gehört auch die stärkere Exposition von Angehörigen stehender Berufe, von Radfahrern usw., überhaupt aller Berufe, die mit sehr starken körperlichen Anstrengungen verbunden sind (so sind die Schlosser, Schmiede in dem Ebnerschen Material allein mit 24% vertreten). Auch das erklärt nicht das Freibleiben der rechten Seite.

Eine große Rolle mag der Konstitution zukommen; Astheniker mit Hochwuchs und mesenchymaler Schwäche werden wie zu Varizen überhaupt, so auch zur Entstehung von Varikozelen größere Veranlagung haben, doch kommen Varikozelen auch bei Pyknikern vor (Ebner). Vorsichtig muß man auch in der Bewertung anderer Gründe sein, so angeborener Schlaffheit des Skrotums, mangelhafter Entwicklung des Kremasters (Goljanitzki), Degenerationen des Kremasters, durch Inaktivitätsatrophie des infolge übergewichtigen Hodens überdehnten Kremasters. Zeichen dieser Inaktivität des Kremasters soll Fehlen des Kremasterreflexes bei Varikozeleträgern selbst im Liegen sein

(Goljanitzki). Nach Herniotomien, Appendektomien, bei denen zum Kremaster führende Nerven durchtrennt wurden, sollen Varikozelen aufgetreten sein. Eine nach Lewin vorkommende, im übrigen recht hypothetische, fettige Degeneration des Kremasters (nach Kocher) ist, wenn die Beobachtung überhaupt richtig ist, sicher sekundär, Folge der Varikozelen und nicht Ursache derselben. Bei all diesen zuletzt angeführten Punkten bleibt die Frage offen, warum nur die linke Seite die ausgesprochene Venenerkrankung zeigen soll.

Als auslösendem Faktor kommt der geschlechtlichen Erregung und geschlechtlicher Tätigkeit auf jeden Fall große Bedeutung zu: denn nur so ist es zu erklären, daß die Varikozele besonders bei Jugendlichen und kräftigen Männern beobachtet wird, während sie bei Greisen außerordentlich selten ist: so fanden sich in 136 Fällen, die Kocher zusammenstellt, 54,9% zwischen dem 15. und 25. Jahr, vom 26. bis 35. Jahr weitere 26%, in diesen beiden Jahrzehnten also allein 80% aller Fälle; Ebner (Klinik Hochenegg) findet zwischen 15. und 25. Jahr 52%, zwischen 26. und 35. Jahr 33%, also in diesen beiden Jahrzehnten 87%; die Klinik v. Eiselsberg (Demel) kommt in ihrer Zusammenstellung fast auf die gleichen Zahlen, Demel zählt 60% zwischen dem 15. und 25. Jahr. Rechnet man dazu noch, daß die Zahl der Varikozelen vor dem 15. Jahr auch nicht gering ist, Kocher zählt 18,4% seiner Fälle in diesem Zeitraum (Ebner vor dem 14. Jahr allerdings nur 2%), so bleiben für die späteren Jahre nur verschwindend wenige Fälle (nach Ebner jenseits des 35. Jahres nur 13%). Die Wirkung erhöhter geschlechtlicher Tätigkeit auf das Zustandekommen der Varikozelen ist wohl so zu denken, daß bei erhöhtem arteriellen Zufluß zu den Geschlechtsdrüsen — die starken Schwankungen des Druckes in dieser Zeit sind ein weiteres förderndes Moment — sich auch die abführenden Venen erweitern müssen, und daß je nach Lage der individuellen Verhältnisse diese Erweiterungen fixiert werden. Im Greisenalter ist die Fülle der Hodengefäße und damit auch der Venen geringer, sie treten deshalb weniger in Erscheinung.

In nicht wenigen Fällen wird ein plötzliches Entstehen der Varikozelen behauptet: nach starken Anstrengungen, nach starken geschlechtlichen Erregungen, nach Traumen. Hier mögen starke augenblickliche Stauungen mechanisch oder durch Vasomotorenstörungen im Sinne von Gefäßerweiterung gewirkt haben; die einmaligen Erweiterungen waren nicht mehr reversibel.

Sicher mechanischen Ursprungs ist die sog. symptomatische Varikozele, die bei Geschwülsten der Bauchhöhle, im Leistenkanal, vor allem in den Nieren zur Beobachtung gelangt. Hier kommen nur reine, lokale Stauungen hervorrufende Druckwirkungen auf die Venen in Betracht.

Folgen der Varikozelen: Da die Varikozelen sich nach der Zeit der höchsten geschlechtlichen Tätigkeit zurückbilden, bzw. klinisch kaum mehr in Erscheinung treten, sind auch Dauerfolgen auf den Hoden nicht zu erwarten. Mitteilungen über Atrophien des samenbildenden Apparates als Folgen von Varikozelen sind deshalb sehr kritisch zu betrachten.

Auch Thromben in den erweiterten Venen der Varikozelen sind äußerst selten (Petridis Paolos). Wir haben noch keinen derartigen Fall zu sehen Gelegenheit gehabt, wohl aber Thromben der nicht erweiterten Vena spermatica interna bei dyspeptischen ausgetrockneten Säuglingen. Derartige Thrombosen können dann durch Fortleitung auf die Vena renalis sog. venöse Infarzierung der linken Niere mit ausgedehnten Blutungen und auch Hodengangrän herbeiführen. Phlebolithen als Folgen umschriebener Thrombosen in den Samenstrangvenen sind ebenfalls sehr selten, im Gegensatz zu ihrer Häufigkeit im Plexus prostaticus oder in den Parametrien. Kocher beschreibt aus dem älteren Schrifttum einige Fälle, in denen von infizierter Thrombose im

Plexus pampiniformis Sepsis ihren Ausgang genommen hat, neuere Fälle sind mir nicht bekannt.

Erkrankungen des Hodensackes.

Die Veränderungen der Epidermis des Skrotums bedürfen keiner eingehenden Darlegung. Sie unterscheiden sich zum großen Teil nicht von den Erkrankungen der übrigen Haut; so sind alle ekzematösen Veränderungen dieselben

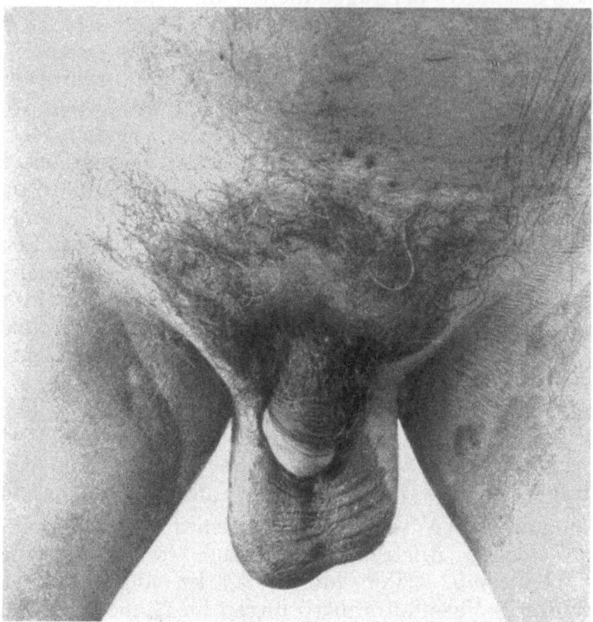

Abb. 212. 421/08. Mann, 63 Jahre. Vitiligo scroti et glandis penis. † Phthisis.

wie sonst am Integument, höchstens daß das faltenreiche und schweißdrüsenreiche Skrotum einzelne Ekzemformen besonders in Erscheinung treten läßt. Von den übrigen Hauterkrankungen, die am Sektionstisch auffallen, heben wir hier nur den Vitiligo des Skrotums hervor, bei dem die sonst besonders stark pigmentierte Haut fleckenweise oder vollständig, meist symmetrisch auf beiden Seiten entfärbt ist; die Grenzen der pigmentfreien Flecke sind dabei gewöhnlich stärker pigmentiert (Abb. 212). Verstärkte, manchmal mahagonibraune Pigmentierung zeigt die Hodensackhaut bei Morbus Addison. Pigmentgewächse, um diese gleich zu erwähnen, sind, abgesehen von einigen Einzelfällen des älteren Schrifttums, hier kaum bekannt. Das ist immerhin deswegen bemerkenswert, weil bei manchen Tieren, so besonders bei Schimmelpferden das ganze Perinäum und seine weitere Umgebung, also auch der Hodensack, Lieblingssorte für primäre maligne Pigmentgeschwülste sind (JÄGER).

Spitze Kondylome, Papillome der Skrotalhaut sind häufig, sie können manchmal übertriebene Größe erreichen und Übergänge zu elephantiastischen Wucherungen zeigen; wir werden bei der Besprechung dieser hierauf zurückkommen.

Das lockere gefäßreiche Unterhautgewebe des Skrotums, besonders zwischen Tunica dartos und Tunica vaginalis, ist häufig Sitz von traumatischen Blutungen; so sind Blutungen, manchmal beträchtlicher Ausdehnung, bei Steißgeburten häufig, in ihrer Entstehung in gleicher Weise wie die Kopfgeschwulst bei Kopflagen zu beurteilen. Bekannt sind die manchmal ausgedehnten Blutsenkungen im Skrotum nach Herniotomien. Die traumatischen Blutungen (nach Quetschungen, Kontusionen) können auch beim Erwachsenen außerordentliche Grade erreichen, da die pressende Wirkung der Haut auf die Blutung hier in dem außerordentlich dehnbaren Skrotalunterhautgewebe fehlt.

Wunden des Hodensackes.

Quetsch- und Rißwunden bieten nichts Besonderes; bei Schußverletzungen werden ab und zu Konturschüsse beobachtet mit Unversehrtbleiben der Hoden; es wird angenommen, daß sich in solchen Fällen der Hoden im Augenblick des Schusses nach oben zieht; bei Schnittverletzungen kann es, wenn die Scheidenhaut mit durchtrennt ist (besonders bei Selbstkastrationen), zum Vorfall der Hoden kommen (Prolapsus testis), hinter denen sich die kontraktilelastische Skrotalhaut zurückzieht; zur Nekrose der Hoden kommt es hierbei, wenn Hoden und Samenstrang selbst nicht verletzt sind, nicht; das die Tunica vaginalis propria und den Hodenstiel bedeckende Granulationsgewebe (Fungus benignus testis) zieht den Hoden bei seiner Schrumpfung allmählich in den Hodensack zurück (Th. Kocher).

Emphysem, Ödem des Hodensackes, Elephantiasis, zystische Lymphangiome.

Bei allgemeinem Hautemphysem, so besonders bei Luftröhren- und Lungenrissen, kann der Hodensack, in die subkutane Lufteinpressung einbezogen, enorme Aufblähungen zeigen, ähnliches ist auch bei Gasbrand zu sehen.

Ödeme des Skrotums kommen schon bei Frühgeburten und bei Neugeborenen infolge der stauenden Wirkung des Geburtsaktes zur Beobachtung; bei Erwachsenen sind sie ebenfalls außerordentlich häufig. Stärkeres Ödem der unteren Körperhälfte bei Herzinsuffizienz führt nahezu regelmäßig zu oft ungeheurem Ödem des Skrotums, begünstigt durch das lockere Unterhautgewebe desselben. Für das chronische Ödem ist der Hodensack Lieblingssitz. Elephantiastische Verdickungen, die phantastische Grade erreichen können, und in ihrer Masse die ganze Körpermasse übertreffen können, werden besonders in den Tropen gesehen (Elephantiasis arabum). Sie sind parasitären Ursprungs, in Betracht kommen als auslösende Parasiten neben Filarien (Filaria Bancrofti) gelegentlich auch das Distomum haematobium; beide Parasiten hausen in Blut und Lymphgefäßen und verursachen, teils durch Verstopfung der Gefäße durch die Eier, teils durch entzündliche Reizungen, Lymphstauungen einerseits, Gewebswucherungen andererseits; das Ödem und die Verdickung nehmen meist im Anschluß an fieberhafte Anfälle schubweise zu; in unseren Breiten ist die Elephantiasis (Elephantiasis nostras) entweder Folge rezidivierender Entzündungen, z. B. Erysipele mit und ohne Lymphgefäßstauungen, zum Teil auch Folge der Abflußbehinderungen der Lymphgefäße durch Zerstörung der inguinalen Lymphdrüsen durch Bubonen oder nach Entfernung der Lymphknoten aus anderen Gründen. Man kann daher eine hyperplastisch indurative Form vom „Lymphskrotum" unterscheiden. Gelegentlich kommen auch angeborene elephantiastische Verdickungen des

Skrotums vor; ihre Ursache sind weniger Lymphstauungen als geschwulstähnliche Lymphgefäßerweiterungen und Lymphgefäßwucherungen. Als Beispiel der Elephantiasis auf chronischentzündlicher Basis ohne besondere Lymphstauung, also der hyperplastisch indurativen Form, möge ein Fall unserer Beobachtung dienen (Abb. 213 u. 214):

Es handelt sich um einen 50 jährigen Mann, früher starken Trinker, der an Herzinsuffizienz zugrunde ging. Die Schwellung der Geschlechtsteile begann 20 Jahre vor dem Tod im Anschluß an einen wahrscheinlich weichen Schanker am Penis, der zu einer Schwellung der Vorhaut führte, dann zu einer Schwellung und Erweichung der Leistenlymphknoten, deren Eiter spontan durchbrach. Die damals entstandenen Fisteln haben sich nie vollständig geschlossen. Nach der Zerstörung der Leistenknoten steigerte sich die Schwellung von

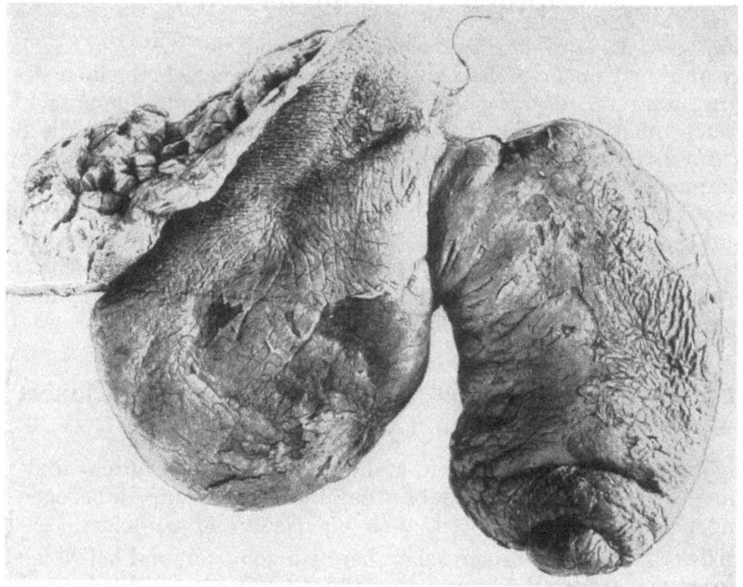

Abb. 213. PS. 23.8.13. Mann, 50 Jahre. Elephantiasis penis et scroti. $^1/_2$ natürl. Größe. (Diss. MIETENS.

Hodensack und Penis rasch. Bei der Autopsis war der Hodensack über kindskopfgroß, unregelmäßig geformt, die Haut außerordentlich derb, stark pigmentiert, an ihrer Oberfläche warzig, von tiefen Furchen durchrissen; die Skrotalhaut mit der Kutis erreichte eine Dicke bis $4^1/_2$ cm. Ebenso gewaltig verdickt war die Haut des Penis und besonders der Vorhaut; der Penis maß 21 cm Länge, hatte einen Durchmesser von 10 cm und an der dicksten Stelle einen Umfang von 29 cm; am Penis war die Verdickung der vorderen Seite wesentlich stärker als die der Rückseite; die Verdickung erstreckte sich nur auf die Haut; die Glans und die Corpora cavernosa waren nicht verändert, an der Peniswurzel setzte die ventrale Verdickung plötzlich scharf ab, so daß hier eine tiefe Einschnürung vorgetäuscht wurde. An der Rückseite ging die elephantiastische Haut des Penis in die des Hodensacks über, dessen Dicke bis zur unveränderten Tunica vaginalis 4—6 cm betrug. Der Hautdurchschnitt zeigte hier wie am Penis derbe, weiße, strangförmig angeordnete Züge, zwischen denen sich die anscheinend auch verdickten Züge der Tunica dartos scharf abhoben. Der Spaltraum der Tunica vaginalis propria war nicht verändert, ebenso zeigte der Hoden, dessen Kanälchen sich noch ausziehen ließen, keine nennenswerte Veränderung.

Im mikroskopischen Bild zeigt die Elephantiasis nostras, und hier mag das Bild unseres Falles wieder als Beispiel für die ganze Gruppe dienen, eine unregelmäßige Verdickung der Epidermis, öfters mit starker papillarer Gliederung, daneben aber auch starke Abflachung der Papillen und Glätte der Epidermis; ferner durchaus eine stärkere Pigmentierung der basalen Epithelschicht, eine aus breiten, kollagenen Zügen aufgebaute Kutis. Die elastischen Fasern sind verhältnismäßig spärlich, nur an einzelnen Stellen etwas reichlicher angeordnet, zahlreiche kleine Gefäße liegen in den verschiedenen Höhen der Kutis, fast regelmäßig von mehr oder minder starken Rundzelleinlagerungen, unter ihnen oft viele Plasmazellen, umgeben. Hier findet sich auch intrazellulär ziemlich reichlich braunes, körniges, Eisenreaktion gebendes Pigment. Größere Lymphgefäße oder erweiterte Lymphräume fehlen. Größere Blutgefäße sind etwas, aber auch nicht überall gleichmäßig, verdickt. Die auf den verschiedenen Schnitten sich findenden Nerven sind in unserem Falle nicht verdickt.

Doch sind Fälle bekannt, in denen den Grundstock elephantiastischer Verdickung neurinomatöse Wucherungen bilden, die entweder umschrieben knotig

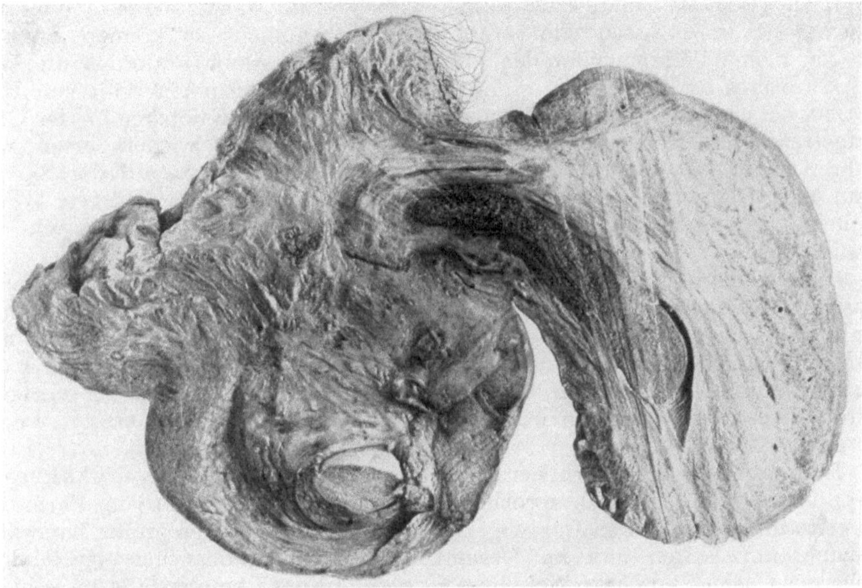

Abb. 214. PS. 23. 8. 13. Mann, 50 Jahre. Elephantiasis penis et scroti. Sagittalschnitt: deutlich ist die besondere Beteiligung des Präputiums an der elephantiastischen Verdickung. Links im verdickten Skrotum der unveränderte Hoden. $^1/_2$ natürl. Größe. (Diss. MIETENS 1913.)

oder diffus sein können. So war in einem Falle von CLENET und INGELRANS bei einem 9 Monate alten Kinde eine seit der Geburt bestehende und weiterhin wachsende, schließlich gestielte und bis zur Mitte des Unterschenkels reichende, große Hodensackgeschwulst vorhanden, die neben angiomatösen Gefäßwucherungen und Naevus pigmentosus-Bildungen als Grundstock der Wucherung neurofibromatöse Züge zeigte. Daneben bestand eine Entzündung in der Umgebung der Lymphgefäße, eine endotheliale Wucherung in denselben, auch Zystenbildungen, aus Lymphgefäßen hervorgegangen, fehlten nicht. Derartige komplexe Veränderungen sind auf Mißbildungen des Hautblattes der Skrotalgegend zurückzuführen. Ähnlich verhält sich ein Fall von LÉMOINE.

Derartige angeborene elephantiastische Verdickungen sind selten; weitaus die meisten elephantiastischen Wucherungen an diesem Orte sind erworbene. In unserem Fall sind auslösendes Moment der wohl primären Veränderung des Lymphgefäßablaufes der weiche Schanker, die chronisch-fistulöse Entzündung der Skrotalhaut, die partielle Zerstörung der Leistenlymphknoten durch das

Ulcus molle gewesen. Inwieweit eine luische Infektion hier mitgespielt hat (Wassermannsche Reaktion positiv), bleibt unbestimmt; der Lues aber kommt in vielen Fällen der Elephantiasis scroti sicher Bedeutung als auslösendem Faktor zu; denn darüber sind sich alle Beschreiber elephantiastischer Hautverdickungen einig (Virchow, Esmarch), daß Lymphstauung allein, auch bei Zerstörung der filternden Lymphknoten Elephantiasis kaum hervorzurufen vermag. Entzündliche Einflüsse müssen mit im Spiele sein.

Gewöhnlich ist die Entstehung und die Ausbreitung der elephantiastischen Verdickung am Hodensack und Penis eine örtlich beschränkte, allmählich gleichmäßig fortschreitende. Dabei kann es an einzelnen Stellen zu stärkerem Wachstum, zur Bildung größerer Kondylome und umschriebener großer papillomatöser Gebilde in der elephantiastischen Verdickung der Haut der ganzen Gegend kommen (Bonamy und Dastigues). Doch kann ausnahmsweise auch die Wucherung unizentrisch oder multizentrisch beginnen; so können Anfangsstadien kleine Warzen darstellen, die allmählich in die Erkrankung die Haut des Skrotums und des Penis einbeziehen. So waren in einem Fall von Konjetzny bei einem 39jährigen Mann zuerst kleine warzige Knötchen an der Glans aufgetreten, die größer wurden, nach einer Herausnahme wiederkehrten, nach Jahren stellten sich gleichartige umschriebene Wucherungen auf der Skrotalhaut ein; Glans- und Skrotumpapillome führten bei ihrem weiteren Wachstum zu diffusen elephantiastischen Umbildungen der ganzen Hodensack- und Penishaut.

Gerade derartige unizentrisch oder multizentrisch beginnende, elephantiastische Verdickungen mit ihrer ursprünglich zerklüfteten Oberfläche, können makroskopisch und insbesondere, wenn die Epidermis stark verdickt ist, auch auf der Schnittfläche ganz das Aussehen von Plattenepithelkarzinomen haben und so zu verstümmelnden Operationen Anlaß geben, die durch vorherige Probeausschnitte durch ein konservativeres Verfahren hätten ersetzt werden können.

Eine besondere Unterform der Elephantiasis scroti stellt das Lymphskrotum dar; ist bei der bisher besprochenen hyperplastisch indurativen Form eine Erweiterung der größeren Lymphgefäße oder das Vorkommen großer kavernöser Lymphräume selten und im Gesamtbild nicht besonders hervortretend, so beherrscht beim Lymphskrotum diese Hyperplasie der Lymphgefäße im weiteren Sinne das Bild; die auslösende Ursache der ganzen Erkrankung kann aber wie dort auch hier die Störung im Lymphablauf sein (Vereiterung der Leistendrüsen, Fall Weil); in anderen Fällen (z. B. Weinberger) beginnt der Prozeß anscheinend spontan, hat aber vielleicht auch Erkrankung entfernter liegender regionärer Drüsen (retroperitoneale!) zur Voraussetzung; Traumen spielen vielleicht manchmal eine Rolle als beschleunigendes Moment (Löffler); die Haut des Skrotums kann dabei hier wie dort zur Bildung verruköser Exkreszenzen Neigung haben.

Das Wesentlichste ist aber die Ausbildung großer Lymphräume in der Kutis; von der subepithelialen Schicht an beginnend schieben sich zwischen die Epidermiszapfen der Papillen verschieden große dünnstwandige, von flachem, oft scheinbar nicht kontinuierlichem Endothel ausgekleidete Hohlräume ein, mehr oder minder mit farbloser, von wenig Lymphozyten untermischter Flüssigkeit gefüllt, zwischen denen dünne, oft bei der Dehnung der Räume einreißende Septen bindegewebiger Natur liegen; in breiteren trennenden Bindegewebszügen kann man dabei Rundzellinfiltrate in geringer Ausdehnung mit Plasmazellen untermischt sehen; eine nennenswerte Vermehrung glatter Muskelfasern zwischen den Lymphräumen fehlt meist bei dieser Form der Elephantiasis; Venenwände in der Umgebung der Lymphräume sind oft verdickt;

wahrscheinlich sind diese Venenveränderungen Folgen, nicht, wie UNNA zu meinen scheint, Ursachen des Lymphskrotums.

Von den elephantiastischen Verdickungen abzugrenzen sind die umschriebenen Lymphangiome des Hodensacks, die teils angeboren, teils erworben sein können, und die nicht mit der Haut selbst in innigerem Zusammenhang stehen brauchen. Ihre Anfänge reichen wahrscheinlich in die Zeit der Vereinigung der Geschlechtsfalten zurück, daher auch ihre Vorliebe für ihre Lage in der Mittellinie des Skrotums (LÖFFLER und HASLINGER). Ein Beispiel für derartige Geschwülste ist ein Fall von ROSENBERGER: hier fand sich unabhängig von der Haut und dem Samenstrang im Unterhautgewebe eine leicht ausschälbare, gelappte und höckerige Geschwulst, von über Daumengröße und derber Konsistenz, die zahlreiche größere und kleinere dünnwandige Zysten enthielt. Der Inhalt solcher Hohlräume war bald ein flüssiger, klarer gelber, der leicht gerann, bald ein geronnener von gelber oder, wenn Blutbeimengung bestand, von Schokoladefärbung. Im mikroskopischen Bild waren neben den größeren Zysten, die von Endothel ausgekleidet waren, reichlich kleine Lymphgefäße und Spalträume vorhanden, deren Wand von auffallenden Mengen glatter Muskulatur, die auch in den übrigen Stock der Geschwulst eindrang, durchsetzt war. (Ähnlich ein Fall von FILLATRE.) Diese wuchernden glatten Muskelfasern sind sicher Bestandteile der geschwulstmäßig wuchernden Lymphgefäße und entstammen nicht etwa der Tunica dartos. Der Reichtum der Lymphangiome an glatten Muskelfasern ist übrigens auch bei Lymphangiomen anderer Örtlichkeit bekannt. Wie nahe die Beziehungen derartiger lymphangiomatöser Geschwülste mit der Elephantiasis sind, lehrt der schon erwähnte Fall von FILLATRE, in dem das Leiden mit warzigen Verdickungen an Präputium und Glans, einer Verdickung der Skrotalraphe nach Ulcus durum und Ulcus molle am Penis begann und dann zu der rasch wachsenden umschriebenen lymphangiomatösen Wucherung führte.

Bemerkenswert ist auch in diesen Fällen, wie bei so manchen „elephantiastischen Verdickungen", daß ein Trauma des Skrotums erst dies rasche Wachstum der seit früher Kindheit bestehenden kleinen Geschwülste auslöst, vielleicht nur durch stärkere Sekretion von Lymphe in die vorhandenen Lymphräume.

Karzinome des Hodensackes (gewerbliche Krebse: Schornsteinfeger-, Paraffinarbeiter-, Tabakarbeiterkrebs).

Der Schornsteinfegerkrebs (Chimney sweepers cancer) ist deswegen von Bedeutung, wenn er auch heute kaum mehr vorkommt, weil er wohl der erste der Krebse ist, der als Berufskrankheit angesehen und anerkannt wurde. Die Beobachtungen, die sich Ende des 18. und Anfang des 19. Jahrhunderts häuften, stammen ausschließlich aus England (POTT, EARLE, COOPER, CURLING). Sie betrafen meist Männer, im Alter von 25—40 Jahren, die seit früher Jugend Kaminkehrerdienst leisteten, zu dem damals in England Kinder oft schon von einem Alter von 5 Jahren an zum Durchklettern der engen Kamine benützt wurden. Dazu kam, daß dieser Dienst mit unbekleidetem Körper, also nackt ausgeführt werden mußte, was die Reizwirkung auf die Haut zweifellos erhöhte. Wie alle diese Gewerbekrebse, so entwickelt sich auch der Schornsteinfegerkrebs, ebenso auch der Paraffinarbeiterkrebs, nach vieljährigen Vorläuferstadien, auf dem Boden chronischer Ekzeme, kleiner Warzen (Rußwarze, Paraffinkrätze), oft auch viele Jahre, nachdem der Beruf bereits geändert war. Die prodromalen Veränderungen bestehen in Hyperkeratosen, in vermehrter Pigmentierung der Haut, in starker Komedonenbildung, in kleinen Warzenbildungen, bis dann plötzlich die bösartige Wucherung eintritt. Im mikroskopischen Bild finden sich zuerst Rundzelleinlagerungen in der Umgebung der Haarfollikel und der sich erweiternden Schweißdrüsen, denen dann die Papillombildung folgt. Stellenweise können die Ekzeme nässen. Die Bilder verhalten sich vollständig gleich denen bei den experimentellen Teerpinselungskarzinomen; die Beschreibung der ersten Beobachter von Kaminkehrerkrebsen könnten ohne weiteres für diese experimentellen Krebse verwendet werden. Die sich entwickelnden Karzinome sind ausnahmslos verhornende Plattenepithelkarzinome, die sich durch langsames Wachstum auszeichnen, selten auf den Hoden übergreifen, selten selbst die benachbarten Leistenlymphknoten in Mitleidenschaft ziehen, nach Herausnahme auch selten wiederkehren (VOLKMANN, LIEBE, SCHUCHARDT, TILLMANNS).

Obwohl die vorangehenden Ekzeme nicht nur auf dem Hodensack, sondern ebensogut auch auf der Haut der Extremitäten auftreten können, beschränkt sich die Krebsentwickelung fast ausnahmslos auf den Hodensack. Ursache für diese Lokalisation ist wohl in erster Linie seine runzelige Haut, die Reinigung schwer gestattet und Dauerdepots der schädigenden Stoffe in ihr veranlaßt. Dazu kommt die Reibung des Hodensackes an den starren Arbeitskleidern (Paraffinarbeiter), der große Reichtum der Haut an Schweißdrüsen, die die Mazeration der Haut begünstigen und so weitere Reize setzen. Auch große Unterschiede der Temperaturen, denen diese Arbeiter ausgesetzt sind, mögen eine Rolle spielen; so wird nach EHRLICH und ULLMANN nur der Teil von Arbeitern in Petroleumraffinerien gefährdet, der sich mit der reinen Paraffinerzeugung beschäftigt; hier sind plötzliche Temperaturübergänge von minus 5^0 zu plus 50^0 nicht zu vermeiden. Radioaktive Wirkungen des Steinkohlenrußes, an die LEVIN und SCHAMBERG denken, kommen auch bei Kaminkehrern kaum in Betracht, schon deswegen nicht, weil bei Paraffinarbeitern, bei denen die Krebsentstehung in ganz gleicher Weise vor sich geht wie bei den Kaminkehrern, eine Radioaktivität sicher auszuschließen ist. Konstitutionelle Disposition scheint eine gewisse Rolle zu spielen. So erwähnt EARLE bereits Fälle von Familien, in denen mehrere Geschwister in gleicher Weise erkrankt waren, während andere, in gleicher Weise ausgesetzte, trotz der chronischen Ekzeme von Karzinom frei blieben.

Hodentransplantation.

Es darf als allgemein gültiges Gesetz angesehen werden, daß jede Art homoio- und heteroplastischer Transplantation endlich dem Schicksal der Abstoßung oder der völligen Auflösung oder dem vollständigen bindegewebigen Ersatz verfällt. Der Zeitablauf dieses Abbaues ist ein verschiedener. Die Möglichkeit der Aufsaugung hormonaler und nekrohormonaler Stoffe aus dem sich auflösenden Transplantat, die dann spezifisch oder unspezifisch tonisierend (ROMEIS) wirken könnten, ist also für verschieden lange Zeit gegeben.

Dieselben Gesetze gelten für die Hodentransplantation, sei sie homoioplastisch von Mensch zu Mensch, oder wie neuerdings häufiger ausgeführt, vom Schimpansen zum Menschen. Schon die Herausnahme und die Einpflanzung des herausgenommenen Hodens bedeutet für das hochdifferenzierte Organ eine ganz wesentliche Schädigung seines Parenchyms und damit schon zwangsweise eintretendes Absterben und Auflösung zahlreicher samenbildender Zellen in den allerersten Zeiten nach der Transplantation. Selbst bei autoplastischer schonendster Verlagerung des Hodens unter sorgfältiger Schonung seiner Gefäße und Nerven und Durchtrennung dieser autochthonen Gefäße und Nerven nach einiger Zeit (14 Tagen) geht schließlich der Hoden zugrunde (Zystenbildung als Rest!); gleich zu Anfang bilden sich dabei schwere Störungen der Samenbildung, so Spermatidenriesenzellen, also dieselben Bilder, wie sie sich bei Hodenschädigungen mannigfachster Art ergeben und wie wir sie eingehend auf S. 610, 708 ff. geschildert haben. An der Möglichkeit zeitweiligen Erfolges der Überpflanzung auch bei Heteroplastik ist demnach und nach den vorliegenden Mitteilungen in einzelnen Fällen nicht zu zweifeln, wenn auch die Angaben von VORONOFF und ALEXANDRESCU, die von einem 90%igen, 3—6 Jahre andauernden Erfolg bei 55—70 Jahre alten Individuen sprechen, stark übertrieben zu sein scheinen.

Auffallend und im Gegensatz zu anderen, insbesondere fast allen experimentellen Mitteilungen ist auch die von RETTERER, sowie von VORONOFF und ALEXANDRESCU betonte Langsamkeit der Zerfallsvorgänge im Transplantat. Diese im Zentrum des versetzten Stückes beginnende regressive Metamorphose rücke innerhalb 4—5 Jahren erst gegen die Peripherie des Transplantates vor. Die deutschen Experimentatoren berichten ausschließlich über sehr rasche Degeneration des Transplantates (ENDERLEN, LEXER-HOFFMEISTER, KLEEBERG, FOERSTER). So sah ENDERLEN bei Autotransplantaten, also unter günstigsten Verhältnissen, innerhalb 14—16 Tagen völlige Nekrosen des Transplantates, HOFFMEISTER nach 4 Wochen in den transplantierten Affenhodenstückchen keine lebenden Zellen spezifischer Art mehr.

Ein Einfluß von Speicherung des retikuloendothelialen Systems des Spenders durch Trypanblau ergab keinen Unterschied in der Schnelligkeit der Nekrose des Transplantates gegenüber Transplantaten von ungespeicherten Spendern; dagegen schien die Resorption des Transplantates bei frisch und stark gespeicherten Tieren etwas verlangsamt zu sein (HOFFMEISTER).

Es ist nicht unmöglich, daß die von VORONOFF angewendete Technik, unter größter Sorgfalt und größter Schonung des menschlichen Hodens, Affenhodenscheiben auf die skarifizierte Tunica vaginalis propria des Hodens aufzupflanzen, etwas langsameren Abbau des Transplantates ermöglicht, als wenn die Transplantation in die Bauchmuskeln oder in die Bauchhöhle erfolgt. Man erinnere sich dabei an die neueren Auffassungen über die Bedeutung des Hodensackes, die darin liegen soll, die für die endokrinen und samenbildenden Teile des Hodens günstigste Temperatur, die etwas unter der Innenkörpertemperatur liegt, zu schaffen.

Es bedarf kaum der Hervorhebung, daß eine günstige Beeinflussung ungenügender autochthoner innersekretorischer Funktionen infolge der Transplantation auch insofern möglich ist, als heterogene Hormone einen fortwirkenden Reiz auf sie ausüben können, selbst wenn derartige heterogene Hormone längst verschwunden sind.

Hodengeschwülste.[1]

Es gibt kaum ein Kapitel der pathologischen Anatomie, resp. Histologie, dessen Schrifttum bei der Durcharbeitung größere Unlustgefühle erregt als das der Hodengeschwülste. Die Bemühungen selbst namhafter Forscher, die Klassifikation dieser Geschwülste auf gewebsgeschichtlicher Grundlage durchzuführen, sind in ihrem Erfolge trostlos. Was der eine als Lymphoendotheliom oder als Endotheliom bezeichnet, leitet der andere von den PFLÜGERschen Schläuchen oder vom Rete testis, ein dritter und vierter von den Zwischenzellen oder ausgebildeten oder embryonalen Epithelien der Samenkanälchen ab. Je nach dieser Einstellung erscheint das eine Mal das Endotheliom, das andere Mal das Karzinom, das dritte Mal das Alveolärsarkom als die hauptsächlichste

[1] Professor Dr. SCHLAGENHAUFER-Wien, der berufenste Kenner der Hodengeschwülste, besonders der Hodenchorionepitheliome, hatte ursprünglich die Bearbeitung der Hodengeschwülste für dieses Handbuch übernommen. Während seiner schweren tödlichen Erkrankung überließ er mir die bis dahin von ihm gesammelten Auszüge aus dem Schrifttum. Dankbar gedenke ich deshalb hier des bedeutenden Forschers. OBERNDORFER.

Hodengeschwulst. Eine große Rolle spielen auch die Adenome und Kystadenome des Hodens mit ihren vielen Unterabteilungen; in dieser Gruppe finden wir besonders viele teratoide Geschwülste eingereiht (Kocher).

Namentlich die Zeit vor den Veröffentlichungen von Wilms ist unerschöpflich im Erfinden neuer Namen und neuer Histogenesen, die alle aus dem histologischen Bild abgelesen wurden. Dabei ist es unmöglich, aus den histologischen Schilderungen und aus den meisten Abbildungen zu erkennen, was eigentlich vorgelegen hat. Jeder schildert und zeichnet die Teile, die ihm für seine Theorie zu passen scheinen und erklärt z. B. das Vorkommen von chondro- oder myxomatösem Gewebe als untergeordnet oder sekundär (Kocher), und daher für die Klassifikation ungeeignet. Dabei ist die Zahl der Veröffentlichungen eine ungeheure. Es erscheint daher zweckmäßig, sich auf eine Auswahl des immer noch gigantisch großen Schrifttums nach den Wilmsschen Teratomstudien zu beschränken. Auch in ihm gibt es noch genügend Unklares und Unsicheres, selbst wenn wir von der Namengebung der Geschwülste vollständig absehen; denn die Benennung der Geschwülste hängt von der jeweils angenommenen Histogenese und auch der jeweils angenommenen Struktur ab, und es bedarf keines Wortes, daß diese Begriffe gerade bei den wechselnden Bildern, die die Hodengeschwülste bieten, heute noch keineswegs irgendwie geklärt sind.

Ehe wir auf die vorliegenden Einteilungen eingehen, sei in Kürze der Erscheinungsform der bösartigen Hodengewächse gedacht:

Sie können das verschiedenartigste Aussehen haben; von kleinsten knotigen weißen Einlagerungen bis zu den größten bunten, weichen, zerfließenden Geschwülsten, in denen eine Abgrenzung des Nebenhodens vom Hoden nicht mehr möglich ist, kommen alle Übergänge vor. Im allgemeinen kann gesagt werden, daß die bösartigen Hodentumoren lange Zeit innerhalb der Albuginea bleiben, daß Übergreifen auf den Nebenhoden verhältnismäßig spät und besonders dann erfolgt, wenn den Ausgangspunkt der Neubildung die dem Rete nahen Hodenteile bilden. Wird der Nebenhoden ergriffen, so läßt sich seine Abgrenzung vom Hodengewächs noch lange erkennen; wir sahen nur ganz wenige Fälle, in denen der Nebenhoden im Hodentumor völlig aufgegangen war. Nie scheinen Hoden- und Nebenhodengeschwülste auf das Vas deferens überzugehen; wir stimmen hier Garofalo völlig zu, der in 16 darauf geprüften Fällen das Vas deferens immer unversehrt fand; jedenfalls schreitet der Geschwulstprozeß, wenn auch der Nebenhoden ganz in ihn einbezogen ist, nicht auf dem Wege des Vas deferens fort, wohl aber in den Lymphsträngen des Samenstranges; diese Feststellung hat insofern praktische Bedeutung, als bei Hoden- und Nebenhodengeschwulstoperationen die sorgfältige Entfernung möglichst des ganzen Vas deferens, wie sie bei Tuberkulose angezeigt ist, oder gar die Mitentfernung der Samenblasen nicht in Betracht kommt.

Ausgedehnte Blutungen in Hodentumoren legen den Verdacht auf chorionepitheliomatöse Bestandteile nahe; doch können ganz ähnliche Bilder auch bei den häufigen „Seminomen“ und anderen unreifen Geschwulstformen gesehen werden.

Sehr harte, derbe Konsistenz, meist mit Knollenbildung einhergehend, kennzeichnet insbesondere jene Geschwülste, in denen knorpelige Einlagerung einen Hauptbestandteil bildet; gleich hier sei erwähnt, daß sie immer Teilausdrucksformen teratoider Geschwülste sind, wie auch alle die Tumoren schleimiger Beschaffenheit.

Für die teratoiden Geschwülste ist vor allem der kleinzystische oder der kleinknotige Aufbau recht charakteristisch. Alle im früheren Schrifttum erwähnten zystischen Degenerationen oder „vielfachen Zystenbildungen“ der Hoden gehören zu den teratoiden Neubildungen.

Nekrosen sind in malignen Hodentumoren häufig, zeigen sich oft in Form größerer umschriebener, gelber, infarktähnlicher verkäster Herde; nicht selten, insbesondere bei den das Gefäßsystem stark in Mitleidenschaft ziehenden Geschwülsten, kann die ganze Primärgeschwulst in völlig nekrotischem Zustand getroffen werden, so daß erst aus dem Bilde der Metastasen ein Urteil über die Histologie des Ursprunggewächses abgegeben werden kann. Daß im übrigen dessen histologisches Bild auch nicht selten von dem der Metastasen abweicht, sei nur erwähnt; teratoide Geschwülste können rein chorionepitheliomatöse Metastasen setzen; bei anscheinend reinen Seminomen sahen wir chorionepitheliomatöse Tochtergeschwülste; sog. Enchondrome, Myxome usw. können erst in ihren Metastasen ihren wohl regelmäßig vorhandenen teratoiden Charakter kennzeichnen, indem sie Metastasen vom Bau der Karzinome usw. setzen.

Allgemeines über Hodengeschwülste.

Statistisches. Einteilungen.

Was die Häufigkeit der Hodengewächse betrifft, so sind sie im allgemeinen selten. Jedenfalls machen sie im Vergleich mit anderen Organgeschwülsten nur einen kleinen Prozentsatz aus. Zahlen hier aufzustellen, besagt nicht viel, insbesondere soweit sie klinisches Material betreffen. So geben SOUTHAM und LINELL an, daß sie in 15 Jahren unter 57 000 chirurgischen Erkrankungen 38 Fälle gesehen haben, eine auffallend geringe Zahl; JEFFERSON, daß er unter 182792 Männern 116 mit bösartigen Hodengewächsen beobachtete. Sicher kann auch jeder pathologische Anatom die Hodengeschwülste leicht zählen, die ihm am Seziertisch begegnet sind. Größer ist das von den Chirurgen zur pathologisch-histologischen Untersuchung und Diagnosestellung übersandte Material. So haben wir in den letzten 20 Jahren ungefähr 50 Hodengeschwülste zur mikroskopischen Untersuchung zugesandt bekommen.

Entsprechend der Unsicherheit der Bezeichnung der verschiedenartigen Hodengeschwülste sind auch die Angaben über die Häufigkeit der einzelnen Formen außerordentlich verschiedene. Für den einen sind so die primären Hodenkrebse seltener als die Sarkome, der andere findet kaum ein Sarkom unter zahlreichen Wucherungen im Hoden (CHEVASSU).

Ursache hierfür ist vor allem die wechselnde Auffassung über die gewebliche Herkunft der häufigsten Formen, der sog. großzelligen, meist alveolär gebauten Hodengeschwülste. Die Forscher, die sie von den Epithelien ableiten, kommen demzufolge zu einer hohen Zahl von Karzinomen, während die, die sie von den Zwischenzellen ableiten, überwiegend Sarkome finden müssen. Einige Beispiele sollen das beleuchten; sie geben gleichzeitig ein Bild der außerordentlich wechselnden Namengebung der einzelnen Formen:

CHEVASSU teilt (1906) seine 129 Hodengeschwülste folgendermaßen ein:

Epithelioma seminale (Seminome)	59
Großzelliger Hodentumor	1
Sarkom	1
Tumeurs des cellules interstitielles	1
Adenome testiculaire	3
Fibrom	1
Embryom	62
Tumeurs secondaires	1

60 Seminomen stehen ungefähr 60 Embryome gegenüber.

SAKAGUCHI findet unter 32 Fällen:

Spindelzelliges Sarkom	1
Großzellige Gewächse (Seminome!)	21
Epitheliale papilläre Gewächse	7
Unsichere Fälle	3

GIOJA (1923), einer der jüngsten Bearbeiter, findet unter 20 selbstbeobachteten Tumoren:

Seminome (Carcinoma seminiferum)	11
Carcinoma Wolffianum	1
Embryoide Tumoren (Teratome)	8

DEMEL (1926) nennt als häufigste Hodengeschwulst die großzelligen Rundzelltumoren, die er als Sarkome, evtl. als Zwischenzelltumoren (nach v. HANSEMANN) oder als einseitig entwickelte Teratome anspricht; offenbar meint er hier die Seminome; zweithäufigste Geschwulst stellen nach ihm die Teratome dar, die Mehrzahl der „Hodenkarzinome" seien ihnen beizuzählen.

FRANK (1911) stellt 14 „großzelligen Hodentumoren" (zweifellos „Seminomen") 3 bzw. 5 Tumoren gegenüber, die wahrscheinlich alle in die teratoiden Bildungen einzureihen sind.

Stark überwiegen auch bei MIYATA die Seminome, wenn wir auf Grund der mikroskopischen Beschreibungen die von MIYATA angegebenen Diagnosen, unseren heutigen Anschauungen entsprechend, weitgehend ändern; dann finden wir unter seinen 22 Fällen von Hodentumoren:

18 Seminome (alveolär gebaute, groß und kleinzellige „Sarkome",
1 Teratom,
2 papilläre Karzinome,
1 Chorionepitheliom.

Seine „Endotheliome" halten einer Kritik nicht stand.

In der Zusammenstellung der 297 Fälle durch GREILING finden sich angegeben als

Sarkome	81	Fälle
Teratome	50	„
Karzinome	50	„
Epitheliome s. Seminome	46	„
Chorionepitheliome ohne teratoide Bildungen	17	„
Embryome	14	„
Großzellige Tumoren	6	„
Endotheliome	5	„
Zystische Tumoren	5	„
Zystadenome	3	„
Plazentome	3	„
Lymphadenome	2	„
Zystome	2	„
Enchondrome	2	„
Fibrochondrome	1	Fall
Myxome	1	„
Peritheliome	1	„
Sarkoendotheliome	1	„
Adenome	1	„
Ohne bestimmte histologische Diagnose (maligner Tumor)	6	Fälle

Faßt man die „Sarkome", „Karzinome", „Seminome", „großzelligen Tumoren", „Peritheliome", „Sarkoendotheliome" zusammen, die wahrscheinlich alle jetzt den „Seminomen" zugezählt würden, so würde diese Geschwulstgruppe mit 185 Fällen die teratoide Gruppe mit 78 Fällen („Teratome", „Embryome", „zystische Tumoren", „Zystome", „Zystadenome", „Enchondrome", „Fibrochondrome", „Myxome") fast um das Doppelte an Zahl übertreffen.

VECCHI zählt unter 31 Fällen 24 spezifische Hodentumoren, also sog. „Seminome" und nur 2 Sarkome. Eine nicht veröffentlichte Zusammenstellung von 37 Fällen aus dem Material von SCHLAGENHAUFER, STÖRCK und GHON gliedert SCHLAGENHAUFER in:

10 großzellige Hodengewächse (Seminome),
4 Rundzellsarkome,
1 Angiosarkom,
5 Karzinome,
1 Rhabdomyosarkom,
7 Teratome, darunter: 4 reine Teratome,
2 Chorionepitheliome,
1 traubenmolenartiges Gewächs,
1 melanotisches Sarkom.

Bei 8 Gewächsen war genauere Bestimmung nicht möglich.

Wie man sieht, läßt die Zahl der Gewächsbezeichnungen der Hoden an Mannigfaltigkeit nichts zu wünschen übrig, zudem wenn gar „sekretorische Funktionen mit als Einteilungsprinzip verwendet werden, wie dies 1923 CANDIÈRE und HENRY versuchen: ich führe als Beispiel einer derartigen völlig unsicheren und zum mindesten heute noch nicht spruchreifen Einteilung die dieser Autoren an, die sie eine histogenetische nennen:

1. Tumeurs germinatives (Adenoma seminiferum).
2. Tumeurs endocrines interstitielles—
3. Tumeurs excrêto-genitales (Teratoide? Derivate des WOLFFschen Ganges, des Rete testis?).
4. Tumeurs conjunctives.
5. Tumeurs mixtes (zu denen neben den Teratomen auch die Karzinome gezählt werden).

Wohltuend berührt demgegenüber eine klare übersichtliche Zusammenstellung, die bewußt die genetische Zusammengehörigkeit der Gewächse unterstreicht. Sie stammt von GORDON BELL:

F. GORDON BELL unterscheidet bei den Hodengeschwülsten zwei große Gruppen: A. die „Keimzellgewächse“ (germinal celled variety), B. die „Teratoidgruppe“; zu ersterer gehören die „Seminome“, die „Spermatozytome“, die „embryonalen Karzinome“, die „Rundzellensarkome“.

Die Teratoidgruppe läßt sich nach GORDON BELL einteilen in:

1. Typische Teratoide (Fibrocystic disease der älteren Autoren); auf der Schnittfläche kann man sofort Vertreter aller drei Keimblätter erkennen (Röntgenuntersuchung läßt oft Knochen erkennen).

2. Die soliden scheinbar homogenen Geschwülste, die verschiedenartige Bestandteile einschließen; sie sind häufig von kleinzystischem Aussehen.

3. Tumoren mit individuellen Variationen, je nachdem die Abkömmlinge des einen oder des anderen Keimblattes das Bild beherrschen:

a) Wucherungen, hauptsächlich des Mesoblast: knorpelige, myomatöse, gemischte (den Parotisgewächsen ähnliche Myxochondroendotheliome!).

b) Wucherungen hauptsächlich des Hypoblasts (Entoderm): einfache papilläre Adenofibrome (denen der Mamma ähnlich), Adenokarzinome mit verschiedenartigen Elementen, reines Hodenkarzinom, Sphäroidzellkarzinom (szirrhös).

c) Wucherungen des Epiblasts (Ektoderm): Dermoidzysten, Plattenepithelkrebse, Basalzellkrebse (rodent cancer), Chorionepitheliome, neuroepitheliale Tumoren.

Die scharfe Gegenüberstellung der Keimzelltumoren einsereits, der Teratoidgruppe andererseits, wie sie GORDON BELL vornimmt, scheint uns nach den heutigen Erfahrungen nicht erlaubt. Die Einschlüsse andersartiger Gewebe in Seminomen, so z. B. Knorpel usw., die zwar nicht häufig sind, aber jedem erfahrenen Beobachter doch ab und zu Gesichte gekommen sind, zwingen dazu, sie den verwickelter gebauten Gewächsen, allerdings mit überwiegend einseitiger Wachstumsneigung zuzuzählen. Und ebenso können wir GORDON BELL nicht folgen, wenn er eine Einteilung der Teratoide mit individuellen Verschiedenheiten, je nachdem die Abkömmlinge des einen oder anderen Keimblattes das Bild beherrschen, vornimmt; denn die Ableitung der einzelnen Formen von bestimmten Keimblättern erscheint uns wenigstens nicht möglich. Grundsätzlich erscheint es uns auch erlaubt, alle Hodengeschwülste unter dem Gesichtspunkt der Teratoide und rudimentär teratoiden Neubildungen zu vereinigen, eben weil wir auch bei den einfachsten hie und da verschiedenartigste Gewebsmischungen gesehen haben. Wir kommen deshalb zu folgender Einteilung:

Hodengeschwülste:

A. Teratoma adultum s coëtaneum (Hodendermoid, Teratoma cysticum).
B. Teratoma embryonale (Teratoide, Hodenzystoide)
- a) solides Teratoid,
- b) mikrozystisches Teratoid,
- c) rudimentäres Teratoid.
  - aa) Vorwiegend bindegewebiger Natur:
    1. Osteoma,
    2. Chondroma,
    3. Fibroma,
    4. Myoma,
    5. undifferenzierbare Sarkome.
  - bb) Vorwiegend epithelialer Natur:
    1. Chorionepithelioma
       - aaa) typisches Chorionepitheliom,
       - bbb) atypisches Chorionepitheliom,
       - ccc) Epithelioma ectodermale,
    2. Seminoma,
    3. Adenoma tubulare,
    4. andere oben nicht einzureihende fibroepitheliale gutartige und bösartige Tumoren.

Dabei wollen wir aber gleich betonen, daß nach unserer Überzeugung die teratoide Natur eines Gewächses als Ursprung nicht das Erhaltenbleiben frühest embryonaler totipotenter und multipotenter Keime voraussetzt, daß sich vielmehr wohl auch derartige multipotente Zellen im späteren Leben aus den samenbildenden Epithelien der Hodenkanälchen entwickeln und differenzieren können. Wir werden verschiedentlich auf die in dieser Beziehung recht eindrucksvollen Ergebnisse insbesondere der MICHAILOWSKYschen Experimente zu sprechen kommen.

Ein Teil meiner Fälle, deren Diagnosen ich nochmals an Hand der mikroskopischen Präparate nachgeprüft habe, sind nach meiner heute angewandten Einteilung folgende:

1.	E 534/22	37	Jahre	Chorionepitheliom
2.	1429			Seminom
3.	E 60/17	45	,,	Teratom
4.	E 210/25	50	,,	Seminom
5.	E 158/17			Teratom
6.	E 113/22	44	,,	Adenokarzinom
7.	154/02			Seminom
8.	E 223/07			Teratoid + Seminom
9.	E 469/07			peritheliomartiges Seminom
10.	1441			Seminom
11.	E 182/17			,,

12.	E 413/25	32	Jahre	Seminom
13.	E 704/14	44	,,	,, (Sarkokarzinom)
14.	E 335/11			,, (kleinere und größere Rundzellen)
15.	914/06			,,
16.	E 298/13			,,
17.	E 75/04			Adenokarzinom + Teratom
18.	136/07			Seminom (Bauchhoden)
19.	E 158/17			,, + Adenokarzinom
20.	E 990/25	33	,,	,,
21.	S 132/07			Chorionepitheliom
22.	E 1022/24			Seminom
23.	E 781/10			Chorionepitheliom (peritheliomartig)
24.	E 490/26	28	,,	Teratom + Chorionepitheliom
25.	E -154/18	20	,,	Adenokarzinom
26.	154/12			Seminom
27.	E 762/23	37	,,	,,
28.	E 1372/29 E 843/29			,,
29.	E 648/26	45	,,	,,
30.	E 758/26 PS 3/27	21	,,	,, (chorionepitheliomähnlich)
31.	E 146/28	23	,,	Teratom
32.	E 101/21			Spindelzellsarkom
	E 1244/26	58	,,	Teratoid
33.	E 248/20	45	,,	Seminom
34.	E 758/24			,,
35.	E 576/26	35	,,	,,
36.	E 284/24	58	,,	,,
37.	E 1197/29 E 1388/29	24	,,	Teratom Metastasen: Chorionepitheliom
38.	E 312/27	36	,,	Seminom

Wir finden also unter unseren 38 Gewächsen 24 Seminome, 11 Teratome und Chorionepitheliome, 3 Adenokarzinome, 1 Sarkom.

Jedenfalls geht aus den neueren Zusammenstellungen hervor, daß die großzelligen spezifischen Hodengeschwülste, die wir nach CHEVASSU kurz als Seminome bezeichnen wollen, überall überwiegen. Die nächsthäufigen Geschwülste sind die Teratome. Alle anderen Hodengewächse, auch die gutartigen, sind sehr selten, selten sind auch Metastasen anders lokalisierter Primärtumoren; wir haben nur wenige derart gesehen, die wir noch besonders erwähnen werden; SCHLAGENHAUFER beobachtete nur einmal eine GRAWITZ-metastase im Hoden.

Die Frage, ob rechter oder linker Hoden häufiger Sitz der Geschwulstentstehung ist, ist kaum zu entscheiden, jedenfalls ist der Unterschied nicht groß. CHEVASSU findet unter seinen 106 Fällen 50 mal den linken, 56 mal den rechten Hoden betroffen. SAKAGUCHI findet ein Verhältnis von 9 linken zu 6 rechten Geschwülsten, MIYATA nach unserer kritischen Zusammenstellung seiner 14 Seminome mit topischer Angabe gleichviel rechte wie linke Tumoren. CUNNINGHAM findet unter 59 Fällen 34 mal den rechten, 25 mal den linken Hoden erkrankt.

Außerordentlich selten sind doppelseitige Geschwülste (CUNNINGHAM 3 Fälle); wir sahen sie, wenn wir von Gewächsmetastasen im Hoden absehen, die häufiger doppelseitig sind, nur einmal, und hier war sicher der kleine Herd im linken Hoden eine Metastase der großen den rechten Hoden fast völlig ersetzenden, $^{1}/_{2}$ Jahr vorher exstirpierten Geschwulst (vergl. Abb. 234). Von den sog. „Zwischenzellgeschwülsten“, die oft doppelseitig sind (DUERCK, KAUFMANN usw.) sehen wir hier ebenfalls ab, da, wie wir ausführen werden, deren Geschwulstnatur keineswegs feststeht.

Was das Alter betrifft, in dem die Hodentumoren gewöhnlich zur Beobachtung gelangen, so besteht hier ein Gegensatz zu den meisten Geschwülsten der anderen Organe.

Von den 297 Fällen GREILINGS finden sich:

Im 1. Lebensjahrzehnt	14
2. ,, ...	14
3. ,, ...	104
4. ,, ...	100
5. ,, ...	36
6. ,, ...	12
7. ,, ...	2
8. ,, ...	3
Alter nicht angegeben bei . . .	12,

also 232 in den ersten 4 Jahrzehnten bzw. 268 in den ersten 5 Jahrzehnten gegenüber 65 bzw. 29 im Lebensrest.

Es ist das Adoleszentenalter und das erste Mannesalter, also ungefähr bis zum 35. bis 40. Jahre, in dem die häufigsten Hodengeschwülste die „Seminome" gesehen werden. Jenseits des 65. Lebensjahres sind Hodengeschwülste (Seminome) äußerst selten; die Kurve zeigt 3 Maxima (Abb. 215).

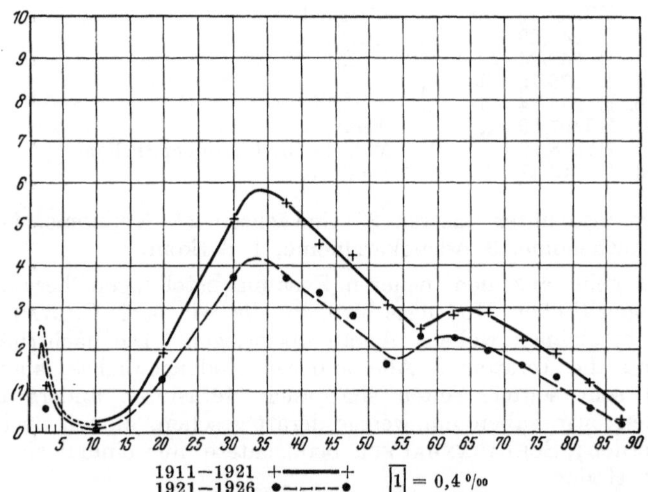

Abb. 215. Bösartige Neubildungen des Hodens. (Nach Abb. 74 in CL. PIRQUET: Allergie des Lebensalters, 1930.) Man beachte die Verschiedenheit dieser Kurve von der des Karzinoms der Vorsteherdrüse (Abb. 35). Bemerkenswert sind die 3 Maxima: im 1. Jahrfünft, zwischen 30. und 34. Jahr, nach 60 Jahren.

Von 15 Fällen, in denen Altersangabe vorhanden ist, und die aus unserem Material OESCHEY zusammenstellt, fallen:

2 in das Alter zwischen 11—20 Jahren
2 ,, ,, ,, ,, 21—30 ,,
5 ,, ,, ,, ,, 31—40 ,,
4 ,, ,, ,, ,, 41—50 ,,
2 ,, ,, ,, ,, 51—60 ,,

also von den 15 Fällen 9 vor dem vollendeten 40. Jahre.

MIYATA findet unter 15 dem Alter nach bekannten Fällen von „Seminomen":

5 im Alter zwischen 21 u. 30, darunter 4 zwischen 26 u. 30 Jahren
5 ,, ,, ,, 31 u. 40, ,, 3 ,, 31 u. 35 ,,
1 ,, ,, ,, 41 u. 56 Jahren
4 ,, ,, ,, 51 u. 60, darunter 3 unter 55 Jahren,

also unter 15 Fällen 10 unter dem 40. Lebensjahre.

GIOJA bringt folgende Zusammenstellung von 100 Fällen:

1—19	Jahre	0
20—29	,,	20
30—39	,,	47
40—49	,,	24
50—59	,,	6
60—63	,,	3,

also unter 100 Fällen 67 unter dem 40. Lebensjahre.

Auch die Mehrzahl der teratoiden Geschwülste (nähere Angaben hierüber siehe dort) fällt in die Zeit vor dem 5. Jahrzehnt.

Die Seminome kommen im frühen Kindesalter kaum vor. CHEVASSU findet in seiner Zusammenstellung keinen einzigen Fall von „Seminom" vor dem 19. Jahr, ebenso KOCHER. Unter ANROUSSEAUS Zusammenstellung von 76 ektopischen Hodentumoren ist der jüngste Geschwulstträger 17 Jahre alt gewesen. Große Ausnahmen scheint GARRAHAMS Seminom bei einem 4jährigen, DELITALAS Fall bei einem $3^1/_2$jährigen Knaben, DRACHTERS Fall bei einem $2^1/_2$jährigen Kinde zu sein. Wir haben nie irgend eine Hodengeschwulst vor dem Jünglingsalter des Geschwulstträgers zur Untersuchung bekommen.

Ektopische Hoden scheinen nur häufiger Sitz von Gewächsen als normal gelagerte zu werden. Es ist dabei aber zu bedenken, daß Geschwulstbildungen in ektopischen Hoden der Seltenheit der Beobachtung wegen eher beschrieben werden als Geschwülste im normal gelagerten Hoden; auch die relative Häufigkeit kann somit vorgetäuscht sein. Die Anschauungen der Beobachter gehen auch weit auseinander (CHEVASSU, GREILING, ANROUSSEAU, MARCUSE, HOMMES u. a.). In der Zusammenstellung von 128 Hodengewächsen durch CHEVASSU finden sich 15 in ektopischen Hoden, darunter 6 Seminome, 5 Embryome. Von 67 Hodengewächsen eigenen Materials, die CUNNINGHAM zusammenstellt, war kein einziger in einem nicht deszendierten Hoden.

Unter den 297 von GREILING zusammengestellten Hodenneubildungen wurden nur 30 in retinierten Hoden beobachtet (17 Leistenhoden, 14 Bauchhoden), was also nur $10^0/_0$ der Geschwülste ausmacht. JEFFERSON zählt 15 Leisten- und Bauchhodengewächse unter seinen 116 Hodentumoren. Allerdings wird die Prozentzahl der ektopischen Hoden zu den normal gelagerten wesentlich geringer sein, nach ANROUSSEAU beträgt sie 1: 1000.

Neubildungen in ektopischen Hoden werden, ob mit Recht oder Unrecht sei dahingestellt, der häufigeren Exposition dieser verlagerten Hoden Traumen gegenüber zugeschrieben.

Aber wie sehr vorsichtig man in der Bewertung eines Traumas als führendem Faktor bei der Entstehung von Hodengeschwülsten verfahren soll, lehrt ANROUSSEAUS oben schon erwähnte Zusammenstellung von 76 Abdominalhodentumoren; bei solchen intraabdominal gelegenen Hoden kommen Traumen doch kaum in Betracht.

Wir führen hier einige Fälle unserer Beobachtung an, in denen Traumen in, wie wir glauben, berechtigter Weise die Schuld des Tumorentstehens und Wachstums zugeschoben wurde.

1. E 843/29. Trauma; innerhalb $2^1/_2$ Jahre langsam wachsende Geschwulst; Kastration (Seminom); rasche Metastasenbildung. Tod 4 Jahre nach dem Trauma.

2. S 117/05. 30 Jahre. Schlag mit Beilstiel auf den linken Hoden $1^1/_2$ Jahre vor Kastration; Tod an Metastasen 1 Monat später (LASKOWITZ [Seminom]).

3. E 927/24. M. 19 Jahre. Hodenquetschung, danach zunehmende Schwellung; Hodenentfernung: Untersuchung des entfernten Hodens wird nicht vorgenommen; nach einigen Monaten Metastasen im Halsdreieck und großer Abdominaltumor; Drüsenmetastasen geben das Bild des Seminoms.

Traumen als auslösende Ursachen von Hodentumoren nennen noch, um nur einige neuere Verfasser zu nennen, HEDINGER, MONASCHKIN, KOPAS (Schrotverletzung), Ulrichs (Maschinengewehrschuß), Fansler (Hufschlag), Wegelin (Hufschlag vor 2 Monaten), Eiselsberg (nach durch Schlag auftretendem Hämatom, zitiert nach Demel), Laskowitz, P. Bull (Autokurbel), Kutzmann (Steinwurf bei 10jährigem Knaben).

Die Beobachtung „traumatischer Hodentumoren" lehrt auch, daß nach dem „auslösenden Reiz" das Wachstum der Geschwulst längere Zeit ein langsames, sich über Monate bis Jahre erstreckendes sein kann, so daß der Träger der Geschwulst meist erst, wenn diese beträchtliche Größe erreicht hat, ärztliche Hilfe in Anspruch nimmt; häufig folgt der Periode langsamen Wachstums plötzlich einsetzendes stürmisches Wachstum.

Nicht zu vergessen ist hier noch die günstige Beeinflußbarkeit mancher Hodenkarzinome, zumeist wohl der Seminome, aber auch ihrer Metastasen durch Röntgenstrahlen. Ryser spricht davon, daß die Seminome unter dem Einfluß der Bestrahlung „wie Schnee an der Sonne" schmelzen, ebenso heben Schöne, Prym und Fackeldey, Beclère, diese günstige Wirkung der Röntgenstrahlen hervor; im Gegensatz dazu betont Drachter, daß in keinem der von ihm beobachteten kindlichen Hodengeschwülste eine Heilung oder eine Behinderung der Metastasenbildung gesehen wurde. Allerdings kommen im Kindesalter „Seminome" nicht vor, meist nur bösartige Teratome. Ob aber Ryser recht hat, wenn er in der Beeinflußbarkeit durch Röntgenstrahlen ein differentialdiagnostisches Merkmal der Seminome gegenüber „bösartigen Sarkomen" des Hodens sieht, ist noch dahin gestellt. Wir erinnern uns eines Falles typischen „Seminoms", in dem Bestrahlung ohne jeden günstigen Einfluß war, eines anderen Falles, in dem unter Bestrahlung die sekundären Gewächse zuerst rasch zurückgingen, um dann nach einigen Monaten trotz erneuter Bestrahlung rasch zu wachsen.

Von Tochtergeschwulstbildung werden regelmäßig (nach Greilings Zusammenstellung) die retroperitonealen Lymphknoten ergriffen. Die übrigen Organe zeigten unter 220 Sektionsfällen folgende Beteiligung:

Sitz von Tochtergeschwülsten waren:

Organ		Anzahl	Prozent	
Leber		76 mal	= 34,5%	nach Prym
Lunge		106 „	= 48,1%	nach Prym
Bronchiallymphknoten		13 „	= 5,9%	nach Prym
Mediastinum		15 „	= 6,8%	nach Prym
Pleura		6 „		
Ductus thoracicus		2 „		
Vena cava		16 „	= 7,3%	
Herz		12 „	= 5,4%	
Schilddrüse		3 „		
Thymus		1 „		
Milz		13 „	= 5,9%	
Nebennieren		5 „	= 2,3%	
Nieren		29 „	= 13,1%	
Ureter		2 „		
Harnblase		3 „		
Prostata		1 „		
Samenblase		1 „		
anderer Hoden		2 „	= 0,9%	
Peritoneum		10 „		
Magen		7 „		
Pankreas		5 „		
Duodenum	interparietale Metastasen	2 „		
Dünndarm	interparietale Metastasen	8 „	= 3,6%	
Dickdarm	interparietale Metastasen	6 „		
Mesenterium		17 „	= 7,7%	
Netz		4 „		
Periost		1 „		

Knochen	8 mal	= 3,6%
Muskeln	1 „	
Haut	2 „	
Leistenlymphknoten	11 „	= 5 %
Achsellymphknoten	2 „	
Halslymphknoten	10 „	= 4,5%
VIRCHOWsche Drüse	6 „	
Gehirn	13 „	= 5,9%
Dura mater	2 „	

Nach GRÉGOIRE sind Leisten- und retroperitoneale Lymphknoten in 91% der Fälle erkrankt.

Das Auftreten der Metastasen erfolgt meistens verhältnismäßig rasch; Freibleiben von Metastasen, 4 Jahre lang nach der Operation, berechtigt zu der Annahme dauernder Heilung. Nach CHEVASSUS Zusammenstellung starben von 81 Fällen, bei denen die Hodengewächse operativ entfernt worden waren, an Metastasen:

38 im 1. Jahre nach der Operation
17 „ 2. „ „ „ „
9 „ 3. „ „ „ „
2 „ 4. „ „ „ „

Hodenteratome und Teratoide.

Die hier zu besprechenden Geschwülste entstammen eiwertigen Keimen. Ihr Aufbau zeigt gewöhnlich Abkömmlinge aller drei Keimblätter, soweit man zu solcher Deutung berechtigt ist. Das Fehlen der Abkömmlinge des einen oder andern Keimblattes darf bei diesen Wucherungen allerdings nur dann als sicher gelten, wenn die meist nicht kleinen Gewächse lückenlos untersucht worden sind und wenn Nekrosen fehlen. Die erste Forderung ist meist schon wegen der technischen Schwierigkeiten nicht zu erfüllen, und Nekrosen oft recht ausgedehnter Art gehören wenigstens bei den teratoiden Geschwülsten zu den häufigsten Vorkommnissen.

Man teilt diese sehr verwickelten Mischgeschwülste ein in die Teratome (Embryome), die einer zweiten Fruchtanlage entsprechen und in die unreiferen Teratoide (Embryoide, Teratoblastome). Beide Gruppen unterscheiden sich durch wesentliche Merkmale, wenn auch Übergänge zwischen beiden vorkommen in der Art, daß in Teratomen der eine oder andere Gewebsanteil in selbständiges Wachstum gerät und alle Eigenschaften bösartiger Gewächse annimmt, oder in unreifem Zustand verharrt und die in Teratomen sonst zu beobachtende oft bis zur Organbildung fortschreitende Differenzierung nicht erreicht.

So ist die Gegenüberstellung des Teratoma adultum s. coëtaneum, der synchron wachsenden Mißbildung und des Teratoma embryonale, der meist erst nach der Kinderzeit in Erscheinung tretenden Geschwulst wohl in der Mehrzahl der Fälle gerechtfertigt, bedeutet aber keinerlei dogmatische Festlegung. Trotz alledem sind die Teratome mehr als Mißbildung per excessum, denn als echte Blastome aufzufassen (ASKANAZY); wachsen sie doch im allgemeinen nur im Verhältnis zu den in ihnen entwickelten, meist zwerghaft oder in Bruchstücken vorhandenen Organen, sind also im allgemeinen nicht mit der Wucherungskraft ausgestattet, die die Teratoblastome kennzeichnet. Die Wucherungsrichtung der Teratoblastome hingegen kann eine ganz einseitige sein, so daß ein einheitliches Gewächs vorgetäuscht wird (Sarkom, Karzinom, oder mesenchymale Geschwülste wie Chondrome usw.), und nur das gelegentliche Vorkommen von Knorpelinseln oder anderen Geweben in einer sarkomartigen Geschwulst auf deren verwickelten Bau hinweist. Wir werden auch bei der Besprechung der Seminome solche Befunde erwähnen.

Wie schon gesagt, unterscheiden sich die coëtanen Teratome einerseits und die embryonalen Teratome andererseits auch durch ihr Auftreten in ganz verschiedenen Altersklassen. Während das coëtane Teratom, in der Mehrzahl der Fälle in der Form einer solitären Zyste, eines komplizierten Dermoids erscheinend, gewöhnlich bereits im Kindesalter zutage tritt, wird das embryonale Teratom oder Teratoblastom, die kleinzystische oder kleinknotige Geschwulst selten vor der Geschlechtsreife gesehen (Abb. 216). So verteilen sich 31 zystische Teratome in der Zusammenstellung von OHKUBO auf folgende Altersabschnitte:

von	0—8	Jahren . . .	16	Fälle
,,	9—17	,, . . .	3	,,
,,	18—25	,, . . .	6	,,
,,	26—34	,, . . .	3	,,
,,	35—42	,, . . .	3	,,

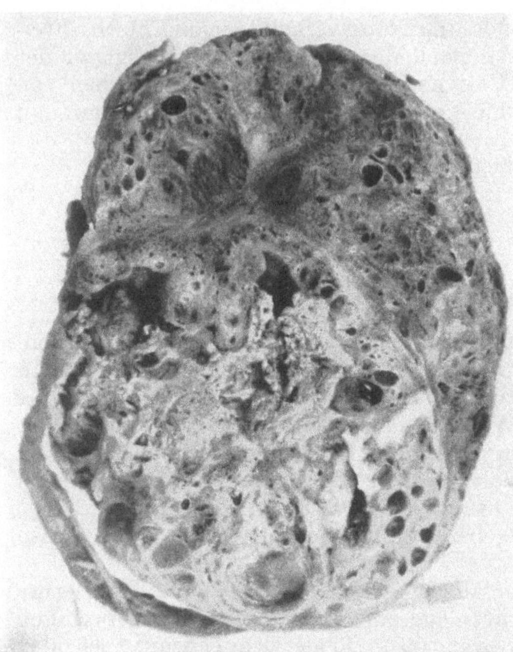

Abb. 216. E. 1197/29. Mann, 24 Jahre. Schnittfläche einer kleinzystischen teratoiden Hodengeschwulst. 6 Wochen nach einem Trauma angeblich entstanden und sehr rasch gewachsen. Tod 4 Monate nach dem Trauma an ausgedehnten Metastasen von chorioepitheliomatösem Habitus. Natürl. Größe.

64 solide Geschwülste (Teratoide) hingegen zeigen folgende Verteilung:

von	0—8	Jahren . . .	9	Fälle
,,	9—17	,, . . .	2	,,
,,	18—25	,, . . .	15	,,
,,	26—34	,, . . .	24	,,
,,	35—40	,, . . .	5	,,
,,	41—50	,, . . .	8	,,
,,	51—56	,, . . .	1	Fall

Bei jugendlichen Erwachsenen finden sich hier also zwischen dem 18. bis 34. Jahre allein 39 Fälle, mehr als die Hälfte der Gesamtzahl, während bei den coëtanen Geschwülsten mehr als die Hälfte vor dem 8. Lebensjahr in Erscheinung getreten ist.

Bemerkenswert ist ferner die in allen Statistiken zu machende Beobachtung, daß die rechte Körperseite Lieblingssitz der Teratome ist (VERNEUIL, KOCHER, OHKUBO, ROBERT MEYER). Von 21 zystischen Gewächsen befielen nach OHKUBO 14 die rechte, 7 die linke Seite; von soliden Gewächsen (die von obiger Zusammenstellung abweichende Zahl rührt daher, daß bei einer Reihe der im Schrifttum niedergelegten Beschreibungen die vom Gewächs befallene Seite nicht Erwähnung fand) saßen 29 auf der rechten, 16 auf der linken Seite, im ganzen stehen also 43 rechtsseitigen Geschwülsten 23 linksseitige gegenüber. Es scheint nicht nur bei Geschwülsten, sondern auch bei Mißbildungen der Hoden ein gesetzmäßiger Vorgang vorzuliegen; nach ROBERT MEYER betrifft z. B. eine andere Mißbildung des Hodens, die Polyorchidie, auch fast ausnahmslos die rechte Seite; Ursache mögen hierfür nach ROBERT MEYER „lokale Schwierigkeiten“ sein, „die Anschlußstörungen“ verursachen.

Beiderseitige Hodenteratome scheinen noch nicht beobachtet worden zu sein (OHKUBO).

Ein weiterer wesentlicher Unterschied zwischen Teratom und Teratoblastom liegt in der Wachstumenergie der beiden Bildungen: Während das in früher Kinderzeit bereits in die Erscheinung tretende Teratom langsam an Größe zunimmt, allerdings manchmal bei sehr langer Wachstumszeit gigantische Größe erreichen kann (SCHLINKMANN), zeigt das Teratoblastom von vorneherein alle Charaktere der rasch wachsenden bösartigen Geschwulst; die Zeit, die zwischen erster Beobachtung und Operation bzw. Tod durch Metastasierung verstreicht, überschreitet selten 2 Jahre.

Auf die Entstehung der Hodenteratome und Teratoide einzugehen, ist hier nicht der Platz; die Aufzählung der verschiedenen Theorien ist bis zum Überdruß oft wiederholt worden; heute wie vor 20 Jahren besteht der Satz ROBERT MEYERS wohl noch zu Recht, daß sich rein theoretisch betrachtet die Frage der Teratomentstehung noch nicht endgültig lösen läßt, da sicher nur das ist, daß es sich um eiwertige Keime als Ausgangspunkt der Geschwülste handeln muß (ASKANAZY, BORST). Heute wie damals sind es der Hauptsache nach zwei Erklärungen, die zur Diskussion stehen: die MARCHAND-BONNETsche somatische Blastomerentheorie (die Polkörperchentheorie hat wohl überall an Wertung verloren); die andere, die wir als „parthenogenetische" bezeichnen wollen, die diese Geschwülste von den verschiedenen Stufen der Sexualzellen, von den sexualen Blastomeren angefangen bis zu den reifen Geschlechtszellen im Hoden (ovivalente Zelle ASKANAZY, totipotente Sexualzelle EWING), ableitet. Die Lösung der Frage, welche Theorie richtig ist, steht deshalb größten Schwierigkeiten gegenüber, als über die Entwicklungsfähigkeiten von Blastomeren und auch Sexualzellen unter pathologischen Verhältnissen kaum etwas bekannt ist. Jedenfalls ist es aber nicht berechtigt, bei der nahen Verwandtschaft der Teratome und der Teratoblastome getrennte formale Ursachen anzunehmen, so z. B. Blastomerenursprung für die Teratome, Geschlechtzellenabstammung für die Teratoide.

Einen neuen Abschnitt in der Teratomforschung, der kausalen sowohl wie der formalen, deuten vielleicht die Versuche von MICHALOWSKY an, deren Ergebnisse so bemerkenswert sind, daß die Versuchstechnik einer kurzen Anführung wert erscheint:

Es werden Hähne von 1—$1^1/_2$ Jahren verwendet; die Tiere hungern einen Tag vor der Operation; der 3—4 cm lange Hautschnitt zur Freilegung der Hoden wird zwischen letzter und vorletzter Rippe angelegt, die letzte Rippe an ihrer Ansatzstelle an der Wirbelsäule reseziert. Dann wird das Bauchfell durchtrennt, der Darm zurückgeschoben, der Hoden freigelegt, und in den freigelegten Hoden 0,05—0,45 ccm (dies ist die Höchstmenge, Steigerung derselben führt den Tod der Tiere herbei!), $5^0/_0$ Zinkum chloratum-Lösung langsam und allmählich in den Hoden eingespritzt. Die Naht muß fortlaufend desinfiziert werden, die Tiere dürfen am ersten Tag nach der Operation nur Wasser bekommen.

Oberflächliche Einstiche scheinen wirkungsvoller als tiefe zu sein. Mit tiefen Einspritzungen wurde nie ein Gewächs hervorgerufen. Von großer Bedeutung ist ferner die Jahreszeit, in der die Einspritzungen vorgenommen werden. Alle positiven Ergebnisse fallen in die Zeit der „zunehmenden Hodenvergrößerung" (Zeit der Frühlingssamenbildung: Januar-März) der Tiere. Unter 171 Fällen wurden bisher 10 Teratombildungen erzielt, eine ungeheure Zahl von Geschwulstbildungen, wenn man bedenkt, daß nach COHRS bisher überhaupt nur 4 spontan entstandene Teratome beim Hahn bekannt sind.

Von Bedeutung für den positiven Ausfall der Versuche scheint es weiterhin zu sein, daß mit der Einspritzung Wandzerstörung von Hodenkanälchen und Austritt samenbildender Zellen in das Hodenzwischengewebe erzielt wird, die samenbildenden Zellen also aus den Hodenkanälchen „befreit" werden; Sertolizellen wie Spermien und alle ihre Zwischenstufen finden sich dabei im Interstitium.

Sertolizellen und Spermatogonien sieht MICHALOWSKY als die wahrscheinlichen Mutterzellen der Geschwülste an; denn als erster Ausdruck der Wucherungserscheinung fanden sich in dem Hoden eines 2 Wochen nach der Einspritzung gestorbenen Tieres im Bereich der Einstichstelle eine Anhäufung großer dunkler Zellen, die nach Zellform und Kernaussehen den oben erwähnten Zellen entsprachen. Diese wuchernden Zellen waren in Gruppen angeordnet und gaben so auf dem beschränkten Raum ein Bild, das dem der Seminome sehr ähnlich war. Diese an Spermatogonien bzw. Sertolizellen erinnernde Zellwucherung bildet nun, wie die Untersuchungen an den zu verschiedenen Zeiten nach der Einspritzung getöteten Tieren zu beweisen scheinen, zuerst und sehr bald nach der Einspritzung Epithelgewebe, ihm folgt die Bildung embryonalen Bindegewebes, das dann wiederum Differenzierung in lockeres Bindegewebe einerseits, andererseits in Knorpel und Knochengewebe erleidet. Erst später tritt Muskelgewebe, zuletzt Nervengewebe auf. Die Masse der einzelnen sich bildenden Gewebe ist in den verschiedenen Fällen verschieden: so zeigte das letzte Zinkteratom MICHALOWSKYS, das sich durch außerordentlich rasches Wachstum auszeichnete, ein Übermaß von Knorpel und Knochengewebe, während quergestreifte Muskelfasern ganz zurücktraten, glatte Muskelfasern nur ganz vereinzelt zu finden waren, Nervenzellen überhaupt völlig fehlten.

Die infolge der Zinkeinspritzungen entstandenen Teratoide erreichten bei sehr raschem Wachstum bedeutende Größe: so wuchs ein Teratom innerhalb 4 Monaten zu einem Gewicht von 560 g und wurde so schwer wie der Geschwulstträger selbst; das andere große Gewächs hatte nach 6 Wochen Maße von 10 cm : 6 cm und wog 82 g.

Das Teratom des Hodens.

(Teratoma simplex [BORST], Teratoma adultum coëtaneum [ASKANAZY], Teratoma cysticum [E. KAUFMANN] Embryoma, Dermoidzysten.)

Während die Dermoidzysten zu den häufigsten Geschwülsten des Eierstocks gehören, sind die Hodendermoide, denn in dieser Form erscheinen die Teratome der männlichen Keimdrüsen, äußerst seltene Vorkommnisse, jedenfalls viel seltener als die teratoiden Geschwülste. Wir haben überhaupt noch keinen derartigen Fall gesehen, nach VECCHI sollen ungefähr ihrer 40 im Schrifttum mitgeteilt worden sein. Sie sind angeboren, treten aber nicht selten erst später in Erscheinung; man findet sie bei Kindern oder Jugendlichen. Sie wachsen im allgemeinen langsam, können aber ganz außerordentliche Größe erreichen, meist sind sie einkammerig; mehrkammerige sind Ausnahmen. So berichtet SCHLINKMANN von einer dreikammerigen zystischen Geschwulst von 80 Pfund Gewicht bei einem 76jährigen Mann, die seit 64 Jahren, wahrscheinlich also seit frühester Kindheit, langsam zu der ungeheuren Größe herangewachsen sein soll. Das sind aber, schon weil diese Geschwülste meist in jungen Jahren zur Operation drängen, außerordentliche Ausnahmen (KOCHER, EVANS, HOWELL, CHEVASSU, VECCHI, ANDRÉ, HEINEN, MORRIS, GUINARD, PEPERE, zit. nach CHEVASSU); die am häufigsten gefundene Größe dieser Geschwülste schwankt zwischen Nußgröße und Zweifaustgröße (PEPERE). Die Geschwülste sind gutartig, setzen im allgemeinen keine Metastasen, bilden auch nach ihrer Entfernung keine Rezidive.

Reine Epidermiszysten, Hautzysten kommen hier ebensowenig wie im Eierstock vor; auch hier sind alle diese Dermoidzysten verwickeltere Bildungen, schließen vor allem in ihrer Zotte („protuberierenden Insel" [ROKITANSKY]) meist recht differenzierte Gewebe, manchmal selbst Organanlagen ein; jedenfalls sind gewöhnlich Abkömmlinge aller drei Keimblätter nachzuweisen, so Haare mit Talgdrüsen und Schweißdrüsen, Fettgewebe, Zylinder- und Flimmerepithelschläuche, Knorpelgewebe, Knochengewebe, sehr häufig Nervengewebe, glattes und quergestreiftes Muskelgewebe, sympathische Ganglien. In 2 Fällen von

OHKUBO (10 und 11) war die Differenzierung der Hirnanlage bis zur Bildung von Hirnwindungen vorgeschritten. Allerdings kommen ausnahmsweise auch hier, wie übrigens auch in den Dermoiden des Eierstocks, Bezirke mit mangelnder Gewebsreife vor. Mamma-, Milz-, Harnblasen-, Nebennierenformationen wurden gesehen, Geschlechtsdrüsenanlagen allerdings fehlen hier ebenso wie in Ovarialdermoiden. Übergänge zu Bildungen in Teratoiden wurden mehrfach beobachtet.

Nach KOCHER und anderen Untersuchern sollen die gefundenen Gewebe und Organanlagen mehr dem Kopfteil einer rudimentären Fruchtanlage entsprechen; ich gebe hier eine derartige charakteristische Schilderung von OHKUBO wieder: „oberflächlich Epidermis mit typischem Bau der äußeren Haut. Kutis mit Haarbälgen und Talgdrüsen; die Innenfläche einer in der Protuberanz liegenden Zyste war von einem Gliafasernetz ausgekleidet (Gliafärbung nach WEIGERT positiv), Ganglienzellen waren eingelagert, deren Achsenzylinderfortsätze sich weithin verfolgen ließen; an einem kleinen Teil der gliaausgekleideten Zystenwand war noch ependymäre Epithelauskleidung zu finden (Hirnventrikelanlage!), ferner waren im lockeren gliahaltigen Bindegewebe reichlich markhaltige Nervenfasern zu finden, die in eingelagerten knotigen Verdickungen reichliche kleine Ganglienzellen einschlossen."

Im Falle GLEINITZ soll eine Art Schädelhöhle neben kleineren Dermoidzysten gefunden worden sein. Zähne sind nicht allzu selten (ANDRÉ DE PERONNE, HEINEN, PEPERE, GUINOU [nach CHEVASSU]), Augenanlagen wurden gesehen (OKHUBO). In einem Falle von RECLUS (nach CHEVASSU) fanden sich Dickdarmanlagen, tracheale Strukturen, Speicheldrüsen. PEPERE beschreibt in seinem Falle neben Haut- und Mundbuchtabkömmlingen Leber-, Nieren-, Milz-, Lungen-, Lymphknoten-, Brustdrüsengewebe. Ab und zu wurden selbst rudimentäre Extremitäten, eventuell mit Gelenkanlagen gesehen; so lag in einem Dermoidzystom, das VECCHI beschreibt, neben allen möglichen anderen Gewebs- und Organanlagen ein Miniaturschenkel mit Schienbein. Die Skeletteile waren dabei fest verknöchert, auch Knochenmarksgewebe kam zur Ausbildung.

Der Sitz derartiger Hodendermoide ist gewöhnlich innerhalb des Hodens, also innerhalb der Tunica albuginea, ausnahmsweise auch im Bereich des Corpus Highmori (Fall von CORNIL und BERGER, angef. nach KOCHER). In manchen Fällen lag der Hoden der Zyste auf, durch die er plattgedrückt sein konnte. Mikroskopisch weist der Hoden meist stärkste Atrophie der Kanälchen auf.

Ganz ausnahmsweise und dann herdförmig zeigen derartige „Dermoide" des Hodens unreifen Bau; eine scharfe Trennung der Teratome von den teratoiden Geschwülsten, wie sie WILMS ursprünglich annahm, ist deshalb unmöglich; besonders der neuroepitheliale Anteil der Teratome neigt zu maligner unreifer Wucherung, die in chorionepitheliomatöse umschlagen kann; so ist es kein Wunder, wenn es auch bei Hodenteratomen ab und zu zu Metastasen kommt.

Das Teratoid des Hodens. Rudimentäre Teratoide.

Teratoma embryonale (ASKANAZY), Teratoma blastomatosum (BORST) Hodenzystoid. Teratoide Tumoren. Teratoma solidum (KAUFMANN). Teratoma cystosolidum, Teratoma microcysticum (RONCALI, GIOJA). Hodenembryoid (WILMS).

Im histologischen Bild ist der Aufbau der soliden oder kleinknotigen oder klein- und multizystischen teratoiden Gewächse ein überaus wechselnder (Abb. 217 u. 218). In der Mehrzahl der Fälle beherrschen kleine Zystenbildungen das Gesichtsfeld. Ihr Epithelbelag kann größte Mannigfaltigkeit bieten: bald ist es geschichtetes Plattenepithel, vielleicht von Mundschleimhautcharakter, bald verhornendes Plattenepithel mit mehr oder minder rudimentären Hautanhängen, allerdings treten im großen und ganzen Zysten mit solch verhornender Plattenepithelwand in Teratoiden zurück gegenüber den Zysten mit einfacherem Epithel; dieses kann kubisch, zylindrisch und dann flimmernd, mehrzeilig, mehrschichtig vom Charakter des Übergangepithels sein oder starke Becherzellenbildung zeigen (Abb. 219, 220 u. 221). Nicht selten findet man in den verschiedenen Abschnitten der Wand einer kleinen Zyste ganz verschiedene

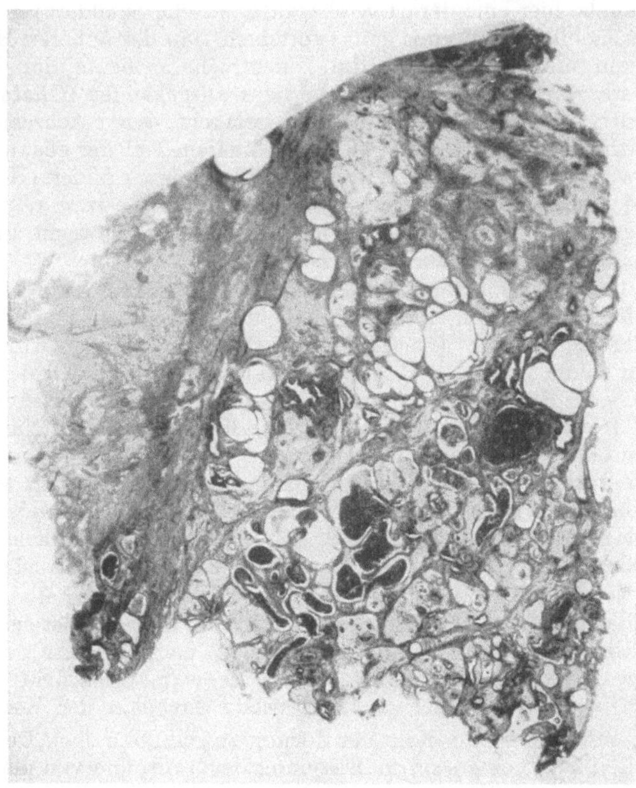

Abb. 217. E. 1197/29. Mann, 24 Jahre. Kleinzystisches Hodenteratoid (Hodenzystoid). Übersichtsbild. Vergr. $3^1/_2$ ×.

Zellauskleidung, so z. B. geschichtetes Plattenepithel neben mehrzeiligem Zylinderepithel, eventuell mit Flimmern oder mit starker Schleimbildung. Daneben kommen alle Abkömmlinge des Mesenchyms vor: fibrilläres, myxomatöses zellreiches (Abb. 219 u. 220), sarkomatöses Bindegewebe, und weiterhin kann man auf lymphoides Gewebe, gelegentlich auch auf Lymphfollikel, auf in Zügen angeordnete glatte Muskulatur, auf Knorpel, Knochen, elastische Fasern (diese meist sehr spärlich) treffen; ebenso finden sich Gefäße und Gefäßsprossen, die sicher nicht vom mütterlichen Gewebe eingewandert sind, sondern Bestandteile des Geschwulstgewebes selbst sind, sowie Inseln kleiner Kapillaren, die den Fettorganen F. WASSERMANNS entsprechen, angiomatöse Wucherungen oder Gefäßbildungen, die an Schwellkörpergewebe erinnern.

Der epitheliale Anteil kann ebenfalls Differenzierung bis zur rudimentären Organanlage zeigen: LIEBERKÜHNsche Drüsenbildungen, Schleimdrüsen mit Andeutungen von Drüsenausführungsgängen, neuroepitheliale und Medullarrohranlagen entsprechende (Abb. 221) oder gliöse Zellanordnungen kommen vor, nicht zu vergessen der chorionepitheliomatösen Wucherungen, die gerade in männlichen Teratoiden nicht selten sind (Abb. 222); sie haben besondere Besprechung in dem Abschnitt über die Chorionepitheliome erfahren. Umgekehrt kann die epitheliale Wucherung aber auch eine ganz ungeordnete, in Zügen und Nestern gegliederte oder diffus wachsende sein, und so ergeben sich dann Bilder,

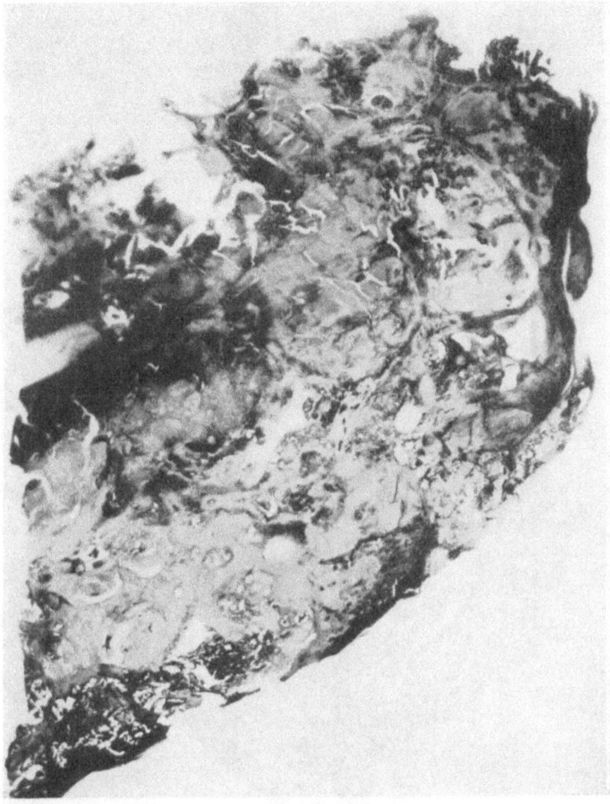

Abb. 218. E. 146/28. Mann. 23 Jahre. Solides, kleinknotiges Hodenteratoid. Ausgedehnte Nekrosen (helle Partien!). Vergr. 2 ×.

die karzinomähnlich oder sarkomähnlich sind, und schließlich auch sich wie bösartige selbständige Geschwülste verhalten können; daß dabei Teile vorkommen, manchmal in recht großer Ausdehnung, die an Seminome erinnern, oder von deren Bildern nicht abzutrennen sind, sei nebenbei bemerkt.

Derartige epitheliale Zellnester und Zellzüge, zusammengesetzt aus undifferenzierten, oft kubischen oder vieleckigen kleinen hellen Zellen verdienen besondere Würdigung. Denn, mag man von dem Wert der Übergangsbilder denken, was man will, es drängt sich bei der Betrachtung der Zellnester, deren Hauptbestandteile diese undifferenzierten Zellen bilden, die Überzeugung auf, daß diese Zellen es sind, die man als Mutterzellen der ganzen teratoiden Differenzierung auffassen muß, daß sie Zellen gleichwertig sein müssen, die vor der Differenzierung in Abkömmlinge der drei Keimblätter stehen; ferner wird man sich gerade bei der Betrachtung derartiger mehrfacher Zellnester dem Gedanken nicht verschließen dürfen, daß die Differenzierung in hochwertigere Gewebe eine multizentrische sein muß, daß also jede kleine Epithelzellinsel, wie wir sie gerade beschrieben, in potentia einen kleinen Teratoidherd darstellt, der, weiter wachsend, sich makroskopisch als Einzelknoten oder Einzelkomplex des kleinknotigen oder kleinzystischen ganzen Gewächses darstellen wird (HERZOG, BORST).

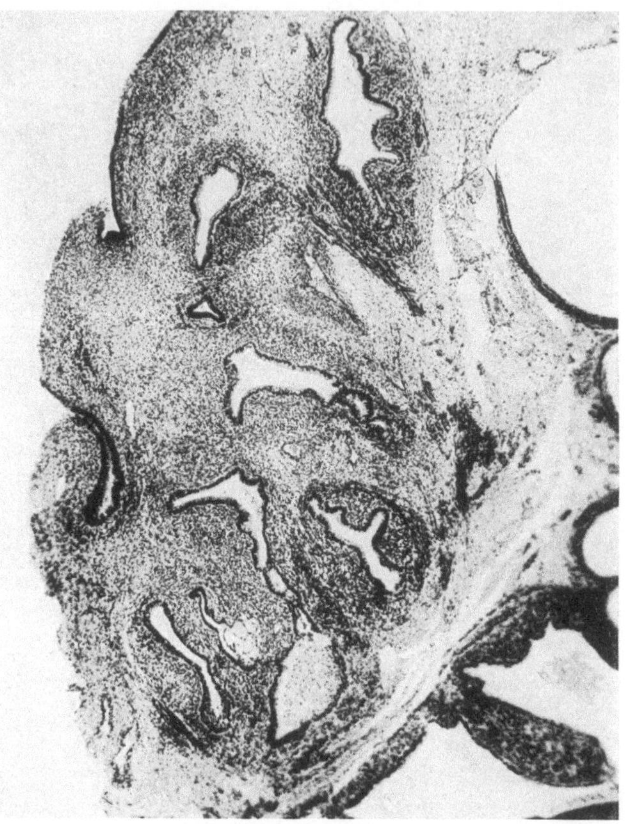

Abb. 219. E. 1197/29. Mann, 24 Jahre. Hodenteratoid (angeblich 6 Wochen nach Trauma entstanden). Multiple Zystenbildung, meist mit hohem einzeiligen Zylinderepithel, unten Mitte beginnende Plattenepithelauskleidung, zytogenes Stroma. Vergr. 38 ×. Vgl. Abb. 217 u. 220.

Man wird weiterhin die Ansicht nicht ablehnen können, daß diese Zellen die teratoide Differenzierung auslösen können, aber nicht müssen, daß sie also dauernd auch im Teratoid auf ihrem undifferenzierten Stand stehen bleiben können, die Entwicklungsfähigkeit aber behalten. Sie sind es offenbar auch, die bei metastasierenden kleinknotigen oder kleinzystischen Teratomen und Teratoiden (solche Fälle wurden mitgeteilt von OHKUBO, GESSNER, STEINERT, WETTERGANG, ADLER-V. HANSEMANN, WILMS, SCHMORL, V. HANSEMANN-HOLLÄNDER, HERZOG) verschleppt werden und die Grundsteine des späteren tridermalen Aufbaues von Metastasen sein können; denn es ist doch außerordentlich unwahrscheinlich, daß diese Metastasen bei Teratoiden durch Verschleppung eines Komplexes verschieden differenzierter Zellen oder gar Gewebe entstehen.

Herzog stellt sich vor, daß solche Keime vielleicht bei vielen Menschen ruhend, ohne besondere Folgen, vorhanden sein können, daß sie nur ausnahmsweise in Wucherung geraten. Und hier erinnern wir wieder an die von Michalowsky gesehenen oder wenigstens als solche gedeuteten Anfangsbilder von Zinkteratoiden, und zwar an jene Gruppen dunkler Zellen, die allerdings von ihm als wuchernde geweblich totipotente Spermatogonien und Sertolizellen angesprochen werden.

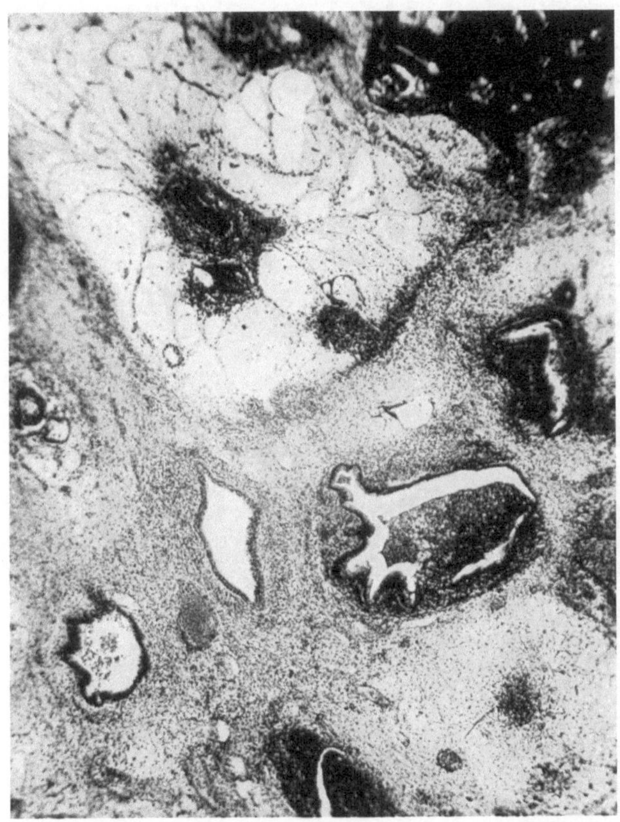

Abb. 220. E. 1197/29. Mann, 24 Jahre. Hodenteratoid (6 Wochen nach Trauma entstanden.) Multiple Zysten und Drüsengänge mit wechselndem Epithel und wechselndem Stroma; oben schleimgewebiges Stroma. Vergr. 39 ×. Vgl. Abb. 217 u. 219.

Umgekehrt ist bei solcher Auffassung auch der Schluß zwingend, daß einseitige und dann konstant bleibende Differenzierung solcher Keime möglich ist: die von Ewing, Gioja u. a. wieder besonders hervorgehobene Einbeziehung der meisten Hodengeschwülste in die Gruppe der teratoiden Geschwülste erfährt damit eine kräftige Stütze.

Die Fibrome, Myome, Myxome, Chondrome, Osteome des Hodens rechnen wir demnach, wenn wir von wenigen Ausnahmen absehen, so von den Myomen des Nebenhodens oder den dem unteren Hodenpol anliegenden Muskelgeschwülsten (Gubernakulumabkömmlinge!), oder von den sekundären, nach verkalkten Nekrosen sich bildenden Knocheneinlagerungen, zu den teratoiden Geschwülsten mit überwiegender Wucherung des mesodermalen Anteils („Mesoblastic overgrowth" GORDON BELL).

Rudimentäre Teratoide.

Osteome.

NEUMANN beschreibt einen derartigen Fall bei einem 44jährigen gesunden Menschen. An Stelle des linken Hodens entwickelte sich hier in 7 Jahren eine

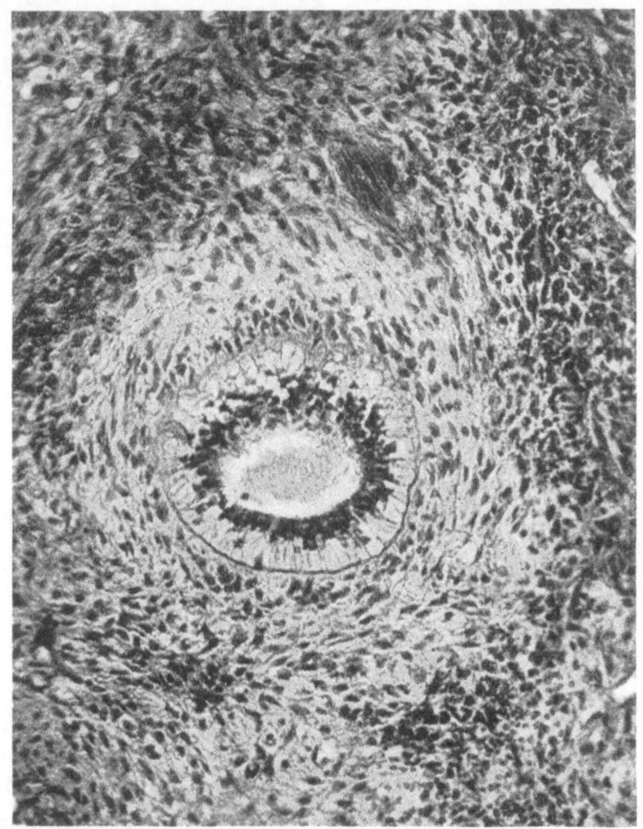

Abb. 221. E. 60/17. Hodenteratoid. Kanal mit lichtungswärts gelegenen Kernen der auskleidenden Epithelien (Neuralrohr?). Vergr. 200 × (s. Abb. 222).

etwa gänseeigroße Neubildung mit zum Teil glatter, zum Teil höckeriger Oberfläche, die sich von Nebenhoden und Tunica vaginalis propria leicht trennen ließ. Auf dem Durchschnitt zeigte die Geschwulst dicht angeordnete feine Spongiosa, an der Peripherie eine dichtere Kortikalis mit HAVERS Kanälen, die Spongiosa soll mit Fettmark ausgefüllt gewesen sein. Hyaliner Knorpel soll auch vorhanden gewesen sein (angeführt nach KOCHER).

Ein zweiter Fall findet sich in einer Mitteilung von PRICE beschrieben: hier waren beide Hoden und zum Teil auch die Nebenhoden in eine Knochenmasse umgewandelt, Knorpel fehlte völlig, Tunica vaginalis und Albuginea waren erhalten. Am Rand des Knochen wurden noch Kanälchenreste gesehen.

Inwieweit dieser Fall den teratoiden Gewächsen zugezählt werden darf, steht bei der Dürftigkeit der Angaben dahin; jedenfalls ist bei solchen Knochenbildungen im Hoden auch daran zu denken, daß sie auch heteroplastisch bei Blutungen, Nekrosen, verkalkten alten Exsudaten des Cavum vaginale entstehen können, also durchaus nicht rudimentäre Anlagen eines Teratoms sein müssen.

Chondrome

Knorpelige Bestandteile in teratoiden Geschwülsten des Hoden sind häufig; manchmal finden sich auch Knorpelinseln in sonst wenig oder einseitig

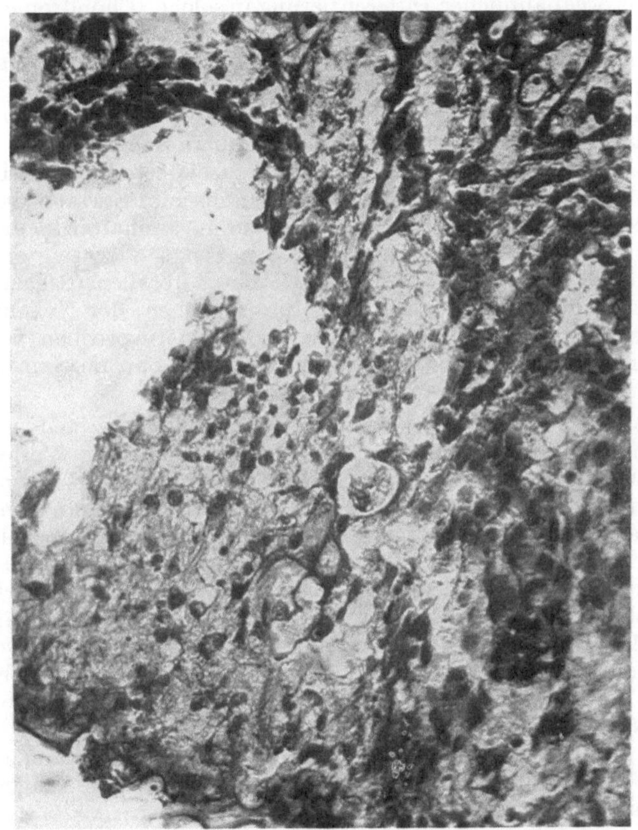

Abb. 222. E. 60/17. Hodenteratom. Chorionepitheliomatöser Teil. Vergr. 200 × (s. Abb. 221).

differenzierten bösartigen Hodentumoren, wir führen einen derartigen Fall bei den atypischen Chorionepitheliomen (Abb. 228), einen weiteren bei den Seminomen an.

Sehr selten sind im Vergleich dazu die Fälle, in denen die Knorpelmassen makro- und mikroskopisch das Bild beherrschten oder anscheinend als einzige Geschwulstform vorhanden waren. Die meisten Angaben über diese „Enchondrome“ des Hodens stammen aus früherer Zeit, und sind einer eingehenden mikroskopischen Untersuchung kaum unterzogen worden. Jedenfalls sind sämtliche „Enchondrome“, die makroskopisch erkennbare Zystenbildungen enthielten, von vornherein als mehr oder minder rudimentäre Teratoide anzusehen (nach WILMS „Kombinationsgeschwülste“): so wird von den 8 Fällen

KOCHERS und den diese einschließenden 12 Fällen MOHRS wahrscheinlich keiner einer neueren gründlichen Nachuntersuchung standhalten, wenn diese möglich sein sollte. Als Beispiel möge dienen, daß PAGETS berühmtes „Chondrom des Hodens“ in einer späteren Nachuntersuchung durch KANTHACK und PIGG als Karzinom mit Knorpeleinlagerungen (NICHOLSON wies auch „Epithelperlen“ darin nach) bezeichnet wurde. Ähnliches gilt sicher auch von den Fällen von DAUVE, VERNEUIL, L'HONNEUR, POINROT, ANGER, DEMARQUAY, KOCHER, MOHR. Ein Eingehen auf die alten Anschauungen über die Entstehung dieser Tumoren aus dem Rete testis, aus dem Hodenzwischengewebe erübrigt sich deshalb. Für die Möglichkeit organähnlicher Differenzierung in solchen Chondromen spricht die von CHEVASSU angeführte Beobachtung von LABBÉ und VERNEUIL, bei denen das eingeschlossene Knorpelstück die Form der Aryknorpel hatte. Jedenfalls ist es auffallend, daß das neuere Schrifttum unseres Wissens keine Fälle reiner Chondrome mehr anführt.

Die dem alten Schrifttum entstammenden Chondrome sollen der Hauptsache nach ovoide Form gehabt haben; z. T. hatten sie sehr beträchtliche Größe, Gewichte bis 1 kg werden genannt; auf dem Durchschnitte waren diese Enchondrome zum Teil großknollig homogen, zum Teil aus massenhaften kleinen kugeligen dicht aneinander liegenden Knoten zusammengesetzt oder zeigten im Bindegewebe, das auch Muskelfasern enthalten konnte, korallenstockartige Massen.

Die Tunica vaginalis war meist nicht durchbrochen, der Nebenhoden demnach ebenfals meist frei; die Geschwülste waren ausgesprochen bösartige. In manchen Fällen kam es zu Metastasen von gleichem Bau im Samenstrang und in den großen parenchymatösen Organen.

Im histologischen Bild sollen nach KOCHER und MOHR im Knorpelgewebe, das hyalinem Knorpel entsprach, regressive Metamorphosen, Verfettung, Verschleimung, Verkalkung beobachtet worden sein; die „Verschleimung“ wird wohl Mischung mit dem verwandten Schleimgewebe gewesen sein; FISCHER-WASELS bemerkt, daß besonders in Hodengeschwülsten die Knorpelmassen sich durch große Mengen faserigen oder klumpigen Elastins auszeichnen sollen.

Die Knorpelknollen werden nach der Beschreibung von perichondriumartigem, dichtem spindelzelligem Gewebe umgeben, das allmählich unter Lockerung zum Stroma der Nachbarschaft überleitet. Bemerkenswert ist noch, daß nach KOCHER unter 6 Fällen, in denen eine Vorgeschichte vorhanden war, dreimal ein Trauma, Stoß, Schlag Auslösungsursache der meist sehr rasch wachsenden Geschwulst war.

Die Zeit, in der die Enchondrome zur Beobachtung kamen, war meist das kräftige Mannesalter, nur im Falle von BRINSOT war Träger der 150 g schweren Geschwulst ein 4jähriger Knabe.

Fibrome bzw. Fibrosarkome des Hodens.

Fibrome des Hodens sind sehr selten; die Zusammenstellung von CHEVASSU 1906 erwähnt nur die alten Fälle von MARJOLIN und PAGET, von FERGUSSON und PÉAN; KOCHER sah ein Fibrom im Rete testis. In dem von CHEVASSU selbst gesehenen Fall schien der Hoden und der Nebenhoden sehr stark vergrößert, der Hoden fühlte sich knollig, sehr derb an; von Hodengewebe selbst war in dem hodenähnlichen Gebilde nichts zu sehen; derbe Bindegewebszüge zerteilten die Geschwulst in verschieden große Knoten, zentral waren kleine zystische Hohlräume zu sehen, die aber nach der histologischen Untersuchung reine Erweichungszysten waren und mit teratoiden Bildungen nichts zu tun hatten; ähnlich verhält sich ein Fall MICHOUS bei einem $1^1/_2$jährigen Knaben. Die aus derbem, fibrösem, zum Teil spindelzellreichem Gewebe aufgebaute

Geschwulst war ziemlich kapillarenreich; CHEVASSU hält es trotz des eintönigen histologischen Bildes für möglich, daß hier ein einseitig differenziertes Teratoid vorlag.

Wir haben nur einmal ein Fibrom gesehen, das das Rete testis in Form eines haselnußgroßen Knotens ersetzte und das schalenartig von dem Hodengewebe umgeben war, das Hodengewebe selbst war dabei hochgradig verkümmert, ohne jeden Ansatz zur Samenzellenreifung in den kleinen, von einschichtigem Zylinderepithel ausgekleideten engen Kanälchen. Von Retezügen war nichts zu sehen (s. Abb. 243). Der Knoten selbst bestand aus sehr derbem, fibrösem zellarmem Gewebe; ob hier ein echtes Gewächs oder eine fibromähnliche Mißbildung des Rete testis vorlag, wagen wir nicht mit Bestimmtheit zu entscheiden.

Myxome und Schleimgewebseinlagerungen in Hodengeschwülsten.

Das Schrifttum weist keinen reinen Fall von Myxom auf (ROMANO, BRUN, BREUSS, nach KOCHER).

Die traubenmolenähnlichen Teratoide (s. dort) sind im Schrifttum zum Teil als Myxome aufgeführt (Myxome des Samenstranges s. S. 817).

Myome des Hodens.

Glatte Muskelfasern kommen in den Teratoiden des Hodens häufig vor, meist in Form unregelmäßiger Stränge, die epitheliale Hohlräume teilweise oder ganz umziehen oder unabhängig von ihnen ganz unregelmäßig das Stroma durchsetzen. Ihr Bau ist meist ein regelmäßiger, ihre Fasern zeichnen sich gewöhnlich durch Kürze aus.

Quergestreifte Muskelfasern in Hodengeschwülsten haben wir selbst nie gesehen. CHEVASSU spricht von ihnen als nicht seltenem Befund.

Leiomyome in Hoden sind anscheinend nicht gesehen worden. Von den Rhabdomyomen beschreiben wir die Fälle von ROKITANSKY und NEUMANN bei der Besprechung der Geschwülste, die aus dem Nebenhoden oder der Anlage des Gubernaculum Hunteri hervorgehen (s. S. 815). Weitere Rhabdomyome erwähnen ARNOLD, BENENATI, SHAMSHIN, KETTNER, SABRAZÈS-ROCHER-PEYRON-JEANNENEY. Im Falle ARNOLD hatte die aus quergestreiften Muskelfasern aufgebaute Geschwulst, die nur von bindegewebigen Septen durchzogen war, den Hoden vollständig ersetzt. Neben den Muskelfasern fanden sich hier auch, der Herkunft nach wohl auch zu den Muskelfasern gehörende große vielkernige, synzytiumartige, glykogenreiche Gebilde.

Mehr sarkomatösen Charakter tragen die von BENENATI, SHAMSHIN, sowie von SABRAZÈS mitgeteilten Fälle. Im Falle von SHAMSHIN war der Geschwulstträger wie im ARNOLDschen Falle 4 Jahre, in dem Falle von SABRAZÈS $1^1/_2$ Jahre alt.

Muskelfasern vom Typus der Herzmuskelfasern sind nur ein einziges Mal in einem Embryom gesehen worden (KOSLOWSKI, angeführt nach CHEVASSU). Die Anordnung dieser Muskelfasern soll so gewesen sein, daß man an eine Herzanlage mit 4 Hohlräumen denken konnte.

Chorionepitheliome und chorionepitheliale Wucherungen in Teratoiden.

Das sog. Chorionepitheliom des Hodens wird im allgemeinen in denselben Altersabschnitten gefunden, in denen die häufigste Hodengeschwulst, das Seminom, auftritt. Das Chorionepitheliom ist also auch ein Gewächs, das vorzüglich auf dem Höhepunkt der geschlechtlichen Entwicklung zu beobachten ist. Die Verhältnisse liegen hier ähnlich wie bei dem Chorionepitheliom des Weibes. Ein wesentlicher Unterschied zwischen dem Befallensein des rechten und des linken Hodens ist kaum festzustellen.

Die Bösartigkeit der Chorionepitheliome ist eine hochgradige. Der Tod erfolgt immer durch die Metastasierung, öfters durch Blutungen, die von den Metastasen (Gehirn!) ausgelöst werden. Eine mir von SCHLAGENHAUFER gegebene Zusammenstellung ergibt folgendes:

6 Fälle	endeten	tödlich	1	Monat	nach	der	Kastration
7 ,,	,,	,,	2	Monate	,,	,,	,,
2 ,,	,,	,,	3	,,	,,	,,	,,
1 Fall	,,	,,	5	,,	,,	,,	,,
1 ,,	,,	,,	6	,,	,,	,,	,,
1 ,,	,,	,,	8	,,	,,	,,	,,
2 Fälle	,,	,,	9	,,	,,	,,	,,
1 Fall	,,	,,	19	,,	,,	,,	,,
1 ,,	,,	,,	20	,,	,,	,,	,,
1 ,,	,,	,,	22	,,	,,	,,	,,

Selten sind völlige Heilungen. SCHLAGENHAUFER kannte nur einen operativ dauernd geheilten Fall. Auch wir haben einen derartigen Hoden eines 18jährigen Mannes zur Untersuchung bekommen: der Träger erfreut sich seit 12 Jahren vollständigen Wohlseins. Der Hoden war in diesem Fall zwar beträchtlich vergrößert, die ersten Erscheinungen lagen allerdings nur wenige Wochen zurück. Jedenfalls sind die Operationsresultate so schlechte, daß man fast den Eindruck hat, als ob die Kastration die Ausbreitung des Prozesses beschleunigte. Für die Chorionepitheliome des Uterus gilt dies nicht im gleichen Maße; hier werden manchmal sogar Heilungen beobachtet, wenn die durchschnittenen uterinen Venen voll von Geschwulstthromben gefunden werden. Die Metastasierung erfolgt zum Teil durch die Lymphbahn, hauptsächlich aber durch die Blutbahn.

Die häufigsten Metastasen finden sich in den benachbarten Lymphdrüsen (Leiste, Becken), in der Lunge, in der Leber, in Milz, Nieren, Herz, Magen-Darmkanal, Pankreas, Gehirn (RISEL, SIGL, FRITZE, EWALD, BOSTRÖM, RUDOLF MEYER).

Das makroskopische Aussehen, ist sehr wechselnd und ist davon abhängig, ob sich in der Hodengeschwulst nur chorionepitheliale Wucherungen finden oder ob sie im Teratoid, das teilweise chorionepitheliomatösen Bau hat, stark zurücktreten. Beherrschen sie das Bild, so sind die Tumoren, die wechselnde Größe haben (wir haben solche von Hühnereigröße bis Faustgröße, andere solche bis Kindskopfgröße gesehen), durch ihre dunkelrote, rotbraune, orangegelbe, stark gefleckte Farbe ausgezeichnet (Abb. 226), unterscheiden sich also vor allem von den häufigeren und gewöhnlich weißgrauen Seminomen durch ihre Farbe, von den teratoiden Tumoren durch den Mangel an kleinen Zystenbildungen; sie sehen aus, wie sich SCHLAGENHAUFER in seiner ersten Mitteilung über chorionepitheliomatöse Wucherungen beim Manne ausdrückt, „wie ein Gemisch alter und frischer Blutgerinnsel". Ausgedehnte Nekrosen im Innern der Geschwülste sind fast die Regel; sie sind meist makroskopisch sichtbar, heben sich manchmal durch gelbe Farbe und trockene Konsistenz von der Umgebung scharf ab, oder zeigen braunrote oder schmutzigbraune, von starken Blutungen herrührende Farbe der Schnittfläche. Die Konsistenz ist, veranlaßt durch die geronnenen, nie fehlenden Blutmassen, meistens eine morsche, nur stellenweise festere, besonders dann, wenn die bindegewebigen Züge der Geschwulst stärker in Erscheinung treten. So ist die makroskopische Diagnose meistens unschwer zu stellen.

Schwieriger ist sie, wenn die chorionepitheliale Komponente zurücktritt oder nur an wenigen Stellen ausgesprochen ist. So war im Fall DILLMANN der linke Hoden nicht vergrößert, erschien äußerlich völlig normal und zeigte erst am Durchschnitt einen kirschgroßen Herd von teratoidem Bau. Im Falle W. FISCHERS zeigte das kleine, neben dem Promontorium gelegene Knötchen, das als Bauchhoden aufgefaßt wurde, nur an wenigen Stellen synzytiale Gebilde ohne LANGHANS-Zellen. Im Falle SCHMORL-STEINERT war nur ein hanfkorngroßer Teil im Hodenzystoid chorionepitheliomatös. Derartig kleine Herde, insbesondere in

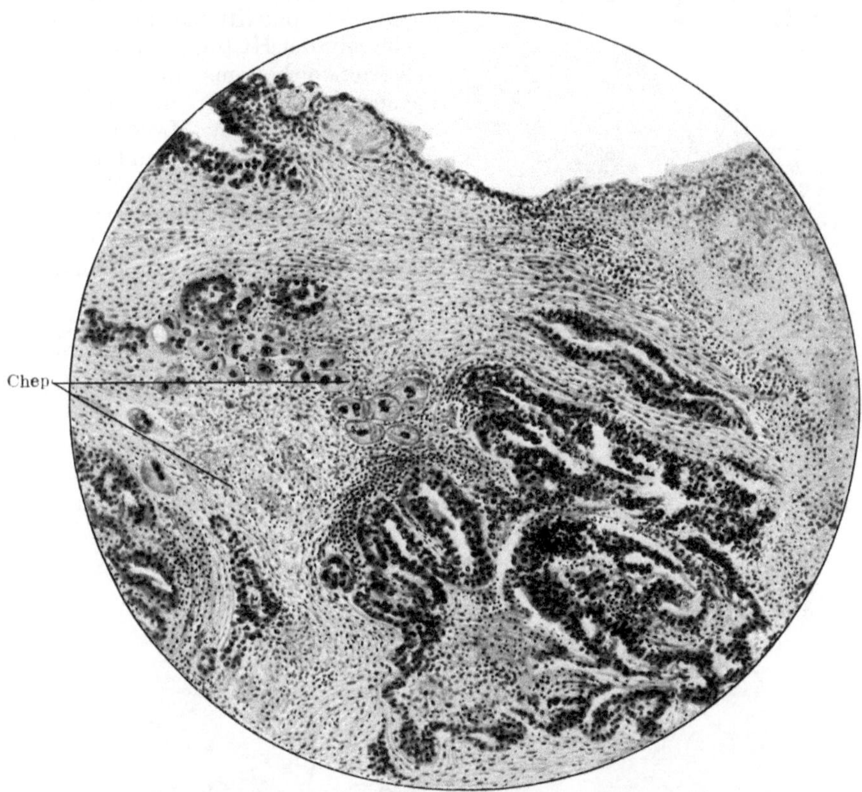

Abb. 223. Kleine Chorionepitheliominsel im Hodenteratom. (Vgl. Abb. 224 u. 225.) Bild von Geheimrat Prof. LUBARSCH überlassen. Chep. Chorionepitheliom.

sonst ziemlich normalen Hoden, können leicht übersehen werden. So war es z. B. in einem Fall von LUBARSCH (Hodenteratom bei einem 26jährigen Studenten), bei dem in Lungenmetastasen reichlich chorionepithelmatöse Stellen vorhanden waren, im Hodengewebe selbst aber erst nach langen Suchen einige Chorionepitheliominseln — allerdings in ganz besonders schöner Entwicklung — gefunden wurden (Abb. 223, 224, 225). Sie lehren, daß nur genaueste und erfolglose Untersuchung aller Teile eines Hodens gestattet, von heterotopen Chorionepitheliomen, also solchen ohne Ausgangspunkt in der Geschlechtsdrüse zu sprechen (PICKS Fall von primärem Chorionepitheliom der Leber?).

Die Metastasen sind, wie im allgemeinen auch das Erstgewächs, durch ihre hämorrhagische Beschaffenheit gekennzeichnet. Sie sind meist in sehr großer Anzahl vorhanden; im mikroskopischen Bild ist auch hier, in manchen Organen noch häufiger als im Ursprungsgewächs, das Geschwulstgewebe durch die Blutu und die Nekrosen völlig zerstört; insbesonders scheinen gerade Hirnmetastas öfters diese völlige Zerstörung aufz weisen. Größere Geschwulstthromb in Gefäßen von dunkelrotbraun Farbe in unmittelbarer Nähe der met statischen Herde vervollständigen g wöhnlich das Bild.

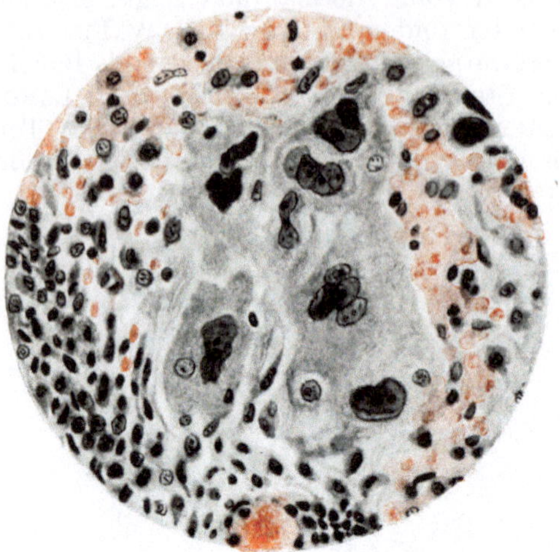

Abb. 224. Syncytiale Bildungen in der Chorionepitheliominsel (vgl. Abb. 223 u. 225). Bild von Geheimrat Prof. LUBARSCH überlassen.

Was nun die Histologie dieser G schwülste betrifft, so deckt sich di selbe mit der Histologie des weiblich Chorionepithelioms und in den au gesprochenen Fällen mit dessen typ scher Form nach MARCHAND. W werden aber später darauf hinzuweis haben, daß alle Übergänge von Sem nomen und teratoiden Geschwülst des Hodens zu typischen und atyp schen chorionepitheliomatösen Wuch rungen vorkommen.

Als Beispiel dieser Geschwulstgattu führen wir etwas eingehender den ersten v

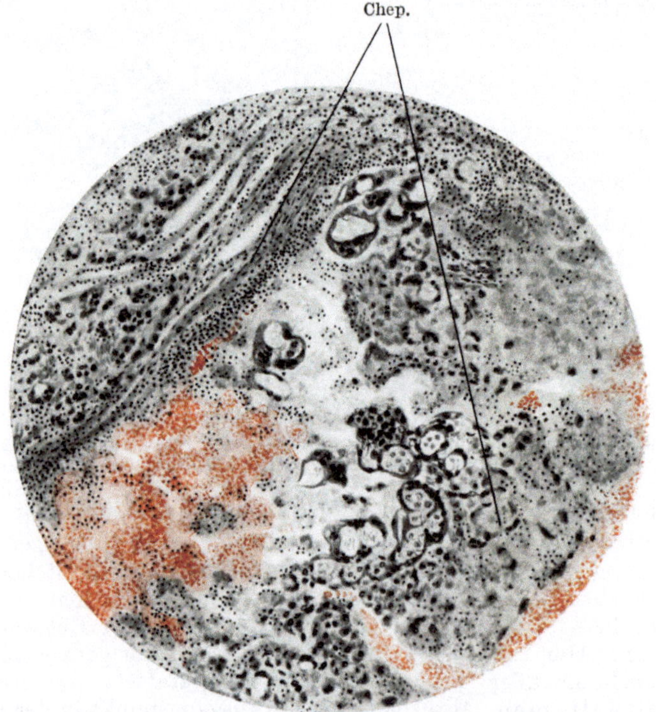

Abb. 225. Chorionepitheliom im Hodenteratom mit blasenmolenartigen Teilen (vgl. Abb. 223 224). Bild von Geheimrat Prof. LUBARSCH überlassen. Chep. Chorionepitheliom.

uns beobachteten Fall an, den SIGL genauer beschrieben hat. Es handelte sich um ein 34 jährigen Mann, der mit den Erscheinungen der Hämoptoe das Krankenhaus aufsuch

Bei der Aufnahme wurde angegeben, daß der rechte Hoden seit einem $^1/_2$ Jahr angeschwollen sei, die Schwellung sei aber manchmal zurückgegangen. Der rechte Hoden war in eine faustgroße Geschwulst umgewandelt. Unter dauernder Lungenblutung ging der Patient innerhalb 2 Wochen, also ungefähr 15 Wochen nach Auftreten der ersten Erscheinungen, unter zunehmender Schwäche und Blutarmut zugrunde.

Der rechte Hoden war von einer bindegewebigen Kapsel umgeben, das Cavum vaginale war verödet; auf der Schnittfläche zerteilten bindegewebige Septen den der Hauptsache nach dunkelroten, doch stellenweise von hellgelben Partien gesprengelten Tumor in drei größere Knoten, die wiederum durch weitere bindegewebige Stränge in erbsen- bis kirschkerngroße Abteilungen zerlegt wurden, die mit geronnenen Blutmassen ausgefüllt erschienen. Da der Nebenhoden in der Geschwulst aufgegangen war, ist anzunehmen, daß die 2 kleineren Hauptknoten diesem entsprachen (Abb. 226).

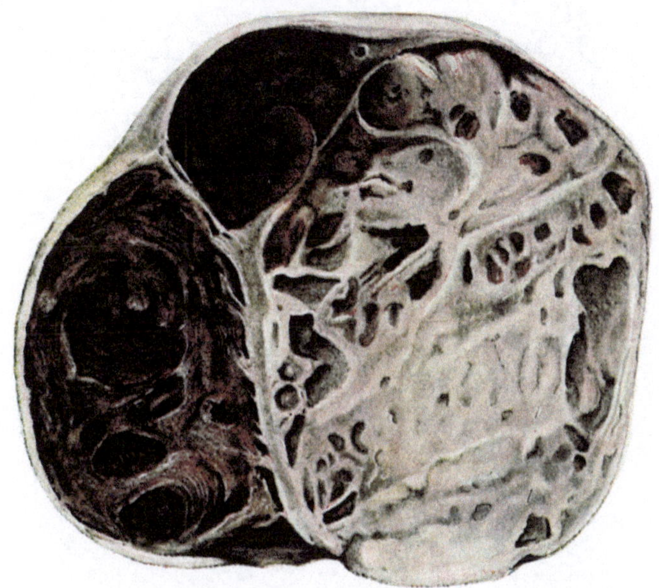

Abb. 226. S. 132/07. Mann, 34 Jahre. Chorionepitheliom des rechten Hodens mit ausgedehnten Nekrosen (Fall OBERNDORFER-SECKEL-SIGL) (s. Abb. 227).

Von den übrigen Organen zeigte die Leber Durchsetzung mit bis haselnußgroßen, rotweißen, weichen Geschwulsteinlagerungen; ebenso waren beide Lungen übersät von bis walnußgroßen Knoten von dunkelroter und scheckig gelbweißer Farbe und wabigemBau, die sich gegen das übrige Gewebe scharf abhoben. Der linken Septumwand des Herzens saß subendokardial ein bohnengroßer rötlicher Knoten auf. Die Schleimhaut des unteren Dünndarms war Sitz mehrerer bis erbsengroßer rotweißer Hervorragungen. Ebenso waren die mesenterialen und präaortischen Lymphknoten vergrößert und von hämorrhagischen Massen ersetzt. Weitere Knoten fanden sich auf der Schleimhaut des Magens, im Pankreas, in den thorakalen Lymphdrüsen, im Großhirn und Kleinhirn. In beiden letzteren waren die Knoten von kugeliger Form.

Hervorzuheben ist noch, daß sich neben dieser vom rechten Hoden ausgehenden bösartigen Geschwulst einige Mißbildungen fanden: so ein kleiner Kiemenbogenknorpelrest in der Haut über dem sternalen Ende des rechten Schlüsselbeins, eine totale Verdoppelung des linken Harnleiters und des linken Nierenbeckens, eine Syndaktylie (Weichteilverwachsung) zwischen 2. und 3. Zehe des rechten Fußes.

Der mikroskopische Befund dieses Gewächses ist nun vollständig gleich dem aller beschriebenen typischen Chorionepitheliome: Der weitaus größte Teil des Gewächses besteht aus mehr oder minder nekrotischen Blutmassen mit nekrotischen bindegewebigen Septen. Nur an ganz wenigen Stellen finden sich an die Nekrosen angrenzende oder diese umrahmende gut erhaltene Tumorinseln, die aber selbst wieder fast regelmäßig nekrotische Einschlüsse zeigen und die fast überall ziemlich stark leukozytär infiltriert sind, ein Befund, der auch beim weiblichen Chorionepitheliom nicht selten ist (Abb. 227). Unter den Geschwulstzellen überwiegen, den Langhansschen Zellen entsprechend, ziemlich gleichmäßige, rundliche bis vieleckige in größeren Verbänden auftretende Zellen mit hellem Protoplasma, verhältnismäßig großem rundem bis ovalem bläschenartigem Kern, in dem deutliche Kernkörperchen nachzuweisen sind; häufig ist Glykogen in diesen Zellen in körniger Form darstellbar. Zwischen diesen Verbänden und, andererseits ihre Grenzflächen umsäumend, treten nun die großen synzytialen stark vakuolisierten balken- und guirlandenartigen Symplasmen auf mit ihrem dunkleren Protoplasma und ihren dunkleren kleineren Kernen; ab und zu trifft man hier auch auf größere dunklere Kerne; Kernteilungsfiguren sind nicht selten.

Bemerkenswerte Bilder zeigen hier wie auch in den Metastasen Blutgefäße, die an der Grenze der Neubildung liegen; in ihrer Innenauskleidung sieht man manchmal neben noch

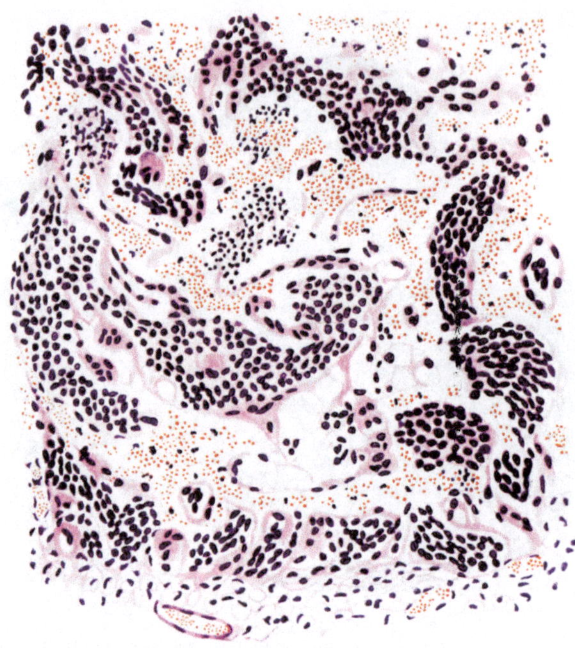

Abb. 227. S. 132/07. Chorionepitheliom des Hodens (Fall Oberndorfer-Seckel-Sigl). Die partielle leukozytäre Infiltration ist deutlich. Comp. Oc. 4 ×. Apochromat 8 mm (s. Abb. 226).

stellenweise gut erhaltenem Endothel dieses ersetzende Symplasmen und Zellen von Langhansschem Typus, sieht solche Zellen auch stellenweise unter dem Endothel fortkriechen und bemerkt vielfach, wie gerade an solchen Stellen mit beginnender Ansiedlung der Geschwulstzellen die Gefäßwand zerfällt, und die Blutung sich von hier aus in die Umgebung einwühlt. Auf die Bedeutung derartiger Gefäßveränderungen werden wir noch zu sprechen kommen. Zu dem hier mitgeteilten Fall sei noch zu bemerken, daß die Metastasen wohl im ganzen dasselbe Bild wie der Haupttumor bieten, daß aber in ihnen die nekrotischen Vorgänge zum Teil noch ausgedehnter waren, ja daß manche Metastasen, so besonders solche im Gehirn, nur koagulierte Blutmassen, überhaupt keine erhaltenen Geschwulstzellen mehr aufwiesen; die synzytiale Komponente trat im allgemeinen im Aufbau der Metastasen gegenüber den Zellen von Langhansschem Typus zurück.

Von Hodengewebe war nur ein kleiner Rest in der Gegend des unteren Poles der Geschwulst noch vorhanden. Er zeigte höchstgradige Atrophie. Dieses Bild ist übrigens das gewöhnliche. Insbesondere zeigen die Zwischenzellen nie irgendwelche Wucherungserscheinungen, auch nicht im gesunden Hoden bei vollständiger Geschwulstzerstörung des anderen (eine gegenteilige Beobachtung Hedingers, der einmal im Hoden der andern Seite Zwischenzellwucherung beobachtete, ist reiner Zufallsbefund). Der Nebenhoden war, auch nach der histologischen Durchsuchung zahlloser Schnitte, restlos verschwunden, das Vas deferens ging in den unteren kleineren Hauptknoten, der offenbar dem Nebenhodenschwanzteile entsprach, über.

Wie erwähnt, überwiegen bei chorionepitheliomatösen Gewächsen und ihren Metastasen die Hämorrhagien und die durch sie gesetzten Geschwulstnekrosen, so daß man manchmal eine Reihe von Blöcken einer derartigen Geschwulst schneiden muß, um noch Reste des Geschwulstgewebes anzutreffen. Metastasen können so ganz in den nekrotischen und Blutmassen aufgehen, also gewissermaßen Spontanheilung zeigen; aber auch primäre Hodengeschwülste dieser Art können in ihren Nekrosen und Blutungen wahrscheinlich völlig ersticken; ihre

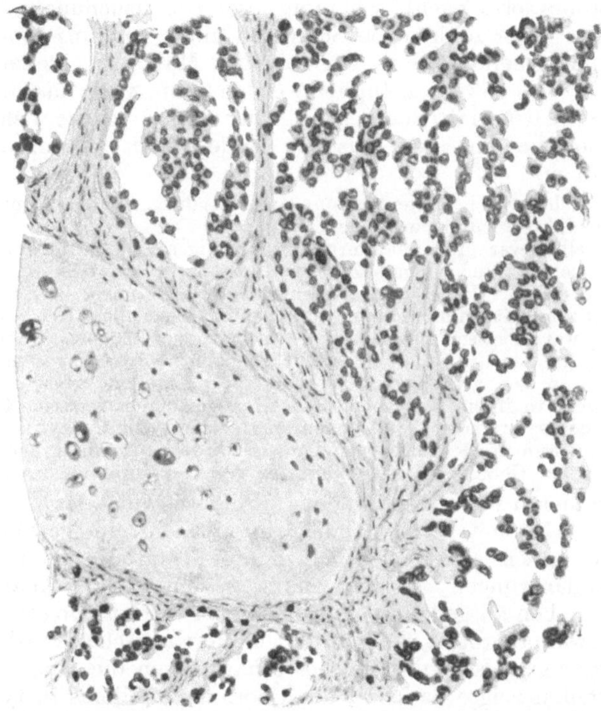

Abb. 228. PS. 3/27. Mann, 21 Jahre. Atypisches Chorionepitheliom des Hodens mit ruhenden Knorpelinseln. Comp. Oc. 4 ×. Apochromat 8 mm. Vgl. Abb. 229.

narbigen Substitutionsherde werden dann bei ihrem uncharakteristischen Bau nur mit einiger Wahrscheinlichkeit als Reste des ursprünglichen primären Hodentumors angesprochen werden dürfen: so berichtet PRYM von einem Fall ausgedehnter retroperitonealer chorionepitheliomatöser Geschwulstmassen, bei dem sich im rechten Hoden eine kleinkirschgroße, weißliche, zentral etwas markig aussehende, in die Umgebung bindegewebig ausstrahlende Einlagerung nachweisen ließ, die auch mikroskopisch aus derbem Narbengewebe bestand; die Anordnung der Gefäße im Narbenherd hatte noch Ähnlichkeit mit der in Chorionepitheliomen.

Aus den Fällen von OBERNDORFER-SECKEL-SIGL, von FRANK, SCOTT und LONGKOPE, einem weiteren von uns beobachteten und anderen geht hervor, daß es Hodengeschwülste zu geben scheint, bei denen ausschließlich chorionepitheliale Zellbildungen zu sehen sind und deren Metastasen ebenfalls dieses monotone Bild ergeben. Solche Fälle sind aber die Ausnahme. Als ganz reine chorionepitheliomatöse Geschwülste können sie auch nur dann mit Recht angesprochen werden, wenn genaueste Untersuchung des ganzen Organs — und was das bei faustgroßen Gebilden bedeutet, ist unschwer einzusehen —, andere Tumor- und Gewebsbestandteile mit Sicherheit ausschließen läßt. Häufiger sind schon Fälle, in denen teratoide Bildungen im Hoden zwar zu sehen sind, an Masse gegenüber dem Chorionepitheliom (SCHMORL, DJANELIDZE) aber ganz zurücktreten oder nur mit Mühe zu finden sind. So war in dem Falle KAUFMANN - DETERMANN - HÖRNICKE der Teratomanteil des ursprünglich als reines Chorionepitheliom des Hodens angesehenen Gewächses eines 43jährigen Mannes erst nach „schonungsloser Durchsuchung" des Präparates zu sehen, so war unter zahlreichen Schnitten eines von uns beobachteten atypischen Chorionepithelioms nur ein einziges Mal eine kleine Knorpelinsel mitten im Geschwulstgewebe gefunden worden (Abb. 228); das gilt insbesondere auch für den SCHLAGENHAUFERschen Fall, der für die ganze Lehre des männlichen Chorionepithelioms den Ausgang bildete; wir führen deshalb diesen klassischen Fall an:

Es handelte sich um ein Hodenteratom eines 43jährigen Mannes mit Metastasen in linker Lunge, Schilddrüse und einer Niere.

Der Hoden selbst war in ein braunrotes, bröckeliges Gewebe umgewandelt, das nur an einer Stelle noch deutliche kleine Zystchen zeigte, die leer oder mit glänzendweißen Massen ausgefüllt waren. Der Lungenknoten war derb, braunrot. Der zystische Teil der Hodengeschwulst zeigte Zusammensetzung aus Abkömmlingen aller 3 Keimblätter. Die braunrote Hauptmasse war identisch mit dem Bild des Chorionepithelioms, bestand aus unregelmäßigen, vielkernigen, vielfach vakuolisierten, intensiv färbbaren Protoplasmamassen, die durchflochten waren von großen Haufen heller polyedrischer, meist einkerniger Zellen mit vielen Mitosen, in ihrem Zellkörper war Glykogen nachzuweisen. Übergangsformen dieser Zellen zu den synzytialen Gebilden waren zu sehen. Die Synzytien waren vor allem in den großen Bluträumen nachweisbar, stellenweise krochen sie unter dem zarten Endothel dieser ursprünglichen Gefäße weiter, wölbten es vor und durchbrachen es vielfach.

In wieder anderen Fällen tritt in der Hauptgeschwulst das Chorionepitheliom zwar zurück; es findet sich vielmehr im Hoden ein gewöhnliches kleinzystisches histologisch außerordentlich buntes Teratoid mit kleinen chorionepithelialen Einlagerungen; so sah RISEL in einem über mannsfaustgroßen Hodenteratom neben ausgedehnten, epidermoidalen fast cholesteatomähnlichen Bezirken einen walnußgroßen, dunkelroten, hämorrhagischen Herd, der sich durch einen Saum grauen Geschwulstgewebes scharf gegen die Umgebung absetzte; dieser Randstreifen zeigte das Bild des Chorionepithelioms in typischer Form. An dieses Chorionepitheliomgewebe grenzte unmittelbar ein homogener gelbweißlicher Gewebsbezirk, der aus großen hellen Geschwulsteilen vom Charakter der „Seminome" aufgebaut war.

So berichtete mir SCHLAGENHAUFER von einem ihm von ERDHEIM überlassenen Fall, in dem sich Zysten mit verschiedenartigsten Epithelauskleidungen, papillären Wucherungen, Epidermiskugeln, irisähnlichem Pigmentgewebe, Knorpel, Knochen fanden und in dem die Lebermetastasen rein chorionepithelialen Bau hatten.

Ebenso, und das halten wir für besonders bedeutungsvoll, gibt es auch sog. typische Hodenseminome, deren Metastasen ausschließlich Zusammensetzung aus Synzytien und Zellen, die der LANGHANSschen Zellschicht entsprechen, zeigen. Solches Bild geben wir in Abb. 237 wieder. Die Buntheit der Bilder kann sich noch weiter steigern: so kann man in sog. papillären Adenokarzinomen des Hodens stellenweise synzytiale Bildungen auftreten, in den Metastasen aber ausschließlich Chorionepitheliombilder sehen; wir haben einen solchen Fall beobachtet, L. PICK, RISEL, EMANUEL, WLASSOW haben ebenfalls unmittelbaren Zusammenhang zwischen chorionepithelialen Gewebselementen und drüsenepithelialen Wucherungen beschrieben.

Wir kommen also damit zu der Feststellung, daß selbst Seminome und papilläre Adenokarzinome gerade so wie anscheinend chorionepithelfreie Teratoide Metastasen bilden können, die das typische Bild der chorionepithelialen Wucherung geben — der Schluß ist zwingend, daß das Chorionepitheliom nicht eine isolierte Geschwulstform darstellt, sondern in den Rahmen der teratoiden Geschwülste des Hodens in weitestem Sinne gehört.

Was nun die histologische Gleichheit dieser, wie wir sie auffassen, teratologischen Chorionepitheliome mit den typischen weiblichen Chorionepitheliomen angeht, so ist die Mehrzahl der Forscher dieser Überzeugung (E. Albrecht, Marchand, Risel, Schmorl, v. Hansemann, Kaufmann, Oberndorfer usw.). Diese Gleichheit geht aus dem histologischen Bild hervor, aber auch daraus, daß — die mikroskopischen Präparate sind hier eindeutig —, das Chorionepitheliom des Mannes, ebenso wie das des Weibes, besonders die Blutbahnen als Leitbahn benützt, diese ausgedehnt zerstört und so zu den typischen Blutungen führt, daß sein Epithel der hauptsächlichste Träger dieser zerstörenden Wucherung ist, daß ihm, wie dem des weiblichen Chorionepithelioms ausgedehnte gerinnungserregende Eigenschaft zukommt. In früheren Jahren, als diese Fragen mehr zur Erörterung standen, erkannten Sternberg und H. Albrecht diese Wesensgleichheit mit dem fetalen Chorionepithel nicht an (auf die grundsätzlich abweichenden neueren Ansichten von Bostroem wird noch einzugehen sein). Sternberg kam damals zu dem Schlusse, daß es sich bei diesen Tumoren um Geschwülste handle, die von Gefäßwandzellen oder einem derartigen Keimgewebe ausgingen (Endotheliome, Peritheliome, perivaskuläre Sarkome) die teils in Teratomen zur Entwicklung kämen, teils selbständig in gewissen Organen entstehen könnten (Keimdrüsen, vielleicht auch Uterus), und bei denen Wucherung des Endothels zu Riesenzellen und synzytialen Formen führen könne. Die morphologische Ähnlichkeit dieser Bildungen mit denen des Trophoblasts genügte Sternberg nicht als Beweis für ihre gleichartige gewebliche Abstammung. Dieser Zweifel Sternbergs erscheint in dieser Frage um so begreiflicher, als Sternberg damals sich keineswegs restlos zu der Überzeugung bekannte, daß das choriale Synzytium ausschließlich fetalen und epithelialen Ursprunges sei, seine Entstehung aus dem mütterlichen Gefäßendothel vielmehr nicht völlig unmöglich erscheine. Die spätere dogmatische Auffassung sprach sich bekanntlich für die fetale epitheliale Abstammung aus.

Mönckeberg und Risel bekannten sich zu einem Dualismus der Histogenese der Hodengewächse mit synzytialen Protoplasmamassen: In die 1. Gruppe gehörten nach Mönckebergs Ansicht Hodenteratome mit chorionektodermalen Formationen und epithelialen Synzytien; an diese schlössen sich die ebenfalls teratoiden Tumoren mit chorionepitheliomatösen Wucherungen an, bei denen die Synzytien wahrscheinlich nicht epithelialer Herkunft seien. Zur 2. Gruppe gehörten einheitliche oder teratoide Geschwülste mit perivaskulären lymphangioendotheliomatösen Formationen und synzytialen Protoplasmamassen, sicher endothelialen Ursprungs. Damit kam Mönckeberg wieder auf das alte „sarcome angioplastique" von Malassez und Monod, von Carnot und Marie, von Dopter zurück.

Charakteristisch für diese dualistische Auffassung der Genese der „Synzytien" ist auch die Deutung Risels, der in den bindegewebigen Septen des an ein Chorionepitheliom unmittelbar anschließenden Seminoms größere plasmodiale mehrkernige Formen sah, die er für mesenchymaler Abstammung hielt und scharf von den chorioepithelialen Synzytien abgrenzte.

Einen ganz besonderen Standpunkt nahm H. ALBRECHT zu diesen eigenartigen Geschwülsten ein. ·Er betrachtete die Chorionepitheliome des Hodens als sarkokarzinomatöse Geschwülste, bei welchen die sarkomatöse Komponente die Synzytien liefere. Die epitheliale Geschwulst habe also ein sarkomatöses, in Form der Synzytien erscheinendes Stroma. Dieses Stroma entstamme der Hauptsache nach Gefäßwandelementen, einschließlich der Endothelien, deren Elemente sich zu Synzytien und ähnlichen Formen umwandelten. Durch Zerstörung der Gefäße entstehe die hämorrhagische Eigenart dieser Geschwülste. Es ist dabei zu bemerken, daß ALBRECHT auch bei dem weiblichen Chorionepitheliom in dem schrankenlosen Vorwuchern des Chorionepithels das eigentliche Agens sah, das die Bindesubstanzen des Mutterbodens sowohl wie der Zotten zu der eigentümlichen sarkomatösen synzytialen Reaktionswucherung anrege.

Es ist nur logisch, daß ALBRECHT auch bei der normalen Eieinbettung die Bildung der Synzytien und der Deckschicht aus bindegewebigen Elementen des Mutterbodens hervorgehen ließ und so eine Mischung epithelialer und bindegewebiger Elemente im Bereich der Zellsäulen des Trophoblasts annahm. Derartige ketzerische, anscheinend längst widerlegte Ansichten feiern neuerdings wieder ihre Auferstehung in den letzten Arbeiten ROSTROEMS.

Wie im deutschen, so sind auch im Auslandschrifttum die Meinungen über die Histogenese der chorionepithelialen Wucherungen geteilt gewesen. Um zuerst die französischen Forscher zu erwähnen, schloß sich BRIQUEL in seiner Monographie über Tumoren der Plazenta und plazentaähnlichen Tumoren der MARCHAND-SCHLAGENHAUFERschen Ansicht an; MASSABUAN und FORGUE sowie MASSABUAN, ETIENNE lehnten die ektodermale Herkunft der chorionepithelähnlichen Bildungen in Tumoren und Keimdrüsen ab, ebenso ANGIER und TOULAIN sowie LEBRET. TROUST und BENDER hingegen schlossen sich wieder völlig der SCHLAGENHAUFERschen Auffassung an von der völligen genetischen Identität der chorionepithelähnlichen Wucherungen in malignen Embryomen mit dem echten Chorionepitheliom.

Die englischen. Verfasser hatten sich ursprünglich ablehnend gegen die von MARCHAND geforderte Spezifität des Chorionepithelioms verhalten. So KANTHAK, SUTTON, TARGETT, SPENCER, DORAN und EDEN, neuerdings FULLERTON.

Später traten TEACHER, RITCHIE der deutschen Auffassung bei, FOTHERGILL sprach zum Unterschied vom weiblichen Chorionepitheliom, in dem ein ,,Muttermord" vorliege, beim männlichen Chorionepitheliom von einem ,,Bruder- oder Schwestermord" (Fratricid). Ähnlich formulierte L. PICK den Unterschied: ,,Chorionepitheliome und Traubenmolen des Weibes stehen zu ihrem Träger im Verhältnis der Deszendenz, die Chorionepitheliome in Teratomen in dem der Konsanguinität."

Unter den russischen Autoren ist besonders WLASSOW hervorzuheben. In seiner fast gleichzeitig mit der SCHLAGENHAUFERS erschienenen Arbeit läßt er aber die Idee eines genetischen Zusammenhanges des Geschwulstepithels mit dem Epithel eines Chorions als zu problematisch fallen und betrachtet diese Tumoren als Epitheliome sui generis des Hodens, die sich aus dem nicht völlig differenzierten Epithel der embryonalen Drüsenkanälchen entwickelten. Später hat WLASSOW diese Ansicht wieder geändert und kommt zu dem Schluß, daß diese Geschwulstform, im Gegensatz zum echten Chorionepitheliom, aus dem Entoderm hervorgehe (Chorionepithelioma entodermale), daß sie sich wohl aus Tridermomen entwickle, in denen aber alle mesodermalen und ektodermalen Produkte vollständig zugrunde gegangen wären und nur die Derivate des Entoderms erhalten geblieben wären und besondere Wachstumtendenz zeigten. Diese Auffassung steht in vollem Widerspruch mit den nicht wenigen Beobachtungen deutlicher dreiblätteriger Teratomreste in Tumoren, die hauptsächlich chorioepitheliomatösen Bau zeigen. Im übrigen sagt RISEL in einer Randnote, daß WLASSOW später wieder von dieser Auffassung abgerückt sei, eine weitere Diskussion über diese Lehre von der entodermalen Genese des Chorionepithelioms erübrigt sich also. Auch STEINHAUS ist Anhänger der SCHLAGENHAUFER-MARCHANDschen Auffassung.

Während also die Anschauung von der morphologischen Gleichheit dieser Hodengeschwülste mit dem Chorionepitheliom des Weibes im ganzen wenig Widerspruch fand, begegnete die Ansicht SCHLAGENHAUFERs, daß diese Geschwülste in Teratomen von in diesen vorhandenen Eihäuten abzuleiten sind, Abweisung. Echtes Plazentargewebe, Chorionzotten und echte Traubenmolenbildungen in Hodenteratomen sind bisher nicht beobachtet worden; selbst SCHLAGENHAUFER blieb später nicht ganz bei dieser Annahme. Eine Ableitung des Hodenchorionepithelioms von teratologisch gebildeten „Eihäuten“ oder deren blasenmolenartigen Degenerations- bzw. Geschwulstprodukten kommt also kaum in Frage. Die ganze Frage ist wohl anders zu setzen: So erkannte EUGEN ALBRECHT zwar die histologische Gleichheit der beiden Gewebe männlichen und weiblichen Chorionepithelioms an, erweiterte aber die Hypothese von der Abstammung dieser Geschwülste dahin, daß er dem ganzen exoembryonalen und auch dem embryonalen Exodrom die Fähigkeit zuspricht solche Tumoren zu bilden. RISEL sieht im männlichen Chorionepithel auch nur eine andere Erscheinungsform des fetalen Ektoderms ebenso OBERNDORFER; denn das Ektoderm eines Teratoms könne wohl ein dem Ektoderm des normalen Eies ähnliches Gewebe hervorbringen ohne wirkliche Eihüllen bilden zu müssen (ähnliche Anschauungen vertreten FRITZ EWALD, GLASERFELD, SJÖVALL). Auch BORST hält die SCHLAGENHAUFERsche Ansicht von der Ableitung der Teratome mit Eihautbildung von befruchteten Polkörperchen, im Gegensatz zu den Teratomen ohne Eihautbildung, die Blastomeren ihre Entstehung verdanken sollten, nicht für zwingend.

RISEL, PICK, EMANUEL, neuerdings HEIJL, betonten den unmittelbaren Zusammenhang des chorionepithelähnlichen Gewebes mit neuroepithelialen Wucherungen. Bekanntlich kommt bei sämtlichen Gruppen von Teratomen und teratoiden Wucherungen Zentralnervensubstanz in mehr oder minder differenzierter Weise vor. Ebenso ist kein Zweifel, daß das Neuroepithel, das dieses Zeutralnervengewebe bildet, sich teils zu Glia und gangliösem Gewebe entwickeln kann, teils sich nach der Richtung des Ependyms und Plexusepithels differenziert. Man könnte demzufolge auch, wenn man an Übergangsbilder glaubt, alle Übergangsbilder vom hochdifferenziertem Zentralnervengewebe bis zum undifferenzierten Karzinom adenomatöser oder papillärer oder einfach groß- und kleinnestriger Bauart sehen und ebenso den Übergang zu sarkomatösen Geschwülsten mit geringerer oder größerer Anlehnung an Gefäßzüge konstruieren. Auf diesem Wege würde man zu all den Formen gelangen können, die als „Sarcome angioplastique“ oder als Endotheliome oder als peritheliomatöse Wucherungen beschrieben worden sind. Ebenso ist es keine Frage, daß alle diese unreifen Tumoren zu fetal synzytiumähnlichen Bildungen — histogenetisch besagt die synzytiale Form der Zellwucherung nichts — führen könnten. Daß aber deshalb, weil Derivate des Neuroepithels und Chorionepithels nebeneinander gesehen werden können, alle chorionepitheliale, also Wechsel von LANGHANS-Zellen und Synzytien zeigende Wucherungen in teratoiden Tumoren sich vom Neuroepithel ableiten müssen, entbehrt jeglichen über das Hypothetische hinausgehenden Beweises. Daß Neuroepithel in Hodenteratomen zu chorionepithelialen Wucherungen mit allen Charakteren des Chorionepithelioms, also das Bild beherrschender Neigung zu Gefäßarrosionen und Blutungen führe (in Ovarteratoiden sind sie kaum bekannt), kann doch nicht, wie dies HEIJL meint, höchst einfach dadurch allein bewiesen werden, daß Hodenteratome bei ihrer exponierten Lage häufiger Traumen ausgesetzt seien und dadurch mehr zu Blutungen und Nekrosen neigten. Wir weisen auf chorionepitheliomatöse Wucherungen in Leisten-, besonders in Bauchhoden, auf chorionepitheliomatöse Wucherungen in männlichen retroperitonealen Teratomen hin, in denen Traumen als auslösende Faktoren chorionepithelialen Wachstums sicher nicht in Betracht kommen. Die Meinung HEIJLs ist bestimmt unrichtig, daß großer Blutreichtum und Blutungen von außerordentlicher formativer Bedeutung für die Entstehung von Chorionepitheliomen und chorionepitheliomähnlichen Bildungen ist; das umgekehrte, daß das Chorionepithel die stärkere Blutgefäßbildung veranlaßt, erscheint uns wenigstens nach der Betrachtung jüngster Stadien der chorionepithelialen Wucherung wesentlich wahrscheinlicher.

Atypische Formen des Chorionepithelioms.

Wir haben verschiedentlich schon darauf hingewiesen, daß neben dem typischen Chorionepitheliom, das morphologisch ein vollständiges Analogon zu dem Chorionepitheliom des Weibes darstellt, auch atypische Formen vorkommen, in denen die Zweiteilung im Aufbau der Geschwulst, Synzytium und LANGHANSsche Zellschicht, mehr und mehr unterdrückt wird. Wir geben die Beschreibung des Bildes des atypischen Chorionepithelioms von MARCHAND hier wieder: „Bei der atypischen Form hat das Chorionepithel überall ganz oder wenigstens größtenteils seine eigentümliche normale Anordnung aufgegeben oder verloren und tritt nur in Gestalt isolierter Zellen auf, welche indes eine verschiedene Beschaffenheit zeigen können. Sie haben seltener den Habitus zarterer, durchscheinender, membranös begrenzter Zellschichtelemente mit regelmäßig gestalteten, länglich runden, bläschenförmigen Kernen, mit häufigen Mitosen und glykogenreichem Zellkörper; viel häufiger den der kompakten, stärker färbbaren und sehr unregelmäßig gefärbten Zellen mit Kernen von sehr verschiedener, oft ganz riesiger Größe, intensiver, oft sehr gleichmäßiger Färbbarkeit, welche den Charakter der synzytialen Massen deutlich erkennen lassen. Diese Elemente können auch vielkernige Klumpen bilden, aber es kommt in vielen Fällen nicht zur Entwicklung größerer zusammenhängender Synzytiummassen. Übergänge zwischen den beiden Hauptformen können dadurch entstehen, daß hie und da größere Synzytien sich ausbilden.“

Bilder, die dieser Beschreibung völlig gleichen, haben wir in Hodenteratomen oder Hodengeschwülsten nur zweimal gesehen, und zwar in dem Hodentumor eines 21 jährigen Mannes, der innerhalb zweier Monate nach Totalexstirpation des Hodens an ausgedehnten Metastasen zugrunde gegangen war; hier bot der mikroskopische Schnitt das in Abb. 229 wiedergegebene Bild; hier ist die enorme Polymorphie, die Vielkernigkeit der Geschwulstzellen außerordentlich deutlich. Blutungen und Nekrosen traten aber hier völlig zurück. Mitten in den Zellmassen lag in einem einzigen Schnitte eine kleine ruhende ovale Knorpelinsel (Abb. 228), sonstige teratoide Einlagerungen wurden nicht gefunden, die zahlreichen Metastasen zeigten ähnliches Bild. In einem anderen Fall wuchs das atypische Chorionepitheliom besonders entlang der Gefäße, diese in dichte Geschwulstzellmäntel einhüllend, also peritheliomartig (Abb. 230).

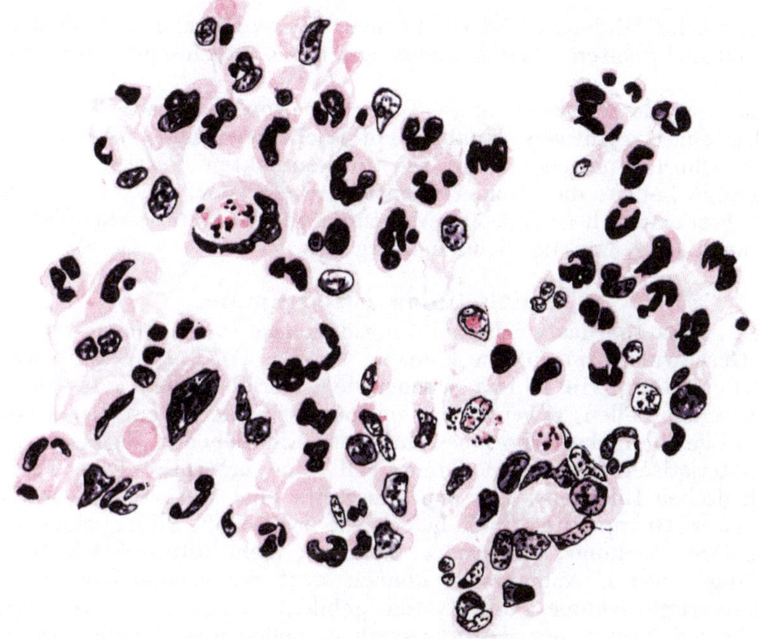

Abb. 229. PS. 3/27. Mann, 21 Jahre. Atypisches Chorionepitheliom. Comp. Oc. 4. Zeiß Ölimmersion 1,5 (s. Abb. 228).

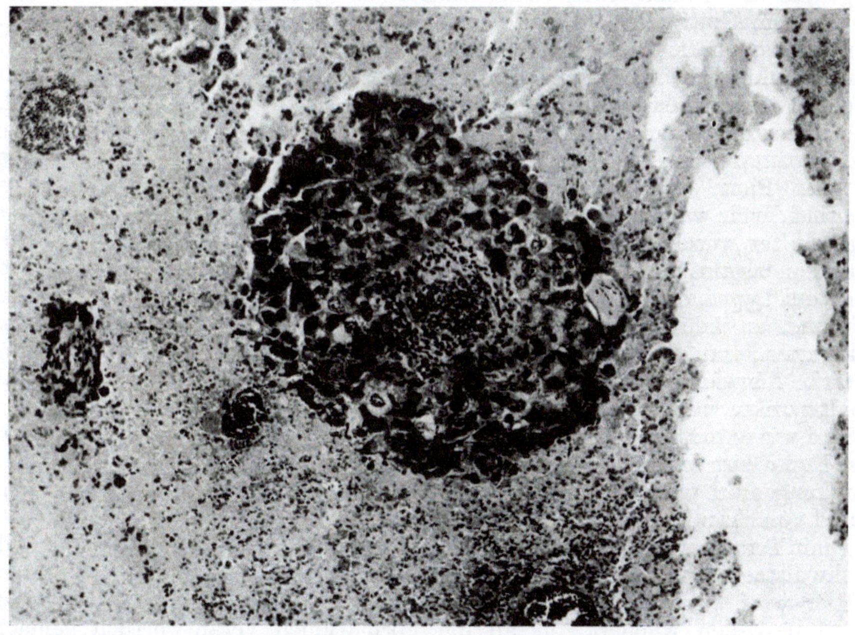

Abb. 230. E. 781/10. Atypisches Chorionepitheliom des Hodens, peritheliomartig (perivaskulär) wuchernd. Zeiß Okul. Homal II. Zeiß Obj. Apochrom. 16 mm. Vergr. 117 ×.

Übergänge solcher Bilder zu Bildern, die mehr in den Rahmen der „Semionome“ passen, sind nicht selten. Wir kommen auf diese Beziehungen unten noch zu sprechen.

VOLKMANNS Beschreibung eines Teiles der von ihm mitgeteilten Hodengeschwulst eines 4jährigen Knaben entspricht vielleicht diesem Bild des atypischen Chorionepithelioms: er sah in kompakten Partien dunklere und hellere blasige Zellen; die dunkleren hatten runde oder polygonale Form und Größe; er betrachtet diese Zellen als Vorstufen von LANGHANSschen Zellen, sieht sie aber auch in synzytiale Gebilde übergehen.

Epithelioma ectodermale.

Nach L. PICK soll das wuchernde Chorionepithel in Teratomen nun noch zu einer 3. Geschwulstform führen können, zu der Form des „Epithelioma chorionectodermale“. Das wuchernde Chorionepithel, und zwar seine LANGHANSschen Zellen, erwerbe hier in überraschender Weise neue, vom Zellmaterial in gewöhnlichen Chorionepitheliomen abweichende Eigenschaften.

Charakteristisch für diesen Tumor soll seine proteusähnliche Variabilität im histologischen Bild sein: „Er hat einerseits eine ausgesprochene Tendenz zu alveolärer Gruppierung und liefert die typischen Bilder eines Krebses, oder alveolären Sarkoms, stellenweise ist er zu mehr diffuser sarkomähnlicher Ausbreitung neigend. Andererseits können statt der soliden Komplexe eigenartige gangartige Räume oder Zysten gebildet werden, die von einfachen oder mehreren Lagen der LANGHANSschen Zellen ausgekleidet werden und mehr oder weniger reichlich papilläre Einwucherungen enthalten, teils solide rein epitheliale, teils solche mit bindegewebigem vaskularisiertem Grundstock. Endlich können stellenweise durch entsprechende Gruppierung um Blutgefäße die Bilder eines zirkumvaskulären Sarkoms entstehen. Es fehlt aber diesem Epithelioma chorioectodermale die physiologische vasodestruierende Eigenschaft des Chorionepithels. Das choriale Epithel ist hier nicht mehr Trophoblast, nicht mehr Blutschmarotzer, sondern ganz und gar selbständiges Geschwulstparenchym mit eigenem vaskularisiertem Stroma, also ohne hämorrhagischen Charakter. Fälle, die hierher gehören, sind außer dem PICK-STEINHAUS-H. ASKANAZYschen die Fälle von EMANUEL, DILLMANN, FRANK, BONNEY. PICK sagt weiter, „daß das geschwulstliefernde Material außerordentlich früh, wahrscheinlich schon in den allerersten Stadien der Eifurchung ausgeschaltet werde. Darum sei es zu den verschiedensten ektodermalen Produktionen begabt, und wenn es auch später hauptsächlich als choriales Ektoderm vom Typus der LANGHANS-Zelle wuchere, so könne es doch in jedem Augenblick und an jeder Stelle auch andere ektodermale Elemente hervorbringen. Es könnten, und das ist wieder eine Erweiterung zu der obigen Beschreibung, so starke Abweichungen von den beschriebenen Formen eintreten, daß man alle Anhaltspunkte verliere, um die richtige Genese herauszubringen.“

Sind wir so mitten in histogenetischen Erörterungen, so muß auch der weitere Satz PICKS hier eingeschoben werden: „Die Beziehung dieser Neubildung zu ihrer kongenital teratomatösen Anlage wird erwiesen durch den gelegentlichen Befund von charakteristischem Synzytium, durch den gelegentlichen Zusammenhang mit Teratomgewebe und schließlich durch den direkten Zusammenhang der Geschwulstzellen mit anderen ektodermalen z. B. neuroepithelialen Zellformen.“

Hier wird also die frühektodermale Zelle, die hauptsächlich in Form der LANGHANS-Zellen wuchert, für all die Formationen verantwortlich gemacht, für die nach HEIJL, um ein Beispiel herauszugreifen, das Neuroepithel die einzige Quelle bildet. Andererseits wird man wieder unschwer bei dieser PICK entnommenen Schilderung wenigstens Teilbilder, die beim einfachen und etwas gegliederten Seminom vorkommen, erkennen, und ebenso sind in dieser Beschreibung auch Bilder vorweggenommen, die wir später bei den papillären Krebsen, bei den sarkomartigen Wucherungen, eigens beschreiben und besprechen wollen.

Der Lehre vom Chorionepithelioma ectodermale Pick, die in ihrer letzten Konsequenz zu der sonst wohl berechtigten Verallgemeinerung führt, daß schließlich alle Hodengeschwülste einseitig entwickelte Teratome seien, sind nur wenige beigetreten; widersprochen haben ihr vor allem v. HANSEMANN, MICHEL, RISEL.

Den Hauptangriffspunkt bilden die von PICK als LANGHANSsche Zellen angesprochenen Zellformen, die weder durch ihren Glykogengehalt noch durch ihren Zusammenhang mit ektodermalen Produkten (Neuroepithel) die Berechtigung ihrer Namengebung erhalten können; auch wird dem Glykogengehalt, der Vakuolisierung, dem Bürstenbesatz der vorkommenden Synzytien jede spezifische Bedeutung abgesprochen (EMANUEL). ROBERT MEYER, der das Epithelioma chorioectodermale Pick ebenfalls ablehnt, betont seine Ähnlichkeit mit Geschwülsten der Keimdrüsen, so auch mit dem soliden großzelligen alveolären Ovarialkarzinom; solche Geschwülste seien bei Zwittern und Scheinzwittern sowie Kryptorchen zu sehen. Als ihren histogenetischen Grund betrachtet er die Indifferenz der Ausgangszellen vor der geschlechtlichen Entwicklung. Damit sind auch Beziehungen dieser Geschwulstformen zum tubulären Hodenadenom gegeben, und andererseits zum Seminom; von der Möglichkeit einer Auseinanderhaltung genetisch verschiedener Tumoren, die alle das grobe Bild des alveolär gegliederten soliden Karzinoms geben, sind wir aber heute noch weit entfernt.

Es bedarf die Frage noch des Versuches einer Beantwortung, warum gerade beim Mann in Teratoiden chorionepitheliale Wucherungen nicht gar so selten beobachtet werden, bei der Frau aber in Teratomen fast niemals, sondern fast nur im Zusammenhang mit Schwangerschaften. Extreme Ausnahmen kommen allerdings auch hier vor: so erwähnt VOLKMANN einen von SCHULTZE und RAUHENBERG gesehenen Fall eines Chorionepithelioms im Ovar eines Mädchens, das noch nie geboren hatte, L. PICK sah in einem ausgedehnten hämorrhagischen Ovarialteratom eines 9jährigen Mädchens umfangreiche und typische chorionepitheliomatöse Wucherungen. Der Anschauung von HEIJL betreffs der größeren Exposition des Hodens Traumen gegenüber und den Schlußfolgerungen, die er daraus zieht, haben wir oben schon widersprochen. Die Antwort auf obige Frage kann auch hier nur eine hypothetische sein. Man wird hier an hormonale Einwirkungen im weiblichen Körper denken müssen, die vielleicht von den weiblichen Geschlechtsdrüsen gebildet, Chorion nur als Graviditätsprodukt zustande kommen lassen, sonst aber eine in der Entwicklung zu Chorionepithel gerichtete Tendenz in einem Teratom unterdrücken; an hemmende Hormone also, die im männlichen Körper nicht vorhanden sind.

Gynäkomastie bei Chorioepitheliomen.

Bei Chorionepitheliomen des Hodens, seien es anscheinend einfache oder, was wohl meist der Fall ist, teratoide, wurde mehrfach ausgesprochene Gynäkomastie beobachtet: so sah HERZENBERG bei dem Teratoid eines 24 Jahre alten Mannes mit ausgesprochenen chorionepithelialen Beimengungen und reinen Chorionepitheliommetastasen terminal die Brustdrüse bis Pflaumengröße anschwellen, ähnlich ist ein Fall SIGMUNDS. HARTMANN und PEYRON berichten von 2 Fällen von Choriom bzw. Plazentom des Hodens (GARBARINI, WARTHIN) mit Mammahypertrophie und Kolostrumausscheidung, W. H. SCHULTZE sah bei einem chorionepitheliomatösen retroperitonealen Teratoid ebenfalls Schwellung und Schmerzhaftigkeit der Brustdrüsen. MONASCHKIN beobachtete Zurückgehen der Brustdrüsenschwellung nach operativer Entfernung des Hodentumors, der allerdings nach minutiöser mikroskopischer Untersuchung ein „Zwischenzellentumor“ gewesen sein soll. Es ist wohl mehr als zweifelhaft, ob das Chorionepitheliom eine Ursache der Brustdrüsenvergrößerung und Sekretion war; dieselbe Gynäkomastie wird bei Hodenatrophien, bei Hypo- und Epispadie, bei Kastraten, nach Traumen, nach Infektionskrankheiten, bei Tumoren anderer Organe verschiedenster Art gesehen. Einen spezifisch hormonalen Reiz aller Chorionepitheliome auf die Brustdrüse anzunehmen, geht nicht an. Bei einzelnen Fällen mag dies vorkommen. So löste sicher weitgehende hormonale Wirkung ein von HEIDRICH, FELS und MATHIAS beobachtetes testikuläres Chorionepitheliom aus, das neben starker sezernierender Gynäkomastie Schwangerschaftsveränderungen der Hypophyse hervorrief und über die gewöhnlichen Schwangerschaftsmengen noch hinausgehende Hypophysenvorderlappenhormone im Harn produzierte.

Extragenitale Chorionepitheliome.

Im Anschluß an die Chorionepitheliome der Hoden sei noch der sog. extragenitalen Chorionepitheliome gedacht, die in ihrer Entstehung vielfach mit Absprengungen aus der Keimbahn in Zusammenhang gebracht wurden; einschlägige Fälle haben ASKANAZY, BONNEY, BOSTROEM, FELDMANN, FRANK, NAKAYAMA, RITSCHIE, W. H. SCHULTZE mitgeteilt. Nach PRYM, und wir überzeugten uns davon, daß er Recht hat, hält mit Ausnahme des Falles von RITCHIE, keiner dieser Fälle einer Kritik stand. Die Hoden wurden nicht untersucht in den Fällen ASKANAZY, BOSTROEM, NAKAYAMA, FRANK, wahrscheinlich auch BONNEY. In FELDMANNS Fall fehlt der linke Hoden, so daß die Annahme nicht unberechtigt ist, in dem retroperitonealen Tumor eine Geschwulst eines Bauchhodens zu sehen. Im Falle von SCHULTZE fand sich in dem einen Hoden ein haselnußgroßer Geschwulstknoten, den SCHULTZE als Metastase auffaßt, der aber vielleicht doch das primäre Gewächs darstellte, da geringe Größe nicht gegen primären Tumor spricht.

So scheint nur der Fall von RITSCHIE Beweiskraft zu haben, denn hier handelte es sich um eine im vorderen Mediastinum gelegene Dermoidzyste mit einem soliden Teil, der typische chorionepitheliomatöse Bestandteile enthielt und der zu Metastasen von gleichem Bau in Leber, Milz, Lungen geführt hatte. Aber selbst in diesem Fall wurden die Hoden nicht untersucht, so daß auch hier für die Möglichkeit Spielraum bleibt, daß sich in einem Hoden ein kleines Chorionepitheliom entwickelt hatte, das zufällig auch Metastasen in die Wand der mediastinalen Dermoidzyste gesetzt hatte.

Jedenfalls geht aus diesem Überblick hervor, daß extratestikuläre Chorionepitheliome beim Mann fast nicht vorkommen, und dies ist wieder von allgemeiner Bedeutung, da daraus zu folgern ist, daß beim Mann das Chorionepitheliom immer mit Keimdrüsengeschwülsten in Zusammenhang stehen muß.

Traubenmolenartige Wucherungen in Hodenteratomen.

SCHLAGENHAUFER behauptete das Vorkommen traubenmolenartiger Wucherungen in Hodenteratomen bzw. Teratoiden. Wir selbst haben derartige Wucherungen in Hodenteratomen in ausgesprochener Form nie gesehen, wohl ab und zu Bilder, die entfernte Ähnlichkeit mit traubenmolenartigen Wucherungen hatten. Wir kommen hierauf noch zurück, müssen uns hier aber ausschließlich auf die im Schrifttum niedergelegten Beschreibungen verlassen. Diese Bildungen finden sich unter den verschiedensten Bezeichnungen im Schrifttum: Hierher gehört wahrscheinlich das von WALDEYER beschriebene „Myxoma intravasculare arborescens funiculi spermatici", ferner ein von BREUS gesehenes, innerhalb des Venensystems bis zum Herzen gewuchertes Myxom mit Drüsenschläuchen und Zysten, vielleicht auch das von KANTHACK und PIGG als „Carcinoma of the testis with metastatic deposits in the hearth an in the inferior cava", ferner das von SILBERSTEIN als „Adenocarcinoma myxomatodes" angesprochene Hodengewächs und endlich der von MACCALLUM als „Lymphoendothelioma testis" bezeichnete Fall.

WALDEYERs Fall war ein 1580 g schweres Hodenteratoid, das als Hodenzystoid mit Myxom und Enchondrominseln angesehen wurde. Dabei ragten vor allem aus den durchschnittenen Venen des Samenstranges eigentümliche schlauchförmige, mit blinden kolbigen Enden vielfach versehene hyaline, durchscheinende Gebilde hervor. Nach der Art wie diese schlauchförmigen Stränge untereinander verbunden waren und nach der Art der blasigen Endkolben war die Annahme einer Ähnlichkeit mit myxomatösen Zotten einer Traubenmole naheliegend, nur daß hier die Bildungen viel länger und mehr zylindrisch waren als es bei Traubenmolen gewöhnlich der Fall ist. WALDEYER führte diese intravaskulären Bildungen auf Wucherungen zurück, die sich unabhängig vom Hodentumor und selbständig in den Venen entwickelt hatten.

Der BREUSsche Fall betrifft einen 46jährigen Mann. Der Hoden war hier in eine mannsfaustgroße knollige Geschwulst umgewandelt, die auf dem Durchschnitt zahlreiche Zysten erkennen ließ. In den Venen des Plexus spermaticus, der Vena spermatica interna dextra und in der Vena cava inferior fanden sich Stränge mit kolbigen Anhängen, die in der Vena cava inferior eine Dicke von 1,5 cm erreichten. Dieser Strang setzte sich in das rechte Herz als fingerdickes Gebilde fort, von da durch das offene Foramen ovale in den linken Vorhof und bildete hier eine gallertige traubige Geschwulstmasse. In den intravasalen Wucherungen sollen Schleimgewebe, Drüsenschläuche, Zysten zu sehen gewesen sein. BREUS lehnte die Annahme WALDEYERs von der Gefäßwandabstammung dieser schleimigen Gebilde ab.

Der von KANTHACK und PIGG mitgeteilte Fall betrifft einen 24jährigen Mann, der rechts ein gänseeigroßes Hodenzystoid hatte. Unter den Metastasen werden Geschwulstmassen im Herzen und in der unteren Hohlvene erwähnt, an der Trikuspidalis soll sich dabei eine eigentümliche frei flottierende Geschwulstmasse gefunden haben, die in den rechten Ventrikel und durch den Vorhof in die Vena cava hineinragte. KANTHAK und PIGG sehen diese Geschwulst als eigenartiges Karzinom an.

In die Reihe der traubenmolenartigen Geschwülste gehört nach der Beschreibung auch der schon erwähnte Fall von SILBERSTEIN. Hier hatte der metastatische Thrombus in der Vena cava inferior bei Adenoma myxomatodes des Hodens das Aussehen eines Traubenstranges von glasiger Beschaffenheit. SILBERSTEIN beschreibt das histologische Bild als myxomatöses Grundgewebe, in welches Drüsenschläuche und Zysten eingebettet sind. Als Ausgangspunkt der Wucherung sieht SILBERSTEIN bemerkenswerterweise die Samenkanälchen an. Endlich bedarf der großartige Fall von MACCALLUM „On the intravascular growth of certain endotheliomata" noch besonderer Erwähnung. Der Hodentumor wurde bei einem 28jährigen Mann gefunden und war sukkulent, zum Teil myxomatös. Bei der Sektion fanden sich Metastasen in Lungen, Leber und am Ileum. Von Geschwulstmassen, in Form durchscheinender zottenartiger Geschwülste waren erfüllt: untere Hohlvene, rechtes Herzrohr, Jugularis und Subklavia, ja sogar ein Teil der venösen Hirnblutleiter. Die Massen flottierten zum Teil frei in der Gefäßlichtung, zum Teil waren sie mit der Gefäßwand verlötet. Die Hodengeschwulst war zweifellos ein Teratom; die Chorionzottenähnlichkeit ist bereits MacCallum aufgefallen. Die Bezeichnung Endotheliom, die ihr MacCallum gegeben hat, entsprach der damaligen Endotheliommode, wurde von MacCallum später nicht mehr aufrechterhalten.

Der Fall Breus, der, wie Schlagenhaufer mir mitteilte, noch im pathologischen Institut in Wien aufbewahrt sein soll und von Schlagenhaufer nachuntersucht wurde, entstammt ebenfalls einem Hodenteratom. Nach Schlagenhaufer sind die zottenartigen Wucherungen mit den Traubenmolenbildungen identisch. Die Zotten waren von chorionepithelähnlichem Zellbelag überkleidet. Die Lungenmetastasen sollen durch verschwemmte und bodengewinnende wuchernde Geschwulstzotten entstanden sein, hatten zu chorionepitheliomähnlichen Wucherungen geführt.

Vielleicht gehört hierher auch der Fall Volkmanns: Hier fand sich in einem 135 g schweren Tumor des rechten Hodens bei einem 4 Jahre alten Knaben (Tritt auf das Skrotum vor $^1/_2$ Jahr!) ein chorionepitheliomatöses Gewebe, das Alveolen ausfüllte, in manchen Alveolen eine Umrandung von zapfen- und papillenförmigen Gebilden zeigte, deren bindegewebiger Grundstock hydropisch gequollen war, während die Oberfläche von einer Zellage sich bedeckt erwies, die an manchen Stellen synzytienartig, an anderen mehrschichtig war. Das beigegebene Bild ist zweifellos traubenmolen- bzw. chorionzottenähnlich.

In allen Fällen scheinen also Teratome in ihren Weiterwucherungen, besonders innerhalb der Gefäßbahn, zu diesen traubenmolenartigen Gewebsbildungen geführt zu haben. Die vor allem von Schlagenhaufer vertretene Ansicht von der Gleichheit dieser zottigen, im Gefäßsystem sich vorschiebenden Wucherungen mit Blasenmolen hat keinesweg Zustimmung erfahren. Marchand war mit der Annahme der teratogenen Natur der die Zotten überziehenden Epithelien zwar einverstanden, betrachtete aber die Form der myxomatösen Wucherungen doch nur als eine äußerlich den Traubenmolenbildungen ähnliche, und wies auf zottenähnliche Gebilde bei anderen und anders gelagerten Geschwülsten hin. Er gab aber zu, daß das Myxomgewebe möglicherweise von einem dem Chorionschleimgewebe gleichdifferenzierten Gewebe abstamme.

Auch Schmeel, der bei einem rezidivierenden Hodenteratom eines 35jährigen Mannes Pseudomyxomzotten in den Lungenarterienästen, an der Trikuspidalklappe, an der Vena cava superior und im Angulus venosus nach Verschleppung durch die linke Vena spermatica beobachtete, bestreitet die Übereinstimmung der von ihm gesehenen Gebilde mit den Zotten der Blasenmole; es fehle ihnen der charakteristische Überzug von Langhansscher Schicht und Synzytium; sie bestünden vielmehr aus Epithelschläuchen und Zysten in myxomatösem Grundgewebe. Histogenetisch läßt Schmeel das Epithel aus fetalem Entoderm, das Grundgewebe aus fetalem Mesoderm entstehen.

Risel beschäftigt sich am eingehendsten mit der Kritik der Schlagenhauferschen Auffassung. Er hatte die Möglichkeit der Nachuntersuchung der MacCallumschen Schnitte. Er läßt nur den Fall Breus gelten, in ihm allein unter den 5 Fällen soll das Vorkommen chorialen Epithels nicht zu bestreiten sein.

Risel weist besonders auf die bekannte Tatsache hin, daß Tumoren, die sich in der Blutbahn und im Herzen entwickeln, durch das Flottieren der Geschwulst und die Durchtränkung mit Plasma sehr leicht blasenmolenähnliches traubiges Aussehen bekommen können, ohne daß der histologische Bau hier eine ausschlaggebende Rolle spielen müsse (Hinweis auf die nicht seltenen Pseudomyxome des linken Herzvorhofs, die sicher nichts anderes sind als myxomatös gewordene organisierte Thromben). Dieser RISELschen Auffassung und Kritik sind viele Autoren gefolgt, so z. B. BORST, SCHMORL. Auch HERZOG sieht für seinen Fall von metastasierendem bösartigem Hodenteratom in der Wirkung des strömenden Blutes die Ursache dieser Strangbildung und der bläschenförmigen Auswüchse. Als Beweis für die Richtigkeit seiner Auffassung führt er an, daß die im Ductus thoracicus wachsenden Massen, in dem sie keiner Strömung ausgesetzt waren, sich ganz anders verhalten.

Für die SCHLAGENHAUFERsche Anschauung spricht hingegen wieder der Fall von PICK, der bei einem Teratom des Ovariums Wucherungen, offenbar chorionepithelartigen Charakters gesehen hat (synzytiale, runde und polyedrische Zellen mit hellem Protoplasma), die völlig das Aussehen blasiger Chorionzotten hatten. Leider ist gerade dieser Fall nicht einwandfrei, da, wenn auch die Zotten in einer abgeschlossenen Zyste lagen, er durch eine Tubargravidität kompliziert war.

Der wichtigste Gegenbeweis bleibt aber der Umstand, daß die Nachprüfung des MACCALLUMschen Falles durch HERZOG das aus der Schilderung des Beobachters ursprünglich von SCHLAGENHAUFER herausgelesene nicht bestätigen konnte.

So bleibt einzig und allein der Fall BREUS, vielleicht auch der von VOLKMANN, in dem die Ähnlichkeit mit Traubenmolenzotten ausgesprochen war, in dem auch ein dem Chorion ähnliches Epithel ein schleimgewebsartiges Zottenstroma überzog (SCHLAGENHAUFERS Nachuntersuchung). Ein Fall allein aber ist nicht beweisend, zudem derartige Zottenbildungen bei verschiedensten Geschwülsten, wenn sie in der Blutbahn flottieren, vorkommen können. So muß das Vorkommen echter blasenmolenartiger Wucherungen in Hodenteratoiden bestritten werden.

Die spezifische maligne Hodengeschwulst (Seminom [CHEVASSU]). (Epithelioma seminale, Spermatoblastom, großzelliger Hodentumor [SAKAGUCHI], Embryonalkarzinoma [EWING, DEBERNARDI].)

Wir verwenden im folgenden als einfachste Bezeichnung dieser Geschwulstgruppe das Wort „Seminom“, da es von vornherein auf die „spezifische Hodengeschwulst“ hinweist; wir betonen aber auch, daß damit nicht die genetische Ableitung vom spermabildenden Apparat ausgedrückt werden soll, denn wie wir im folgenden anführen wollen, genügt unseres Erachtens der heutige Grad der Erkenntnis nicht, hier ein definitives Urteil auszusprechen.

Die Seminome fehlen dem Kindesalter fast völlig, sie befallen den Hoden in der Zeit voller sexueller Tätigkeit. Genauere Zusammenstellungen darüber finden sich im vorigen Abschnitt; hier sei nur wiederholt, daß die maximale Häufigkeit nach CHEVASSU zwischen 35 und 45 Jahren erreicht wird, nach KAUFMANN und VECCHI zwischen 31 und 40 Jahren, nach SCHULTZ und EISENDRAT ist das Durchschnittsalter 42 Jahre. Das Seminom ist die häufigste Hodengeschwulst; setzt man die 4 Statistiken von CHEVASSU, SAKAGUCHI, VECCHI und MIYATA mit ihren 228 Fällen zusammen, so fällt gerade die Hälfte mit 114 auf diese Geschwulstart; die Zahl würde nach kritischer Beurteilung der einzelnen Beschreibungen, wie uns die Stichprobe an MIYATAS Fällen lehrte, noch wesentlich stärker zugunsten der Seminome steigen.

Die Größe dieser Wucherungen schwankt in weitesten Grenzen. Alle Grade von Geschwülsten von Kirschkern- bis zu Kindskopfgröße sind beschrieben, die Hodenform wird meist aufrechterhalten. Kleine Tumoren zeigen mit aller Deutlichkeit, daß sie sich wirklich im Hodeninnern entwickeln, daß Nebenhoden und Rete testis, an das manche Beobachter als Ausgangspunkte dieser Tumoren gedacht haben, hier nicht in Betracht kommen; allerdings scheinen die Geschwülste meist in der Nähe des Rete testis ihre Entstehung zu nehmen; Hodengewebe findet sich häufig noch am Rand der Geschwulst nachweisbar; es ist dabei meist stark atrophisch, komprimiert und umgibt mehr oder minder schalenartig das weißliche Geschwulstgewebe; der Farbgegensatz zwischen komprimiertem Hoden und Tumor ist oft sehr ausgesprochen, zumal wenn das Hodengewebe reich an braunem Pigment ist. Manchmal hat man den Eindruck, daß das Tumorgewebe den Hoden großenteils ersetzt und an seine Stelle tritt. Man sieht in solchen Fällen im Tumor noch eine Anordnung, ähnlich der der Hodenkeile, die fächerförmig vom Corpus Highmori ausstrahlen. Der Nebenhoden ist meist intakt, nur in Ausnahmefällen wird er ebenso wie das Rete testis in den Geschwulstbereich miteinbezogen. Der Samenstrang läßt sich gewöhnlich auch bei den größten Tumoren vollständig isolieren. Seine Gefäße werden öfter beträchtlich verdickt gefunden (Curling). Fast immer bleibt die Albuginea als Überzug der Geschwulst auch bei deren größter Ausdehnung erhalten. Wir selbst haben nie einen Durchbruch derselben beobachten können, dagegen wird die Form des Hodens, und damit seine Oberfläche oft eine knollig höckerige, die gedehnte Albuginea zeichnet sich oft durch starke Entwicklung ihrer Gefäße aus. Symptomatische Hydrozele oder auch Hämatozelenbildung, fibrinös exsudative Periorchitis ist nicht selten und bildet klinisch manchmal einen Hinweis auf die im Hoden vor sich gehenden Veränderungen. Umgekehrt sind aber auch Fälle von Verklebung und Verödung der Hodenserosa zu beobachten, in ganz seltenen Fällen (Chevassu) kann es bei derartiger vorhergehender Verklebung zum Durchbruch der Geschwulstmassen durch die Skrotalhaut nach außen kommen (z. B. 2 Fälle von Miyata [Fungus malignus testis]).

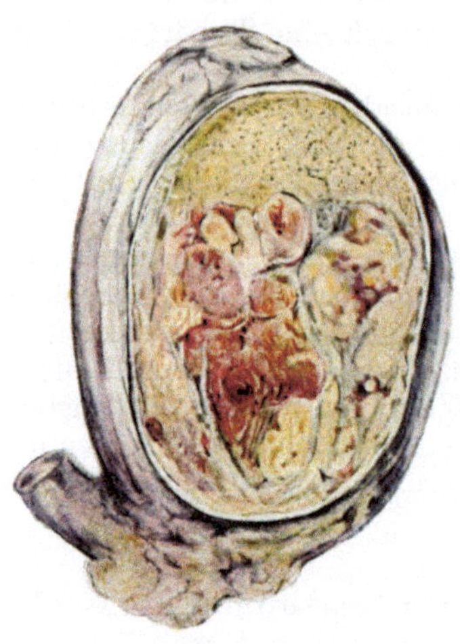

Abb. 231. E. 758/26. Mann, 20 Jahre. Malignes Seminom des rechten Hodens. Operativ entfernt. Der gleiche Fall wie Abb. 232, 233, 234.

Auf dem Durchschnitt zeigt die Geschwulst meist homogene Beschaffenheit, grauweiße Farbe mit gelblicher oder rötlicher Tönung; die Geschwulst ist bald weich, zerfließend; milchiger Saft kann abströmen, die Schnittfläche kann hierbei ziemlich gleichmäßig, oder auch härter, knotenartig sein; in anderen Fällen tritt ein bindegewebiges Netzwerk, fächerförmig vom Corpus Highmori ausstrahlend und den die Hodenkeile abgrenzenden bindegewebigen Septen entsprechend, in stärkerer oder schwächerer Ausbildung deutlich hervor; in wieder anderen Fällen beherrschen Blutungen das Bild (Abb. 231, 232, 233 u. 234), oder treten käsige trockene Nekrosen, manchmal sogar mit Kalkeinlagerungen im Innern der Geschwulst auf (Abb. 232).

Die Neigung zu Blutungen zeigt deutlich das in Abb. 231 wiedergegebene Seminom, mehr noch seine Metastasen in den periaortischen Drüsen und der Geschwulstthrombus in der Vena cava inferior (Abb. 232, 233, 234).

Die Geschwulst ist meist unizentrisch; eine Durchsetzung des Hodens mit mehreren gleich großen knotigen Herden, die die Annahme einer multizentrischen Entstehung nahelegen würde, haben wir nie zu sehen Gelegenheit gehabt, so daß wir die unizentrische Entstehung dieser Geschwülste für die wesentlich wahrscheinlichere halten.

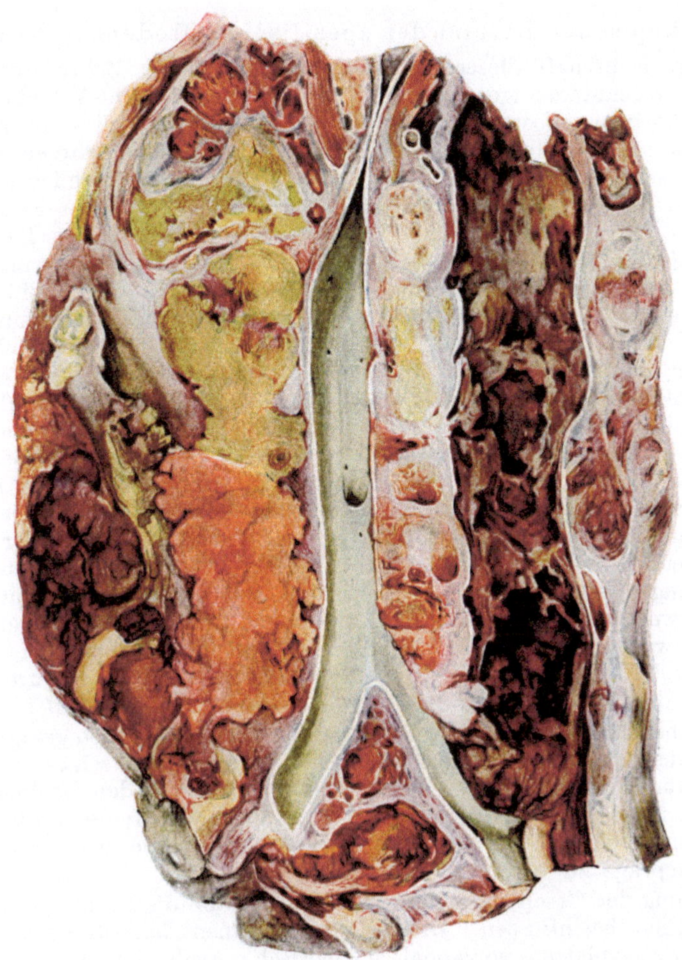

Abb. 232. PS. 3/27. Mann, 21 Jahre. Hämorrhagische Seminommetastasen der periaortischen Drüsen mit Geschwulstthrombose der Vena cava inferior (Schnitt von hinten gesehen, thrombosierte Vena cava liegt rechts; vgl. Abb. 231, 233, 234).

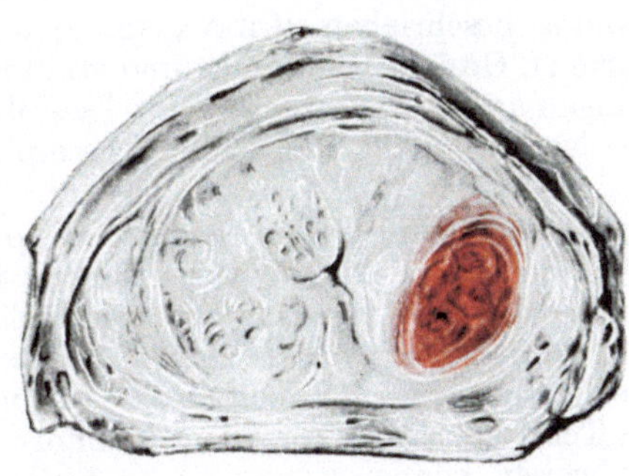

Abb. 233. PS. 3/27. Mann, 21 Jahre. Hämorrhagische Seminommetastase der Prostata. Vgl. Abb. 231, 232 234.

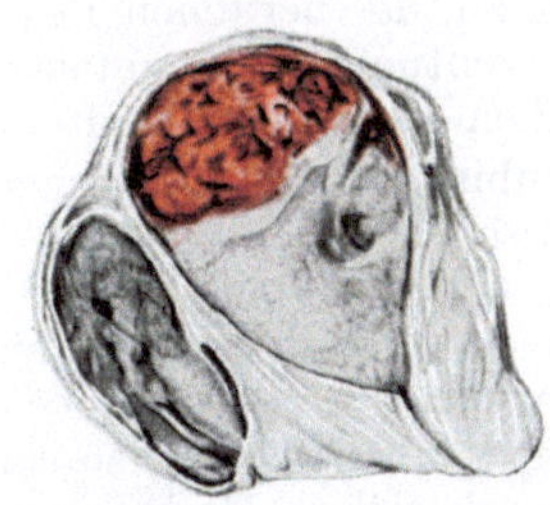

Abb. 234. PS. 3/27. Mann, 21 Jahre. Hämorrhagische Seminommetastase im linken Hoden. Vgl. Abb. 231, 232, 233.

Mikroskopischer Befund der spezifischen Hodengeschwulst.

Die Haupteigenschaft dieser Geschwulst ist ihr großer Zellreichtum. Die Geschwulstzellen sind im allgemeinen sehr zart und hinfällig. Die Verschiedenheit der Bilder, die in eingebetteten Präparaten erzielt werden, ist sicher zum Teil auf diese Labilität der Zellen und ihre verschiedenen Auflösungsstadien, in denen die Fixierung erfolgte, zurückzuführen. Rasche Fixierung des möglichst frischen Präparates, besonders der durch Operation gewonnenen Präparate, ist also notwendig. In derartig gut fixierten Präparaten zeigt sich die Geschwulstzelle in der Mehrzahl der Fälle als eine 12—18 μ Durchmesser haltende, meist annähernd runde, ovale oder polygonale Zelle mit großem, meist rundem oder ovoidem Kern und hellem, meist spärlichem Protoplasma. Der verhältnismäßig große runde Kern ist sehr arm an Chromatin, das Chromatin ist nicht selten radspeichenartig am Rand der Kerne angeordnet, im Innern des Kernes finden sich ein oder mehrere Kernkörperchen. Mitosen sind oft reichlich, doch ist ihre Zahl in den einzelnen Fällen außerordentlich verschieden. Regressive Metamorphosen, Kernzusammenklumpungen, Pyknosen, Kernzerfall, völlige Nekrosen, sind häufig; ebenso sind mehrkernige Zellen und auch großkernige Zellen in nicht wenigen Fällen zu finden, im großen und ganzen treten sie aber zurück; jedenfalls kann die Form, Zahl und Größe solcher großkerniger Zellen oder gar der ab und zu vorkommenden mehrkernigen Zellen in typischen Fällen nicht mit den groß- und mehrkernigen Zellformen der typischen und atypischen Chorionepitheliome irgendwie verwechselt werden oder zu Täuschungen führen. In einzelnen Fällen beobachteten wir auch in zentral zerfallenden Nestern ausgesprochene Phagozytentätigkeit besser erhaltener Zellen, die mit reichlich Zelltrümmern beladen schienen und dann größer als die sonstigen Geschwulstzellen wurden.

Was wir über die vorwiegend runde Form der Geschwulstzellen gesagt haben, bedarf der Einschränkung: In vielen Fällen ist es überhaupt schwer von einer äußeren Kontur, einer Abgrenzung der einzelnen Zellen von den Nachbarzellen, so lange sie eng geschlossen aneinander liegen, zu sprechen; die Protoplasmamassen scheinen vielfach zu konfluieren und dem ganzen Alveolarinhalt so synzytiales Gepräge zu geben.

Die Lagerung der Geschwulstzellen in Alveolen kann die Form der einzelnen Zellen wesentlich beeinflussen. Die Zellen erscheinen deshalb auch vielfach an den Seiten abgeplattet, polygonal, polyedrisch. Auch nicht wenige als einfache oder Plattenepithelkarzinome des Hodens beschriebene Geschwülste verdanken ihre Einreihung in die Geschwulstgruppe dieser sekundären Änderung der Form ihrer Zellen.

Neben der großrundzelligen Form der „Seminome" wird von verschiedenen Autoren auch ein „kleinzelliges" Seminom beschrieben (CHEVASSU, KROMPECHER). Wir haben nie eine derartige Form zu Gesicht bekommen und stimmen GIOJA völlig zu, der bei jenen Beschreibungen an Verwechslungen mit Lymphosarkomen, eventuell auch metastatischer Natur denkt; fortgeleitete Lymphosarkome sahen auch wir im Hoden.

Vakuolenbildung, Aufhellungen in den Geschwulstzellen gehört zu den charakteristischen Eigenschaften ihres Protoplasmas. Diese Vakuolisierung ist vielfach die Matrize von Glykogenkörnchen, die eine ziemlich konstante Einlagerung in den Seminomzellen sind (LANGHANS, SACAGUCHI, FRANK, DEBERNARDI), aber nicht für sie diagnostisch verwertbar sind, da auch andere jugendliche Hodengeschwulstzellen, so solche in Teratomen und vor allem in Chorionepitheliomen dieselben Einlagerungen aufweisen können.

Die Geschwulstzellen sind meist eng gepreßt in ein alveolenbildendes Maschenwerk eingelagert, bzw. füllen dieses ohne weiteres Zwischengewebe aus. Das alveolare Gerüstwerk kann stark zurücktreten; die Alveolenwände, die an Dicke überhaupt stark wechseln, sind meist dünn, können so schmalwandig sein, daß sie erst durch van Giesonfärbung oder nach Betrachtung zahlreicher Gesichtsfelder zum Bewußtsein kommen. Dies ist auch der Grund, weshalb besonders die älteren Autoren vielfach die Tumoren sarkomatöse nennen oder von Karzinosarkomen sprechen (VIRCHOW). So ist es keine Frage, daß die

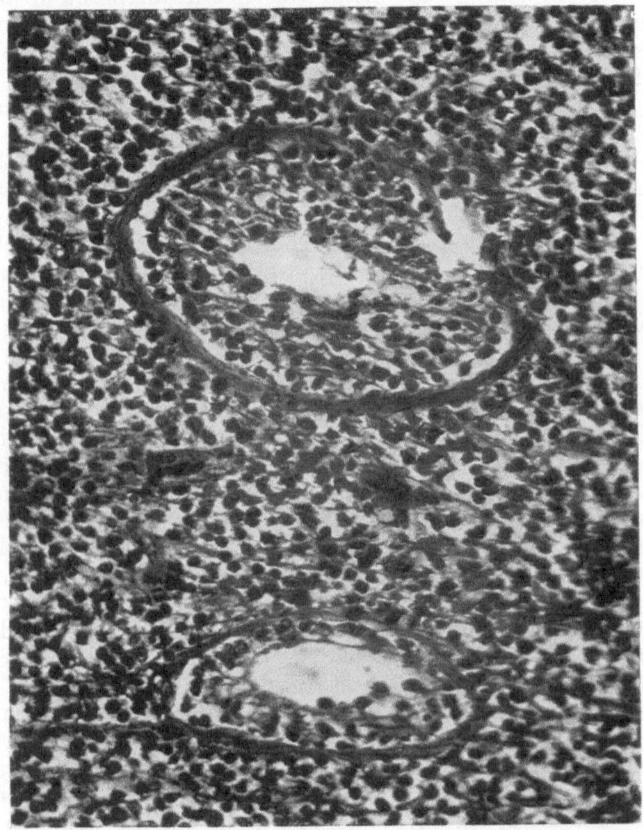

Abb. 235. E. 140/25. Mann, 33 Jahre. Seminom mit Elastinfärbung. Einbruch und Geschwulstzellausfüllung des Hodenkanälchen unter Erhaltenbleiben der elastischen Kanälchenwandbestandteile. Vergr. 200 ×.

rundzelligen Sarkome des Hodens, die zahlenmäßig unter den beschriebenen Hodengewächsen eine solch große Rolle spielen, ziemlich ausnahmslos den hier besprochenen Tumoren zugezählt werden müssen (auch das Sarcoma angioplastique: MALASSEZ et MONOD, DOPTER, CARNOT et MARIE u. a. gehört großenteils hierher). In anderen Fällen wieder ist das Gerüstwerk ein breitbalkiges, ab und zu sind die Geschwulstzellen in schmalen Zügen von Zelldicke angeordnet, die einzelnen Züge sind von schmalen, manchmal selbst hyalinen Bindegewebssepten getrennt. Das Bild kann so dem des skirrhösen Karzinoms ähnlich werden, und in extremen Fällen finden sich auch hie und da Stellen, in denen einzelne Geschwulstzellen frei für sich im Bindegewebe eingebettet liegen.

Das alveoläre Gerüstwerk ist vielfach außerordentlich reich an Kapillaren, die zum Teil allein die Balken des Gerüstwerkes darstellen können. Auch große Bluträume, stark erweiterte Kapillaren und Präkapillaren durchziehen in manchen, im ganzen selteneren Fällen, die Zellmassen, so daß manchmal das Blutgefäße führende Stroma an Dicke auch größeren Geschwulstzellzügen gleichkommt; die Neigung zu Blutungen geht aus diesem Blutgefäßreichtum des Stromas ohne weiteres hervor (Abb. 231—234). Ein stärkeres Wachstum entlang den Kapillaren, die dann von Geschwulstmänteln umgeben erscheinen, kann Peritheliome vortäuschen, eine Geschwulstbezeichnung, der man nicht skeptisch genug gegenüberstehen kann. Wir haben solche Bilder verschiedene Male gesehen. Unserer Überzeugung nach sind deshalb die nicht wenigen, als Peritheliome beschriebenen Hodengeschwülste diesen Tumoren anzugliedern. (Ähnliches Bild bei atypischem Chorionepitheliom, Abb. 230.)

Im Bereich der Gewächse sind im allgemeinen die Hodenkanälchen nicht oder nur in geringer Zahl nachzuweisen. Meist gehen sie rasch zugrunde und auch durch Elastinfärbung läßt sich mitten in der Geschwulst ihr ursprünglicher Rahmen nur selten nachweisen. Doch gelingt es ab und zu, deutlich zu sehen, daß Hodenkanälchen, die in der Geschwulst liegen, von den Geschwulstzellen unter starker Auftreibung der Wand erfüllt werden, oder daß die Wand solcher Kanälchen durch Geschwulstzellen durchbrochen wird (A. Frank); manchmal erscheint es fast so, als wenn größere Teile der Geschwulst nur von sehr stark erweiterten, mit Tumorzellen prall gefüllten dicht nebeneinander liegenden Kanälchen gebildet würden. Ein derartiger Fall war besonders merkwürdig (Abb. 235): Hier war die Kanälchenstruktur, zum Teil auch durch erhaltene elastische Fasern auf große Strecken hin deutlich, zwischen den Kanalresten waren dieselben Tumorzellen wie in den Kanälen zu sehen; mitten innerhalb dieser umgewandelten Kanäle waren nun Kanälchen in voller Spermiogenese bis zur Bildung von Spermien, und hier unterschieden sich die basalen Kanälchenzellen in keiner Weise von den umgebenden Tumorzellen. Derartige Bilder müssen nicht unbedingt als Einbruch der Geschwulstzellen in die Kanälchen gedeutet werden, können vielmehr, wie wir bei der Histogenese dieser Geschwülste noch erörtern werden, als Durchbruch der Geschwulstzellen von innen nach außen gedeutet werden.

Sekundäre Veränderungen in diesen Geschwülsten stellen die Rundzellinfiltrationen dar. Sie sind nicht selten in Form lymphozytenartiger Infiltrate im Stroma der Geschwulst; Leukozyteneinlagerungen manchmal besonders eosinophiler Leukozyten im Stroma, aber auch zwischen den Geschwulstzellen, sind nicht selten; beide sind wohl auf die kaum in einem Fall völlig fehlenden regressiven Veränderungen im Innern der Geschwülste zurückzuführen. Einen Ausdruck wechselnder Bösartigkeit im Vorhandensein oder Fehlen der Rundzellinfiltrate dieser Geschwülste zu sehen, ist hier, wie wohl auch bei anderen Geschwülsten, nicht berechtigt. Chevassu glaubte gar in dem Fehlen der Rundzellinfiltrationen eher ein für gesteigerte Malignität sprechendes Moment erkennen zu dürfen.

Die regressiven Veränderungen in den Geschwülsten, die nekrotisierenden Vorgänge, die wir oben kurz gestreift haben, bedürfen noch einiger Worte: Wie gesagt sind sie außerordentlich häufig und nicht selten sieht man den größten Teil der Geschwülste kern- und strukturlos. Daß auch kleine und kleinste Nekrosen vorkommen, braucht kaum erwähnt zu werden; auch Kalkeinlagerungen in solch kleinen Nekrosen sind nicht selten, öfters finden sich auch einzelne Zellen isoliert verkalkt, ab und zu sahen wir selbst kleine geschichtete Kalkkörnchen von Zellgröße inmitten der Geschwulstzellnester. Alle diese Nekrosen hängen zweifellos mit Ernährungsstörungen zusammen; sieht man doch in solchen Fällen öfters auch Blutungen oder gar Thrombosen der größeren Geschwulstgefäße. In anderen Fällen, in denen diese Höhe der Gewebsschädigung nicht erreicht wird, kann es zu partiellen Verflüssigungen kommen, mit oder ohne Leukozytenbeimengung; das Gewebe kann ab und zu schleimigen Zustand annehmen; in einem Fall sahen wir auch Verkalkungen der Geschwulstzüge, deren Struktur nicht völlig aufgehoben war.

Histogenese der spezifischen Hodengeschwülste (Seminome).

Die Vielheit der heutigen Auffassungen über die Histogenese dieser Geschwülste geht gut aus der Zusammenstellung von Sakaguchi und neuerdings von Gioja hervor:

Sie werden angesehen als:

1. Karzinome ausgehend:

a) von den Epithelien der ausgebildeten gewundenen Hodenkanälchen (Birch-Hirschfeld, Waldeyer, Tizzoni, Klebs, Langhans, Chevassu, Kaufmann, Sakaguchi, Gioja u. a.),

b) von embryonalen Kanälchenzellen oder diesen äquivalenten Zellen (Debernardi).

c) von aberrierten epithelialen Keimen des Hodens (Monod, Terillon),

d) von den Epithelien der Pflügerschen Schläuche des Embryo (Pilliet und Costes).

2. Sarkome (großzelliges Sarkom, Alveolarsarkom) ausgehend:

a) vom Stroma des Corpus Highmori (Ehrendorfer, Most), oder dem intrakanalikulären, nicht differenzierten Bindegewebe,

b) von den Leydigschen Zwischenzellen (v. Hansemann).

c) von Lymphgewebe: Lymphadenom (Malassez).

3. Endotheliome:

a) ausgehend von den Lymphendothelien (Krompecher, Cavazzani).

b) Angiosarcoma plexiforme (Waldeyer).

4. Einseitig entwickelte Teratome (Wilms, Ribbert, Ewing, Gordon Bell, Southam and Linell u. a.).

Auf die Anschauung, die bei Malassez vertreten wurde, daß die Tumoren lymphadenomatöser oder sagen wir besser, lymphosarkomatöser Art (Klebs) wären, brauchen wir keine Rücksicht zu nehmen; wem nicht die die Größe der Lymphozyten meist stark überragende Größe der Geschwulstzellen und ihr alveoläres Gerüstwerk als Unterscheidungsmerkmal genügt, den wird der große Glykogenreichtum der Geschwülste von der fehlenden Verwandtschaft mit lymphoblastischen Elementen überzeugen müssen.

Es würde zu weit führen, alle die verschiedenen histogenetischen Auffassungen eingehend zu erörtern. Wir bemerken nur: Sarkome, die sich vom Corpus Highmori ableiten, wie es Ehrendorfer meint, kommen sicher nicht in Frage; denn irgendwelche Beziehungen in Form der Zellen oder Lage der noch nicht weit vorgeschrittenen kleineren Geschwülste zu dem Stroma des Rete testis oder dem intrakanalikulären Hodenstroma können in der überwiegenden Zahl der Beobachtungen nicht erkannt werden. Die noch im Aschoffschen Handbuch von Simmonds, auch an anderer Stelle von Borst ausgesprochene Meinung, daß die „großzelligen Hodentumoren", die vom Bindegewebe des Hodens ausgehen, Sarkome seien, wird von neueren Untersuchern mehr und mehr verlassen; von Bedeutung für diese, die Bindegewebsentstehung der Geschwulst ablehnende Stellungnahme, ist das Fehlen jeglicher Bindesubstanz oder Fibrillen zwischen den Geschwulstzellen selbst. Was die Frage der Entstehung der Geschwülste aus den Zwischenzellen nach v. HANSEMANN anlangt, so zeichnen sich die Zwischenzellpseudogeschwülste und die echten Zwischenzellgeschwülste (MASSON) durch Pigment- und Lipoidreichtum, ab und zu durch das Vorkommen von REINCKEschen Kristallen in ihren Zellen, durch das Fehlen der Glykogeneinlagerungen, durch den charakteristischen Bau ,,innersekretorischer Organe" aus, während gerade für die spezifischen Hodengeschwülste das Fehlen des Pigments, das Vorhandensein der Glykogeneinlagerungen, das Fehlen der Kristalleinlagerungen, das Fehlen von Kapillaren innerhalb der Zellhaufen immer wieder als ihre wesentlichen Eigenschaften besonders vermerkt werden müssen. Es scheint uns auch gegen die Annahme eines Zusammenhanges dieser Geschwülste mit den Zwischenzellen zu sprechen, daß wir nur ausnahmsweise in unseren mehrere Dutzende umfassenden Fällen in dem restierenden Hodengewebe eine stärkere, nicht blastomatöse Vermehrung der Zwischenzellen gesehen haben; meist fehlten diese überhaupt. In einem besonderen Falle, in dem sie in größeren Nestern im komprimierten Hodengewebe vorhanden waren, boten sie nicht nur keinerlei Wucherungserscheinungen oder Kernpolymorphien; im Gegenteil: sie schienen sich vollständig passiv gegenüber dem anrückenden Tumor zu verhalten. Dort, wo sie von den Geschwulstzellen erreicht und umschlossen wurden, gingen sie in Form vakuolärer Degeneration zugrunde. Wir sind uns vollständig dessen bewußt, daß eine bösartige Geschwulst in dem Aussehen ihrer Zellen weitgehend von den Zellen des Muttergewebes abweichen kann, aber umgekehrt in dem Fehlen aller charakteristischen Eigenschaften des Muttergewebes einen für die Ableitung aus diesem Muttergewebe sprechenden Beweis sehen zu wollen, geht doch nicht an.

Gewiß kommen echte Geschwülste der Zwischenzellen des Hodens vor, aber sie sind extrem selten, und unserer Meinung halten der Kritik nur die Fälle von KAUFMANN, bei dem die Zellwucherung den Hoden völlig ersetzte, und von MASSON, bei dem das Gewächs zu ebenfalls charakteristischen Metastasen geführt hat, stand; man lese unsere Ausführungen über die histologischen Bilder in MASSONs Fall; die histologischen Bilder dieser Fälle haben nichts mit denen der ,,Seminome" gemein.

Es mag weiter auch gegen die Zwischenzellnatur der Seminome sprechen, daß ektopische Hoden, die doch besonders häufig großen Reichtum und geschwulstähnliche Anordnung ihrer Zwischenzellen zeigen, keineswegs besonders häufig Sitz der Seminome sind, jedenfalls nicht häufiger als normal gelegene atrophische Hoden, in denen die Zwischenzellen ebenfalls häufig vermehrt sind. Wir weisen auch darauf hin, daß MICHALOWSKY in den Anfangsstadien seiner ,,Zinkteratome" Veränderungen im Innern von Hodenkanälchen und in deren Umgebung gesehen hat, die denen des Seminoms außerordentlich ähnlich sind. Von Zwischenzellwucherungen erwähnt dieser Untersucher bei derBeschreibung der seinen Tumoren vorangehenden geweblichen Veränderungen nichts.

Auf die Ableitung der Geschwülste von verlagerten Hodenepithelkanälchen oder gar von Epithelien der PFLÜGERschen Schläuche, von ,,ovules mâles" (PILLIET), gehen wir nicht ein. Derartige Annahmen sind reine Hypothesen, und ebenso bedarf wohl auch die Lehre der Abstammung der spezifischen Hodentumoren von Endothelien keiner ernsthaften Kritik: es fehlen auch alle Anhaltspunkte für eine endotheliale Abkunft der Geschwulstzellen (KROMPECHER: ,,Übergänge von Endothelien der Lymphräume zu den Geschwulstzellen" !), die Gefäße des Geschwulststromas können jedenfalls als Muttergewebe nicht in Betracht kommen, denn sie zeigen nie irgendwelche blastomatöse Wucherungserscheinungen ihrer Endothelien. Die oft peritheliomartige Anordnung der Geschwulstzellen, die manchmal röhrenförmige Mäntel um kleinste Gefäße bilden, dürfen nicht als Beweise der endothelialen Abkunft der Zellen gedeutet werden; derartige Bilder entstehen durch Vorschieben der Geschwülste gegen die Peripherie hin in direkter Anlehnung an dünnwandige Gefäße, die den wuchernden Zellen die günstigsten Ernährungsbedingungen bieten.

Etwas anderes ist es mit der Lehre, diese Hodengeschwülste als einseitig entwickelte Teratome aufzufassen (WILMS, RIBBERT, EWING). Wir bekennen,

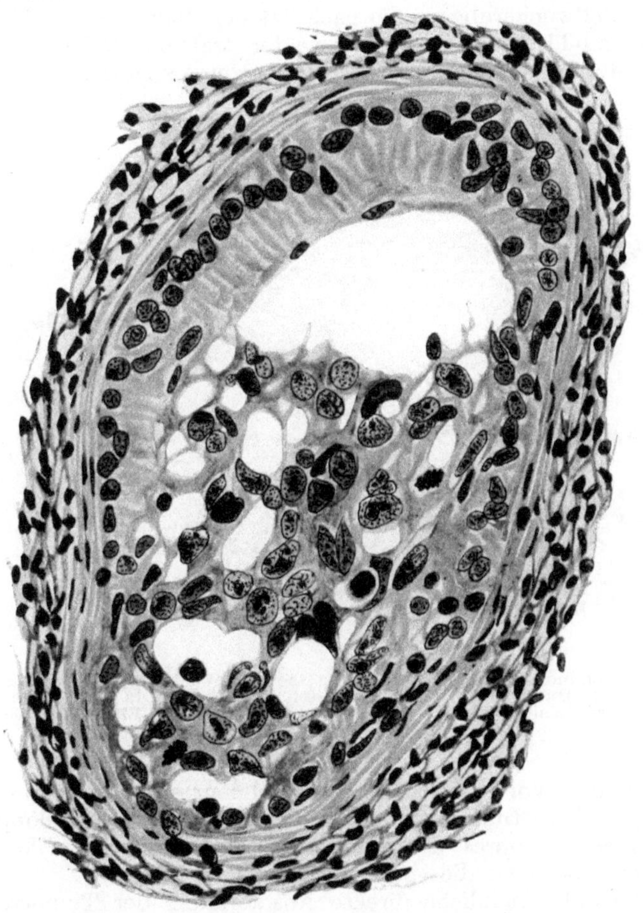

Abb. 236. E. 113/22. Seminom mit chorionepitheliomartigen Wucherungen, in ein Hodenkanälchen einbrechend (?) und das seminifere atrophische Epithel verdrängend (?) (synzytiumartige und polymorphzellige Wucherung im Kanälchen mit Mitosen). Zeiß Oc. 5. Obj. DD.

daß wir dieser Ansicht sind und haben sie schon bei der Besprechung der Teratome zu beweisen gesucht, können uns hierbei auch auf die gleiche Ansicht erfahrener Forscher (besonders EWING, GORDON BELL) stützen. Für diese Auffassung spricht der Befund von Knorpelinseln, die wir einige Male mitten in den „Seminommassen" gefunden haben, ferner Teilbilder in teratoiden Tumoren und Chorionepitheliomen des Hodens, die sich von dem gezeichneten Bild des Seminoms in keiner Weise unterscheiden; auch sahen wir in Hodenadenokarzinomen (Carcinoma Wolffianum!) Gesichtsfelder, die ebenfalls von dem Seminombild in keiner Weise abwichen. Ebenso kommen Seminome vor, die stellenweise Bilder geben, die man bei ihrer ausgesprochenen Zellpolymorphie kaum von atypischen Chorionepitheliomen abgrenzen kann (s. Abb. 236 u. 237). Auch Einbruch in Gefäße und Wucherung atypischer Zellen in der Gefäßwand kann hier wie bei den echten Chorionepitheliomen gesehen werden. Von besonderer Bedeutung und Bewertung in dieser Frage halten wir die oben mehrfach erwähnten, von MICHALOWSKY experimentell erzeugten „Zinkteratome"; als anfängliche Veränderungen beschreibt MICHALOWSKY intrakanalikuläre Zellwucherungen, die nach Art der Zellen größte Ähnlichkeit mit den „Seminombildern" hatten; erst später trat die Differenzierung im Sinne der Teratoidbildung auf. So kommt MICHALOWSKY zu demselben Schluß,

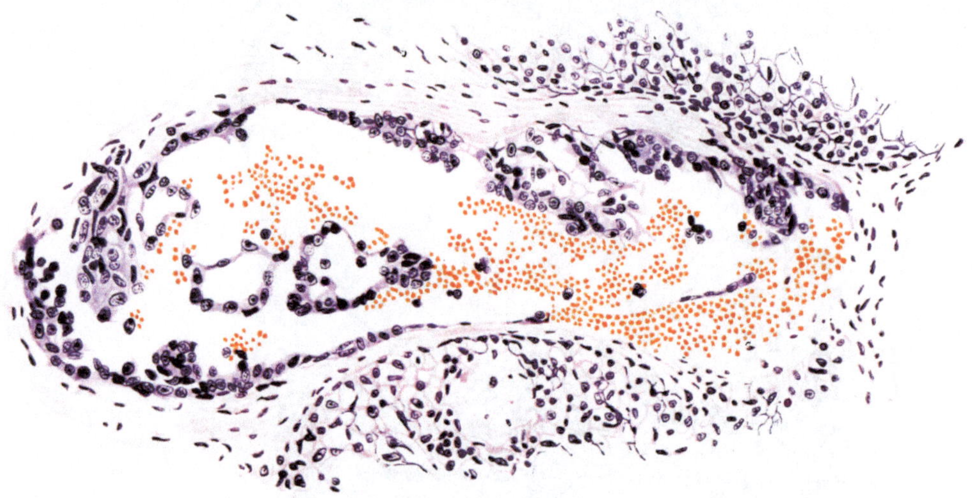

Abb. 237. E. 133/22. Seminom mit partiell chorionepithelialen Wucherungen, die in der Vene am ausgesprochendsten sind; Durchbruch der Tumormassen aus der Vene in die Umgebung auf der rechten Seite; in der Mitte der Vene noch Reste des ursprünglichen Endothels. Comp. Oc. 2. Obj. Zeiß DD.

den CHEVASSU in die Worte kleidet: „Cette tumeur speciale du testicule, la plus frequente parmi les tumeurs du testicule, ne peut être développée qu'au dépens des elements propres du testicule." Die spezifischen Elemente des Hodenparenchyms aber sind die spermiogenen Epithelien.

Allerdings, die wahrscheinliche direkte Abstammung der Tumorzellen von den Hodenepithelien wird sich nie mit aller Schärfe beweisen lassen. Das was wir im mikroskopischen Präparat sehen, sind Augenblicksbilder. Das, was man als Übergangsbild aufzufassen geneigt sein könnte, braucht nichts anderes als vordringende intrakanalikulär eingebrochene Geschwulstzellinfiltration zu sein, die das ortseigene Material wegschiebt und verdrängt; den allerersten Beginn der Wucherung bei menschlichen Tumoren, deren Bild allein die Frage entscheidend beeinflussen würde, hat noch niemand gesehen. Und hier, wie auch sonst, haben die früher so hochgeschätzten Übergangsbilder ihren Nimbus verloren.

Eher ins Gewicht fallen die morphologischen Ähnlichkeiten, die zwischen den Geschwulstzellen und den Sertolizellen, aber auch den Spermatogonien und Spermatozyten zweifellos bestehen. Mehr für die Annahme der intrakanalikulären Entstehung der Seminome fällt ins Gewicht der manchmal ausgesprochen hodenähnliche Bau, ein Bild, das als dichte Aneinanderdrängung enorm erweiterter, mit Geschwulstzellen ausgefüllter Hodenkanälchen gedeutet werden könnte (Abb. 235).

Auch das überwiegende Vorkommen der Seminome im geschlechtskräftigsten Alter, das fast völlige Fehlen dieser Art von Gewächsen in der Zeit vor der Geschlechtsreife, sowie ihr fast völliges Fehlen im Greisenalter kann kaum in anderem Sinn als in dem nächster Beziehung zwischen Geschwulst und geschlechtsspezifischen Zellen gedeutet werden.

So gelingt also eigentlich der Beweis dafür, daß die spermiogenen Epithelien auch Ausgang der „Seminome" sind, nur per exclusionem. Ob es aber die Spermiogonien sind oder die Sertolizellen, wie dies neuerdings PETIT und PEYRON wieder meinen, ist bei der nahen Verwandtschaft beider Zellen nur eine müßige Frage.

Bei all den noch bestehenden Zweifeln in der Frage der Genese dieser Geschwülste könnte es vielleicht angebracht erscheinen, das sonst so prägnante und das Spezifische dieser Hodentumoren so gut ausdrückende Wort „Seminom" zu unterdrücken und den über die Genese nichts sagenden Namen „spezifische maligne Hodengeschwulst" zu gebrauchen, ein Vorschlag den auch SCHLAGENHAUFER gemacht hat. Aber die Bezeichnung „Seminom" hat sich in letzter Zeit so eingebürgert, ist kurz und auch in jeder Beziehung viel besser als die früher gebräuchliche „großzelliges Rundzellsarkom", daß ein Kampf gegen dieses Wort wahrscheinlich aussichtslos sein wird.

Wir müssen noch auf die Frage der Bösartigkeit dieser Gewächse eingehen. Es ist Erfahrung, daß in einer Reihe von Fällen die Tumoren sich ganz langsam innerhalb einiger Jahre (2—3 Jahren) ohne Beschwerden zu machen, vergrößern können. Wird in diesem Stadium die Kastration vorgenommen, so sind die Aussichten auf Dauerheilung nicht schlechte; ist aber das Gewächs in die Periode der raschen Vergrößerung eingetreten, treten Beschwerden, Schmerzen in stärkerer Weise auf, so ist die Prognose eine sehr ungünstige; in unseren Fällen und in denen MIYATAS, die zum Teil auch unserem Beobachtungsmaterial entstammen, trat dann meist in wenigen Monaten unter ausgedehnter Metastasenbildung der Tod ein. Von Metastasen werden früh befallen die inguinalen und retroperitonealen Lymphknoten, die Prostata, der andere Hoden; Metastasen in den Lymphdrüsen erlangen manchmal ungeheure Ausdehnung. Die Metastasen haben vielfach weichere Konsistenz als die primären Tumoren, zeichnen sich auch meist durch stärkeren Blutgefäßreichtum und dadurch durch stärkeres Hervortreten der rötlichen Farbe, stärkeren Ausdruck der enzephaloiden Konsistenz aus.

Als Beispiele ein paar Fälle eigener Beobachtung:

1. E 843/29. Alter nicht angegeben. Nach einem Trauma entwickelt sich innerhalb $2^1/_2$ Jahren langsam eine schließlich gänseeigroß werdende Hodengeschwulst, die erst in der letzten Zeit starke Schmerzen verursacht, deshalb Kastration. Das gänseeigroße Organ ist in derb schwartige Hüllen, die blutgefäßreich sind, eingebettet und ist im ganzen auf seiner Schnittfläche von gefeldertem Aussehen, weißgrauer bis hellbräunlicher Farbe, stellenweise sind gelbgrünliche Einlagerungen zu sehen. Hodenparenchym ist von der Geschwulst nicht mehr zu unterscheiden.

Mikroskopischer Befund:

Die zentralen Teile der Geschwulst sind ausgedehnt nekrotisch, doch ist Gerüstwerk und Alveoleninhalt noch deutlich zu erkennen, ebenso reichliche stark erweiterte und thrombosierte Gefäße. Die besser erhaltenen Randpartien der Geschwulst, die die Hodenhüllen durchsetzen, zeigen ebenfalls überall ein grobbalkiges bindegewebiges Netzwerk, das mehr oder minder große, mit den Geschwulstzellen gefüllte Alveolen umschließt. Im Gerüstwerk selbst ist vielfach stärkere rundzellige, manchmal auch leukozytäre Infiltration zu beobachten, die die feinen von den groben Balken ausstrahlenden Stromanetze ins Innere der Alveolen begleitet. Die Geschwulstzellen selbst zeigen alle charakteristischen Eigenschaften der Seminomzellen; sie sind verhältnismäßig groß, haben schmales

Protoplasma, großen ovoiden Kern mit mehreren Kernkörperchen; vielfach besteht unscharfe Abgrenzung der Zellen voneinander. Zahlreiche Mitosen, nicht selten Riesenkerne, noch häufiger Riesenzellen mit mehreren Kernen waren zu sehen.

Vier Monate nach der Exstirpation dieses Hodentumors haben sich Drüsenschwellungen an den Leistendrüsen, ferner kleine knotige Verdickungen am Rest des Vas deferens gebildet. Nach dem Röntgenbild waren auch große Tumoren im Abdomen vorhanden. Einige zur Untersuchung entnommene Lymphknoten-Drüsen zeigten genau denselben Befund wie der oben beschriebene primäre Tumor. Auch hier waren Kernteilungsfiguren in großer Anzahl vorhanden.

2. E 758/26. Mann 20 Jahre (s. Abb. 231—234). Seit 4 Jahren (also mit 16 Jahren beginnend) wechselnde Schmerzen im rechten Hoden bei geringgradiger Anschwellung desselben; seit 3 Monaten stärkere Schmerzen im höckerig werdenden Hoden. Kastration. Ein Monat später Lungenbeschwerden, nach 2 Monaten starke Schmerzen der rechten Leistengegend, Anschwellung der linken Skrotalhälfte. Tod 8 Monate nach der Kastration. Sektionsbefund (P 3/27): Ausgedehnteste hämorrhagische und erweichende Metastasen in der Leber, der Lunge, den retroperitonealen periaortischen Drüsen, die die Aorta einmauern; Geschwulstthrombose der Vena cava inferior, Metastasen in den Bifurkations- und zervikalen Lymphdrüsen, kleine Metastasen im linken atrophischen Hoden und in der Prostata.

Bemerkenswert ist noch, daß der Patient ausgesprochen asthenisch-eunuchoiden Habitus mit Hochwuchs hatte, daß die Behaarung, insbesondere die Pubesentwicklung eine sehr geringe war. Der Hoden hatte über Hühnereigröße, die Geschwulst hatte sich hauptsächlich in den unteren $^2/_3$ des Organs entwickelt, während das obere Drittel noch erkennbares atrophisches Hodengewebe zeigte. Der geschwulstdurchwachsene Teil war grobhöckerig, zeigte große Felderung durch derbe weiße Stränge, die Felder waren teils gelblich, teils gelbgrünlich verfärbt, hatten rötlichen Saum, ihre Zellmassen ließen sich komedonenartig auspressen. Der Nebenhoden war vollkommen intakt, die Albuginea nirgends durchbrochen. Der mikroskopische Befund war der gleiche wie in Fall 1: Die Geschwulstzellen waren groß, rund und polymorph, mit großem, hellem ovoiden Kern. Ausgedehnte Nekrosen, stark rundzellig infiltriertes Stroma; die Metastasen boten dasselbe Bild.

Auf atypische Formen, die Verwandtschaft zu den papillären Adenokarzinomen, den Chorionepitheliomen, den Teratoiden zeigen, sind wir bei jenen Geschwulstbeschreibungen näher eingegangen.

Wir haben oben von seminomartigen Bildern in den Tierexperimenten MICHALOWSKYS gesprochen; doch kommen auch spontane Hodengeschwülste bei Tieren vor, die nach ihrem Aussehen den Seminomen gleichgestellt werden müssen. So sollen sie nach KITT und MASSON bei Pferden nicht selten sein, hier enorme Größen (bis 10 kg) erreichen können; bei Hunden haben sie PETIT und PEYRON beschrieben, hier sollen auch CHARCOT-BÖTTCHERsche Kristalle in den Zellen nachweisbar sein. TAINE und PEYRON haben einen derartigen Tumor beim Meerschweinchen gesehen (zit. nach GIOJA).

Das tubuläre Hodenadenom.

(Adenoma tubulare testiculare [L. PICK].)

Diese eigenartige Geschwulstbildung wurde 1905 von L. PICK zum ersten Mal beschrieben: er sah damals im kryptorchen Hoden eines Hermaphroditen multiple buttergelbe rundliche oder ovale Herde von Stecknadelkopf- bis Erbsengröße, die sowohl zentral als auch peripher im Hodenparenchym, gut von der Umgebung abgrenzbar lagen und sich durch festere Konsistenz auszeichneten. Kurze Zeit danach teilt CHEVASSU eine Reihe derartiger, nach ihm nicht seltener Beobachtungen mit. Auch hier wurden die Herde bei ektopischen Hoden gefunden. Dies wurde auch von allen späteren Beobachtern bestätigt: das „tubuläre Adenom“ kommt nur bei ektopischen oder pseudohermaphroditischen oder hermaphroditischen Hoden (Ovotestis) vor. Die Größe der Hoden ist dabei nicht verändert, auch an der Außenfläche des Hodens scheinen Unterschiede von dem normalen Verhalten nicht zu beobachten zu sein.

Nach PICKS und CHEVASSUS erster Beschreibung, und alle folgenden Beobachter haben dieses charakteristische Bild bestätigt, handelt es sich hier um

Geschwülstchen, die aus engen, gewundenen, gleichmäßig dicken Schläuchen bestehen, die 3—4mal kleiner sind als die gewöhnlichen Hodenkanälchen, dicht nebeneinanderliegen und nesterartig von einem bindegewebigen, vaskularisierten Stroma umgeben werden. Nach PICK tritt diese Abkapselung erst in späteren Stadien auf. Die Kanälchen, deren Gruppen, wie CHEVASSU schon bemerkt, Ähnlichkeit mit Schweißdrüsenkanälchen haben können, zeigen verschiedenartige epitheliale Auskleidung: PICK sah in seinem ersten Fall einschichtiges niederes Zylinderepithel, CHEVASSU spricht von hohem Zylinderepithel, das sich zentral mit den gegenüberliegenden Zellen berührt und so kaum eine Lichtung zustande kommen läßt; zwischen diesen hohen Zylinderzellen,

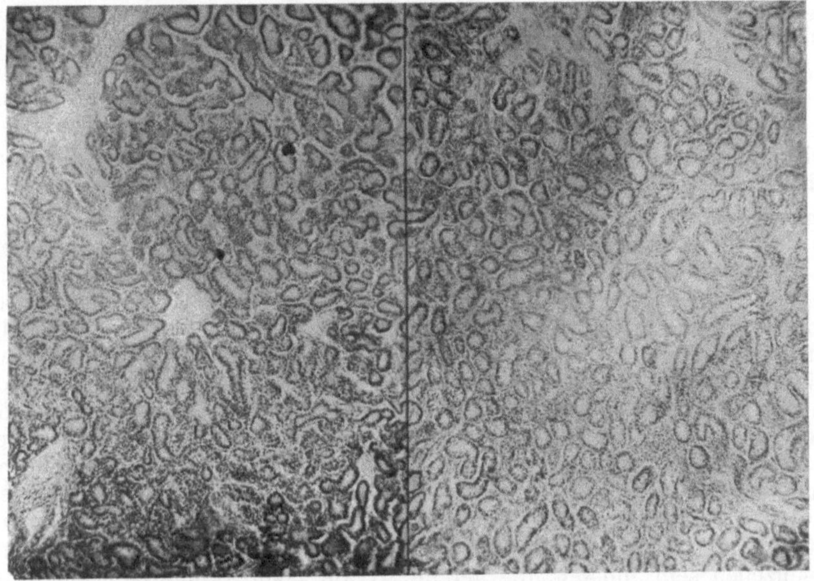

Abb. 238. Vergleichsbild von Adenoma tubulare testis (links) und Adenoma tubulare testiculare ovarii (rechts). Vollständige Deckung der Bilder. (Aus O. HEESCH: Zur Kritik der tubulären Ovarialadenome. Virchows Arch. **268**, 280.)

die breitbasig dem Stratum proprium aufliegen, sollen in einer bis mehreren Schichten kleine runde Zellen liegen, so daß das ganze an Hodenkanälchen en miniature mit Sertolizellen und Spermatogonien sowie ihren Abkömmlingen erinnert. Eine ähnliche Beschreibung gibt in letzter Zeit auch SUSSIG. Ab und zu findet man im Stroma zwischen den Kanälchen, worauf auch schon CHEVASSU die Aufmerksamkeit lenkte, einzelne oder Gruppen von Zwischenzellen (MARION).

Wie erwähnt, wurden diese tubulären Pseudoadenome bei Hermaphroditen und in kryptorchen Hoden gefunden. Spezifisch sind sie für Hermaphroditismus sicher nicht, denn Kryptorchie allein ist, wie ROBERT MEYER mit Recht anführt, wohl nicht als Zeichen eines rudimentären Hermaphroditismus aufzufassen.

Die Ähnlichkeit der Geschwulstzellen mit Sertolizellen, die Ähnlichkeit der ganzen Anlage mit rudimentären Hodenkanälchen drängen, wie ROBERT MEYER ausführt, die Überzeugung auf, daß diese tubulären Hamartome und Hamartoblastome durch Unterentwicklung des epithelialen Hodenparenchyms entstehen.

Ähnliche Geschwülste kommen in Ovarien (BERNER, ROBERT MEYER) vor; als Ausdruck eines rudimentären Hermaphroditismus und besonders instruktiv ist in dieser Beziehung die Nebeneinanderstellung von tubulärem Adenom des

Hodens und des Ovars (Adenoma testiculare ovarii s. Adenoma testiculi ovotestis) durch O. HEESCH, die wir in Abbildung wieder geben, die HEESCH Recht gibt, wenn er von „völliger histologischer Deckung" beider Bilder spricht (Abb. 238). Die Identität der entsprechenden Ovarialtumoren mit den tubulären Hodenadenomen geht auch aus dem Vorkommen typischer Zwischenzellen zwischen den Schläuchen des tubulären Adenoms des Ovars hervor (PICK, NEUMANN, BERNER).

Ähnliche aber nicht gleiche Bilder geben manche adenomatöse Wucherungen des Rete testis. Wir haben auf Abb. 146 u. 153 eine derartige Wucherung in einem kryptorchen Hoden dargestellt, bei dem von Hodenkanälchen nichts vorhanden war, der Hoden vielmehr durch eine geschwulstmäßige Wucherung von Zwischenzellen ersetzt war, deren Massen wieder durchfurcht wurden von drüsigen Zügen und Gängen, die aber ganz zweifellos vom Rete ihren Ausgang genommen hatten, sich übrigens auch durch ihre gröbere Struktur und das niedere Epithel von den Baustücken des typischen Hodenadenoms unterschieden. Solche Bilder sind also wohl abzugrenzen von denen des Hodenadenoms.

Vielleicht gehört das Epithelioma chorioectodermale PICK (Fall UNGER) als indifferente Form in die Gruppe der tubulären Hodenadenome.

Bemerkenswert ist ferner, daß in einigen Fällen von Pseudohermaphroditismus (MARION, ASKANAZY, angef. nach ROBERT MEYER, UNGER), der eine Hoden kleine Knötchen enthielt, die tubuläre Adenombilder gaben, an Stelle des anderen Hodens aber eine faustgroße Geschwulst gefunden wurde, die wieder als typisches Seminom bezeichnet werden mußte (MARION); in anderen Fällen war die eine Keimdrüse eine ektopische Ovotestis, während die andere das Bild des Seminoms bot; in wieder anderen Fällen fanden sich in beiden Hoden neben tubulären Adenomen maligne Geschwulstknoten (UNGER-PICK). Das Vorkommen derartiger Geschwülste neben tubulären Adenomen beweist wiederum einerseits, daß das Seminom ebenso wie das tubuläre Adenom vom Samenkanälchenepithel bzw. dessen Vorstufen abzuleiten ist. Es kann hierin aber auch ein Beweis für die Annahme gesehen werden, daß es Störungen in der Entwicklung der Keimzellen oder falsch gesteuerte hormonale Einwirkung auf Keimzellen sein müssen, die gerade so wie beim tubulären Adenom die Vorbedingung für die Entstehung maligner typischer Hodengeschwülste, so besonders der Seminome werden. Auch hieraus muß gefolgert werden, daß die Seminome und die ihnen ähnlichen undifferenzierten malignen Hodengeschwülste in Beziehung zu den Mißbildungen und damit den teratoiden Geschwülste der Keimdrüse mit einseitiger Entwicklungspotenz stehen.

Andere fibroepitheliale maligne Gewächse des Hodens.

(Karzinome, Carcinoma adenomatosum, Carcinoma Wolffianum [hypoblastovergrowth: Gordon Bell].)

Die Geschwülste, die in diese Gruppe gehören, können beträchtliche Größe erreichen. So berichtet GORDON BELL von einem melonengroßen Tumor, der sich innerhalb 6 Wochen entwickelt hatte.

Die ganze Geschwulstgruppe rechnet GORDON BELL — und wir schließen uns ihm in dieser Auffassung, wenn auch nicht in der gleich zu besprechenden Keimblattableitung, vollkommen an —, zu den teratoiden Geschwülsten; nach ihm zu jenen, bei denen Wucherungen des entodermalen Teratomanteils andere Teratombestandteile völlig oder fast völlig überwuchert haben (hypoplastic overgrowth). Ob diese Ableitung aller hier zusammengefaßter Geschwulstformen vom inneren Keimblatt berechtigt ist, lassen wir dahingestellt; unserer Überzeugung nach besteht kein zwingender Beweis hierfür. GORDON BELL unterscheidet 4 voneinander trennbare Geschwulsttypen:

1. das einfache papilläre Fibroadenom,
2. das Adenokarzinom mit heterologen Einlagerungen,
3. das reine Adenokarzinom,
4. das rundzellige skirrhöse Karzinom.

Im Gegensatz zu dieser, die Teratoidnatur der Geschwülste ausdrückenden Auffassung glaubt GIOJA den größten Teil dieser Geschwülste, wenigstens solche, die in die drei ersten Gruppen eingereiht werden können, auf Wucherungen des Rete testis oder der Tubuli recti zurückführen zu müssen. Es sollen vor allem jene Fälle sein, bei denen drüsig papilläre Wucherungen in kleinen drüsigen

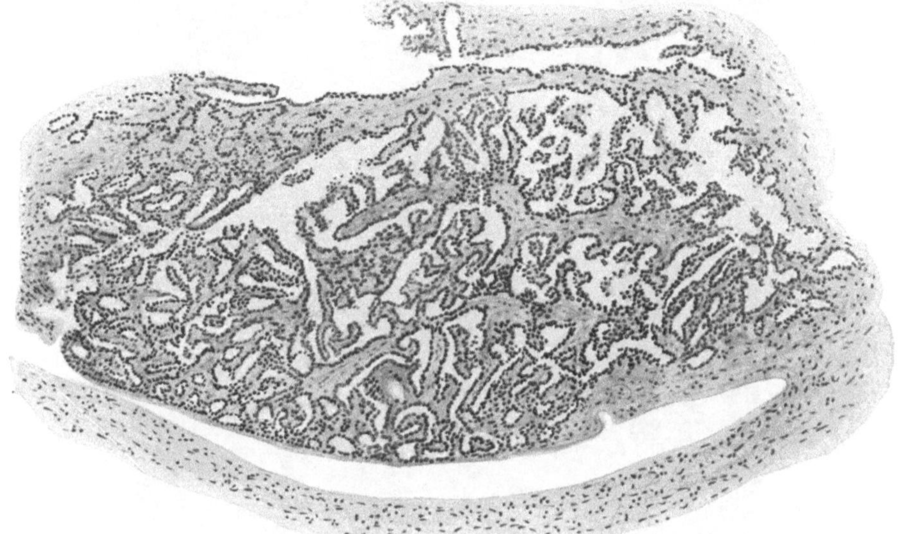

Abb. 239. S. 727/04. Typisches papilläres Adenokarzinom des Hodens. Derb, stromareich, gleichartige Zellen, gleichmäßiger Bau.

Hohlräumen das Geschwulstbild charakterisieren; daneben sollen aber auch teilweise kompakte Zellwucherungen in ihnen vorkommen können. Nach GIOJA ist ein häufiger Befund dieser Wucherungen ihre große Neigung zu ausgedehnten Nekrosen, andererseits aber auch wieder ihr großer Gefäßreichtum und die Tendenz ihrer Zellen, mantelartig diese Gefäße auf größere Strecken zu begleiten (peritheliomartiger Charakter).

Das Bedürfnis einer Unterscheidung dieser Geschwülste in drei Adenomtypen, wie sie GORDON BELL vorschlägt, können wir auf Grund unseres Materials nicht als gegeben betrachten. Wir unterscheiden 2 Typen:

1. Die kleinzystisch papillär-adenomatöse Form, mit ziemlich gleichmäßiger Zeichnung in den verschiedensten Geschwulstteilen. Diese Form entspricht dem papillären Fibroadenom GORDON-BELLs; hier finden sich die kleinen Drüsenräume, die miteinander in Verbindung stehen und so dem ganzen ein angiomatös-kavernöses Aussehen geben, im allgemeinen von niederem, kubischem Epithel ausgekleidet, das auf einer faserreichen, nicht sehr zellreichen Bindegewebsunterlage aufliegt. Die Wand der kleinen Hohlräume treibt vielfach papilläre Sprossen ins Innere vor, die von dem gleichen Epithel bekleidet werden. Es kommen wohl ab und zu größere Formen in den auskleidenden

Zellen, Riesenkerne, mehrkernige Zellen vor. Im ganzen ist aber die Zellauskleidung eine sehr monotone. Bei der stärkeren Ausbildung des Stromas sind Nekrosen und Blutungen in dieser Geschwulstform wenig ausgedehnt, kompakte Zellwucherungen sind selten. Andere teratoide Einlagerungen sind bei dieser Geschwulstform selten. Die maligne Variante ist das derbe, in allen Teilen ziemlich gleichmäßig gebaute typische, stromareiche, papilläre Adenokarzinom mit kleinen Epithelien (Abb. 239).

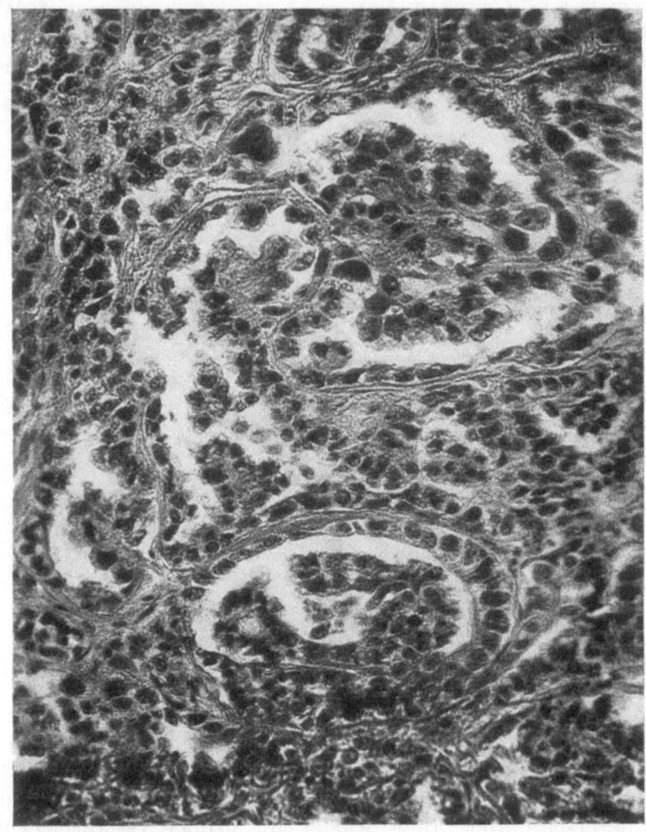

Abb. 240. E. 75 04a. Atypisches papilläres Adenokarzinom des Hodens. Zell- und Kernpolymorphie. Stromaarmut, ungleichmäßiger Bau. Vergr. 200 ×. Gleicher Fall wie Abb. 241.

2. Die zweite Form entspricht mehr der in der Beschreibung GIOJAS. Das ganze Gewebe ist hier lockerer, zellreicher, das bindegewebige Gerüstwerk tritt hier mehr zurück, oder wird nur von Kapillaren gebildet; im ganzen ist der Kapillarreichtum ein viel größerer, die die Spalträume auskleidenden Zellen sind größer, protoplasmareich, haben helleren, bläschenartigen Kern. Die Form der Zellen ist verschieden, mehrkernige Zellen, Riesenkerne, Mitosen sind häufig; Übergänge zu Bildern von chorionepitheliomartigen Charakter sind vorhanden. Die maligne Variante dieser Form ist das weiche atypische, stromaarme papilläre Adenokarzinom mit großen und polymorphen Epithelien (Abb. 240).

Form und Größe der Spalträume, die von diesen Zellen ausgekleidet werden, ist ganz unregelmäßig, die polypösen Einstülpungen in die Hohlräume sind größer, unregelmäßig, bilden manchmal große Zotten, und daneben treten Bezirke auf, in denen Hohlraumbildung zurücktritt, solide Zellwucherung im Vordergrund steht; so kommt es zu Bildern, wie sie, der 4. Form in GORDON BELLS Einteilung entsprechen (Abb. 241), andersartige teratoide Beimischungen zu dem vorherrschenden Geschwulstbild sind hier häufig. In diesen meist zellreichen Geschwülsten sind Blutungen und Nekrosen manchmal sehr ausgedehnt. Das makroskopische Bild kommt bei solchen Geschwülsten gelegentlich

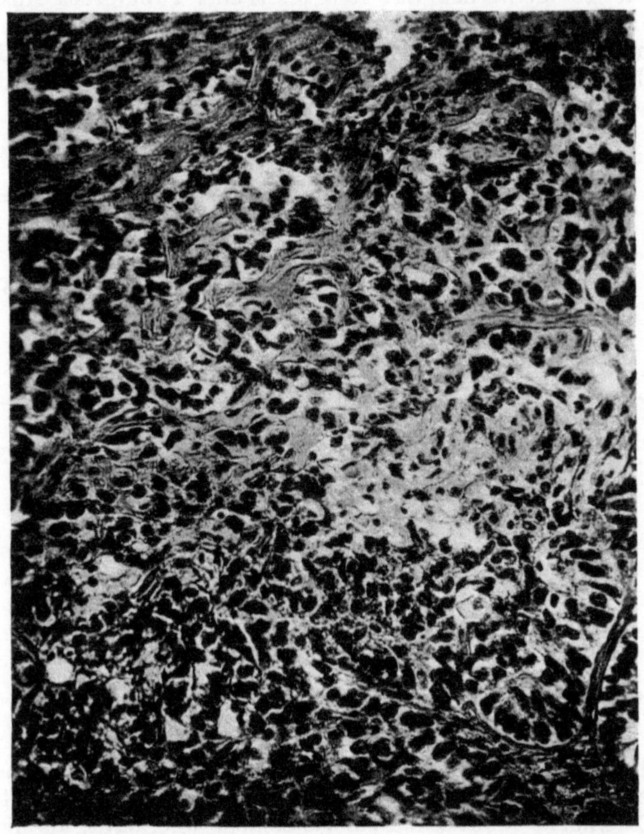

Abb. 241. E. 75/04b. Papilläres Adenokarzinom des Hodens, skirrhöse Partie (gleicher Fall wie Abb. 240). Vergr. 200 ×.

dem des von Hämorrhagien durchsetzten Chorionepithelioms gleich, mit dem, wie erwähnt, stellenweise auch histologische Ähnlichkeiten bestehen können.

Die Ableitung dieser polypös-adenomatösen Geschwülste vom Rete testis oder den Tubuli recti ist eine problematische. Daß diese Gewächse, wenn sie noch geringere Größe haben, als Sitz die Nähe des Corpus testis bevorzugen, besagt nichts, da die Mehrzahl der Hodengeschwülste vom korpusnahen Teile des Hodens ihren Ausgang nehmen. Übergangsbilder zu papillären Wucherungen im Rete testis entbehren ebenfalls der Bedeutung, da derartige Bilder bei allen möglichen Erkrankungen des Hodens und des Nebenhodens vorkommen können; die drüsig-papilläre Form als solche kann auch nicht im Sinne der Ableitung dieser Wucherungen aus dem Ausführungsgangsystem des Hodens verwertet werden, da ganz gleichartige Wucherungen, wenn auch nur herdförmig, in Hodenteratoiden nicht selten sind. Dazu kommt noch, daß wenigstens bei den Bildern des 2. Typus, besonders dann, wenn solide Zellwucherungen vorhanden sind, eine Unterscheidung von den Zellwucherungen bei Seminomen nicht möglich ist. Man kann also keine durchschlagenden Gründe dafür anführen, daß diese Adenokarzinome des Hodens eine Geschwulstform darstellen, als deren Ausgangspunkt Rete oder Tubuli recti testis in Betracht kommen. Dabei soll nicht die Möglichkeit in Abrede gestellt werden, daß Rete testis oder Tubuli recti Ausgangspunkte von Karzinomen sein können. Da aber die meisten Hodenkarzinome in vorgerückterem Stadium, in dem Hoden und Hodenkörper großenteils in der Geschwulstbildung aufgegangen sind, zur Untersuchung kommen, wird eine sichere Entscheidung in dieser Frage schwer zu treffen sein.

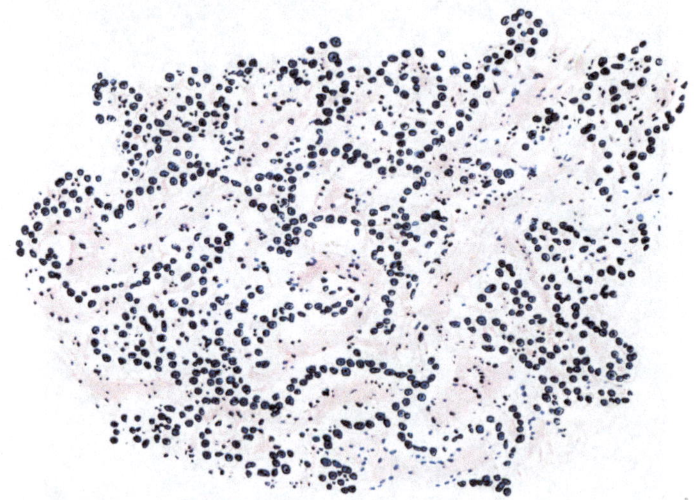

Abb. 242. Skirrhöses völlig entdifferenziertes kleinzelliges Karzinom des Hodens mit derbem Stroma.

Aber selbst wenn angenommen wird, daß ein Teil der hierher gehörigen Geschwülste tatsächlich dem Rete oder den Tubuli recti entstammt, ist die Bezeichnung Carcinoma Wolffianum für sie solange unerlaubt, als nicht mit aller Sicherheit feststeht, daß Rete und Tubuli recti von dem Ausführungsapparat des Hodens, also vom Wolffschen Gang, gebildet werden (Rössle und Wallart) und sich nicht aus der Keimdrüse selbst differenzieren. Die Bezeichnung Carcinoma Wolffianum ist also fallen zu lassen.

Das als 4. Form entodermalen malignen Epithelwachstums im Hoden bezeichnete rundzellige skirrhöse Karzinom stellt eine ganz entdifferenzierte Geschwulstform dar, die wir von weniger differenzierten Seminomen nicht zu unterscheiden vermögen. Ihre Form gestattet demnach keinerlei Ableitung von einem bestimmten Keimblatt. Ihr Bild kann den in Abb. 241 und 242 wiedergegebenen entsprechen.

Auch die Ähnlichkeitsbilder dieser Geschwulstgruppe zu Seminomen, Chorioepitheliomen, die Beimischung anderer teratoider Bestandteile berechtigen zu ihrer Zuteilung zu den teratoiden Geschwülsten des Hodens.

Geschwülste der Scheidenhaut, des Hodens, des Nebenhodens, des Samenstranges.

Geschwülste im Bereich der Tunica vaginalis, am unteren Ende des Nebenhodens und am Samenstrang sind im allgemeinen selten. Eine Zusammenstellung von PATEL und CHALIER 1919 führt 89 Fälle auf, darunter 37 Lipome, 12 Fibrome, 4 Myome, 22 Sarkome und Fibrosarkome, 13 Mischtumoren, 1 Karzinom; Lipome und Fibrome, und die nicht immer scharf von ihnen abzugrenzenden Fibrosarkome überwiegen also beträchtlich; nach STARLINGER sollen bis 1925 118 derartige Samenstranggeschwülste im Schrifttum Erwähnung gefunden haben.

RUBASCHOW teilt diese Geschwülste ebenso wie Hodengeschwülste ein in:

1. Heterotope Geschwülste:

a) Tridermome (Teratome, Teratoide), Bidermome,

b) mesodermale Unidermome (Mischgeschwülste, Myxome, Enchondrome, Zysten und Adenome aus Reste des WOLFFschen Ganges bzw. Körpers.

2. Geschwülste aus lokalem Gewebe:

Lipome, Fibrome, Sarkome usw.

Eine derartige Einteilung wird großen Schwierigkeiten im allgemeinen und in den einzelnen Fällen begegnen.

So liegt eine Schwierigkeit in der Abgrenzung der echten Geschwülste von den Pseudogeschwülsten. Wir haben schon bei der Besprechung der Epididymitis chronica der nicht allzu seltenen Fibrome und Fibromyome Erwähnung getan, die sich als kirschgroße und größere Gewächse besonders des Nebenhodenkopfes darstellen können, die aber auch gelegentlich in das Cavum vaginale hineinragen. Sie sind aufgebaut aus derben hyalin fibrösen, sich durchflechtenden Bindegewebszügen, machen durchaus den Eindruck von Blastomen und verdanken doch, wie uns eine Reihe von Beobachtungen gelehrt hat, entzündlichen Vorgängen ihre Entstehung. Denn man findet ohne Schwierigkeit Übergangsbilder derartiger Fibrome zu rein chronisch entzündlichen und produktiven Wucherungen im Nebenhoden, und manche unserer Fälle sprechen auch dafür, daß es in solchen entzündlichen Pseudotumoren zu starken Vermehrungen der glatten Muskelfasern kommen kann, echte Myome also ebenfalls vorgetäuscht werden können.

Ebenso sind ab und zu Schwierigkeiten vorhanden in der Abgrenzung von echten Geschwülsten und Organisationsprozessen von Exsudaten, Blutungen. Wir weisen da auf den bei der Besprechung der Periorchitis erwähnten Fall hin, wo ein derber, zentral nabelförmig eingezogener Knoten durchaus den Eindruck einer echten Geschwulst hätte machen können, hätten nicht die in dem riesenzellreichen Gewebe eingelagerten massenhaften Cholesterinkristalle ohne weiteres auf die Fremdkörpergranulomeigenschaft hingewiesen. Und ebenso haben wir an dünnem Stil hängende kugelige bis walnußgroße pendelnde Fibrome, die in das erweiterte Cavum vaginale hineinhingen, gesehen, die nach dem Bild ihrer äußeren Schichten unbedingt als Fibrome hätten angesprochen werden müssen, hätten nicht zentral gelegene, teilweise mit Blutpigment gemischte Gerinnungsmassen auf das der ganzen Bildung zugrunde liegende Gerinnsel gedeutet.

Was nun die einzelnen Geschwulstformen, die das Schrifttum erwähnt, anlangt, so stehen, wie gesagt, die mesenchymaler Abstammung weit im Vordergrund; unter ihnen beherrschen Lipome und Sarkome das Bild, Myome und Fibrome sind verhältnismäßig selten. Tridermome, teratoide Geschwülste haben wir nie gesehen; dabei müssen natürlich derartige komplizierte Geschwülste, die vom Hoden auf die Nachbarschaft übergreifen, in diesem Zusammenhang außer Acht gelassen werden. Monti beschreibt ein taubeneigroßes Dermoidzystom des Samenstranges bei einem 11 jährigen Knaben, einen ähnlichen Fall Martel und Salle, ferner Wrede; A. Pozzo stellt aus der Literatur 19 Fälle zusammen. Was die mesodermalen Mischgeschwülste der Scheidenhaut oder des Samenstranges anlangt, so ist hier, wenn man Mischgeschwulst gleichsetzen will mit heterotoper oder rudimentär teratoider Geschwulst, eine Abgrenzung von Degenerationserscheinungen in den Geschwülsten (Verschleimung, Verkalkung, Verknöcherung, selbst Knorpelbildung), ebenfalls recht schwer oder völlig unmöglich.

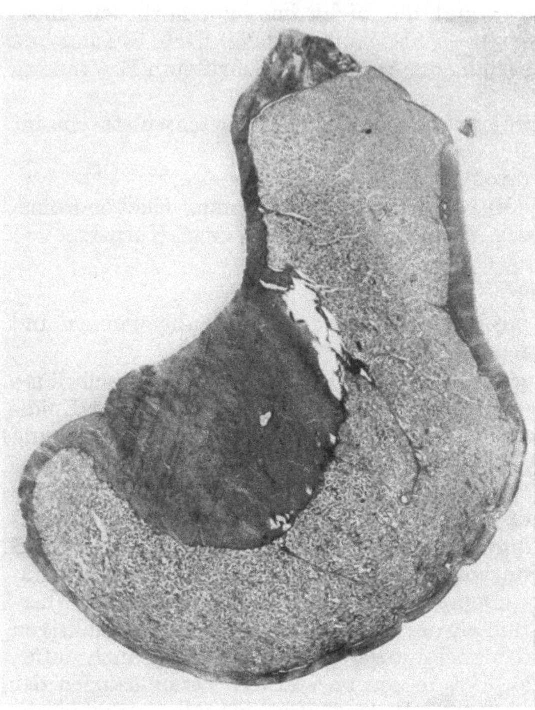

Abb. 243. S. 790/25. Mann, 30 Jahre. Fibrom des Rete testis bei Hodenhypoplasie. Vergr. 3,5 ×.

Echte Fibrome im Bereich der Tunica vaginalis oder des Nebenhodens sind selten (Abb. 243); wir sahen einmal ein hamartomartiges Fibrom im Bereiche des Corpus testis: die ziemlich homogene, hyaline, fast kirschgroße Bindegewebsmasse war ganz ähnlich wie es die Bilder der Nierenmarkfibrome zeigen, von den atrophischen Kanälen des Rete testis durchsetzt. Fibrome im Bereich des Samenstranges sind häufiger; es sind meist kugelige, öfters noch spindlige Geschwülste, die manchmal recht beträchtliche Größe — wir sahen solche bis Gänseeigröße — erreichen können; nicht selten geben sie das Bild des Myxofibroms, selten das des reinen Myxoms (Starlinger).

Was von den Fibromen gilt, darf, zum Teil wenigstens, auch bei den älteren Fällen des Schrifttums, von den Myomen des Nebenhodens und des Samenstranges gesagt werden; auch hier ist Vorsicht vor der Verwechslung mit entzündlichen Spätprodukten am Platze, ganz abgesehen davon, daß das, was die ältere Literatur als Myome beschreibt, bei der auch heute noch oft recht schwierigen Differenzierung dieser Tumoren von Fibromen, zum Teil wenigstens den Fibromen zugerechnet werden darf. So wage ich nicht, Héricourts Fälle als sichere Myome des Nebenhodens anzusprechen, zu dem sie sich nach einer Epididymitis bzw. Orchitis chronica entwickelt hatten, ebensowenig den unten mitzuteilenden Fall von Sakaguchi.

Bei den Myomen des Samenstranges allerdings wird die „entzündliche Genese“, also ein „Pseudotumor“ weniger in Betracht kommen; wir haben hier eine Reihe kleinerer und größerer umschriebener reiner Myome und Fibromyome gesehen; ihre Ableitung von Bildungsmaterial des Wolffschen Ganges begegnet keinen Schwierigkeiten, zumal wenn derartige Bildungen organoiden Bau haben, eine gewisse Ordnung in der Zugrichtung ihrer Fasern haben und wenn sie, von Muskelfasern konzentrisch umgeben, sich der umschriebenen Kugel- oder Spindelform nähern.

SAKAGUCHI beschreibt ein über haselnußgroßes Adenomyom des Nebenhodenkopfes, der ganz in der Geschwulst aufgegangen sein soll; nach der Beschreibung waren in dem stark von Bindegewebe durchsetzten glatten Muskelgewebe, dessen Faserbündel sich in den verschiedensten Richtungen schnitten, Drüsenschläuche von wechselnder Größe und Form mit wechselndem Epithel eingelagert. Wir haben ganz ähnliche Bilder mit Muskelhypertrophien in unseren „Pseudofibromen" des Nebenhodenkopfes gesehen und glauben, wie dort so auch für SAKAGUCHIs Fall die Zersplitterung des Nebenhodens als Folge einer produktiven Entzündung ansehen zu müssen. Der Epithelcharakter der so auseinandergerissenen Kanälchen kann sich weitgehend ändern, ohne daß man ihnen deshalb blastomatösen Charakter zusprechen dürfte. Daß es aber zu echten Adenomyomen im Bereich des Nebenhodens und Samenstranges kommen kann, daß als Quelle solchen Bildungsmaterials das WOLFFsche Organ hauptsächlich in Betracht kommt, wollen wir nicht bestreiten.

Eine Sondergruppe stellen die im ganzen seltenen Fibrome, Fibromyome, Myome und Rhabdomyome dar, die teilweise von der Tunica vaginalis propria, teils von der Tunica vaginalis communis überzogen werden, am unteren Teil des Hodens und Nebenhodens, teils mit ihnen locker verbunden, teils fester verwachsen oder sie gar infiltrierend, liegen. Sie werden gewöhnlich mit dem HUNTERschen Band (seltener mit dem Kremaster) in Verbindung gebracht. Ihre teratoide Natur läßt sich aber kaum ausschließen. Die von Hoden und Nebenhoden abgegrenzte Geschwulst in dem Falle von DEBENEDETTI (4jähriger Knabe) war eiförmig, hatte Hodengröße, bestand aus feinwelligem, fast an embryomales Bindegewebe erinnerndem, myxomatösem Grundgewebe, ähnlich embryonalem Bindegewebe, mit Spindel- und Riesenzellen, Zellen mit atypischen pluripolären Mitosen, hatte in den Randpartien auch quergestreifte Muskelfasern; hierher gehören auch die Fälle von Rhabdomyomen von ROKITANSKY, NEUMANN ($3^1/_2$jähriger Knabe, der Tumor war hier teils von der Tunica vaginalis propria, teils von der Vaginalis communis überzogen). Vielleicht sind hier auch einzufügen der Fall von malignem Rhabdomyom E. KAUFMANNs (Handbuch), das bei einem 5jährigen Knaben den Hoden völlig ersetzte, die beiderseitigen Leiomyome des Hodens eines 58jährigen Mannes (BECKER), das Rhabdomyom eines 4jährigen Knaben von SCHAMSCHIN. Auffallend ist jedenfalls, daß unter diesen Rhabdomyomen des Hodens und seiner Umgebung viele in jugendlichstem Alter gefunden werden, ja daß meist das gleiche Alter ($3^1/_2$ bis 5 Jahre) angegeben wird. Vielleicht gehören auch hierher das glykogenhaltige, den Hoden völlig substituierende vom Nebenhoden nur Spuren zurücklaßende Myom von ARNOLD (4jähriger Knabe), ein walnußgroßes Leiomyom GUENTHERs, ein Rhabdomyom des Hodens eines 21 Monate alten Kindes mit Einbruch in die Venen von SABRAZÈS, PEYRON und JEANNENEY, ein „Mischtumor des Samenstrangs" von TH. NÄGELI, der aus lockerem Bindegewebe bestand, das von zahlreichen endothelausgekleideten Hohlräumen durchsetzt war und in deren Peripherie glatte Muskelfasern lagen; ferner ein kleines Fibromyom am untern Pol des Hodens, das H. ALTMANN bei einem 54jährigen Eunuchoiden fand

Was die Histologie der quergestreiften Muskelfasergeschwülste betrifft, so wird hier wie bei den gleichen Geschwülsten der Prostata die außerordentliche Polymorphie der zelligen Elemente hervorgehoben; die Ausprägung der Querstreifung ist eine sehr wechselnde; dazu gesellen sich degenerative Veränderungen, Quellung, Vakuolisierungen, fettige Degenerationen und Kernzerfall.

Die Geschwülste können exqusit maligne sein, wie der STOERCKsche Fall mit seinen rasch auftretenden Metastasen lehrt.

Lipome der Tunica vaginalis sahen wir nie. In den einzelnen Fällen mag es schwer sein, insbesondere, wenn es sich um große Fettgeschwülste handelt, sie von den häufigen Lipomen des Samenstranges zu unterscheiden, da diese nicht selten gerade am Beginn des Samenstranges ihren Sitz haben. Lipome des Samenstranges sind, wie erwähnt, häufig (CHALIER, WILDBOLZ), besonders

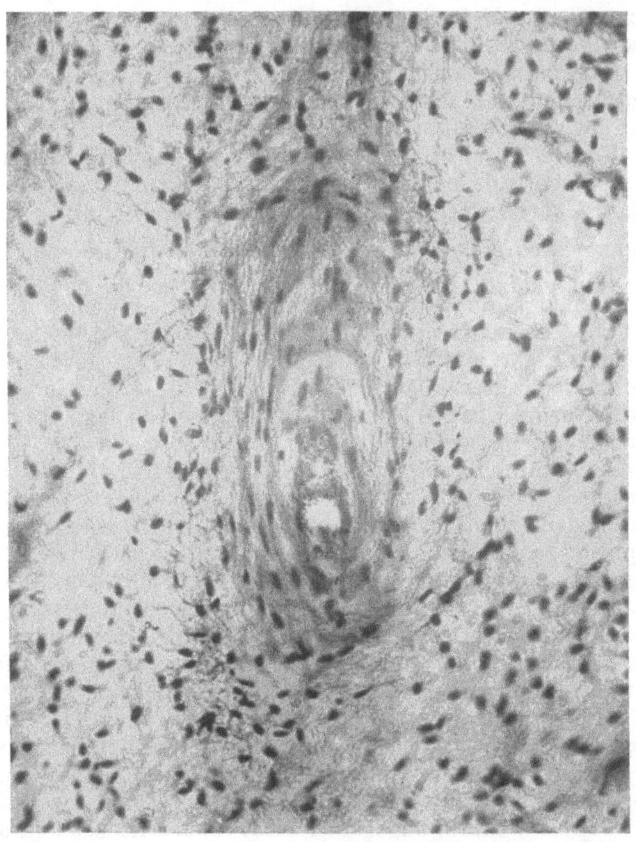

Abb. 244. E. 837/30. Aus einem hodengroßen zwischen Hoden und Epididymis gelegenen Myxom. Reines Myxom. Spinnenzellen besonders deutlich in der Gefäßadventitia. Vergr. 180 ×. Präparat von Professor Dr. V. STUBENRAUCH.

kleinere Geschwülste von der Größe einer Haselnuß, einer Walnuß. Daneben kommen aber auch riesige Lipome vor (SCHLUETER: 3 kg schweres Lipom, GUSSEW: 20 kg schweres Lipom); so sahen wir vor kurzem erst eine über 1000 g schwere Geschwulst, die sich allerdings nur mit dem Hoden entfernen ließ. Der lappige Aufbau, der die Lipome charakterisiert, war hier ausgesprochen, die einzelnen groben Lappen hatten verschiedenes Aussehen, die Farbe wechselte von reinstem Gelb zu Weiß und Orange. Der Hoden zeigt bei derartigen großen Lipomen, so auch in diesem Falle, oft ausgedehnte Verödung seiner Kanälchen. Lipome des Samenstrangs werden manchmal beiderseitig symmetrisch getroffen (WERWARTH, GABRYSCEWSKI); WERWARTH, der derartige

„schmerzhafte“ Lipome operativ entfernt hat, faßt sie als Teilzeichen einer DERKUMschen Erkrankung auf. Bemerkenswert ist noch, daß sich ab und zu diese Lipome durch Neigung zu Rezidiven nach Totalexstirpation auszeichnen (BERESNEGOWSKY nach 4 Jahren).

Die Lipome des Samenstranges zeigen oft teilweise Umwandlungen in Schleimgewebe, sei es, daß unregelmäßige Einsprengungen von Schleimgewebe in das Fettgewebe gefunden werden, sei es, daß in der lappig gebauten Geschwulst

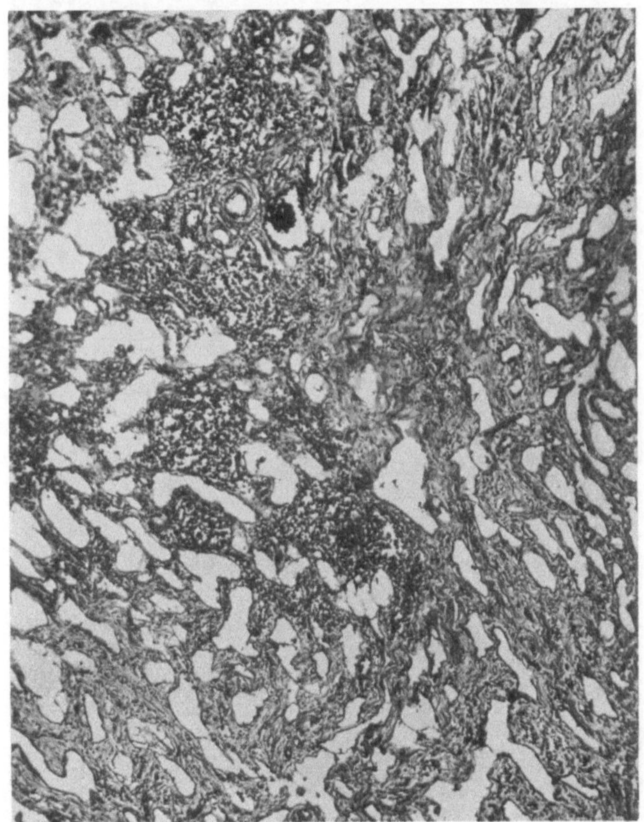

Abb. 245. S. 636/24. Mann, 56 Jahre. Kavernöses Lymphangiom der Albuginea bzw. Tunica vaginalis propria testis. Lymphozytenbildung in den Septen. 5 Homal II. Vergr. 55 ×. (S. Abb. 246.)

einzelne Knollen und Lappen reinen Schleimgewebscharakter tragen (kindskopfgroßer Tumor von KOCHER).

Jedenfalls sind diese Lipome und Myxome histogenetisch einander nahe verwandt.

Daneben beobachtet man nicht zu selten reine Myxome, besonders im Verlauf des Samenstranges (Abb. 244); sie können sehr beträchtliche Größe erreichen; so war ein von K. MEYER beschriebener Fall gänseeigroß, ein Fall von SCHLUETTER war in 3 Jahren bis zu Dreimännerfaustgröße herangewachsen, ein 3. Fall von STARLINGER (alle 3 von DEMEL zitiert) war hühnereigroß; die Geschwülste lassen sich wie die Lipome meist leicht vom Samenstrang ablösen und zeichnen sich durch ihr Transparenz aus; DEMEL weist darauf hin, daß klinisch diese Transparenz zu Verwechslungen mit Hydrozelen des Hoden oder des Samenstranges führen kann.

Neben den Myxolipomen kommen auch Angiomyxome (starke Gefäßentwicklung [KERSCHNER]), „Myxofibrome" vor (Fälle von MORELL-LAVALLE, EHRENDORFER, KOCHER [zit. nach KOCHER]); für sie gilt das für die Lipome und Myxome Gesagte; auch sie stellen meist gelappte Gewächse dar.

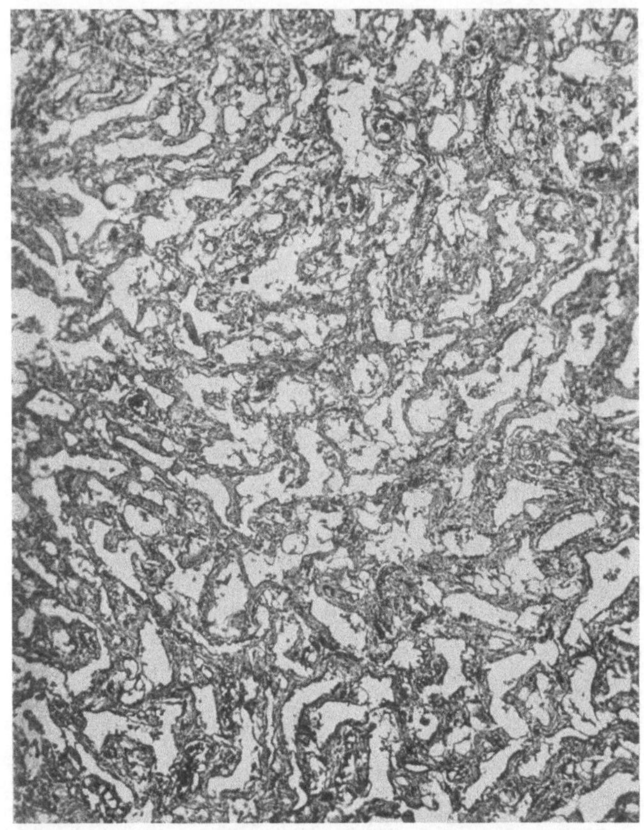

Abb. 246. S. 636/24. Mann, 56 Jahre. Kavernöses Lymphangiom der Albuginea bzw. Tunica vaginalis 5 Homal II (S. Abb. 245.) Vergr. 55 ×.

Im Falle KARL MAYERS wurde anscheinend der ursprüngliche Leistenhoden durch den im Leistenkanal sich entwickelnden, schließlich bis zu Gänseeigröße herausgewachsenen myxofibromatösen Tumor ins Skrotum hinuntergedrängt.

Ähnliche Verhältnisse wie bei den Fibromen und zum Teil auch den Fibromyomen liegen bei den Lymphangiomen des Nebenhodens und den von ihm oft nicht abtrennbaren Lymphangiomen der Tunica vaginalis vor; auch hier kann ein entzündlicher Prozeß, auf dem sich im Laufe der Zeit eine geschwulstartige Neubildung von Lymphgefäßen aufbaut, nicht immer mit aller Sicherheit von einer primären Gefäßgeschwulst unterschieden werden, insbesondere, wenn ein „Fibrom" nur teilweise diesen Gefäßgeschwulstcharakter aufweist.

Ein ganz zweifelloses kavernöses Lymphangiom stellt folgender Fall dar:

Dem unteren Pol des rechten Hodens, fest mit der Albuginea verwachsen, saß eine walnußgroße, derbe, weiße Geschwulst breit auf, die in das Cavum vaginale hineinragte (S. 636/24, M. 56 Jahre). Im mikroskopischen Bild zeigten die inneren Schichten der Albuginea leichte Auflockerung, etwas vermehrte Gefäße, die zum Teil von Lymphozytenmänteln umgeben waren. Auch sonst fanden sich Lymphozytenherde, zum Teil von fast follikulärem Aussehen, in ihrem Bereiche meist vermehrte Kapillaren. Die äußeren Schichten der Albuginea gingen in das grobmaschige Netzwerk des Kavernoms über. Die Maschen hatten ungefähr die Größe von Durchschnitten der Hodenkanälchen. Die Netzbalken bestanden aus Bindegewebe, mit ziemlich reichlich eingelagerten, glatten Muskelfasern, auch hier vermehrte Kapillaren (Abb. 245 und 246). Neben den größeren und kleineren Blutgefäßen im Interstitium waren auch hier wiederum größere Lymphozytenherde eingelagert, die öfters kugelige Form hatten (Abb. 245). Einzelne Lymphozyten waren fast überall im Zwischengewebe zu finden. Die Lymphräume selbst waren von niederem Endothel ausgekleidet. In den äußersten Schichten des Gewächses nahm das Zwischengewebe an Mächtigkeit zu, die Maschengröße des Lymphraumnetzwerkes nahm ab, gleichzeitig vermehrten sich die Kapillaren und der Gehalt an größeren Lymphozytenansammlungen, die hier die Angiombalken öfters dicht durchsetzten.

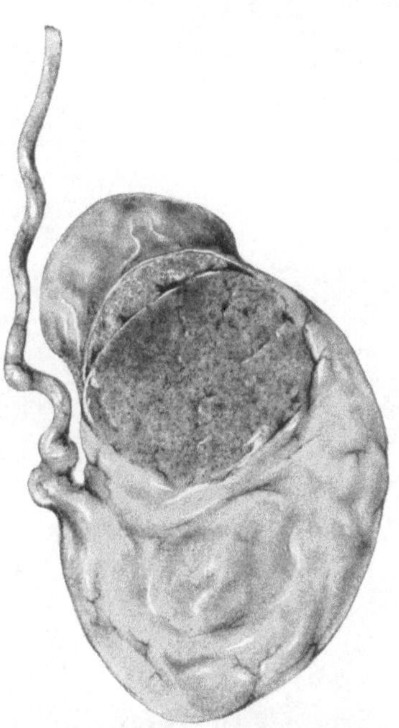

Abb. 247. E. 398/30. Rundzellsarkom des Epididymisschwanzteils und der Tunica albuginea testis. $^{4}/_{5}$ der normalen Größe. (S. Abb. 248.)

Einen ähnlich umschriebenen lymphangiomatösen Tumor, der dem Nebenhodenschwanz anlag, beschreibt Rigano-Irrera; vielleicht gehört hierher auch eine doppelseitig gleichartige Durchsetzung der Nebenhoden von endothel-bekleideten Zysten, die Phiel beschrieben hat. Die Differentialdiagnose solcher angiomatöser großkavernöser Umwandlungen des Nebenhodens von multiplen Zystenbildungen aus erweiterten Nebenhodenkanälchen (multiplen dünnwandigen Spermatozelen), die zu bis mandarinengroßen Anschwellungen führen können (Salléras), ist nicht immer möglich, wenigstens konnten wir in solchen selbst gesehenen Fällen nicht immer zu einer sicheren Entscheidung kommen.

Th. Nägeli leitet einen ähnlich gebauten bohnengroßen Tumor, der dicht unterhalb des Überganges vom Vas deferens in den Nebenhoden saß, wegen seiner Ähnlichkeit mit den zahlreichen Lymphräumen des Plexus pampiniformis von solchen Lymphräume führenden Bindegewebsbündeln des Plexus ab. Man begegnet hier wieder der doch ganz unnötigen Auffassung, jegliche an Tumoren erinnernde Gewebswucherung um jeden Preis auf Gewebsversprengungen und Isolierungen zurückführen zu wollen; auch ist man, wenn ab und zu glatte Muskelfasern in der Umgebung von Lymphräumen getroffen werden, freigebiger als nötig mit der Bezeichnung „Mischtumor".

Bei den Sarkomen kann man in reinen Fällen die Kochersche Einteilung in funikuläre, extravaginale und intravaginale Sarkome beibehalten; doch wird es im allgemeinen selten möglich sein, die peritestikulären Sarkome noch besonders zu unterscheiden, da auch hier frühzeitig die Tunica vaginalis durchbrochen wird und meist eine einheitliche Geschwulstmasse den Hoden umgibt. Ja selbst Sarkome des Nebenhodens und des Samenstranges werden sich, insbesondere wenn letztere, wie so häufig, nahe dem Schwanzteil des Nebenhodens sitzen, von denen der Tunica vaginalis häufig nicht immer abgrenzen lassen.

So zeigte eine uns eingesandte Hodengeschwulst (E 398/30) (Abb. 247) die Tunica vaginalis völlig verödet; der kaum veränderte Hoden war in seiner unteren Hälfte von einer hühnereigroßen Geschwulst halbschalenartig umgeben. In diese Geschwulst trat der Anfangsteil des Vas deferens ein und verlor sich in ihm, ebenso wie der Schwanzteil und der Körper des Nebenhodens in der weißen, knollig streifig aussehenden Geschwulst nicht mehr zu unterscheiden war. Nur der Nebenhodenkopf war wieder gut abgrenzbar. Die Hodenalbuginea war nur im unteren Teil von den sie einbettenden Massen in ganz geringer Ausdehnung infiltriert. Im mikroskopischen Bild waren in dem mittelgroßzelligen Rundzellsarkom noch die Nebenhodenkanälchen durch die Geschwulstmassen weit auseinander gedrängt (Abb. 248), nachweisbar. Auch nach der mikroskopischen Untersuchung war die Unterscheidung unmöglich, welcher Teil: ob Nebenhoden, Vas deferens, Tunica vaginalis, oder Albuginea hier Ausgangspunkt der Geschwulst genannt werden durfte. In einem anderen Fall war die viele Jahre bestehende Geschwulst eines 59 Jahre alten Mannes plötzlich stark gewachsen; sie war von Hoden, Nebenhoden und auch Vas deferens gut abpräparierbar und zeigte auf dem Schnitt Spindelzellcharakter mit Hämorrhagien, Nekrosen, andererseits aber auch hyaline Degenerationsbezirke im Retikulum. Ein 3. Fall zeigte zwar Abgrenzung gegen Hoden, Nebenhoden und Vas deferens, infiltrierte aber die Tunica vaginalis propria (früheres Schrifttum bei RICHTER).

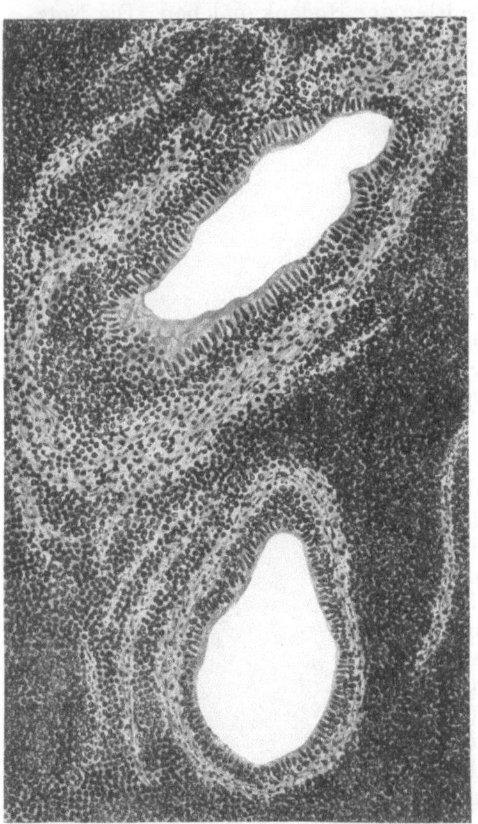

Abb. 248. E. 398/30. Rundzellsarkom der Tunica vaginalis propria testis. Okuli. 5. Obj. 16 mm. (S. Abb. 247.)

Ausnahmen stellen jedenfalls jene Fälle dar, in denen nur das parietale Blatt der Tunica vaginalis von knolligen Sarkommassen bedeckt ist, die sich in das noch gut erhaltene Kavum einwölben (GROTE, RICHTER, ADLER, MARCASSO).

Die Geschwülste können außerordentliche Größe erreichen: So sind sie in zwei von BAYER beschriebenen Fällen 300 g und 500 g schwer gewesen. Mikroskopisch war der erstere Tumor zum Teil ein Fibrosarkom, zum Teil ein gemischtzelliges Sarkom, mit riesenzelligen Einlagerungen, die manchmal intravaskulär gelagert gewesen sein sollen; bemerkenswert ist hier, daß sich in dem mit der großen Geschwulst nicht im Zusammenhang stehenden Nebenhodenkopf kleine Metastasen fanden; auch das zweite kindskopfgroße Gewächs war ein Fibrosarkom zum Teil gemischtzelligen Charakters; auch hier waren kleine Metastasen im Nebenhodenkopf nachweisbar. Diese beiden Fälle sind wahrscheinlich reine Samenstrangsarkome gewesen und haben die benachbarte Tunica vaginalis unberührt gelassen.

Traumen werden gerade bei den Samenstrangsarkomen nicht selten als auslösende Faktoren genannt; nach METTENLEITNER soll in der Hälfte aller mitgeteilten Fälle ein Unfall der Geschwulstbildung vorausgegangen sein; so auch in dem von METTENLEITNER selbst gesehenen Fall, in dem 9 Jahre nach einem die rechte Skrotalhälfte treffenden Hufschlag ein exzessives Wachstum einsetzte, das rasch bis zu einer kindskopfgroßen Schwellung führte; in dem von FISCHER und WOLTERS mitgeteilten Fall entwickelte sich das mannsfaustgroße Sarkom 5 Wochen nach dem Aufschlag des Skrotums auf eine Reckstange.

Dem histologischen Bild nach sind die hier in Frage kommenden Geschwülste meist Spindel- oder Rundzellsarkome (vgl. die Zusammenstellung von Tumoren dieser Art durch PATEL und CHALIERS). Andererseits kommen auch nicht selten polymorphe Sarkomformen vor (eigenartige Riesenzellen in den BAYERschen Fällen), ähnliche Befunde auch bei FISCHER und WOLTERS; neben Chondro-, Myxo-, Osteo-, Liposarkomen werden auch myoblastische Tumoren beschrieben (PASTEAU zit. nach PATEL und CHALIER); auch endothelausgekleidete Hohlräume und Pseudozysten werden nicht selten in ihnen gesehen. Zysten und Mischgeschwülste im Verlauf des Samenstranges sind im ganzen, insbesondere die letzteren, selten; die Unterscheidung echter epithelialer Zysten von kleinen Hydrozelen des Samenstranges, aber auch von Lymphzysten ist oft nicht leicht, zumal sich die innere Zellauskleidung in solchen Zysten nicht immer genauer definieren läßt; eindeutig auf Versprengungen aus dem WOLFFschen Gang weisen Zysten mit hohem, eventuell sogar mit flimmerndem Epithel hin.

Sehr selten sind maligne epitheliale Samenstrangtumoren; als Beispiel aus jüngster Zeit sei hierfür eine derartige von FELSENREICH beobachtete Geschwulst angeführt: der spindelige höckerige Tumor der im Leistenkanal lag, war mit der Umgebung stark verwachsen und hatte diese in Mitleidenschaft gezogen; ein Zusammenhang mit dem Vas deferens selbst bestand nicht; in seinem Aufbau zeigte der infiltrativ wachsende Tumor, schlauch- und zystenförmige Hohlräume mit kubischer oder zylindrischer Zellauskleidung; FELSENREICH führt das Gewächs auf liegengebliebene Teile des WOLFFschen Ganges zurück. Kleinere karzinomatöse Tumoren beschreiben PATEL und CHALIER, PIGNATI.

Zwischenzellgeschwülste.

Es wurde in dem Abschnitt über die Zwischenzellen in ausführlicher Weise die nicht selten zu beobachtende herdförmige Anhäufung von Zwischenzellen beschrieben, die sich nicht allein durch Zusammenschieben des atrophisch gewordenen Hodenparenchym erklären läßt, sondern einer echten Vermehrung der Zwischenzellen ihre Entstehung verdankt. Es wurde auch hervorgehoben, daß solche Zwischenzellansammlungen makroskopisch erkannt werden können: sie erscheinen in Form von erbsen- bis kirschgroßen braunen Herden und Knoten. Die größeren Herde bevorzugen die Nähe des Rete testis. Als Beweis für die tatsächliche Wucherung der Zwischenzellen als Ursache dieser Anhäufungen wurde auch erwähnt, daß echte Mitosen und Amitosen in den Zellen derartiger Herde vorkommen, daß die große Vielgestaltigkeit der Zellen und Kerne, die in einzelnen

Zellgruppen verschieden sein kann, ebenfalls für echte Vermehrung der Zellen spricht. Die wuchernden Zellen lassen ihre Zugehörigkeit zu den Zwischenzellen durch ihr gleichartiges Pigment erkennen; allerdings über das Vorkommen von Reinckeschen Kristallen erwähnt das Schrifttum nichts, doch ist anzunehmen, daß sich auch diese in besagten gewucherten Zellen finden werden. Zu einer Vergrößerung des Hodens führen diese Wucherungen im allgemeinen nicht, da meistens die Hodenparenchymatrophie die Zwischenzellwucherung weit übertrifft. Im Gegenteil war der Hoden immer, so auch in unseren Fällen, stark verkleinert, mandel- bis kleinhaselnußgroß, im mikroskopischen Bild ging die Atrophie des Hodenparenchyms so weit, daß wir in extremen Fällen überhaupt kein Hodenkanälchen mehr in dem den Hoden vortäuschenden braunen Knoten erkennen konnten.

Die Frage, ob bei diesen Veränderungen eine echte Geschwulstbildung mit gewisser Autonomie oder nur eine Hyperplasie, eine kompensatorische Wucherung des einen Organteiles vorliege, bei Verlust oder Unterentwicklung der anderen, ist in diesen Fällen schwer zu entscheiden. Die große Wahrscheinlichkeit spricht für reine Hyperplasie, zudem in all diesen Fällen ein destruktiver Prozeß oder auch nur eine Verdrängung von Kanälchen durch einen Geschwulstherd nicht erkannt werden kann (Fälle von Dürck, Kaufmann, Chevassu, v. Hansemann usw.), (s. S. 683).

Es kommen auch Fälle vor, in denen die Frage: „Mißbildung oder Geschwulstbildung offen bleiben muß. So war in dem Fall von E. Kaufmann der Bruder des Trägers der eingehend beschriebenen Geschwulst an einer ganz gleichartigen Geschwulst des Hodens erkrankt, die auch mikroskopisch denselben Befund ergeben haben soll wie die von Kaufmann beschriebene. In dem Kaufmannschen Falle handelte es sich um einen 30jährigen Mann, der perverse Neigungen gehabt haben soll; beide Hoden waren fast gänseeigroß, sehr derb, so daß das Messer beim Einschneiden knirschte. Schon dadurch unterschieden sich diese Hodenveränderungen von den häufigeren knotenförmigen Zwischenzellwucherungen, bei denen von einer Vergrößerung des Hodens im allgemeinen nicht die Rede sein kann.

Der Fall ist prinzipiell so wichtig, daß seine weitere Beschreibung hier anzuführen gerechtfertigt ist: Die Schnittfläche des Hodens war bräunlich-gelb, unregelmäßig gefeldert, das Hodengewebe war bis auf spärliche subalbugineale atrophische Kanälchen völlig geschwunden, Rete testis, Nebenhoden und Samenstrang aber wiesen keine Veränderungen auf. Die feinere Struktur mit ihrer Lobulieinteilung, die nach Kaufmann stellenweise der atrophischen Leberzirrhose ähnliche Bilder gab, wich im Detail von den oben beschriebenen geringfügigeren knotenförmigen Zwischenzellwucherungen in unseren Fällen nicht ab. Pigment und Lipoidkörnchen in den Zellen waren vorhanden, Reinckesche Kristalle fehlten.

Trotz der beträchtlichen Größe der Wucherung und des fast vollständigen Ausfalles von Hodenkanälchen kann sich Kaufmann nicht entschließen, von einer malignen Geschwulst zu sprechen, da seiner Anschauung nach die Hodenkanälchen nicht zerstört, sondern wahrscheinlich überhaupt nicht vorhanden waren. Er spricht von einer geschwulstartigen hereditären Mißbildung.

Die große Rolle der Eigenart der Erbmischung, der erblichen Schädlichkeit, die der Kaufmannsche Fall als wahrscheinlich erscheinen läßt, geht nun auch aus Hodenbildern hervor, die Poll bei steironothen Vogelmischlingen (Pfauhahn und Perlhenne) gesehen hat, hervor. Die in der Hochbrunstzeit der Eltern getöteten, 4—5 Jahre alten Mischlingshähne zeigten ganz ähnlich wie im Kaufmannschen Falle Schwund und Verödung der Samenschläuche bei geschwulstmäßiger Vermehrung der Zwischenzellen. Die Wucherung war eine atypische, erfolgte in alveolarer Anordnung und hatte so schon Ähnlichkeit mit krebsigen Bildern. Auch POLL nimmt bei diesen geschwulstähnlichen Mißbildungen an, daß der Samenkanälchenschwund die auslösende Ursache für die ungewöhnliche Vermehrung der Zwischenzellen gewesen ist. Da in den POLLschen Fällen auch Hodennetz und Nebenhoden von den enorm wuchernden Zwischenzellen durchsetzt und ersetzt wurde, steht POLL nicht an, hier von malignen Zwischenzellgeschwülsten zu sprechen. Bei einem den POLLschen Fällen ähnlichen Mischling soll (nach POLL) GHIGI auch Metastasen in der Bauchhöhle, die den Tod des Tieres herbeigeführt haben, gesehen haben und nach STÉPHAN soll im Maultierhoden ebenfalls ähnliches zu beobachten sein.

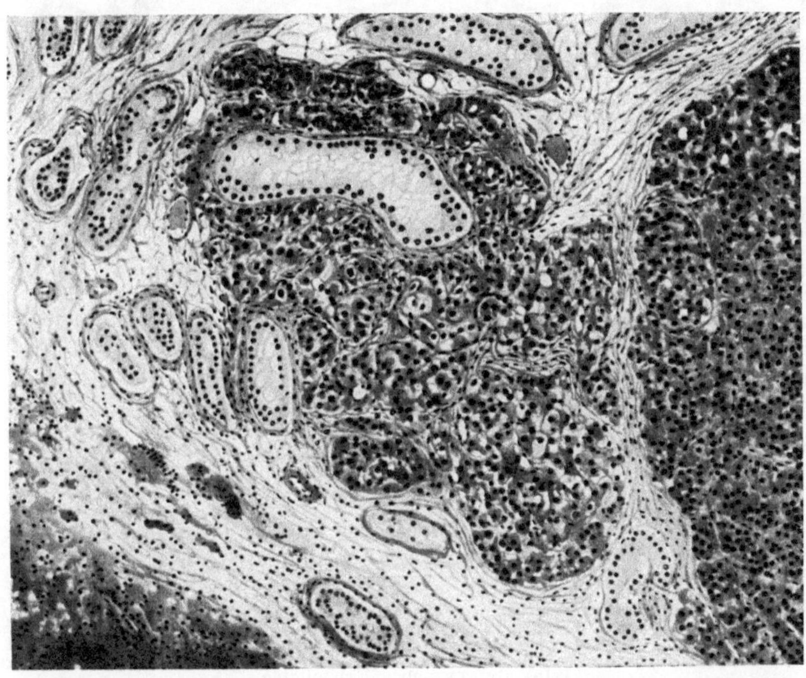

Abb. 249. Karzinom der Zwischenzellen. [Aus P. MASSON et L. SENCERT: Bull. Assoc. franc. Etude Canc. 12, No 7 (1923).] Mann, 62 Jahre. Übersichtsbild. Die Hodenkanälchen sind atrophisch, zeigen nur mehr Sertolizellbelag. Die gewucherten Zwischenzellen sind in Alveolen gruppiert (im gefärbten Präparat starke Azidophilie der Geschwulstzellen) (s. Abb. 250).

Diese Beobachtungen dürften wohl als Beweis dafür angesehen werden, daß Übergänge von zweifellosen Mißbildungen zu echten bösartigen Neubildungen der Zwischenzellen vorkommen.

Als eine von vorneherein maligne Zwischenzellgeschwulst ist ein kürzlich von MASSON beobachteter Fall anzusehen. Bemerkenswerterweise handelt es sich aber in dem MASSONschen Falle nicht um ein durch primären, angeborenen Hodenkanälchenschwund völlig unfruchtbares Individuum wie in dem KAUFMANNschen Falle, oder in den POLLschen Tiermischlingen, sondern um einen 60jährigen Familienvater, bei dem innerhalb dreier Monate, also in kurzer Zeit, ein Hodentumor von Gänseeigröße entstand, der operativ entfernt werden mußte; auch dieser Tumor war wie der KAUFMANNsche besonders hart. Im histologischen Bild zeigte er eine schalenartige Umrahmung von einer schmalen Schicht atrophischer, nur mehr von Sertolizellen ausgekleideter Hodenkanälchen, in deren Interstitium nur einzelne atrophische Zwischenzellen zu sehen waren (Abb. 249). Der Tumor hatte sich also im Zentrum des Hodens entwickelt und sich nach der Peripherie allmählich ausgedehnt, das Hodenparenchym hier sekundär zum Schwinden gebracht. Die Beschreibung der Zwischenzellen, die den Tumor zusammensetzten und die ganze Anordnung entspricht großenteils der Beschreibung des KAUFMANNschen Falles und der, die wir in dem Abschnitt „Zwischenzellen" von unserem Falle gegeben haben. Auch hier war größte Verschiedenheit in Form und Größe der Zellen, Azidophilie, Granulierung des Protoplasmas, regelmäßige und unregelmäßige Mitosen zu sehen,

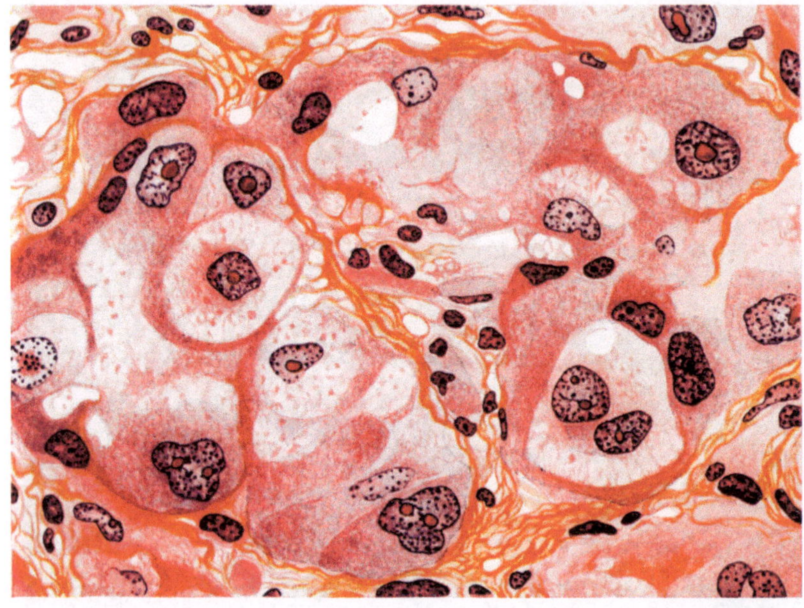

Abb. 250. Karzinom der Zwischenzellen. [Aus P. MASSON et L. SENCERT: Bull. Assoc. franc. Etude Canc. 12, No 7 (1923).] Mann, 62 Jahre. Starke Vergrößerung aus dem perikanalikulären Tumorherd in Abb. 249. Die Geschwulstzellen sind eckig, peripher, zum Teil vakuolisiert, die Kerne sind groß, exzentrisch gelegen, intrazellulär. Die Zellen enthalten azidophile Plasmosomen. Kein Pigment, keine REINCKEschen Kristalloide.

doch fehlte hier Pigment und fehlten REINCKEsche Kristalle vollständig (Abb. 250). Eine gewisse weitere Entdifferenzierung der Zellen gegenüber denen bei KAUFMANN ist also vorhanden. Der wesentliche Unterschied des MASSONschen Falles gegen alle anderen beim Menschen beobachteten liegt aber darin, daß der Patient 4 Jahre nach der Kastration an ausgedehnten Metastasen der Leistenlymphknoten, der retroperitonealen Drüsen, des Femurs, der Lungen, des Gehirns starb. Diese Metastasen hatten hämorrhagisches Aussehen, ihre Zellen entsprachen vollständig denen des Ursprungstumors; ihre Gruppierung in trabekulärem Aufbau, dessen Trabekel von Kapillaren umsponnen waren, ergab größte Ähnlichkeit mit dem Aufbau innersekretorischer Organe. An dem echten bösartigen Geschwulstcharakter der Hodenveränderungen im MASSONschen Falle kann also nicht gezweifelt werden. Wir fügen noch bei, daß der linke Hoden des MASSONschen Geschwulstträgers normal war und Spermiogenese aufwies, daß seine Zwischenzellen zwischen den funktionierenden Samenkanälchen gewöhnlichen Bildern entsprachen, daß aber in

Bezirken, in denen die Hodenkanälchen atrophisch waren, die Zwischenzellen reichlicher gewuchert waren und, daß in der Umgebung der Nerven des Samenstranges, wo nach L. BERGER normalerweise Zwischenzellen in einzelnen Exemplaren zu finden sein sollen, diese hier in ganz außerordentlicher Weise vermehrt waren.

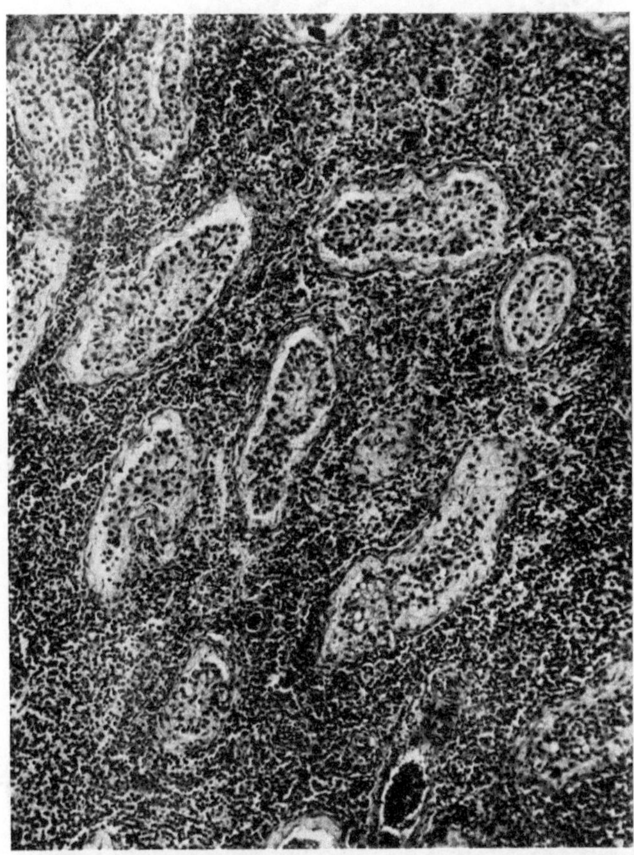

Abb. 251. S. 257/13. Mann, 63 Jahre. Metastatisches Lymphosarkom des Hodens bei I. Lymphosarkom des Duodenum. Sekundäre Hodenatrophie III. Grades. Vergr. 108 ×. Zeiß Okular Homal II. Obj. Apochrom 16 mm.

Metastasen maligner Tumoren im Hoden und den Hodenhüllen.

Metastasen maligner Tumoren in den Hoden sind sehr selten.

Ab und zu sahen wir Metastasen von malignen Hodentumoren der anderen Seite: einen derartigen Fall haben wir in Abb. 234 wiedergegeben (Seminommetastase). Multiple kleinknotige Metastasen, die wegen ihrer braunen Farbe zuerst als Zwischenzellgeschwülste angesprochen wurden, waren in einem Fall von Leberparenchymzellenkarzinom vorhanden (Abb. 253).

Sektion 1028/28, M. 56 Jahren. Tod an primärem Leberkarzinom. Aus dem normal großen Hoden lassen sich Samenkanälchen nicht ausziehen; auf der Schnittfläche ist bereits makroskopisch eine starke Durchsetzung des Parenchyms von stecknadelkopfgroßen bis erbsengroßen, helleren, anscheinend homogenen Herden sichtbar (Abb. 253). Die mikroskopische Untersuchung ergibt neben einer Atrophie der Hodenkanälchen 2. Grades und

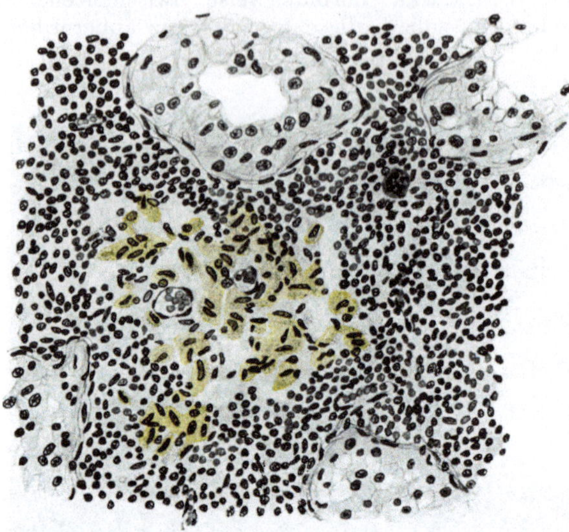

Abb. 252. S. 257/13. Mann, 63 Jahre †. Lymphosarkom des Duodenum (metastatisches Lymphosarkom des Hodens) mit Atrophie der Kanälchen; minimaler Einbruch des Sarkoms in die Kanälchen links unten; kleine Riesenzelle im Sarkom rechts oben; gut erhaltenes Zwischenzellennest im Sarkom. Comp. Ok. 6. Apochromat 8 mm.

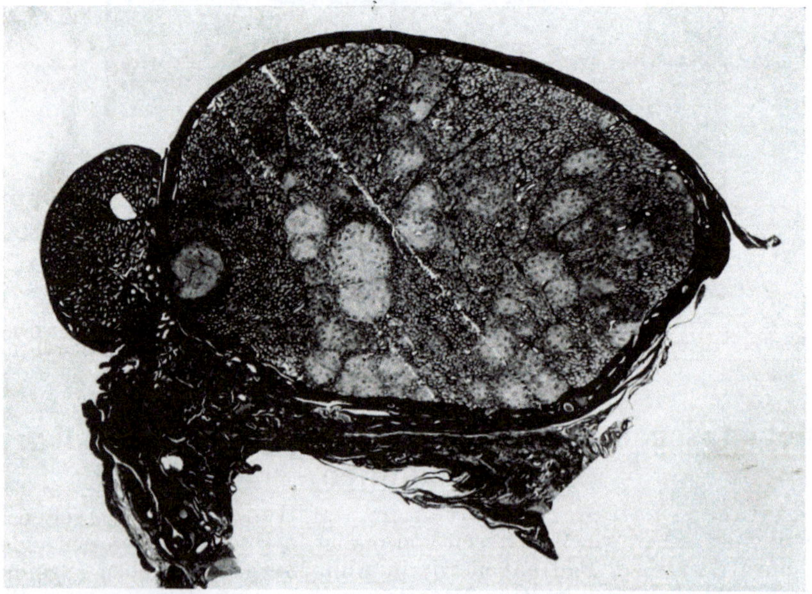

Abb. 253. S. 1024/28. Mann, 56 Jahre. Kleinknotige Karzinommetastasen im Hoden bei I. Leberparenchymzellkarzinom-Atrophie der Hodenkanälchen III o. Vergr. 2,5 ×.

verminderter Samenzellenbildung als Ursache der Fleckenbildung große Zellansammlungen zwischen den Kanälchen. Einzelne Kanälchen finden sich auch innerhalb dieser Herde, zeigen aber stärkere Atrophie als die Kanälchen der Umgebung; manchmal sind nur noch ihre Reste in Form elastischer Faserringe zu erkennen. Die außerhalb der Nester liegenden Kanälchen enthalten zwischen sich nur wenige Zwischenzellen, weniger als man sie im sonst normalen Hoden zu sehen gewohnt ist. In den Zellnestern ist Gliederung in kleinen Gruppen durch umspinnende Kapillaren festzustellen. Die Zellen selbst fallen durch außerordentlich starke Vielgestaltigkeit der Zell- und der Kernform auf, mehrkernige Zellen sind häufig, auch Riesenkerne, großblasige und vakuolisierte Kerne fehlen nicht. Pigment ist in ihnen nicht nachweisbar.

Die Zellen entsprachen den geschwulstmäßig entarteten Leberzellen in der Lebergeschwulst.

In drei Fällen beobachteten wir kleinknotige Infiltrate bei primären Magendarmlymphosarkomatosen (Abb. 251, 252, 254).

Zwei von ihnen wurden während des Lebens als Primärtumoren des Hodens angesprochen.

Im ersten Falle, P. 10/06, schwoll bei dem 44 Jahre alten Manne im Laufe einiger Monate die rechte Hodensackhälfte bis zu Zweifaustgröße an. Gleichzeitig wurde eine größere Geschwulst der Ileozökalgegend festgestellt.

Bei der Sektion fanden sich die Hodenhüllen von weißen Geschwulstmassen durchsetzt, der Hoden selbst und die Hodenscheidenhaut aber waren intakt, der Scheidenfortsatz war gegen die Bauchhöhle hin offen. Die Geschwulstinfiltration der Hodenhüllen war die Fortsetzung einer ausgedehnten sarkomatösen Infiltration des retrozökalen Gewebes, die wieder von einem mächtigen Lymphosarkom der Zökalwandung ihren Ausgang genommen hat.

Im zweiten Falle war neben den Hodenhüllen der Hoden selbst stark erkrankt (Abb. 254).

Auch hier stand im Vordergrund der klinischen Erscheinungen ein rasch gewachsener Tumor im Skrotum, der sich unter flaschenhalsförmiger Verjüngung im Leistenring fortsetzte. Der Hoden selbst war kaum vergrößert, bot aber homogene, gelb und rot marmorierte Schnittfläche, war also höchstgradig von Geschwulstmassen durchsetzt. Die Albuginea und die Hodenscheidehaut waren frei, dagegen war der Samenstrang in seiner ganzen Umgebung in eine faustgroße, gelbrötliche, homogene Geschwulst umgewandelt, die sich in gleichartige Geschwulstmassen des Retroperitoneums fortsetzte. Der primäre Tumor war hier eine zirkuläre Lymphosarkomatose des Dünndarms.

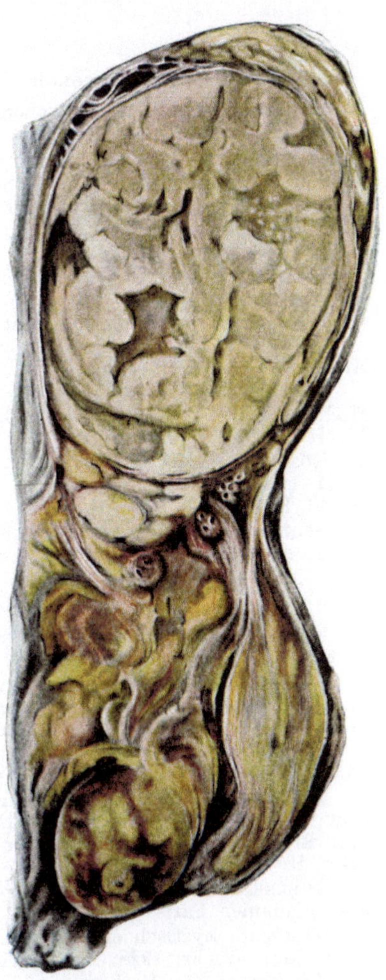

Abb. 254. S. 516/28. KUNDRATsche Lymphosarkomatose des Magen-Darmkanals. Ausgedehnte sekundäre Lymphosarkomatose des Samenstrangs mit Übergreifen auf den Hoden (unten). Ausgedehnte Verkäsung des Lymphosarkoms (klinisch als primärer Hodentumor angesprochen).

Ab und zu kommt es bei diesen sekundären Sarkomatosen auch zu einem Einbruch der Geschwulstzellen in die Hodenkanälchen selbst.

Auch die im Schrifttum erwähnten Fälle betreffen vorwiegend Sarkome (Chlorommetastasen: KOCHER, HANS WALTER MÜLLER), Melanoblastommetastasen (PAGET, CRUVEILHIER-CURLING, STANLEY, KLEBS). Von Karzinommetastasen führe ich nur den Fall von G. L. DERMAN an: hier waren bei einem gelatinös-skirrhösen Karzinom des Nierenbeckens im Schwanzteil des Nebenhodens Knoten von knorpeliger Konsistenz und fast Pflaumengröße und demselben histologischen Aufbau wie die Nierenbeckengeschwulst zu sehen.

Die Sarkommetastasen im Hoden drängen gewöhnlich nur die Hodenkanälchen auseinander, ohne sie zu zerstören oder in ihre Lichtung einzubrechen; in den von uns gesehenen Fällen sistierte in den Hodenkanälchen des Geschwulstzellinfiltrates die Spermiogenese (Abb. 251 u. 252).

Schrifttum.

Entwicklungsgeschichte des männlichen Genitalapparates.

BRAUS: Anatomie des Menschen. Berlin 1924. — BROMAN, IVAR: Normale und pathologische Entwicklung des Menschen.

CHWALLA: Über die Entwicklung der Harnblase usw. Z. Anat. **83**, H. 5/6, 615 (1927).

VAN DEEN: Z. Zool. **1**, 295 (1849).

FELIX, W.: Die Entwicklung der Keimdrüse und der ihr zukommenden Ableitungswege. Keibel-Malls Handbuch der Entwicklungsgeschichte des Menschen, S. 857—955, Absch. 11. Leipzig 1911.

GRUBER, GEORG B.: Über Mißbildungen der Nieren und Harnleiter. Z. urol. Chir. **26**, H. 1/2 (1929).

KOLLMANN: Handatlas der Entwicklungsgeschichte des Menschen. Jena 1907.

LENTZE, F. A.: Verwickelte Mißbildungen der Harn- und Geschlechtsorgane. Virchows Arch. **272**, H. 1, 279 (1929).

PFEIFFER, E.: Die Entwicklung der keimleitenden Wege des Mannes I. (Schaltstücke, Hodennetz und Nebenhoden von Geburt zur Geschlechtsreife). Z. mikrosk.-anat. Forschg **15**, H. 3/4, 472 (1928).

RÖSSLE u. WALLART: Der angeborene Mangel der Eierstöcke usw. Beitr. path. Anat. 84 **II** (1930). — RUBASCHKIN, W.: Zur Lehre von der Keimbahn bei Säugetieren. Anat. H. **46**, 343—411.

STIEVE, H.: Die Entwicklung der Keimzellen und der Zwischenzellen in der Hodenanlage des Menschen. Z. mikrosk.-anat. Forschg **10**, H. 1/2, 225 (1927).

COWPERsche Drüsen.

BRACK, ERICH: Anatomische Beiträge und Überlegungen zur Genese und zur heutigen Therapie der Harnröhrenstrikturen. Virchows Arch. **241**, 372 (1923).

CHRISTELLER, E. u. M. JACOBY: Pathologische Anatomie der Gonorrhöe. Buschke und Langers Lehrbuch der Gonorrhöe. Berlin 1926. — COUILLARD: Contribution à l'étude des affections des glandes bulbo-uréthrales. Paris 1876, p. 31. Zit. nach KAUFMANN.

DIECKMANN, H.: Nierenhypoplasie und Atresia urethrae mit Berücksichtigung einiger anderer Mißbildungen. Virchows Arch. **241**, 401. — DITTEL: Dtsch. Chir. Lief. 49.

ELBOGEN, ADOLF: Zur Kenntnis der Zystenbildung aus den Ausführungsgängen der COWPERschen Drüsen. Z. Heilk. **7**, H. 2/3, 221 (1886). — ENGLISCH, J.: Über Obliterationen und Erweiterungen der Ausführungsgänge der COWPERschen Drüsen. Med. Jb. Wien **1883**, H. 2, 289.

GUBLER, A.: Des glandes de Mery (vulgairement glandes de Cowper) et de leurs maladies chez l'homme. Paris 1849, p. 19.

HAMPERL: Zystisch erweiterte COWPERsche Drüsen an einem amputierten Mastdarm. Wien. klin. Wschr. **1928**, Nr 25, 900.

KAUFMANN, C.: Verletzungen und Krankheiten der männlichen Harnröhre und des Penis. Dtsch. Chir. **1886**, Lief. 50a.

LAQUIÈRE, M. et R. BOUCHARD: Cowpérite calculeuse. J. d'Urol. **22**, H. 1, 47 (1926).

MEYER, ROBERT: Über embryonale Gewebsanomalien und ihre pathologische Bedeutung usw. Lubarsch-Ostertags Ergebnisse Bd. 15, S. 543. 1911. — MÜLLER, A.: Urethralstenose durch Zyste einer COWPERschen Drüse. Verh. dtsch. Ges. Urol. **1926**, 425.

PAQUET et HERMANN: Sur un cas d'epithélioma de la glande de Cowper J. Anat. et Physiol. norm. path. Paris **1884**, 615. — PIETRŽIKOWSKI, ED.: Ein Fall von primärem Karzinom der COWPERschen Drüsen. Z. Heilk. **6**, 421 (1885).

ROTHSCHILD, ALFRED: Über einen Fall von Cowperitis gonorrhoica mit Abszeßbildung und durch den Ausführungsgang der COWPERschen Drüse gehender Harnfistel. Fol. urol. **9**, Nr 7, 381 (1918).

SKLARZ, E.: Über die chronische Cowperitis gonorrhoica. Dermat. Wschr. **1928**, Nr 39a, 1380. — STILLING: Virchows Arch. **1885**, 100.

ZUCKERKANDL, E.: Über eine Bildungsanomalie der männlichen Geschlechtswerkzeuge. Wien. med. Jb. **1875**, H. 1, 332.

Colliculus seminalis.
Mißbildungen des Colliculus seminalis.
Prostatazysten.

COMMANDEUR: Dilatation de l'appareil urinaire chez le foetus par rétrécissement valvulaire congénital de l'urètre. Lyon méd., 13. März 1898.

EBERTH: Die männlichen Geschlechtsorgane. v. Bardelebens Handbuch der Anatomie, Bd. 7, H. 2, S. 2. 1904. — ENGLISCH, J.: (a) Über den Verschluß des Sinus pocularis. Jb. Ges. Ärzte Wien **1873**, H. 1, 61. (b) Über Zysten an der hinteren Blasenwand bei Männern. Wien. med. Jb. Ges. Ärzte Wien **1874**, H. 2, 128. (c) Über die Bedeutung der angeborenen Hindernisse der Harnentleerung. Wien. med. Wschr. **1898**, 50.

FELIX: Entwicklung der Harn- und Geschlechtsorgane. Keibel-Malls Handbuch der Entwicklungsgeschichte des Menschen, 1911. — FIBIGER: Beiträge zur Kenntnis des weiblichen Scheinzwittertums. Virchows Arch. **181**, 1.

HELLER, JULIUS u. OSKAR SPRINZ: Beiträge zur vergleichenden und pathologischen Anatomie des Colliculus seminalis. Z. urol. Chir. **7**, Nr 6, 196 (1921).

IVANITZKY, M.: Beiträge zur Anatomie des Ductus ejaculatorius. Z. Anat. **87**, H. 1/2, 11 (1928).

KAPSAMMER: Ein gänseeigroßer Stein in einem Vaginalsack beim Menschen. Zbl. Krkh. Harn- u. Sexualorg. **1900**.

LEDERER, RICHARD: Über eine angeborene membranöse Verengerung der Pars prostatica urethrae. Virchows Arch. **203**, 240 (1911). — LENTZE, F. A.: Verwickelte Mißbildungen der Harn- und Geschlechtsorgane. Virchows Arch. **272**, H. 1, 279 (1929). — LUKSCH, FR.: Über eine seltene Mißbildung an den Vasa deferentia. Prag. med. Wschr. **1903**, Nr 33, 422.

MEYER, ROBERT: (a) Zur Entwicklungsgeschichte und Anatomie des Utriculus prostaticus beim Menschen. Arch. mikrosk. Anat. u. Entw.mechan. **74**, 844 (1909). (b) Über embryonale Gewebsanomalien und ihre pathologische Bedeutung im allgemeinen und solche des männlichen Genitalapparates im besonderen. Erg. Path. **15**, 430 (1911).

PERNA, GIOVANNI: (a) Sullo sviluppo e sulla struttura dell otricolo prostatico nell' uomo. Boll. Sci. med. Bologna **1924**, 373—378. (b) Sopra alcune modelità di forma dell' otricolo prostatico e sulla presenza di calcoli nelle vie spermatiche dell' uomo. Boll. Sci. med. Bologna **19**, **23**, 392—396. — PETIT: Histoire de l'academ. de science, 1720. Zit. nach SCHMINCKE. — POROSZ: Fol. urol., Mai **1914**.

ROBERTS, FR. W.: Cyst of the prostate gland with congenital absence of the right Kidney. Amer. J. Surg. **4**, Nr 2, 221 (1928). — ROSEN, ROBERT: A contribution to the study of the verumontanum. Internat. J. Surg. **34**, Nr 5, 155—161 (1921). — RÜDINGER: Zur Anatomie der Prostata, des Uterus masculinus und der Ductus ejaculatorii beim Menschen. Festschrift dem Ärztl. Verein München 1883 gewidmet, S. 47.

SCHEWKUNENKO: Zur chirurgischen Anatomie des Colliculus seminalis. Ref. Zbl. Chir. **1**, H. 1 (1913). — SCHLAGENHAUFER: Ein Beitrag zu den angeborenen Klappenbildungen im Bereich der Pars prostatica urethrae. Wien. klin. Wschr. **1896**, Nr 15, 268. — SCHMIDT, JOH. ERNST: Über Epidermisbildung in der Prostata. Beitr. path. Anat. **40**, H. 1, 120 (1906). — SCHMINCKE, ALEX: Zur Pathologie des Colliculus seminalis. Verh. dtsch. path. Ges. **18**, 164. Jena 1921. — SCHMORL: Ein Fall von Hermaphroditismus. Virchows Arch. **113**, H. 2, 229 (1888). — SCHULTZE, W. H.: Brüning-Schwalbes Handbuch der allgemeinen Pathologie des Kindesalters, Bd. 2, H. 1, S. 599. 1912. — SPRINGER: Zur Kenntnis der Zystenbildung aus dem Utriculus prostaticus. Z. Heilk. **19**, H. 5/6, 459 (1898). — STIEVE, H.: Über die Bedeutung venöser Wundernetze für den Verschluß einzelner Öffnungen des menschlichen Körpers. Dtsch. med. Wschr. **1928**, Nr 3 u. 4, 87.

THOMPSON, H. T.: Report of a case, in which there occured an anomalous structure at and about the base of the bladder. J. Anat. u. Physiol. **35** (1901). — TOLMATSCHEW: Ein Fall von semilunaren Klappen der Harnröhre und von vergrösserter Vesicula prostatica. Hier ältere Literatur. Virchows Arch. **49**, Nr 3, 348 (1870).

VERRIOTIS, T. und A. DEFRISE: Über einen adenomatösen Polypen der hinteren Harnröhre nicht entzündlicher Ursache. Z. Urol. **21**, H. 6, 403 (1927).

WILKENS: Kongenitale Stenosen der männlichen Harnröhre. Z. Urol. **4 II**.

YOUNG, H. H. u. R. W. MCKAY: Congenital valvular obstruction of the prostatic urethra. Surg. etc. **48**, Nr 4, 509 (1929).

Anatomie und Physiologie der Prostata.
Pigment, Lipoide. — Konkremente. — Steine.

ASCHOFF, L.: Virchows Lehre von den Degenerationen (passiven Vorgängen) und ihre Weiterentwicklung. Virchows Arch. **235**, 152 (1921).

BERTHEN, STEPHAN: Über einen ungewöhnlich großen Prostatastein. Inaug.-Diss. Zürich 1897. — BÖTTCHER, W.: Über die Bedeutung der mannlichen akzessorischen

Geschlechtsdrüsen. Münch. med. Wschr. **1920**, Nr 2, 45. — DE BONIS, V.: Über die Sekretionserscheinungen in den Drüsenzellen der Prostata. Arch. Anat. u. Physiol. **1907**. BRAUS, H.: Anatomie des Menschen, Bd. 2. 1924.

CHOLZOFF, B. N.: Ein Fall von multiplen Steinen der hypertrophischen Prostata. Z. Urol. **3**, 423 (1909).

FERRERI: Voluminoso calculo della prostata. Sperimentale **1886**, 176. Zit. nach FRISCH. — FISCHEL u. KREIBICH: Über Prostatasekretion. Wien. klin. Wschr. **1911**, 25. — v. FRISCH, A.: Krankheiten der Prostata. Spezielle Pathologie und Therapie von NOTHNAGEL, Bd. 19, II. Teil, H. 3. 1899.

GAYET, G.: Studien über einige Fälle von Prostatasteinen. J. d'Urol. **1928**.

KAWAMURA: Die Cholesterinverfettung. Jena 1911. — KINOSHITA, M.: Die Lipoide der Prostata. Z. Urol. **14**. 145 (1920). — KUDO, T.: Beiträge zur Pathologie de Prostata. (Konkremente, Pigment, Riesenzellen). Ann. städt. Krkhaus München **13**, 299 (1908).

LEGUEU: Les calculs de la prostate. J. des Prat. **38**, No 20, 326—328 (1924). — LEUPOLD, ERNST: Amyloid und Hyalin. Erg. Path. **21 I**, 120.

MAISSONET, M.: Deux cas de calculs de la prostate. J. d'Urol. **21**, No 4, 350 (1926).— MASATSUGU-ISHIHARA: Über das Lipoidpigment der Prostatadrüsen und über die Pigmente des Ductus ejaculatorius und der Prostatamusculatur. Fol. urol. **9**, No 5, 280 (1915). — MISLAWSKY, N.: Innervation de la prostate. C. r. Soc. Biol. Paris **97**, No 20, 101 (1925). — MORGAGNI: De sedibus et causis morborum, 1761.

PAULITZKY: Bildung der Konkremente. Virchows Arch. **16** (1859). — PLENGE: Lipoide und Pigmente der Prostata. Zbl. Path. **35**, Nr 8/9, 271 (1924). — POSNER: Studien über Steinbildung. Z. klin. Med. **16** (1889). — POSNER, C.: Bemerkungen über das Prostatasekret. Z. Urol. **1911**. — POSNER, H. L.: Prostatalipoide und Prostatakonkretion. Z. Urol. **1911**. — POSNER, C. u. RAPOPORT: Prostatasekret und Prostatitis. Dsch. med. Wschr. **1905**, 13.

RANDISI: Lipoide nella prostata. Fol. urol. **6**, Nr 9 (1912). — ROMEIS, B.: Hoden, samenableitende Organe und akzessorische Geschlechtsdrüsen. Handbuch der normalen und pathologischen Physiologie, Bd. 14, S. 1. 1926.

SCHLACHTA: Prostata und Mamma des Neugeborenen. Arch. mikrosk. Anat. **64** (1904). — SCHLAGENHAUFER: Über lipoide doppeltlichtbrechende Substanzen in Prostatakarzinomen. Verh. dtsch. path. Ges. **1909**. — SCHULLER, H.: Experimentelle Studien zur vergleichenden Physiologie der Prostata. 8. Verh. dtsch. Ges. Urol. Z. Urol. **1929**, Sonderbd. — SEHRT, ERNST: Über das Vorkommen einer doppeltlichtbrechenden Substanz als normaler Bestandteil der Prostataepithelzelle des Menschen und Farren. Virchows Arch. **214**, 132 (1913). — SIEGERT: Untersuchungen über die Corp. amylacea sive amyloidea. Virchows Arch. **129** (1892). — STILLING: Beobachtungen über die Funktion der Prostata und über die Entstehung der prostatischen Konkremente. Virchows Arch. **98** (1884).

THOMPSON: The diseases of the prostate, their pathology and treatment, 6. Aufl. London 1886.

VIRCHOW, R.: Zellularpathologie.

Mißbildungen der Prostata.
Akute und chronische Prostatitis, Prostataabszesse, Prostatanekrose.
Parasiten der Prostata.

BANG: Hydatid cyst of the prostate. Ann. Surg. **1901**. — BETTAZZI, GINO: L'ascesso della prostata consecutivo a foruncolosi. Ann. de Chir. **3**, H. 12, 1138—1148 (1924). — BLATT, PAUL u. ANDREAS MARKUS: Lymphogranulomatose der Prostata, ein bisher nicht beobachtetes Krankheitsbild. Z. urol. Chir. **22**, 208 (1927). — BLUM, V. u. H. RUBRITIUS: Erkrankungen der Prostata. Handbuch der Urologie von LICHTENBERG, VOELCKER, WILDBOLZ, Bd. 5. 1928. — BOEMINGHAUS, HANS: Z. urol. Chir. **14**, 63.

CHOLZOW: Z. Urol. **5**, 1911/12. — CHRISTELLER u. JACOBY: Pathologische Anatomie der Gonorrhöe. Buschkes u. Langers Lehrbuch der Gonorrhöe. Berlin 1926. — CLAIRMONT: Zur Frage der metastastischen und metastasierenden eitrigen Prostatitis. Arch. klin. Chir. **160**, 537 (1930). — CONFORTO: Prostatitische Formen nach Influenza. 5. Kongr. ital. urol. Ges. Padua. Z. Urol. **21**, H. 7, 539 (1927). — CRONQUIST, CARL: Lymphangitis prostato-iliaca. Arch. f. Dermat. **134**, 374—390 (1921).

FALKNER: Ein Fall von Prostatitis posttyphosa chronica. Wien. klin.-ther. Wschr. **1904**, Nr 34. — FARMAN, F.: Classification of prostatitis. J. Urol. **23**, 113 (1930/1931). — FAUQUIAU, P.: Microbiologie et vaccinetherapie des abscès de la prostate. Arch. urol. de la Clin. Necker **4**, H. 1, 1—12 (1923).

GOSSELIN: Clin. chir. Hôp. Charité. Paris **1873 II**, 386.

HEMPEL, ERICH: Über Prostataabszesse und deren Eröffnung durch die WILMSsche Operation. Münch. med. Wschr. **1926**, Nr 51, 2163.

Lipowski: Arch. f. Chir. **52** (1896).

Marchildon: Spermatocystitis et prostatitis typhiques et leur rapport avec la bacillurie typhique chronique. Amer. J. med. Sci. Bull. **1910**, 74. — Meisezahl: Metastatische Prostataabszesse. Zbl. Chir. **1929**, Nr 11, 674. — Minder, J.: Über Prostataabszesse. Z. Urol. **22**, Nr 1, 1 (1928). — Moro: Beitr. klin. Chir. **71** (1911). — Müller: Die männlichen Geschlechtsteile als Quelle tödlicher septikopyämischer Allgemeininfektionen. Inaug.-Diss. Jena 1915.

Nicolich: Prostatanekrose nach Radiumapplikation wegen Prostatahypertrophie. 5. Kongr. ital. med. Ges. Padua. Z. Urol. **26**, Nr 7, 539 (1927).

Pastureau, J. L.: Des abscès de la prostate. Thèse de Paris **1872**. — Pelouze, P. S.: The rôle of the prostate in focal infections. Med. Rec. **100**, Nr 10, 412—415 (1921). — Pick, Ludwig: Über die Genese der Infektion des Urins mit Typhusbazillen beim Abdominaltyphus und über akute Prostatitis und Spermatozystitis. Dermatolog. Studien, Bd. 20. — Planty-Mauxion: Des kystes de la prostate. Thèse **1878**. — Porosz: Beiträge zum anatomischen Bau der Prostata. Fol. urol. 8, Nr 16, 569—590 (1914).

Richardson: Akute suppurative Prostatitis. J. Boston Soc. med. Sci. **5**, 118 (1900). — Rössle: Fall von septikopyämischer Allgemeininfektion, ausgehend vom männlichen Genitaltraktus. Münch. med. Wschr. **1913**, Nr 33, 1856.

Schmidt: Über Epidermisbildung in der Prostata. Beitr. path. Anat. **40** (1907). — Seifert: Über den Bau der menschlichen Samenblasen. Anat. Anz. **44**, H. 6/7, 136—142 (1913). — Suter, F.: Spontan auftretende Prostatitis durch Kolibakterien. Schweiz. med. Wschr. **51**, Nr 32, 733—737 (1921). — Suzuki-Senjiro: Pathologisch-anatomische und bakteriologische Ergebnisse in 69 Obduktionsfällen paratyphöser Infektion usw. Virchows Arch. **250**, 685 (1924). — Szenkier, D.: Ein Prostataabszeß bei einem $2^1/_2$jährigen Knaben. Z. Urol. **23**, Nr 2, 119 (1929).

Winterberg: A case of hydatid cyst in the prostate gland complicated with cysts in the peritoneal cavity. Amer. med. news. **1896**. — Wildbolz: Korresp.bl. Schweiz. Ärzte **46**, 6 (1916).

Prostatahypertrophie.

Adrion, Walter: Ein Beitrag zur Ätiologie der Prostatahypertrophie. Beitr. path. Anat. **70**, 179 (1922). — Arzt, L. u. K. Linnert: Mischgeschwulst der Prostata. Z. Urol. **3**, 178 (1909). — Aschoff, L.: (a) Ein Beitrag zur normalen und pathologischen Anatomie der Schleimhaut der Harnwege und ihrer drüsigen Anhänge. Virchows Arch. **138** (1894). (b) Über die paraprostatischen Drüsen und ihre Beziehungen zur Prostatahypertrophie. Zbl. Path. **33**, 19/20 (1922). (c) Die paraprostatischen Drüsen und ihre Beziehungen zur Prostatahypertrophie. Südwestdtsch. Pathologentagg. Klin. Wschr. **1922**, 29.

Bazy, P.: De l'hypertrophie prostatique récidivante. Bull. Acad. Med. Paris **97**, Nr 26, 843 (1927). — Blatt, P.: Konstitutionelle Disposition zur Prostatahypertrophie. Wien. klin. Wschr. **1926**, Nr 32, 914. Ref. Münch. med. Wschr. **1926**, Nr 25/26, 1054. — Blum, V.: Blasendivertikel und Prostatahypertrophie. Verh. dtsch. Ges. Urol. **8** (1928). Z. Urol. **1929** (Sonderbd), 57. — Blum, V. u. H. Rubritius: Die Erkrankungen der Prostata. Handbuch der Urologie von Lichtenberg, Voelcker, Wildbolz, Bd. 5, S. 426. 1927. — Borza von. Jenö: Unter dem Bilde der Prostatahypertrophie auftretende Adenome der akzessorischen Drüsen. Z. urol. Chir. **11**, 108 (1922).

Cammerath: Zur Frage der Prostatahypertrophie. Virchows Arch. **245**, 27 (1923). — Casper, L.: (a) Experimentelle Untersuchungen über die Prostata mit Rücksicht auf die modernen Behandlungsmethoden der Prostatahypertrophie. Berl. klin. Wschr. **1897**, 27. (b) Kongr. dtsch. Ges. Urol. Wien **1911**. Ref. Dtsch. med. Wschr. **1911**, 42. — Chiari, H.: Über Prostatahypertrophie. Straßburg. med. Ztg **1912**, 1. — Cholzoff, B. N.: Ein Fall von multiplen Steinen der hypertrophierten Prostata. Z. Urol. **3**, 423 (1909). — Ciechanowski, A.: Anatomische Untersuchungen über die sog. Prostatahypertrophie. Mitt. Grenzgeb. Med. u. Chir. **7**, 252 (1901).

Damski, A.: Großes Prostatamyom ohne Erscheinungen des Prostatismus. Z. urol. Chir. **16**, Nr 1/2, 47 (1924). — Dittel: Beiträge zur Lehre der Hypertrophie der Prostata. Wien. med. J. **13** (1867). — Douglas, H. L.: Case of report of enormous prostatic adenoma. J. of Urol. **18**, H. 1, 115 (1927).

Englisch, J. Zur Anatomie der Prostatahypertrophie. Fol. urol. (**8**, 14 (1913).

Felber, E.: Selbstheilung einer Prostatahypertrophie nebst Versuchen, dieselbe nachzuahmen. Med. Klin. **1929**, Nr 35, 1359. — Fischer u. Orth: Chirurgie der Prostata. Z. Urol. **1920**, Nr 5, 232. — Flamm, L. u. R. Hochmiller: Die Prostatahypertrophie. Eine allgemeine biologische Studie. Z. Konstit.lehre **12**, H. 2, 178 (1926).

Goebell, R.: Die Erkrankungen der Prostata. Dtsch. Klinik am Eingang des 20. Jahrhunderts, Bd. 10. 1905. — Gover, Mary: A statistical study of the etiology of benign hypertrophy of the prostate gland. Hopkins Hosp. Rep. **21**, Nr 4, 231—295 (1923). — Grassmann, Winfried: Beitrag zur Histogenese der sog. Prostatahypertrophie. Virchows

Arch. **270**, H. 2, 514 (1929). — GREEN and BROOKS: Nature of prostatic hypertrophie. J. amer. med. Assoc. **38** (1902). — GRIFFITHS: The prostatic gland, its enlargement of hypertrophy. J. Anat. a. Physiol. **24** (1890). — GRINENKO: Zur Frage der totalen Entfernung der Prostata bei der sog. Hypertrophie derselben. Arch. klin. Chir. **103**. — GROSGLIK, S.: Ein ungewöhnlich verlaufender Fall von Prostatageschwulst. Z. Urol. **3**, 220 (1909). — GUYON: La vessie et la prostate. Leçons cliniques sur les affections chirurgicales de la vessie et de la prostate. Paris 1888.

HADA, BENZO: Studien zur Entwicklung, zur normalen und zur pathologischen Anatomie der Prostata mit besonderer Berücksichtigung der sog. Prostatahypertrophie. Fol. urol. **9**, Nr 1, 1 u. Nr 2, 65 (1914). — HARRISON: On the causation and nature of hypertrophy of the prostate. Lancet **1886**, 438. — HEDINGER: Demonstration von Prostata nach Prostatektomie. Korresp.bl. Schweiz. Ärzte **1906**, 9. — HOCK, A.: Gibt es gutartige Tumoren der Prostata? Verh. dtsch. Ges. Urol. **3** (1912). — HOME, E.: On the Account of a small Lobe of the human prostate gland. Philos. Transact. **1806**. — HORN, W. u. V. ORATOR: Zur Frage der Prostatahypertrophie. Frankf. Z. Path. **28**, 340 (1922).

JACOBY, MAX (a): Zur Prostatahypertrophie. Z. urol. Chir. **14**, H. 1/2, 6 (1923). (b) Zur Prostatahypertrophie. Klin. Wschr. **1923**, Nr 17, 807. — JORES, L.: Über die Hypertrophie des sog. Mittellappens der Prostata. Virchows Arch. **135**, H. 2, 224 (1894). — JOSEPH, EUGEN: Über die Sexualität der Prostatiker vor und nach der Prostatektomie. Arch. Frauenkde **12**, 189 (1926).

IVERSEN: Hypertrophia prostatae. Diss. Kopenhagen 1874.

KIELLEUTHNER, L.: Wandlungen in der Lehre der Prostatahypertrophie. Münch. med. Wschr. **1913**, 31. — KLEBS, E.: Handbuch der pathologischen Anatomie, Bd 1. 1876. — KULENKAMPFF, D.: Über die sog. Prostatahypertrophie. Zbl. Chir. **1924**, Nr 37, 2011.

KORNITZER, ERNST u. CARL ZANGER: Über myomatöse und adenomyomatöse Prostatahypertrophie. Z. urol. Chir. **11**, 137 (1922).

LANGERHANS: Grundriß der pathologischen Anatomie, 1902. — LARBEAU: Zit. nach VIRCHOW. — LAUNOIS: De l'appareil urinaire des vieillards. Paris 1885. — LAUNOIS, P. E.: De l'atrophie de la prostate, de la castration dans l'hypertrophie de la prostate, étude embryologique, tératologique, anatomique, clinique et expérimentale. Ann. Mal. genito-urin. Okt. **1894**, 721. — LENDORF: Woraus entwickelt sich die sog. Prostatahypertrophie. Arch. klin. Chir. **97**, H. 2, 467. — LISSAUER, MAX: (a) Über Prostatahypertrophie. Med. Klin. **1912**, 10. (b) Zur Histologie der Prostatahypertrophie. Zbl. Path. **1910**, 22. — LISSER, H.: Absence of the prostate associated with endocrine diseases. California State J. Med. **20**, Nr 12, 430—431 (1922). Zit. nach Zbl. f. Urol. — LOESCHKE: Über Wesen und Entstehung der Prostatahypertrophie. Münch. med. Wschr. **1920**, Nr 10, 302. — LUMPERT, E.: Zur Frage der rezidivierenden Prostatahypertrophie nach Prostatektomie. Korresp.bl. Schweiz. Ärzte **1911**, 3. — LYDSTON: The etiology of the prostatic hypertrophie. Ref. Zbl. inn. Med. **1903**, 1252.

MOSES: Ther. Mh. **1895**. — MOTZ et PEREARNEAU: Contribution à l'evolution de l'hypertrophie de la prostate. Ann. Mal. génito-urin. **1905**.

NIEMEYER, R.: Über die Hypertrophie der Vorsteherdrüse. Dtsch. Z. Chir. **167**, 65 (1921).

OBERNDORFER, S.: (a) Pathologie der männlichen Geschlechtsorgane. Erg. Path. **9**, 1 (1903). (b) Beiträge zur Anatomie und Pathologie der Samenblasen. Beitr. path. Anat. **31**, 325. — OBERNDORFER: Ungeklärtes aus dem Gebiet der Physiologie und Pathologie des männlichen Genitalapparates. Jkurse ärztl. Fortbildg, Jan. **1930**. — OPPENHEIMER, R.: Prostatahypertrophie und Prostatektomie. Münch. med. Wschr. **1926**, Nr 32, 1365. — ORTH: Pathologisch-anatomische Diagnostik, 7. Aufl. 1909.

PAUL, TH.: The pathology of prostate enlargement. Lancet **1910 II**. — PFISTER, E.: The geographical distribution of prostatic hypertrophy. Urol. a. cutan. Rev. **27**, 737—739 (1923). — POSNER, M.: Prostatalipoide und Prostatakonkretionen. Z. Urol. **5** (1911).

RAGNOTTI, E.: Prostatahypertrophie des Hundes. Arch. Sci. med. **14**, 249 (1930). — RANDALL, A.: Genesis, morphology and surgery of prostatic middle lobe hypertrophy. J. of Urol. **19**, Nr 5, 569 (1928). — RASKAI, P.: Untersuchungen über die Ätiologie der Prostatahypertrophie. Z. Urol. **2**, 11 (1908). — REINHARDT: Wissenschaftl. Tagg Ver.igg mitteldtsch. Path., 23. April 1922, Dresden. Zbl. Path. **33**, Nr 3, 64 (1922). — REISCHAUER, FRITZ: Die Entstehung der sog. Prostatahypertrophie. Virchows Arch. **256**, 357 (1925). — RELIQUET et GUÉPIN: Les glandes de l'urètre. Paris 1895. Zit. nach HORN-ORATOR. — RIBBERT, HUGO: (a) Die Adenome der Prostata. Beitr. path. Anat. **61**, 149 (1916). (b) Lehrbuch der Pathologie, 7. Aufl. 1920. — ROTHSCHILD, A.: (a) Anatomische Untersuchungen zur Frage der beginnenden Prostatahypertrophie. Virchows Arch. **173**, 113 (1903). (b) Über eine besondere Drüsenformation der Prostata. Virchows Arch. **180** (1905). — RÜDINGER: Zur Anatomie der Prostata, des Utriculus masculinus und der Ductus ejaculatorii. Festschrift München 1883. — RUNGE, W.: Über die Pathogenese der Prostatahypertrophie. Mitt. Grenzgeb. Med. u. Chir. **20** (1909).

SOCIN: Krankheiten der Prostata. Handbuch der Chirurgie von SPITA u. BILLROTH, 1875. — SOCIN-BURCKHARDT: Verletzungen und Krankheiten der Prostata. Dtsch. Chir. **1902**, Lief. 53. — STROMINGER, L.: Quelques considérations sur la pathogenie et le traitement de l'hypertrophie prostatique. J. Urol. **12**, 81—92 (1921).

TAKAHACHI, A.: Recidive vrai d'hypertrophie de la prostate après la prostatectomie. J. d'Urol. **25**, No 4, 414 (1928). — TANDLER u. ZUCKERKANDL: (a) Anatomische Untersuchungen über die Prostatahypertrophie. Fol. urol. **5** (1911). (b) Studien zur Anatomie und Klinik der Prostatahypertrophie. Berlin 1922. — THOMPSON, H.: (a) Recently observed facts relative to the pathology of the prostate. Brit. med. J. 22. u. 29. Juni u. 6. Juli **1861**. (b) Erkennung und Behandlung der Prostatakrankheiten. Autoris. deutsche Ausgabe. Erlangen 1867. (c) On the nature of the so-called hypertrophy of the prostate. Brit. med. J. **1886**. — TIETZE, A.: Über atypische Epithelwucherung in der hypertrophischen Prostata. Beitr. klin. Chir. **76**, 3 (1911). — TSUNODA: Beiträge zur Pathologie der sog. Prostatahypertrophie. Z. Krebsforschg **9** (1910).

VESEEN, L. L.: Fibromuscular hyperplasia of the prostate. J. of Urol. **22**, Nr 3, 302 (1929). — VESZPRÉMI, D.: Beitrag zur Histologie der Prostatahypertrophie. Fol. urol. 8 (1911). — VIRCHOW, R.: Die krankhaften Geschwülste, Bd. 3, H. 1, S.1 33f. 1863. — VOIGT, WOLFGANG: Über die sog. Prostatahypertrophie. Virchows Arch. **265**, H. 2, 310 (1927).

WALKER, G.: Beiträge zur Anatomie und Physiologie der Prostata, Arch. f. Anat. **1899**. — WALKER-KENNETH: Hunterian lecture on the nature and cause of old-age-enlargement of the prostate. Brit. med. J. **1922**, Nr 3191, 297—301. — WALTHARD: Einfluß der Exstirpation des Nebenhodens auf die Prostata. Z. Urol. 8, H. 3/4. — WEISER: Tuberkulöse Infektion der hypertrophierten Prostata. Z. urol. Chir. **28**, 105 (1929). — WICHMANN, O.: Anatomische Untersuchungen über die Ätiologie der Prostatahypertrophie. Virchows Arch. **178** (1904). — WILMS u. H. L. POSNER: Zur Ätiologie der Prostatahypertrophie und ihrer Behandlung mit Röntgenbestrahlung des Hodens. Münch. med. Wschr. **1911**, Nr 36, 1901. — WOLFF: Die histologischen Veränderungen der hypertrophischen Prostata nach Behandlung mit Röntgenstrahlen. Z. urol. Chir. **27**, H. 1/2, 138 (1929).

Prostataepithelatypien.

ASCHOFF, L.: Ein Beitrag zur normalen und pathologischen Anatomie der Schleimhaut der Harnwege und ihrer drüsigen Anhänge. Virchows Arch. **138**, H. 1/2, S. 119; H. 2, 195 (1894).

KROMPECHER, E.: (a) Basalzelltumoren der Zylinderepithelschleimhäute mit besonderer Berücksichtigung der Karzinoide des Darms. Beitr. path. Anat. **65**, 79 (1919). (b) Über Basalzellhyperplasien und Basalzellenkrebse der Prostata. Virchows Arch. **257**, 284 (1925).

LUBARSCH, O.: Einiges zur Metaplasiefrage. Verh. dtsch. path. Ges. **10**, 198 (1906).

MEYER, ROBERT: Embryonale Gewebsanomalien des männlichen Geschlechtsapparates. Erg. Path. **15**, H. 1, 451 u. 580f (1911).

NELLER, K. und K. NEUBÜRGER: Über atypische Epithelwucherungen und beginnende Karzinome in der senilen Prostata. Münch. med. Wschr. **1926**, Nr. 2, 57—59.

RUNGE: Über die Pathogenese der Prostatahypertrophie. Mitt. Grenzgeb. Med. u. Chir. **20** (1909).

SCHLACHTA: Prostata und Mamma des Neugeborenen. Arch. mikrosk. Anat. **64**, (1904). — SCHMIDT, JOH. ERNST: Über Epidermisbildung in der Prostata. Beitr. path. Anat. **40**, H. 1, 120 (1906). — SCHRIDDE, HERM.: Die ortsfremden Epithelgewebe des Menschen. Jena 1909. — SCHULTZE, W. H.: Männliche Geschlechtsorgane. Handbuch der Pathologie des Kindesalters, Bd. 2, 1. Abt. Wiesbaden 1913.

TIETZE: Über atypische Epithelwucherungen in der hypertrophischen Prostata. Bruns' Beitr. **76** (1911).

WALTHARD, B.: Über das Kankroid der Prostata. Schweiz. med. Wschr. **1925**, 10.

Atrophie der Prostata.

BARTH: Über Prostataatrophie. Arch. klin. Chir. **95**, 523. — BOUILLIÉ, MAURICE: Die Hypertrophie des Blasenhalses. J. d'Urol. **27** (1929, Febr.).

CAESAR, VICTOR: Vier Fälle von Prostataatrophie. Z. Urol. **7**, 615 (1913). — CHETWOOD: Amer. J. Surg. **39**, 97 (1925). — CHOLZOFF: Festschrift für Prof. MYSCH. Ref. Z. urol. Chir. **22**. — CHWALLA, RUDOLF: Die Starre des inneren Blasenschließmuskels. Bruns' Beitr. **147**, H. 4, 578 (1929).

DUBS, J.: Die stenosierende Atrophie der Prostata. Beitr. klin. Chir. **90 II**, 490 (1914).

ENGLISCH: Atrophie der Prostata. Berl. klin. Wschr. **1890**, Nr 41.

FRITSCH u. ZUCKERKANDL: Handbuch der Urologie.

KÜMMEL: Die Prostataatrophie. Dtsch. med. Wschr. **1912**, Nr 33, 1573.

MORAU: Notes sur un cas de protastatisme sans prostate. Ann. des Mal. génito-urin. **1904**, 1263. — MOTZ et ARRESE: Notes sur les vessies des prostatiques sans prostate. Ann. des Mal. génito-urin. **1903**.

PERTHES: Arch. klin. Chir. **126**, 86. — PRAETORIUS: Verh. dtsch. Ges. Urol. 7. Kongr. **1926**. — POSNER: Chirurgie der Prostataatrophie. Z. Urol. **7**, 277.

RUBRITIUS: Wien. klin. Wschr. **39**, Nr 40, 1168 (1926).

SHEN, SHUPAO: Über Prostataatrophie und ihre Behandlung mittels transvesikaler Durchscheidungen der Blasenhalskuppe. Bruns' Beitr. klin. Chir. **130**, H. 3, 606 (1924). — SUSSENGUTH: Dtsch. med. Wschr. **1912**, 28.

WALDSCHMIDT, M.: Zur Pathogenese der Prostataatrophie. Z. urol. Chir. **8**, 154—155 (1921).

YOUNG: J. amer. méd. Assoc. **1913**, 253.

Karzinome und Karzinommetastasen der Prostata.

ALEKSEJEW, M. u. L. DUNAJEWSKY: Prostatakarzinom im Kindesalter. Z. urol. Chir. **29**, H. 1/2, 64 (1930). — ASCHOFF: Ein Beitrag zur normalen und pathologischen Anatomie der Schleimhaut, der Harnwege und ihrer drüsigen Anhänge. Virchows Arch. **138**, H. 1 u. 2, 119 u. 195 (1894).

BAMBERGER u. PALTAUF: Ein Fall von osteoplastischem Prostatakarzinom. Wien. klin. Wschr. **1899**, 1100. — BARRINGER, S.: Carcinoma of Prostate Surg. etc. **34**, Nr 2, 168—176 (1922). — v. BAUMGARTEN, P.: Latentes Prostatakarzinom mit großartigen generalisierten Lymphdrüsenmetastasen. Arb. path.-anat. Inst. Tübingen **6**, H. 1, 83 (1907). — BERGMARK, G.: A case of cancer of prostata with extensive metastases to the skeleton without any local funktional symptomes. Acta med. scand. (Stockh.) Suppl. 26, 238 (1928). — BIRCH-HIRSCHFELD: Zit. nach SCHLAGENHAUFER. — BLATT, PAUL: Über die maligne Entartung des Prostataadenoms. Arch. klin. Chir. **160**, 544 (1930). — BOYD, S.: A case of colloid scirrhus of the prostate. Trans. path. Soc. Lond. **33**, 200 (1881/82) — BRAUN, L.: Über osteoplastisches Karzinom der Prostata usw. Wien. med. Wschr. **1896**, 481, 527—532. — BRETSCHNEIDER, CURT: Knochenneubildung und Knochenzerstörung bei sekundärer Karzinose des Skeletts. Inaug.-Diss. München 1896. — BUCHAL, F.: Über den primären Krebs der Prostata. Inaug.-Diss. Greifswald 1889. — BUMPUS, H. C.: Carcinome of the prostate. A clinical study of one thousand cases. Surg. etc. **43**, 150 (1926). — BURCKHARDT-KAUFMANN: Verletzungen und Krankheiten der Prostata. Dtsch. Z. Chir. **1902**, Lief. 53.

COURVOISIER: Das Prostatakarzinom (ältere Literaturangaben). Inaug.-Diss. Basel 1901.

DUPRAZ, A.: Le sarcome de la prostate, étude clinique et anatomo-pathologique., Rev. méd. Suisse rom. **1896**, No 9/10, 1.

ERBSLÖH, WALTER: Fünf Fälle von osteoplastischem Karzinom. Virchows Arch. **163 I**, 20 (1901). — ESAU: Pankreaskarzinom als einzige Metastase bei okkultem Prostatakrebs. Arch. klin. Chir. **153**, 826 (1928).

FENWICK: Primary malignant disease of prostate gland. Edinbourgh med. J. **1899**. — FOERSTER: Über die Osteomalacie bei Krebskrankheiten. Würzburg. med. Z. **2** (1861).

GARDNER u. CUMMINS: Prostatic carcinoma in a youth. J. amer. med. Assoc. **1912**, 1282. — GROSGLIK, S.: Ein ungewöhnlich verlaufender Fall von Prostatageschwulst. Z. Urol. **3**, 220 (1909). — GUYON: (a) Etude clinique de la carcinose prostata-pelvienne diffuse. Bull. méd. Paris **1887 I**, **339**; **1888 II**, **83** u. **99**. (b) Klinik der Krankheiten der Harnblase und der Prostata. Bearb. von MENDELSOHN. Berlin 1893.

HÜBSCHMANN: Münch. med. Wschr. **1925**, Nr 12, Sitzgsber., 495.

JULIEN, J. C.: Contribution à l'étude clinique du cancer de la prostate. Thèse de Paris **1895**. — JULLIEN: Etude sur le cancer de la prostate. Union méd. Paris **1881**, 8—10.

KINOSHITA, M.: Zur Lehre der bösartigen Mischgeschwülste der Prostata. Z. Urol. 14, 399 (1920). — KINOSHITA, M.: Carcinoma xanthomatodes prostatae. Z. Urol. **14**, 193 (1920). — KLISSUROW, A.: Ein Fall von Carcinoma gelatinosum prostatae. Virchows Arch. **268**, H. 3, 515 (1928). — KOLISKO: Knochenkarzinom. Vereinsber. Wien. med. Presse **1896**, Nr 5, 192. — KROMPECHER: Über Basalzellenhyperplasien und Basalzellenkrebse der Prostata. Virchows Arch. **257**, H. 1/2, 284 (1925).

LÄWEN: Über die radikale Entfernung des Prostatakarzinoms auf kombiniertem Wege. Zbl. Chir. **1926**, 25. — LUBARSCH, O.: Einiges zur Metaplasiefrage. Path. Ges. **10**. Tagg Stuttgart **1906**, 198.

NELLER, K. u. K. NEUBÜRGER: Über atypische Epithelwucherungen und beginnende Karzinome in der senilen Prostata. Münch. med. Wschr. **1926**, Nr 2, 57—59.

OPPENHEIMER, R.: Kommen Geschwülste der hinteren Harnröhre und der Prostata häufig bei Arbeitern chemischer Betriebe vor? Dtsch. med. Wschr. **1926**, Nr 32, 1342.

PALTAUF u. BAMBERGER: Ein Fall von osteoplastischem Prostatakarzinom. Wien. klin. Wschr. **1899**, Nr 44, 1100. — PÜRCKHAUER, ROLF: Das Prostatakarzinom, seine Häufigkeit und seine Metastasen mit Mitteilung eines Falles von gigantischer osteoplastischer Karzinose bei Prostatakarzinom. Z. Krebsforschg **28**, Nr 1 (1928).

v. RECKLINGHAUSEN: Die fibröse oder deformierende Ostitis, die Osteomalacie und die osteoplastische Karzinose. Festschr. zu RUD. VIRCHOWS 71. Geburtstag. Berlin 1891. — REICHMANN (SCHMORL): Prostatakarzinom mit chondrosarkomatösen und karzinomatösen Metastasen Z. Krebsforschg **7**, 639. — ROEDER, PAUL: Metastase eines Prostatatumors in einem Nebennierentumor. Berl. klin. Wschr. **1908**, Nr 5, 252. — RUNGE: Über die Pathogenese der Prostatahypertrophie. Mitt. Grenzgeb. Med. u. Chir. **20** (1909).

SASSE: Ostitis carcinomatosa bei Karzinom der Prostata. Arch. klin. Chir. **48**, 493 (1894). — SCHIECK, G.: Über Prostatakarzinom. Inaug.-Diss. München 1912. — SCHLACHTA: Prostata und Mamma der Neugeborenen. Arch. mikrosk. Anat. **64** (1904). — SCHLAGENHAUFER: Über lipoide doppelbrechende Substanzen in Prostatakarzinomen. Verh. dtsch. path. Ges. Leipzig **1909**, 332. — SCHMIDT, JOH. E.: Über Epidermisbildung in der Prostata. Beitr. path. Anat. **40**, 120 (1906). — SCHMIDT, M. B.: Allgemeine Pathologie und pathologische Anatomie der Knochen. Erg. Path. **7** (1900/1901). — SCHRIDDE: Die ortsfremden Epithelgewebe des Menschen. Jena 1909. — SILCOCK: Cancer of the prostate with secondary ossific deposits in the cranium and femur. Path. Soc. trans. **35**, 244 (1884). — SIMMONDS: Über Prostatahypertrophie. Frankf. Z. **21** (1918).

TAILHEFER, E.: D'une complication très rare des tumeurs de la prostate, propagation d'une tumeur prostatique épitheliomateuse aux corps caverneux. Gaz. méd. Paris **2**, 805 (1897). — THOMPSON, H.: (a) Carcinomatous deposit in the prostate gland etc. Trans. path. Soc. Lond. **5**, 204 (1854). (b) Die chirurgische Krankheit der Harnorgane. Übersetzt von DUPUIS 1877. — TIETZE: Über atypische Epithelwucherungen in der hypertrophischen Prostata. Bruns' Beitr. **76** (1911).

WALTER, EMIL: Zur Kasuistik des Prostatakarzinoms und ein Fall von Primärkarzinom des Samenbläschens. Inaug.-Diss. Greifswald 1891. — WALTHARD, B.: Über das Kankroid der Prostata. Schweiz. med. Wschr. **55**, Nr 10, 209 (1925). — WEINERT: Demonstration. Dtsch. med. Wschr. **1915**, Nr 40, 1204. — WILLAN; R. J.: Carcinoma of the prostatic gland. Brit. med. J., 12. Juli **1913**, 60. — WYSS, O.: Die heterologen bösartigen Neubildungen der Vorsteherdrüse. Virchows Arch. **35**, 378 (1866).

YOUNG, HUGH H.: The early diagnosis and radical cure of carcinoma of the prostate. Hopkins Hosp. Bull. **12**, Nr 175, 315 (1905).

Prostatasarkome und Mischgeschwülste der Prostata.

ARZT, L. u. K. LIMMERT: Mischgeschwulst der Prostata. Z. Urol. **2**, 178 (1909).

BACH, HUGO: Ein rasch wachsendes Rundzellensarkom der Prostata. Inaug.-Diss. München 1905. — BARTH, A.: Über Prostatasarkome. Arch. klin. Chir. **42**, 758 (1891). — BETTONI: Über einen eigenartigen Fall von Sarkom der Prostata. Z. Urol. **17**, H. 2 (1923). — BRONGERSMA: Sarcome de la prostate chez un enfant de sept ans. Rev. de Chir. **1919**, 1747.

DUPRAZ, A. L.: Le sarcome de la prostate. Rev. méd. Suisse rom. **16**, 465 u. 509. Genève 1896.

EDINGTON: Myxosarcom of the prostata in child. Brit. med. **1909**.

FRÄNKEL, P.: Beitrag zur Kasuistik der Prostatasarkome im kindlichen Alter. Inaug.-Diss. Leipzig 1906. — v. FRISCH: Neubildungen der Prostata. Nothnagels spezielle Pathologie und Therapie, Bd. 19, II. Teil, S 212. 1899.

GAGSTATTLER: Lymphosarkom der Prostata. Z. urol. Chir. **27**, H. 1/2, 170 (1929). — GIANI: Anat. Anz. **35** (1910). — GREIG: Rhabdomyosarkom der Prostata bei einem 4 Jahre alten Kinde. Brit. J. Childr. Dis., Mai **1908**. — GRUBER, G. B. u. K. MAIER: Klinisch-pathologische Beiträge zum Gebiete der Urologie (Trauma und Sarkom der Prostata). Z. urol. Chir. **1923**, H. 13, 120.

ISAMBERT: Bull Soc. Anat. Paris **1850**, 97.

KAHLSTORF, A.: Über ein Riesenzellensarkom in einer adenomatösen Hypertrophie der Prostata. Z. Krebsforschg **25**, 333 (1927). — KAPSAMMER, GEORG: Ein Beitrag zur Klinik der Prostatatumoren. Wien. klin. Wschr. **1903**, Nr 5, 129. — KINOSHITA, M.: Zur Lehre der bösartigen Mischgeschwülste der Prostata (Carcinoma sarcomatodes mit Knorpelinseln). Z. Urol. **14** (1920).

LAQUIERÈ, M. et R. BOUCHARD: Sarcome de la prostate chez un bébé de neuf mois. J. d'Urol. **22**, No 3, 244 (1926). — LEFMANN: Lymphosarkom. Natur.-wiss. med. Ver. Heidelberg, 8. Jan. **1907**, 587. Münch. med. Wschr. **1906**, Nr 32, 1591; **1907**, Nr 9, 443. — LEVY, L.: Zur Kasusitik der Prostatageschwulst im Kindesalter. Münch. med. Wschr. **1903**, Nr 10, 430. — LEWY: Über einen Fall von primärem Bindesubstanztumor der Prostata. Inaug.-Diss. Freiburg 1899. — LICHTSCHLAG, WALTER: Über Prostatasarkome. Bruns' Beitr. **131**, H. 1, 164 (1924).

MACCONNEL: Sarcoma of the bladder and prostata gland. Proc. path. Soc. Philad. **1904**. — MEIER, KARL: Beitrag zur Frage Trauma und Sarkom. Inaug.-Diss. Frankfurt a. M.

1920. — MEYER, ROBERT: (a) Embryonale Gewebseinschlüsse in den weiblichen Genitalien und ihre Bedeutung für die Pathologie dieser Organe. Erg. Path. **9 II** (1907). (b) Über embryonale Gewebsanomalien und ihre pathologische Bedeutung im allgemeinen und solche des männlichen Genitalapparates im besonderen. Erg. Path. **15**, 429 (1911).

NICHOLSON: Primary sarcoma of Boy. Brit. med. J. **1919**, 378.

PLESCHNER, HANS GALLUS: Ein Fall von Prostatasarkom. Wien. klin. Wschr. **1912**, Nr 15, 565.

REICHMANN (SCHMORL): Kombination von osteoplastischer Karzinose mit Osteochondrosarkom. Z. Krebsforschg **7**, 639. — ROSE: Prostatatumoren bei Kindern. Dtsch. med. Ztg **1901**, Nr 13, 1114.

SALLARAS, JUAN u. GERARDO VILAN: Betrachtungen über ein primäres Prostatasarkom bei einem 32jährigen Mann. Semana méd. **31**, No 49, 1275—1279 (1924). — SCHÖPPLER, HERMANN: Ein primäres Sarkom der Prostata. Z. Krebsforschg **16**, 2 (1917). — SCHULER, HANS: Über eigenartige Ausbreitung eines Prostatasarkoms. Inaug.-Diss. München 1927. Z. urol. Chir. **23** (1927). — SOCIN: Krankheiten der Prostata. Handbuch der allgemeinen und speziellen Chirurgie von PITHA u. BILLROTH. Stuttgart 1875. — SOCIN und BURCKHARDT: Die Verletzungen und Krankheiten der Prostata. Dtsch. Chir. **1902**, Lief. 53. — STEIN: Über die Exstirpation der Prostata wegen maligner Neubildung. Arch. klin. Chir. **39**, 537 (1889). — STEINBERG, WALTER: Ein Beitrag zur Statistik der Prostatasarkome. Inaug.-Diss. München 1908. — STERN, MAXIMILIAN and J. SIDNEY RITTER: Sarcoma of the prostate, report of a case. Amer. J. Surg. **35**, Nr 8, 238—240 (1921). — SYSACK, NICOLAUS: Ein Beitrag zu den Tumoren der Prostata im Kindesalter. Virchows Arch. **247**, 604 (1924).

TASCHIRO-NOBUNONI: Zur Lehre der Sarkome der Prostata. Z. Urol. **18**, H. 6 (1924). TJOMKIN, J. S.: Zur Kasuistik der Prostatasarkome. Z. Urol. **23**, H. 9, 762 (1929). — TOWSEND, WILLIAM WARREN: Sarcome of the prostate. Surg. etc. **34**, Nr 1, 55/56 (1922).

VEIL, WOLFG.: Zur Kenntnis des Prostatasarkoms. Berl. klin. Wschr. **1908**, Nr 18, 872; Nr 19, 924.

WASSILIEFF, A. A.: Zur Frage der primären Sarkome der Prostata und der Samenblasen. Z. urol. Chir. **25**, 1 (1928). — WELTI: Über einen Fall von Prostatasarkom im Kindesalter. Inaug.-Diss. Zürich 1898. — WIND, C.: Die malignen Tumoren der Prostata im Kindesalter. Inaug.-Diss. München 1888. — WYSS, OSKAR: Die heterologen (bösartigen) Neubildungen der Vorsteherdrüse. Virchows Arch. **35**, H. 3, 378 (1866).

Samenblase.

Anatomie, Histologie, Physiologie und Pigmente.

AKUTSU, S.: Beiträge zur Histologie der Samenblasen nebst Bemerkungen über Lipochrome. Virchows Arch. **168** (1902) — ARMITSTEAD, B.: The structure, function and regeneration of the seminal vesicles of the Guinea-Pig. J. of exper. Zool. **41**, 215 (1924/25).

BRACK, E.: Über den Samenblaseninhalt Verstorbener in Beziehung zum übrigen Sektionsbefund. Z. urol. Chir. **12**, H. 5/6, 403 (1923). — BRAUS, HERMANN: Anatomie des Menschen. Lehrbuch, 2. Bd. Berlin: Julius Springer 1924.

FELIX: Zur Anatomie des Ductus ejaculatorius, der Ampulla ductus deferentis und der Vesicula seminalis des erwachsenen Menschen. Anat. H. **7**, 1—54. Wiesbaden 1901. — FRÄNKEL, M.: Die Samenblasen des Menschen mit besonderer Berücksichtigung ihrer Topographie. Berlin: August Hirschwald 1901. — FRANCKE, H.: Ein Fall von multilokulärer Samenblasenzyste. Zbl. Path. **41**, 145 (1927).

DE GRAAF, REGNERUS: De virorum organis generationi inservientibus, de clysteribus et de usu syphonis in Anatomia. Lugdan-Batav.: 1668. — GUÉLLIOT: Les vésicules séminales. Thèse de Paris **1883**.

HENDRICH, ARTHUR: Vergleichende makroskopische und mikroskopische Untersuchungen über die Samenblasen und die Ampullen der Samenleiter bei den Haussäugetieren, mit Einschluß von Hirsch und Rehbock. Internat. Anat. u. Physiol. **22**, 360 (1905). — HUECK, WERNER: (a) Pigmentstudien. Beitr. path. Anat. **54**, 68 (1912). (b) Die pathologische Pigmentierung. Handbuch der allgemeinen Pathologie von KREHL-MARCHAND, Bd. 3, H. 2. 1921. — HUNTER, J.: Observations anatomiques sur les glandes situées entre le rectum et la vessie qu'on appelle vesicules séminales. Ouvres complètes. 1841. Zit. nach GUÉLLIOT.

KAYSER, H.: Untersuchungen über die Bedeutung der Samenblasen. Inaug.-Diss. Berlin 1889. — KUROSAWA, TOSCHIO: Beitrag zur Pathologie der Samenblase. Virchows Arch. **274**, H. 3, 594 (1930).

LALLEMAND, M.: Des pertes séminales involontaires. Paris 1838. — v. LANZ, TITUS: Über die Biologie des Säugetiernebenhodens-Antrittsvorlesung. Berlin: Julius Springer 1927.

MAAS, FR.: Zur Kenntnis des körnigen Pigments im menschlichen Körper. Arch. mikrosk. Anat. **34**, 452. — MOULIN, ALBERT: Contribution a l'etude des vesicules seminales de l'homme. Thèse de Lausanne **1923**.

NAMBA, K.: Zur Frage über die elastischen Fasern und das Pigment in den Samenblasen des Menschen. Frankf. Z. Path. 8, H. 3, 445 (1911).

OBERNDORFER, S.: (a) Beiträge zur Anatomie und Pathologie der Samenblasen. Beitr. path. Anat. **31**, 325 (1902). (b) Die pathologischen Pigmente. Erg. Path. **19 II** (1921). — OHMORI: Histopathologische Studien an den akzessorischen Geschlechtsdrüsen unter besonderer Berücksichtigung ihrer Wechselbeziehungen. Z. urol. Chir. **12**, H. 1/2 (1923).

PASTEAU, M. O.: Zur Frage der röntgenologischen Darstellung der Samenblasen (A propos de la vesiculographie. Bull. Soc. Chir. Paris **22**, 72 (1930). — PICKER: Studien über das Gangsystem der menschlichen Samenblase. Zit. nach VOELCKER. Berlin: Oskar Coblentz 1911.

REHFISCH, E.: Neuere Untersuchungen über die Physiologie der Samenblasen. Dtsch. med. Wschr. **1896**, 245. — ROMEIS, B.: Hoden, samenableitende Organe und akzessorische Geschlechtsdrüsen. Handbuch der normalen und pathologischen Physiologie, Bd. 14, 1, S. 693.

SAIGRAEFF, M.: Zur Frage der Histotopographie der Vorsteherdrüse und der Samenblasen. Z. urol. Chir. **24**, H. 3/4, 388 (1928). — SEIFERT, ERNST: Über den Bau der menschlichen Samenblase. Anat. Anz. **44**, H. 6/7 (1913).

WATZKA, M.: Über das Vorkommen vielkerniger Ganglienzellen in den Nervengeflechten der Samenblase des Menschen. Anat. Anz. **66**, H. 19/20, 321 (1928). — WERTHEIMER, E. u. CH. DUBOIS: (a) L'expérience de Regnier de Graaf et les fonctions des vesicules séminales. C. r. Soc. Biol. Paris **85**, No 27, 504—505 (1921). (b) Sur les fonctions des vésicules séminales de quelques rongeurs. C. r. Soc. Biol. Paris **86**, No 1, 35—37 (1922).

Mißbildungen der Samenblasen, des Nebenhoden und Vas deferens.

ANSPRENGER, A.: Einige interessante Mißbildungen der männlichen Generationsorgane. Münch. med. Wschr. **1931**, Nr 31, 1707.

BACHRACH, ROBERT: Über kongenitale Bildungsfehler des Harnapparates. Z. Urol. **3**, 921 (1909). — BRACK: Aplasie des Ductus deferens bei normalem Hoden. Z. Urol. **1**, H. 5/9 (1921).

ECCLES, MACADAM: Brit. med. J. **1902**, 504. — EMMERICH, EMIL: Enorme Zystenbildung des Vas deferens. Zbl. Path. **21**, H. 15, 673 (1910).

FISCHER, PAUL: Ein Beitrag zu den Mißbildungen des Ureters, der Samenblase und der Niere. Inaug.-Diss. Zürich 1899. — FRANCKE, H.: Ein Fall von multilokulärer Samenblasenzyste. Zbl. Path. **41**, Nr 4, 145 (1927). — FRATTINI, G.: Bemerkungen zu der Mitteilung von ZIPPER. Zbl. Chir. **1926**, Nr 28, 1760.

GUIZETTI: Ein Fall von Fehlen des Vas deferens und Samenbläschens der rechten Seite mit gut entwickeltem Hoden und vollkommener Samenbildung bei einem 25jährigen Mann. Zbl. Path. **16** (1905).— GUIZETTI, P. u. PARISET FABIO: Beziehungen zwischen Mißbildungen der Niere und der Geschlechtsorgane. Virchows Arch. **204**, H. 3, 372 (1911).

KREMER, W. C.: Ein Fall von doppeltem Nebenhoden. Anat. Anz. **65**, Nr 1/3, 49 (1928). — KRISCHNER: Beiträge zur Hodenpathologie. Zbl. Path. **37**, Nr 10, 435 (1926).

MOSKOVITZ: Getrenntes Verlaufen des Nebenhodens vom Hoden bei Kryptorchismus. Ann. Surg., März **1910**, 823. — MÜNCHMEYER, E.: Über eine Hemmungsbildung des Urogenitalsystems. Z. ration. Med. 3. Reihe, **33**, H. 1, 207 (1868).

POLYA: Über Anomalien des Hodens und unvollkommener Deszensus. Zbl. Chir. **1905** u. **1921**, Nr 48, 1762. — PRIESEL, A.: Über das Verhalten von Nebenhoden bei angeborenem Fehlen des Ductus deferens, zugleich ein Beitrag zur Frage des Vorkommens von Zwischenzellen im menschlichen Nebenhoden. Virchows Arch. **249**, 246 (1924).

RECH, WALTER: Über eine eigentümliche kombinierte Mißbildung des männlichen Urogenitalapparates und ihre formale Genese (hypoplastische Nierenanlage mit Bildung abnorm mündender Doppelureteren und anormalem Verhalten eines Ductus ejaculatorius). Z. urol. Chir. **11**, 6 (1923). — RELIQUET: Persistance du canal de Muller: hydronephrose du rein et de l'uretère droits. Pyelonephrite calculeuse du rein gauche très hypertrophique. Rev. Chir. **76**, 838 (1887). — REVERDIN: Absence du rein, de l'uretère, du canal déférent et de la vésicule séminale du côté gauche. Existence des deux testicules dans les bourses. Bull. Soc. Anat. Paris **55**, 325 (1874). — RIEDER, WILHELM: Seltene Mißbildungen des Nebenhodens. Zbl. Chir. **1928**, Nr 11, 646.

SCHMIDT, ERHARD: Über einseitigen Nierenmangel bei Übergang des Ureter in die Samenblase. Beitr. path. Anat. **4**, H. 2/3, 516 (1907). — SIMON, L.: Ein Fall von seltener Hodenmißbildung. Zbl. Chir. **1928**, Nr 36, 2259. — STINELLI, F.: Ricerche istologiche su un canale deferente umano a doppio lume. Anat. Anz. **34**, 399 (1909).

VEROCAY: Ren impar sinister kombiniert mit Anomalien der Genitalorgane, der Baucharterien und des Skelets. Prag. med. Wschr. **1907**, 49.

WEIGERT, C.: Zwei Fälle von Mißbildungen eines Ureters und einer Samenblase. Virchows Arch. **104**, 10. — WINDHOLZ: Partielle Verdopplung des rechten Samenleiters. Ver. path. Anat. Wien, 26. März 1928. Wien. klin. Wschr. **1928**, Nr 29, 1066. — WINDHOLZ, FRANZ: Verdopplung des Samenleiters. Wien. klin. Wschr. **1929**, Nr 14, 447.

ZIMMER: Ein Fall von intravesikaler Samenblasenzyste. Wien. med. Wschr. **1914**, Nr 13, 605—609. — ZIMMERMANN, HEINZ: Einseitige Nierenhypoplasie mit Mündung des Ureters in die Samenblase. Zbl. Path. **32**, Nr 1, 1 (1921). — ZIPPER: Eine seltene Anomalie des Hodens bzw. des Nebenhodens. Zbl. Chir. **1926**, Nr 19, 1182. — ZUCKERKANDL, E.: Über eine Bildungsanomalie der männlichen Geschlechtswerkzeuge. Wien. med. Jb. **1875**, H. 1, 332.

Samenblasenerkrankungen.

ALBERS: Über die Krankheiten der Samenbläschen, der Vasa deferentia und der Ductus ejaculatorii. Journal der Chirurgie und Augenheilkunde von v. GRÄFE u. v. WALTHER, Bd. 19, H. 2, S. 173. 1833. — ANGEL, P. u. J. WATRIN: C. r. Soc. Biol. Paris **83**, 236 bis 238 (1920).

v. BAUMGARTEN: Experimente über aszendierende Urogenitaltuberkulose. Verh. dtsch. path. Ges. **9**, 3 (1905). — BECKMANN: Petrifiziertes Sperma. Virchows Arch. **15**, 540 (1858). Zit. nach KLEBS. — BELFIELD, WILLIAM T.: Haematogenous infections of the seminal duct. J. amer. med. Assoc. **84**, Nr 24 (1925). — BOEMINGHAUS: Beitrag zur Samenblasenpathologie. Arch. klin. Chir. **139**, H. 2/3, 641 (1926). — BRACK: Zwei seltene Befunde aus der Pathologie des männlichen Urogenitalsystems. Virchows Arch. **236**, 304 (1922).

CHIARI, H.: Über senile Verkalkung der Ampullen und des Vasa deferentia der Samenblasen. Z. Heilk. **24**, Nr 9, 283 (1903). — CHRISTELLER u. JACOBY: Pathologische Anatomie der Gonorrhöe. Buschke u. Langers Lehrbuch der Gonorrhöe. Berlin 1926. — COLLAN, WALTER: Über Spermatocystitis gonorrhoica. Hamburg u. Leipzig: Voß 1898. — COLLARD DE MARTIGNY: Bull. Soc. Amer. **1827**, 255. Zit. nach DREYER u. GUELLIOT. — COVILLARD: Observations iatro-chirurgiques. Lyon 1839. Zit. nach GUELLIOT.

DOLD u. ROTHACKER: Experimentelle Untersuchungen über das Vorkommen von Tuberkelbazillen im Samen tuberkulöser Menschen. Zbl. Bakter. I **69**, H. 5/6 (1913). — DOPHEIDE, W.: Zwei Fälle von Verkalkung des Samenleiters. Zbl. Path. **45**, Nr 2, 39 (1929). DREYER, ALBERT: Beiträge zur Pathologie der Samenblasen. Inaug.-Diss. Göttingen 1891.

ERLACH: Amyloidose der Samenblasen. Ver. path. Anat. Wien, 30. Jan. 1928. Wien. klin. Wschr. **1928**, Nr 27, 971.

FRÄNKEL, EUGEN: Über Typhus abdominalis und seine Beziehungen zu den Gallenwegen. Mitt. Grenzgeb. Med. u. Chir. **20**, H. 5 898 (1909). — FRANÇOIS JULES: Les vésiculites chroniques non tuberculeuses. Le Scalpel **74**, No 30, 723—730; No 32, 769—775; No 33, 795—802; No 34, 819—825 (1921).

GOEBEL: Über Pigmentablagerung in der Darmmuskulatur. Virchows Arch. **136** 482. — GOLDMANN, HANS: Über Oxydation melaninartiger Substanzen im Gewebe. Virchows Arch. **26** H. 1 199 (1926). — GRUBER, GEORG B.: Pyämie nach akuter staphylomykotischer Spermatozystitis. Münch. med. Wschr. **1911**, Nr 19, 1014.

HABUTO: Über die Veränderungen der Samenblase durch Lebensjahre. Z. Urol. **23**, H. 11, 916 (1929). — HINTZE, K.: Über Hämochromatose. Virchows Arch. **139**, 459. — HRYNTSCHAK, THEODOR: Über die operative Behandlung der Samenblasentuberkulose. Z. urol. Chir. **9**, H. 1, 17/37 (1922).

ISRAEL, W.: Syphilis der Harn- und Geschlechtsorgane. Handbuch der Urologie, Bd. 4, S. 263. 1927.

JUNKER, HANS: Zur Kenntnis der gonorrhoischen Samenblasenerkrankung und ihre Bedeutung für den Ablauf der Gonorrhöe. Med. Klin. **1923**, Nr 8.

KLEBS, E.: Handbuch der pathologischen Anatomie, 3. Lief. Berlin 1870. — KOCHER, THEODOR: Die Krankheiten der männlichen Geschlechtsorgane. Deutsche Chirurgie von BILLROTH u. LUCHS, Lief. 503. 1887. — KUROSAWA, TOSCHIO: Beitrag zur Pathologie der Samenblase. Virchows Arch. **274**, H. 3, 594 (1930).

LEMBERGER: Ver.igg path. Anat. Wiens, Novembersitzg **1922**. Zit. nach PRIESEL. — LEWIN, ARTHUR u. GUIDO BOHM: Zur Pathologie der Spermatocystitis gonorrhoica. Z. Urol. **3**, 43 (1909).

OHNO: Über eine Verkalkung der Vasa deferentia. Inaug.-Diss. München 1914. — ORTH: Lehrbuch der speziellen pathologischen Anatomie, Bd. 2, 1, S. 306. Berlin 1889 bis 1893.

PALLIN: Arch. f. Anat. **1901**, 148. — PICK, LUDWIG: (a) Über die Genese der Infektion des Urins mit Typhusbazillen beim Abdominaltyphus und über akute typhöse Prostatitis und Spermatozystitis. Dermat. Stud. **20**; Unna-Festschrift, Bd. 1. (b) Über Meningokokken-Spermatozystitis. Berl. klin. Wschr. **1907**, 30 u. 31. — PROCHASKA, A.: Bakteriologische Untersuchungen bei gonorrhoischen Allgemeininfektionen. Dtsch. Arch. klin. Med. **83**, 184—196 (1905).

RÖSSLE, R.: Fälle von septikämischen Allgemeininfektionen, ausgehend vom männlichen Genitaltraktus. Naturwiss. med. Ges. Jena, 26. Juni 1913. Münch. med. Wschr. **1913**, 1856. — ROKITANSKY: Lehrbuch der pathologischen Anatomie, 3. Aufl., Bd. 3, S. 400. Wien 1861.

v. SAAR: Chirurgischer Beitrag zur Kenntnis der Erkrankungen der Samenblasen. Z. Urol. **13**, 294 (1919). — SALEEBY, ELI R.: Seminal vesicles from syphilitic patients. J. amer. med. Assoc. **85**, Nr 15, 113, 10. Okt. 1925. — SCHELLENBERG, W.: Über einen Fall von Verhaltung des Samenleiters und Ampullen. Frankf. Z. Path. **40**, H. 2, 298 (1930). — SCHWARTZ, A. H. u. JOSEF CANCIK: Streptothrix prostatitis. J. of Urol. — SCHWARZWALD, TH.: Die Samenblasen und ihre Erkrankungen (Lit.). Handbuch der Urologie, Bd. 5. Spezielle Urologie III. Berlin 1928. — SIMMONDS, M.: Männlicher Geschlechtsapparat. Aschoffs Pathologische Anatomie II, 1923. — SUZUKI, SENJIRO: Pathologisch-anatomische und bakteriologische Ergebnisse in 69 Obduktionsfällen paratyphöser Infektion usw. Virchows Arch. **250**, 685 (1924).

TEUTSCHLÄNDER, OTTO: (a) Die Samenblasentuberkulose und ihre Beziehungen zur Tuberkulose der übrigen Genitalorgane. Beitr. Klin. Tbk. **3**, H. 3, 215—240 u. H. 4, 297—318. (b) Wie breitet sich die Genitaltuberkulose aus (Aszension und Deszension). Beitr. Klin. Tbk. **5**, 83—182 (1906).

VOELCKER, F.: Chirurgie der Samenblasen. Neue dtsch. Chir. **2**. Stuttgart: Ferdinand Encke 1912.

WASSILJEFF, A. A.: Über die pathologischen Veränderungen der Samenblasen. Z. urol. Chir. **24**, H. 5/6, 502 (1928). — WHITE, EDUARD WILLIAM and R. B. H. GRADWOHL: Seminal vesiculitis etc. J. of Urol. **6**, Nr 4, 303—320 (1921). — WYNN, W. H.: General gonorrhoeal infection. Lancet, 11. Febr. **1906**.

Samenblasentumoren.

BADILE: Sul cancro da catrame delle vesicole spermatiche Tumori **13**, H. 1/2, 1 (1927). — BERGER, P.: Cancer des vésicules séminales et de la prostate. Bull. Soc. Anat. Paris **46**, 222 (1871). — BRACK, E.: Über primäre Samenblasenkarzinome unter Beibringung zweier neuer Fälle. Z. Urol. **15**, 232 (1921).

CEELEN, W.: Ein Fibromyom der Samenblase (Vereinigung beider Ductus ejaculatorii). Virchows Arch. **207**, 200 (1912). — COURVOISIER, WALTER: Das Prostatakarzinom. Inaug.-Diss. Basel 1901, S. **45**.

FENWICK: Trans. path. Soc. Lond. **38**, 199 (1887).

GUELLIOT: Anatomie et Pathologie des vésicules séminales. Thèse de Paris **1882**.

JUNGHANNS, HERBERT: Primäres Sarkom der Samenblase mit ausgedehnten Gehirnmetastasen und 2 Fälle von Samenblasenkarzinom. Dtsch. Z. Chir. **224**, Nr 6, 418 (1930).

KAUFMANN, E. in A. SOCIN u. E. BURCKHARDT: Verletzungen und Krankheiten der Prostata. Dtsch. Chir. **1902**, Lief. 53. — KÖNIG: Über Karzinombildung in den Samenblasen im Anschluß an eine eigenartige Beobachtung von Rektumkarzinom. Festschrift für ORTH. Berlin 1903. — KUDLICH, H.: Ein Fall von primärem Samenblasenkarzinom. Med. Klin. **1926**, Nr 18, 691.

LUKSCH: Über eine seltene Mißbildung an den Vasa deferentia. Prag. med. Wschr. **28**, Nr 33 (1903).

OEHLECKER: Zystadenom der Samenblase. Ärztl. Ver. Hamburg, 8. Jan. 1929. Münch. med. Wschr. **1929**, Nr 6, 262.

ROCHET: Les vésicules séminales grosses et dures chez les prostatiques. J. d'Urol. **15**, 47 (1923).

TEUBERT, A.: Über die bösartigen Geschwülste der Samenblasen unter Mitteilung eines neuen Falles von Samenblasenkrebs. Inaug.-Diss. Greifswald 1903. — THEVENOT: Cancer de la vésicule séminale gauche avec intégrité apparente de la prostate. J. d'Urol. **21**, No 1, 55 (1926).

VOELCKER, F.: Chirurgie der Samenblasen. Neue dtsch. Chir. **2** (1912).

WALTER, E.: Zur Kasuistik der Prostatakarzinome und ein Fall von Primärkarzinom der Samenbläschen. Inaug.-Diss. Greifswald 1891. — WASSILIEFF, A. A.: Zur Frage des primären Sarkoms der Prostata und der Samenblasen. Z. urol. Chir. **25**, 1 (1928).

ZAHN, F. W.: Über einen Fall von primärem Sarkom der Samenblasen, zugleich als Beitrag über eine eigentümliche Art von Geschwulstmetastasen. Dtsch. Z. Chir. **22** (1888).

Amyloid der männlichen Geschlechtsorgane (Samenblase, Hoden und Prostata).

ERLACH, ELMAR: Über Amyloidablagerung in den Samenblasen. Virchows Arch. **272**, H. 2, 418 (1929).

LUBARSCH, O.: (a) Zur Kenntnis der auf die Samenbläschen beschränkten Amyloidablagerungen. Virchows Arch. **274**, H. 1, 139 (1929). (b) Zur Kenntnis ungewöhnlicher Amyloidablagerungen. Virchows Arch. **27**, H. 3, 866 (1929).

SCHULER, HANS: Über eigenartige Ausbreitung eines Prostatasarkoms. Z. urol. Chir. **23** (1927).

WASSILJEFF: Über die pathologischen Veränderungen der Samenblasen auf Grund des Leichenmaterials. Z. urol. Chir. **24**, H. 5/6, 502 (1928). — WINKLMANN, MAX: Über lokales Amyloid der Samenblasen. Virchows Arch. **265**, 524 (1927).

Hodenmißbildungen, Anorchie, Polyorchidie.

ALTMANN, FRANZ: Über Eunuchoidismus. Virchows Arch. **276**, H. 2, 455 (1930). — AYYER, V. R. SUNDARESA: A triorchid. Lancet **200**, Nr 5, 223 (1921).

BLASIUS: Observ. med. pt. IV, obs. 20; s. FÖRSTERS Mißbildung S. 47. Zit. nach MERKEL.

BONN, H. K.: Teratoma of the testicle. With a note on the embryology of polyorchisme. Urologic Rev. **32**, 9, 583 (1928).

DARDEL, G.: Klinische Erfahrungen über Kryptorchismus. Dtsch. Z. Chir. **142 I**, H. 1/3 (1917). — DEFRANZESCHI: Über einen Fall von Triorchismus. Bruns' Beitr. **67**, 70 (1910). — DEMEL: Chirurgie der Hoden und des Samenstrangs. Neue dtsch. Chir. **36** (1926). — LE DENTU: Anomalies du testicule. Thèse 1860. — DOHI: Kryptorchidisme and polyorchidia. Jap. J. of Dermat. **24**, 1, 4 (1924). — DRANSFELD: Überzähliger Hoden. Dtsch. med. Wschr. **1913**, Nr 21, 1021. — DRENKHAHN: Drei Hoden. Dtsch. mil.ärztl. Z. **1912**, 2.

EDINGTON, G. H.: A case of duplication or subdivision of the testicle. Brit. med. J. **1928**, Nr 3517, 937.

FISCHER: Ein Fall von Vorhandensein eines dritten Hodens. Münch. med. Wschr. **1916**, 1824.

GERHARTZ: Anat. Anz. **28**, 522 (1906). — GRUBER, G. B.: Über Mißbildungen der Nieren und Harnleiter. Dtsch. urol. Kongr. **1928**.

HAAS, ALFRED: Über Hyperorchidie. Dtsch. Z. Chir. **168**, H. 1/2 (1922). — HERXHEIMER, G.: Morphologie der Mißbildungen von E. SCHWALBE, III. Teil, X. Lief., Anhang 1913. — HOHLBERG: Wratsch Petersburg **1882**, 642. Zit. von MERKEL. — HOLDER, HALL G.: A probable case of triorchidisme. J. of Urol. **13**, Nr 5, 555 (1925).

JEANNIN u. DELATER: Testicule surnumeraire a propos d'une observation de troisième testicule histologiquement en activité. Bull. Soc. Anat. Paris **93**, No 8/9, 677 (1923).

KERMAUNER: Handbuch von HALBAN u. SEITZ: Biologie und Pathologie des Weibes, Bd. 3, Lief. 7. 1924. — KERN, PAUL: Ein Fall von beiderseitiger Hodenverdopplung, Hypospadie und Spina bifida occulta. Slg wiss. Arb. **1921**, H. 63, 1—19. — KOCHER, TH.: (a) Krankheiten des Hodens und seiner Hüllen. Dtsch. Z. Chir. **1874**. (b) Krankheiten der menschlichen Geschlechtsorgane. Dtsch. Z. Chir. **1887**.

LANE, W. A.: Trans. clin. Soc. Lond. **28**, 59 (1895). — LAPOINTE: Zit. nach SÉBILLEAU: Les maladies des organes génitaux de l'homme. 1916. — LECÈNE: Ann. d'Anat. path. **1904**. — LERAT: Bull. Acad. Méd. Belg. **24**, 932—934 (1910). — LOSSEN, W.: Überzähliger Hoden. Festschrift zur Feier des 50jährigen Bestehens des Stadtkrankenhauses Dresden-Friedrichstadt, 1899. S. 443.

MACAUN: Zit. nach MERKEL. Prov. med. J. Lond. **1842**. — MARIOTTI: Un raro caso di Triorchismo. Gazz. Osp. **1907**, No 102. Ref. Zbl. Chir. **1907**, 1437. — MARSH, F.: Two testicles on one side. Brit. med. J. **2**, 1354 (1911). — MERKEL, HERMANN: Kasuistischer Beitrag zu den Mißbildungen des Genitalapparates. Beitr. path. Anat. **32**, 157 (1902). — MEYER, ROBERT: Zum Mangel der Geschlechtsdrüsen mit und ohne zwittrige Erscheinungen. Virchows Arch. **255**, H. 1/2, 33 (1925).

NIEBERLE: Multiple Hodenentwicklung beim Schwein. Virchows Arch. **247**, H. 3, 599 (1924).

OIYE, TAKEO: Statistische und histologische Hodenstudien. Mitteilungen über Pathologie. Tohoku Univ. Sendai (jap.) **4**, 3 (1928). — OUDENDAL, A. J. S.: Ein 3. Testikel als Darmanhang. Virchows Arch. **238**, H. 1 (1922).

PERONA, F.: Singolare anomalia congenita del testicolo destro. Policlinico **3**, 203 (1896). — POK, JOSEF: Über einen Acardiacus amorphus. Arch. Gynäk. **110**, 767 (1919). — POTARCA: Un cas authentique de Triorchidie. Semaine méd. **19**, 228 (1907).

SCHLEIMER: Fall von Triorchie. Ver. path. Anat. Wien, 26. März 1928. Wien. klin. Wschr. **1928**, Nr 29 (1066). — SCHLEIMER, HENDZEL: Zur Kenntnis der Triorchie (Literatur). Virchows Arch. **269**, H. 2, 496 (1928). — SEDLMEIER, HANS: Multiple heterotope Hodenentwicklung beim Schwein. Münch. tierärztl. Wschr. **1928**. — STIEVE, H.: Untersuchungen über die Abhängigkeit der Keimdrüsen vom Zustand des Gesamtkörpers und von der Umgebung. Jb. Morphol. u. mikrosk. Anat. **5**.

TANAKA: Three rare cases. Jap. J. of Dermat. **25**, 5, 32 (1925). — TANDLER Wien.: med. Wschr. **1910**, 2767. — TANDLER u. GROSS: Über den Einfluß der Kastration auf den Organismus. Wien. klin. Wschr. **1907**, 1597. — TERILLON: Leistenhoden, Zit. von DARDEL. Dtsch. Z. Chir. **142**, H. 1/2, 1 (1917). — TURNER, G. R.: A case of supernumerary testis. Lancet **2**, Nr 174 (1900).

WINDHOLZ, FRANZ: Verdopplung des Samenleiters. Wien. klin. Wschr. **1929**, Nr 14, 447. — v. WINIWARTER: Anat. Anz. **26** (1905).

Descensus anomalien, Kryptorchismus.

BRUNZEMA, D.: Über den Kryptorchismus und seine Behandlung. Arch. klin. Chir. **154**, H. 4, 754 (1929).

CONFORTI: Beitrag zur Histologie des Retentionstestikels. Morgagni, Juli **1908**. Ref. Münch. med. Wschr. **1908**, 1945.

DARDEL, GUSTAVE: Klinische Erfahrungen über Kryptorchismus. Dtsch. Z. Chir. **142**, H. 1/2, 1 (1917).

v. FOTH: Über abnorme Lage der männlichen Keimdrüse mit besonderer Berücksichtigung des Kryptorchismus. Inaug.-Diss. Leipzig 1910. — FRÄNKEL: Beiträge zur Lehre vom Descens. testis. Sitzgsber. ksl. Akad. Wiss. Wien **109** (1900). — FUHRMANN u. STERNBERG: Untersuchungen an Kryptorchen und Hypospaden. Arch. klin. Chir. **160**, 633 (1930).

GUNDERMANN: Ectopia testis perinealis. Beitr. klin. Chir. **82 I**, 86 (1912).

HARRENSTEIN, R. J.: Über die Funktion des Skrotums und die hierdurch notwendige Behandlung der Retentio testis beim Menschen. Nederl. Tijdschr. Geneesk. **1928**, 36—41. — HERTZLER: Ectopia testis transversa and infantile uterus. Surg. etc. **23**, 597 (1916).

JEAN, G.: L'éctopie croisée du testicule. Ann. d'Anat. path. **5**, 713 (1928).

UFFREDUZZI: Pathologie der Hodenretention. Arch. klin. Chir. **100**, 1051 (1913).

DE WINIWARTER, H.: (a) Histologie du testicule ectopique. Tissu interstitiel. Phénomènes sécrétoires. C. r. Soc. Biol. Paris. **25**, 645 (1928). (b) Histologie du testicule ectopique. Epithelium séminal. C. r. Soc. Biol. Paris. **25**, 643 (1928).

Hodenkonkremente, Hodenkristalle, -lipoide, -cholesterine.

ALTMANN, F.: Über Eunuchoidismus. Virchows Arch. **276**, H. 2, 475 (1930).

BLUMENSAAT, C.: (a) Lipoid- und Eisenablagerungen in Nebennieren und Hoden bei Knaben vom 1.—15. Lebensjahr. Virchows Arch. **271**, H. 3, 660 (1929). (b) Über einen neuen Befund in Knabenhoden. Virchows Arch. **273**, H. 1, 51 (1929).

KREIBIG, WILHELM: Über Konkremente im unterentwickelten Hoden. Wien. klin. Wschr. **1924**, Nr 14, 436.

LUBARSCH, O.: Über das Vorkommen kristalloider und kristallinischer Gebilde in den Zellen des menschlichen Hodens. Virchows Arch. **145**, 316 (1896).

MITA, GENSHIRO: Physiologische und pathologische Veränderungen der menschlichen Keimdrüse von der fetalen bis zur Pubertätszeit, mit besonderer Berücksichtigung der Entwicklung. Beitr. path. Anat. **58**, 554 (1914).

OIYE, TAKEO: Über anscheinend noch nicht beschriebene Steinchen in den menschlichen Hoden. Beitr. path. Ant. **80**, H. 3, 479 (1928).

PRIESEL: Über das Verhalten von Hoden und Nebenhoden bei angeborenem Fehlen des Ductus deferens. Virchows Arch. **249**, 246 (1924).

REINCKE, FR.: Arch. mikrosk. Anat. **47**, 34—44 (1896). — ROMEIS, B.: Hoden, samenableitende Organe und akzessorische Geschlechtsdrüsen. Handbuch der normalen und pathologischen Physiologie, Bd. 14, Nr 1, 1, S. 693.

SPANGARO, S.: Anat. H. **18**, 595—771 (1902).

v. WINIWARTER: Anat. Anz. **41**, 309—320 (1912).

Regenerationsvorgänge in Hoden- und Nebenhoden.

AIGNER: Sitzgsber. ksl. Akad. Wiss., naturwiss. Abt. **109** (1900).

BOUIN: Etude sur l'évolution normale et l'involution du tube séminifère. Archives Anat. microsc. **1** (1897). — BRACK, E.: Zur pathologischen Anatomie der Leydigzelle. Virchows Arch. **240**, H. 1/2, 127 (1923).

GRIFFINI: Sulla riproduzione parziale del testicolo. Arch. Sci. med. **5**, H. 2 (1887). — GURWITSCH: Arch. mikrosk. Anat. **59**.

HAMMAR: Arch. f. Anat. **1897**, Suppl.

JACOBSON: Zur pathologischen Hostologie der traumatischen Hodenentzündung. Virchows Arch. **75** (1879).

KYRLE, J.: (a) Über Regenerationsvorgänge im tierischen und menschlichen Hoden. Sitzgsber. Akad. Wiss. Wien, Math.-naturwiss. Kl. **120** III (1911). (b) Experimenteller Beitrag zur Frage des Regenerationsvermögens des Rete testis. Verh. dtsch. Ges. Path.

1913. — KYRLE, J. u. K. J. SCHOPPER: Über Regenerationsvorgänge im tierischen Nebenhoden. Virchows Arch. 220, H. 1 (1915).

MAXIMOW, ALEX.: Die histologischen Vorgänge bei der Heilung von Hodenverletzungen und die Regenerationsfähigkeit des Hodengewebes. Beitr. path. Anat. 26, H. 2, 230 (1899).

PELLEGRINI, G.: (a) La rigenerazione del testicolo. Arb. Ist. Camillo Golgi Pavia 1928. (b) Sull'origine degli elementi interstiziali neoformati nelle lesioni sperimentali del testicolo. Arb. Ist. Camillo Golgi Pavia 1928. — PLATO: (a) Zur Kenntnis der Anatomie und Physiologie der Geschlechtsorgane. Arch. mikrosk. Anat. 50 (1897). (b) Die interstitiellen Zellen des Hodens und ihre physiologische Bedeutung. Arch. mikrosk. Anat. 48 (1897). — PRÉNANT: Etude sur la structure du tube séminifère des mammifères. Thèse de Nancy 1887.

ROMEIS: Hoden, samenableitende Organe usw. Handbuch der normalen und pathologischen Physiologie, Bd. 14, S. 1. 1926.

SALLER, K.: Zur Methodik der quantitativen histologischen Hodenuntersuchung. Z. Anat. 86, H. 1/2, 120 (1928). — SANFELICE: Interno alla rigenerazione del testicolo. Boll. Soc. Natur. Napoli 2 (1887). Zit. nach MAXIMOW. — SCHAFFER: Anat. Anz. 7 (1892). — SCHINZ, H. R. u. BENNO SLOTOPOLSKY: (a) Methodik experimenteller und histologischer Untersuchungen am Hoden. Handbuch der biologischen Arbeitsmethoden v. ABDERHALDEN Abt. V. Teil, Bd. 3, S. 529—642. 1927. (b) Beiträge zur experimentellen Pathologie des Hodens. Dtsch.-Schweiz. Naturforschend Ges. 61, Abh. 2 (1924). — STIEVE, H.: (a) Das Verhältnis der Zwischenzellen zum generativen Anteil im Hoden der Dohle. Arch. Entw.-mechan. 45, 455 (1919). (b) Entwicklung, Bau und Bedeutung der Keimdrüsenzwischenzellen. Erg. Anat. 23, 1 (1921). (c) Untersuchungen über Wechselbeziehungen zwischen Gesamtkörper und Keimdrüsen. Arch. Entw.mechan. 52, H. 1/2, 313 (1922). (d) Beobachtungen und Versuche an männlichen Hausmäusen usw., zugleich ein Beitrag zur Zwischenzellenfrage. Arch. mikrosk. Anat. u. Entw.mechan. 99, H. 2/4, 390 (1923). e) Samenzellverklumpung usw. Z. mikrosk.-anat. Forschg 2, H. 3/4 (1925).

Orchitis.

ANTUPIT: Hämatogene Orchitis. J. amer. med. Assoc. 5, 411 (1929). — ASCHOFF: Med. Klin. 1915, Nr 29.

BABES: Lepra. Nothnagels Handbuch, Bd. 24, S. 2. 1901. — BARRUCH, N.: Über den Paratyphus A und B als Erreger chirurgischer Erkrankungen; s. MADELUNG: Chirurgie des Abdominaltyphus, Bd. 2, S. 1. — BERBERICH, J. u. RUD. JAFFÉ: Hoden bei Allgemeinerkrankungen mit besonderer Berücksichtigung des Verhaltens der Zwischenzellen. Frankf. Z. Path. 27 (1922). — BERGONNIOUX: Orchitis im Ablauf eines Abdominaltyphus. Zbl. Path. 15, 428 (1904). — BONNER, W. P.: Acute epididymoorchitis due to Bacillus coli. Lancet 2, 996 (1913).

CHATRIN: Orchitis und Epididymitis bei Mumps. Zbl. Path. 6, 836 (1895). — CHIARI, H.: Weitere Beiträge zur Lehre von der Orchitis variolosa. Z. Heilk. 7 (1886); 10, 340 (1889). — CORDES: Untersuchungen über den Einfluß akuter und chronischer Allgemeinerkrankungen auf die Testikel, speziell auf die Spermatogenese. Virchows Arch. 151, 402 (1898). — CORTES: Die angebliche Orchitis par effort vor der Pathologie, der Klinik und dem Unfallgesetz. Dtsch. Z. Chir. 120, 195 (1912/13). — COTE-MADDEN, FRANK: Two rare manifestations of Bilharzia. Lancet 1911, 755.

DANIELSON, R. W.: Mumps of the testes without parotitis. J. amer. med. Assoc. 89, Nr 24, 204 (1927). — DAWYDOWSKIE, J. W.: Die pathologische Anatomie und Pathologie des Fleckfiebers. Erg. Path. 20 II, 571. — DOUTRELEPONT u. WOLTERS: Beiträge zur viszeralen Lepra. Arch. f. Dermat. 34, 55 (1896). — DUBOUCHER, H. A.: Trois cas d'orchi-épididymite survenue au cours d'une grippe ou dans le début de la période de convalescence. J. d'Urol. 11, No 1, 35 (1921).

FANEUIL: Recherches sur l'orchite varioleuse. Thèse de Paris 1873. — FERRAND: Ein Fall von Mumps mit Orchitis. Zbl. Path. 6, 838 (1895). — FOX: Bull. Ayer. Clin. Labor. Pennsylvania, Dez. 1907. — FRÄNKEL, Eugen: (a) Orchitis variolosa Diskussion. Berl. klin. Wschr. 1917, Nr 17, 422; Nr 19, 468. (b) Zur Lehre von der Ätiologie der Komplikationen bei Abdominaltyphus. Jb. Hamburg. Staatskrkenanst. 1 (1889). — FRÄNKEL, EUGEN u. ADOLF HARTWICH: Über das Verhalten der Hoden in bakterieller und histologischer Beziehung bei akuten Infektionskrankheiten. Virchows Arch. 242, H. 1/2, 195 (1923). — FRANGENHEIM, PAUL: Die chirurgisch wichtigsten Lokalisationen des Echinokokkus. Slg klin. Vortr. Chir. 116, 119 (1906). — FREY, S.: Experimenteller Beitrag zur Entstehung der akuten und chronischen Entzündungen des Nebenhodens und des Hodens. Dtsch. Z. Chir. 218, H. 1/6, 333 (1929). — FULCI, FR.: Die akute interstitielle rheumatische Orchitis. Beitr. path. Anat. 57, 183 (1913).

GRÜNBERG, H.: Fälle von chronischer Orchitis unter dem klinischen Bilde eines Hodentumors. Frankf. Z. Path. 33 2 (1926).

Hall, H. C.: Hodenatrophie nach Parotitis epidemica. Virchows Arch. **207**, 188 (1912). — Hermann: Etudes expérimentales sur les lésions histologiques, du testicule consecutive au traumatismes du cordon. Arch. Méd. expér. et Anat. path. Paris **1913**, 51.

Jaffé, R. H.: Über die experimentelle Infektion des Meerschweinchens mit dem Bac melitensis und dem Bac abortus. Virchows Arch. **238**, 1.

Kobayashi: Eine neue Nachweismethode der Leprabazillen durch Punktion der Hodensubstanz. Acta dermat. (Kioto) **2**, 309 (1924). — Kobayashi, W.: Über die viszerale Lepra. Monographiae Actorum dermatologicorum, Vol. 4, Okt. 1929, Kioto (jap.). — Kovacs: Zwei Fälle von Orchitis parotidea ohne Parotitis. Wien. klin. Wschr. **1890**, Nr 21. — Kraus, A. F.: Über die Riesenzellenbildung im menschlichen und tierischen Hoden. Beitr. path. Anat. **80**, H. 3, 658 (1928). — Küstner, H.: Genitalerkrankungen nach akuten infektiösen Erkrankungen der Rachenorgane. Dtsch. med. Wschr. **1928**, Nr 28, 1158. — Kuntzen, H.: Orchitis phlegmonosa und vorzeitige Spermiogenese. Virchows Arch. **258**, H. 1/2.

Lambard, P. et M. Béguet: Orchite suppurée due au micrococcus melitensis. Presse méd. **1921**, Nr 76, 753. — Lubarsch, O.: Einiges zur pathologischen Anatomie und Histologie des Endocarditis lenta. Virchows Arch. **246**, 323 (1923).

Maximow: Die histologischen Vorgänge bei der Heilung von Hodenverletzungen und die Regenerationsfähigkeit des Hodengewebes. Beitr. path. Anat. **26**, 230 (1899). — Mendel, Ernst: Orchitis grippalis. Med. Klin. **44**, 1464 (1923). — Mills: The pathological changes in the testes in epidemic pneumonia. J. exper. Med. **9** (1919). — Morgenstern, Zachar.: Zur Frage des morphologischen Verhaltens des Hodens bei akuten Infektionskrankheiten. Virchows Arch. **245**, 229 (1923). — Müller, H. u. Soekaton Reksomidjojo: Über Orchitis luetica bei Javanen. Tijdschr. Geneesk. Neederl.-Indie **63**, H. 4, 675 (1923).

Nash, W. G.: Two cases of abscess of testis due to Bacillus coli. Brit. med. J. **1**, 149 bis 150, 2. Febr. 1918. — Neisser: Lepra. Virchows Arch. **103**.

Paaschen: Orchitis variolosa Disk. Berl. klin. Wschr. **1917**, Nr 19, 468. — Pfister, E.: Orchitis bilharzica. Z. Urol. **16**, H. 1, 16 (1922). — Pick: Présence des suppurations à bacilles d'Ebert dans les glandes génitales de l'homme. Sémaine méd. **1910**, 636.

v. Redwitz, E.: Die Chirurgie der Grippe. Erg. Chir. **14**, 57 (1921). — Reuscher, Karl: Anatomischer Beitrag zum Ausgang der Mumpsorchitis. Z. urol. Chir. **21**, 249 (1927). — Rivers: Kerneinschlüsse in Affenhoden nach Impfung mit Varizellen. J. exper. Med. **43**, 2. Ref. Dtsch. med. Wschr. **28**, 1184.

Sabrazès, J.: L'orchite de la varicelle. Bull. Acad. Med. Paris **98**, 30, 122 (1927). — Saito: Ein Fall von durch Paratyphusbazillen B hervorgerufener Orchitis purulenta. Zbl. Path. **19**, 168 (1908). — Salomon, Oskar: Abszedierende Hodenentzündung bei Gornorrhöe. Münch. med. Wschr. **1930**, Nr 1, 18. — Schober: Orchitis im Gefolge eines akuten Retropharyngealabszesses. Mschr. Kinderheilk. **21**, 6 (1921). — Simmonds: Virchows Arch. **201** (1910). — Speck: Über einen Fall von durch Bacillus pneumoniae Friedländer hervorgerufene abszedierende Orchitis und Epididymitis. Zbl. Bakter. Orig. **42**, H. 7, 596 (1906). — Ssokoloff: Orchitis Epididymitis. Bruns' Beitr. **133**, 2 (1925). — Stuparich: Echinococcus hydatidosus funiculi spermatici. Wien. med. Presse **1901**, 8.

Tavel: Orchitis typhosa. Korresp.bl. Schweiz. Ärzte **1887**.

Virchow, Rudolf: Lepra und Riesenzellen. Krankhafte Geschwülste, Bd. 2, S. 530.

Watanabe, K.: A case of periarteriitis nodosa. Jap. J. of Dermat. **25**, H. 3, 13/14 (1925). — Webb, Johnson: Orchitis und Epididymitis, paratyphosa. Bruns' Beitr. **133**, 17 (1925). — Wesson, Miley, B.: Traumatic orchitis, a misnomer. J. amer. med. Assoc. **91**, H. 24, 1857 (1928). — Wohlwill, Friedrich: Über die nur mikroskopisch erkennbare Form der Periarteriitis nodosa. Virchows Arch. **246**, 377 (1923).

Spermaresorption und Spermiophagie, Spermagglutination, Riesenzellen in den Hodenkanälchen.

Akiyoshi, Tatsugo: Über die sog. Spermiophagie im Nebenhoden. Virchows Arch. **250**, 641 (1924).

di Biasi, W.: Über mehrkernige Spermatiden und Spermatidenriesenzellen im menschlichen Hoden. Virchows Arch. **275**, 250 (1930). — Borst, M.: Das pathologische Wachstum. Aschoffs Pathologische Anatomie, 7. Aufl., Bd. 1, S. 667. 1928. — Brack, Erich: Über die intrakanalikulären Riesenzellen der männlichen Genitalwege. Zbl. Path. **48**, H. 8, 241 (1930). — Branca: Les canalicules testiculaires et la Spermatogenese de l'homme. Etudes cytologiques. Archives de Zool. **62** (1924).

Cordes, H.: Untersuchungen über den Einfluß akuter und chronischer Allgemeinerkrankungen auf die Testikel, speziell auf die Spermatogenese. Virchows Arch. **151**, 402.

Falin u. Jussin: Die Riesenzellen des Hodens. Anat. Anz. **70**, Nr 11/12, 246 (1930).

Goette: Beitrag zur Atrophie des menschlichen Hodens. Veröff. Kriegs- u. Konstit.-path. **2**, H. 9, 5 (1921). — Guieysse-Pellisier: (a) Phagocytose et caryoanabiose de Spermatozoides dans les cellules épithéliales modifiées du canal déférent. C. r. Soc. Biol. Paris

1911, 527. Zit. nach WEGELIN. (b) Caryoanabiose de têtes de Spermatozoides dans les cellules géantes expérimentales. C. r. Soc.-Biol. Paris **1908**, 606. Zit. nach WEGELIN. — GUIZETTI: Ein Fall von Fehlen des Vas deferens und Samenbläschens der rechten Seite mit gut entwickeltem Hoden und vollkommener Samenbildung bei einem 25 jährigen Mann. Zbl. Path. **16**, Nr 10 (1905). — GUYER, MICHAEL: Modifications in the testes of hybrids from the guinea and the common fowl. J. Morph. a. Physiol. **23**, 45—59 (1912).

HECKE, F.: Thalliumvergiftung bei Ratten. Virchows Arch. **269** H. 1 28 (1928).

IKESAKI, SEIKI: On Spermiophagy. Trans. jap. path. Soc. **16** (1926).

KÖNIGSTEIN: Über das Schicksal der nicht ejakulierten Spermatozoen. Pflügers Arch. **114** (1906); Wien. klin. Wschr. **1908** Nr 27 971. — KRAUS, ANTON FRANZ: Über die Riesenzellenbildung im menschlichen und tierischen Hoden. Beitr. path. Anat. **80** H. 3, 658 (1928). — KYRLE u. SCHOPPER: Wien. klin. Wschr. **1914**, 27. — KYRLE, J. u. K. J. SCHOPPER: Über Regenerationsvorgänge im tierischen Hoden. Virchows Arch. **220**, 1 (1915).

v. LANZ, T.: Beobachtungen und Versuche am Nebenhoden der Hausmaus. Z. Anat. **74**, 803f. (1924). — LEHNER, JOSEF: Über Spermiophagie nebst Bemerkungen zur Histologie des Nebenhodens. Z. mikrosk.-anat. Forschg **1924**, H. 2, 316/351.

MALLORY: Proliferation and phagocytosis. J. of exper. Med. **5** (1900). Zit. nach WEGELIN.

MATSUOKA: Gewebsveränderungen des verlagerten Hodens, Nebenhodens und Samenleiters. Virchows Arch. **180**, 484 (1905). — MAXIMOW, A.: Die histologischen Vorgänge bei der Heilung von Hodenverletzungen und die Regenerationsfähigkeit des Hodengewebes. Beitr. path. Anat. **26** (1899). — MORGENSTERN, Z.: Zur Frage des morphologischen Verhaltens des Hodens bei akuten Infektionskrankheiten. Virchows Arch. **245**, 229 (1923).

NEMILOFF, A. u. J. RICHTER: Die Verödung der Hodenkanälchen. Virchows Arch. **276**, H. 1, 29 (1930).

OBERNDORFER: Ungeklärtes aus dem Gebiet der Physiologie und Pathologie des männlichen Genitalapparates. Jkurse ärztl. Fortbildg, Jan. **1930**. — OIYE, TAKEO: Über mehrkernige Zellen in den Samenkanälchen der Hoden. Beitr. path. Anat. **80**, 645 (1928). — ORSOS, FR.: Sperma invasion. Ärztever. Debreczen **12** (1924). Ref. Klin. Wschr. **1925**, Nr 13, 723.

BOLL, HEINRICH: Zwischenzellengeschwülste des Hodens bei Vogelmischlingen. Beitr. path. Anat. **67**, 40 (1920). — PRIESEL, A.: Über das Verhalten von Hoden und Nebenhoden bei angeborenem Fehlen des Ductus deferens, zugleich ein Beitrag zur Frage der Zwischenzellen im menschlichen Nebenhoden. Virchows Arch. **249**, 246 (1924).

REDENZ: Verh. dtsch. anat. Ges. **1925** 180/188; Arch. Entw.mechan. **106**, 290—302 1925). — REGAUD: Evolution teratologique de cellules séminales et les spermatides à noyaux multiples chez les mammifères. Bibliogr. Anat. 8, 24 (1900). — ROMEIS, B.: Hoden, samenableitende Organe und akzessorische Geschlechtsdrüsen. Handbuch der normalen und pathologischen Physiologie, Bd. 14, 1, S. 693. 1926.

SCHINZ, R. u. B. SLOTOPOLSKY: Beiträge zur experimentellen Pathologie des Hodens usw. Dtsch.-schweiz. naturforsch. Ges. **61** (1924). — SHIOZAWA, Z.: Experimentelle Studien über die Spermiophagie. 16. Tagg jap. path. Ges. Tokio **1926**. Zbl. Path. **40**, H. 1/2, 84. — SPANGARO: Über die histologischen Veränderungen des Hodens, Nebenhodens und Samenleiters von Geburt bis zum Greisenalter. Anat. H. **60** (1901). — STIEVE, H.: (a) III. Beobachtungen am menschlichen Hoden. Z. mikrosk.-anat. Forschg **1** (1924). (b) IV. Histologische Beobachtungen an den Hoden und Nebenhoden eines durch Unterbindung beider Nebenhoden verjüngten Hundes. Z. mikrosk.-anat. Forschg **2** (1925). (c) Samenzellverklumpung (Spermagglutination), nicht Spermiophagie. Z. mikrosk.-anat. Forschg **2**, H. 3/4, 598 (1925).

TIEDJE: Unterbindungsbefunde am Hoden unter besonderer Berücksichtigung der Pubertätsdrüsenfrage. Dtsch. med. Wschr. **1921**, Nr 13. Zit. nach WEGELIN.

VEROCAY: (a) Hat Unwegsamkeit des Ductus deferens Atrophie des Hodens zur Folge? Prag. med. Wschr. **1915**, Nr 11. (b) Zit. in KYRLE u. SCHOPPER. Virchows Arch. **220**, H. 1 (1915).

WEGELIN, CARL: Über Spermiophagie im menschlichen Nebenhoden. Beitr. path. Anat. **69**, 281 (1921). — WINDHOLZ, F.: Resorptionsbilder im Nebenhodenkopf. Verh. dtsch. Ges. Urol. **1926**, 422.

ZIMMERMANN, HEINZ: Einseitige Nierenhypoplasie mit Mündung des Ureters in die Samenblase. Zbl. Path. **32**, Nr 1, 1 (1921).

Hodenhypoplasie, Hodenatrophie, Fibrosis testis. Glykogen im Hoden.

ALLEN, E.: Degeneration in the albino rat testis due to a diet deficient in the rates, soluble vitamine etc. Anat. Rec. **15**, 19, 93 (1918). — ARNDT, A. J.: Vergleichend morphologische und experimentelle Untersuchungen über den Kohlehydrat- und Fettstoffwechsel der Gewebe (Glykogen!). Beitr. path. Anat. **79**, 68 (1928).

BABES, V.: Die Lepra. Spezielle Pathologie und Therapie von NOTHNAGEL, Bd. 24, 2. Teil. 1901. — BERBERICH, J. u. RUDOLF JAFFÉ: Die Hoden bei Allgemeinerkrankungen (mit besonderer Berücksichtigung des Verhaltens der Zwischenzellen. Frankf. Z. Path.

27, 395 (1922). — Beringer u. Duser: Über Schizophrenie und Körperbau. Z. Neur. 69. — Bologa, V. et J. Goldner: Sur la structure de la paroi propre des canalicules séminipares. C. r. Soc. Biol. Paris 85, H. 27, 586 (1921). — Bouin, P.: (a) L'évolution normale et l'involution du tube séminifère. Archives Anat. microsc. 1, 1, 225 (1897). (b) Phénomènes cytologiques anormaux dans l'histiogénèse et l'atrophie expérimentale des tubes séminifères. Thèse de Nancy 1897. — Brack, Erich: (a) Mikroskopische Hodenbefunde bei jugendlichen Tuberkulosen. Virchows Arch. 239, H. 1 (1922). (b) Über unspezifische Keimdrüsenveränderungen bei verstorbenen Tuberkulösen. Beitr. Klin. Tbk. 60, H. 6 (1925). — Bukofzer, Erich: Über das Verhalten der Kristalle und Kristalloide im Hoden bei den verschiedenen Erkrankungen und Altersstufen. Virchows Arch. 248, H. 3, 427 (1924).

Cordes: Hoden bei Allgemeinerkrankungen. Virchows Arch. 151, 402 (1898).

Diamantopoulos, Stam.: (a) Über die Hypoplasie der Hoden in der Entwicklungsperiode. Z. Konstit.lehre II 8, H. 2, 117 (1921). (b) Über das Vorkommen von Glykogen in den Nieren von Neugeborenen und von nicht genuin diabetischen Individuen sowie über Glykogen im Fettgewebe und in den sog. glykogenfreien Organen. Krkh.forschg 8, H. 1 (1930). — Doutrelepont u. Wolters: Beitrag zur viszeralen Lepra. Arch. f. Dermat. 34, 55 (1896).

Goette, K.: Beitrag zur Atrophie des menschlichen Hodens. Veröff. Kriegs- u. Konstit.path. 1921, H. 9. — Guntz, Eduard: Schrumpfnebennieren und Hodenatrophie. Frankf. Z. Path. 40, H. 3, 491 (1930).

Hall, H. C.: Hodenatrophie nach Parotitis epidemica. Virchows Arch. 207, 188. — Herxheimer, G. u. K. F. Hoffmann: Über die anatomischen Wirkungen der Röntgenstrahlen auf den Hoden. Dtsch. med. Wschr. 1908, 36.

Klestadt, W.: Beiträge zur Kenntnis des Kernglykogens. Frankf. Z. Path. 4 (1910). — Kyrle, Jos.: (a) Über Entwicklungsstörungen der männlichen Keimdrüsen im Jugendalter. Wien. klin. Wschr. 1910, Nr 45. (b) Über experimentelle Hodenatrophie. Verh. dtsch. path. Ges. 14, 240 (1910). (c) Über die Regenerationsvorgänge im menschlichen Hoden. Sitzgsber. Akad. Wiss. Wien, Math.-naturwiss. Kl. III 120 (1911). (d) Über Hodenunterentwicklung im Kindesalter. Beitr. path. Anat. 60, 359 (1915).

Leupold: (a) Die Bedeutung der Thymus für die Entwicklung der männlichen Keimdrüsen. Beitr. path. Anat. 67, 420 (1920). (b) Veröff. Kriegs- u. Konstit.path. 1920, H. 4. — Lohmüller: Die Übergangsstellen der gewundenen in die geraden Hodenkanälchen beim Menschen. Z. f. mikrosk.-anat. Forschg 3, H. 2 (1925). — Lubarsch, O.: (a) Pathologie der Ernährung. I. Erg. Path. 3, Nr 1, 636 (1986). (b) Über das Vorkommen kristalloider und kristallinischer Gebilde in den Zellen des menschlichen Hodens. Virchows Arch. 145, 316 (1896).

Mills, R. G.: Pathologische Hodenveränderungen bei Pneumonie. J. of exper. Med. 30, 505 (1919). — Mita, Genshiro: Physiologische und pathologische Veränderungen der männlichen Keimdrüse von der fetalen bis zur Pubertätszeit mit besonderer Berücksichtigung der Entwicklung. Beitr. path. Anat. 58, 554 (1914). — Morgenstern, Z.: Zur Frage des morphologischen Verhaltens des Hodens bei akuten Infektionskrankheiten. Virchows Arch. 245, 229 (1923). — Mott, Frederic: Normal and morbid conditions of the testes from birth to old age (100 Asylum and hospital cases; Hodenatrophien bei Geisteskrankheiten). Brit. med. J. 1919, 655, 698, 737. — Mühsam, Eduard: Über Hodenpunktionen an der Leiche und pathologisch-anatomische Kontrolle des Resultats. Klin. Wschr. 1, Nr 52, 2572, 2573 (1922). — Münzer: Beiträge zur Pathologie und Pathogenese der Dementia präcox. Z. Neur. 103 (1926). (Hodenatrophien!).

Nemiloff, Anton u. Irene Richter: Über Verödung von Hodenkanälchen. Virchows Arch. 276, H. 1, 29 (1930).

Oiye, Takeo: (a) Statistische und histologische Hodenstudien. Mitt. Path. (Sendai) 4, 3, 425 (1928). (b) Über den Einfluß akuter und chronischer allgemeiner Erkrankungen auf die Testikel. Mitt. Path. (Sendai) 4, 3 (1928). — v. Oordt u. v. d. Heyde: Der Einfluß der Temperatur auf die Spermiogenese der Säuger. Arch. Entw.mech. 113 (1928).

Romeis, B.: Hoden, samenableitende Organe usw. Handbuch der normalen und pathologischen Physiologie, Bd. 14, H. 1. 1926.

Saller, K.: Untersuchungen über die männliche Keimdrüse der weißen Hausmaus. Z. Anat. 80, 579 (1926). — Schinz, Hans R. u. Benno Slotopolsky: (a) Experimentelle und histologische Untersuchungen am Hoden. Dtsch. Z. Chir. 188, H. 1/2, 76 (1924). (b) Beiträge zur experimentellen Pathologie des Hodens und zur Histologie und Histogenese des normalen Hodens, der Hodenatrophie und der Hodennekrose. Denkschr. schweiz. Naturforsch. Ges. 61, Abh. 2 (1924). (c) Über die Wirkung der Röntgenstrahlen auf den in der Entwicklung begriffenen Hoden. Arch. mikrosk. Anat. u. Entw.mechan. 102, H. 1/3 (1924). (d) Bemerkungen über Entwicklung und Pathologie des Hodens. Virchows Arch. 253, H. 1/2 (1924). (e) Der Röntgenhoden. Erg. med. Strahlenforschg 1. (f) Methodik experimenteller und histologischer Untersuchungen der Hoden. Handbuch der biologischen Arbeitsmethoden von Abderhalden, Abt. V. Teil, Bd. 3, S. 529—642. 1927. — Simmonds, M.: (a) Über Fibrosis testis. Virchows Arch. 201, 108 (1910). (b) Über die Einwirkung von Röntgenstrahlen auf den Hoden. Fortschr. Röntgenstr. 14. (c) Über Mesothoriumschädigung des Hodens. Dtsch. med. Wschr. 1913, Nr 47. — Slotopolsky: Neuere

Anschauungen über die Biologie der männlichen Keimdrüse. Erg. Chir. **21** (1928). — SLOTOPOLSKY, B. u. H. R. SCHINZ: (a) Histologische Hodenbefunde bei Sexualverbrechern. Virchows Arch. **257**, H. 1/2 (1925). (b) Histologische Beobachtungen am menschlichen Hoden. Virchows Arch. **248**, H. 1/2 (1924). — SPANGARO, S.: Über die histologischen Veränderungen des Hodens, Nebenhodens und der Samenblasen von Geburt bis zum Greisenalter usw. Anat. H. **1**, H. 60 (18, H. 3), 593 (1902). — STEFKO: Über die Veränderungen der Geschlechtsdrüsen des Menschen beim Hungern (Sterilisation der Bevölkerung unter dem Einfluß des Hungers). Virchows Arch. **252**, H. 2/3, 385 (1924). — STEFKO, W. H.: Über das sekundäre Hinaufsteigen der Hoden beim Hunger. Z. angew. Anat. **1924/25**. — STIEVE, H.: Samenzellenverklumpung (Spermagglutination) nicht Spermiophagie. Z mikrosk.-anat. Forschg **2**, H. 3/4 (1925). — STIEVE, H.: Umweltbedingte nicht durch Röntgenstrahlen veranlasste Keimdrüsenschädigungen. Strahlenther. **37**, H. 3, 491 (1930). — SYLLA, A.: Über Hodenatrophie bei Lungentuberkulose. Virchows Arch. **269**, H. 2, 480 (1928).

TAKAHASHI, N.: Hodenatrophie nach Exstirpation des abdominalen Grenzstranges. Pflügers Arch. **196**, H. 2, 237 (1922). — TANDLER: Wien. med. Wschr. **1910**, 2, 67. — TOBECK, A.: Über die Lipoid- und Eisenablagerungen in Nebennieren und Hoden im Säuglingsalter. Virchows Arch. **267**, 690 (1928).

UNNA, P. JUN.: Beitrag zur Frage der tuberkuloiden Lepra. Virchows Arch. **246**, 252 (1923).

VIRCHOW, RUD.: Die krankhaften Geschwülste, Bd. 2, S. 531, 864/65. — VOSS, HEINRICH: Zur Frage der Entwicklungsstörung des kindlichen Hodens. Zbl. Path. **24**, H. 10, 433 (1913).

WEICHSELBAUM, A. u. J. KYRLE: Über die Veränderungen der Hoden bei chronischem Alkoholismus. Sitzgsber. Akad. Wiss. Wien, Math.-naturwiss. Kl. III **121** (1912, Febr.). — WELLER, CARL VERNON.: Degenerative changes in the male germinal epithelium in acute alkoholisme and their possible relationship to blastophthoria. Amer. J. Path. **6**, 1 (1930). Zit. in Zbl. Path. — WITTE, S.: Über anatomische Untersuchungen der Hoden von Schizophrenen. Z. Neur. **98**, H. 5 (1925).

Hodentorsion, Hodeninfarkte, Hodenblutungen, Torsion von Hydatiden.

ALTMANN, FRANZ: Über Eunuchoidismus. Virchows Arch. **276**, H. 6, 455 (1930). — ANDERS: Kastration eines durch Torsion nekrotisch gewordenen Leistenhodens. Petersburg. med. Wschr. **17**, 155 (1892).

BACKHAUS: Spontane Hodentorsion. Verein der Ärzte Düsseldorfs. Münch. med. Wschr. **1926**, Nr 50, 2143. — BOEMINGHAUS: Anämische Hodennekrose. Ver. der Ärzte Halle a. S. Münch. med. Wschr. **1926**, Nr 32, 1338.

CAHEN: Torsion des Leistenhodens. Ärztl. Verein Köln. Münch. med. Wschr. **1921**, Nr **51**, 1668.

DREIBHOLZ, W.: Die Torsion des Samenstrangs. Beitr. klin. Chir. **51**, 147 (1906).

ENDERLEN: Klinische und experimentelle Studien zur Frage der Torsion des Hodens. Dtsch. Z. Chir. **43**, 177 (1896). — ESAU: Der spontane Untergang des gesunden Hodens. Dtsch. med. Wschr. **1925**, Nr 2.

FELDSTEIN, G. J.: Acute torsion of an undescended testis in an infant aged eight months. Amer. J. Dis. Childr. **36**, 6, 1231 (1929). — FLESCH: Beitrag zur Kenntnis der Hodeneinklemmung. Beitr. klin. Chir. **87** (1913).

GERVAIS, HANS: Ein Fall von Torsion des Samenstrangs. Inaug.-Diss. Breslau 1891. — GRUNERT, E.: Ein Fall von Torsion des Samenstrangs. Münch. med. Wschr. **1904**, Nr 43, 1912.

KRAUSE, ERICH: Stieltorsion des Samenstrangs. Inaug.-Diss. Greifswald 1911. — KUTTNER, H.: Der spontane Untergang des gesunden Hodens. Dtsch. med. Wschr. **1924**, Nr 38. — KYRLE, JOS.: Über Entwicklungsstörungen der männlichen Keimdrüsen im Jugendalter. Wien. klin. Wschr. **1910**, 45.

LANG, HEINRICH: Zwei Fälle von Torsion des Samenstrangs. Jb. Hamburg. Staatskrkanst. **9** (1906). Hamburg 1907. — LAPOINTE: La torsion du cordon spermatique et l'infarcturs haemorrhagique du testicule. Paris: 1904. — LAUENSTEIN: Volkmanns Slg klin. Vortr. **1894**, Nr 92. — LEHMANN: Ein Fall von hämorrhagischen Infarkt und Nekrose des Hodens. Inaug.-Diss. Leipzig 1906. — LEXER: Ein Fall von Torsion des Hodens mit Mißbildung des Nebenhodens. Arch. klin. Chir. **48** (1894).

MASCHKE, WALTHER: Zur Kenntnis der hämorrhagischen Infarzierung im Hoden. Beitr. path. Anat. **47**, 205 (1910). — MICHAEL, MAX JOSEF: Die Entstehung und Organisation des Hodeninfarktes. Frankf. Z. Path. **9**, 303 (1911); Inaug.-Diss. Heidelberg 1912. — MIFLET, JOSEF: Über die pathologischen Veränderungen des Hodens, welche durch Störungen der lokalen Blutzirkulation veranlaßt wurden. Arch. klin. Chir. **24**, 399 (1879). — MITA, GENSHIRO: Physiologische und pathologische Veränderungen der menschlichen Keimdrüse. Beitr. path. Anat. **58**, 554 (1914). — MOHR, HEINRICH: Über unvollständige Torsion des Samenstrangs mit spontanem Rückgang. Münch. med. Wschr. **1904**, Nr 43,

1912. — MOUCHET, ALBERT: Orchites aigues et subaigues de l'enfance. Bull. Soc. Péd. Paris 22, H. 10, 461—465 (1924). — MURRAY: The etiology of torsion of the testis. Brit. med. J., 6. Juli **1912**.

NICOLADONI, C.: Die Torsion des Samenstranges, eine eigenartige Komplikation des Kryptorchismus. Arch. klin. Chir. **31**, 178 (1884).

PÉRARD et ARVISET: A propos d'une Observation de torsion du testicule. J. d'Urol. **25**, No 1, 22 (1928). — POEL, VAN DER: Strangulation of the testis and epididymis from torsion of the cordon spermatic. Med. Rec. **1895**.

DE QUERVAIN: Dtsch. Z. Chir. **61**, 271 (1901).

REICHE: Demonstration. Klin. Wschr. **1923**, 373 (Ref.). — RICHARD, M.: Die Gefäßversorgung der männlichen Keimdrüse. Dtsch. Z. Chir. **210**, 267 (1928).

SASSE: Beitrag zur Kenntnis der Torsion des Samenstrangs. Arch. klin. Chir. **59**, 791 (1899). — SAUERBREY, LUDWIG: Ein kasuistischer Beitrag zur Torsion des Leistenhodens. Inaug.-Diss. Jena 1904. — SCAGLIONE, VITTORIO: Un caso di torsione del funicello simulante un ernia strozzeta. Infermeria presidaria. Giorn. Med. mil. **70**, 7, 325 (1922); Kongreßzbl. inn. Med. **21**, 483 (1923). — SCHAETZ, GEORG: (a) Die Magenepithelheterotopien des menschlichen Vorderdarms. Virchows Arch. **241**, 148 (1923). (b) Beiträge zur Morphologie des MECKELschen Divertikels. Beitr. path. Anat. **74 I** (1925). — SCHULTZE, W. H.: Männliche Geschlechtsorgane. Brüning-Schwalbes Handbuch der Pathologie des Kindesalters, Bd. 2. Wiesbaden 1913. — SIMMONDS, M.: Über Hodenblutungen. Dermat. Stud. **20**. Unna-Festschrift, Bd. 1, S. 524. 1910. — SPILLMANN, W.: Ein seltener Fall von Hodenstrangulation. Schweiz. med. Wschr. **55**, Nr 7, 141—142 (1925).

VANVERTS: La torsion du cordon spermatique (Bistournage spontane). Ann. Mal. uro-genit. **1904**. — VOLKMANN, R.: Ein Fall von akutem hämorrhagischen Infarkt und Spontangangrän des Hodens. Berl. klin. Wschr. **1877**, Nr 53, 769.

WERWARTH, KURT: Totale zystische Entartung eines Leistenhodens. Z. Urol. **20**, H. 1, 737 (1926). — WHIPPLE, C.: Strangulated epididymis of incompletely descended testis, producing symptoms like those of strangulated hernia. Castration cure. Brit. med. J., 6. Juni 1891.

Zwischenzellen.

ALTMANN, F.: Über Eunuchoidismus. Virchows Arch. **276**, H. 2, 455 (1930). — ANCEL et BOUIN: Recherches sur les cellules interstitielles du testicule des mammifères. Arch. de Zool. **4**, 437 (1903).

BERGER, L.: La neurocrinie. Consideration histologique sur le mecanisme de la secretion interne. Presse méd. **101**, 1729 (1930). — BOUIN et ANCEL: Recherches sur la signification physiologique de la glande interstitielle du testicule des mammifères. J. Physiol. et Path. gén. **16**, 1912 (1904). — BÄR, RICH. u. RUDOLF JAFFÉ: Lipoidbefunde in Nebennieren und Keimdrüsen beim Kaninchen. Z. Konstit.lehre **10**, H. 3, 321 (1924). — BASCOM: Quantitative studies of the testis (cryptorchid testes of sheep and swine). Anat. Rec. **30**, 225 (1925). — BENDA: Interstitielle Zellen. Verh. 1. internat. Kongr. Sex.forschg. Münch. med. Wschr. **1926**, Nr 51, 2190. Ref. — BERBERICH, J. u. RUD. JAFFÉ: Die Hoden bei Allgemeinerkrankungen (mit besonderer Berücksichtigung des Verhaltens der Zwischenzellen). Frankf. Z. Path. **27**, 395 (1922). — BERGER, L.: La glande sympathicotrope du hile de l'ovaire, ses homologies avec la glande interstitielle du testicule. Les rapports nerveux de deux glandes. Arch. Anat. histol. et embryol. **2** (1923). — BRACK, ERICH: Zur pathologischen Anatomie der Leydigzelle. Virchows Arch. **240**, H. 1/2 (1922). — BUKOFZER, ERICH: Über das Verhalten der Kristalle und Kristalloide im Hoden bei den verschiedenen Erkrankungen und Altersstufen. Virchows Arch. **248**, 426 (1924).

CHEVASSU, MAURICE: Tumeurs du testicule. Paris: Steinheil 1906. — CLARA, MAX: Untersuchungen an menschlichen Hodenzwischenzellen, zugleich ein Beitrag zur Kenntnis des rhythmischen Wachstums der Zellen durch Verdopplung ihres Volumens. Z. mikrosk.-anat. Forschg **13**, H. 1/2 (1928).

DOWNS, W. G.: Studies on sex. Interstitial cells in gigantisme. Amer. J. Path. **5**, 295 (1929). — DUERCK, HERMANN: Über die Zwischenzellhyperplasie des Hodens. Verh. dtsch. path. Ges. **9**, 130 (1907).

v. EBNER: Untersuchungen über den Bau von Samenkanälchen. Unters. Inst. Physiol. u. Hist. Graz **2**, 200 (1871). — ESAKI, SH.: Über Kulturen des Hodengewebes der Säugetiere und über die Natur des interstitiellen Hodengewebes und der Zwischenzellen. Z. mikrosk.-anat. Forschg **15**, H. 1/2, 368 (1928).

FINOTTI: Zur Pathologie und Therapie des Leistenhodens. Arch. klin. Chir. **55** (1897).— FRIEDMANN: Beiträge zur Kenntnis der Anatomie und Physiologie der männlichen Geschlechtsorgane, Bd. 52. 1908.

GHIGI, ALESSANDRO: Ricerche sistematiche e sperimentali sulle Numidinae. Mem. Accad. Sci. Inst. Bologna, VI. s. **7**, 331—365 (1911). (Zit. nach BOLL.) — GOLDMANN, E. S.: Die äußere und innere Sekretion des gesunden und kranken Organismus im Lichte der vitalen Färbung. Beitr. klin. Chir. **46**, 197 (1909). — GRUBER, G. B.: Drei Fälle von Eunuchoidie. Münch. med. Wschr. **1923**, Nr 26, 859.

HANES, FREDERICK M.: The relation of the interstitial cells of Leydig to the production of an internal secretion by the mammalian testis. J. of exper. Med. **13**, 3 (1911). — HANES, FREDERIC M. and JACOB ROSENBLOOM: A histological and chemical study of the fatty matter of normal and cryptorchid testes. J. of exper. Med. **13**, Nr 3 (1911). — v. HANSEMANN: (a) Über die großen Zwischenzellen des Hodens. Arch. f Physiol. **1896**, 176—177. (b) Über die sog. Zwischenzellen des Hodens und deren Bedeutung bei pathologischen Veränderungen. Virchows Arch. **142**, 538 (1895). — HARMS: Morphologie und experimentelle Untersuchungen an alternden Hunden. Z. Anat. **71** (1924). — HART, C.: Die Lehre von der Pubertätsdrüse. Med. Klin. **1922**, 25 u. 27. — HOFMEISTER: Untersuchungen über die Zwischensubstanz in Hoden der Säugetiere. Sitzgsber. Akad. Wiss. Wien, Math.-naturwiss. Kl. III **45**, 77 (1872).

JACOBI, W.: Über das rhythmische Wachstum der Zellen durch Verdopplung ihres Volumens. Arch. Entw.mechan. **106** (1925). — JAFFÉ, RUD.: (a) Einiges über Keimdrüsen und Gesamtorganismus. Z. Konstit.lehre **9**, H. 2/5 (1925). (b) Lipoidstoffwechsel und Keimdrüsen. Fortschr. Med. **42**, Nr 2, 15.

KAUFMANN, E.: Über Zwischenzellengeschwülste des Hodens. Verh. dtsch. path. Ges. **11**, 237 (1907). — KAWAMOTO, KAZUTO: Hodenuntersuchungen bei verschiedenen Erkrankungen, insbesondere Cholesterinämien. Frankf. Z. Path. **34**, 409 (1926). — v. KOELLIKER: Handbuch der Gewebelehre des Menschen, 1854. — KOLMER, W.: Theoretisches zur Zwischenzellenfrage. Wien. biol. Ges., 19. Juni 1922. — KRAUS, E. J.: (a) Experimentelle Untersuchungen über die Zwischenzellen des Katerhodens und über die Bedeutung der Zwischenzellen. Beitr. path. Anat. **81**, H. 2, 323 (1928). (b) Über die Bedeutung der Zwischenzellen. Verh. dtsch. path. Ges. Wiesbaden **1928**, 524. (c) Über einen Fall von Eunuchoidismus. Med. Klin. **1929**, Nr 45, 1741. — KYRLE, JOS.: Ist STEINACHS Lehre von der Funktion der LEYDIGschen Zellen zutreffend? Med. Klin. **1921**, 34—35.

LEUPOLD, ERNST: (a) Beziehungen zwischen Nebennieren und männlichen Keimdrüsen. Jena 1920. (b) Cholesterinstoffwechsel und Spermiogenese. Beitr. path. Anat. **69** (1921). (c) Der Cholesterinstoffwechsel. Handbuch der normalen und pathologischen Physiologie, Bd. 5, S. 1096. — LEYDIG: Zur Anatomie der männlichen Geschlechtsorgane und Analdrüsen der Säugetiere. Z. Zool. **1850 I**. — LIPSCHÜTZ, A.: Die Pubertätsdrüse und ihre Wirkungen. Bern 1919. — LIPSCHÜTZ, A., B. OTTOW, K. WAGNER: Über das Minimum der Hodensubstanz. Pflügers Arch. **188**, H. 1/3. — LOEWENTHAL, KARL: Zur Physiologie des Cholesterinstoffwechsels (Beziehungen zwischen Hoden und Cholesterinstoffwechsel.) Beitr. path. Anat. **61** (1915). — LUBARSCH: (a) Über das Vorkommen kristallinischer und kristalloider Bildungen in den Zellen des menschlichen Hodens. Virchows Arch. **145** (1896). (b) Diskussion zu STERNBERG. Dtsch. path. Ges. **18**, 202 (1921). — LUNDH, GÖSTA: Eine approximative Berechnung der absoluten Menge der interstitiellen Zellen in den beiden kryptorchen Hoden eines Falles von männlichem Pseudohermaphroditismus. Z. mikrosk.-anat. Forschg 8, 1 (1927).

MASSON, P. et L. SENCERT: Cancer des cellules interstitielles. Bull. Assoc. franç. Étude Canc. **7** (1923). — MIHÁLCOVICS: Internat. Mschr. **1885**.

NESPOR, F.: Remarques histologiques et histocliniques sur la tissu interstitielle du testicule à fonction périodique. C. r. Assoc. Anat. **23**, 318 (1928).

OBERNDORFER: Ungeklärtes aus dem Gebiet der Physiologie und Pathologie des männlichen Genitalapparates. Jkurse ärztl. Fortbildg, Jan. **1930**.

PHILIPSEN, CLARA: Beobachtungen über Vitaldoppelfärbung mit Pyrrholblau und Lithionkarmin an Mäusen und Ratten. Inaug. Diss. München 1914. — PICK, L.: Über Neubildungen am Genitale bei Zwittern. Arch. Gynäk. **76**, H. 2 (1905). — PLATO: Die interstitiellen Zellen des Hodens und ihre physiologische Bedeutung. Arch. mikrosk. Anat. **48** (1896). — POLL, HEINRICH: Zwischenzellengeschwulst des Hodens bei Vogelmischlingen. Beitr. path. Anat. **67**, 40 (1920).

REINCKE: Beiträge zur Histologie des Menschenhodens. Arch. mikrosk. Anat. **47** (1896). ROMEIS, B.: (a) Untersuchungen zur Verjüngungshypothese STEINACHS. Münch. med. Wschr. **1921**, Nr 20, 600. (b) Geschlechts- oder Zwischenzellen. Klin. Wschr. **1922**, 19.

SALLER, K.: Untersuchungen über die männliche Keimdrüse der weißen Hausmaus. Z. Anat., Festschrift für MOLLIER, **86**, 579 (1926). — SCHLEUNIG, F.: Zur Frage von STEINACHS F-Zellen. Münch. med. Wschr. **1923**, 17. — SCHINZ, H. R. u. B. SLOTOPOLSKY: (a) Grundsätzliches zur Steinachoperation. Dtsch. med. Wschr. **1925**, Nr 14, 557. (b) Methodik, experimentelle und histologische Untersuchungen am Hoden. Handbuch der biologischen Arbeitsmethoden von EMIL ABDERHALDEN. Abt. V, Teil 3 B, S. 529—642. 1927. — SCHMINCKE, A. u. B. ROMEIS: Anatomische Befunde bei einem männlichen Scheinzwitter und die STEINACHsche Hypothese über Hermaphroditismus. Arch. Entw.mechan. **47**, H. 1/2 (1920). — SCHWEIZER, R.: Neue Hypothese über die Bedeutung der Zwischenzellen des Testis. Schweiz. med. Wschr. **1925**, 29. — SIMNITZKY, W. S.: Beiträge zur Frage über das Interstitialgewebe des Hodens als Resorptionsorgan. Virchows Arch. **261**, H. 1, 265 (1926). — SLOTOPOLSKY, B.: Neuere Anschauung über die Biologie der männlichen Keimdrüse. Erg. Chir. **21** (1928). — SLOTOPOLSKY u. SCHINZ, H. R.: Histologisches zur STEINACH-Unterbindung. Z. mikrosk.-anat. Forschg **2**, H. 2 (1925). — SORY u. JAFFÉ: Lipoiduntersuchungen an den Nebennieren des Rindes. Zbl. Path. **35**, 350 (1924). — SPANGARO: Über die Veränderungen des Hodens, Nebenhodens und Samenleiter von Geburt bis zum Greisenalter. Anat. H. **18**, H. 60 (1901). — STÄMMLER, M.: Zwischenzellen und Samenbildung im Hoden. Klin. Wschr. **1930**, Nr 13, 593. — STEINACH, E.: (a) Pubertätsdrüse und Zwischenzellbildungen. Arch. Entw.mechan. **42**. (b) Histologische Beschaffenheit der Keimdrüse bei homosexuellen Männern. Arch. Entw.mechan. **46**. (c) Verjüngung durch experimentelle Neubelebung der alternden Pubertätsdrüse. Arch. Entw. mechan. **46**, 557 (1920). — STEINACH u. KUSS: Die entwicklungsmechanische Bedeutung der Hypophysis als Aktivator der Keimdrüseninkretion. Med. Klin. **14** (1928). — STEINACH u. R. LICHTENSTERN: Umstimmung der Homosexualität durch Austausch der Pubertätsdrüsen. Münch. med. Wschr. **1918**, Nr 6, 175. — STÉPHAN, P.: Sur la structure histologique du testicule du mulet. C. r. Soc. Anat. 4. Séance. Bibl. Anat. **1902**, 37—46. Suppl. — STERNBERG, CARL: (a) Über die Zwischenzellen des Hodens. Wien. klin. Wschr. **1922**, 29. (b) Zur Frage der Zwischenzellen. Verh. dtsch. path. Ges. **18**, 197 (1921). (c) Vorkommen und Bedeutung der Zwischenzellen. Beitr. path. Anat. **69**, 262 (1921). — STIEVE, H.: (a) Entwicklung, Bau und Bedeutung der Keimdrüsenzwischenzellen. Erg. Anat. **23** (1921). (b) Die Entwicklung der Keimzellen und der Zwischenzellen in der Hodenanlage des Menschen. Z. mikrosk.-anat. Forschg **10**, H. 1/2 (1927). (c) Das Verhältnis der Zwischenzellen zum generativen Anteil im Hoden der Dohle. Arch. Entw.mechan. **45**, 455 (1919). (d) Untersuchungen über die Wechselbeziehungen zwischen Gesamtkörper und Keimdrüsen. IV. Histologische Beobachtungen an den Hoden und Nebenhoden eines durch Unterbindung beider Hoden verjüngten Hundes. Z. mikrosk.-anat. Forschg **2**, 111 (1925). — STROEBE: Ein Fall von Pseudohermaphroditismus internus. Beitr. path. Anat. **22** (1897)

TANDLER u. GROSS: Wien. klin. Wschr. **1907**. — TANDLER, J. u. S. GROSZ: Über den Saisondimorphismus des Maulwurfhodens. Arch. Entw.mechan. **33**, 297 (1912). — TIEDJE, HANS: Die Unterbindung am Hoden und die Pubertätsdrüsenlehre. Veröff. Kriegs-u. Konstit.path. **1921**, H. 8. — TOBECK, A.: Über die Lipoid- und Eisenablagerungen im Nebenhoden und Hoden im Säuglingsalter. Virchows Arch. **267**, 690 (1928).

WAGNER, KARL: Sind die Zwischenzellen des Säugetierhodens Drüsenzellen? Biol. generalis (Wien) **1**, 22 (1925/1). Ref. Zbl. Path. **36**, 377 (1925).

ZIEGLER, KURT: Die Zwischenzellenfrage des Hodens an Hand experimenteller Meerschweinchentuberkulose. Klin. Wschr. **1930**, Nr 48, 2240—2244.

Nebenhoden, Nebenhodenentzündungen, Pseudotumoren des Nebenhodens.

AKUTSU: Beitrag zur Kenntnis der Innervation der Samenblasen beim Meerschweinchen-Pflügers Arch. **96**, 54 (1903). — AMERSBACH, K.: Über die Histologie der Salpingitis gonor. rhoica. Beitr. path. Anat. **45**, 341 (1909). — ANDRY et DALOUS: Lésions histologiques de l'epididymite blennorrhagique. Ann. de Dermat. **4**, 196 (1903).

BAERMANN: (a) Über die Pathogenese der gonorrhoischen Epididymitis. 8. Kongr. dtsch. dermat. Ges. Serajevo **1903**. (b) Weiterer Beitrag zur Pathologie der gonorrhoischen Epididymitis. Arch. f. Dermat. **77**, 55 (1905). (c) Über die Pathogenese der gonorrhoischen Epididymitis und über Versuche, sie durch Punktion zu behandeln. Dtsch. med. Wschr. **1903**, 40. — BONNER: Akute Epididymoorchitis, verursacht durch Bac. coli. Lancet **1913**. — BRUCK: Pathologie der Gonorrhöe. Erg. Path. **16**, 1 (1912). — BURMEISTER, E. A. u. P. CAHN: Über die Häufigkeit der Epididymitis non gonorrhoica. Münch. med. Wschr. **1926**, Nr 36, 1481. — BUSCHKE, A. u. E. LANGER: Lehrbuch der Gonorrhöe. Berlin 1926.

CAMPBELL, M. F.: Non gonorrheal non tuberculous epididymitis. Amer. J. med. Sci. **196**, Nr 3, 386 (1928). — CHRISTELLER, E. u. M. JACOBY: Pathologische Anatomie der Gonorrhöe. Buschke-Langers Lehrbuch der Gornorrhöe. Berlin 1926.

DELBET et CHEVASSU: Les oblitérations blennorrhagiques de l'épididyme. Ann. Mal. genito-urin. **1908**, 16 u. 17. — DEMEL, RUDOLF: Chirurgie des Hodens und des Samenstranges. Neue dtsch. Chir. **36** (1926). — DITTRICH: Über chronische Nebenhoden und Hodenentzündung. Zbl. Chir. **51**, H. 4, 160 (1924).

FREY: Experimenteller Beitrag zur Entstehung der akuten und chronischen Hoden- und Nebenhodenentzündung. Zbl. Chir. **10**, 1262 (1929). — FREY, S.: (a) Experimenteller Beitrag zur Entstehung der akuten und chronischen Entzündungen des Nebenhodens und Hodens. Dtsch. Z. Chir. **218**, H. 1/6, 333 (1929). (b) Über die Entstehung von Nebenhodenentzündungen durch Samenleiterbewegungen. Dermat. Wschr. **1929**, Nr 32, 1175; Nr 33, 1205.

GIROD, A.: Epididymite typhique suppurée (rôle pyogéne du bacille d'Ebert). Arch. gén. méd., Jan. **1892**. — GREENBERG, G.: Epididymitis associated with typhoid. J. amer. med. Assoc. **92**, Nr 12, 983 (1929). — GROSS: Deferentitis et Epididymitis gonorrhoica. Handbuch der Geschlechtskrankheiten, 1912. — GRUBER, G. B.: Demonstr. Innsbruck. wiss. Ärzteges. 18. Febr. 1927. Bericht: Wien. klin. Wschr. **1927**.

HAASE, MARCUS, E. R. HALL and C. H. MARSHALL: Local blastomycosis report of a case. J. amer. med. Assoc. **79**, Nr 10, 810—822 (1922). — HÉRICOURT: Note sur deux leiomyomes de l'epididyme. Rev. Méd. **5**, 54 (1885). — HINMAN, FRANK u. THOMAS E. GIBSON: Tumours of the epididymis (fibroma). Arch. Surg. **8**, Nr 1, 100—137 (1924). — HÜBSCHMANN: Das Verhalten der Plasmazellen in der Milz bei infektiösen Prozessen. Verh. dtsch. path. Ges. **16** (1913).

ILJINSKY, W. P.: Die pathologische Anatomie, Histologie und Pathogenese der gonorrhoischen Epididymitis. Z. urol. Chir. **17**, H. 3/4, 213—228 (1925).

JORDAN: Ein Beitrag zur Statistik der Epididymitis gonorrhoica. Arch. f. Dermat. **72** (1904). — JORES: Erg. Path. **11**, 2 (1907).

KAPPIS, M.: Die nichtspezifische primäre Epididymitis. Dtsch. med. Wschr. **1919**, 20. — KÖNIGSFELD u. SALZMANN: Der Diplococcus crassus als Erreger von Urethritis und Epididymitis. Arch. f. Dermat. **120** (1914). — KYRLE, J.: Über zwischenzellähnliche Elemente im Nebenhoden. Beitr. path. Anat. **70**, H. 3, 521 (1922).

LAVENANT, A.: Del'epididymo-vaginalite blennorrhagique. J. d'Urol. **12**, No 4, 233 bis 260 (1921). — LINDGREN, E.: Zur Kenntnis der septischen Epididymitiden mit besonderer Berücksichtigung der chronisch verlaufenden Formen. Z. urol. Chir. **25**, H. 3/4, 127 (1928). — LOMMEL: Beitrag zur Kenntnis der Antiperistaltik des Vas deferens. Z. urol. Chir. **3**, H. 13, 214 (1914/15).

MÜLLER: Epididymitis und Bacterium coli commune. Münch. med. Wschr. **1909**, 50.

NOBL: (a) Zur Histologie der blennorhoischen Deferentitis und Epididymitis. Arch. f. Dermat. **6**, 239 (1903). (b) Über postblennorrhoische Wegsamkeit des Nebenhodens. Verh. 78. Verslg dtsch. Naturforsch. Stuttgart **1906**.

OHMORI, D.: Über Hyperplasie und Metaplasie des Epithels bei Entzündungen des Nebenhodens und des Vas deferens. Z. Urol. **15**, 6. — OPPENHEIM, M. u. OTTO LÖW: Klinische und experimentelle Studien zur Pathogenese der gonorrhoischen Epididymitis. Virchows Arch. **182** (1905).

PETRIGUANI, R. Un cas d'epididymite sporotrichosique Soc. anat. Paris. Ann. d'Anat. path. **5**, 1011 (1928). — PRIESEL, A.: Über das Verhalten von Nebenhoden bei angeborenem Fehlen des Ductus deferens, zugleich ein Beitrag zur Frage des Vorkommens von Zwischenzellen im menschlichen Nebenhoden. Virchows Arch. **249**, 246 (1924).

REICHEL, H.: Saisonfunktion des Nebenhodens vom Maulwurf. Anat. Anz. **54**, Nr 8, 129—149 (1921). — REYNOLDS: Epididymitis verursacht durch Bacillus coli. Amer. J. med. Sci. **1913**. — RICHARD, M.: Experimentelle Untersuchungen über die aszendierende Epididymitis. Dtsch. Z. Chir. **210**, H. 1/4 (1928). — ROLNICK, H. C.: The pathology of epididymitis. Surg. etc. **47**, Nr 6, 806 (1928).

SALOMON, OSKAR: Abszedierende Hodenentzündung bei Gonorrhöe. Münch. med. Wschr. **1930**, Nr 1, 18. — SCHAEFFER: Pathologie der Gonorrhöe. Erg. Path. **3**, 1 (1896).

SCHEIDLER: Über antiperistaltische Bewegung des Vas deferens und die Behandlung der akuten gonorrhoischen Urethritis posterior. Arch. f. Dermat. **85** (1907). — SCHRIDDE: Die ortsfremden Epithelgewebe des Menschen. Jena 1909. — SCHUMACHER: Unspezifische Epididymitiden. Arch. f. Dermat. **142**, H. 3 (1923). — SCHWEIZER, R.: Über die Bedeutung der Vaskularisation, des Binnendruckes und der Zwischenzellen für die Biologie des Hodens. Z. Anat. **89**, H. 5/6, 775—796 (1929). — SELLEI: Beiträge zur Histologie der Epididymitis gonorrhoica. Dermat. Z. **11** (1904). — SIMMONDS: Ursache der Azoospermie. Dtsch. Arch. klin. Med. **61** (1898). — SOWINSKI: Die Rolle des Gonotoxins bei der Entstehung der Gonorrhoe. Przegl. lek. **41**, 45. Zit. nach OPPENHEIM u. LOEW. — SOCIN, CHRISTOF: Zur Genese der Gonokokkensepsis. Berl. klin. Wschr. **1916**, 21. — SPRECHER: Beitrag zum Studium der gonorrhoischen Epididymitis. Riforma med. **20** (1905). Ref. Zbl. f. Path.

TIEDJE: Über die Unterbindung am Hoden und die Pubertätsdrüsenlehre. Veröff. Kriegs- u. Konstit.path. Jena 1921. — TZULUKIDZE u. SIMKOFF: Untersuchungen über die Bewegungen des Vas deferens. Z. urol. Chir. **14**, 105 (1923).

VINTICI, V.: Die kolibazilläre Epididymitis. J. d'Urol. **26**, No 5 (1928).

WEHNER, E.: Erkrankungen des Hodens, des Samenstrangs und der Scheidenhäute. Handbuch der Urologie, Bd. 5. Spezielle Urologie, Bd. 3. Berlin 1928. — WILDBOLZ, HANS: Chronische Epididymitis ohne Tuberkel. Z. urol. Chir. **28**, 469 (1929). — WINCKLER: Entstehung des Epididymitis non gonorrhoica. Zbl. Chir. **50**, Nr 3, 89—91 (1923). — v. WINIWARTER: Erkrankungen des Penis, Hodens und der Hüllen des Hodens. Handbuch der Urologie 1906. — WITTE: Zur Pathogenese der gonorrhoischen Epididymitis. Arch.

f. Dermat. **50** (1899). — WOLF, JOHANNES: Beitrag zur pathologischen Histologie der gonorrhoischen Epididymitis. Virchows Arch. **228**, 227 (1920).

ZEISSL u. HOROWITZ: Gonorrhoische Peritonitis. Wien. med. Wschr. **54**, 101.

Tubuli recti, Rete testis.

BRACK, ERICH: Über unspezifische Keimdrüsenveränderungen bei verstorbenen Tuberkulösen. Beitr. Klin. Tbk. **60**, H. 6, 579 (1925).

FELIX: Keibel u. Malls Handbuch der Entwicklungsgeschichte des Menschen. — FELIX u. BÜHLER: Hertwigs Handbuch.

KYRLE, JOS.: (a) Über Hodenunterentwicklung im Kindesalter. Beitr. path. Anat. **60**, 368 (1915). (b) Über die Regenerationsvorgänge im menschlichen und tierischen Hoden. Sitzgsber. ksl. Akad. Wiss. **120**.

LOHMÜLLER: Die Übergangsstellen der gewundenen in die geraden Hodenkanälchen beim Menschen. Z. mikrosk.-anat. Forschg **1925**, H. 3/2.

MAY, FERDINAND: Kurze Mitteilung über den anatomischen Aufbau der Übergangsstellen der Tubuli contorti in die Tubuli resti im menschlichen Hoden. Virchows Arch. **243**, 474. — MITA, GENSHIRO: Physiologische und pathologische Veränderungen der menschlichen Keimdrüse von der fetalen bis zur Pubertätszeit, mit besonderer Berücksichtigung der Entwicklung. Beitr. path. Anat. **58**, 554 (1914).

POLL, HEINRICH: Zwischenzellgeschwülste des Hodens bei Vogelmischlingen. Beitr. path. Anat. **67**, 40 (1920).

WEICHSELBAUM, A. u. J. KYRLE: Über die Veränderungen der Hoden bei chronischem Alkoholismus. Sitzgsber. Akad. Wiss. Wien, Math.-naturwiss. Kl. III **121** (1912).

Tuberkulose der männlichen Geschlechtsorgane.

ALBARRAN: Maladie de la prostate. Traité de chirurgie (le Dentu et Delber), Tome **9**, p. 540. Paris 1900. — ANSCHÜTZ: Med. Klin. **1914**, 1. — ASCH, PAUL: Die Tuberkulose und die Tuberkulinose des Hodens. Z. Urol. **3**, 712 (1909). — ASCHOFF: Lehrbuch der pathologischen Anatomie, spezieller Teil.

v. BAUMGARTEN: Experimentelle Untersuchungen über die Histologie der Hodentuberkulose. Verh. dtsch. path. Ges. **3**, 90. Aachen 1900. — BAUMGARTEN, P.: (a) Experimentelle Studien über Pathogenese und Histologie der Hodentuberkulose. Wien. med. Wschr. **1900**, Nr 44, 2058. (b) Über experimentelle Urogenitaltuberkulose. Verh. dtsch. Ges. Chir. **30**, 57 (1901 II). — BENDA: Über akute Miliartuberkulose. Berl. klin. Wschr. **1899**, Nr 26/27, 29. — BENDA, C.: Mitteilungen zur pathologischen Anatomie der männlichen Genitaltuberkulose. Z. Urol. **6**, 720 (1912). — BERBERICH, J. u. RUDOLF JAFFE: Die Hoden bei Allgemeinerkrankungen (mit besonderer Berücksichtigung des Verhaltens der Zwischenzellen. Frankf. Z. Path. **27**, 395 (1922). — BERBLINGER: (a) Männlicher Geschlechtsapparat. Aschoffs Lehrbuch der pathologischen Anatomie, Bd. 2. 1928. (b) Zur Entstehung der Genitaltuberkulose. Verh. dtsch. path. Ges. 24. Tagg **1929**. — BERNHARDT, R.: Vierzehn Jahre nach Tuberkuloseeinimpfung infolge ritueller Vorhautbeschneidung. Arch. f. Dermat. **54**, 221 (1900). — BOEMINGHAUS, HANS: Bildung einer sog. Vorblase infolge vollständiger tuberkulöser Sequestrierung der Prostata (Totalcaverne). Arch. klin. Chir. **155**, H. 2, 298 (1929). — BOND and WINDLE: Two cases of tuberculosis of the mal genito-urinary organs. Lancet **1883**, 101. — BRANDES, K.: Die Behandlung der Nebenhodentuberkulose mit Operation und Röntgenbestrahlung. Bruns' Beitr. klin. Chir. **147**, H. 3 (1929). — v. BRUNS: Über die Endresultate der Kastration bei Hodentuberkulose. Verh. dtsch. Ges. Chir. **30**, 57 (1901 II). — v. BÜNGNER: (a) Zur Behandlung der Tuberkulose der männlichen Geschlechtsorgane. Verh. dtsch. Ges. Chir. **30**, 76 (1901 I). (b) Über die Tuberkulose der männlichen Geschlechtsorgane. Beitr. klin. Chir. **35**, 1 (1902).

CADORÉ, M.: Les anomalies congénitales du rein chez l'homme. Thèse de Lille **1903**. — CHRISTELLER, E.: Über Tuberkulose des Penis. Med. Klin. **40**, 1539 (1927). — CLAUDE, H.: Tuberculose de la prostate. Ulcération consecutive du rectum. Abscès coli-bacillaire de la fosse ischio-rectale. Ann. Mal. genito-urin. **1895**. — COHNHEIM: Tuberkulose vom Standpunkt der Infektionslehre. Leipzig 1881. — COLLINET: Considerations sur la tuberculose des organes génito-urinaires de l'homme. Thèse de Paris **1883**.

DEMEL, RUDOLF: Chirurgie des Hodens und des Samenstranges. Neue dtsch. Chir. **36** (1926). — DOBROVITS: Tuberculosis penis infolge ritueller Zirkumzision. Pest. med.-chir. Presse **1899**, Nr **23**, 529. — DOLD u. ROTHACKER: Experimentelle Untersuchungen über das Vorkommen von Tuberkelbazillen im Samen tuberkulöser Menschen. Zbl. Bakter. I **69**, H. 5/6 (1913).

ELSENBERG: Inokulation der Tuberkulose bei einem Kinde. Dtsch. med. Wschr. **1886**, 581. — ENGLISCH: (a) Über tuberkulöse Infiltration des Zellgewebes in der Umgebung der Vorsteherdrüse und Blase. Wien. med. Ztg **1895**, 9. (b) Periprostatitis und Perivesiculitis tuberculosa. Wien. Klin. **22**, 24 (1896).

FEDDERS: Ein 5 Jahre beobachteter Fall von Zirkumzisionstuberkulose. Mschr. Kinderheilk. **38**, H. 6, 537 (1928). — FEDERMANN, ADOLF: Tuberkulose und Syphilis des Hodens in bezug auf das Verhalten des elastischen Gewebes. Virchows Arch. **165**, 469 (1901). — FELSENREICH, FRITZ: Die Therapie der Nebenhodentuberkulose und ihre Fernresultate. Dtsch. Z. Chir. **224**, H. 6, 383 (1931). — FRANCK, E. R. W.: Die Tuberkulose der männlichen Geschlechtsorgane. Handbuch der Tuberkulose von BRAUER, SCHROEDER, BLUMENFELD, Bd. 4. Leipzig 1922. — FRANÇOIS-DAINVILLE: Ganglion prépubien et en arrière du cordon spermatique. Bull. Soc. Anat. **138** (1904). Zit. nach TEUTSCHLÄNDER. — FRANK, JULIUS: Tuberkulose des Penis. Diss. Straßburg 1897. Ältere Literatur. — FREY: Experimenteller Beitrag zur Entstehung der akuten und chronischen Entzündungen des Nebenhodens und Hodens. Dtsch. Z. Chir. **218**, 333 (1929). — v. FRISCH: Die Krankheiten der Prostata. Handbuch der Urologie von ZUCKERKANDL u. FRISCH., Bd. 3, S. 629. 1906.

GAYET: La tuberculose prostatique chez le vieillard. Lyon méd. **130**, H. 21, 933—941 (1921). — GOETZL, ARTUR: Die Tuberkulose der Prostata. Fol. urol. (Lpz.) **7**, Nr 7, 399 bis 452 (1913). — GUSSENBAUER: Diskussion zu BRUNS-BAUMGARTEN. Verh. dtsch. Ges. Chir. **30**, 87 (1901 I).

HALLÉ et MOTZ: (a) Tuberculose de l'urèthre postérieure, de la prostate, et des vésicules séminales. Ann. Mal. genito-urin. **1902/03**. (b) Contribution à l'anatomie pathologique de la tuberculose de l'appareil urinaire. Ann. Mal. genito-urin. **20**, 1464 (1902); **21**, No 7/8 (1903). — HESSE, FR. A.: Die Tuberkulose der Prostata. Zbl. Grenzgeb. Med. u. Chir. **17** (1913). — HOFMOKL: Ein Fall von tuberkulösem Geschwür nach der Zirkumzision. Wien. med. Presse, **1886**, Nr 22/23, 749. — HUEBSCHMANN: Die pathologische Anatomie der Tuberkulose. Berlin: Julius Springer 1928. — HÜETER, C.: Über die Ausbreitung der Tuberkulose im männlichen Urogenitalsystem, zugleich ein Beitrag zur Lehre von der Tuberkulose der Prostata. Beitr. path. Anat. **35** (1904). — HUTINEL et DÉSCHAMPS: Etude sur la tuberculose du testicule chez les enfants. Arch. géné. med., März—April **1891**, 257f.

JAMIN, R.: Caverne tuberculeuse de la prostate, fistules uréthro-rectales et périnéales. Progrès méd. Paris **10**, 674 (1882). — JANI, C.: Über das Vorkommen von Tuberkelbazillen im gesunden Genitalapparat. Virchows Arch. **103**, 22 (1886).

KANTOROWICZ, HERM.: Über die Hodentuberkulose bei Kindern. Inaug.- Diss. Berlin 1893. — KAPSAMMER: Über primäre Prostatatuberkulose. Wien. klin. Wschr. **1899**, Nr 42, 1029. — KAUFMANN, E.: Siehe SOCIN-BURCKHARDT. — KIELLEUTHNER, LUDWIG: Über ausgedehnte Prostatahöhlenbildung (Vorblase) durch Tuberkulose. Inaug.-Diss. München 1927. — KÖNIG sen.: Diskussion zu BRUNS-BAUMGARTEN. Verh. dtsch. Ges. Chir. **30**, 86 (1901 I). — KRAEMER, C.: (a) Experimentelle Beiträge zum Studium der Hodentuberkulose. Wien. med. Wschr. **1900**, Nr 45, 2121; Verh. dtsch. path. Ges. **3**, 94. Aachen 1900. (b) Über die Ausbreitung der Tuberkulose im männlichen Genitalsystem. Beitr. Klin. Tbk. **33**, 259 (1915). (c) Zur Ausbreitung der männlichen Genitaltuberkulose, Schlußwort. Beitr. Klin. Tbk. **35**, 119 (1916). (d) Aszendierende oder deszendierende Ausbreitung der männlichen Genitaltuberkulose. Dtsch. med. Wschr. **1920**, Nr 16/17. — KRASKE: Tuberkulose der Glans penis. Bull. Soc. Anat. Paris **1887**, 103; Zbl. Chir. **1888**. — KRZYWICKI, C. v.: 29 Fälle von Urogenitaltuberkulose. Beitr. path. Anat. **3**, 297 (1888). — KUDLICH, H.: Zur Tuberkulose der Urethra (hämatogene Metastase des Harnröhrenschwellkörpers). Z. Tbk. **48** (1928).

LEHMANN: Über einen Modus von Impftuberkulose beim Menschen. Dtsch. med. Wschr. **1886**, Nr 11, 9—13. — LEHMANN, JOACHIM: Zur Entstehung der Tuberkulose der männlichen Geschlechtsorgane. Virchows Arch. **277**, 2 (1930). — LINDMANN: Ein Beitrag zur Kontagiosität der Tuberkulose. Dtsch. med. Wschr. **1882**, Nr 30. — LOMMEL: Beitrag zur Kenntnis der Antiperistaltik des Vas deferens. Z. urol. Chir. **3**, H. 3. — LONG, E. R.: Tuberculous reinfection and the tuberculin reaction in the testicle of the tuberculous guinea pig. Amer. Rev. Tbc. **9**, 215 (1924). — LOTSCH, F.: Die Herkunft der intrakanalikulären Riesenzellen bei der Hodentuberkulose. Virchows Arch. **207**, 194 (1912). — LÖWENSTEIN, JULIUS: Die Impftuberkulose des Präputiums. Inaug.-Diss. Königsberg 1889.

MACKENZIE, DAVID and MAGNUS, J. SENG: Calcification of the prostate. J. of Urol. **12**, Nr 3, 243—249 (1924). — MAJANZ: Zur Frage der Verbreitungswege der genitalen Tuberkulose. Z. urol. Chir. **30**, H. 1/2, 37 (1930). — MARWEDEL: Über Prostatatuberkulose. Beitr. klin. Chir. **9**, 537 (1892). — MELNIKOW-RASWEDENKOW: Histologische Untersuchungen über das elastische Gewebe in normalen und pathologisch veränderten Organen. Beitr. path. Anat. **26**, 571.

NEGRO, M.: Über die Epididymektomie bei Genitaltuberkulose. Rinasc. med. **1925**. H. 2, 6. Zit. nach Münch. med. Wschr. **1925**, Nr 28, 1181. — NICOLT: S. Tuberkulosereferat DUERCK-OBERNDORFER. Erg. Path. **6** (1899).

OPPENHEIM, MORITZ u. OTTO LÖW: Klinische und experimentelle Studien zur Pathogenese der gonorrhoischen Epididymitis. Virchows Arch. **182**, H. 1, 39 (1905).

PALADINO-BLANDINI, A.: La tuberculose de l'épididyme dans ses rapports avec le mode de propagation des microorganismes le long des voies de l'appareil urogénital. Ann.

Mal. genito-urin. 10 (1901). Ref. Zbl. Krkh. Harn- u. Geschlechtsorg. 12, 207 (1901). — Pick, Ludwig: Über die Genese der Infektion des Urins mit Typhusbazillen beim Abdominaltyphus und über akute typhöse Prostatitis und Spermatozystitis. Dermat. Stud. 20, 674 (1910). Festschrift für Unna. — Praetorius: Heilung einer Genitaltuberkulose durch Friedmannsche Vakzine. Dtsch. med. Wschr. 1919, Nr 51, 1414.

Rautberd: Urogenitaltuberkulose und Meningitis tuberculosa. Inaug.-Diss. Basel 1908. — Reinecke: Zur männlichen Genitaltuberkulose. Dtsch. Z. Chir. 180, 130 (1923). — Rieben: Über 3 Fälle von isolierter Tuberkulose im Bereich der Urethra. Z. urol. Chir. 23, 176 (1927). — Roschdestwensky, W. J.: Pathologisch-anatomische Veränderungen in den Hoden bei der Lungentuberkulose. Beitr. Klin. Tbk. 63, 1 (1926). — Rose, Carl: Über Tuberkulose des Penis. Beitr. klin. Chir. 72, 152 (1911). — Rovsing, Thorkild: Die Urogenitaltuberkulose. Z. Urol. 3, 314 (1909).

Samuel, Artur: Der Hoden bei Nebenhodentuberkulose. Inaug.-Diss. Bonn 1911. — Schewkunenko: Zur chirurgischen Anatomie des Colliculus seminalis. Ref. Zbl. ges. Chir. 1. Mai 1913, 529. — Schultz: Über männliche Urogenitaltuberkulose. Z. Tbk. 29. — Seifert: Beitrag zur Tuberkulose der äußeren Genitalien des Mannes. Dermat. Stud. 20, 318 (1910). Festschrift für Unna. — Simmonds, M.: (a) Über Tuberkulose des männlichen Genitalapparates. Dtsch. Arch. klin. Med. 38, 571 (1885). (b) Über Frühformen der Samenblasentuberkulose. Virchows Arch. 183, 92 (1906). (c) Über Tuberkulose des männlichen Genitalsystems. Beitr. Klin. Tbk. 33, 35 (1914). (d) Hämatogene Tuberkulose der Prostata. Virchows Arch. 216 (1914). (e) Männlicher Geschlechtsapparat. Lehrbuch der pathologischen Anatomie von Aschoff, 6. Aufl. 1923. — Simon, Otto: Resultate der Kastration bei Hodentuberkulose. Verh. dtsch. Ges. Chir. 30, 82 (1901 I). — Socin-Burckhardt: Die Verletzungen und Krankheiten der Prostata mit pathologischem Beitrag von E. Kaufmann. Dtsch. Chir. Lief. 53. Stuttgart 1902. — Steinthal, C. F.: Über die tuberkulöse Erkrankung der Niere in ihrem Zusammenhang mit der gleichnamigen Affektion des männlichen Genitalapparates. Virchows Arch. 100, 81 (1885). — H. Stilling: Über die Cowperschen Drüsen. Virchows Arch. 100, 170 (1885). — Sugimura, Shichitaro: (a) Experimente über den Ausbreitungsmodus der Tuberkulose in Harn und männlichen Geschlechtsorganen. Arb. path. Instit. Tübingen 8, 1—28. (b) Nachtrag zur Abhandlung über den Infektionsmodus. Arb. path. Inst. Tübingen 8, 41—46. — Sussig: Zur Genese und Behandlung der männlichen Genitaltuberkulose. Med. Klin. 7 (1924). — Sussig, L.: (a) Zur Frage über die Genese der Tuberkulose des männlichen Genitales. Dtsch. Z. Chir. 165, Nr 1/2 (1921). (b) Über die Pathogenese und die Ausbreitung der Tuberkulose in den Abschnitten des männlichen Genitales. Arch. Sci. med. 52, 3 (1928).

Teutschländer, Otto: (a) Samenblasentuberkulose und ihre Beziehungen zur Tuberkulose der übrigen Urogenitalorgane. Beitr. Klin. Tbk. 3, H. 3, 215; H. 4, 297. (b) Wie breitet sich die Genitaltuberkulose aus? Beitr. Klin. Tbk. 5, 83 (1906). — Thielmann: Inaug.-Diss. Bonn 1920. — Thompson, H.: Erkennung und Behandlung der Prostatakrankheiten. Erlangen 1867. — Tietze: Über atypische Epithelwucherungen in der hypertrophischen Prostata. Beitr. klin. Chir. 76, 610 (1911). — Tsuda, Seiji: Über die hämatogene Prostatatuberkulose. Virchows Arch. 251, 1—7 (1924). — Tylinski, W.: Experimentelle Beiträge zur Hodentuberkulose. Dtsch. Z. Chir. 110 (1911). — Tzukulidze u. Simkow: Untersuchungen über die Bewegungen des Vas deferens. Z. urol. Chir. 14, 105 (1923).

Verchère, F.: Des portes d'entrée de la tuberculose. Thèse de Paris 1884.

Walthard, H.: Tuberkulose der männlichen Geschlechtsorgane. Handbuch der Urologie von Lichtenberg, Voelcker, Wildbolz, Bd. 4, S. 153. 1927. — Wehner, E.: Die Erkrankungen des Hodens, des Samenstranges und der Scheidenhäute. Handbuch der Urologie von v. Lichtenberg, Voelcker, Wildbolz, Bd 5, S. 741. — Weiser, A.: Tuberkulöse Infektion der hypertrophierten Prostata. Z. urol. Chir. 28, 150 (1929). — Wilke: Über Riesenzellenbildung in Thyreoidea und Prostata (Beitrag zur Histologie der Fremdkörpertuberkulose). Virchows Arch. 211, 165 (1913). — Wunschheim: Wien. med. Wschr. 1896, Nr 14.

Yokohata, Tokuma: Beiträge zur Tuberkulose des Penis. Dermat. Z. 20, 612 (Aug.1913).

Zarabin, V.: Beitrag zur Kenntnis der rituellen Zirkumzisionstuberkulose. Dermat. Z. 27, 995 (1929). — Ziegler, Kurt: Die Zwischenzellenfrage des Hodens an Hand experimenteller Meerschweinchentuberkulose. Klin. Wschr. 1930, Nr 48, 2240—2244. — Zollinger, F. Hoden- und Nebenhodentuberkulose und Unfall. Z. Tbk. 48, Nr 2, 119—129.

Syphilis der männlichen Geschlechtsorgane.

Barker, L. F. u. J. A. Ward: Gummatous epididymitis. South. med. J., Birmingham 13, 11 (1920). Ref. J. amer. med. Assoc. 75, Nr 23 (1920). — v. Baumgarten: Über die histologische Differentialdiagnose zwischen tuberkulöser und gummöser Orchitis. Verh. dtsch. path. Ges. 3. Tagg Aachen 1900.

Cantinieaux, Valentin: Kystes spermatiques bilatéraux et syphilis. Le Scalpel **76**, H. 3, 62—65 (1921). Zit. nach Kongreßzbl. — Chiari: Diskussion zu v. Baumgarten. Dtsch. path. Ges. Aachen **1900**. — Cohn, Th.: Syphilis der Prostata. Z. Urol. **20**, H. 6, 430 (1926). — Coronini, C.: Über mikroskopische Unterscheidungsmöglichkeiten zwischen tuberkulöser und luischer Nekrose. Virchows Arch. **274**, H. 2, 560 (1930).

Demel, Rudolf: Chirurgie des Hodens und des Samenstranges. Neue dtsch. Chir. **36**, (1926).

Federmann, Adolf: Tuberkulose und Syphilis der Hoden in bezug auf Verhalten des elastischen Gewebes. Virchows Arch. **165**, 469 (1901). — E. R. W. Frank: Syphilis der Samenblase. Z. Urol. **19**, H. 6. — Fränkel, Eugen: Diskussionsbemerkung zu Löhlein-Schlimpert. Verh. dtsch. path. Ges. **13**, 96. Leipzig 1909. — Fränkel, Max: Über Orchitis fibrosa. Inaug.-Diss. Kiel 1905. — Funk, C. Fr.: Gibt es eine primäre gummöse Kavernitis? Dermat. Z. **3**, 197 (1928) (Lit.)

v. Hansemann: Diskussion zu v. Baumgarten. Verh. dtsch. path. Ges. Aachen **1900**.

Israel, W.: Syphilis der Harn- und Geschlechtsorgane. Handbuch der Urologie, Bd. 4, 261 (1927).

Jean-Etienne, Marcel: Syphilis du testicule. Paris le françois **1926**, 231.

Kocher, Theodor: Die Krankheiten der männlichen Geschlechtsorgane. Dtsch. Chir. Lief. 506, **1887**, **343f.**

Löhlein, M.: Über die Bedeutung der Wassermannschen Reaktion an der Leiche. Verh. dtsch. path. Ges. **13**, 92. Leipzig 1909. — Lubarsch: Diskussion zu v. Baumgarten. Verh. dtsch. path. Ges. Aachen **1900**.

Malassez, L. u. P. Reclus: Sur les lésions histologiques de la syphilis testiculaire. Arch. Physiol. norm. et. Path. Paris **2**, 146 (1881). — Menninger, W. C.: Congenital syphilis of the testicle with report of twelve autopsied cases. Amer. J. of Syph. **12**, 221 (1928 II).

Neisser, Ad.: Histologische und bakteriologische Leprauntersuchungen. Virchows Arch. **103**, 355 (1886).

Orth: Diskussion zu v. Baumgarten. Verh. dtsch. path. Ges. Aachen **1900**.

Pinard: Bull. Soc. franç. Dermat. **1921**, 279. Zit. nach Hübner, Münch. med. Wschr. **1925**, Nr 35, 1459. — Ponfick: Diskussion zu v. Baumgarten. Verh. dtsch. path. Ges. Aachen **1900**.

Saleeby, Eli: Seminal vesicles from syphilitic patients. J. amer. med. Assoc. **85**, Nr 15 (1925). — Schlimpert, H.: Beobachtungen bei der Wassermannschen Reaktion. Verh. dtsch. path. Ges. **13**, 95. Leipzig 1909. — Simmonds, M.: Über fibrosis testis. Virchows Arch. **201**, 108 (1910). — Storry, Allen C.: Syphilis of the prostate. Amer. J. Syph. **8**, Nr 4, 615—618 (1924).

Warthin, Aldred Scott: A case of syphilis of the prostate. Amer. J. Syph. **5**, Nr 3, 409—413 (1921). — Wassiljev, A. J.: Ein Fall von Syphilis der Prostata. Venerol. (russ.) **1924**, Nr 5, 6—10.

Yoshita, S.: Epididymitis syphilitica. Acta dermat. (Kioto) **12**, 438 (1928).

Zeissl, M.: Orchitis syphilitica eine Neubildung vortäuschend. Wien. klin. Wschr. **1921**, Nr 48, 583.

Versprengung von Nebenniere und Milz in Hoden und Samenwegeumgebung.

Ajutolo: Zit. nach Schmorl. — Albrecht, H.: Ein Fall vor sehr zahlreichen über das ganze Peritoneum versprengten Nebenmilzen. Beitr. path. Anat. **20**. — Aschoff: Über das Vorkommen chromaffiner Körperchen in der Paradidymis und im Paroophoron Neugeborener und ihre Beziehungen zu den Marchandschen Nebennieren. Festschrift für Orth, 1903.

Chiari, H.: Zur Kenntnis der akzessorischen Nebennieren des Menschen. Prag. Z. Heilk. **5** (1884).

Dagonet: Beitrag zur pathologischen Anatomie der Nebennieren der Menschen. Z. Heilk. **6**, 1 (1885).

Esau: Akzessorische Nebennieren am Samenstrang. Dtsch. Z. Chir. **185**, H. 5/6 (1924).

Friedland: Ein Fall von akzessorischen Nebennieren in den beiden Samensträngen bei gleichzeitigem Konflux des Ureters und des Vas deferens der rechten Seite. Prag. med. Wschr. **1895**, Nr. 14, 145.

Heitzmann: Eine Milz in einem linksseitigen indirekten Leistenbruch. Zit. von Henke-Lubarschs Handbuch der Pathologie Bd. 1, 2.

Jllyes, G. v.: Hypernephrom des Hodens mit einem zweiten Ureterkompression verursachenden Herd. Z. urol. Chir. **30**, H. 1/2, 70 (1930). — Jungano: Neoplasme bilatéral des testicules en ectopie iliaque d'origine surrénale. J. d'Urol. **22**, Nr 2, 136 (1926).

LOCKWOOD: Upon the presence of the adrenal structures in the inquinal canal. J. Anat. a. Physiol. 345, 79 (1899).

MARCHAND, FEL.: Über akzessorische Nebennieren im Ligamentum latum. Virchows Arch. 92, 11. — MEYER, R.: Embryonale Gewebsanomalien bei der männlichen Geschlechtsapparates. Erg. Path. 15, 1, 545 (1911).

PAGEL, W.: Mißbildungen der Nebennieren. Morphologie von Mißbildungen der Menschen und Tiere, Bd. 3, Lief. 14, S. 525. — PILLIET: Débris de la capsule surrénale dans les organes dérivées du corps de Wolff. Progrès méd. 12, 1 (1891).

REGAUD: Glandules à sècrétion interne juxtaepididymaires chez le lapin. C. r. II. s. 1, 469 (1899).

SCHMORL, G.: Zur Kenntnis der akzessorischen Nebennieren. Beitr. path. Anat. 9, 523 (1891). — SHIOSAWA, ZENICHI: Über eine besondere Zellanhäufung im Gewebe der männlichen Geschlechtsorgane der Tiere. Virchows Arch. 273, 531 (1929). — SKWORZOFF: Milzversprengung am Samenstrang. Zit. nach J. M. TALMANN. — SNEATH: An appar. third testicle consist. of an scrotal spleen. J. Anat. a. Physiol. 47 (1913).

TALMANN, J. M.: Nebenmilzen im Nebenhoden und Samenstrang. Virchows Arch. 259, 237 (1926).

ULRICH, A.: Anatomische Untersuchungen über ganz und partiell verlagerte und akzessorische Nebennieren. Beitr. path. Anat. 18, 589 (1895).

WIESEL, J.: Akzessorische Nebennieren im Bereich des Nebenhodens. Wien. klin. Wschr. 18, 443 (1898).

Hodenhaut, Periorchitis, Perispermatitis, Hodenhautgeschwülste, Hydrozelen, Corpora libera, Hodenzysten.

ANGÉLESCO et SAVESCO: Un cas de tératom du scrotum. J. Chir. Bukarest 1, Nr 1, 3 (1913). — ARNSTEIN, A.: Der Krebs als Berufskrankheit. Wien. Ges. sozial. Med. 1912, H. 2.

BANG, FRIDTJOF: Deux cas de cancer aigu et latent (Teercarcinom). Acta path. scand. (København.) 3, Suppl. (1930). — BARIGAUDIN: Gaz. Hôp. 36, Nr 76, 303 (1863). — BIDONA: Una strana lesione provocata al testicolo (Paraffinum). Policlinico, sec. pratica 1921, 854. — BONAMY, R. et DARTIGUES: Lymphangiome péno-scrotal. Gaz. méd. Paris 1913, 21. — v. BRAMANN: Chirurgie der männlichen Geschlechtsorgane. Handbuch der praktischen Chirurgie, herausgeg. von BERGMANN u. BRUNS. — BROSTER, L. R. and R. CAYTE: Torsion of the appendix of the testis (hydatid of Morgagni). Brit. med. J. 1929 (5, 1), 145. — BUSCHKE, A. u. W. CURTH: Der Baumwollspinnerkrebs. Med. Klin. 1928, 10.

CLEUET, ROBERT et INGEBRANS: Etude clinique et anatomo-pathologique d'un cas de maladie de Recklinghausen avec tumeur royale ou niveau de bourses. Revue neur. 2, 481 (1923). — COHN: Orchido meningitis ossificans. Virchows Arch. 29, 478 (1864). — COLMERS, F.: Skrotum. Spezielle Urologie, Handbuch der Urologie Bd. 5. 1928. — COOPER, ASTLEY: Observations on the structure and the diseases of the testis. London 1830. — CURLING, F. B.: Die Krankheiten des Hodens, Samenstrangs und des Hodensackes, übertragen von E. F. REICHMEISTER. Leipzig 1845.

DAMASCHINO: Bull. Soc. Anat. 1864, 489. — DIMTZA, A.: Die Hydrocele filarica. Ref. Schweiz. med. Wschr. 1928, Nr 51, 1269.

EARLE, H.: On chimney sweeper's cancer. Med.-chir. Trans. 12, 296—307. London 1823. — EHRLICH, HANS: Über Paraffinkarzinom. Arch. klin. Chir. 110, 327 (1918). — EISENSTÄDT, JOSEF, S.: Paraffinoma of the peritesticular tissues. Surg. etc. 37, Nr 3, 361—364 (1923). — ESMARCH u. KULENKAMPFF: Die elephantiastischen Formen. Hamburg 1885.

FÈVRE et BUREAU: Torsion d'une hydratide de Morgagni dans un cas de testicule ectopique, opéré par orchidopexie. Soc. Anat. Paris; Ann. d'Anat. path. 6, 6, 693 (1919). — LE FILLIATRE: Lymphangiome du scrotum. Bull. Soc. Anat. Paris 1901, 705. — FINGER, E.: Allgemeine Pathologie und pathologische Anatomie der männlichen Geschlechtsorgane. Erg. Path. 3 II (1898). — FITTIG, OTTO: Die Zysten des Hodens und ihre Entstehung. Inaug.-Diss. Straßburg 1897. — FRATER, KENNETH: Cysts of the tunica albuginea (cysts of the testis). J. d'Urol. 21, Nr 1, 135 (1929).

GLASS, E.: (a) Ein selten großer freier Körper in einer Hydrocele testis. Zbl. Chir. 1920, 12. Nachtrag zur Mitteilung: „Ein selten großer freier Körper". Zbl. Chir. 1922, 1, 18. — GOULD, PEARCE: Lipozele. Lancet 1890.

HARRENSTEIN, R. J.: Über die Funktion des Skrotums und die hierdurch notwendige Behandlung der Retentio testis beim Menschen. Nederl. Tijdschr. Geneesk. 36, 41 (1928). — HARTMANN: Die freien Körper in den Höhlen der serösen Säcke. Diss. Tübingen 1865. — HASLINGER, KOLOMON: Lymphangioma cysticum scroti. Z. urol. Chir. 6, H. 5/6 293

(1921). — HILGENRAINER: Hydrocele communicans. Zbl. Chir. **1918**. — HOCHENEGG: Beitrag zur Kenntnis und Ätiologie der freien Körper. Wien. med. Jb. **2**, 3. — HÜBOTTER: Ein Fall von Hydrocele quadrilocularis. intraabdominalis. Berl. klin. Wschr. **1919**, H. 3.

JAEGER, ALFRED: Die Melanosarkomatose der Schimmelpferde. Virchows Arch. **198**, H. 1 (1909). — JASIEŃSKI, J.: Zur Frage der tuberkulösen Genese idiopathischer Hydrozelen des Hodens. Polski Przegl **7**, 1 (1928). — JOST: Hydrocele with complete incrustation of the tunica vaginalis Report of a case. Ref. Zbl. urol. Chir. **18**, 384 (1922).

KAISER: Über Hernia encystica. Bruns' Beitr. **118** (1919). — KOCHER, THEODOR: Krankheiten der männlichen Geschlechtswege. Dtsch. Chir. **1887**, Lief. 50b. — KONJETZNY: Über einen ungewöhnlichen Penistumor. Med. Klin. **28**, 1187 (1914). — KUNTZEL: Über Paraffinkrebs. Dermat. Wschr. **1920**, Nr 30/31, 498. — KURTZHALSS: Über die Hernia proc. vaginal. encystica. Inaug.-Diss. Leipzig 1918.

LAVENANT, M.: Corps etrangers de la tunique vaginale. Bull. Soc. Chir. Paris **20**, 819 (1928). — LEBERT: Traité d'Anatomie Pathologique, p. 175. — LEDDERHOSE: Beiträge zur Lehre vom äußeren Leistenbruch. Dtsch. Z. Chir. **148** (1919). — LEDIG: Über Hernia encystica. Dtsch. Z. Chir. **158** (1920). — LEMONIE: Un cas de névrome des Organes génitaux externes. Arch. franco-belg. Chir., Okt. **1921**. — LÉO, M.: Torsion de l'hydatide senile de Morgagni. Bull. Soc. Chir. Paris **21**, No 209 (1929). — LEWIN: Über photodynamische Wirkungen von Inhaltstoffen des Steinkohlenteerpechs am Menschen. Münch. med. Wschr. **1913**, Nr 28, 1529. — LIBE: Teer- und Paraffinkrebs. Schmidts Jb. **236**, 65 (1892). — LÖFFLER, LEOPOLD: Lymphangioma cysticum scroti. Z. Urol. **17**, H. 11, 661 (1923). — LOEWENECK, MAX: Über die doppelseitige Hydrocele testis et funiculi spermatici. Ungedruckte Diss. München 1923. — LUKSCH, F.: Harnsteinbildung im Skrotum. Prag. med. Presse **1903**, Nr 4, 46.

MAGNUS (Jena): Darstellung der Lymphwurzeln an serösen Häuten und ihre Bedeutung für die Pathologie. 46. Tagg dtsch. Ges. Chir., 19.—22. April 1922. — MANNHEIM, H.: Beitrag zur Elephantiasis des Penis und des Präputiums. Zbl. Chir. **4**, 207 (1928). — MEYER, A. W.: Corpora libera in the tunica vaginalis testis. J. amer. Path. **4**, 5 (1928). — MIETENS, KARL: Elefantiasis penis et scroti und elephantiastische Formen im allgemeinen. Inaug.-Diss. München 1913.

PARTSCH: Hodensackstein. Berl. klin. Wschr. **51**, 38 (1914). — POTT, Percival: Chirurgical observations, p. 63—68. London 1775.

REGNAULT: Ann. Mal. genito-urin. **1891**. — RITTER, LEO: Zur Entstehung der gestielten und freien Hydrozelenkörperchen. Dtsch. Z. Chir. **182**, H. 5/6, 308 (1923). — ROSENBERGER, WILHELM: Beitrag zur Kasuistik der Geschwülste des Hodensackes (Haemolymphangioma cavernosum partim cystoides scroti). Dtsch. Z. Chir. **87**, 218 (1907).

SACHS, H.: Untersuchungen über den Processus vaginalis peritonei. Arch. klin. Chir. **35** (1887). — SCHAMBERG: Cancer in the workers. J. of cut. Dis. N. Y. **28** (1910). — SCHIELE: Hydrocele encystica. Arch. klin. Chir. **141**, 487 (1926). — SCHUCHARDT, KARL: Beiträge zur Entstehung der Karzinome aus chronisch-entzündlichen Zuständen. Slg klin. Vortr. **257**. — SMIRNOFF, N. A.: Zur Kasuistik seltener Fälle von Hydrozele (bei Inversio testis). Z. Urol. **22**, H. 1, 12 (1928). — SOUTHAM and LINALL: The pathology of neoplasme of the testis. Brit. J. Surg. **11**, 223 (1923). — STROMINGER: Hydrocele luica. Spital. (rum.) **41**, H. 12, 382—383 (1921). — SULTAN-KURTZHALSS: Über die Entstehung der Hernia encystica und Hernia encystica communicans. Beitr. path. Anat. **57**, 75 (1914). — SULTAN-SCHOLLE: Über Hydrocele encystica. Beitr. path. Anat. **71**, 554 (1923).

TILLMANNS: Über Teer-, Ruß- und Tabakskrebs. Dtsch. Z. Chir. **13** (1880).

ULLMANN, K.: Über das Wesen und die Verbreitung einiger bei der Erdölgewinnung und Paraffinfabrikation entstehender Berufsdermatosen. Wien. Arb. Geb. soz. Med. **1919**, H. 2.

VAGLIO, R.: Ulteriore contributo all studio dell idrocele. Pediatia **31**, H. 18, 969—974 (1923). — VIRCHOW, R.: Die krankhaften Geschwülste, 1863. S. 155. (Periorchitis proliferans, corpora libera.) — VOLLBRECHT: Über Hydrocele bilocularis intraabdominalis. Arch. klin. Chir. **52** (1896).

WATSON: Paraffinoma of the vas deferens, an unusual complication of the paraffin injection treatment of hernia. J. amer. med. Assoc. **82**, 24. — WEIL: Zur Frage des Lymphskrotums. Arch. f. Dermat. **145**, 332—335 (1924). — WEINBERGER, FR.: Zur Kasuistik des Lymphskrotums. Dermat. Wschr. **21**, 737 (1929). — WOLLHEIM, HASSO HEINRICH: Ein Beitrag zur Lehre von den Pseudogeschwülsten der Tunica vaginalis propria testis. Z. urol. Chir. **26**, H. 1/2 (1928).

ZANGEMEISTER: Über chronisch-hämorrhagische Periorchitis. Bruns' Beitr. klin. Chir. **18** (1897).

Spermatozelen.

BARACH, A. L.: Report of a case of cyst of the testicle in a dog. Proc. N. Y. path. Soc. **19**, 38—51 (1919). — BONNEAU, RAYMOND: Kyste de l'épididyme survenant comme complication tardive d'une éversion pour hydrocèle vaginale. Ann. Mal. génito-urin. 2 (1907).

Curling, T. B.: Observations on cystic diseases of the testicle. Med.-chir. Trans. Lond. **36**, 449—459 (1853).

Hanuso, K.: Über Spermatozelen. Bruns' Beitr. **69**, 255 (1910). — Herzenberg, G.: Zur Frage der Pathogenese und Ätiologie der zystösen Bildung des Hodens und des Nebenhodens. Z. urol. Chir. **28**, H. 1/2, 27 (1930). — Hochenegg: Über Zysten am Hoden und Nebenhoden. Med. Jb. Ges. Ärzte Wien **1885**. — v. Hofmann, E.: Über Spermatozele. Erg. Chir. 8, 689 (1914).

Krebs, F.: Über die Ätiologie der Spermatozelen. Inaug.-Diss. Halle 1903.

Poirier: Pathogénie des cystes de l'épididyme. Rev. de Chir. **1890**.

Rollnick, H. C.: Etiology of spermatocelen. J. of Urol. **19**, H. 5, 613 (1928). — Roth: Über Entstehung der Spermatozele. Virchows Arch. **68**, 101 (1876).

Steudener: Über Spermatozele. Arch. klin. Chir. **10** (1869).

Vautrin: Considérations sur les kystes spermatiques du scrotum. Rev. de Chir. **1889**.

Wehner, E.: Die Erkrankungen des Hodens, Samensträngen und der Scheidenhäute. Handbuch der Urologie, Bd. 5. Spezielle Urologie, Bd. 3. 1928.

Varikozele.

Benda, Carl: Venen. Lubarsch-Henkes Handbuch der Pathologie, Bd. 2. 1924.

Demel, Rudolf: Chirurgie des Hodens und des Samenstranges. Neue dtsch. Chir. **36** (1926).

Ebner, Edmund: Zur Klinik und Therapie der idiopathischen Varikozele. Dtsch. Z. Chir. **219**, H. 1/5, 148 (1929).

Goljanitzki, J. A.: Zur Frage der Entstehung und chirurgischen Behandlung der Venenerweiterung des Samenstranges Arch. klin. Chir. **141**, 480 (1926).

v. Haberer: Arch. Anat. **1898**.

Istomin, E.: Zur pathologischen Histologie und Klinik der Hydrozele. Dtsch. Z. Chir. **99**.

Kocher, Theodor: Krankheiten der männlichen Geschlechtsorgane. Dtsch. Chir. **50b** (1887). — Kristenson, A.: Beitrag zur Kenntnis der Pathogenese der orthostatischen Albuminurie und der Varikozele. Uppsala Läk.för. Förh. **31**, H. 3—6, 644. Ref. Zbl. Path.

Petridis, Paolos: Un cas de varicocèle à forme rare. Bull. Soc. Anat. Paris **18**, No 7, 391—393 (1921).

Viscontini: Gazz. Op. **1903**.

Wehner, E.: Erkrankungen des Hodens, des Samenstrangs und der Scheidenhäute. Handbuch der Urologie, Bd. 5, S. 307. 1928.

Experimentelle Pathologie des Hodens, Hodentransplantate, Hodenfixation, Vasoligatur, inkretorische Einflüsse, Verletzungen.

Altmann, F.: Über Eunuchoidismus. Virchows Arch. **276 II**, 455 (1930).

Belawenetz, S.: Über die Wirkung des Pituitrins auf das Wachstum und die Hoden der weißen Ratten. Virchows Arch. **274**, H. 3, 585 (1930). — Borst, M.: Das pathologische Wachstum. Aschoffs Lehrbuch der pathologischen Anatomie, I. Teil. — Borst, M.: Über Beziehungen zwischen Hypophysenvorderlappenhormon (Prolan) und der männlichen Keimdrüse. Dtsch. med. Wschr. **1930**, 27. — Borst, M., A. Döderlein u. Gostimirović: Geschlechtsphysiologische Studien. Münch. med. Wschr. **1930**, Nr 12, 474. — Borst, M., A. Döderlein u. D. Gostimirovic: Geschlechtsphysiologische Studien. 2. Mitt.Münch. med. Wschr. **1930**, Nr 36, 1536. 3. Mitt. Münch. med. Wschr. **1931**, Nr 1, 19.

Enderlen: Über Hodentransplantation. Zbl. Chir. **1921**, H. 51, 1885.

Foerster, W.: Ein Fall von Hodentransplantation mit Kontrolle nach $^{1}/_{4}$ Jahr. Münch. med. Wschr. **1921**, Nr 4, 106.

Gebele, H.: Verletzungen der Harn und Geschlechtsorgane. Handbuch der Urologie, Bd. 3. Berlin.

Haberland, H. F. O.: (a) Zur Frage der freien Hodentransplantation. Zbl. Chir. **28**, 993 (1921). (b) Experimentelle Untersuchungen am Hoden. Arch. klin. Chir. **123**, 67 (1923). — Henschen: Verh. dtsch. path. Ges. Wien **1928**. — Hoffmeister, W.: Homo- und heteroplastische Organtransplantation (Literatur). Dtsch. Z. klin. Chir. **207**, 1 (1928). — Hoffmeister, Wilhelm: Neuere Untersuchungsergebnisse der Überpflanzung drüsiger Organe mit eigenen Versuchen. Dtsch. Z. Chir. **223**, H. 1/3, 130 (1930). — Horner: Über die Wirkung der Isophenolpinselung auf den tierischen Hoden. Wien. klin. Wschr. **1928**, 38.

Jeannée, H.: Über die Wirkung der Isophenolpinselung auf den tierischen Hoden. Wien. klin. Wschr. **1928**, Nr 43, 1499.

Kleeberg: Über das Schicksal freitransplantierter Hoden. Münch. med. Wschr. **35**, 1183 (1921). — Kraus, E. J.: Experimentelle Untersuchungen über die Zwischenzellen der Katerhoden und über die Bedeutung der Zwischenzellen. Beitr. path. Anat. **81**, 323 (1928).

Martius, Thales et Rocha e Silva: Utilisation des vésicules seminales de la souris blanche comme test des Hormones testiculaires. C. r. Soc. Biol. Paris **102**, 29, 480, 483 (1929). — Maximow: Hodenverletzungen. Beitr. path. Anat. **26** (1899). — Michalowsky J. u. A. Damsky: Ein die Tätigkeit des alternden Hodens anregendes Verfahren. Virchows Arch. **279**, H. 384 (1930).

van Oordt, G. J. u. H. C. van der Heyde: Der Einfluß der Temperatur auf die Spermiogenese der Säuger. Arch. Entw.mechan. **113** (1928).

Reiprich, W.: Der inkretorische Einfluß der männlichen Geschlechtsdrüse auf Empfängnis und Schwangerschaft, zugleich ein Beitrag zur Frage des Antagonismus der Gonaden. Med. Klin. **19** (1928). — Retterer, Ed.: Neue Beobachtungen einer Hodenüberimpfung vom Affen auf den Menschen. J. d'Urol. méd. et chir. **24** (1927, Juli—Dez). — Romeis, B.: Untersuchungen zur Verjüngungshypothese Steinachs. Münch. med. Wschr. **1921**, Nr 20, 600.

Schinz, Hans, R. u. Benno Slotopolsky: Beiträge zur experimentellen Pathologie des Hodens. — Schultze-Rhonhof, F. u. R. Niedenthal: Experimentelle Untersuchungen über die Beziehungen zwischen Hypophysenvorderlappen und dem Genitale. Zbl. Gynäk. **1928**, H. 30, 189. — Steinach, E. u. H. Kun: Die entwicklungsmechanische Bedeutung der Hypophyse als Aktivator der Keimdrüseninkretion, Versuche an infantilen, eunuchoiden und senilen Männchen. Med. Klin. **14** (1928).

Tiedje, Hans: Die Unterbindung am Hoden und die Pubertätsdrüsenlehre. Veröff. Kriegs- u. Konstit.path. **1921**, Nr 8. — Thorek, M.: The human testis. New York 1924.

Tournade, A.: Etudes sur les modifications du testicule consécutives à l'interruption du canal déferent. Thèse de Lyon **1903**.

Voronoff, S. u. G. Alexandrescu: La greffe testiculaire du Singe à l'homme. Paris: 1930.

Hoden-Geschwülste.

Adler: Berl. med. Ges., Sitzg 13. Juni 1894. — Albrecht, H.: Über Chorionepitheliom und verwandte Geschwülste. Verh. d. dtsch. path. Ges. 1908 Kiel, 12. Tagg — Altmann, Franz: Über Eunuchoidismus. Virchows Arch. **276**, 455 (1930). — André: Zähne im Hodendermoid. Zit. nach Chevassu. — Anger: Cancer du testicule chez un enfant de 5 ans. Ann. Mal. génito-urin. **1893**. — Anrousseau: Les tumeurs malignes du testicule en ectopie abdominale. J. de Chir. **27**, 17, 1. Jan. 1926. — Arnold: Ein Fall von glykogenhaltigem Myoma striocellulare am Hoden. Beitr. path. Anat. **3**, 109 (1890). — Askanazy: Ein Zirbeldrüsenchorioepitheliom. Verh. dtsch. path. Ges. **10** (1906). — Askanazy, Hans: Zur Kasuistik der chorionepitheliomatösen Wucherungen in Teratomen der Keimdrüse. Inaug.-Diss. Leipzig, Mai 1904. — Askanazy, M.: Die Teratome nach ihrem Bau, ihrem Verlauf, ihrer Genese und im Vergleich zum experimentellen Teratoid. Verh. dtsch. path. Ges. **11**, 39. Dresden 1907.

Barrington: A dermoid cyst of the testicle associated with a new growth. Lancet **2**, 460 (1910). — Bayer: Einiges über das Sarkom der Scheidenhaut des Hodens und des Samenstranges. Beitr. klin. Chir. **82**, H. 2, 420 (1912). — Becker: Beiträge zur Kenntnis der wahren Muskelgeschwülste des Hodens. Virchows Arch. **163**, 244 (1901). — Béclère: Röntgentherapie der Metastasen des Hodenepithelioms. Fortschr. Röntgenstr. **30**, H. 1/2, 127/133 (1923). — Bell, Gordon: Hodenteratome. Brit. J. Surg. **1925**. — Benenati: Einige Fälle von Rhabdomyom in einem verlagerten Hoden. Virchows Arch. **171**, 418 (1903). Beresnegowsky: Bruns Beitr. **69** (1910). — Berner, O.: Adenoma tubulare testiculare ovarii. Verh. dtsch. path. Ges. **1930**, 324. — Billroth: Zur Entwicklungsgeschichte des Hodenzystoids und ein Hodenzystoid mit quergestreiften Muskelfasern. Virchows Arch. 8, 433 (1855). — Birch-Hirschfeld: Lehrbuch. — Böckel, J.: Inclusion péritesticulare. Gaz. méd. Strasbourg **1878**, No 6. Ist von Okhubo nachuntersucht worden. — Bonn, H. K.: Teratoma of the testicle. With a note on the embryology of polyorchisme. Urologic. Rev. **32**, 9, 583 (1928). — Bonney: Chorioepitheliom. Path. Soc. London 1906. Trans. path. Soc. London **58** (1907). — Borst: (a) Geschwülste in Aschoffs Lehrbuch. (b) Die Teratome und ihre Stellung zu anderen Geschwülsten. Dtsch. path. Ges. **1907**. (c) Allgemeine Pathologie der malignen Geschwülste. Leipzig 1924. — Bostroem: (a) Chorioepitheliomartige Wucherungen im Teratom. Verh. dtsch. path. Ges. **5** (1903). (b) Der Krebs des Menschen. Leipzig 1928. — Brault: Sarc. angioplastique. Manuel d'histologie pathologique (Cornil-Ranvier), Tome 1, p. 354. Paris 1901. — Breus, C.: Über einen innerhalb des Venensystems bis in das Herz gewucherten Hodentumor. Wien. med. Wschr. **1878**, Nr 78, 767. — Briquel, P.: Tumeurs du placenta et tumeurs placentaires (placentomes malins). Nancy 1903. 4e partie. Les placentomes malins et les môles dans les tératomes, p. 399. —

BUDDE, M.: Beitrag zum Teratomproblem. Beitr. path. Anat. **68**, 512—551 (1921). — BULL, P.: Exstirpation supraklavikularer Drüsenmetastase nach Kastration wegen bösartiger Geschwulst (Trauma). Dtsch. Z. Chir. **1927**, 203—204. — BUSCHKE, A. u. W. CURTH: Der Baumwollspinnerkrebs. Med. Klin. **1928**, 10. — BUSSE: Über Chorionepitheliome, die außerhalb der Plazentarstelle entstanden sind. Virchows Arch. **174**.

CAREY: Report of two testicular teratomata with a review of the recent literature Hopkin. Hosp. Bull. **13**, Nr 140 (1902). — CARNOT, P. et R. MARIE: Sarcome angioplastique. Bull. Soc. Anat. Paris. **1898**, 22.—28. — CARR: Case of dermoid cyst of testicle. Washington med. Assoc. 8, 314 (1909/10). — CANDIÈRE, MARCEL et JEAN ROBERT HENRY: Classification histologique des tumeurs du testicule. Gaz. Hôp. **1928**, No 94, 1503—1509; No 96, 1537—1541. — CAVAZZANI: (a) Contributo all'istogenesi dei tumori maligni del testiculo; linfangoendothelioma peritubulare. Giorn. Accad. Med. Torino **1904**, No 7—8. (b) Über die Entstehung der Teratoide des Hodens. Beitr. path. anat. **41** (1907). — CECIL, A. B.: Interscrotal lipomata. J. of. Urol. **17**, Nr 6, 557 (1927). — CHALIER: Lipome des Samenstranges. Lyon med. **1912**. — CHUVIN: Zur Kasuistik des Chorionepithelioms bei Männern. Med. Klin. **1908**, Nr. 31. — CHWALLA, R.: Ein Fall von Fibrosarkom des Samenstranges. Z. urol. Chir. **23**, H. 5/6, 419. — COHRS, PAUL: Über ein Hodenteratom des Haushahns mit Kankroidcharakter. Z. Krebsforschg **22**, H. 4, 305 (1925). — COLEY a. BUXTON: Teratoma of the testis. Ann. Surg. **1901**, 391. — CONFORTI: I tumori maligni primitivi del testicolo. Clinica chir. **2**, 161 (1912). — CORDES: Virchows Arch. **151** (1898). — CORNIL et BERGER: Note sur un cas d'inclusion scrotale. Arch. Physiol. norm. et Path. Paris, III. **1885**. — COUNCILMAN et LORETT: A case of double teratoma. J. of exper. **2**, 427 (1897). — COUVCLAIRE et ANGIER: Tumeur mixte de testicule d'origine wolfienne avec généralisation ganglionaire. J. Soc. méd. Lille **1903**, 201. — CUNNINGHAM, JOHN H.: New growths developing in undescendedesticle. J. of Urol. **3**, Nr. 5, 471—479 (1921). — CURLING: (a) Observations on cystic disease of the testicle. Med. chir. Transactions **36** (1854). (b) Fibroma. Schmidts Jb. **83**, 341 (1854).

DAUBE, O.: Maligne Geschwulstbildung bei einem Fall von Hermaphroditismus verus mit Ovotestis beim Menschen. Inaug.-Diss. Würzburg 1919. — DAUVÉ, PAUL: Enchondroma testis. (Monographie.) Mém. Soc. Chir. Paris **6** (1863). — DEBENEDETTI: Ein Fibrom des Gubernakulum HUNTERI. Beitr. path. Anat. **72**, 1. — DEBERNARDI: (a) Beiträge zur Kasuistik der malignen Hodengeschwülsten. Beitr. path. Anat. **40**, 535 (1907). (b) teratoide Geschwülste des Hodens. Beitrag zur Deutung der großzelligen und zusammengesetzten Hodengeschwülste. Beitr. path. Anat. **4**, 43 (1908). — DELITALA, P.: Contributo allo studio dei tumori epitheliali maligni del testicolo. Tumori **11**, **2**, 180 (1924). — DENTU, LE: Tératome du scrotum. Ann. Mal. génito-urin. **1890**, 115. — DERMON, G. L.: Ein primär gelatinös-szirrhöser Nierenkrebs mit Metastasen in der Epididymis. Virchows Arch. **265**, H. 2, 259 (1927). — DEROCQUE, A.: Tumeurs mixtes du testicule chez l'enfant. Bull. Soc. Anat. Paris **94**, No. 7, 484 (1924). — DEW, H.: Sarcomatous tumors of the testicle. Surg. **46**, Nr 4, 442 (1928). — DILLMANN, H.: Ein Fall von Chorionepitheliom beim Manne. Z. Krebsforschg **3**, H. 1 (1905). — DJANELIDZE: Sur les tumeurs malignes et spec. sur les tumeurs du testicule. Thèse de Genève **1909**. — DOPTER: Sur un cas de sarc. angioplastique. Arch. Méd. exper. I. s. **12**, H. 6, 769 (1900). — DORAN: Chorioendothelioma of uterus. Brit. med. J. 16. Febr. 1907. — DRACHTER, R.: **1907**. Demonstration eines Hodenkarzinoms bei einem $2^1/_2$jährigen Kind. Ges. Kinderheilk. München, Sitzg 15. Dez. 1921. — DÜRCK: Über die Zwischenzellenhyperplasie des Hodens. Verh. dtsch. path. Ges. **1907**, 130. — DÜRR: Das Kystoma testis. Inaug.-Diss. Freiburg 1894.

EDEN: Deciduoma malignum: a criticisme. Trans. obstetr. Soc. Lond. **38**, 149 u. 162 (1897). — EHRENDORFER: Beiträge zur Kasuistik der Hodengeschwülste. Arch. klin. Chir. **27** (1882). — EICHHORN: Heterotope Chorionepitheliome in Gehirn und Lunge. Z. Krebsforschung **13** (1913). — EMANUEL: Über chorionepitheliomatöse Wucherungen im Hodenteratom. Mschr. Geburtsh. **21**, H. 3, 612 (1905). — EVANS, J. HOWELL: Testicular tumours of congenital origin. Practitioner **119**, Nr 1, 20—29 (1927). — EWING: Teratoma testis and its derivations. Publ. Cornell Univ. med. college New York **2** (1911).

FACKELDEY: Hodentumoren. Inaug.-Diss. Bonn 1924. — FANSLER: An unusually large sarcoma of the testis. Amer. J. Surg. **37**, 10 (1918). — FELDMANN, J.: Bösartige retroperitoneale Mischgeschwülste. Zbl. Path. **48**, 10 (1930). — FELDMANN, J.: Bemerkungen zur Frage der extragenitalen Chorionepitheliome beim Mann. Zbl. Path. **50**, H. 3, 103 (1930). FELSENREICH: (a) Maligner epithelialer Tumor des Samenstranges (mit Ursprung aus Teilen des WOLFschen Körpers). Wien. klin. Wschr. **32**, 1064 (1929). (b) Beitrag zur Kasuistik maligner epithelialer Samenstrangtumoren. Dtsch. Chir. **219**, H. 1/5, 348 (1929). — FERRERO, VITTORIO: Teratoma e seminoma del testiculo. Arch. Sci. med. **45** (1922). — FINK, FRITZ: (a) Über einen ausschließlich aus Chorionepitheliomgewebe bestehenden Tumor des Hodens. Arb. path.-anat. Inst. Tübingen **7** (1911). (b) Über einen wahrscheinlich ausschließlich aus Chorionepithelialgewebe bestehenden Tumor des Hodens. Diss. Tübingen, Mai 1906. — FINOTTI: Arch. klin. Chir. **55** (1897). — FIORI, P.: Contributo della conoscenza dei tumori del testicolo. Sed. Soc. med. chir. Modena **17**,2 (1910). — FIRNHABER: Beiträge zur Pathogenese der Hodenteratome. Inaug.-Diss. Greifswald 1871. — FISCHER, BERNHARD: (a) Über Neubildung von Elastin in Geschwülsten. Virchows Arch. **176** (1904). (b) Primäres Angioendotheliom der Leber. Frankf. Z. Path. **12** (1913). — FISCHER, W.: Teratom des Bauchhodens mit chorioepithel. Wucherungen und Metastasen. Arb. path.-anat. Inst. Tübingen **6** (1908). — FISCHER, WALTHER u. GRETE WOLTERS: Über ein Sarkom der Hüllen des Hodens. Z. Krebsforschg **21** I, 44 (1923). — FITTIG: Die Zysten des Hodens und ihre Entstehung. Diss. Straßburg 1897. — FOTHERGILL s. TEACHER. — FOULERTON, G. R.: Columnar celled carcinom of the testikel. Lancet, 9. Dez. **1905**, 1688. — FRANK, A.: Die histogenetische Ableitung der Hodentumoren. Frankf. Z. Path. **9** (1912). — FRANK, J.: Chorionepitheliomatous proliferation in teratomata exp. in those of the testicle with three new cases. J. amer. med. Assoc. **1906**, Nr. 4, 248 u. 343; Proc. N. Y. path. Soc. **5**, 5. Jan. 1906. (Columbia Univ.) — FRITZE, EWALD: Beitrag zur Kasuistik von Chorionepitheliom beim Manne. Diss. 1915; Z. Krebsforschg **15** (1915).

GABRYSCEWSKI: Über Lipome des Samenstrangs. Dtsch. Z. Chir. **47** (1898). — GÄRTNER: Mischgeschwulst des Hodens. Inaug.-Diss. Freiburg 1897. — GARBARINI: I tumori teratoidi del testicolo. Morgagni **1** (1879). — GAROFALO, F.: Zustand des Vas deferens bei primären malignen Tumoren des Hodens. Arch. ital. Urol. **1**, No 4. — GARRAHAM, JUAN u. FERNANDO RUIZ: Hodentumor bei 4jährigen Knaben. Pressa méd. argent. **9**, No 13, 339 (1922). GESSNER: Mischgeschwülste des Hodens. Dtsch. Z. Chir. **60**, 87 (1901). — GIOJA, EDOARDO: Tumori maligni primitivi del testicolo. Monographie Pavia **1923**. — GLASERFELD: Das Hodenteratom mit chorionepitheliomähnlichen Bildungen. Z. Krebsforschg. **9** (1910). — GLINSKI: Das Chorionepithelioma malignum im Lichte neuerer Forschung. Przegl. lek. **1905**. Ref. Virchow-Hirschs Jb. **1**, 406 (1905). — GOLDZIEHER: Zirbeldrüsengeschwulst. Virchows Arch. **213** (1913). Lit. über Hodenteratome. — GRANITZ, PAUL: (Traubenmolenartige Wucherung. SILBERSTEINS Fall.) Virchow-Hirschs Jber. **1**, 313 (1903). — GRASMANN: Zur Kasuistik der auf traumatischer Basis entstehenden Hodensarkome. Inaug.-Diss. München 1906. — GRÉGOIRE: Considérations sur l'état des ganglions dans le cancer des testicule. Arch. gén. Chir. **2**. — GREILING, E.: Beitrag zur Kenntnis der Metastasen bei Hodentumoren. Inaug.-Diss. Marburg 1927. — GRITZLER: Geschwülste des Samenstranges. Z. urol. Chir. **18**, (1925). GROSSER, O.: (a) Entwicklungsgeschichte des Menschen und Plazentation. HALBAN-SEITZ: Biologie und Pathologie des Weibes. Bd. 1, 6. Teil, S. 1. 1925. (b) Vergleichende Anatomie und Entwicklungsgeschichte der Eihäute und der Plazenta. Wien-Leipzig 1909. — GROTE: Sarkom der Tunica vaginalis. Inaug.-Diss. Göttingen 1908. — GÜNTHER, H.: Ein Beitrag zur Lehre von den Geschwülsten der Scheidenhäute des Hodens. Virchows Arch. **253**, H. 3, 679 (1924). — GUINARD: Tératome intratesticulaire. Soc. Chir. Paris, 27. Mai **1903**, 576. GUSSEW, V.: Riesenlipom des Skrotums. Zbl. Chir. **1926**, Nr 34, 2134.

HAHN, HANS: Über ein Chorionepitheliom beim Manne. Diss. Gießen 1913. — v. HANSEMANN: Über die sogenannten Zwischenzellen des Hodens und deren Bedeutung bei pathologischen Veränderungen. Virchows Arch. **142**, 358 (1895). — v. HANSEMANN u. ADLER: Berl. klin. Wschr., S. Gsber. Berl. med. Ges. 13. Juni **1894**, 678. — v. HANSEMANN u. HOLLÄNDER: Demonstration eines Falles von Chorionepitheliom beim Manne. Verh. Ges. Geburtsh. Berlin **1903**. Z. Geburtsh. **51**, H. 2, 400 (1904). — HARTMANN et PEYRON: Placentomes et choriomes du testicule. Bull. Acad. Méd. Paris **1919**, 22; Zbl. Path. **9**, 251 (1921). — HARTMANN, MENETRIER, PEYRON et ISCH-WALL: Coexistence de deux types néoplastiques distincts: choriome et épithelioma séminifère sur le même testicule. Bull. Assoc. franç. Étude Canc. **11**, No 6, 319—324 (1922). — HEDINGER: Malignes typisches Chorionepitheliom bei einem 23jährigen Mann. Korresp.bl. Schweiz. Ärzte **1913**, 11. — HEDINGER, E.: Über Wucherungen der LEYDIGschen Zwischenzellen bei Chorionepitheliom des Hodens. Z. angew. Anat. **7**, H. 1/2, 55 (1920). — HEESCH, O.: Zur Kritik der tubulären Ovarialadenome. Virchows Arch. **268**, 280 (1928). — HEIDRICH, L., E. FELS u. E. MATHIAS: Testikuläres chorionepitheliom mit Gynäkomastie und mit einigen Schwangerschaftserscheinungen. (Schwangerschaftshypophyse.) Bruns' Beitr. **150**, 349. — HEIJL, CARL F.: Die Morphologie der Teratome. Virchows Arch. **229**, 560 (1921). — HEINEN: Über Dermoide und Teratome des Hodens. Diss. Bonn 1893. — HEISE, KURT: Beiträge zur Lehre der Hodenkarzinome. Diss. Halle 1914. — HENDRIKSON: A teratom of the testicle showing extensive perithelial angiosarcomatous growth. Univ. Pennsylvania. med. Bull. **14**, Nr 6 (1901). — HÉRICOURT: Note sur deux leiomyomes de l'epididyme. Rev. Méd. **5**, 54 (1885). — HERTZBERG: Cystoma testis im Anschluß an einen Fall von Cystoma testis congenitum. Diss. Bonn 1885. — HERXHEIMER: (a) in SCHWALBE, Gewebsmißbildung. 10. Liefg Hoden. (b) Demonstration eines Teratoms der linken Tonsille mit diffusen Metastasen beider Hoden und Nebenhoden. Berl. klin. Wschr. **1913**, 2303. — HERZENBERG, HELENE: Beiträge zur Lehre von der Gynäkomastie mit besonderer Berücksichtigung ihrer Beziehung zum Chorionepitheliom beim Mann. Virchows Arch. **263**, 781 (1927). — HERZAS, G.: Malignes Hodenteratom und seine Genese. Beitr. path. Anat. **63**, 755 (1916). — HESCHEL: Über die Dermoidzysten. Prag. Vjschr. prakt. Heilk. **4** (1860). — HIGGINS, CH. CL.: Primary bilateral tumours of the testicle. Ann. Surg.

88, H. 2, 242 (1928). — HINMAN, FR. a. THOMAS E. GIBSON: Tumours of the epididymis, spermatic cord and testicular tunics. Ann. Surg. **1924**. Zit. nach RUBASCHER. — HOERNICKE, C. B.: Chorionepitheliome beim Mann. Frankf. Z. Path. **29**, H. 1/2, 130 (1923). — HOLLÄNDER: Chorionepitheliome des Hodens (Fall I von HANSEMANN). Chirurgenkongreß 1904. Ber. Zbl. Chir. **1904**, Nr 27, Beil., 148. — HOMMES, F. H.: Zur malignen Degeneration des Leistenhodens (Chorionepitheliom). Zbl. Chir. **45**, 2822 (1928). — L'HONNEUR: Enchondrom. Gaz. Hôp., Okt. **1861**. — HOWARD, R.: 57 Fälle von maligner Tumorbildung im Hoden. Practitioner, Dez. **1907**. Ref. Münch. med. Wschr. **1908**, 757. — HÜGGER: Pathol.-anatomische Beiträge zur Kasuistik der Hodensarkome. Inaug.-Diss. Würzburg 1888. — HUGUENIN: Ein Hodenadenom mit bedeutenden knorpeligen Einsprengungen, Drüsenkanälchen und epidermoidalen Herden. Virchows Arch. **167**, 376 (1902). — HUTCHINSON: Lymphosarcom of both testicles. Brit. med. J. **1**, 413 (1889).

JEANBEAU et MASSABUAN: Tumeur mixte du testicule avec formations du type seminal et du type Wolffien. Ann. Mal. génito-urin. **1908**, No 4, 240. — JEFFERSON, CHARLES W.: Tumors of the testes. Amer. J. Surg. **37**, H. 5, 112—116 (1923). — JOACHIM: Dermoide im Skrotum. Diss. Berlin 1893. — JUDET: Tumeur mixte du testicule. Bull. Soc. Anat. Paris, VI. s. **3**, 691 (1901). — JUNIEN-LAVILLAUROY: Contribution à l'étude anat. des carcinomes du testicule. Thèse de Paris **1898**, No 201. — JACKSON: A case of chondrocarc. of the right testis. Lancet **1900**, 1805.

v. KAHLDEN: Über Neubildungen bei Kryptorchidie und Monorchidie. Münch. med. Wschr. **1887**. — KAISER, HANS: Ein Fall von bilateralem Hodensarkom. Wien. klin. Wschr. **33**, Nr 49, 1066 (1920). — KALNING: Zur Kasuistik und Kenntnis der Dermoidzystenhoden. Diss. Dorpat 1876. — KALTENBACH, RUD.: Das Zwischenzellensarkom im retinierten Hoden. Inaug.-Diss. München 1909. — KANTHACK, A. A. and T. S. PIGG: (a) A case of carcinoma of the testis in a young man, with motastatic deposits lying free in the heart a. the inferior vena cava. Trans. path. Soc. Lond. **48** (1896/97). J. of Path. 139 **5**, 78 (1898). (b) Malignant enchondroma of the testis, reexamination of Sir James Paget's case described in the Trans. of the roy. med. and chir. Society 1855. Trans. path. Soc. Lond. **48**, 150 1896/97). — KAPFER, ALBERT: Sarkom, Mischgeschwülste des Hodens. Inaug.-Diss. Würzburg 1896. — KAREWSKI: Beitrag zum Studium der Geschwülste der Scheidenhaut. Arch. klin. Chir. **49**, 95 (1895). — KARO, WILHELM: Sarkom des Samenstranges. Münch. med. Wschr. **9**, 374 (1929). — KAUFMANN, E.: (a) Über Zwischenzellengeschwülste des Hodens. Verh. dtsch. path. Ges. **1907**, 273; Dtsch. med. Wschr. **1908**, Nr 10, 803. (b) Zwischenzellengeschwülste des Hodens und reine tubuläre Adenome. Lehrbuch, 6. Aufl. 1911. — KAYSER: Über Hodensarkome. Jb. Hamburg. Staatskrkanst. **6**, 98 (1897/98). — KERSCHNER, F.: Ein Fall von Angiomyxom des Samenstrang. Med. Klin. **34**, 1323 (1929). — KLAGER, FRIEDRICH: Hodenkrebs bei alter Nebenhodentuberkulose. Z. Krebsforschg **31**, H. 6, 587 (1930). — KLEBS: Handbuch der pathologischen Anatomie, Bd. 1. 1876. — KLINK: Tuberkulös infizierter Hodenkrebs. Z. Krebsforschg **28**, H. 1 (1928). — KOBER: Sarcoma of the testicle. Amer. J. med. Assoc. **117**, 535 (1899). — KOCKEL: Beitrag zur Kenntnis der Hodenteratome. Festschrift für SCHMIDT, 1896. S. 153. — KOCH: Zwischenzellen und Hodenatrophie. Virchows Arch. **202**, 376. — KOCHER u. LANGHANS: (a) Die Krankheiten der männlichen Geschlechtsorgane, 1886. Dtsch. Chir. Lief. **50**, 414. (b) Über die Dermoidzysten des Hodens. Beitr. path. Anat. **1896**, H. 2. — KOLSTER: Virchows Arch. **155**, 391 (1899). — KOPAS: Hodensarkom nach Trauma. Berl. Ges. Chir., 8. Okt. 1928. Zbl. Chir. **1929**, H. 2, 83. — KRASKE: Ein Fall von doppelseitigem Hodensarkom. Z. Chir. **7**, 33 (1888). — KRAUS, HANS: Über maligne Hodengeschwülste, speziell Sarkome. Inaug.-Diss. München, Okt. 1914. — KREBS: Chorion und Ovarialtumoren. Zbl. Gynäk. **1903**, Nr 44. — KROMPECHER: Endotheliome Geschwülste des Hodens. Virchows Arch. **151**, Suppl. (1898). — KUTZMANN, ADOLF A. u. THOMAS A. GIBSON: Malignant tumours of the testicle in children. Ann. Surg. **78** H. 6, 761—784 (1923).

LABBÉ et VERNEUIL: Zit. nach CHEVASSU. — LÁNG: Ein Beitrag zur Kenntnis der sogenannten Dermoidzysten. Virchows Arch. **53**, 128 (1871). — LANGCOPE: The roport of a case of malignant tumor of the testicle resembling chorionepithel with metastasis. Bull. Ayer Clin. Labor. Pennsylvania Hosp., Jan. **1905**. — LANGER, E.: Chorionepitheliom beim Mann. Med. Klin. **1919**, 4. — LANGHANS: Histologie des Sarkoms des Hodens; in TH. KOCHER: Die Krankheiten der männlichen Geschlechtsorgane. Dtsch. Chir. Lief. 50b, 519. Stuttgart 1887. — LASKOWITZ, ARTHUR: Karzinome des Hodens. Inaug.-Diss. München 1908. — LECÈNE: (a) Tumeur maligne du testicule offrant à la fois les caractères d'une tumeur mixte et d'un épitheliome séminifère. Bull. Soc. Anat., Nov. **1907**, 678. LECÈNE et CHEVASSU: Rev. Chir. **1927**, No 2. — LUBARSCH: Zwischenzellen. Virchows Arch. **145** (1896).

MACCALLUM, W. G.: On the intravascular growth of certain endotheliomata. Hopkins Hosp. Rep. **10**, 497 (1900). — MACEWEN: A case of scrotal inclusion. Glasgow med. J.

10 (1878). — MALASSEZ: Lymphadénome du testicule. Bull. Soc. Anat. Paris **52**, 176 (1877). — MALASSEZ, L. et CH. MONOD: Sur les tumeurs à myeloplaxes (sarcômes angioplastiques). Arch. Physiol. norm. et Path. II. s. **1878**, **375**. — MARCASSO: Zit. nach PATEL u. CHALIERS. — MARCHAND: On malignant chorionepithelioma. J. of Obstetr. **4**, Nr 1, 74 (1903). — MARCHAND, F.: Über die sogenannten „dezidualen" Geschwülste im Anschluß an normale Geburt, Abort, Blasenmole und Extrauteringravidität. Mschr. Geburtsh. **1** (1895). — MARCUSE, E.: Maligne Entartung eines Bauchhodens. Zbl. Chir. **1928**, H. 19, 1168. — MARTEL et SALLE: Dermoid der Samenstränge. Rev. de Chir. **1912**. — MARSH: Hodenkrebs bei Kindern. Trans. path. Soc. Lond. **26**, 138 (1875). — MASSON, P. u. L. SENCERT: Cancer des cellules interstitielles. Bull. Assoc. franç. Étude Canc. **12**, No 7, 555—572 (1923). — MAUCLAIRE et HALLÉ: Kystes dermoides de testicule. Soc. Pédiatr. **1902**. — MAYER, KARL: Myxofibrom des Samenstrangs. Z. Urol. **13** (1919). — METTENLEITNER, M.: Sarkom des Samenstrangs. Dtsch. Z. Chir. **176**, H. 5/6, 402—406 (1922). — NETZMACHER, CARL: Beitrag zur Kasuistik der malignen Hodentumoren. Inaug.-Diss. Würzburg, Aug. 1913. — MEYER, ROBERT: (a) Über embryonale Gewebseinschlüsse in den weiblichen Genitalien und ihre Bedeutung für die Pathologie dieser Organe. Erg. Path. **9**, Nr 2, 518. (b) Über embryonale Gewebsanomalien besonders des männlichen Geschlechtsapparates. Erg. Path. **15**, 430 (1901). (c) Keimdrüsentumoren bei Scheinzwittern. Zbl. Gynäk. **1925**, Nr 23, 1244. (d) Über einen Fall von doppelseitigem Ovotestis usw. Arch. Gynäk. **123**, H. 2/3, 675 (1925). (e) Zur Pathologie der zur Vermännlichung führenden Tumoren der Ovarien (Arrhenoblastoma ovarii). Verh. dtsch. path. Ges. **1930**, 328. — MEYER, RUDOLF: Zur Kenntnis der Struktur und Pathogenese embryonaler Hodenteratome. Diss. Marburg 1913; Frankf. Z. **13**, H. **2**, 215. — MICHALOWSKY, J.: (a) Die experimentelle Erzeugung einer teratoiden Neubildung beim Hahn. Zbl. Path. **38**, 585 (1926). (b) Eine experimentelle Erzeugung teratoider Geschwülste des Hodens beim Hahn. Virchows Arch. **267**, 27 (1928). (c) Das 10. experimentelle Zinkteratom. Virchows Arch. **274**, H. 2, 319 (1929). — MICHOU, LOUIS: Un cas de fibrome pur du testicule. Lyon méd. **132**, No 22, 1013—1044 (1923). — MIYATA, T.: Zur Kenntnis der Hodengeschwülste und die Bedeutung des Traumas für ihre Entstehung. Arch. klin. Chir. **101/2**, 426 (1913). — MOHR: Über das Enchondrom des Hodens. Inaug.-Diss. Tübingen 1894. — MÖNCKEBERG: Über synzytiomhaltige Hodentumoren. Virchows Arch. **190** (1907). — MONASCHKIN, G. B.: Gynäkomastie und Hodentumoren. Z. Urol. **20**, 8 (1926). — MONOD et ARTHAUD: Considération sur la classification des tumeurs du testicule. Rev. de Chir. **7**. — MONOD et TERILLON: (a) Essai sur le lymphadénome du testicule. Arch. gén. Méd. **7**, 34 (1879). (b) Traité des maladies du testicule et de ses annexes, p. 682—698. Paris 1889. — MORESTIN: Lymphadénome du testicule. Bull. Soc. Anat. Paris **1899**. — MORRIS: Kyste dermoide du testicule. St. Louis méd. Rev., Nov. **1901**. — MORTON, S. A.: The pathology of tumors of the testicle. Proc. of the staff meetings of the Mayo Clin. **4**, 13, 98 (1929). — MOST: Über maligne Hodengeschwülste und ihre Metastasen. Virchows Arch. **154**, 138 (1898). — MÜLLER: Zur Kenntnis der Hodenembryome. Arch. Chir. **76**, H. 3. — MÜLLER, HANS WALTER: Ein Fall von Chlorom bei Myeloblastenleukämie. Frankf. Z. Path. **34**, H. 3, 575 (1926). — MUTO, MASAO: Zur Anatomie und Klinik der bösartigen Hodentumoren. II. Mitt. Mitt. Path. (Sendai) **5**, H. 1 (1928).

NAEGELI, TH.: Ein Mischtumor des Samenstranges. Virchows Arch. **208**, 364 (1912). — NEUMANN, E.: (a) Ein Fall von Osteom des Hodens. Arch. Heilk. **16**, 92 (1875). (b) Myoma striocellulare des Hodens. Virchows Arch. **103**, 497 (1886). — NEUMANN, HANS OTTO: Das Adenoma tubulare testiculare ovotestis. Virchows Arch. **270**, 501 (1928). — NEPREN, G.: Contribution à l'étude des tumeurs du testicule. Paris 1875. — NICOLLE et LACASSAGE: Contribution à l'étude de la maladie kystique du testicule. Thèse de Paris **1901**, No 104.

OBERNDORFER: (a) Allgemeine Pathologie und pathologische Anatomie der männlichen Geschlechtsorgane. Erg. Path. **9**, Abt. 1, 1117 (1903). — (b) Die pathologische Anatomie in der Röntgentherapie (im Lehrbuch der Röntgenkunde RIEDER-ROSENTHAL,) Bd. 3. Leipzig 1928. (c) Elektive Verkalkung der Synzytien eines Chorionepithelioms nach Röntgenbestrahlung. Röntgenstr. Fortschr. **36**, 3 (1927). — OHKUBO, SAKAYE: Zur Kenntnis des Embryome des Hodens. Arch. Entw.-mechan. **26**, H. 4,50 9 (1908). — ORTON: Report of a case of chorionepithelioma of the testicle. J. med. Res. **1908**, 219.

PAGET: (a) Account of a growth of cartilage in a testicle and its Lymphatics and in other parts. Med. Tim. **1855**, No 260. (b) Enchondrom im rechten Hoden und den Lymphgefäßen, Hohlvenen und Lungenarterien. Med. chir. Trans. **38** (1855). Ref. Schmidts Jb. **90**, 162 (1856). — PAVLICA, F.: Chorionepitheliom des Hodens. Bratislav. lék. Listy **9** (1929). Ref. J. amer. med. Assoc. **93**, 164 (1929). — PASTEAU: Zit. nach PATEL und CHALIERS. — PATEL et CHALIER: Les tumeurs du cordon spermatique. Rev. de Chir. **29** (1910). — PEARLMAN, S. J.: Malignancy in an undescended abdominal testis with torsion. J. of Urol. **18**, Nr 6, 637 (1927). — PEPERE: Sul teratomi del testicolo. Clin. med. **1903**,

No 17. — PETIT et PEYRON: Sur l'origine sertolienne de l'épithelioma seminifère chez le chien. C. r. Soc. Biol. **84**, No 1, 489 (1921). — PHIEL: Doppelseitige Nebenhodenzyste. Inaug.-Diss. Bonn 1919/20. — PHILIPP: Über Krebsbildungen im Kindesalter. Z. Krebsforschg **5**, 387 (1907). — PICK: Zur Frage der Entstehung des Chorionepithelioms aus angeborener Anlage. Virchows Arch. **180** (1905). — PICK, L.: (a) Reines Hodenadenom. Berl. klin. Wschr. **1918**; Arch. Gynäk. **76** (1915). (b) Zur Kenntnis der Teratome, blasenmolenartige Wucherung in einer Dermoidzyste des Eierstocks. Berl. klin. Wschr. **1902**, Nr 51, 11. (c) Über Adenome der männlichen und weiblichen Keimdrüsen bei Hermaphroditismus verus und spurius. Berl. klin. Wschr. **1905**, Nr 17, 502. (d) Das Epithelioma chorioectodermale usw. Berl. klin. Wschr. **1904**, Nr 7/8, 158 u. 195. — PICTRUSKY: Über einen Fall von Carcinoma sarcomatodes des Hodens. Inaug.-Diss. Greifswald 1889. — PIGNATI: Di un caso raro di tumore del cordone spermatico. Clin. chir. **22** (1914). — PILLIET et COSTES: Etude histol. sur les épithéliomes du testicule. Rev. de Chir. **1895**, 641. — POINSOT: Enchondrom bei einem 4jährigen Knaben. Bull. Soc. Chir. **1878**. — POTEL et BRYANT: Sur un cas d'épithéliome testiculaire, paraissant d'orig. wolfienne. Ann. Mal. génito-urin. **1910**, No 9, 846. — POZZO, A.: Atti Accad. Fisiocritici Siena **1911**, 5—6. Zit. Zbl. Chir. **1912**, 340. — PROCHASKA: Diss. de foetu intra foetum. Amsterdam 1818. Med. Jb. österr. Staat. **2**. Wien 1814. — PRYM: Therapeutische Röntgenbestrahlung. Handbuch der Röntgentherapie. Leipzig 1924. — PRYM, P.: (a) Zur Frage der extragenitalen Chorionepitheliome beim Mann. Zbl. Path. **49**, H. 4, 98 (1930). (b) Spontanheilung eines bösartigen wahrscheinlich chorionepitheliomatösen Gewächses im Hoden. Virchows Arch. **265**, 239 (1927). — PRYM, P.: Chorionepitheliom beim Mann und Gynäkomastie. Beitr. path. Anat. **85**, H. 3, 703 (1930).

QUENSEL, ULRIC: Zur Kenntnis des Vorkommens von Krebs im jugendlichen Alter. Acta path. scand. (Københ.) **2**, Nr 3, H. 3, 193 (1925). — QUINARD: Kyste dermoide intratesticulaire. Soc. de Chir., 27. Mai **1903**.

v. RECKLINGHAUSEN: Die Endothelkrebse und das Chorionepitheliom. Verh. dtsch. path. Ges. **5**. Karlsbad 1902. — RECHENDORF, W.: Ein Fall von Chorionepitheliom des Hoden Virchows Arch. **234**, H. 2/3, 460/468 (1921). — RIBBERT: Geschwulstlehre. Bonn 1917. RICHTER, FRITZ: Zur Kasuistik der Sarkome der Samenstranghülle. Inaug.-Diss. München 1902. — RIGANO-IRRERA: Su un caso di linfangioma semplice circoscritto della coda dell'-epididimo. Arch. ital. Chir. **13**, 552—560 (1915). — RIMANN: Ein Beitrag zur Kasuistik der Mischgeschwülste des Hodens. Beitr. klin. Chir. **53**, 238 (1907). — RISEL: (a) Ein Hodenteratom mit chorionepitheliomatösen Bildungen. Verh. dtsch. path. Ges. **13**, 390 (1909). (b) Zur Frage der chorionepitheliomartigen Geschwülste. Beitr. path. Anat. **42**, 233 (1907). (c) Über das maligne Chorionepitheliom und die analogen Wucherungen in Hodenteratomen. Arb. path. Inst. Leipzig **1903**, H. 1. (d) Zur Frage der chorionepitheliomartigen Geschwülste. Beitr. path. Anat. **42** (1907). (e) Chorionepitheliome. Erg. Path. **11**, 2 (1907). — RITCHIE, F.: A case of embryoma occuring in the mediastinum. J. of Obstetr. **4**, Nr 1, 65 (1903). — ROEFE: Hodentumor. J. amer. med. Assoc. **1907**, Nr 6. Ref. Dtsch. med. Wschr. **1907**, Nr 10, Ver.beil., 397. — RÖSSLE u. WALLART: Der angeborene Mangel der Eierstöcke usw. Beitr. path. Anat. 84, 2 (1930). — ROKITANSKY: Ein aus quergestreiften Muskelfasern konstituiertes Aftergebilde. Z. Ges. Ärzte Wien **5** (1849). — RONCALI, D. B.: Trattato dei neoplasmi maligni 1911. — ROUSSY et HUGUENIN: Embryome malin du testicule avec aspect d'épithelioma séminifère. Ann. d'Anat. path. **1924**, H. 5. — RUBASCHOW, S.: (a) Die soliden Geschwülste des Nebenhodens. Z. Urol. **20**, H. 1, 290 (1926). (b) Beiträge zur Lehre über die Geschwülste der männlichen Geschlechtsorgane. Die Geschwülste des Samenstranges. Z. urol. Chir. **21**, 42 (1926). (c) Die Geschwülste der Scheidenhaut des Hodens. (Beitrag zur Lehre über die Geschwülste der männlichen Geschlechtsorgane. Arch. klin. Chir. **141**, 1 (1926). — RYSER, H.: Über einen Fall von Hodenkarzinom oder Seminalepitheliom oder Seminom. Schweiz. med. Wschr. **55**, Nr 4, 68—70 (1925).

SABRAZÈS, ROCHER:, ALBERT PEYRON et JEANNENEY: Tumeur du testicule (Rhabdomyome) chez un enfant de 21 mois. Bull. Assoc. franç. Étude Canc. **12**, No 4, 343 (1923). — SAKAGUCHI: (a) Ein Fall von primärem Karzinom des Nebenhodens. Frankf. Z. Path. **15**, H. 1 (1914). (Lit.) (b) Über das Adenomyom des Nebenhodens. Frankf. Z. Path. **18**, H. 3 1915. — SALLÉRAS, JUAN: Totale zystische Degeneration des linken Nebenhodens. Semana méd. **31**, H. 52, 1486—1487 (1924). — SANTERSON u. WETTERGREN: Virchows Jb. **1869 II**. — SAPHIR, WILHELM: Ein Hodenteratom mit Metastase vom Bau des Chorionepithelioms. Frankf. Z. Path. **36 I** (1928). — SAS, L.: Seminokarzinom und Gynäkomastie. Arch. klin. Chir. **161**, 14 (1930). — SATO, K.: Spindel- und Riesenzellensarkom des rechten Inguinalhodens bei einem 40jährigen Manne. Izishimhi Tokio. — SCHAMSCHIN: Über einen Fall von komplizierterHodengeschwulst (Rhabdomyom und Sarkom). Ref. Z. Urol. **2**, Nr 7, 851 (1908). — SCHEINKMANN, L.: Hodengeschwulst von exquisiter Größe. Uralsche med. Umschau **1**. 69 (1922) (russ.)— SCHILLING, HEINRICH: Über embryonale Tumoren des Hodens. Ungedruckte Diss. Frankfurt a. M. 1920. — SCHLAGENHAUFER, FRIEDRICH: (a) Zur Histologie und Histogenese des Schwangerschafts- und teratogenen Chorionepithels. Zbl. Path.

31, Nr 4, 89 (1920). (b) Chorionepitheliom- und traubenartige Wucherungen in Teratomen. Wien. Klin. **1902**, Nr 22/23; Verh. dtsch. path. Ges. Karlsbad **5** (1902). — Schlueter: Lipom des Samenstranges. Berl. klin. Wschr. **1911**. — Schmauch, G.: Das Chorionepithelioma malignum der Frau und seine Beziehung zu embryonalen Tumoren. N. Y. med. Wschr. **16**, Nr 6, 229 (1904). — Schmeel: Ein Hodenteratom mit makroskopisch blasenmolenähnlichen intravasculären Metastasen. Frankf. Z. Path. **2**, 232. — Schön: Maligne Hodengeschwülste in den beiden ersten Lebensdezennien. Inaug.-Diss. Leipzig 1903. — Schöne, Georg: Röntgenstrahlen bei Seminom. Wiss. Ver. Ärzte Stettin. Münch. med. Wschr. **1925**, Nr 45, (1947). — Scholl, A. J.: Primäres Adenokarzinom des Nebenhodens. (Primäry adenocarcinoma of the epididymis.) J. amer. med. Assoc. **91**, 8 (1928). — Scholl, A. J. et J. Verbrugge: (a) Adénocarcinome primitif de l'epididyme. J. d'Urol. **27**, No 1, 24 (1929). (b) Schornsteinfegerkrebs der „ausgestorbene". Med. Welt **1928**, Nr 32, 1194. — Schubert: Ein Fall von Hodensarkom bei einem 5jährigen Knaben. Inaug.-Diss. Greifswald 1885. — Schuckmann: Sarkom des Hodens. Inaug.-Diss. Würzburg 1885. — Schultz, Oskar u. Daniel N. Eisendrath: The histogenesis of malignant tumors of the testicle. Arch. of Surg. **2**, Nr 3, 493—520 (1921). — Schultze, W. H. Über ein extragenitales Chorionepitheliom beim Mann mit Gynäkomastie. Beitr. path. Anat. **84**, H. 2, 472 (1930). — Schultze: Männliche Geschlechtsorgane im Handbuch der pathologischen Anatomie des Kindesalters von Brüning und Schwalbe. — Schwarz: Über ein Teratomatestis. Diss. Königsberg 1900. — Scott, J. A. a. W. T. Longcope: The report of a case of malignant tumor of the testicle resembling chorionepithelioma with metastases. Bull. Ayer clin. Labor. Pennsylvania Hosp. Jan. **1905**, Nr 2, 56—70. — Senftleben: Kankroides Hodenzystoid mit verschiedenartigen Gewebstypen. Virchows Arch. **15** (1868). — Sigmund: Gynäkomastie bei Hodenteratom mit chorionepithelialen Metastasen. Ref. Zbl. Path. **38**, H. 11/12, 589 (1926). — Silberstein, D.: Ein Fall von Metastasenbildung und ein Thrombus der Vena cava inferior bei primärem Adenoma myxomatodes des Hodens. Virchows Arch. **157**, 183. — Sjövall: Zusammenhang von Neuroepithel und Chorionepithel. Frankf. Z. Path. **7**. — Smirnow, O. L. a. B. D. Kukujewitzky: Hodengeschwülste. (Seminom und Inguinalhernie.) Med. Welt **1928**, H. 2, 42. — Souligoux: Lymphadenome de testicule. Bull. Soc. Anat. Paris **75**, 547 (1900). — Southam, A. H. a. E. A. Linell: The pathology of neoplasme of the testis. Brit. J. Surg. **11**, Nr 42, 223 (1923). Spencer s. Teacher. — Ssinelscikowa, K. J.: Rhabdomyom des Hodens. Zbl. Path. **46**, H. 4, 100 (1929). — Stärk, August: Malignes Chorionepitheliom bei einem 28jährigen Soldaten mit kleinem Embryom des Hodens. Frankf. Z. Path. **21**, 142 (1918). — Stark, Friedrich: Hodensarkom. Inaug.-Diss. München 1900. — Starlinger, Fritz: Zur Kasuistik und Diagnose der Samenstranggeschwülste. Dtsch. Z. Chir. **189**, H. 4/6, 408 bis 413 (1928). — Steffen: Die malignen Geschwülste im Kindesalter. Monographie. Stuttgart: Ferdinand Enke 1905. — Steiner, H.: Über die embryoiden Geschwülste der Keimdrüsen und über das Vorkommen chorionepitheliomartiger Bildungen in diesen Tumoren. Virchows Arch. **174**, 232 (1903). — Steinhaus: Über chorionepitheliomartige Wucherungen beim Mann. Wien. med. Wschr. **1903**, Nr 17. — Sternberg: (a) Zur Kenntnis der chorioepitheliomartigen Wucherungen in malignen Hodentumoren. Dtsch. path. Ges. **7** (1904). (b) Peritheliales Sarkom des Hodens. Z. Heilk. **26** (1904). — (c) Dtsch. path. Ges. **1908**. (d) Über ein malignes Hodenteratoid. Frankf. Z. Path. **22**, 408 (1920). — Stevens, A. R.: a. Ewing, J. Adenocarcinoma of the testis in the adult. Ann. Surg. **88**, Nr 6, 1074 (1928). — Stoppato: Über die Zwischenzellentumoren des Hodens. Beitr. path. Anat. **50**, 113 (1911). — Stutzin, J. J.: Zur bösartigen Entartung und Retention der Hoden. Z. Urol. **12**, H. 4 (1918). — Sussig, L.: Zur Kenntnis des reinen Adenoms des Hodens. Dtsch. Z. Chir. **219**, H. 1/5, 352 (1929). — Szubiszewski, L.: Ein Fall von angioblastischem Sarkom des Hodens. Arb. path. anat. Inst. Polen. **2**, H. 1 (1927). Ref. Zbl. Path. **44**, H. 4, 106 (1928).

Tanner, Chester, O: A case of bilateral malignancy of the testes. California State J. Med. **21**, H. 2, 55—56 (1923). — Teacher, J. H.: On chorioepithelioma and the occurrence of chorionepitheliomatous and hydatiform molelike structures in teratomata. J. of Obstetr. **4**, H. 1/2 (1930).

Uffreduzzi: Arch. klin. Chir. **100/101**. Z. Urol. **1902**. — Ulrichs: Maschinengewehrschuß durch Hodensarkom. Zbl. Chir. **2**, 83 (1929). — Unger, E.: Beitrag zur Lehre vom Hermaphroditismus. Berl. klin. Wschr. **1905**, 499.

Vecchi, A.: (a) Teratome, teratoide Geschwülste in Mischtumoren des Hodens. Dtsch. Z. f. Chir. **114**, 104 (1912). (b) Über die bösartigen einfachen Geschwülste des Hodens. Z. Urol. **6** (1912). — Verneuil: Mémoire sur l'inclusion scrotale et testiculaire. Arch. gén. Méd. V. s. **1** (1855). — Versé: Demonstration von Hodentumoren. Münch. med. Wschr. **1927**, Nr 6, 256. — Villata, G.: Über einen Hodentumor mit großen Rundzellen und Zwischenzellen. Arch. Sci. med. **52**, H. 1 (1928). — Volkmann, Joh.: Über eine eigenartige Hodengeschwulst bei einem Kinde mit traubenmolen- und chorioepitheliomartigen Wucherungen. Virchows Arch. **229**, H. 3, 363 (1921).

WALDEYER: Myxoma intravasculare arborescens funiculi spermatici. Virchows Arch. **44**, 83 (1868). — WASSILJEW, J. P.: Zur Frage der chorionepithelialen Geschwülste bei Männern. Mitt. kais. Univ. Saratow **21** (1913). Ref. Zbl. path. Anat. **1914**, Nr 6. — WEBER: Über die Teratome des Hodens. Russ. Arch. Chir. **1903**. — WEBER, O.: Enchondrom. Allg. med. Z.ztg **1860**. — WEGELIN: Chorionepitheliom in einem Hodenteratom. Korresp.bl. Schweiz. Ärzte **1916**, Nr 23. — WERWARTH, KURT: Über symmetrische und schmerzhafte Lipome der Samenstränge. Beitr. klin. Chir. **135**, H. 2, 325 (1925). — WETTERGREN: Bidrag till Rännedomen om Kystoma testiculi. Nord. med. Ark. (schwed.) **4**, H. 4 (1872). — WILDBOLZ: Lipome des Samenstrangs. Z. Urol. 8 (1914). — WILMS: (a) Die teratoiden Geschwülste des Hodens mit Einschluß der sog. Zystoide und Enchondrome. Beitr. path. Anat. **19**, 233 (1896). (b) Embryome und embryoide Tumoren des Hodens. Dtsch. Z. Chir. **49** (1898). (c) Die Mischgeschwülste. **1902**. — v. WINIWARTER: Geschwülste des Hodens. Handbuch der Urologie, Bd. 3, S. 607. — WLASSOW: Zur Histopathogenese des sogenannten Sarcoma angioplastique des Hoden. Virchows Arch. **169** (1902). — WOLFENSBERGER: Rhabdomyome. Beitr. path. Anat. **15**, 491. — WOLFF: Ein Fall von zystadenokarzinomatösem Hoden bei einem 23jährigen Mann. Baumgartens Ber. **7**, H. 3. — WREDE: Dermoid des Samenstranges. Beitr. klin. Chir. **48** (1904). — WROBEL: Beitrag zur Kasuistik der malignen Hodengeschwülste. Inaug.-Diss. Breslau 1902.

ZAUSCH: Ein Fall multipler primärer Teratome der männlichen Keimdrüsensphäre. Virchows Arch. **234** (1921). — ZENONI: 1. internat. path. Kongr. Turin **1911**. Ref. Zbl. Path. **1912**.

Namenverzeichnis.

Die *kursiv* gedruckten Ziffern weisen auf das Schrifttumverzeichnis hin.

Sachverzeichnis.